# 奈特人体解剖学彩色图谱

## Netter Atlas of Human Anatomy: Classic Regional Approach

第 8 版

主　编　Frank H. Netter
主　译　张卫光



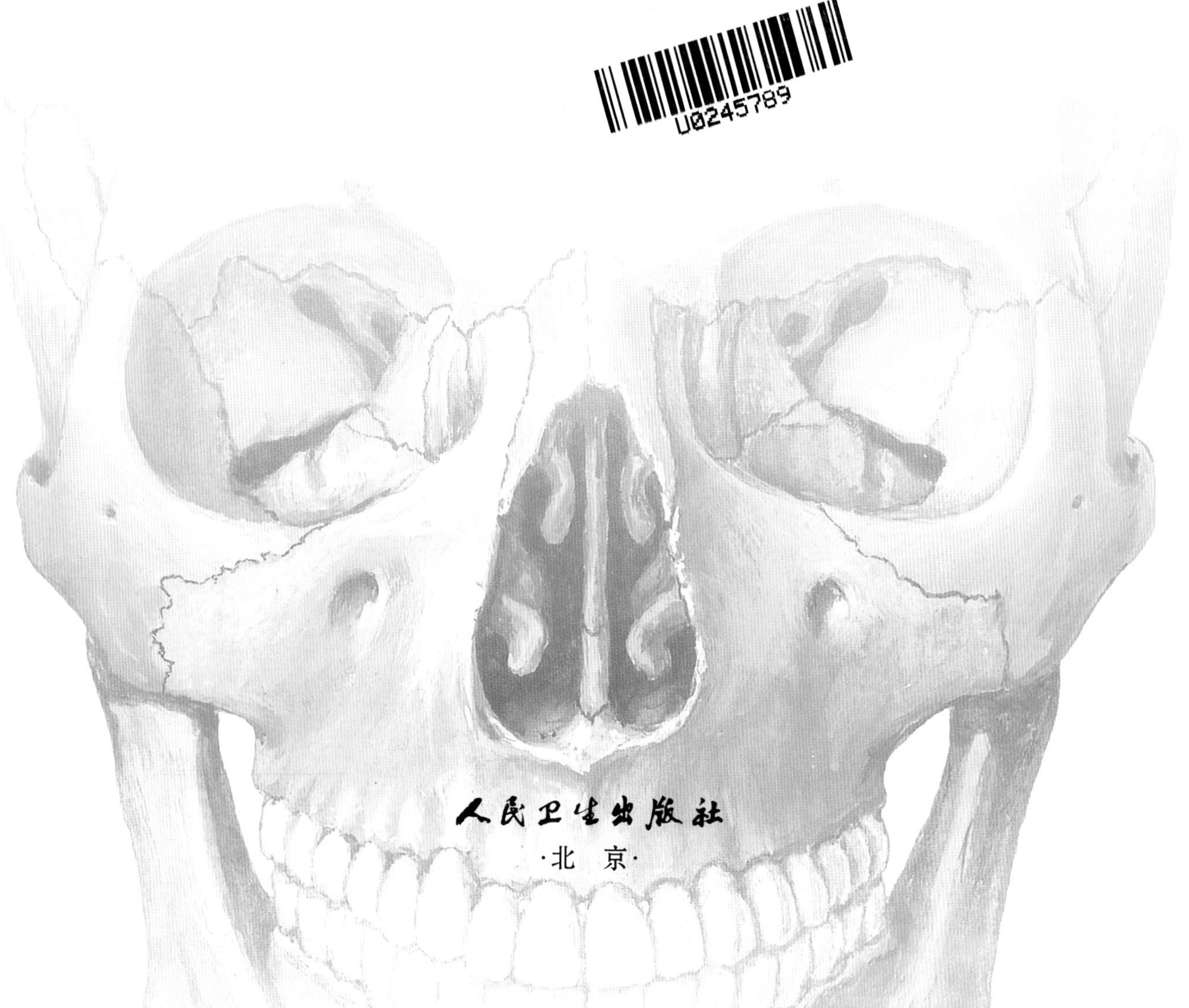

人民卫生出版社
·北　京·

**图书在版编目（CIP）数据**

奈特人体解剖学彩色图谱：汉英对照 /（美）弗兰克·H. 奈特（Frank H. Netter）主编；张卫光主译．—北京：人民卫生出版社，2023.9（2024. 3 重印）

ISBN 978-7-117-35044-0

Ⅰ. ①奈…　Ⅱ. ①弗…②张…　Ⅲ. ①人体解剖学－图谱　Ⅳ. ①R322-64

中国国家版本馆 CIP 数据核字（2023）第 136320 号

| 人卫智网 | www.ipmph.com | 医学教育、学术、考试、健康，购书智慧智能综合服务平台 |
| --- | --- | --- |
| 人卫官网 | www.pmph.com | 人卫官方资讯发布平台 |

**图字：01-2022-3746 号**

奈特人体解剖学彩色图谱

Naite Renti Jiepouxue Caise Tupu

**主　　译：** 张卫光
**出版发行：** 人民卫生出版社（中继线 010-59780011）
**地　　址：** 北京市朝阳区潘家园南里 19 号
**邮　　编：** 100021
**E - mail：** pmph @ pmph.com
**购书热线：** 010-59787592　010-59787584　010-65264830
**印　　刷：** 人卫印务（北京）有限公司
**经　　销：** 新华书店
**开　　本：** 889 × 1194　1/16　　**印张：** 54
**字　　数：** 1749 千字
**版　　次：** 2023 年 9 月第 1 版
**印　　次：** 2024 年 3 月第 2 次印刷
**标准书号：** ISBN 978-7-117-35044-0
**定　　价：** 328.00 元
**打击盗版举报电话：010-59787491　E-mail：WQ @ pmph.com**
**质量问题联系电话：010-59787234　E-mail：zhiliang @ pmph.com**
**数字融合服务电话：4001118166　E-mail：zengzhi @ pmph.com**

# 译 者 名 录

（按姓氏笔画排序）

丁慧如　北京大学基础医学院
王　慧　北京大学基础医学院
王文娟　北京大学基础医学院
方　璇　北京大学基础医学院
方华安　北京大学基础医学院
石献忠　北京大学基础医学院
向泓雨　北京大学第一临床医学院（北京大学第一医院）
刘羽辰　北京大学基础医学院
闫军浩　北京大学基础医学院
孙艳荣　北京大学基础医学院
李凡舒　北京大学基础医学院
杨丰瑞　北京大学基础医学院
杨晓梅　北京大学基础医学院
汪定本　北京大学基础医学院
张　艳　北京大学基础医学院
张卫光　北京大学基础医学院
张军伟　中国医学科学院北京协和医院
陈　欢　北京大学基础医学院
陈春花　北京大学基础医学院
赵朕龙　北京大学中日友好临床医学院（中日友好医院）
胡道乐　北京大学基础医学院
南　燕　北京大学基础医学院
姚明解　北京大学基础医学院
秦丽华　北京大学基础医学院
栾丽菊　北京大学基础医学院
崔　铭　中国医学科学院北京协和医院
程全成　北京大学基础医学院

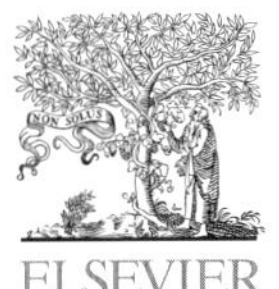

ELSEVIER

**Elsevier (Singapore) Pte Ltd.**

3 Killiney Road, #08-01 Winsland House I, Singapore 239519

Tel: (65)6349-0200; Fax: (65) 6733-1817

Netter Atlas of Human Anatomy: Classic Regional Approach, 8e

Previous editions copyrighted 2019, 2014, 2011, 2006, 2003, 1997, 1989

ISBN-13: 9780323680424

This translation of Netter Atlas of Human Anatomy: Classic Regional Approach, 8e by Frank H. Netter was undertaken by People's Medical Publishing House and is published by arrangement with Elsevier (Singapore) Pte Ltd.

Netter Atlas of Human Anatomy: Classic Regional Approach, 8e by Frank H. Netter 由人民卫生出版社进行翻译,并根据人民卫生出版社与爱思唯尔(新加坡)私人有限公司的协议约定出版。

奈特人体解剖学彩色图谱(第 8 版)(张卫光 译)

ISBN: 978-7-117-35044-0



**注　　意**

本译本由 Elsevier (Singapore) Pte Ltd. 和人民卫生出版社完成。相关从业及研究人员必须凭借其自身经验和知识对文中描述的信息数据、方法策略、搭配组合、实验操作进行评估和使用。由于医学科学发展迅速,临床诊断和给药剂量尤其需要经过独立验证。在法律允许的最大范围内,爱思唯尔、译文的原文作者、原文编辑及原文内容提供者均不对译文或因产品责任、疏忽或其他操作造成的人身及/或财产伤害及/或损失承担责任,亦不对由于使用文中提到的方法、产品、说明或思想而导致的人身及/或财产伤害及/或损失承担责任。

# 译 者 前 言

每一名医者都梦想拥有一本满意的人体解剖图谱。

500 年前，维萨里、达·芬奇的人体解剖图，奠定了现代解剖学的发展基础，但这些图书或图谱只能在博物馆远观了。多年前我偶然在于恩华教授办公室的书柜中发现了一本精美的英文原版解剖图谱，得知是 1995 年其在香港时花了大半个月工资购得的，这应是《奈特人体解剖学图谱》的第 1 版，封面上仅写着大大的书名。2000 年，一名留学生送给我一本说是美国医学生非常喜欢的解剖图谱，甚是钟爱，至今珍藏，这便是《奈特人体解剖学图谱》第 2 版了，书名依旧很大，但在封面的左下方配了 4 幅精致的小图，据说也值我当时大半个月的工资。此后很久，我才见到人民卫生出版社引进发行的该书英文原版《人体解剖图谱》。2005 年，我的恩师王怀经教授翻译了第 3 版的《奈特人体解剖彩色图谱》，该版封面的下半部横排了 3 幅镂空的解剖图，现在市面上已很少见。数年后，我特地委托在美国的同学带回了绘有大比例肩背部局部解剖图片的第 4 版，这是该图谱封面首次使用单幅大图，引人注目，也成为了此后数版的惯例。

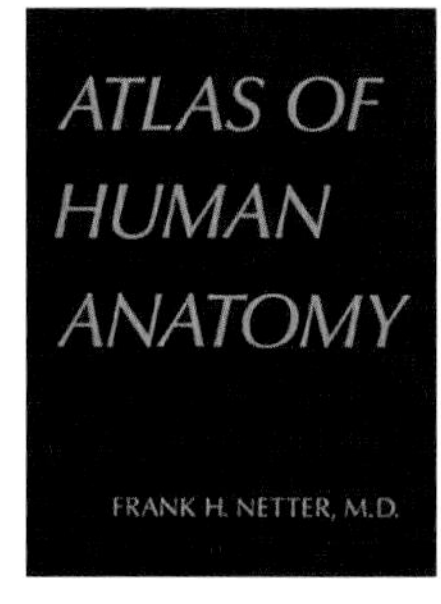

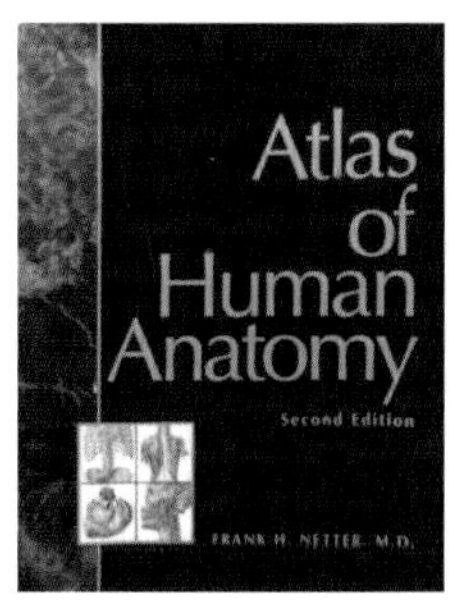

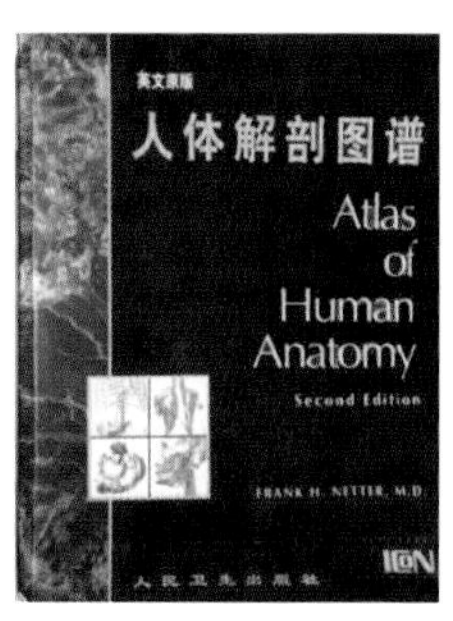

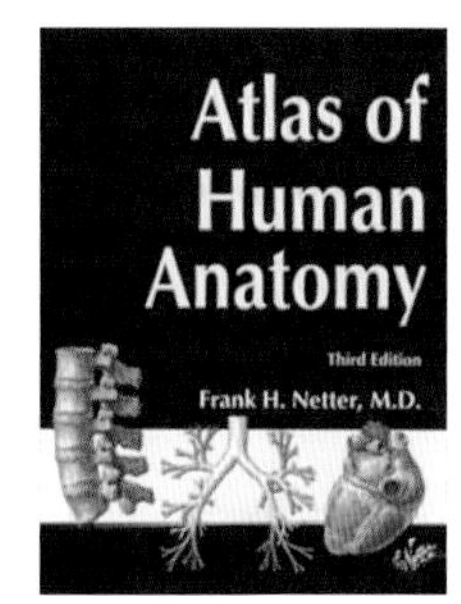

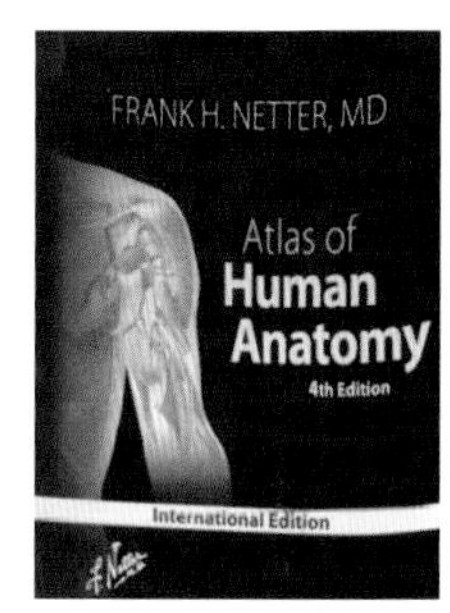


2012 年，利用出差的机会，我从台北背回了签名版的绘有大幅侧面颅骨的《奈特人体解剖彩色图谱》第 5 版，可谓千里迢迢。2015 年，我有幸受人民卫生出版社委托，在导师周长满教授的审校和指导下，出版了我翻译的第一部《奈特人体解剖学彩色图谱》。封面是一幅正面颅骨解剖图，这就是第 6 版"奈特"，随后竟然出乎意料地印刷了多次，成为了许多医学生，特别是医生必备的参考书和工具书，影响较大。2019 年和 2023 年，我又连续翻译了《奈特人体解剖学彩色图谱》第 7 版和第 8 版，实感与奈特解剖图谱的缘分颇深。

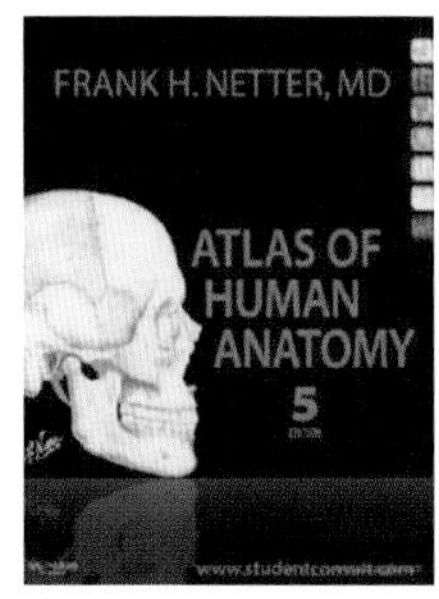

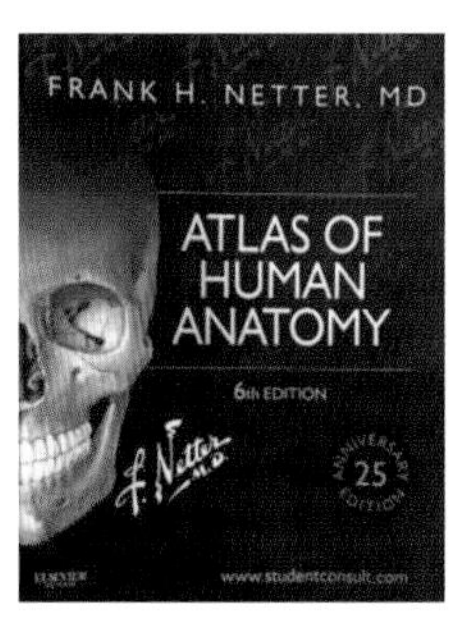

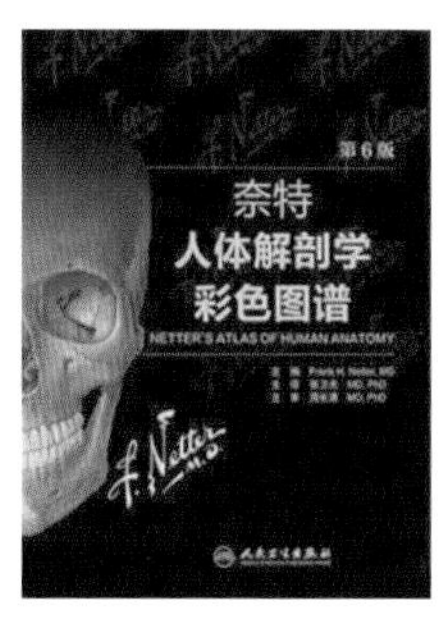

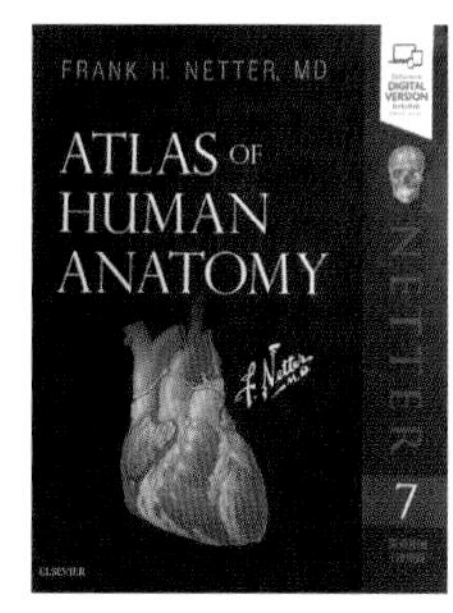

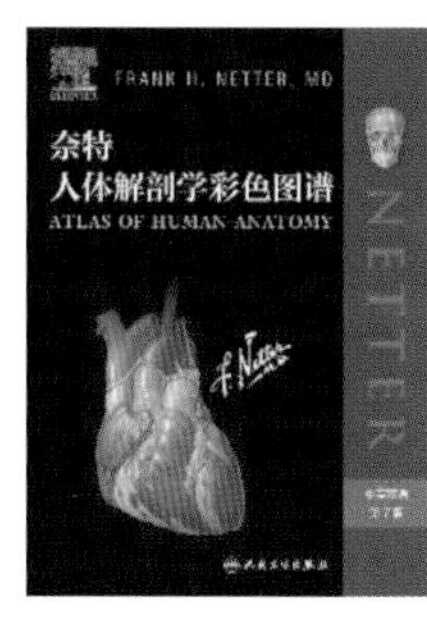


《奈特人体解剖学彩色图谱》的第 3 版在前两版的基础上增加了影像解剖图，第 6 版又增加了对结构名词的解释等多个表格，第 7 版和第 8 版较前 6 版的最大不同之处是包含了百余页的电子附页，原版图谱的设计初衷是想利用网络资源实现瘦身，但我们考虑到国内地域和条件所限，在引进汉英对照版时特意把电

子附页内容以纸质形式增补在了各章中，使本图谱更加完整和更具临床特色。

弗兰克·奈特博士是一位奇人。他不但拥有丰富的医学知识，还有深厚的绘画功底。奈特博士独特的视角是无与伦比的，他不仅拥有一双医学绘画大师的手和一名医生的大脑，同时还是一位描绘人体灵魂的艺术家。在上版的序中我详细讲述了《奈特人体解剖学彩色图谱》的三大特色，即新、奇、特，此处不再累述。这里重点说明一下其四属性，即局部性、应用性、适应性和艺术性。首先，这是一部按头颈背、胸腹盆、上下肢为主线的局部解剖图谱，具有鲜明的局部解剖特征；其次，这是一部具有独特临床应用视角的图谱，所呈现的人体解剖结构细致入微，绘图角度彰显临床应用特色，尤其是对微创腔镜手术下的解剖及影像解剖有很强的指导意义；再次，"奈特"历经 8 版，不仅适合医学生等初学者的人体解剖学学习，还可对各科临床工作多年的医生、麻醉师、护士等提供切实的执业帮助，适应性和延展性均极强；最后，艺术性是本书的最大特色，人体之构造极美，但呈现极美的人体需要神奇的画笔，奈特博士采用油画的方式，其每一幅画所呈现出来的美，都是人体解剖结构与艺术的完美结合。

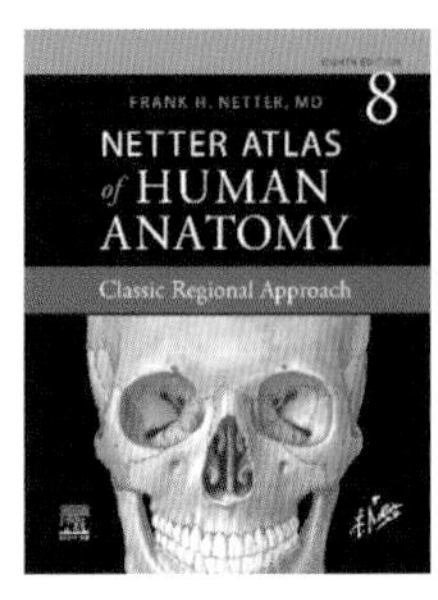

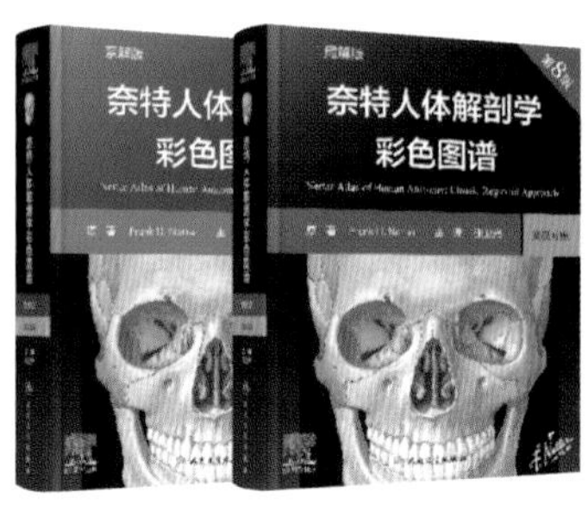

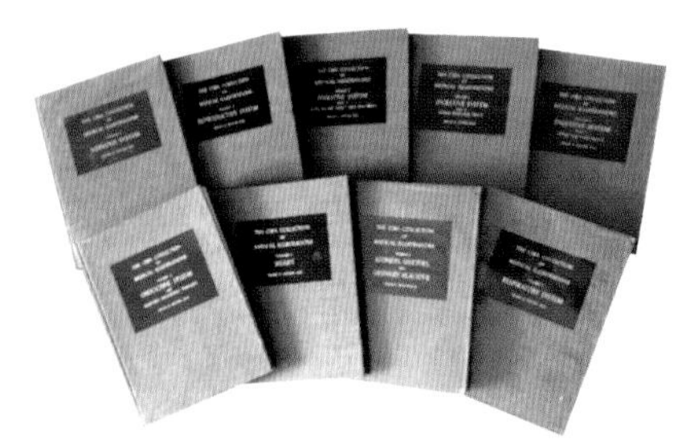

特别感谢人民卫生出版社将本版图谱展现给广大的中国医学生和医务工作者，同时也感谢三度给予我们北京大学人体解剖学团队的学习机会。我们在翻译中坚持保留了每幅图的整体效果和英文结构名称，力求在最合适的位置穿插中文，但同时也大大增加了排版及文字编译上的不便，虽力图精益求精，但仍然无法避免出现诸多问题，可能给许多读者带来不便，倍感歉疚。本版图谱的编辑和校对工作由出版社专人负责，步线行针，精益求精，在此为所有人的努力表达深深的谢意。

又是一年的仲夏，又是一本新的奈特出版。1991 年，弗兰克·奈特博士与世长辞，《奈特人体解剖学彩色图谱》是他留给我们的一份了解自身解剖结构的最特别礼物。

这注定是一个传奇，这就是一部奇书，值得拥有。

张卫光

2023年仲夏 墨随薴寓

# 顾 问 编 委

***Chief Contributing Illustrator and Art Lead Editor***

**Carlos A.G. Machado, MD**

***Terminology Content Lead Editors***

**Paul E. Neumann, MD**
Professor, Department of Medical Neuroscience
Faculty of Medicine
Dalhousie University
Halifax, Nova Scotia
Canada

**R. Shane Tubbs, MS, PA-C, PhD**
Professor of Neurosurgery, Neurology, Surgery, and Structural and Cellular Biology
Director of Surgical Anatomy, Tulane University School of Medicine
Program Director of Anatomical Research, Clinical Neuroscience Research Center, Center for Clinical Neurosciences
Department of Neurosurgery, Tulane University School of Medicine, New Orleans, Louisiana
Department of Neurology, Tulane University School of Medicine, New Orleans, Louisiana
Department of Structural and Cellular Biology, Tulane University School of Medicine, New Orleans, Louisiana
Professor, Department of Neurosurgery, and Ochsner Neuroscience Institute, Ochsner Health System, New Orleans, Louisiana
Professor of Anatomy, Department of Anatomical Sciences, St. George's University, Grenada
Honorary Professor, University of Queensland, Brisbane, Australia
Faculty, National Skull Base Center of California, Thousand Oakes, California

***Electronic Content Lead Editors***

**Brion Benninger, MD, MBChB, MSc**
Professor of Medical Innovation, Technology, & Research
Director, Ultrasound
Professor of Clinical Anatomy
Executive Director, Medical Anatomy Center
Department of Medical Anatomical Sciences
Faculty, COMP and COMP-Northwest
Faculty College of Dentistry, Western University of Health Sciences, Lebanon, Oregon and Pomona, California
Faculty, Sports Medicine, Orthopaedic & General Surgery Residencies
Samaritan Health Services, Corvallis, Oregon
Faculty, Surgery, Orthopedics & Rehabilitation, and Oral Maxillofacial Surgery
Oregon Health & Science University, Portland, Oregon
Visiting Professor of Medical Innovation and Clinical Anatomy, School of Basic Medicine, Peking Union Medical College, Beijing, China
Professor of Medical Innovation and Clinical Anatomy Post Graduate Diploma Surgical Anatomy, Otago University, Dunedin, New Zealand

**Todd M. Hoagland, PhD**
Clinical Professor of Biomedical Sciences and Occupational Therapy
Marquette University College of Health Sciences
Milwaukee, Wisconsin

***Educational Content Lead Editors***

**Jennifer K. Brueckner-Collins, PhD**
Distinguished Teaching Professor
Vice Chair for Educational Programs
Department of Anatomical Sciences and Neurobiology
University of Louisville School of Medicine
Louisville, Kentucky

**Martha Johnson Gdowski, PhD**
Associate Professor and Associate Chair of Medical Education, Department of Neuroscience
University of Rochester School of Medicine and Dentistry
Rochester, NY

**Virginia T. Lyons, PhD**
Associate Professor of Medical Education
Associate Dean for Preclinical Education
Geisel School of Medicine at Dartmouth
Hanover, New Hampshire

**Peter J. Ward, PhD**
Professor
Department of Biomedical Sciences
West Virginia School of Osteopathic Medicine
Lewisburg, West Virginia

***Emeritus Editor***

**John T. Hansen, PhD**
Professor Emeritus of Neuroscience and former Schmitt Chair of Neurobiology and Anatomy and Associate Dean for Admissions University of Rochester Medical Center
Rochester, New York

# 历版编委

*First Edition*
Sharon Colacino, PhD

*Second Edition*
Arthur F. Dalley II, PhD

*Third Edition*
Carlos A.G. Machado, MD
John T. Hansen, PhD

*Fourth Edition*
Carlos A.G. Machado, MD
John T. Hansen, PhD
Jennifer K. Brueckner, PhD
Stephen W. Carmichael, PhD, DSc
Thomas R. Gest, PhD
Noelle A. Granger, PhD
Anil H. Waljii, MD, PhD

*Fifth Edition*
Carlos A.G. Machado, MD
John T. Hansen, PhD
Brion Benninger, MD, MS
Jennifer K. Brueckner, PhD
Stephen W. Carmichael, PhD, DSc
Noelle A. Granger, PhD
R. Shane Tubbs, MS, PA-C, PhD

*Sixth Edition*
Carlos A.G. Machado, MD
John T. Hansen, PhD
Brion Benninger, MD, MS
Jennifer Brueckner-Collins, PhD
Todd M. Hoagland, PhD
R. Shane Tubbs, MS, PA-C, PhD

*Seventh Edition*
Carlos A.G. Machado, MD
John T. Hansen, PhD
Brion Benninger, MD, MS
Jennifer Brueckner-Collins, PhD
Todd M. Hoagland, PhD
R. Shane Tubbs, MS, PA-C, PhD

# 其他绘图作者

Rob Duckwall, MA (DragonFly Media Group)
Kristen Wienandt Marzejon, MS, MFA
Tiffany S. DaVanzo, MA, CMI
James A. Perkins, MS, MFA

# 前　言

《奈特人体解剖学彩色图谱》由医生兼艺术家Frank H. Netter博士和Carlos Machado博士绘著。Netter医生是外科医生，Machado医生是心脏病学专家。他们的临床见解和观点反映在他们绘制这些插图作品的方法上。解剖学家、教育家和临床医生们用其专业知识指导了插图的选择、排版、标注和创作，确保了这一杰出作品的准确性、相关性和教育权威性。

本书是使用英语术语按照局部解剖学编排的版本。这是自第1版以来一直使用的传统编排方式。同时还有拉丁语术语版本，也是按局部解剖学编排的。此外，还有一个按系统解剖学编排的英语术语版本。所有版本具有同样美观、且具有指导意义的插图和图表信息。

## 本版本新增内容

### 新增插图

新版增加了20多幅新插图，并进行了30多处艺术性的修改。亮点包括颞窝和颞下窝、盆腔筋膜、鼻腔和鼻窦的新视点，以及心脏的多个新视点、足部的横截面、增强的表面解剖图，以及许多身体系统的概述。有了这些图，您将遇见覆盖了现代临床解剖学课程迄今为止最全面的插图。

### 术语和标注更新

第8版使用《解剖术语》(*Terminologia Anatomica*)(第2版)的医学术语，该术语由联邦国际解剖学术语于2019年出版(https://fipat.library.dal.ca/ta2)，并于2020年被国际解剖协会联合会采用。可检索的更新后的完整解剖学术语数据库可访问https://ta2viewer.openanatomy.org。为使表述更清晰，我们保留了部分常见的临床同名和旧术语(插入在括号中)。此外，通过使用缩写(muscle/s = m./mm.; artery/ies = a./aa.; vein/s = v./vv.; nerve/s = n./nn.)在减少页面上的标注文本的同时，最大限度地增加标注信息，且专注于与图片主题最相关的标注上。

### 神经表

旧版本的骨骼肌总表和临床结构表获得了非常积极的肯定，因此我们增加了涵盖四个主要神经组的新表：脑神经和颈丛、臂丛及腰骶丛神经。

## 奈特解剖学图谱的未来

随着Netter图谱的不断发展，为满足学生、教育者和临床医生的需求，我们非常欢迎提出建议！请到以下网站提供您的意见：

https://tinyurl.com/NetterAtlas8

# 国际顾问委员会

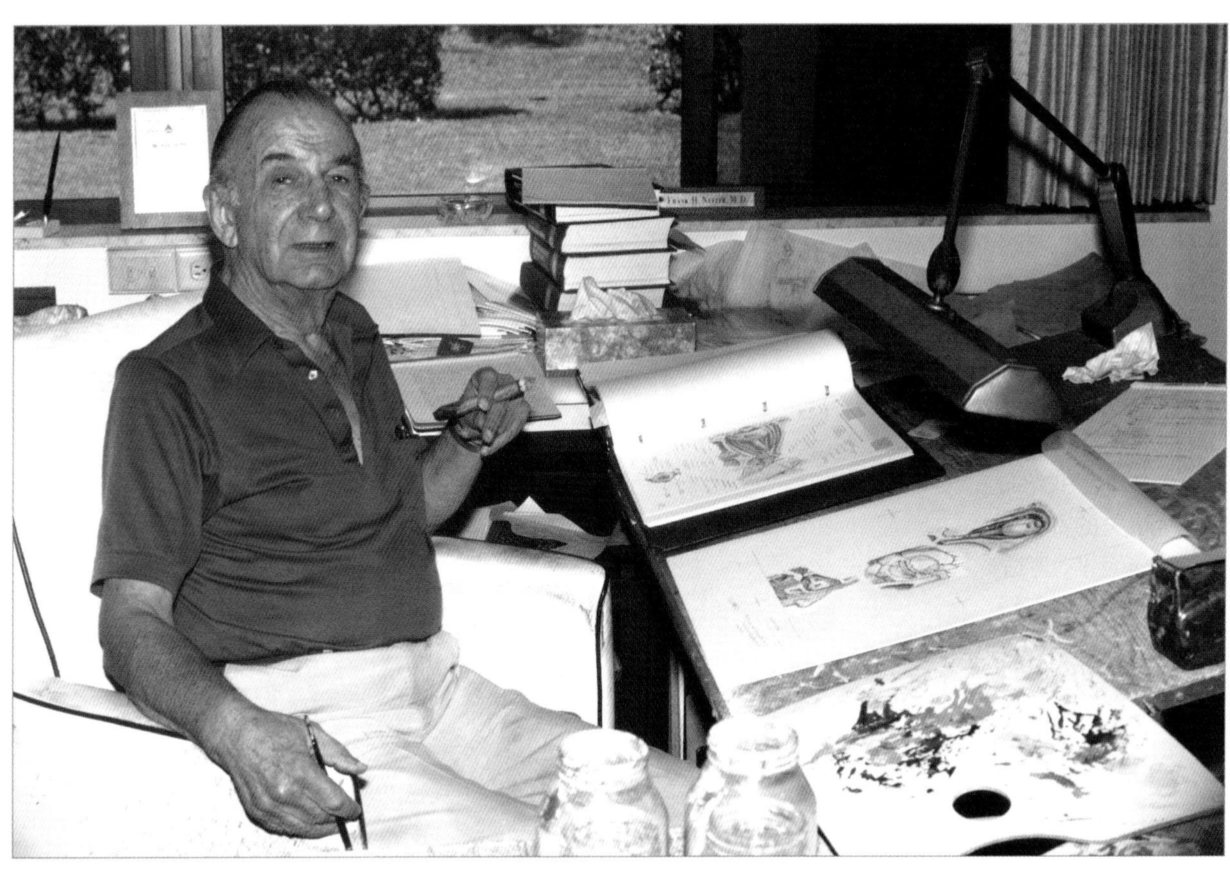

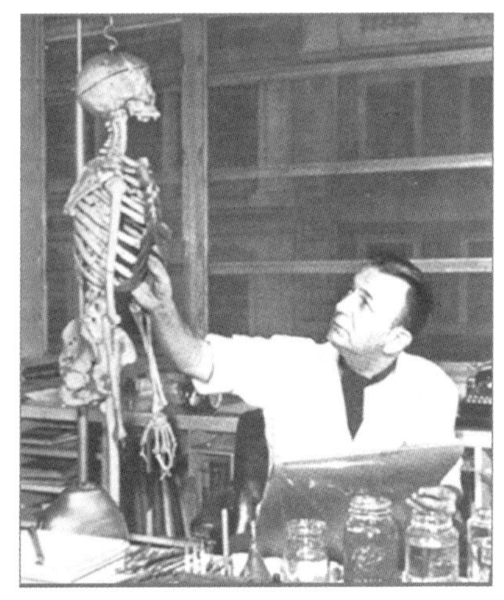

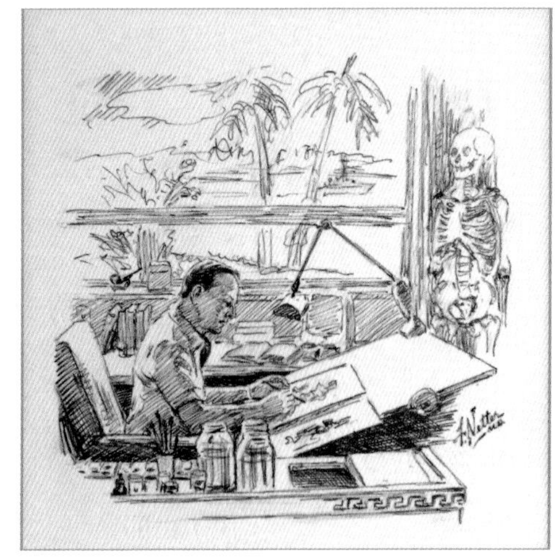

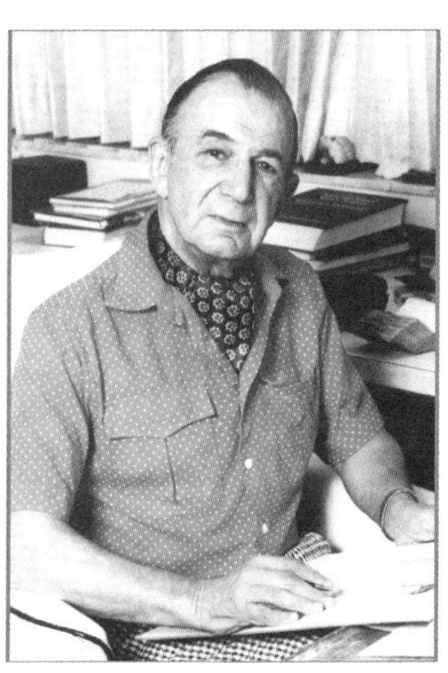

致我亲爱的妻子 Vera

# 第 1 版前言

我常说，我医学艺术近 50 年的职业生涯有某种“使命感”，而它来源于我曾经热爱并追求的医生职业。在过去的日子里，我已经绘制了近 4 000 幅插图，其中绝大部分是为《CIBA 医学画集》(现为《奈特医学图集》)而绘制的，另外也为《临床专题论文集》绘制了部分插图。这些插图包括了各个医学学科，如人体解剖学、组织学、胚胎学、生理学、病理学、外科学，以及诊疗器械、治疗技术和各种疾病的临床症状等。近年来，医务卫生工作者和医学生们越来越希望我能绘制一本纯粹的人体解剖学图谱。因此，出版这本图谱绝不是仓促决定，而是一如我以前所做的工作，为了医学职业的需要。

在这些年我绘制的所有插图中，选择出与人体解剖学相关的部分插图，根据人体的系统和分部进行分类和编排，为适应版面的实际大小和空间进行了重绘，并按照逻辑进行了排序，终成本图谱。机体的解剖结构自身当然没有改变，但我们对解剖的理解及其临床意义，会时时更新变化。

因此，为了更加适合当今医学和临床外科学发展，许多插图需要修改甚至重新绘制。另外，我认为之前绘制的部分插图在表达医学寓意方面存有不足之处，为此更应该绘制一些新的插图。

绘制这样的图谱，其关键之处就在于对难易繁简的适度把握。如果图片太过复杂，它就可能很难理解，甚至感到困惑混乱；如果太过简单，就会无法充分表达主题，甚至会误导读者。我希望广大的医疗卫生工作者和医学生能够充分感到这本图谱既易于理解，又具有指导作用和实用价值。

我和出版商共同想到的一点是，本图谱的前言应该由一位真正的著名解剖学家撰写，但是可选的专家实在很多，我们难以选择。很遗憾的是，我们想邀请 Vesalius，Leonardo da Vinci，William Hunter，Henry Gray 等均未能如愿，我真的很想要知道他们对于这本图谱的看法。

Frank H. Netter，MD

(1906—1991)

## Frank H. Netter，MD

奈特博士于 1906 年出生在纽约市，他在学生艺术联合会和美国国家设计院学习艺术绘画。而后进入纽约大学医学院学习医学，并于 1931 年获得医学博士学位。在学习期间，奈特博士的素描绘图就吸引了医学界内人士，他为医学文章和著作绘制插图以获得收入。在 1933 年成为外科医生后，奈特博士仍兼职从事绘画工作，最终他选择放弃了就职的医生职业，全身心地投入了艺术绘画。在第二次世界大战中为美国服役后，奈特博士开始了他与 CIBA 制药企业(现为 Novartis 制药企业)的长期合作。这 45 年的合作，为奈特博士积累了丰富医学艺术的经验，而被世界各国的医生和医疗卫生工作者所熟知。

2000 年 7 月，Icon 公司获得了奈特博士的图集版权，并根据新的绘图对奈特博士的原始画作进行不断地修正，增添了一些具有奈特博士画风的画家所制作的新插图。目前，Elsevier 公司所出版的具有奈特博士的艺术绘画风格的图书超过 50 种。

奈特博士通过绘图，形象地传授了医学知识，成为最优秀的典范。共计 13 卷的《奈特医学图集》，收入了奈特博士创作的 2 万余幅插图中的绝大部分，成为医学著作出版的最著名书籍之一。1989 年，囊括了奈特博士解剖画作的《奈特人体解剖学彩色图谱》首次出版，现已翻译成 16 种语言文字，成为全世界医疗卫生及相关科学学生学习人体的首选解剖学图谱。

奈特博士的作品之所以广受人们的认可，不仅由于其超常的美学特质，更重要的是其中蕴含的丰富知识。正如奈特博士于 1949 年所说，“阐明中心内容才是画作的根本目的和目标。作为医学艺术作品，不管绘制得多么精美，艺术构思和表达多么精准，如果失去对医学观点的阐明，也就会失去其价值。”奈特博士的绘画设计、对艺术理念的理解和观察及处理问题的方式，都包含在他的绘画作品中，使他的作品成为如此实用而宝贵的财富。

奈特博士，杰出的医学家和艺术家，于 1991 年辞世。

# 编委简介

**Carlos A.G. Machado, MD** 作为 Netter 博士的继任者，也是为奈特医学图谱做出贡献的主要艺术家。

心脏病学家 Carlos Machado 自学了医学插画，对奈特医生的一些原始绘图做出了精细的修改，并创作了许多具有其独特风格的画作，作为奈特图谱的延伸。Machado 博士逼真的专业笔法和对医患关系的敏锐洞察，使其画作风格生动而难忘。他致力于研究插画的主题，这使他成为当今在本领域中最著名的医学插画家之一。

了解更多 Machado 博士的背景和他的画作可访问 https://netterimages.com/artist-carlos-a-g-machado. html。

**Paul E. Neumann, MD** 接受过解剖病理学和神经病理学的临床培训。他发表的大部分研究成果归属小鼠神经遗传学和人类分子遗传学领域。在过去的几年中，他一直专注于解剖科学，并经常在《临床解剖学》(*Clinical Anatomy*)杂志上发表关于解剖术语和大体解剖的文章。作为国际解剖学术语联合会 (FIPAT) 的成员，他参与了《解剖学术语》(第 2 版)、《胚胎学术语》(第 2 版)和《神经解剖学术语》的编写。除了担任第 8 版《奈特人体解剖学彩色图谱》的首席拉丁文编辑外，他还是第 33 版《多兰图解医学词典》的编辑。

**R. Shane Tubbs, MS, PA-C, PhD** 是阿拉巴马州伯明翰人，临床解剖学家。他的研究主要使用解剖学方法解决临床 / 外科问题。这种解剖学的研究范式促使了 1 700 多篇同行评审出版物的诞生。Tubbs 博士的实验室在人体解剖学方面的新发现包括：下眼睑皮肤的新神经、面部新空间、脊髓的新静脉窦、坐骨神经部分之间的新连接、颈部的新韧带、先前从未描述过的臀下神经皮支，以及术后 C5 神经瘫痪的病因学。此外，来自 Tubbs 博士实验室的许多解剖可行性研究已经被世界各地的外科医生所采用，从而催生了新的手术 / 临床程序，例如通过将脑脊液引流到骨来治疗脑积水、使用对侧脊髓副神经麻痹来恢复瘫痪患者的上肢功能、颈椎不稳或退行性脊柱病患者的前路颈椎椎间盘切除术和融合术时的锁骨切开。

Tubbs 博士是超过 15 家解剖学期刊的编辑委员会成员，并为 150 多家科学期刊进行过评审，一直是美国和世界各地主要机构的客座教授。Tubbs 博士撰写了 40 多本书，超过 75 个章节，在爱思唯尔出版的著作包括《格氏解剖学评论》、《格氏人体临床影像解剖》、《奈特临床程序导论》及《神经与神经损伤》的卷一和卷二。他是有 150 多年历史的《格氏解剖学》第 41 版和第 42 版的编辑，《奈特人体解剖学彩色图谱》第 5 版到第 8 版的编辑，也是《临床解剖学》杂志的主编。他是国际解剖学术语联合会(FIPAT)主席。

**Jennifer K. Brueckner-Collins, PhD** 是肯塔基人，在肯塔基大学完成了本科和研究生的学业。读研究生的第二年，她意识到自己的职业使命不是骨骼肌生物学的基础科学研究，而是帮助医学生掌握解剖科学。她在医学组织学必修课的助教职位上意识到了这一点，与学生在显微镜下一起工作改变了她的职业道路。

在研究生院的下学期，她虽然协助讲授大体解剖学，但只是在示范性解剖实验室学过解剖学。在完成第一个实验室的教学后，她知道自己需要通过解剖操作更深入地学习解剖学，所以那学期她提前解剖了一到两个实验室的大体标本。那是她真正学习解剖学的时候，并因此受到启发，把这门学科作为一种职业来教授。这一切都发生在 20 世纪 90 年代初，当时许多人都不赞同从事教师职业，人们认为，只有在科研不成功的情况下才会选择这条道路。在研究生学习的剩余时间里，她利用自己的时间兼职教授解剖学，以获得必要的经验，最终获得教职。

Brueckner-Collins 博士在肯塔基大学担任了 10 年的全职教员，为医学、口腔和相关卫生专业的学生教授大体解剖学。在遇到她一生的挚爱后，她转去了路易斯维尔大学，并在那里教了十多年的医学生和口腔学生。她在该州两所医学院全职教学超过 20 年，她的教学付出获得了该州所有医学院的最高教学荣誉，即肯塔基大学的教务长教学奖，以及路易斯维尔大学的杰出教学教授名誉。

Martha Johnson Gdowski，PhD　于 1990 年在甘农大学以优异成绩获得生物学学士学位，随后于 1995 年在宾夕法尼亚州立大学医学院获得解剖学博士学位。她在克利夫兰诊所和西北大学医学院完成了博士后研究，之后于 2001 年接受了罗切斯特大学医学和牙科学院神经科学系的教职。她之前的研究领域包括：脑积水成人模型的开发，基底节区的感觉运动整合，以及正常和病理性衰老的感觉运动整合。

作为一名教育工作者，她的热情贯穿职业生涯。她的教学包含多种学习形式，包括教学讲座、实验、期刊俱乐部和基于问题的学习（PBL）。她曾以不同的身份在四所学术机构任教（宾夕法尼亚州立大学医学院、西北大学医学院、伊萨卡学院及罗切斯特大学医学院和牙科学院）。她曾教授以下课程：本科生和研究生的神经科学、研究生的神经解剖学、物理治疗师研究生的人体解剖学和生理学、本科生的医学人体解剖学和组织学、本科生和研究生的人体解剖学。这些经历给了她机会得以指导不同年龄、生活经历、种族、民族和经济背景各异的学生，揭示了学生群体的多样性及如何以有利于每个人的方式丰富学习环境。她曾因在本科医学教育期间对学生的教学和指导而荣幸地获得了许多奖项。Martha 喜欢园艺，徒步旅行，和她的丈夫 Greg Gdowski 博士以及他们的狗 Sophie 和 Ivy 一起游泳。

Virginia T. Lyons，PhD　是医学教育副教授，达特茅斯盖泽尔医学院临床前教育副院长，在罗彻斯特理工学院获得了生物学学士学位，在北卡罗来纳大学教堂山分校获得细胞生物学和解剖学博士学位。Lyons 博士一直致力于解剖科学的教育，为医学生和其他卫生专业的学生教授大体解剖学、组织学、胚胎学和神经解剖学。她在大体解剖学和胚胎学方面教导了 20 多年的课程，是将参与教学法纳入临床前医学教育的积极倡导者。Lyons 博士在教学和指导学生方面获得了许多奖项，并被选为 Alpha Omega Alpha（AOA）荣誉医学协会达特茅斯分会的成员。她是《奈特基本系统解剖学》的作者，也是全球学生访问的人体解剖学学习模块网站的合著者。Lyons 博士还担任 Aquifer Sciences 课程编委会的解剖学学科编辑，致力于将解剖学概念整合到虚拟患者案例中，用于实习医生和住院医师培训等多种情境。

Peter J. Ward，PhD　在怀俄明州的卡斯珀长大，于凯利沃尔什高中毕业后，就读于宾夕法尼亚州匹兹堡的卡内基梅隆大学。在普渡大学读研究生期间，他第一次接触到大体解剖学、组织学、胚胎学和神经解剖学。他发现了让他着迷的课程，就在普渡大学的兽医和医学项目中帮助教授这些课程。Ward 博士完成了解剖学教育的博士课程，并于 2005 年成为了位于西弗吉尼亚州刘易斯堡的西弗吉尼亚骨科医学院（WVSOM）的教职员工。在那里，他教授大体解剖学、胚胎学、神经科学、组织学和医学史。Ward 博士获得了许多教学奖项，包括 WVSOM 金钥匙奖、美国解剖学家协会颁发的 Basmajian 奖，并两次入围西弗吉尼亚优秀基金会的年度教授评选。Ward 博士还担任过 WVSOM 塑化设施的主任、解剖学研究生助教的协调员、课程委员会主席、教师委员会主席、临床解剖学选修课的创建者和主任，并主持了 WVSOM 和两所日本骨病学院之间的许多以解剖学为中心的活动。Ward 博士还担任美国临床解剖学家协会的理事会成员和协会秘书。与 Bone Clones 公司合作，制作了触觉模型，可以在体格检查中模拟解剖结构完好无损和破裂时的感觉。他创建了 Youtube 上的临床解剖释义频道（Clinical Anatomy Explained!），并继续以生动的形式向公众展示解剖科学。Ward 博士是三卷《奈特图集：消化系统》的高级副编辑，《格氏解剖学》第 42 版的撰稿人，也是《奈特肌肉骨骼整合系统：临床解剖学》的作者。

Brion Benninger，MD，MBChB，MSc　目前在多个地域（美国、新西兰、中国、日本、韩国、墨西哥、加勒比地区）教授外科、影像和动态解剖学。他开发、发明和评估超声探头、医疗设备、医学模拟和软件，同时识别动态解剖。他擅长应用将宏观成像和外科解剖相结合的教育方法。Benninger 博士发展了解构/重建解剖学的教学理论，并第一个在体检中结合超声和谷歌眼镜，创造了术语“三重反馈检查”。作为超声的早期用户，他持续开发快速教学和培训技术，开发并分享了一种新型超声手指探头的专利，目前正在开发一种用于乳腺筛查的新型超声探头。他是多家超声、临床解剖学、外科和放射学期刊的审稿人，并编辑和撰写医学教科书。他的研究领域是将临床解剖学与传统和新兴技术相结合，以改进原位和模拟状态下的训练技术。Benninger 博士创造了“动态解剖学”一词，开发了一种面向人体的新型造影剂技术，并首次揭示了以前使用 CT 和 MRI 成像未见的血管和神经。他在国内和国际会议上提出的 350 多个研究项目中指导了 200 多名学生，并在紧急程序、超声、运动医学、临床解剖学、医学模拟、逆向转化研究、医学教育和技术相关的项目中获得了许多奖项，获得了来自多个国家和机构的医学教学奖项，包括 25 年来第一位获得骨疗法认证委员会颁发的表彰奖章，表彰他在俄勒冈州黎巴嫩设计和促进的创新临床解剖学教学。Benninger 博士因其关于肩部本体感觉的医学研究发明而获得 Roger Bannister 爵士的运动医学表彰。他还是医学解剖中心的执行主任，并与全球外科和非外科专业的同事合作，并于新西兰进行外科解剖学的特邀讲座。Benninger 博士收集医学史书籍，热爱登山和运动，还是一位匿名的餐厅评论家。直接给予过他指导的英国导师有：Peter Bell 教授（外科学），Alec Jeffreys 教授（基因指纹学），David deBono 和 Tony Gershlick 教授（心脏病学），Roger Greenhalgh 教授（血管外科），Chris Colton、John Webb 和 Angus Wallace 教授（骨科），Harold Ellis CBE 教授（外科和临床解剖学），Susan Standring 教授（Guys 医院/国王学院）。

**Todd M. Hoagland, PhD** 是马凯特大学健康科学学院生物医学和职业治疗临床教授。此前，他是威斯康星医学院（MCW）的解剖学教授。在加入 MCW 之前，Hoagland 博士就职于波士顿大学医学院（BUSM），目前仍然在波士顿大学戈德曼牙科医学院担任兼职教职。Hoagland 博士是一位充满激情的老师，致力于帮助学生实现目标。他相信自己是解剖科学强有力的管理者，这包括向学生教授解剖学，同时开发教学资源以提高教学能力，并培训更好的继承教师。在 BUSM 期间，Hoagland 博士是卡内基神经科学博士计划的领导者，并帮助开发了研究生 Vesalius 计划（教师培训）。该项目给予奖学金，确保研究生了解真正的教学，在课堂上获得真实的经验，并了解如何分享所学到的内容。

Hoagland 博士对卫生职业教育的贡献获得了圣母大学、BUSM 和 MCW 颁发的众多教学奖。Hoagland 博士于 2009 年获得杰出道德领导力奖，于 2010 年入选 AOA 荣誉医学协会，于 2012 年获得美国解剖学家协会 Basmajian 奖。于 2012 年入选教学学者协会，并于 2016—2020 年担任其董事。

Hoagland 博士的学术活动集中在如下三个方面：①评估临床人体解剖学和神经解剖学课程的内容、教学和学习方法，特别是与临床实践相关的内容。②将基础解剖科学研究成果转化为有临床意义的信息。③评估学生的专业精神，以增强他们的自我意识，改善患者照护结果。Hoagland 博士还是《奈特人体解剖学彩色图谱》的顾问编辑，数字解剖学教科书 *AnatomyOne* 的合著者，《临床人体解剖学解剖指导》的主要作者。

# 致　　谢

### Carlos A. G. Machado, MD

随着第 8 版的完成，我对教育产品 Netter 品牌的投入已达 27 年，其中 25 年一直致力于更新，自这本享有极高声望的人体解剖学图谱诞生，到现在的 7 个版本更新。在过去的 25 年里，我有幸与一些最博识的解剖学家、教育家和顾问编辑一起工作，他们是我最宝贵的朋友，我从他们那里学到了很多东西。

在过去的 16 年里，我非常荣幸能够成为爱思唯尔团队的一员，并在爱思唯尔高级内容开发专家 Marybeth Thiel 和执行内容策划师 Elyse O'Grady 的熟练协调和指导下工作。我感谢他们的友谊、支持、细致且非常敬业的工作。

再次感谢我的妻子 Adriana 和女儿 Beatriz，感谢她们的爱和鼓励，感谢她们在我因科学研究转化为艺术灵感的哲学离题而迷失时，耐心地引导我回到正轨——反之亦然！

我无法用语言来表达对我深爱的父母 Carlos 和 Neide 的感激之情，因为他们在我的教育和道德伦理价值观的形成中起了重要作用。

我永远感激遗体捐赠者，他们为正确理解人体解剖学做出了不可估量的贡献。对于学生、教师、卫生专业人员、我的同事、教育机构的朋友们来说，无论是否匿名，直接还是间接，捐献者都是医学进步巨大的动力来源和宝贵的科学参考资料。

最后，我要感谢我的老师 Eugênio Cavalcante、Mário Fortes 和 Paulo Carneiro，感谢他们对解剖学知识的实践应用所作的鼓舞人心的教导。

### Paul E. Neumann, MD

我有幸参与了《奈特人体解剖学彩色图谱》英文版和拉丁文版的编写工作，感谢爱思唯尔的工作人员（特别是 Elyse O'Grady、Marybeth Thiel 和 Carrie Stetz），以及 Carlos Machado 博士和其他编辑，感谢他们为出版更新、更好的版本所做的努力。我还要感谢我的妻子 Sandra Powell 和女儿 Eve，感谢她们对我学术工作的支持。

### R. Shane Tubbs, MS, PA-C, PhD

我要感谢 Elyse O'Grady 和 Marybeth Thiel 对新版本的奉献和辛勤工作。像往常一样，感谢我的妻子 Susan 和儿子 Isaiah，感谢他们在这些项目上对我的耐心。此外，我还要感谢 George 和 Frank Salter 医生，是他们启发和鼓励我走上了解剖学的道路。

### Jennifer K. Brueckner-Collins, PhD

Reba McEntire 曾经说过："人生要成功，三样东西不可少：愿望骨、勇气骨和幽默骨。"在过去的 15 年里，参与奈特图谱的工作以及与之相关的人们，在帮助我的职业和个人生活中发展和维持这三块骨发挥了重要作用。

我永远感谢 Hansen，从我在第 4 版担任编辑开始，一直相信我的能力。

我衷心感谢 Marybeth Thiel 和 Elyse O'Grady，她们不仅是我最好的同事，也是我专业团队的一员。感谢你们的专业、支持、耐心和合作。

Carlos Machado，你用艺术赋予解剖学生命的特殊天赋一直让我惊叹和鼓舞着我。

对于这一版，我也希望能够与有才华的教育团队密切合作，包括 Martha Gdowski、Virginia Lyons 和 Peter Ward。在我们共同构建基于人体系统的奈特图谱概念的过程中，能与如此杰出和敬业的老师一起工作，我感到非常荣幸。

最后，我以无条件和无限的爱将我的工作奉献给 Kurt、Lincoln——我在天堂的父亲，以及我的狗宝宝 Bingo 和 Biscuit。

### Martha Johnson Gdowski, PhD

我很荣幸能与爱思唯尔的编辑团队一起筹备第 8 版的出版工作，他们的学识、作为教育者的热情和合作能力都是出类拔萃的。我特别要感谢 Elyse O'Grady 和 Marybeth Thiel，她们在专业知识、耐心和指导方面表现出色。感谢 John T. Hansen 博士，作为罗切斯特大学的同事，他的指导和友谊，给了我参与这项工作的机会，他一直是一个杰出的榜样，塑造了我作为解剖科学教育家的职业生涯。特别感谢 Carlos Machado，通过他的艺术，对细节的研究和深思熟虑的讨论，使学习解剖的学生更加容易理解具有挑战性的解剖操作和困难的概念。我很感激那些无私的人，他们把自己的遗体献给了解剖学研究。解剖学的学生们，还有我在罗切斯特大学的同事们，是他们激励着我努力成为最好的教育家。非常感谢我深爱的丈夫和最好的朋友 Greg，他是我最大的支持和灵感来源。

Virginia T. Lyons，PhD

与编辑团队的成员一同进行 Frank Netter 的人体解剖学图谱的工作是快乐的。我要感谢 Elyse O'Grady 和 Marybeth Thiel 的专业指导，她们在滋养创作过程的同时也让我们保持专注——否则我们可能会就解剖细节争论上几个小时。我对 Carlos Machado 的才华感到惊讶，他能够将我们的想法转化为美丽、详细的插图，为学生简化概念。感谢我的丈夫 Patrick 和我的孩子 Sean 和 Nora 的耐心和支持，他们在我忙疯了的时候让我保持理智。最后，我很感激有机会在达特茅斯盖泽尔医学院向优秀的医学生授课和学习，他们的活力、好奇心和对学习的热爱让我感到满足。

Peter J. Ward，PhD

参与第 8 版奈特《人体解剖学彩色图谱》的编辑工作是一个激动和荣幸的任务。帮助展示 Frank Netter 和 Carlos Machado 无与伦比的插图仍然让我感到惊奇。我希望这本图谱继续把这些医学艺术作品带给新一代的学生，陪伴他们开始研究令人敬畏的人体谜团。感谢所有令人惊叹的贡献者和爱思唯尔辛勤工作的团队，尤其是 Marybeth Thiel 和 Elyse O'Grady，是你们让我们所有人不断前进。特别感谢 Todd Hoagland 把我推荐给团队。我非常感谢 James Walker 和 Kevin Hannon，是他们把我引入了解剖学的世界，他们将对学生的高期望与热情的教学无缝结合起来，使这个话题变得有趣和有益。非常感谢我的父母 Robert 和 Lucinda Ward，感谢他们一生对我教育的支持，也感谢他们多次带我去博物馆看恐龙化石。Sarah、Archer 和 Dashiell，你们是我努力工作、努力让这个世界变得更美好的动力，你们的爱和热情对我来说就是一切。

Brion Benninger，MD，MBChB，MSc

我感谢全世界所有的医疗卫生机构以及对抗疗法和整骨疗法协会，他们让我有幸每天醒来，可以专注于如何改进我们的教学，并在培养人文主义的同时，完善我们的思想、身体和灵魂的解剖。我很感激也很幸运，有我深爱的妻子 Alison 和体贴的儿子 Jack 在深夜和周末支持我的工作，他们的笑声和交流充实了我的生活。我要感谢爱思唯尔，尤其是 Marybeth Thiel、Elyse O'Grady 和 Madelene Hyde，感谢他们秉持最高标准并提供指导，使我和合作的编辑同事能够在一个流动多样的环境中工作。非常感谢 Carlos Machado 和 Frank Netter，世界因他们而骄傲。感谢培训我的临床医生，尤其是：天赋极高的外科医生、解剖学家、教育导师 Gerald Tressidor 博士和 Harold Ellis CBE 博士（剑桥盖伊医院）；S. Standring 和 M. England 医生，他们体现了专业精神；支持创新医学教育的 P. Crone、E. Szeto 和 J. Heatherington 医生；我过去、现在和未来的学生和病人；还有来自世界各地的临床同事，是他们让医学和解剖学保持活力、创新和充满需求。特别感谢 J. L. Horn、S. Echols、J. Anderson 和 J. Underwood 医生，他们是朋友、导师和远见卓识的同行，他们也意识到要"跳出框架"，挑战现状。衷心地向我已故的导师、朋友和妹妹 Jim McDaniel、Bill Bryan 和 Gail Hendricks 致敬，他们代表了教学、关怀和治愈的美好，让这个世界变得更美好。最后，我要感谢我的母亲对教育和平等的热爱，感谢我的父亲的好奇心和创造性。

Todd M. Hoagland，PhD

教授临床人体解剖学是我的荣幸，我永远感谢所有的遗体捐赠者和他们的家人，让医疗卫生专业人员能够在解剖实验室接受训练。我很荣幸能在马凯特大学与作业治疗和健康专业的学生和同事一起工作。我非常感谢 John Hansen 和爱思唯尔团队的专业人员，让我有机会成为无与伦比的奈特图谱的编辑。Marybeth Thiel 和 Elyse O'Grady 特别乐于助人，和他们一起工作很愉快，我很荣幸能与才华横溢的 Carlos Machado 以及所有的顾问编辑合作。我感谢 Dave Bolender、Brian Bear 和 Rebecca Lufler 这些杰出的同事，感谢所有和我一起工作过的研究生，他们帮助我成长，看到他们茁壮成长真是一种乐趣。我非常感谢 Stan Hillman 和 Jack O'Malley，他们精湛的教学和严格的期望激励着我，感谢 Gary Kolesari 和 Richard Hoyt Jr.，他们帮助我成为一名合格的临床解剖学家，感谢 Rob Bouchie 的无形的帮助和他的同志情谊。最感激我的哥哥 Bill，因为他的坚定和乐观时刻影响着我。感谢我的母亲 Liz，感谢她的奉献和爱，感谢她灌输给我强烈的职业道德。我的三个很棒的孩子，Ella、Caleb 和 Gregory，使我更加谦卑，因为他们帮助我重新定义了爱、奇迹和快乐。Olya，ty moye solntse![1]

[1] 俄语：Olya，你是我的太阳！

# 目　录

| 第1章　绪论 | 图号 | 页码 |
| --- | --- | --- |
| **人体解剖学总论** | 图1~3 | |
| 躯体的面和方位术语 | 图1 | 3 |
| 身体分区：女性前面观 | 图2 | 4 |
| 身体分区：男性后面观 | 图3 | 5 |
| **系统解剖学** | 图4~21 | |
| 神经系统概况 | 图4 | 6 |
| 上肢和下肢皮节 | 图5 | 7 |
| 交感神经系统：示意图 | 图6 | 8 |
| 副交感神经系统：示意图 | 图7 | 9 |
| 骨骼系统概况 | 图8 | 10 |
| 滑膜关节类型 | 图9 | 11 |
| 肌肉系统概况 | 图10 | 12 |
| 运动的节段性神经支配 | 图11 | 13 |
| 皮肤横断面 | 图12 | 14 |
| 心血管系统概况 | 图13 | 15 |
| 主要动脉和搏动点 | 图14 | 16 |
| 心血管系统的主要静脉 | 图15 | 17 |
| 淋巴管和淋巴器官概况 | 图16 | 18 |
| 呼吸系统概况 | 图17 | 19 |
| 消化系统概况 | 图18 | 20 |
| 泌尿系统概况 | 图19 | 21 |
| 生殖系统概况 | 图20 | 22 |
| 内分泌系统概况 | 图21 | 23 |
| **附图** | 附图1~13 | |
| 毛囊皮脂腺单元 | 附图1 | 24 |
| 重要体腔 | 附图2 | 25 |
| 神经元和突触 | 附图3 | 26 |
| 周围神经的典型特征 | 附图4 | 27 |
| 内脏牵涉痛区的定位 | 附图5 | 28 |
| 交感神经系统概况 | 附图6 | 29 |
| 副交感神经系统概况 | 附图7 | 30 |
| 胆碱能和肾上腺素能突触：示意图 | 附图8 | 31 |

| | | |
|---|---|---|
| 骨的组织构筑 | 附图 9 | 32 |
| 肌肉结构 | 附图 10 | 33 |
| 关节：结缔组织和关节软骨 | 附图 11 | 34 |
| 心血管系统：血液成分 | 附图 12 | 35 |
| 动脉管壁 | 附图 13 | 36 |

## 第 2 章 头部和颈部 图号 页码

| | | |
|---|---|---|
| **表面解剖** | **图 22~24** | |
| 头部和颈部：表面解剖 | 图 22 | 39 |
| 头部和颈部的皮神经 | 图 23 | 40 |
| 面部和头皮浅表的动脉和静脉 | 图 24 | 41 |
| **骨和关节** | **图 25~47** | |
| 颅：前面观 | 图 25 | 42 |
| 颅：X 线成像 | 图 26 | 43 |
| 颅：侧面观 | 图 27 | 44 |
| 颅：侧位片 | 图 28 | 45 |
| 颅盖：正中矢状面 | 图 29 | 46 |
| 颅盖 | 图 30 | 47 |
| 颅底：下面观 | 图 31 | 48 |
| 颅底：上面观 | 图 32 | 49 |
| 颅底孔裂：下面观 | 图 33 | 50 |
| 颅底孔裂：上面观 | 图 34 | 51 |
| 新生儿的颅 | 图 35 | 52 |
| 头颈部的骨 | 图 36 | 53 |
| 鼻的骨架和鼻旁窦 | 图 37 | 54 |
| 颅骨：后面观和侧面观 | 图 38 | 55 |
| 下颌骨 | 图 39 | 56 |
| 牙 | 图 40 | 57 |
| 牙（续） | 图 41 | 58 |
| 颞下颌关节 | 图 42 | 59 |
| 颈椎：寰椎和枢椎 | 图 43 | 60 |
| 颈椎 | 图 44 | 61 |
| 脊柱颈段 | 图 45 | 62 |
| 颅颈外韧带 | 图 46 | 63 |
| 颅颈内韧带 | 图 47 | 64 |
| **颈部** | **图 48~58** | |
| 面部表情肌：侧面观 | 图 48 | 65 |
| 颈部肌肉：前面观 | 图 49 | 66 |
| 颈部浅静脉 | 图 50 | 67 |
| 颈筋膜分层 | 图 51 | 68 |
| 颈筋膜 | 图 52 | 69 |

| | | |
|---|---|---|
| 舌骨上和下肌群 | 图 53 | 70 |
| 颈部肌肉：侧面观 | 图 54 | 71 |
| 颈前和颈外侧肌群 | 图 55 | 72 |
| 颈部神经 | 图 56 | 73 |
| 颈部神经和颈丛 | 图 57 | 74 |
| 颈动脉 | 图 58 | 75 |
| **鼻** | **图 59~82** | |
| 鼻的骨架 | 图 59 | 76 |
| 面部的肌肉、神经和血管 | 图 60 | 77 |
| 鼻腔外侧壁 | 图 61 | 78 |
| 鼻腔外侧壁骨性结构 | 图 62 | 79 |
| 鼻腔内侧壁（鼻中隔） | 图 63 | 80 |
| 鼻腔的神经 | 图 64 | 81 |
| 鼻腔的血管 | 图 65 | 82 |
| 鼻腔的神经：骨性鼻中隔向上翻 | 图 66 | 83 |
| 鼻旁窦：旁矢状面观 | 图 67 | 84 |
| 鼻旁窦：随年龄的变化 | 图 68 | 85 |
| 鼻旁窦：冠状面和横断面 | 图 69 | 86 |
| 唾液腺 | 图 70 | 87 |
| 面神经分支和腮腺 | 图 71 | 88 |
| 咀嚼肌：咬肌和颞肌 | 图 72 | 89 |
| 咀嚼肌：翼状肌 | 图 73 | 90 |
| 上颌动脉 | 图 74 | 91 |
| 颞窝和颞下窝 | 图 75 | 92 |
| 颞浅动脉和上颌动脉 | 图 76 | 93 |
| 下颌神经（CN $V_3$） | 图 77 | 94 |
| 颞下窝 | 图 78 | 95 |
| 眼神经和上颌神经 | 图 79 | 96 |
| 鼻腔的自主神经分布 | 图 80 | 97 |
| 面中部的神经和动脉 | 图 81 | 98 |
| 颅底部神经和血管的定位 | 图 82 | 99 |
| **口** | **图 83~90** | |
| 口腔视诊 | 图 83 | 100 |
| 口腔和舌的传入神经 | 图 84 | 101 |
| 口腔顶 | 图 85 | 102 |
| 舌和唾液腺 | 图 86 | 103 |
| 舌骨上肌群 | 图 87 | 104 |
| 舌 | 图 88 | 105 |
| 舌背 | 图 89 | 106 |
| 咽门 | 图 90 | 107 |
| **咽** | **图 91~102** | |
| 咽后面观：神经和血管 | 图 91 | 108 |

| | | |
|---|---|---|
| 咽肌的后面观：咽后壁部分切开 | 图 92 | 109 |
| 咽：切开后面观 | 图 93 | 110 |
| 咽食管结合部 | 图 94 | 111 |
| 咽：正中矢状面观 | 图 95 | 112 |
| 咽肌：正中矢状面观 | 图 96 | 113 |
| 咽部肌肉：侧面观 | 图 97 | 114 |
| 口咽部的神经 | 图 98 | 115 |
| 头颈部的动脉 | 图 99 | 116 |
| 头颈部的静脉 | 图 100 | 117 |
| 头颈部的淋巴结 | 图 101 | 118 |
| 咽和舌的淋巴结 | 图 102 | 119 |
| **喉和内分泌腺** | **图 103~109** | |
| 甲状腺：前面观 | 图 103 | 120 |
| 甲状腺：后面观 | 图 104 | 121 |
| 甲状腺和甲状旁腺 | 图 105 | 122 |
| 喉软骨 | 图 106 | 123 |
| 喉内肌 | 图 107 | 124 |
| 喉的神经和喉的冠状面观 | 图 108 | 125 |
| 喉内肌的作用 | 图 109 | 126 |
| **眼** | **图 110~120** | |
| 眼睑 | 图 110 | 127 |
| 泪器 | 图 111 | 128 |
| 眼外肌 | 图 112 | 129 |
| 眶的神经 | 图 113 | 130 |
| 眶的上面观和前面观 | 图 114 | 131 |
| 眶与眼睑的动脉和静脉 | 图 115 | 132 |
| 眼球：横断面 | 图 116 | 133 |
| 眼的前房与后房 | 图 117 | 134 |
| 晶状体及其固定装置 | 图 118 | 135 |
| 眼内的动脉和静脉 | 图 119 | 136 |
| 眼的血供 | 图 120 | 137 |
| **耳** | **图 121~126** | |
| 耳和听觉在耳蜗内的传导 | 图 121 | 138 |
| 外耳和鼓室 | 图 122 | 139 |
| 鼓室 | 图 123 | 140 |
| 骨迷路和膜迷路 | 图 124 | 141 |
| 骨迷路和膜迷路：示意图和断面 | 图 125 | 142 |
| 迷路在颅内的定位 | 图 126 | 143 |
| **脑和脑膜** | **图 127~142** | |
| 脑膜和板障静脉 | 图 127 | 144 |
| 脑膜动脉 | 图 128 | 145 |

脑膜和大脑上静脉 图 129 146
硬脑膜静脉窦：矢状面观 图 130 147
硬脑膜静脉窦：颅底 图 131 148
脑：外侧面观 图 132 149
脑：内侧面观 图 133 150
脑：下面观 图 134 151
脑室 图 135 152
脑脊液循环 图 136 153
基底核（神经节） 图 137 154
丘脑及相关结构 图 138 155
海马和穹窿 图 139 156
脑干 图 140 157
脑室和小脑 图 141 158
小脑 图 142 159

## 脑神经和颈神经 图 143~162

脑干内的脑神经核：示意图（后面观） 图 143 160
脑干内的脑神经核：示意图（内侧面观） 图 144 161
脑神经：运动和感觉纤维的分布示意图 图 145 162
嗅神经（CN Ⅰ）和嗅觉通路：示意图 图 146 163
视神经（CN Ⅱ）和视觉通路：示意图 图 147 164
动眼神经（CN Ⅲ）、滑车神经（CN Ⅳ）和
展神经（CN Ⅵ）：示意图 图 148 165
三叉神经（CN Ⅴ）：示意图 图 149 166
面神经（CN Ⅶ）：示意图 图 150 167
前庭蜗神经（CN Ⅷ）：示意图 图 151 168
舌咽神经（CN Ⅸ）：示意图 图 152 169
迷走神经（CN Ⅹ）：示意图 图 153 170
副神经（CN Ⅺ）：示意图 图 154 171
舌下神经（CN Ⅻ）：示意图 图 155 172
颈丛：示意图 图 156 173
颈部的自主神经 图 157 174
头部的自主神经 图 158 175
睫状神经节：示意图 图 159 176
翼腭神经节与下颌下神经节：示意图 图 160 177
耳神经节：示意图 图 161 178
味觉通路：示意图 图 162 179

## 脑血管 图 163~175

至脑与脑膜的动脉 图 163 180
颞骨岩部的颈内动脉 图 164 181
脑的动脉：示意图 图 165 182
脑的动脉：下面观 图 166 183
大脑动脉（Willis）环 图 167 184

| | | |
|---|---|---|
| 脑的动脉：额面观和冠状断面观 | 图 168 | 185 |
| 脑的动脉：外侧面和内侧面观 | 图 169 | 186 |
| 脑的动脉：椎动脉和基底动脉的分支 | 图 170 | 187 |
| 颅后窝的静脉 | 图 171 | 188 |
| 脑的深静脉 | 图 172 | 189 |
| 脑的室管膜下静脉 | 图 173 | 190 |
| 下丘脑和垂体 | 图 174 | 191 |
| 下丘脑和垂体的脉管系统 | 图 175 | 192 |
| **局部扫描成像** | **图 176~177** | |
| 颅脑影像（MRA 和 MRV） | 图 176 | 193 |
| 颅脑影像（MRI） | 图 177 | 194 |
| **附图** | **附图 14~32** | |
| 躯体感觉系统：躯干和四肢 | 附图 14 | 195 |
| 锥体系 | 附图 15 | 196 |
| 颅骨的 CT 三维重建 | 附图 16 | 197 |
| 颈椎退行性变 | 附图 17 | 198 |
| 寰枕关节 | 附图 18 | 199 |
| 面肌：前面观 | 附图 19 | 200 |
| 面部肌组织 | 附图 20 | 201 |
| 鼻腔的动脉：骨性鼻中隔翻向上 | 附图 21 | 202 |
| 鼻和上颌窦：横切面 | 附图 22 | 203 |
| 鼻旁窦 | 附图 23 | 204 |
| 锁骨下动脉 | 附图 24 | 205 |
| 下颌骨：张口位 | 附图 25 | 206 |
| 口腔和咽的传入神经 | 附图 26 | 207 |
| 眼球和眶部筋膜 | 附图 27 | 208 |
| 鼓室：内侧面观和外侧面观 | 附图 28 | 209 |
| 儿童耳的解剖 | 附图 29 | 210 |
| 咽鼓管 | 附图 30 | 211 |
| 脑血管成像（磁共振静脉成像和动脉成像） | 附图 31 | 212 |
| 脑的轴位面和冠状位面磁共振成像 | 附图 32 | 213 |
| **具有重要临床意义的解剖结构** | **表 2.1~2.4** | **214** |
| **脑神经** | **表 2.5~2.8** | **218** |
| **颈丛分支** | **表 2.9** | **222** |
| **骨骼肌总表** | **表 2.10~2.14** | **223** |
| **第 3 章　背部** | **图号** | **页码** |
| **表面解剖** | **图 178** | |
| 背部：表面解剖 | 图 178 | 231 |

| 脊柱 | 图 179~185 | |
|---|---|---|
| 脊柱 | 图 179 | 232 |
| 胸椎 | 图 180 | 233 |
| 腰椎 | 图 181 | 234 |
| 脊柱:放射和 MRI 成像 | 图 182 | 235 |
| 骶骨和尾骨 | 图 183 | 236 |
| 脊柱的韧带:腰骶部 | 图 184 | 237 |
| 脊柱的连结:腰部 | 图 185 | 238 |
| **脊髓** | **图 186~194** | |
| 脊髓和脊神经 | 图 186 | 239 |
| 脊神经根和脊椎 | 图 187 | 240 |
| 皮节 | 图 188 | 241 |
| 脊膜和神经根 | 图 189 | 242 |
| 脊神经、神经根和分支 | 图 190 | 243 |
| 脊髓的动脉:示意图 | 图 191 | 244 |
| 脊髓的动脉:内在分支分布 | 图 192 | 245 |
| 脊髓和脊柱的静脉 | 图 193 | 246 |
| 脊柱的静脉:椎静脉 | 图 194 | 247 |
| **肌肉和神经** | **图 195~199** | |
| 背部肌肉:浅层 | 图 195 | 248 |
| 背部肌肉:中层 | 图 196 | 249 |
| 背部肌肉:深层 | 图 197 | 250 |
| 背部神经 | 图 198 | 251 |
| 项部神经 | 图 199 | 252 |
| **断层解剖** | **图 200~201** | |
| 横断面:腰部 | 图 200 | 253 |
| 典型的胸神经 | 图 201 | 254 |
| **附图** | **附图 33~40** | |
| 脊柱的韧带 | 附图 33 | 255 |
| 颈椎:X 线成像 | 附图 34 | 256 |
| 颈椎:磁共振和 X 线成像 | 附图 35 | 257 |
| 胸腰椎:侧位 X 线成像 | 附图 36 | 258 |
| 腰椎:X 线成像 | 附图 37 | 259 |
| 腰椎:磁共振成像 | 附图 38 | 260 |
| 椎静脉:静脉间交通 | 附图 39 | 261 |
| 脊髓横断面:纤维束 | 附图 40 | 262 |
| **具有重要临床意义的解剖结构** | **表 3.1** | **263** |
| **骨骼肌总表** | **表 3.2~3.4** | **264** |

| 第 4 章 胸部 | 图号 | 页码 |
|---|---|---|

| 表面解剖 | 图 202 | |
|---|---|---|
| 胸部的表面解剖 | 图 202 | 269 |

| 胸部的骨 | 图 203~204 | |
|---|---|---|
| 胸部的骨结构 | 图 203 | 270 |
| 肋及其关节 | 图 204 | 271 |
| **乳腺** | **图 205~208** | |
| 乳腺 | 图 205 | 272 |
| 乳房的动脉 | 图 206 | 273 |
| 乳房的淋巴管和淋巴结 | 图 207 | 274 |
| 乳房的淋巴回流 | 图 208 | 275 |
| **胸壁和膈** | **图 209~216** | |
| 胸前壁：浅表解剖 | 图 209 | 276 |
| 胸前壁：深层解剖 | 图 210 | 277 |
| 胸前壁：内面观 | 图 211 | 278 |
| 肋间的神经和动脉 | 图 212 | 279 |
| 胸壁的静脉 | 图 213 | 280 |
| 膈神经及其与心包的关系 | 图 214 | 281 |
| 膈：胸腔面 | 图 215 | 282 |
| 膈：腹腔面 | 图 216 | 283 |
| **肺、气管和支气管** | **图 217~230** | |
| 胸腔内的肺：前面观 | 图 217 | 284 |
| 胸腔内的肺：后面观 | 图 218 | 285 |
| 肺(原位)：前面观 | 图 219 | 286 |
| 纵隔的大血管 | 图 220 | 287 |
| 肺：内侧面观 | 图 221 | 288 |
| 支气管的动脉和静脉 | 图 222 | 289 |
| 支气管肺段：前面观和后面观 | 图 223 | 290 |
| 支气管肺段：内侧面观和外侧面观 | 图 224 | 291 |
| 气管和主支气管 | 图 225 | 292 |
| 支气管和肺内气道 | 图 226 | 293 |
| 肺内血液循环：示意图 | 图 227 | 294 |
| 胸腔和肺内淋巴管以及纵隔淋巴结 | 图 228 | 295 |
| 胸腔内的自主神经 | 图 229 | 296 |
| 气管支气管树的神经：示意图 | 图 230 | 297 |
| **心** | **图 231~250** | |
| 心(原位) | 图 231 | 298 |
| 心：前面观(打开) | 图 232 | 299 |
| 心和心前区听诊 | 图 233 | 300 |
| 心：X 线成像和 CT 血管造影 | 图 234 | 301 |
| 心：心底和膈面 | 图 235 | 302 |
| 心包和心包腔 | 图 236 | 303 |
| 纵隔：横断面 | 图 237 | 304 |

| | | |
|---|---|---|
| 胸部：心和升主动脉的冠状断面 | 图 238 | 305 |
| 冠状动脉和心的静脉 | 图 239 | 306 |
| 冠状动脉：成像 | 图 240 | 307 |
| 右心房和右心室 | 图 241 | 308 |
| 左心房和左心室 | 图 242 | 309 |
| 心瓣膜复合体 | 图 243 | 310 |
| 心瓣膜复合体（续） | 图 244 | 311 |
| 心房、心室和室间隔 | 图 245 | 312 |
| 心瓣膜 | 图 246 | 313 |
| 胎儿期和婴儿期血液循环 | 图 247 | 314 |
| 心的传导系统 | 图 248 | 315 |
| 胸部的神经 | 图 249 | 316 |
| 心的神经：示意图 | 图 250 | 317 |
| **纵膈** | **图 251~261** | |
| 纵隔：右侧面观 | 图 251 | 318 |
| 纵隔：左侧面观 | 图 252 | 319 |
| 膈神经 | 图 253 | 320 |
| 食管（原位） | 图 254 | 321 |
| 食管的狭窄和位置关系 | 图 255 | 322 |
| 食管肌 | 图 256 | 323 |
| 食管胃结合部 | 图 257 | 324 |
| 食管的动脉 | 图 258 | 325 |
| 食管的静脉 | 图 259 | 326 |
| 食管的淋巴管和淋巴结 | 图 260 | 327 |
| 食管的神经 | 图 261 | 328 |
| **局部扫描成像** | **图 262** | |
| 胸部：轴位 CT 成像 | 图 262 | 329 |
| **断层解剖** | **图 263~266** | |
| 横断面：T3 平面 | 图 263 | 330 |
| 横断面：T3/ T4 椎间盘平面 | 图 264 | 331 |
| 横断面：T4/T5 椎间盘平面 | 图 265 | 332 |
| 横断面：T7 平面 | 图 266 | 333 |
| **附图** | **附图 41~52** | |
| 颈肋及相关变异 | 附图 41 | 334 |
| 肋骨的肌肉附着 | 附图 42 | 335 |
| 呼吸肌 | 附图 43 | 336 |
| 肺内气道：示意图 | 附图 44 | 337 |
| 通气和呼吸解剖 | 附图 45 | 338 |
| 冠状动脉：右前外侧观及动脉造影 | 附图 46 | 339 |
| 冠状动脉和心的静脉变异 | 附图 47 | 340 |
| 食管壁内神经和神经变异 | 附图 48 | 341 |

| | | |
|---|---|---|
| 食管的动脉变异 | 附图 49 | 342 |
| 胸部：冠状面 | 附图 50 | 343 |
| 胸部：冠状位 CT | 附图 51 | 344 |
| 血管的神经支配：示意图 | 附图 52 | 345 |
| **具有重要临床意义的解剖结构** | 表 4.1~4.3 | **346** |
| **骨骼肌总表** | 表 4.4 | **349** |

## 第 5 章 腹部 图号 页码

| | | |
|---|---|---|
| **表面解剖** | 图 267 | |
| 腹部的表面解剖 | 图 267 | 355 |
| **体壁** | 图 268~287 | |
| 腹部的骨架 | 图 268 | 356 |
| 腹部的分区和平面 | 图 269 | 357 |
| 腹前壁：浅层解剖 | 图 270 | 358 |
| 腹前壁：中层解剖 | 图 271 | 359 |
| 腹前壁：深层解剖 | 图 272 | 360 |
| 腹直肌鞘：横断面 | 图 273 | 361 |
| 腹前壁：内面观 | 图 274 | 362 |
| 腹后外侧壁 | 图 275 | 363 |
| 腹前壁的动脉 | 图 276 | 364 |
| 腹前壁的静脉 | 图 277 | 365 |
| 腹前壁的神经 | 图 278 | 366 |
| 肋间的神经 | 图 279 | 367 |
| 腹股沟区：解剖 | 图 280 | 368 |
| 腹股沟管和精索 | 图 281 | 369 |
| 股鞘和腹股沟管 | 图 282 | 370 |
| 腹后壁：内面观 | 图 283 | 371 |
| 腹后壁的动脉 | 图 284 | 372 |
| 腹后壁的静脉 | 图 285 | 373 |
| 腹后壁的淋巴管和淋巴结 | 图 286 | 374 |
| 腹后壁的神经 | 图 287 | 375 |
| **腹膜腔** | 图 288~293 | |
| 大网膜和腹腔脏器 | 图 288 | 376 |
| 肠系膜与十二指肠悬韧带 | 图 289 | 377 |
| 结肠系膜与肠系膜根部 | 图 290 | 378 |
| 网膜囊：胃翻向上 | 图 291 | 379 |
| 网膜囊：横断面 | 图 292 | 380 |
| 腹后壁腹膜 | 图 293 | 381 |

| 胃和肠 | 图 294~301 | |
|---|---|---|
| 胃(原位) | 图 294 | 382 |
| 胃黏膜 | 图 295 | 383 |
| 十二指肠(原位) | 图 296 | 384 |
| 小肠的黏膜和肌层 | 图 297 | 385 |
| 回盲部 | 图 298 | 386 |
| 盲肠和回肠口 | 图 299 | 387 |
| 阑尾 | 图 300 | 388 |
| 大肠的黏膜和肌层 | 图 301 | 389 |
| **肝、胆、胰和脾** | 图 302~307 | |
| 肝的表面解剖和肝床 | 图 302 | 390 |
| 肝(原位):血管和胆管系统 | 图 303 | 391 |
| 肝的结构:示意图 | 图 304 | 392 |
| 胆囊、肝外胆管和胰管 | 图 305 | 393 |
| 胰(原位) | 图 306 | 394 |
| 脾 | 图 307 | 395 |
| **内脏脉管系统** | 图 308~318 | |
| 胃、肝和脾的动脉 | 图 308 | 396 |
| 胰的动脉 | 图 309 | 397 |
| 肝、胰、十二指肠和脾的动脉 | 图 310 | 398 |
| 腹腔干动脉造影及 CT 血管成像 | 图 311 | 399 |
| 十二指肠和胰头的动脉 | 图 312 | 400 |
| 小肠的动脉 | 图 313 | 401 |
| 大肠的动脉 | 图 314 | 402 |
| 胃、十二指肠、胰和脾的静脉 | 图 315 | 403 |
| 小肠的静脉 | 图 316 | 404 |
| 大肠的静脉 | 图 317 | 405 |
| 肝门静脉的属支:门静脉的吻合 | 图 318 | 406 |
| **内脏神经支配** | 图 319~329 | |
| 腹部的自主神经和神经节 | 图 319 | 407 |
| 胃和十二指肠的自主神经 | 图 320 | 408 |
| 胃和十二指肠的自主神经(续) | 图 321 | 409 |
| 小肠的自主神经 | 图 322 | 410 |
| 大肠的自主神经 | 图 323 | 411 |
| 肠的自主神经:示意图 | 图 324 | 412~413 |
| 食管、胃和十二指肠的自主神经:示意图 | 图 325 | 414 |
| 自主神经反射通路:示意图 | 图 326 | 415 |
| 肠丛 | 图 327 | 416 |
| 肝的自主神经:示意图 | 图 328 | 417 |
| 胰的自主神经:示意图 | 图 329 | 418 |

| 肾和肾上腺 | 图 330~343 | |
| --- | --- | --- |
| 肾(原位):前面观 | 图 330 | 419 |
| 肾(原位):后面观 | 图 331 | 420 |
| 肾上腺 | 图 332 | 421 |
| 肾的大体结构 | 图 333 | 422 |
| 肾内动脉和肾段 | 图 334 | 423 |
| 腹盆部的输尿管 | 图 335 | 424 |
| 输尿管和膀胱的动脉 | 图 336 | 425 |
| 肾筋膜 | 图 337 | 426 |
| 肾和膀胱的淋巴管与淋巴结 | 图 338 | 427 |
| 肾脏、输尿管和膀胱的自主神经 | 图 339 | 428 |
| 肾和输尿管上部的自主神经:示意图 | 图 340 | 429 |
| 肾上腺的自主神经:解剖与示意图 | 图 341 | 430 |
| 原位肾上腺的动脉和静脉 | 图 342 | 431 |
| 腹壁和内脏:旁正中矢状断面 | 图 343 | 432 |
| **淋巴系统** | **图 344** | |
| 腹盆部的淋巴引流:示意图 | 图 344 | 433 |
| **局部扫描成像** | **图 345~346** | |
| 腹部扫描成像:轴位 CT | 图 345 | 434 |
| 腹部扫描成像:轴位 CT(续) | 图 346 | 435 |
| **断层解剖** | **图 347~351** | |
| 横断面:T10 平面,胃食管结合部 | 图 347 | 436 |
| 横断面:T12 平面,剑突下部 | 图 348 | 437 |
| 横断面:T12/L1 椎间盘平面 | 图 349 | 438 |
| 横断面:L1/L2 椎间盘平面 | 图 350 | 439 |
| 横断面:L3/L4 椎间盘平面 | 图 351 | 440 |
| **附图** | **附图 53~83** | |
| 腹股沟区和股区 | 附图 53 | 441 |
| 腹股沟斜疝 | 附图 54 | 442 |
| 胃的位置和形态随体型的变化 | 附图 55 | 443 |
| 十二指肠壁的层次 | 附图 56 | 444 |
| CT 和 MRCP 示阑尾、胆囊与胆管;肝动脉的神经 | 附图 57 | 445 |
| 肝的投影 | 附图 58 | 446 |
| 肝形态的变异 | 附图 59 | 447 |
| 乙状结肠:位置变异 | 附图 60 | 448 |
| 盲肠的动脉血供及其腹膜后附着点的变异 | 附图 61 | 449 |
| 胰管的变异 | 附图 62 | 450 |
| 胆囊管、肝管和胰管的变异 | 附图 63 | 451 |
| 胆囊动脉的变异 | 附图 64 | 452 |
| 肝动脉的变异 | 附图 65 | 453 |
| 肝门静脉的变异与异常 | 附图 66 | 454 |

| | | |
|---|---|---|
| 腹腔干的变异 | 附图 67 | 455 |
| 结肠的动脉变异 | 附图 68 | 456 |
| 结肠的动脉变异(续) | 附图 69 | 457 |
| 肾的动脉和静脉变异 | 附图 70 | 458 |
| 肾小囊的组织结构 | 附图 71 | 459 |
| 肾单位和集合管:示意图 | 附图 72 | 460 |
| 肾实质的血管:示意图 | 附图 73 | 461 |
| 胃的淋巴管和淋巴结 | 附图 74 | 462 |
| 胰的淋巴管和淋巴结 | 附图 75 | 463 |
| 小肠的淋巴管和淋巴结 | 附图 76 | 464 |
| 大肠的淋巴管和淋巴结 | 附图 77 | 465 |
| 肝的淋巴管和淋巴结 | 附图 78 | 466 |
| 腹部横断面:T12 水平,示意图 | 附图 79 | 467 |
| 腹部横断面:L5 水平,近髂结节平面 | 附图 80 | 468 |
| 腹部横断面:S1 水平,髂前上棘平面 | 附图 81 | 469 |
| 上腹部的轴位 CT 成像 | 附图 82 | 470 |
| 肝与胆囊的动脉变异及侧支供应 | 附图 83 | 471 |
| **具有重要临床意义的解剖结构** | 表 5.1~5.3 | 472 |
| **骨骼肌总表** | 表 5.4 | 475 |

## 第 6 章 盆部 图号 页码

| | | |
|---|---|---|
| **表面解剖** | 图 352 | |
| 盆部表面解剖 | 图 352 | 479 |
| **骨盆** | 图 353~357 | |
| 盆部的骨性结构 | 图 353 | 480 |
| 男性和女性的骨盆成像 | 图 354 | 481 |
| 骨盆的性别差异:测量值 | 图 355 | 482 |
| 骨盆的骨和韧带 | 图 356 | 483 |
| 髋骨的韧带 | 图 357 | 484 |
| **盆膈及内容物** | 图 358~368 | |
| 盆膈:女性 | 图 358 | 485 |
| 盆膈(女性):内侧面观和上面观 | 图 359 | 486 |
| 盆膈(女性):下面观 | 图 360 | 487 |
| 盆膈(男性):上面观 | 图 361 | 488 |
| 盆膈(男性):下面观 | 图 362 | 489 |
| 盆腔:女性 | 图 363 | 490 |
| 盆腔脏器和会阴:女性 | 图 364 | 491 |
| 卵巢 | 图 365 | 492 |
| 盆内筋膜 | 图 366 | 493 |
| 盆腔内容物:男性 | 图 367 | 494 |

| | | |
|---|---|---|
| 盆腔脏器和会阴：男性 | 图 368 | 495 |
| **膀胱** | **图 369~371** | |
| 膀胱：位置和固定装置 | 图 369 | 496 |
| 女性尿道括约肌 | 图 370 | 497 |
| 膀胱：女性和男性 | 图 371 | 498 |
| **女性内生殖器** | **图 372~376** | |
| 子宫、阴道及固定装置 | 图 372 | 499 |
| 子宫：韧带 | 图 373 | 500 |
| 子宫及附件 | 图 374 | 501 |
| 女性盆腔脏器毗邻关系 | 图 375 | 502 |
| 盆腔的韧带 | 图 376 | 503 |
| **女性会阴及外生殖器** | **图 377~380** | |
| 女性会阴和外生殖器 | 图 377 | 504 |
| 女性会阴（浅层解剖） | 图 378 | 505 |
| 女性会阴和会阴深层 | 图 379 | 506 |
| 女性会阴间隙 | 图 380 | 507 |
| **男性会阴及外生殖器** | **图 381~388** | |
| 男性会阴和外生殖器（浅层解剖） | 图 381 | 508 |
| 男性会阴和外生殖器（深层解剖） | 图 382 | 509 |
| 阴茎 | 图 383 | 510 |
| 男性会阴间隙 | 图 384 | 511 |
| 前列腺和精囊 | 图 385 | 512 |
| 尿道 | 图 386 | 513 |
| 睾丸下降 | 图 387 | 514 |
| 阴囊及其内容物 | 图 388 | 515 |
| **男性与女性生殖器的同源性** | **图 389~390** | |
| 外生殖器的同源性 | 图 389 | 516 |
| 内生殖器的同源性 | 图 390 | 517 |
| **男性内生殖器** | **图 391~392** | |
| 睾丸 | 图 391 | 518 |
| 睾丸，附睾和输精管 | 图 392 | 519 |
| **直肠和肛管** | **图 393~399** | |
| 直肠（原位）：男性和女性 | 图 393 | 520 |
| 坐骨肛门窝 | 图 394 | 521 |
| 直肠和肛管 | 图 395 | 522 |
| 肛直肠肌 | 图 396 | 523 |
| 肛门外括约肌：会阴面观 | 图 397 | 524 |
| 真性和潜在性盆会阴间隙 | 图 398 | 525 |
| 盆部扫描成像：T2 加权 MRI | 图 399 | 526 |

| 脉管系统 | 图 400~410 | |
|---|---|---|
| 直肠和肛管的动脉：男性后面观 | 图 400 | 527 |
| 直肠和肛门的静脉：女性前面观 | 图 401 | 528 |
| 盆腔脏器的动脉和静脉：女性前面观 | 图 402 | 529 |
| 睾丸的动脉和静脉：前面观 | 图 403 | 530 |
| 盆腔的动脉：女性 | 图 404 | 531 |
| 盆腔的动脉和静脉：男性 | 图 405 | 532 |
| 会阴和子宫的动脉和静脉 | 图 406 | 533 |
| 会阴的动脉和静脉：男性 | 图 407 | 534 |
| 盆腔和生殖器的淋巴管和淋巴结：女性 | 图 408 | 535 |
| 会阴的淋巴管和淋巴结：女性 | 图 409 | 536 |
| 盆腔和生殖器的淋巴管和淋巴结：男性 | 图 410 | 537 |
| **会阴和盆腔脏器的神经** | **图 411~419** | |
| 外生殖器的神经：男性 | 图 411 | 538 |
| 盆腔脏器神经：男性 | 图 412 | 539 |
| 会阴的神经：男性 | 图 413 | 540 |
| 盆腔脏器的神经：女性 | 图 414 | 541 |
| 会阴和外生殖器的神经：女性 | 图 415 | 542 |
| 分娩的神经通路 | 图 416 | 543 |
| 女性生殖器官的神经：示意图 | 图 417 | 544 |
| 男性生殖器官的神经：示意图 | 图 418 | 545 |
| 膀胱和输尿管下段的神经：示意图 | 图 419 | 546 |
| **断层解剖** | **图 420~421** | |
| 男性盆腔：膀胱 - 前列腺结合部横断面 | 图 420 | 547 |
| 女性盆腔：阴道 - 尿道横断面 | 图 421 | 548 |
| **附图** | **附图 84~95** | |
| 骨盆和会阴筋膜：男性和女性 | 附图 84 | 549 |
| 膀胱尿道造影：男性和女性 | 附图 85 | 550 |
| 女性尿道 | 附图 86 | 551 |
| 生殖遗传学 | 附图 87 | 552 |
| 月经周期 | 附图 88 | 553 |
| 子宫的发育 | 附图 89 | 554 |
| 卵巢、卵母细胞和卵泡 | 附图 90 | 555 |
| 处女膜的变异 | 附图 91 | 556 |
| 前列腺的横断面 | 附图 92 | 557 |
| 盆腔的动脉和静脉：男性（以前列腺为主） | 附图 93 | 558 |
| 盆腔横断面：膀胱 - 前列腺交接处 | 附图 94 | 559 |
| 内分泌腺、激素和青春期 | 附图 95 | 560 |
| **具有重要临床意义的解剖结构** | **表 6.1~6.3** | **561** |
| **骨骼肌总表** | **表 6.4** | **564** |

## 第7章 上肢 图号 页码

| | 图号 | 页码 |
|---|---|---|
| **表面解剖** | 图 422~426 | |
| 上肢表面解剖 | 图 422 | 567 |
| 上肢皮肤的神经支配 | 图 423 | 568 |
| 上肢近侧端浅静脉 | 图 424 | 569 |
| 前臂和手的浅静脉 | 图 425 | 570 |
| 上肢的淋巴管和淋巴结 | 图 426 | 571 |
| **肩和腋窝** | 图 427~439 | |
| 肱骨和肩胛骨 | 图 427 | 572 |
| 肱骨、肩胛骨和锁骨的肌肉附着部位 | 图 428 | 573 |
| 锁骨和胸锁关节 | 图 429 | 574 |
| 肩部：前后位 X 线片 | 图 430 | 575 |
| 肩部的关节 | 图 431 | 576 |
| 肩部肌肉 | 图 432 | 577 |
| 腋窝：后壁 | 图 433 | 578 |
| 肩袖肌群 | 图 434 | 579 |
| 胸肌筋膜、锁胸筋膜和腋筋膜 | 图 435 | 580 |
| 肩区 | 图 436 | 581 |
| 腋动脉及肩胛骨周围动脉吻合 | 图 437 | 582 |
| 腋窝：前面观 | 图 438 | 583 |
| 臂丛：示意图 | 图 439 | 584 |
| **臂部** | 图 440~445 | |
| 臂肌：前群 | 图 440 | 585 |
| 臂肌：后群 | 图 441 | 586 |
| 原位肱动脉 | 图 442 | 587 |
| 上肢动脉 | 图 443 | 588 |
| 上肢静脉 | 图 444 | 589 |
| 臂部：连续横断面 | 图 445 | 590 |
| **肘和前臂** | 图 446~461 | |
| 肘部的骨 | 图 446 | 591 |
| 肘部：X 线成像 | 图 447 | 592 |
| 肘部的韧带 | 图 448 | 593 |
| 前臂的骨 | 图 449 | 594 |
| 前臂肌：旋后位和旋前位 | 图 450 | 595 |
| 前臂肌：伸腕肌和伸指肌 | 图 451 | 596 |
| 前臂肌：屈腕肌 | 图 452 | 597 |
| 前臂肌：屈指肌 | 图 453 | 598 |
| 前臂肌：后群浅层 | 图 454 | 599 |
| 前臂肌：后群深层 | 图 455 | 600 |
| 前臂肌：前群浅层 | 图 456 | 601 |

| | | |
|---|---|---|
| 前臂肌：前群 | 图 457 | 602 |
| 前臂骨：前群深层 | 图 458 | 603 |
| 前臂肌附着点：前面观 | 图 459 | 604 |
| 前臂肌附着点：后面观 | 图 460 | 605 |
| 前臂：连续横断面 | 图 461 | 606 |
| **腕和手** | **图 462~481** | |
| 腕骨 | 图 462 | 607 |
| 腕关节的运动 | 图 463 | 608 |
| 腕关节的韧带：前面观 | 图 464 | 609 |
| 腕关节的韧带：后面观 | 图 465 | 610 |
| 腕骨和手骨 | 图 466 | 611 |
| 腕和手：X 线成像 | 图 467 | 612 |
| 掌指韧带和指间韧带 | 图 468 | 613 |
| 腕和手：掌浅层解剖 | 图 469 | 614 |
| 腕和手：掌深层解剖 | 图 470 | 615 |
| 蚓状肌、掌中间隙和鱼际间隙及腱鞘 | 图 471 | 616 |
| 腕部的屈肌腱、动脉和神经 | 图 472 | 617 |
| 手的间隙和腱鞘 | 图 473 | 618 |
| 手指的屈肌腱和伸肌腱 | 图 474 | 619 |
| 手的肌肉 | 图 475 | 620 |
| 手的动脉：掌侧面观 | 图 476 | 621 |
| 腕和手：桡侧浅层解剖 | 图 477 | 622 |
| 腕和手：背侧浅层解剖 | 图 478 | 623 |
| 腕和手：背侧神经和动脉 | 图 479 | 624 |
| 腕部伸肌腱 | 图 480 | 625 |
| 手指 | 图 481 | 626 |
| **神经和脉管系统** | **图 482~489** | |
| 腕和手的皮神经分布 | 图 482 | 627 |
| 上肢的动脉和神经：前面观 | 图 483 | 628 |
| 上肢的神经 | 图 484 | 629 |
| 肌皮神经 | 图 485 | 630 |
| 正中神经 | 图 486 | 631 |
| 尺神经 | 图 487 | 632 |
| 桡神经臂段和肩部背侧面的神经后面观 | 图 488 | 633 |
| 前臂和手部的桡神经 | 图 489 | 634 |
| **局部扫描成像** | **图 490** | |
| 肩部 MRI 和 CT 扫描成像 | 图 490 | 635 |
| **附图** | **附图 96~102** | |
| 臂和前臂近端的动脉 | 附图 96 | 636 |
| 前臂和手的动脉 | 附图 97 | 637 |
| 腕部的韧带：后视图和前视图 | 附图 98 | 638 |

| | | |
|---|---|---|
| 手的屈伸范围 | 附图 99 | 639 |
| 横断面：经掌骨和远端腕骨 | 附图 100 | 640 |
| 手的横断面：轴位观 | 附图 101 | 641 |
| 手的横断面：轴位观(续) | 附图 102 | 642 |
| **具有重要临床意义的解剖结构** | 表 7.1~7.2 | 643 |
| **臂丛神经** | 表 7.3~7.4 | 645 |
| **骨骼肌总表** | 表 7.5~7.8 | 647 |

## 第 8 章 下肢

| | 图号 | 页码 |
|---|---|---|
| **表面解剖** | 图 491~494 | |
| 下肢的表面解剖 | 图 491 | 653 |
| 下肢浅静脉：前面观 | 图 492 | 654 |
| 下肢浅静脉：后面观 | 图 493 | 655 |
| 下肢的淋巴管和淋巴结 | 图 494 | 656 |
| **髋、臀和股** | 图 495~515 | |
| 髋骨 | 图 495 | 657 |
| 髋关节 | 图 496 | 658 |
| 髋关节：前后位 X 线成像 | 图 497 | 659 |
| 髋肌及大腿肌附着点：前面观 | 图 498 | 660 |
| 髋肌和大腿肌附着点：后面观 | 图 499 | 661 |
| 股骨 | 图 500 | 662 |
| 髋肌和大腿肌：外侧面观 | 图 501 | 663 |
| 大腿肌：前面观 | 图 502 | 664 |
| 大腿肌：内侧面 | 图 503 | 665 |
| 髋肌和大腿肌：后面观 | 图 504 | 666 |
| 腰大肌和髂肌 | 图 505 | 667 |
| 腰骶丛 | 图 506 | 668 |
| 腰丛 | 图 507 | 669 |
| 骶丛和尾丛 | 图 508 | 670 |
| 股的动脉：前面观 | 图 509 | 671 |
| 股的动脉：前面观(深层解剖) | 图 510 | 672 |
| 股的动脉：后面观 | 图 511 | 673 |
| 臀的神经 | 图 512 | 674 |
| 髋滑膜囊：后面和前外侧观 | 图 513 | 675 |
| 股骨头和股骨颈的动脉 | 图 514 | 676 |
| 股：连续横断面 | 图 515 | 677 |
| **膝** | 图 516~523 | |
| 膝：内侧面观和外侧面观 | 图 516 | 678 |
| 膝：前面观 | 图 517 | 679 |

| | | |
|---|---|---|
| 膝：关节内观 | 图 518 | 680 |
| 膝：交叉韧带和侧副韧带 | 图 519 | 681 |
| 膝：前后位 X 线成像和后面观 | 图 520 | 682 |
| 膝：后面观和矢状面观 | 图 521 | 683 |
| 下肢的动脉 | 图 522 | 684 |
| 下肢的静脉 | 图 523 | 685 |
| **小腿** | **图 524~534** | |
| 胫骨和腓骨：前面和后面观 | 图 524 | 686 |
| 胫骨和腓骨：额外视点和横断面 | 图 525 | 687 |
| 小腿肌附着点 | 图 526 | 688 |
| 小腿肌：浅层解剖后面观 | 图 527 | 689 |
| 小腿肌：浅层解剖后面观（部分切断） | 图 528 | 690 |
| 小腿肌：深层解剖后面观 | 图 529 | 691 |
| 小腿肌：外侧面观 | 图 530 | 692 |
| 小腿肌：前面观 | 图 531 | 693 |
| 小腿肌：前面观（续） | 图 532 | 694 |
| 小腿的静脉 | 图 533 | 695 |
| 小腿：横断面和股筋膜鞘 | 图 534 | 696 |
| **踝和足** | **图 535~549** | |
| 足骨：足背观与足底观 | 图 535 | 697 |
| 足骨：侧面观 | 图 536 | 698 |
| 跟骨 | 图 537 | 699 |
| 踝与足的韧带 | 图 538 | 700 |
| 足的韧带：足底观 | 图 539 | 701 |
| 踝的肌腱鞘 | 图 540 | 702 |
| 足背肌：浅层解剖 | 图 541 | 703 |
| 足背肌：深层解剖 | 图 542 | 704 |
| 足底：浅层解剖 | 图 543 | 705 |
| 足底肌：第 1 层 | 图 544 | 706 |
| 足底肌：第 2 层 | 图 545 | 707 |
| 足底肌：第 3 层 | 图 546 | 708 |
| 足的骨间肌与深层动脉 | 图 547 | 709 |
| 足骨间肌 | 图 548 | 710 |
| 足的横断面 | 图 549 | 711 |
| **神经** | **图 550~554** | |
| 股神经和股外侧皮神经 | 图 550 | 712 |
| 闭孔神经 | 图 551 | 713 |
| 坐骨神经和股后皮神经 | 图 552 | 714 |
| 胫神经 | 图 553 | 715 |
| 腓总神经 | 图 554 | 716 |

| 局部扫描成像 | 图 555~556 | |
| --- | --- | --- |
| 髋：MRI 与三维 CT | 图 555 | 717 |
| 踝：X 线成像 | 图 556 | 718 |
| **附图** | 附图 103~112 | |
| 股和膝的动脉 | 附图 103 | 719 |
| 髋的横断面：轴位观 | 附图 104 | 720 |
| 膝和足的动脉 | 附图 105 | 721 |
| 小腿：连续横断面 | 附图 106 | 722 |
| 膝的骨 | 附图 107 | 723 |
| 膝的 X 线成像：外侧面观 | 附图 108 | 724 |
| 足的神经和动脉 | 附图 109 | 725 |
| 踝和足的横断面 | 附图 110 | 726 |
| 踝和足的横断面(续) | 附图 111 | 727 |
| 趾甲的解剖 | 附图 112 | 728 |
| **具有重要临床意义的解剖结构** | 表 8.1~8.2 | 729 |
| **腰骶丛神经** | 表 8.3~8.4 | 731 |
| **骨骼肌总表** | 表 8.5~8.8 | 733 |

**索引** 737

# 绪论 1

**人体解剖学总论** 图 1~3

**系统解剖学** 图 4~21

**附图** 附图 1~ 13

## 附图

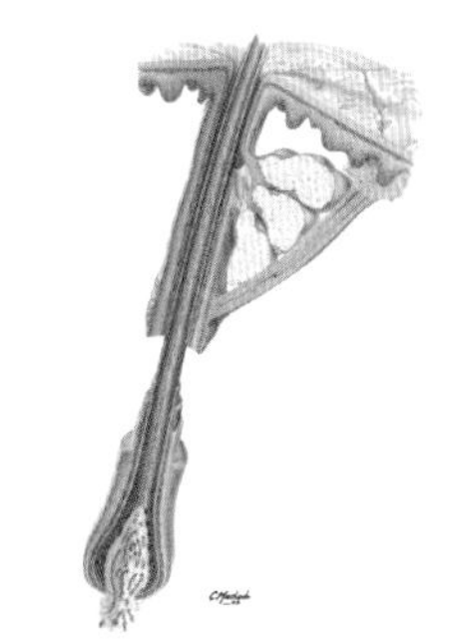

**附图 1** 毛囊皮脂腺单元

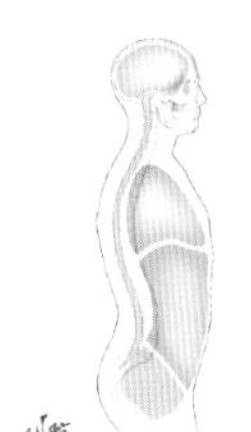

**附图 2** 重要体腔

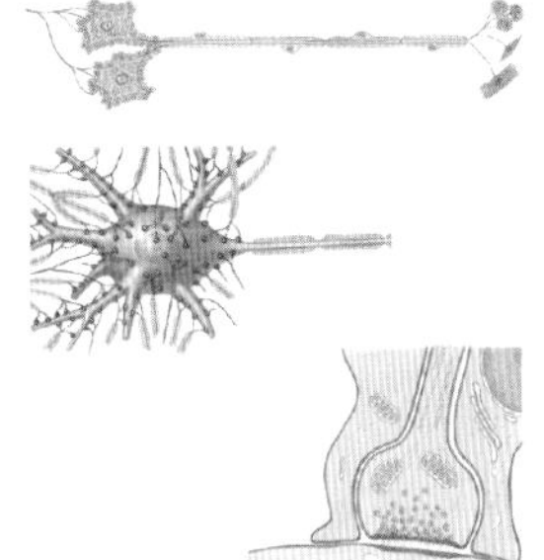

**附图 3** 神经元和突触

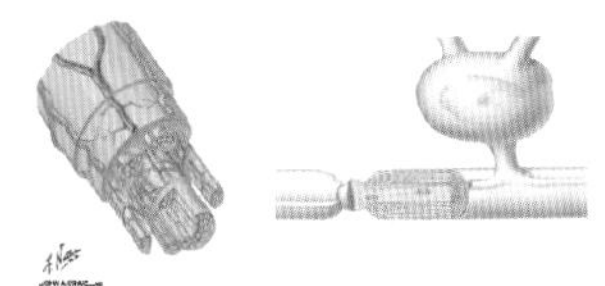

**附图 4** 周围神经的典型特征

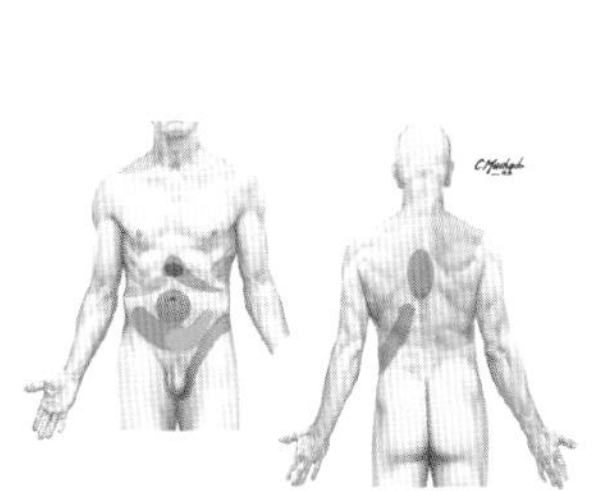

**附图 5** 内脏牵涉痛区的定位

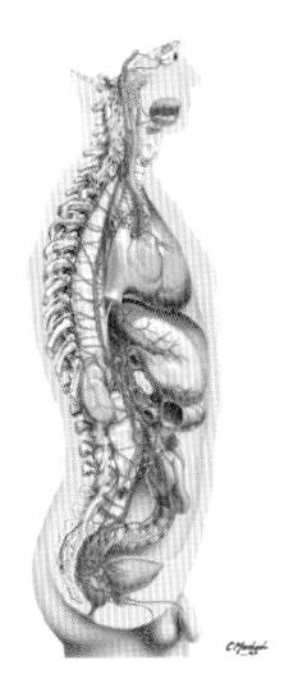

**附图 6** 交感神经系统概况

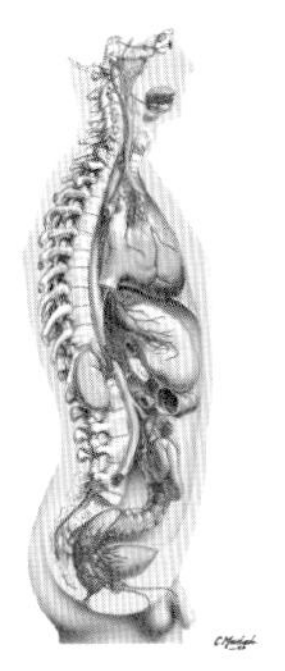

**附图 7** 副交感神经系统概况

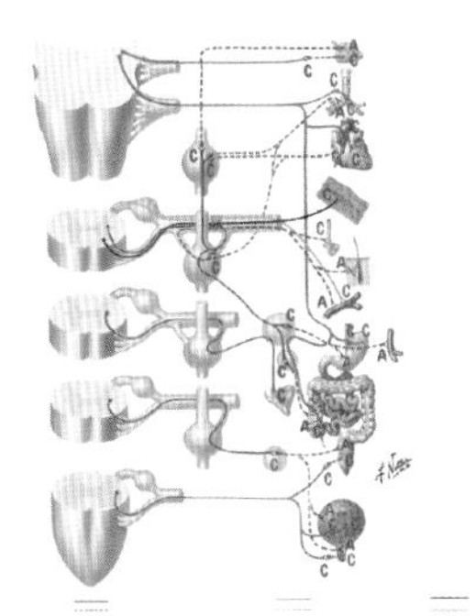

**附图 8** 胆碱能和肾上腺素能突触：示意图

# 附图（续）

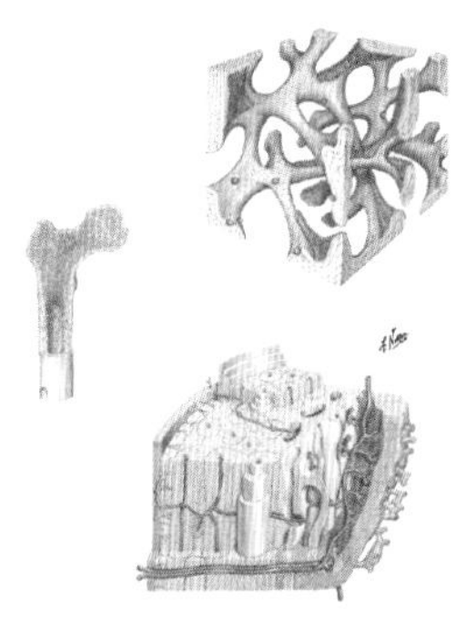

附图 9　骨的组织构筑

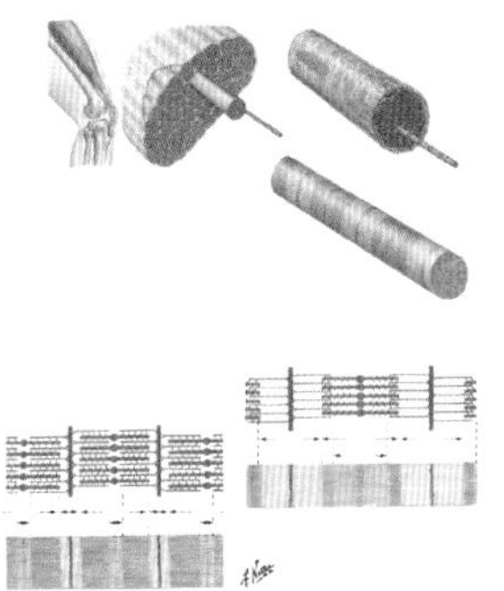

附图 10　肌肉结构

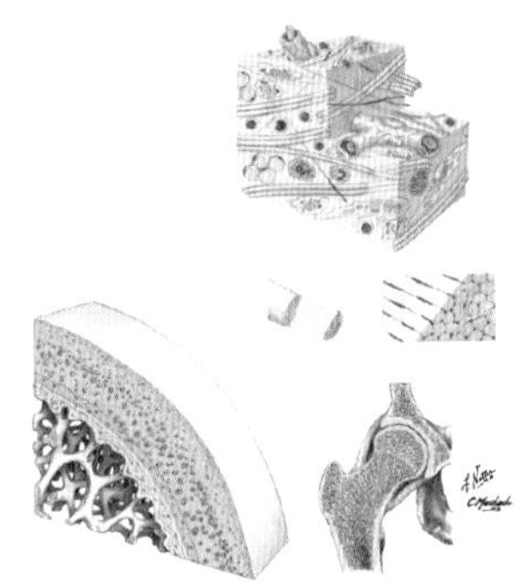

附图 11　关节：结缔组织和关节软骨

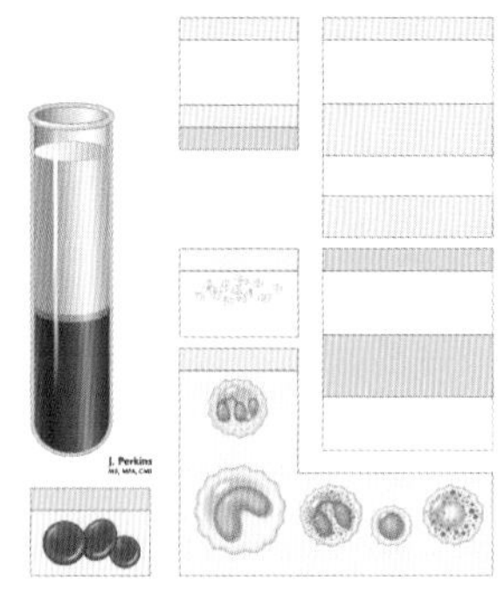

附图 12　心血管系统：血液成分

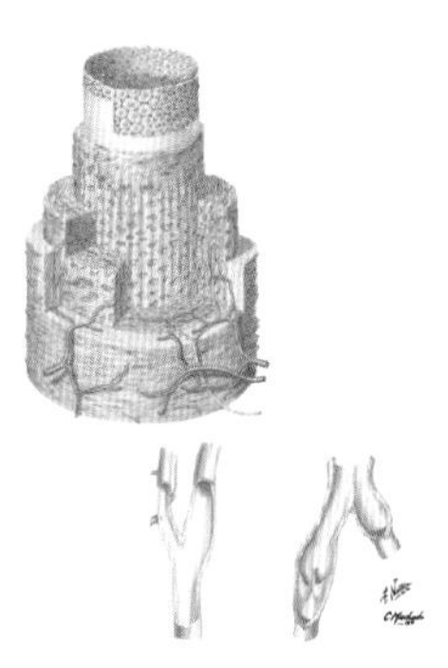

附图 13　动脉管壁

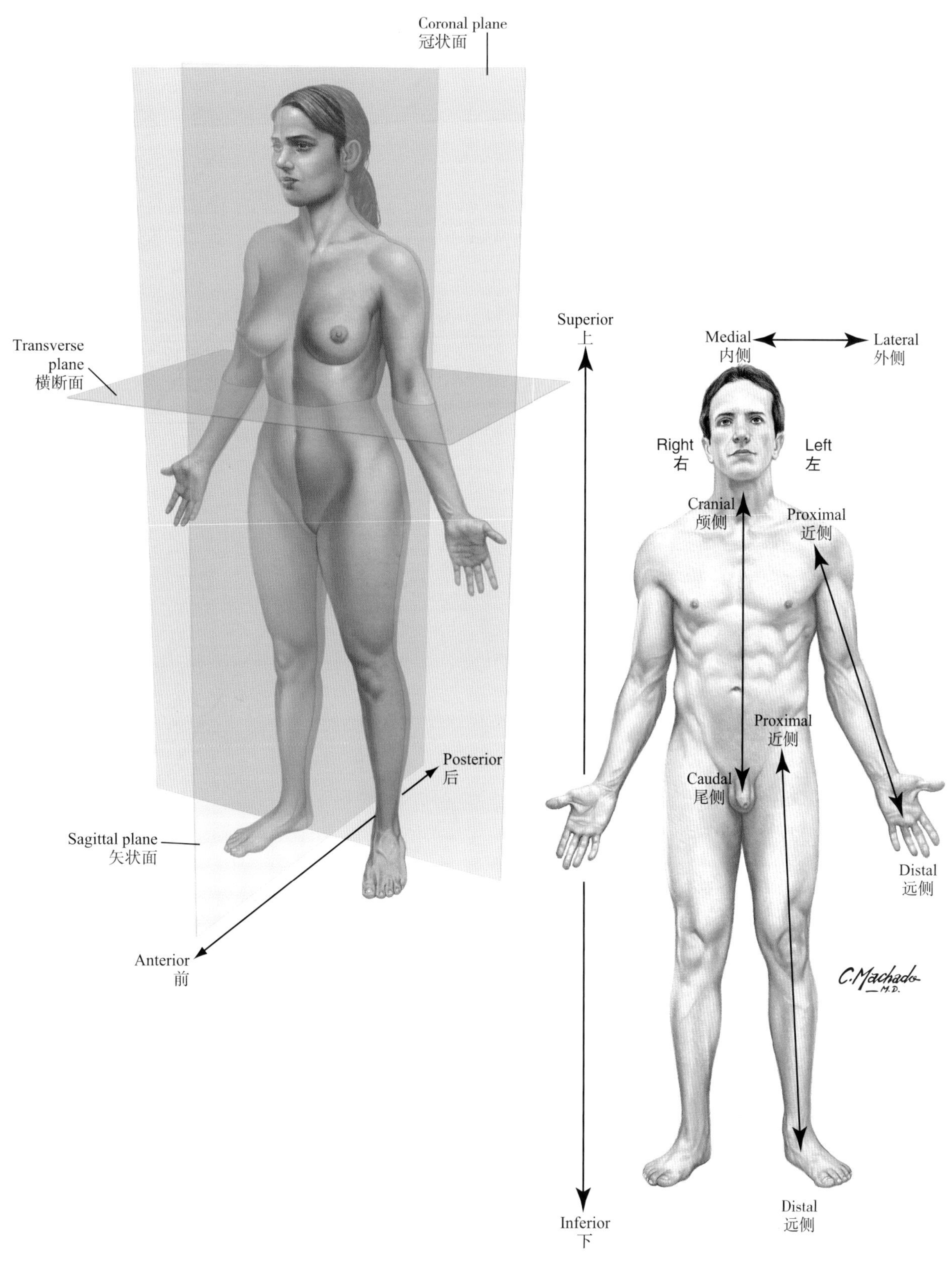
Coronal plane
冠状面
Transverse plane
横断面
Sagittal plane
矢状面
Posterior
后
Anterior
前
Superior
上
Inferior
下
Medial
内侧
Lateral
外侧
Right
右
Left
左
Cranial
颅侧
Proximal
近侧
Caudal
尾侧
Proximal
近侧
Distal
远侧
Distal
远侧
C. Machado M.D.

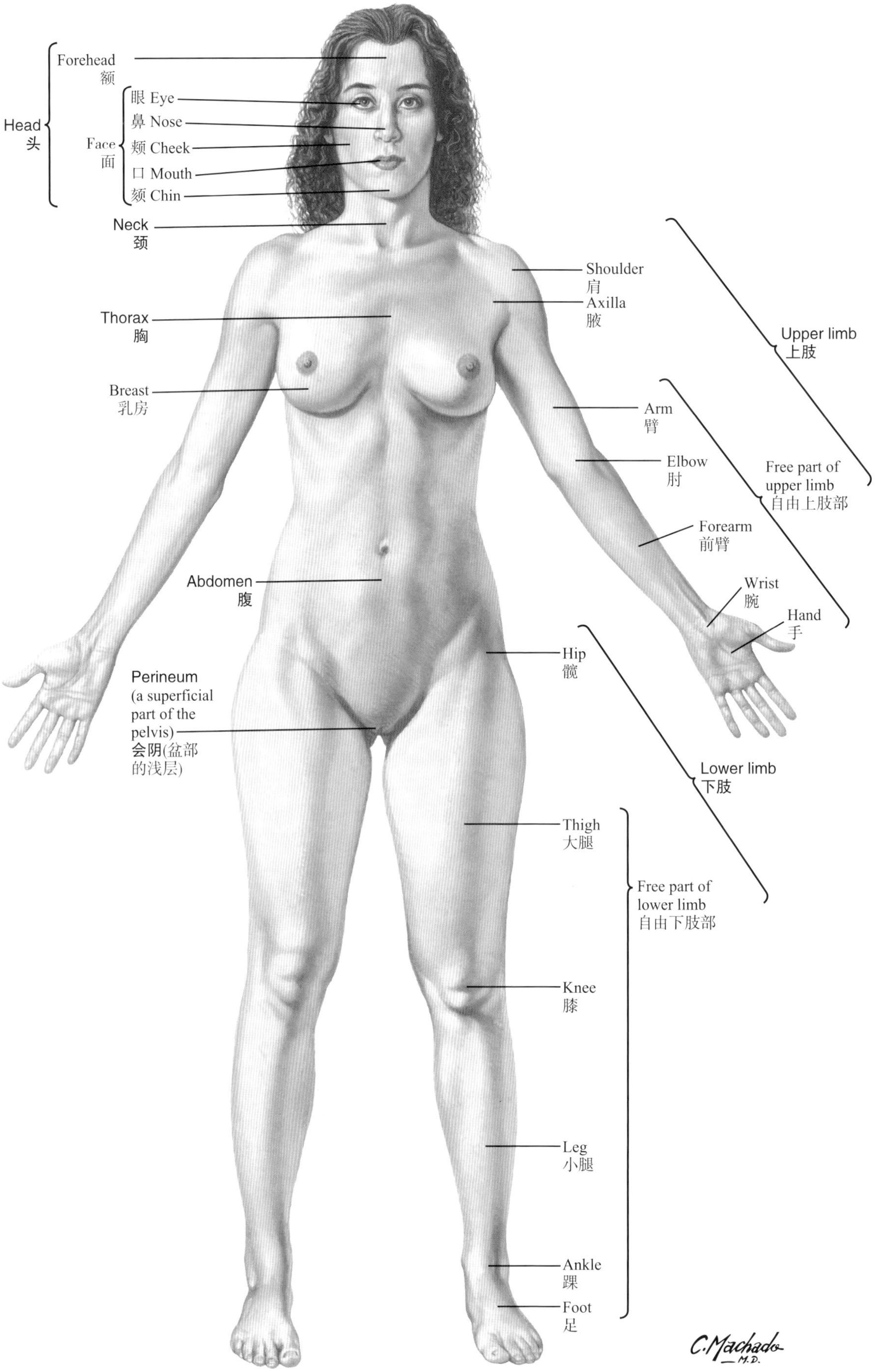

Forehead
额
Head
头
Face
面
眼 Eye
鼻 Nose
颊 Cheek
口 Mouth
颏 Chin
Neck
颈
Shoulder
肩
Axilla
腋
Upper limb
上肢
Thorax
胸
Breast
乳房
Arm
臂
Elbow
肘
Free part of
upper limb
自由上肢部
Forearm
前臂
Abdomen
腹
Wrist
腕
Hand
手
Hip
髋
Perineum
(a superficial
part of the
pelvis)
会阴(盆部
的浅层)
Lower limb
下肢
Thigh
大腿
Free part of
lower limb
自由下肢部
Knee
膝
Leg
小腿
Ankle
踝
Foot
足
C.Machado
M.D.

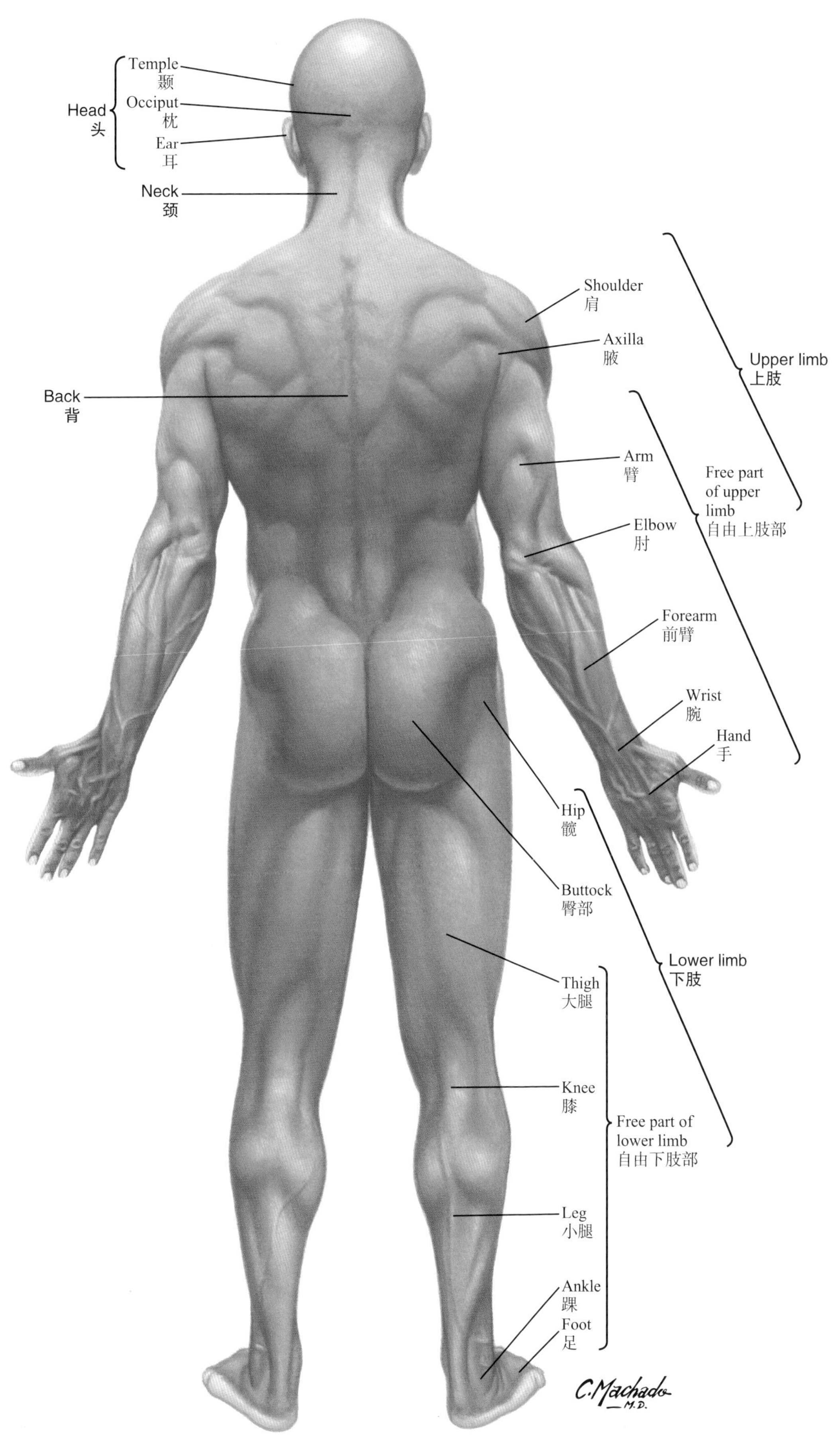
Head
头
Temple
颞
Occiput
枕
Ear
耳
Neck
颈
Shoulder
肩
Axilla
腋
Upper limb
上肢
Back
背
Arm
臂
Free part of upper limb
自由上肢部
Elbow
肘
Forearm
前臂
Wrist
腕
Hand
手
Hip
髋
Buttock
臀部
Lower limb
下肢
Thigh
大腿
Knee
膝
Free part of lower limb
自由下肢部
Leg
小腿
Ankle
踝
Foot
足
C.Machado M.D.

图 3

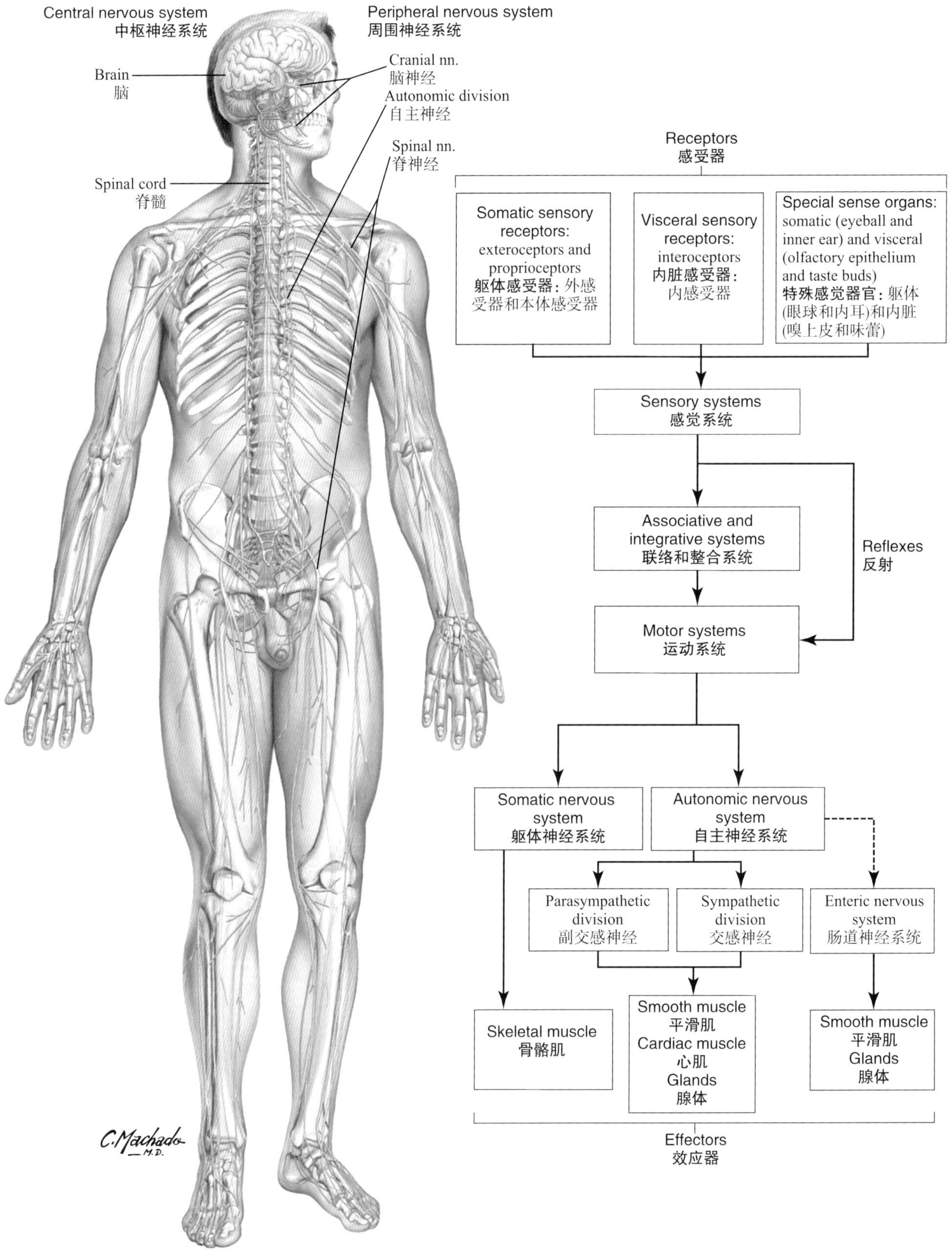

Central nervous system
中枢神经系统
Peripheral nervous system
周围神经系统
Brain
脑
Cranial nn.
脑神经
Autonomic division
自主神经
Spinal nn.
脊神经
Spinal cord
脊髓
C.Machado
M.D.
Receptors
感受器
Somatic sensory receptors: exteroceptors and proprioceptors
躯体感受器：外感受器和本体感受器
Visceral sensory receptors: interoceptors
内脏感受器：内感受器
Special sense organs: somatic (eyeball and inner ear) and visceral (olfactory epithelium and taste buds)
特殊感觉器官：躯体(眼球和内耳)和内脏(嗅上皮和味蕾)
Sensory systems
感觉系统
Associative and integrative systems
联络和整合系统
Reflexes
反射
Motor systems
运动系统
Somatic nervous system
躯体神经系统
Autonomic nervous system
自主神经系统
Parasympathetic division
副交感神经
Sympathetic division
交感神经
Enteric nervous system
肠道神经系统
Skeletal muscle
骨骼肌
Smooth muscle
平滑肌
Cardiac muscle
心肌
Glands
腺体
Smooth muscle
平滑肌
Glands
腺体
Effectors
效应器

参见图 188

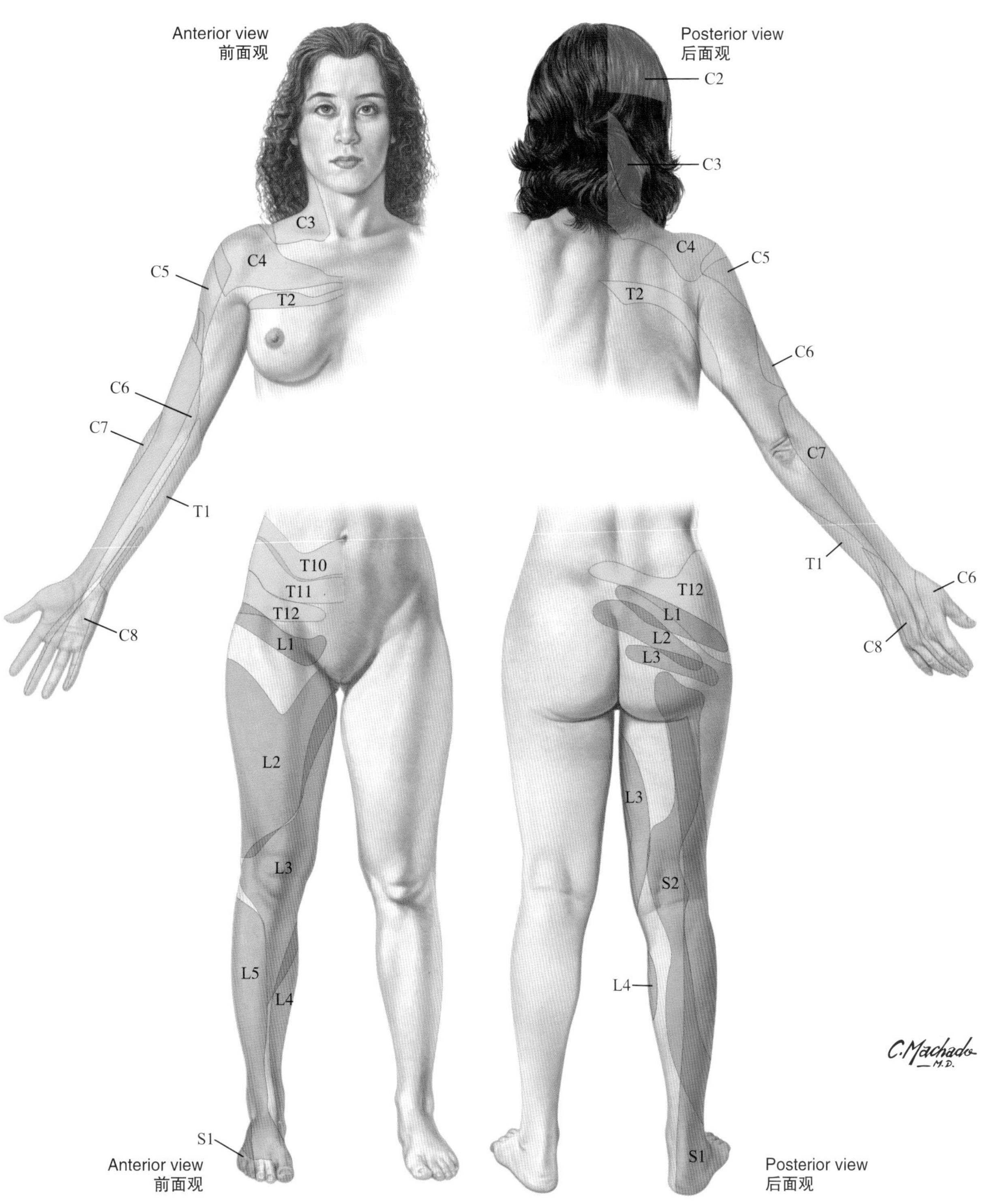


基于*Lee MW, McPhee RW, Stringer MD. An evidence-based approach to human dermatomes. Clin Anat. 2008;21(5):363–373. doi: 10.1002/ca.20636. PMID: 18470936.* 请注意，这些区域不是绝对的，因人而异。*S3*、*S4*、*S5*和*Co*支配会阴部，但为了清晰起见没有显示。值得注意的是，皮节比图中所示的要大，因为该图是基于最佳证据指示的；未标注区域表示不确定区。

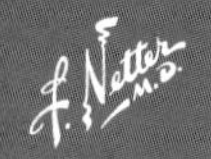

# 交感神经系统：示意图

参见图 229，249，341，附图 6，8，52

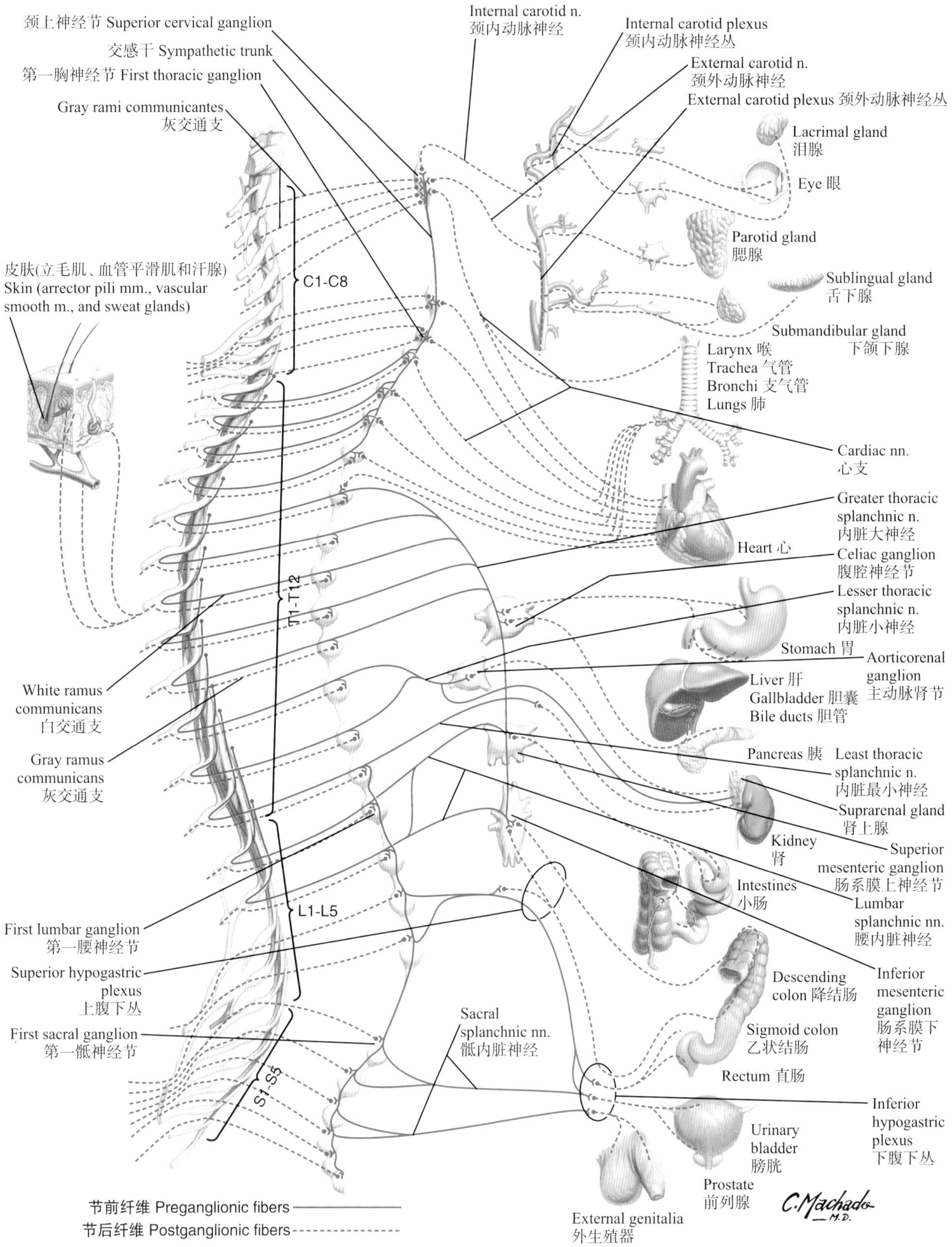

参见图 324，414，附图 7，8

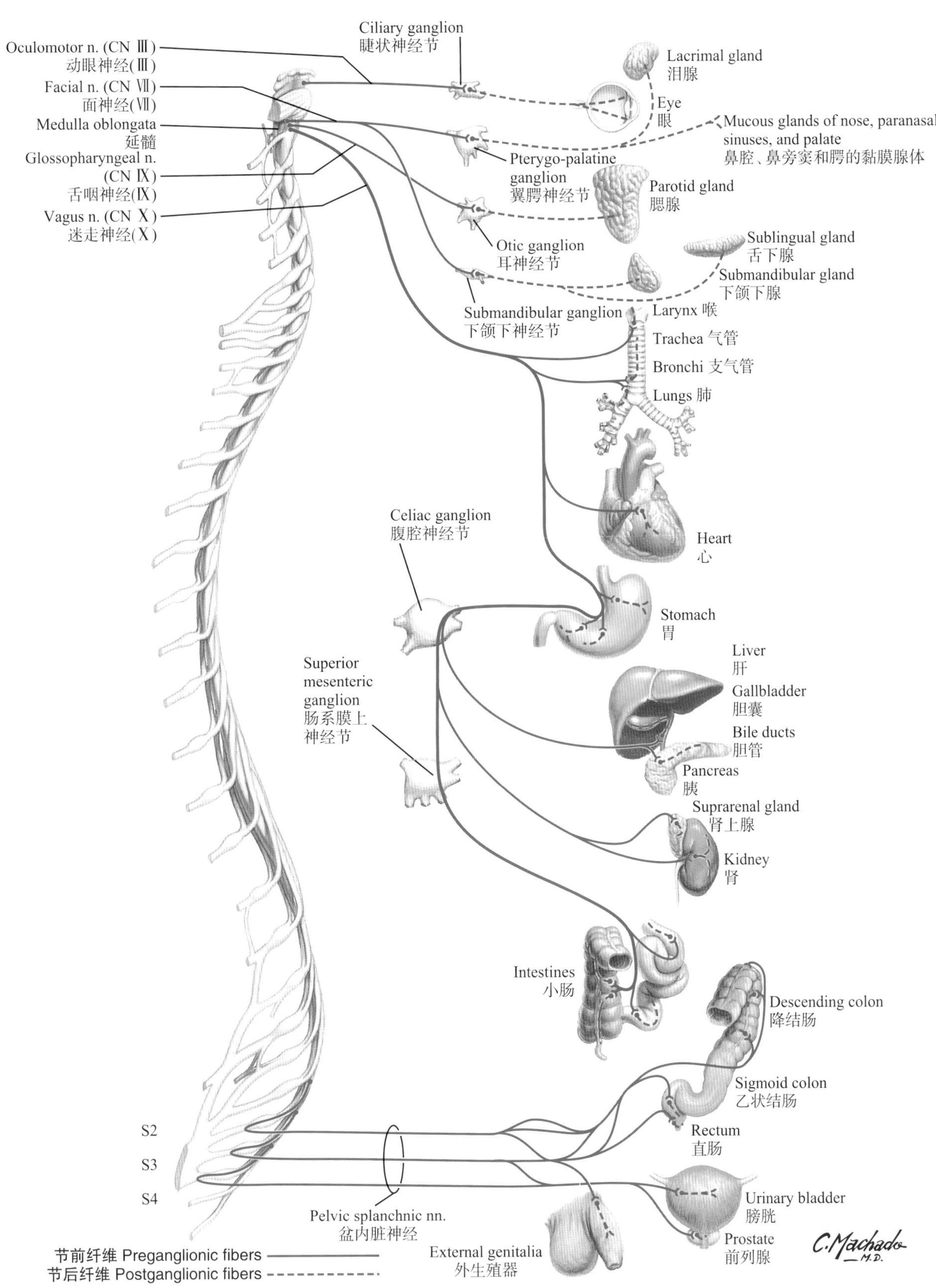

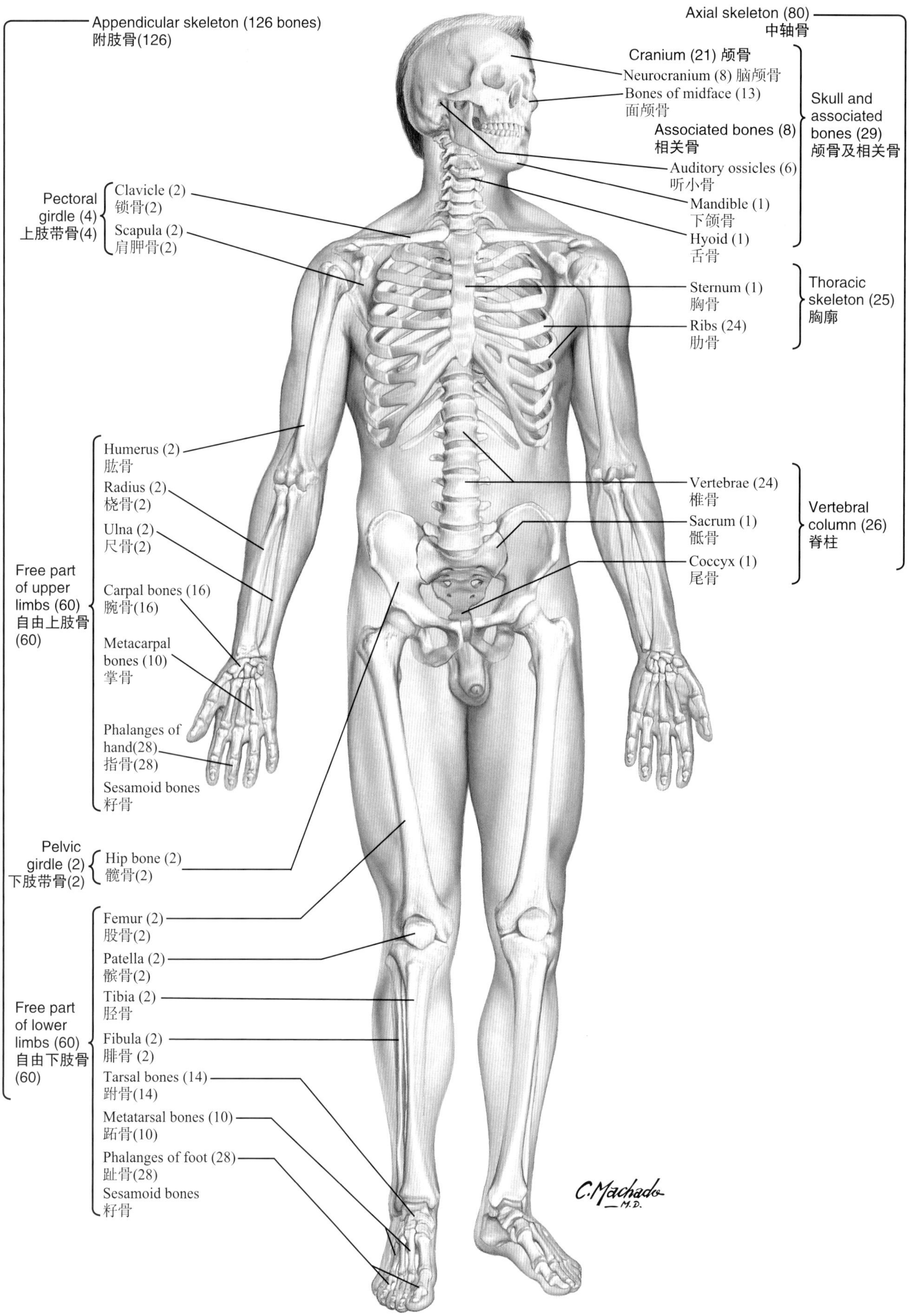

Appendicular skeleton (126 bones)
附肢骨(126)
Axial skeleton (80)
中轴骨
Cranium (21) 颅骨
Neurocranium (8) 脑颅骨
Bones of midface (13)
面颅骨
Associated bones (8)
相关骨
Skull and associated bones (29)
颅骨及相关骨
Auditory ossicles (6)
听小骨
Mandible (1)
下颌骨
Hyoid (1)
舌骨
Pectoral girdle (4)
上肢带骨(4)
Clavicle (2)
锁骨(2)
Scapula (2)
肩胛骨(2)
Sternum (1)
胸骨
Ribs (24)
肋骨
Thoracic skeleton (25)
胸廓
Free part of upper limbs (60)
自由上肢骨(60)
Humerus (2)
肱骨
Radius (2)
桡骨(2)
Ulna (2)
尺骨(2)
Carpal bones (16)
腕骨(16)
Metacarpal bones (10)
掌骨
Phalanges of hand(28)
指骨(28)
Sesamoid bones
籽骨
Vertebrae (24)
椎骨
Sacrum (1)
骶骨
Coccyx (1)
尾骨
Vertebral column (26)
脊柱
Pelvic girdle (2)
下肢带骨(2)
Hip bone (2)
髋骨(2)
Free part of lower limbs (60)
自由下肢骨(60)
Femur (2)
股骨(2)
Patella (2)
髌骨(2)
Tibia (2)
胫骨
Fibula (2)
腓骨 (2)
Tarsal bones (14)
跗骨(14)
Metatarsal bones (10)
跖骨(10)
Phalanges of foot (28)
趾骨(28)
Sesamoid bones
籽骨
C.Machado M.D.

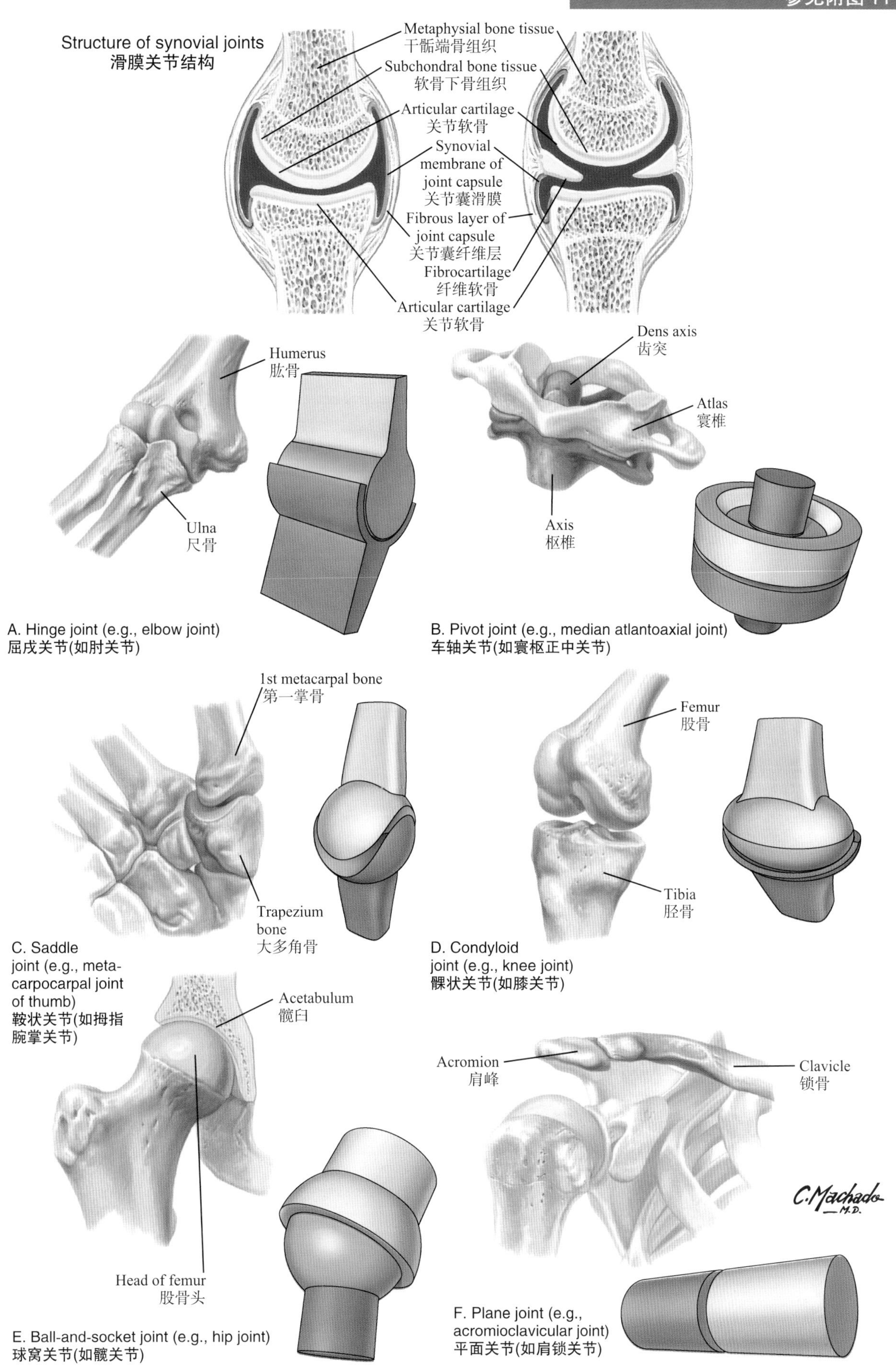


A. Hinge joint (e.g., elbow joint)
屈戌关节(如肘关节)

B. Pivot joint (e.g., median atlantoaxial joint)
车轴关节(如寰枢正中关节)

C. Saddle joint (e.g., metacarpocarpal joint of thumb)
鞍状关节(如拇指腕掌关节)

D. Condyloid joint (e.g., knee joint)
髁状关节(如膝关节)

E. Ball-and-socket joint (e.g., hip joint)
球窝关节(如髋关节)

F. Plane joint (e.g., acromioclavicular joint)
平面关节(如肩锁关节)

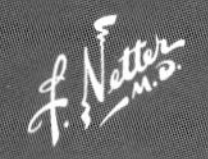

# 肌肉系统概况

参见附图 10

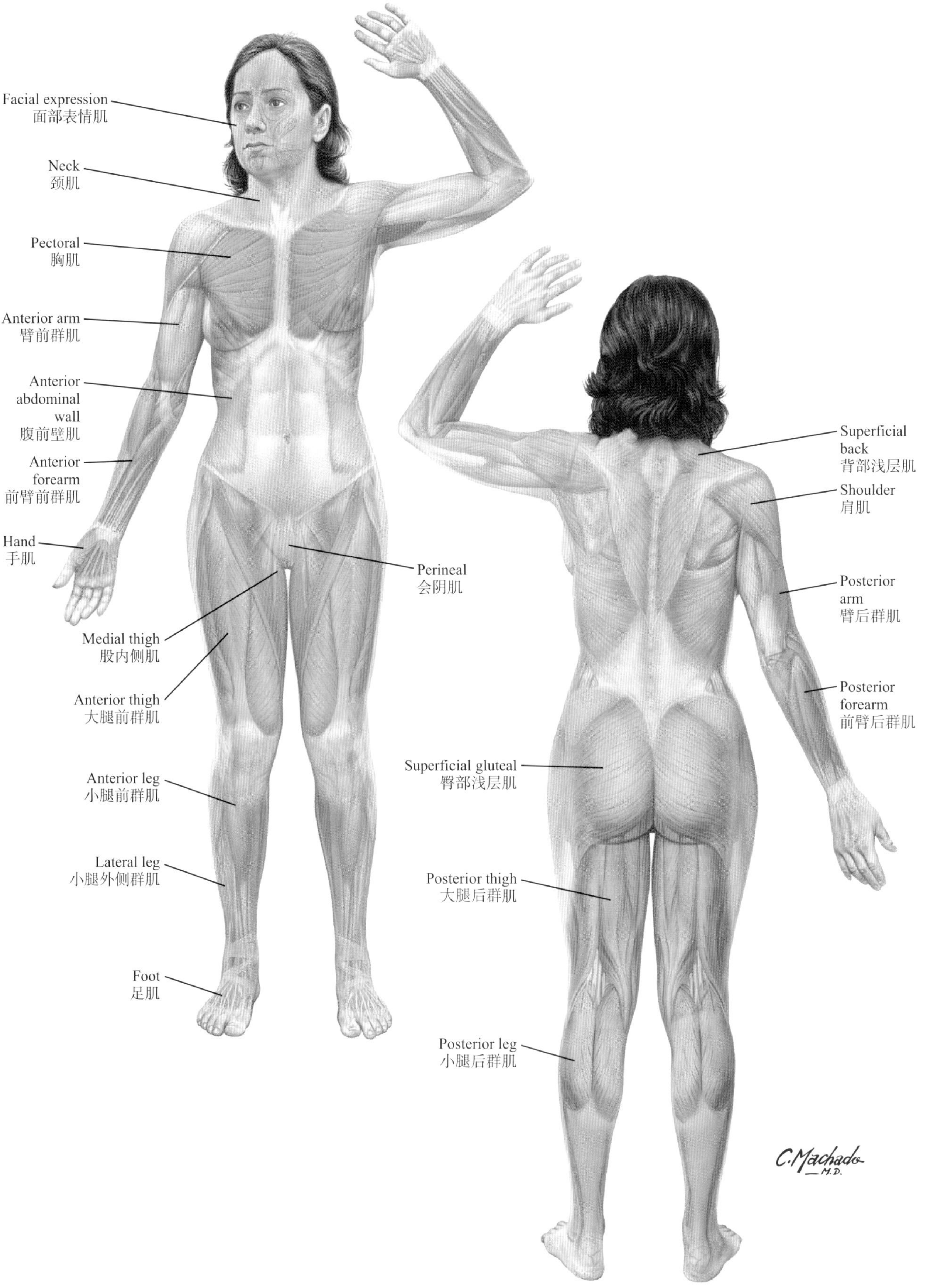

Facial expression
面部表情肌

Neck
颈肌

Pectoral
胸肌

Anterior arm
臂前群肌

Anterior abdominal wall
腹前壁肌

Anterior forearm
前臂前群肌

Hand
手肌

Perineal
会阴肌

Medial thigh
股内侧肌

Anterior thigh
大腿前群肌

Anterior leg
小腿前群肌

Lateral leg
小腿外侧群肌

Foot
足肌

Superficial back
背部浅层肌

Shoulder
肩肌

Posterior arm
臂后群肌

Posterior forearm
前臂后群肌

Superficial gluteal
臀部浅层肌

Posterior thigh
大腿后群肌

Posterior leg
小腿后群肌

C.Machado
M.D.

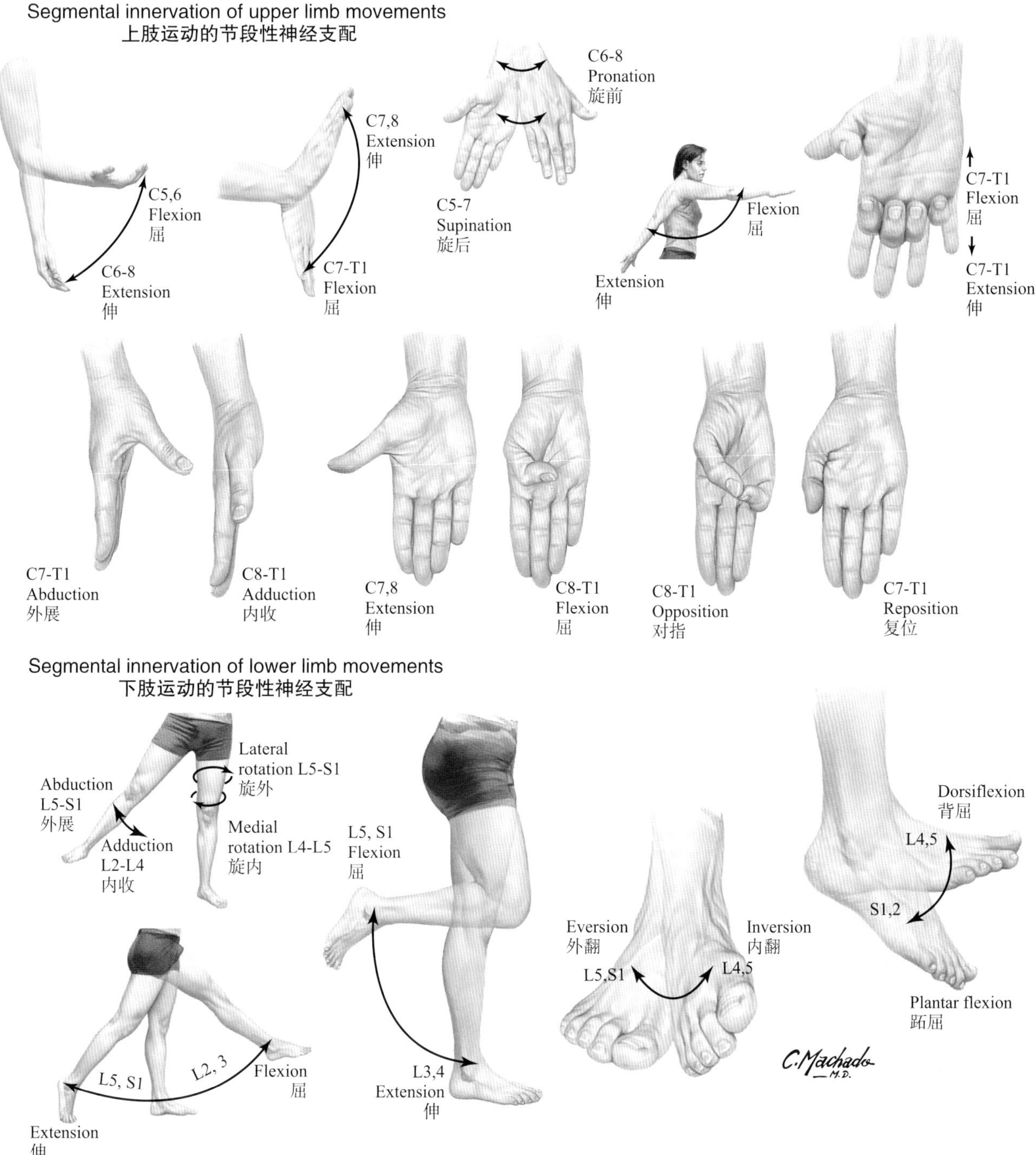
Segmental innervation of upper limb movements
上肢运动的节段性神经支配
C5,6
Flexion
屈
C6-8
Extension
伸
C7,8
Extension
伸
C7-T1
Flexion
屈
C6-8
Pronation
旋前
C5-7
Supination
旋后
Flexion
屈
Extension
伸
C7-T1
Flexion
屈
C7-T1
Extension
伸
C7-T1
Abduction
外展
C8-T1
Adduction
内收
C7,8
Extension
伸
C8-T1
Flexion
屈
C8-T1
Opposition
对指
C7-T1
Reposition
复位
Segmental innervation of lower limb movements
下肢运动的节段性神经支配
Abduction
L5-S1
外展
Adduction
L2-L4
内收
Lateral
rotation L5-S1
旋外
Medial
rotation L4-L5
旋内
L5, S1
Flexion
屈
L3,4
Extension
伸
L5, S1
L2, 3
Flexion
屈
Extension
伸
Eversion
外翻
L5,S1
Inversion
内翻
L4,5
Dorsiflexion
背屈
L4,5
S1,2
Plantar flexion
跖屈
C.Machado
M.D.

参见附图 1

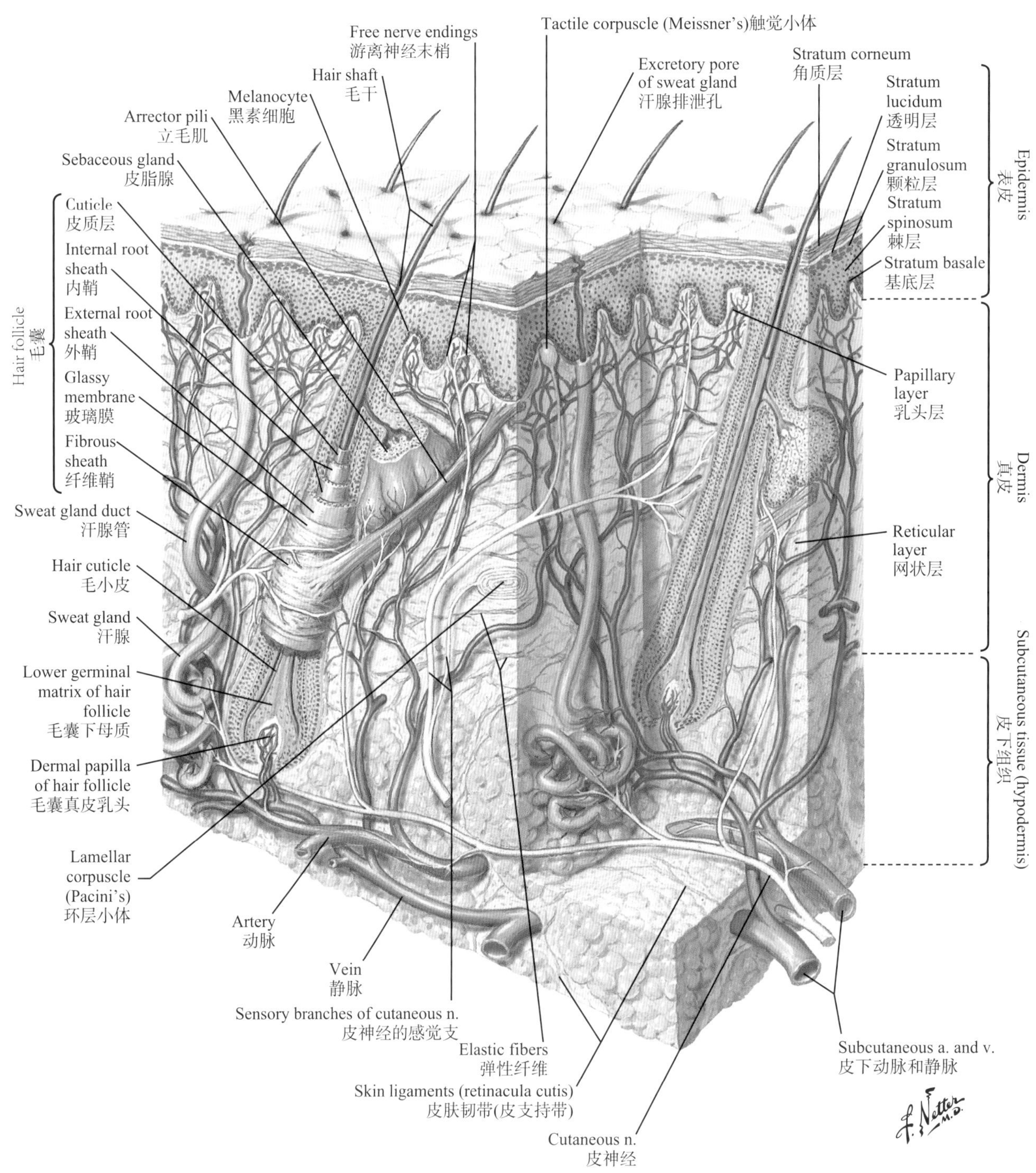
Free nerve endings
游离神经末梢
Tactile corpuscle (Meissner's)触觉小体
Hair shaft
毛干
Melanocyte
黑素细胞
Arrector pili
立毛肌
Sebaceous gland
皮脂腺
Excretory pore of sweat gland
汗腺排泄孔
Stratum corneum
角质层
Stratum lucidum
透明层
Stratum granulosum
颗粒层
Stratum spinosum
棘层
Stratum basale
基底层
Epidermis
表皮
Hair follicle
毛囊
Cuticle
皮质层
Internal root sheath
内鞘
External root sheath
外鞘
Glassy membrane
玻璃膜
Fibrous sheath
纤维鞘
Papillary layer
乳头层
Dermis
真皮
Sweat gland duct
汗腺管
Hair cuticle
毛小皮
Reticular layer
网状层
Sweat gland
汗腺
Lower germinal matrix of hair follicle
毛囊下母质
Subcutaneous tissue (hypodermis)
皮下组织
Dermal papilla of hair follicle
毛囊真皮乳头
Lamellar corpuscle (Pacini's)
环层小体
Artery
动脉
Vein
静脉
Sensory branches of cutaneous n.
皮神经的感觉支
Elastic fibers
弹性纤维
Skin ligaments (retinacula cutis)
皮肤韧带(皮支持带)
Cutaneous n.
皮神经
Subcutaneous a. and v.
皮下动脉和静脉

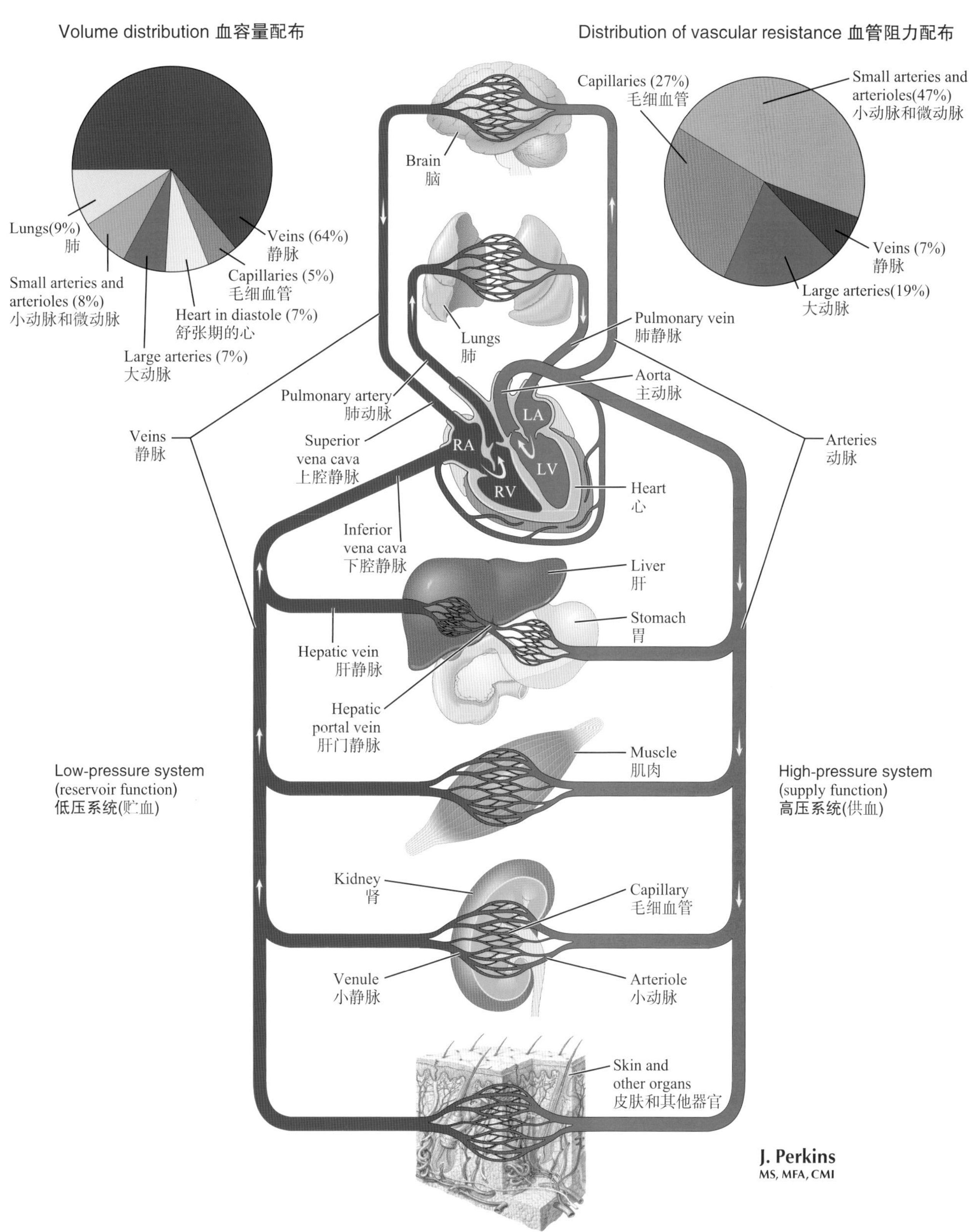
Volume distribution 血容量配布
Lungs(9%) 肺
Veins (64%) 静脉
Small arteries and arterioles (8%) 小动脉和微动脉
Capillaries (5%) 毛细血管
Heart in diastole (7%) 舒张期的心
Large arteries (7%) 大动脉
Distribution of vascular resistance 血管阻力配布
Capillaries (27%) 毛细血管
Small arteries and arterioles(47%) 小动脉和微动脉
Veins (7%) 静脉
Large arteries(19%) 大动脉
Brain 脑
Lungs 肺
Pulmonary vein 肺静脉
Aorta 主动脉
Pulmonary artery 肺动脉
Superior vena cava 上腔静脉
Veins 静脉
Arteries 动脉
LA
RA
LV
RV
Heart 心
Inferior vena cava 下腔静脉
Liver 肝
Stomach 胃
Hepatic vein 肝静脉
Hepatic portal vein 肝门静脉
Muscle 肌肉
Low-pressure system (reservoir function) 低压系统(贮血)
High-pressure system (supply function) 高压系统(供血)
Kidney 肾
Capillary 毛细血管
Venule 小静脉
Arteriole 小动脉
Skin and other organs 皮肤和其他器官
J. Perkins MS, MFA, CMI

图 13

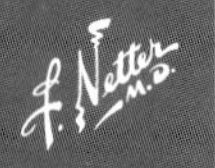

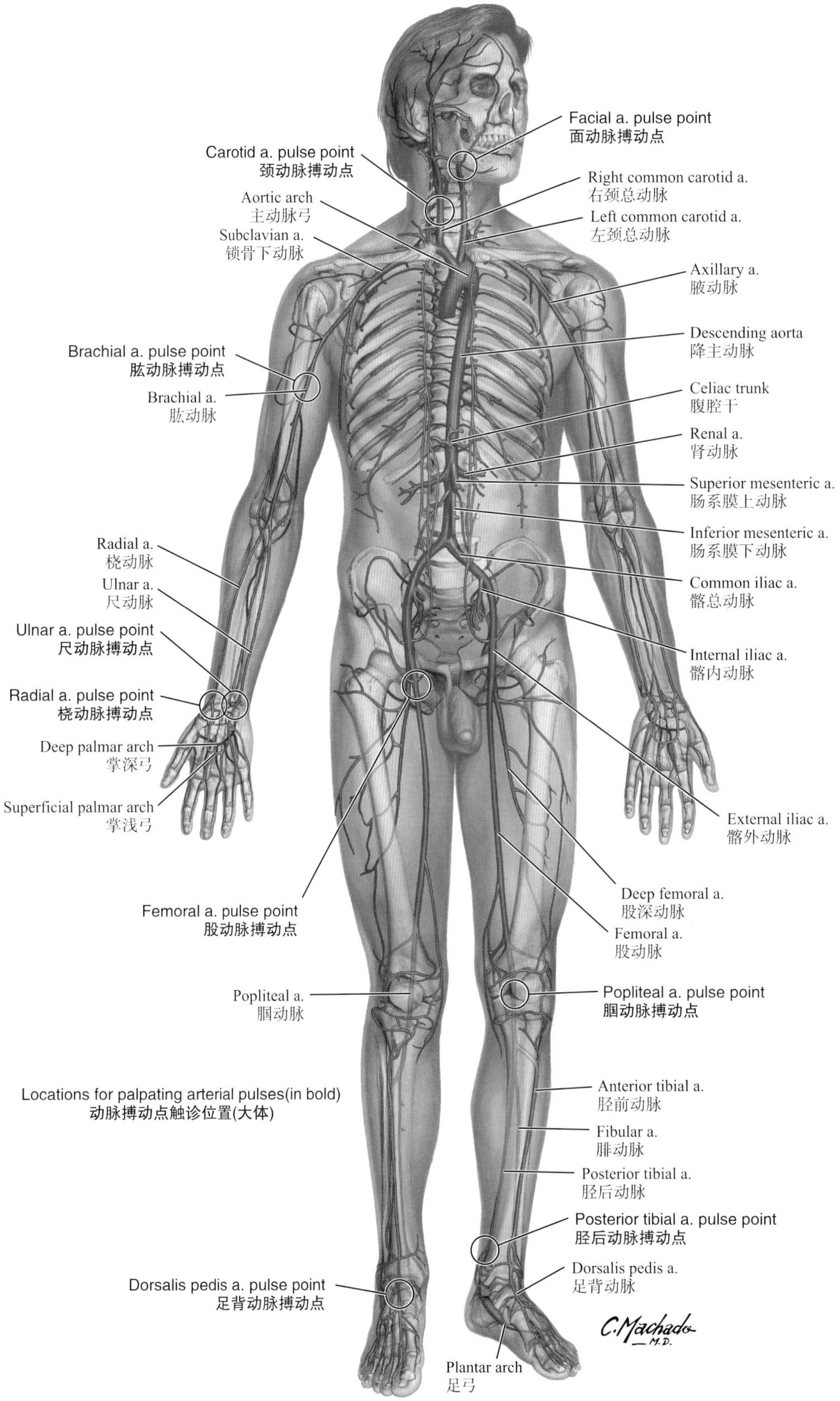
Facial a. pulse point
面动脉搏动点
Carotid a. pulse point
颈动脉搏动点
Right common carotid a.
右颈总动脉
Aortic arch
主动脉弓
Left common carotid a.
左颈总动脉
Subclavian a.
锁骨下动脉
Axillary a.
腋动脉
Descending aorta
降主动脉
Brachial a. pulse point
肱动脉搏动点
Brachial a.
肱动脉
Celiac trunk
腹腔干
Renal a.
肾动脉
Superior mesenteric a.
肠系膜上动脉
Inferior mesenteric a.
肠系膜下动脉
Radial a.
桡动脉
Ulnar a.
尺动脉
Common iliac a.
髂总动脉
Ulnar a. pulse point
尺动脉搏动点
Internal iliac a.
髂内动脉
Radial a. pulse point
桡动脉搏动点
Deep palmar arch
掌深弓
Superficial palmar arch
掌浅弓
External iliac a.
髂外动脉
Deep femoral a.
股深动脉
Femoral a. pulse point
股动脉搏动点
Femoral a.
股动脉
Popliteal a.
腘动脉
Popliteal a. pulse point
腘动脉搏动点
Locations for palpating arterial pulses(in bold)
动脉搏动点触诊位置(大体)
Anterior tibial a.
胫前动脉
Fibular a.
腓动脉
Posterior tibial a.
胫后动脉
Posterior tibial a. pulse point
胫后动脉搏动点
Dorsalis pedis a.
足背动脉
Dorsalis pedis a. pulse point
足背动脉搏动点
Plantar arch
足弓

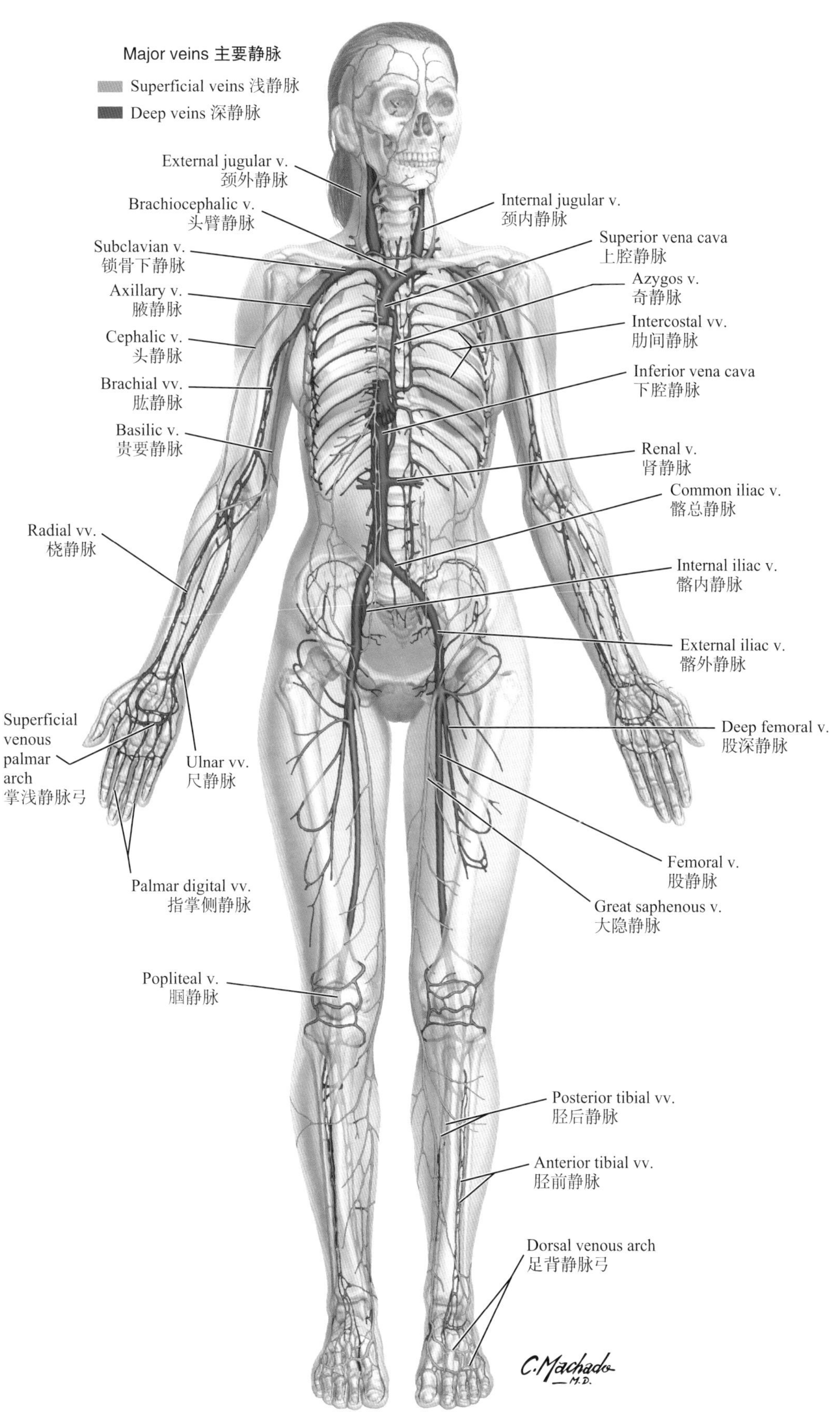
Major veins 主要静脉
Superficial veins 浅静脉
Deep veins 深静脉
External jugular v.
颈外静脉
Brachiocephalic v.
头臂静脉
Subclavian v.
锁骨下静脉
Axillary v.
腋静脉
Cephalic v.
头静脉
Brachial vv.
肱静脉
Basilic v.
贵要静脉
Radial vv.
桡静脉
Superficial venous palmar arch
掌浅静脉弓
Ulnar vv.
尺静脉
Palmar digital vv.
指掌侧静脉
Popliteal v.
腘静脉
Internal jugular v.
颈内静脉
Superior vena cava
上腔静脉
Azygos v.
奇静脉
Intercostal vv.
肋间静脉
Inferior vena cava
下腔静脉
Renal v.
肾静脉
Common iliac v.
髂总静脉
Internal iliac v.
髂内静脉
External iliac v.
髂外静脉
Deep femoral v.
股深静脉
Femoral v.
股静脉
Great saphenous v.
大隐静脉
Posterior tibial vv.
胫后静脉
Anterior tibial vv.
胫前静脉
Dorsal venous arch
足背静脉弓
C. Machado M.D.

图 15

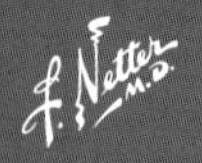

# 淋巴管和淋巴器官概况

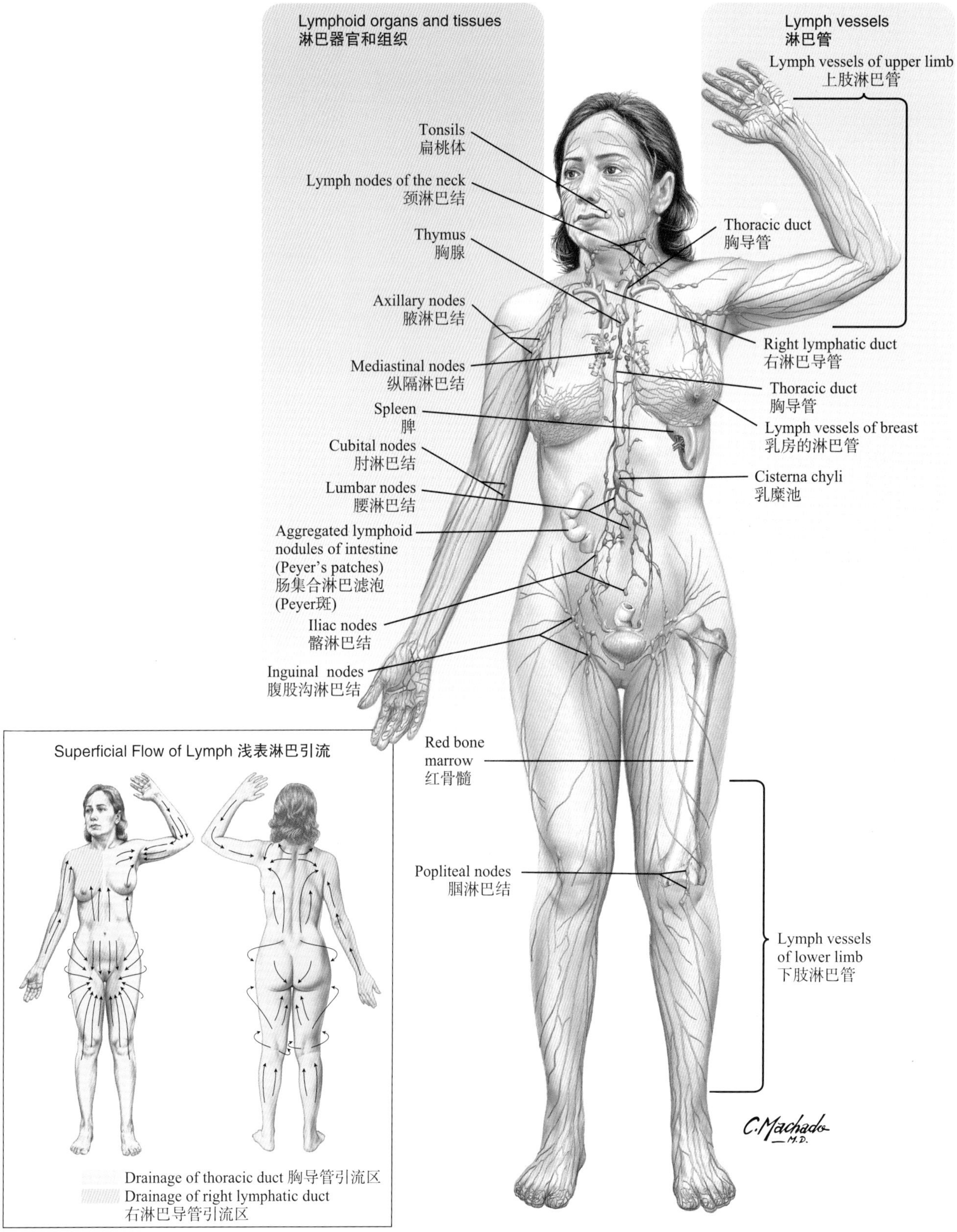

Lymphoid organs and tissues
淋巴器官和组织

Tonsils
扁桃体

Lymph nodes of the neck
颈淋巴结

Thymus
胸腺

Axillary nodes
腋淋巴结

Mediastinal nodes
纵隔淋巴结

Spleen
脾

Cubital nodes
肘淋巴结

Lumbar nodes
腰淋巴结

Aggregated lymphoid nodules of intestine (Peyer's patches)
肠集合淋巴滤泡（Peyer斑）

Iliac nodes
髂淋巴结

Inguinal nodes
腹股沟淋巴结

Lymph vessels
淋巴管

Lymph vessels of upper limb
上肢淋巴管

Thoracic duct
胸导管

Right lymphatic duct
右淋巴导管

Thoracic duct
胸导管

Lymph vessels of breast
乳房的淋巴管

Cisterna chyli
乳糜池

Red bone marrow
红骨髓

Popliteal nodes
腘淋巴结

Lymph vessels of lower limb
下肢淋巴管

C. Machado M.D.

Superficial Flow of Lymph 浅表淋巴引流

Drainage of thoracic duct 胸导管引流区
Drainage of right lymphatic duct
右淋巴导管引流区

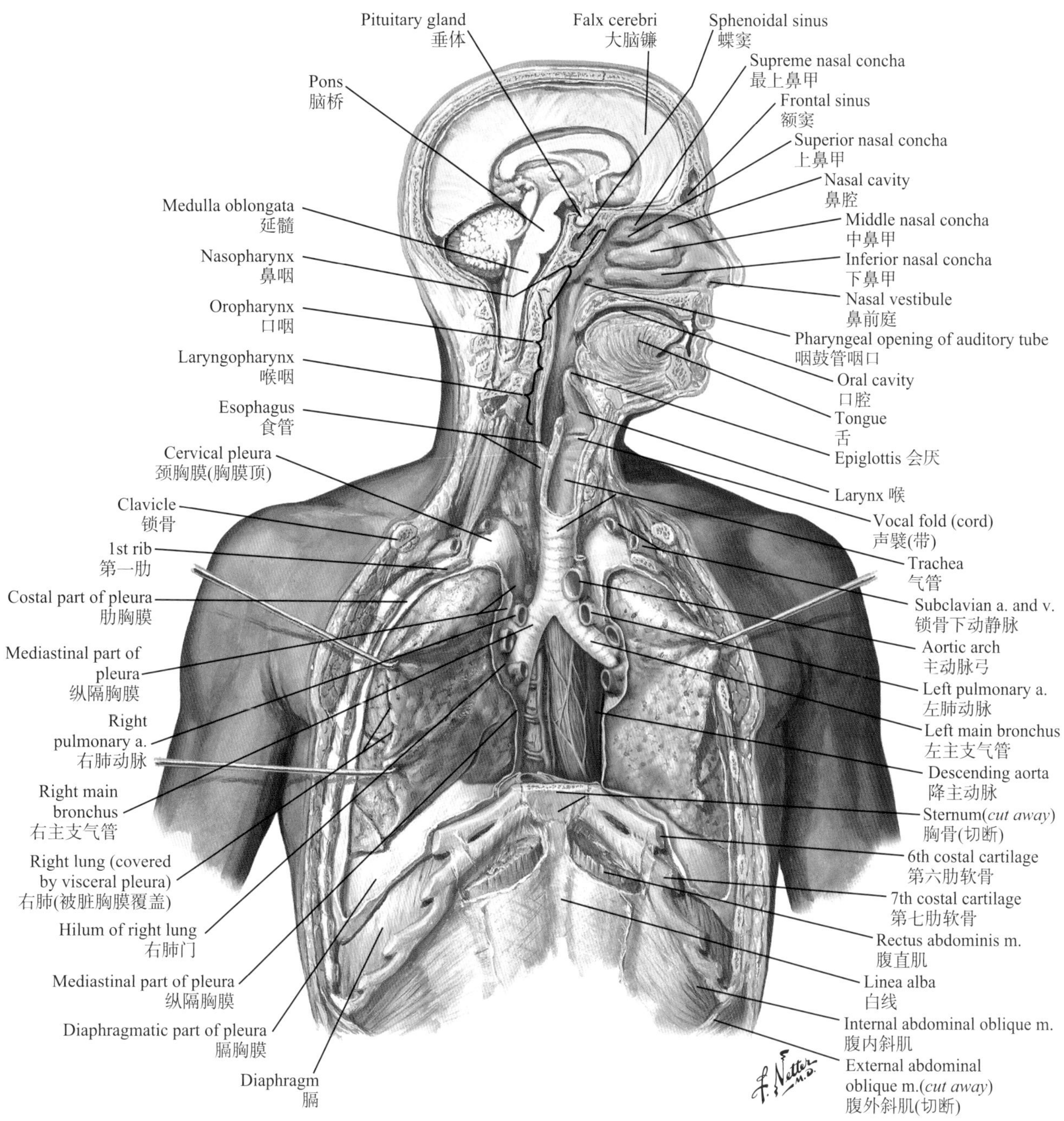
Pituitary gland
垂体
Falx cerebri
大脑镰
Sphenoidal sinus
蝶窦
Supreme nasal concha
最上鼻甲
Frontal sinus
额窦
Superior nasal concha
上鼻甲
Nasal cavity
鼻腔
Middle nasal concha
中鼻甲
Inferior nasal concha
下鼻甲
Nasal vestibule
鼻前庭
Pharyngeal opening of auditory tube
咽鼓管咽口
Oral cavity
口腔
Tongue
舌
Epiglottis 会厌
Larynx 喉
Vocal fold (cord)
声襞(带)
Trachea
气管
Subclavian a. and v.
锁骨下动静脉
Aortic arch
主动脉弓
Left pulmonary a.
左肺动脉
Left main bronchus
左主支气管
Descending aorta
降主动脉
Sternum(cut away)
胸骨(切断)
6th costal cartilage
第六肋软骨
7th costal cartilage
第七肋软骨
Rectus abdominis m.
腹直肌
Linea alba
白线
Internal abdominal oblique m.
腹内斜肌
External abdominal oblique m.(cut away)
腹外斜肌(切断)
Pons
脑桥
Medulla oblongata
延髓
Nasopharynx
鼻咽
Oropharynx
口咽
Laryngopharynx
喉咽
Esophagus
食管
Cervical pleura
颈胸膜(胸膜顶)
Clavicle
锁骨
1st rib
第一肋
Costal part of pleura
肋胸膜
Mediastinal part of pleura
纵隔胸膜
Right pulmonary a.
右肺动脉
Right main bronchus
右主支气管
Right lung (covered by visceral pleura)
右肺(被脏胸膜覆盖)
Hilum of right lung
右肺门
Mediastinal part of pleura
纵隔胸膜
Diaphragmatic part of pleura
膈胸膜
Diaphragm
膈
F. Netter M.D.

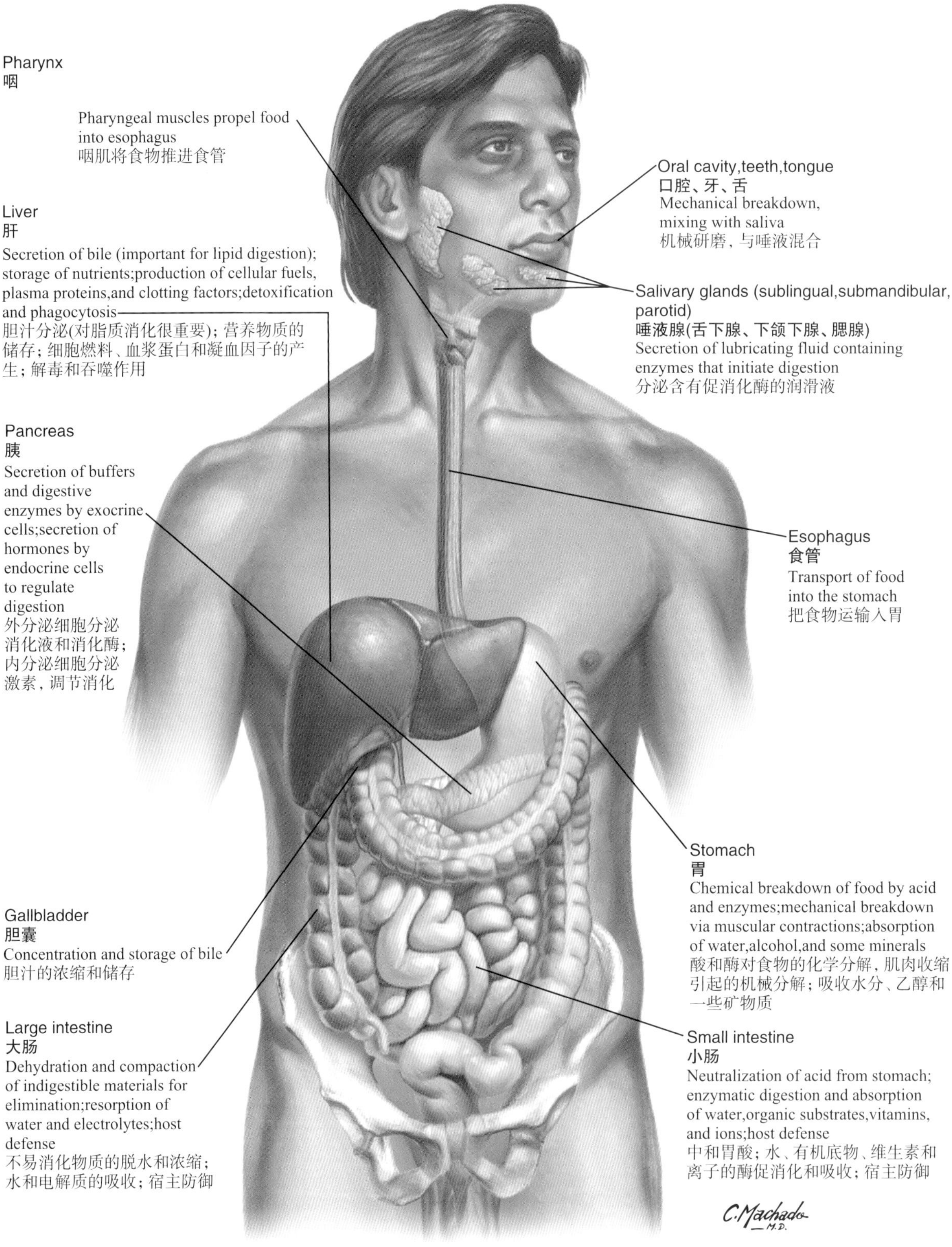

Pharynx
咽
Pharyngeal muscles propel food into esophagus
咽肌将食物推进食管
Liver
肝
Secretion of bile (important for lipid digestion); storage of nutrients;production of cellular fuels, plasma proteins,and clotting factors;detoxification and phagocytosis
胆汁分泌(对脂质消化很重要)；营养物质的储存；细胞燃料、血浆蛋白和凝血因子的产生；解毒和吞噬作用
Pancreas
胰
Secretion of buffers and digestive enzymes by exocrine cells;secretion of hormones by endocrine cells to regulate digestion
外分泌细胞分泌消化液和消化酶；内分泌细胞分泌激素，调节消化
Gallbladder
胆囊
Concentration and storage of bile
胆汁的浓缩和储存
Large intestine
大肠
Dehydration and compaction of indigestible materials for elimination;resorption of water and electrolytes;host defense
不易消化物质的脱水和浓缩；水和电解质的吸收；宿主防御
Oral cavity,teeth,tongue
口腔、牙、舌
Mechanical breakdown, mixing with saliva
机械研磨，与唾液混合
Salivary glands (sublingual,submandibular, parotid)
唾液腺(舌下腺、下颌下腺、腮腺)
Secretion of lubricating fluid containing enzymes that initiate digestion
分泌含有促消化酶的润滑液
Esophagus
食管
Transport of food into the stomach
把食物运输入胃
Stomach
胃
Chemical breakdown of food by acid and enzymes;mechanical breakdown via muscular contractions;absorption of water,alcohol,and some minerals
酸和酶对食物的化学分解，肌肉收缩引起的机械分解；吸收水分、乙醇和一些矿物质
Small intestine
小肠
Neutralization of acid from stomach; enzymatic digestion and absorption of water,organic substrates,vitamins, and ions;host defense
中和胃酸；水、有机底物、维生素和离子的酶促消化和吸收；宿主防御
C.Machado M.D.

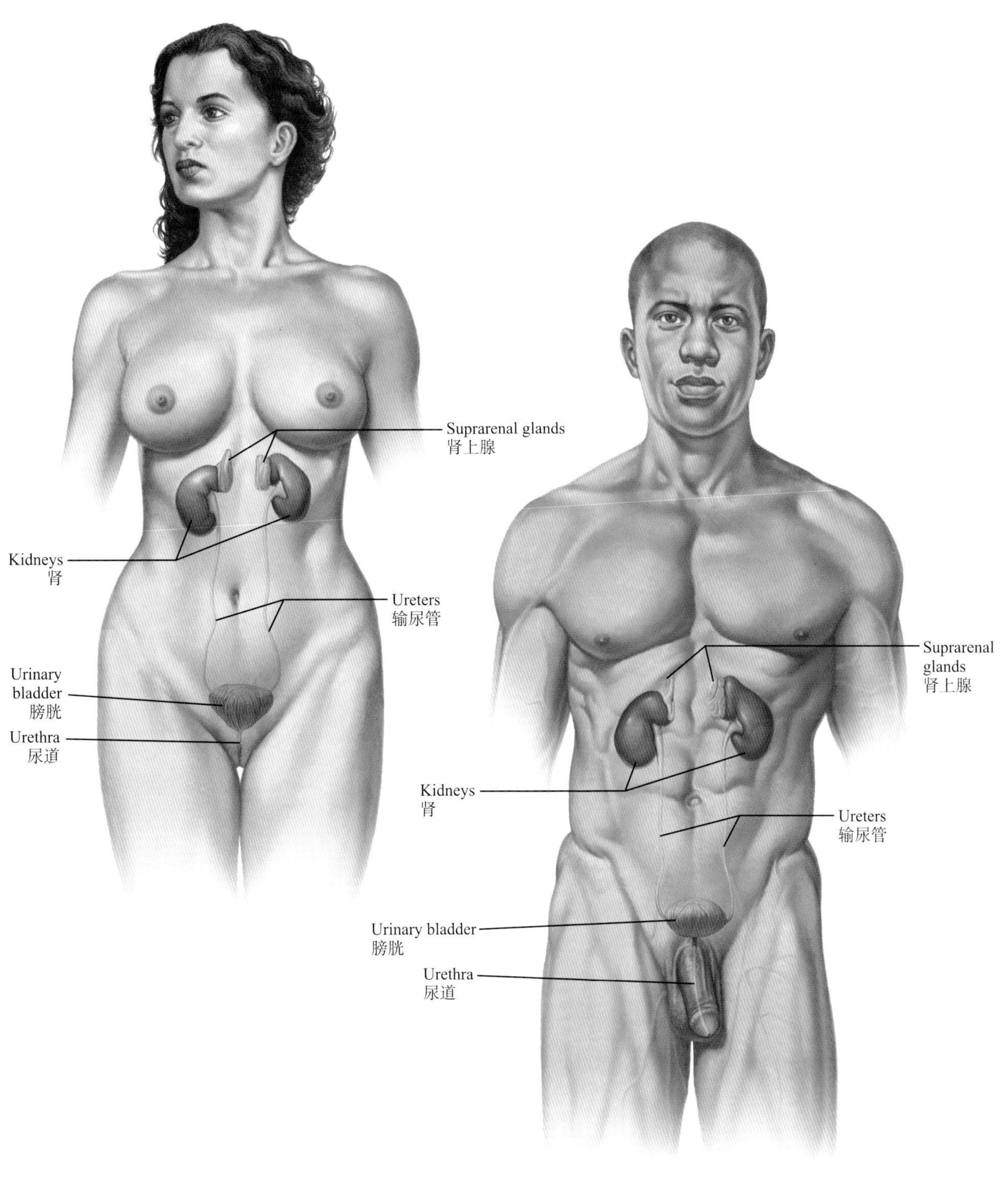
Suprarenal glands
肾上腺
Kidneys
肾
Ureters
输尿管
Urinary bladder
膀胱
Urethra
尿道
Suprarenal glands
肾上腺
Kidneys
肾
Ureters
输尿管
Urinary bladder
膀胱
Urethra
尿道
C. Machado M.D.

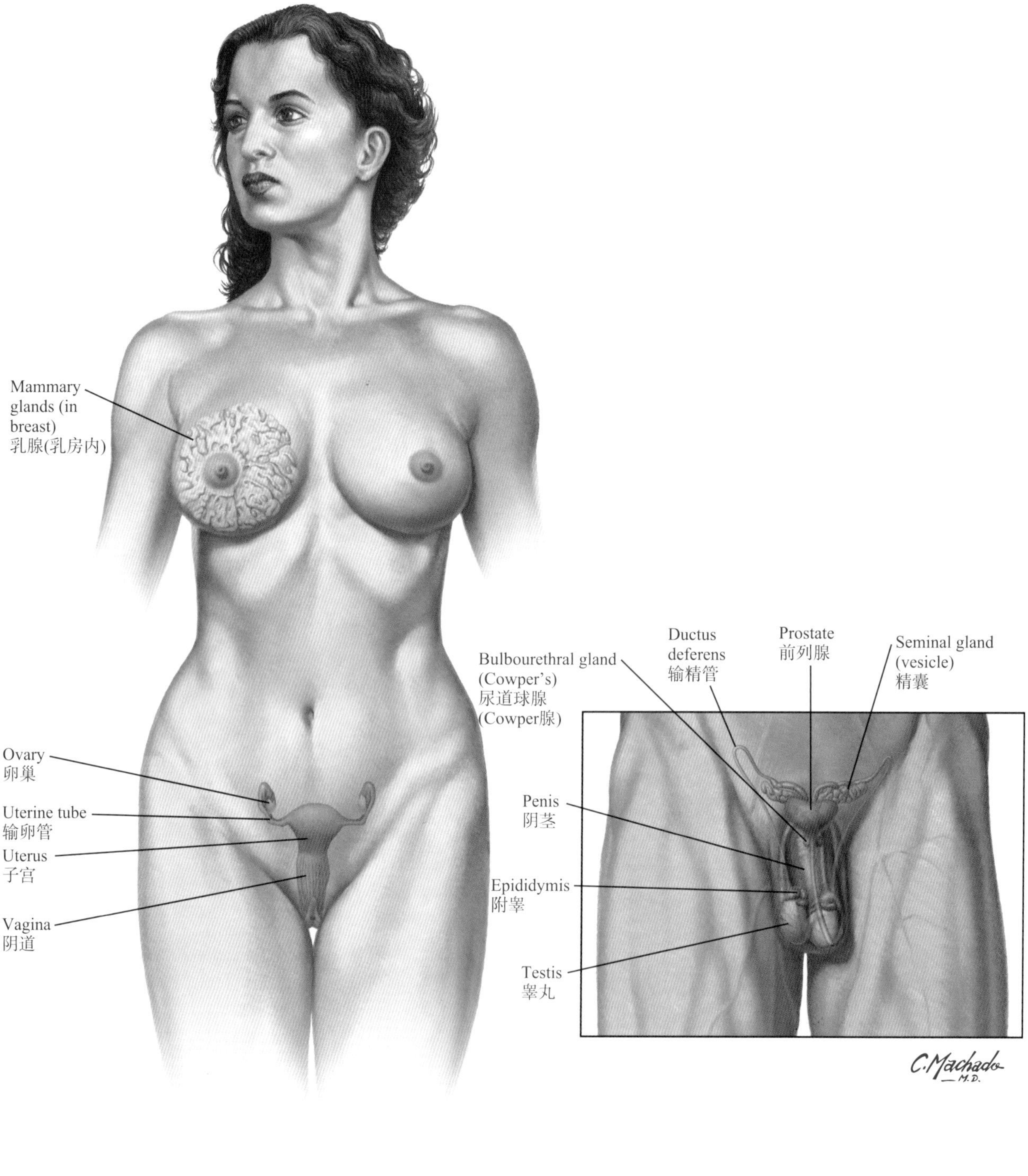

Mammary glands (in breast)
乳腺(乳房内)

Ovary
卵巢

Uterine tube
输卵管

Uterus
子宫

Vagina
阴道

Bulbourethral gland (Cowper's)
尿道球腺(Cowper腺)

Ductus deferens
输精管

Prostate
前列腺

Seminal gland (vesicle)
精囊

Penis
阴茎

Epididymis
附睾

Testis
睾丸

C. Machado M.D.

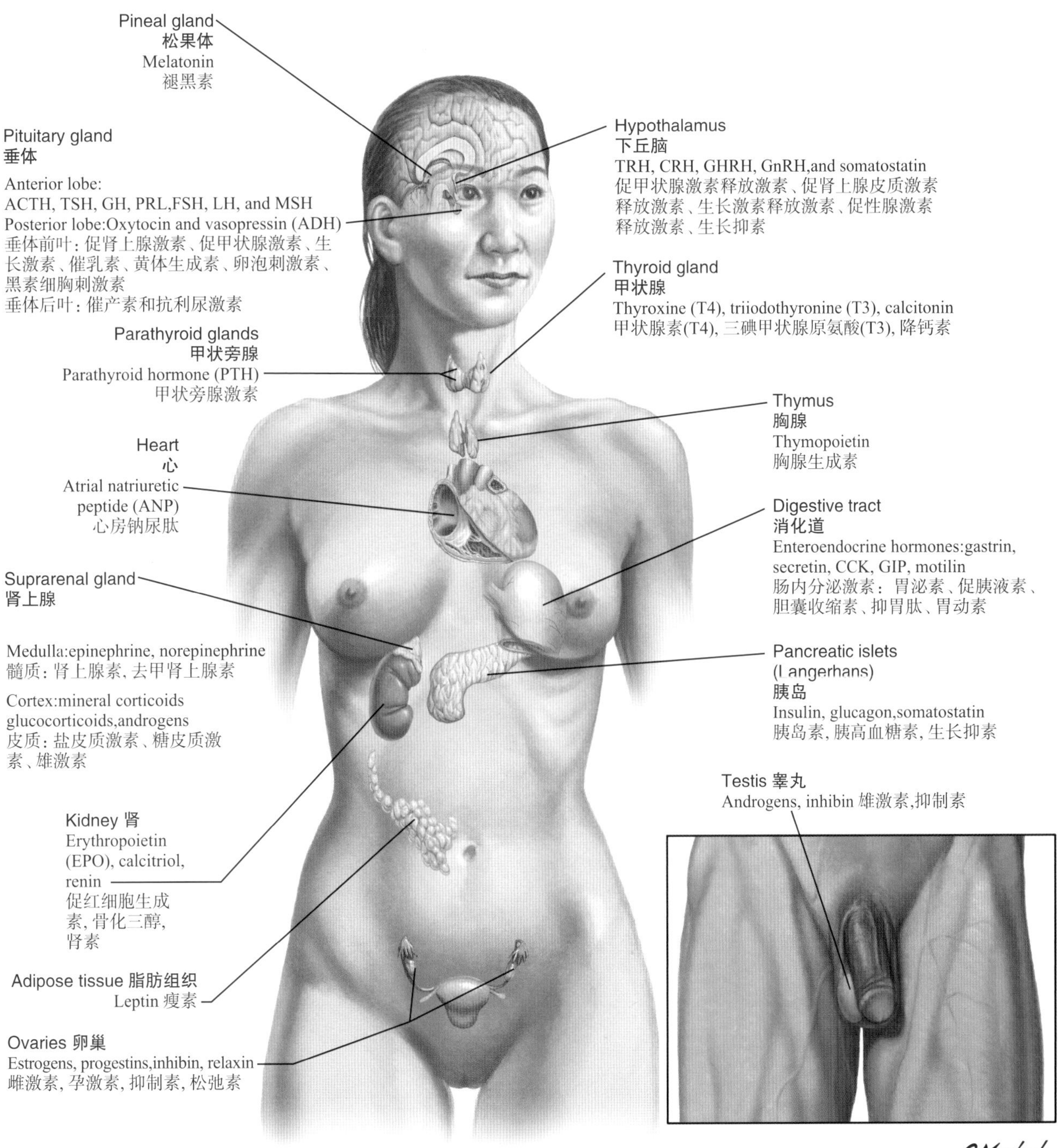
Pineal gland
松果体
Melatonin
褪黑素
Pituitary gland
垂体
Anterior lobe:
ACTH, TSH, GH, PRL,FSH, LH, and MSH
Posterior lobe:Oxytocin and vasopressin (ADH)
垂体前叶：促肾上腺激素、促甲状腺激素、生长激素、催乳素、黄体生成素、卵泡刺激素、黑素细胞刺激素
垂体后叶：催产素和抗利尿激素
Hypothalamus
下丘脑
TRH, CRH, GHRH, GnRH,and somatostatin
促甲状腺激素释放激素、促肾上腺皮质激素释放激素、生长激素释放激素、促性腺激素释放激素、生长抑素
Thyroid gland
甲状腺
Thyroxine (T4), triiodothyronine (T3), calcitonin
甲状腺素(T4), 三碘甲状腺原氨酸(T3), 降钙素
Parathyroid glands
甲状旁腺
Parathyroid hormone (PTH)
甲状旁腺激素
Thymus
胸腺
Thymopoietin
胸腺生成素
Heart
心
Atrial natriuretic peptide (ANP)
心房钠尿肽
Digestive tract
消化道
Enteroendocrine hormones:gastrin, secretin, CCK, GIP, motilin
肠内分泌激素：胃泌素、促胰液素、胆囊收缩素、抑胃肽、胃动素
Suprarenal gland
肾上腺
Medulla:epinephrine, norepinephrine
髓质：肾上腺素、去甲肾上腺素
Cortex:mineral corticoids glucocorticoids,androgens
皮质：盐皮质激素、糖皮质激素、雄激素
Pancreatic islets
(Langerhans)
胰岛
Insulin, glucagon,somatostatin
胰岛素，胰高血糖素，生长抑素
Testis 睾丸
Androgens, inhibin 雄激素,抑制素
Kidney 肾
Erythropoietin (EPO), calcitriol, renin
促红细胞生成素，骨化三醇，肾素
Adipose tissue 脂肪组织
Leptin 瘦素
Ovaries 卵巢
Estrogens, progestins,inhibin, relaxin
雌激素，孕激素，抑制素，松弛素
C.Machado M.D.

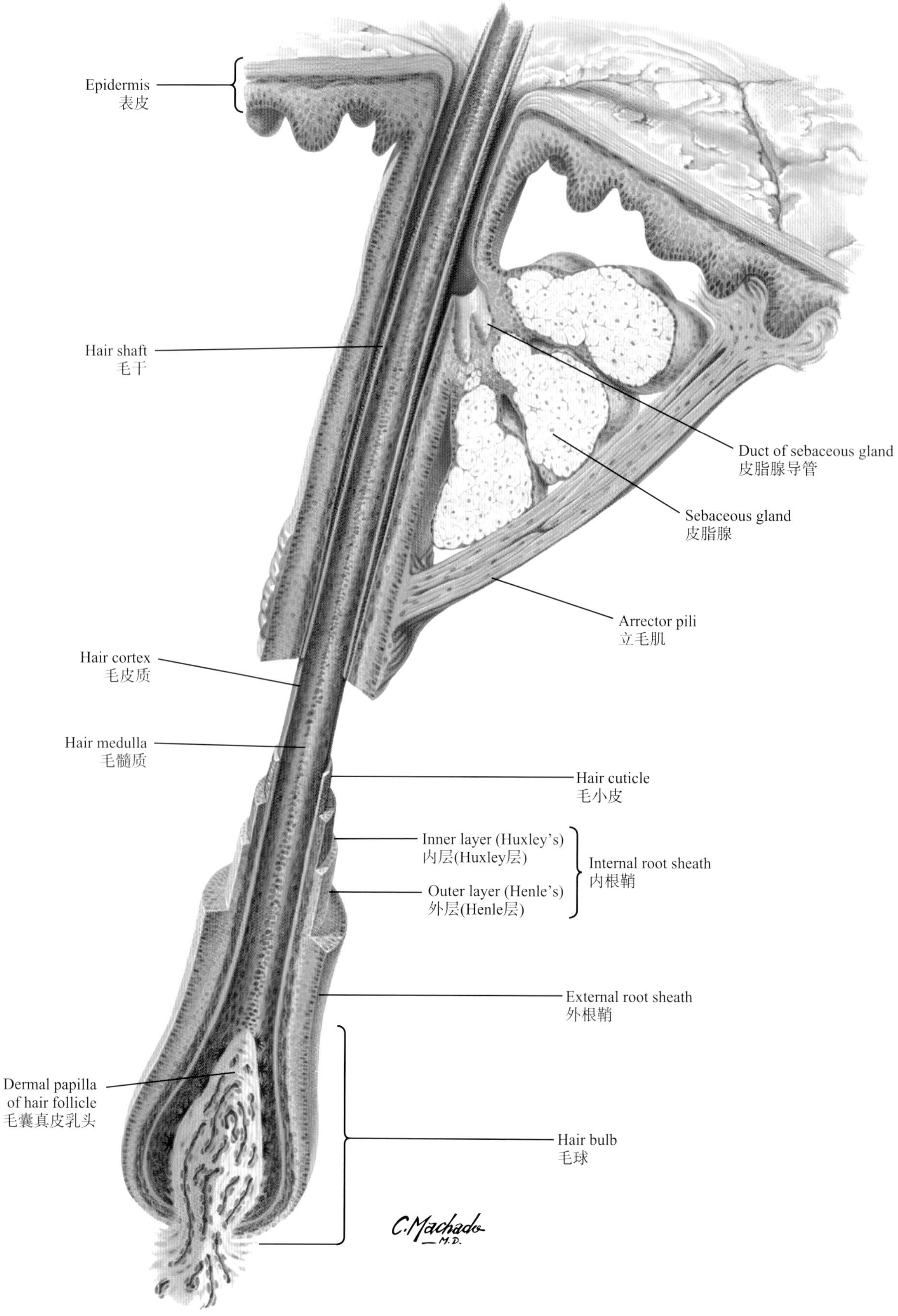

# 毛囊皮脂腺单元

Epidermis
表皮
Hair shaft
毛干
Duct of sebaceous gland
皮脂腺导管
Sebaceous gland
皮脂腺
Arrector pili
立毛肌
Hair cortex
毛皮质
Hair medulla
毛髓质
Hair cuticle
毛小皮
Inner layer (Huxley's)
内层(Huxley层)
Outer layer (Henle's)
外层(Henle层)
Internal root sheath
内根鞘
External root sheath
外根鞘
Dermal papilla
of hair follicle
毛囊真皮乳头
Hair bulb
毛球
C.Machado
M.D.

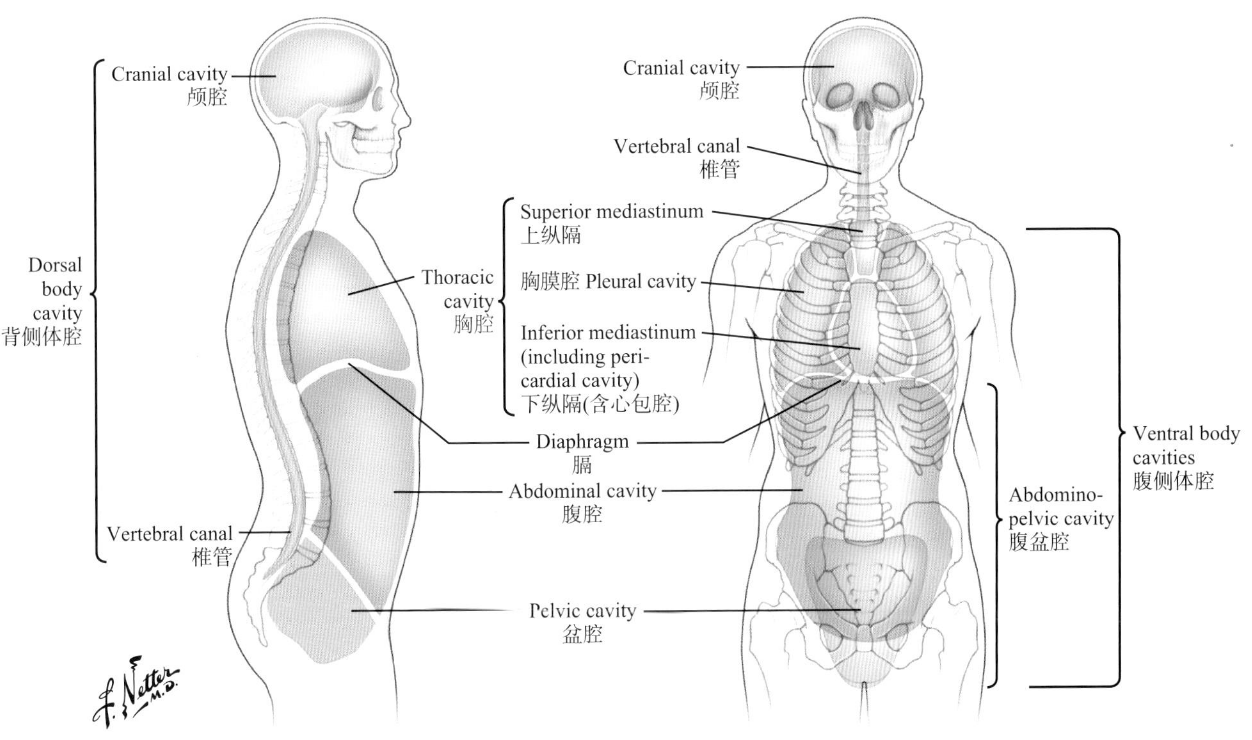
Cranial cavity
颅腔
Dorsal body cavity
背侧体腔
Thoracic cavity
胸腔
Vertebral canal
椎管
Cranial cavity
颅腔
Vertebral canal
椎管
Superior mediastinum
上纵隔
胸膜腔 Pleural cavity
Inferior mediastinum (including pericardial cavity)
下纵隔(含心包腔)
Diaphragm
膈
Abdominal cavity
腹腔
Pelvic cavity
盆腔
Ventral body cavities
腹侧体腔
Abdomino-pelvic cavity
腹盆腔

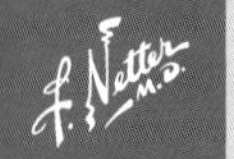

# 神经元和突触

参见附图 4

Endings of autonomic preganglionic fiber synapsing onto cell bodies of ganglionic neurons
神经节前自主神经元末梢与神经节后神经元胞体形成突触
Autonomic nerve endings on glandular epithelium, or smooth or cardiac muscle cells
腺上皮细胞、平滑肌细胞或心肌细胞上的自主神经末梢
Satellite cells
卫星细胞
Neurilemma surrounding unmyelinated axons of two neurons
两个神经元无髓鞘轴突周围的神经膜

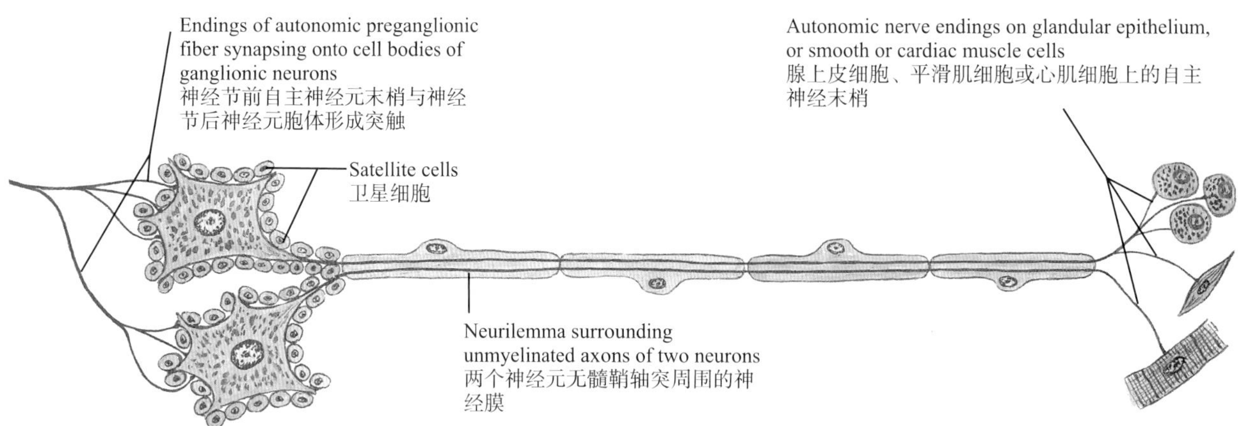

Two postganglionic autonomic neurons of a sympathetic or parasympathetic ganglion
交感神经节或副交感神经节的两个节后自主神经元

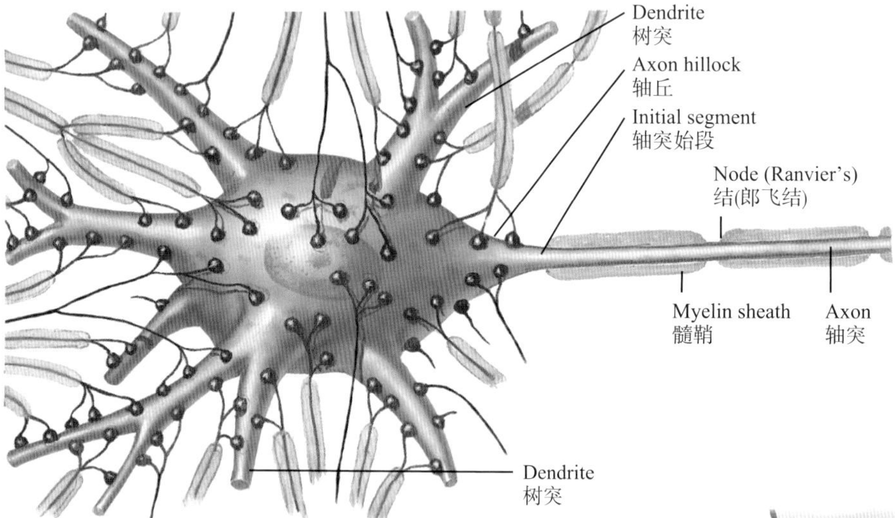

Dendrite
树突
Axon hillock
轴丘
Initial segment
轴突始段
Node (Ranvier's)
结(郎飞结)
Myelin sheath
髓鞘
Axon
轴突
Dendrite
树突

Schematic of synapses on neuron
神经元突触示意图

Numerous terminal boutons forming synapses on body and dendrites of a motor neuron
运动神经元胞体和树突上形成突触的无数突起(突触小体)

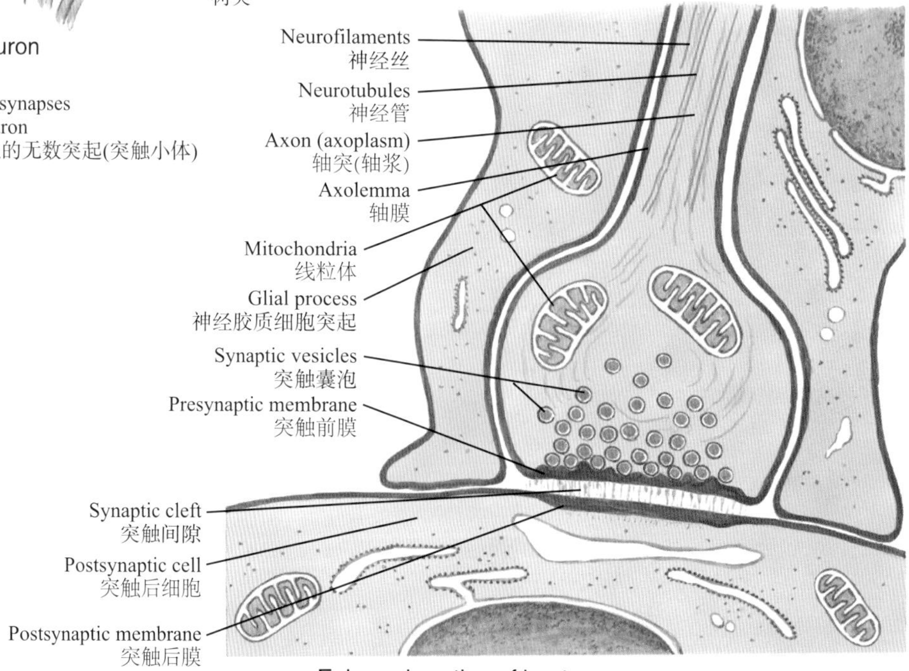

Neurofilaments
神经丝
Neurotubules
神经管
Axon (axoplasm)
轴突(轴浆)
Axolemma
轴膜
Mitochondria
线粒体
Glial process
神经胶质细胞突起
Synaptic vesicles
突触囊泡
Presynaptic membrane
突触前膜
Synaptic cleft
突触间隙
Postsynaptic cell
突触后细胞
Postsynaptic membrane
突触后膜

Enlarged section of bouton
突触结的断面(放大)

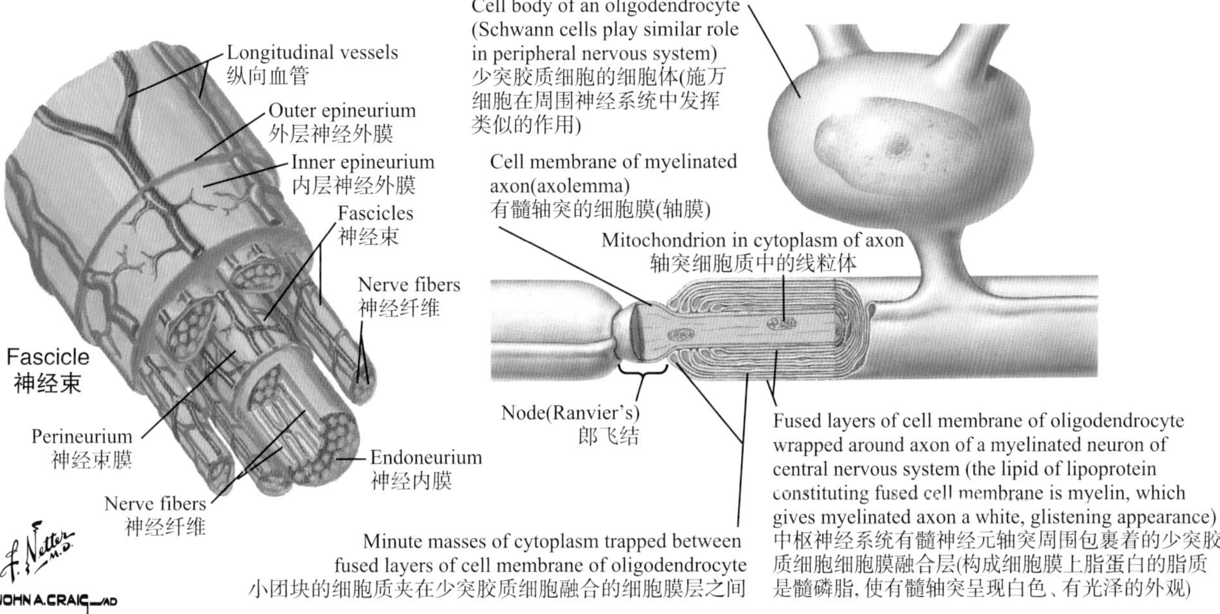
Longitudinal vessels
纵向血管
Outer epineurium
外层神经外膜
Inner epineurium
内层神经外膜
Fascicles
神经束
Nerve fibers
神经纤维
Fascicle
神经束
Perineurium
神经束膜
Endoneurium
神经内膜
Nerve fibers
神经纤维
Cell body of an oligodendrocyte (Schwann cells play similar role in peripheral nervous system)
少突胶质细胞的细胞体(施万细胞在周围神经系统中发挥类似的作用)
Cell membrane of myelinated axon(axolemma)
有髓轴突的细胞膜(轴膜)
Mitochondrion in cytoplasm of axon
轴突细胞质中的线粒体
Node(Ranvier's)
郎飞结
Fused layers of cell membrane of oligodendrocyte wrapped around axon of a myelinated neuron of central nervous system (the lipid of lipoprotein constituting fused cell membrane is myelin, which gives myelinated axon a white, glistening appearance)
中枢神经系统有髓神经元轴突周围包裹着的少突胶质细胞细胞膜融合层(构成细胞膜上脂蛋白的脂质是髓磷脂，使有髓轴突呈现白色、有光泽的外观)
Minute masses of cytoplasm trapped between fused layers of cell membrane of oligodendrocyte
小团块的细胞质夹在少突胶质细胞融合的细胞膜层之间
JOHN A.CRAIG

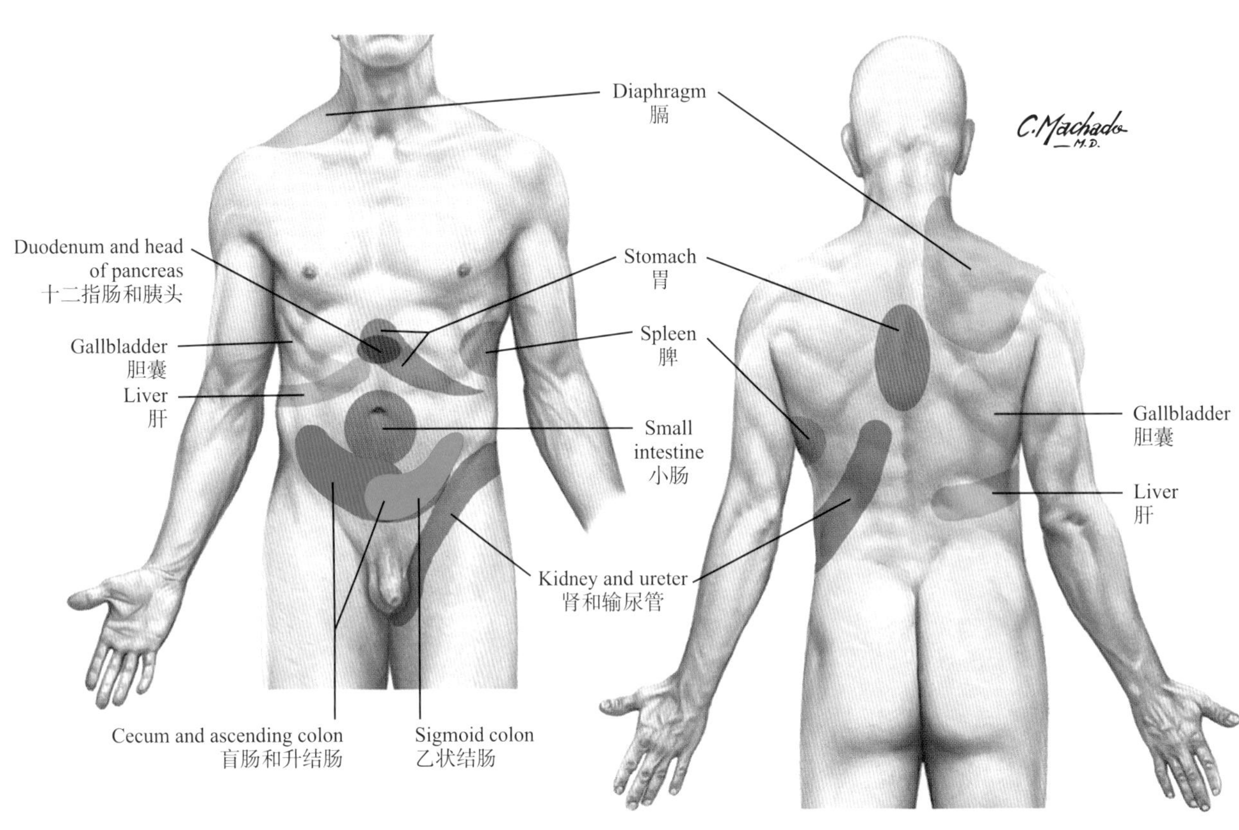
Diaphragm
膈
C.Machado M.D.
Duodenum and head of pancreas
十二指肠和胰头
Stomach
胃
Gallbladder
胆囊
Spleen
脾
Liver
肝
Small intestine
小肠
Gallbladder
胆囊
Liver
肝
Kidney and ureter
肾和输尿管
Cecum and ascending colon
盲肠和升结肠
Sigmoid colon
乙状结肠

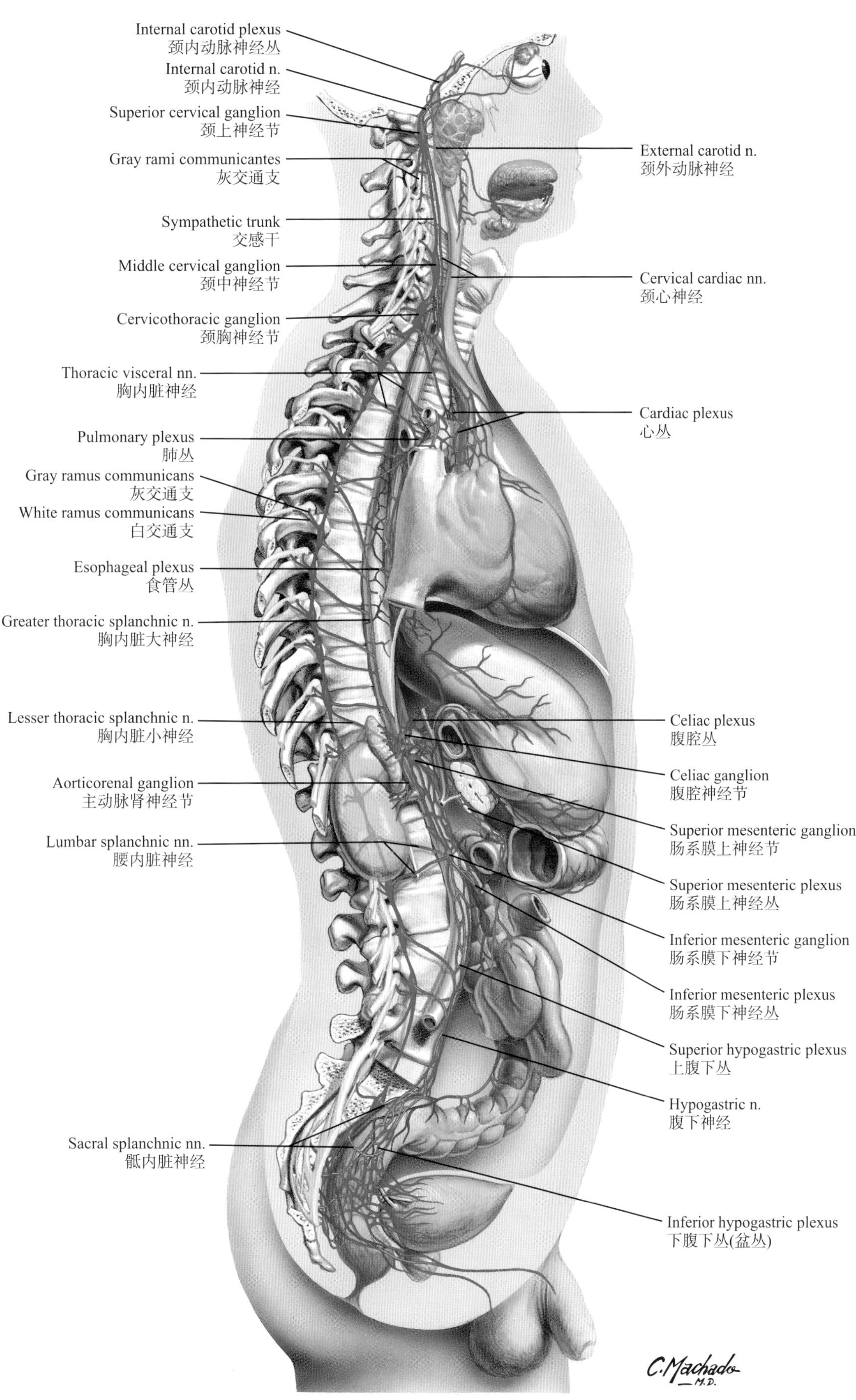
Internal carotid plexus
颈内动脉神经丛
Internal carotid n.
颈内动脉神经
Superior cervical ganglion
颈上神经节
Gray rami communicantes
灰交通支
Sympathetic trunk
交感干
Middle cervical ganglion
颈中神经节
Cervicothoracic ganglion
颈胸神经节
Thoracic visceral nn.
胸内脏神经
Pulmonary plexus
肺丛
Gray ramus communicans
灰交通支
White ramus communicans
白交通支
Esophageal plexus
食管丛
Greater thoracic splanchnic n.
胸内脏大神经
Lesser thoracic splanchnic n.
胸内脏小神经
Aorticorenal ganglion
主动脉肾神经节
Lumbar splanchnic nn.
腰内脏神经
Sacral splanchnic nn.
骶内脏神经
External carotid n.
颈外动脉神经
Cervical cardiac nn.
颈心神经
Cardiac plexus
心丛
Celiac plexus
腹腔丛
Celiac ganglion
腹腔神经节
Superior mesenteric ganglion
肠系膜上神经节
Superior mesenteric plexus
肠系膜上神经丛
Inferior mesenteric ganglion
肠系膜下神经节
Inferior mesenteric plexus
肠系膜下神经丛
Superior hypogastric plexus
上腹下丛
Hypogastric n.
腹下神经
Inferior hypogastric plexus
下腹下丛(盆丛)
C.Machado M.D.

附图 6

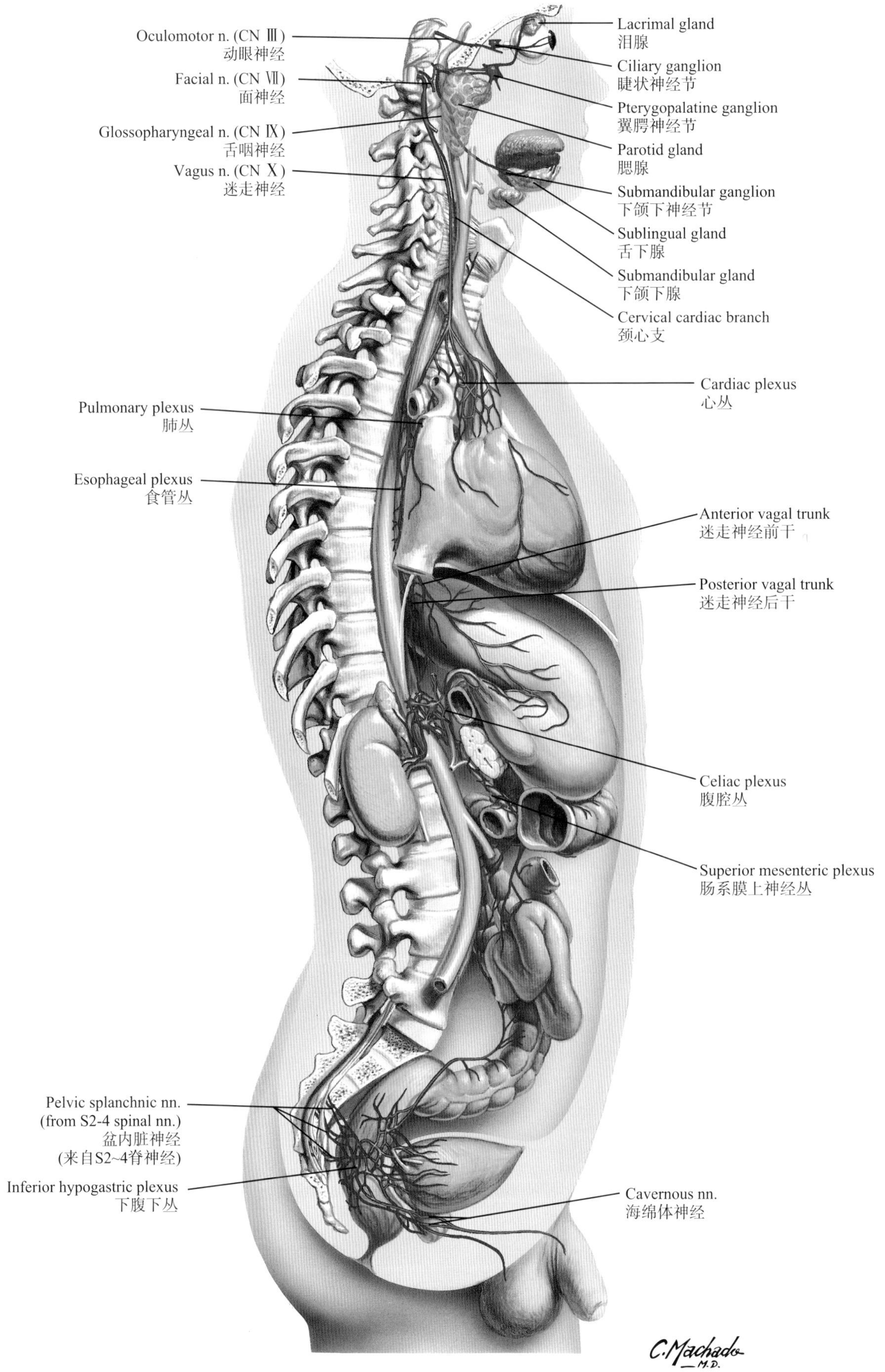

Oculomotor n. (CN Ⅲ)
动眼神经
Facial n. (CN Ⅶ)
面神经
Glossopharyngeal n. (CN Ⅸ)
舌咽神经
Vagus n. (CN Ⅹ)
迷走神经
Lacrimal gland
泪腺
Ciliary ganglion
睫状神经节
Pterygopalatine ganglion
翼腭神经节
Parotid gland
腮腺
Submandibular ganglion
下颌下神经节
Sublingual gland
舌下腺
Submandibular gland
下颌下腺
Cervical cardiac branch
颈心支
Cardiac plexus
心丛
Pulmonary plexus
肺丛
Esophageal plexus
食管丛
Anterior vagal trunk
迷走神经前干
Posterior vagal trunk
迷走神经后干
Celiac plexus
腹腔丛
Superior mesenteric plexus
肠系膜上神经丛
Pelvic splanchnic nn.
(from S2-4 spinal nn.)
盆内脏神经
(来自S2~4脊神经)
Inferior hypogastric plexus
下腹下丛
Cavernous nn.
海绵体神经
C.Machado M.D.

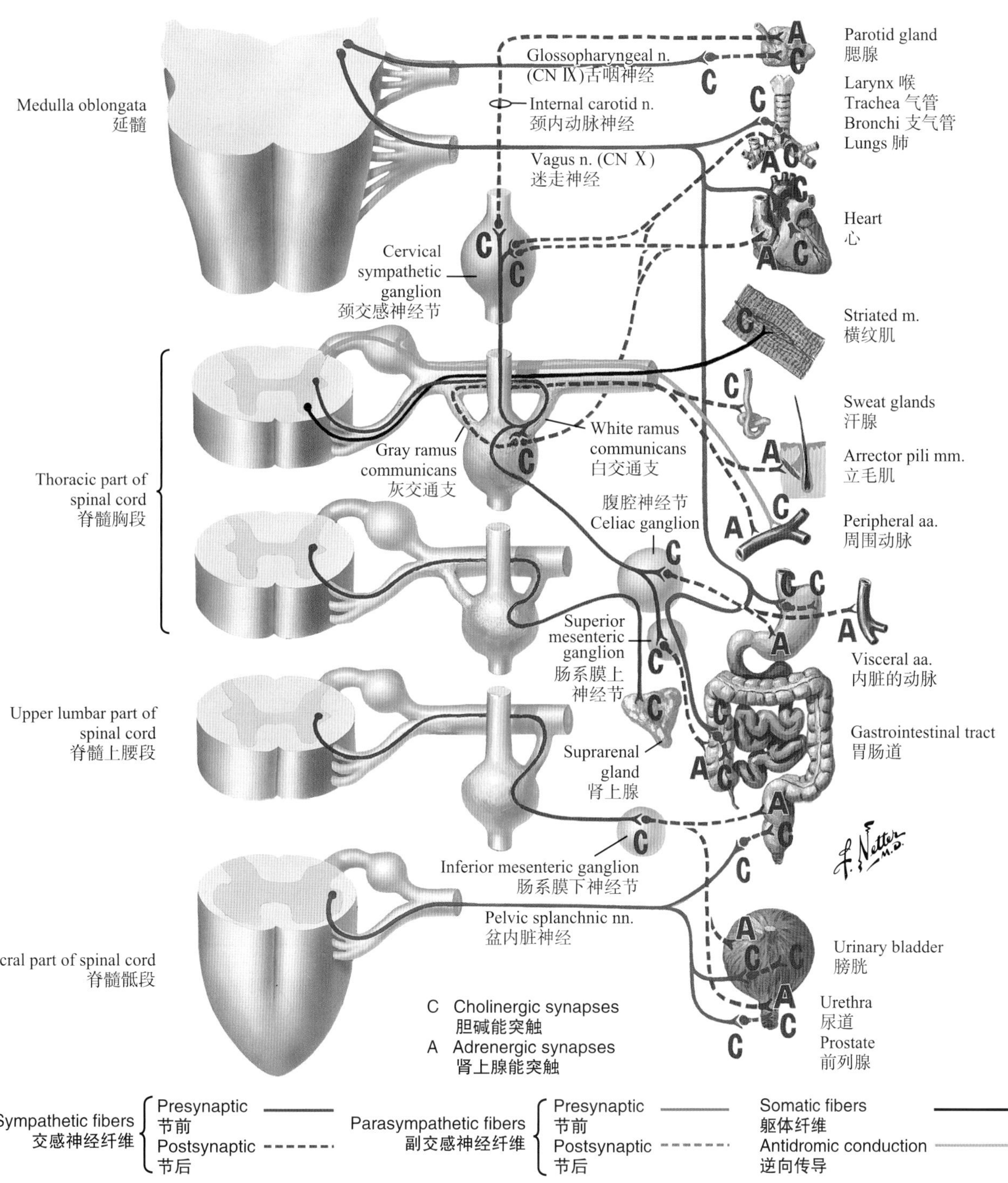
Parotid gland
腮腺
Glossopharyngeal n.
(CN Ⅸ)舌咽神经
Larynx 喉
Trachea 气管
Bronchi 支气管
Lungs 肺
Medulla oblongata
延髓
Internal carotid n.
颈内动脉神经
Vagus n. (CN Ⅹ)
迷走神经
Heart
心
Cervical sympathetic ganglion
颈交感神经节
Striated m.
横纹肌
Sweat glands
汗腺
White ramus communicans
白交通支
Gray ramus communicans
灰交通支
Arrector pili mm.
立毛肌
Thoracic part of spinal cord
脊髓胸段
腹腔神经节
Celiac ganglion
Peripheral aa.
周围动脉
Superior mesenteric ganglion
肠系膜上神经节
Visceral aa.
内脏的动脉
Upper lumbar part of spinal cord
脊髓上腰段
Gastrointestinal tract
胃肠道
Suprarenal gland
肾上腺
Inferior mesenteric ganglion
肠系膜下神经节
Pelvic splanchnic nn.
盆内脏神经
Urinary bladder
膀胱
Sacral part of spinal cord
脊髓骶段
Urethra
尿道
Prostate
前列腺
C Cholinergic synapses
胆碱能突触
A Adrenergic synapses
肾上腺能突触
Sympathetic fibers
交感神经纤维
Presynaptic
节前
Postsynaptic
节后
Parasympathetic fibers
副交感神经纤维
Presynaptic
节前
Postsynaptic
节后
Somatic fibers
躯体纤维
Antidromic conduction
逆向传导

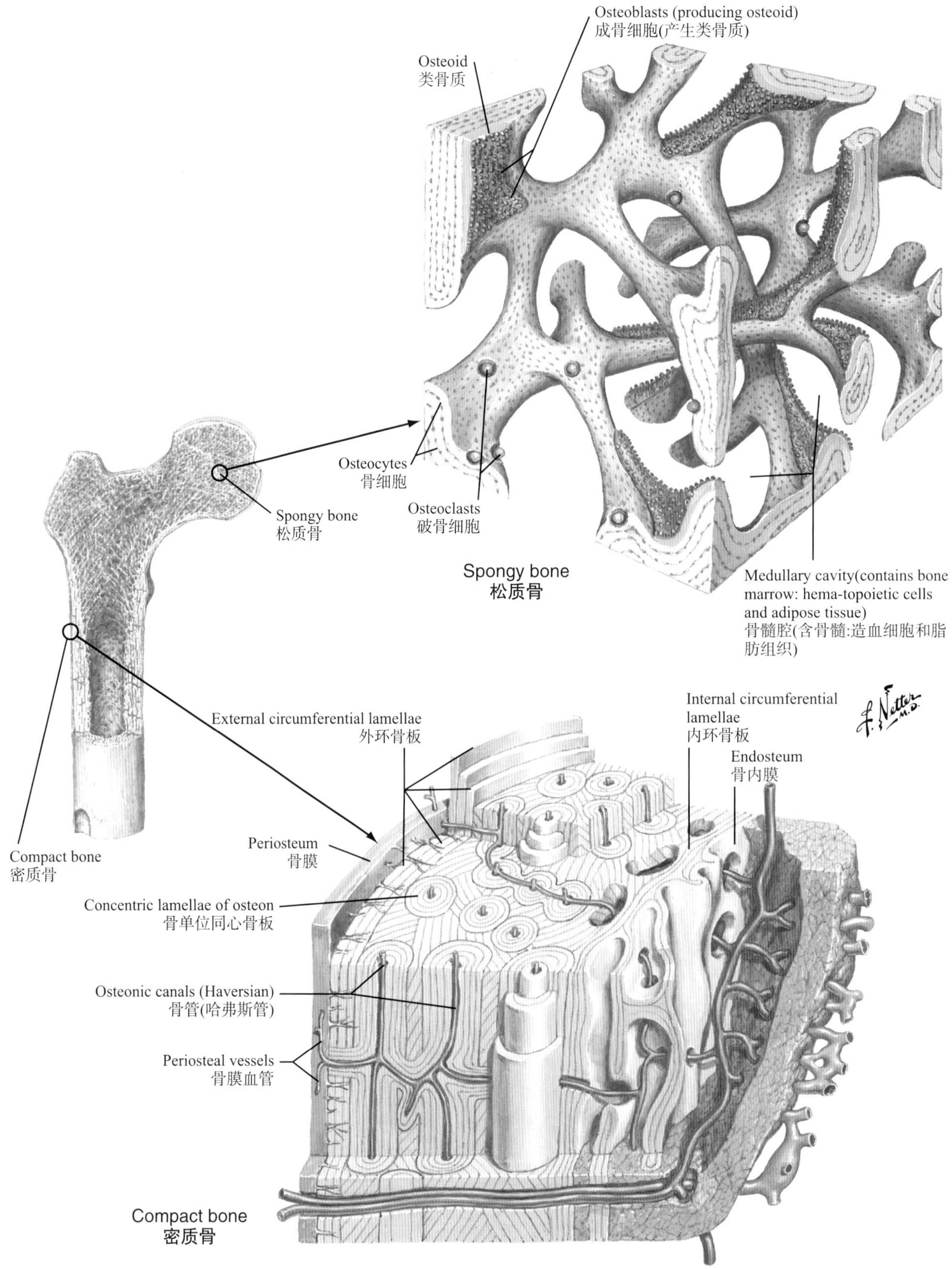

Osteoblasts (producing osteoid)
成骨细胞(产生类骨质)
Osteoid
类骨质
Osteocytes
骨细胞
Spongy bone
松质骨
Osteoclasts
破骨细胞
Spongy bone
松质骨
Medullary cavity(contains bone marrow: hema-topoietic cells and adipose tissue)
骨髓腔(含骨髓:造血细胞和脂肪组织)
External circumferential lamellae
外环骨板
Internal circumferential lamellae
内环骨板
Endosteum
骨内膜
Periosteum
骨膜
Compact bone
密质骨
Concentric lamellae of osteon
骨单位同心骨板
Osteonic canals (Haversian)
骨管(哈弗斯管)
Periosteal vessels
骨膜血管
Compact bone
密质骨

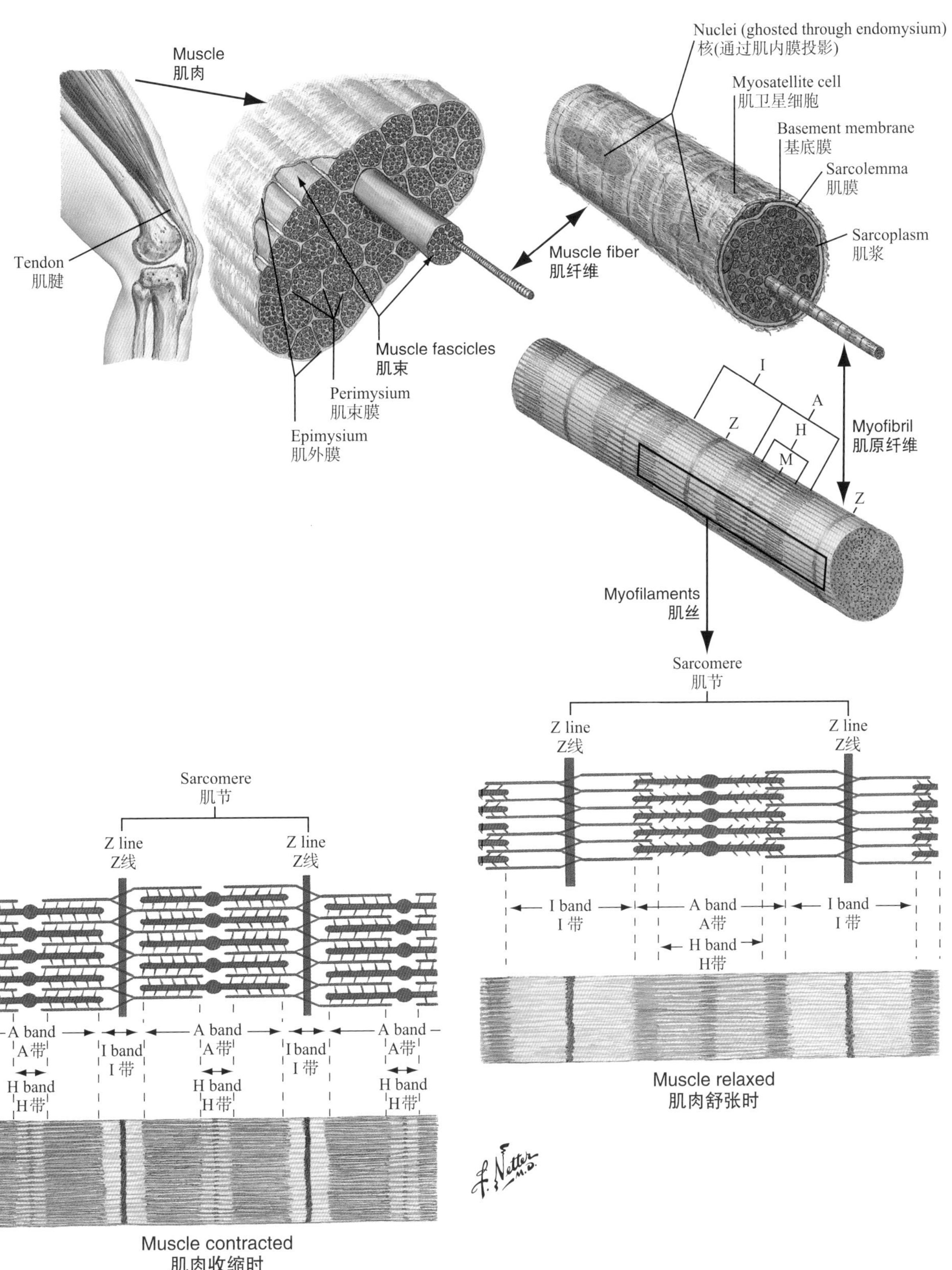
Muscle
肌肉
Tendon
肌腱
Muscle fascicles
肌束
Perimysium
肌束膜
Epimysium
肌外膜
Muscle fiber
肌纤维
Nuclei (ghosted through endomysium)
核(通过肌内膜投影)
Myosatellite cell
肌卫星细胞
Basement membrane
基底膜
Sarcolemma
肌膜
Sarcoplasm
肌浆
Myofibril
肌原纤维
I
A
Z
H
M
Z
Myofilaments
肌丝
Sarcomere
肌节
Z line
Z线
Z line
Z线
I band
I带
A band
A带
H band
H带
I band
I带
Muscle relaxed
肌肉舒张时
Sarcomere
肌节
Z line
Z线
Z line
Z线
A band
A带
H band
H带
I band
I带
A band
A带
H band
H带
I band
I带
A band
A带
H band
H带
Muscle contracted
肌肉收缩时

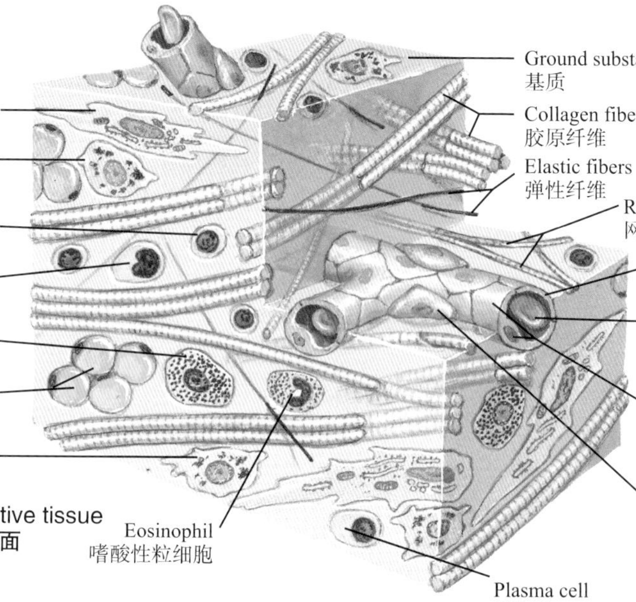

Section of loose connective tissue
疏松结缔组织断面

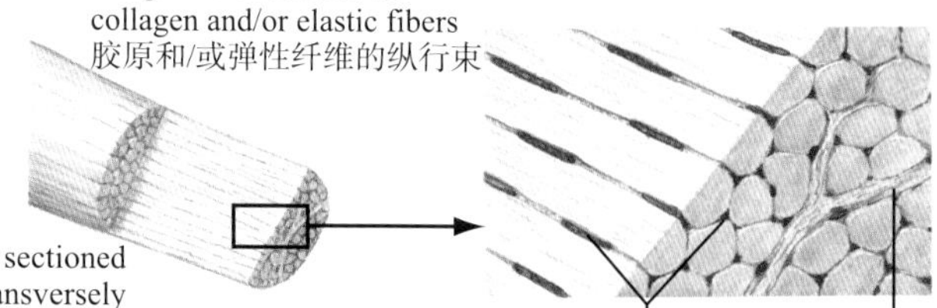

Dense regular connective tissue
致密结缔组织

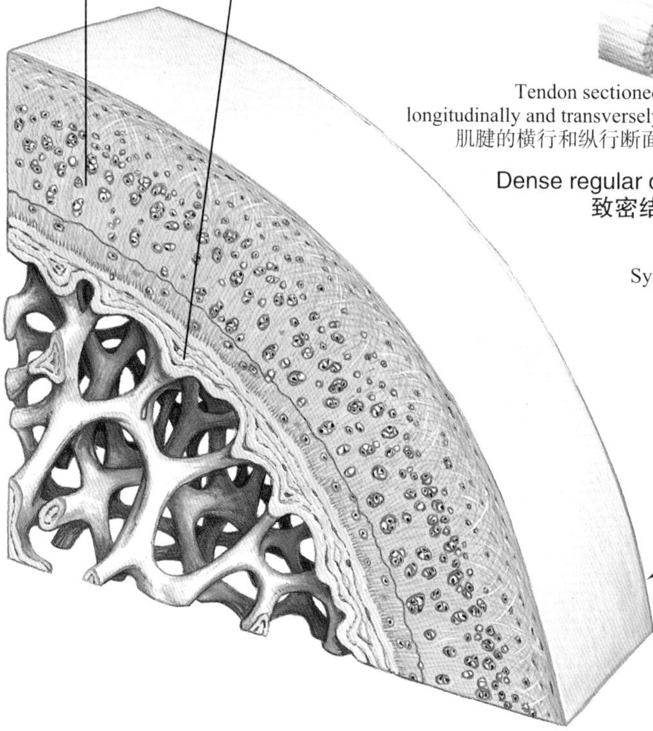

Architecture of articular cartilage and subchondral bone
关节软骨和软骨下骨的结构

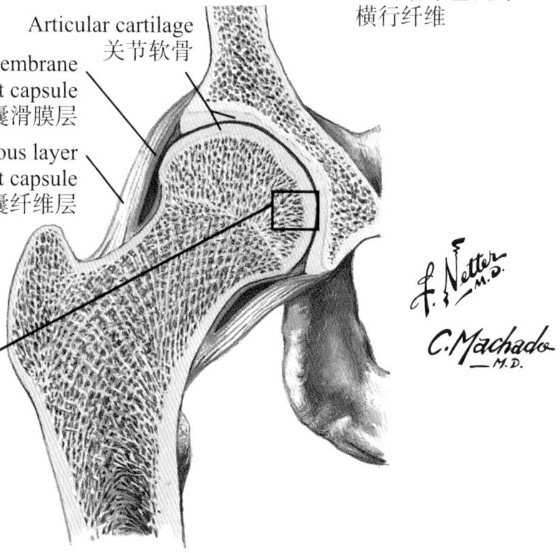

Joint with cartilage-covered articular surfaces
表面覆盖软骨的关节

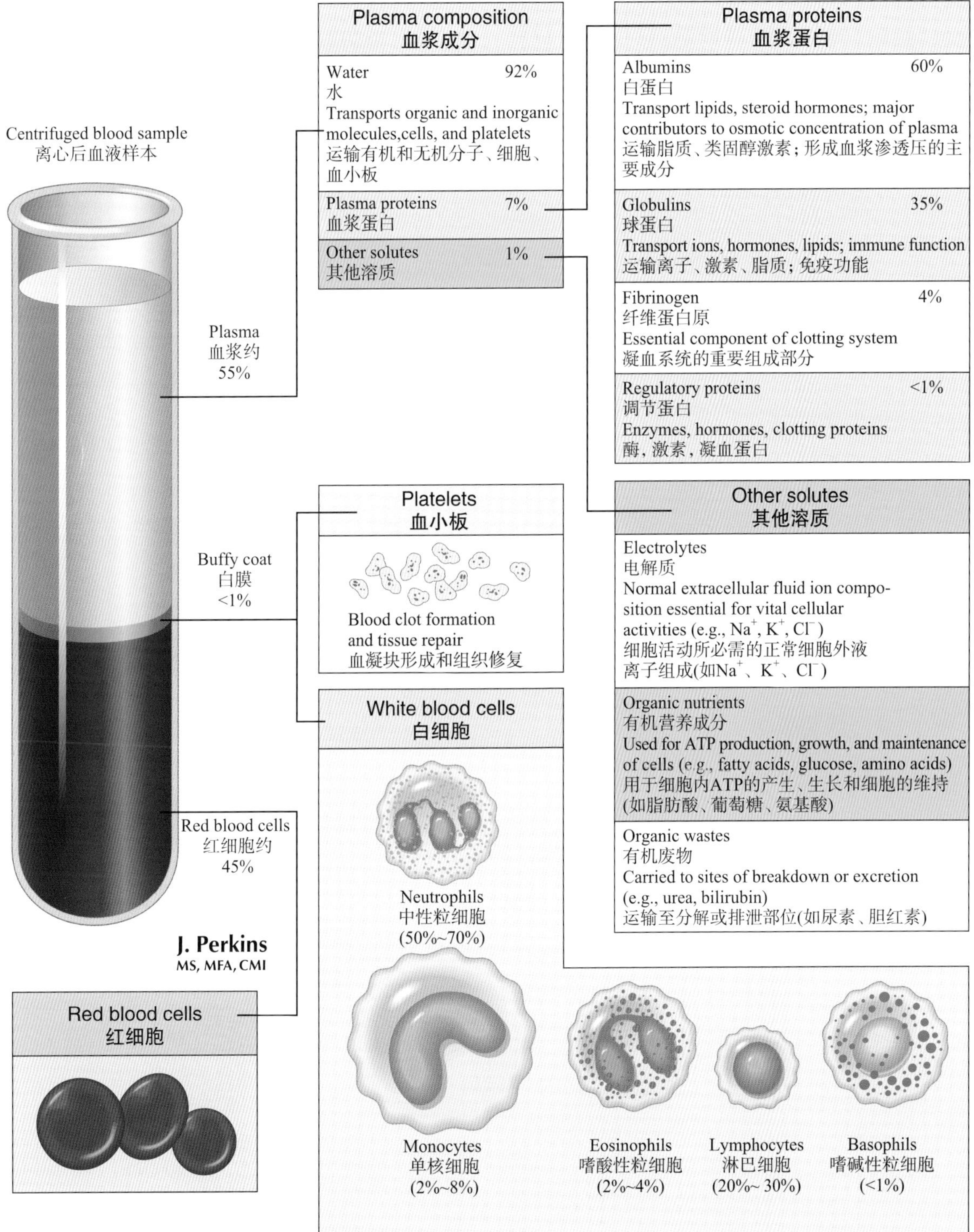
Centrifuged blood sample
离心后血液样本
Plasma composition
血浆成分
Water 92%
水
Transports organic and inorganic molecules,cells, and platelets
运输有机和无机分子、细胞、血小板
Plasma proteins 7%
血浆蛋白
Other solutes 1%
其他溶质
Plasma proteins
血浆蛋白
Albumins 60%
白蛋白
Transport lipids, steroid hormones; major contributors to osmotic concentration of plasma
运输脂质、类固醇激素；形成血浆渗透压的主要成分
Globulins 35%
球蛋白
Transport ions, hormones, lipids; immune function
运输离子、激素、脂质；免疫功能
Fibrinogen 4%
纤维蛋白原
Essential component of clotting system
凝血系统的重要组成部分
Regulatory proteins <1%
调节蛋白
Enzymes, hormones, clotting proteins
酶，激素，凝血蛋白
Plasma
血浆约
55%
Platelets
血小板
Blood clot formation and tissue repair
血凝块形成和组织修复
Other solutes
其他溶质
Electrolytes
电解质
Normal extracellular fluid ion composition essential for vital cellular activities (e.g., $Na^+$, $K^+$, $Cl^-$)
细胞活动所必需的正常细胞外液离子组成(如$Na^+$、$K^+$、$Cl^-$)
Buffy coat
白膜
<1%
White blood cells
白细胞
Organic nutrients
有机营养成分
Used for ATP production, growth, and maintenance of cells (e.g., fatty acids, glucose, amino acids)
用于细胞内ATP的产生、生长和细胞的维持(如脂肪酸、葡萄糖、氨基酸)
Red blood cells
红细胞约
45%
Organic wastes
有机废物
Carried to sites of breakdown or excretion (e.g., urea, bilirubin)
运输至分解或排泄部位(如尿素、胆红素)
Neutrophils
中性粒细胞
(50%~70%)
J. Perkins
MS, MFA, CMI
Red blood cells
红细胞
Monocytes
单核细胞
(2%~8%)
Eosinophils
嗜酸性粒细胞
(2%~4%)
Lymphocytes
淋巴细胞
(20%~ 30%)
Basophils
嗜碱性粒细胞
(<1%)

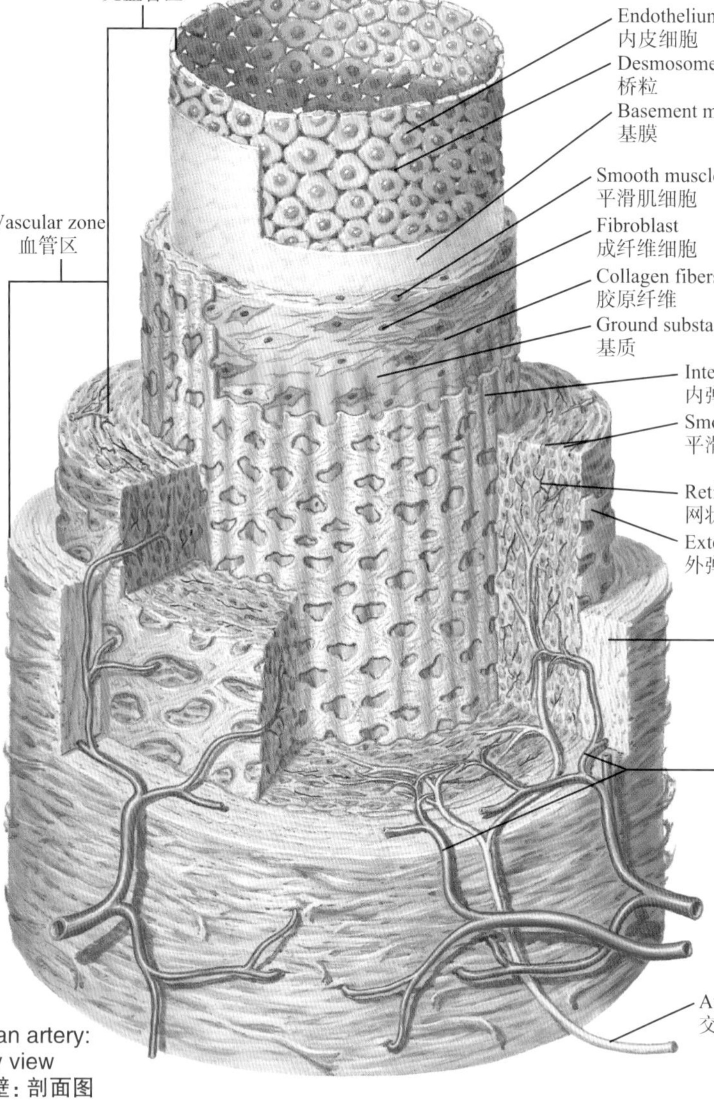

Wall of an artery: cutaway view
动脉管壁：剖面图

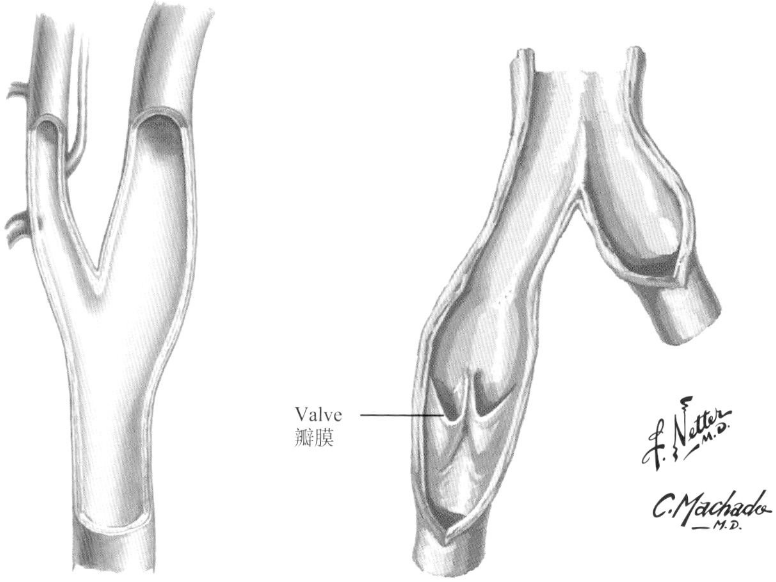

# 头部和颈部 2

| | | | |
|---|---|---|---|
| 表面解剖 | 图 22~24 | 脑神经和颈神经 | 图 143~162 |
| 骨和关节 | 图 25~47 | 脑血管 | 图 163~175 |
| 颈部 | 图 48~58 | 局部扫描成像 | 图 176~177 |
| 鼻 | 图 59~82 | 附图 | 附图 14~32 |
| 口 | 图 83~90 | 具有重要临床意义的 | |
| 咽 | 图 91~102 | 解剖结构 | 表 2.1~2.4 |
| 喉和内分泌腺 | 图 103~109 | 脑神经 | 表 2.5~2.8 |
| 眼 | 图 110~120 | 颈丛分支 | 表 2.9 |
| 耳 | 图 121~126 | 骨骼肌总表 | 表 2.10~2.14 |
| 脑和脑膜 | 图 127~142 | | |

## 附图

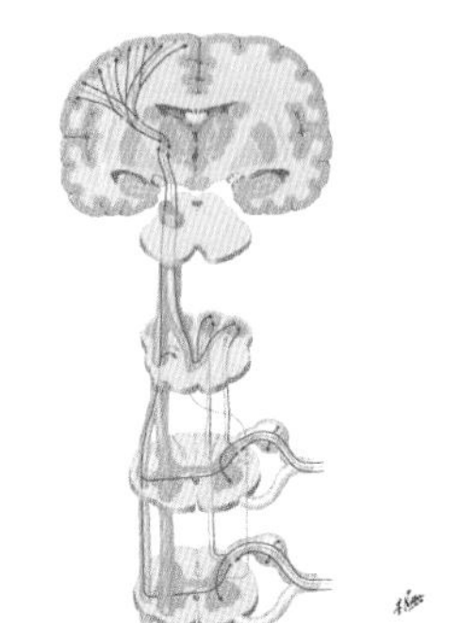

**附图 14** 躯体感觉系统：躯干和四肢

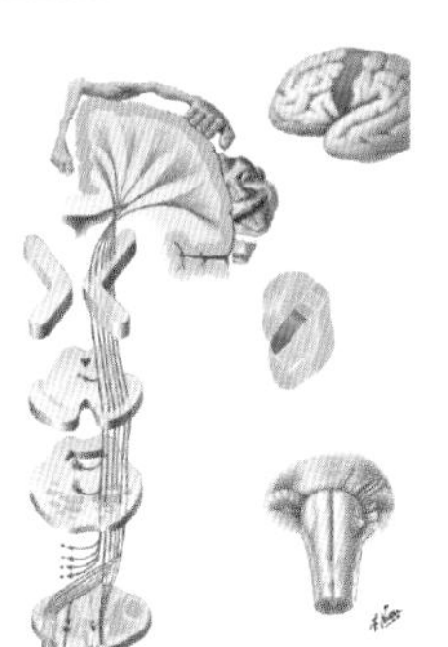

**附图 15** 锥体系

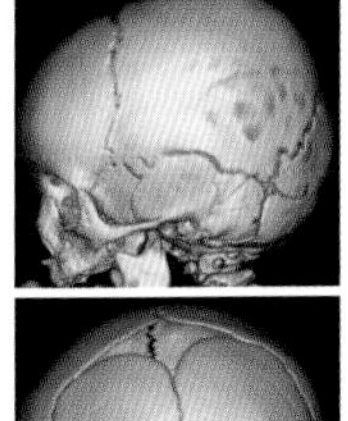

**附图 16** 颅骨的 CT 三维重建

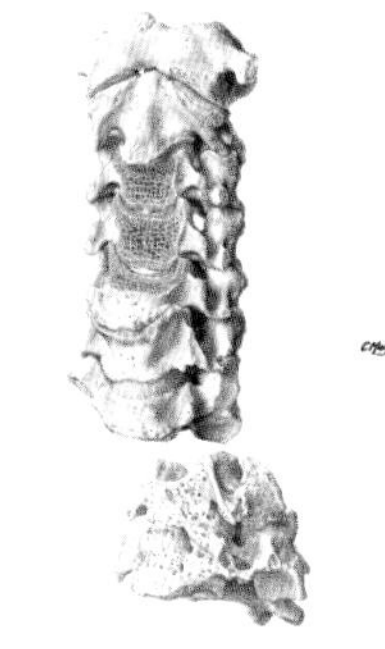

**附图 17** 颈椎退行性变

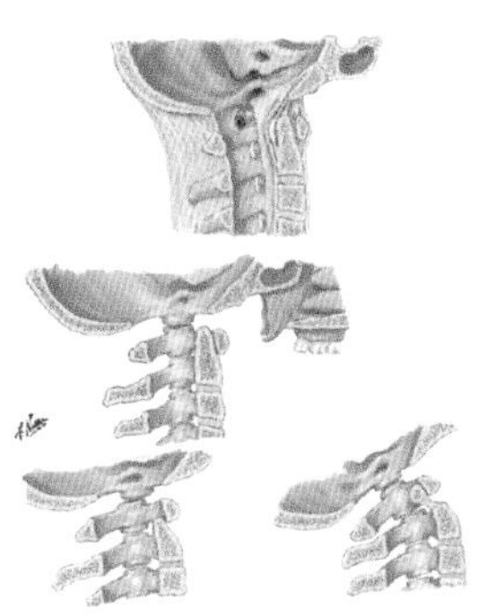

**附图 18** 寰枕关节

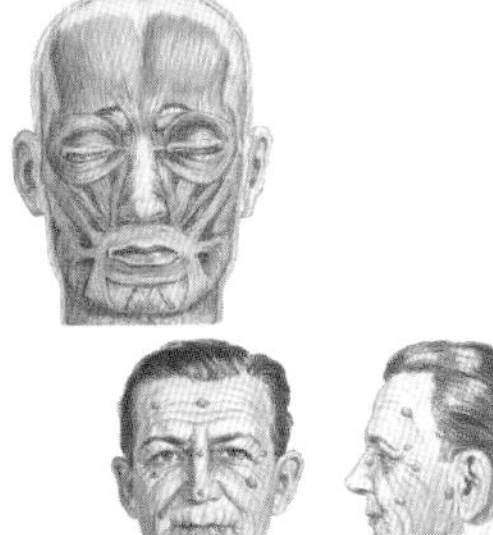

**附图 19** 面肌：前面观

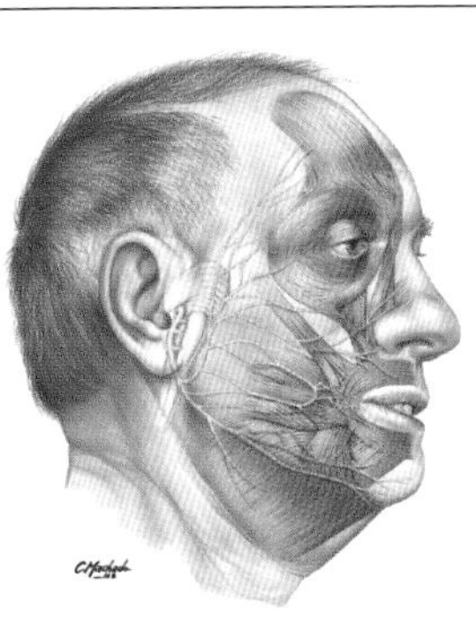

**附图 20** 面部肌组织

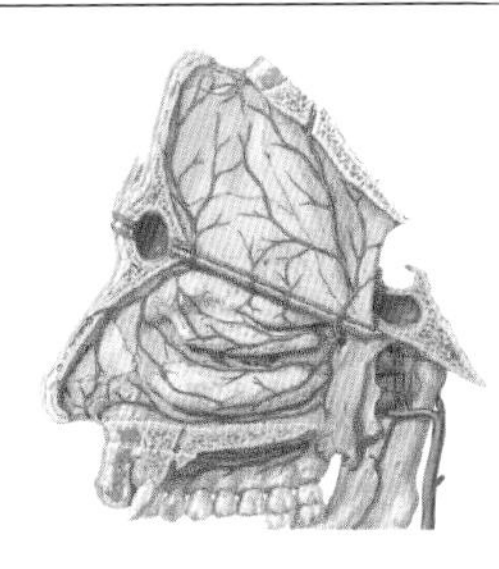

**附图 21** 鼻腔的动脉：骨性鼻中隔翻向上

# 附图（续）

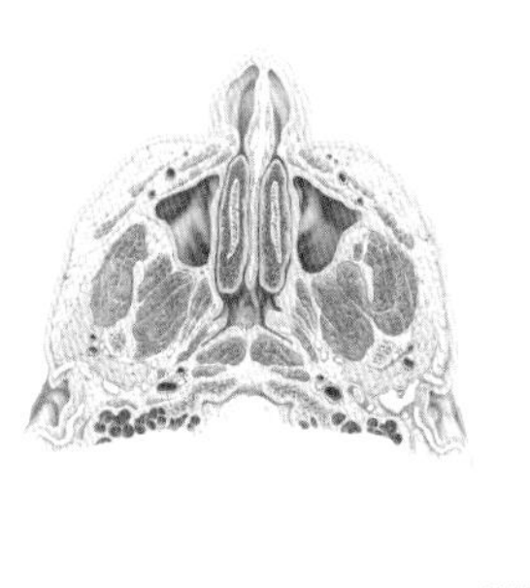

**附图22** 鼻和上颌窦：横切面

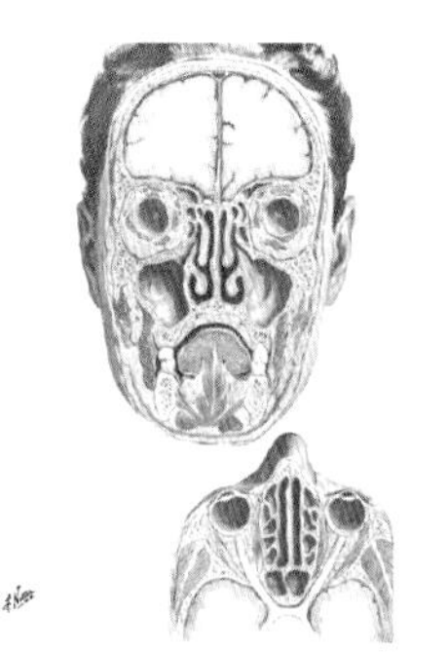

**附图23** 鼻旁窦

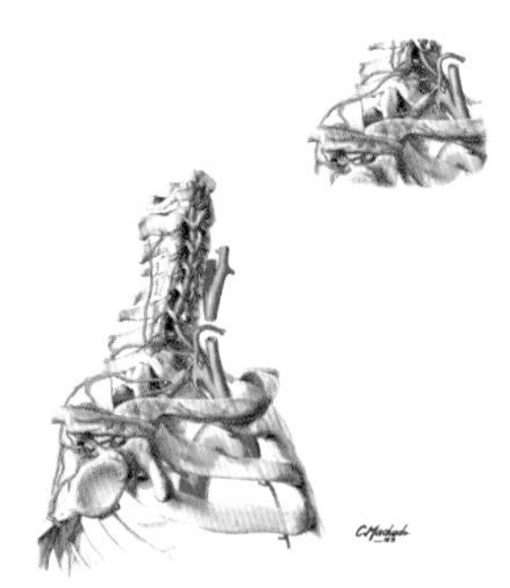

**附图24** 锁骨下动脉

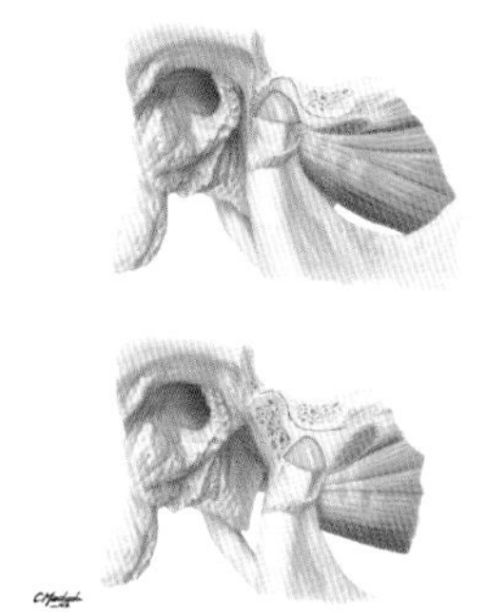

**附图25** 下颌骨：张口位

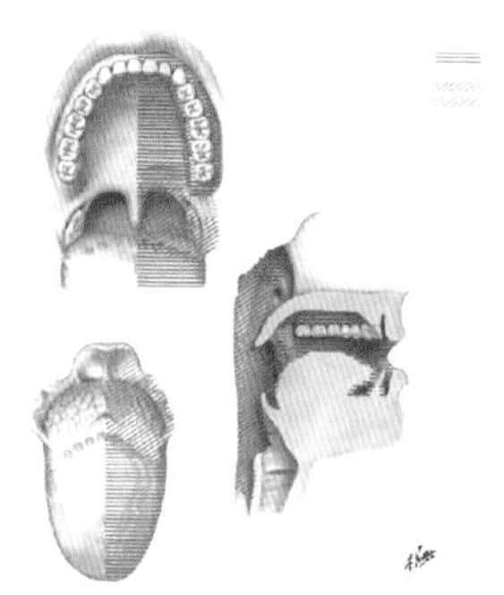

**附图26** 口腔和咽的传入神经

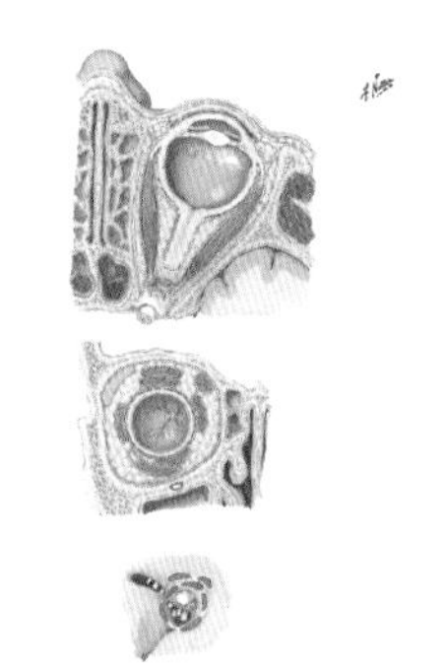

**附图27** 眼球和眶部筋膜

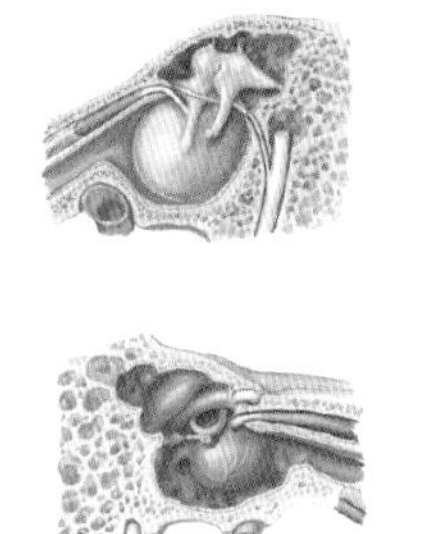

**附图28** 鼓室：内侧面观和外侧面观

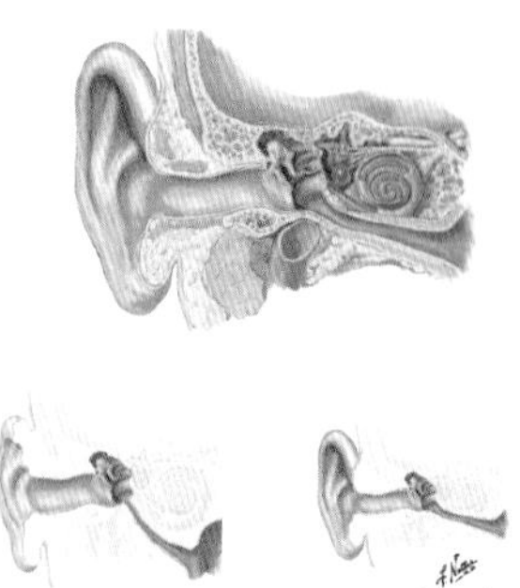

**附图29** 儿童耳的解剖

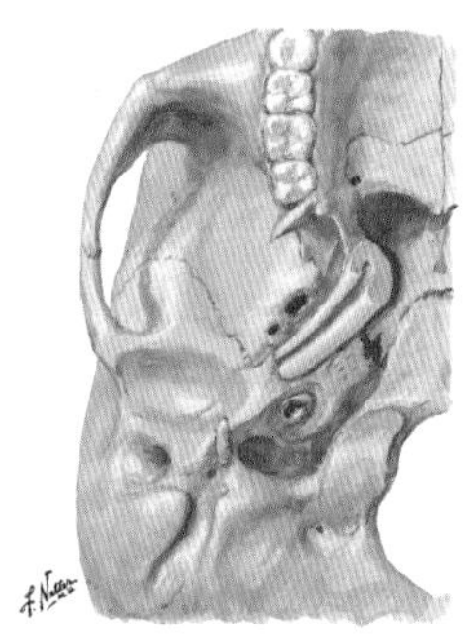

**附图30** 咽鼓管

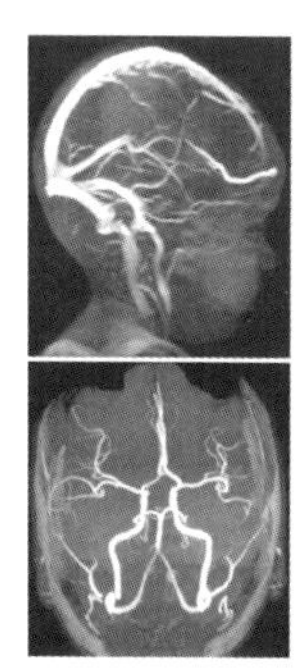

**附图31** 脑血管成像（磁共振静脉成像和动脉成像）

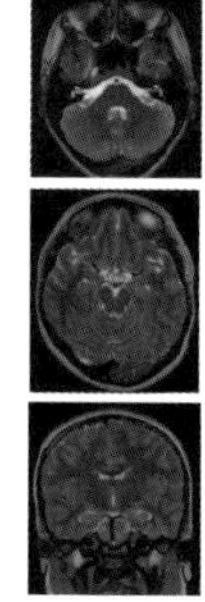

**附图32** 脑的轴位面和冠状位面磁共振成像

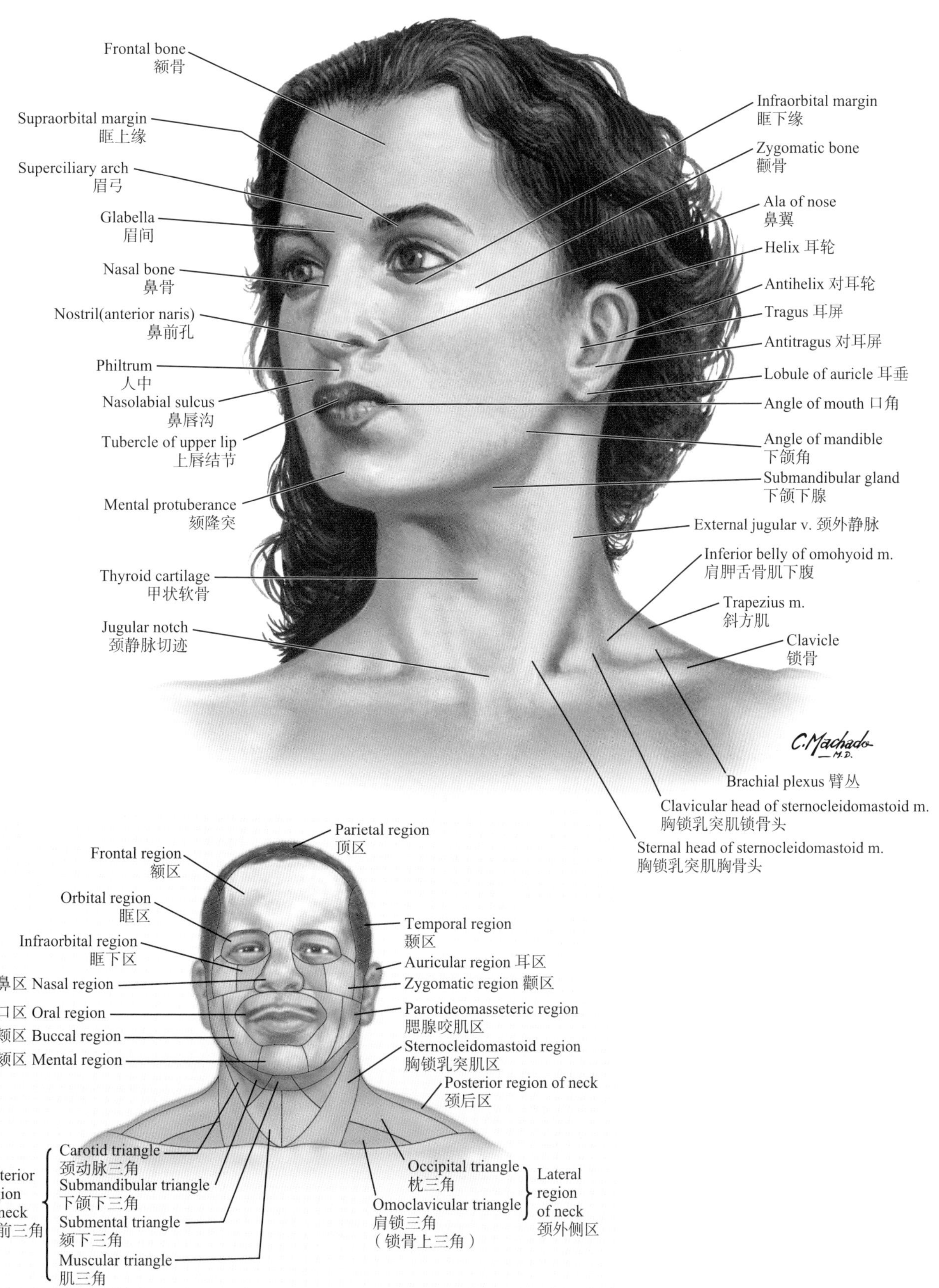
Frontal bone 额骨
Supraorbital margin 眶上缘
Superciliary arch 眉弓
Glabella 眉间
Nasal bone 鼻骨
Nostril(anterior naris) 鼻前孔
Philtrum 人中
Nasolabial sulcus 鼻唇沟
Tubercle of upper lip 上唇结节
Mental protuberance 颏隆突
Thyroid cartilage 甲状软骨
Jugular notch 颈静脉切迹
Infraorbital margin 眶下缘
Zygomatic bone 颧骨
Ala of nose 鼻翼
Helix 耳轮
Antihelix 对耳轮
Tragus 耳屏
Antitragus 对耳屏
Lobule of auricle 耳垂
Angle of mouth 口角
Angle of mandible 下颌角
Submandibular gland 下颌下腺
External jugular v. 颈外静脉
Inferior belly of omohyoid m. 肩胛舌骨肌下腹
Trapezius m. 斜方肌
Clavicle 锁骨
C.Machado M.D.
Brachial plexus 臂丛
Clavicular head of sternocleidomastoid m. 胸锁乳突肌锁骨头
Sternal head of sternocleidomastoid m. 胸锁乳突肌胸骨头
Parietal region 顶区
Frontal region 额区
Orbital region 眶区
Infraorbital region 眶下区
鼻区 Nasal region
口区 Oral region
颊区 Buccal region
颏区 Mental region
Temporal region 颞区
Auricular region 耳区
Zygomatic region 颧区
Parotideomasseteric region 腮腺咬肌区
Sternocleidomastoid region 胸锁乳突肌区
Posterior region of neck 颈后区
Anterior region of neck 颈前三角
Carotid triangle 颈动脉三角
Submandibular triangle 下颌下三角
Submental triangle 颏下三角
Muscular triangle 肌三角
Occipital triangle 枕三角
Omoclavicular triangle 肩锁三角（锁骨上三角）
Lateral region of neck 颈外侧区

参见图 6，59，60，79

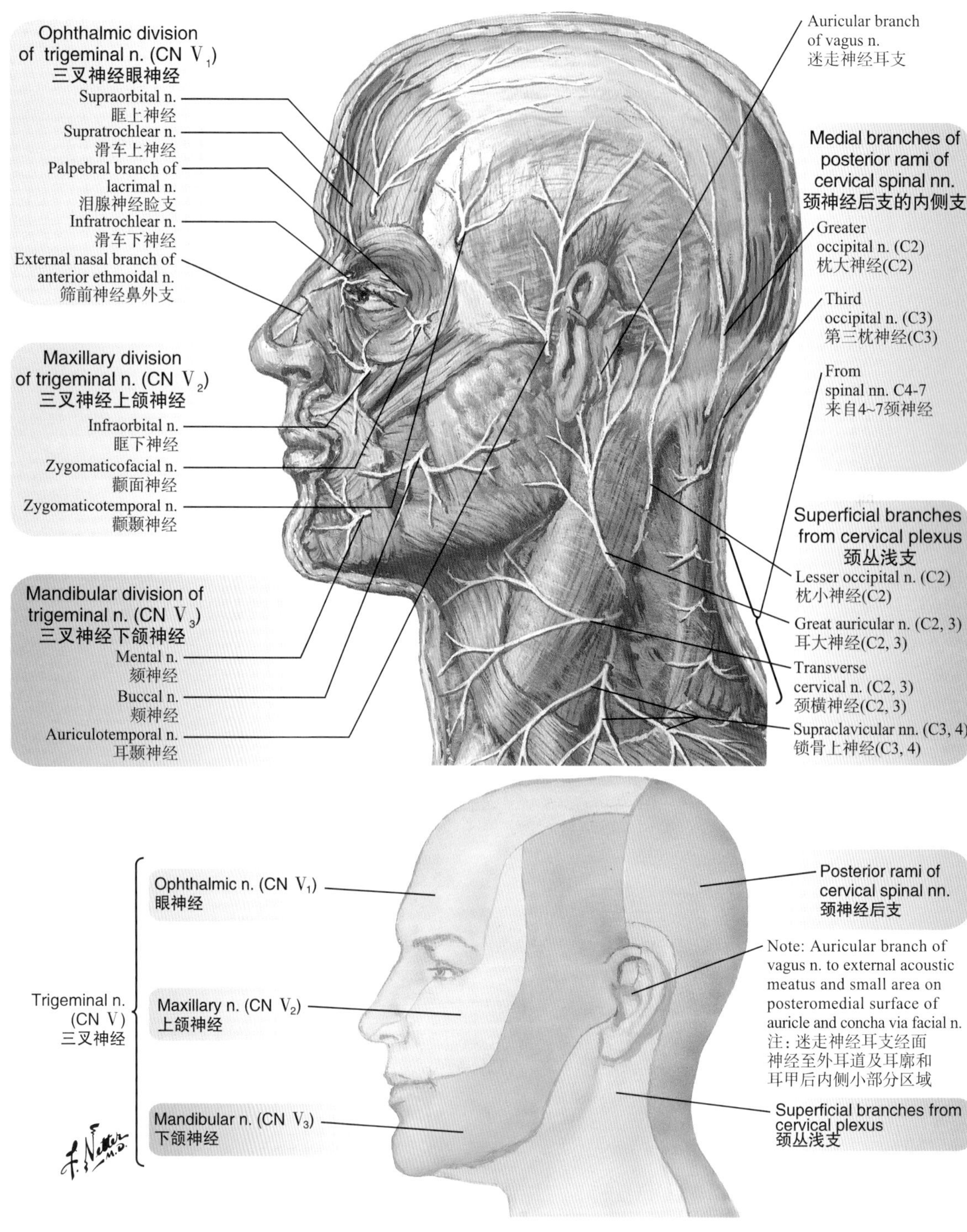
Ophthalmic division of trigeminal n. (CN $V_1$)
三叉神经眼神经
Supraorbital n.
眶上神经
Supratrochlear n.
滑车上神经
Palpebral branch of lacrimal n.
泪腺神经睑支
Infratrochlear n.
滑车下神经
External nasal branch of anterior ethmoidal n.
筛前神经鼻外支
Maxillary division of trigeminal n. (CN $V_2$)
三叉神经上颌神经
Infraorbital n.
眶下神经
Zygomaticofacial n.
颧面神经
Zygomaticotemporal n.
颧颞神经
Mandibular division of trigeminal n. (CN $V_3$)
三叉神经下颌神经
Mental n.
颏神经
Buccal n.
颊神经
Auriculotemporal n.
耳颞神经
Auricular branch of vagus n.
迷走神经耳支
Medial branches of posterior rami of cervical spinal nn.
颈神经后支的内侧支
Greater occipital n. (C2)
枕大神经(C2)
Third occipital n. (C3)
第三枕神经(C3)
From spinal nn. C4-7
来自4~7颈神经
Superficial branches from cervical plexus
颈丛浅支
Lesser occipital n. (C2)
枕小神经(C2)
Great auricular n. (C2, 3)
耳大神经(C2, 3)
Transverse cervical n. (C2, 3)
颈横神经(C2, 3)
Supraclavicular nn. (C3, 4)
锁骨上神经(C3, 4)
Trigeminal n. (CN V)
三叉神经
Ophthalmic n. (CN $V_1$)
眼神经
Maxillary n. (CN $V_2$)
上颌神经
Mandibular n. (CN $V_3$)
下颌神经
Posterior rami of cervical spinal nn.
颈神经后支
Note: Auricular branch of vagus n. to external acoustic meatus and small area on posteromedial surface of auricle and concha via facial n.
注：迷走神经耳支经面神经至外耳道及耳廓和耳甲后内侧小部分区域
Superficial branches from cervical plexus
颈丛浅支

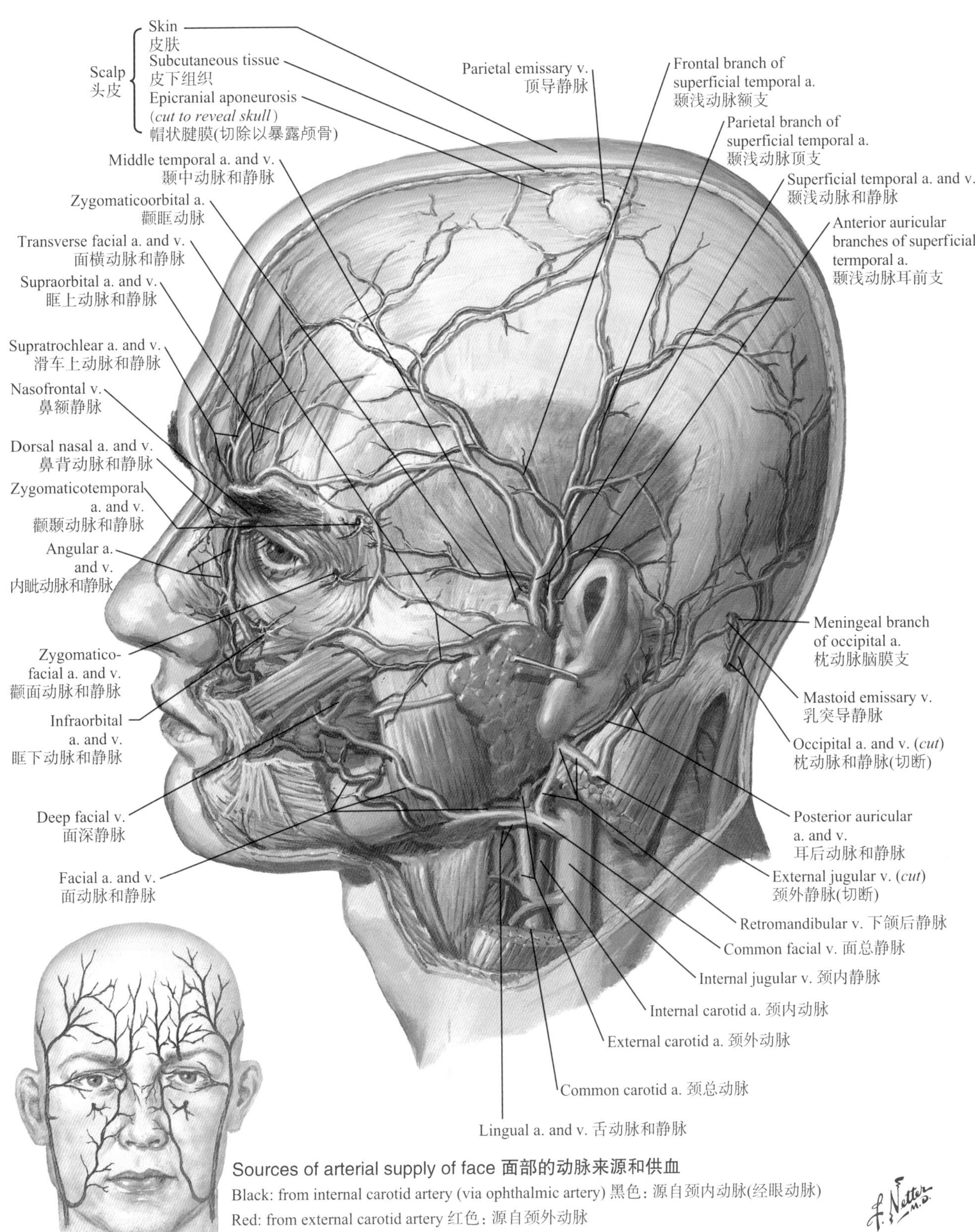


Sources of arterial supply of face 面部的动脉来源和供血

Black: from internal carotid artery (via ophthalmic artery) 黑色：源自颈内动脉(经眼动脉)

Red: from external carotid artery 红色：源自颈外动脉

参见图 27

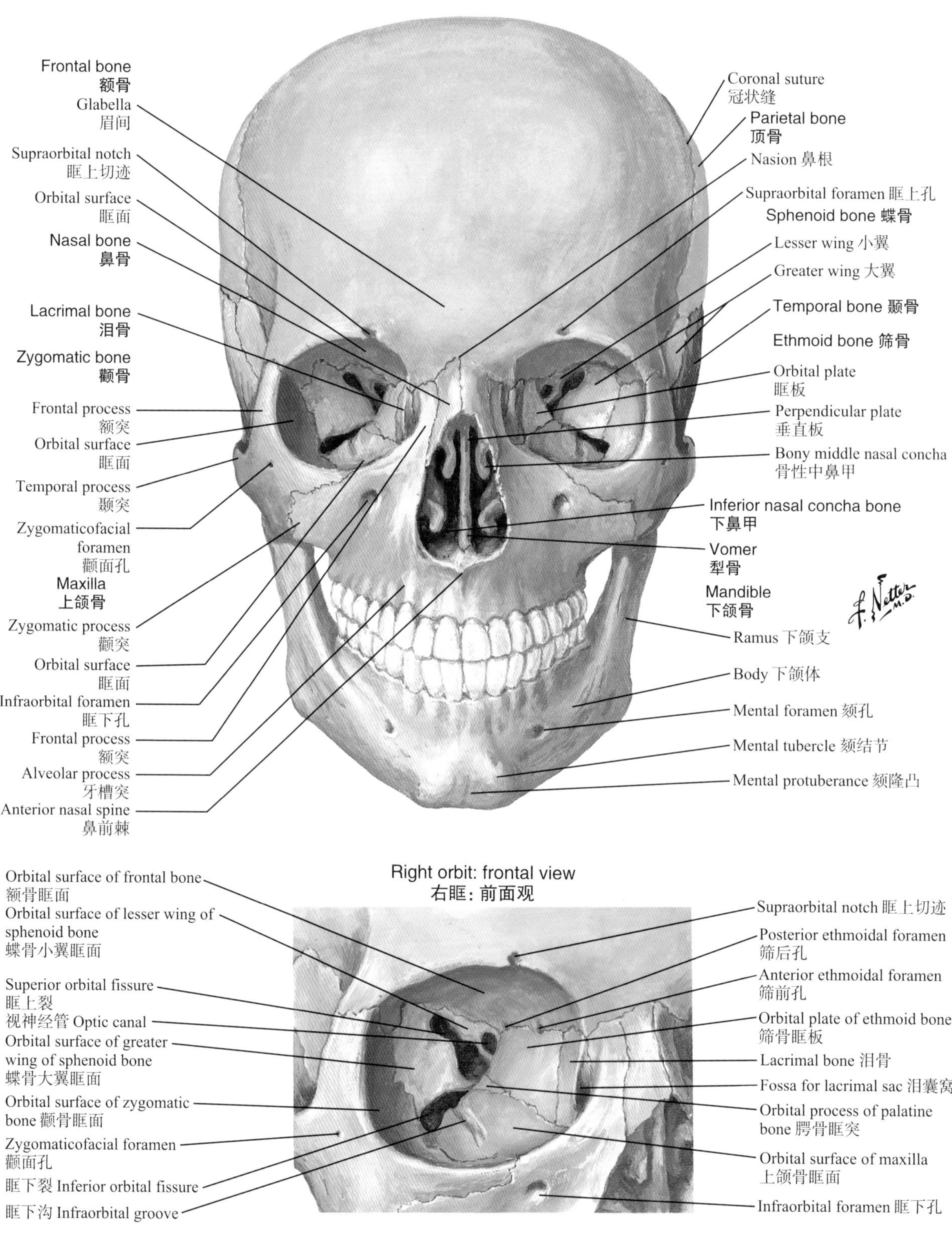
Frontal bone
额骨
Glabella
眉间
Supraorbital notch
眶上切迹
Orbital surface
眶面
Nasal bone
鼻骨
Lacrimal bone
泪骨
Zygomatic bone
颧骨
Frontal process
额突
Orbital surface
眶面
Temporal process
颞突
Zygomaticofacial foramen
颧面孔
Maxilla
上颌骨
Zygomatic process
颧突
Orbital surface
眶面
Infraorbital foramen
眶下孔
Frontal process
额突
Alveolar process
牙槽突
Anterior nasal spine
鼻前棘
Coronal suture
冠状缝
Parietal bone
顶骨
Nasion 鼻根
Supraorbital foramen 眶上孔
Sphenoid bone 蝶骨
Lesser wing 小翼
Greater wing 大翼
Temporal bone 颞骨
Ethmoid bone 筛骨
Orbital plate
眶板
Perpendicular plate
垂直板
Bony middle nasal concha
骨性中鼻甲
Inferior nasal concha bone
下鼻甲
Vomer
犁骨
Mandible
下颌骨
Ramus 下颌支
Body 下颌体
Mental foramen 颏孔
Mental tubercle 颏结节
Mental protuberance 颏隆凸
Right orbit: frontal view
右眶：前面观
Orbital surface of frontal bone
额骨眶面
Orbital surface of lesser wing of sphenoid bone
蝶骨小翼眶面
Superior orbital fissure
眶上裂
视神经管 Optic canal
Orbital surface of greater wing of sphenoid bone
蝶骨大翼眶面
Orbital surface of zygomatic bone 颧骨眶面
Zygomaticofacial foramen
颧面孔
眶下裂 Inferior orbital fissure
眶下沟 Infraorbital groove
Supraorbital notch 眶上切迹
Posterior ethmoidal foramen
筛后孔
Anterior ethmoidal foramen
筛前孔
Orbital plate of ethmoid bone
筛骨眶板
Lacrimal bone 泪骨
Fossa for lacrimal sac 泪囊窝
Orbital process of palatine bone 腭骨眶突
Orbital surface of maxilla
上颌骨眶面
Infraorbital foramen 眶下孔

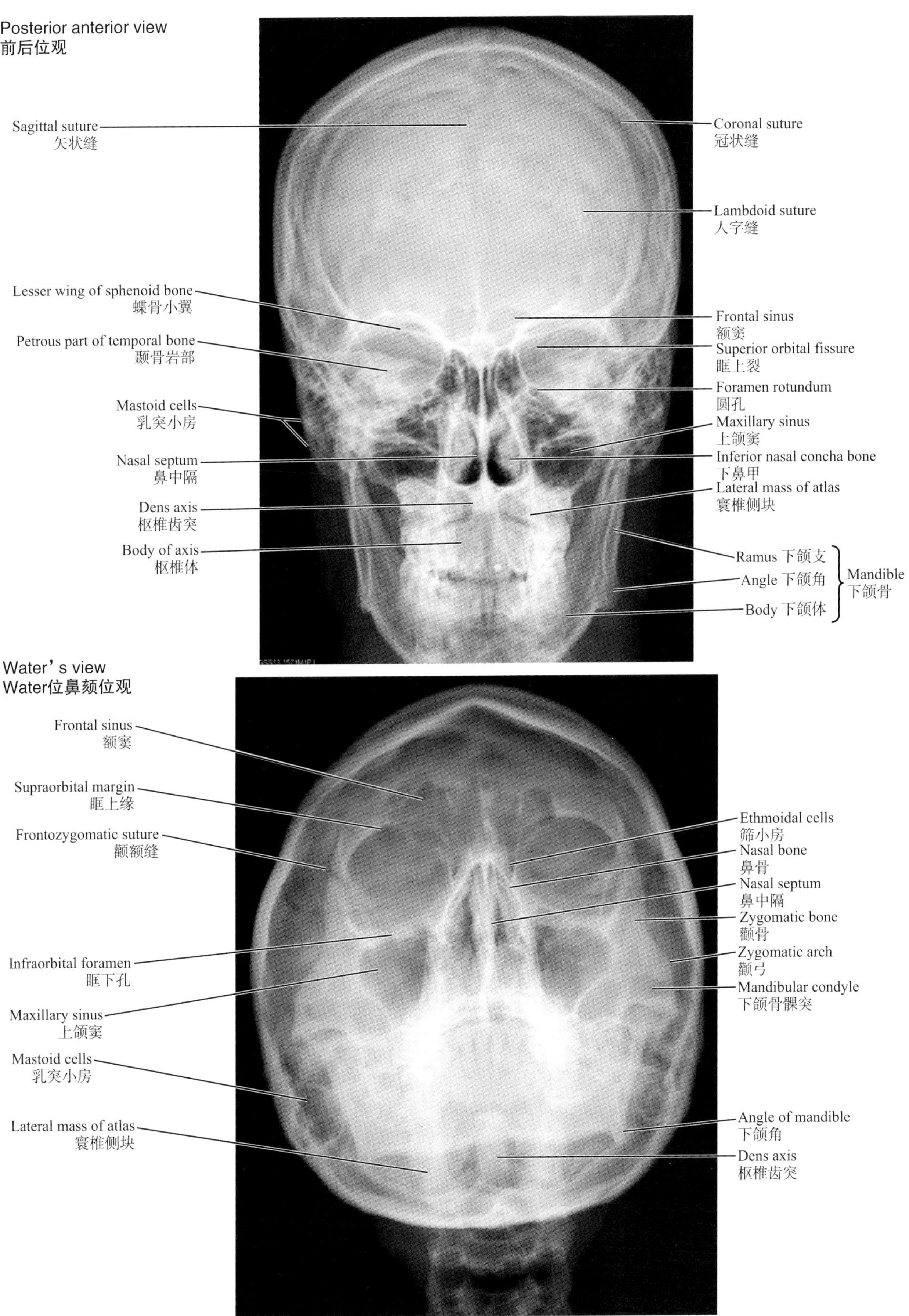
Posterior anterior view
前后位观
Sagittal suture
矢状缝
Coronal suture
冠状缝
Lambdoid suture
人字缝
Lesser wing of sphenoid bone
蝶骨小翼
Petrous part of temporal bone
颞骨岩部
Mastoid cells
乳突小房
Nasal septum
鼻中隔
Dens axis
枢椎齿突
Body of axis
枢椎体
Frontal sinus
额窦
Superior orbital fissure
眶上裂
Foramen rotundum
圆孔
Maxillary sinus
上颌窦
Inferior nasal concha bone
下鼻甲
Lateral mass of atlas
寰椎侧块
Ramus 下颌支
Angle 下颌角
Body 下颌体
Mandible
下颌骨
Water' s view
Water位鼻颏位观
Frontal sinus
额窦
Supraorbital margin
眶上缘
Frontozygomatic suture
颧额缝
Infraorbital foramen
眶下孔
Maxillary sinus
上颌窦
Mastoid cells
乳突小房
Lateral mass of atlas
寰椎侧块
Ethmoidal cells
筛小房
Nasal bone
鼻骨
Nasal septum
鼻中隔
Zygomatic bone
颧骨
Zygomatic arch
颧弓
Mandibular condyle
下颌骨髁突
Angle of mandible
下颌角
Dens axis
枢椎齿突

图26

参见图 28，29，36

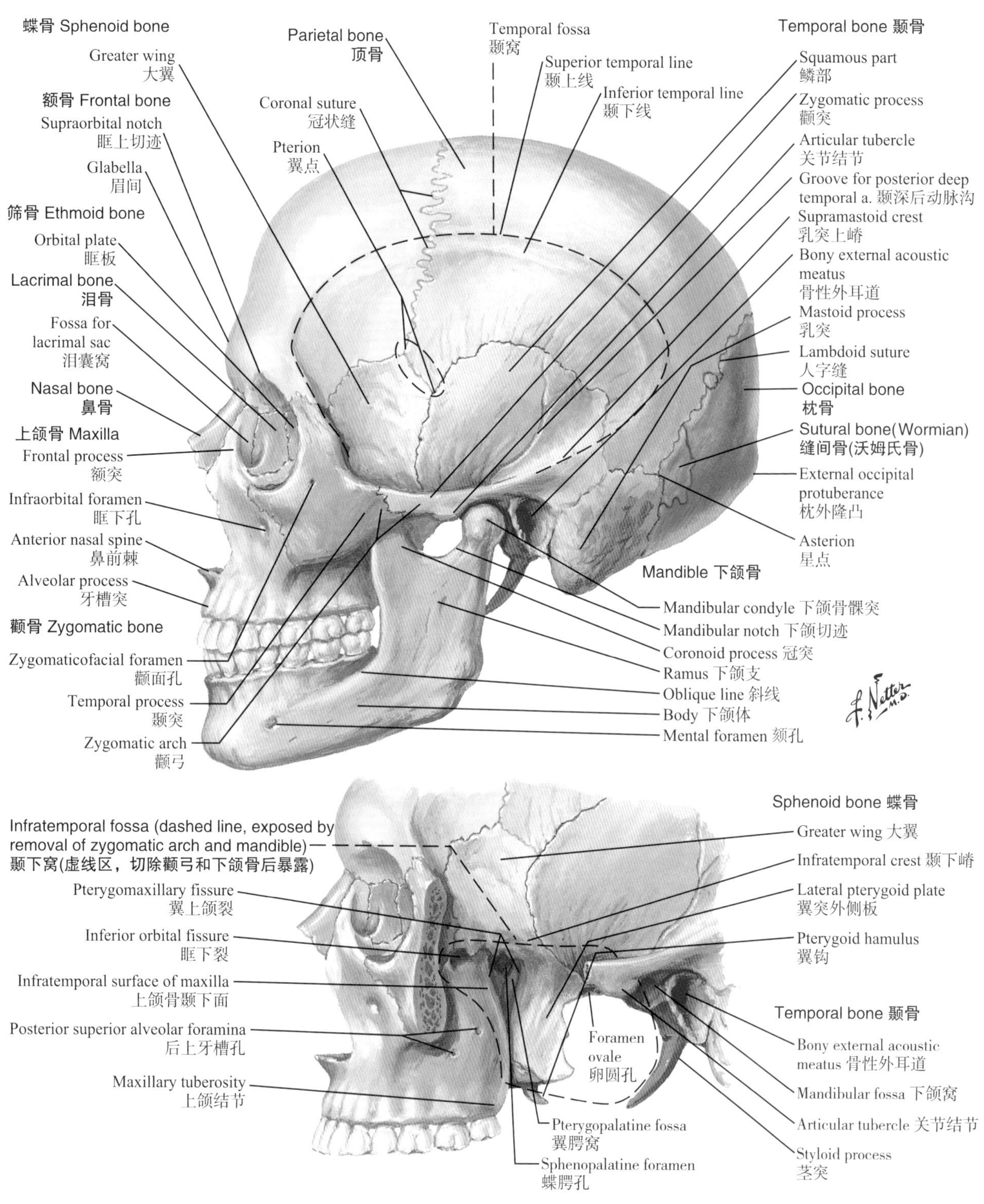
蝶骨 Sphenoid bone
Greater wing 大翼
额骨 Frontal bone
Supraorbital notch 眶上切迹
Glabella 眉间
筛骨 Ethmoid bone
Orbital plate 眶板
Lacrimal bone 泪骨
Fossa for lacrimal sac 泪囊窝
Nasal bone 鼻骨
上颌骨 Maxilla
Frontal process 额突
Infraorbital foramen 眶下孔
Anterior nasal spine 鼻前棘
Alveolar process 牙槽突
颧骨 Zygomatic bone
Zygomaticofacial foramen 颧面孔
Temporal process 颞突
Zygomatic arch 颧弓
Parietal bone 顶骨
Coronal suture 冠状缝
Pterion 翼点
Temporal fossa 颞窝
Superior temporal line 颞上线
Inferior temporal line 颞下线
Temporal bone 颞骨
Squamous part 鳞部
Zygomatic process 颧突
Articular tubercle 关节结节
Groove for posterior deep temporal a. 颞深后动脉沟
Supramastoid crest 乳突上嵴
Bony external acoustic meatus 骨性外耳道
Mastoid process 乳突
Lambdoid suture 人字缝
Occipital bone 枕骨
Sutural bone(Wormian) 缝间骨(沃姆氏骨)
External occipital protuberance 枕外隆凸
Asterion 星点
Mandible 下颌骨
Mandibular condyle 下颌骨髁突
Mandibular notch 下颌切迹
Coronoid process 冠突
Ramus 下颌支
Oblique line 斜线
Body 下颌体
Mental foramen 颏孔
Infratemporal fossa (dashed line, exposed by removal of zygomatic arch and mandible)
颞下窝(虚线区，切除颧弓和下颌骨后暴露)
Pterygomaxillary fissure 翼上颌裂
Inferior orbital fissure 眶下裂
Infratemporal surface of maxilla 上颌骨颞下面
Posterior superior alveolar foramina 后上牙槽孔
Maxillary tuberosity 上颌结节
Foramen ovale 卵圆孔
Pterygopalatine fossa 翼腭窝
Sphenopalatine foramen 蝶腭孔
Sphenoid bone 蝶骨
Greater wing 大翼
Infratemporal crest 颞下嵴
Lateral pterygoid plate 翼突外侧板
Pterygoid hamulus 翼钩
Temporal bone 颞骨
Bony external acoustic meatus 骨性外耳道
Mandibular fossa 下颌窝
Articular tubercle 关节结节
Styloid process 茎突

参见图 29，附图 35

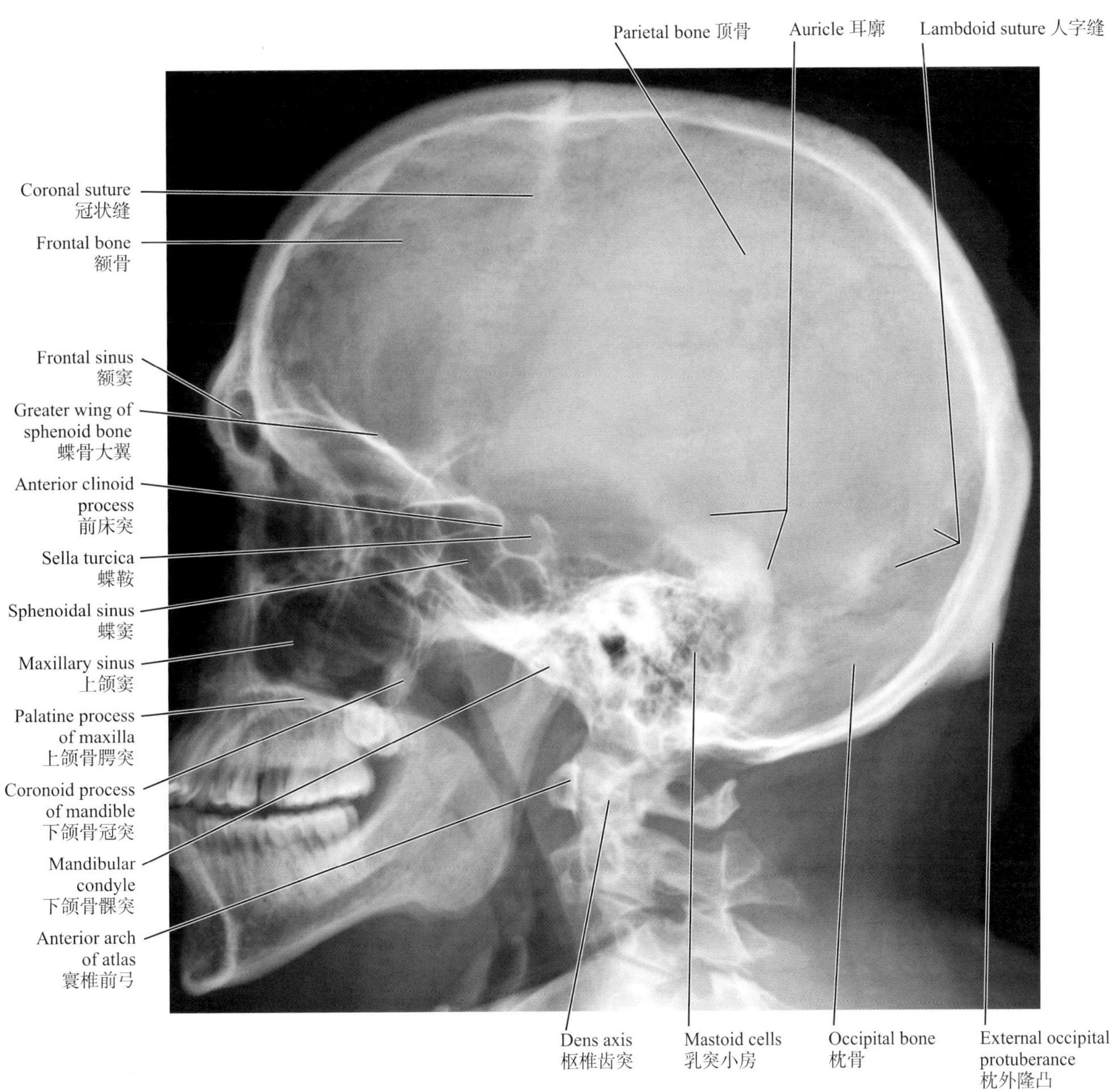


图 28

参见图 17，64

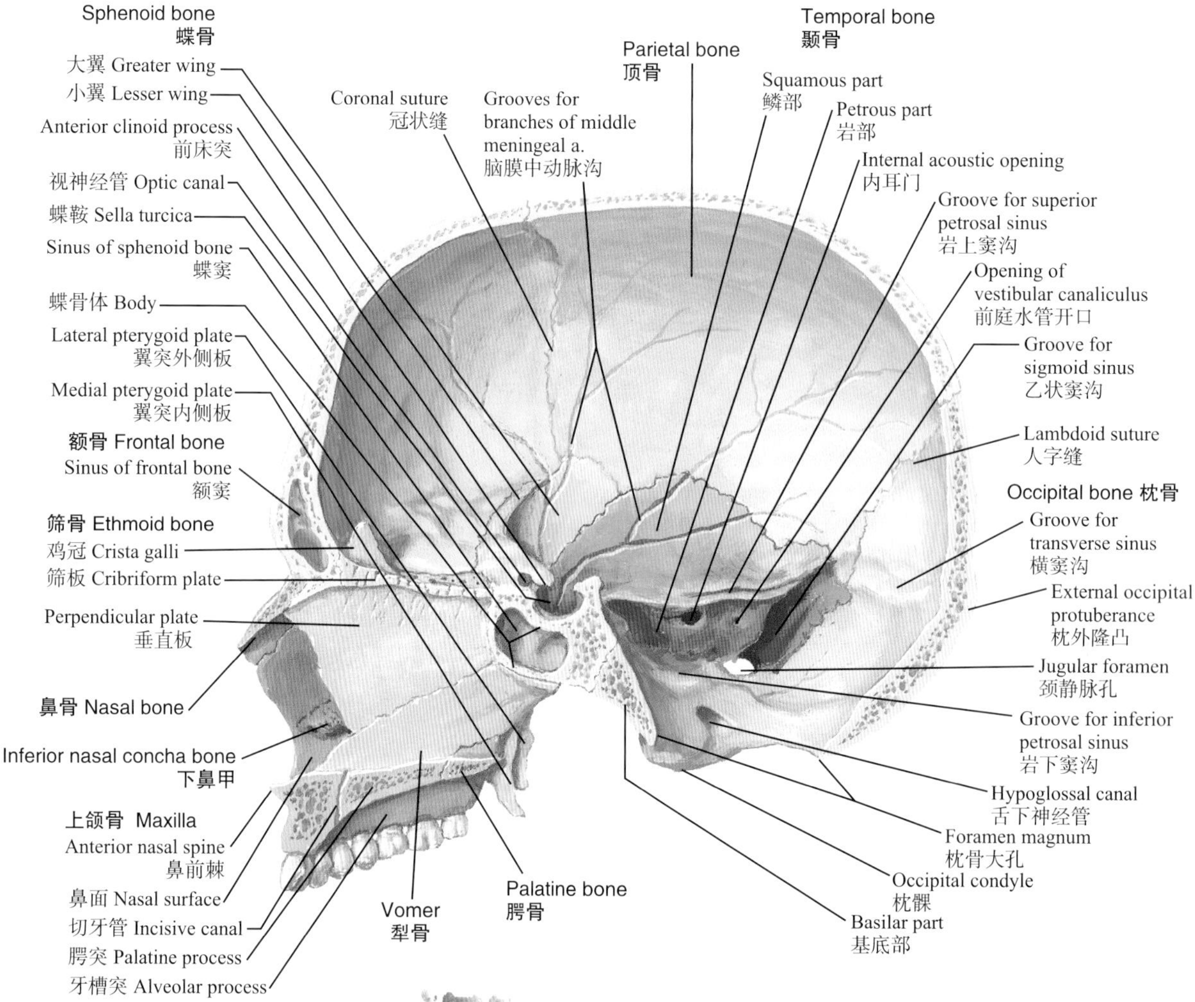

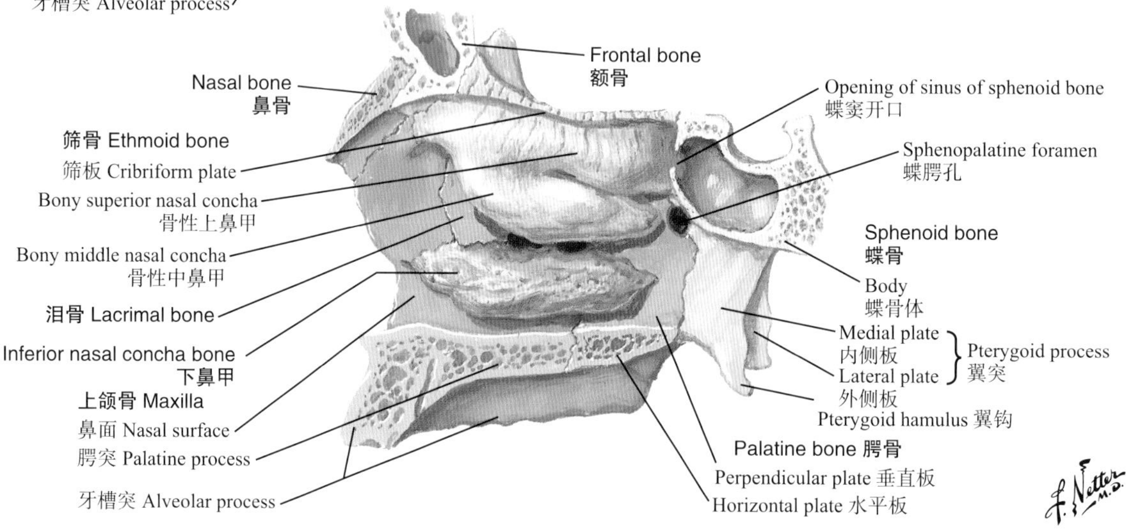

View of lateral nasal wall with nasal septum removed
鼻腔外侧壁观（移除鼻中隔）

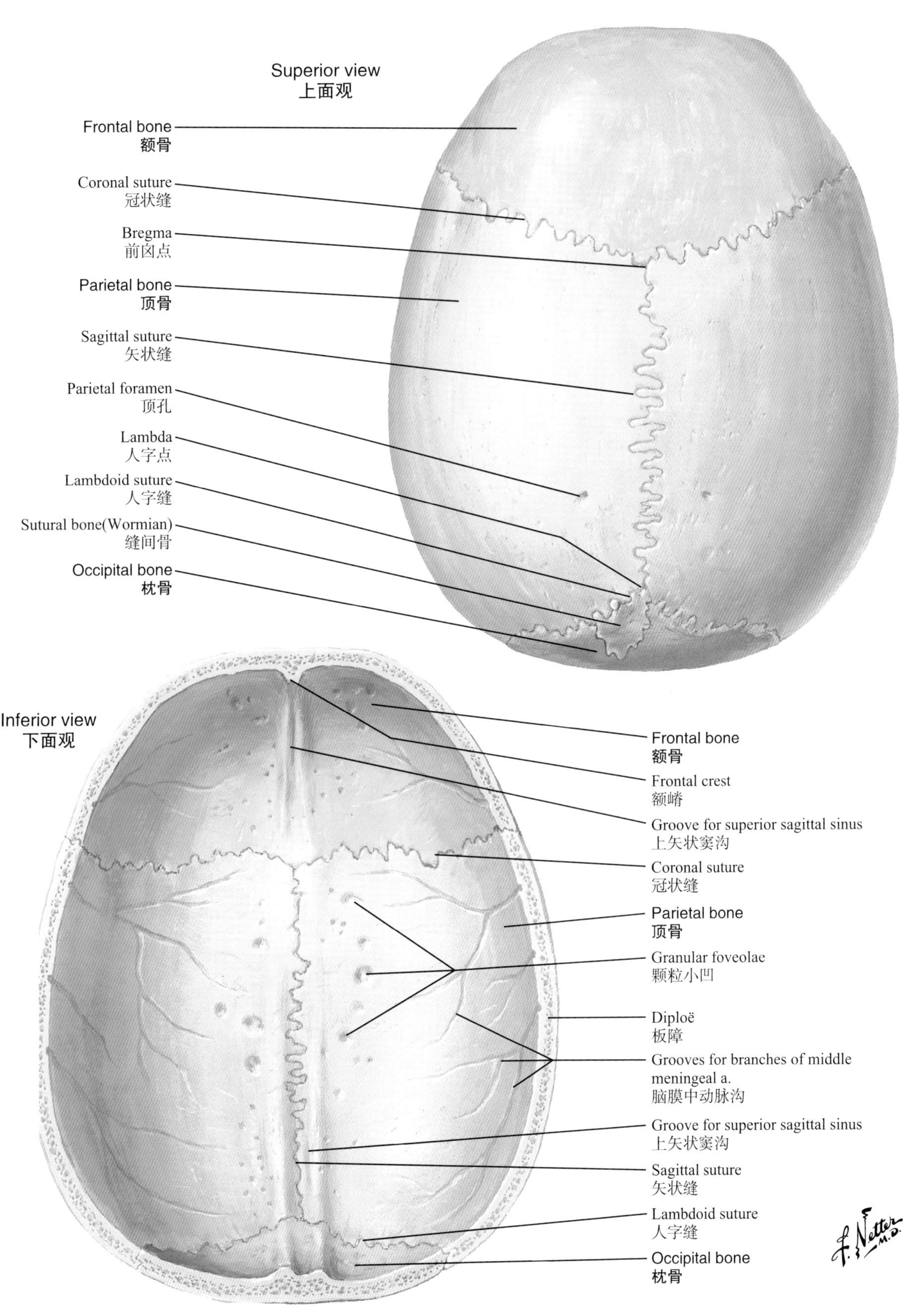
Superior view
上面观
Frontal bone
额骨
Coronal suture
冠状缝
Bregma
前囟点
Parietal bone
顶骨
Sagittal suture
矢状缝
Parietal foramen
顶孔
Lambda
人字点
Lambdoid suture
人字缝
Sutural bone(Wormian)
缝间骨
Occipital bone
枕骨
Inferior view
下面观
Frontal bone
额骨
Frontal crest
额嵴
Groove for superior sagittal sinus
上矢状窦沟
Coronal suture
冠状缝
Parietal bone
顶骨
Granular foveolae
颗粒小凹
Diploë
板障
Grooves for branches of middle meningeal a.
脑膜中动脉沟
Groove for superior sagittal sinus
上矢状窦沟
Sagittal suture
矢状缝
Lambdoid suture
人字缝
Occipital bone
枕骨

# 颅底：下面观

参见图 33

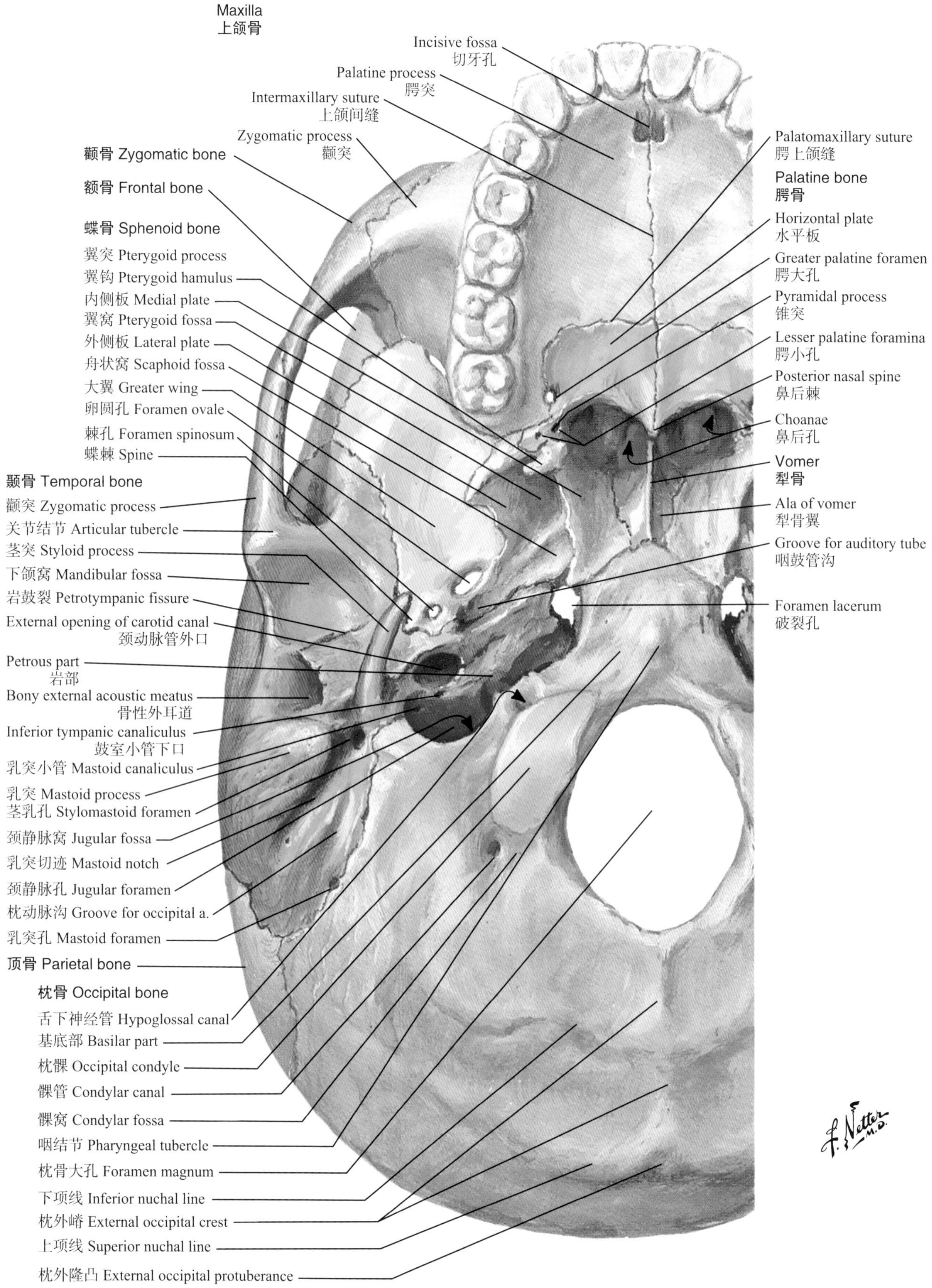

Maxilla
上颌骨
Incisive fossa
切牙孔
Palatine process
腭突
Intermaxillary suture
上颌间缝
Zygomatic process
颧突
颧骨 Zygomatic bone
额骨 Frontal bone
蝶骨 Sphenoid bone
翼突 Pterygoid process
翼钩 Pterygoid hamulus
内侧板 Medial plate
翼窝 Pterygoid fossa
外侧板 Lateral plate
舟状窝 Scaphoid fossa
大翼 Greater wing
卵圆孔 Foramen ovale
棘孔 Foramen spinosum
蝶棘 Spine
颞骨 Temporal bone
颧突 Zygomatic process
关节结节 Articular tubercle
茎突 Styloid process
下颌窝 Mandibular fossa
岩鼓裂 Petrotympanic fissure
External opening of carotid canal
颈动脉管外口
Petrous part
岩部
Bony external acoustic meatus
骨性外耳道
Inferior tympanic canaliculus
鼓室小管下口
乳突小管 Mastoid canaliculus
乳突 Mastoid process
茎乳孔 Stylomastoid foramen
颈静脉窝 Jugular fossa
乳突切迹 Mastoid notch
颈静脉孔 Jugular foramen
枕动脉沟 Groove for occipital a.
乳突孔 Mastoid foramen
顶骨 Parietal bone
枕骨 Occipital bone
舌下神经管 Hypoglossal canal
基底部 Basilar part
枕髁 Occipital condyle
髁管 Condylar canal
髁窝 Condylar fossa
咽结节 Pharyngeal tubercle
枕骨大孔 Foramen magnum
下项线 Inferior nuchal line
枕外嵴 External occipital crest
上项线 Superior nuchal line
枕外隆凸 External occipital protuberance
Palatomaxillary suture
腭上颌缝
Palatine bone
腭骨
Horizontal plate
水平板
Greater palatine foramen
腭大孔
Pyramidal process
锥突
Lesser palatine foramina
腭小孔
Posterior nasal spine
鼻后棘
Choanae
鼻后孔
Vomer
犁骨
Ala of vomer
犁骨翼
Groove for auditory tube
咽鼓管沟
Foramen lacerum
破裂孔
F. Netter M.D.

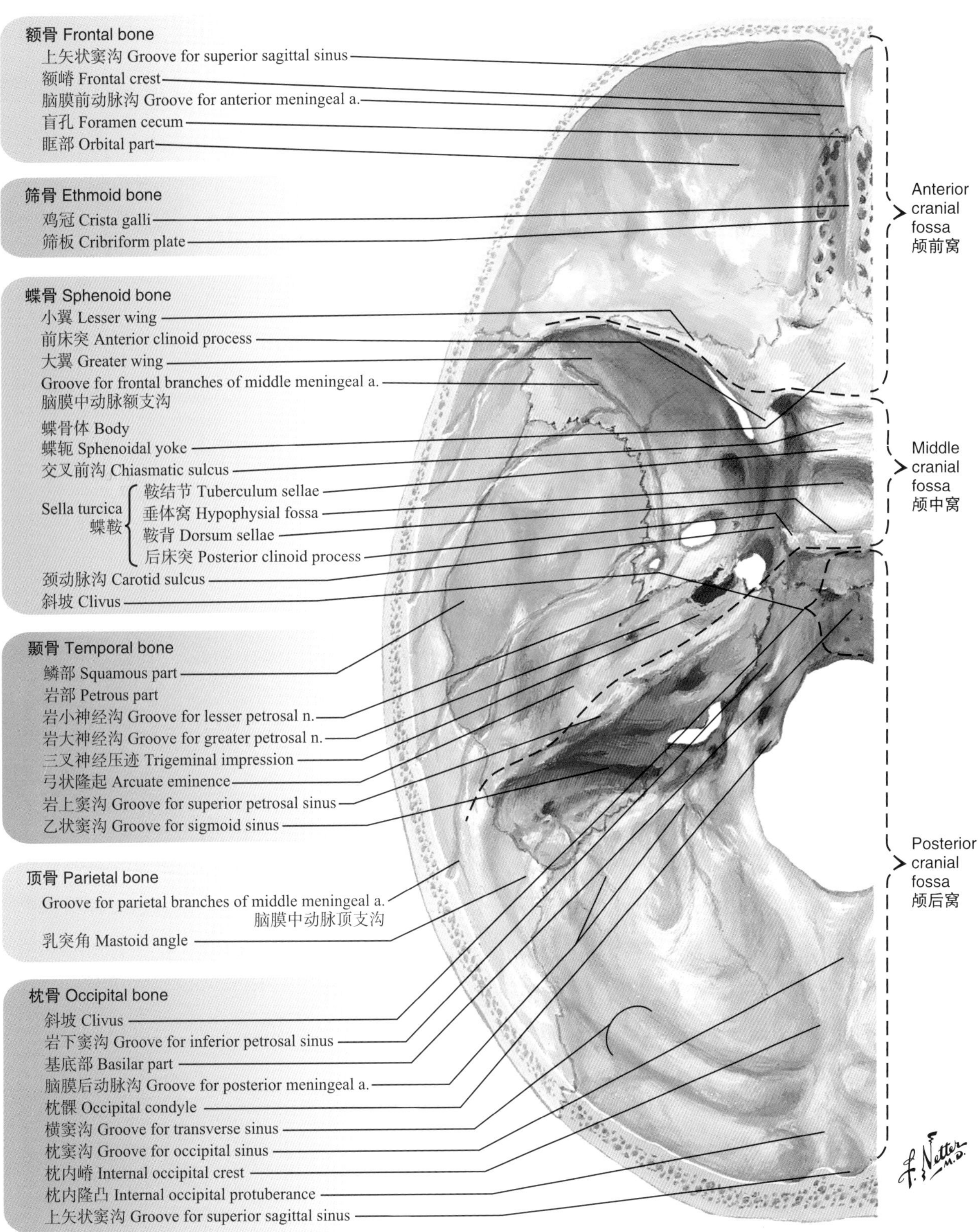
额骨 Frontal bone
上矢状窦沟 Groove for superior sagittal sinus
额嵴 Frontal crest
脑膜前动脉沟 Groove for anterior meningeal a.
盲孔 Foramen cecum
眶部 Orbital part
筛骨 Ethmoid bone
鸡冠 Crista galli
筛板 Cribriform plate
蝶骨 Sphenoid bone
小翼 Lesser wing
前床突 Anterior clinoid process
大翼 Greater wing
Groove for frontal branches of middle meningeal a.
脑膜中动脉额支沟
蝶骨体 Body
蝶轭 Sphenoidal yoke
交叉前沟 Chiasmatic sulcus
Sella turcica
蝶鞍
鞍结节 Tuberculum sellae
垂体窝 Hypophysial fossa
鞍背 Dorsum sellae
后床突 Posterior clinoid process
颈动脉沟 Carotid sulcus
斜坡 Clivus
颞骨 Temporal bone
鳞部 Squamous part
岩部 Petrous part
岩小神经沟 Groove for lesser petrosal n.
岩大神经沟 Groove for greater petrosal n.
三叉神经压迹 Trigeminal impression
弓状隆起 Arcuate eminence
岩上窦沟 Groove for superior petrosal sinus
乙状窦沟 Groove for sigmoid sinus
顶骨 Parietal bone
Groove for parietal branches of middle meningeal a.
脑膜中动脉顶支沟
乳突角 Mastoid angle
枕骨 Occipital bone
斜坡 Clivus
岩下窦沟 Groove for inferior petrosal sinus
基底部 Basilar part
脑膜后动脉沟 Groove for posterior meningeal a.
枕髁 Occipital condyle
横窦沟 Groove for transverse sinus
枕窦沟 Groove for occipital sinus
枕内嵴 Internal occipital crest
枕内隆凸 Internal occipital protuberance
上矢状窦沟 Groove for superior sagittal sinus
Anterior cranial fossa
颅前窝
Middle cranial fossa
颅中窝
Posterior cranial fossa
颅后窝
F. Netter M.D.

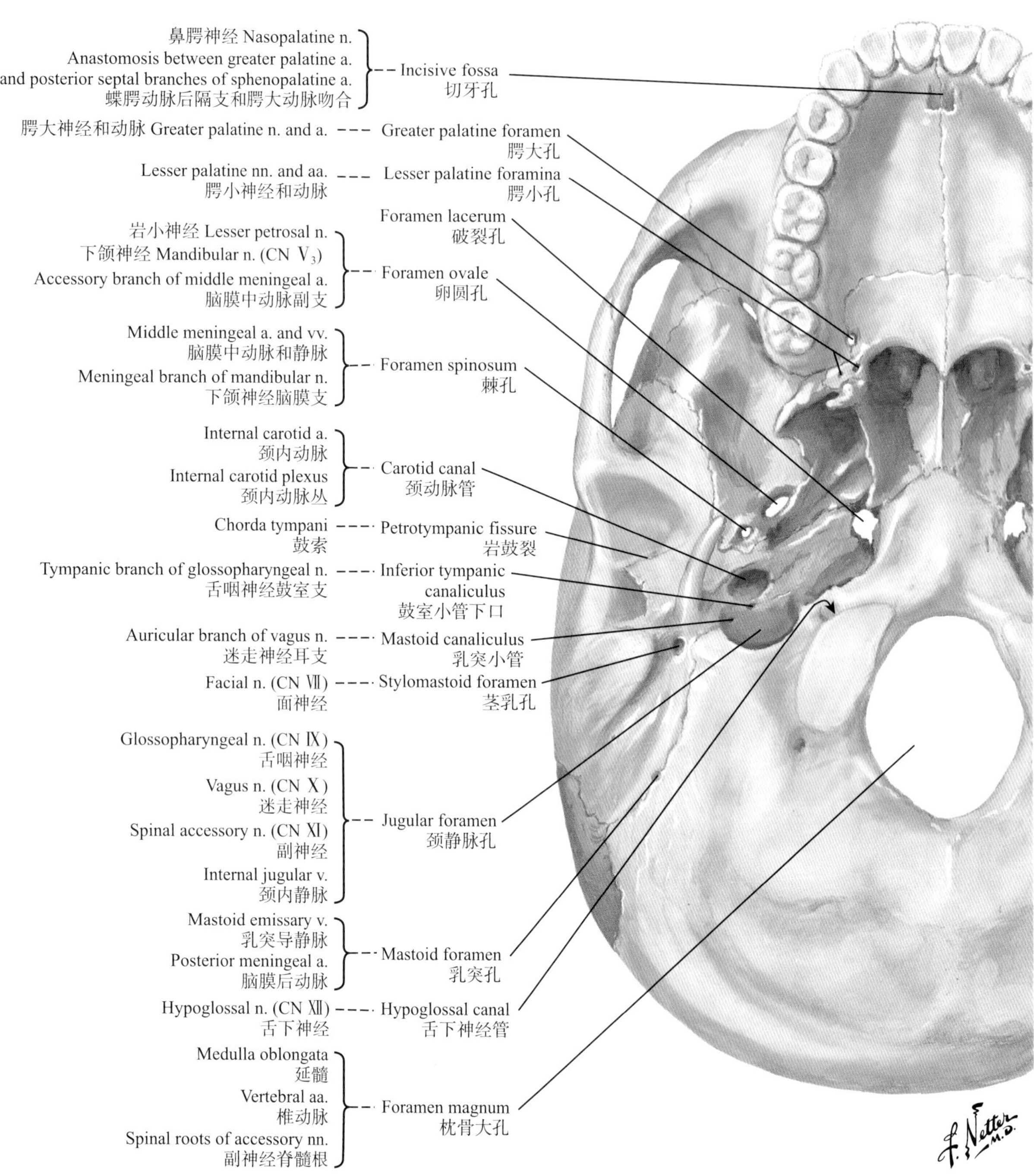
鼻腭神经 Nasopalatine n.
Anastomosis between greater palatine a. and posterior septal branches of sphenopalatine a.
蝶腭动脉后隔支和腭大动脉吻合
Incisive fossa
切牙孔
腭大神经和动脉 Greater palatine n. and a.
Greater palatine foramen
腭大孔
Lesser palatine nn. and aa.
腭小神经和动脉
Lesser palatine foramina
腭小孔
Foramen lacerum
破裂孔
岩小神经 Lesser petrosal n.
下颌神经 Mandibular n. (CN V3)
Accessory branch of middle meningeal a.
脑膜中动脉副支
Foramen ovale
卵圆孔
Middle meningeal a. and vv.
脑膜中动脉和静脉
Meningeal branch of mandibular n.
下颌神经脑膜支
Foramen spinosum
棘孔
Internal carotid a.
颈内动脉
Internal carotid plexus
颈内动脉丛
Carotid canal
颈动脉管
Chorda tympani
鼓索
Petrotympanic fissure
岩鼓裂
Tympanic branch of glossopharyngeal n.
舌咽神经鼓室支
Inferior tympanic canaliculus
鼓室小管下口
Auricular branch of vagus n.
迷走神经耳支
Mastoid canaliculus
乳突小管
Facial n. (CN Ⅶ)
面神经
Stylomastoid foramen
茎乳孔
Glossopharyngeal n. (CN Ⅸ)
舌咽神经
Vagus n. (CN Ⅹ)
迷走神经
Spinal accessory n. (CN Ⅺ)
副神经
Internal jugular v.
颈内静脉
Jugular foramen
颈静脉孔
Mastoid emissary v.
乳突导静脉
Posterior meningeal a.
脑膜后动脉
Mastoid foramen
乳突孔
Hypoglossal n. (CN Ⅻ)
舌下神经
Hypoglossal canal
舌下神经管
Medulla oblongata
延髓
Vertebral aa.
椎动脉
Spinal roots of accessory nn.
副神经脊髓根
Foramen magnum
枕骨大孔
F. Netter M.D.

参见图 32，131

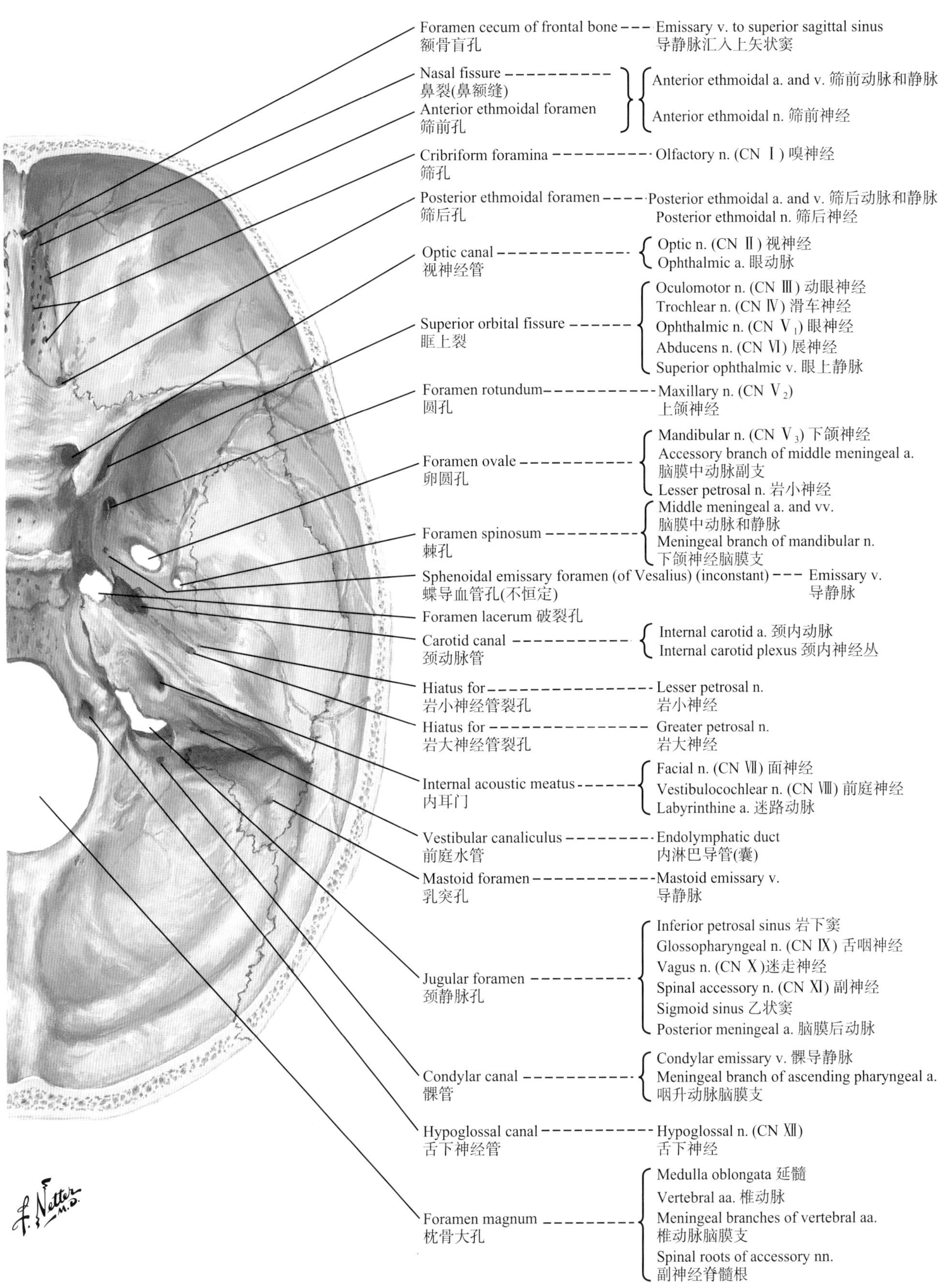


图 34

# 新生儿的颅

参见图 27，30，附图 16

Lateral view
侧面观

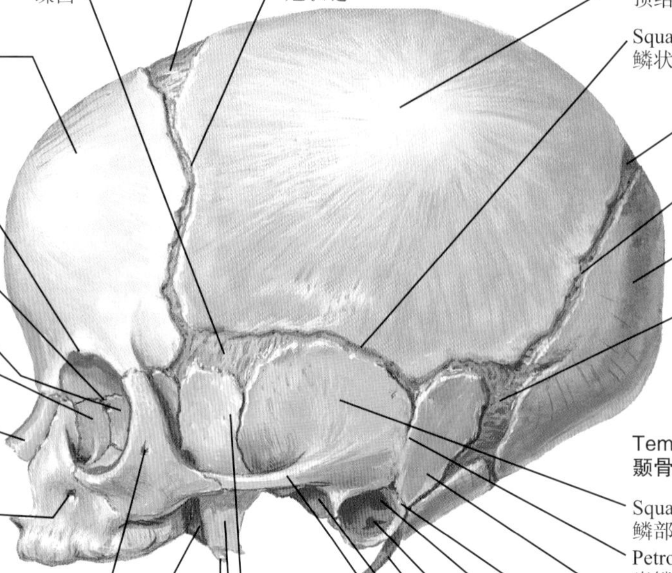


Superior view
上面观

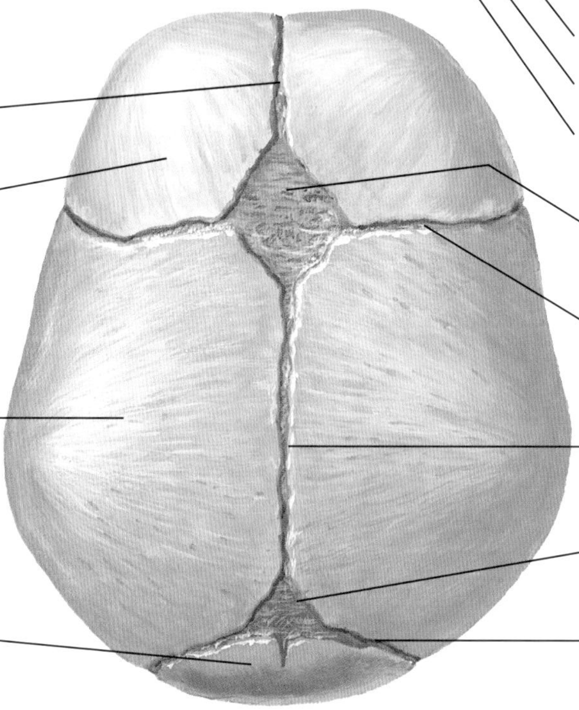

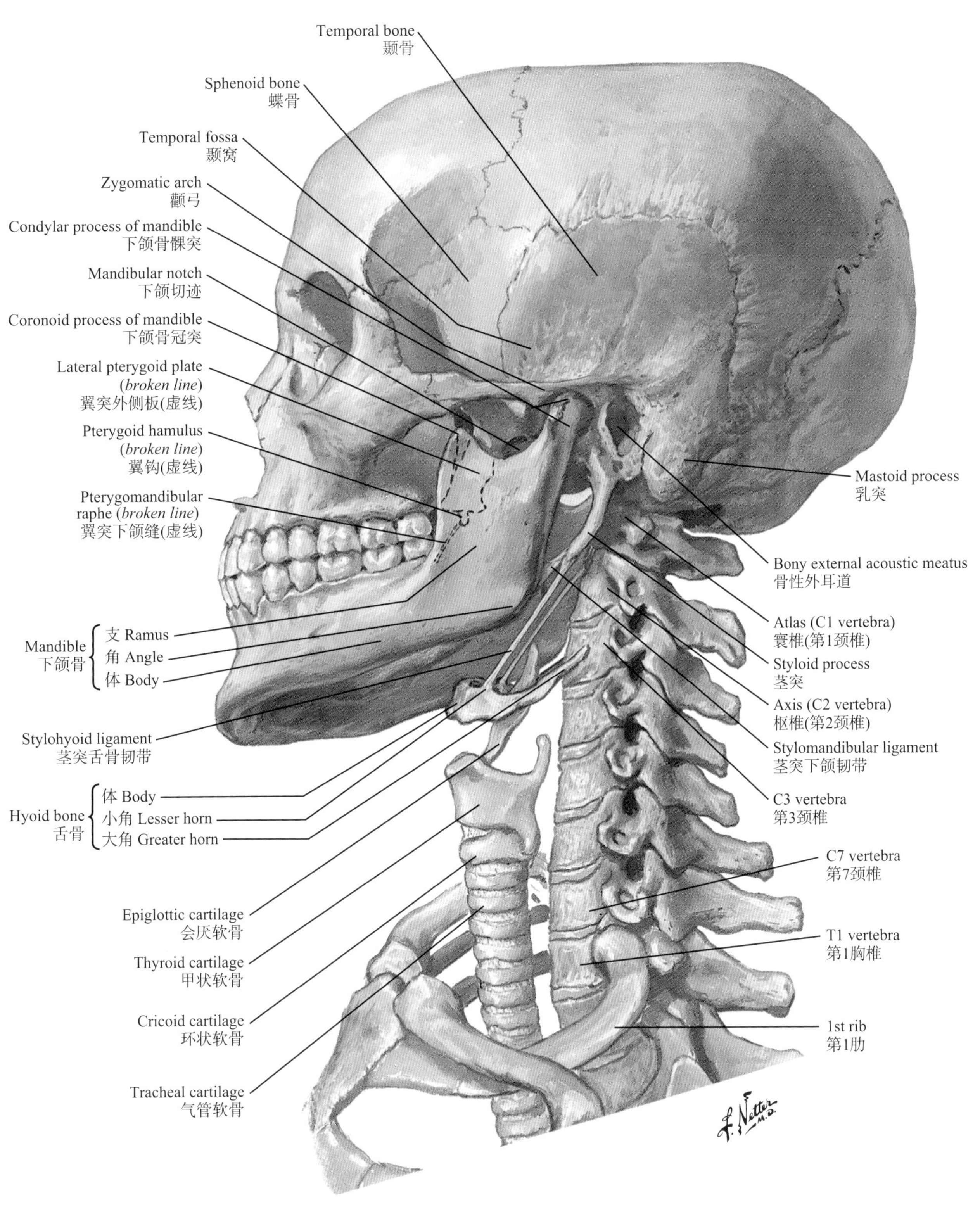
Temporal bone
颞骨
Sphenoid bone
蝶骨
Temporal fossa
颞窝
Zygomatic arch
颧弓
Condylar process of mandible
下颌骨髁突
Mandibular notch
下颌切迹
Coronoid process of mandible
下颌骨冠突
Lateral pterygoid plate (broken line)
翼突外侧板(虚线)
Pterygoid hamulus (broken line)
翼钩(虚线)
Pterygomandibular raphe (broken line)
翼突下颌缝(虚线)
Mandible 下颌骨
支 Ramus
角 Angle
体 Body
Stylohyoid ligament
茎突舌骨韧带
Hyoid bone 舌骨
体 Body
小角 Lesser horn
大角 Greater horn
Epiglottic cartilage
会厌软骨
Thyroid cartilage
甲状软骨
Cricoid cartilage
环状软骨
Tracheal cartilage
气管软骨
Mastoid process
乳突
Bony external acoustic meatus
骨性外耳道
Atlas (C1 vertebra)
寰椎(第1颈椎)
Styloid process
茎突
Axis (C2 vertebra)
枢椎(第2颈椎)
Stylomandibular ligament
茎突下颌韧带
C3 vertebra
第3颈椎
C7 vertebra
第7颈椎
T1 vertebra
第1胸椎
1st rib
第1肋
F. Netter M.D.

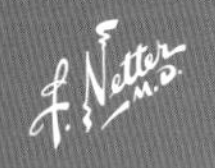

# 鼻的骨架和鼻旁窦

参见图 62,69,附图 22

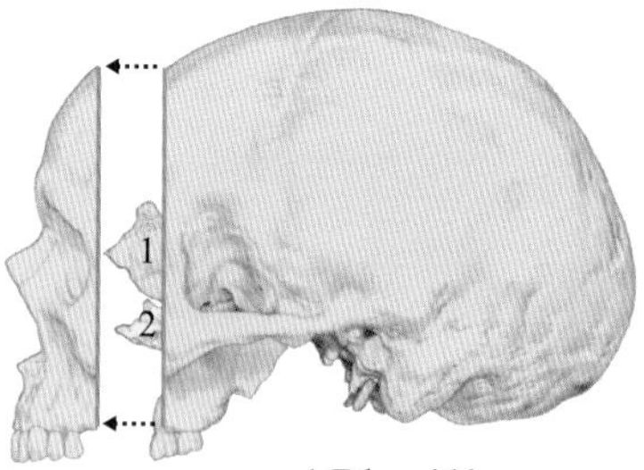

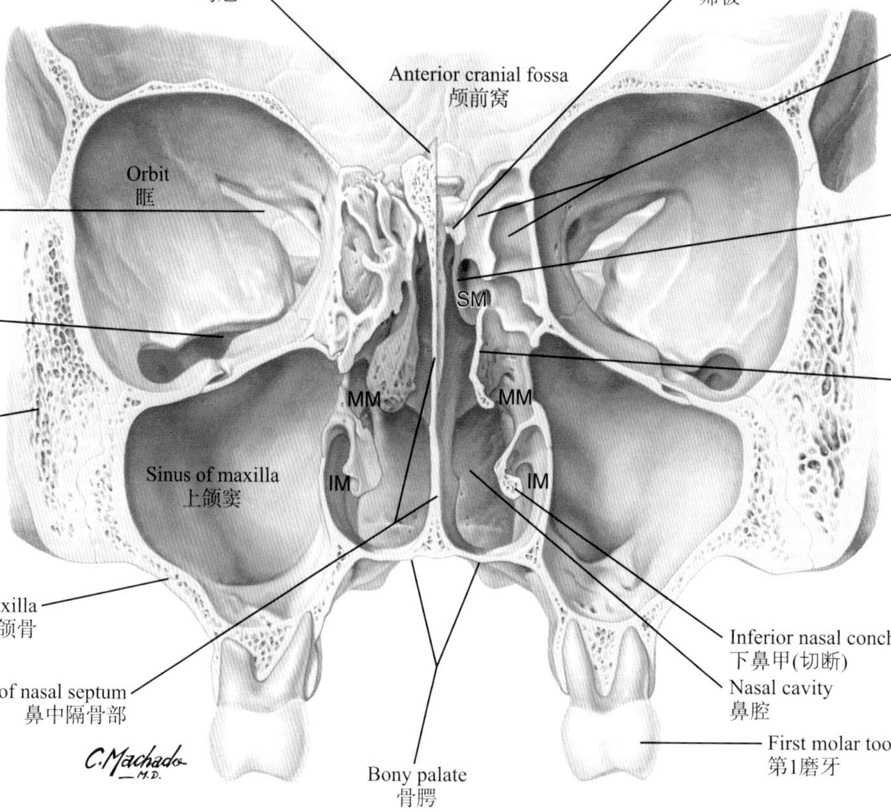

Plane of section
截面

1 Ethmoid bone
筛骨

2 Inferior nasal concha bone
下鼻甲

Crista galli
鸡冠

Cribriform plate
筛板

Ethmoidal cells
筛小房

Anterior cranial fossa
颅前窝

Orbit
眶

Superior orbital fissure
眶上裂

Bony superior nasal concha
骨性上鼻甲

SM

Inferior orbital fissure
眶下裂

Bony middle nasal concha (*cut*)
骨性中鼻甲(切断)

MM

MM

Zygomatic bone
颧骨

Sinus of maxilla
上颌窦

IM

IM

Maxilla
上颌骨

Inferior nasal concha bone (*cut*)
下鼻甲(切断)

Nasal cavity
鼻腔

Bony part of nasal septum
鼻中隔骨部

First molar tooth
第1磨牙

C.Machado M.D.

Bony palate
骨腭

Bony superior nasal concha
骨性上鼻甲

Bony middle nasal concha
骨性中鼻甲

Inferior nasal concha bone
下鼻甲

SM Superior nasal meatus
上鼻道

MM Middle nasal meatus
中鼻道

IM Inferior nasal meatus
下鼻道

参见图 64，66，附图 21

Posterior view
后面观

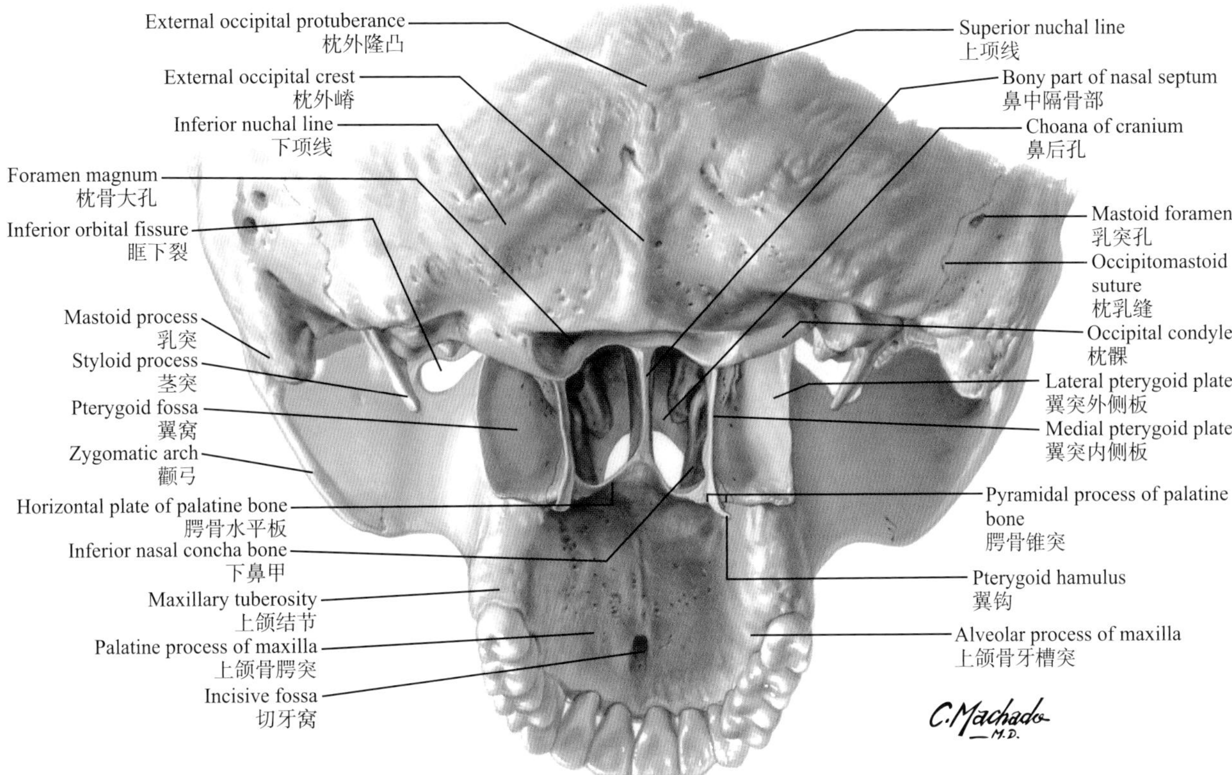


Lateral view
侧面观

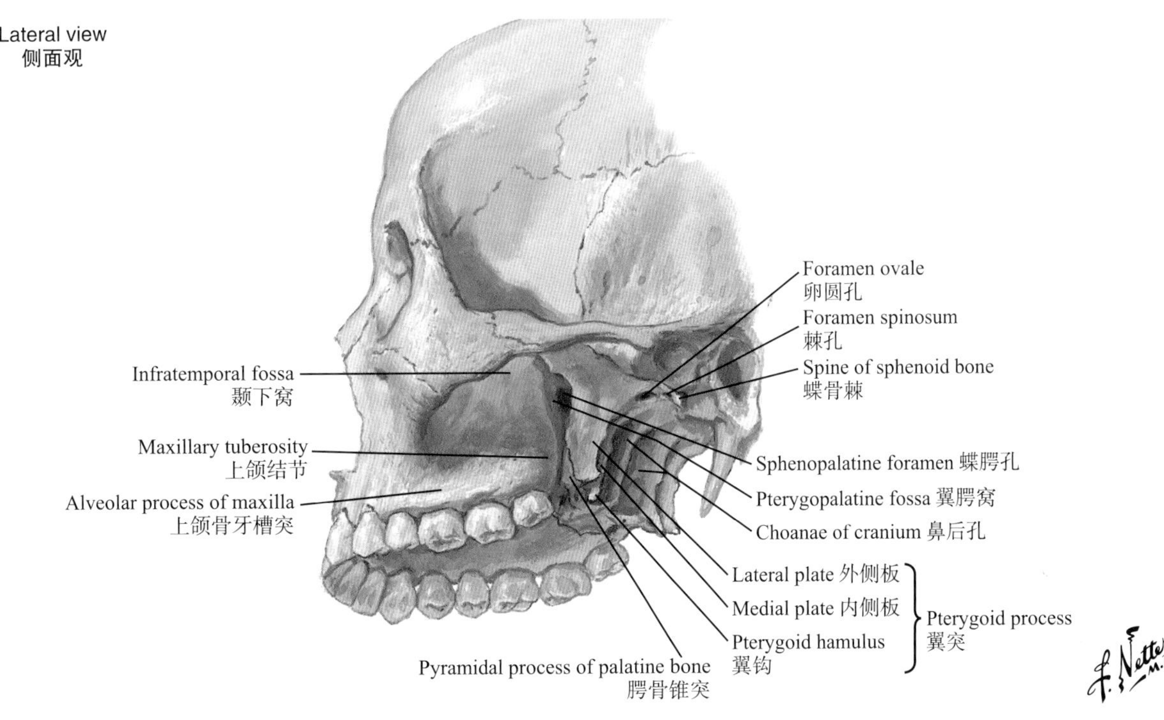

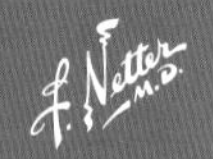

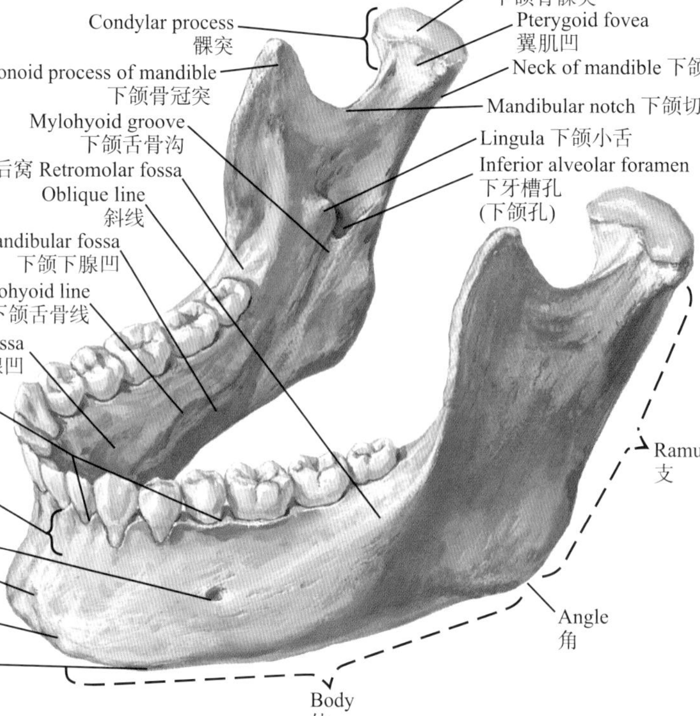

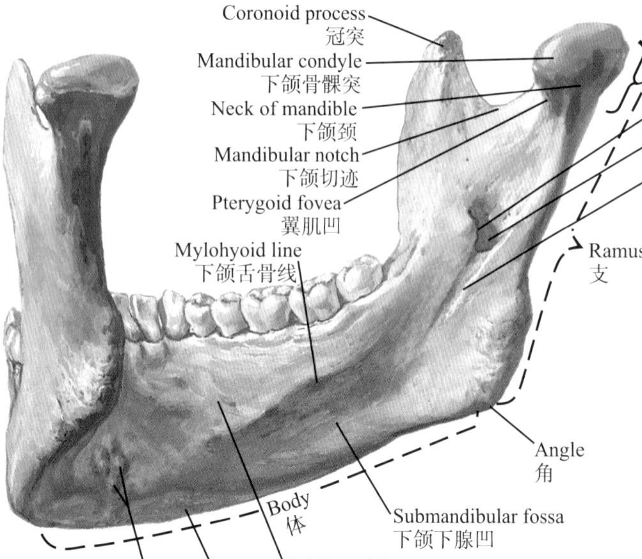

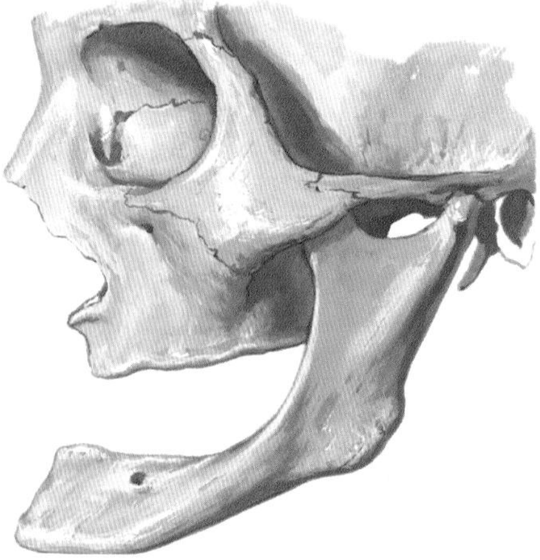

# 下颌骨

参见图 72，73



Mandible of aged, edentulous person
老年人无牙的下颌骨

参见图 85

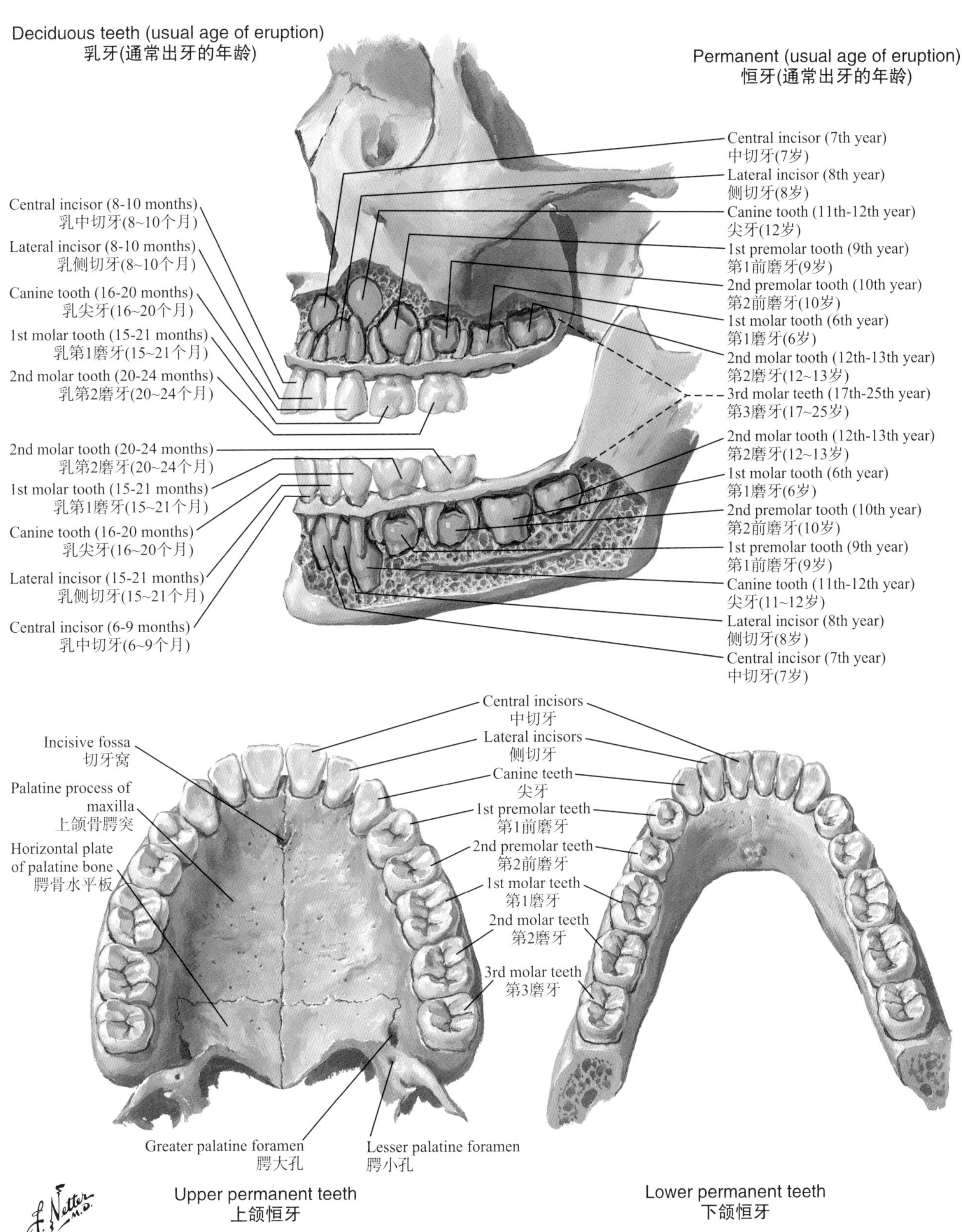


Upper permanent teeth
上颌恒牙

Lower permanent teeth
下颌恒牙

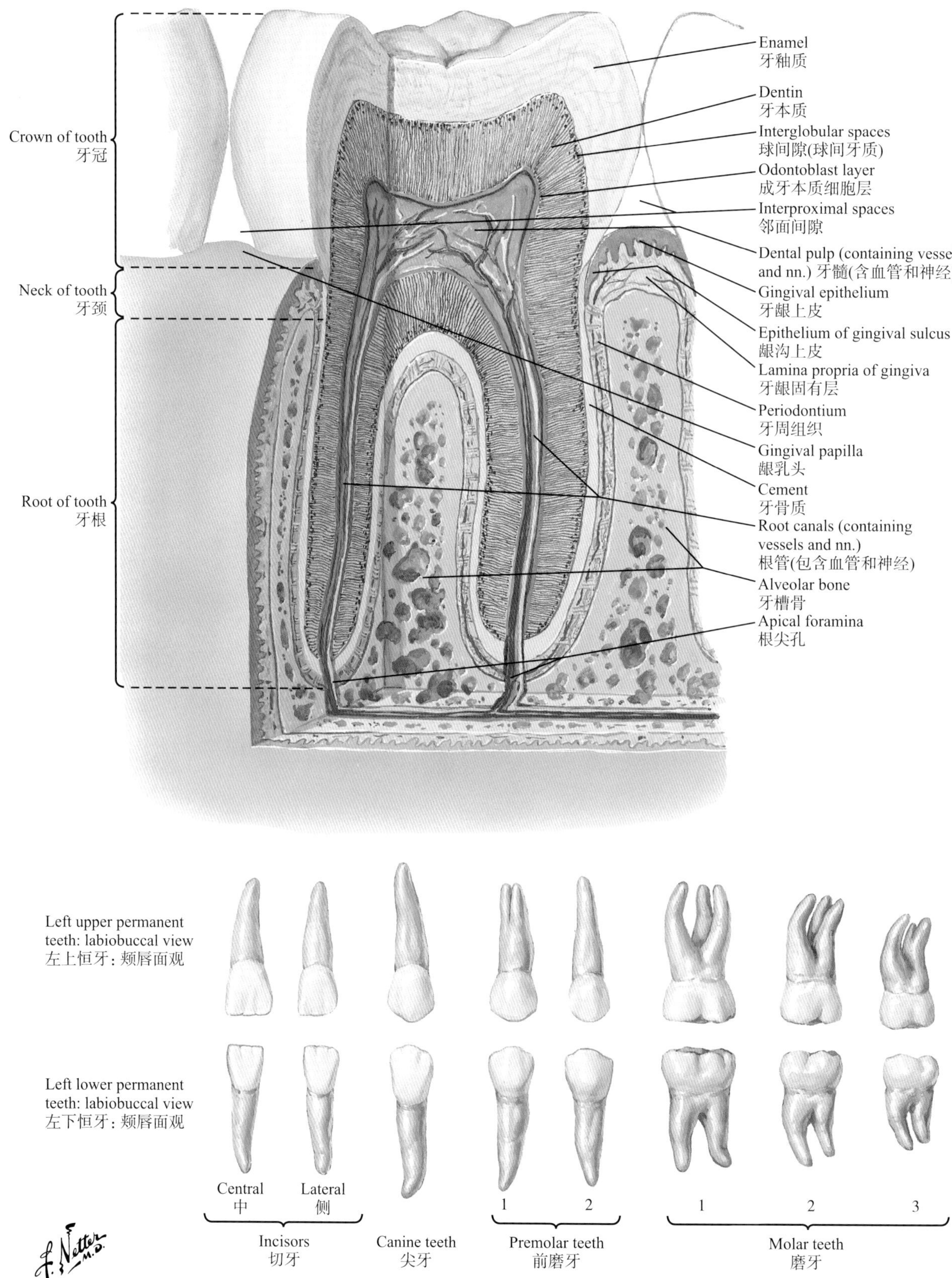
Enamel
牙釉质
Dentin
牙本质
Interglobular spaces
球间隙(球间牙质)
Odontoblast layer
成牙本质细胞层
Interproximal spaces
邻面间隙
Dental pulp (containing vessels and nn.) 牙髓(含血管和神经)
Gingival epithelium
牙龈上皮
Epithelium of gingival sulcus
龈沟上皮
Lamina propria of gingiva
牙龈固有层
Periodontium
牙周组织
Gingival papilla
龈乳头
Cement
牙骨质
Root canals (containing vessels and nn.)
根管(包含血管和神经)
Alveolar bone
牙槽骨
Apical foramina
根尖孔
Crown of tooth
牙冠
Neck of tooth
牙颈
Root of tooth
牙根
Left upper permanent teeth: labiobuccal view
左上恒牙：颊唇面观
Left lower permanent teeth: labiobuccal view
左下恒牙：颊唇面观
Central
中
Lateral
侧
Incisors
切牙
Canine teeth
尖牙
1
2
Premolar teeth
前磨牙
1
2
3
Molar teeth
磨牙

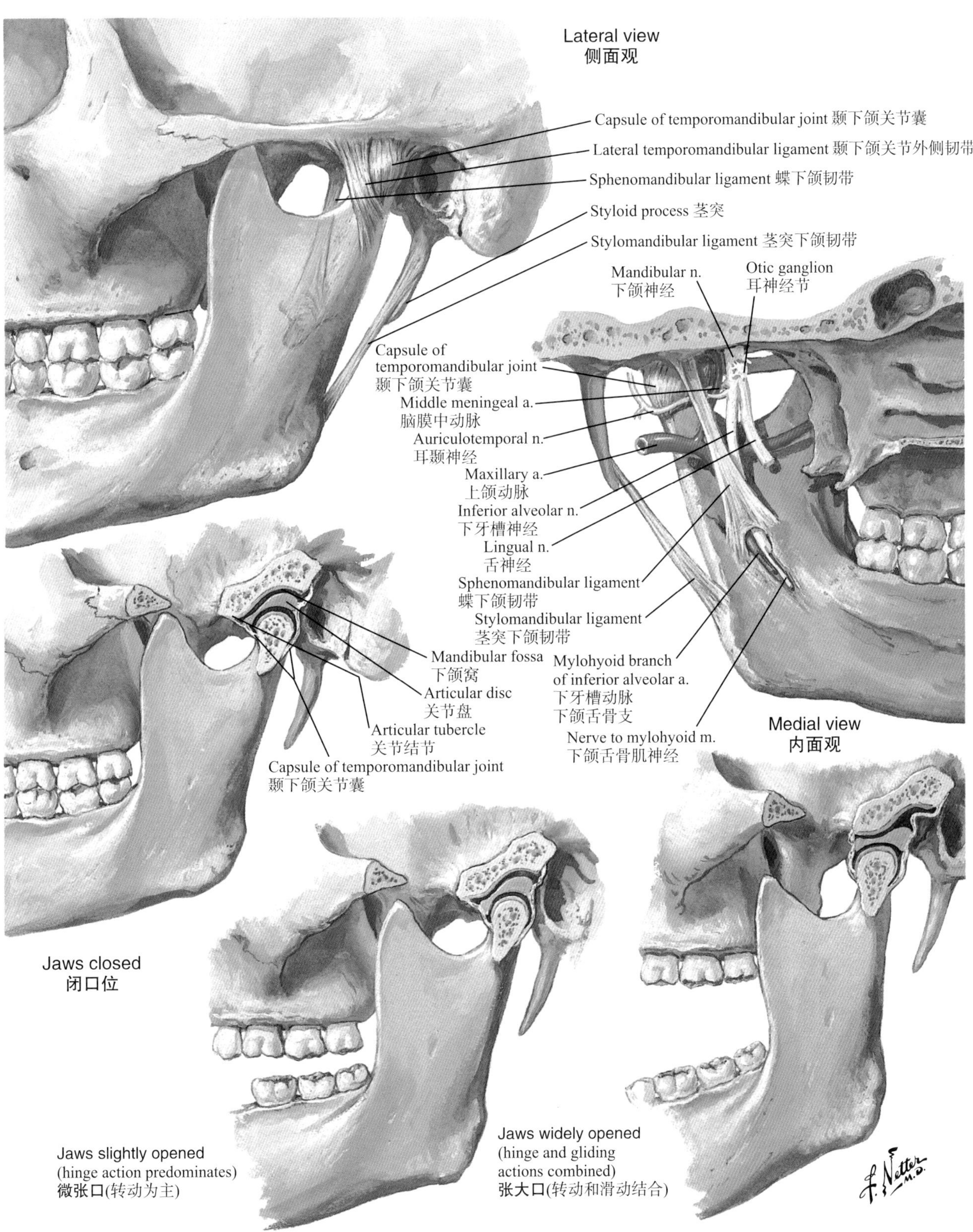
Lateral view
侧面观
Capsule of temporomandibular joint 颞下颌关节囊
Lateral temporomandibular ligament 颞下颌关节外侧韧带
Sphenomandibular ligament 蝶下颌韧带
Styloid process 茎突
Stylomandibular ligament 茎突下颌韧带
Mandibular n.
下颌神经
Otic ganglion
耳神经节
Capsule of temporomandibular joint
颞下颌关节囊
Middle meningeal a.
脑膜中动脉
Auriculotemporal n.
耳颞神经
Maxillary a.
上颌动脉
Inferior alveolar n.
下牙槽神经
Lingual n.
舌神经
Sphenomandibular ligament
蝶下颌韧带
Stylomandibular ligament
茎突下颌韧带
Mylohyoid branch of inferior alveolar a.
下牙槽动脉
下颌舌骨支
Nerve to mylohyoid m.
下颌舌骨肌神经
Medial view
内面观
Mandibular fossa
下颌窝
Articular disc
关节盘
Articular tubercle
关节结节
Capsule of temporomandibular joint
颞下颌关节囊
Jaws closed
闭口位
Jaws slightly opened
(hinge action predominates)
微张口(转动为主)
Jaws widely opened
(hinge and gliding
actions combined)
张大口(转动和滑动结合)
F. Netter M.D.

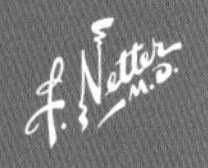

# 颈椎：寰椎和枢椎

参见图 45，47，附图 18

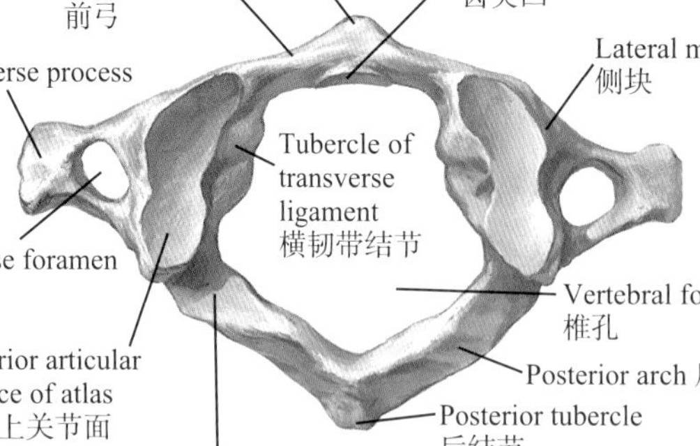

Atlas: superior view
寰椎：上面观

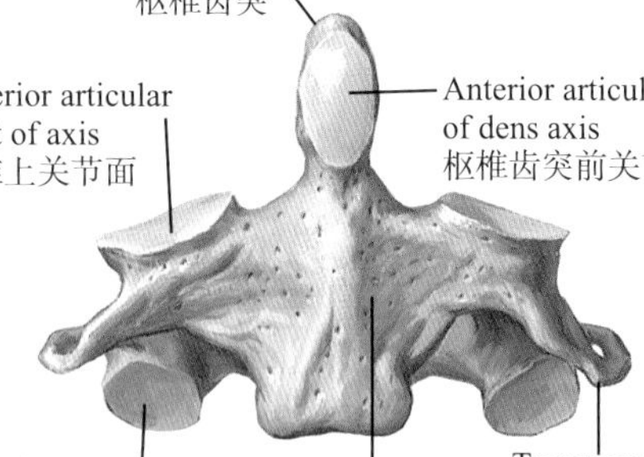

Axis: anterior view
枢椎：前面观

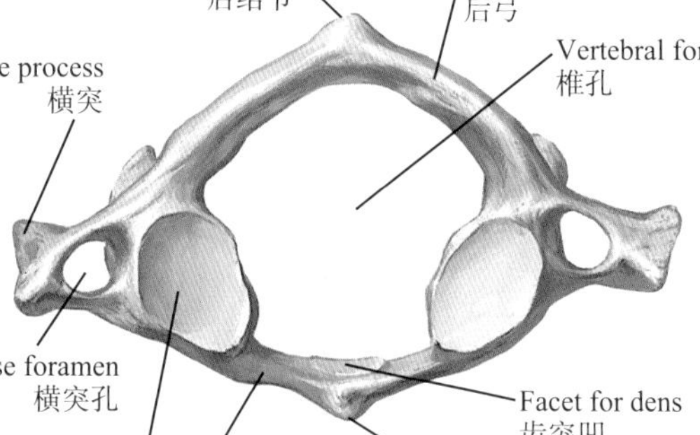

Atlas: inferior view
寰椎：下面观

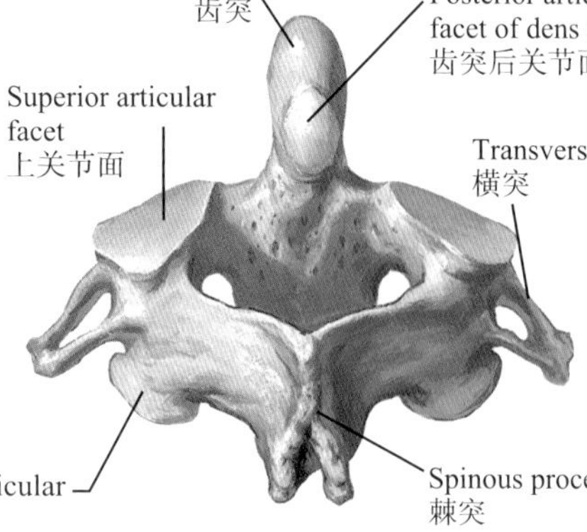

Axis: posterosuperior view
枢椎：后上面观

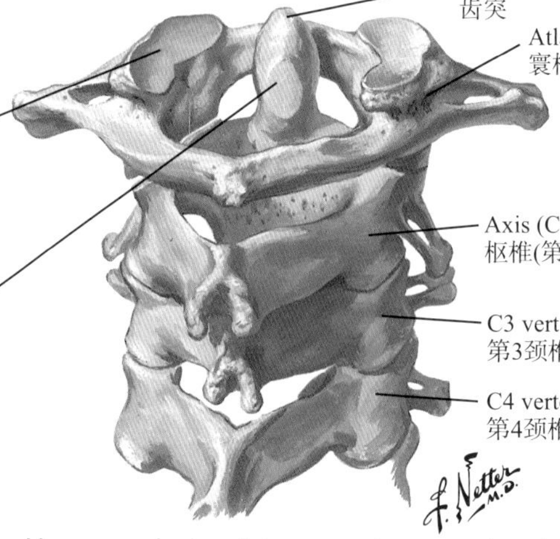

Upper cervical vertebrae: posterosuperior view
上段颈椎：后上面观

参见图37,45,46

Inferior aspect of C3 vertebra and superior aspect of C4 vertebra showing the sites of the articular surfaces of the uncovertebral joints
C3下面和C4上面展示了钩椎关节的关节面的位置

C3 vertebra: inferior aspect
第3颈椎：下面观

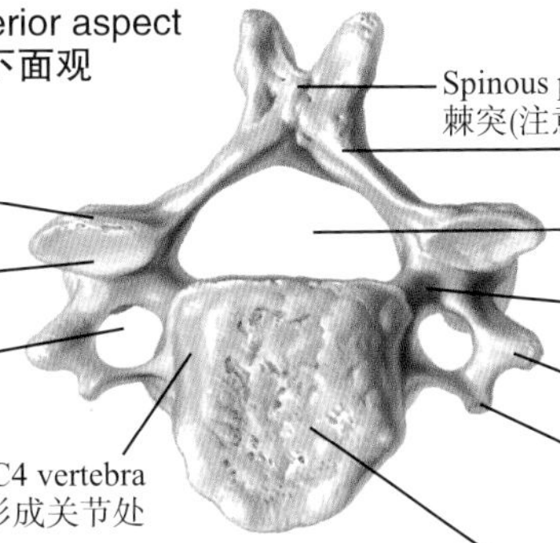

Spinous process (note it is bifid)
棘突(注意分叉)
Lamina of vertebral arch
椎弓板
Inferior articular process
下关节突
Vertebral foramen
椎孔
Inferior articular facet
下关节面
Pedicle of vertebral arch
椎弓根
Transverse foramen
横突孔
Posterior tubercle 后结节 } Transverse process 横突
Anterior tubercle 前结节 } Transverse process 横突
Articular surface for uncinate process of C4 vertebra
与第4颈椎钩突形成关节处
Vertebral body
椎体

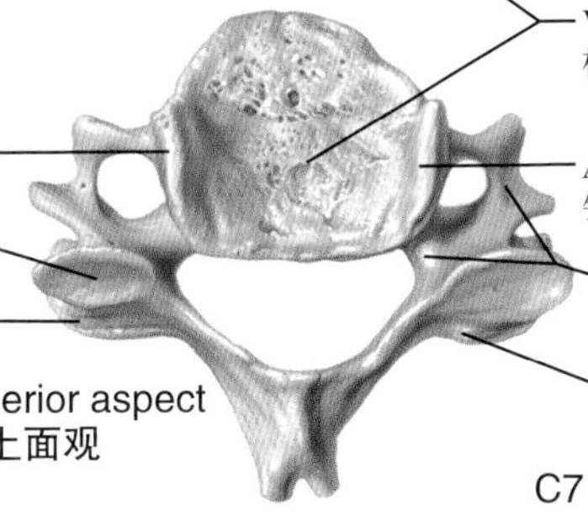

Uncinate process
钩突
Articular surface of uncinate process
钩突关节面
Superior articular facet
上关节面
Groove for C4 spinal n.
第4颈神经沟
Superior articular process
上关节突
Inferior articular process
下关节突

C4 vertebra: superior aspect
第4颈椎：上面观

C4 vertebra: anterior view
第4颈椎：前面观

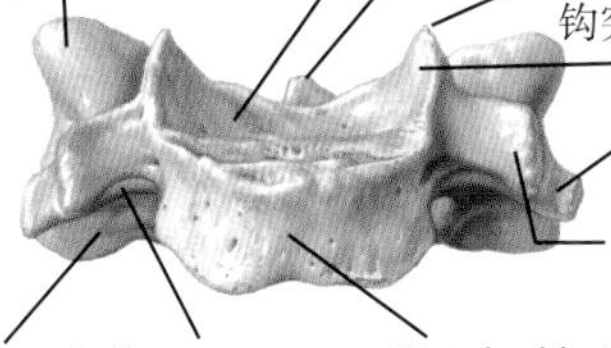

Superior articular process
上关节突
Lamina of vertebral arch
椎弓板
Spinous process
棘突
Uncinate process
钩突
Articular surface
关节面
Posterior tubercle 后结节 } Transverse process 横突
Anterior tubercle 前结节 } Transverse process 横突
Inferior articular facet
下关节面
Transverse foramen
横突孔
Vertebral body
椎体

C7 vertebra: anterior view
第7颈椎：前面观

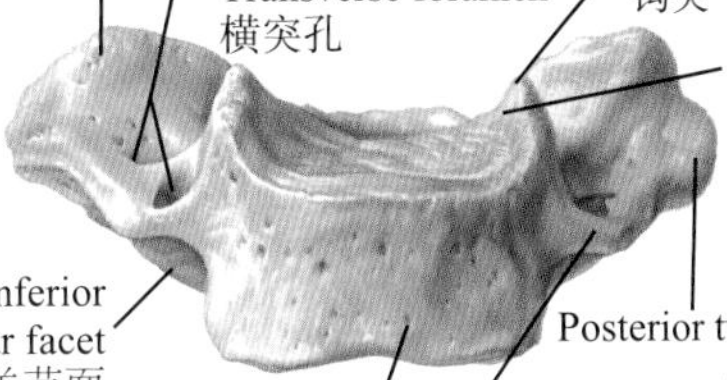

Superior articular process
上关节突
Transverse foramen*
横突孔
Uncinate process
钩突
Articular surface of uncinate process
钩突关节面
Inferior articular facet
下关节面
Posterior tubercle 后结节 } Transverse process 横突
Anterior tubercle 前结节 } Transverse process 横突
Vertebral body
椎体

C7 vertebra (vertebra prominens): superior view
第7颈椎(隆椎)：上面观

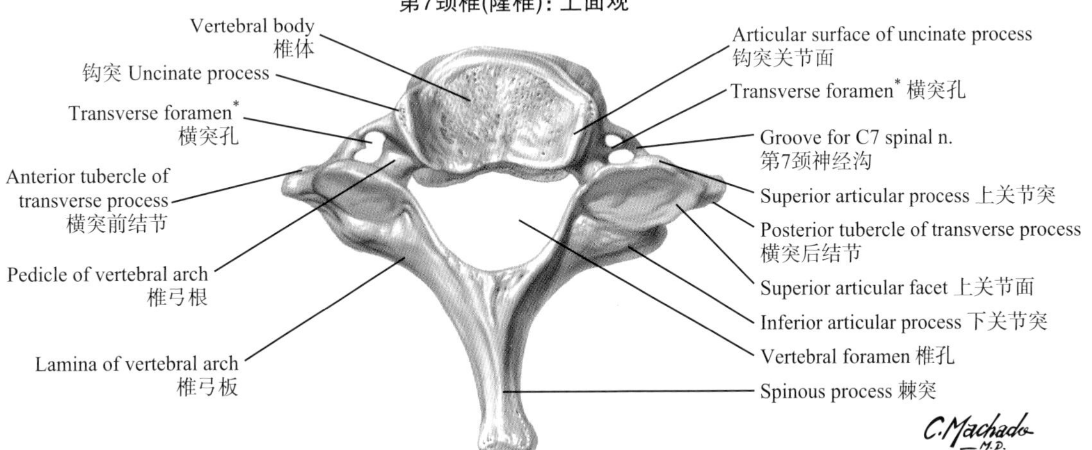


*The transverse foramina of C7 transmit vertebral veins, but usually not the vertebral artery, and are asymmetrical in these drawings. Note the right transverse foramen is septated.*

*第7颈椎横突孔常穿行椎静脉而非椎动脉，且此标本不对称。注意右侧横突孔分隔

Cervical vertebrae: anterior view
颈椎：前面观

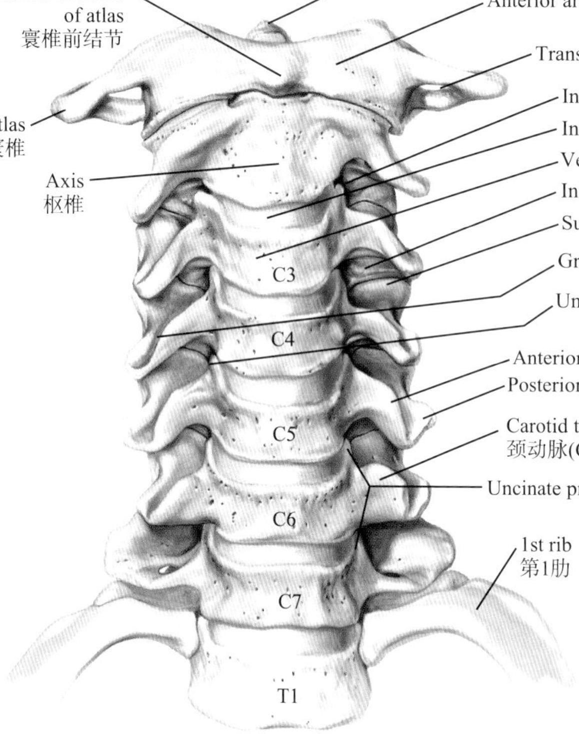

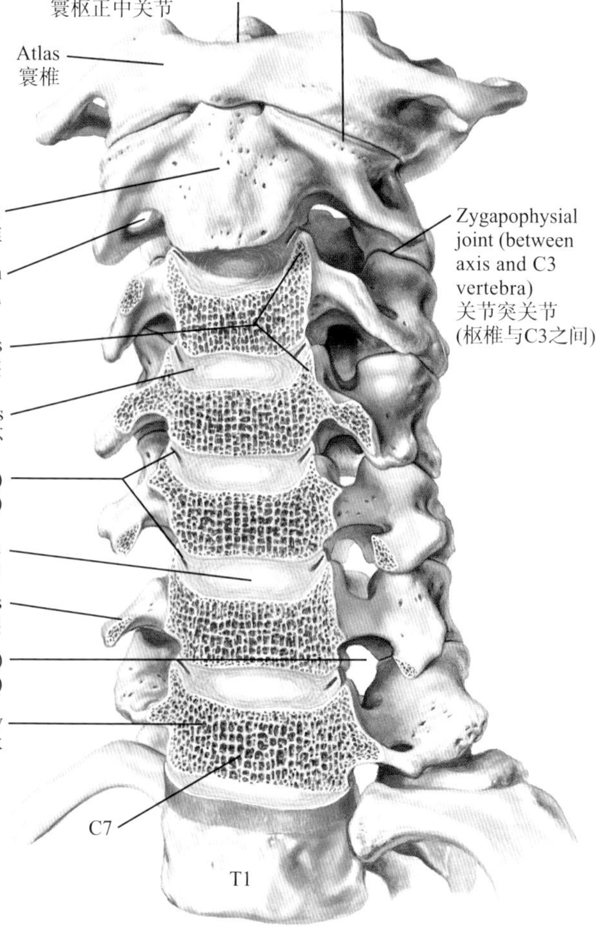

The uncovertebral joints of the cervical spine: anterior view (C3 to C7 have been sectioned coronally to expose the joints)
颈椎钩椎关节：前面观 (C3~C7被冠状切开以暴露关节)

C.Machado M.D.

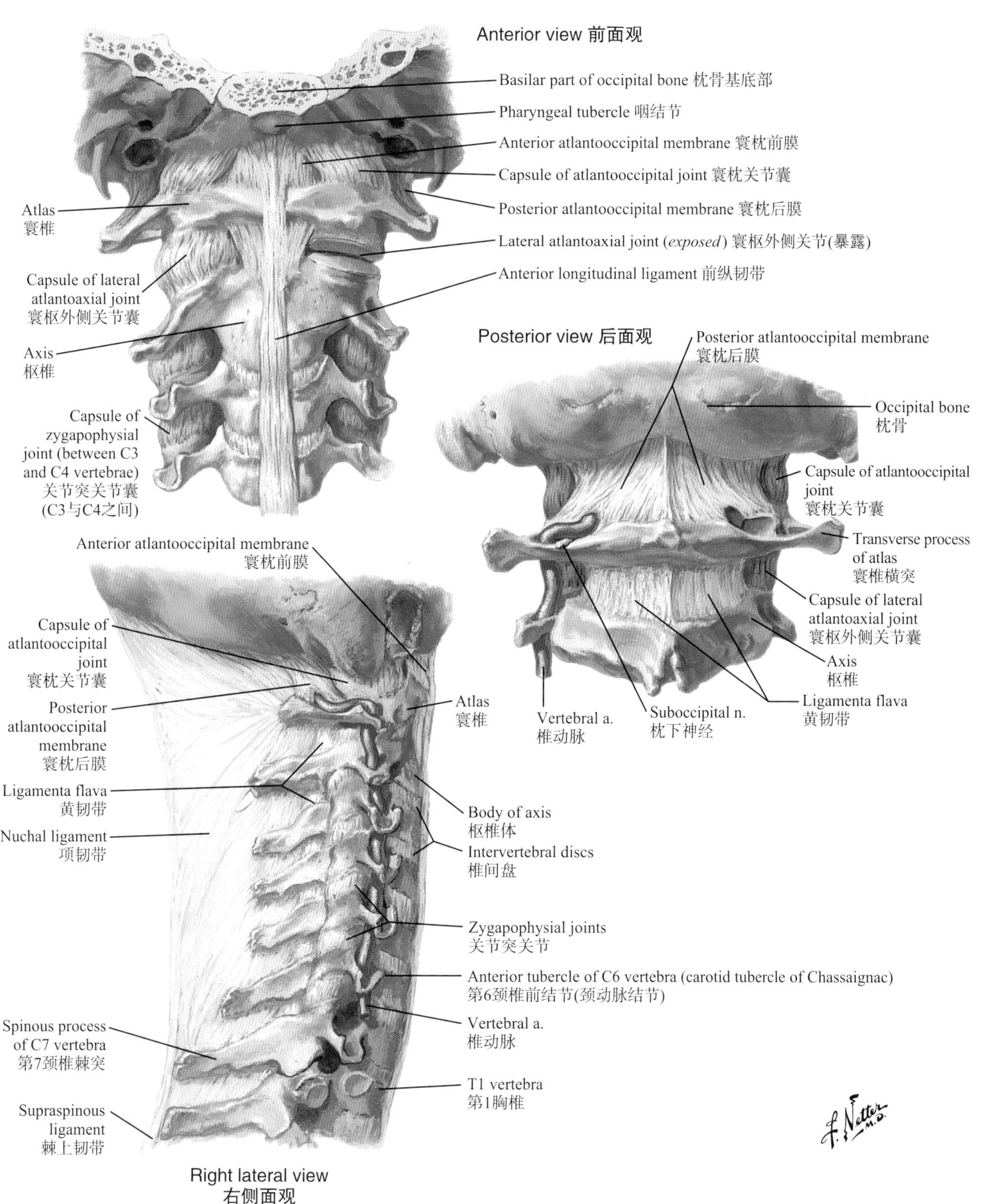
Anterior view 前面观
Basilar part of occipital bone 枕骨基底部
Pharyngeal tubercle 咽结节
Anterior atlantooccipital membrane 寰枕前膜
Capsule of atlantooccipital joint 寰枕关节囊
Posterior atlantooccipital membrane 寰枕后膜
Lateral atlantoaxial joint (*exposed*) 寰枢外侧关节(暴露)
Anterior longitudinal ligament 前纵韧带
Atlas 寰椎
Capsule of lateral atlantoaxial joint 寰枢外侧关节囊
Axis 枢椎
Capsule of zygapophysial joint (between C3 and C4 vertebrae) 关节突关节囊 (C3与C4之间)
Posterior view 后面观
Posterior atlantooccipital membrane 寰枕后膜
Occipital bone 枕骨
Capsule of atlantooccipital joint 寰枕关节囊
Transverse process of atlas 寰椎横突
Capsule of lateral atlantoaxial joint 寰枢外侧关节囊
Axis 枢椎
Ligamenta flava 黄韧带
Suboccipital n. 枕下神经
Vertebral a. 椎动脉
Anterior atlantooccipital membrane 寰枕前膜
Capsule of atlantooccipital joint 寰枕关节囊
Posterior atlantooccipital membrane 寰枕后膜
Ligamenta flava 黄韧带
Nuchal ligament 项韧带
Atlas 寰椎
Body of axis 枢椎体
Intervertebral discs 椎间盘
Zygapophysial joints 关节突关节
Anterior tubercle of C6 vertebra (carotid tubercle of Chassaignac) 第6颈椎前结节(颈动脉结节)
Vertebral a. 椎动脉
Spinous process of C7 vertebra 第7颈椎棘突
T1 vertebra 第1胸椎
Supraspinous ligament 棘上韧带
Right lateral view 右侧面观
F. Netter M.D.

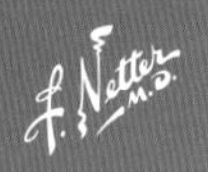

# 颅颈内韧带

参见图 43，附图 18，35

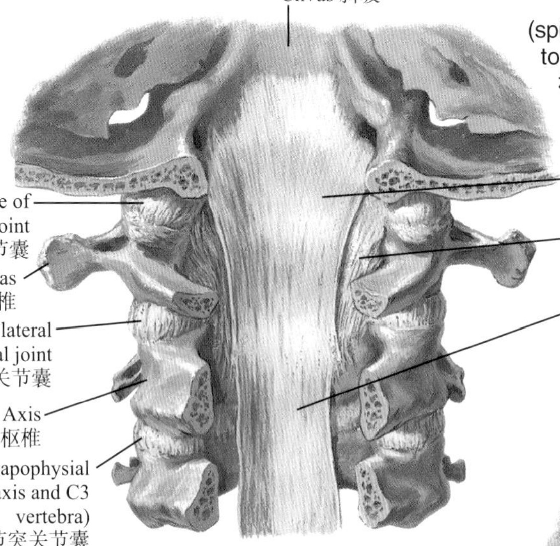

Upper part of vertebral canal: posterior view (spinous processes and parts of vertebral arches removed to expose ligaments posterior to the vertebral bodies)
椎管上部：后面观(切除棘突和部分椎弓以暴露椎体后方的韧带)

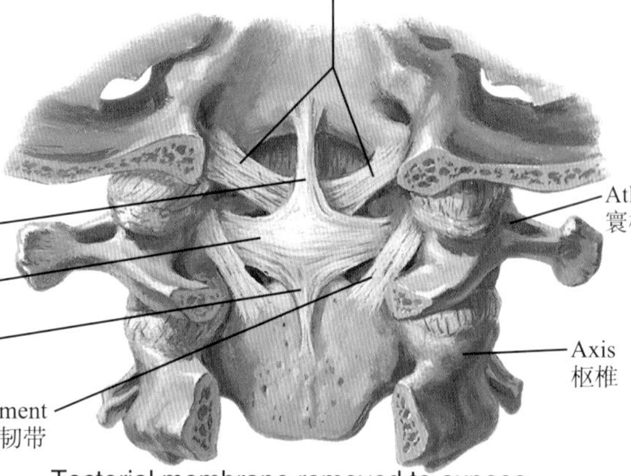

Tectorial membrane removed to expose deeper ligaments：posterior view
移除覆膜以暴露深层韧带：后面观

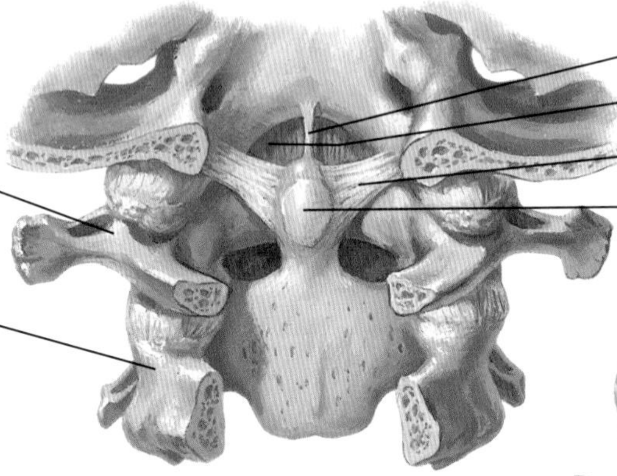

Cruciform ligament removed to show deeper ligaments: posterior view
移除十字韧带以暴露深部韧带：后面观

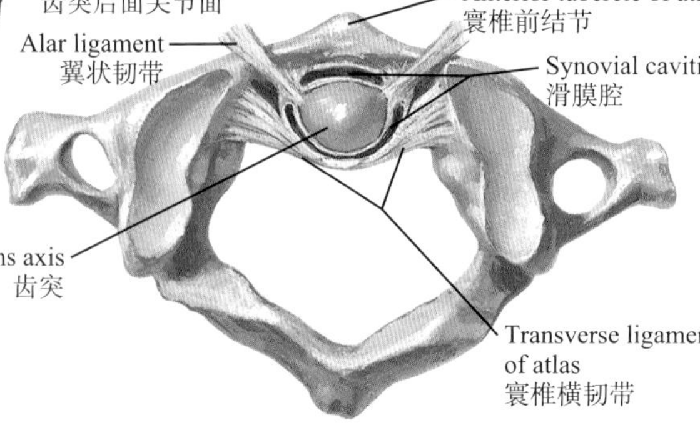

Median atlantoaxial joint: superior view
寰枢正中关节：上面观

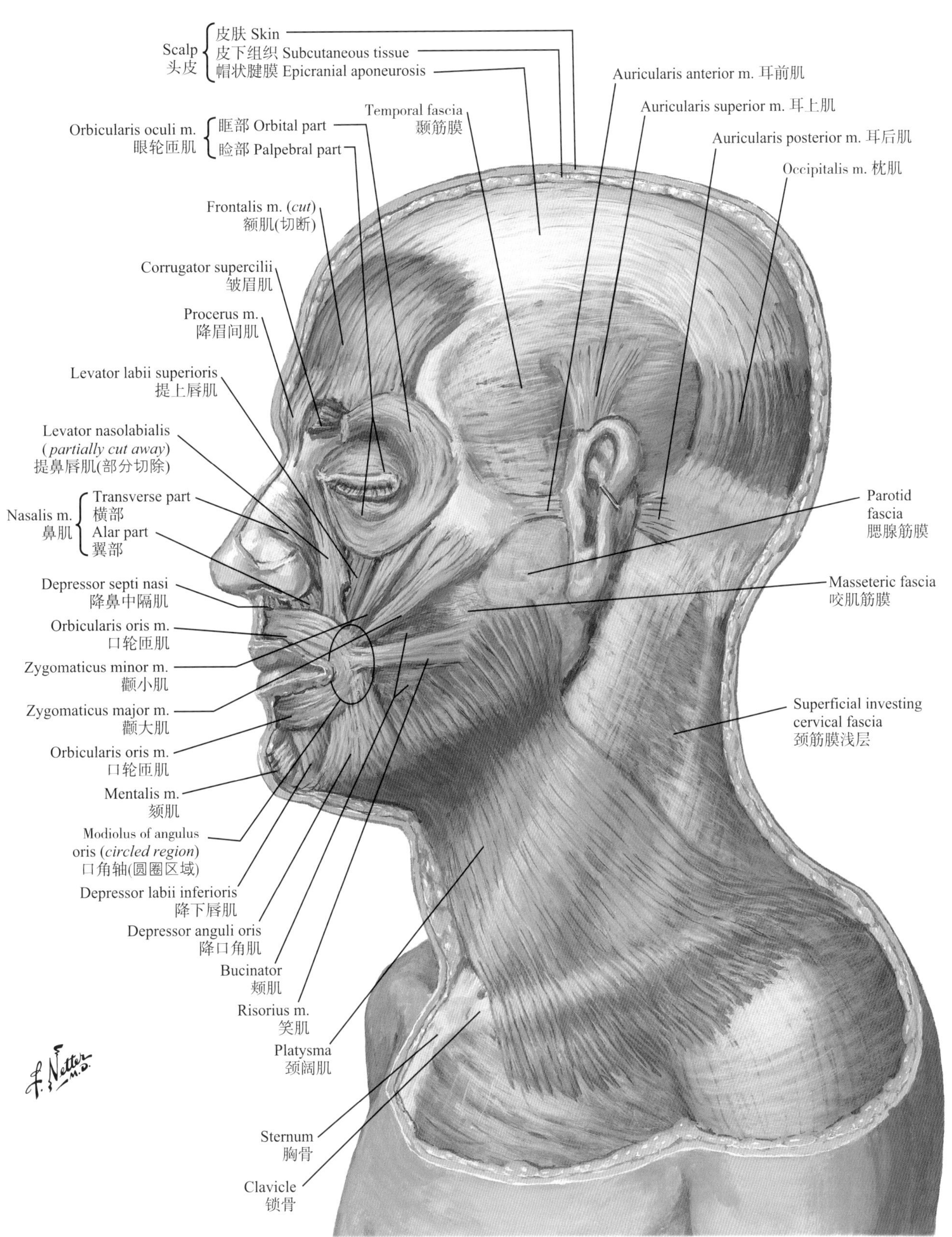
Scalp 头皮
皮肤 Skin
皮下组织 Subcutaneous tissue
帽状腱膜 Epicranial aponeurosis
Auricularis anterior m. 耳前肌
Temporal fascia 颞筋膜
Auricularis superior m. 耳上肌
Orbicularis oculi m. 眼轮匝肌
眶部 Orbital part
睑部 Palpebral part
Auricularis posterior m. 耳后肌
Occipitalis m. 枕肌
Frontalis m. (cut) 额肌(切断)
Corrugator supercilii 皱眉肌
Procerus m. 降眉间肌
Levator labii superioris 提上唇肌
Levator nasolabialis (partially cut away) 提鼻唇肌(部分切除)
Nasalis m. 鼻肌
Transverse part 横部
Alar part 翼部
Parotid fascia 腮腺筋膜
Depressor septi nasi 降鼻中隔肌
Masseteric fascia 咬肌筋膜
Orbicularis oris m. 口轮匝肌
Zygomaticus minor m. 颧小肌
Zygomaticus major m. 颧大肌
Superficial investing cervical fascia 颈筋膜浅层
Orbicularis oris m. 口轮匝肌
Mentalis m. 颏肌
Modiolus of angulus oris (circled region) 口角轴(圆圈区域)
Depressor labii inferioris 降下唇肌
Depressor anguli oris 降口角肌
Bucinator 颊肌
Risorius m. 笑肌
Platysma 颈阔肌
Sternum 胸骨
Clavicle 锁骨

参见图 37，50，51，53

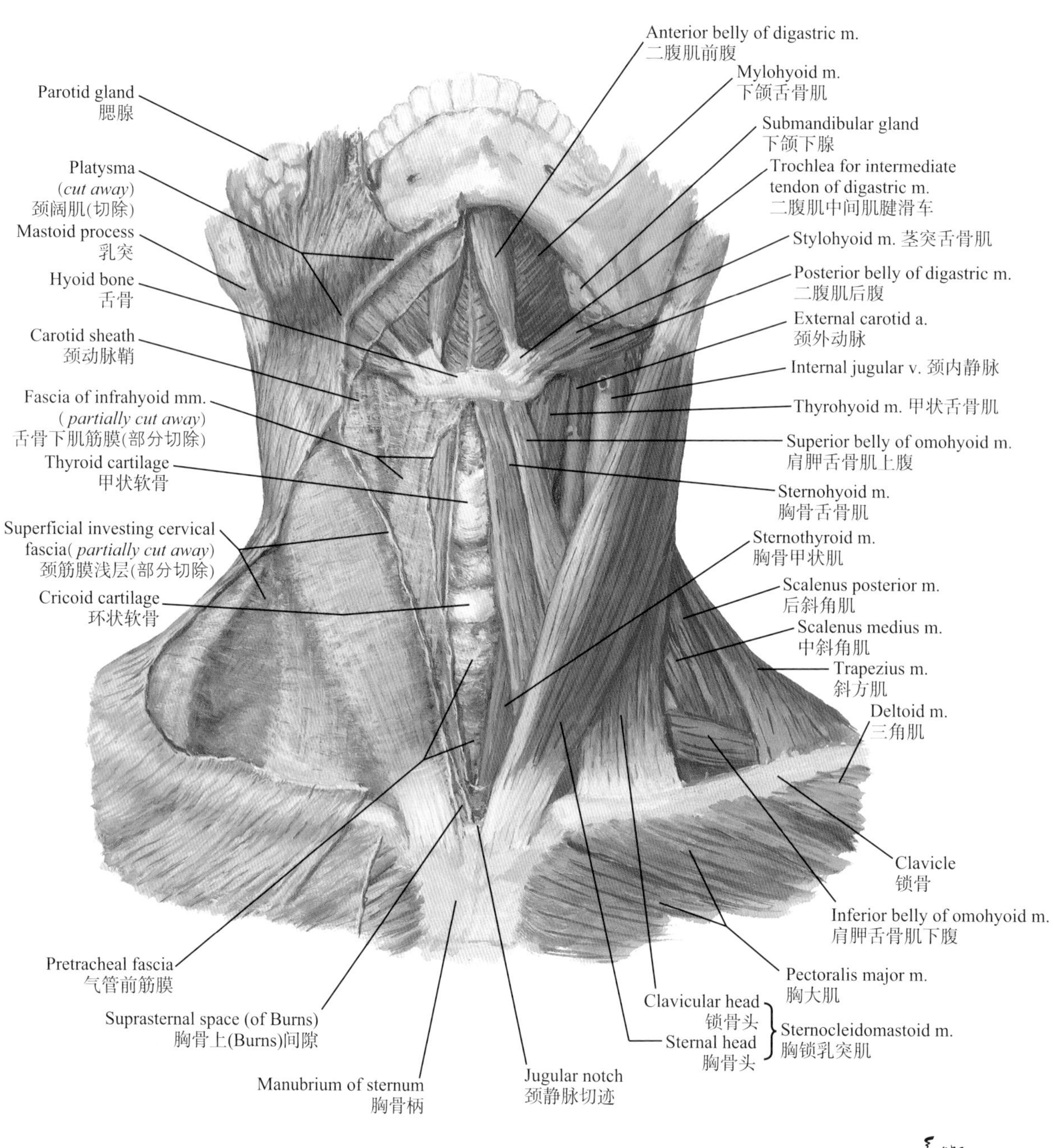

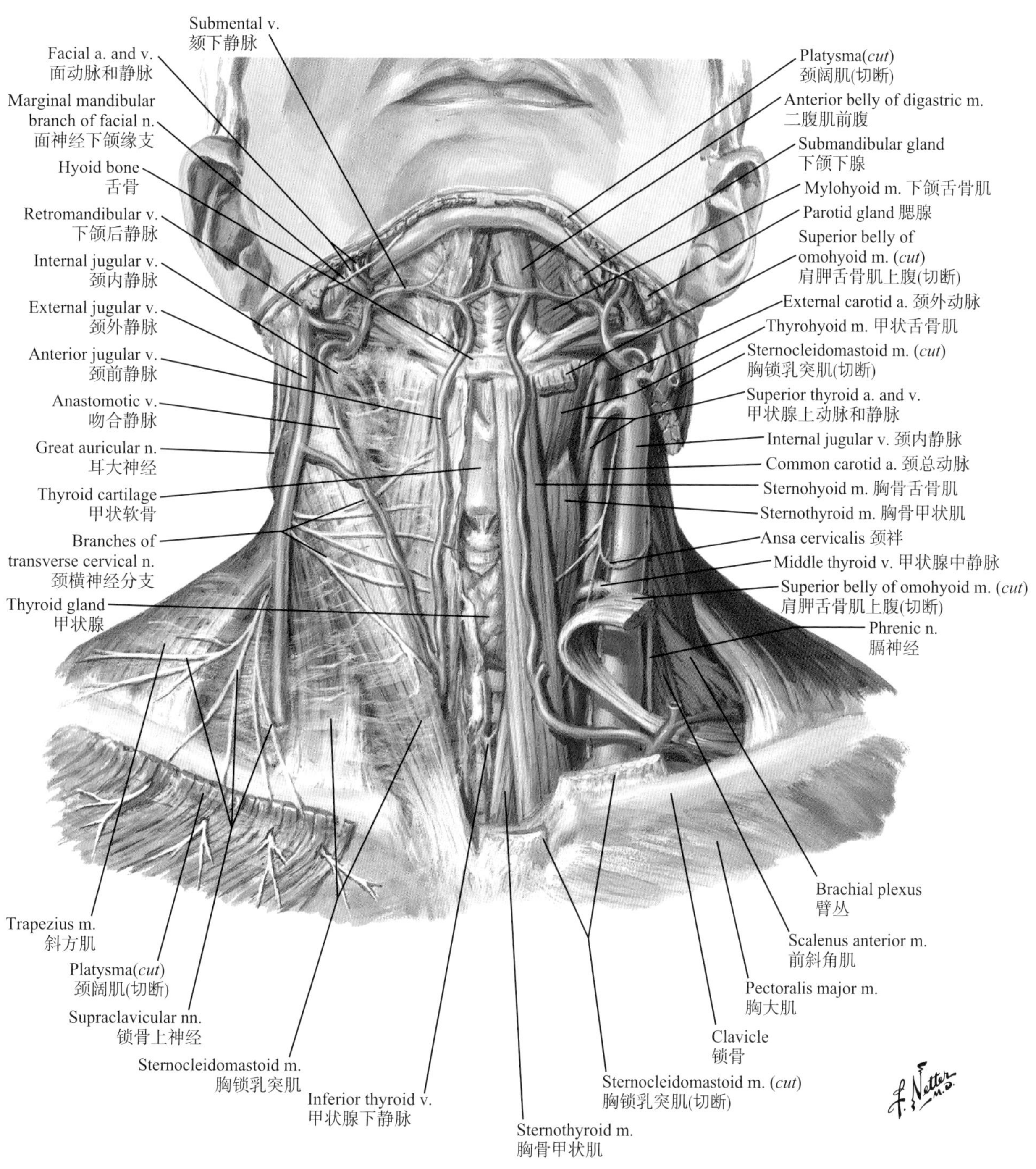
Submental v.
颏下静脉
Facial a. and v.
面动脉和静脉
Marginal mandibular branch of facial n.
面神经下颌缘支
Hyoid bone
舌骨
Retromandibular v.
下颌后静脉
Internal jugular v.
颈内静脉
External jugular v.
颈外静脉
Anterior jugular v.
颈前静脉
Anastomotic v.
吻合静脉
Great auricular n.
耳大神经
Thyroid cartilage
甲状软骨
Branches of transverse cervical n.
颈横神经分支
Thyroid gland
甲状腺
Platysma(*cut*)
颈阔肌(切断)
Anterior belly of digastric m.
二腹肌前腹
Submandibular gland
下颌下腺
Mylohyoid m. 下颌舌骨肌
Parotid gland 腮腺
Superior belly of omohyoid m. (*cut*)
肩胛舌骨肌上腹(切断)
External carotid a. 颈外动脉
Thyrohyoid m. 甲状舌骨肌
Sternocleidomastoid m. (*cut*)
胸锁乳突肌(切断)
Superior thyroid a. and v.
甲状腺上动脉和静脉
Internal jugular v. 颈内静脉
Common carotid a. 颈总动脉
Sternohyoid m. 胸骨舌骨肌
Sternothyroid m. 胸骨甲状肌
Ansa cervicalis 颈袢
Middle thyroid v. 甲状腺中静脉
Superior belly of omohyoid m. (*cut*)
肩胛舌骨肌上腹(切断)
Phrenic n.
膈神经
Brachial plexus
臂丛
Scalenus anterior m.
前斜角肌
Pectoralis major m.
胸大肌
Clavicle
锁骨
Sternocleidomastoid m. (*cut*)
胸锁乳突肌(切断)
Sternothyroid m.
胸骨甲状肌
Inferior thyroid v.
甲状腺下静脉
Sternocleidomastoid m.
胸锁乳突肌
Supraclavicular nn.
锁骨上神经
Platysma(*cut*)
颈阔肌(切断)
Trapezius m.
斜方肌
F. Netter M.D.

参见图 49

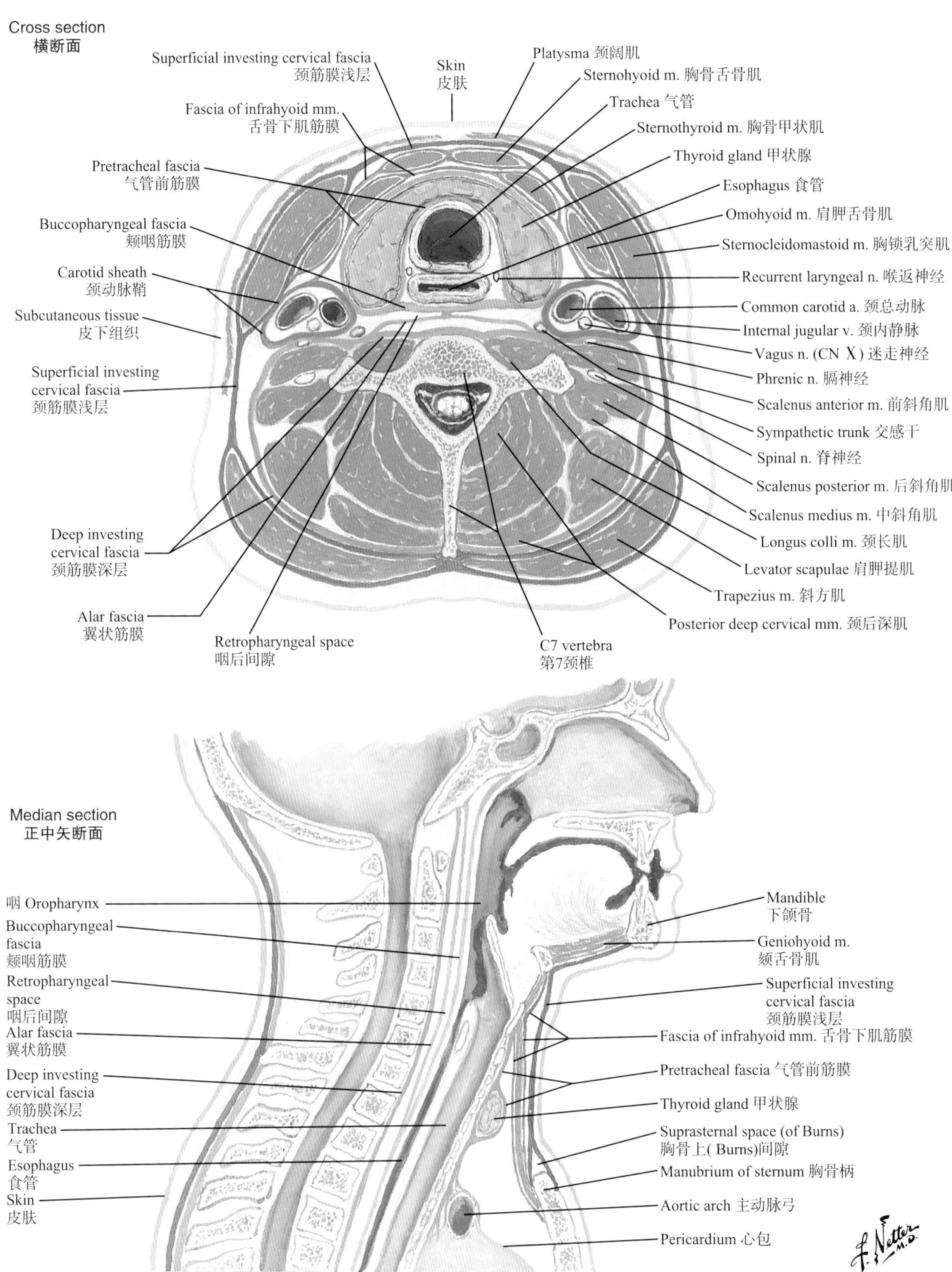
Cross section
横断面
Superficial investing cervical fascia
颈筋膜浅层
Skin
皮肤
Platysma 颈阔肌
Sternohyoid m. 胸骨舌骨肌
Trachea 气管
Sternothyroid m. 胸骨甲状肌
Thyroid gland 甲状腺
Esophagus 食管
Omohyoid m. 肩胛舌骨肌
Sternocleidomastoid m. 胸锁乳突肌
Recurrent laryngeal n. 喉返神经
Common carotid a. 颈总动脉
Internal jugular v. 颈内静脉
Vagus n. (CN X) 迷走神经
Phrenic n. 膈神经
Scalenus anterior m. 前斜角肌
Sympathetic trunk 交感干
Spinal n. 脊神经
Scalenus posterior m. 后斜角肌
Scalenus medius m. 中斜角肌
Longus colli m. 颈长肌
Levator scapulae 肩胛提肌
Trapezius m. 斜方肌
Posterior deep cervical mm. 颈后深肌
C7 vertebra
第7颈椎
Retropharyngeal space
咽后间隙
Alar fascia
翼状筋膜
Deep investing
cervical fascia
颈筋膜深层
Superficial investing
cervical fascia
颈筋膜浅层
Subcutaneous tissue
皮下组织
Carotid sheath
颈动脉鞘
Buccopharyngeal fascia
颊咽筋膜
Pretracheal fascia
气管前筋膜
Fascia of infrahyoid mm.
舌骨下肌筋膜
Median section
正中矢断面
咽 Oropharynx
Buccopharyngeal
fascia
颊咽筋膜
Retropharyngeal
space
咽后间隙
Alar fascia
翼状筋膜
Deep investing
cervical fascia
颈筋膜深层
Trachea
气管
Esophagus
食管
Skin
皮肤
Mandible
下颌骨
Geniohyoid m.
颏舌骨肌
Superficial investing
cervical fascia
颈筋膜浅层
Fascia of infrahyoid mm. 舌骨下肌筋膜
Pretracheal fascia 气管前筋膜
Thyroid gland 甲状腺
Suprasternal space (of Burns)
胸骨上( Burns)间隙
Manubrium of sternum 胸骨柄
Aortic arch 主动脉弓
Pericardium 心包

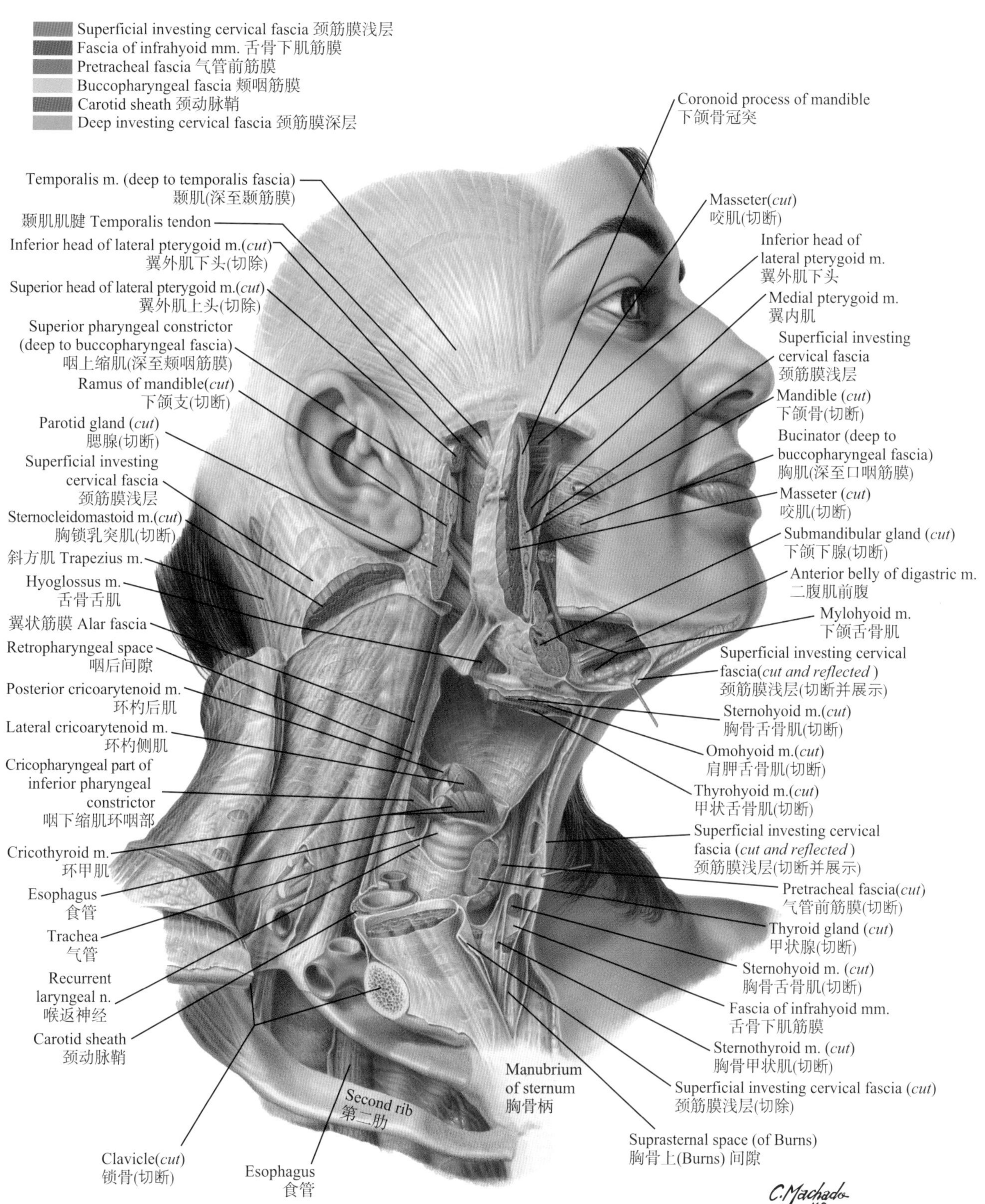
Superficial investing cervical fascia 颈筋膜浅层
Fascia of infrahyoid mm. 舌骨下肌筋膜
Pretracheal fascia 气管前筋膜
Buccopharyngeal fascia 颊咽筋膜
Carotid sheath 颈动脉鞘
Deep investing cervical fascia 颈筋膜深层
Temporalis m. (deep to temporalis fascia) 颞肌(深至颞筋膜)
颞肌肌腱 Temporalis tendon
Inferior head of lateral pterygoid m.(cut) 翼外肌下头(切除)
Superior head of lateral pterygoid m.(cut) 翼外肌上头(切除)
Superior pharyngeal constrictor (deep to buccopharyngeal fascia) 咽上缩肌(深至颊咽筋膜)
Ramus of mandible(cut) 下颌支(切断)
Parotid gland (cut) 腮腺(切断)
Superficial investing cervical fascia 颈筋膜浅层
Sternocleidomastoid m.(cut) 胸锁乳突肌(切断)
斜方肌 Trapezius m.
Hyoglossus m. 舌骨舌肌
翼状筋膜 Alar fascia
Retropharyngeal space 咽后间隙
Posterior cricoarytenoid m. 环杓后肌
Lateral cricoarytenoid m. 环杓侧肌
Cricopharyngeal part of inferior pharyngeal constrictor 咽下缩肌环咽部
Cricothyroid m. 环甲肌
Esophagus 食管
Trachea 气管
Recurrent laryngeal n. 喉返神经
Carotid sheath 颈动脉鞘
Clavicle(cut) 锁骨(切断)
Esophagus 食管
Second rib 第二肋
Manubrium of sternum 胸骨柄
Coronoid process of mandible 下颌骨冠突
Masseter(cut) 咬肌(切断)
Inferior head of lateral pterygoid m. 翼外肌下头
Medial pterygoid m. 翼内肌
Superficial investing cervical fascia 颈筋膜浅层
Mandible (cut) 下颌骨(切断)
Bucinator (deep to buccopharyngeal fascia) 颊肌(深至口咽筋膜)
Masseter (cut) 咬肌(切断)
Submandibular gland (cut) 下颌下腺(切断)
Anterior belly of digastric m. 二腹肌前腹
Mylohyoid m. 下颌舌骨肌
Superficial investing cervical fascia(cut and reflected) 颈筋膜浅层(切断并展示)
Sternohyoid m.(cut) 胸骨舌骨肌(切断)
Omohyoid m.(cut) 肩胛舌骨肌(切断)
Thyrohyoid m.(cut) 甲状舌骨肌(切断)
Superficial investing cervical fascia (cut and reflected) 颈筋膜浅层(切断并展示)
Pretracheal fascia(cut) 气管前筋膜(切断)
Thyroid gland (cut) 甲状腺(切断)
Sternohyoid m. (cut) 胸骨舌骨肌(切断)
Fascia of infrahyoid mm. 舌骨下肌筋膜
Sternothyroid m. (cut) 胸骨甲状肌(切断)
Superficial investing cervical fascia (cut) 颈筋膜浅层(切除)
Suprasternal space (of Burns) 胸骨上(Burns) 间隙
C.Machado M.D.

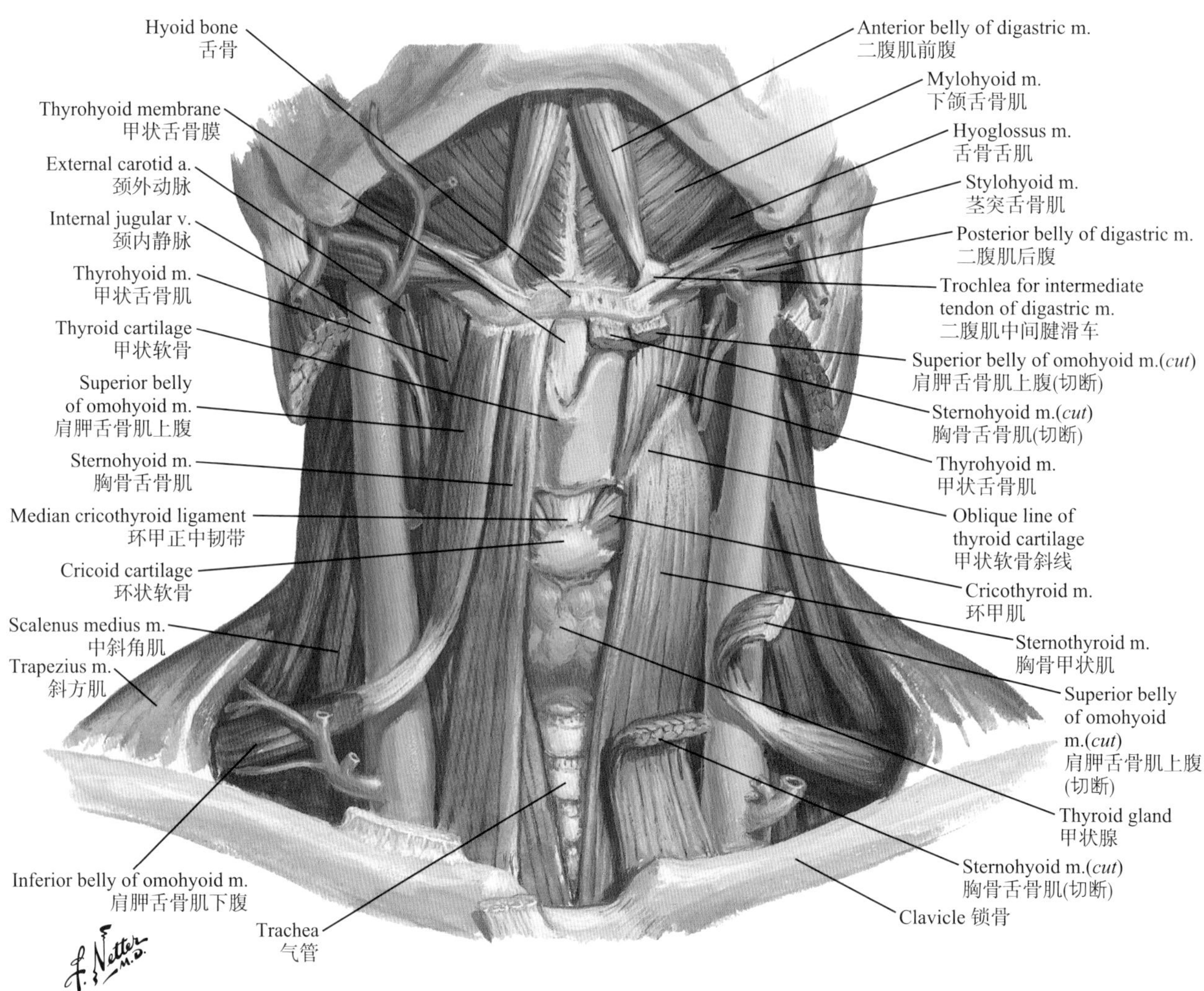

Hyoid bone
舌骨
Thyrohyoid membrane
甲状舌骨膜
External carotid a.
颈外动脉
Internal jugular v.
颈内静脉
Thyrohyoid m.
甲状舌骨肌
Thyroid cartilage
甲状软骨
Superior belly of omohyoid m.
肩胛舌骨肌上腹
Sternohyoid m.
胸骨舌骨肌
Median cricothyroid ligament
环甲正中韧带
Cricoid cartilage
环状软骨
Scalenus medius m.
中斜角肌
Trapezius m.
斜方肌
Inferior belly of omohyoid m.
肩胛舌骨肌下腹
Trachea
气管
Anterior belly of digastric m.
二腹肌前腹
Mylohyoid m.
下颌舌骨肌
Hyoglossus m.
舌骨舌肌
Stylohyoid m.
茎突舌骨肌
Posterior belly of digastric m.
二腹肌后腹
Trochlea for intermediate tendon of digastric m.
二腹肌中间腱滑车
Superior belly of omohyoid m.(cut)
肩胛舌骨肌上腹(切断)
Sternohyoid m.(cut)
胸骨舌骨肌(切断)
Thyrohyoid m.
甲状舌骨肌
Oblique line of thyroid cartilage
甲状软骨斜线
Cricothyroid m.
环甲肌
Sternothyroid m.
胸骨甲状肌
Superior belly of omohyoid m.(cut)
肩胛舌骨肌上腹(切断)
Thyroid gland
甲状腺
Sternohyoid m.(cut)
胸骨舌骨肌(切断)
Clavicle 锁骨

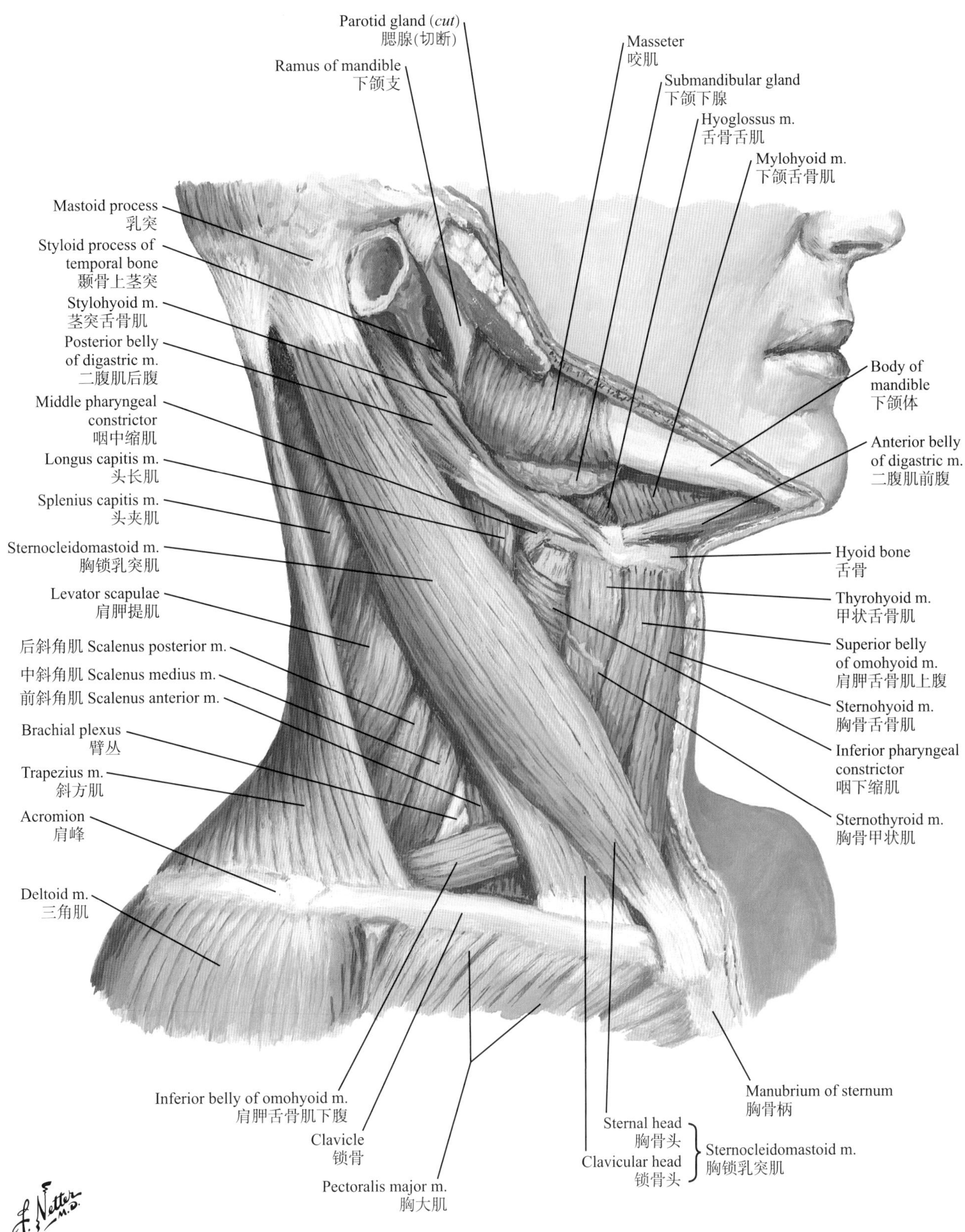
Parotid gland (*cut*)
腮腺(切断)
Ramus of mandible
下颌支
Masseter
咬肌
Submandibular gland
下颌下腺
Hyoglossus m.
舌骨舌肌
Mylohyoid m.
下颌舌骨肌
Mastoid process
乳突
Styloid process of temporal bone
颞骨上茎突
Stylohyoid m.
茎突舌骨肌
Posterior belly of digastric m.
二腹肌后腹
Middle pharyngeal constrictor
咽中缩肌
Longus capitis m.
头长肌
Splenius capitis m.
头夹肌
Sternocleidomastoid m.
胸锁乳突肌
Levator scapulae
肩胛提肌
后斜角肌 Scalenus posterior m.
中斜角肌 Scalenus medius m.
前斜角肌 Scalenus anterior m.
Brachial plexus
臂丛
Trapezius m.
斜方肌
Acromion
肩峰
Deltoid m.
三角肌
Body of mandible
下颌体
Anterior belly of digastric m.
二腹肌前腹
Hyoid bone
舌骨
Thyrohyoid m.
甲状舌骨肌
Superior belly of omohyoid m.
肩胛舌骨肌上腹
Sternohyoid m.
胸骨舌骨肌
Inferior pharyngeal constrictor
咽下缩肌
Sternothyroid m.
胸骨甲状肌
Inferior belly of omohyoid m.
肩胛舌骨肌下腹
Clavicle
锁骨
Pectoralis major m.
胸大肌
Manubrium of sternum
胸骨柄
Sternal head
胸骨头
Clavicular head
锁骨头
Sternocleidomastoid m.
胸锁乳突肌
F. Netter M.D.

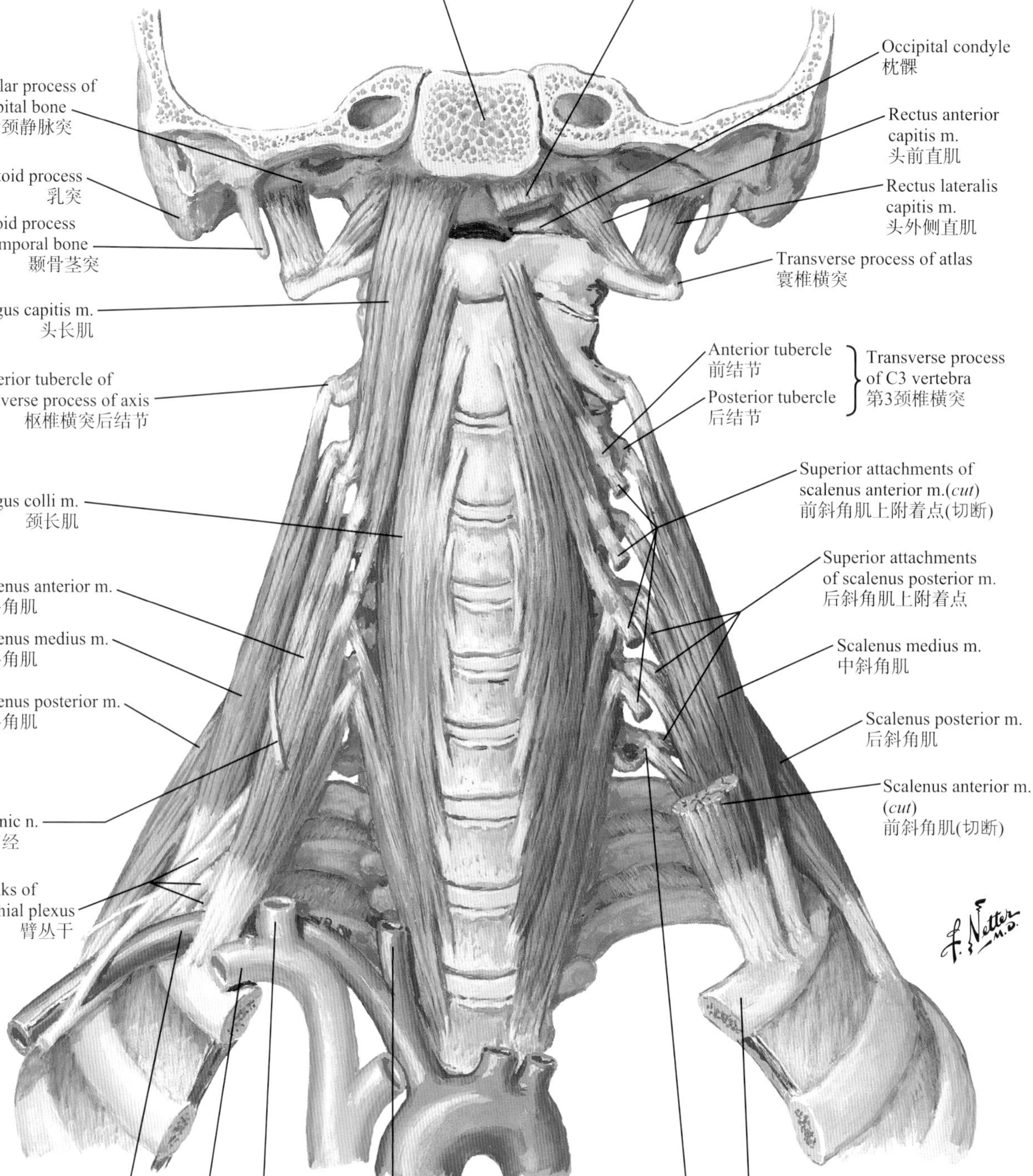

Basilar part of occipital bone
枕骨基底部
Longus capitis m.(*cut*)
头长肌(切断)
Occipital condyle
枕髁
Jugular process of occipital bone
枕骨颈静脉突
Rectus anterior capitis m.
头前直肌
Mastoid process
乳突
Rectus lateralis capitis m.
头外侧直肌
Styloid process of temporal bone
颞骨茎突
Transverse process of atlas
寰椎横突
Longus capitis m.
头长肌
Anterior tubercle
前结节
Posterior tubercle
后结节
Transverse process of C3 vertebra
第3颈椎横突
Posterior tubercle of transverse process of axis
枢椎横突后结节
Superior attachments of scalenus anterior m.(*cut*)
前斜角肌上附着点(切断)
Longus colli m.
颈长肌
Superior attachments of scalenus posterior m.
后斜角肌上附着点
Scalenus anterior m.
前斜角肌
Scalenus medius m.
中斜角肌
Scalenus medius m.
中斜角肌
Scalenus posterior m.
后斜角肌
Scalenus posterior m.
后斜角肌
Scalenus anterior m. (*cut*)
前斜角肌(切断)
Phrenic n.
膈神经
Trunks of brachial plexus
臂丛干
Subclavian a.
锁骨下动脉
Subclavian v.
锁骨下静脉
Internal jugular v.
颈内静脉
Common carotid a.
颈总动脉
1st rib
第1肋
Posterior tubercle of transverse process of C7 vertebra
第7颈椎横突后结节

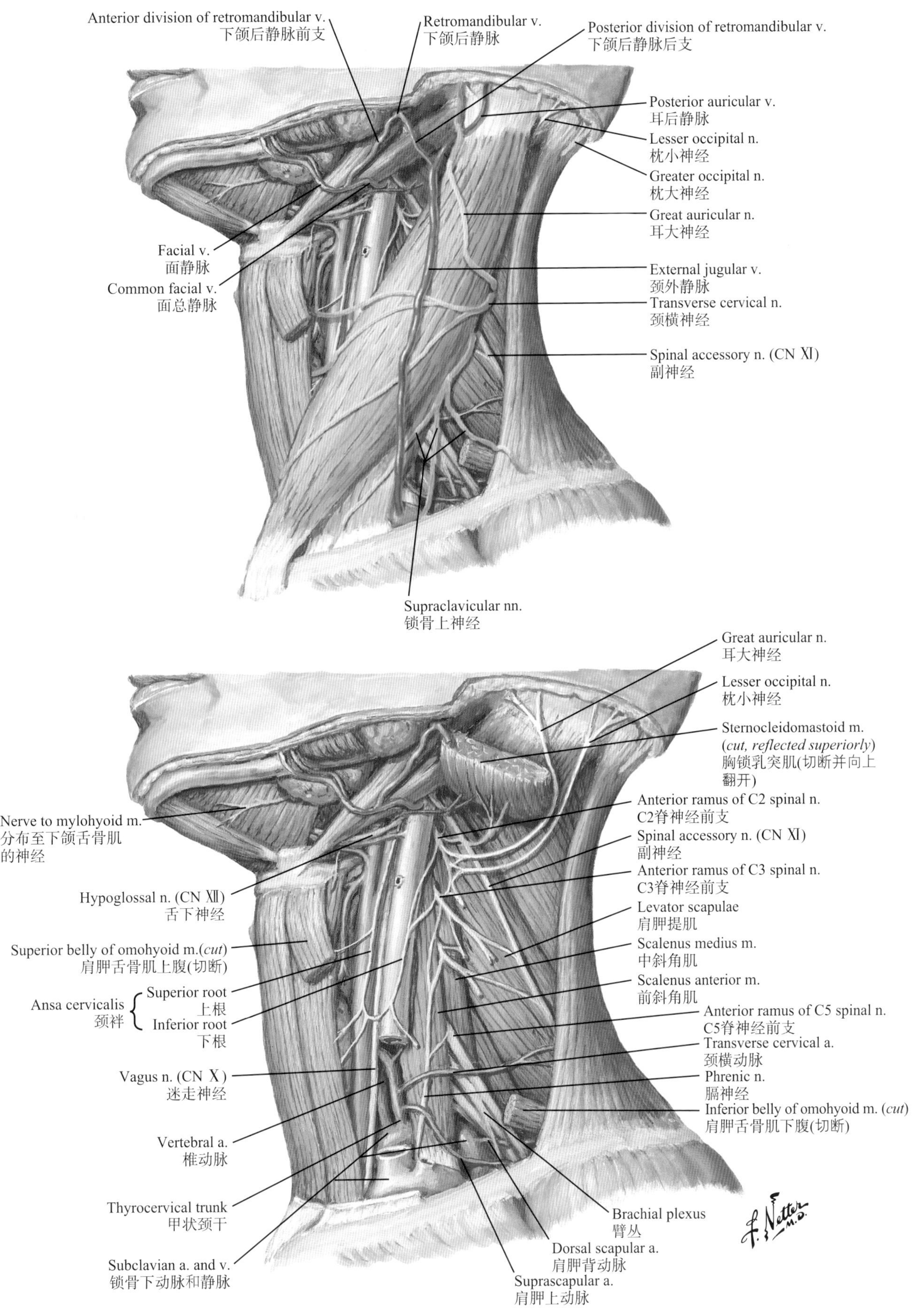
Anterior division of retromandibular v.
下颌后静脉前支
Retromandibular v.
下颌后静脉
Posterior division of retromandibular v.
下颌后静脉后支
Posterior auricular v.
耳后静脉
Lesser occipital n.
枕小神经
Greater occipital n.
枕大神经
Great auricular n.
耳大神经
Facial v.
面静脉
Common facial v.
面总静脉
External jugular v.
颈外静脉
Transverse cervical n.
颈横神经
Spinal accessory n. (CN XI)
副神经
Supraclavicular nn.
锁骨上神经
Great auricular n.
耳大神经
Lesser occipital n.
枕小神经
Sternocleidomastoid m.
(*cut, reflected superiorly*)
胸锁乳突肌(切断并向上翻开)
Nerve to mylohyoid m.
分布至下颌舌骨肌的神经
Anterior ramus of C2 spinal n.
C2脊神经前支
Spinal accessory n. (CN XI)
副神经
Anterior ramus of C3 spinal n.
C3脊神经前支
Hypoglossal n. (CN XII)
舌下神经
Levator scapulae
肩胛提肌
Superior belly of omohyoid m.(*cut*)
肩胛舌骨肌上腹(切断)
Scalenus medius m.
中斜角肌
Scalenus anterior m.
前斜角肌
Ansa cervicalis
颈袢
Superior root
上根
Inferior root
下根
Anterior ramus of C5 spinal n.
C5脊神经前支
Transverse cervical a.
颈横动脉
Vagus n. (CN X)
迷走神经
Phrenic n.
膈神经
Inferior belly of omohyoid m. (*cut*)
肩胛舌骨肌下腹(切断)
Vertebral a.
椎动脉
Thyrocervical trunk
甲状颈干
Brachial plexus
臂丛
Dorsal scapular a.
肩胛背动脉
Subclavian a. and v.
锁骨下动脉和静脉
Suprascapular a.
肩胛上动脉
F. Netter M.D.

# 颈部神经和颈丛

参见图 156

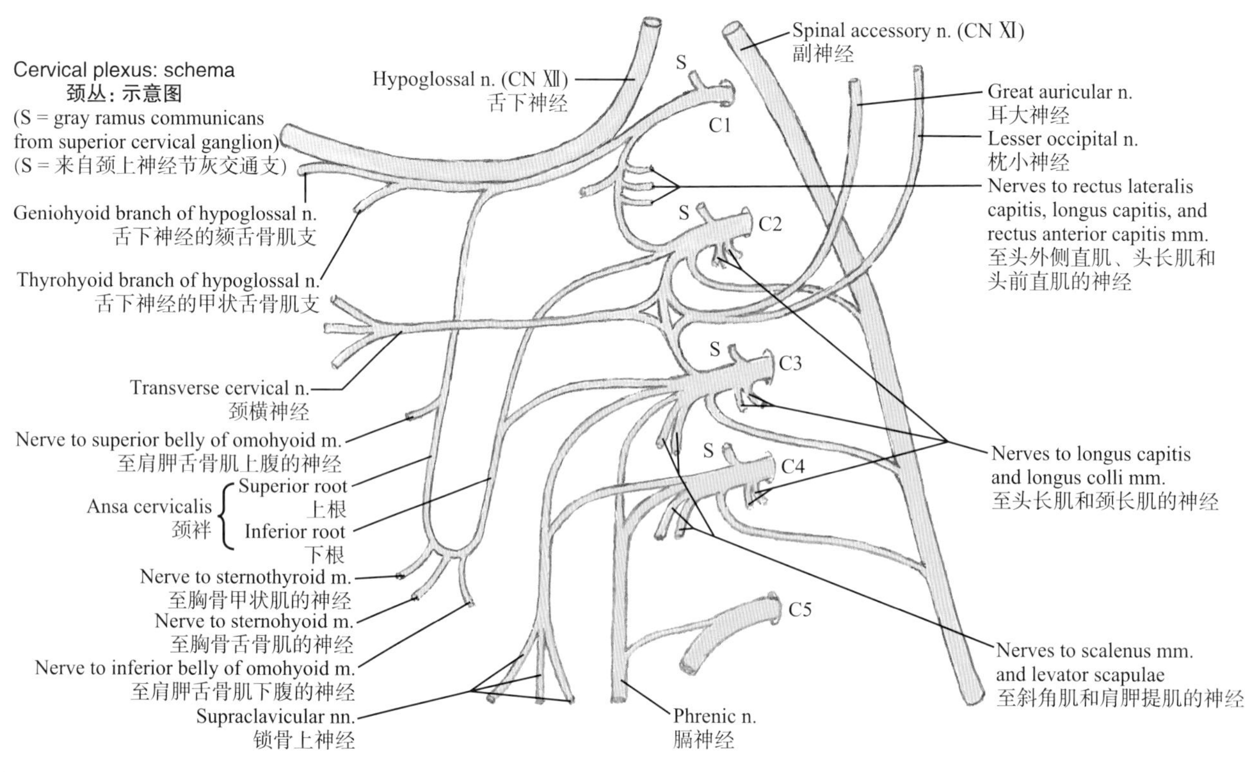


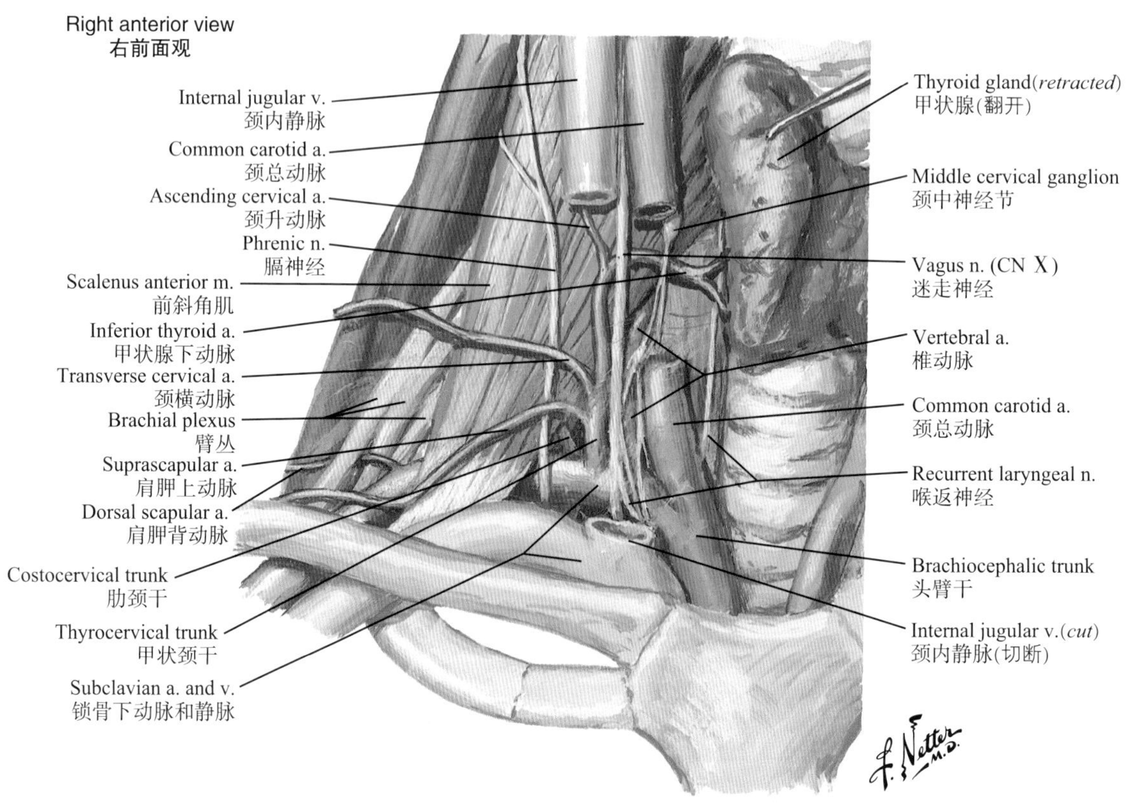

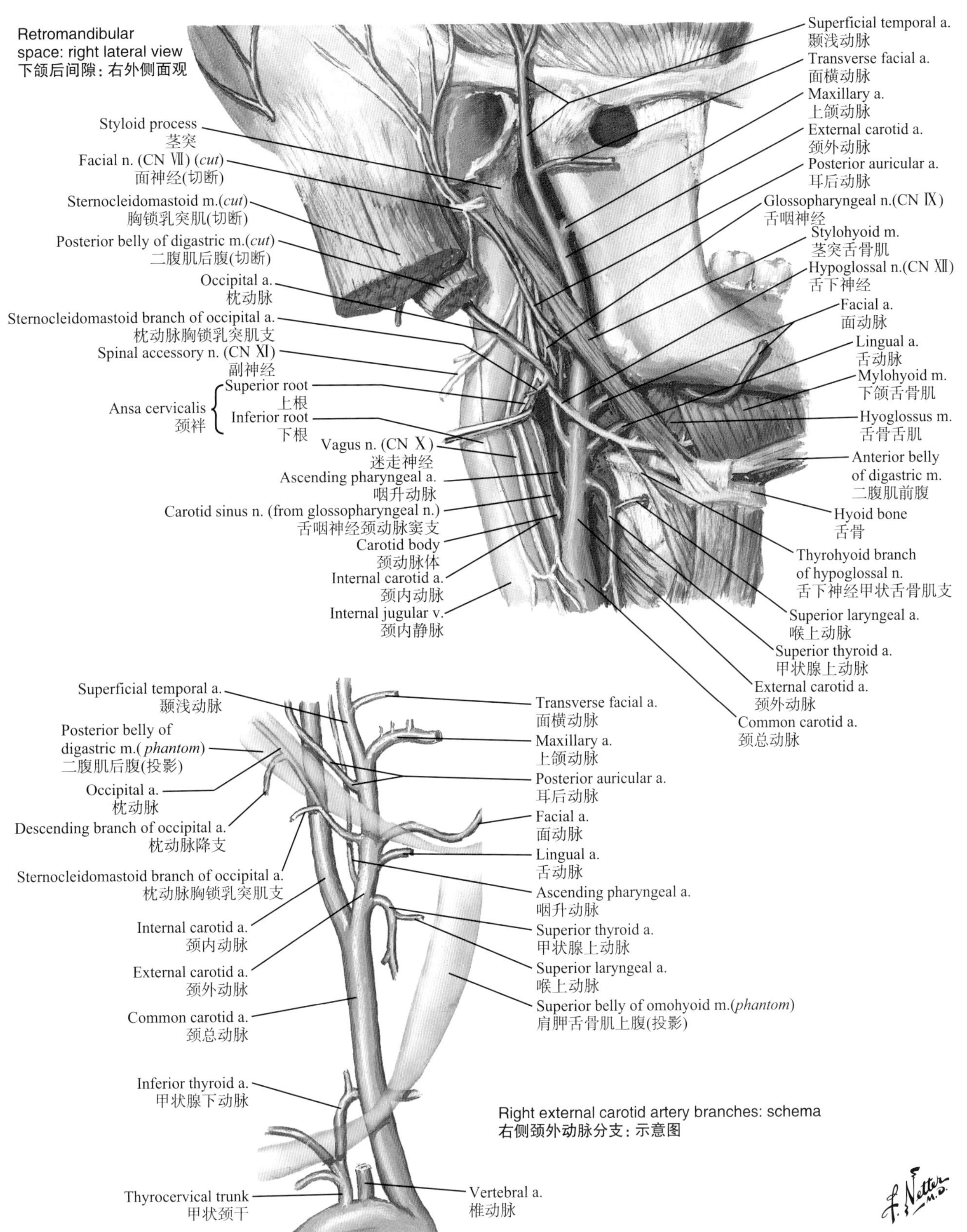
Retromandibular space: right lateral view
下颌后间隙：右外侧面观
Styloid process
茎突
Facial n. (CN Ⅶ) (cut)
面神经(切断)
Sternocleidomastoid m.(cut)
胸锁乳突肌(切断)
Posterior belly of digastric m.(cut)
二腹肌后腹(切断)
Occipital a.
枕动脉
Sternocleidomastoid branch of occipital a.
枕动脉胸锁乳突肌支
Spinal accessory n. (CN Ⅺ)
副神经
Ansa cervicalis
颈袢
Superior root
上根
Inferior root
下根
Vagus n. (CN Ⅹ)
迷走神经
Ascending pharyngeal a.
咽升动脉
Carotid sinus n. (from glossopharyngeal n.)
舌咽神经颈动脉窦支
Carotid body
颈动脉体
Internal carotid a.
颈内动脉
Internal jugular v.
颈内静脉
Superficial temporal a.
颞浅动脉
Transverse facial a.
面横动脉
Maxillary a.
上颌动脉
External carotid a.
颈外动脉
Posterior auricular a.
耳后动脉
Glossopharyngeal n.(CN Ⅸ)
舌咽神经
Stylohyoid m.
茎突舌骨肌
Hypoglossal n.(CN Ⅻ)
舌下神经
Facial a.
面动脉
Lingual a.
舌动脉
Mylohyoid m.
下颌舌骨肌
Hyoglossus m.
舌骨舌肌
Anterior belly of digastric m.
二腹肌前腹
Hyoid bone
舌骨
Thyrohyoid branch of hypoglossal n.
舌下神经甲状舌骨肌支
Superior laryngeal a.
喉上动脉
Superior thyroid a.
甲状腺上动脉
External carotid a.
颈外动脉
Common carotid a.
颈总动脉
Superficial temporal a.
颞浅动脉
Posterior belly of digastric m.(phantom)
二腹肌后腹(投影)
Occipital a.
枕动脉
Descending branch of occipital a.
枕动脉降支
Sternocleidomastoid branch of occipital a.
枕动脉胸锁乳突肌支
Internal carotid a.
颈内动脉
External carotid a.
颈外动脉
Common carotid a.
颈总动脉
Inferior thyroid a.
甲状腺下动脉
Thyrocervical trunk
甲状颈干
Transverse facial a.
面横动脉
Maxillary a.
上颌动脉
Posterior auricular a.
耳后动脉
Facial a.
面动脉
Lingual a.
舌动脉
Ascending pharyngeal a.
咽升动脉
Superior thyroid a.
甲状腺上动脉
Superior laryngeal a.
喉上动脉
Superior belly of omohyoid m.(phantom)
肩胛舌骨肌上腹(投影)
Vertebral a.
椎动脉
Right external carotid artery branches: schema
右侧颈外动脉分支：示意图
F. Netter M.D.

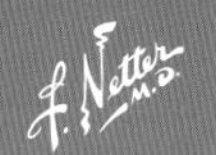

# 鼻的骨架

参见图 63

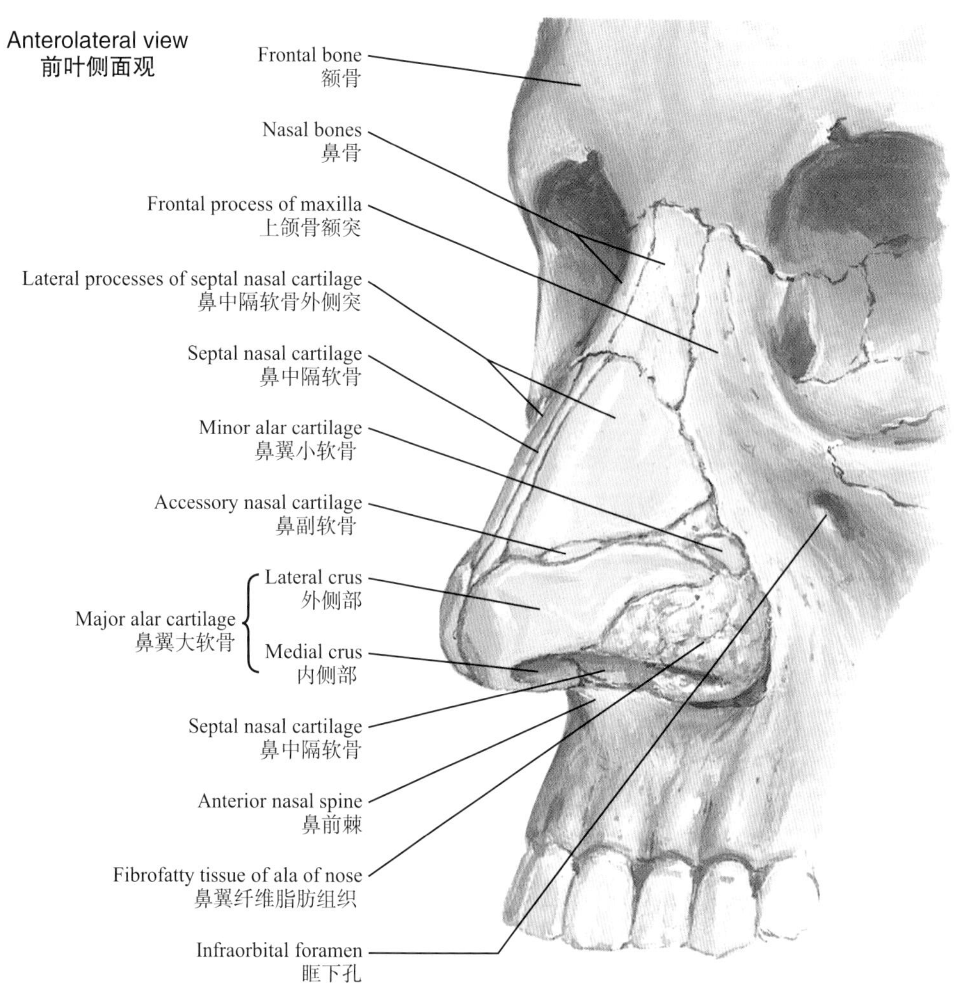
Anterolateral view
前叶侧面观
Frontal bone
额骨
Nasal bones
鼻骨
Frontal process of maxilla
上颌骨额突
Lateral processes of septal nasal cartilage
鼻中隔软骨外侧突
Septal nasal cartilage
鼻中隔软骨
Minor alar cartilage
鼻翼小软骨
Accessory nasal cartilage
鼻副软骨
Major alar cartilage
鼻翼大软骨
Lateral crus
外侧部
Medial crus
内侧部
Septal nasal cartilage
鼻中隔软骨
Anterior nasal spine
鼻前棘
Fibrofatty tissue of ala of nose
鼻翼纤维脂肪组织
Infraorbital foramen
眶下孔

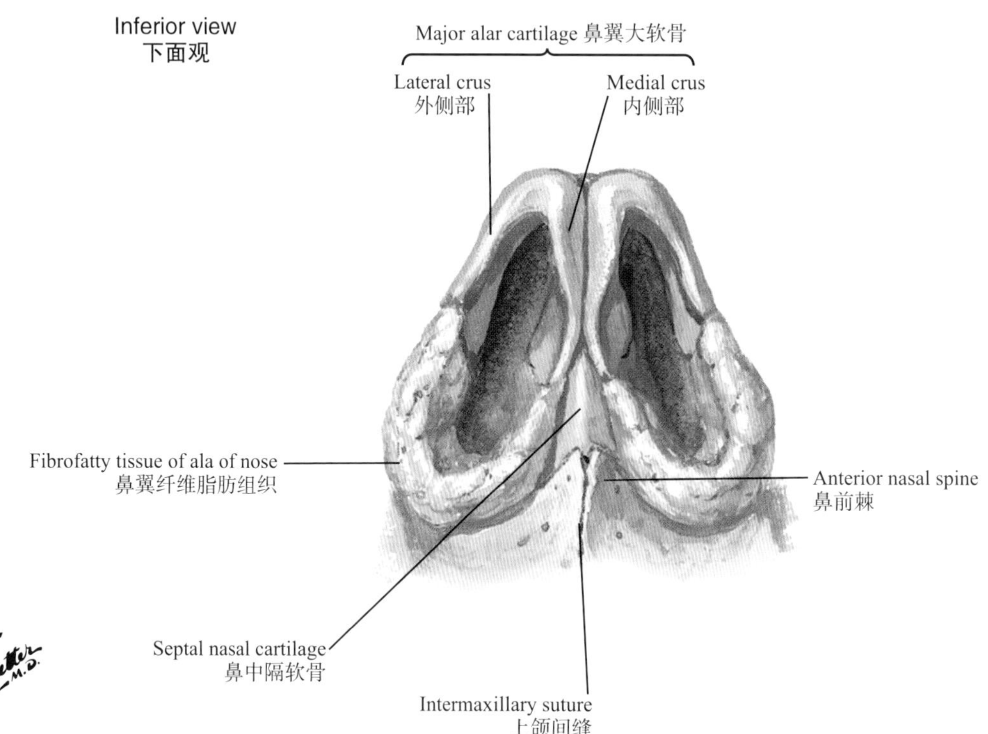
Inferior view
下面观
Major alar cartilage 鼻翼大软骨
Lateral crus
外侧部
Medial crus
内侧部
Fibrofatty tissue of ala of nose
鼻翼纤维脂肪组织
Anterior nasal spine
鼻前棘
Septal nasal cartilage
鼻中隔软骨
Intermaxillary suture
上颌间缝

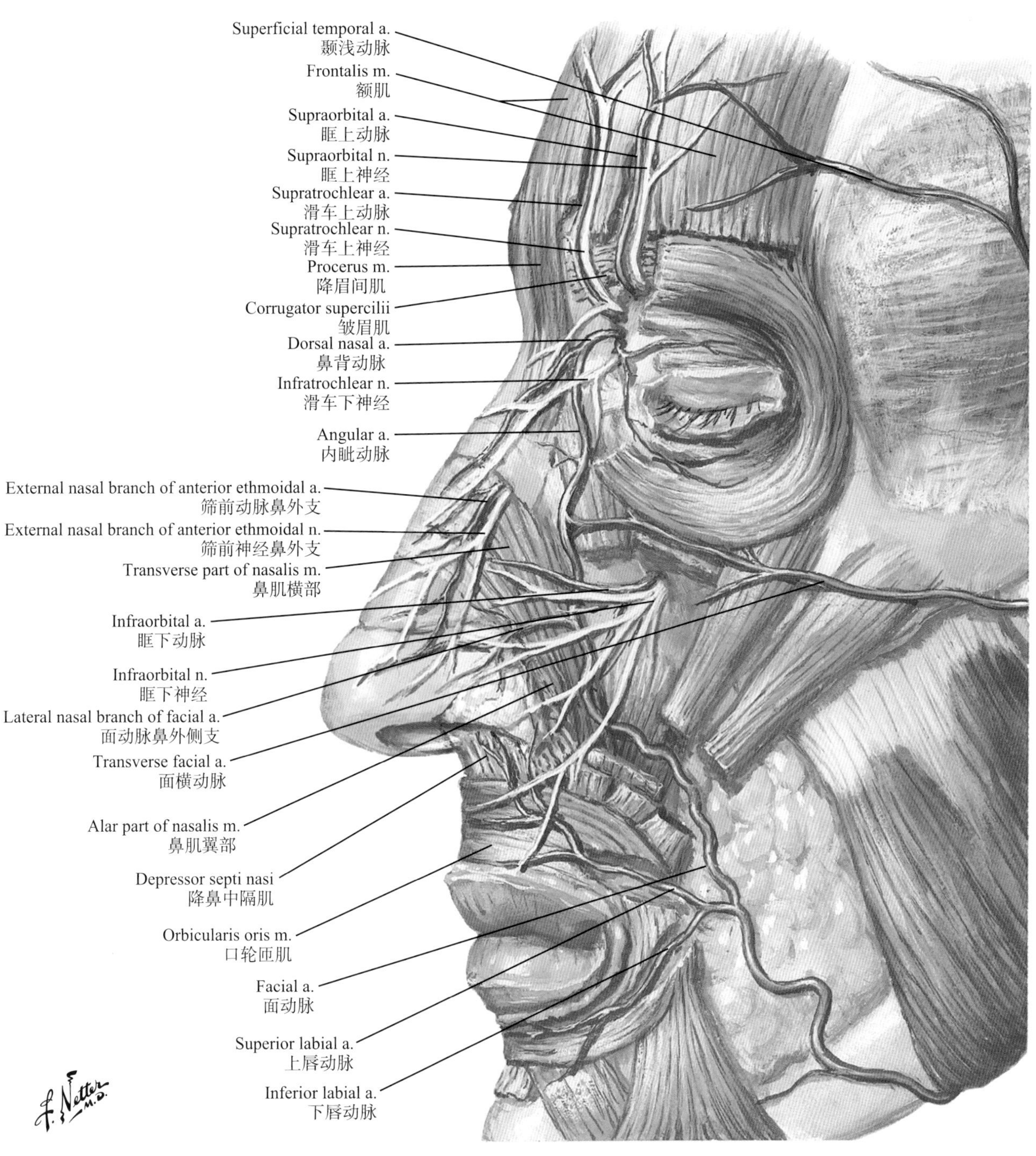
Superficial temporal a.
颞浅动脉
Frontalis m.
额肌
Supraorbital a.
眶上动脉
Supraorbital n.
眶上神经
Supratrochlear a.
滑车上动脉
Supratrochlear n.
滑车上神经
Procerus m.
降眉间肌
Corrugator supercilii
皱眉肌
Dorsal nasal a.
鼻背动脉
Infratrochlear n.
滑车下神经
Angular a.
内眦动脉
External nasal branch of anterior ethmoidal a.
筛前动脉鼻外支
External nasal branch of anterior ethmoidal n.
筛前神经鼻外支
Transverse part of nasalis m.
鼻肌横部
Infraorbital a.
眶下动脉
Infraorbital n.
眶下神经
Lateral nasal branch of facial a.
面动脉鼻外侧支
Transverse facial a.
面横动脉
Alar part of nasalis m.
鼻肌翼部
Depressor septi nasi
降鼻中隔肌
Orbicularis oris m.
口轮匝肌
Facial a.
面动脉
Superior labial a.
上唇动脉
Inferior labial a.
下唇动脉
F. Netter M.D.

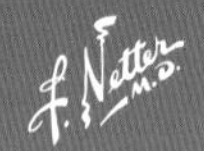

# 鼻腔外侧壁

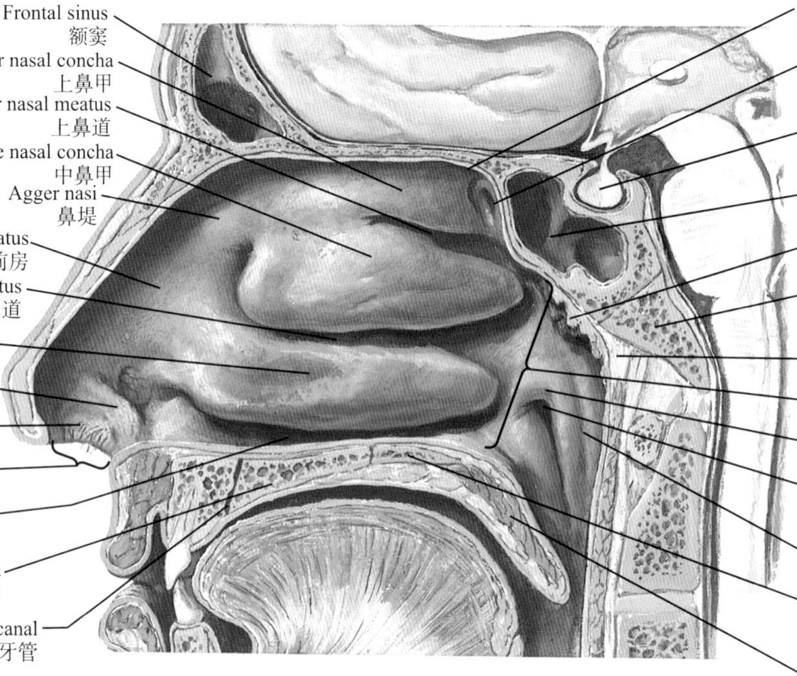

Frontal sinus
额窦
Superior nasal concha
上鼻甲
Superior nasal meatus
上鼻道
Middle nasal concha
中鼻甲
Agger nasi
鼻堤
Atrium of middle nasal meatus
中鼻道前房
Middle nasal meatus
中鼻道
Inferior nasal concha
下鼻甲
Limen nasi
鼻阈
Nasal vestibule
鼻前庭
Nostril
鼻孔
Inferior nasal meatus
下鼻道
Palatine process of maxilla
上颌骨腭突
Incisive canal
切牙管

Sphenoethmoidal recess
蝶筛隐窝
Opening of sphenoidal sinus
蝶窦开口
Pituitary gland
垂体
Sphenoidal sinus
蝶窦
Pharyngeal tonsil
咽扁桃体
Basilar part of occipital bone
枕骨基底部
Pharyngeal raphe
咽缝
Choana
鼻后孔
Torus tubarius
咽鼓管圆枕
Pharyngeal opening of auditory tube
咽鼓管咽口
Pharyngeal recess
咽隐窝
Horizontal plate of palatine bone
腭骨水平板
Soft palate
软腭

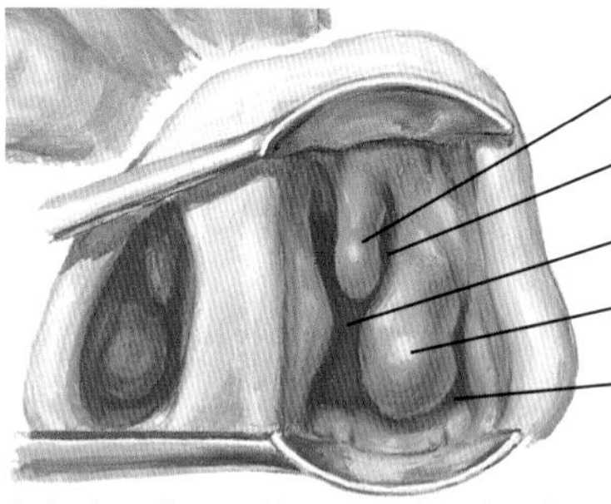

Middle nasal concha
中鼻甲
Middle nasal meatus
中鼻道
Choana
鼻后孔
Inferior nasal concha
下鼻甲
Inferior nasal meatus
下鼻道

Inferior view with speculum in place
鼻镜所见

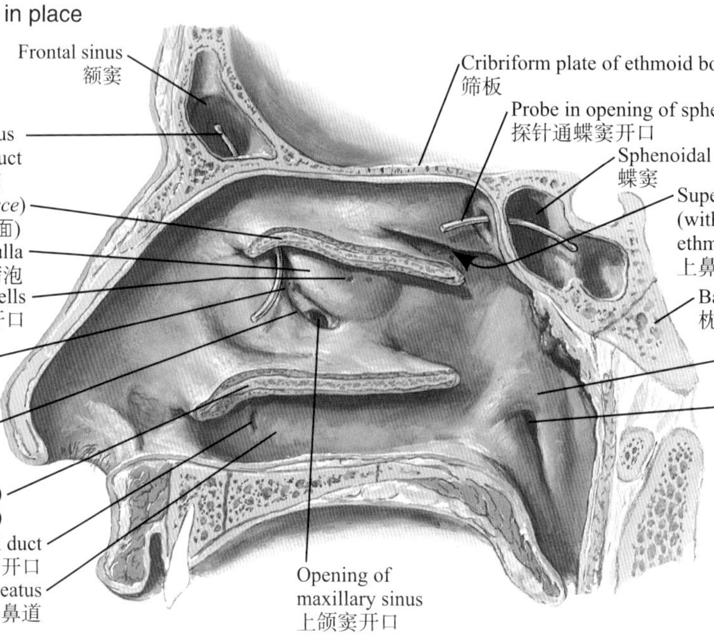

Frontal sinus
额窦
Probe passing from semilunar hiatus into frontal sinus via frontonasal duct
探针从半月裂孔经额鼻管通额窦
Middle nasal concha(*cut surface*)
中鼻甲(切面)
Ethmoidal bulla
筛泡
Openings of middle ethmoidal cells
中筛窦开口
Semilunar hiatus (with opening of anterior ethmoidal cells)
半月裂孔及其内的筛窦小房
Uncinate process of ethmoid bone
筛骨钩突
Inferior nasal concha(*cut surface*)
下鼻甲(切面)
Opening of nasolacrimal duct
鼻泪管开口
Inferior nasal meatus
下鼻道
Opening of maxillary sinus
上颌窦开口

Cribriform plate of ethmoid bone
筛板
Probe in opening of sphenoidal sinus
探针通蝶窦开口
Sphenoidal sinus
蝶窦
Superior nasal meatus (with opening of posterior ethmoidal cells)
上鼻道及其内的后筛窦开口
Basilar part of occipital bone
枕骨基底部
Torus tubarius
咽鼓管圆枕
Pharyngeal opening of auditory tube
咽鼓管咽口

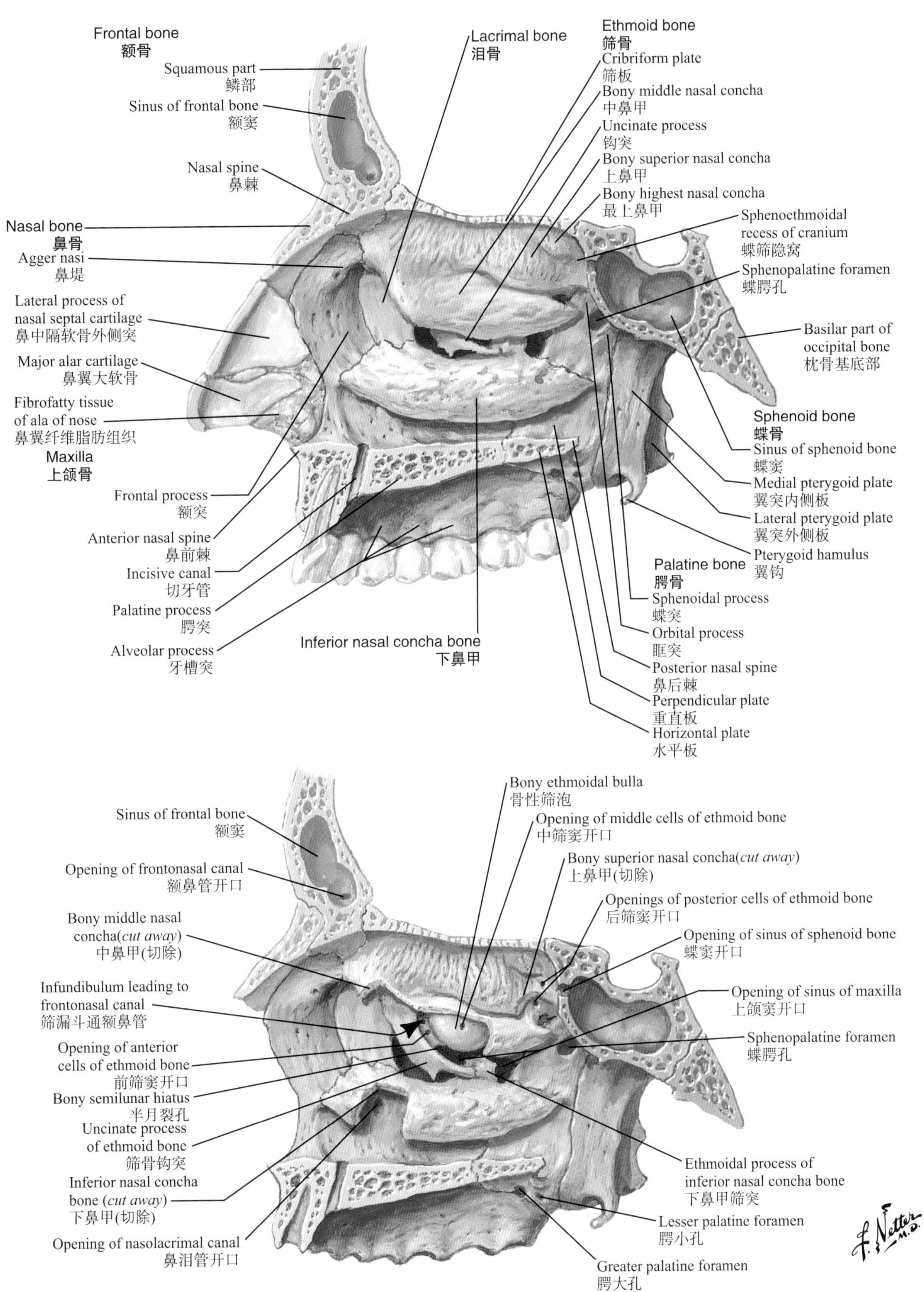
Frontal bone
额骨
Squamous part
鳞部
Sinus of frontal bone
额窦
Nasal spine
鼻棘
Nasal bone
鼻骨
Agger nasi
鼻堤
Lateral process of nasal septal cartilage
鼻中隔软骨外侧突
Major alar cartilage
鼻翼大软骨
Fibrofatty tissue of ala of nose
鼻翼纤维脂肪组织
Maxilla
上颌骨
Frontal process
额突
Anterior nasal spine
鼻前棘
Incisive canal
切牙管
Palatine process
腭突
Alveolar process
牙槽突
Inferior nasal concha bone
下鼻甲
Lacrimal bone
泪骨
Ethmoid bone
筛骨
Cribriform plate
筛板
Bony middle nasal concha
中鼻甲
Uncinate process
钩突
Bony superior nasal concha
上鼻甲
Bony highest nasal concha
最上鼻甲
Sphenoethmoidal recess of cranium
蝶筛隐窝
Sphenopalatine foramen
蝶腭孔
Basilar part of occipital bone
枕骨基底部
Sphenoid bone
蝶骨
Sinus of sphenoid bone
蝶窦
Medial pterygoid plate
翼突内侧板
Lateral pterygoid plate
翼突外侧板
Pterygoid hamulus
翼钩
Palatine bone
腭骨
Sphenoidal process
蝶突
Orbital process
眶突
Posterior nasal spine
鼻后棘
Perpendicular plate
垂直板
Horizontal plate
水平板
Sinus of frontal bone
额窦
Opening of frontonasal canal
额鼻管开口
Bony middle nasal concha(cut away)
中鼻甲(切除)
Infundibulum leading to frontonasal canal
筛漏斗通额鼻管
Opening of anterior cells of ethmoid bone
前筛窦开口
Bony semilunar hiatus
半月裂孔
Uncinate process of ethmoid bone
筛骨钩突
Inferior nasal concha bone (cut away)
下鼻甲(切除)
Opening of nasolacrimal canal
鼻泪管开口
Bony ethmoidal bulla
骨性筛泡
Opening of middle cells of ethmoid bone
中筛窦开口
Bony superior nasal concha(cut away)
上鼻甲(切除)
Openings of posterior cells of ethmoid bone
后筛窦开口
Opening of sinus of sphenoid bone
蝶窦开口
Opening of sinus of maxilla
上颌窦开口
Sphenopalatine foramen
蝶腭孔
Ethmoidal process of inferior nasal concha bone
下鼻甲筛突
Lesser palatine foramen
腭小孔
Greater palatine foramen
腭大孔
F. Netter M.D.

# 鼻腔内侧壁(鼻中隔)

参见图 29

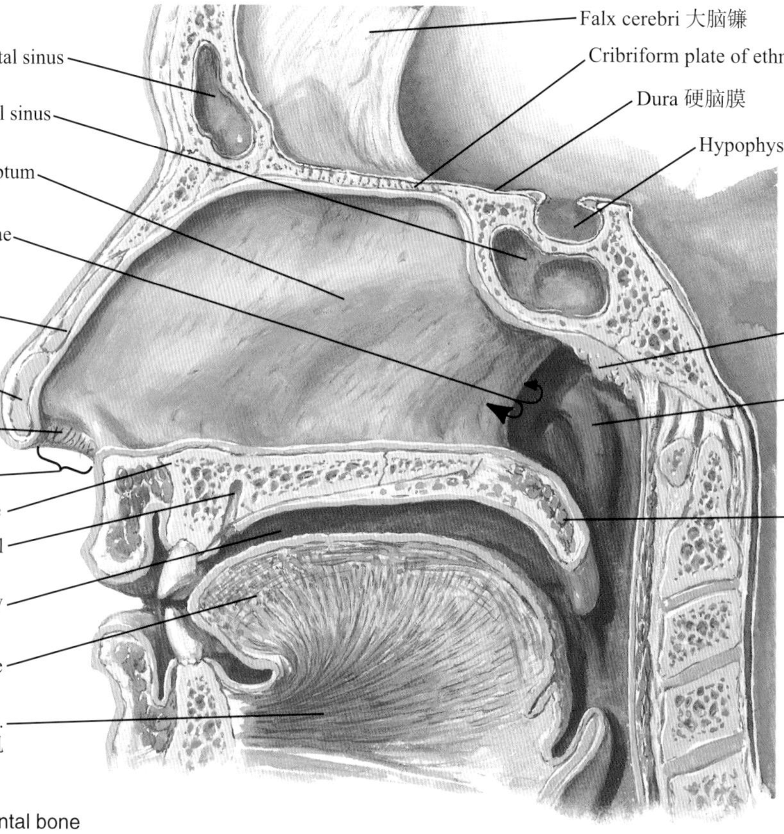

Falx cerebri 大脑镰
额窦 Frontal sinus
Cribriform plate of ethmoid bone 筛板
Dura 硬脑膜
蝶窦 Sphenoidal sinus
Hypophysial fossa 垂体窝
鼻中隔 Nasal septum
鼻后孔 Choanae
Lateral process of nasal septal cartilage 鼻中隔软骨外侧突
Pharyngeal tonsil 咽扁桃体
Major alar cartilage 鼻翼大软骨
Torus tubarius 咽鼓管圆枕
鼻前庭 Nasal vestibule
鼻孔 Nostril
鼻前棘 Anterior nasal spine
Soft palate 软腭
切牙管 Incisive canal
口腔 Oral cavity
舌 Tongue
Genioglossus m. 颏舌肌

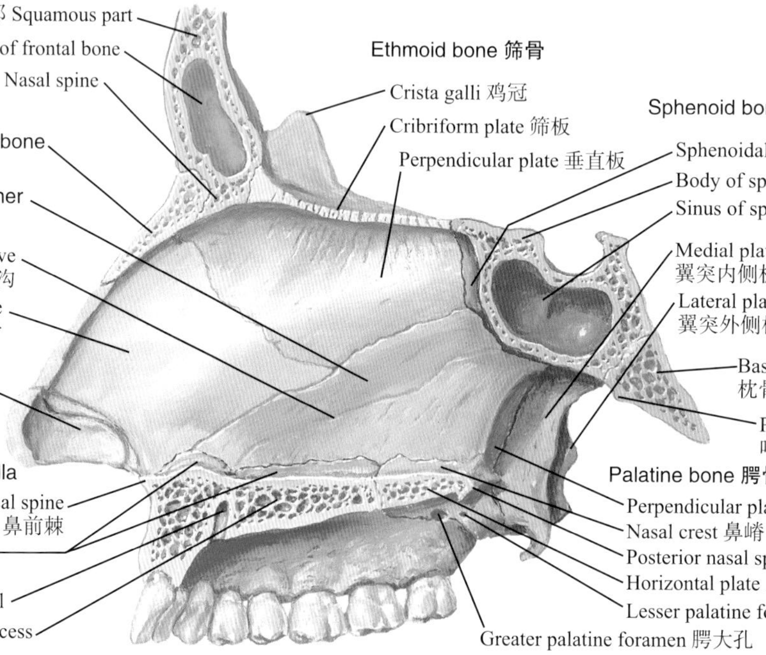

**额骨 Frontal bone**
鳞部 Squamous part
额窦 Sinus of frontal bone
鼻棘 Nasal spine
**鼻骨 Nasal bone**
**犁骨 Vomer**
Nasopalatine groove 鼻腭沟
Nasal septal cartilage 鼻中隔软骨
Medial crus of major alar cartilage 鼻翼大软骨内侧部
**上颌骨 Maxilla**
Anterior nasal spine 鼻前棘
Nasal crest 鼻嵴
切牙管 Incisive canal
腭突 Palatine process

**Ethmoid bone 筛骨**
Crista galli 鸡冠
Cribriform plate 筛板
Perpendicular plate 垂直板

**Sphenoid bone 蝶骨**
Sphenoidal crest 蝶骨嵴
Body of sphenoid bone 蝶骨体
Sinus of sphenoid bone 蝶窦
Medial plate of pterygoid process 翼突内侧板
Lateral plate of pterygoid process 翼突外侧板
Basilar part of occipital bone 枕骨基底部
Pharyngeal tubercle 咽结节

**Palatine bone 腭骨**
Perpendicular plate 垂直板
Nasal crest 鼻嵴
Posterior nasal spine 鼻后棘
Horizontal plate 水平板
Lesser palatine foramen 腭小孔
Greater palatine foramen 腭大孔

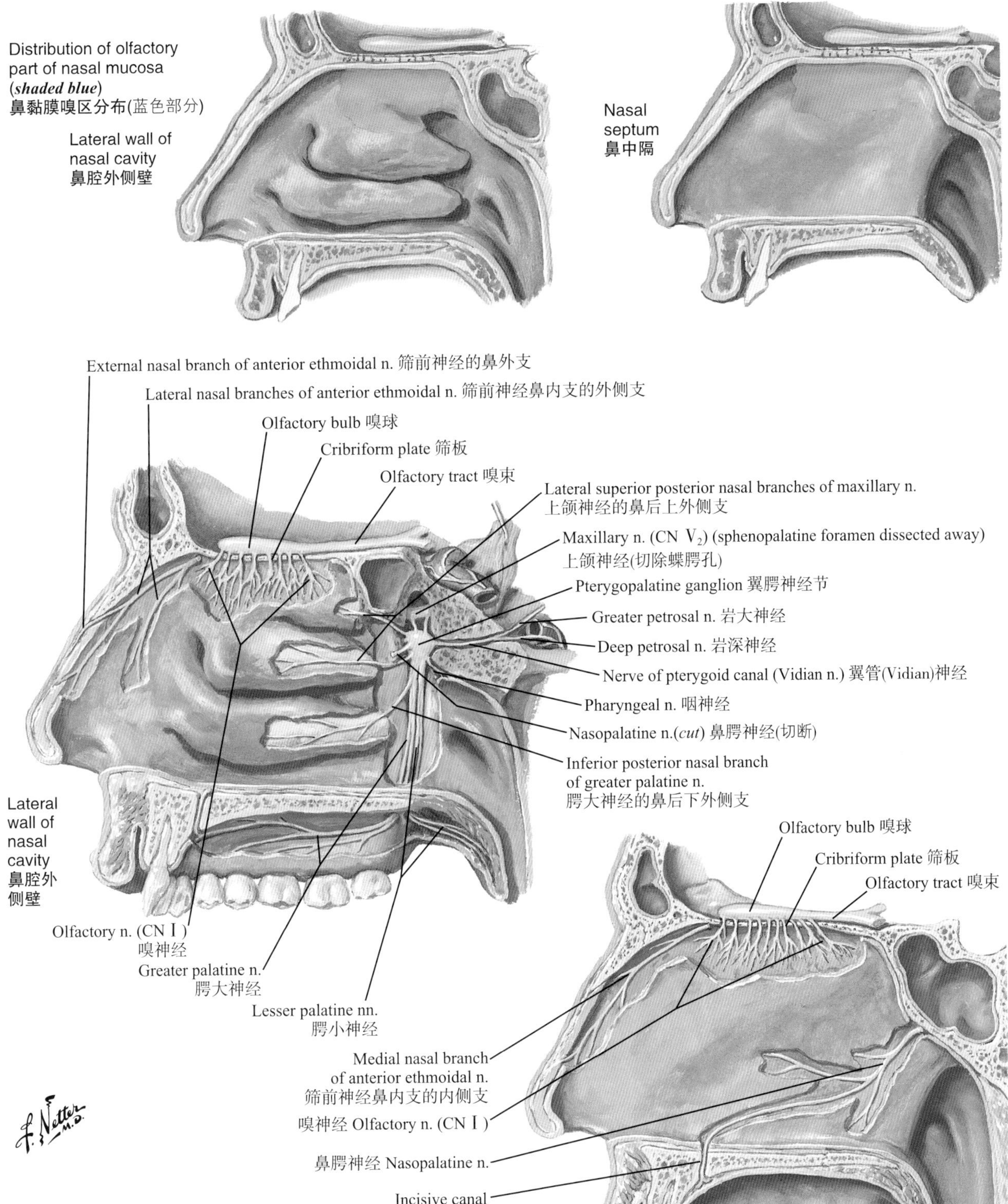
Distribution of olfactory part of nasal mucosa (*shaded blue*)
鼻黏膜嗅区分布(蓝色部分)
Lateral wall of nasal cavity
鼻腔外侧壁
Nasal septum
鼻中隔
External nasal branch of anterior ethmoidal n. 筛前神经的鼻外支
Lateral nasal branches of anterior ethmoidal n. 筛前神经鼻内支的外侧支
Olfactory bulb 嗅球
Cribriform plate 筛板
Olfactory tract 嗅束
Lateral superior posterior nasal branches of maxillary n.
上颌神经的鼻后上外侧支
Maxillary n. (CN $V_2$) (sphenopalatine foramen dissected away)
上颌神经(切除蝶腭孔)
Pterygopalatine ganglion 翼腭神经节
Greater petrosal n. 岩大神经
Deep petrosal n. 岩深神经
Nerve of pterygoid canal (Vidian n.) 翼管(Vidian)神经
Pharyngeal n. 咽神经
Nasopalatine n.(*cut*) 鼻腭神经(切断)
Inferior posterior nasal branch of greater palatine n.
腭大神经的鼻后下外侧支
Lateral wall of nasal cavity
鼻腔外侧壁
Olfactory n. (CN I)
嗅神经
Greater palatine n.
腭大神经
Lesser palatine nn.
腭小神经
Olfactory bulb 嗅球
Cribriform plate 筛板
Olfactory tract 嗅束
Medial nasal branch of anterior ethmoidal n.
筛前神经鼻内支的内侧支
嗅神经 Olfactory n. (CN I)
鼻腭神经 Nasopalatine n.
Incisive canal
切牙管
鼻中隔 Nasal septum
F. Netter M.D.

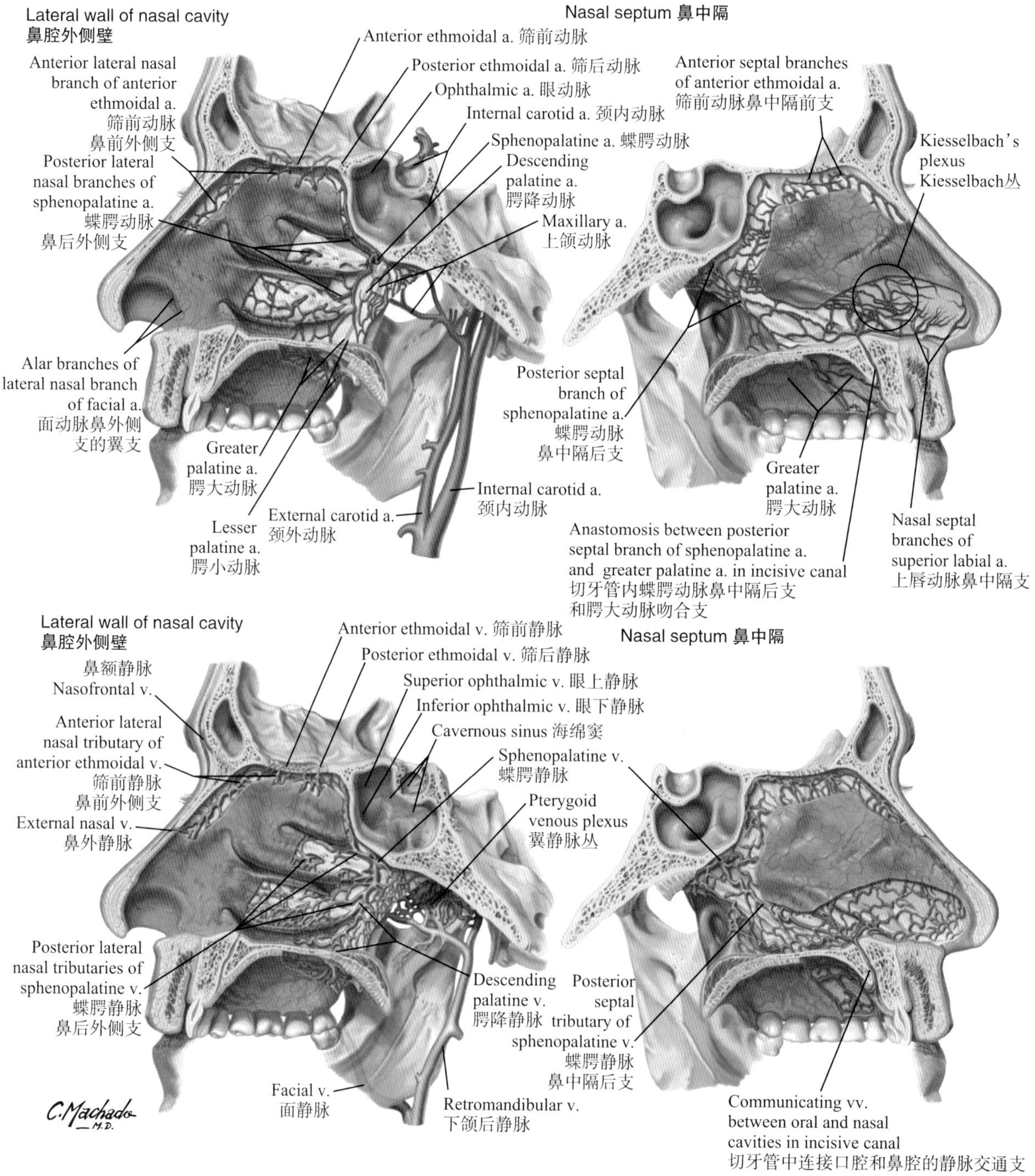

Lateral wall of nasal cavity
鼻腔外侧壁
Nasal septum 鼻中隔
Anterior ethmoidal a. 筛前动脉
Anterior lateral nasal branch of anterior ethmoidal a.
筛前动脉鼻前外侧支
Posterior ethmoidal a. 筛后动脉
Ophthalmic a. 眼动脉
Internal carotid a. 颈内动脉
Sphenopalatine a. 蝶腭动脉
Posterior lateral nasal branches of sphenopalatine a.
蝶腭动脉鼻后外侧支
Descending palatine a.
腭降动脉
Maxillary a.
上颌动脉
Anterior septal branches of anterior ethmoidal a.
筛前动脉鼻中隔前支
Kiesselbach's plexus
Kiesselbach丛
Alar branches of lateral nasal branch of facial a.
面动脉鼻外侧支的翼支
Greater palatine a.
腭大动脉
Lesser palatine a.
腭小动脉
External carotid a.
颈外动脉
Internal carotid a.
颈内动脉
Posterior septal branch of sphenopalatine a.
蝶腭动脉鼻中隔后支
Greater palatine a.
腭大动脉
Anastomosis between posterior septal branch of sphenopalatine a. and greater palatine a. in incisive canal
切牙管内蝶腭动脉鼻中隔后支和腭大动脉吻合支
Nasal septal branches of superior labial a.
上唇动脉鼻中隔支
Lateral wall of nasal cavity
鼻腔外侧壁
Nasal septum 鼻中隔
鼻额静脉
Nasofrontal v.
Anterior ethmoidal v. 筛前静脉
Posterior ethmoidal v. 筛后静脉
Superior ophthalmic v. 眼上静脉
Inferior ophthalmic v. 眼下静脉
Cavernous sinus 海绵窦
Anterior lateral nasal tributary of anterior ethmoidal v.
筛前静脉鼻前外侧支
Sphenopalatine v.
蝶腭静脉
Pterygoid venous plexus
翼静脉丛
External nasal v.
鼻外静脉
Posterior lateral nasal tributaries of sphenopalatine v.
蝶腭静脉鼻后外侧支
Descending palatine v.
腭降静脉
Posterior septal tributary of sphenopalatine v.
蝶腭静脉鼻中隔后支
Facial v.
面静脉
Retromandibular v.
下颌后静脉
Communicating vv. between oral and nasal cavities in incisive canal
切牙管中连接口腔和鼻腔的静脉交通支
C.Machado M.D.

参见图 80

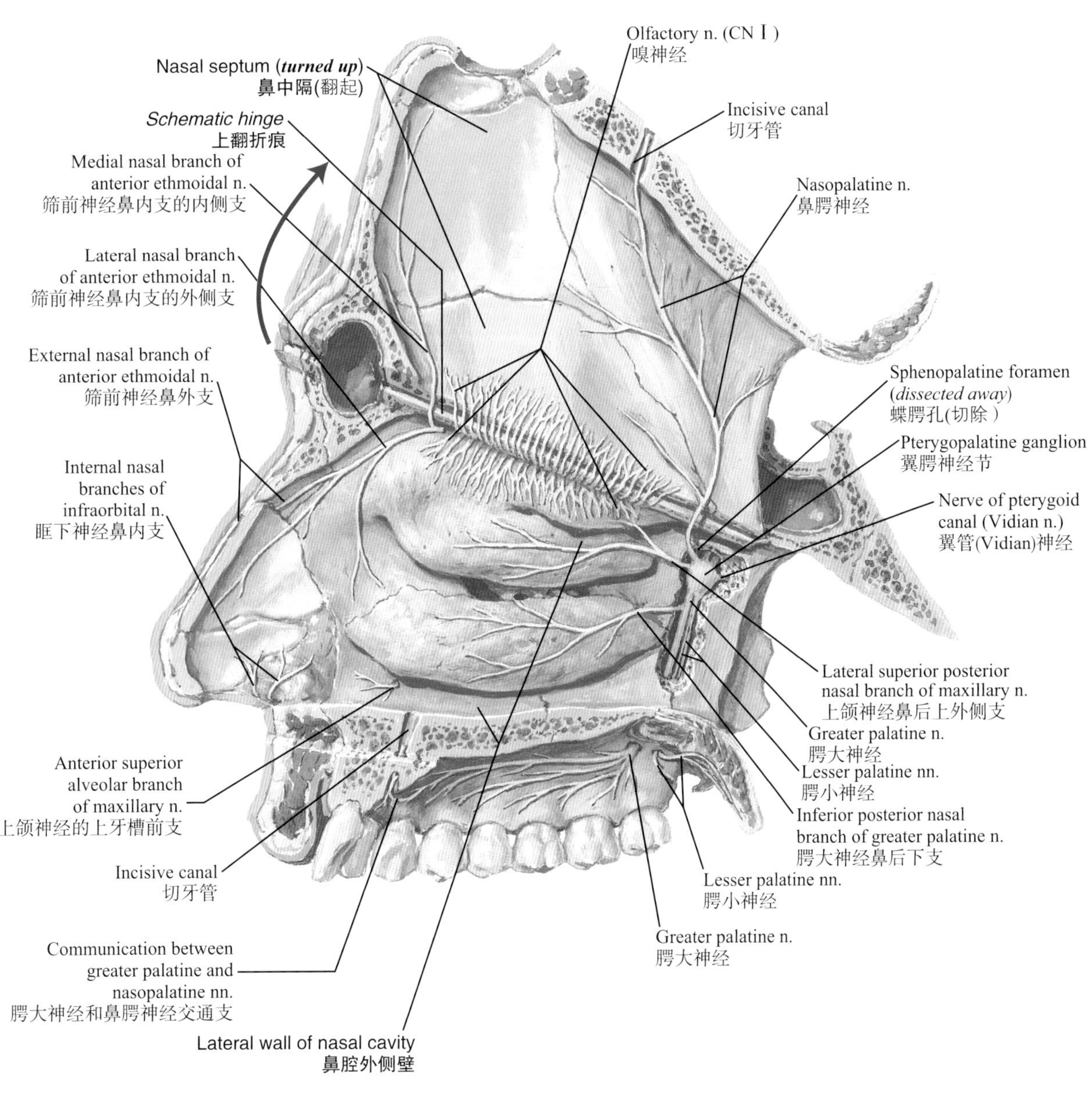
Olfactory n. (CN Ⅰ)
嗅神经
Nasal septum (turned up)
鼻中隔(翻起)
Schematic hinge
上翻折痕
Incisive canal
切牙管
Medial nasal branch of anterior ethmoidal n.
筛前神经鼻内支的内侧支
Nasopalatine n.
鼻腭神经
Lateral nasal branch of anterior ethmoidal n.
筛前神经鼻内支的外侧支
External nasal branch of anterior ethmoidal n.
筛前神经鼻外支
Sphenopalatine foramen (dissected away)
蝶腭孔(切除)
Pterygopalatine ganglion
翼腭神经节
Internal nasal branches of infraorbital n.
眶下神经鼻内支
Nerve of pterygoid canal (Vidian n.)
翼管(Vidian)神经
Lateral superior posterior nasal branch of maxillary n.
上颌神经鼻后上外侧支
Greater palatine n.
腭大神经
Lesser palatine nn.
腭小神经
Anterior superior alveolar branch of maxillary n.
上颌神经的上牙槽前支
Inferior posterior nasal branch of greater palatine n.
腭大神经鼻后下支
Incisive canal
切牙管
Lesser palatine nn.
腭小神经
Greater palatine n.
腭大神经
Communication between greater palatine and nasopalatine nn.
腭大神经和鼻腭神经交通支
Lateral wall of nasal cavity
鼻腔外侧壁
F. Netter M.D.

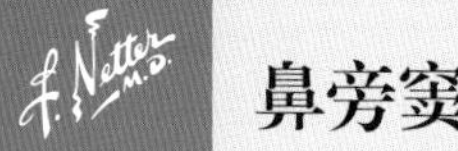

# 鼻旁窦：旁矢状面观

参见图 61

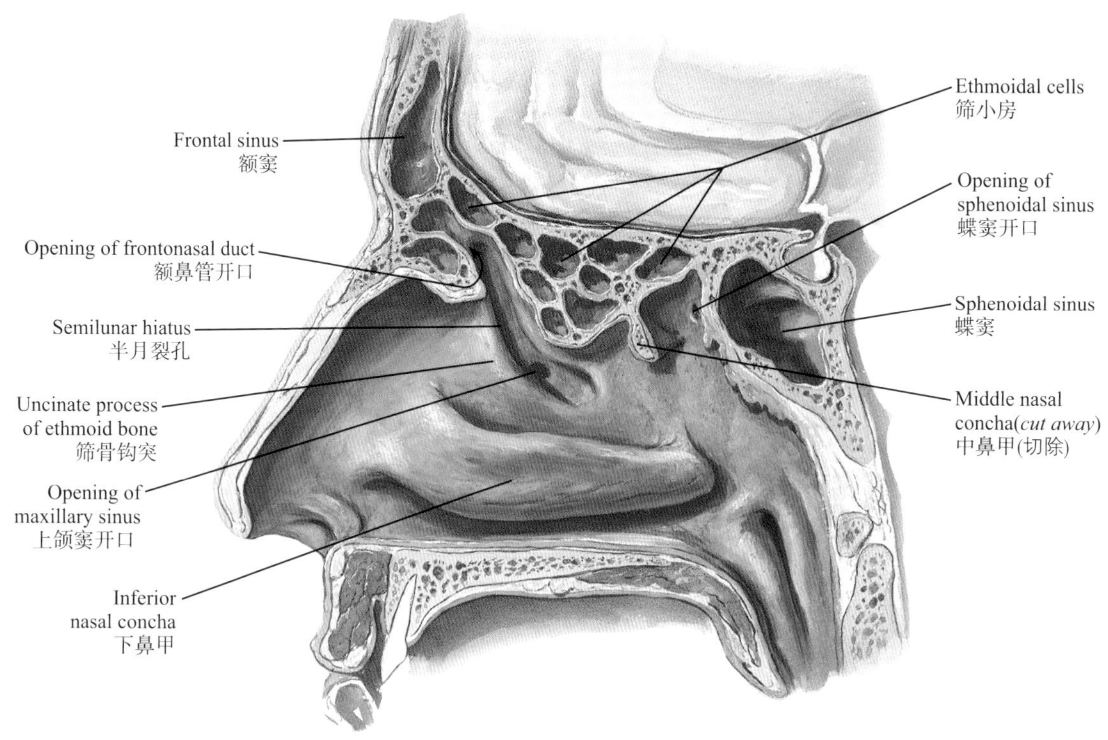


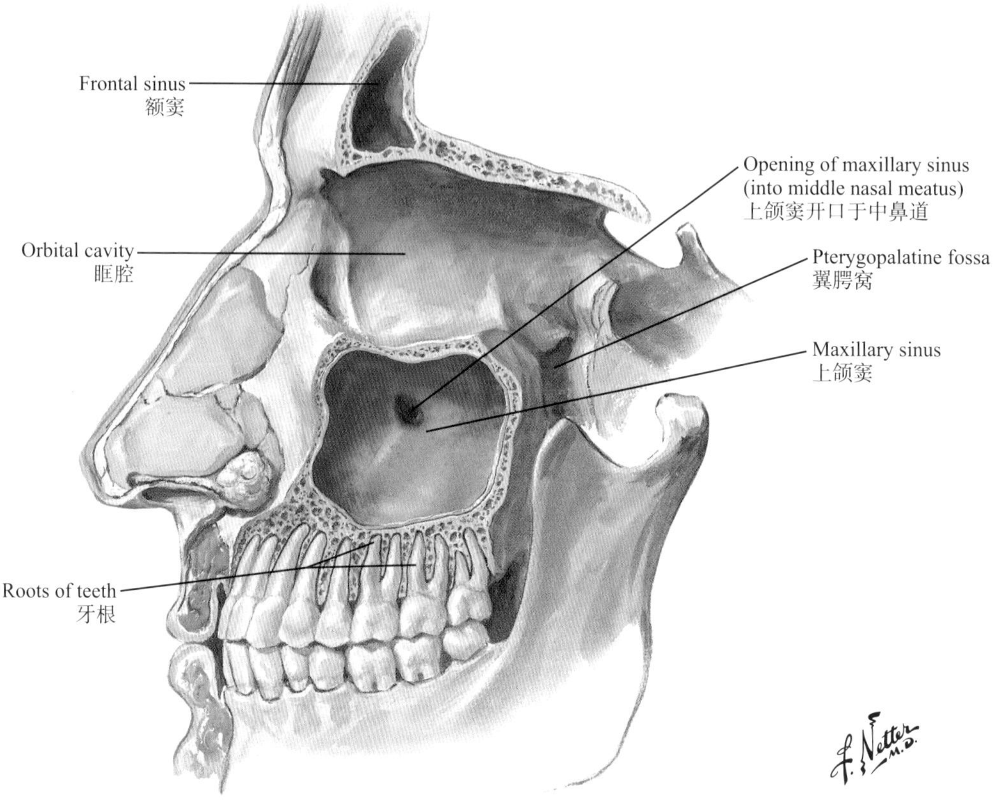

Bones of nasal cavity and paranasal sinuses at birth
新生儿鼻腔和鼻旁窦

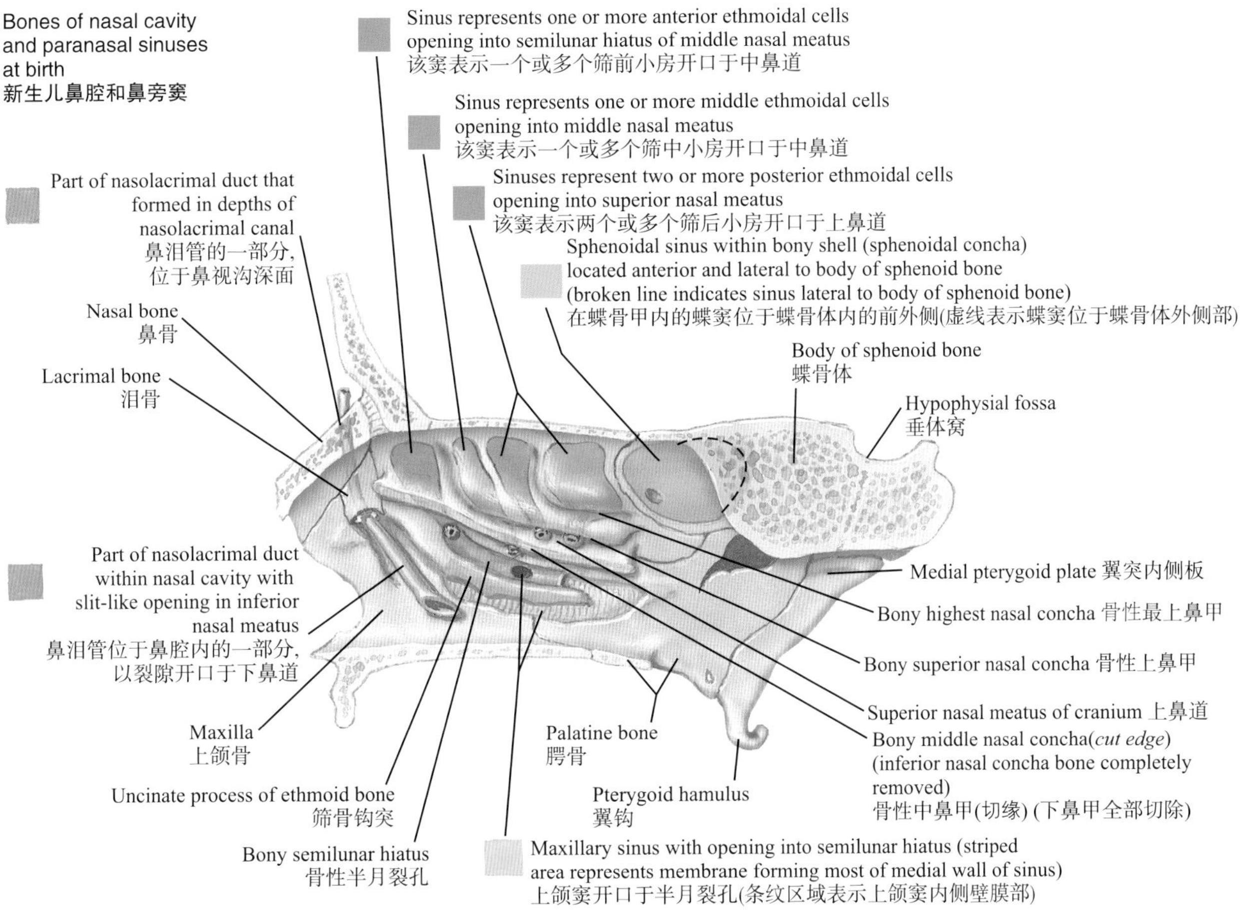

Sinus represents one or more anterior ethmoidal cells opening into semilunar hiatus of middle nasal meatus
该窦表示一个或多个筛前小房开口于中鼻道
Sinus represents one or more middle ethmoidal cells opening into middle nasal meatus
该窦表示一个或多个筛中小房开口于中鼻道
Sinuses represent two or more posterior ethmoidal cells opening into superior nasal meatus
该窦表示两个或多个筛后小房开口于上鼻道
Sphenoidal sinus within bony shell (sphenoidal concha) located anterior and lateral to body of sphenoid bone (broken line indicates sinus lateral to body of sphenoid bone)
在蝶骨甲内的蝶窦位于蝶骨体内的前外侧(虚线表示蝶窦位于蝶骨体外侧部)
Part of nasolacrimal duct that formed in depths of nasolacrimal canal
鼻泪管的一部分，位于鼻视沟深面
Nasal bone
鼻骨
Lacrimal bone
泪骨
Body of sphenoid bone
蝶骨体
Hypophysial fossa
垂体窝
Part of nasolacrimal duct within nasal cavity with slit-like opening in inferior nasal meatus
鼻泪管位于鼻腔内的一部分，以裂隙开口于下鼻道
Medial pterygoid plate 翼突内侧板
Bony highest nasal concha 骨性最上鼻甲
Bony superior nasal concha 骨性上鼻甲
Superior nasal meatus of cranium 上鼻道
Bony middle nasal concha(cut edge) (inferior nasal concha bone completely removed)
骨性中鼻甲(切缘) (下鼻甲全部切除)
Maxilla
上颌骨
Palatine bone
腭骨
Uncinate process of ethmoid bone
筛骨钩突
Pterygoid hamulus
翼钩
Bony semilunar hiatus
骨性半月裂孔
Maxillary sinus with opening into semilunar hiatus (striped area represents membrane forming most of medial wall of sinus)
上颌窦开口于半月裂孔(条纹区域表示上颌窦内侧壁膜部)

Growth of sinuses in frontal bone and maxilla throughout life
额窦和上颌窦出生后变化

出生时
1岁
4岁
7岁
12岁
成人
老年
Sinus of frontal bone
额窦
Bony middle nasal concha
中鼻甲
Bony part of nasal septum
骨性鼻中隔
Nasal cavity
鼻腔
Inferior nasal concha bone
下鼻甲
Bony palate
腭骨
Orbital cavity
眶腔
Sinus of maxilla
上颌窦
Molar tooth
磨牙
F. Netter M.D.

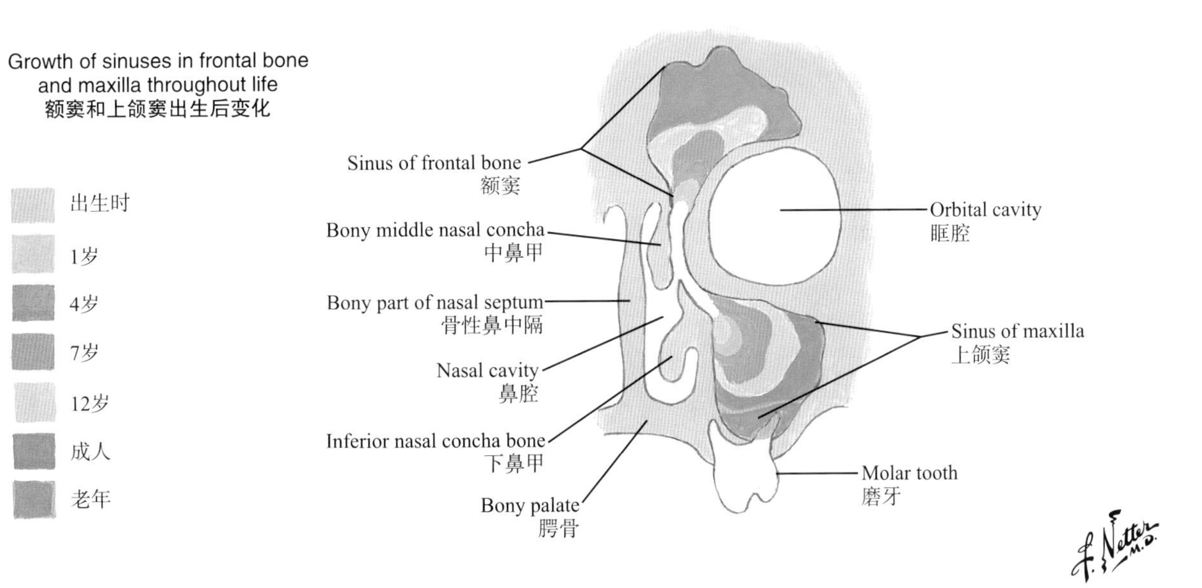

参见附图 22，23

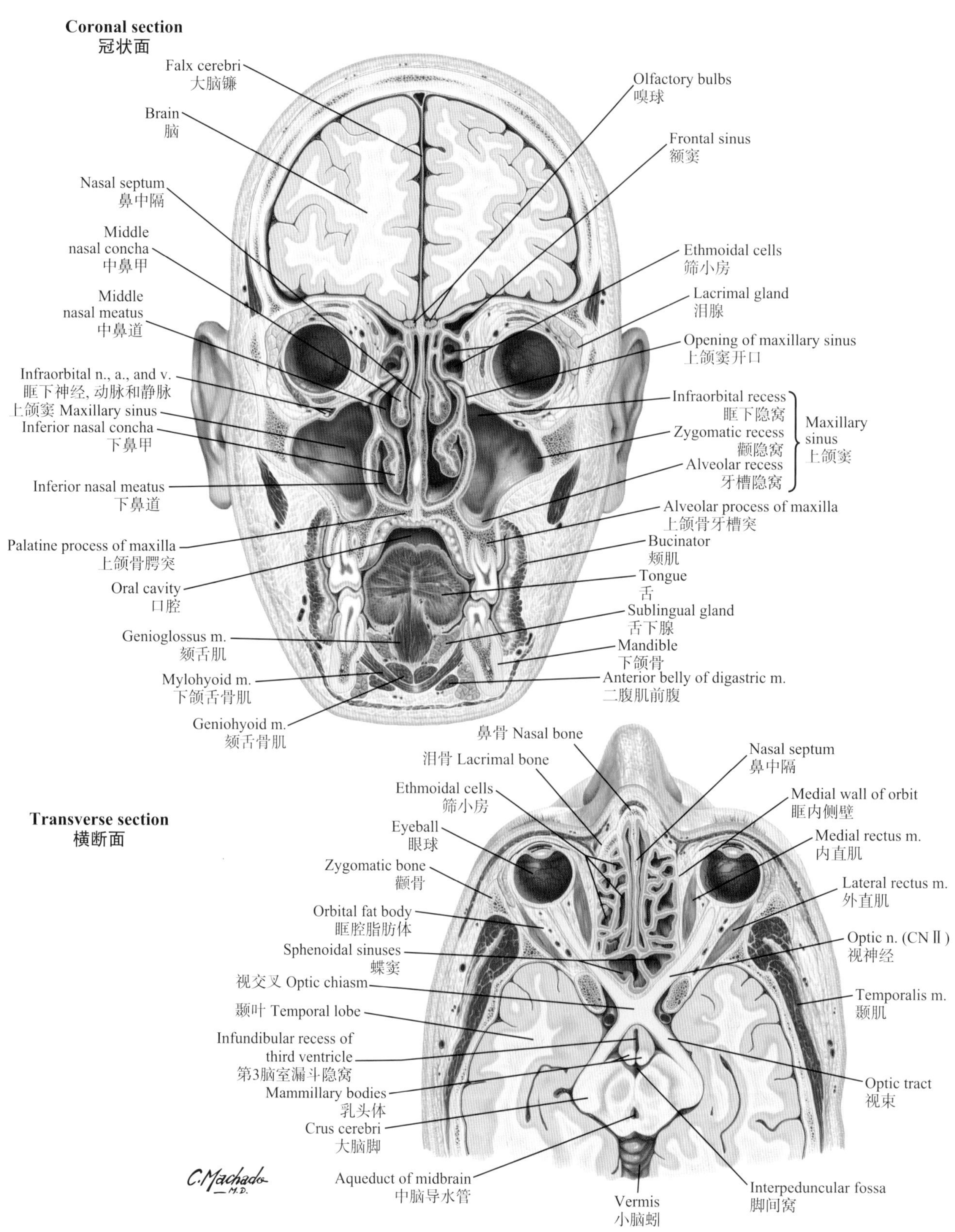

Coronal section
冠状面
Falx cerebri
大脑镰
Brain
脑
Nasal septum
鼻中隔
Middle nasal concha
中鼻甲
Middle nasal meatus
中鼻道
Infraorbital n., a., and v.
眶下神经，动脉和静脉
上颌窦 Maxillary sinus
Inferior nasal concha
下鼻甲
Inferior nasal meatus
下鼻道
Palatine process of maxilla
上颌骨腭突
Oral cavity
口腔
Genioglossus m.
颏舌肌
Mylohyoid m.
下颌舌骨肌
Geniohyoid m.
颏舌骨肌
Olfactory bulbs
嗅球
Frontal sinus
额窦
Ethmoidal cells
筛小房
Lacrimal gland
泪腺
Opening of maxillary sinus
上颌窦开口
Infraorbital recess
眶下隐窝
Zygomatic recess
颧隐窝
Alveolar recess
牙槽隐窝
Maxillary sinus
上颌窦
Alveolar process of maxilla
上颌骨牙槽突
Bucinator
颊肌
Tongue
舌
Sublingual gland
舌下腺
Mandible
下颌骨
Anterior belly of digastric m.
二腹肌前腹
Transverse section
横断面
鼻骨 Nasal bone
泪骨 Lacrimal bone
Ethmoidal cells
筛小房
Eyeball
眼球
Zygomatic bone
颧骨
Orbital fat body
眶腔脂肪体
Sphenoidal sinuses
蝶窦
视交叉 Optic chiasm
颞叶 Temporal lobe
Infundibular recess of third ventricle
第3脑室漏斗隐窝
Mammillary bodies
乳头体
Crus cerebri
大脑脚
Aqueduct of midbrain
中脑导水管
Vermis
小脑蚓
Nasal septum
鼻中隔
Medial wall of orbit
眶内侧壁
Medial rectus m.
内直肌
Lateral rectus m.
外直肌
Optic n. (CN Ⅱ)
视神经
Temporalis m.
颞肌
Optic tract
视束
Interpeduncular fossa
脚间窝
C.Machado M.D.

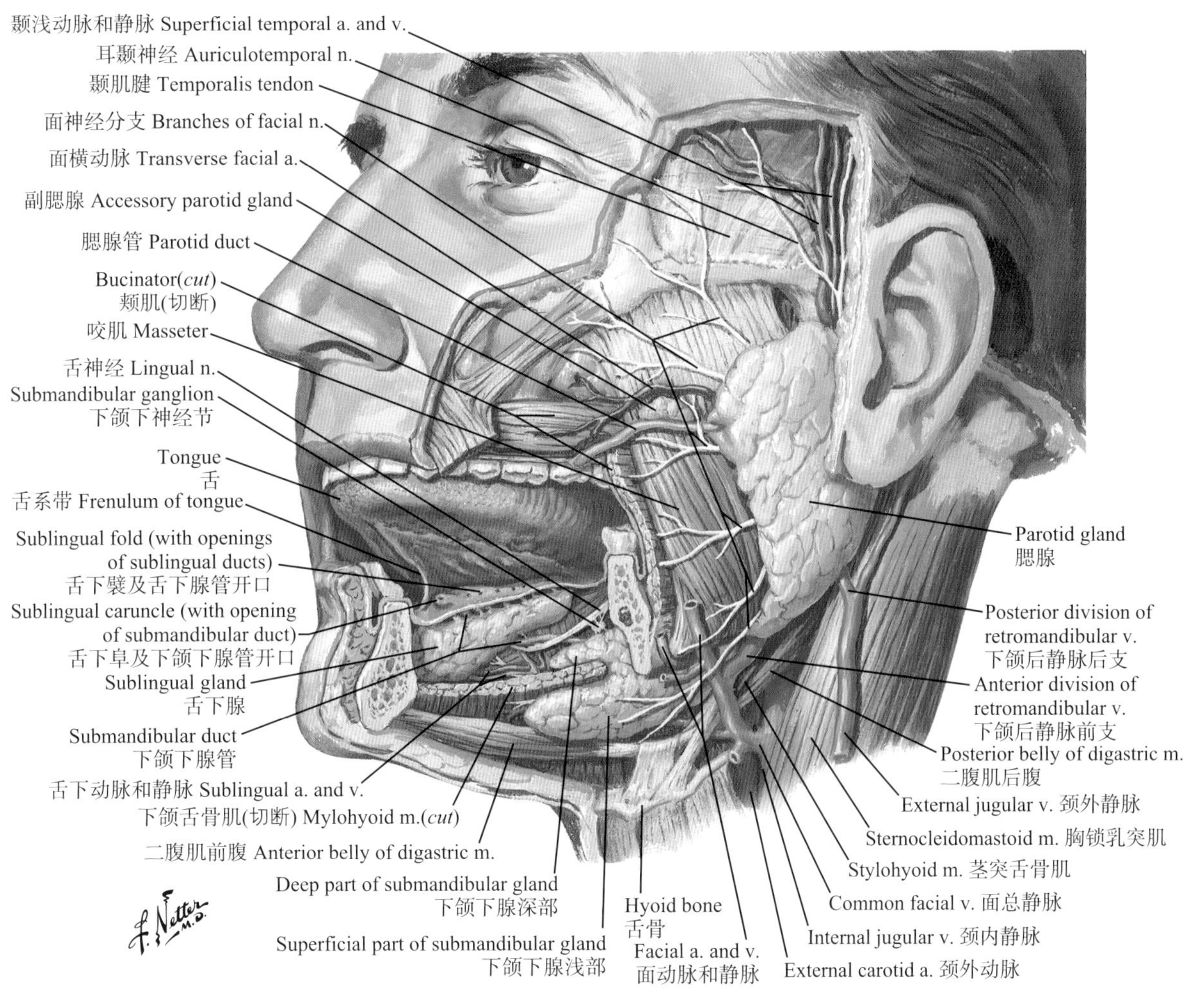
颞浅动脉和静脉 Superficial temporal a. and v.
耳颞神经 Auriculotemporal n.
颞肌腱 Temporalis tendon
面神经分支 Branches of facial n.
面横动脉 Transverse facial a.
副腮腺 Accessory parotid gland
腮腺管 Parotid duct
Bucinator(*cut*)
颊肌(切断)
咬肌 Masseter
舌神经 Lingual n.
Submandibular ganglion
下颌下神经节
Tongue
舌
舌系带 Frenulum of tongue
Sublingual fold (with openings of sublingual ducts)
舌下襞及舌下腺管开口
Sublingual caruncle (with opening of submandibular duct)
舌下阜及下颌下腺管开口
Sublingual gland
舌下腺
Submandibular duct
下颌下腺管
舌下动脉和静脉 Sublingual a. and v.
下颌舌骨肌(切断) Mylohyoid m.(*cut*)
二腹肌前腹 Anterior belly of digastric m.
Deep part of submandibular gland
下颌下腺深部
Superficial part of submandibular gland
下颌下腺浅部
Hyoid bone
舌骨
Facial a. and v.
面动脉和静脉
External carotid a. 颈外动脉
Internal jugular v. 颈内静脉
Common facial v. 面总静脉
Stylohyoid m. 茎突舌骨肌
Sternocleidomastoid m. 胸锁乳突肌
External jugular v. 颈外静脉
Posterior belly of digastric m.
二腹肌后腹
Anterior division of retromandibular v.
下颌后静脉前支
Posterior division of retromandibular v.
下颌后静脉后支
Parotid gland
腮腺

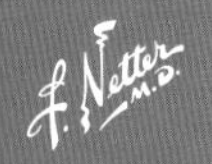

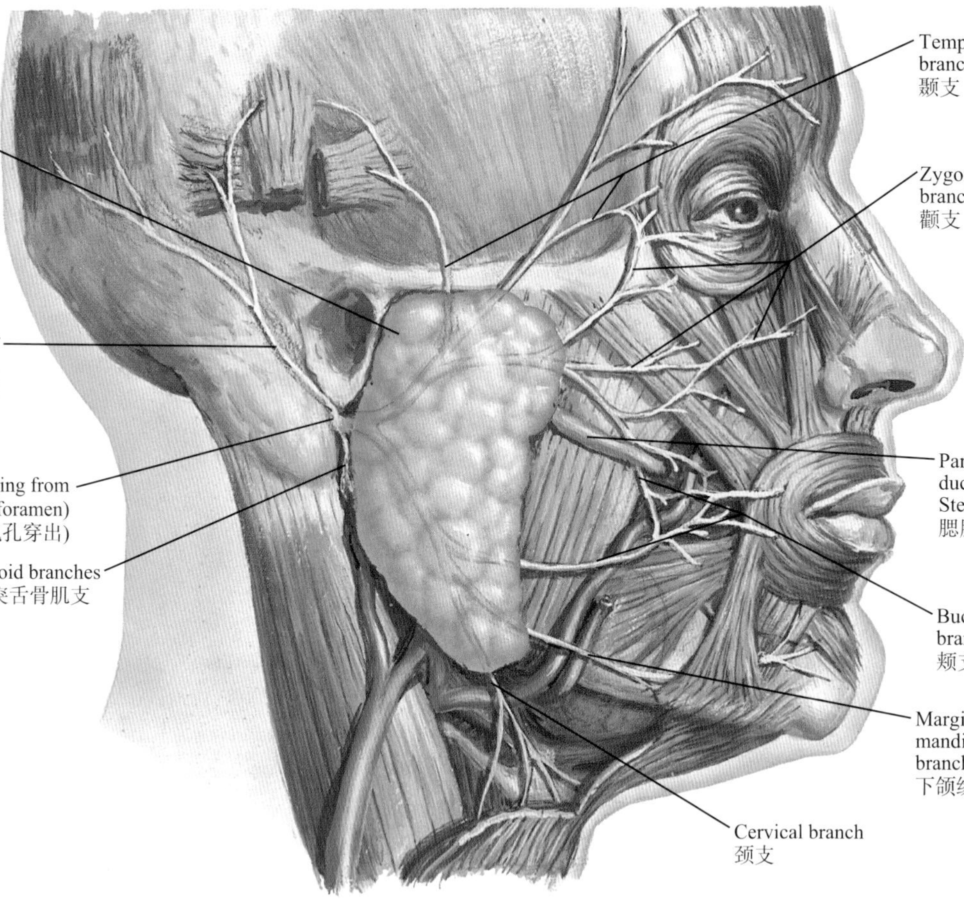

# 面神经分支和腮腺

参见图 70，150

Temporal branches 颞支
Zygomatic branches 颧支
Parotid gland 腮腺
Posterior auricular n. 耳后神经
Parotid duct (of Stensen) 腮腺管
Facial n.(emerging from stylomastoid foramen) 面神经(主干从茎乳孔穿出)
Digastric and stylohyoid branches 二腹肌支和茎突舌骨肌支
Buccal branches 颊支
Marginal mandibular branch 下颌缘支
Cervical branch 颈支

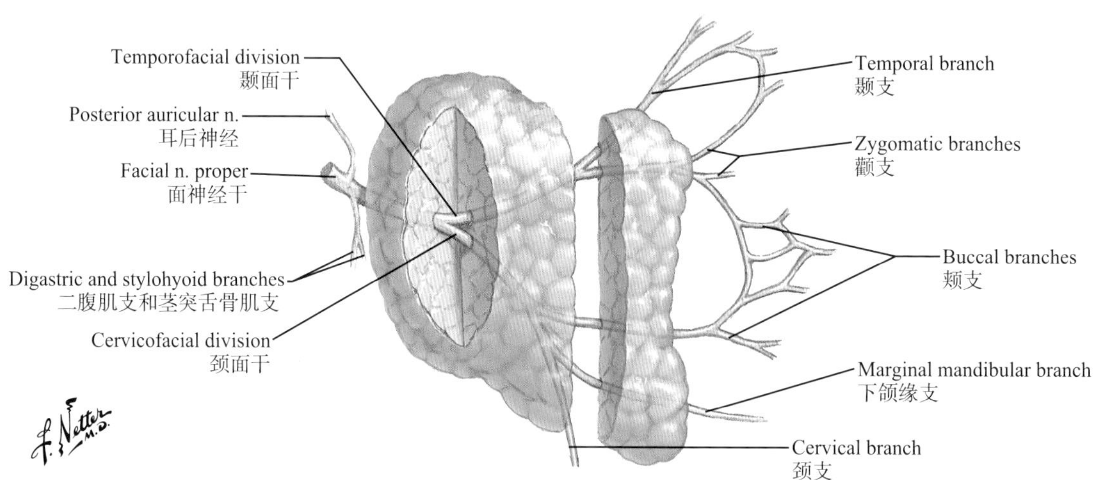

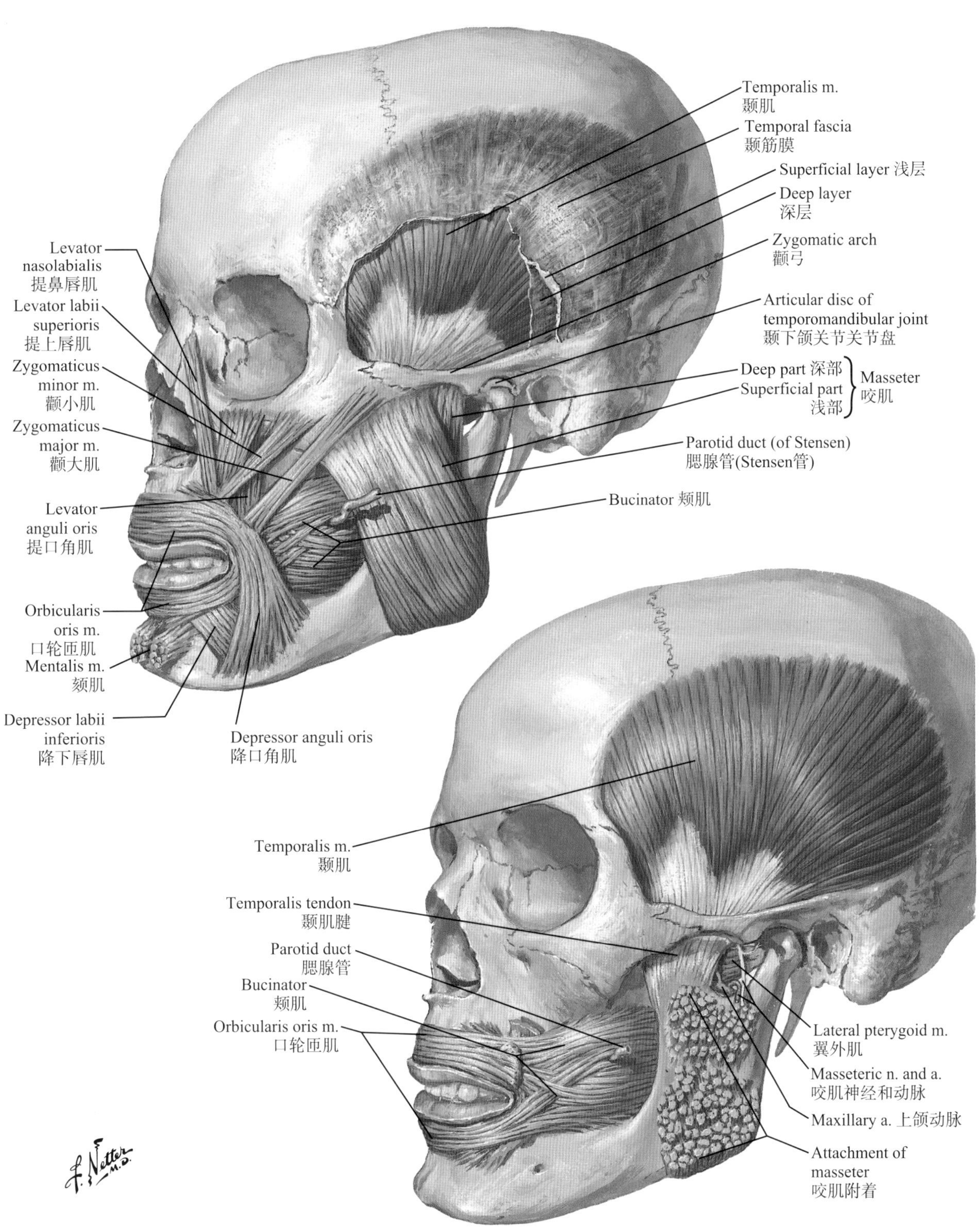
Temporalis m.
颞肌
Temporal fascia
颞筋膜
Superficial layer 浅层
Deep layer
深层
Zygomatic arch
颧弓
Articular disc of
temporomandibular joint
颞下颌关节关节盘
Deep part 深部
Superficial part
浅部
Masseter
咬肌
Parotid duct (of Stensen)
腮腺管(Stensen管)
Bucinator 颊肌
Levator
nasolabialis
提鼻唇肌
Levator labii
superioris
提上唇肌
Zygomaticus
minor m.
颧小肌
Zygomaticus
major m.
颧大肌
Levator
anguli oris
提口角肌
Orbicularis
oris m.
口轮匝肌
Mentalis m.
颏肌
Depressor labii
inferioris
降下唇肌
Depressor anguli oris
降口角肌
Temporalis m.
颞肌
Temporalis tendon
颞肌腱
Parotid duct
腮腺管
Bucinator
颊肌
Orbicularis oris m.
口轮匝肌
Lateral pterygoid m.
翼外肌
Masseteric n. and a.
咬肌神经和动脉
Maxillary a. 上颌动脉
Attachment of
masseter
咬肌附着

Lateral view
侧面观

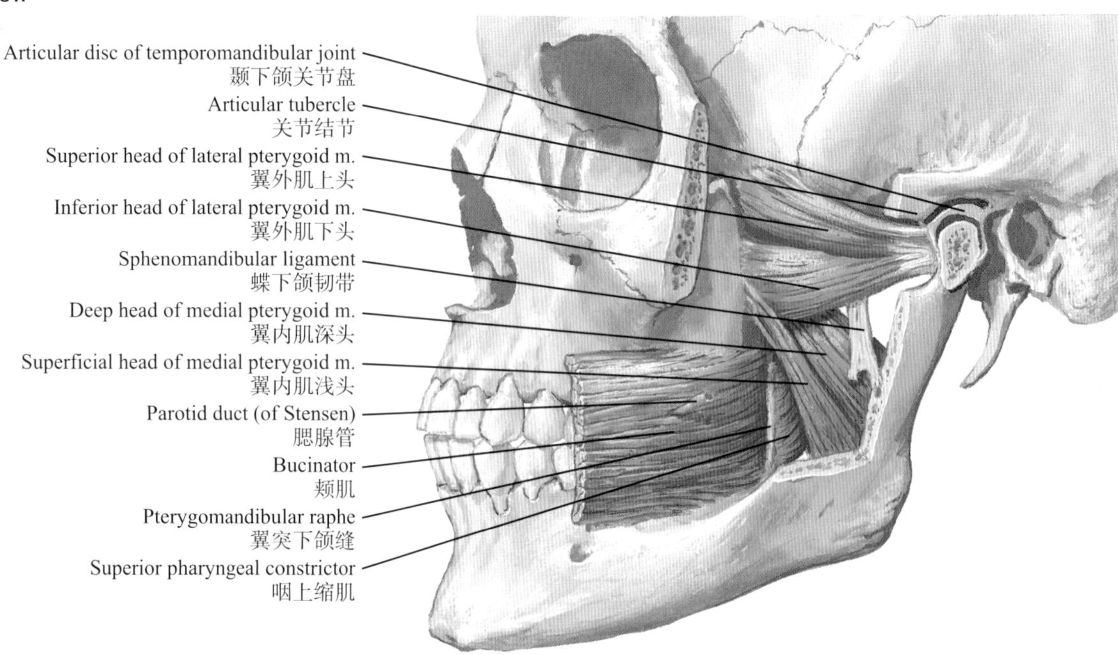


Posterior view
后面观

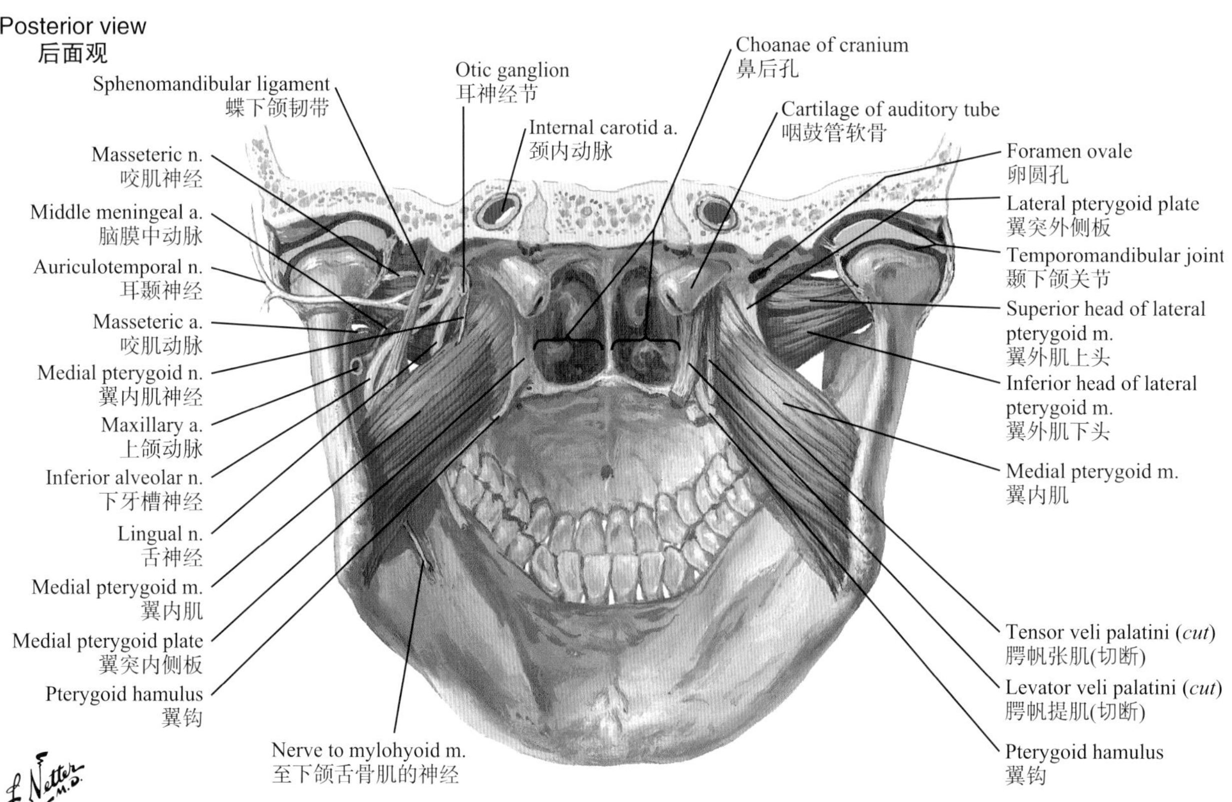

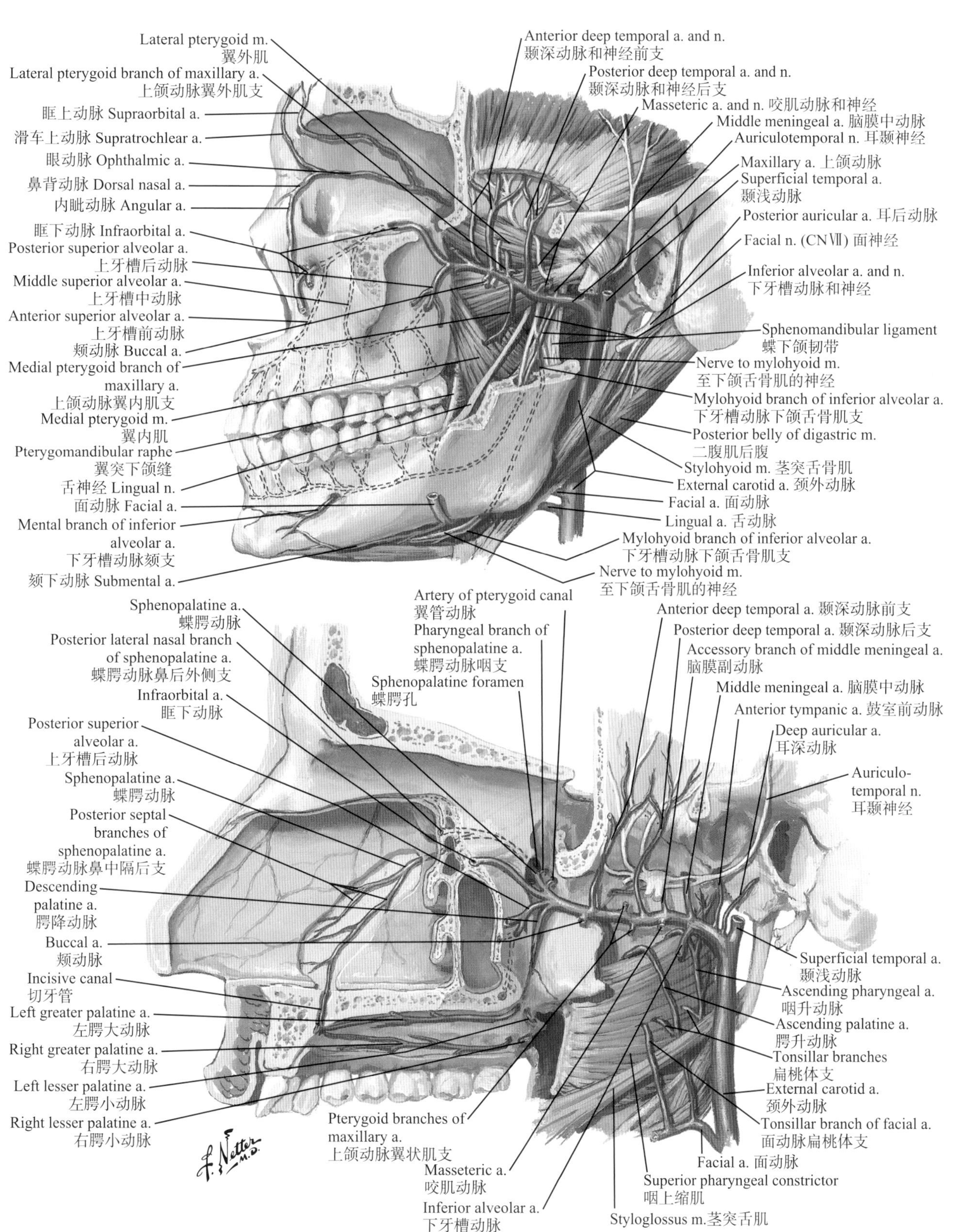
Lateral pterygoid m. 翼外肌
Lateral pterygoid branch of maxillary a. 上颌动脉翼外肌支
眶上动脉 Supraorbital a.
滑车上动脉 Supratrochlear a.
眼动脉 Ophthalmic a.
鼻背动脉 Dorsal nasal a.
内眦动脉 Angular a.
眶下动脉 Infraorbital a.
Posterior superior alveolar a. 上牙槽后动脉
Middle superior alveolar a. 上牙槽中动脉
Anterior superior alveolar a. 上牙槽前动脉
颊动脉 Buccal a.
Medial pterygoid branch of maxillary a. 上颌动脉翼内肌支
Medial pterygoid m. 翼内肌
Pterygomandibular raphe 翼突下颌缝
舌神经 Lingual n.
面动脉 Facial a.
Mental branch of inferior alveolar a. 下牙槽动脉颏支
颏下动脉 Submental a.
Anterior deep temporal a. and n. 颞深动脉和神经前支
Posterior deep temporal a. and n. 颞深动脉和神经后支
Masseteric a. and n. 咬肌动脉和神经
Middle meningeal a. 脑膜中动脉
Auriculotemporal n. 耳颞神经
Maxillary a. 上颌动脉
Superficial temporal a. 颞浅动脉
Posterior auricular a. 耳后动脉
Facial n. (CN Ⅶ) 面神经
Inferior alveolar a. and n. 下牙槽动脉和神经
Sphenomandibular ligament 蝶下颌韧带
Nerve to mylohyoid m. 至下颌舌骨肌的神经
Mylohyoid branch of inferior alveolar a. 下牙槽动脉下颌舌骨肌支
Posterior belly of digastric m. 二腹肌后腹
Stylohyoid m. 茎突舌骨肌
External carotid a. 颈外动脉
Facial a. 面动脉
Lingual a. 舌动脉
Mylohyoid branch of inferior alveolar a. 下牙槽动脉下颌舌骨肌支
Nerve to mylohyoid m. 至下颌舌骨肌的神经
Sphenopalatine a. 蝶腭动脉
Posterior lateral nasal branch of sphenopalatine a. 蝶腭动脉鼻后外侧支
Infraorbital a. 眶下动脉
Posterior superior alveolar a. 上牙槽后动脉
Sphenopalatine a. 蝶腭动脉
Posterior septal branches of sphenopalatine a. 蝶腭动脉鼻中隔后支
Descending palatine a. 腭降动脉
Buccal a. 颊动脉
Incisive canal 切牙管
Left greater palatine a. 左腭大动脉
Right greater palatine a. 右腭大动脉
Left lesser palatine a. 左腭小动脉
Right lesser palatine a. 右腭小动脉
Artery of pterygoid canal 翼管动脉
Pharyngeal branch of sphenopalatine a. 蝶腭动脉咽支
Sphenopalatine foramen 蝶腭孔
Pterygoid branches of maxillary a. 上颌动脉翼状肌支
Masseteric a. 咬肌动脉
Inferior alveolar a. 下牙槽动脉
Anterior deep temporal a. 颞深动脉前支
Posterior deep temporal a. 颞深动脉后支
Accessory branch of middle meningeal a. 脑膜副动脉
Middle meningeal a. 脑膜中动脉
Anterior tympanic a. 鼓室前动脉
Deep auricular a. 耳深动脉
Auriculo-temporal n. 耳颞神经
Superficial temporal a. 颞浅动脉
Ascending pharyngeal a. 咽升动脉
Ascending palatine a. 腭升动脉
Tonsillar branches 扁桃体支
External carotid a. 颈外动脉
Tonsillar branch of facial a. 面动脉扁桃体支
Facial a. 面动脉
Superior pharyngeal constrictor 咽上缩肌
Styloglossus m. 茎突舌肌
F. Netter M.D.

参见图 74，76，77

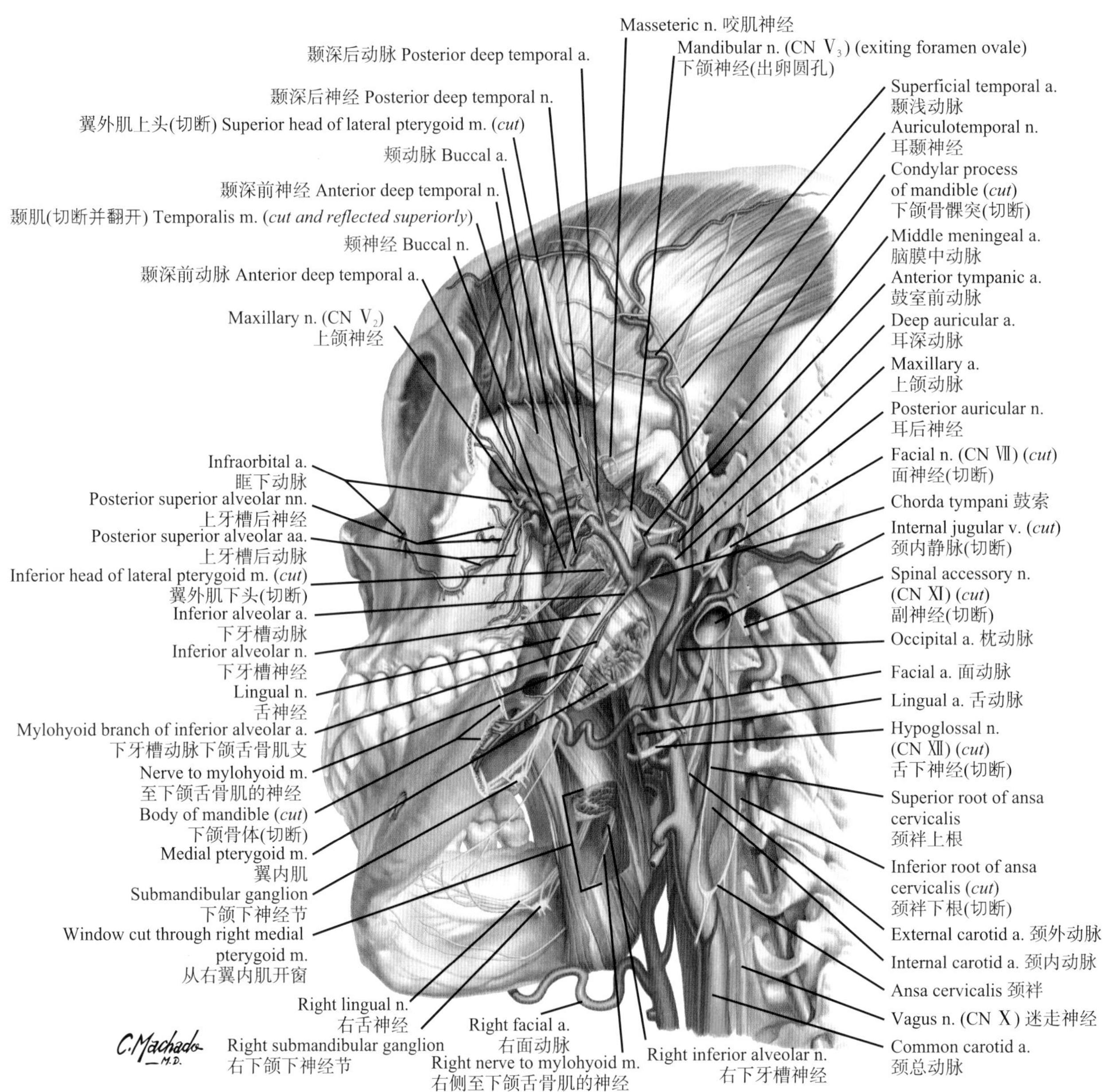
Masseteric n. 咬肌神经
Mandibular n. (CN V3) (exiting foramen ovale) 下颌神经(出卵圆孔)
颞深后动脉 Posterior deep temporal a.
颞深后神经 Posterior deep temporal n.
翼外肌上头(切断) Superior head of lateral pterygoid m. (cut)
颊动脉 Buccal a.
颞深前神经 Anterior deep temporal n.
颞肌(切断并翻开) Temporalis m. (cut and reflected superiorly)
颊神经 Buccal n.
颞深前动脉 Anterior deep temporal a.
Maxillary n. (CN V2) 上颌神经
Superficial temporal a. 颞浅动脉
Auriculotemporal n. 耳颞神经
Condylar process of mandible (cut) 下颌骨髁突(切断)
Middle meningeal a. 脑膜中动脉
Anterior tympanic a. 鼓室前动脉
Deep auricular a. 耳深动脉
Maxillary a. 上颌动脉
Posterior auricular n. 耳后神经
Facial n. (CN Ⅶ) (cut) 面神经(切断)
Chorda tympani 鼓索
Internal jugular v. (cut) 颈内静脉(切断)
Spinal accessory n. (CN Ⅺ) (cut) 副神经(切断)
Occipital a. 枕动脉
Facial a. 面动脉
Lingual a. 舌动脉
Hypoglossal n. (CN Ⅻ) (cut) 舌下神经(切断)
Superior root of ansa cervicalis 颈袢上根
Inferior root of ansa cervicalis (cut) 颈袢下根(切断)
External carotid a. 颈外动脉
Internal carotid a. 颈内动脉
Ansa cervicalis 颈袢
Vagus n. (CN X) 迷走神经
Common carotid a. 颈总动脉
Infraorbital a. 眶下动脉
Posterior superior alveolar nn. 上牙槽后神经
Posterior superior alveolar aa. 上牙槽后动脉
Inferior head of lateral pterygoid m. (cut) 翼外肌下头(切断)
Inferior alveolar a. 下牙槽动脉
Inferior alveolar n. 下牙槽神经
Lingual n. 舌神经
Mylohyoid branch of inferior alveolar a. 下牙槽动脉下颌舌骨肌支
Nerve to mylohyoid m. 至下颌舌骨肌的神经
Body of mandible (cut) 下颌骨体(切断)
Medial pterygoid m. 翼内肌
Submandibular ganglion 下颌下神经节
Window cut through right medial pterygoid m. 从右翼内肌开窗
Right lingual n. 右舌神经
Right submandibular ganglion 右下颌下神经节
Right facial a. 右面动脉
Right nerve to mylohyoid m. 右侧至下颌舌骨肌的神经
Right inferior alveolar n. 右下牙槽神经
C. Machado M.D.

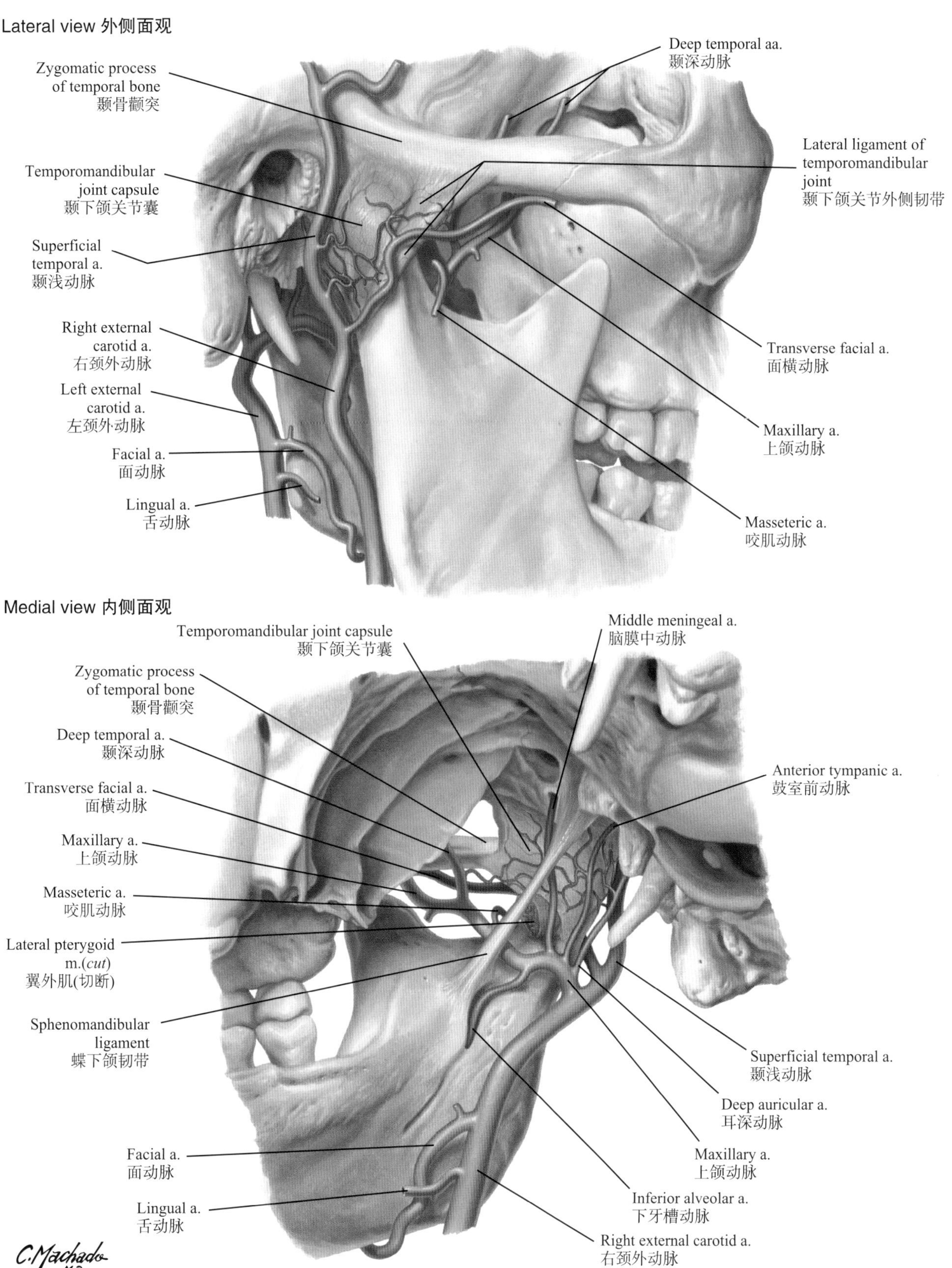
Lateral view 外侧面观
Zygomatic process of temporal bone 颞骨颧突
Deep temporal aa. 颞深动脉
Temporomandibular joint capsule 颞下颌关节囊
Lateral ligament of temporomandibular joint 颞下颌关节外侧韧带
Superficial temporal a. 颞浅动脉
Right external carotid a. 右颈外动脉
Transverse facial a. 面横动脉
Left external carotid a. 左颈外动脉
Maxillary a. 上颌动脉
Facial a. 面动脉
Lingual a. 舌动脉
Masseteric a. 咬肌动脉
Medial view 内侧面观
Temporomandibular joint capsule 颞下颌关节囊
Middle meningeal a. 脑膜中动脉
Zygomatic process of temporal bone 颞骨颧突
Deep temporal a. 颞深动脉
Anterior tympanic a. 鼓室前动脉
Transverse facial a. 面横动脉
Maxillary a. 上颌动脉
Masseteric a. 咬肌动脉
Lateral pterygoid m.(cut) 翼外肌(切断)
Sphenomandibular ligament 蝶下颌韧带
Superficial temporal a. 颞浅动脉
Deep auricular a. 耳深动脉
Facial a. 面动脉
Maxillary a. 上颌动脉
Inferior alveolar a. 下牙槽动脉
Lingual a. 舌动脉
Right external carotid a. 右颈外动脉
C.Machado M.D.

## 下颌神经(CN $V_3$)

参见图 98，149

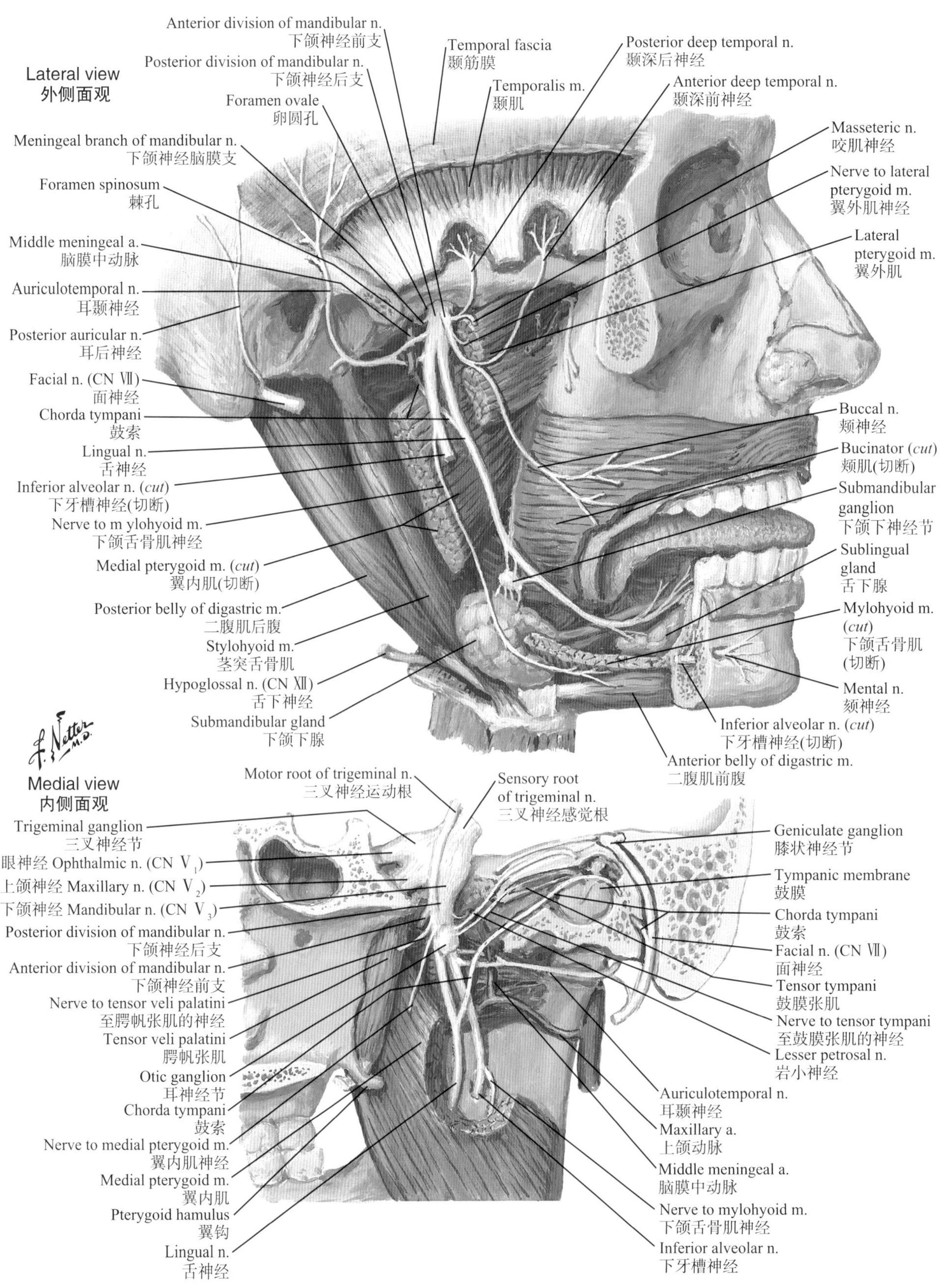

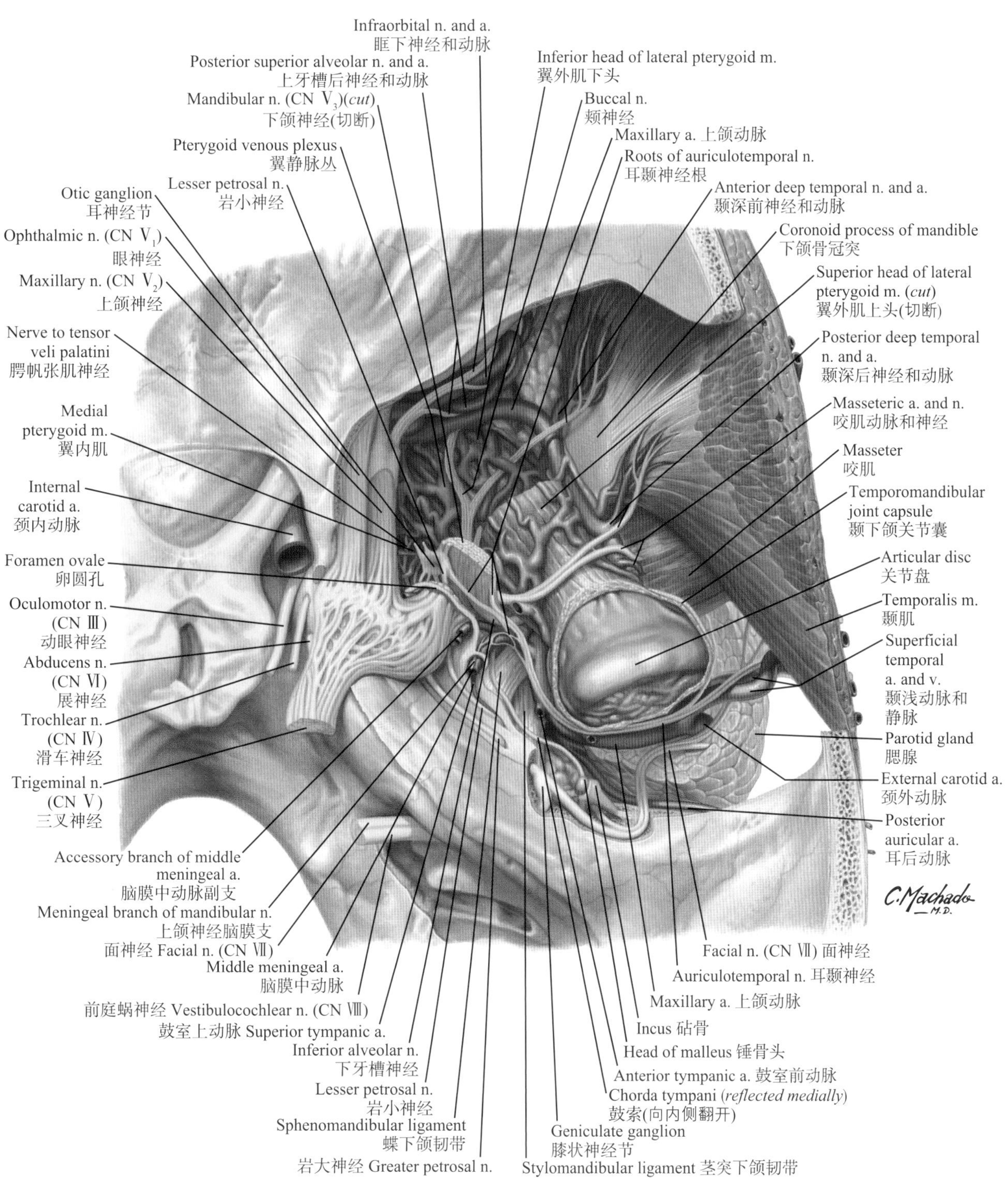
Infraorbital n. and a.
眶下神经和动脉
Posterior superior alveolar n. and a.
上牙槽后神经和动脉
Mandibular n. (CN V3)(cut)
下颌神经(切断)
Pterygoid venous plexus
翼静脉丛
Lesser petrosal n.
岩小神经
Otic ganglion
耳神经节
Ophthalmic n. (CN V1)
眼神经
Maxillary n. (CN V2)
上颌神经
Nerve to tensor veli palatini
腭帆张肌神经
Medial pterygoid m.
翼内肌
Internal carotid a.
颈内动脉
Foramen ovale
卵圆孔
Oculomotor n. (CN Ⅲ)
动眼神经
Abducens n. (CN Ⅵ)
展神经
Trochlear n. (CN Ⅳ)
滑车神经
Trigeminal n. (CN Ⅴ)
三叉神经
Accessory branch of middle meningeal a.
脑膜中动脉副支
Meningeal branch of mandibular n.
上颌神经脑膜支
面神经 Facial n. (CN Ⅶ)
Middle meningeal a.
脑膜中动脉
前庭蜗神经 Vestibulocochlear n. (CN Ⅷ)
鼓室上动脉 Superior tympanic a.
Inferior alveolar n.
下牙槽神经
Lesser petrosal n.
岩小神经
Sphenomandibular ligament
蝶下颌韧带
岩大神经 Greater petrosal n.
Inferior head of lateral pterygoid m.
翼外肌下头
Buccal n.
颊神经
Maxillary a. 上颌动脉
Roots of auriculotemporal n.
耳颞神经根
Anterior deep temporal n. and a.
颞深前神经和动脉
Coronoid process of mandible
下颌骨冠突
Superior head of lateral pterygoid m. (cut)
翼外肌上头(切断)
Posterior deep temporal n. and a.
颞深后神经和动脉
Masseteric a. and n.
咬肌动脉和神经
Masseter
咬肌
Temporomandibular joint capsule
颞下颌关节囊
Articular disc
关节盘
Temporalis m.
颞肌
Superficial temporal a. and v.
颞浅动脉和静脉
Parotid gland
腮腺
External carotid a.
颈外动脉
Posterior auricular a.
耳后动脉
C.Machado M.D.
Facial n. (CN Ⅶ) 面神经
Auriculotemporal n. 耳颞神经
Maxillary a. 上颌动脉
Incus 砧骨
Head of malleus 锤骨头
Anterior tympanic a. 鼓室前动脉
Chorda tympani (reflected medially)
鼓索(向内侧翻开)
Geniculate ganglion
膝状神经节
Stylomandibular ligament 茎突下颌韧带

参见图 81，84

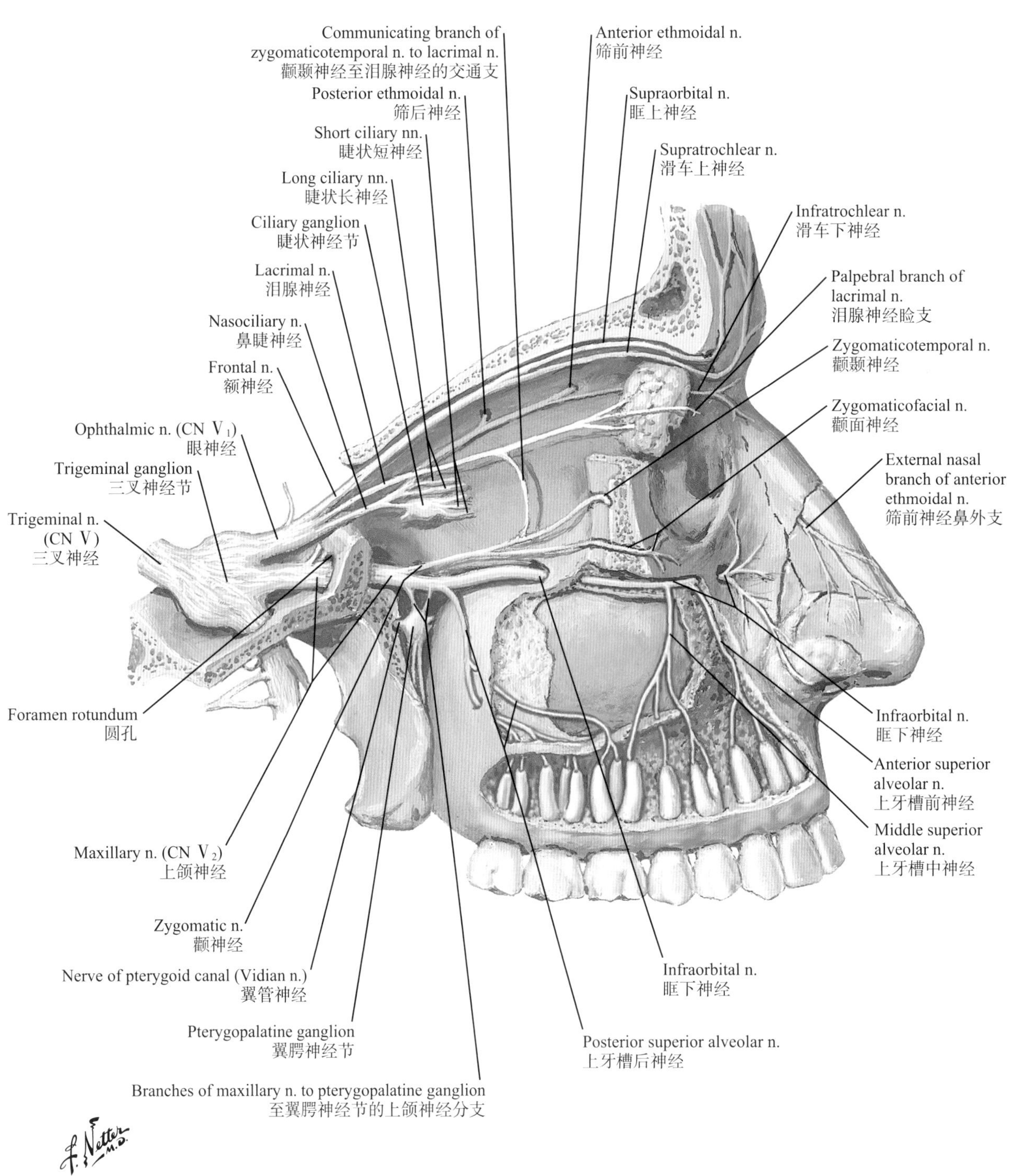
Communicating branch of zygomaticotemporal n. to lacrimal n.
颧颞神经至泪腺神经的交通支
Posterior ethmoidal n.
筛后神经
Short ciliary nn.
睫状短神经
Long ciliary nn.
睫状长神经
Ciliary ganglion
睫状神经节
Lacrimal n.
泪腺神经
Nasociliary n.
鼻睫神经
Frontal n.
额神经
Ophthalmic n. (CN V1)
眼神经
Trigeminal ganglion
三叉神经节
Trigeminal n. (CN V)
三叉神经
Foramen rotundum
圆孔
Maxillary n. (CN V2)
上颌神经
Zygomatic n.
颧神经
Nerve of pterygoid canal (Vidian n.)
翼管神经
Pterygopalatine ganglion
翼腭神经节
Branches of maxillary n. to pterygopalatine ganglion
至翼腭神经节的上颌神经分支
Anterior ethmoidal n.
筛前神经
Supraorbital n.
眶上神经
Supratrochlear n.
滑车上神经
Infratrochlear n.
滑车下神经
Palpebral branch of lacrimal n.
泪腺神经睑支
Zygomaticotemporal n.
颧颞神经
Zygomaticofacial n.
颧面神经
External nasal branch of anterior ethmoidal n.
筛前神经鼻外支
Infraorbital n.
眶下神经
Anterior superior alveolar n.
上牙槽前神经
Middle superior alveolar n.
上牙槽中神经
Infraorbital n.
眶下神经
Posterior superior alveolar n.
上牙槽后神经

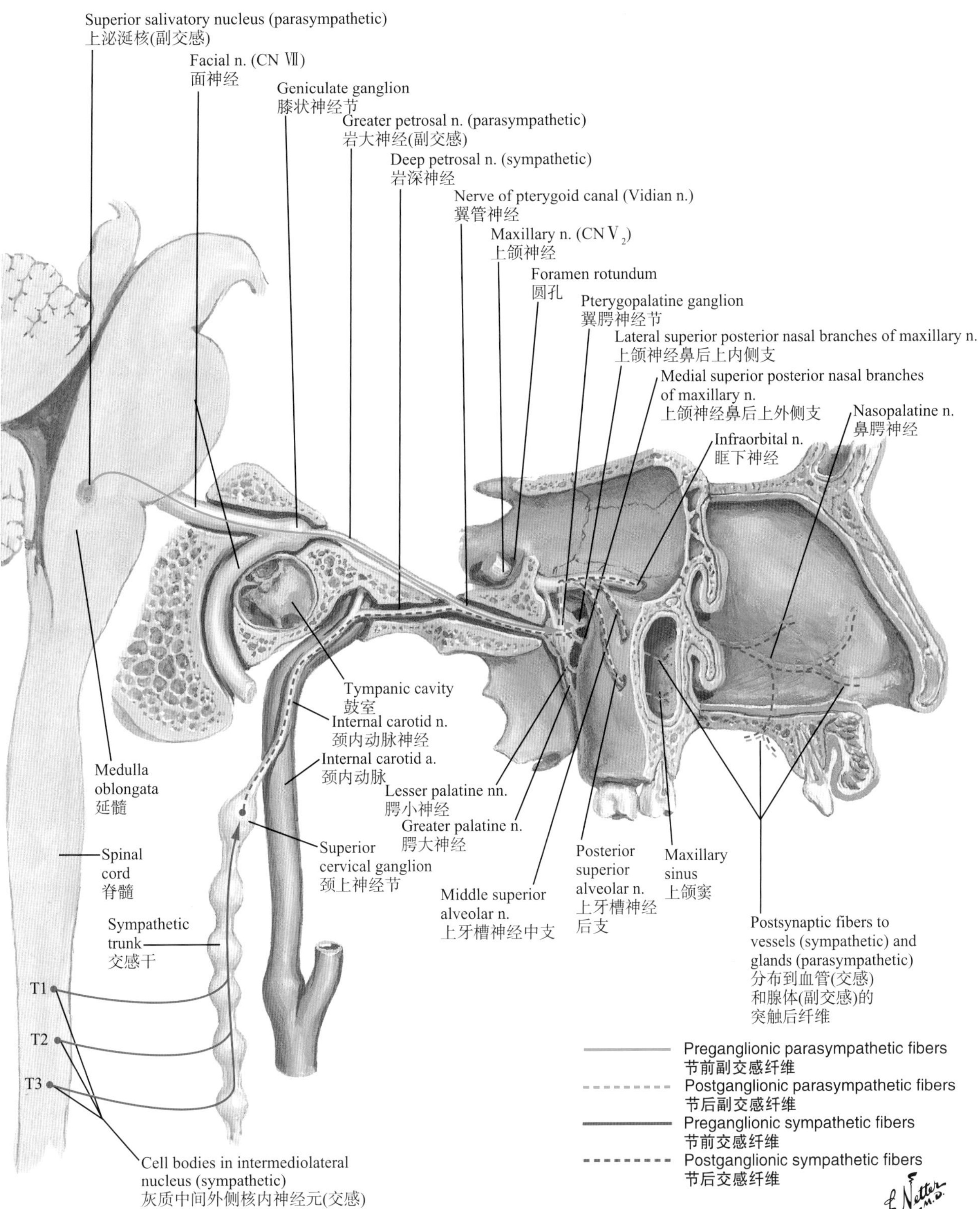
Superior salivatory nucleus (parasympathetic)
上泌涎核(副交感)
Facial n. (CN Ⅶ)
面神经
Geniculate ganglion
膝状神经节
Greater petrosal n. (parasympathetic)
岩大神经(副交感)
Deep petrosal n. (sympathetic)
岩深神经
Nerve of pterygoid canal (Vidian n.)
翼管神经
Maxillary n. (CN V2)
上颌神经
Foramen rotundum
圆孔
Pterygopalatine ganglion
翼腭神经节
Lateral superior posterior nasal branches of maxillary n.
上颌神经鼻后上内侧支
Medial superior posterior nasal branches of maxillary n.
上颌神经鼻后上外侧支
Nasopalatine n.
鼻腭神经
Infraorbital n.
眶下神经
Tympanic cavity
鼓室
Internal carotid n.
颈内动脉神经
Internal carotid a.
颈内动脉
Medulla oblongata
延髓
Lesser palatine nn.
腭小神经
Greater palatine n.
腭大神经
Spinal cord
脊髓
Superior cervical ganglion
颈上神经节
Middle superior alveolar n.
上牙槽神经中支
Posterior superior alveolar n.
上牙槽神经后支
Maxillary sinus
上颌窦
Sympathetic trunk
交感干
Postsynaptic fibers to vessels (sympathetic) and glands (parasympathetic)
分布到血管(交感)和腺体(副交感)的突触后纤维
T1
T2
T3
Cell bodies in intermediolateral nucleus (sympathetic)
灰质中间外侧核内神经元(交感)
Preganglionic parasympathetic fibers
节前副交感纤维
Postganglionic parasympathetic fibers
节后副交感纤维
Preganglionic sympathetic fibers
节前交感纤维
Postganglionic sympathetic fibers
节后交感纤维
F. Netter M.D.

# 面中部的神经和动脉

参见图 64，66，79

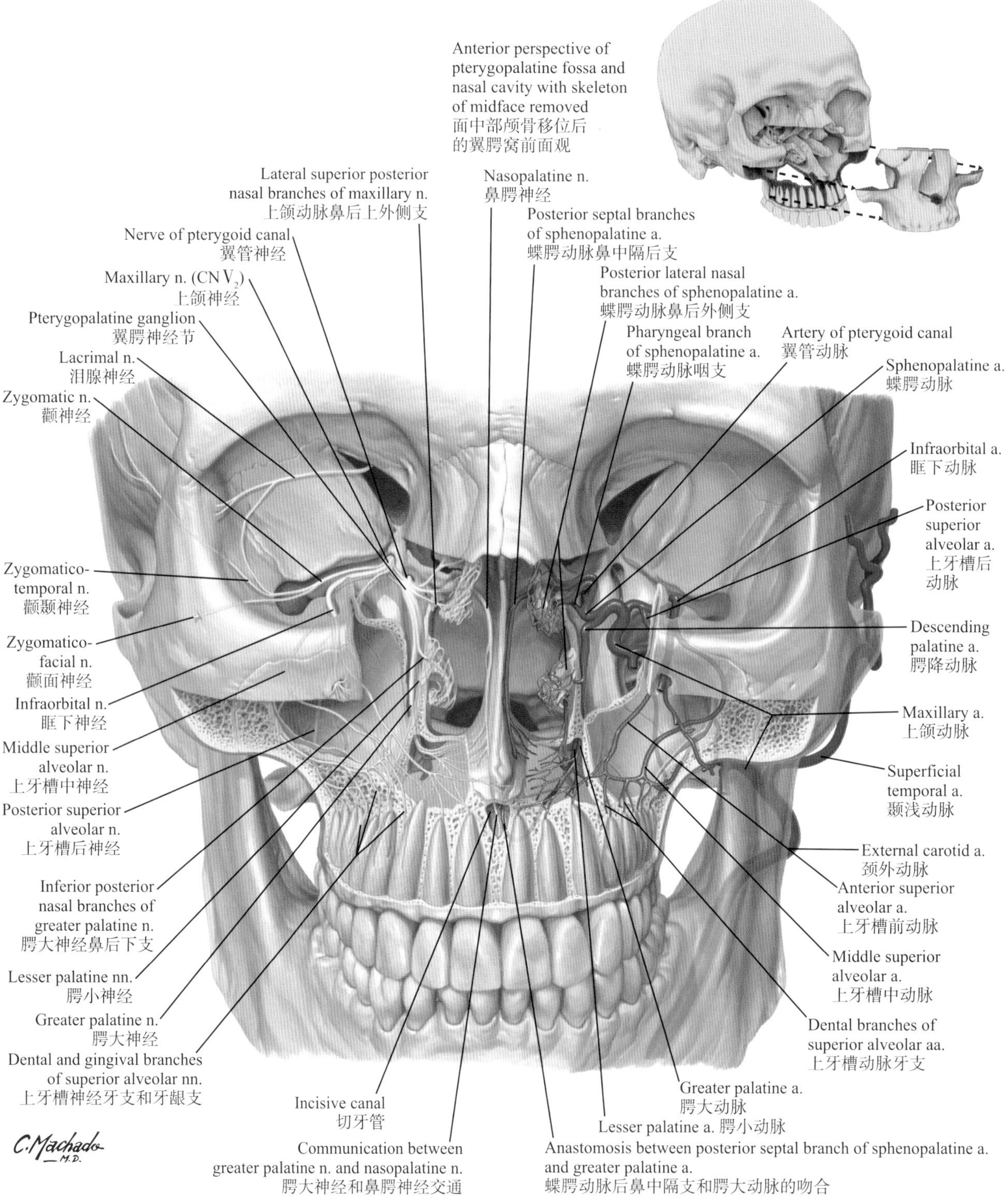

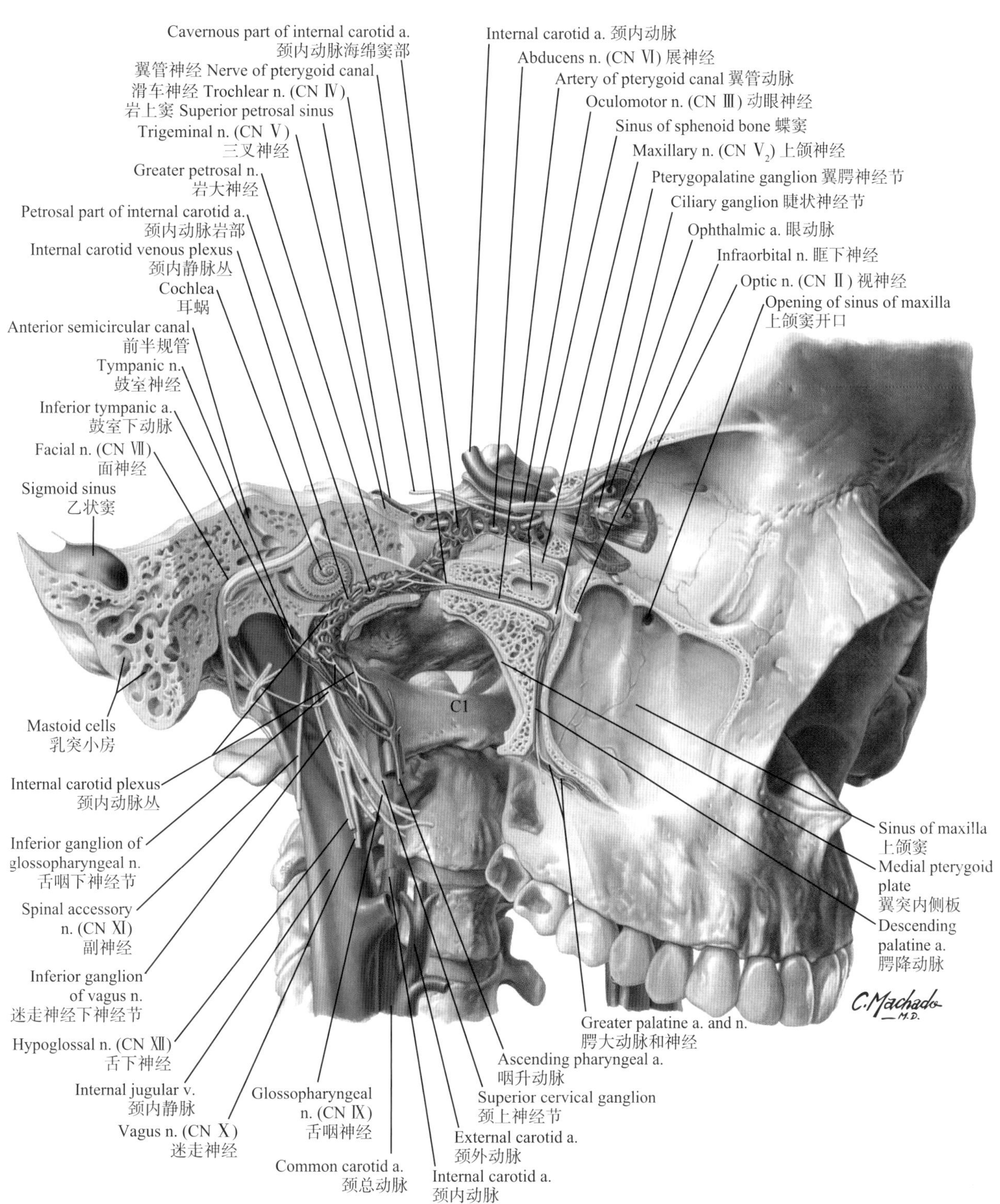
Cavernous part of internal carotid a.
颈内动脉海绵窦部
翼管神经 Nerve of pterygoid canal
滑车神经 Trochlear n. (CN Ⅳ)
岩上窦 Superior petrosal sinus
Trigeminal n. (CN Ⅴ)
三叉神经
Greater petrosal n.
岩大神经
Petrosal part of internal carotid a.
颈内动脉岩部
Internal carotid venous plexus
颈内静脉丛
Cochlea
耳蜗
Anterior semicircular canal
前半规管
Tympanic n.
鼓室神经
Inferior tympanic a.
鼓室下动脉
Facial n. (CN Ⅶ)
面神经
Sigmoid sinus
乙状窦
Mastoid cells
乳突小房
Internal carotid plexus
颈内动脉丛
Inferior ganglion of glossopharyngeal n.
舌咽下神经节
Spinal accessory n. (CN Ⅺ)
副神经
Inferior ganglion of vagus n.
迷走神经下神经节
Hypoglossal n. (CN Ⅻ)
舌下神经
Internal jugular v.
颈内静脉
Vagus n. (CN Ⅹ)
迷走神经
Glossopharyngeal n. (CN Ⅸ)
舌咽神经
Common carotid a.
颈总动脉
Internal carotid a.
颈内动脉
External carotid a.
颈外动脉
Superior cervical ganglion
颈上神经节
Ascending pharyngeal a.
咽升动脉
Greater palatine a. and n.
腭大动脉和神经
Internal carotid a. 颈内动脉
Abducens n. (CN Ⅵ) 展神经
Artery of pterygoid canal 翼管动脉
Oculomotor n. (CN Ⅲ) 动眼神经
Sinus of sphenoid bone 蝶窦
Maxillary n. (CN $V_2$) 上颌神经
Pterygopalatine ganglion 翼腭神经节
Ciliary ganglion 睫状神经节
Ophthalmic a. 眼动脉
Infraorbital n. 眶下神经
Optic n. (CN Ⅱ) 视神经
Opening of sinus of maxilla
上颌窦开口
C1
Sinus of maxilla
上颌窦
Medial pterygoid plate
翼突内侧板
Descending palatine a.
腭降动脉
C.Machado M.D.

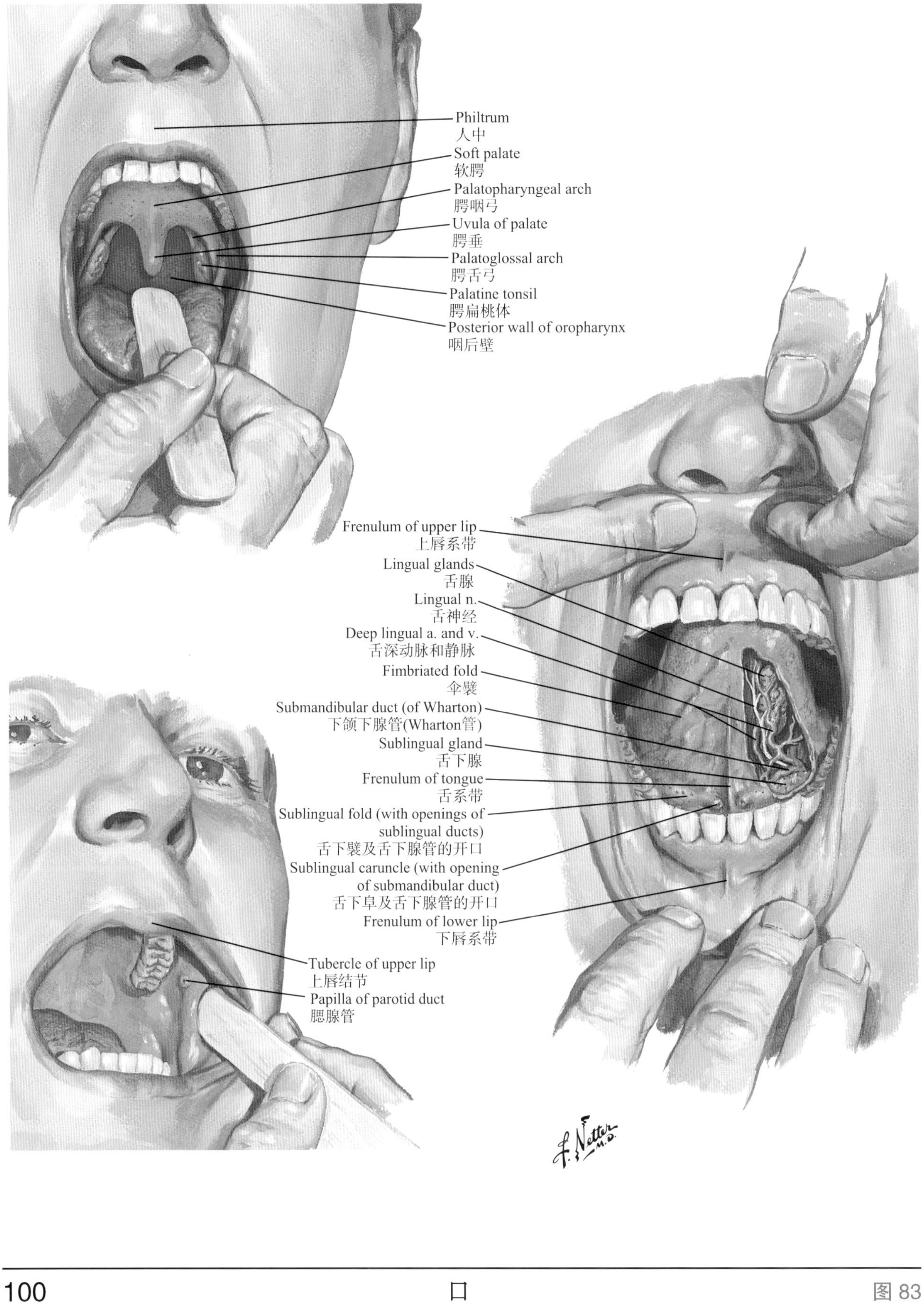

Philtrum
人中
Soft palate
软腭
Palatopharyngeal arch
腭咽弓
Uvula of palate
腭垂
Palatoglossal arch
腭舌弓
Palatine tonsil
腭扁桃体
Posterior wall of oropharynx
咽后壁

Frenulum of upper lip
上唇系带
Lingual glands
舌腺
Lingual n.
舌神经
Deep lingual a. and v.
舌深动脉和静脉
Fimbriated fold
伞襞
Submandibular duct (of Wharton)
下颌下腺管(Wharton管)
Sublingual gland
舌下腺
Frenulum of tongue
舌系带
Sublingual fold (with openings of sublingual ducts)
舌下襞及舌下腺管的开口
Sublingual caruncle (with opening of submandibular duct)
舌下阜及舌下腺管的开口
Frenulum of lower lip
下唇系带

Tubercle of upper lip
上唇结节
Papilla of parotid duct
腮腺管

参见图 77，79，160，162，附图 26


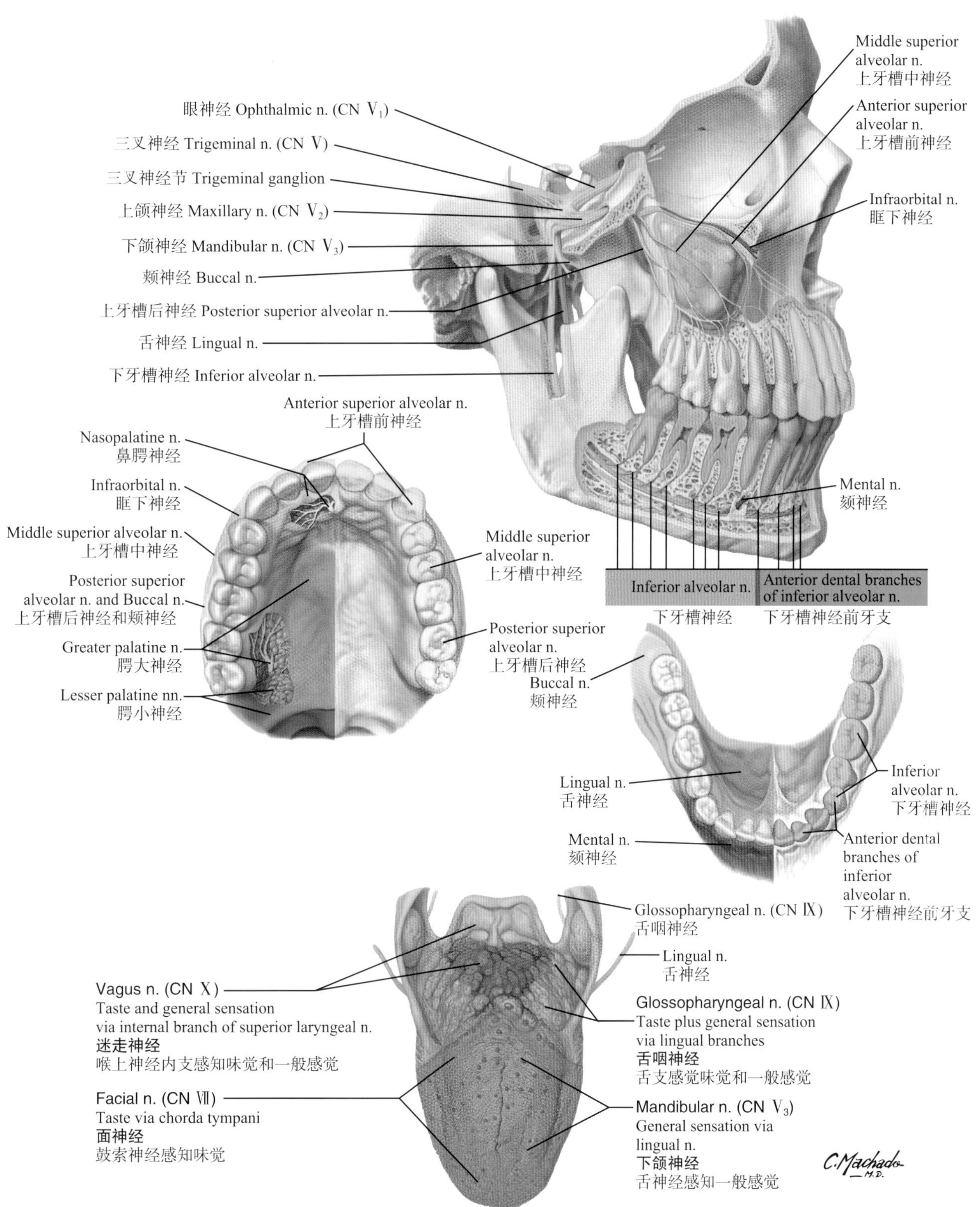

参见图 66，79，附图 26

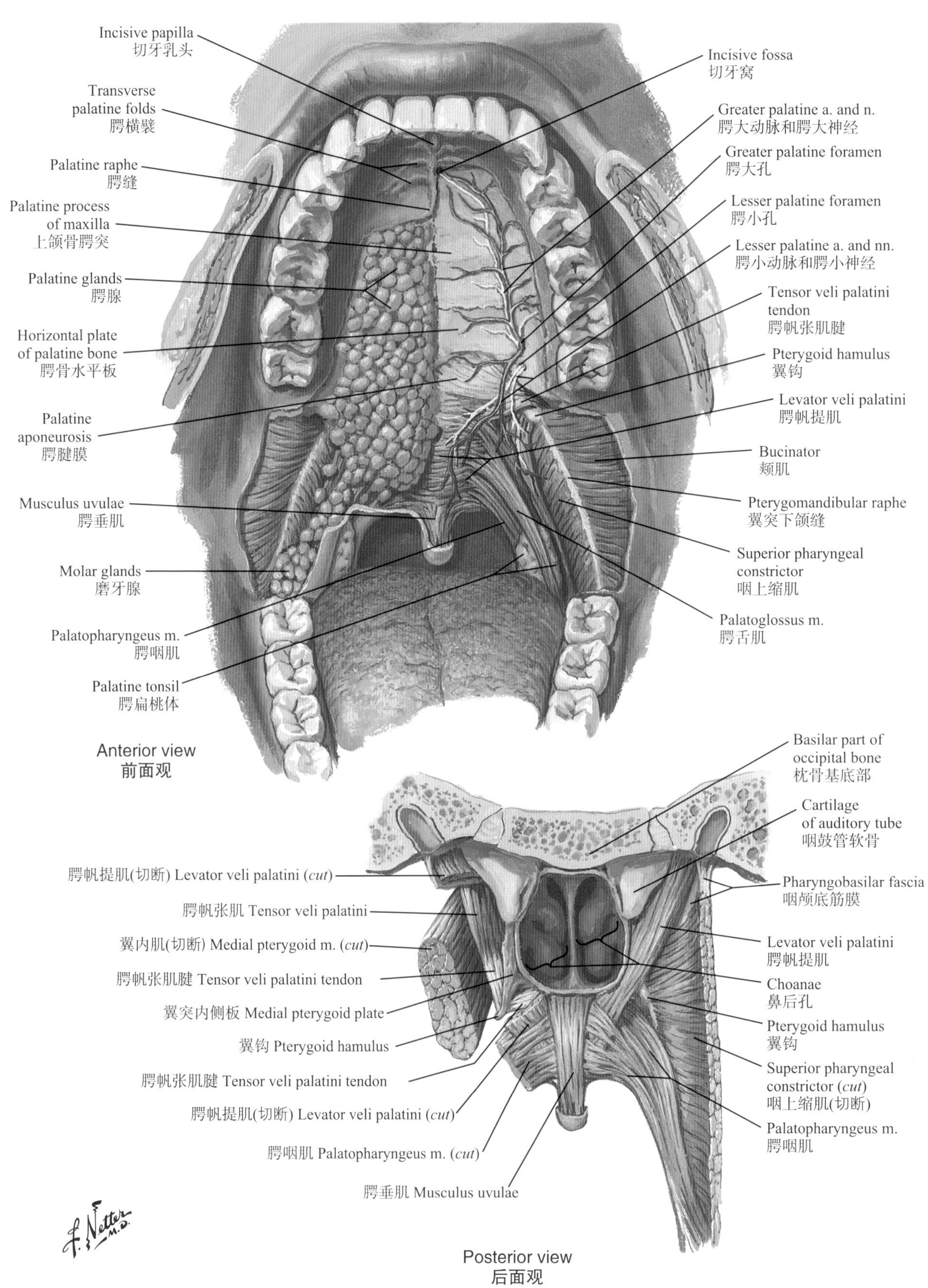

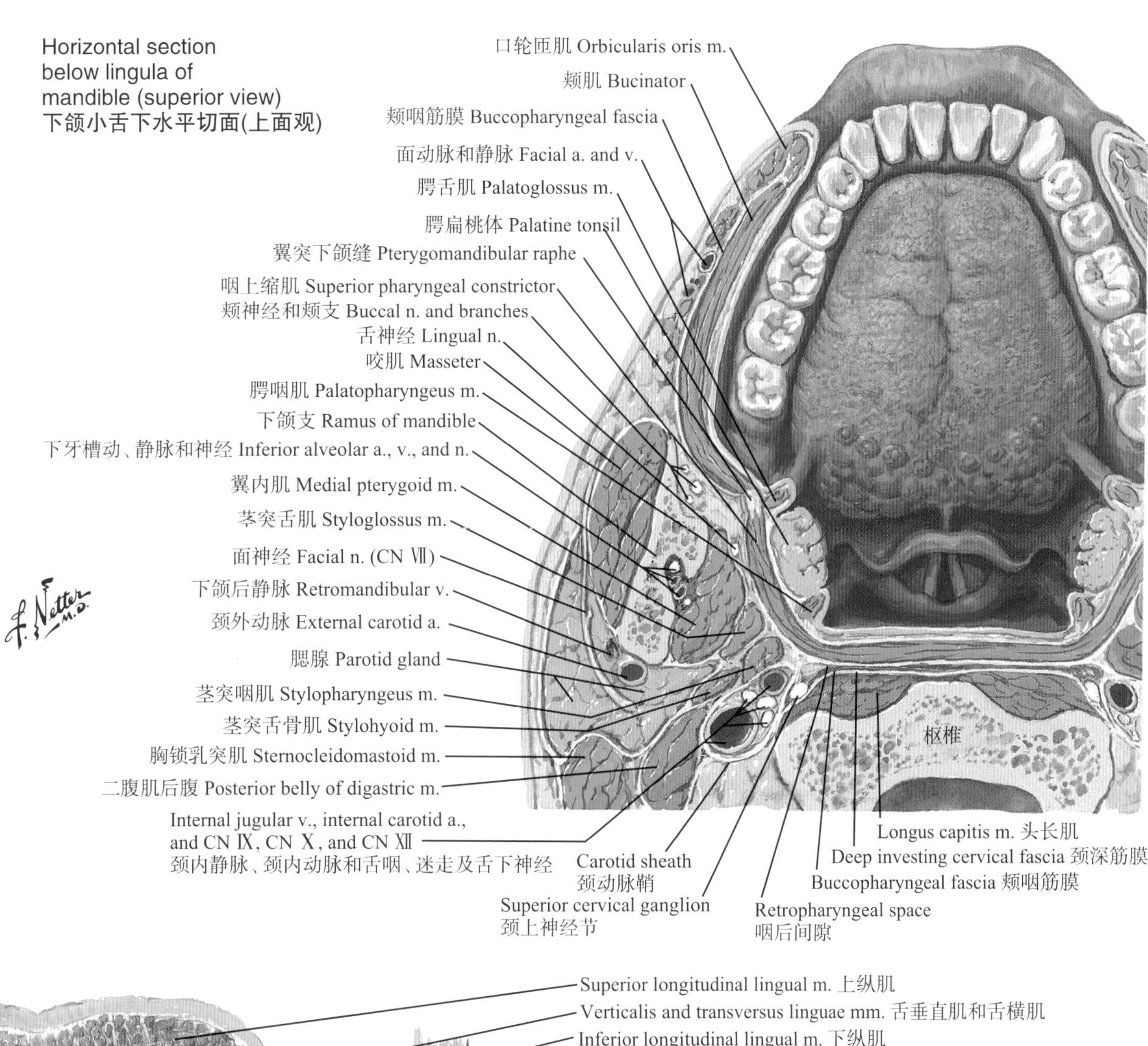


Horizontal section below lingula of mandible (superior view)
下颌小舌下水平切面(上面观)

Superior longitudinal lingual m. 上纵肌
Verticalis and transversus linguae mm. 舌垂直肌和舌横肌
Inferior longitudinal lingual m. 下纵肌
Styloglossus m. 茎突舌肌
Bucinator 颊肌
Hyoglossus m. 舌骨舌肌
Genioglossus m. 颏舌肌
Sublingual gland 舌下腺
Submandibular duct (of Wharton) 下颌下腺管 (Wharton管)
Submandibular gland 下颌下腺
Inferior alveolar a., v., and n. 下牙槽动脉、静脉和神经
Lingual n. 舌神经
Nerve to mylohyoid m. 至下颌舌骨肌的神经
Vena comitans of hypoglossal n. 舌下神经的伴行静脉
Lingual a. 舌动脉
Facial a. 面动脉
Hypoglossal n. (CN Ⅻ) 舌下神经
Submandibular gland 下颌下腺
Submandibular node 下颌下淋巴结
Mylohyoid m. 下颌舌骨肌
Facial v. 面静脉
Intermediate tendon of digastic m. 二腹肌中间腱
Hyoid bone 舌骨

Coronal section posterior to 1st molar tooth (anterior view)
经第一磨牙后的冠状切面
(前面观)

参见图 53，77

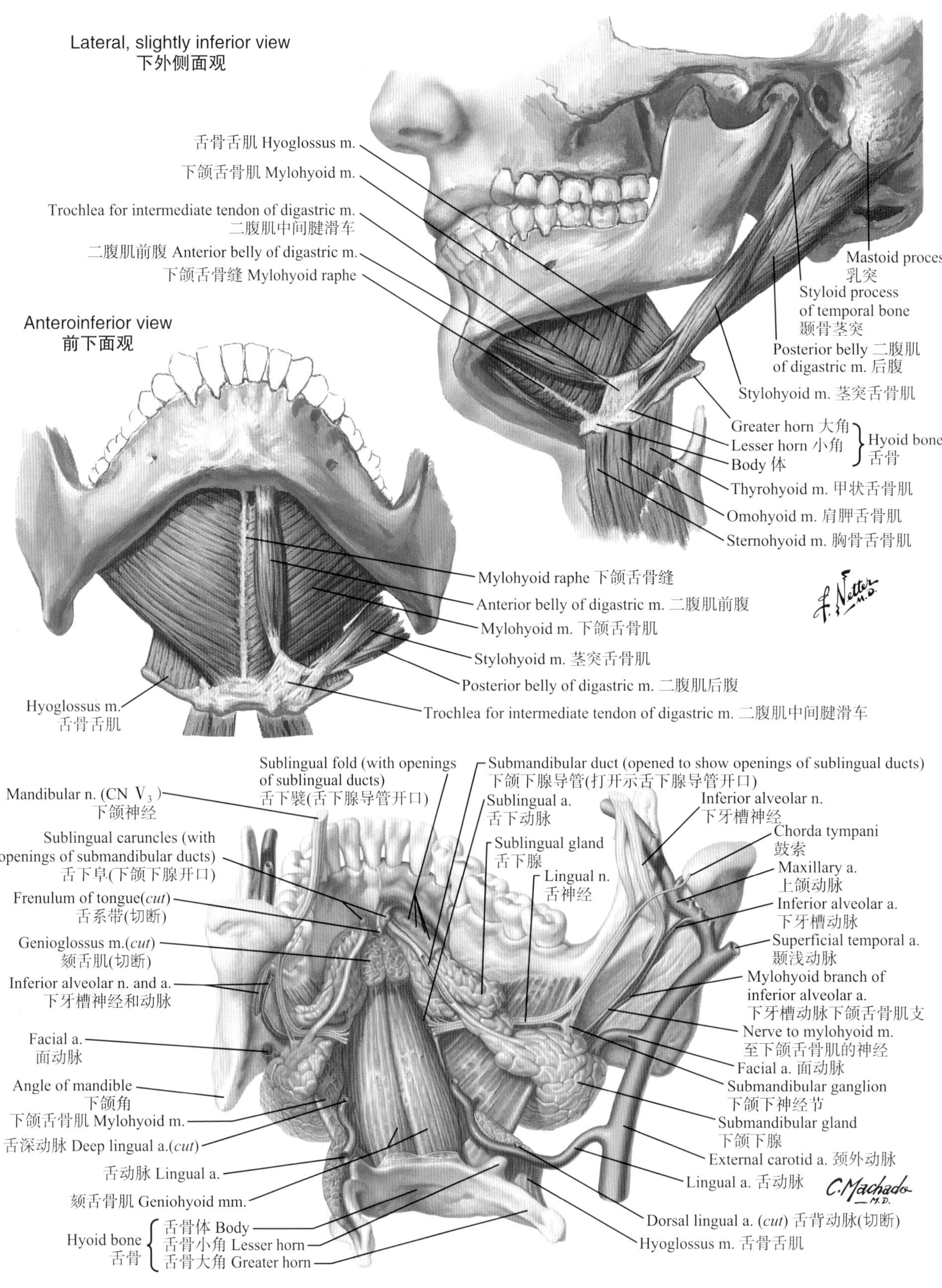

Lateral, slightly inferior view
下外侧面观
舌骨舌肌 Hyoglossus m.
下颌舌骨肌 Mylohyoid m.
Trochlea for intermediate tendon of digastric m.
二腹肌中间腱滑车
二腹肌前腹 Anterior belly of digastric m.
下颌舌骨缝 Mylohyoid raphe
Mastoid process
乳突
Styloid process
of temporal bone
颞骨茎突
Posterior belly 二腹肌
of digastric m. 后腹
Stylohyoid m. 茎突舌骨肌
Greater horn 大角
Lesser horn 小角
Body 体
Hyoid bone
舌骨
Thyrohyoid m. 甲状舌骨肌
Omohyoid m. 肩胛舌骨肌
Sternohyoid m. 胸骨舌骨肌
Anteroinferior view
前下面观
Mylohyoid raphe 下颌舌骨缝
Anterior belly of digastric m. 二腹肌前腹
Mylohyoid m. 下颌舌骨肌
Stylohyoid m. 茎突舌骨肌
Posterior belly of digastric m. 二腹肌后腹
Trochlea for intermediate tendon of digastric m. 二腹肌中间腱滑车
Hyoglossus m.
舌骨舌肌
Sublingual fold (with openings
of sublingual ducts)
舌下襞(舌下腺导管开口)
Submandibular duct (opened to show openings of sublingual ducts)
下颌下腺导管(打开示舌下腺导管开口)
Mandibular n. (CN V3)
下颌神经
Sublingual a.
舌下动脉
Inferior alveolar n.
下牙槽神经
Chorda tympani
鼓索
Sublingual caruncles (with
openings of submandibular ducts)
舌下阜(下颌下腺开口)
Sublingual gland
舌下腺
Lingual n.
舌神经
Maxillary a.
上颌动脉
Frenulum of tongue(cut)
舌系带(切断)
Inferior alveolar a.
下牙槽动脉
Genioglossus m.(cut)
颏舌肌(切断)
Superficial temporal a.
颞浅动脉
Inferior alveolar n. and a.
下牙槽神经和动脉
Mylohyoid branch of
inferior alveolar a.
下牙槽动脉下颌舌骨肌支
Facial a.
面动脉
Nerve to mylohyoid m.
至下颌舌骨肌的神经
Facial a. 面动脉
Angle of mandible
下颌角
Submandibular ganglion
下颌下神经节
下颌舌骨肌 Mylohyoid m.
Submandibular gland
下颌下腺
舌深动脉 Deep lingual a.(cut)
External carotid a. 颈外动脉
舌动脉 Lingual a.
Lingual a. 舌动脉
颏舌骨肌 Geniohyoid mm.
Dorsal lingual a. (cut) 舌背动脉(切断)
Hyoid bone
舌骨
舌骨体 Body
舌骨小角 Lesser horn
舌骨大角 Greater horn
Hyoglossus m. 舌骨舌肌
C.Machado M.D.

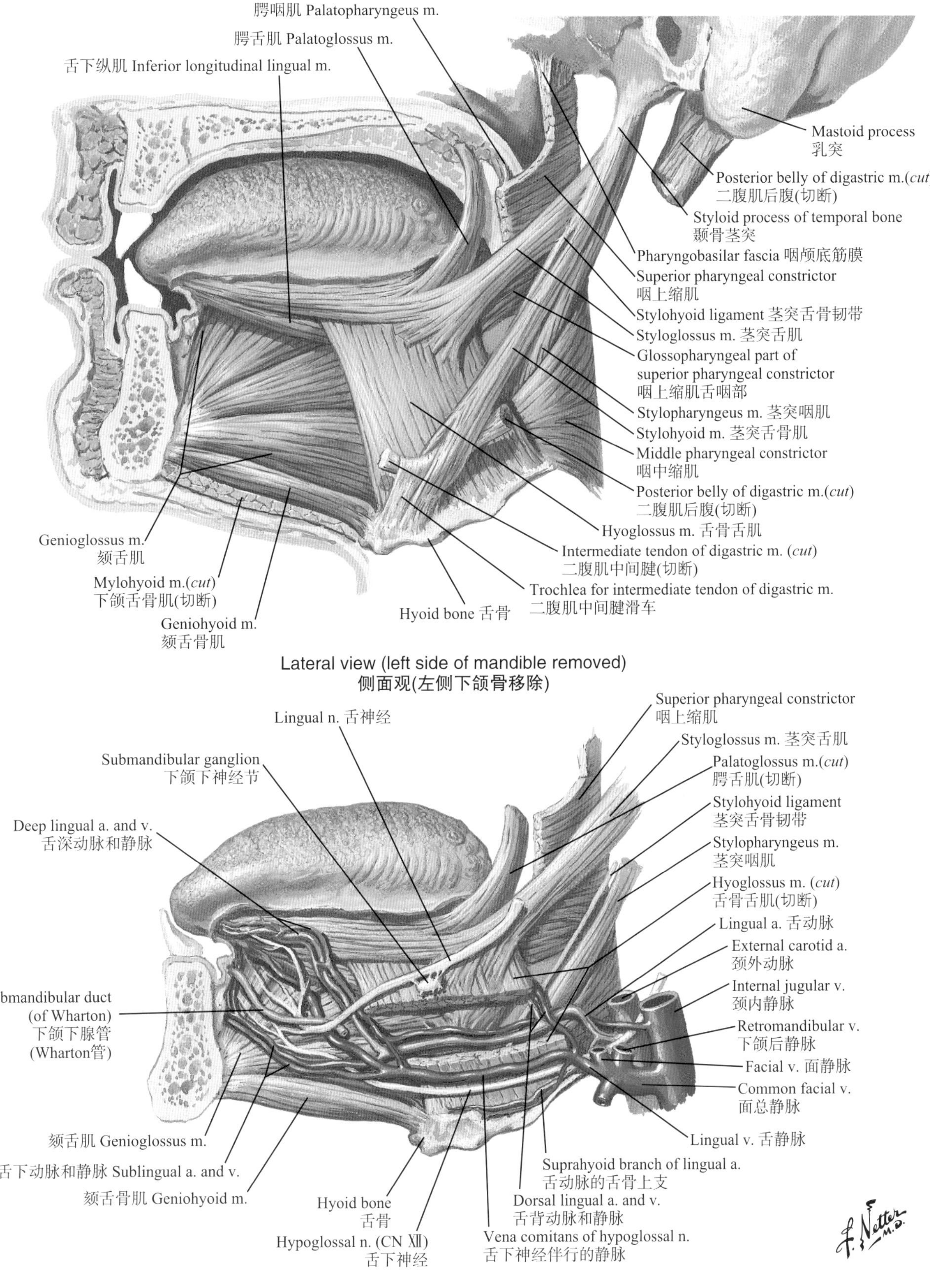
腭咽肌 Palatopharyngeus m.
腭舌肌 Palatoglossus m.
舌下纵肌 Inferior longitudinal lingual m.
Mastoid process
乳突
Posterior belly of digastric m.(cut)
二腹肌后腹(切断)
Styloid process of temporal bone
颞骨茎突
Pharyngobasilar fascia 咽颅底筋膜
Superior pharyngeal constrictor
咽上缩肌
Stylohyoid ligament 茎突舌骨韧带
Styloglossus m. 茎突舌肌
Glossopharyngeal part of
superior pharyngeal constrictor
咽上缩肌舌咽部
Stylopharyngeus m. 茎突咽肌
Stylohyoid m. 茎突舌骨肌
Middle pharyngeal constrictor
咽中缩肌
Posterior belly of digastric m.(cut)
二腹肌后腹(切断)
Hyoglossus m. 舌骨舌肌
Intermediate tendon of digastric m. (cut)
二腹肌中间腱(切断)
Trochlea for intermediate tendon of digastric m.
二腹肌中间腱滑车
Genioglossus m.
颏舌肌
Mylohyoid m.(cut)
下颌舌骨肌(切断)
Geniohyoid m.
颏舌骨肌
Hyoid bone 舌骨
Lateral view (left side of mandible removed)
侧面观(左侧下颌骨移除)
Lingual n. 舌神经
Submandibular ganglion
下颌下神经节
Deep lingual a. and v.
舌深动脉和静脉
Submandibular duct
(of Wharton)
下颌下腺管
(Wharton管)
颏舌肌 Genioglossus m.
舌下动脉和静脉 Sublingual a. and v.
颏舌骨肌 Geniohyoid m.
Hyoid bone
舌骨
Hypoglossal n. (CN Ⅻ)
舌下神经
Superior pharyngeal constrictor
咽上缩肌
Styloglossus m. 茎突舌肌
Palatoglossus m.(cut)
腭舌肌(切断)
Stylohyoid ligament
茎突舌骨韧带
Stylopharyngeus m.
茎突咽肌
Hyoglossus m. (cut)
舌骨舌肌(切断)
Lingual a. 舌动脉
External carotid a.
颈外动脉
Internal jugular v.
颈内静脉
Retromandibular v.
下颌后静脉
Facial v. 面静脉
Common facial v.
面总静脉
Lingual v. 舌静脉
Suprahyoid branch of lingual a.
舌动脉的舌骨上支
Dorsal lingual a. and v.
舌背动脉和静脉
Vena comitans of hypoglossal n.
舌下神经伴行的静脉
F. Netter M.D.

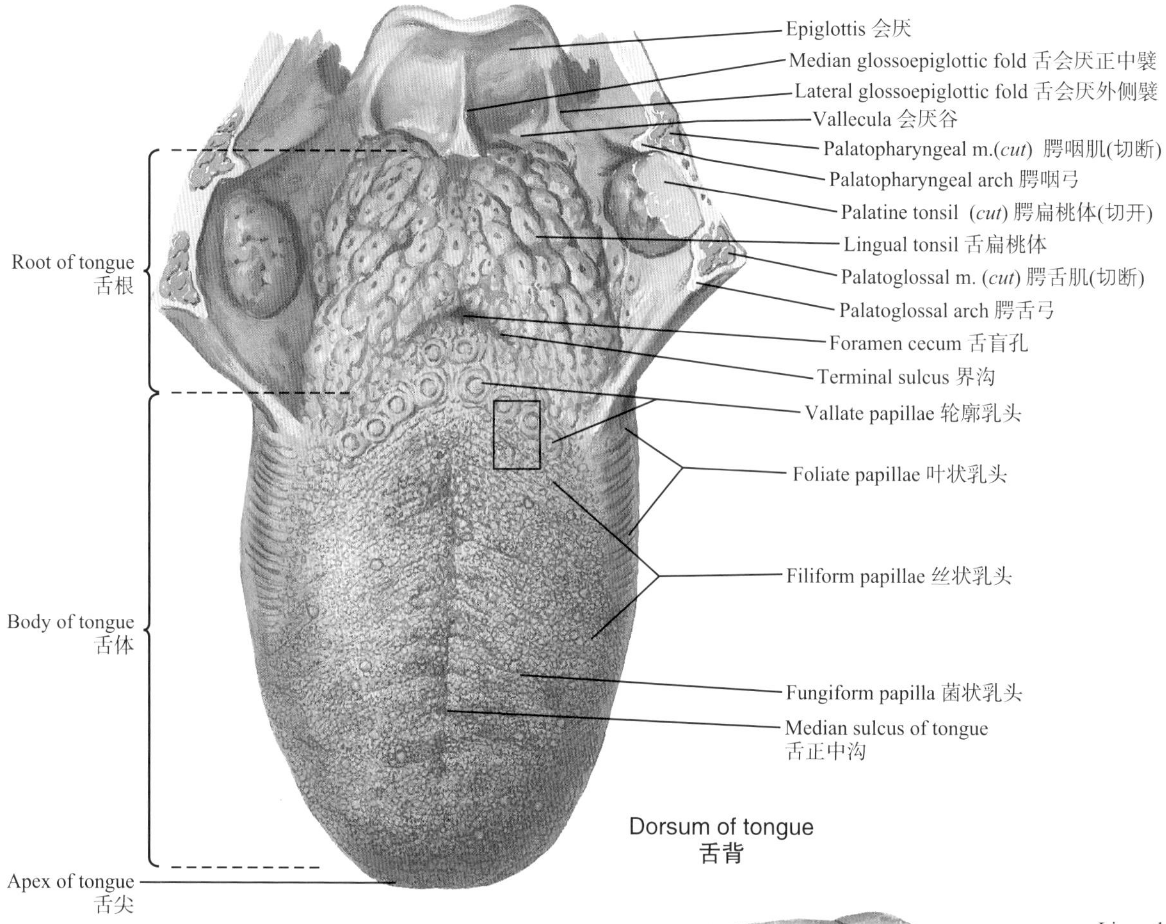

Dorsum of tongue
舌背

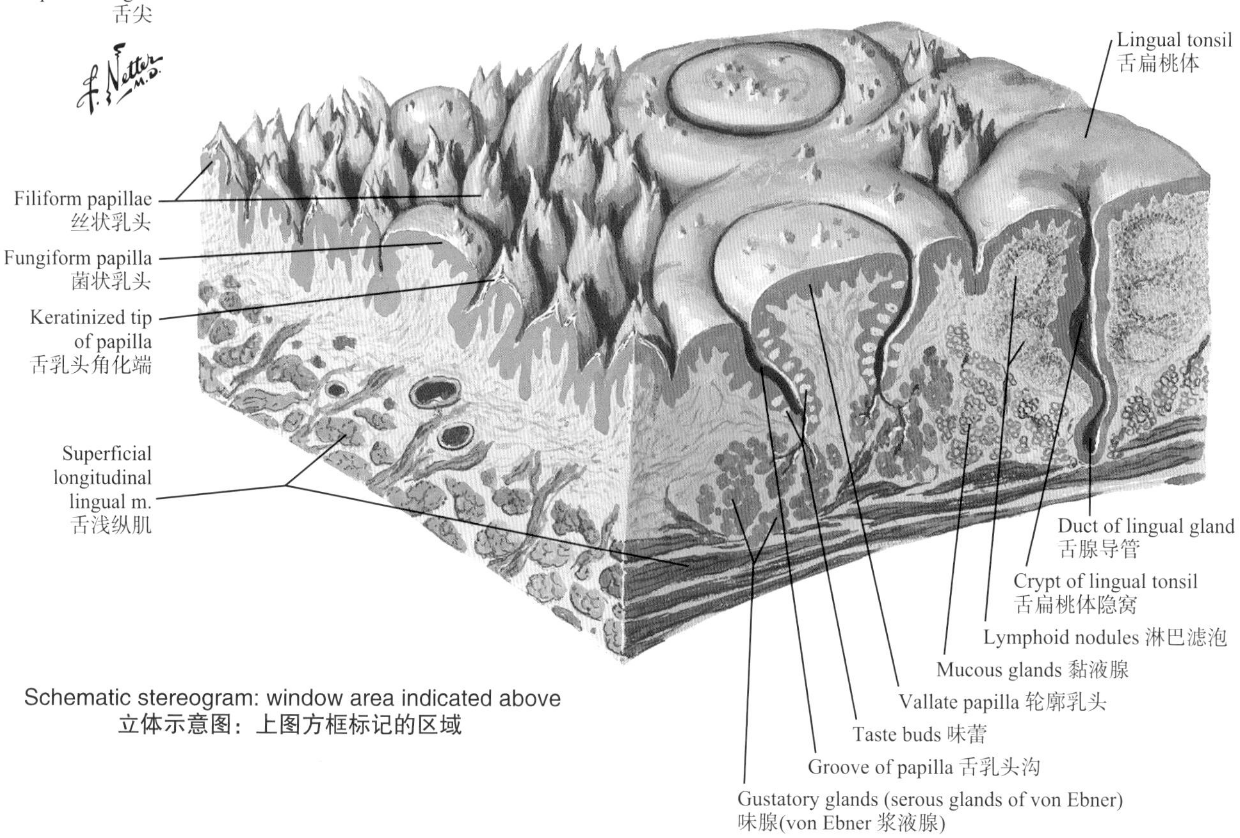

Schematic stereogram: window area indicated above
立体示意图：上图方框标记的区域

Medial view sagittal section
正中矢状断面

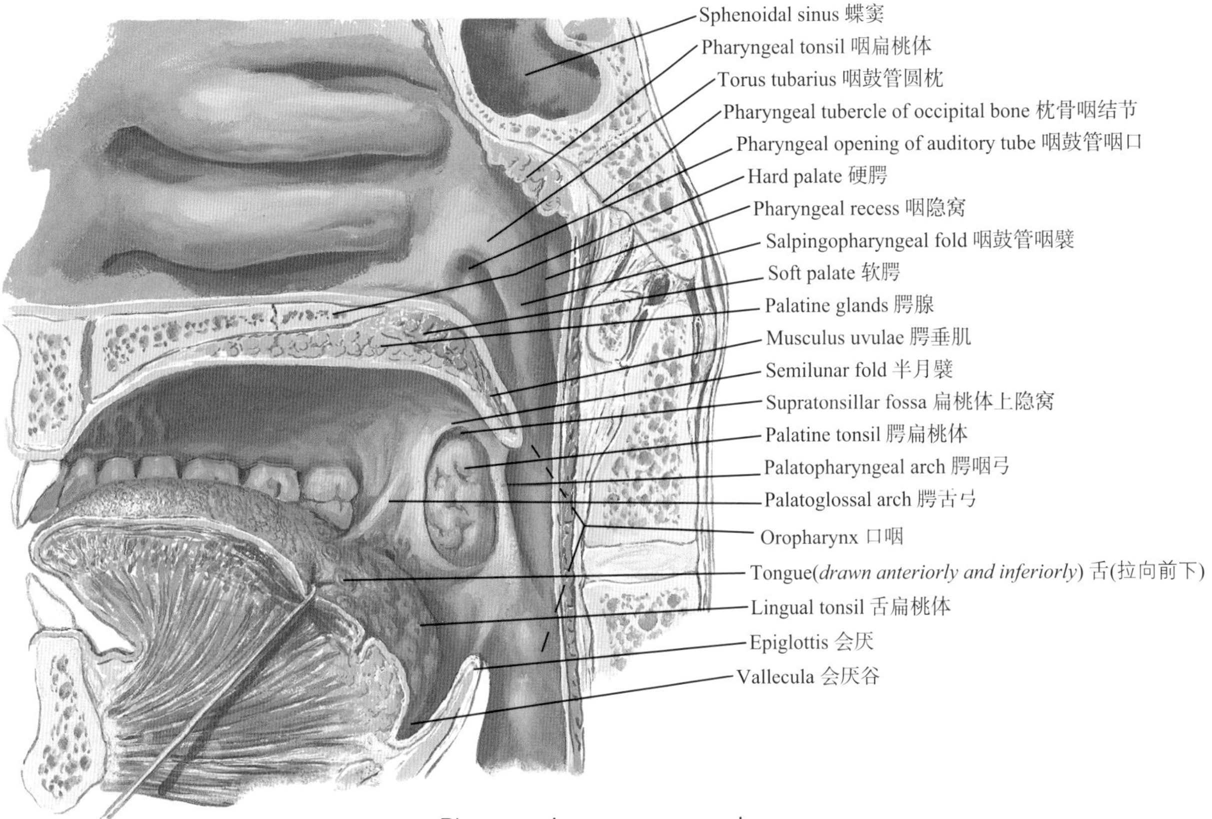


Pharyngeal mucosa removed
去除咽部黏膜

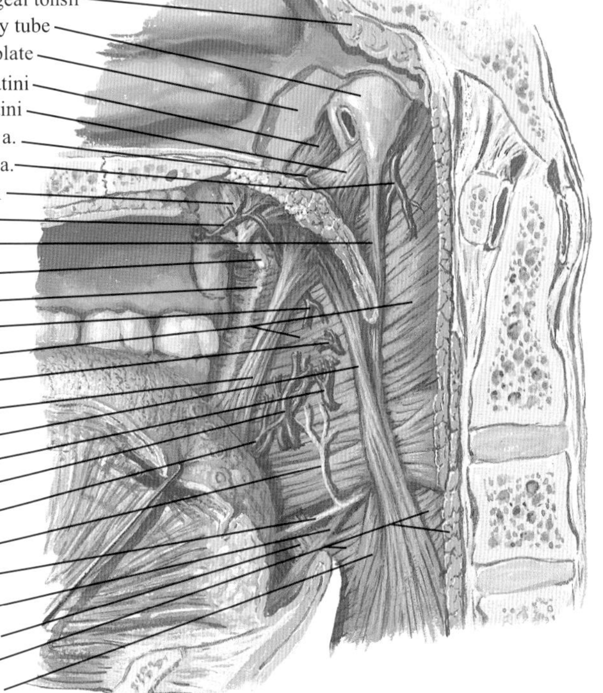

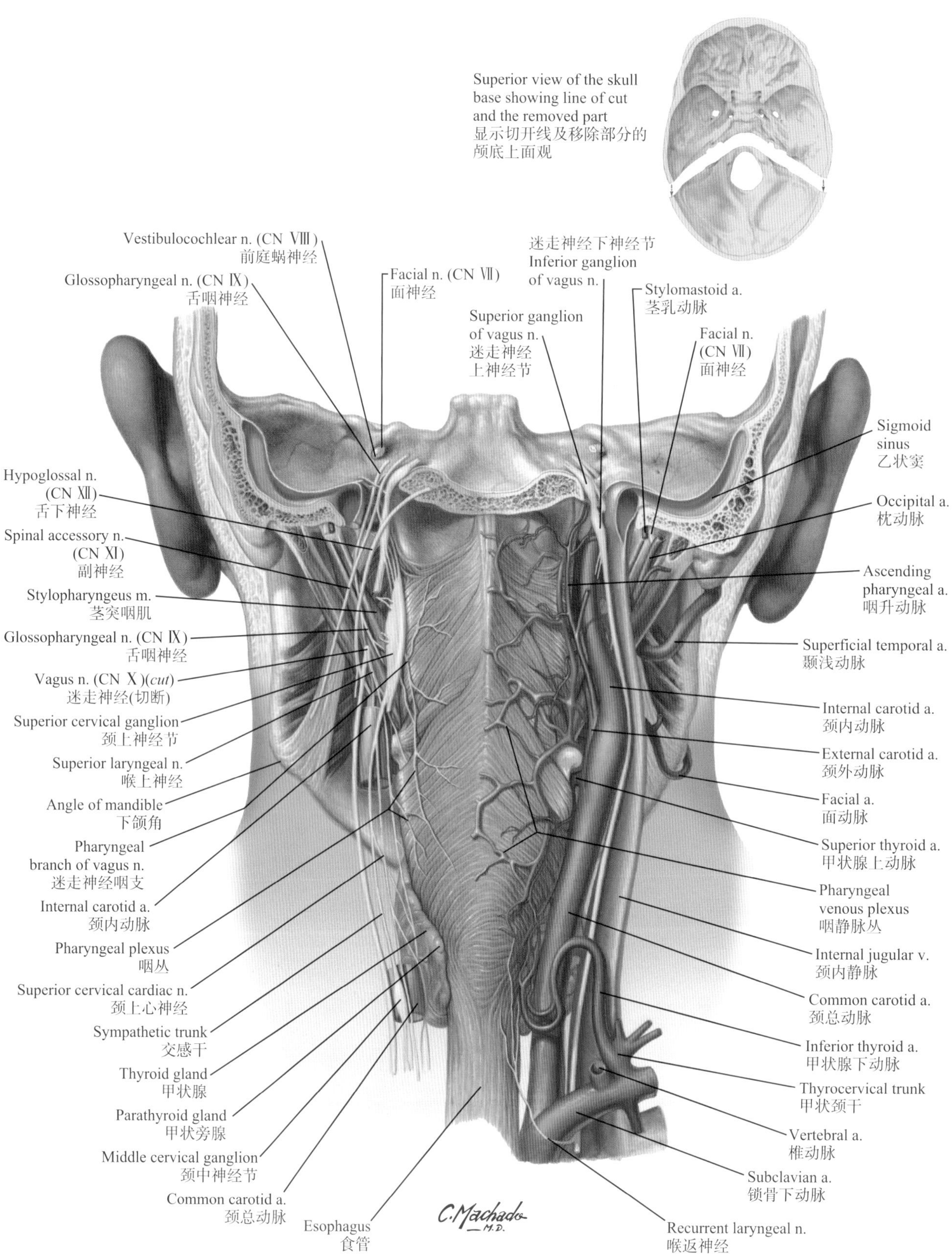
Superior view of the skull base showing line of cut and the removed part
显示切开线及移除部分的颅底上面观
Vestibulocochlear n. (CN Ⅷ)
前庭蜗神经
Glossopharyngeal n. (CN Ⅸ)
舌咽神经
Facial n. (CN Ⅶ)
面神经
迷走神经下神经节
Inferior ganglion of vagus n.
Superior ganglion of vagus n.
迷走神经上神经节
Stylomastoid a.
茎乳动脉
Facial n. (CN Ⅶ)
面神经
Sigmoid sinus
乙状窦
Occipital a.
枕动脉
Ascending pharyngeal a.
咽升动脉
Superficial temporal a.
颞浅动脉
Internal carotid a.
颈内动脉
External carotid a.
颈外动脉
Facial a.
面动脉
Superior thyroid a.
甲状腺上动脉
Pharyngeal venous plexus
咽静脉丛
Internal jugular v.
颈内静脉
Common carotid a.
颈总动脉
Inferior thyroid a.
甲状腺下动脉
Thyrocervical trunk
甲状颈干
Vertebral a.
椎动脉
Subclavian a.
锁骨下动脉
Recurrent laryngeal n.
喉返神经
Hypoglossal n. (CN Ⅻ)
舌下神经
Spinal accessory n. (CN Ⅺ)
副神经
Stylopharyngeus m.
茎突咽肌
Glossopharyngeal n. (CN Ⅸ)
舌咽神经
Vagus n. (CN Ⅹ)(cut)
迷走神经(切断)
Superior cervical ganglion
颈上神经节
Superior laryngeal n.
喉上神经
Angle of mandible
下颌角
Pharyngeal branch of vagus n.
迷走神经咽支
Internal carotid a.
颈内动脉
Pharyngeal plexus
咽丛
Superior cervical cardiac n.
颈上心神经
Sympathetic trunk
交感干
Thyroid gland
甲状腺
Parathyroid gland
甲状旁腺
Middle cervical ganglion
颈中神经节
Common carotid a.
颈总动脉
Esophagus
食管
C. Machado M.D.

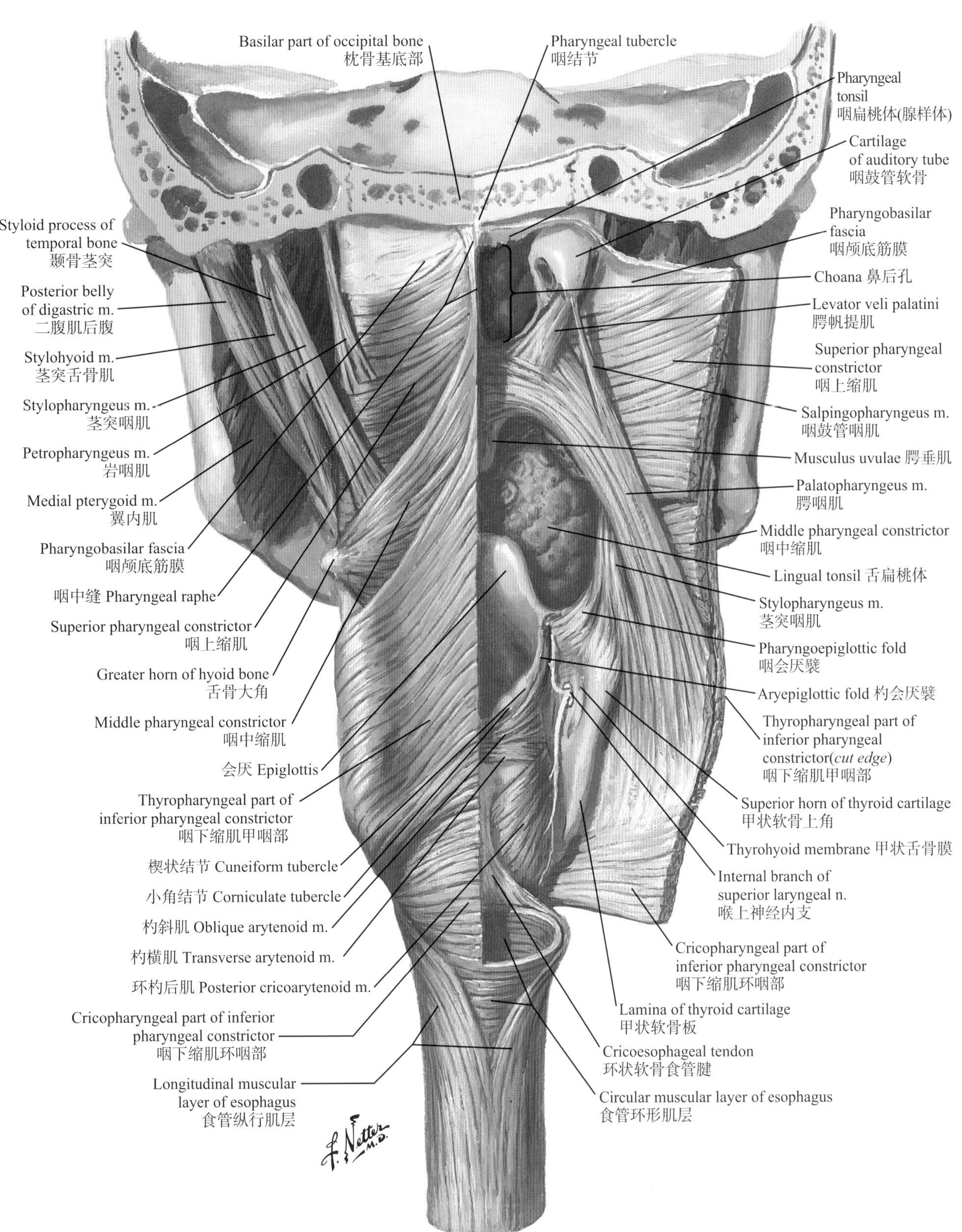
Basilar part of occipital bone
枕骨基底部
Pharyngeal tubercle
咽结节
Pharyngeal tonsil
咽扁桃体(腺样体)
Cartilage of auditory tube
咽鼓管软骨
Pharyngobasilar fascia
咽颅底筋膜
Choana 鼻后孔
Levator veli palatini
腭帆提肌
Superior pharyngeal constrictor
咽上缩肌
Salpingopharyngeus m.
咽鼓管咽肌
Musculus uvulae 腭垂肌
Palatopharyngeus m.
腭咽肌
Middle pharyngeal constrictor
咽中缩肌
Lingual tonsil 舌扁桃体
Stylopharyngeus m.
茎突咽肌
Pharyngoepiglottic fold
咽会厌襞
Aryepiglottic fold 杓会厌襞
Thyropharyngeal part of inferior pharyngeal constrictor(cut edge)
咽下缩肌甲咽部
Superior horn of thyroid cartilage
甲状软骨上角
Thyrohyoid membrane 甲状舌骨膜
Internal branch of superior laryngeal n.
喉上神经内支
Cricopharyngeal part of inferior pharyngeal constrictor
咽下缩肌环咽部
Lamina of thyroid cartilage
甲状软骨板
Cricoesophageal tendon
环状软骨食管腱
Circular muscular layer of esophagus
食管环形肌层
Styloid process of temporal bone
颞骨茎突
Posterior belly of digastric m.
二腹肌后腹
Stylohyoid m.
茎突舌骨肌
Stylopharyngeus m.
茎突咽肌
Petropharyngeus m.
岩咽肌
Medial pterygoid m.
翼内肌
Pharyngobasilar fascia
咽颅底筋膜
咽中缝 Pharyngeal raphe
Superior pharyngeal constrictor
咽上缩肌
Greater horn of hyoid bone
舌骨大角
Middle pharyngeal constrictor
咽中缩肌
会厌 Epiglottis
Thyropharyngeal part of inferior pharyngeal constrictor
咽下缩肌甲咽部
楔状结节 Cuneiform tubercle
小角结节 Corniculate tubercle
杓斜肌 Oblique arytenoid m.
杓横肌 Transverse arytenoid m.
环杓后肌 Posterior cricoarytenoid m.
Cricopharyngeal part of inferior pharyngeal constrictor
咽下缩肌环咽部
Longitudinal muscular layer of esophagus
食管纵行肌层
F. Netter M.D.

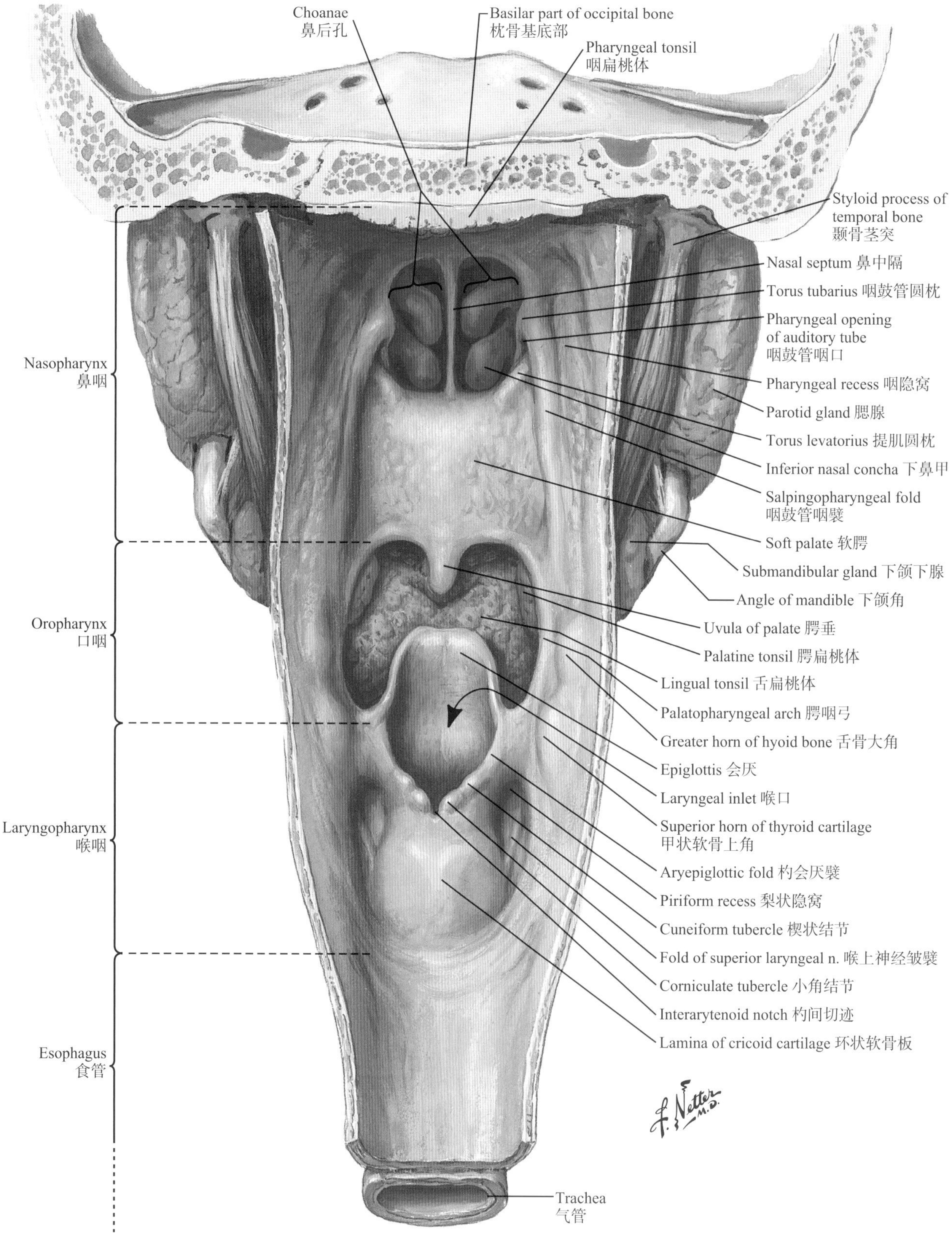

Choanae
鼻后孔
Basilar part of occipital bone
枕骨基底部
Pharyngeal tonsil
咽扁桃体
Styloid process of temporal bone
颞骨茎突
Nasal septum 鼻中隔
Torus tubarius 咽鼓管圆枕
Pharyngeal opening of auditory tube
咽鼓管咽口
Pharyngeal recess 咽隐窝
Parotid gland 腮腺
Torus levatorius 提肌圆枕
Inferior nasal concha 下鼻甲
Salpingopharyngeal fold
咽鼓管咽襞
Soft palate 软腭
Submandibular gland 下颌下腺
Angle of mandible 下颌角
Uvula of palate 腭垂
Palatine tonsil 腭扁桃体
Lingual tonsil 舌扁桃体
Palatopharyngeal arch 腭咽弓
Greater horn of hyoid bone 舌骨大角
Epiglottis 会厌
Laryngeal inlet 喉口
Superior horn of thyroid cartilage
甲状软骨上角
Aryepiglottic fold 杓会厌襞
Piriform recess 梨状隐窝
Cuneiform tubercle 楔状结节
Fold of superior laryngeal n. 喉上神经皱襞
Corniculate tubercle 小角结节
Interarytenoid notch 杓间切迹
Lamina of cricoid cartilage 环状软骨板
Nasopharynx
鼻咽
Oropharynx
口咽
Laryngopharynx
喉咽
Esophagus
食管
Trachea
气管
F. Netter M.D.

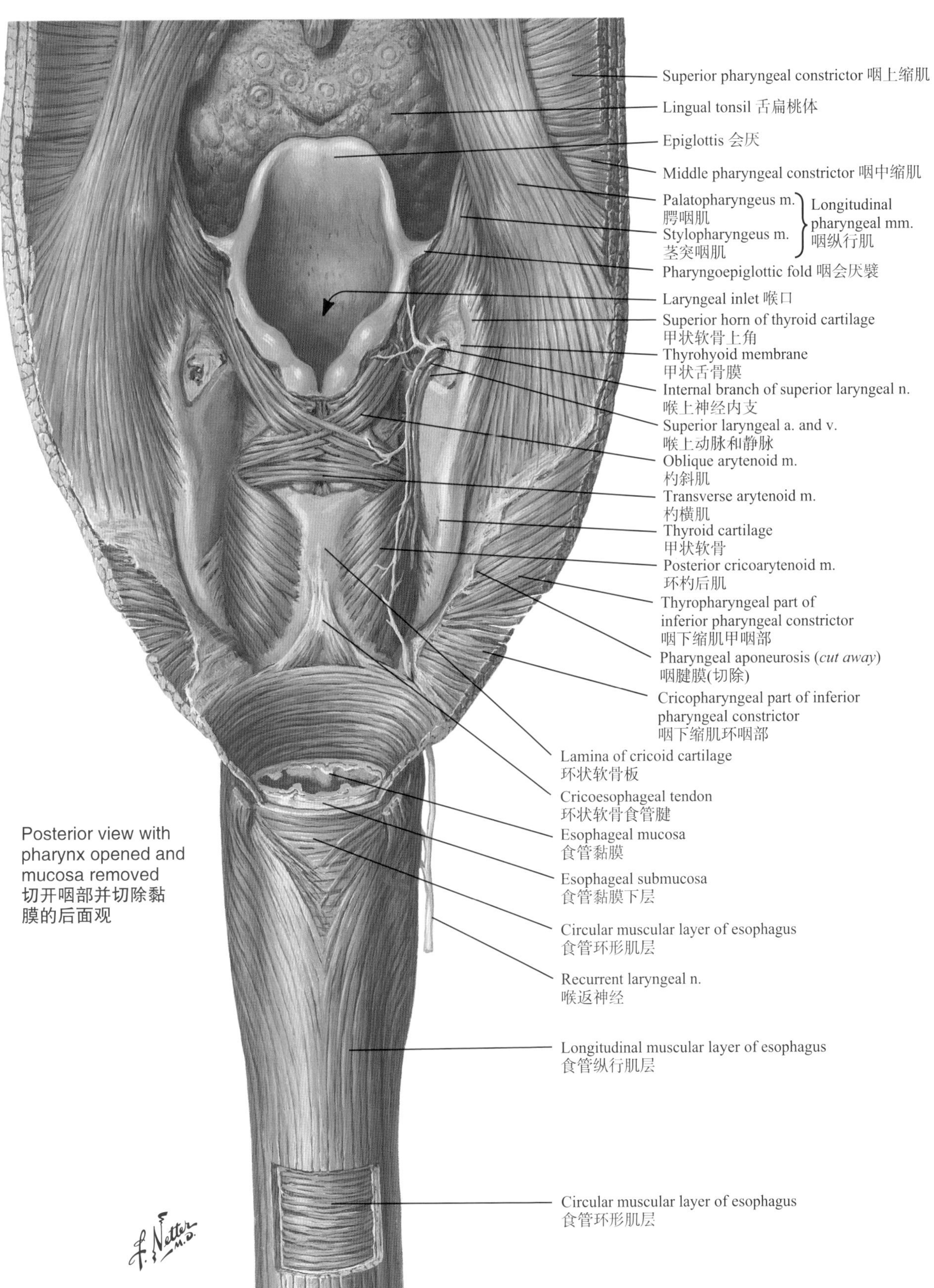


Posterior view with pharynx opened and mucosa removed
切开咽部并切除黏膜的后面观

参见附图 26

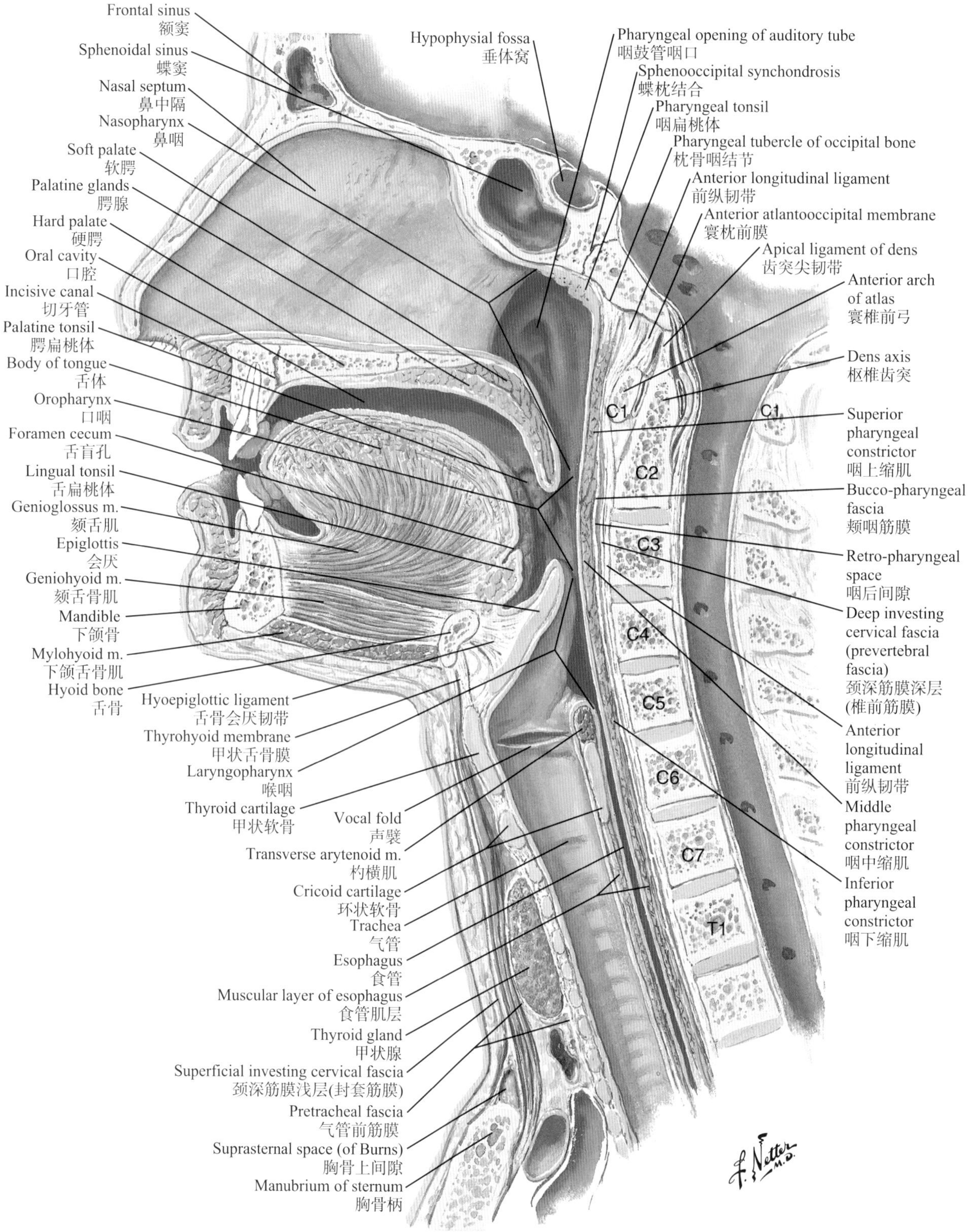
Frontal sinus
额窦
Sphenoidal sinus
蝶窦
Nasal septum
鼻中隔
Nasopharynx
鼻咽
Soft palate
软腭
Palatine glands
腭腺
Hard palate
硬腭
Oral cavity
口腔
Incisive canal
切牙管
Palatine tonsil
腭扁桃体
Body of tongue
舌体
Oropharynx
口咽
Foramen cecum
舌盲孔
Lingual tonsil
舌扁桃体
Genioglossus m.
颏舌肌
Epiglottis
会厌
Geniohyoid m.
颏舌骨肌
Mandible
下颌骨
Mylohyoid m.
下颌舌骨肌
Hyoid bone
舌骨
Hyoepiglottic ligament
舌骨会厌韧带
Thyrohyoid membrane
甲状舌骨膜
Laryngopharynx
喉咽
Thyroid cartilage
甲状软骨
Vocal fold
声襞
Transverse arytenoid m.
杓横肌
Cricoid cartilage
环状软骨
Trachea
气管
Esophagus
食管
Muscular layer of esophagus
食管肌层
Thyroid gland
甲状腺
Superficial investing cervical fascia
颈深筋膜浅层(封套筋膜)
Pretracheal fascia
气管前筋膜
Suprasternal space (of Burns)
胸骨上间隙
Manubrium of sternum
胸骨柄
Hypophysial fossa
垂体窝
Pharyngeal opening of auditory tube
咽鼓管咽口
Sphenooccipital synchondrosis
蝶枕结合
Pharyngeal tonsil
咽扁桃体
Pharyngeal tubercle of occipital bone
枕骨咽结节
Anterior longitudinal ligament
前纵韧带
Anterior atlantooccipital membrane
寰枕前膜
Apical ligament of dens
齿突尖韧带
Anterior arch of atlas
寰椎前弓
Dens axis
枢椎齿突
Superior pharyngeal constrictor
咽上缩肌
Bucco-pharyngeal fascia
颊咽筋膜
Retro-pharyngeal space
咽后间隙
Deep investing cervical fascia (prevertebral fascia)
颈深筋膜深层(椎前筋膜)
Anterior longitudinal ligament
前纵韧带
Middle pharyngeal constrictor
咽中缩肌
Inferior pharyngeal constrictor
咽下缩肌
C1
C1
C2
C3
C4
C5
C6
C7
T1

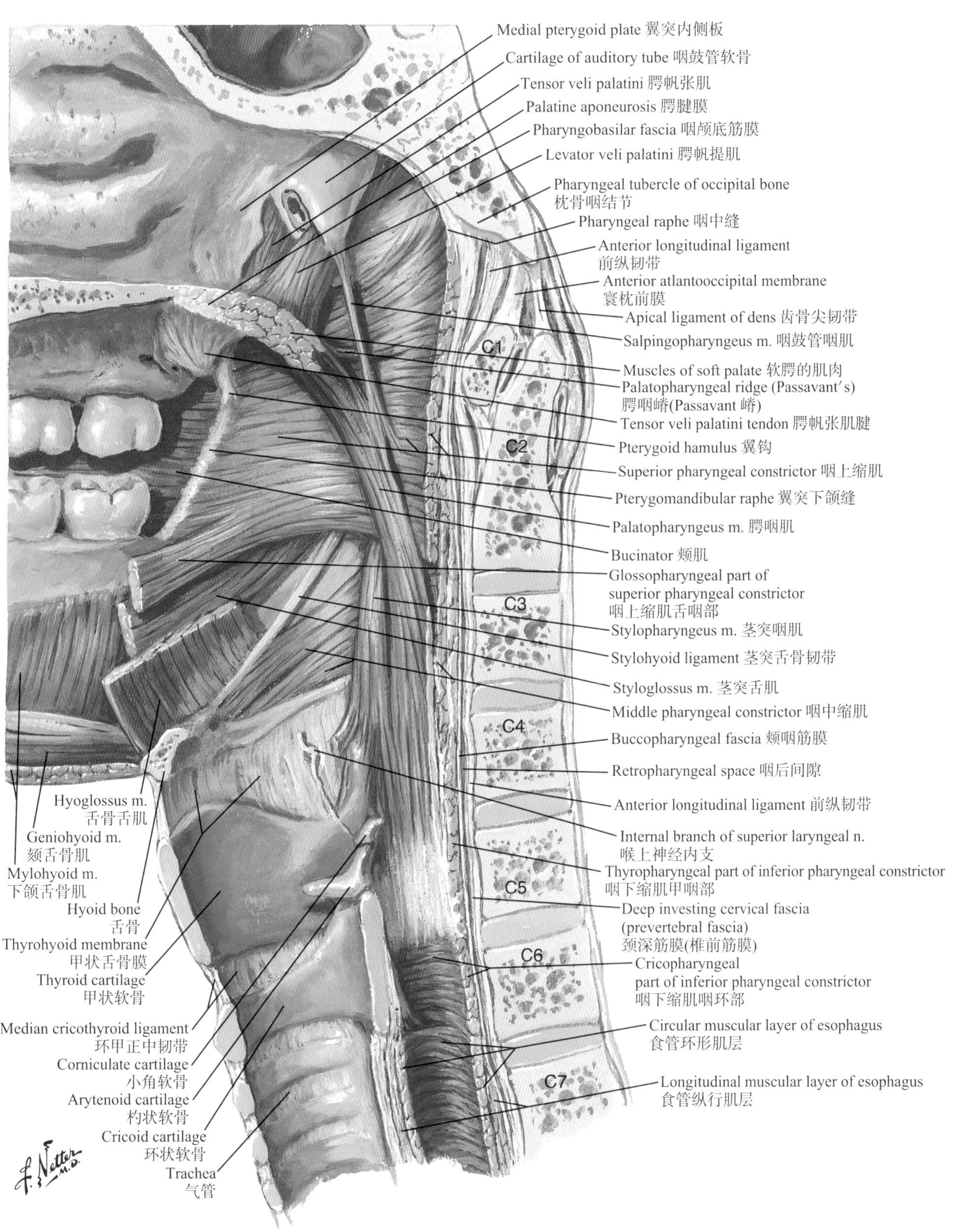
Medial pterygoid plate 翼突内侧板
Cartilage of auditory tube 咽鼓管软骨
Tensor veli palatini 腭帆张肌
Palatine aponeurosis 腭腱膜
Pharyngobasilar fascia 咽颅底筋膜
Levator veli palatini 腭帆提肌
Pharyngeal tubercle of occipital bone 枕骨咽结节
Pharyngeal raphe 咽中缝
Anterior longitudinal ligament 前纵韧带
Anterior atlantooccipital membrane 寰枕前膜
Apical ligament of dens 齿骨尖韧带
Salpingopharyngeus m. 咽鼓管咽肌
Muscles of soft palate 软腭的肌肉
Palatopharyngeal ridge (Passavant′s) 腭咽嵴(Passavant 嵴)
Tensor veli palatini tendon 腭帆张肌腱
Pterygoid hamulus 翼钩
Superior pharyngeal constrictor 咽上缩肌
Pterygomandibular raphe 翼突下颌缝
Palatopharyngeus m. 腭咽肌
Bucinator 颊肌
Glossopharyngeal part of superior pharyngeal constrictor 咽上缩肌舌咽部
Stylopharyngeus m. 茎突咽肌
Stylohyoid ligament 茎突舌骨韧带
Styloglossus m. 茎突舌肌
Middle pharyngeal constrictor 咽中缩肌
Buccopharyngeal fascia 颊咽筋膜
Retropharyngeal space 咽后间隙
Anterior longitudinal ligament 前纵韧带
Internal branch of superior laryngeal n. 喉上神经内支
Thyropharyngeal part of inferior pharyngeal constrictor 咽下缩肌甲咽部
Deep investing cervical fascia (prevertebral fascia) 颈深筋膜(椎前筋膜)
Cricopharyngeal part of inferior pharyngeal constrictor 咽下缩肌咽环部
Circular muscular layer of esophagus 食管环形肌层
Longitudinal muscular layer of esophagus 食管纵行肌层
C1
C2
C3
C4
C5
C6
C7
Hyoglossus m. 舌骨舌肌
Geniohyoid m. 颏舌骨肌
Mylohyoid m. 下颌舌骨肌
Hyoid bone 舌骨
Thyrohyoid membrane 甲状舌骨膜
Thyroid cartilage 甲状软骨
Median cricothyroid ligament 环甲正中韧带
Corniculate cartilage 小角软骨
Arytenoid cartilage 杓状软骨
Cricoid cartilage 环状软骨
Trachea 气管
F. Netter M.D.

参见图 92

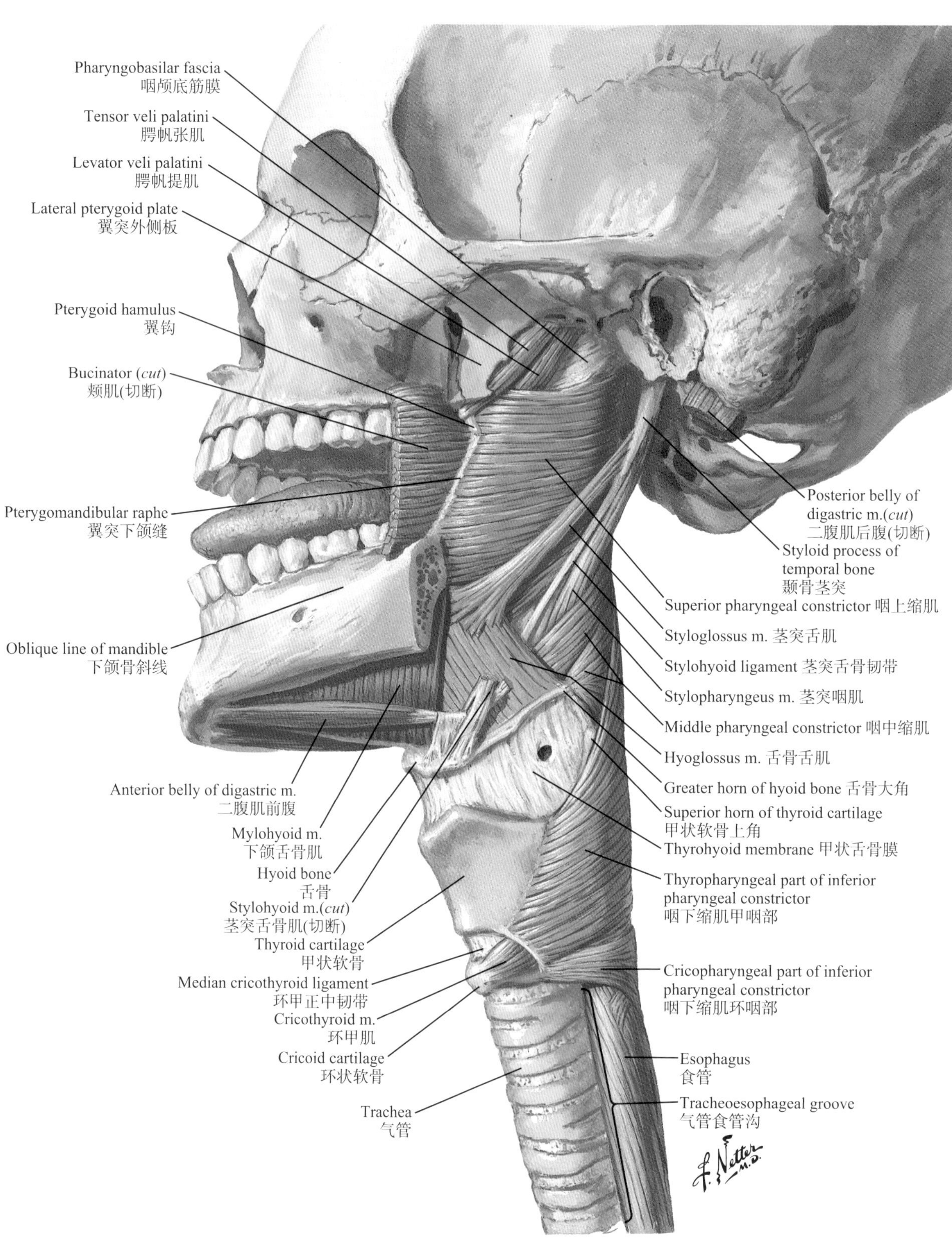
Pharyngobasilar fascia
咽颅底筋膜
Tensor veli palatini
腭帆张肌
Levator veli palatini
腭帆提肌
Lateral pterygoid plate
翼突外侧板
Pterygoid hamulus
翼钩
Bucinator (*cut*)
颊肌(切断)
Pterygomandibular raphe
翼突下颌缝
Oblique line of mandible
下颌骨斜线
Anterior belly of digastric m.
二腹肌前腹
Mylohyoid m.
下颌舌骨肌
Hyoid bone
舌骨
Stylohyoid m.(*cut*)
茎突舌骨肌(切断)
Thyroid cartilage
甲状软骨
Median cricothyroid ligament
环甲正中韧带
Cricothyroid m.
环甲肌
Cricoid cartilage
环状软骨
Trachea
气管
Posterior belly of digastric m.(*cut*)
二腹肌后腹(切断)
Styloid process of temporal bone
颞骨茎突
Superior pharyngeal constrictor 咽上缩肌
Styloglossus m. 茎突舌肌
Stylohyoid ligament 茎突舌骨韧带
Stylopharyngeus m. 茎突咽肌
Middle pharyngeal constrictor 咽中缩肌
Hyoglossus m. 舌骨舌肌
Greater horn of hyoid bone 舌骨大角
Superior horn of thyroid cartilage
甲状软骨上角
Thyrohyoid membrane 甲状舌骨膜
Thyropharyngeal part of inferior pharyngeal constrictor
咽下缩肌甲咽部
Cricopharyngeal part of inferior pharyngeal constrictor
咽下缩肌环咽部
Esophagus
食管
Tracheoesophageal groove
气管食管沟

参见图 77,149,152

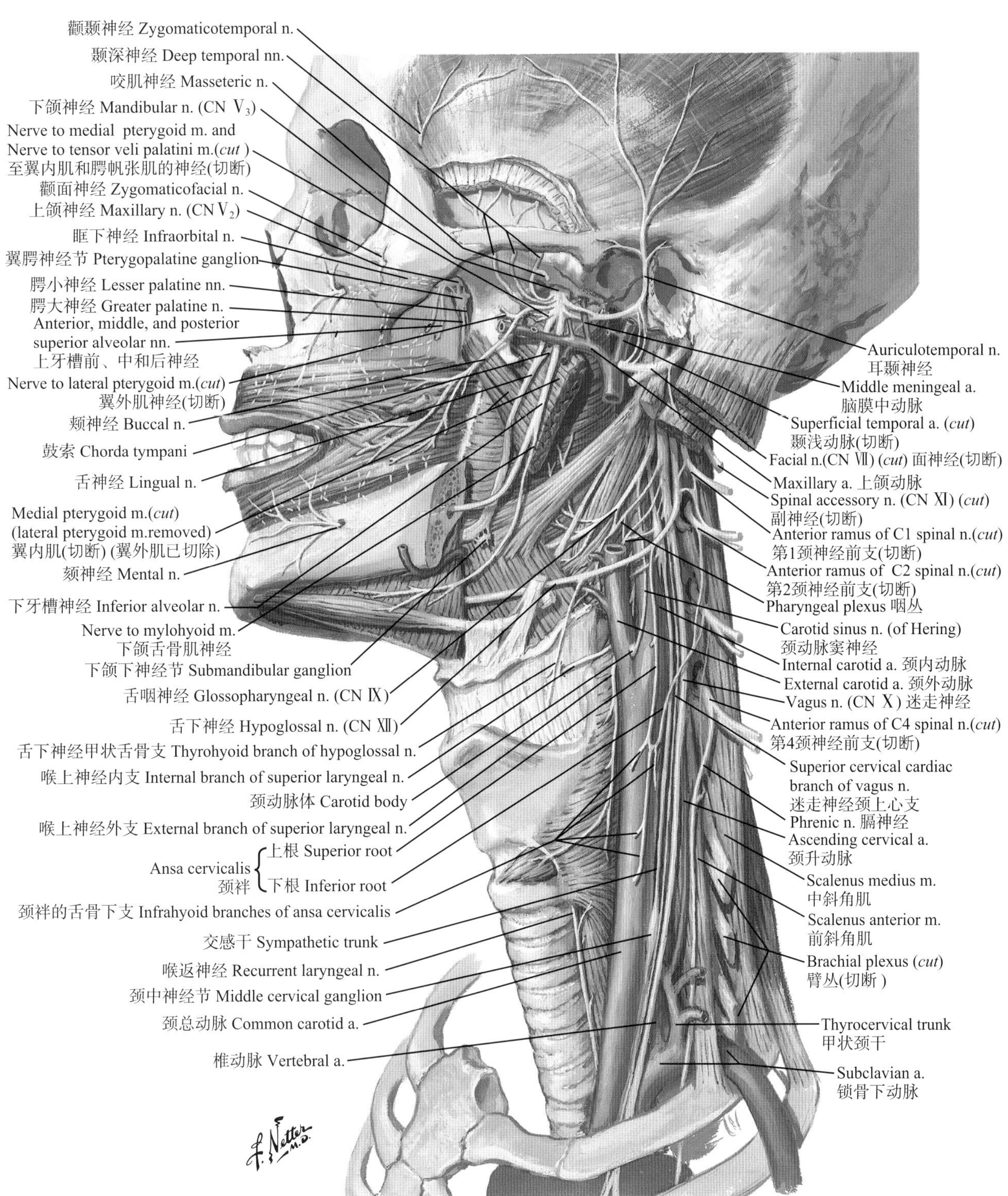

# 头颈部的动脉

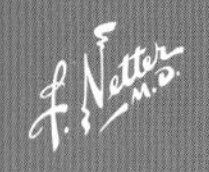

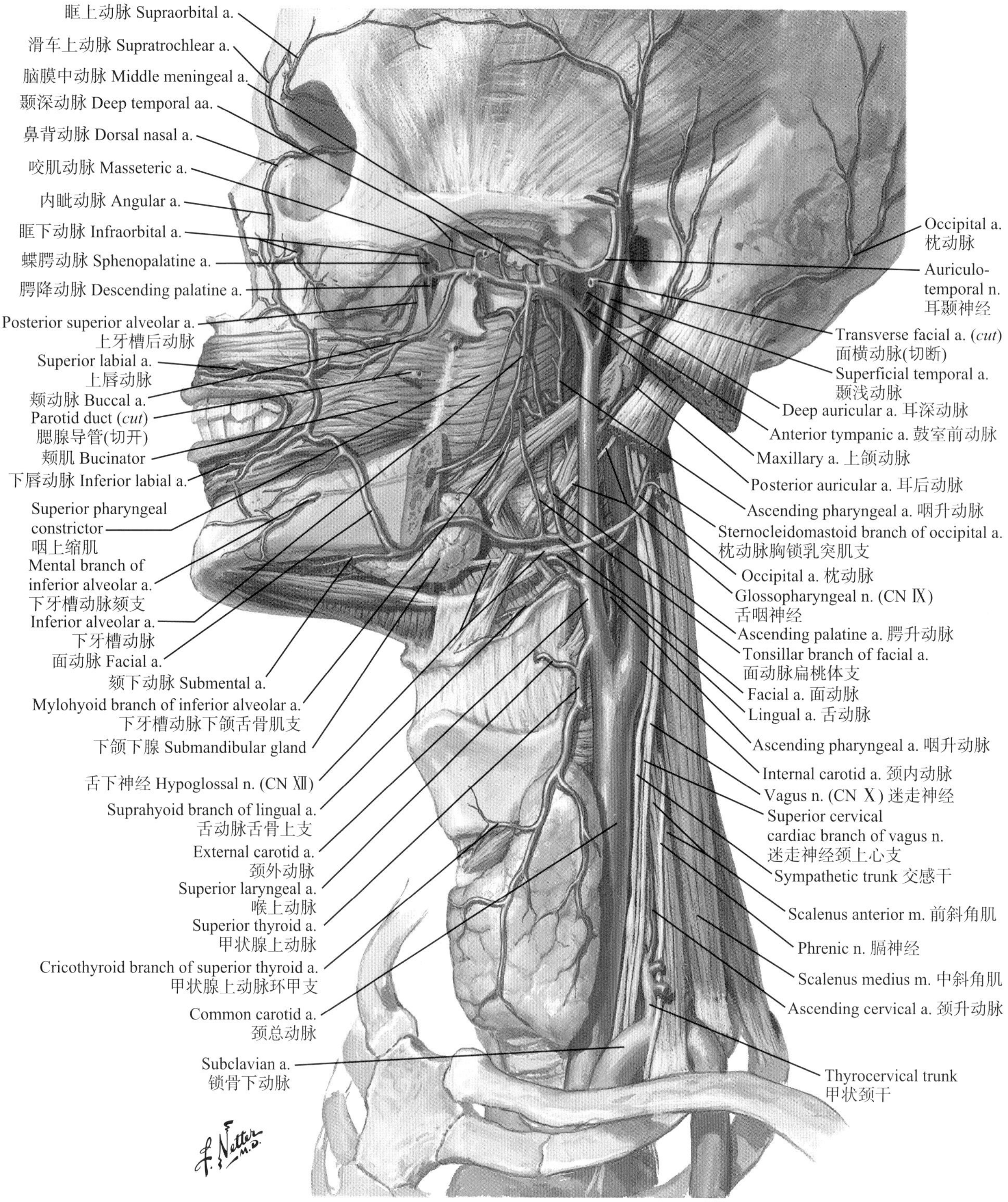
眶上动脉 Supraorbital a.
滑车上动脉 Supratrochlear a.
脑膜中动脉 Middle meningeal a.
颞深动脉 Deep temporal aa.
鼻背动脉 Dorsal nasal a.
咬肌动脉 Masseteric a.
内眦动脉 Angular a.
眶下动脉 Infraorbital a.
蝶腭动脉 Sphenopalatine a.
腭降动脉 Descending palatine a.
Posterior superior alveolar a.
上牙槽后动脉
Superior labial a.
上唇动脉
颊动脉 Buccal a.
Parotid duct (cut)
腮腺导管(切开)
颊肌 Bucinator
下唇动脉 Inferior labial a.
Superior pharyngeal constrictor
咽上缩肌
Mental branch of inferior alveolar a.
下牙槽动脉颏支
Inferior alveolar a.
下牙槽动脉
面动脉 Facial a.
颏下动脉 Submental a.
Mylohyoid branch of inferior alveolar a.
下牙槽动脉下颌舌骨肌支
下颌下腺 Submandibular gland
舌下神经 Hypoglossal n. (CN Ⅻ)
Suprahyoid branch of lingual a.
舌动脉舌骨上支
External carotid a.
颈外动脉
Superior laryngeal a.
喉上动脉
Superior thyroid a.
甲状腺上动脉
Cricothyroid branch of superior thyroid a.
甲状腺上动脉环甲支
Common carotid a.
颈总动脉
Subclavian a.
锁骨下动脉
Occipital a.
枕动脉
Auriculo-temporal n.
耳颞神经
Transverse facial a. (cut)
面横动脉(切断)
Superficial temporal a.
颞浅动脉
Deep auricular a. 耳深动脉
Anterior tympanic a. 鼓室前动脉
Maxillary a. 上颌动脉
Posterior auricular a. 耳后动脉
Ascending pharyngeal a. 咽升动脉
Sternocleidomastoid branch of occipital a.
枕动脉胸锁乳突肌支
Occipital a. 枕动脉
Glossopharyngeal n. (CN Ⅸ)
舌咽神经
Ascending palatine a. 腭升动脉
Tonsillar branch of facial a.
面动脉扁桃体支
Facial a. 面动脉
Lingual a. 舌动脉
Ascending pharyngeal a. 咽升动脉
Internal carotid a. 颈内动脉
Vagus n. (CN Ⅹ) 迷走神经
Superior cervical cardiac branch of vagus n.
迷走神经颈上心支
Sympathetic trunk 交感干
Scalenus anterior m. 前斜角肌
Phrenic n. 膈神经
Scalenus medius m. 中斜角肌
Ascending cervical a. 颈升动脉
Thyrocervical trunk
甲状颈干

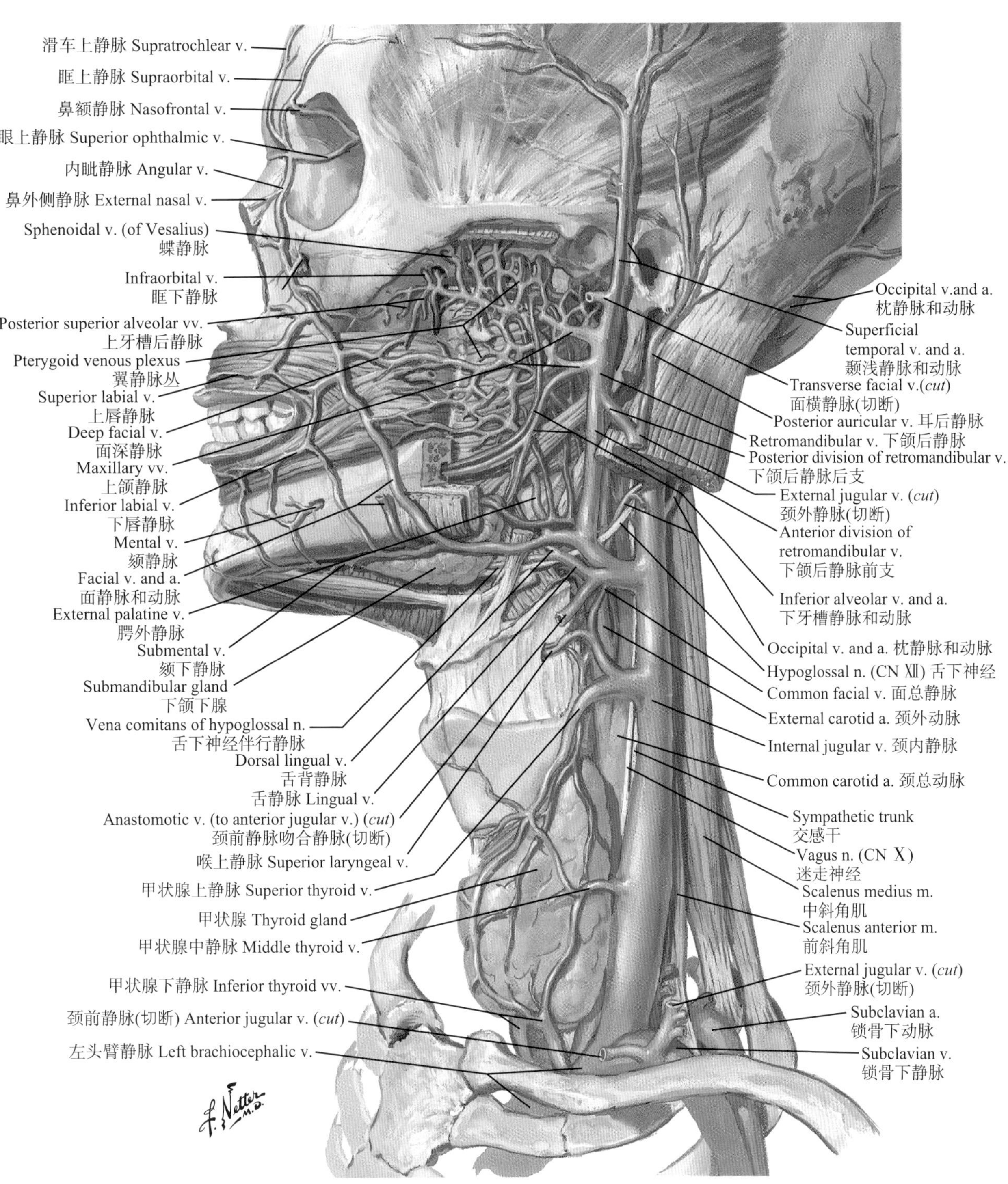
滑车上静脉 Supratrochlear v.
眶上静脉 Supraorbital v.
鼻额静脉 Nasofrontal v.
眼上静脉 Superior ophthalmic v.
内眦静脉 Angular v.
鼻外侧静脉 External nasal v.
Sphenoidal v. (of Vesalius)
蝶静脉
Infraorbital v.
眶下静脉
Posterior superior alveolar vv.
上牙槽后静脉
Pterygoid venous plexus
翼静脉丛
Superior labial v.
上唇静脉
Deep facial v.
面深静脉
Maxillary vv.
上颌静脉
Inferior labial v.
下唇静脉
Mental v.
颏静脉
Facial v. and a.
面静脉和动脉
External palatine v.
腭外静脉
Submental v.
颏下静脉
Submandibular gland
下颌下腺
Vena comitans of hypoglossal n.
舌下神经伴行静脉
Dorsal lingual v.
舌背静脉
舌静脉 Lingual v.
Anastomotic v. (to anterior jugular v.) (*cut*)
颈前静脉吻合静脉(切断)
喉上静脉 Superior laryngeal v.
甲状腺上静脉 Superior thyroid v.
甲状腺 Thyroid gland
甲状腺中静脉 Middle thyroid v.
甲状腺下静脉 Inferior thyroid vv.
颈前静脉(切断) Anterior jugular v. (*cut*)
左头臂静脉 Left brachiocephalic v.
Occipital v.and a.
枕静脉和动脉
Superficial temporal v. and a.
颞浅静脉和动脉
Transverse facial v.(*cut*)
面横静脉(切断)
Posterior auricular v. 耳后静脉
Retromandibular v. 下颌后静脉
Posterior division of retromandibular v.
下颌后静脉后支
External jugular v. (*cut*)
颈外静脉(切断)
Anterior division of retromandibular v.
下颌后静脉前支
Inferior alveolar v. and a.
下牙槽静脉和动脉
Occipital v. and a. 枕静脉和动脉
Hypoglossal n. (CN Ⅻ) 舌下神经
Common facial v. 面总静脉
External carotid a. 颈外动脉
Internal jugular v. 颈内静脉
Common carotid a. 颈总动脉
Sympathetic trunk
交感干
Vagus n. (CN Ⅹ)
迷走神经
Scalenus medius m.
中斜角肌
Scalenus anterior m.
前斜角肌
External jugular v. (*cut*)
颈外静脉(切断)
Subclavian a.
锁骨下动脉
Subclavian v.
锁骨下静脉
F. Netter M.D.

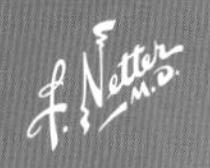

# 头颈部的淋巴结

参见图 260

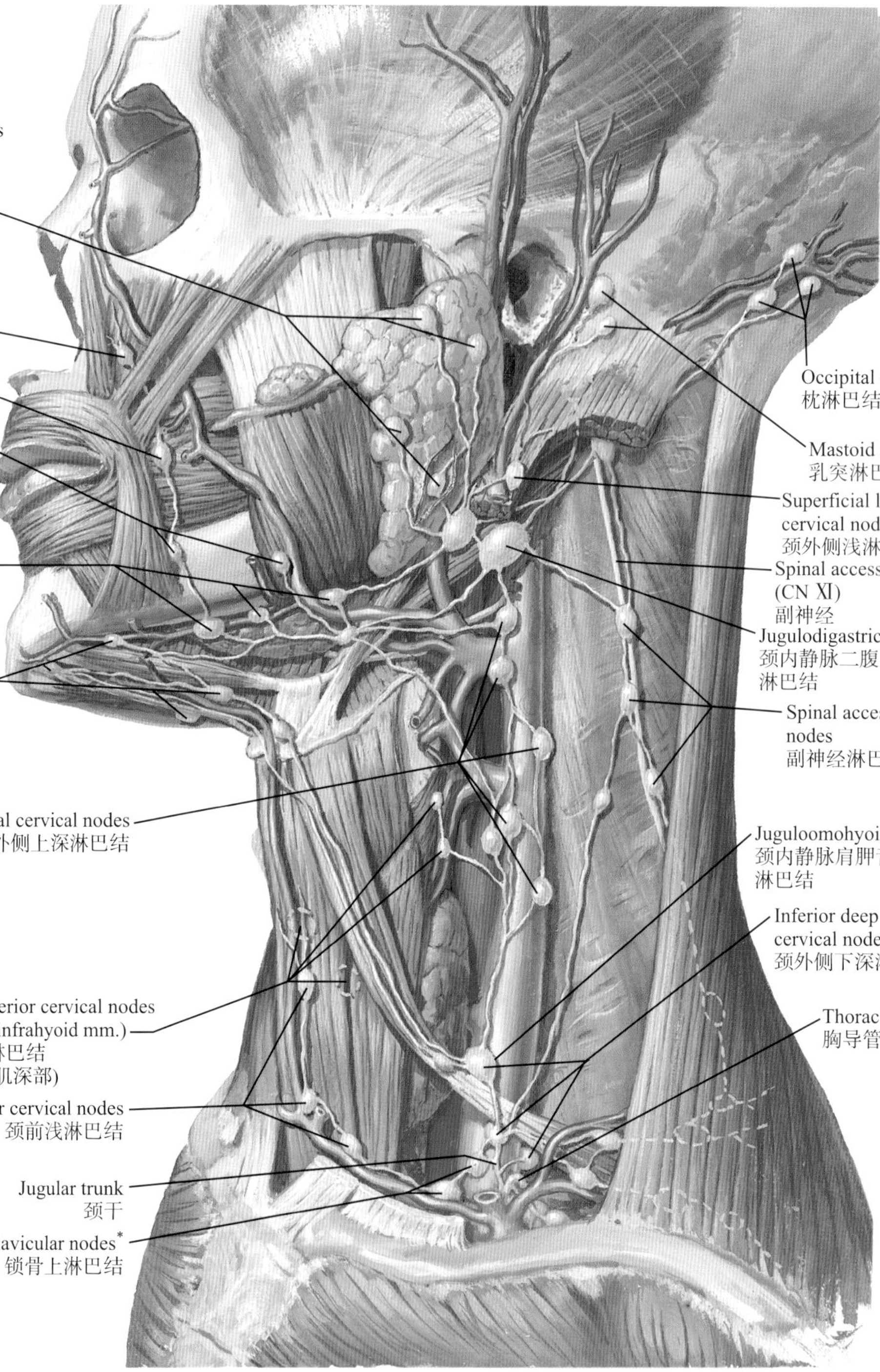

******The supraclavicular group of nodes, especially on the left, are also sometimes referred to as the signal or sentinel lymph nodes of Virchow or Troisier, especially when sufficiently enlarged and palpable. These nodes (or a single node) are so termed because they may be the first recognized presumptive evidence of malignant disease in the viscera.*

*锁骨上淋巴结, 尤其是左侧肿大时, 被称为Virchow或Troisier前哨淋巴结。该征象提示可能存在内脏的恶性疾病。

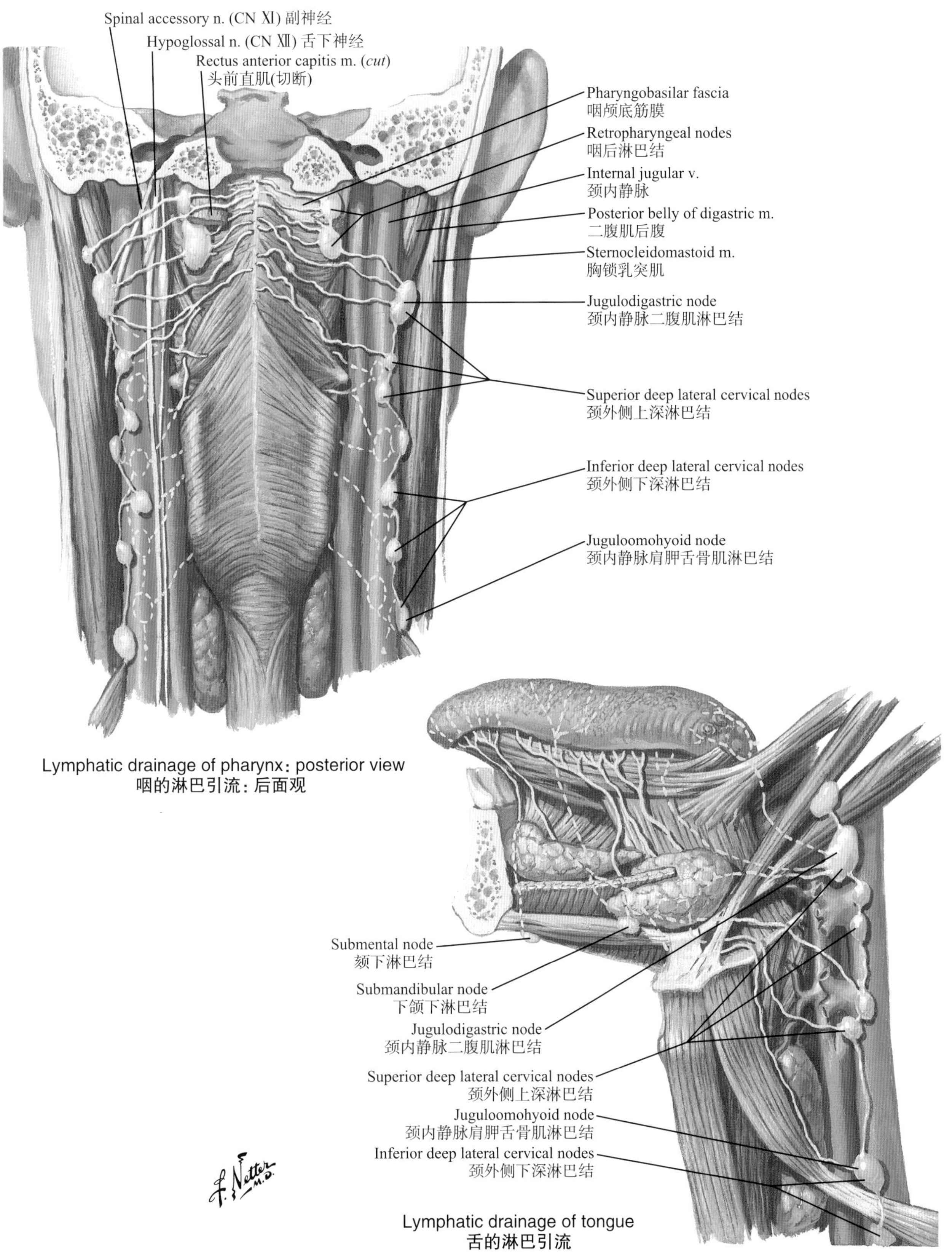


Lymphatic drainage of pharynx: posterior view
咽的淋巴引流：后面观

Lymphatic drainage of tongue
舌的淋巴引流

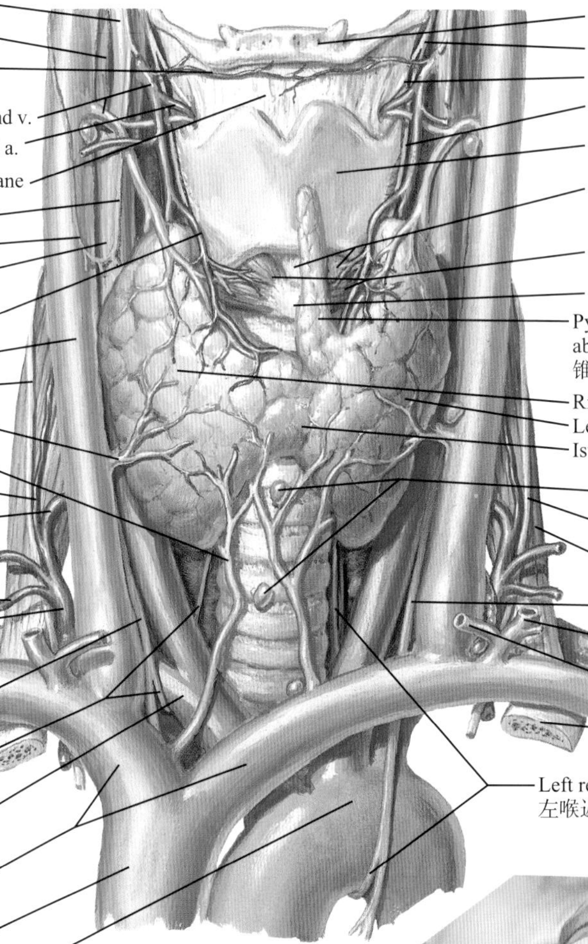

颈外动脉 External carotid a.
颈内动脉 Internal carotid a.
甲状腺上动脉 Infrahyoid branch
舌骨下支 of superior thyroid a.
甲状腺上动脉和静脉 Superior thyroid a. and v.
喉上动脉 Superior laryngeal a.
甲状舌骨膜 Thyrohyoid membrane
Ansa cervicalis 颈袢 {上根 Superior root
下根 Inferior root
颈总动脉 Common carotid a.
甲状腺上动脉 Cricothyroid branch
环甲支 of superior thyroid a.
颈内静脉 Internal jugular v.
膈神经 Phrenic n.
甲状腺中静脉 Middle thyroid v.
甲状腺下静脉 Inferior thyroid v.
颈升静脉 Ascending cervical a.
甲状腺下动脉 Inferior thyroid a.
颈横动脉 Transverse cervical a.
肩胛上动脉 Suprascapular a.
甲状颈干 Thyrocervical trunk
Subclavian a.and v.
锁骨下动脉和静脉
Vagus n. (CN Ⅹ)
迷走神经
Right recurrent laryngeal n.
右喉返神经
Brachiocephalic trunk
头臂干
Brachiocephalic vv.
头臂静脉
Superior vena cava
上腔静脉
Aortic arch
主动脉弓

Hyoid bone 舌骨
Superior laryngeal n. 喉上神经
Internal branch 内支
External branch 外支
Lamina of thyroid cartilage
甲状软骨板
Median cricothyroid ligament
环甲正中韧带
Cricothyroid mm. 环甲肌
Cricoid cartilage 环状软骨
Pyramidal lobe(often
absent or small)
锥状叶(通常缺如或较小)
Right lobe 右叶
Left lobe 左叶
Isthmus 峡部
} Thyroid gland 甲状腺
Pretracheal nodes 气管前淋巴结
Phrenic n. 膈神经
Scalenus anterior m. 前斜角肌
Vagus n. (CN Ⅹ) 迷走神经
External jugular v. 颈外静脉
Anterior jugular v. 颈前静脉
1st rib(*cut*)
第一肋(切断)
Left recurrent laryngeal n.
左喉返神经

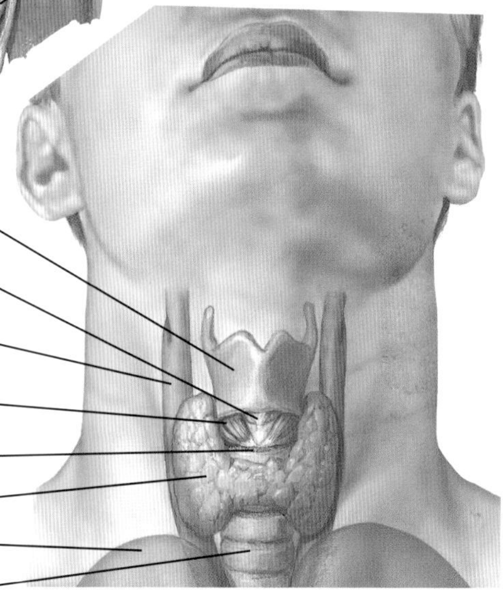

Thyroid cartilage
甲状软骨
Median cricothyroid ligament
环甲正中韧带
Common carotid a.
颈总动脉
Cricothyroid m.
环甲肌
环状软骨 Cricoid cartilage
甲状腺 Thyroid gland
颈胸膜 Cervical pleura
气管 Trachea

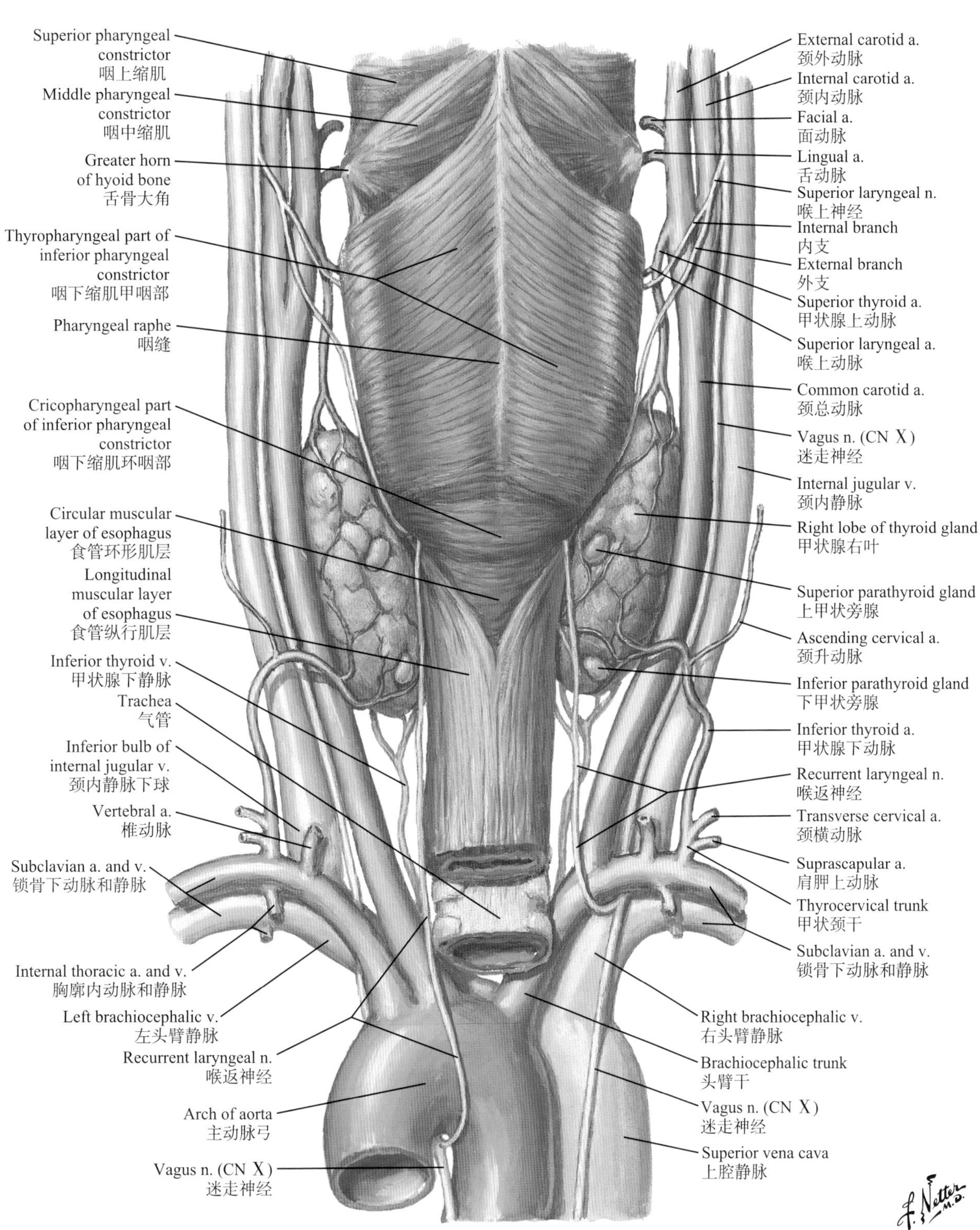
Superior pharyngeal constrictor
咽上缩肌
Middle pharyngeal constrictor
咽中缩肌
Greater horn of hyoid bone
舌骨大角
Thyropharyngeal part of inferior pharyngeal constrictor
咽下缩肌甲咽部
Pharyngeal raphe
咽缝
Cricopharyngeal part of inferior pharyngeal constrictor
咽下缩肌环咽部
Circular muscular layer of esophagus
食管环形肌层
Longitudinal muscular layer of esophagus
食管纵行肌层
Inferior thyroid v.
甲状腺下静脉
Trachea
气管
Inferior bulb of internal jugular v.
颈内静脉下球
Vertebral a.
椎动脉
Subclavian a. and v.
锁骨下动脉和静脉
Internal thoracic a. and v.
胸廓内动脉和静脉
Left brachiocephalic v.
左头臂静脉
Recurrent laryngeal n.
喉返神经
Arch of aorta
主动脉弓
Vagus n. (CN Ⅹ)
迷走神经
External carotid a.
颈外动脉
Internal carotid a.
颈内动脉
Facial a.
面动脉
Lingual a.
舌动脉
Superior laryngeal n.
喉上神经
Internal branch
内支
External branch
外支
Superior thyroid a.
甲状腺上动脉
Superior laryngeal a.
喉上动脉
Common carotid a.
颈总动脉
Vagus n. (CN Ⅹ)
迷走神经
Internal jugular v.
颈内静脉
Right lobe of thyroid gland
甲状腺右叶
Superior parathyroid gland
上甲状旁腺
Ascending cervical a.
颈升动脉
Inferior parathyroid gland
下甲状旁腺
Inferior thyroid a.
甲状腺下动脉
Recurrent laryngeal n.
喉返神经
Transverse cervical a.
颈横动脉
Suprascapular a.
肩胛上动脉
Thyrocervical trunk
甲状颈干
Subclavian a. and v.
锁骨下动脉和静脉
Right brachiocephalic v.
右头臂静脉
Brachiocephalic trunk
头臂干
Vagus n. (CN Ⅹ)
迷走神经
Superior vena cava
上腔静脉
F. Netter M.D.

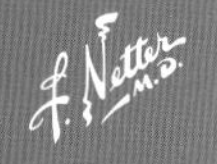

# 甲状腺和甲状旁腺

参见图 94，104，108

Posterior view
后面观

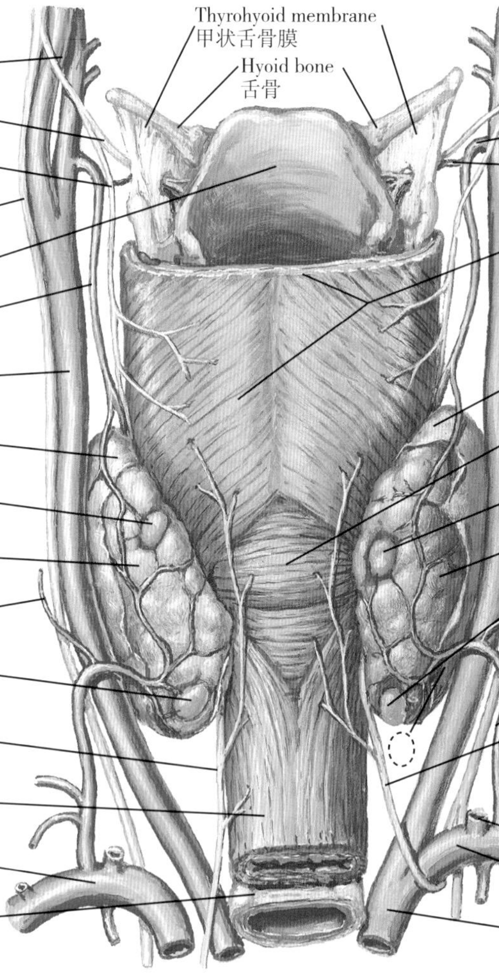

Superior laryngeal n. 喉上神经
Internal branch 内支
External branch 外支
Vagus n. (CN Ⅹ) 迷走神经
Epiglottis 会厌
Superior thyroid a. 甲状腺上动脉
Common carotid a. 颈总动脉
Thyroid gland 甲状腺
Superior parathyroid gland 上甲状旁腺
Left lobe of thyroid gland 甲状腺左叶
Ascending cervical a. 颈升动脉
Inferior parathyroid gland 下甲状旁腺
Recurrent laryngeal n. 喉返神经
Esophagus 食管
Subclavian a. 锁骨下动脉
Trachea 气管
Thyrohyoid membrane 甲状舌骨膜
Hyoid bone 舌骨
External carotid a. 颈外动脉
Internal carotid a. 颈内动脉
Superior thyroid a. 甲状腺上动脉
Superior laryngeal a. 喉上动脉
Thyropharyngeal part of inferior pharyngeal constrictor (*cut*) 咽下缩肌甲咽部(切断)
Common carotid a. 颈总动脉
Fibrous capsule of thyroid gland (*cut*) 甲状腺纤维囊(切开)
Cricopharyngeal part of inferior pharyngeal constrictor 咽下缩肌环咽部
Superior parathyroid gland 上甲状旁腺
Right lobe of thyroid gland 甲状腺右叶
Inferior parathyroid gland (may be more caudally located,even within mediastinum) 下甲状旁腺(位置可能更靠下，甚至在纵隔内)
Inferior thyroid a. 甲状腺下动脉
Recurrent laryngeal n. 喉返神经
Transverse cervical a. 颈横动脉
Suprascapular a. 肩胛上动脉
Thyrocervical trunk 甲状颈干
Vertebral a. 椎动脉
Subclavian a. 锁骨下动脉
Brachiocephalic trunk 头臂干

Right lateral view
右侧面观

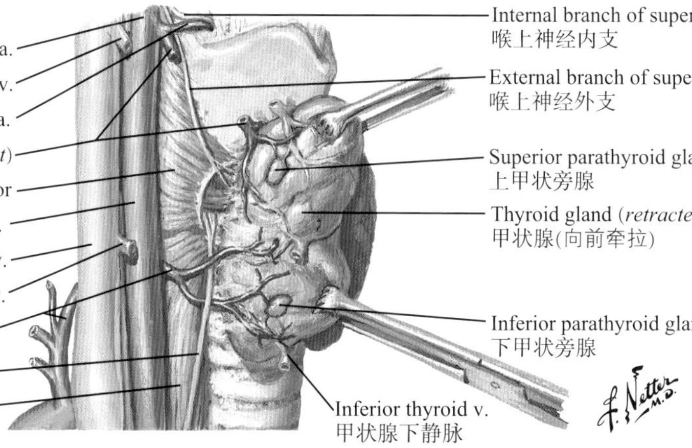

颈外动脉 External carotid a.
甲状腺上静脉 Superior thyroid v.
喉上动脉 Superior laryngeal a.
甲状腺上动脉(切断) Superior thyroid a.(*cut*)
咽下缩肌 Inferior pharyngeal constrictor
颈总动脉 Common carotid a.
颈内动脉 Internal jugular v.
甲状腺中静脉 Middle thyroid v.
甲状腺下动脉 Inferior thyroid a.
喉返神经 Recurrent laryngeal n.
Esophagus 食管
Internal branch of superior laryngeal n. 喉上神经内支
External branch of superior laryngeal n. 喉上神经外支
Superior parathyroid gland 上甲状旁腺
Thyroid gland (*retracted anteriorly*) 甲状腺(向前牵拉)
Inferior parathyroid gland 下甲状旁腺
Inferior thyroid v. 甲状腺下静脉

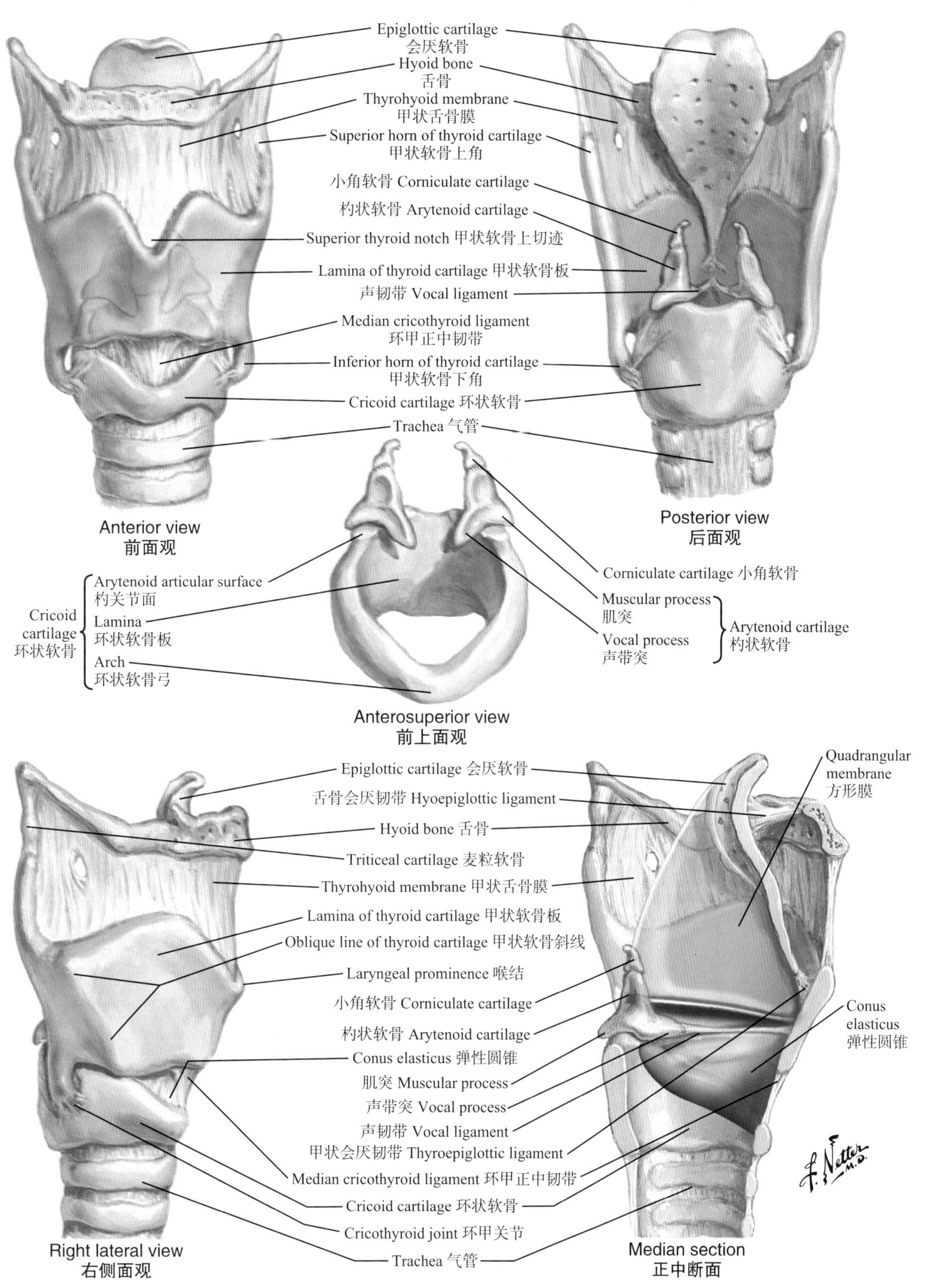
Epiglottic cartilage
会厌软骨
Hyoid bone
舌骨
Thyrohyoid membrane
甲状舌骨膜
Superior horn of thyroid cartilage
甲状软骨上角
小角软骨 Corniculate cartilage
杓状软骨 Arytenoid cartilage
Superior thyroid notch 甲状软骨上切迹
Lamina of thyroid cartilage 甲状软骨板
声韧带 Vocal ligament
Median cricothyroid ligament
环甲正中韧带
Inferior horn of thyroid cartilage
甲状软骨下角
Cricoid cartilage 环状软骨
Trachea 气管
Anterior view
前面观
Posterior view
后面观
Cricoid cartilage
环状软骨
Arytenoid articular surface
杓关节面
Lamina
环状软骨板
Arch
环状软骨弓
Corniculate cartilage 小角软骨
Muscular process
肌突
Vocal process
声带突
Arytenoid cartilage
杓状软骨
Anterosuperior view
前上面观
Epiglottic cartilage 会厌软骨
舌骨会厌韧带 Hyoepiglottic ligament
Hyoid bone 舌骨
Triticeal cartilage 麦粒软骨
Thyrohyoid membrane 甲状舌骨膜
Lamina of thyroid cartilage 甲状软骨板
Oblique line of thyroid cartilage 甲状软骨斜线
Laryngeal prominence 喉结
小角软骨 Corniculate cartilage
杓状软骨 Arytenoid cartilage
Conus elasticus 弹性圆锥
肌突 Muscular process
声带突 Vocal process
声韧带 Vocal ligament
甲状会厌韧带 Thyroepiglottic ligament
Median cricothyroid ligament 环甲正中韧带
Cricoid cartilage 环状软骨
Cricothyroid joint 环甲关节
Trachea 气管
Quadrangular membrane
方形膜
Conus elasticus
弹性圆锥
Right lateral view
右侧面观
Median section
正中断面
F. Netter M.D.

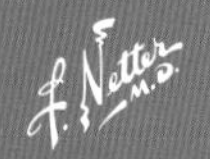

# 喉内肌

参见图 94，106，108，109

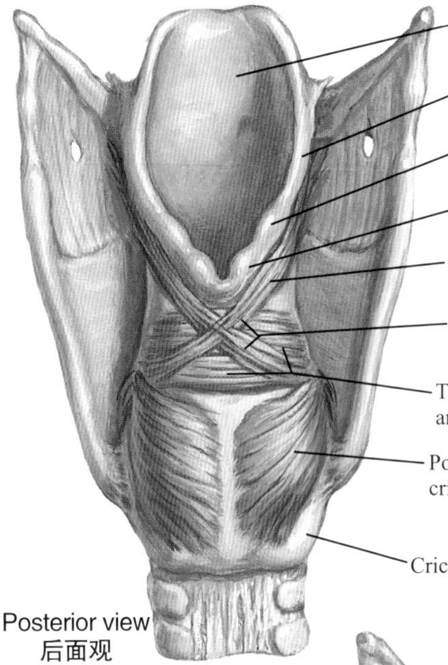

Posterior view
后面观

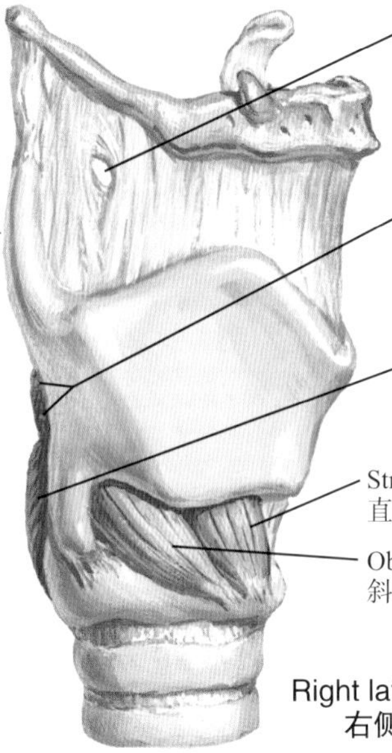

Right lateral view
右侧面观

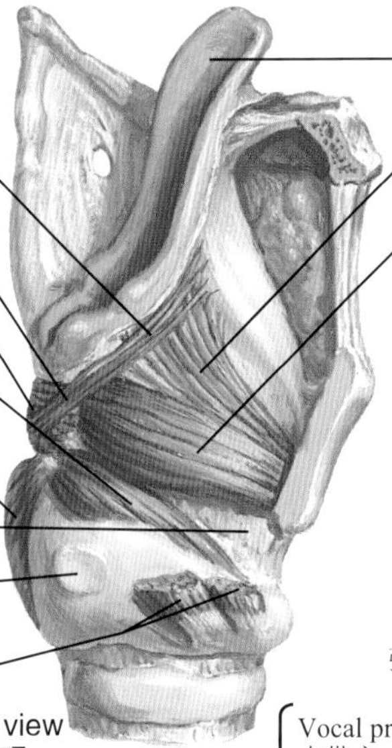

Lateral view
侧面观

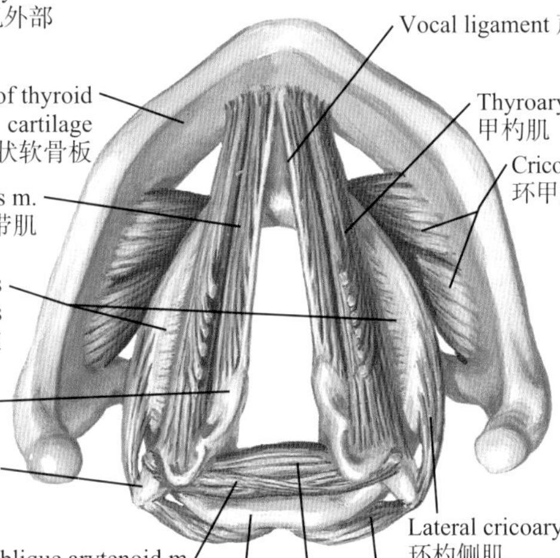

Superior view
上面观

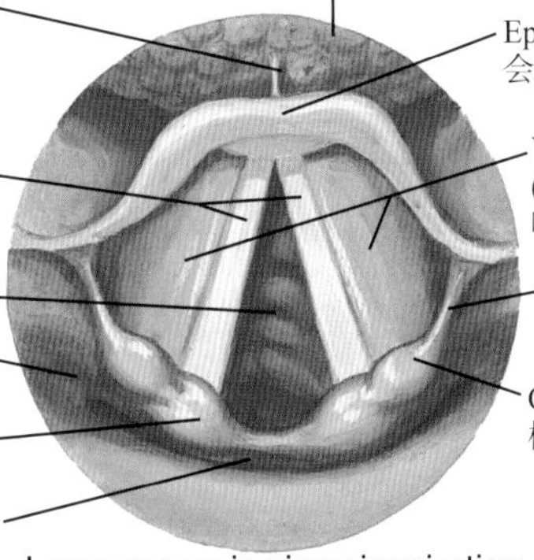

Laryngoscopic view: inspiration
喉镜检查观：吸气时

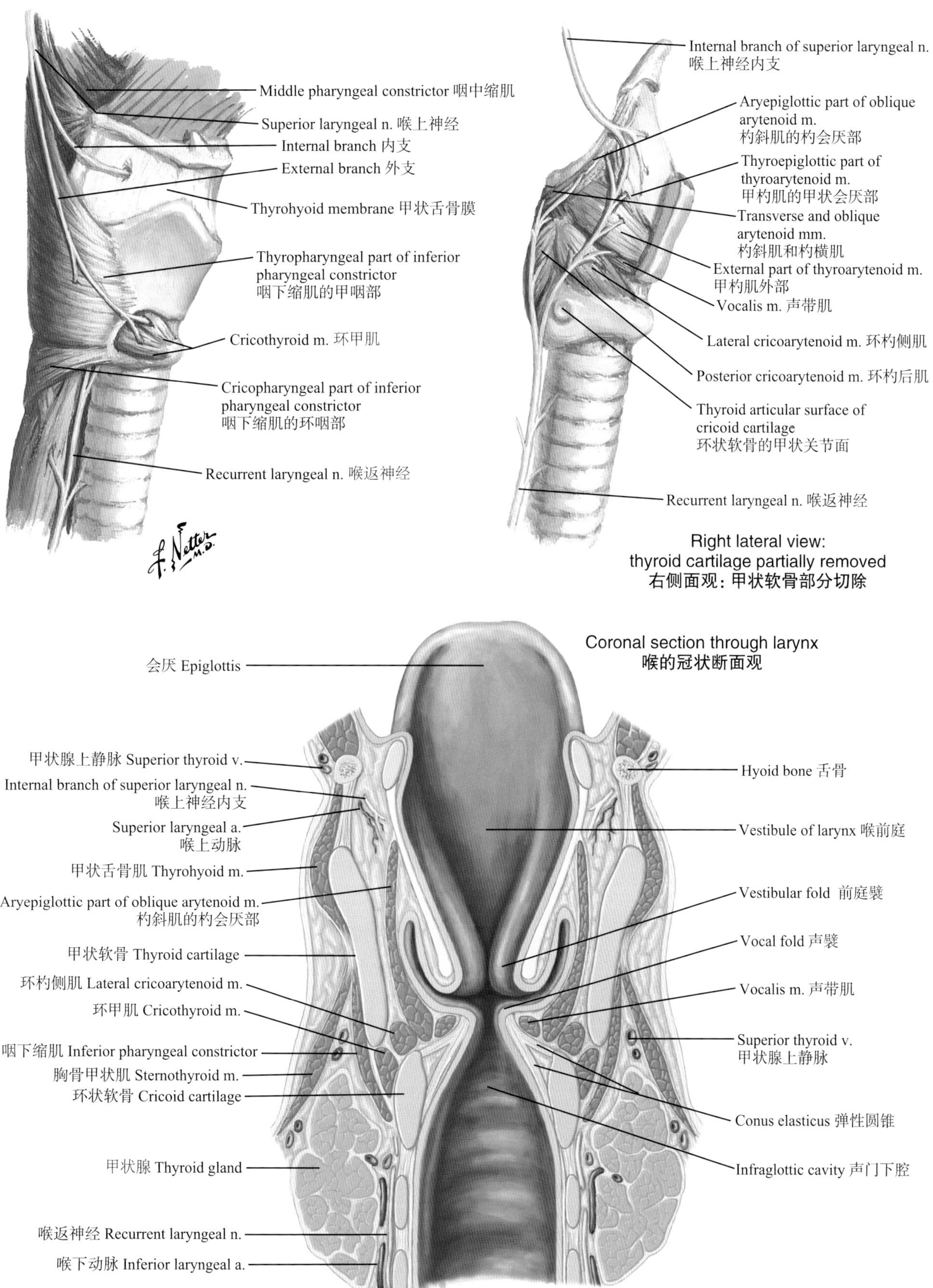
Middle pharyngeal constrictor 咽中缩肌
Superior laryngeal n. 喉上神经
Internal branch 内支
External branch 外支
Thyrohyoid membrane 甲状舌骨膜
Thyropharyngeal part of inferior pharyngeal constrictor 咽下缩肌的甲咽部
Cricothyroid m. 环甲肌
Cricopharyngeal part of inferior pharyngeal constrictor 咽下缩肌的环咽部
Recurrent laryngeal n. 喉返神经
F. Netter M.D.
Internal branch of superior laryngeal n. 喉上神经内支
Aryepiglottic part of oblique arytenoid m. 杓斜肌的杓会厌部
Thyroepiglottic part of thyroarytenoid m. 甲杓肌的甲状会厌部
Transverse and oblique arytenoid mm. 杓斜肌和杓横肌
External part of thyroarytenoid m. 甲杓肌外部
Vocalis m. 声带肌
Lateral cricoarytenoid m. 环杓侧肌
Posterior cricoarytenoid m. 环杓后肌
Thyroid articular surface of cricoid cartilage 环状软骨的甲状关节面
Recurrent laryngeal n. 喉返神经
Right lateral view: thyroid cartilage partially removed
右侧面观：甲状软骨部分切除
Coronal section through larynx
喉的冠状断面观
会厌 Epiglottis
甲状腺上静脉 Superior thyroid v.
Internal branch of superior laryngeal n. 喉上神经内支
Superior laryngeal a. 喉上动脉
甲状舌骨肌 Thyrohyoid m.
Aryepiglottic part of oblique arytenoid m. 杓斜肌的杓会厌部
甲状软骨 Thyroid cartilage
环杓侧肌 Lateral cricoarytenoid m.
环甲肌 Cricothyroid m.
咽下缩肌 Inferior pharyngeal constrictor
胸骨甲状肌 Sternothyroid m.
环状软骨 Cricoid cartilage
甲状腺 Thyroid gland
喉返神经 Recurrent laryngeal n.
喉下动脉 Inferior laryngeal a.
Hyoid bone 舌骨
Vestibule of larynx 喉前庭
Vestibular fold 前庭襞
Vocal fold 声襞
Vocalis m. 声带肌
Superior thyroid v. 甲状腺上静脉
Conus elasticus 弹性圆锥
Infraglottic cavity 声门下腔

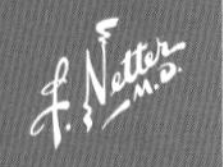

# 喉内肌的作用

参见图 106，107，108

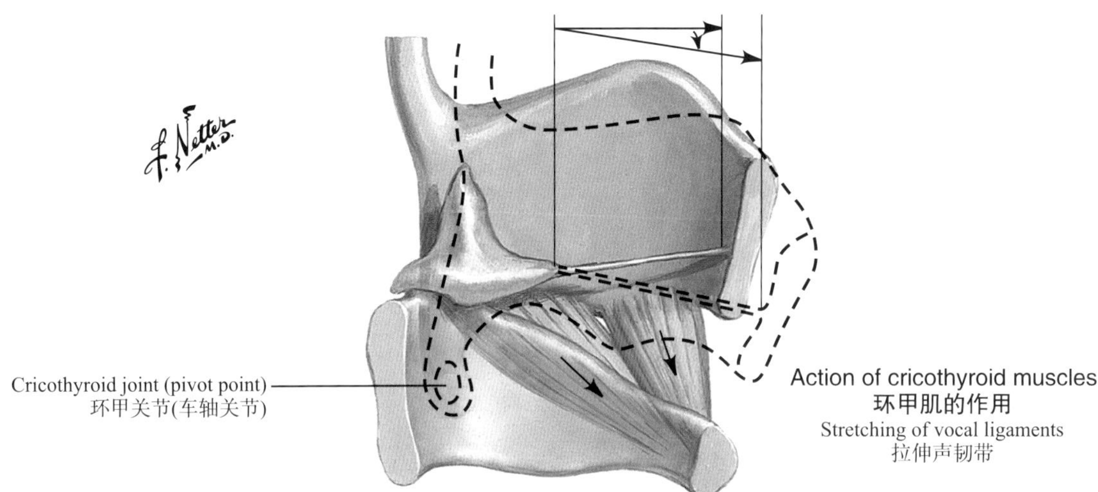


Action of cricothyroid muscles
环甲肌的作用
Stretching of vocal ligaments
拉伸声韧带

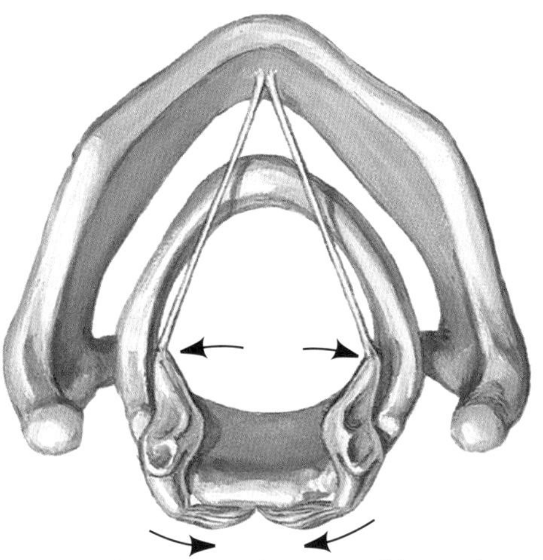

Action of posterior cricoarytenoid muscles
环杓后肌的作用
Abduction of vocal ligaments
外展声韧带

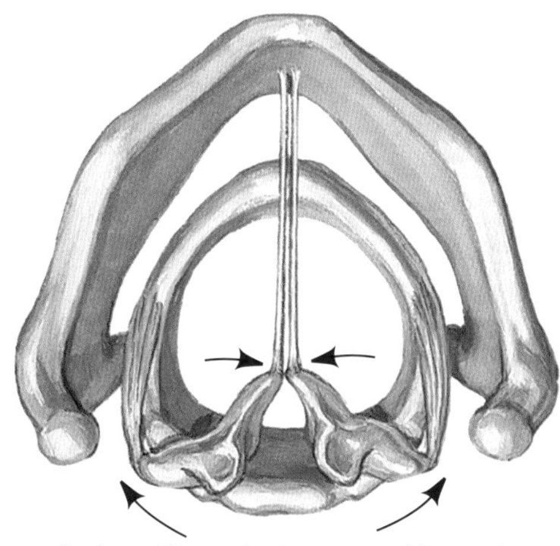

Action of lateral cricoarytenoid muscles
环杓侧肌的作用
Adduction of vocal ligaments
内收声韧带

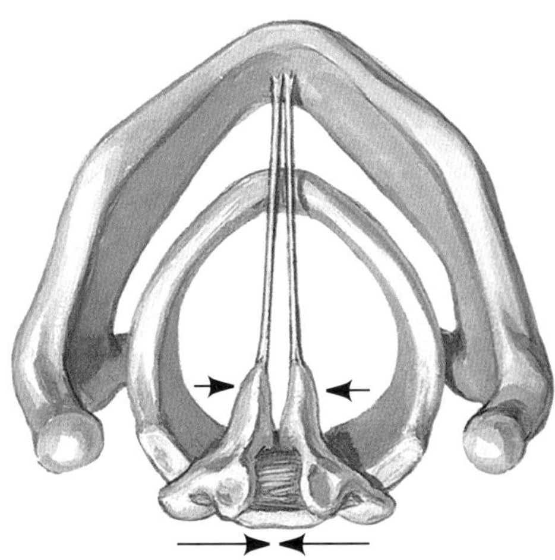

Action of transverse and oblique arytenoid muscles
杓横肌和杓斜肌的作用
Adduction of vocal ligaments
内收声韧带

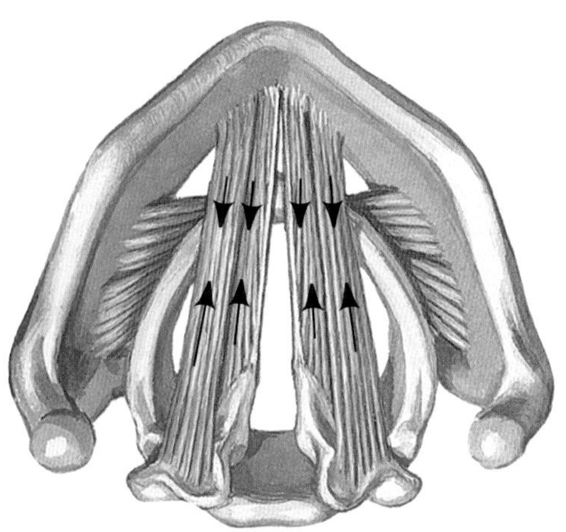

Action of vocalis and thyroarytenoid muscles
声带肌和甲杓肌的作用
Shortening (relaxation) of vocal ligaments
缩短(松弛)声韧带

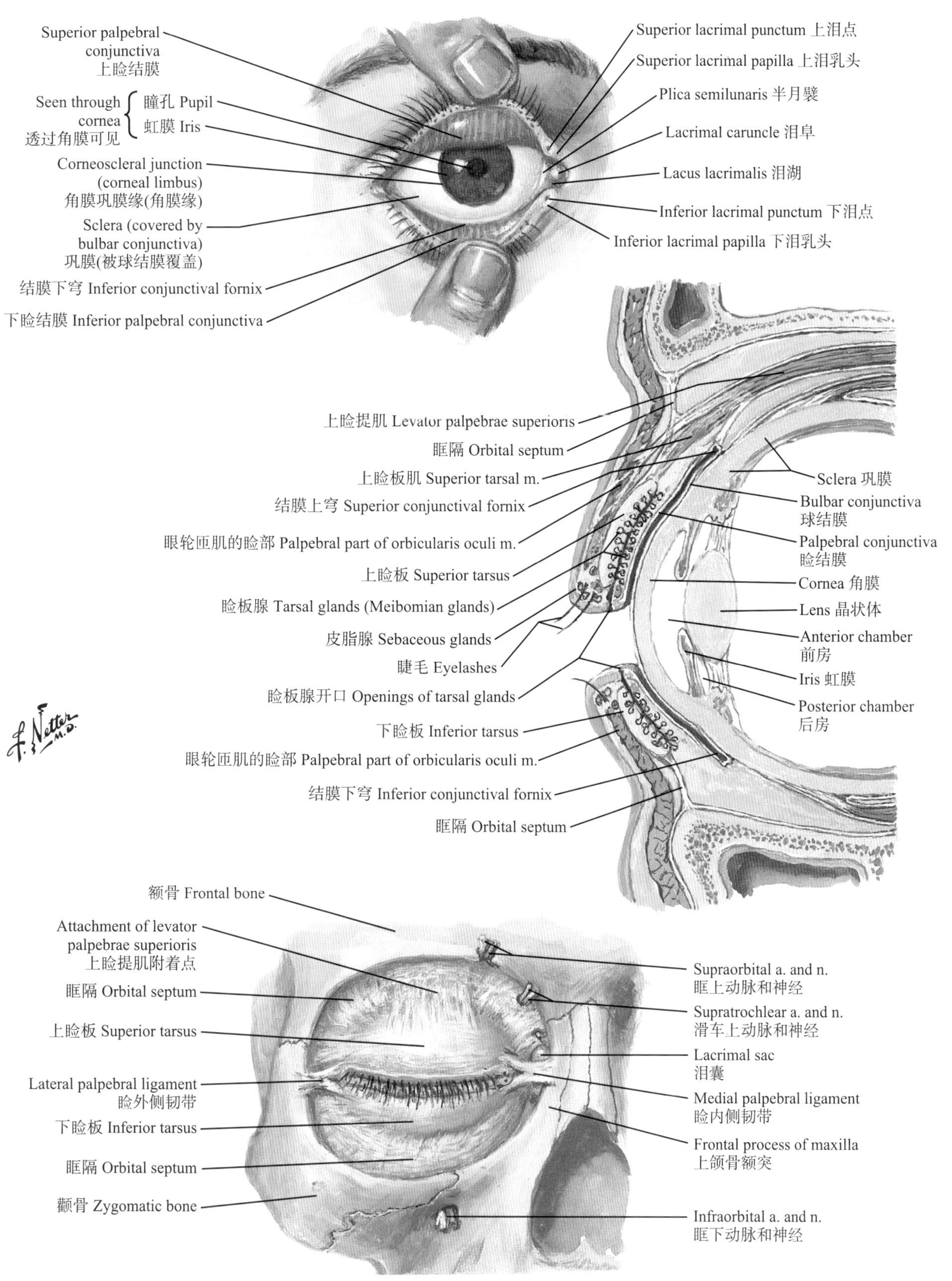
Superior palpebral conjunctiva 上睑结膜
Seen through cornea 透过角膜可见
瞳孔 Pupil
虹膜 Iris
Corneoscleral junction (corneal limbus) 角膜巩膜缘(角膜缘)
Sclera (covered by bulbar conjunctiva) 巩膜(被球结膜覆盖)
结膜下穹 Inferior conjunctival fornix
下睑结膜 Inferior palpebral conjunctiva
Superior lacrimal punctum 上泪点
Superior lacrimal papilla 上泪乳头
Plica semilunaris 半月襞
Lacrimal caruncle 泪阜
Lacus lacrimalis 泪湖
Inferior lacrimal punctum 下泪点
Inferior lacrimal papilla 下泪乳头
上睑提肌 Levator palpebrae superioris
眶隔 Orbital septum
上睑板肌 Superior tarsal m.
结膜上穹 Superior conjunctival fornix
眼轮匝肌的睑部 Palpebral part of orbicularis oculi m.
上睑板 Superior tarsus
睑板腺 Tarsal glands (Meibomian glands)
皮脂腺 Sebaceous glands
睫毛 Eyelashes
睑板腺开口 Openings of tarsal glands
下睑板 Inferior tarsus
眼轮匝肌的睑部 Palpebral part of orbicularis oculi m.
结膜下穹 Inferior conjunctival fornix
眶隔 Orbital septum
Sclera 巩膜
Bulbar conjunctiva 球结膜
Palpebral conjunctiva 睑结膜
Cornea 角膜
Lens 晶状体
Anterior chamber 前房
Iris 虹膜
Posterior chamber 后房
F. Netter M.D.
额骨 Frontal bone
Attachment of levator palpebrae superioris 上睑提肌附着点
眶隔 Orbital septum
上睑板 Superior tarsus
Lateral palpebral ligament 睑外侧韧带
下睑板 Inferior tarsus
眶隔 Orbital septum
颧骨 Zygomatic bone
Supraorbital a. and n. 眶上动脉和神经
Supratrochlear a. and n. 滑车上动脉和神经
Lacrimal sac 泪囊
Medial palpebral ligament 睑内侧韧带
Frontal process of maxilla 上颌骨额突
Infraorbital a. and n. 眶下动脉和神经

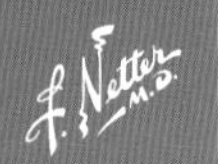

# 泪器

参见图 61，160

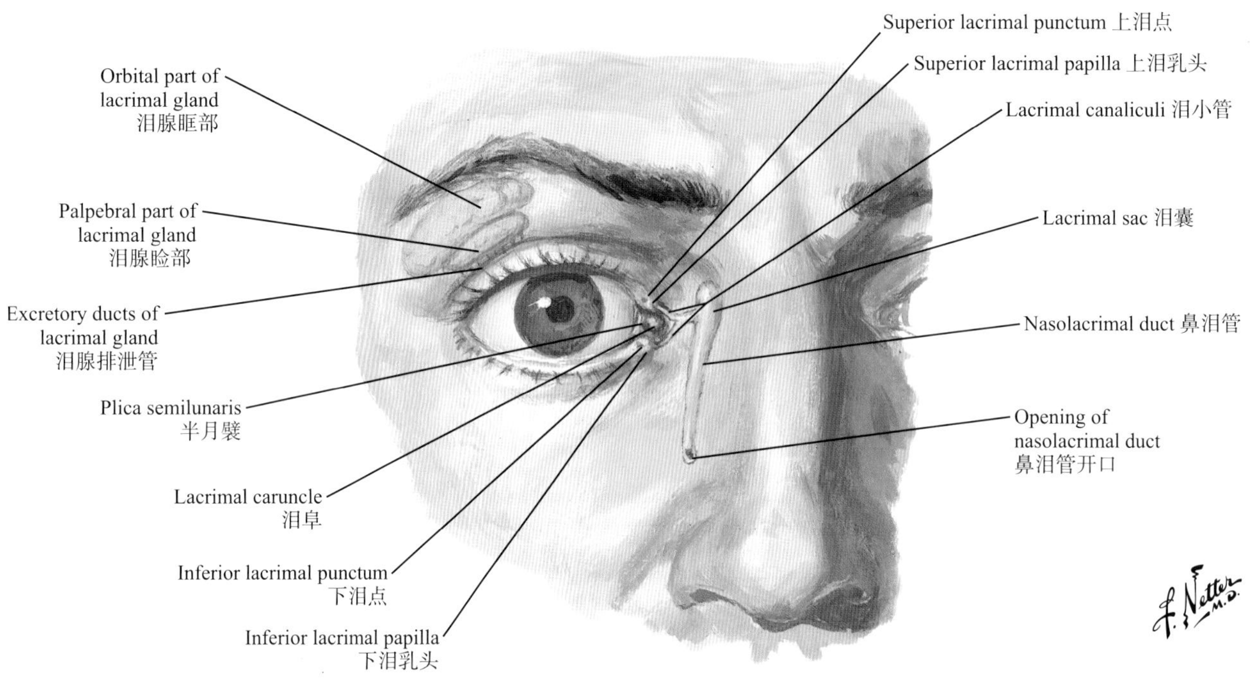

Superior lacrimal punctum 上泪点
Superior lacrimal papilla 上泪乳头
Lacrimal canaliculi 泪小管
Lacrimal sac 泪囊
Nasolacrimal duct 鼻泪管
Opening of nasolacrimal duct 鼻泪管开口
Orbital part of lacrimal gland 泪腺眶部
Palpebral part of lacrimal gland 泪腺睑部
Excretory ducts of lacrimal gland 泪腺排泄管
Plica semilunaris 半月襞
Lacrimal caruncle 泪阜
Inferior lacrimal punctum 下泪点
Inferior lacrimal papilla 下泪乳头


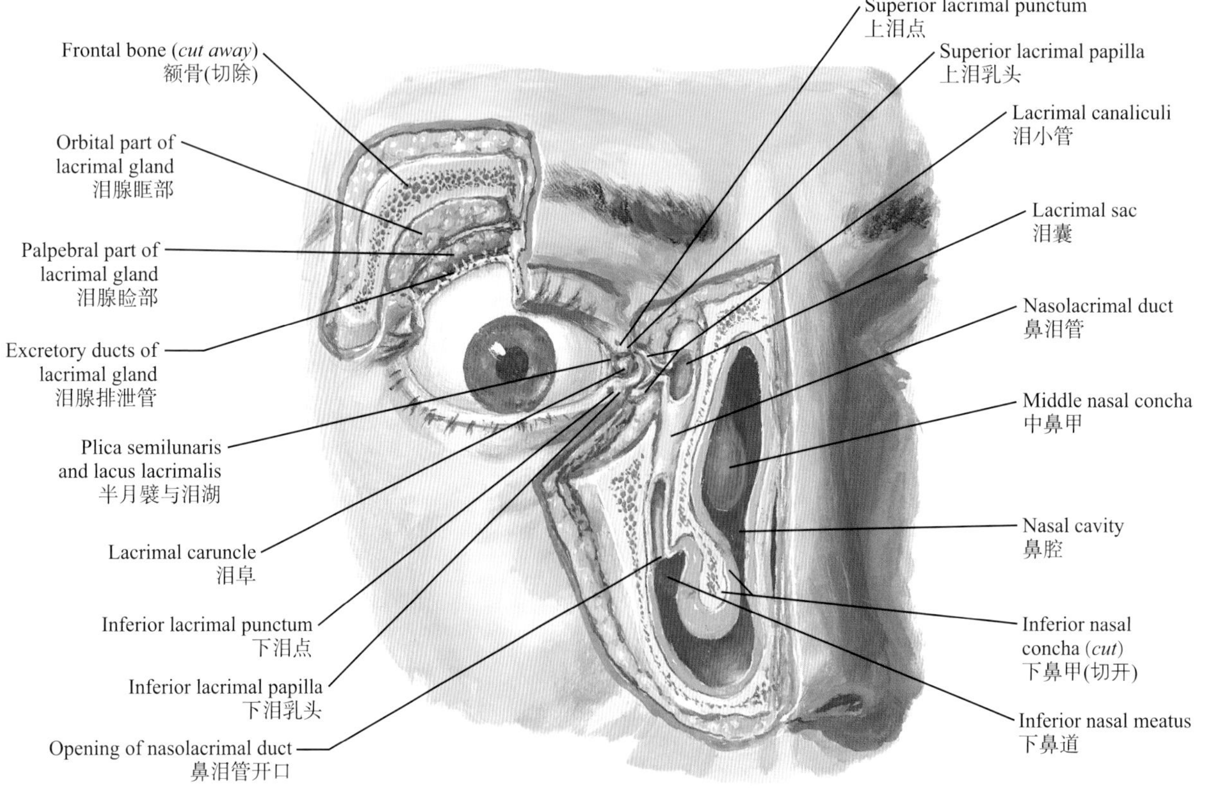

Superior lacrimal punctum 上泪点
Superior lacrimal papilla 上泪乳头
Lacrimal canaliculi 泪小管
Lacrimal sac 泪囊
Nasolacrimal duct 鼻泪管
Middle nasal concha 中鼻甲
Nasal cavity 鼻腔
Inferior nasal concha (*cut*) 下鼻甲(切开)
Inferior nasal meatus 下鼻道
Frontal bone (*cut away*) 额骨(切除)
Orbital part of lacrimal gland 泪腺眶部
Palpebral part of lacrimal gland 泪腺睑部
Excretory ducts of lacrimal gland 泪腺排泄管
Plica semilunaris and lacus lacrimalis 半月襞与泪湖
Lacrimal caruncle 泪阜
Inferior lacrimal punctum 下泪点
Inferior lacrimal papilla 下泪乳头
Opening of nasolacrimal duct 鼻泪管开口

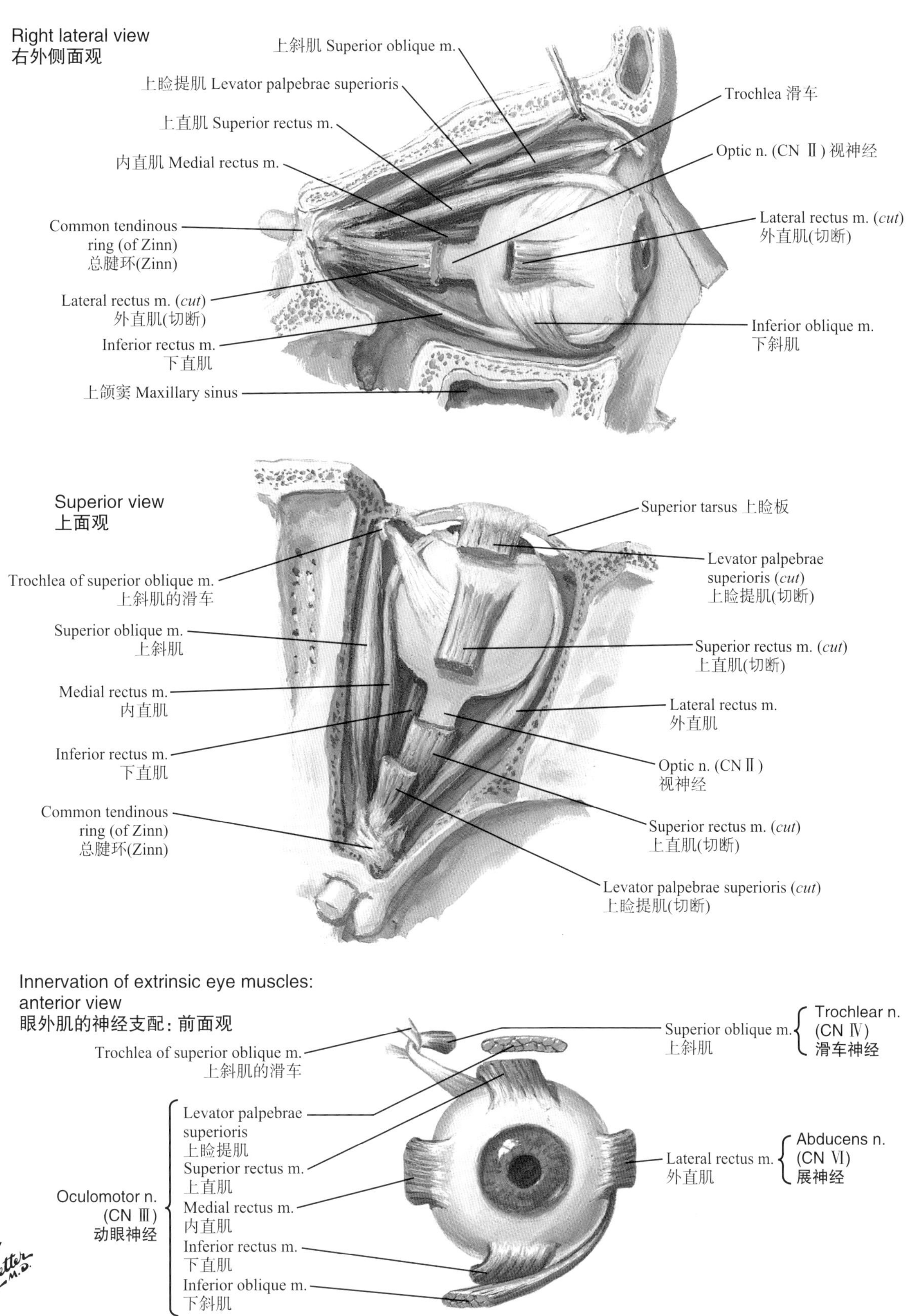
Right lateral view
右外侧面观
上斜肌 Superior oblique m.
上睑提肌 Levator palpebrae superioris
上直肌 Superior rectus m.
内直肌 Medial rectus m.
Common tendinous ring (of Zinn)
总腱环(Zinn)
Lateral rectus m. (cut)
外直肌(切断)
Inferior rectus m.
下直肌
上颌窦 Maxillary sinus
Trochlea 滑车
Optic n. (CN Ⅱ) 视神经
Lateral rectus m. (cut)
外直肌(切断)
Inferior oblique m.
下斜肌
Superior view
上面观
Trochlea of superior oblique m.
上斜肌的滑车
Superior oblique m.
上斜肌
Medial rectus m.
内直肌
Inferior rectus m.
下直肌
Common tendinous ring (of Zinn)
总腱环(Zinn)
Superior tarsus 上睑板
Levator palpebrae superioris (cut)
上睑提肌(切断)
Superior rectus m. (cut)
上直肌(切断)
Lateral rectus m.
外直肌
Optic n. (CN Ⅱ)
视神经
Superior rectus m. (cut)
上直肌(切断)
Levator palpebrae superioris (cut)
上睑提肌(切断)
Innervation of extrinsic eye muscles: anterior view
眼外肌的神经支配：前面观
Trochlea of superior oblique m.
上斜肌的滑车
Superior oblique m.
上斜肌
Trochlear n. (CN Ⅳ)
滑车神经
Oculomotor n. (CN Ⅲ)
动眼神经
Levator palpebrae superioris
上睑提肌
Superior rectus m.
上直肌
Medial rectus m.
内直肌
Inferior rectus m.
下直肌
Inferior oblique m.
下斜肌
Lateral rectus m.
外直肌
Abducens n. (CN Ⅵ)
展神经
F. Netter M.D.

Superior view
上面观 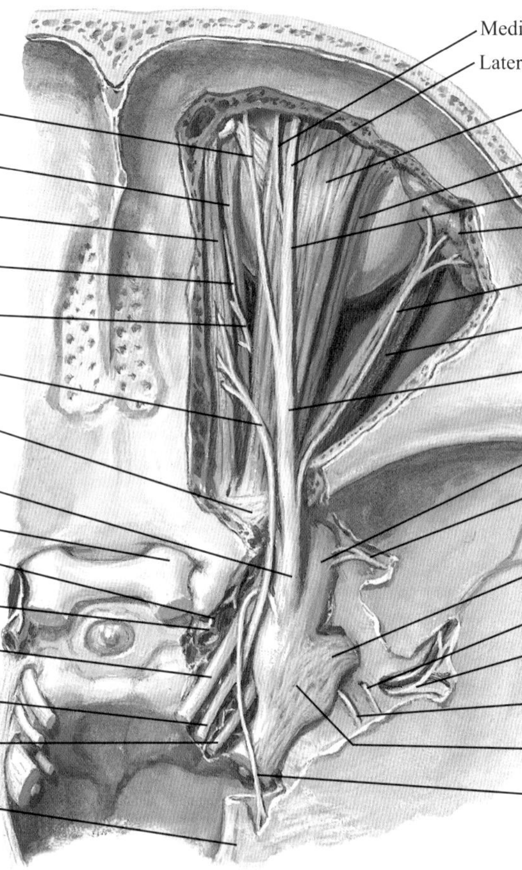
滑车上神经 Supratrochlear n.
内直肌 Medial rectus m.
上斜肌 Superior oblique m.
滑车下神经 Infratrochlear n.
鼻睫神经 Nasociliary n.
滑车神经 Trochlear n. (CN Ⅳ)
Common tendinous ring (of Zinn)
总腱环
眼神经 Ophthalmic n. (CN $V_1$)
视神经 Optic n. (CN Ⅱ)
Internal carotid plexus
颈内动脉丛
颈内动脉 Internal carotid a.
动眼神经 Oculomotor n. (CN Ⅲ)
滑车神经 Trochlear n. (CN Ⅳ)
展神经 Abducens n. (CN Ⅵ)
小脑幕 Tentorium cerebelli
Medial branch of supraorbital n. 眶上神经内支
Lateral branch of supraorbital n. 眶上神经外支
Levator palpebrae superioris 上睑提肌
Superior rectus m. 上直肌
Supaorbital n. 眶上神经
Lacrimal gland 泪腺
Lacrimal n. 泪腺神经
Lateral rectus m. 外直肌
Frontal n. 额神经
Maxillary n. (CN $V_2$)
上颌神经
Meningeal branch
of maxillary n.
上颌神经脑膜支
Mandibular n. (CN $V_3$)
下颌神经
Lesser petrosal n.
岩小神经
Meningeal branch
of mandibular n.
下颌神经脑膜支
Greater petrosal n.
岩大神经
Trigeminal ganglion
三叉神经节
Tentorial branch
of ophthalmic n.
眼神经的小脑幕支
Superior view:
levator palpebrae superioris,
superior rectus, and superior
oblique muscles partially
cut away
上面观：
上睑提肌、上直肌与上斜肌部分切除
Supratrochlear n. (*cut*)
滑车上神经(切断)
Branches of supraorbital n. (*cut*)
眶上神经支(切断)
滑车下神经 Infratrochlear n.
筛前神经 Anterior ethmoidal n.
视神经 Optic n. (CN Ⅱ)
Posterior ethmoidal n.
筛后神经
Superior branch of
oculomotor n. (*cut*)
动眼神经上支(切断)
鼻睫神经 Nasociliary n.
Internal carotid plexus
颈内动脉丛
Trochlear n. (CN Ⅳ) (*cut*)
滑车神经(切断)
动眼神经 Oculomotor n. (CN Ⅲ)
展神经 Abducens n. (CN Ⅵ)
Long ciliary nn. 睫状长神经
Short ciliary nn. 睫状短神经
Lacrimal n. 泪腺神经
Ciliary ganglion 睫状神经节
Branch of oculomotor n.
to ciliary ganglion
(parasympathetic root of
ciliary ganglion)
至睫状神经节
的动眼神经支
(睫状神经节副
交感根)
Sympathetic root of
ciliary ganglion (from
internal carotid plexus)
睫状神经节交
感根(来自颈内
动脉交感丛)
Branch of nasociliary n. to
ciliary ganglion (sensory
root of ciliary ganglion)
至睫状神经节
的鼻睫神经支
(睫状神经节感
觉支)
Abducens n. (CN Ⅵ) 展神经
Inferior branch of oculomotor n.
动眼神经下支
Lacrimal n. 泪腺神经
Meningeal branch of maxillary n.
上颌神经脑膜支
Frontal n. (*cut*) 额神经(切断)
Ophthalmic n. (CN $V_1$) 眼神经
Meningeal branch
of mandibular n.
下颌神经脑膜支

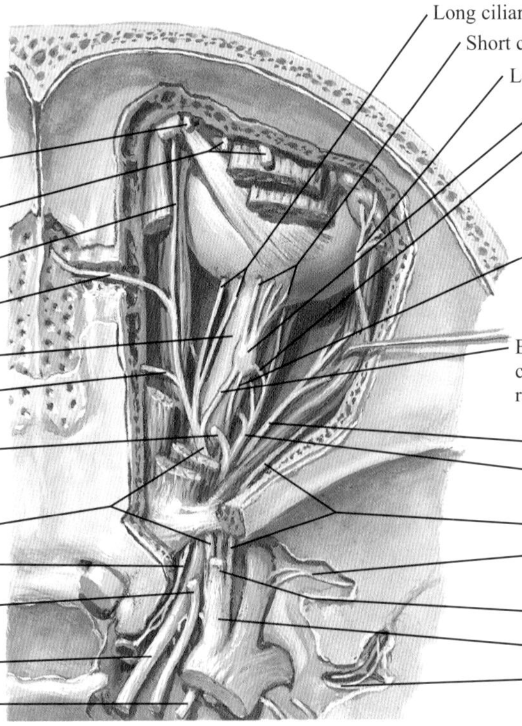

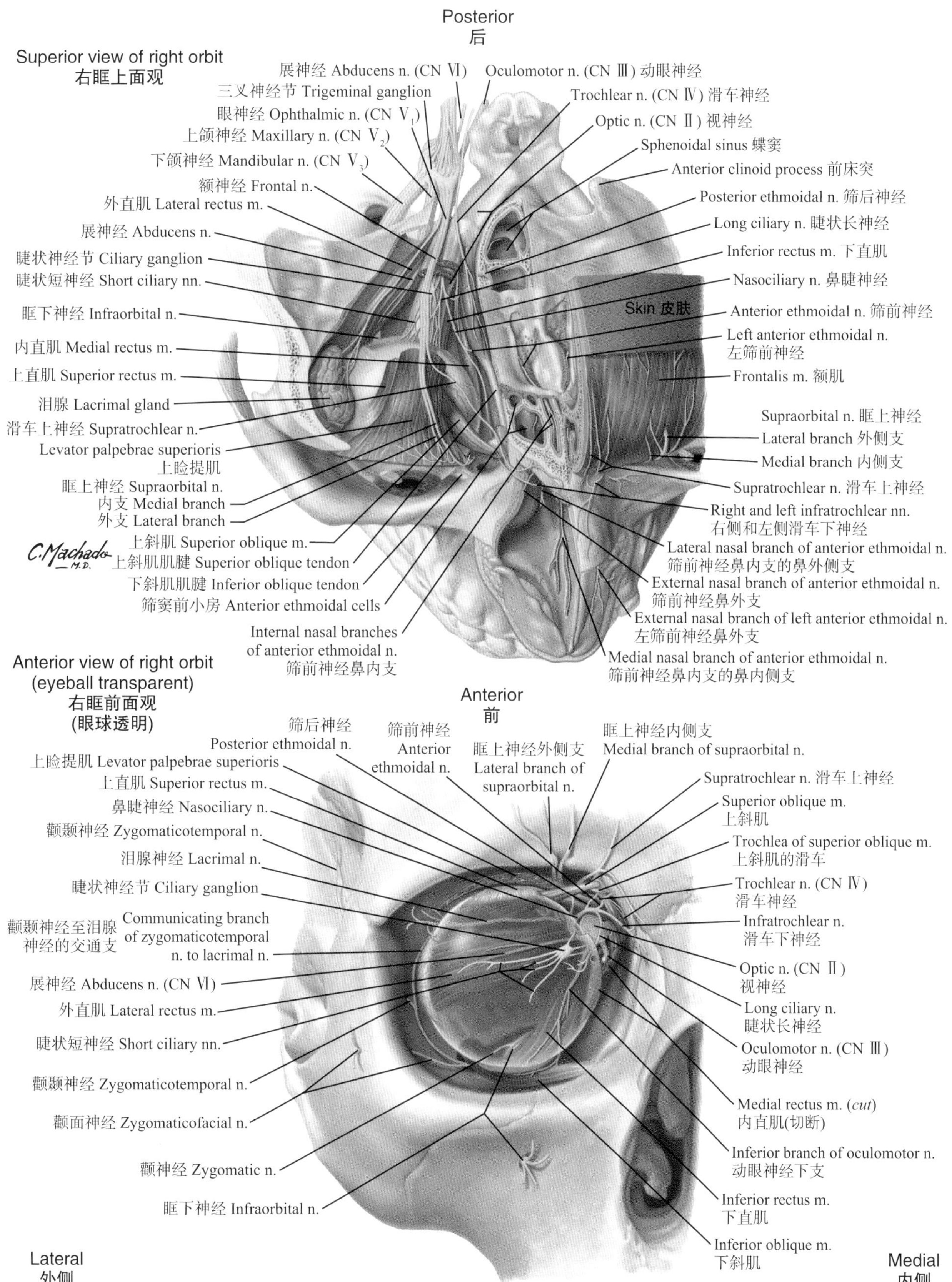
Posterior
后
Superior view of right orbit
右眶上面观
展神经 Abducens n. (CN Ⅵ)
Oculomotor n. (CN Ⅲ) 动眼神经
三叉神经节 Trigeminal ganglion
Trochlear n. (CN Ⅳ) 滑车神经
眼神经 Ophthalmic n. (CN V1)
Optic n. (CN Ⅱ) 视神经
上颌神经 Maxillary n. (CN V2)
Sphenoidal sinus 蝶窦
下颌神经 Mandibular n. (CN V3)
Anterior clinoid process 前床突
额神经 Frontal n.
外直肌 Lateral rectus m.
Posterior ethmoidal n. 筛后神经
展神经 Abducens n.
Long ciliary n. 睫状长神经
睫状神经节 Ciliary ganglion
Inferior rectus m. 下直肌
睫状短神经 Short ciliary nn.
Nasociliary n. 鼻睫神经
眶下神经 Infraorbital n.
Skin 皮肤
Anterior ethmoidal n. 筛前神经
内直肌 Medial rectus m.
Left anterior ethmoidal n.
左筛前神经
上直肌 Superior rectus m.
Frontalis m. 额肌
泪腺 Lacrimal gland
Supraorbital n. 眶上神经
滑车上神经 Supratrochlear n.
Lateral branch 外侧支
Levator palpebrae superioris
上睑提肌
Medial branch 内侧支
眶上神经 Supraorbital n.
Supratrochlear n. 滑车上神经
内支 Medial branch
外支 Lateral branch
Right and left infratrochlear nn.
右侧和左侧滑车下神经
上斜肌 Superior oblique m.
Lateral nasal branch of anterior ethmoidal n.
筛前神经鼻内支的鼻外侧支
C.Machado M.D.
上斜肌肌腱 Superior oblique tendon
External nasal branch of anterior ethmoidal n.
筛前神经鼻外支
下斜肌肌腱 Inferior oblique tendon
筛窦前小房 Anterior ethmoidal cells
External nasal branch of left anterior ethmoidal n.
左筛前神经鼻外支
Internal nasal branches
of anterior ethmoidal n.
筛前神经鼻内支
Medial nasal branch of anterior ethmoidal n.
筛前神经鼻内支的鼻内侧支
Anterior view of right orbit
(eyeball transparent)
右眶前面观
(眼球透明)
Anterior
前
筛后神经
Posterior ethmoidal n.
筛前神经
Anterior
ethmoidal n.
眶上神经外侧支
Lateral branch of
supraorbital n.
眶上神经内侧支
Medial branch of supraorbital n.
上睑提肌 Levator palpebrae superioris
Supratrochlear n. 滑车上神经
上直肌 Superior rectus m.
Superior oblique m.
上斜肌
鼻睫神经 Nasociliary n.
颧颞神经 Zygomaticotemporal n.
Trochlea of superior oblique m.
上斜肌的滑车
泪腺神经 Lacrimal n.
睫状神经节 Ciliary ganglion
Trochlear n. (CN Ⅳ)
滑车神经
Infratrochlear n.
滑车下神经
颧颞神经至泪腺
神经的交通支
Communicating branch
of zygomaticotemporal
n. to lacrimal n.
Optic n. (CN Ⅱ)
视神经
展神经 Abducens n. (CN Ⅵ)
外直肌 Lateral rectus m.
Long ciliary n.
睫状长神经
睫状短神经 Short ciliary nn.
Oculomotor n. (CN Ⅲ)
动眼神经
颧颞神经 Zygomaticotemporal n.
Medial rectus m. (cut)
内直肌(切断)
颧面神经 Zygomaticofacial n.
Inferior branch of oculomotor n.
动眼神经下支
颧神经 Zygomatic n.
Inferior rectus m.
下直肌
眶下神经 Infraorbital n.
Inferior oblique m.
下斜肌
Lateral
外侧
Medial
内侧

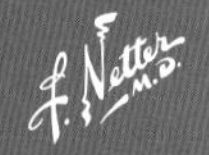

# 眶与眼睑的动脉和静脉

参见图 24，100，110

Superior view
上面观

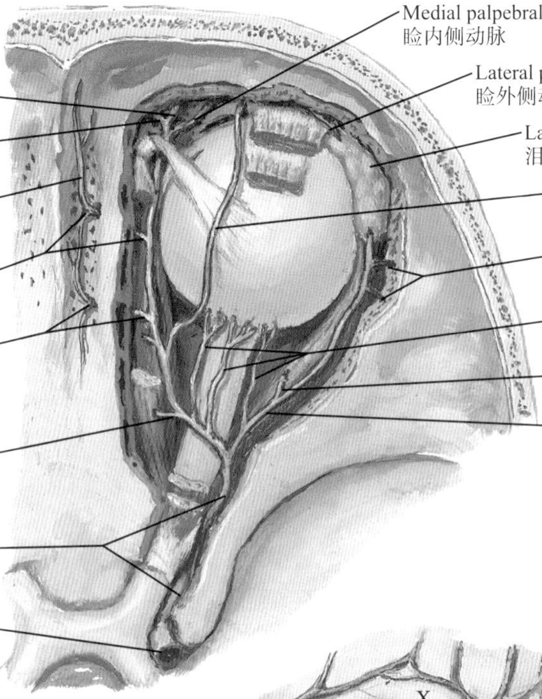

Supratrochlear a.
滑车上动脉

Dorsal nasal a.
鼻背动脉

Anterior meningeal branch of anterior ethmoidal a.
筛前动脉的脑膜前动脉

Anterior ethmoidal a.
筛前动脉

Posterior ethmoidal a.
筛后动脉

Muscular a.
肌动脉

Ophthalmic a.
眼动脉

Internal carotid a.
颈内动脉

Medial palpebral a.
睑内侧动脉

Lateral palpebral a.
睑外侧动脉

Lacrimal gland
泪腺

Supraorbital a.
眶上动脉

Zygomatic branches of lacrimal a.
泪腺动脉的颧支

Posterior ciliary aa.
睫后动脉

Muscular a.
肌动脉

Lacrimal a.
泪腺动脉

Anterior view
前面观

Frontal branch of superficial temporal a.
颞浅动脉额支

Superior lateral palpebral a.
睑外侧上动脉

Zygomaticoorbital a.
颧眶动脉

Inferior lateral palpebral a.
睑外侧下动脉

Zygomaticofacial a.
颧面动脉

Transverse facial a.
面横动脉

Infraorbital a.
眶下动脉

Supraorbital a.
眶上动脉

Supratrochlear a.
滑车上动脉

Dorsal nasal a.
鼻背动脉

Superior medial palpebral a.
睑内侧上动脉

Angular a.
内眦动脉

Superior palpebral arterial arch
睑上动脉弓

Inferior medial palpebral a.
睑内侧下动脉

Inferior palpebral arterial arch
睑下动脉弓

Facial a.
面动脉

X
X
X
X

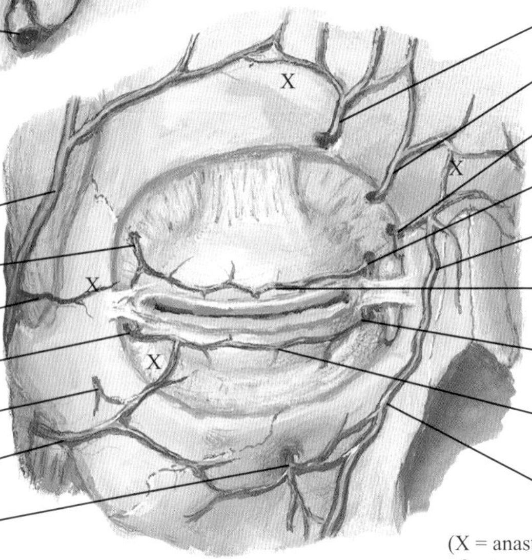

(X = anastomosis between branches of external and internal carotid arteries)
(X=颈内动脉与颈外动脉的吻合)

Lateral view
侧面观

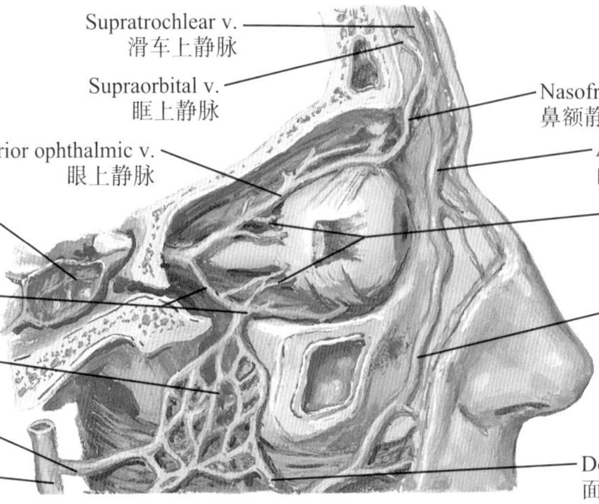

Supratrochlear v.
滑车上静脉

Supraorbital v.
眶上静脉

Superior ophthalmic v.
眼上静脉

Cavernous sinus
海绵窦

Inferior ophthalmic v.
眼下动脉

Pterygoid venous plexus
翼静脉丛

Maxillary v.
上颌静脉

Retromandibular v.
下颌后静脉

Nasofrontal v.
鼻额静脉

Angular v.
内眦静脉

Posterior ciliary vv.
睫后静脉

Facial v.
面静脉

Deep facial v.
面深静脉

F. Netter M.D.

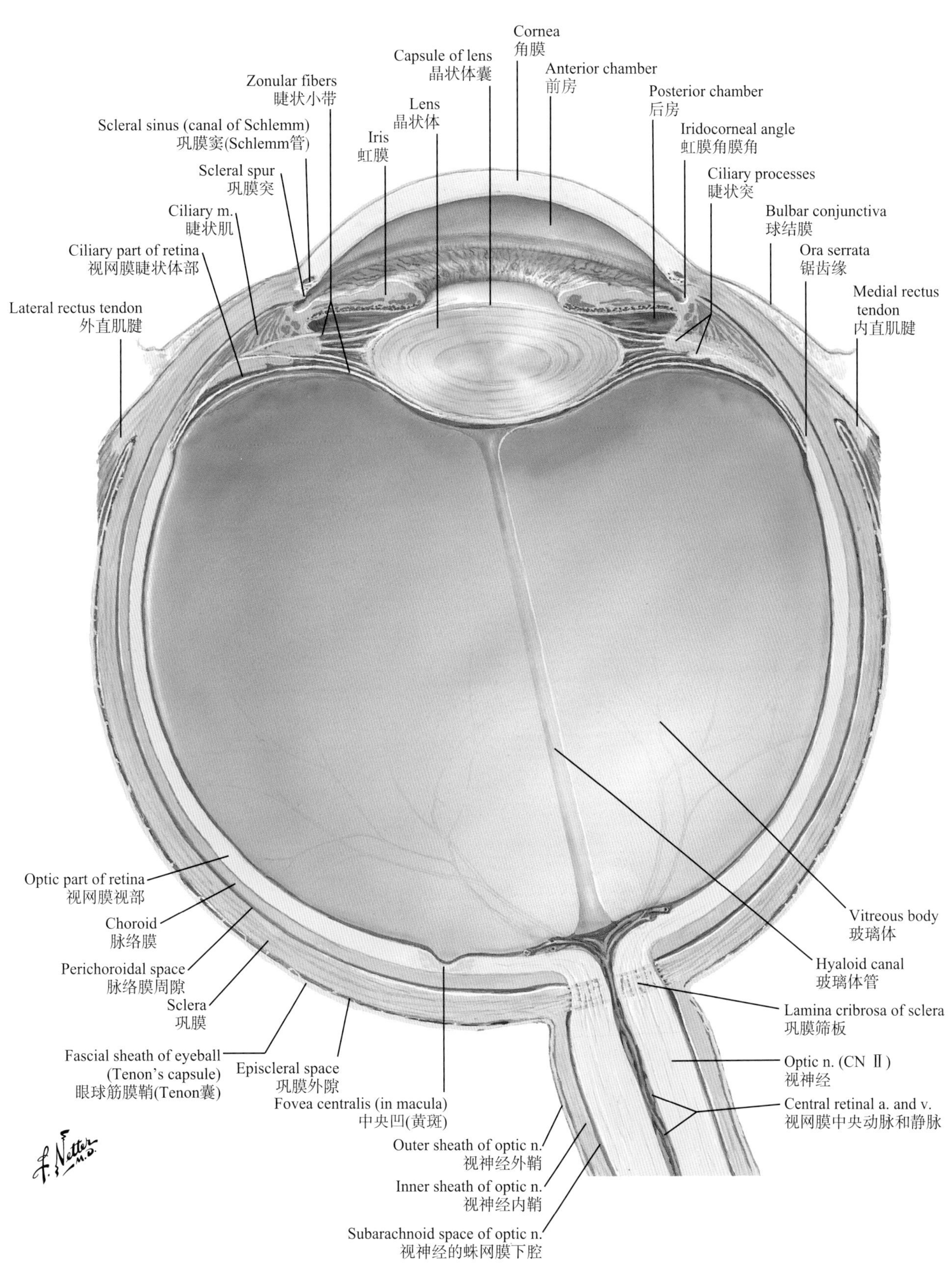
Cornea
角膜
Capsule of lens
晶状体囊
Anterior chamber
前房
Zonular fibers
睫状小带
Posterior chamber
后房
Lens
晶状体
Scleral sinus (canal of Schlemm)
巩膜窦(Schlemm管)
Iris
虹膜
Iridocorneal angle
虹膜角膜角
Scleral spur
巩膜突
Ciliary processes
睫状突
Ciliary m.
睫状肌
Bulbar conjunctiva
球结膜
Ciliary part of retina
视网膜睫状体部
Ora serrata
锯齿缘
Medial rectus tendon
内直肌腱
Lateral rectus tendon
外直肌腱
Optic part of retina
视网膜视部
Choroid
脉络膜
Vitreous body
玻璃体
Perichoroidal space
脉络膜周隙
Hyaloid canal
玻璃体管
Sclera
巩膜
Lamina cribrosa of sclera
巩膜筛板
Fascial sheath of eyeball (Tenon's capsule)
眼球筋膜鞘(Tenon囊)
Episcleral space
巩膜外隙
Optic n. (CN Ⅱ)
视神经
Fovea centralis (in macula)
中央凹(黄斑)
Central retinal a. and v.
视网膜中央动脉和静脉
Outer sheath of optic n.
视神经外鞘
Inner sheath of optic n.
视神经内鞘
Subarachnoid space of optic n.
视神经的蛛网膜下腔
F. Netter M.D.

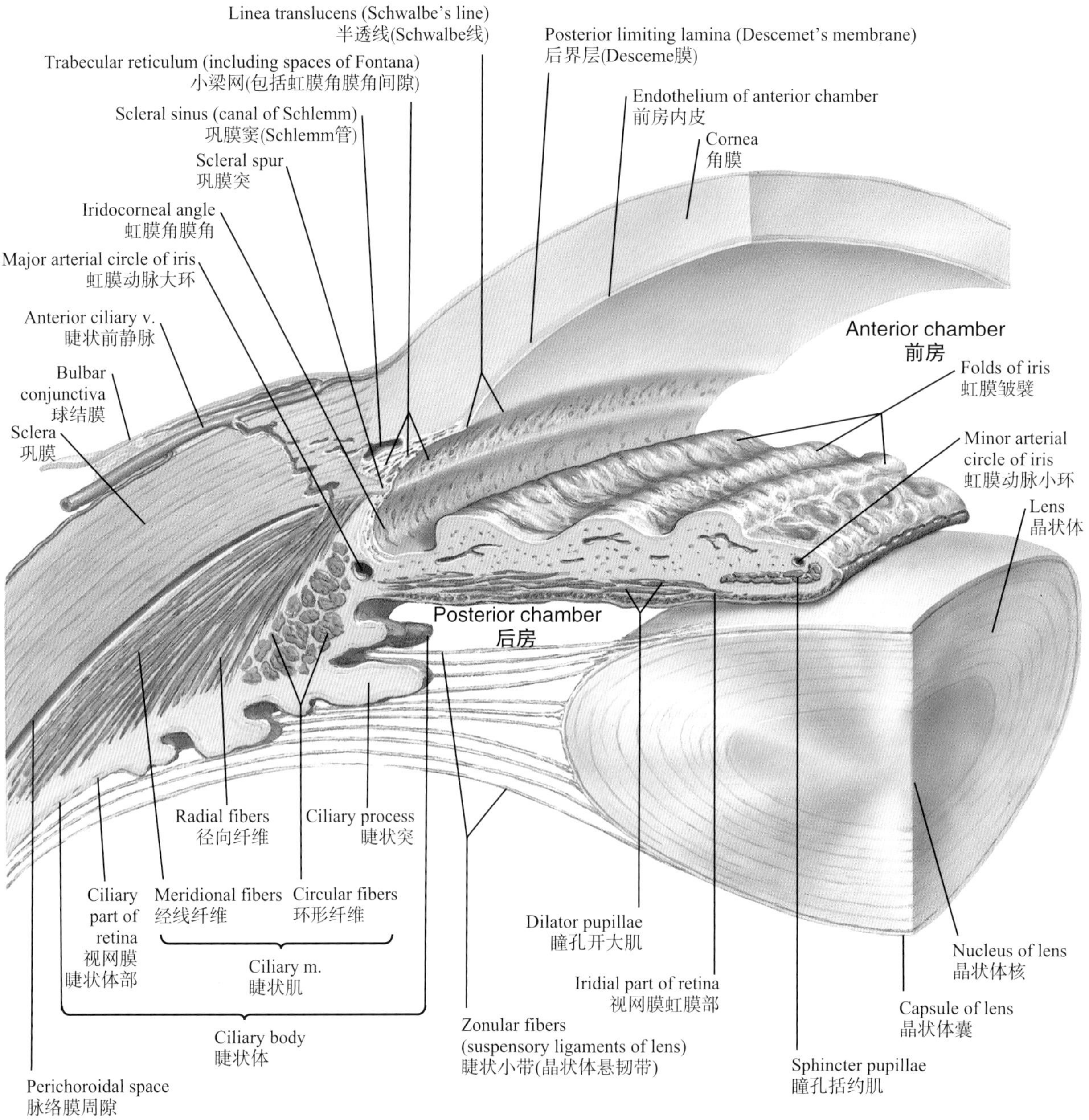

Linea translucens (Schwalbe's line)
半透线(Schwalbe线)

Trabecular reticulum (including spaces of Fontana)
小梁网(包括虹膜角膜角间隙)

Scleral sinus (canal of Schlemm)
巩膜窦(Schlemm管)

Scleral spur
巩膜突

Iridocorneal angle
虹膜角膜角

Major arterial circle of iris
虹膜动脉大环

Anterior ciliary v.
睫状前静脉

Bulbar conjunctiva
球结膜

Sclera
巩膜

Posterior limiting lamina (Descemet's membrane)
后界层(Desceme膜)

Endothelium of anterior chamber
前房内皮

Cornea
角膜

Anterior chamber
前房

Folds of iris
虹膜皱襞

Minor arterial circle of iris
虹膜动脉小环

Lens
晶状体

Posterior chamber
后房

Radial fibers
径向纤维

Ciliary process
睫状突

Ciliary part of retina
视网膜睫状体部

Meridional fibers
经线纤维

Circular fibers
环形纤维

Ciliary m.
睫状肌

Ciliary body
睫状体

Perichoroidal space
脉络膜周隙

Dilator pupillae
瞳孔开大肌

Iridial part of retina
视网膜虹膜部

Zonular fibers
(suspensory ligaments of lens)
睫状小带(晶状体悬韧带)

Sphincter pupillae
瞳孔括约肌

Nucleus of lens
晶状体核

Capsule of lens
晶状体囊

注：为了显示清楚，该图仅显示一个平面的睫状小带，
但实际上晶状体全周均有睫状小带相连。

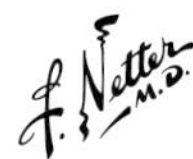

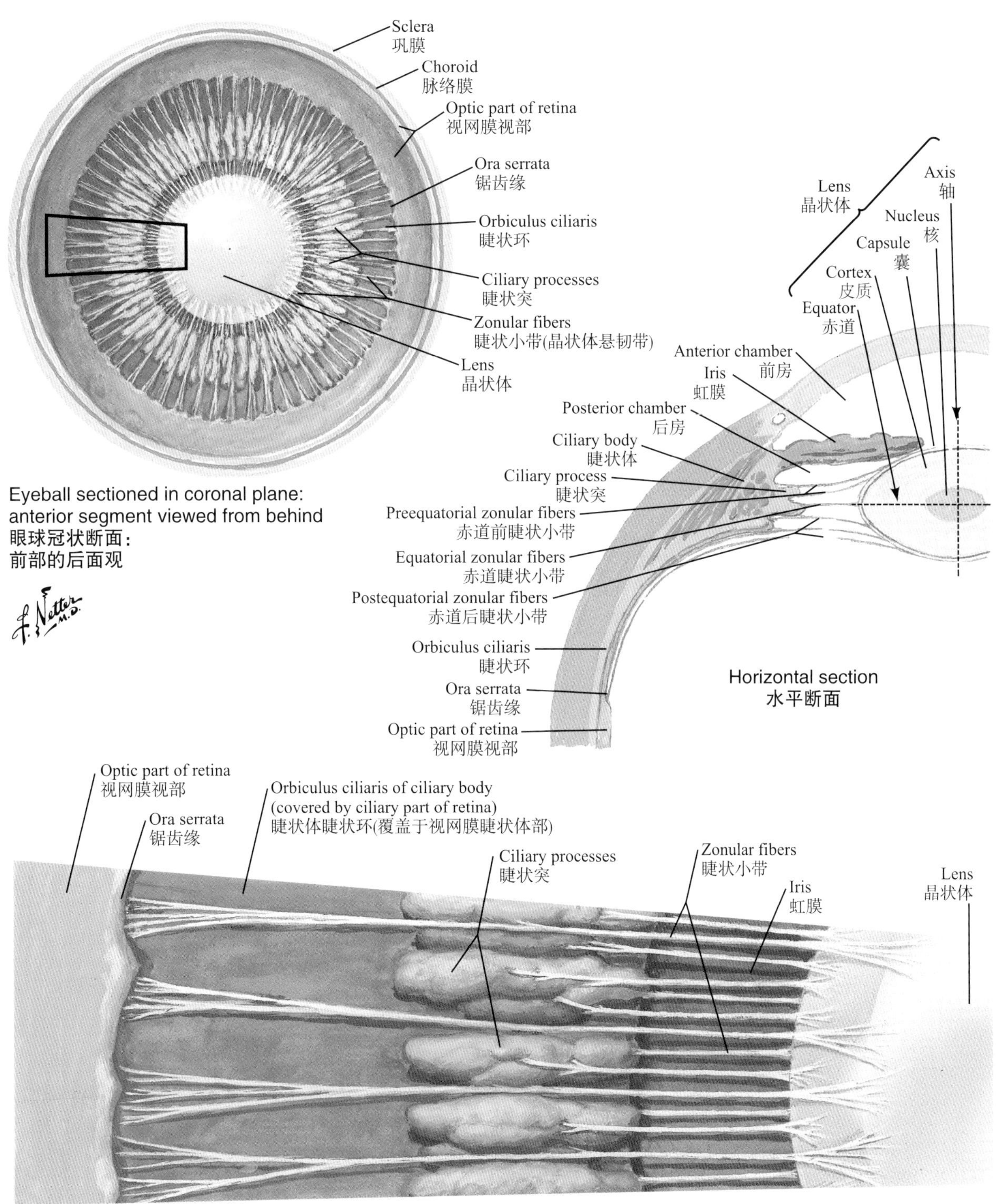


Enlargement of segment outlined in top illustration (semischematic)
左上图中方框部位的放大图(示意图)

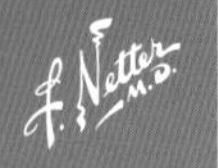

# 眼内的动脉和静脉

参见图 120

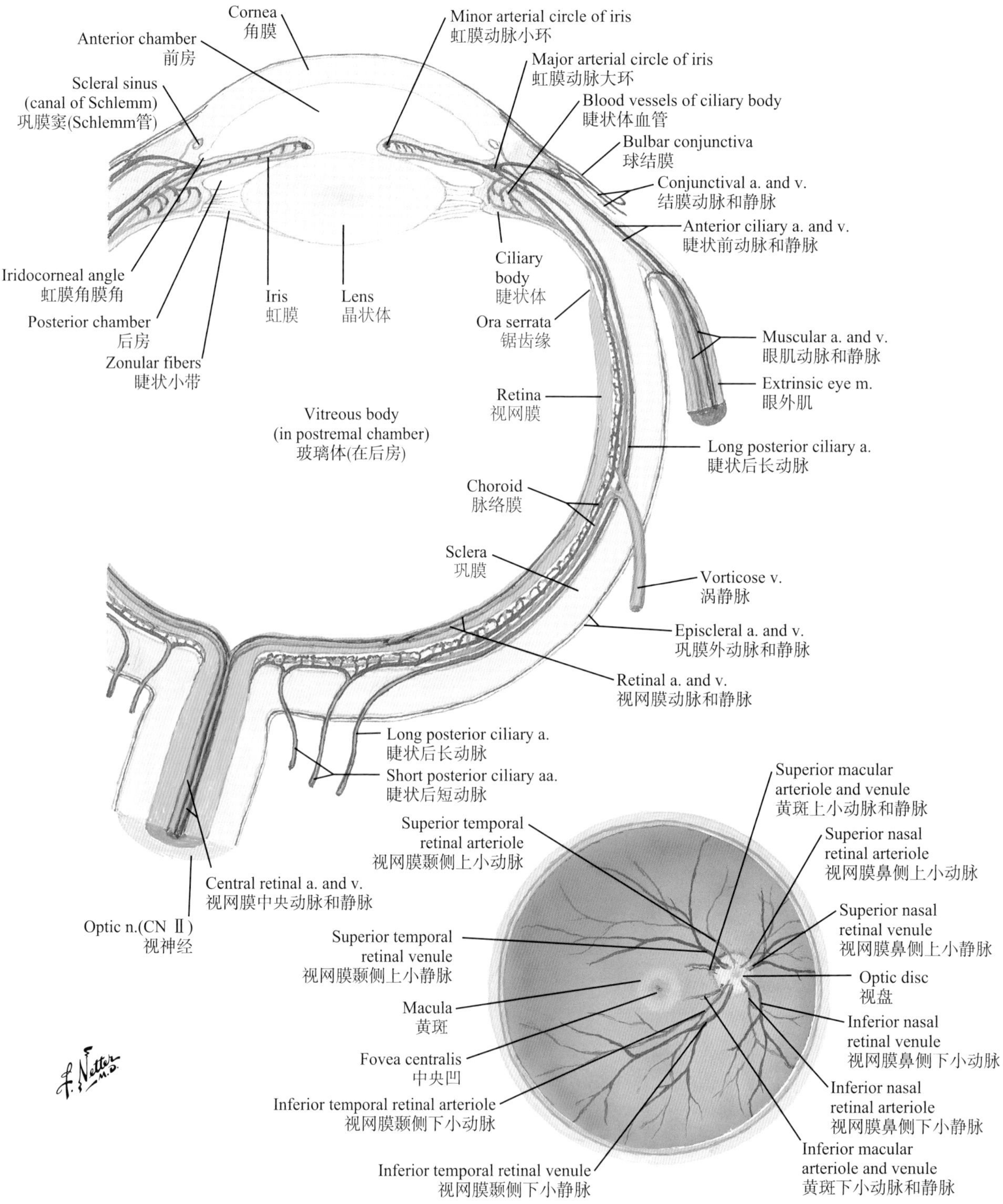

Right retinal vessels: funduscopic view
右侧视网膜血管：眼底镜下观

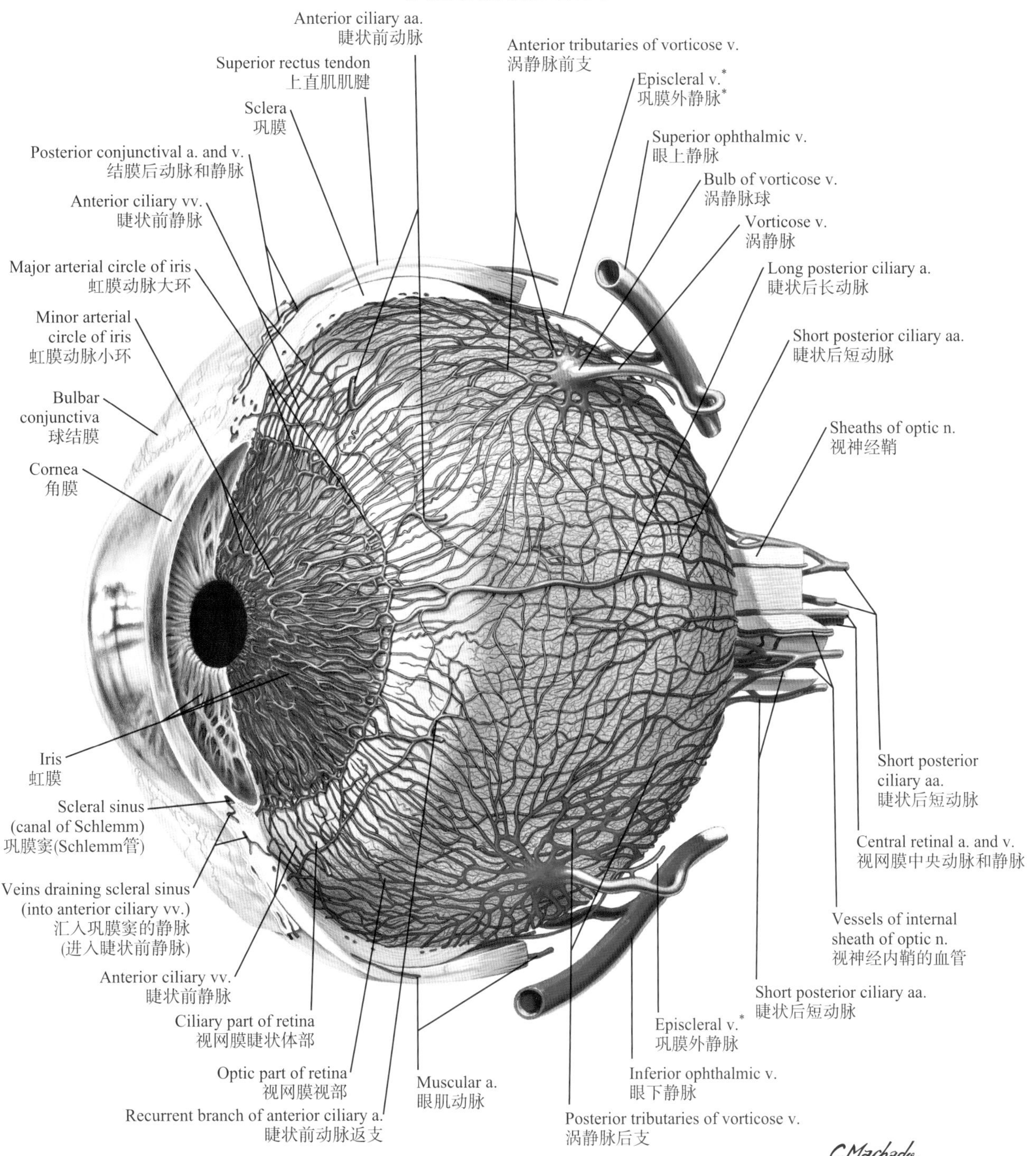


*The episcleral veins are shown here anastomosing with the vorticose veins, which they do; however, they also drain into the anterior ciliary veins.*

*如图所示，巩膜外静脉与涡静脉吻合，不过它们也可回流进入睫状前静脉。

# 耳和听觉在耳蜗内的传导

参见附图 28，29，30

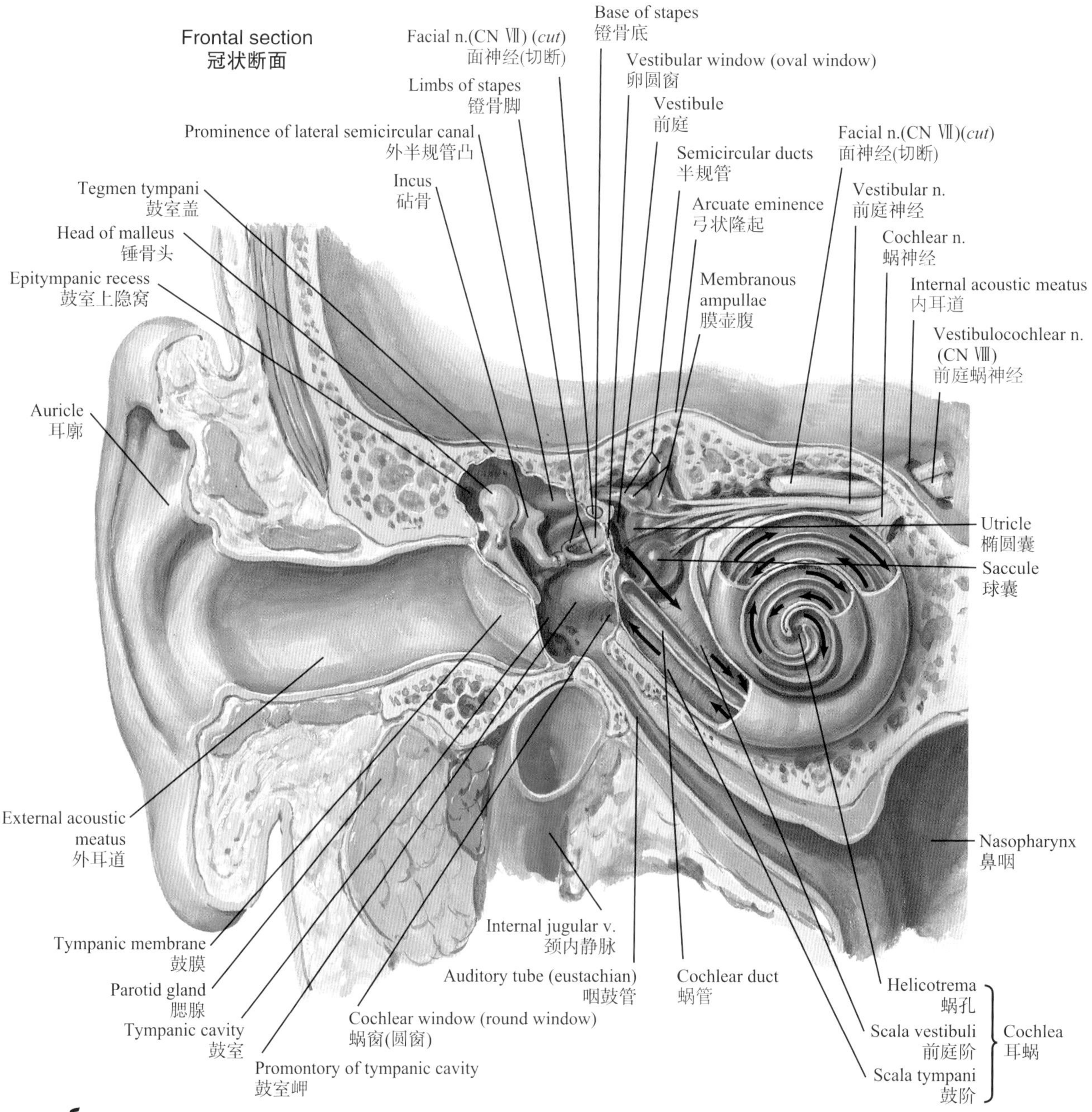

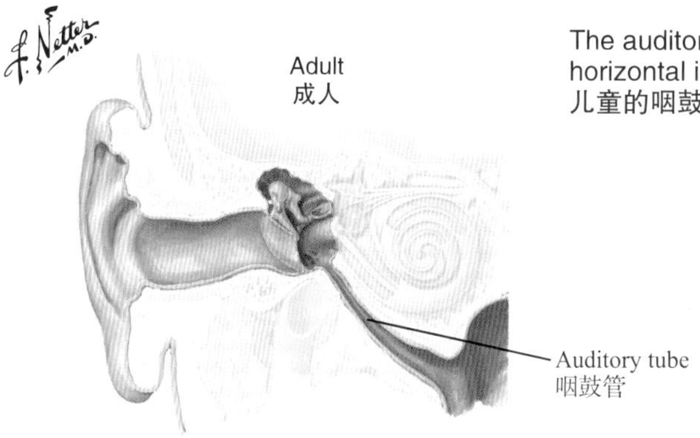

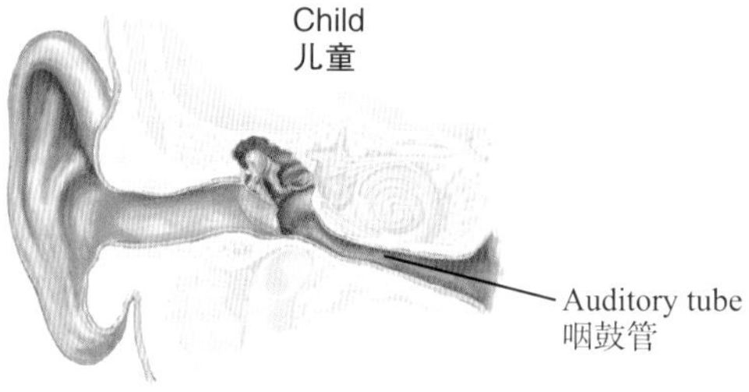

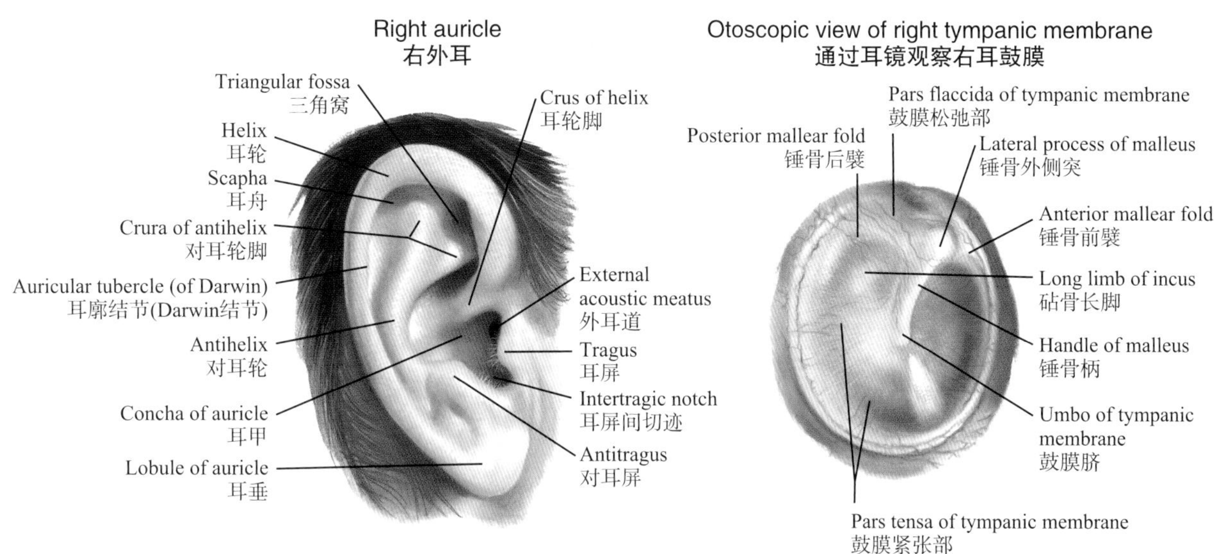
Right auricle
右外耳
Triangular fossa
三角窝
Helix
耳轮
Scapha
耳舟
Crura of antihelix
对耳轮脚
Auricular tubercle (of Darwin)
耳廓结节(Darwin结节)
Antihelix
对耳轮
Concha of auricle
耳甲
Lobule of auricle
耳垂
Crus of helix
耳轮脚
External acoustic meatus
外耳道
Tragus
耳屏
Intertragic notch
耳屏间切迹
Antitragus
对耳屏
Otoscopic view of right tympanic membrane
通过耳镜观察右耳鼓膜
Pars flaccida of tympanic membrane
鼓膜松弛部
Posterior mallear fold
锤骨后襞
Lateral process of malleus
锤骨外侧突
Anterior mallear fold
锤骨前襞
Long limb of incus
砧骨长脚
Handle of malleus
锤骨柄
Umbo of tympanic membrane
鼓膜脐
Pars tensa of tympanic membrane
鼓膜紧张部

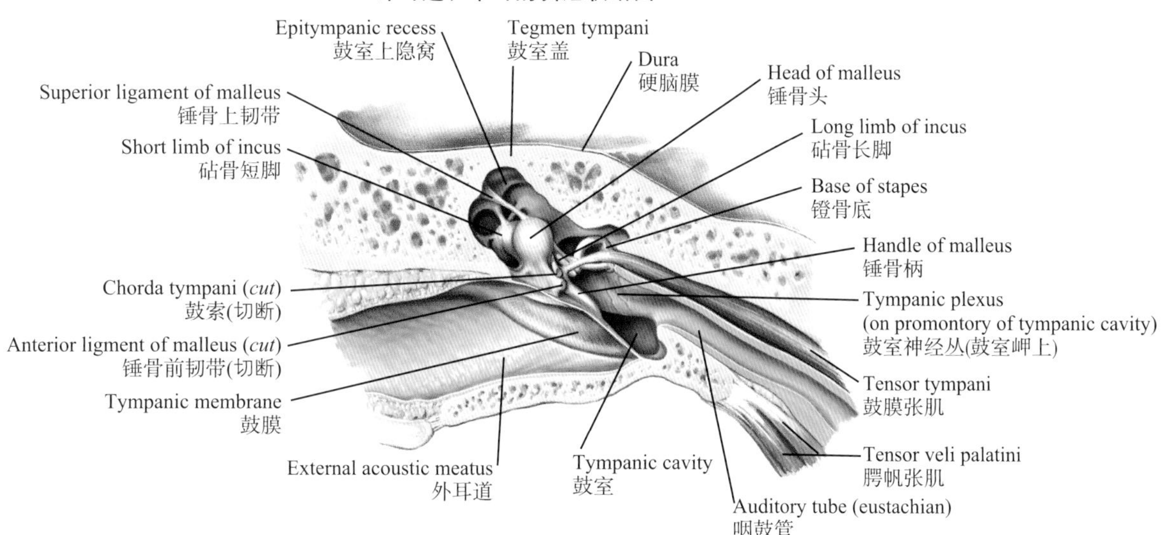
Coronal oblique section of external acoustic meatus and middle ear
外耳道和中耳的斜冠状断面
Epitympanic recess
鼓室上隐窝
Tegmen tympani
鼓室盖
Dura
硬脑膜
Head of malleus
锤骨头
Long limb of incus
砧骨长脚
Base of stapes
镫骨底
Handle of malleus
锤骨柄
Tympanic plexus
(on promontory of tympanic cavity)
鼓室神经丛(鼓室岬上)
Tensor tympani
鼓膜张肌
Tensor veli palatini
腭帆张肌
Auditory tube (eustachian)
咽鼓管
Tympanic cavity
鼓室
External acoustic meatus
外耳道
Tympanic membrane
鼓膜
Anterior ligment of malleus (cut)
锤骨前韧带(切断)
Chorda tympani (cut)
鼓索(切断)
Short limb of incus
砧骨短脚
Superior ligament of malleus
锤骨上韧带

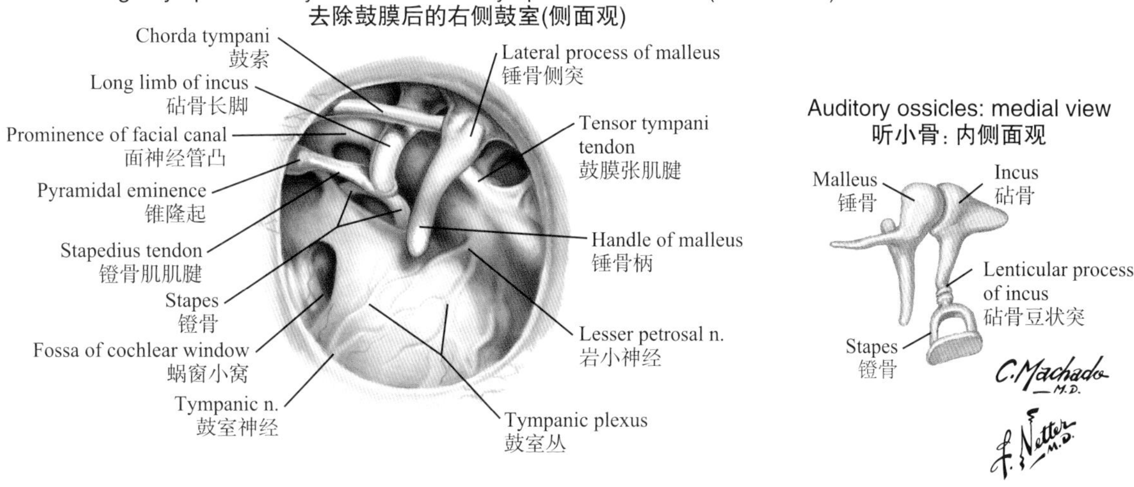
Right tympanic cavity after removal of tympanic membrane (lateral view)
去除鼓膜后的右侧鼓室(侧面观)
Chorda tympani
鼓索
Long limb of incus
砧骨长脚
Prominence of facial canal
面神经管凸
Pyramidal eminence
锥隆起
Stapedius tendon
镫骨肌肌腱
Stapes
镫骨
Fossa of cochlear window
蜗窗小窝
Tympanic n.
鼓室神经
Lateral process of malleus
锤骨侧突
Tensor tympani tendon
鼓膜张肌腱
Handle of malleus
锤骨柄
Lesser petrosal n.
岩小神经
Tympanic plexus
鼓室丛
Auditory ossicles: medial view
听小骨：内侧面观
Malleus
锤骨
Incus
砧骨
Lenticular process of incus
砧骨豆状突
Stapes
镫骨
C. Machado M.D.
F. Netter M.D.

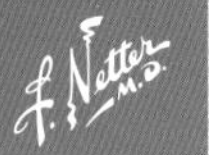

# 鼓室

参见图 77，162，附图 28

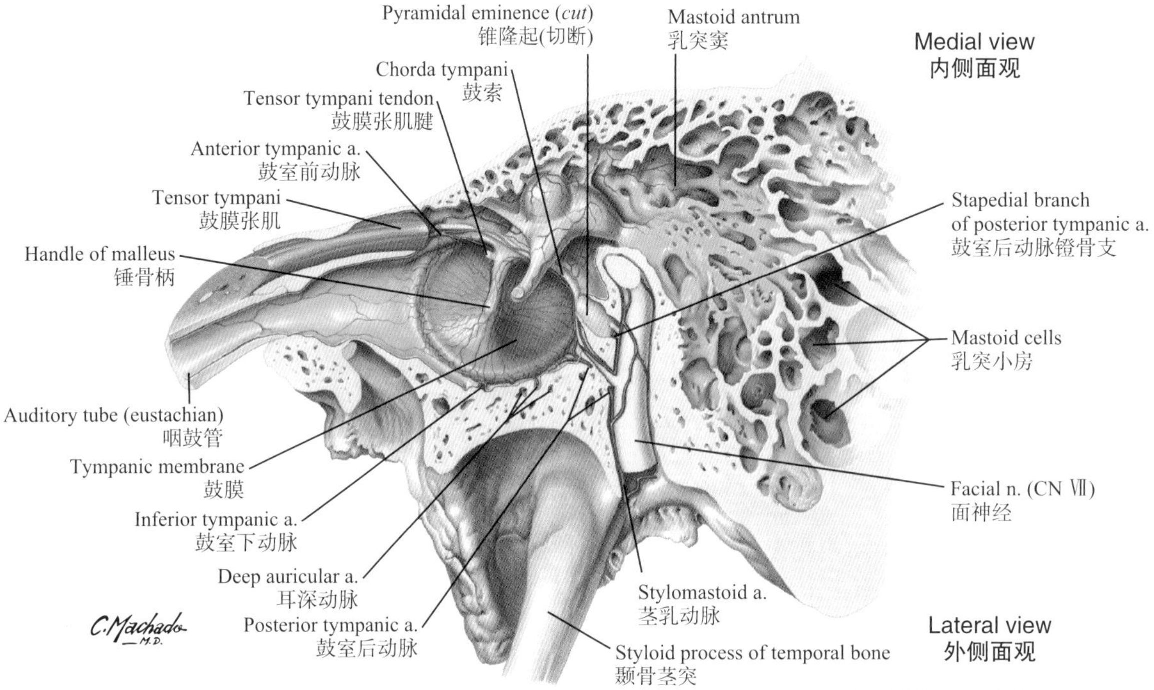

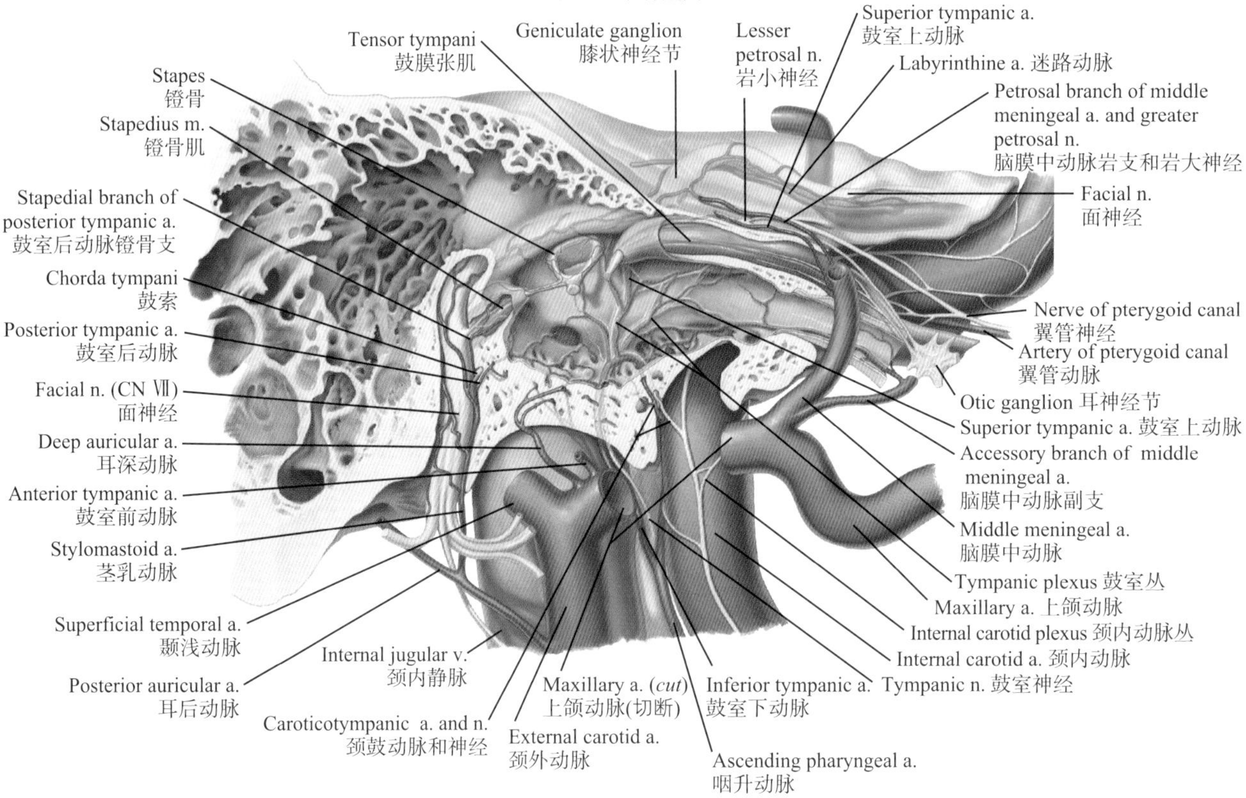

Right bony labyrinth (otic capsule), anterolateral view: surrounding cancellous bone removed
右侧骨迷路(Otic囊)前外侧面观：移除周围多孔的骨组织

Dissected right bony labyrinth (otic capsule): membranous labyrinth removed
右侧骨迷路(Otic囊)：膜迷路已切除

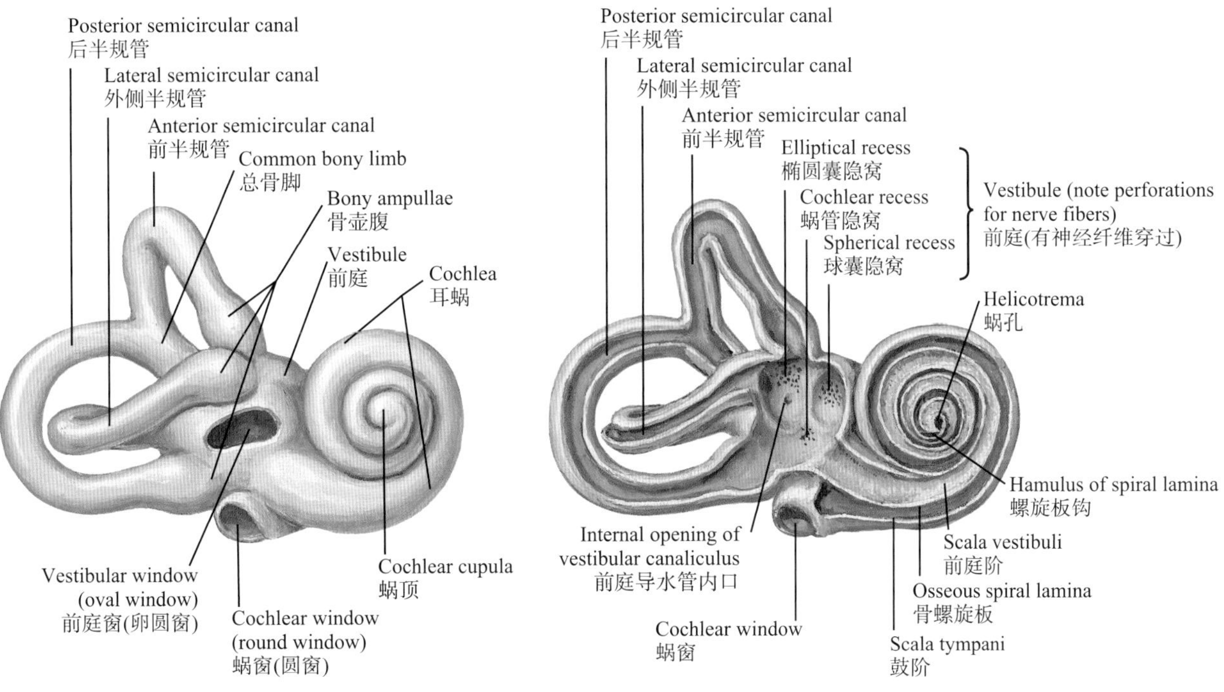


Right membranous labyrinth with nerves: medial view
右膜迷路与神经：内侧观

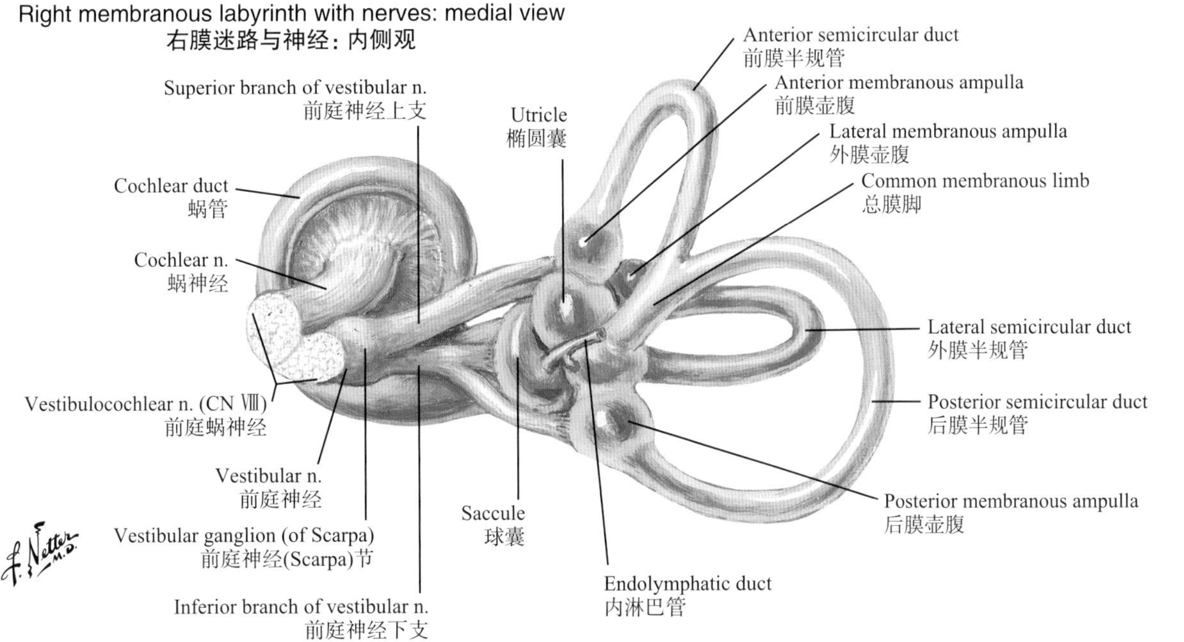

Bony and membranous labyrinths: schema
骨迷路和膜迷路：示意图

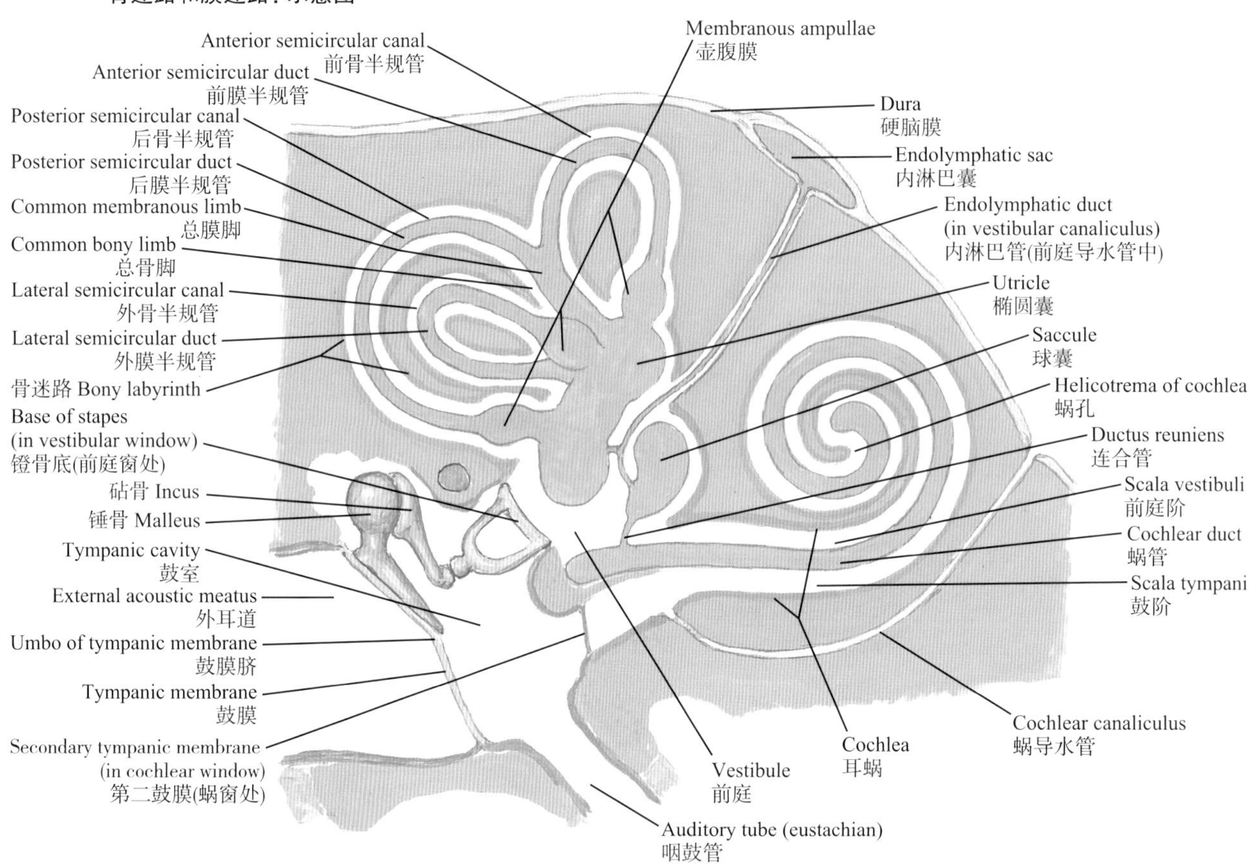


Section through turn of cochlea
耳蜗弯曲处断面

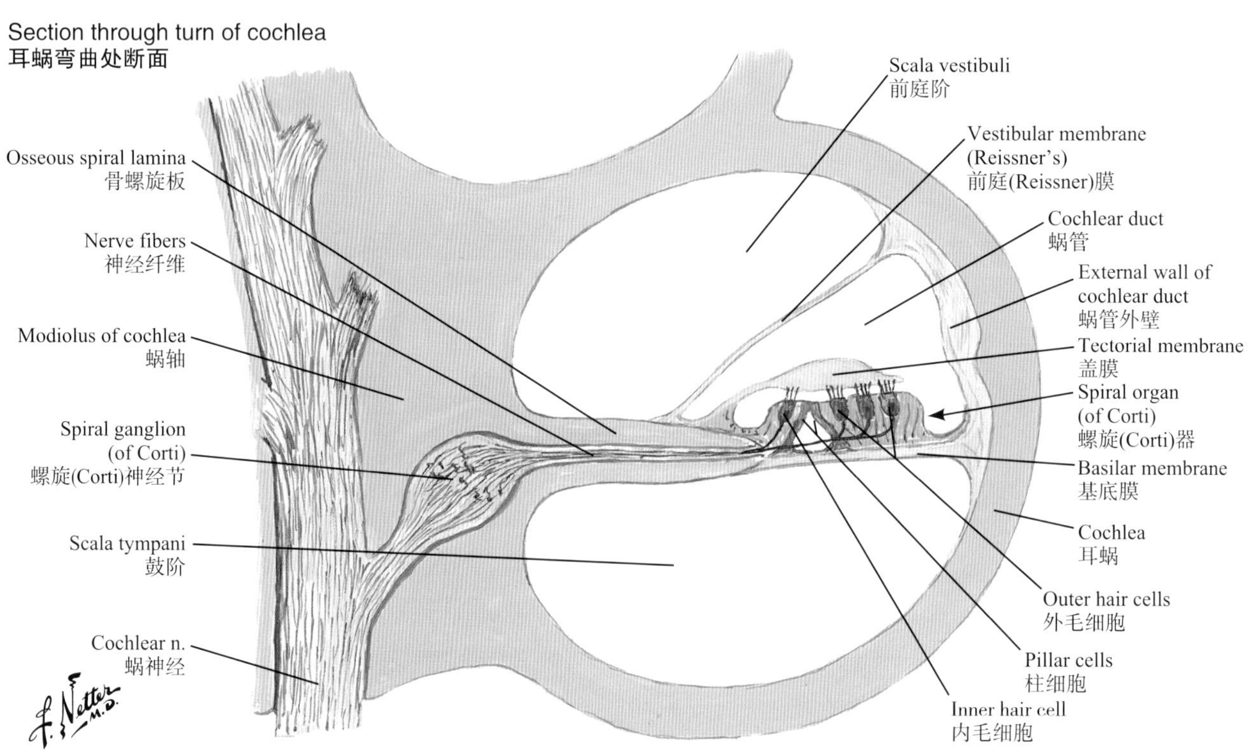

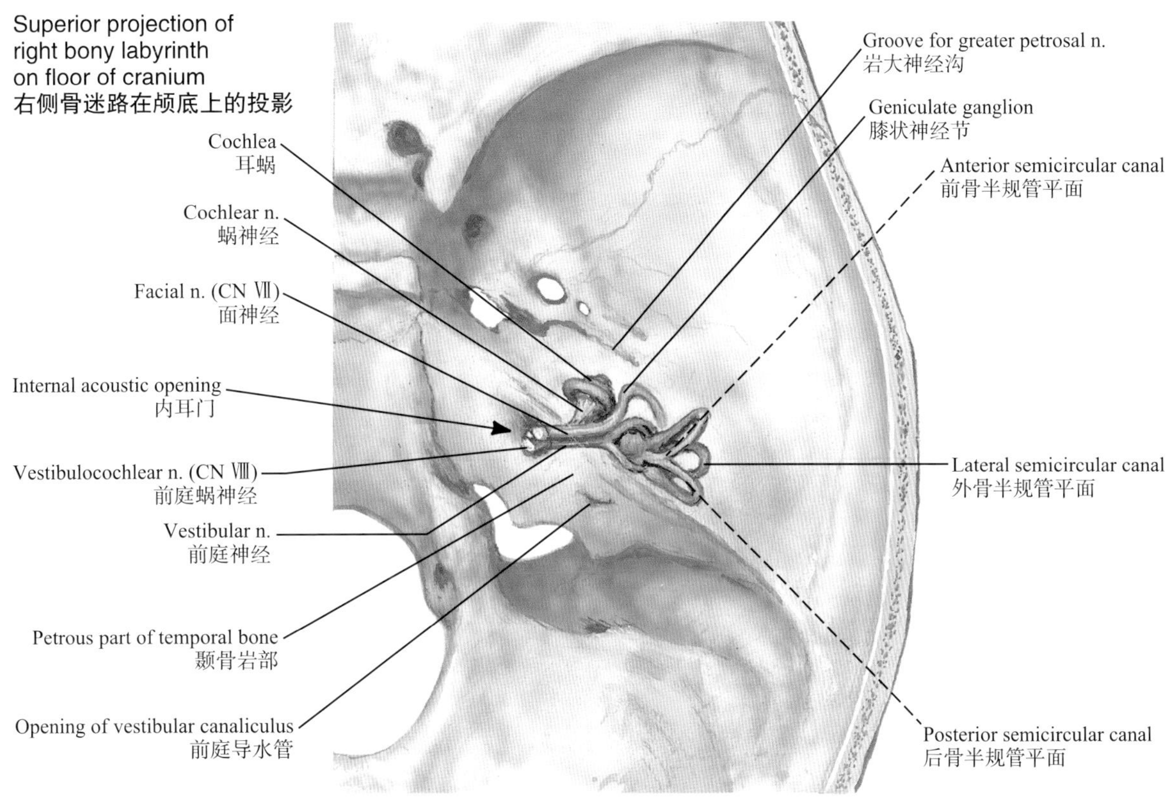
Superior projection of right bony labyrinth on floor of cranium
右侧骨迷路在颅底上的投影
Cochlea
耳蜗
Cochlear n.
蜗神经
Facial n. (CN Ⅶ)
面神经
Internal acoustic opening
内耳门
Vestibulocochlear n. (CN Ⅷ)
前庭蜗神经
Vestibular n.
前庭神经
Petrous part of temporal bone
颞骨岩部
Opening of vestibular canaliculus
前庭导水管
Groove for greater petrosal n.
岩大神经沟
Geniculate ganglion
膝状神经节
Anterior semicircular canal
前骨半规管平面
Lateral semicircular canal
外骨半规管平面
Posterior semicircular canal
后骨半规管平面

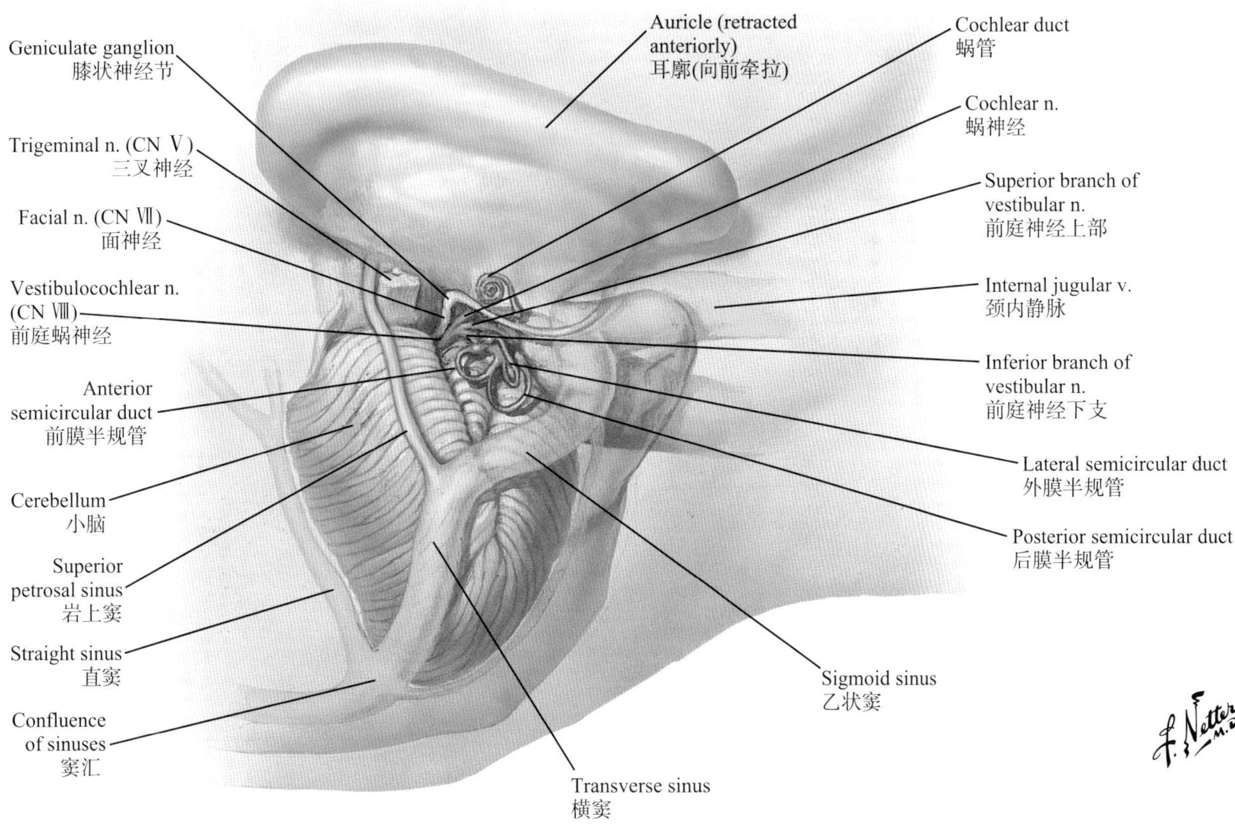
Lateral projection of right membranous labyrinth
右侧膜迷路的外侧投影
Geniculate ganglion
膝状神经节
Trigeminal n. (CN Ⅴ)
三叉神经
Facial n. (CN Ⅶ)
面神经
Vestibulocochlear n. (CN Ⅷ)
前庭蜗神经
Anterior semicircular duct
前膜半规管
Cerebellum
小脑
Superior petrosal sinus
岩上窦
Straight sinus
直窦
Confluence of sinuses
窦汇
Transverse sinus
横窦
Sigmoid sinus
乙状窦
Auricle (retracted anteriorly)
耳廓(向前牵拉)
Cochlear duct
蜗管
Cochlear n.
蜗神经
Superior branch of vestibular n.
前庭神经上部
Internal jugular v.
颈内静脉
Inferior branch of vestibular n.
前庭神经下支
Lateral semicircular duct
外膜半规管
Posterior semicircular duct
后膜半规管
F. Netter M.D.

参见图 24

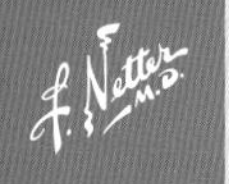

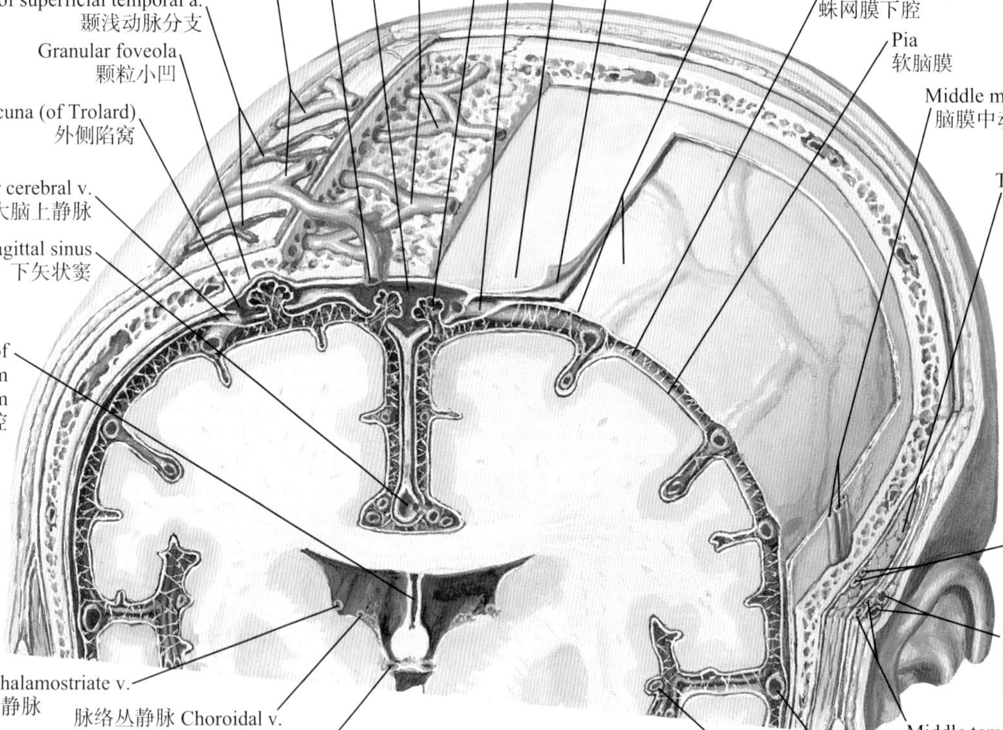
Coronal view
冠状面观
板障静脉 Diploic vv.
Superior sagittal sinus
上矢状窦
Emissary v.
导静脉
Superficial temporal vv.
颞浅静脉
Branches of superficial temporal a.
颞浅动脉分支
Granular foveola
颗粒小凹
Lateral lacuna (of Trolard)
外侧陷窝
Superior cerebral v.
大脑上静脉
Inferior sagittal sinus
下矢状窦
Cavum of septum pellucidum
透明隔腔
Superior thalamostriate v.
丘脑纹上静脉
脉络丛静脉 Choroidal v.
Internal cerebral v.
大脑内静脉
Arachnoid granulation 蛛网膜粒
Bridging vein 桥静脉
Periosteal layer of dura 硬脑膜骨膜层
Meningeal layer of dura
硬脑膜脑膜层
Arachnoid
蛛网膜
Subarachnoid space
蛛网膜下腔
Pia
软脑膜
Middle meningeal a. and v.
脑膜中动脉和静脉
Temporalis m.
颞肌
Deep temporal a. and v. 颞深动脉和静脉
Superficial temporal a. and v.
颞浅动脉和静脉
Middle temporal a. and v.
颞中动脉和静脉
Superficial middle cerebral v.
大脑中浅静脉
Deep middle cerebral v.
大脑中深静脉

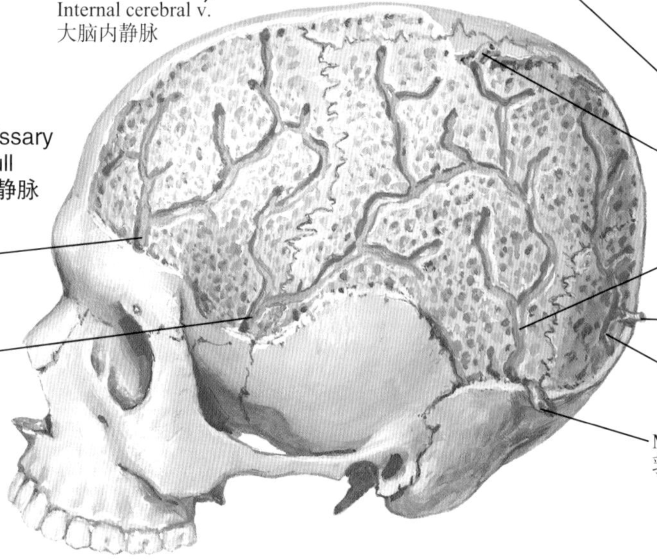
Diploic and emissary veins of skull
颅骨板障与导静脉
Frontal diploic v.
额板障静脉
Anterior temporal diploic v.
颞前板障静脉
Parietal emissary v.
顶导静脉
Posterior temporal diploic v.
颞后板障静脉
Occipital emissary v.
枕导静脉
Occipital diploic v.
枕板障静脉
Mastoid emissary v.
乳突导静脉

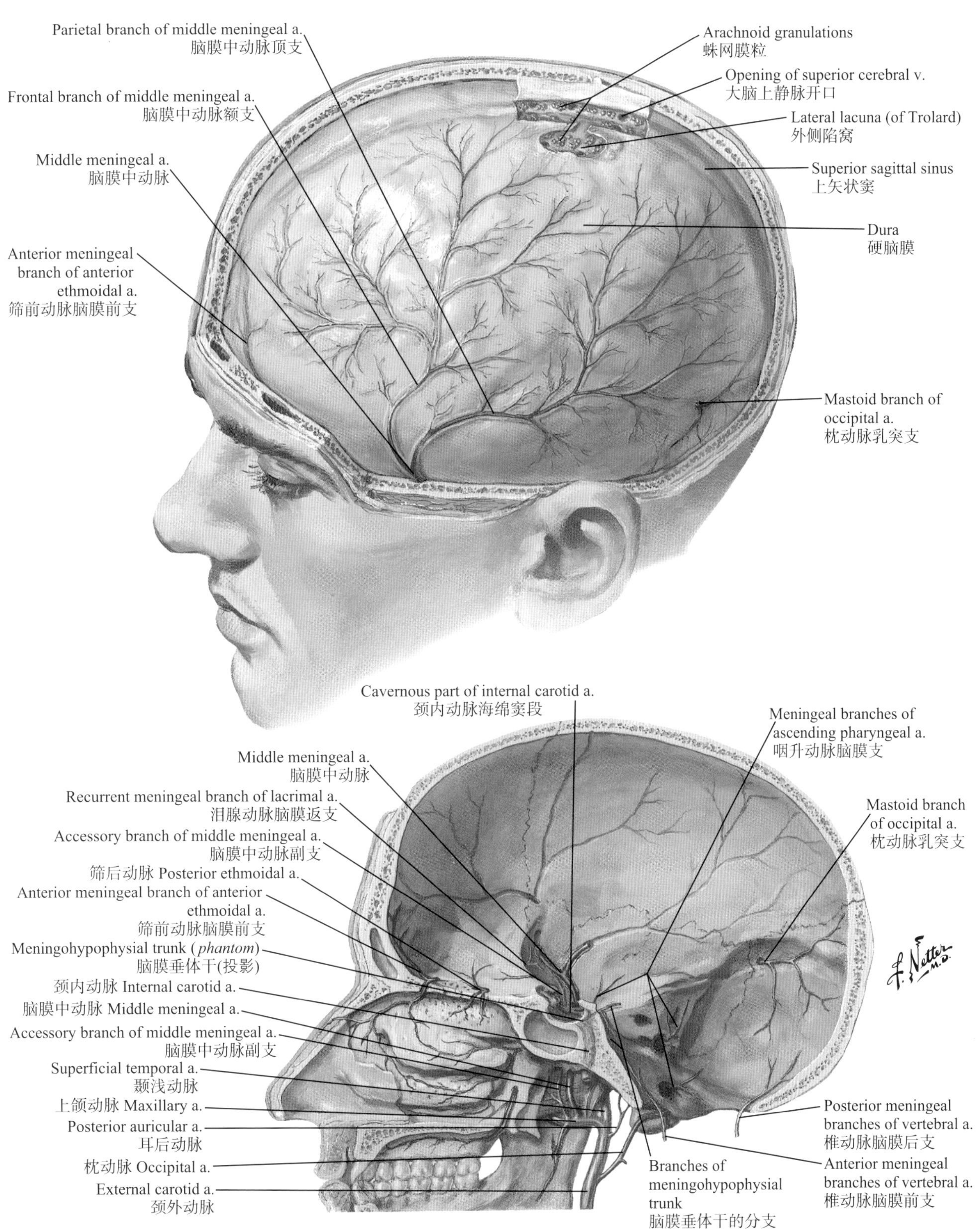
Parietal branch of middle meningeal a.
脑膜中动脉顶支
Frontal branch of middle meningeal a.
脑膜中动脉额支
Middle meningeal a.
脑膜中动脉
Anterior meningeal branch of anterior ethmoidal a.
筛前动脉脑膜前支
Arachnoid granulations
蛛网膜粒
Opening of superior cerebral v.
大脑上静脉开口
Lateral lacuna (of Trolard)
外侧陷窝
Superior sagittal sinus
上矢状窦
Dura
硬脑膜
Mastoid branch of occipital a.
枕动脉乳突支
Cavernous part of internal carotid a.
颈内动脉海绵窦段
Middle meningeal a.
脑膜中动脉
Recurrent meningeal branch of lacrimal a.
泪腺动脉脑膜返支
Accessory branch of middle meningeal a.
脑膜中动脉副支
筛后动脉 Posterior ethmoidal a.
Anterior meningeal branch of anterior ethmoidal a.
筛前动脉脑膜前支
Meningohypophysial trunk (*phantom*)
脑膜垂体干(投影)
颈内动脉 Internal carotid a.
脑膜中动脉 Middle meningeal a.
Accessory branch of middle meningeal a.
脑膜中动脉副支
Superficial temporal a.
颞浅动脉
上颌动脉 Maxillary a.
Posterior auricular a.
耳后动脉
枕动脉 Occipital a.
External carotid a.
颈外动脉
Meningeal branches of ascending pharyngeal a.
咽升动脉脑膜支
Mastoid branch of occipital a.
枕动脉乳突支
Posterior meningeal branches of vertebral a.
椎动脉脑膜后支
Anterior meningeal branches of vertebral a.
椎动脉脑膜前支
Branches of meningohypophysial trunk
脑膜垂体干的分支
F. Netter M.D.

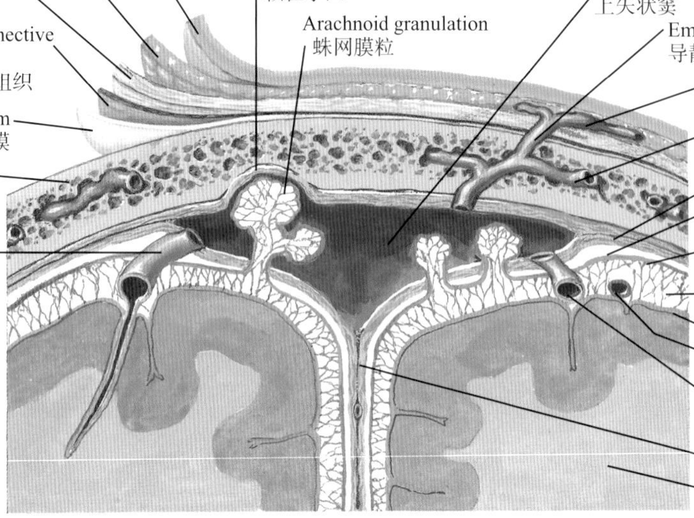

参见图 172


皮肤 Skin
Subcutaneous tissue
皮下组织
Epicranial aponeurosis
帽状腱膜
Loose connective tissue
疏松结缔组织
Pericranium
颅骨膜
Scalp
头皮
Calvaria
颅顶
Bridging vein
桥静脉
Granular foveola
颗粒小凹
Arachnoid granulation
蛛网膜粒
Superior sagittal sinus
上矢状窦
Emissary v.
导静脉
Tributary of superficial temporal v.
颞浅静脉分支
Diploic v.
板障静脉
Dura 硬脑膜
Subdural space
硬膜下腔
Arachnoid
蛛网膜
Subarachnoid space
蛛网膜下腔
Pia 软脑膜
Cerebral a.
大脑的动脉
Superior cerebral v.
大脑上静脉
Falx cerebri 大脑镰
Cerebral hemisphere 大脑半球
Branches of middle meningeal a. 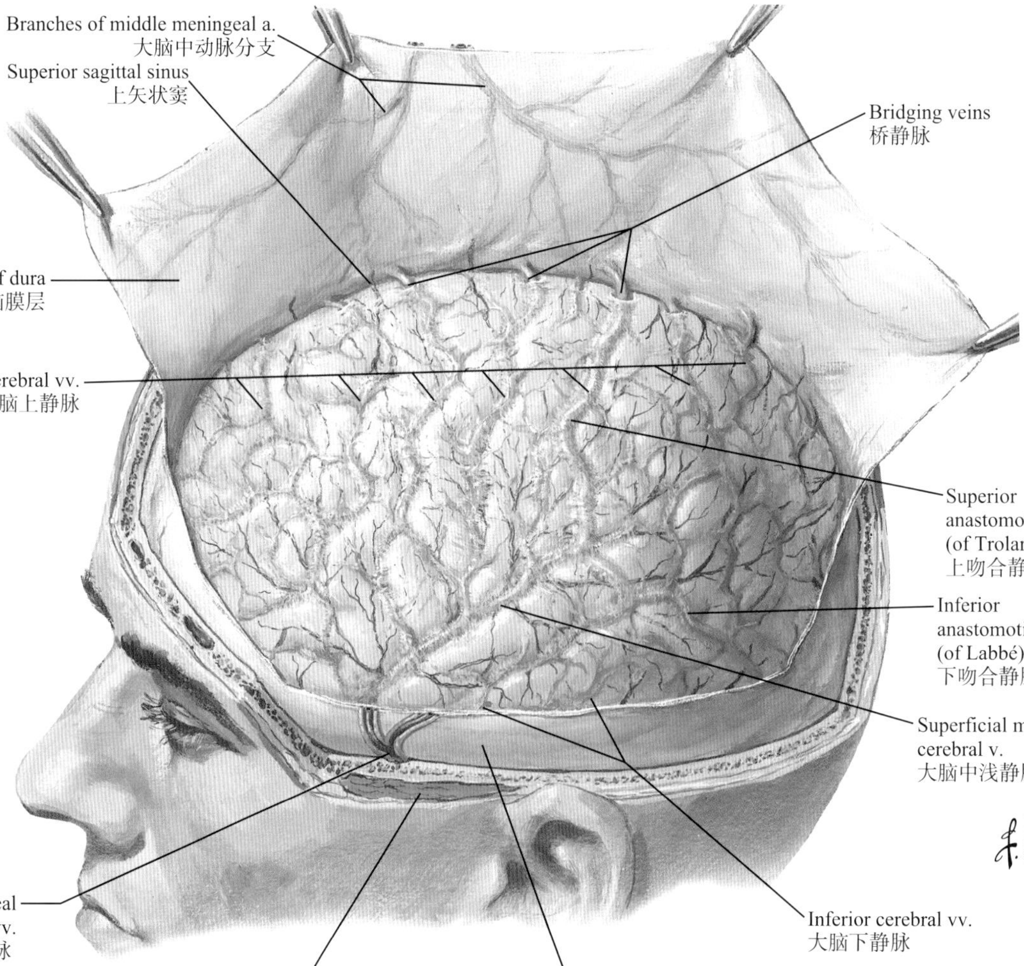
大脑中动脉分支
Superior sagittal sinus
上矢状窦
Bridging veins
桥静脉
Meningeal layer of dura
硬脑膜脑膜层
Superior cerebral vv.
大脑上静脉
Superior anastomotic v. (of Trolard)
上吻合静脉
Inferior anastomotic v. (of Labbé)
下吻合静脉
Superficial middle cerebral v.
大脑中浅静脉
Middle meningeal a. and vv.
脑膜中动脉和静脉
Temporalis m.
颞肌
Periosteal layer of dura
硬脑膜骨膜层
Inferior cerebral vv.
大脑下静脉

参见图 127，133

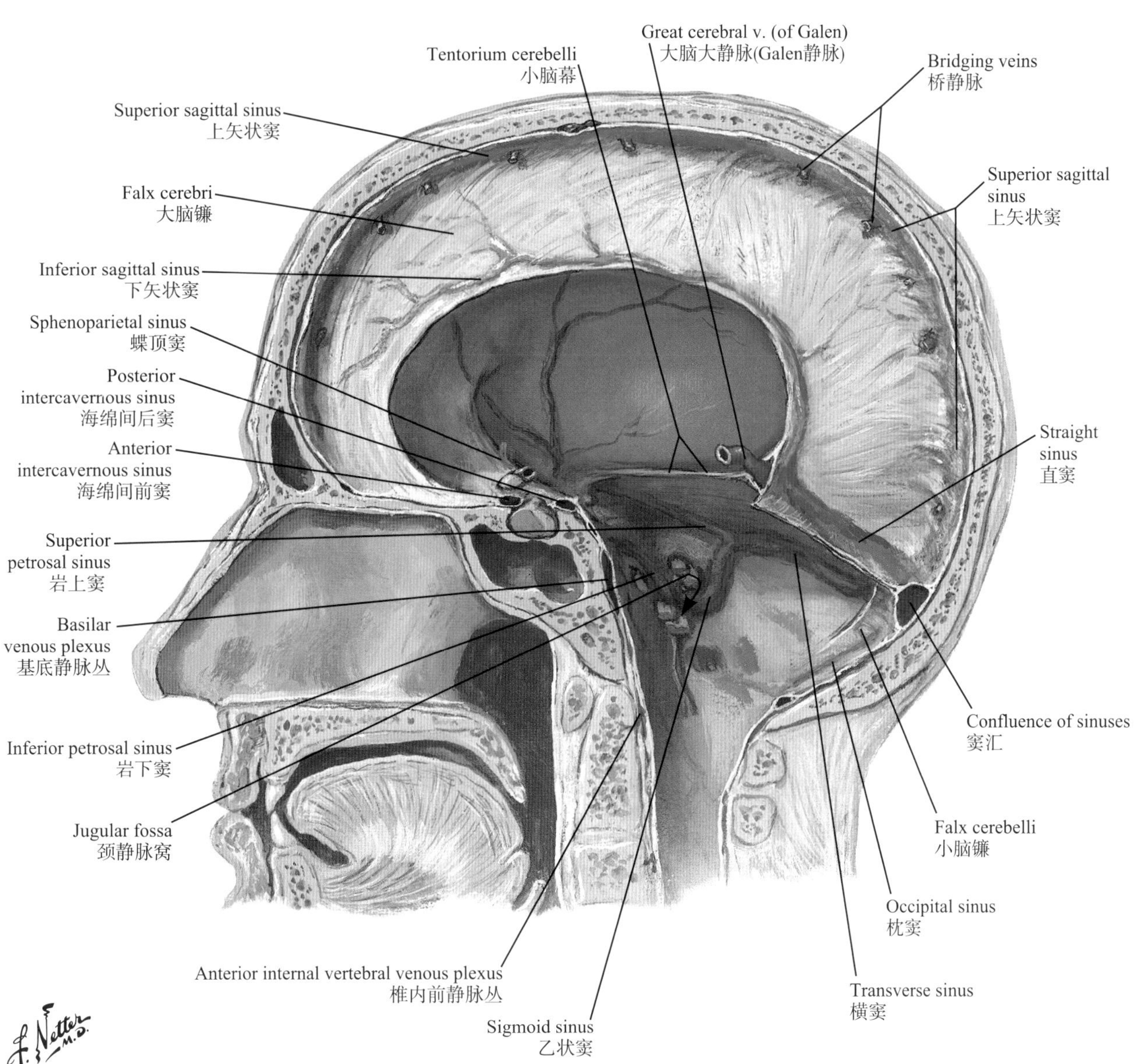
Tentorium cerebelli
小脑幕
Great cerebral v. (of Galen)
大脑大静脉(Galen静脉)
Bridging veins
桥静脉
Superior sagittal sinus
上矢状窦
Falx cerebri
大脑镰
Inferior sagittal sinus
下矢状窦
Sphenoparietal sinus
蝶顶窦
Posterior intercavernous sinus
海绵间后窦
Anterior intercavernous sinus
海绵间前窦
Superior petrosal sinus
岩上窦
Basilar venous plexus
基底静脉丛
Inferior petrosal sinus
岩下窦
Jugular fossa
颈静脉窝
Anterior internal vertebral venous plexus
椎内前静脉丛
Sigmoid sinus
乙状窦
Superior sagittal sinus
上矢状窦
Straight sinus
直窦
Confluence of sinuses
窦汇
Falx cerebelli
小脑镰
Occipital sinus
枕窦
Transverse sinus
横窦

# 硬脑膜静脉窦：颅底

参见图 82，113

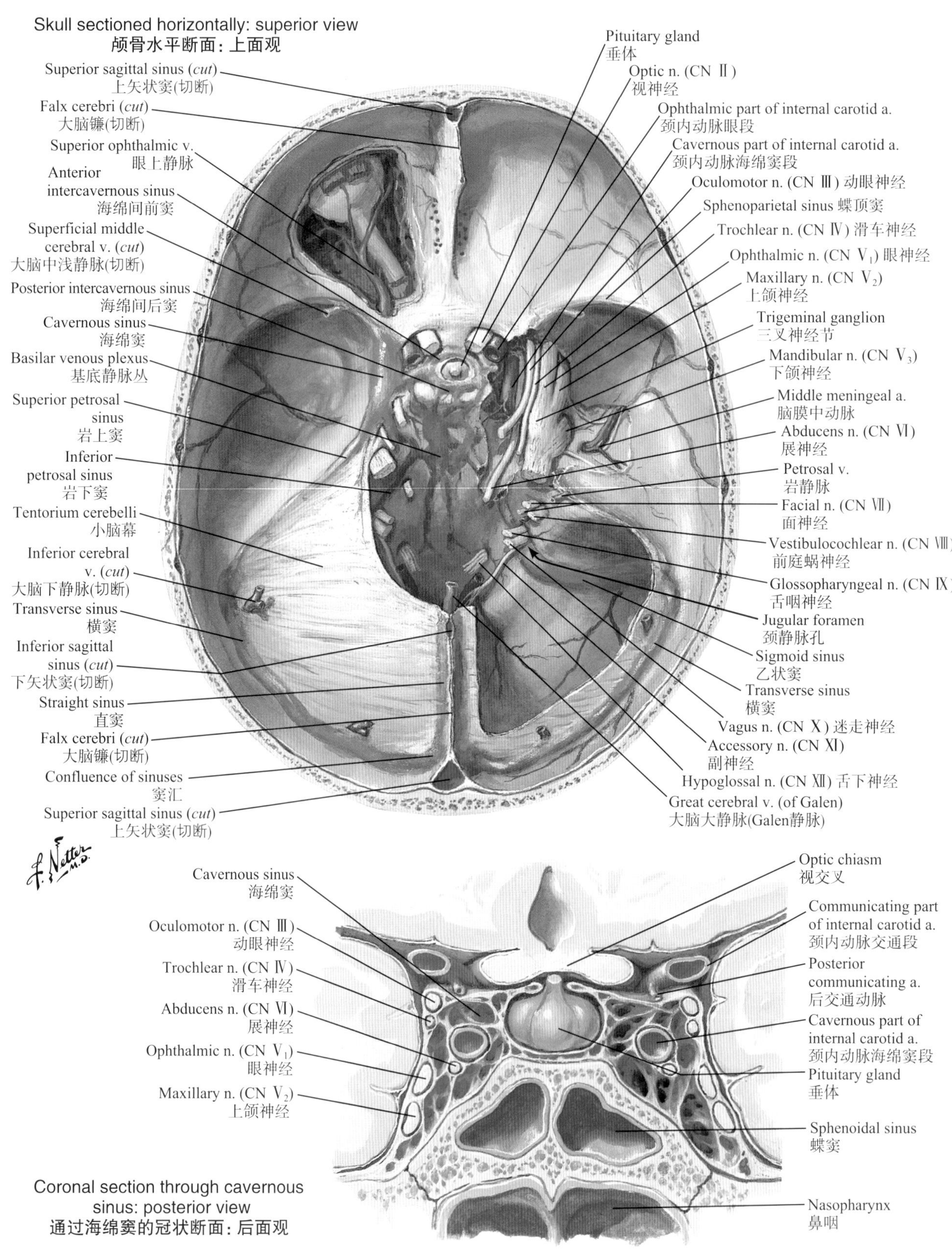

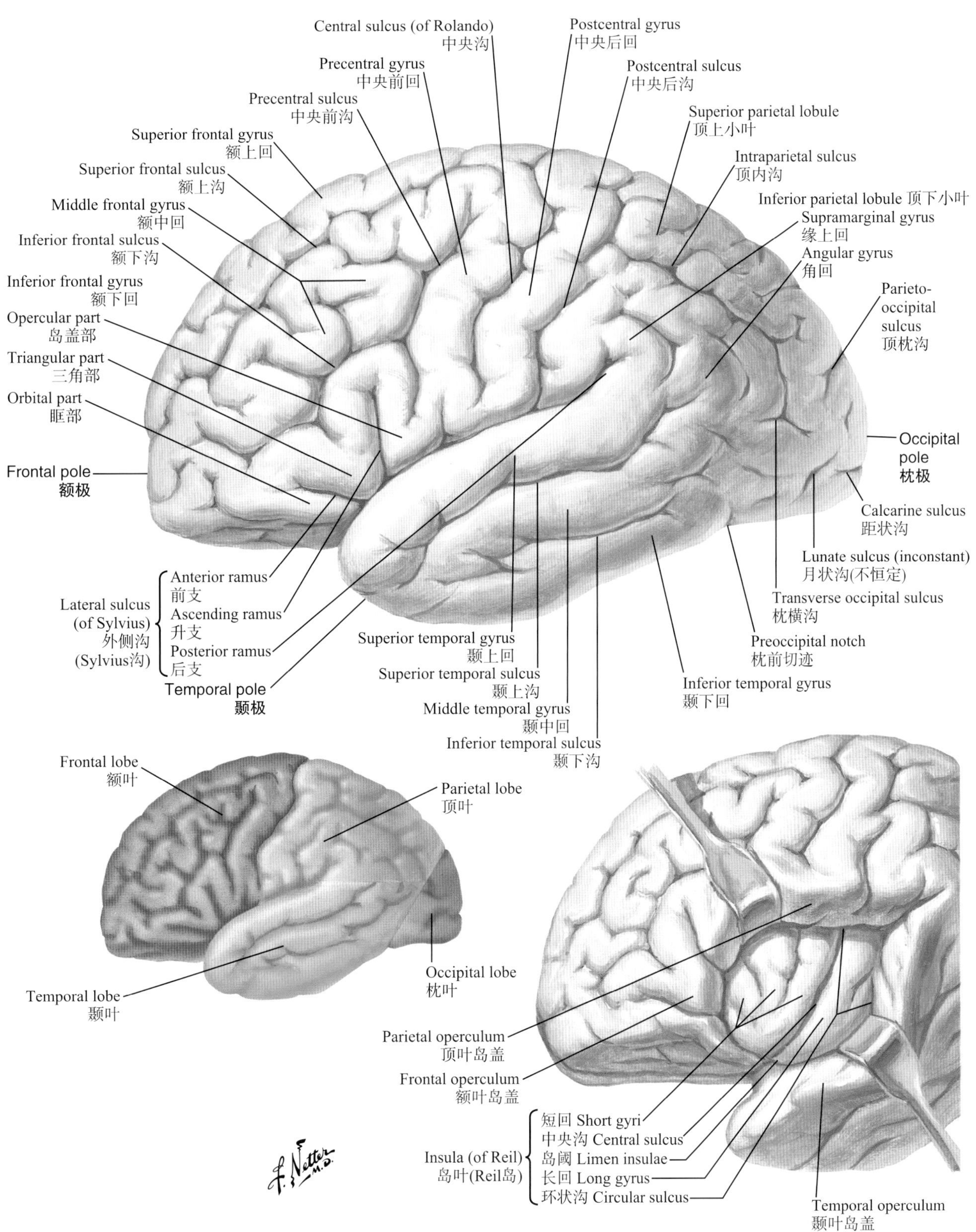
Central sulcus (of Rolando)
中央沟
Postcentral gyrus
中央后回
Precentral gyrus
中央前回
Postcentral sulcus
中央后沟
Precentral sulcus
中央前沟
Superior parietal lobule
顶上小叶
Superior frontal gyrus
额上回
Intraparietal sulcus
顶内沟
Superior frontal sulcus
额上沟
Inferior parietal lobule 顶下小叶
Middle frontal gyrus
额中回
Supramarginal gyrus
缘上回
Inferior frontal sulcus
额下沟
Angular gyrus
角回
Inferior frontal gyrus
额下回
Parieto-occipital sulcus
顶枕沟
Opercular part
岛盖部
Triangular part
三角部
Orbital part
眶部
Occipital pole
枕极
Frontal pole
额极
Calcarine sulcus
距状沟
Lunate sulcus (inconstant)
月状沟(不恒定)
Anterior ramus
前支
Transverse occipital sulcus
枕横沟
Lateral sulcus (of Sylvius)
外侧沟 (Sylvius沟)
Ascending ramus
升支
Posterior ramus
后支
Superior temporal gyrus
颞上回
Preoccipital notch
枕前切迹
Superior temporal sulcus
颞上沟
Temporal pole
颞极
Inferior temporal gyrus
颞下回
Middle temporal gyrus
颞中回
Inferior temporal sulcus
颞下沟
Frontal lobe
额叶
Parietal lobe
顶叶
Occipital lobe
枕叶
Temporal lobe
颞叶
Parietal operculum
顶叶岛盖
Frontal operculum
额叶岛盖
Insula (of Reil)
岛叶(Reil岛)
短回 Short gyri
中央沟 Central sulcus
岛阈 Limen insulae
长回 Long gyrus
环状沟 Circular sulcus
Temporal operculum
颞叶岛盖
F. Netter M.D.

参见图 174

Sagittal section of brain in situ
脑原位矢状断面

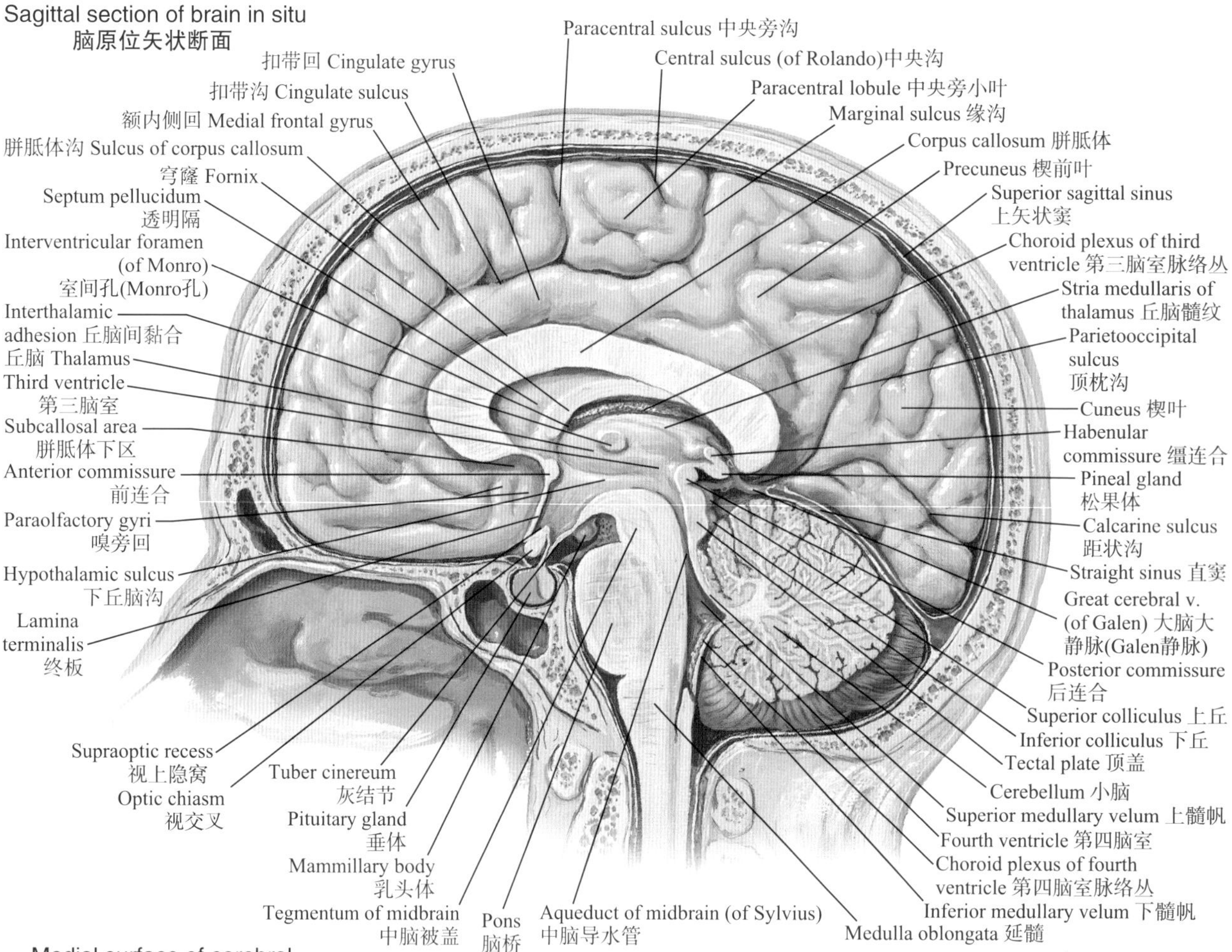

扣带回 Cingulate gyrus
扣带沟 Cingulate sulcus
额内侧回 Medial frontal gyrus
胼胝体沟 Sulcus of corpus callosum
穹窿 Fornix
Septum pellucidum 透明隔
Interventricular foramen (of Monro) 室间孔(Monro孔)
Interthalamic adhesion 丘脑间黏合
丘脑 Thalamus
Third ventricle 第三脑室
Subcallosal area 胼胝体下区
Anterior commissure 前连合
Paraolfactory gyri 嗅旁回
Hypothalamic sulcus 下丘脑沟
Lamina terminalis 终板
Supraoptic recess 视上隐窝
Optic chiasm 视交叉
Tuber cinereum 灰结节
Pituitary gland 垂体
Mammillary body 乳头体
Tegmentum of midbrain 中脑被盖
Pons 脑桥
Aqueduct of midbrain (of Sylvius) 中脑导水管
Medulla oblongata 延髓
Paracentral sulcus 中央旁沟
Central sulcus (of Rolando)中央沟
Paracentral lobule 中央旁小叶
Marginal sulcus 缘沟
Corpus callosum 胼胝体
Precuneus 楔前叶
Superior sagittal sinus 上矢状窦
Choroid plexus of third ventricle 第三脑室脉络丛
Stria medullaris of thalamus 丘脑髓纹
Parietooccipital sulcus 顶枕沟
Cuneus 楔叶
Habenular commissure 缰连合
Pineal gland 松果体
Calcarine sulcus 距状沟
Straight sinus 直窦
Great cerebral v. (of Galen) 大脑大静脉(Galen静脉)
Posterior commissure 后连合
Superior colliculus 上丘
Inferior colliculus 下丘
Tectal plate 顶盖
Cerebellum 小脑
Superior medullary velum 上髓帆
Fourth ventricle 第四脑室
Choroid plexus of fourth ventricle 第四脑室脉络丛
Inferior medullary velum 下髓帆

Medial surface of cerebral hemisphere: brain stem excised
大脑半球内侧面：去除脑干

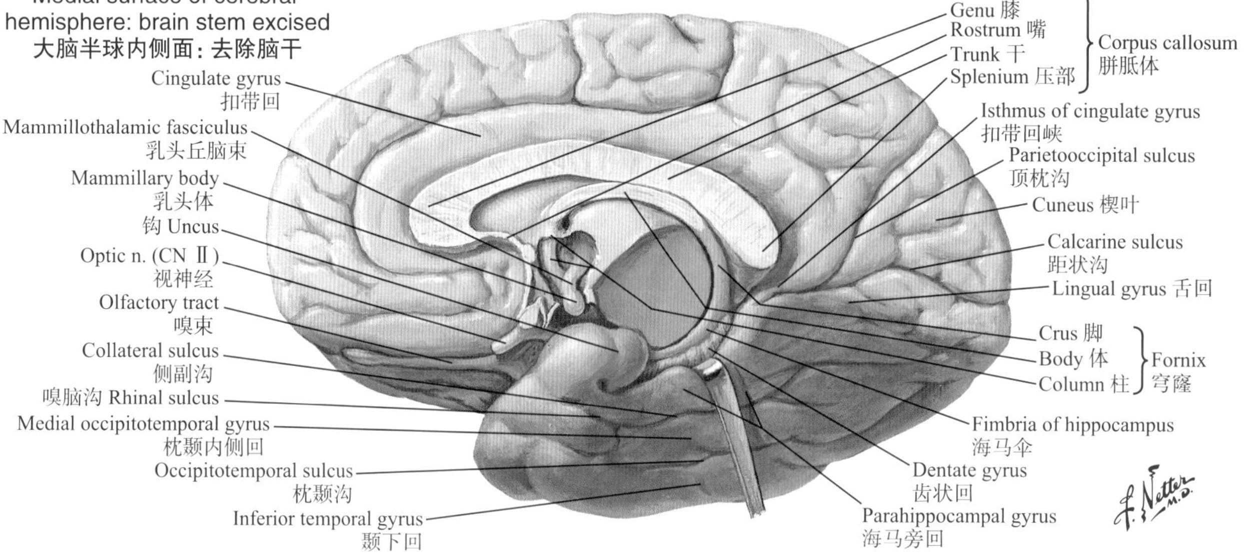

Cingulate gyrus 扣带回
Mammillothalamic fasciculus 乳头丘脑束
Mammillary body 乳头体
钩 Uncus
Optic n. (CN Ⅱ) 视神经
Olfactory tract 嗅束
Collateral sulcus 侧副沟
嗅脑沟 Rhinal sulcus
Medial occipitotemporal gyrus 枕颞内侧回
Occipitotemporal sulcus 枕颞沟
Inferior temporal gyrus 颞下回
Genu 膝
Rostrum 嘴
Trunk 干
Splenium 压部
Corpus callosum 胼胝体
Isthmus of cingulate gyrus 扣带回峡
Parietooccipital sulcus 顶枕沟
Cuneus 楔叶
Calcarine sulcus 距状沟
Lingual gyrus 舌回
Crus 脚
Body 体
Column 柱
Fornix 穹窿
Fimbria of hippocampus 海马伞
Dentate gyrus 齿状回
Parahippocampal gyrus 海马旁回

F. Netter M.D.

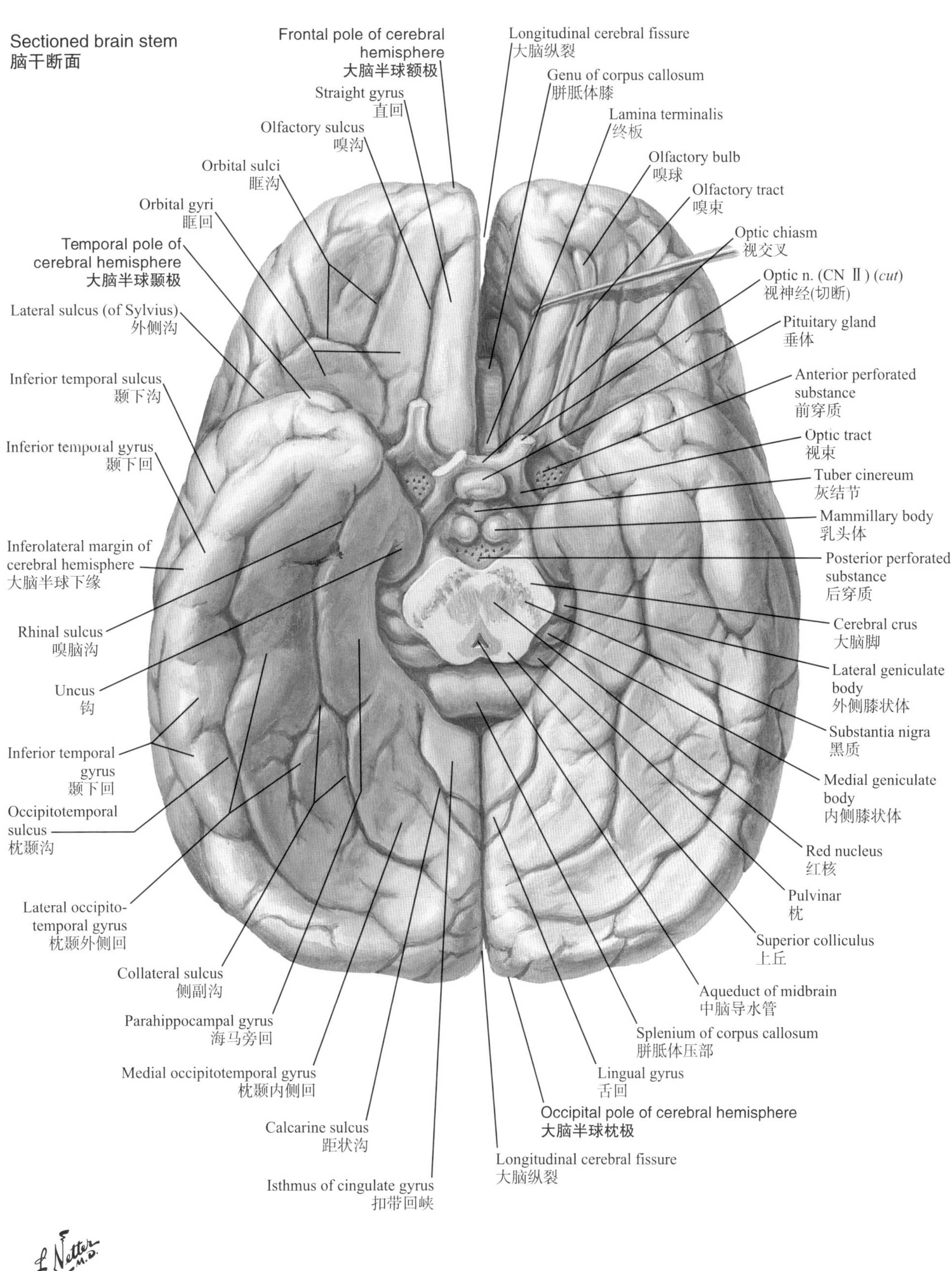
Sectioned brain stem
脑干断面
Frontal pole of cerebral hemisphere
大脑半球额极
Straight gyrus
直回
Olfactory sulcus
嗅沟
Orbital sulci
眶沟
Orbital gyri
眶回
Temporal pole of cerebral hemisphere
大脑半球颞极
Lateral sulcus (of Sylvius)
外侧沟
Inferior temporal sulcus
颞下沟
Inferior temporal gyrus
颞下回
Inferolateral margin of cerebral hemisphere
大脑半球下缘
Rhinal sulcus
嗅脑沟
Uncus
钩
Inferior temporal gyrus
颞下回
Occipitotemporal sulcus
枕颞沟
Lateral occipito-temporal gyrus
枕颞外侧回
Collateral sulcus
侧副沟
Parahippocampal gyrus
海马旁回
Medial occipitotemporal gyrus
枕颞内侧回
Calcarine sulcus
距状沟
Isthmus of cingulate gyrus
扣带回峡
Longitudinal cerebral fissure
大脑纵裂
Genu of corpus callosum
胼胝体膝
Lamina terminalis
终板
Olfactory bulb
嗅球
Olfactory tract
嗅束
Optic chiasm
视交叉
Optic n. (CN Ⅱ) (cut)
视神经(切断)
Pituitary gland
垂体
Anterior perforated substance
前穿质
Optic tract
视束
Tuber cinereum
灰结节
Mammillary body
乳头体
Posterior perforated substance
后穿质
Cerebral crus
大脑脚
Lateral geniculate body
外侧膝状体
Substantia nigra
黑质
Medial geniculate body
内侧膝状体
Red nucleus
红核
Pulvinar
枕
Superior colliculus
上丘
Aqueduct of midbrain
中脑导水管
Splenium of corpus callosum
胼胝体压部
Lingual gyrus
舌回
Occipital pole of cerebral hemisphere
大脑半球枕极
Longitudinal cerebral fissure
大脑纵裂
F. Netter M.D.

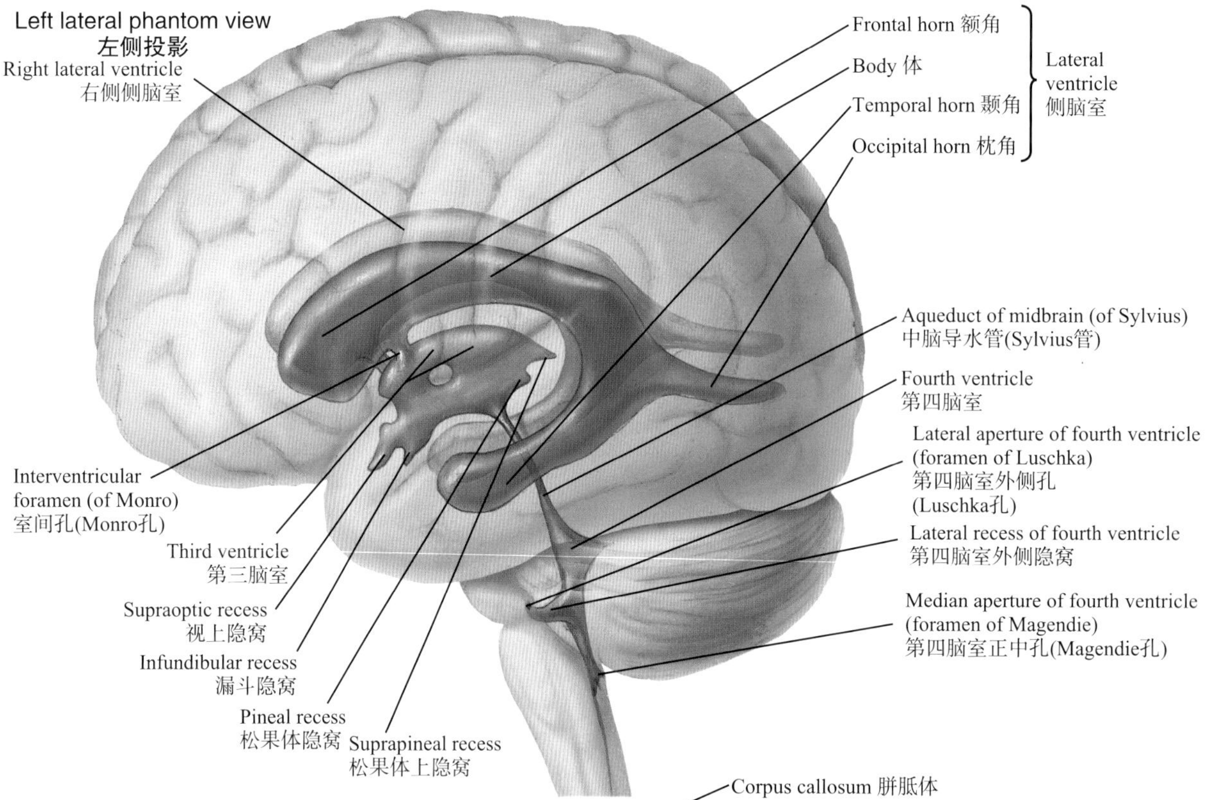

Left lateral phantom view
左侧投影

Right lateral ventricle
右侧侧脑室

Frontal horn 额角
Body 体
Temporal horn 颞角
Occipital horn 枕角
Lateral ventricle 侧脑室

Aqueduct of midbrain (of Sylvius)
中脑导水管(Sylvius管)

Fourth ventricle
第四脑室

Lateral aperture of fourth ventricle (foramen of Luschka)
第四脑室外侧孔(Luschka孔)

Lateral recess of fourth ventricle
第四脑室外侧隐窝

Median aperture of fourth ventricle (foramen of Magendie)
第四脑室正中孔(Magendie孔)

Interventricular foramen (of Monro)
室间孔(Monro孔)

Third ventricle
第三脑室

Supraoptic recess
视上隐窝

Infundibular recess
漏斗隐窝

Pineal recess
松果体隐窝

Suprapineal recess
松果体上隐窝

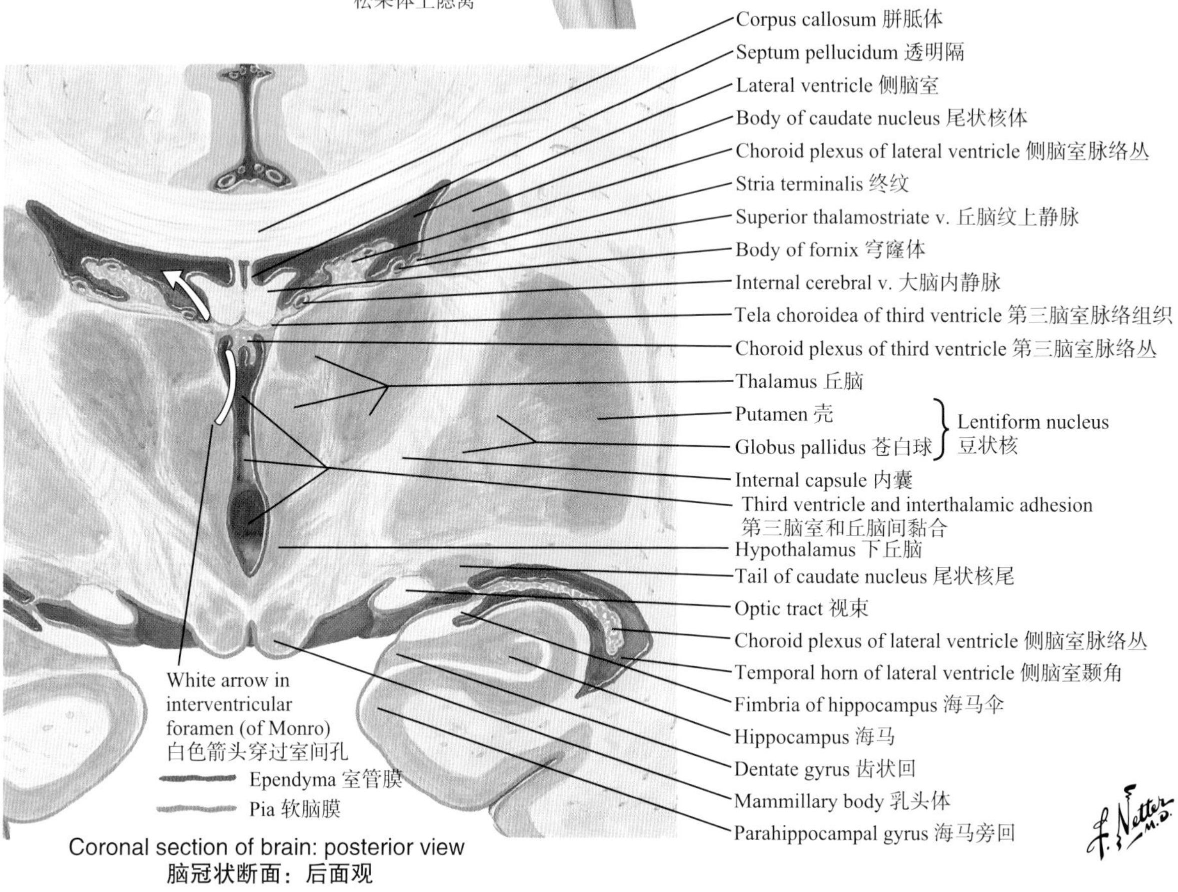

Corpus callosum 胼胝体
Septum pellucidum 透明隔
Lateral ventricle 侧脑室
Body of caudate nucleus 尾状核体
Choroid plexus of lateral ventricle 侧脑室脉络丛
Stria terminalis 终纹
Superior thalamostriate v. 丘脑纹上静脉
Body of fornix 穹窿体
Internal cerebral v. 大脑内静脉
Tela choroidea of third ventricle 第三脑室脉络组织
Choroid plexus of third ventricle 第三脑室脉络丛
Thalamus 丘脑
Putamen 壳
Globus pallidus 苍白球
Lentiform nucleus 豆状核
Internal capsule 内囊
Third ventricle and interthalamic adhesion
第三脑室和丘脑间黏合
Hypothalamus 下丘脑
Tail of caudate nucleus 尾状核尾
Optic tract 视束
Choroid plexus of lateral ventricle 侧脑室脉络丛
Temporal horn of lateral ventricle 侧脑室颞角
Fimbria of hippocampus 海马伞
Hippocampus 海马
Dentate gyrus 齿状回
Mammillary body 乳头体
Parahippocampal gyrus 海马旁回

White arrow in interventricular foramen (of Monro)
白色箭头穿过室间孔

Ependyma 室管膜
Pia 软脑膜

Coronal section of brain: posterior view
脑冠状断面：后面观

参见图 135，172，173

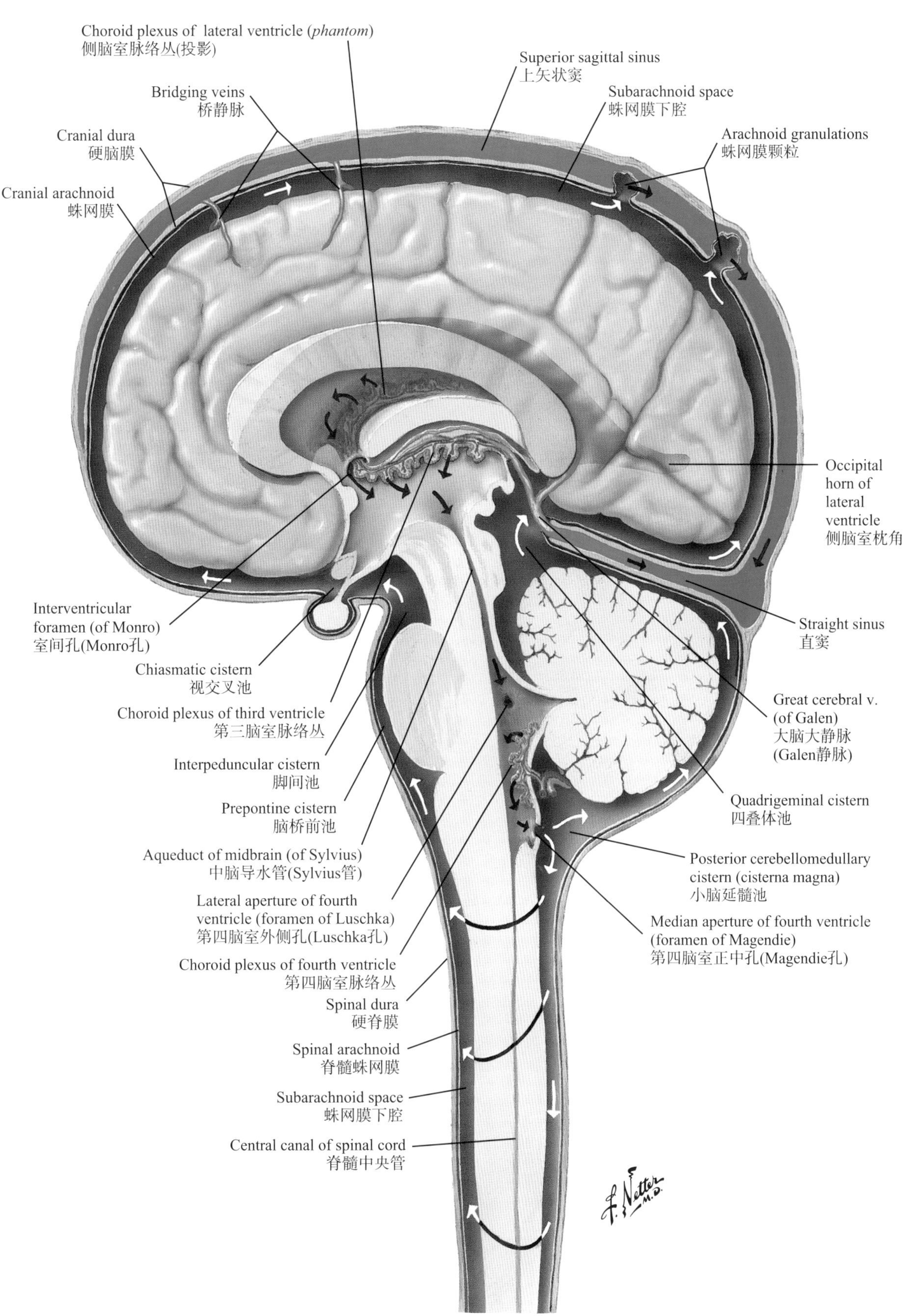

Horizontal sections through cerebrum
端脑水平断面

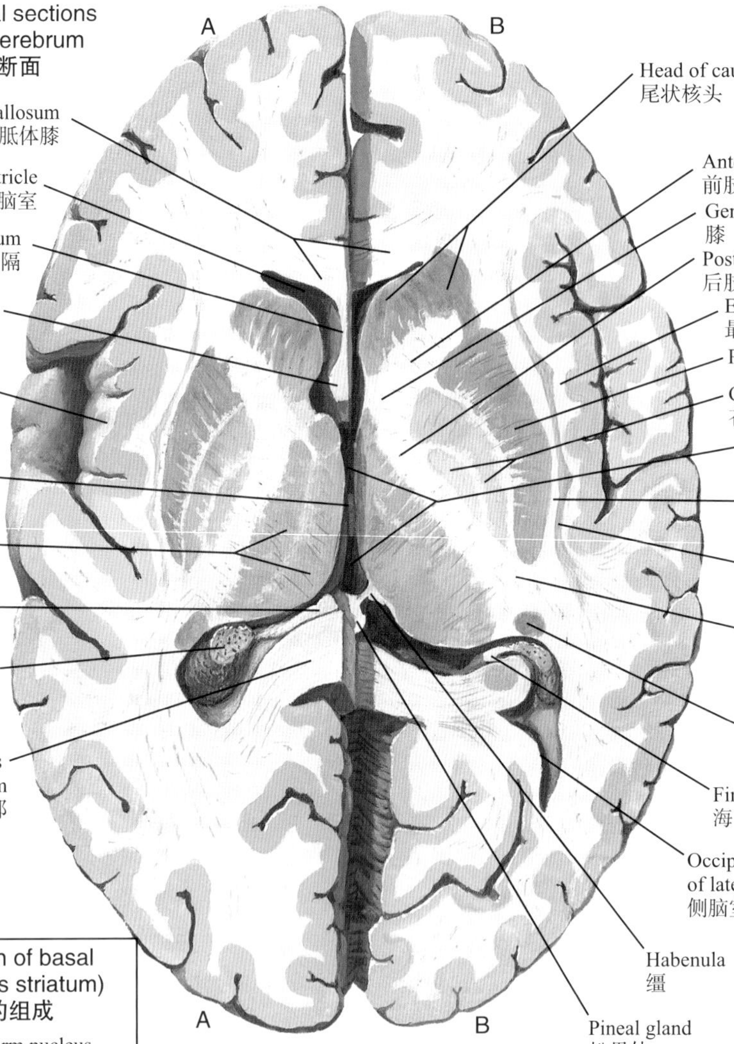


**Organization of basal nuclei (corpus striatum)**
**基底核的组成**

Lentiform nucleus 豆状核

- Caudate nucleus 尾状核
- Putamen 壳
- Globus pallidus 苍白球

Caudate nucleus + Putamen → Dorsal striatum (neostriatum) 背侧纹状体(新纹状体)

Globus pallidus → Dorsal pallidum (paleostriatum) 背侧苍白球(旧纹状体)

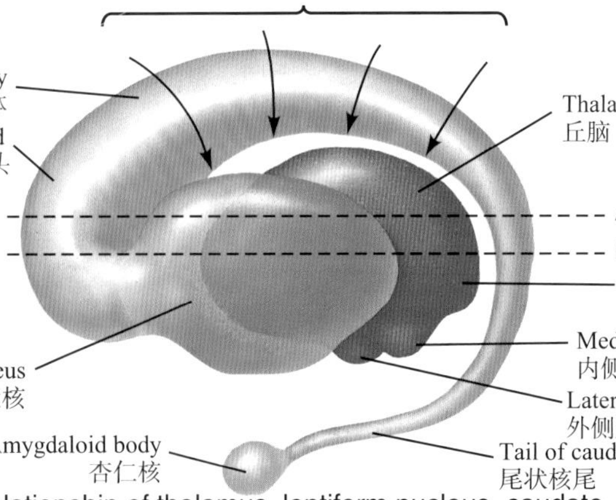


Interrelationship of thalamus, lentiform nucleus, caudate nucleus, and amygdaloid body (schema): left lateral view
丘脑、豆状核、尾状核与杏仁核的位置关系：左侧面观

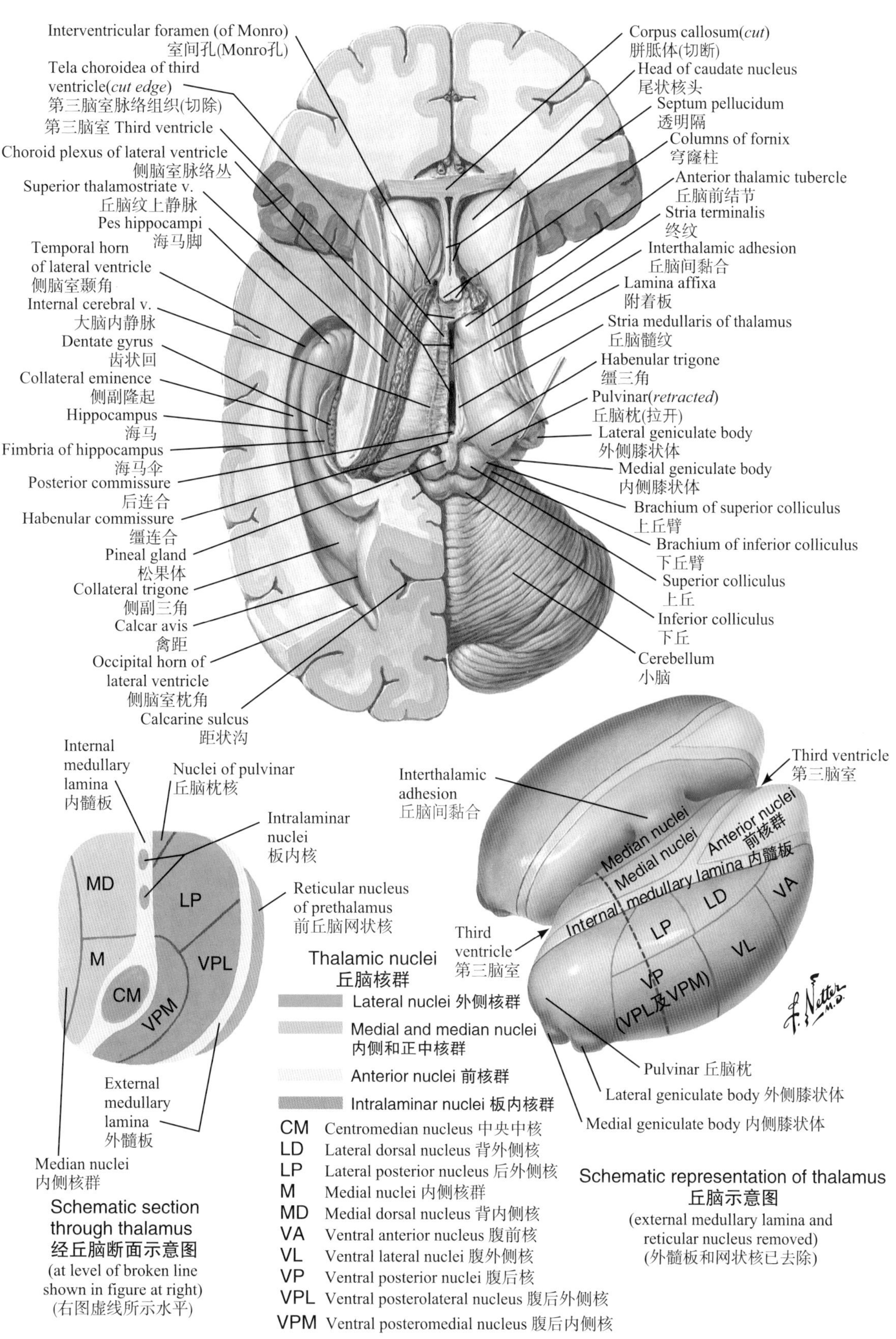
Interventricular foramen (of Monro)
室间孔(Monro孔)
Tela choroidea of third ventricle(*cut edge*)
第三脑室脉络组织(切除)
第三脑室 Third ventricle
Choroid plexus of lateral ventricle
侧脑室脉络丛
Superior thalamostriate v.
丘脑纹上静脉
Pes hippocampi
海马脚
Temporal horn of lateral ventricle
侧脑室颞角
Internal cerebral v.
大脑内静脉
Dentate gyrus
齿状回
Collateral eminence
侧副隆起
Hippocampus
海马
Fimbria of hippocampus
海马伞
Posterior commissure
后连合
Habenular commissure
缰连合
Pineal gland
松果体
Collateral trigone
侧副三角
Calcar avis
禽距
Occipital horn of lateral ventricle
侧脑室枕角
Calcarine sulcus
距状沟
Corpus callosum(*cut*)
胼胝体(切断)
Head of caudate nucleus
尾状核头
Septum pellucidum
透明隔
Columns of fornix
穹窿柱
Anterior thalamic tubercle
丘脑前结节
Stria terminalis
终纹
Interthalamic adhesion
丘脑间黏合
Lamina affixa
附着板
Stria medullaris of thalamus
丘脑髓纹
Habenular trigone
缰三角
Pulvinar(*retracted*)
丘脑枕(拉开)
Lateral geniculate body
外侧膝状体
Medial geniculate body
内侧膝状体
Brachium of superior colliculus
上丘臂
Brachium of inferior colliculus
下丘臂
Superior colliculus
上丘
Inferior colliculus
下丘
Cerebellum
小脑
Internal medullary lamina
内髓板
Nuclei of pulvinar
丘脑枕核
Intralaminar nuclei
板内核
Reticular nucleus of prethalamus
前丘脑网状核
MD
LP
M
VPL
CM
VPM
External medullary lamina
外髓板
Median nuclei
内侧核群
Schematic section through thalamus
经丘脑断面示意图
(at level of broken line shown in figure at right)
(右图虚线所示水平)
Interthalamic adhesion
丘脑间黏合
Third ventricle
第三脑室
Median nuclei
Medial nuclei
Anterior nuclei
前核群
Internal medullary lamina 内髓板
LD
VA
LP
VL
VP
(VPL及VPM)
Third ventricle
第三脑室
Pulvinar 丘脑枕
Lateral geniculate body 外侧膝状体
Medial geniculate body 内侧膝状体
Schematic representation of thalamus
丘脑示意图
(external medullary lamina and reticular nucleus removed)
(外髓板和网状核已去除)
Thalamic nuclei
丘脑核群
Lateral nuclei 外侧核群
Medial and median nuclei
内侧和正中核群
Anterior nuclei 前核群
Intralaminar nuclei 板内核群
CM Centromedian nucleus 中央中核
LD Lateral dorsal nucleus 背外侧核
LP Lateral posterior nucleus 后外侧核
M Medial nuclei 内侧核群
MD Medial dorsal nucleus 背内侧核
VA Ventral anterior nucleus 腹前核
VL Ventral lateral nuclei 腹外侧核
VP Ventral posterior nuclei 腹后核
VPL Ventral posterolateral nucleus 腹后外侧核
VPM Ventral posteromedial nucleus 腹后内侧核
F. Netter M.D.

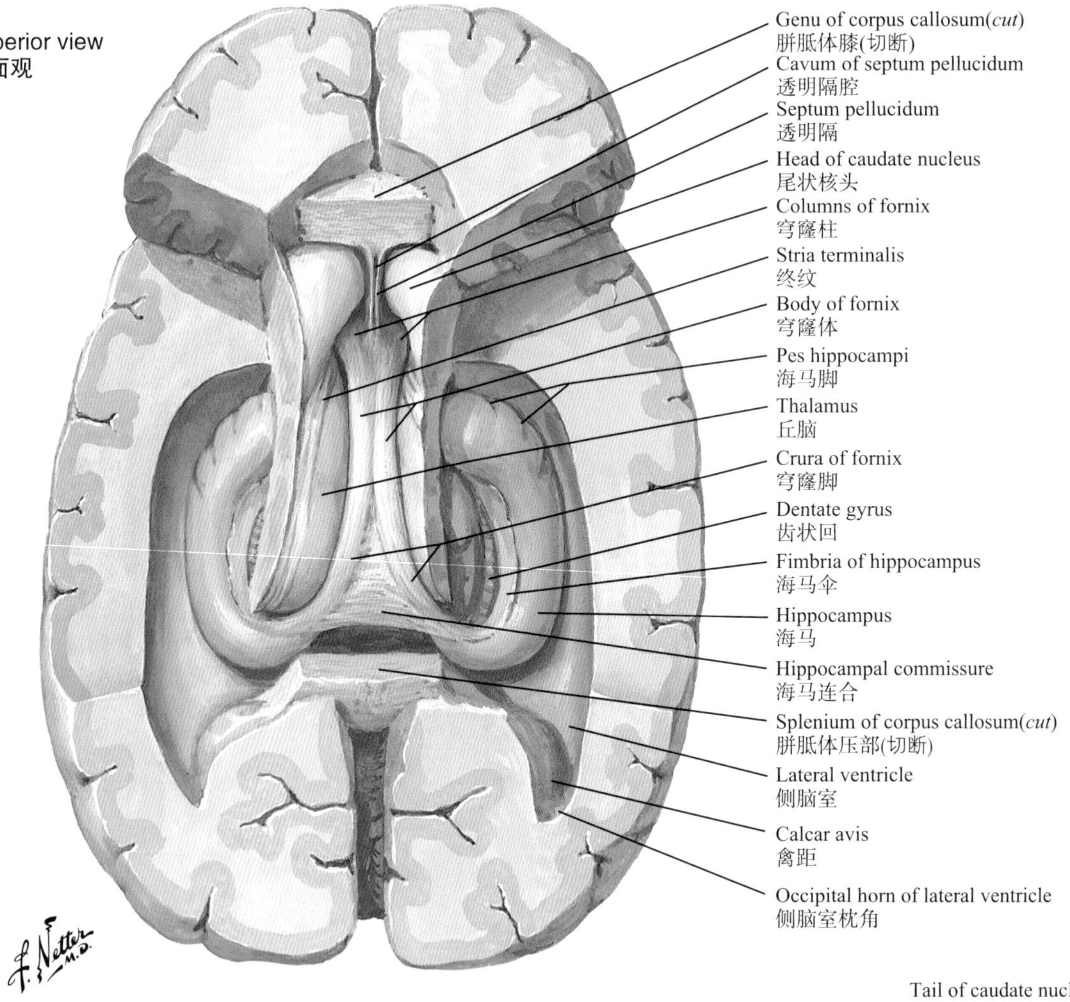

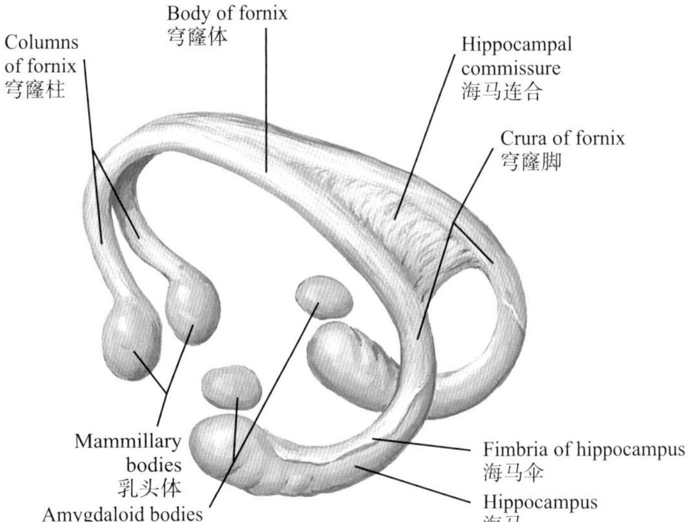

Fornix: schema
穹窿：示意图

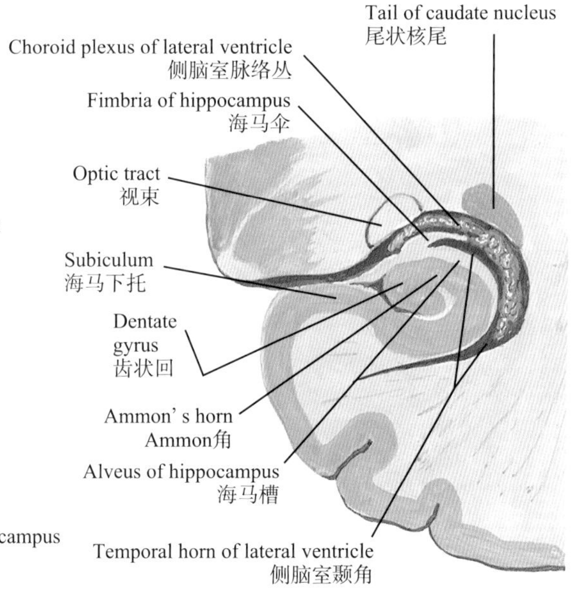

Coronal section: posterior view
冠状断面：后面观

Posterolateral view
后外侧面观

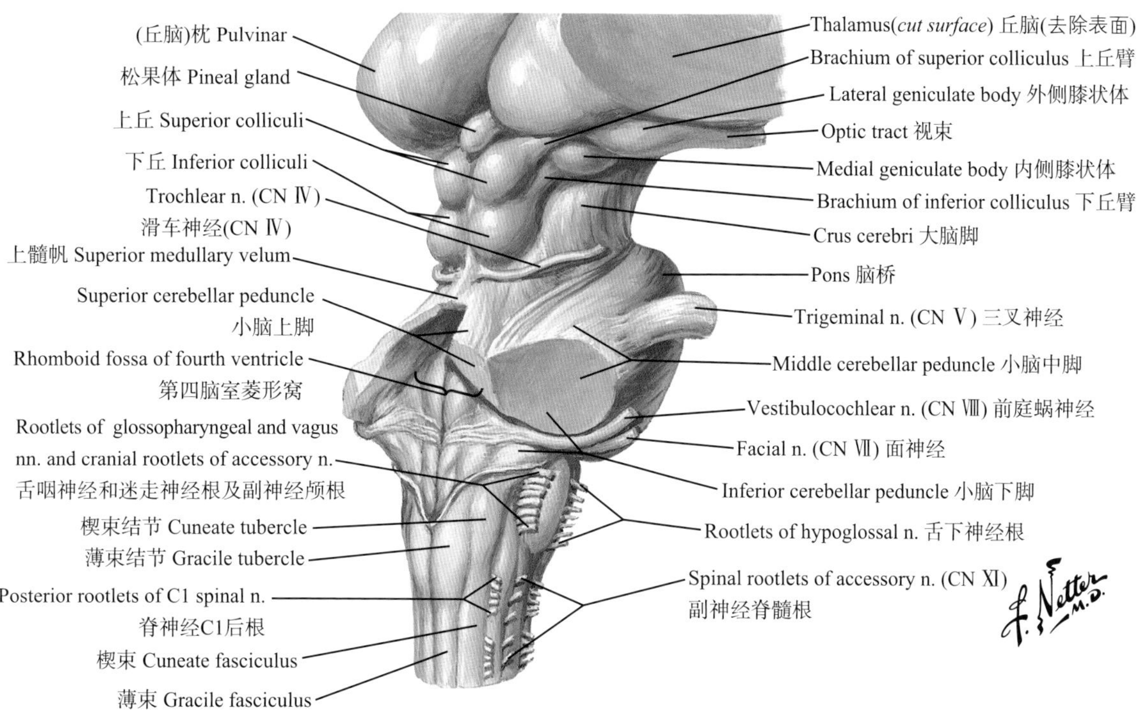


Anterior view
前面观

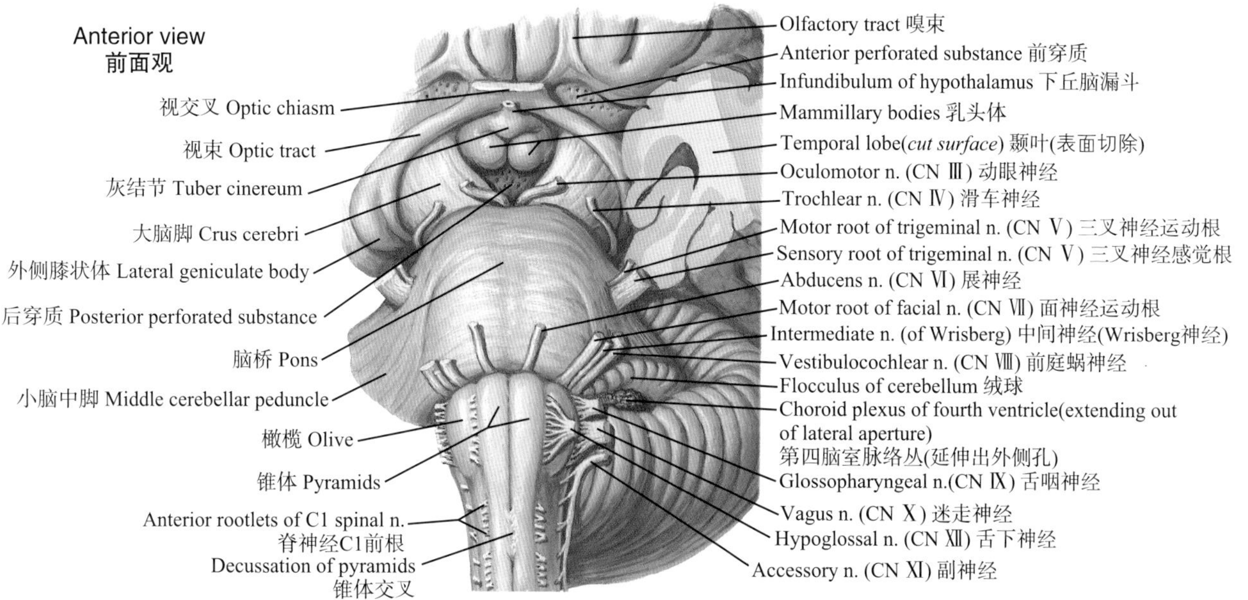

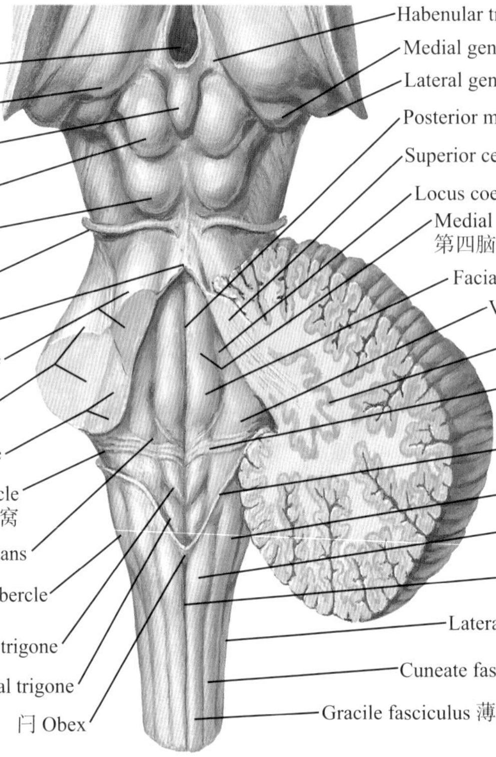

Posterior view
后面观
第三脑室 Third ventricle
丘脑枕 Pulvinar
松果体 Pineal gland
上丘 Superior colliculus
下丘 Inferior colliculus
滑车神经 Trochlear n. (CN Ⅳ)
上髓帆 Superior medullary velum
小脑上脚 Superior cerebellar peduncle
小脑中脚 Middle cerebellar peduncle
小脑下脚 Inferior cerebellar peduncle
Lateral recess of fourth ventricle
第四脑室外侧隐窝
界沟 Sulcus limitans
三叉神经结节 Trigeminal tubercle
舌下神经三角 Hypoglossal trigone
迷走神经三角 Vagal trigone
闩 Obex
Habenular trigone 缰三角
Medial geniculate body 内侧膝状体
Lateral geniculate body 外侧膝状体
Posterior median sulcus 后正中沟
Superior cerebellar peduncle 小脑上脚
Locus coeruleus 蓝斑
Medial eminence of fourth ventricle
第四脑室内侧隆起
Facial colliculus 面神经丘
Vestibular area 前庭区
Dentate nucleus 齿状核
Striae medullares of fourth ventricle
第四脑室髓纹
Taenia cinerea 脑室带
Cuneate tubercle 楔束结节
Gracile tubercle 薄束结节
Posterior median sulcus 后正中沟
Lateral funiculus 外侧索
Cuneate fasciculus 楔束
Gracile fasciculus 薄束
Median sagittal section 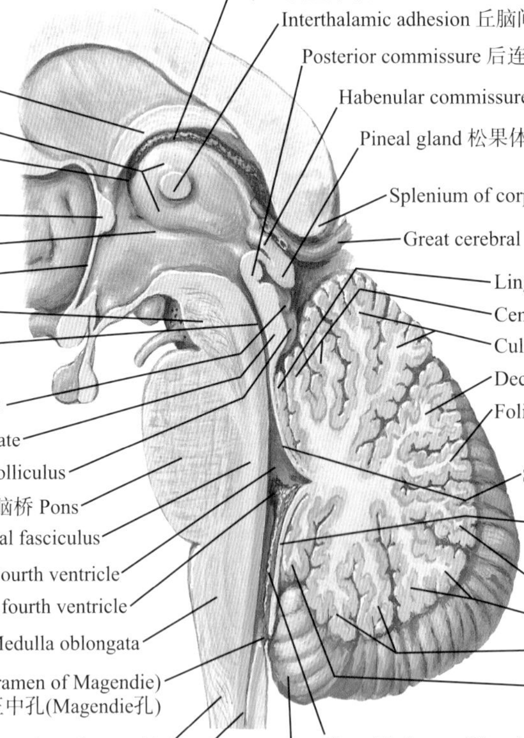
正中矢状断面
穹窿体 Body of fornix
丘脑 Thalamus
Interventricular foramen (of Monro)
室间孔(Monro孔)
前连合 Anterior commissure
下丘脑沟 Hypothalamic sulcus
终板 Lamina terminalis
中脑被盖 Tegmentum of midbrain
Aqueduct of midbrain (of Sylvius)
中脑导水管(Sylvius管)
上丘 Superior colliculus
顶盖 Tectal plate
下丘 Inferior colliculus
脑桥 Pons
内侧纵束 Medial longitudinal fasciculus
第四脑室 Fourth ventricle
第四脑室脉络丛 Choroid plexus of fourth ventricle
延髓 Medulla oblongata
Median aperture of fourth ventricle (foramen of Magendie)
第四脑室正中孔(Magendie孔)
锥体交叉 Decussation of pyramids
脊髓中央管 Central canal of spinal cord
Choroid plexus of third ventricle
第三脑室脉络丛
Interthalamic adhesion 丘脑间黏合
Posterior commissure 后连合
Habenular commissure 缰连合
Pineal gland 松果体
Splenium of corpus callosum 胼胝体压部
Great cerebral v. (of Galen) 大脑大静脉(Galen静脉)
Lingula (lobule Ⅰ) 小舌
Central lobule (Ⅱ and Ⅲ) 中央小叶
Culmen (Ⅳ and Ⅴ) 山顶
Declive (Ⅵ) 山坡
Folium (ⅦA) 蚓叶
Vermis of cerebellum 小脑蚓
Superior medullary velum 上髓帆
Inferior medullary velum 下髓帆
Tuber (ⅦB) 蚓结节
Pyramid (Ⅷ) 蚓锥体
Uvula (Ⅸ) 蚓垂
Nodulus(lobule Ⅹ) 小结
Vermis of cerebellum 小脑蚓
Choroid plexus of fourth ventricle 第四脑室脉络丛
Tonsil of cerebellum 小脑扁桃体

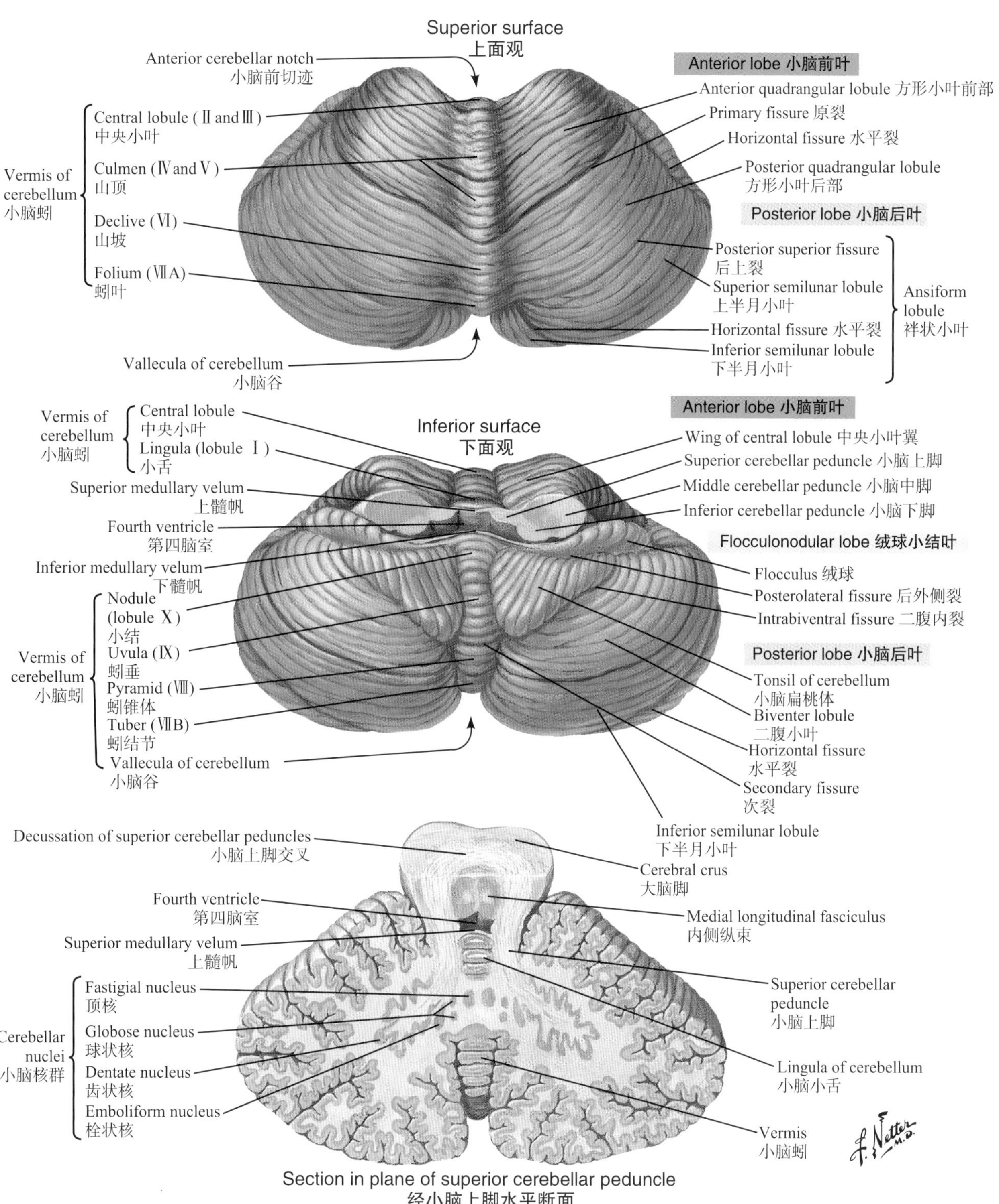

Section in plane of superior cerebellar peduncle
经小脑上脚水平断面

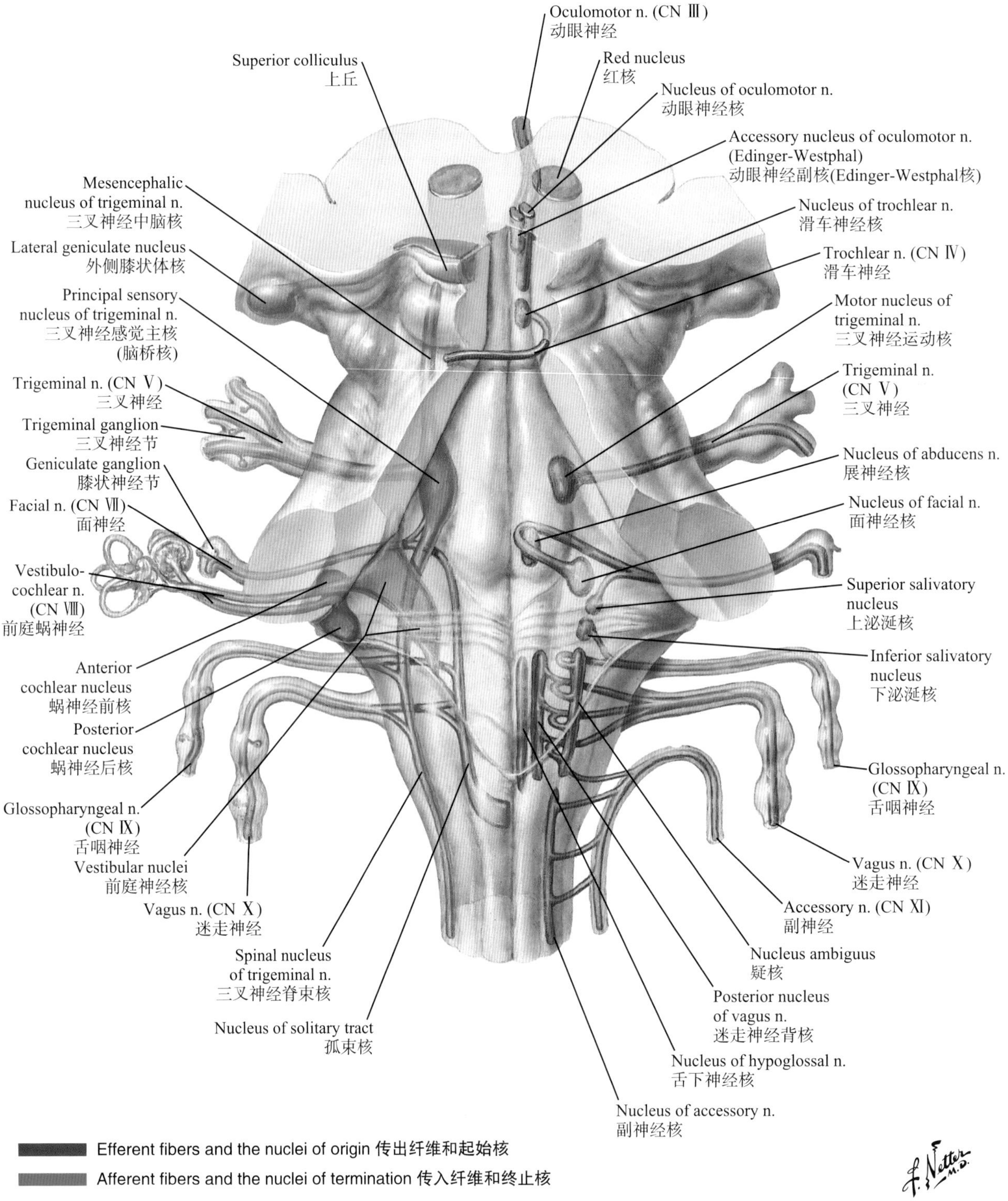

Oculomotor n. (CN Ⅲ)
动眼神经
Superior colliculus
上丘
Red nucleus
红核
Nucleus of oculomotor n.
动眼神经核
Accessory nucleus of oculomotor n.
(Edinger-Westphal)
动眼神经副核(Edinger-Westphal核)
Mesencephalic
nucleus of trigeminal n.
三叉神经中脑核
Nucleus of trochlear n.
滑车神经核
Lateral geniculate nucleus
外侧膝状体核
Trochlear n. (CN Ⅳ)
滑车神经
Principal sensory
nucleus of trigeminal n.
三叉神经感觉主核
(脑桥核)
Motor nucleus of
trigeminal n.
三叉神经运动核
Trigeminal n. (CN Ⅴ)
三叉神经
Trigeminal n.
(CN Ⅴ)
三叉神经
Trigeminal ganglion
三叉神经节
Geniculate ganglion
膝状神经节
Nucleus of abducens n.
展神经核
Facial n. (CN Ⅶ)
面神经
Nucleus of facial n.
面神经核
Vestibulo-
cochlear n.
(CN Ⅷ)
前庭蜗神经
Superior salivatory
nucleus
上泌涎核
Anterior
cochlear nucleus
蜗神经前核
Inferior salivatory
nucleus
下泌涎核
Posterior
cochlear nucleus
蜗神经后核
Glossopharyngeal n.
(CN Ⅸ)
舌咽神经
Glossopharyngeal n.
(CN Ⅸ)
舌咽神经
Vestibular nuclei
前庭神经核
Vagus n. (CN Ⅹ)
迷走神经
Vagus n. (CN Ⅹ)
迷走神经
Accessory n. (CN Ⅺ)
副神经
Spinal nucleus
of trigeminal n.
三叉神经脊束核
Nucleus ambiguus
疑核
Posterior nucleus
of vagus n.
迷走神经背核
Nucleus of solitary tract
孤束核
Nucleus of hypoglossal n.
舌下神经核
Nucleus of accessory n.
副神经核
Efferent fibers and the nuclei of origin 传出纤维和起始核
Afferent fibers and the nuclei of termination 传入纤维和终止核

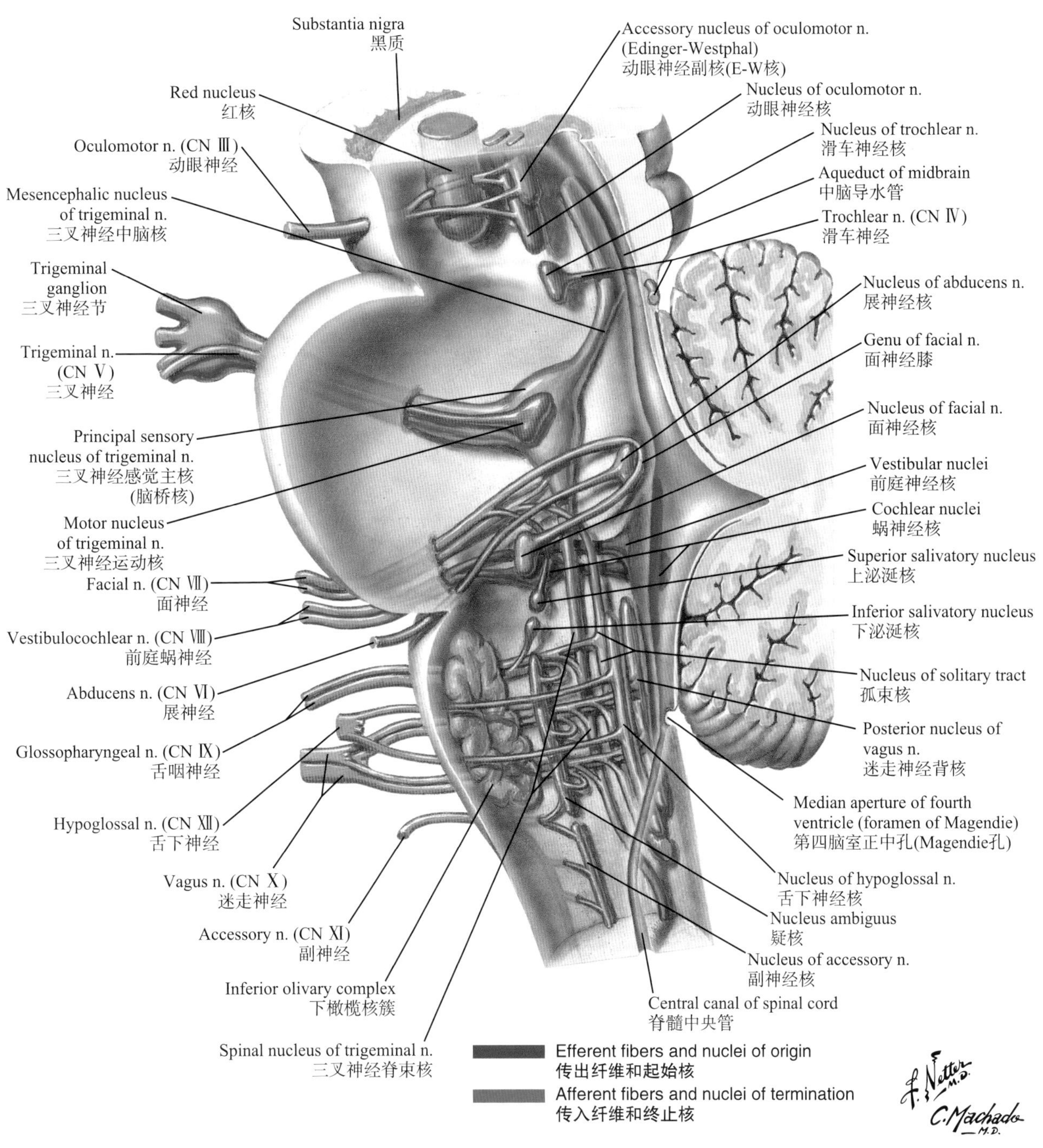
Substantia nigra
黑质
Red nucleus
红核
Oculomotor n. (CN Ⅲ)
动眼神经
Mesencephalic nucleus of trigeminal n.
三叉神经中脑核
Trigeminal ganglion
三叉神经节
Trigeminal n. (CN Ⅴ)
三叉神经
Principal sensory nucleus of trigeminal n.
三叉神经感觉主核
(脑桥核)
Motor nucleus of trigeminal n.
三叉神经运动核
Facial n. (CN Ⅶ)
面神经
Vestibulocochlear n. (CN Ⅷ)
前庭蜗神经
Abducens n. (CN Ⅵ)
展神经
Glossopharyngeal n. (CN Ⅸ)
舌咽神经
Hypoglossal n. (CN Ⅻ)
舌下神经
Vagus n. (CN Ⅹ)
迷走神经
Accessory n. (CN Ⅺ)
副神经
Inferior olivary complex
下橄榄核簇
Spinal nucleus of trigeminal n.
三叉神经脊束核
Accessory nucleus of oculomotor n. (Edinger-Westphal)
动眼神经副核(E-W核)
Nucleus of oculomotor n.
动眼神经核
Nucleus of trochlear n.
滑车神经核
Aqueduct of midbrain
中脑导水管
Trochlear n. (CN Ⅳ)
滑车神经
Nucleus of abducens n.
展神经核
Genu of facial n.
面神经膝
Nucleus of facial n.
面神经核
Vestibular nuclei
前庭神经核
Cochlear nuclei
蜗神经核
Superior salivatory nucleus
上泌涎核
Inferior salivatory nucleus
下泌涎核
Nucleus of solitary tract
孤束核
Posterior nucleus of vagus n.
迷走神经背核
Median aperture of fourth ventricle (foramen of Magendie)
第四脑室正中孔(Magendie孔)
Nucleus of hypoglossal n.
舌下神经核
Nucleus ambiguus
疑核
Nucleus of accessory n.
副神经核
Central canal of spinal cord
脊髓中央管
Efferent fibers and nuclei of origin
传出纤维和起始核
Afferent fibers and nuclei of termination
传入纤维和终止核
F. Netter M.D.
C.Machado M.D.

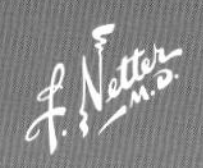

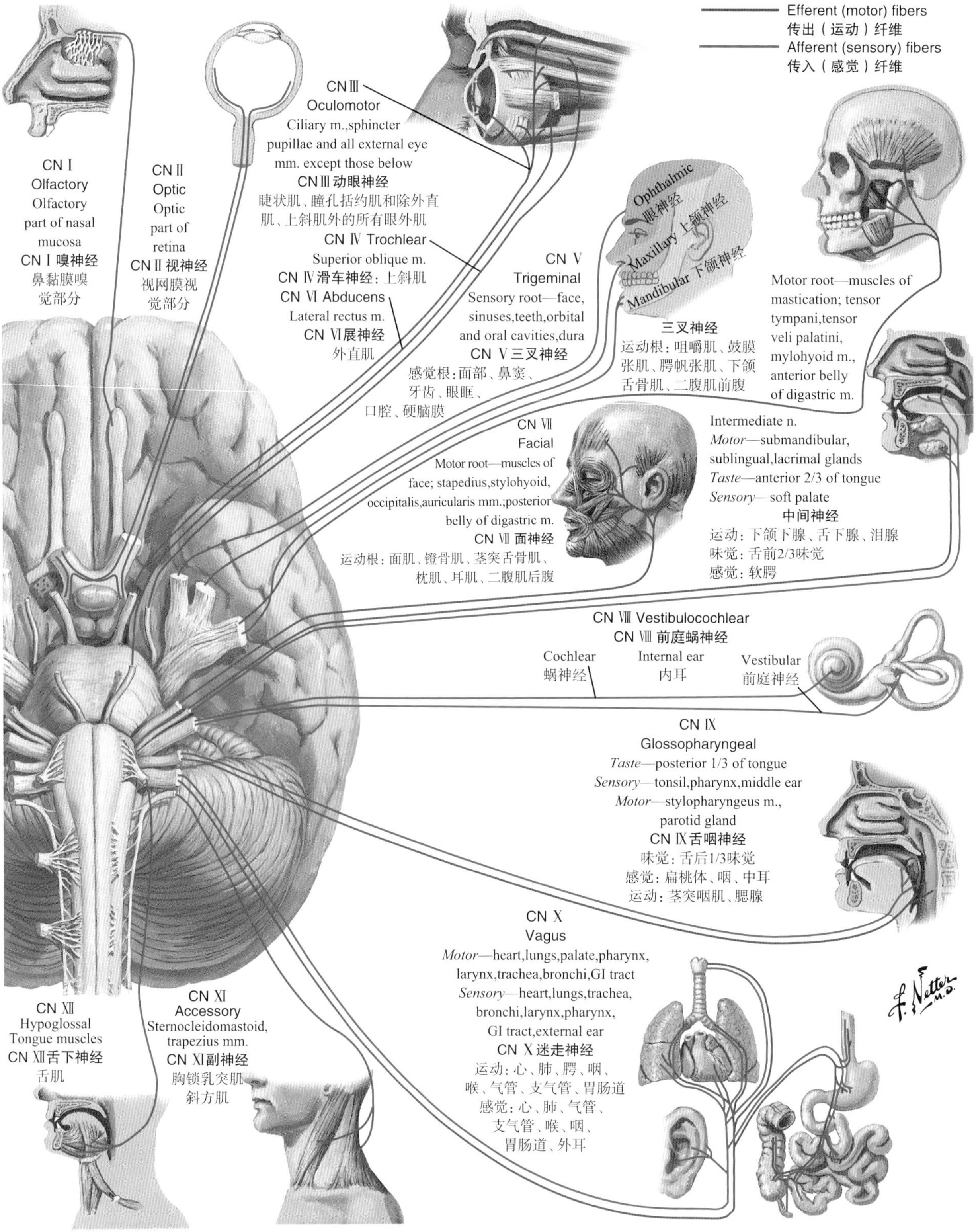

# 脑神经：运动和感觉纤维的分布示意图

Efferent (motor) fibers
传出（运动）纤维
Afferent (sensory) fibers
传入（感觉）纤维

CN Ⅰ
Olfactory
Olfactory part of nasal mucosa
CN Ⅰ 嗅神经
鼻黏膜嗅觉部分

CN Ⅱ
Optic
Optic part of retina
CN Ⅱ 视神经
视网膜视觉部分

CN Ⅲ
Oculomotor
Ciliary m.,sphincter pupillae and all external eye mm. except those below
CN Ⅲ 动眼神经
睫状肌、瞳孔括约肌和除外直肌、上斜肌外的所有眼外肌

CN Ⅳ Trochlear
Superior oblique m.
CN Ⅳ 滑车神经：上斜肌

CN Ⅵ Abducens
Lateral rectus m.
CN Ⅵ 展神经
外直肌

CN Ⅴ
Trigeminal
Sensory root—face, sinuses,teeth,orbital and oral cavities,dura
CN Ⅴ 三叉神经
感觉根：面部、鼻窦、牙齿、眼眶、口腔、硬脑膜

Ophthalmic
眼神经
Maxillary 上颌神经
Mandibular 下颌神经

Motor root—muscles of mastication; tensor tympani,tensor veli palatini, mylohyoid m., anterior belly of digastric m.
三叉神经
运动根：咀嚼肌、鼓膜张肌、腭帆张肌、下颌舌骨肌、二腹肌前腹

CN Ⅶ
Facial
Motor root—muscles of face; stapedius,stylohyoid, occipitalis,auricularis mm.;posterior belly of digastric m.
CN Ⅶ 面神经
运动根：面肌、镫骨肌、茎突舌骨肌、枕肌、耳肌、二腹肌后腹

Intermediate n.
*Motor*—submandibular, sublingual,lacrimal glands
*Taste*—anterior 2/3 of tongue
*Sensory*—soft palate
中间神经
运动：下颌下腺、舌下腺、泪腺
味觉：舌前2/3味觉
感觉：软腭

CN Ⅷ Vestibulocochlear
CN Ⅷ 前庭蜗神经
Cochlear
蜗神经
Internal ear
内耳
Vestibular
前庭神经

CN Ⅸ
Glossopharyngeal
*Taste*—posterior 1/3 of tongue
*Sensory*—tonsil,pharynx,middle ear
*Motor*—stylopharyngeus m., parotid gland
CN Ⅸ 舌咽神经
味觉：舌后1/3味觉
感觉：扁桃体、咽、中耳
运动：茎突咽肌、腮腺

CN Ⅹ
Vagus
*Motor*—heart,lungs,palate,pharynx, larynx,trachea,bronchi,GI tract
*Sensory*—heart,lungs,trachea, bronchi,larynx,pharynx, GI tract,external ear
CN Ⅹ 迷走神经
运动：心、肺、腭、咽、喉、气管、支气管、胃肠道
感觉：心、肺、气管、支气管、喉、咽、胃肠道、外耳

CN Ⅺ
Accessory
Sternocleidomastoid, trapezius mm.
CN Ⅺ 副神经
胸锁乳突肌
斜方肌

CN Ⅻ
Hypoglossal
Tongue muscles
CN Ⅻ 舌下神经
舌肌

参见图 64

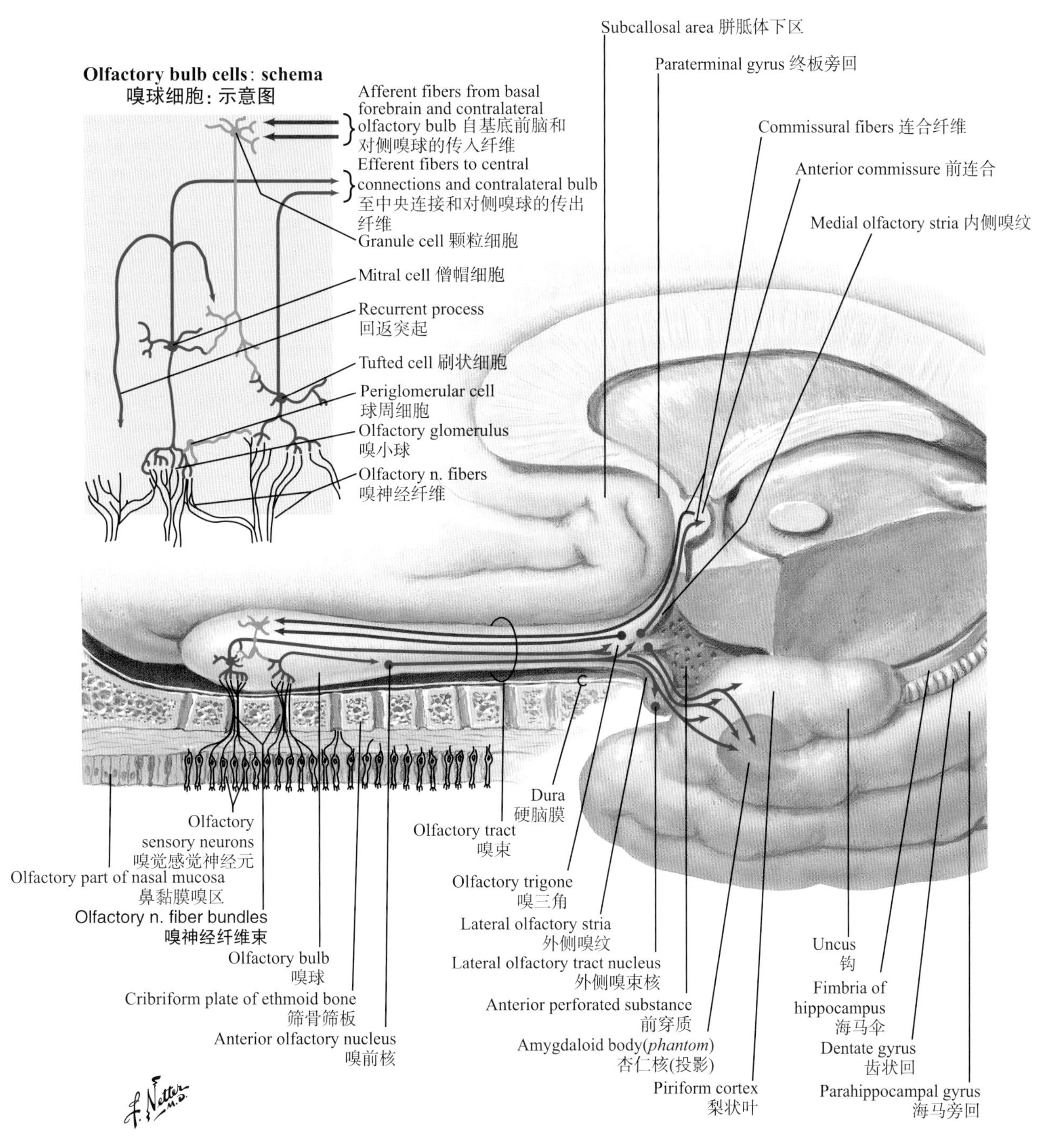
Olfactory bulb cells: schema
嗅球细胞：示意图
Afferent fibers from basal forebrain and contralateral olfactory bulb 自基底前脑和对侧嗅球的传入纤维
Efferent fibers to central connections and contralateral bulb 至中央连接和对侧嗅球的传出纤维
Granule cell 颗粒细胞
Mitral cell 僧帽细胞
Recurrent process 回返突起
Tufted cell 刷状细胞
Periglomerular cell 球周细胞
Olfactory glomerulus 嗅小球
Olfactory n. fibers 嗅神经纤维
Subcallosal area 胼胝体下区
Paraterminal gyrus 终板旁回
Commissural fibers 连合纤维
Anterior commissure 前连合
Medial olfactory stria 内侧嗅纹
Olfactory sensory neurons 嗅觉感觉神经元
Olfactory part of nasal mucosa 鼻黏膜嗅区
Olfactory n. fiber bundles 嗅神经纤维束
Olfactory bulb 嗅球
Cribriform plate of ethmoid bone 筛骨筛板
Anterior olfactory nucleus 嗅前核
Dura 硬脑膜
Olfactory tract 嗅束
Olfactory trigone 嗅三角
Lateral olfactory stria 外侧嗅纹
Lateral olfactory tract nucleus 外侧嗅束核
Anterior perforated substance 前穿质
Amygdaloid body(phantom) 杏仁核(投影)
Piriform cortex 梨状叶
Uncus 钩
Fimbria of hippocampus 海马伞
Dentate gyrus 齿状回
Parahippocampal gyrus 海马旁回
C
F. Netter M.D.

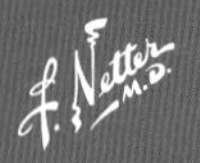

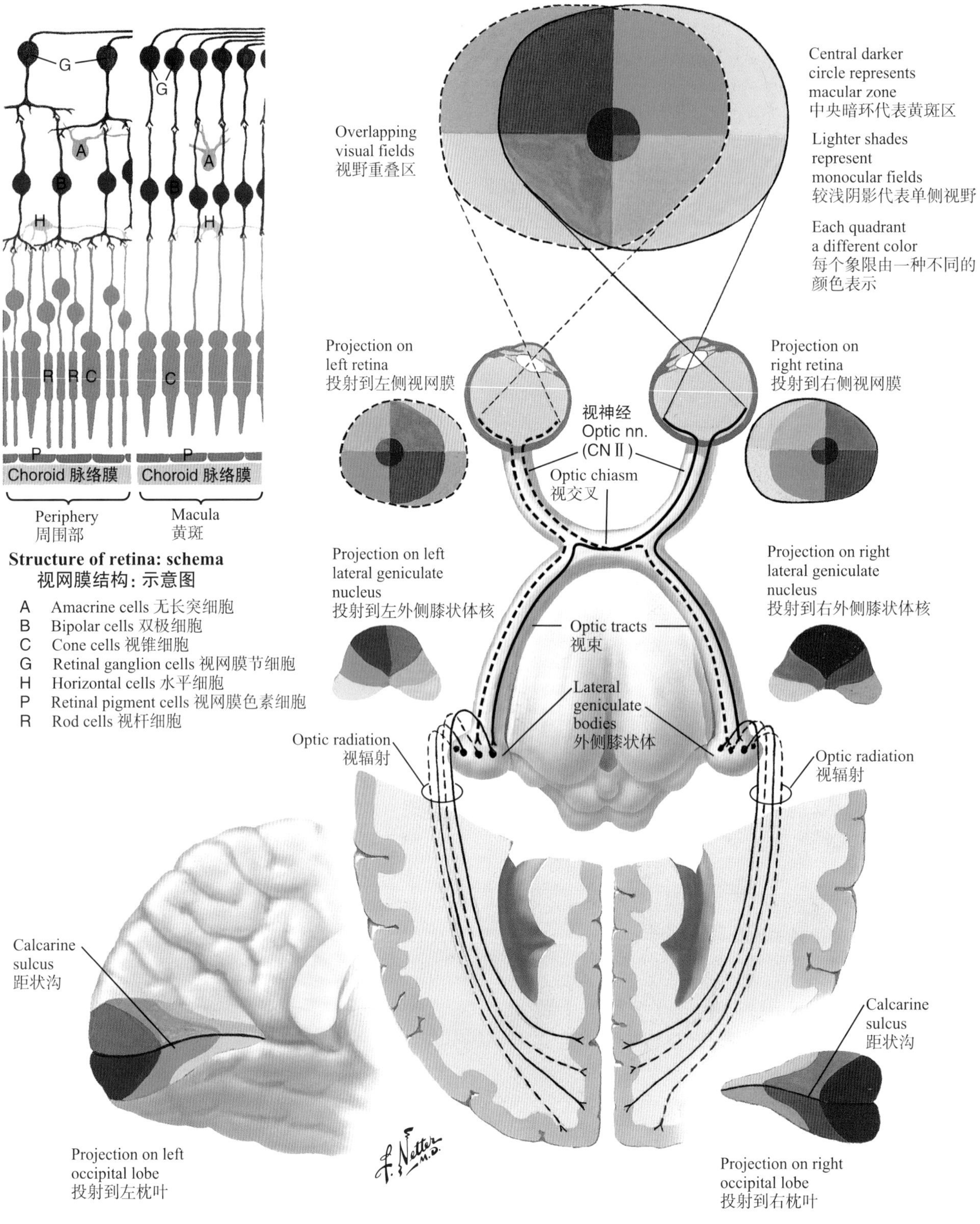

# 视神经(CN Ⅱ)和视觉通路:示意图

G
G
A
A
B
B
H
H
R R C
C
P
P
Choroid 脉络膜
Choroid 脉络膜
Periphery
周围部
Macula
黄斑

**Structure of retina: schema**
**视网膜结构:示意图**

A Amacrine cells 无长突细胞
B Bipolar cells 双极细胞
C Cone cells 视锥细胞
G Retinal ganglion cells 视网膜节细胞
H Horizontal cells 水平细胞
P Retinal pigment cells 视网膜色素细胞
R Rod cells 视杆细胞

Overlapping visual fields
视野重叠区

Central darker circle represents macular zone
中央暗环代表黄斑区

Lighter shades represent monocular fields
较浅阴影代表单侧视野

Each quadrant a different color
每个象限由一种不同的颜色表示

Projection on left retina
投射到左侧视网膜

Projection on right retina
投射到右侧视网膜

视神经
Optic nn.
(CN Ⅱ)

Optic chiasm
视交叉

Projection on left lateral geniculate nucleus
投射到左外侧膝状体核

Projection on right lateral geniculate nucleus
投射到右外侧膝状体核

Optic tracts
视束

Lateral geniculate bodies
外侧膝状体

Optic radiation
视辐射

Optic radiation
视辐射

Calcarine sulcus
距状沟

Calcarine sulcus
距状沟

Projection on left occipital lobe
投射到左枕叶

Projection on right occipital lobe
投射到右枕叶

# 动眼神经(CN Ⅲ)、滑车神经(CN Ⅳ)和展神经(CN Ⅵ):示意图

参见图 113,159

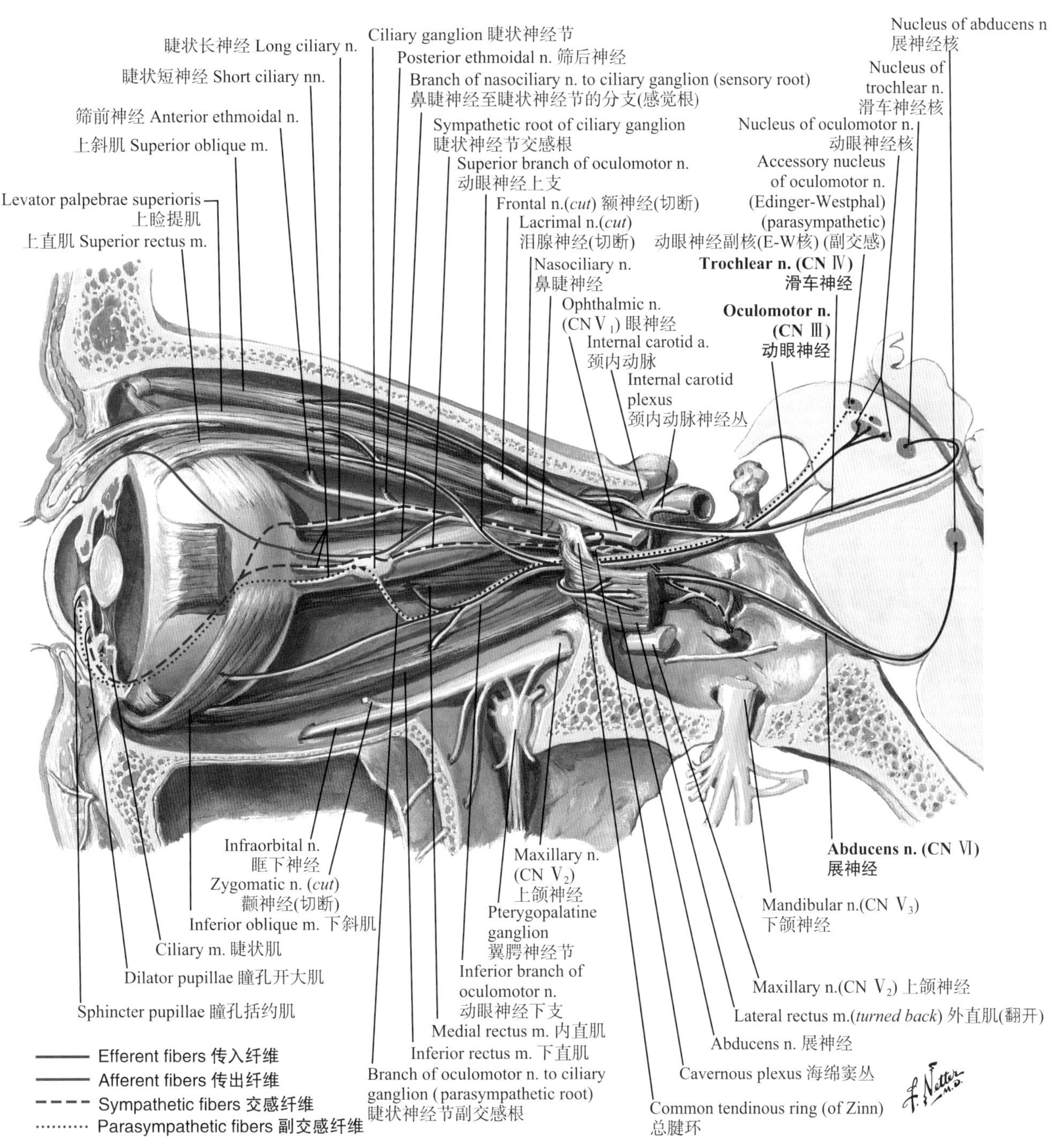

参见图 23,77,79

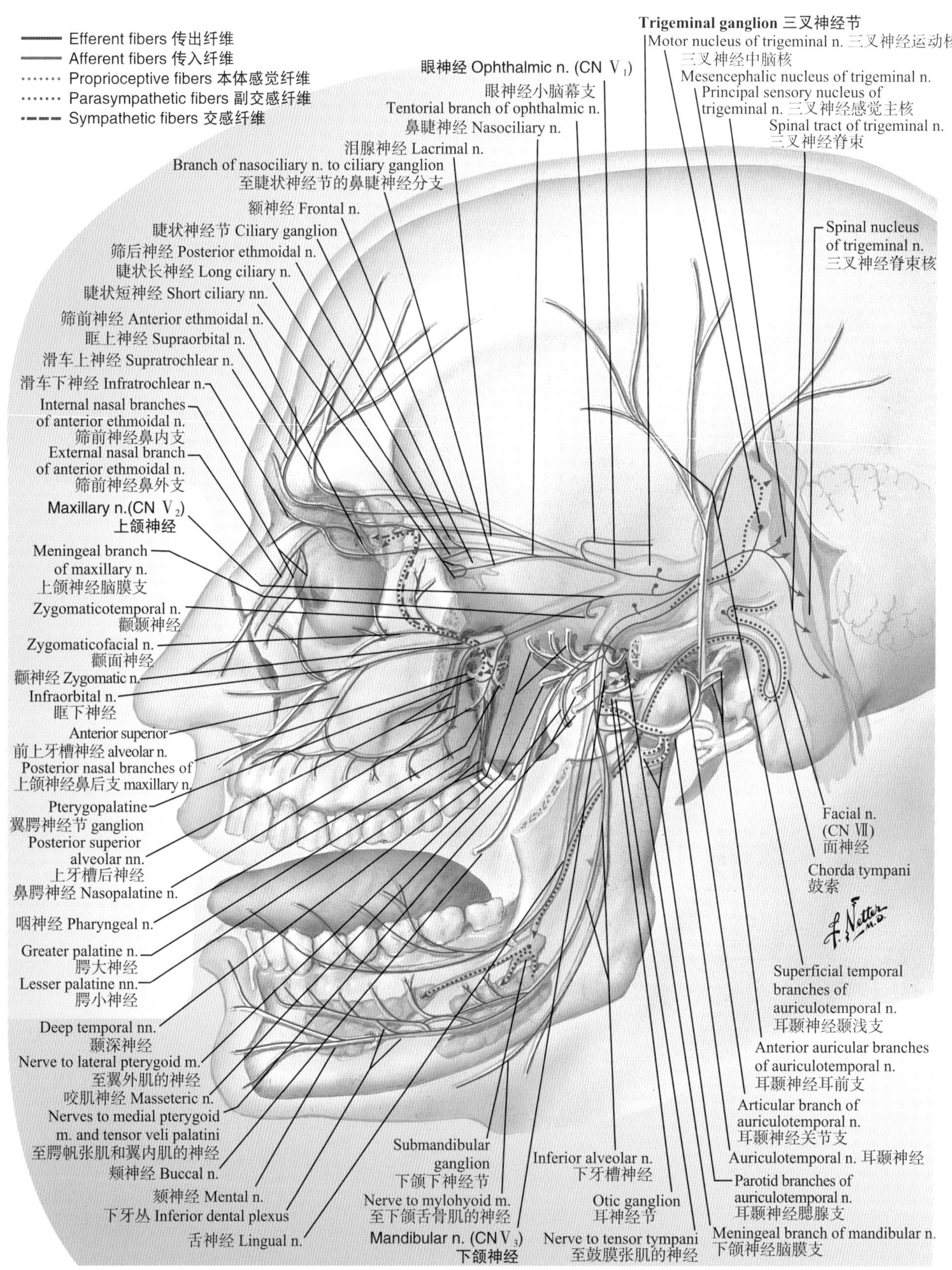
Efferent fibers 传出纤维
Afferent fibers 传入纤维
Proprioceptive fibers 本体感觉纤维
Parasympathetic fibers 副交感纤维
Sympathetic fibers 交感纤维
Trigeminal ganglion 三叉神经节
Motor nucleus of trigeminal n. 三叉神经运动核
三叉神经中脑核
Mesencephalic nucleus of trigeminal n.
Principal sensory nucleus of trigeminal n. 三叉神经感觉主核
Spinal tract of trigeminal n.
三叉神经脊束
Spinal nucleus of trigeminal n.
三叉神经脊束核
眼神经 Ophthalmic n. (CN V1)
眼神经小脑幕支
Tentorial branch of ophthalmic n.
鼻睫神经 Nasociliary n.
泪腺神经 Lacrimal n.
Branch of nasociliary n. to ciliary ganglion
至睫状神经节的鼻睫神经分支
额神经 Frontal n.
睫状神经节 Ciliary ganglion
筛后神经 Posterior ethmoidal n.
睫状长神经 Long ciliary n.
睫状短神经 Short ciliary nn.
筛前神经 Anterior ethmoidal n.
眶上神经 Supraorbital n.
滑车上神经 Supratrochlear n.
滑车下神经 Infratrochlear n.
Internal nasal branches of anterior ethmoidal n.
筛前神经鼻内支
External nasal branch of anterior ethmoidal n.
筛前神经鼻外支
Maxillary n.(CN V2)
上颌神经
Meningeal branch of maxillary n.
上颌神经脑膜支
Zygomaticotemporal n.
颧颞神经
Zygomaticofacial n.
颧面神经
颧神经 Zygomatic n.
Infraorbital n.
眶下神经
Anterior superior
前上牙槽神经 alveolar n.
Posterior nasal branches of
上颌神经鼻后支 maxillary n.
Pterygopalatine
翼腭神经节 ganglion
Posterior superior alveolar nn.
上牙槽后神经
鼻腭神经 Nasopalatine n.
咽神经 Pharyngeal n.
Greater palatine n.
腭大神经
Lesser palatine nn.
腭小神经
Deep temporal nn.
颞深神经
Nerve to lateral pterygoid m.
至翼外肌的神经
咬肌神经 Masseteric n.
Nerves to medial pterygoid m. and tensor veli palatini
至腭帆张肌和翼内肌的神经
颊神经 Buccal n.
颏神经 Mental n.
下牙丛 Inferior dental plexus
舌神经 Lingual n.
Submandibular ganglion
下颌下神经节
Nerve to mylohyoid m.
至下颌舌骨肌的神经
Mandibular n. (CN V3)
下颌神经
Inferior alveolar n.
下牙槽神经
Otic ganglion
耳神经节
Nerve to tensor tympani
至鼓膜张肌的神经
Facial n. (CN Ⅶ)
面神经
Chorda tympani
鼓索
Superficial temporal branches of auriculotemporal n.
耳颞神经颞浅支
Anterior auricular branches of auriculotemporal n.
耳颞神经耳前支
Articular branch of auriculotemporal n.
耳颞神经关节支
Auriculotemporal n. 耳颞神经
Parotid branches of auriculotemporal n.
耳颞神经腮腺支
Meningeal branch of mandibular n.
下颌神经脑膜支

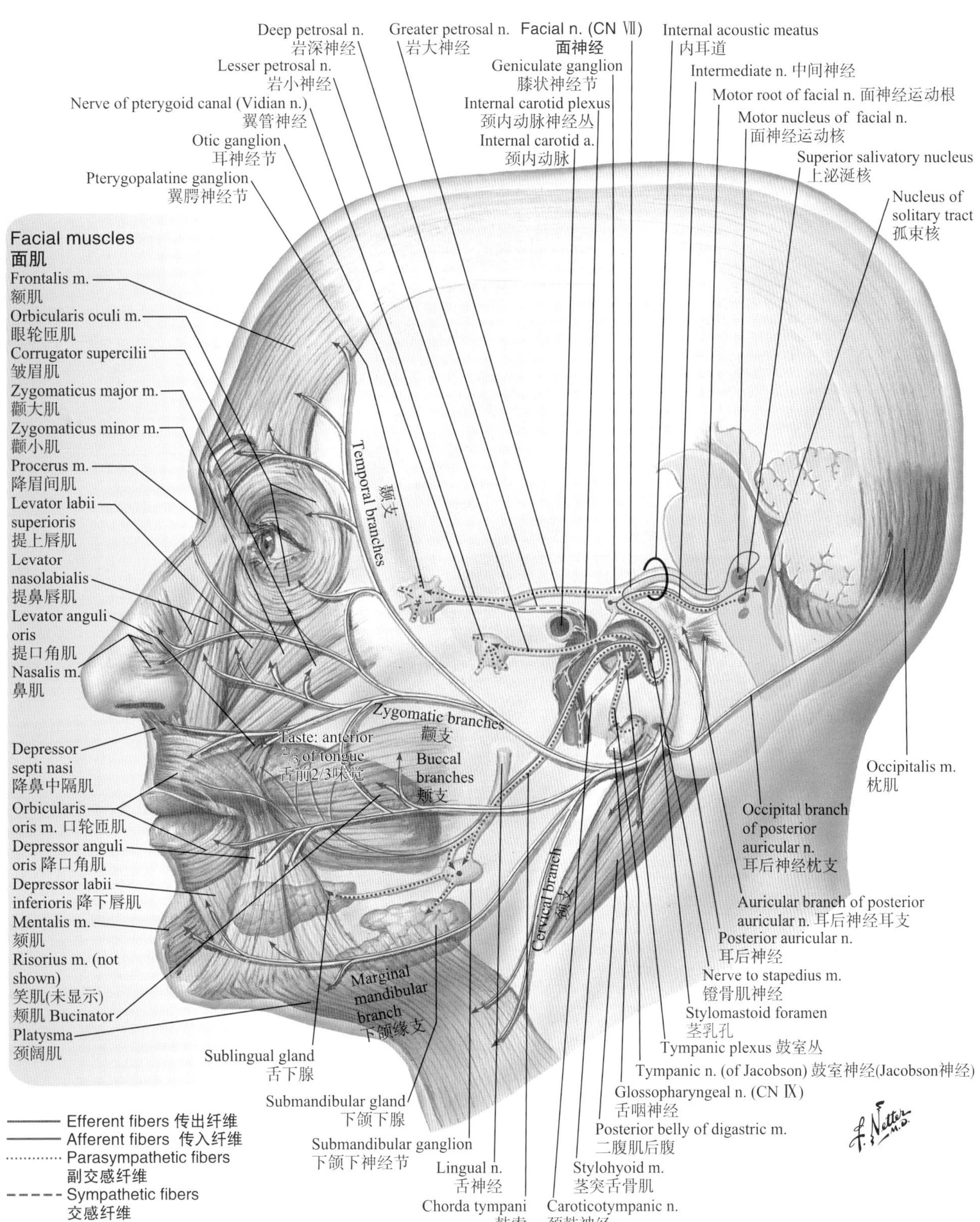
Deep petrosal n.
岩深神经
Greater petrosal n.
岩大神经
Facial n. (CN Ⅶ)
面神经
Internal acoustic meatus
内耳道
Lesser petrosal n.
岩小神经
Geniculate ganglion
膝状神经节
Intermediate n. 中间神经
Nerve of pterygoid canal (Vidian n.)
翼管神经
Internal carotid plexus
颈内动脉神经丛
Motor root of facial n. 面神经运动根
Motor nucleus of facial n.
面神经运动核
Otic ganglion
耳神经节
Internal carotid a.
颈内动脉
Superior salivatory nucleus
上泌涎核
Pterygopalatine ganglion
翼腭神经节
Nucleus of solitary tract
孤束核
Facial muscles
面肌
Frontalis m.
额肌
Orbicularis oculi m.
眼轮匝肌
Corrugator supercilii
皱眉肌
Zygomaticus major m.
颧大肌
Zygomaticus minor m.
颧小肌
Procerus m.
降眉间肌
Levator labii superioris
提上唇肌
Levator nasolabialis
提鼻唇肌
Levator anguli oris
提口角肌
Nasalis m.
鼻肌
Depressor septi nasi
降鼻中隔肌
Orbicularis oris m. 口轮匝肌
Depressor anguli oris 降口角肌
Depressor labii inferioris 降下唇肌
Mentalis m.
颏肌
Risorius m. (not shown)
笑肌(未显示)
颊肌 Bucinator
Platysma
颈阔肌
Temporal branches
颞支
Zygomatic branches
颧支
Taste: anterior 2/3 of tongue
舌前2/3味觉
Buccal branches
颊支
Cervical branch
颈支
Marginal mandibular branch
下颌缘支
Occipitalis m.
枕肌
Occipital branch of posterior auricular n.
耳后神经枕支
Auricular branch of posterior auricular n. 耳后神经耳支
Posterior auricular n.
耳后神经
Nerve to stapedius m.
镫骨肌神经
Stylomastoid foramen
茎乳孔
Tympanic plexus 鼓室丛
Tympanic n. (of Jacobson) 鼓室神经(Jacobson神经)
Glossopharyngeal n. (CN Ⅸ)
舌咽神经
Posterior belly of digastric m.
二腹肌后腹
Stylohyoid m.
茎突舌骨肌
Caroticotympanic n.
颈鼓神经
Chorda tympani
鼓索
Lingual n.
舌神经
Submandibular ganglion
下颌下神经节
Submandibular gland
下颌下腺
Sublingual gland
舌下腺
Efferent fibers 传出纤维
Afferent fibers 传入纤维
Parasympathetic fibers 副交感纤维
Sympathetic fibers 交感纤维

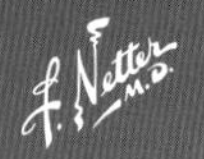

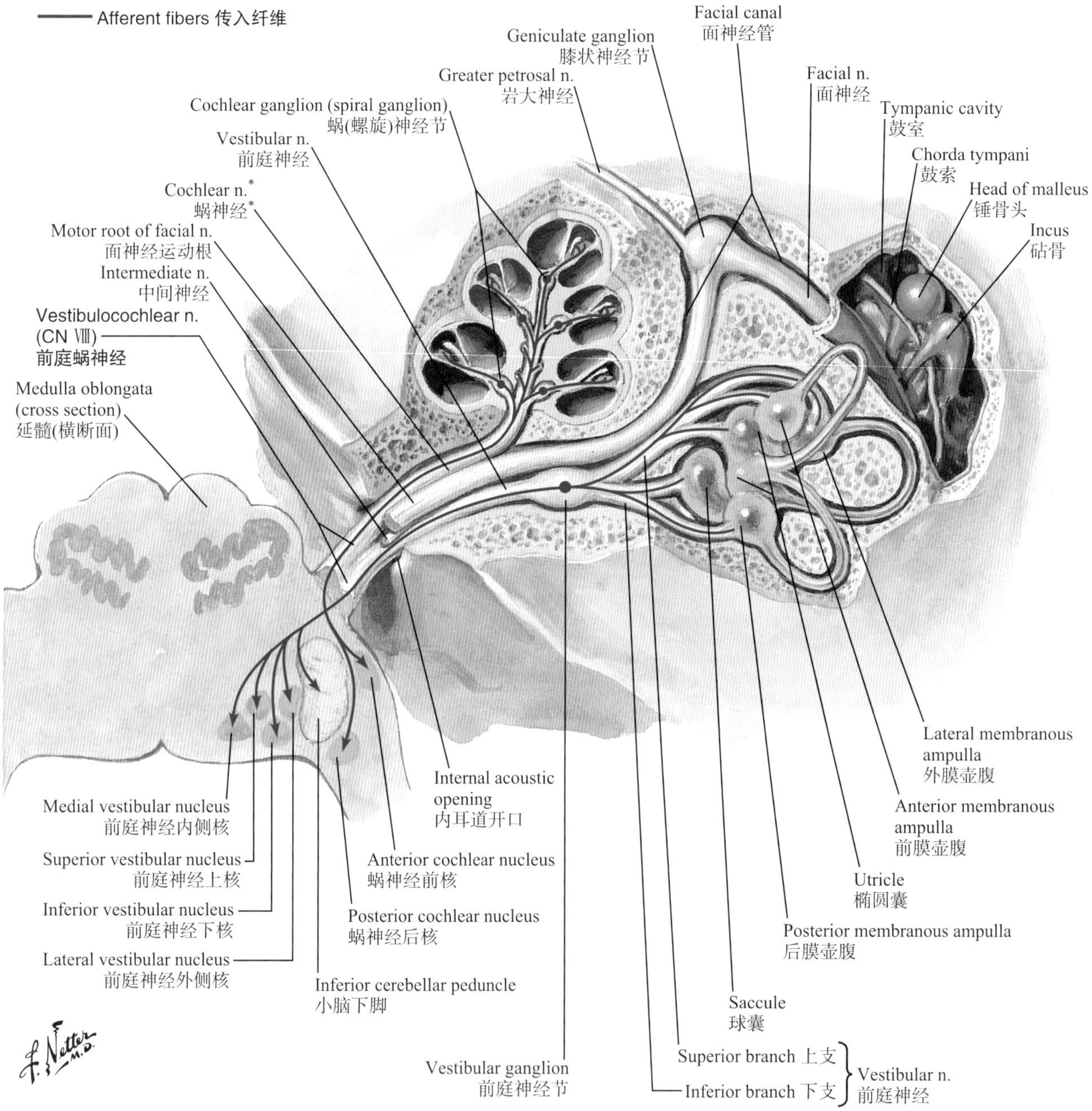

# 前庭蜗神经( CN Ⅷ ): 示意图



*Note: The cochlear nerve also contains efferent fibers to the sensory epithelium. These fibers are derived from the vestibular nerve while in the internal acoustic meatus.*

*注：蜗神经中也包含至感觉上皮的传出神经纤维。这些纤维在内耳道中源自前庭神经。

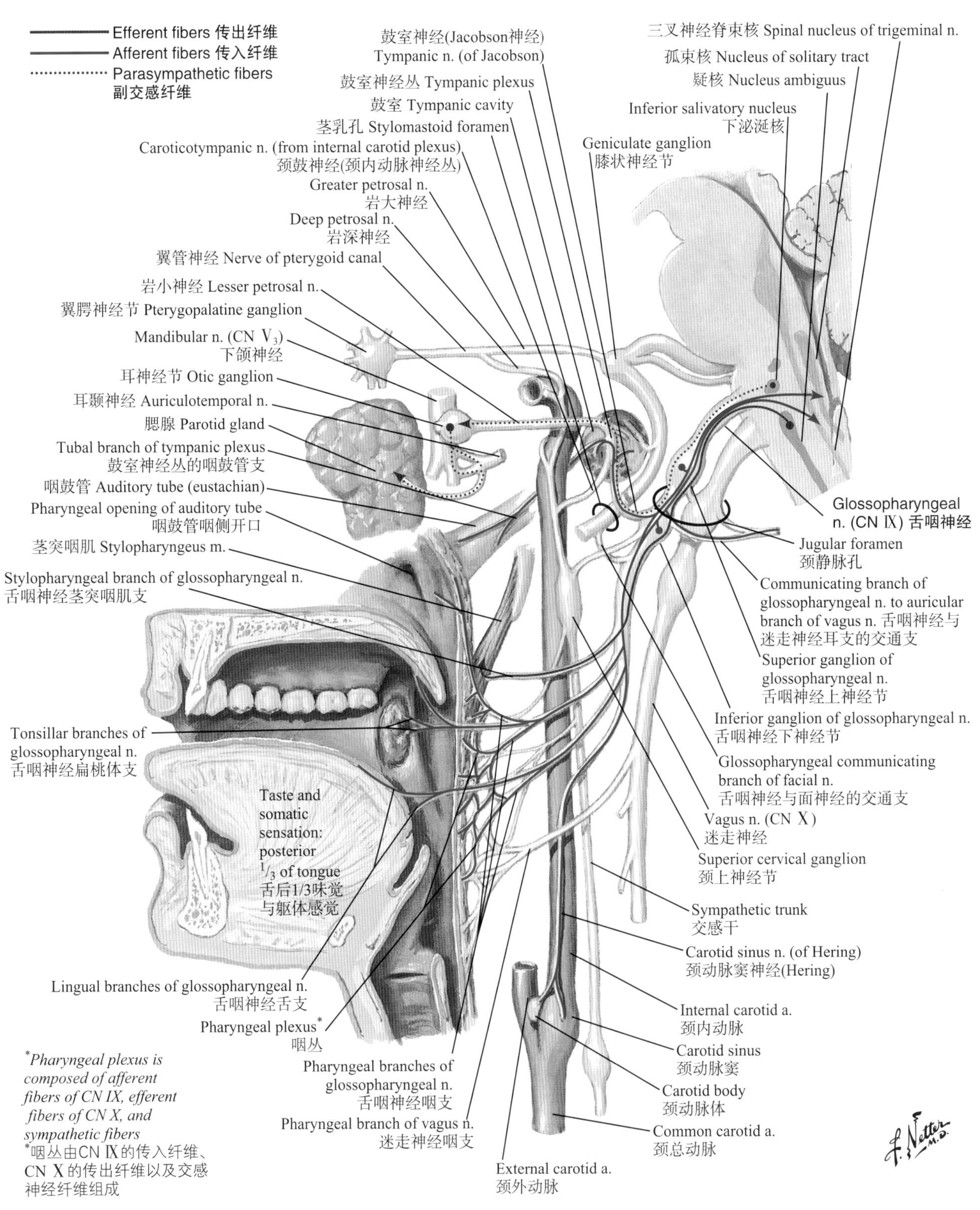


*Pharyngeal plexus is composed of afferent fibers of CN IX, efferent fibers of CN X, and sympathetic fibers

*咽丛由CN Ⅸ的传入纤维、CN X的传出纤维以及交感神经纤维组成

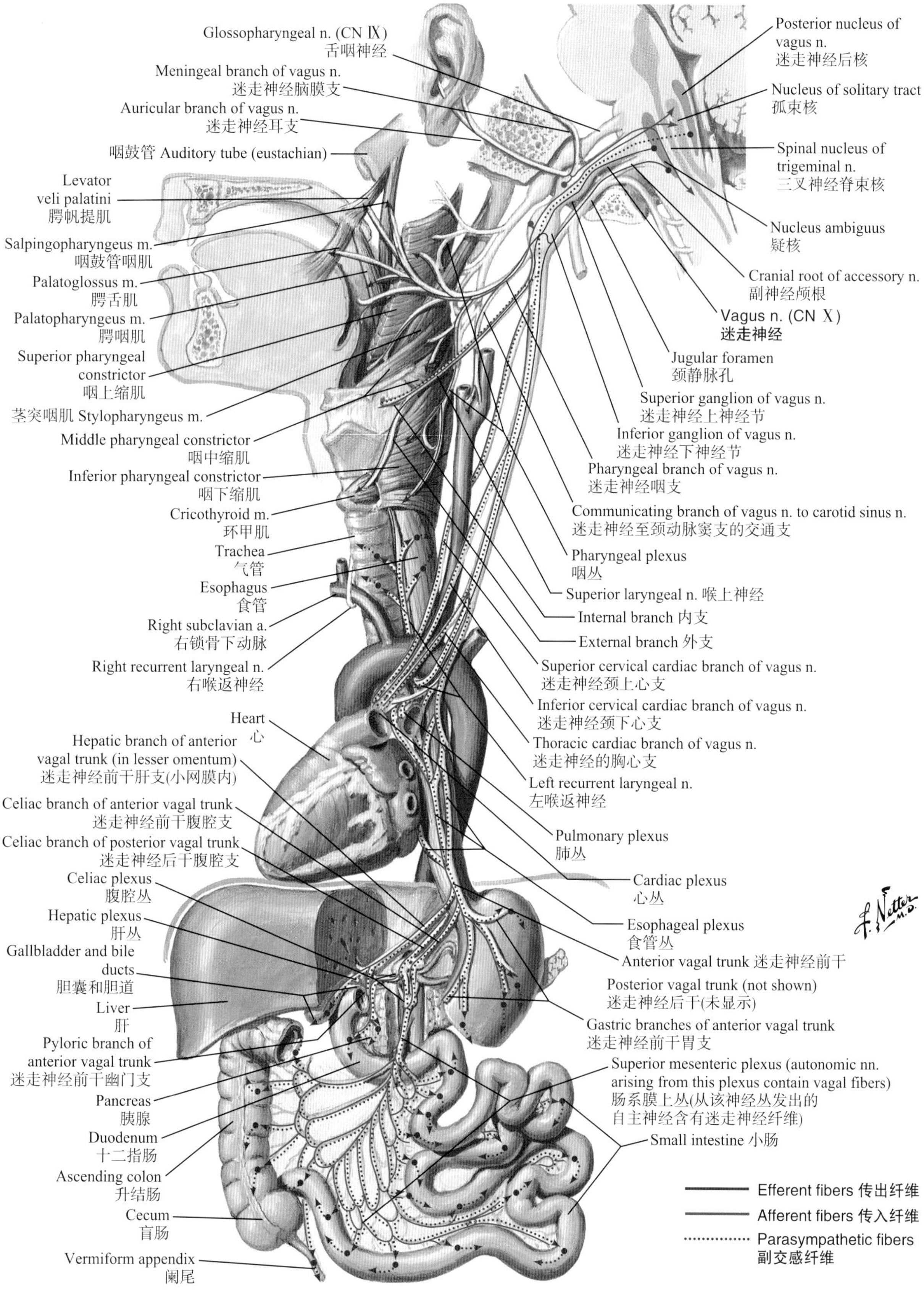

# 迷走神经(CN Ⅹ):示意图


Glossopharyngeal n. (CN Ⅸ)
舌咽神经
Meningeal branch of vagus n.
迷走神经脑膜支
Auricular branch of vagus n.
迷走神经耳支
咽鼓管 Auditory tube (eustachian)
Levator veli palatini
腭帆提肌
Salpingopharyngeus m.
咽鼓管咽肌
Palatoglossus m.
腭舌肌
Palatopharyngeus m.
腭咽肌
Superior pharyngeal constrictor
咽上缩肌
茎突咽肌 Stylopharyngeus m.
Middle pharyngeal constrictor
咽中缩肌
Inferior pharyngeal constrictor
咽下缩肌
Cricothyroid m.
环甲肌
Trachea
气管
Esophagus
食管
Right subclavian a.
右锁骨下动脉
Right recurrent laryngeal n.
右喉返神经
Heart
心
Hepatic branch of anterior vagal trunk (in lesser omentum)
迷走神经前干肝支(小网膜内)
Celiac branch of anterior vagal trunk
迷走神经前干腹腔支
Celiac branch of posterior vagal trunk
迷走神经后干腹腔支
Celiac plexus
腹腔丛
Hepatic plexus
肝丛
Gallbladder and bile ducts
胆囊和胆道
Liver
肝
Pyloric branch of anterior vagal trunk
迷走神经前干幽门支
Pancreas
胰腺
Duodenum
十二指肠
Ascending colon
升结肠
Cecum
盲肠
Vermiform appendix
阑尾
Posterior nucleus of vagus n.
迷走神经后核
Nucleus of solitary tract
孤束核
Spinal nucleus of trigeminal n.
三叉神经脊束核
Nucleus ambiguus
疑核
Cranial root of accessory n.
副神经颅根
Vagus n. (CN Ⅹ)
迷走神经
Jugular foramen
颈静脉孔
Superior ganglion of vagus n.
迷走神经上神经节
Inferior ganglion of vagus n.
迷走神经下神经节
Pharyngeal branch of vagus n.
迷走神经咽支
Communicating branch of vagus n. to carotid sinus n.
迷走神经至颈动脉窦支的交通支
Pharyngeal plexus
咽丛
Superior laryngeal n. 喉上神经
Internal branch 内支
External branch 外支
Superior cervical cardiac branch of vagus n.
迷走神经颈上心支
Inferior cervical cardiac branch of vagus n.
迷走神经颈下心支
Thoracic cardiac branch of vagus n.
迷走神经的胸心支
Left recurrent laryngeal n.
左喉返神经
Pulmonary plexus
肺丛
Cardiac plexus
心丛
Esophageal plexus
食管丛
Anterior vagal trunk 迷走神经前干
Posterior vagal trunk (not shown)
迷走神经后干(未显示)
Gastric branches of anterior vagal trunk
迷走神经前干胃支
Superior mesenteric plexus (autonomic nn. arising from this plexus contain vagal fibers)
肠系膜上丛(从该神经丛发出的自主神经含有迷走神经纤维)
Small intestine 小肠
Efferent fibers 传出纤维
Afferent fibers 传入纤维
Parasympathetic fibers
副交感纤维
F. Netter M.D.

参见图 56

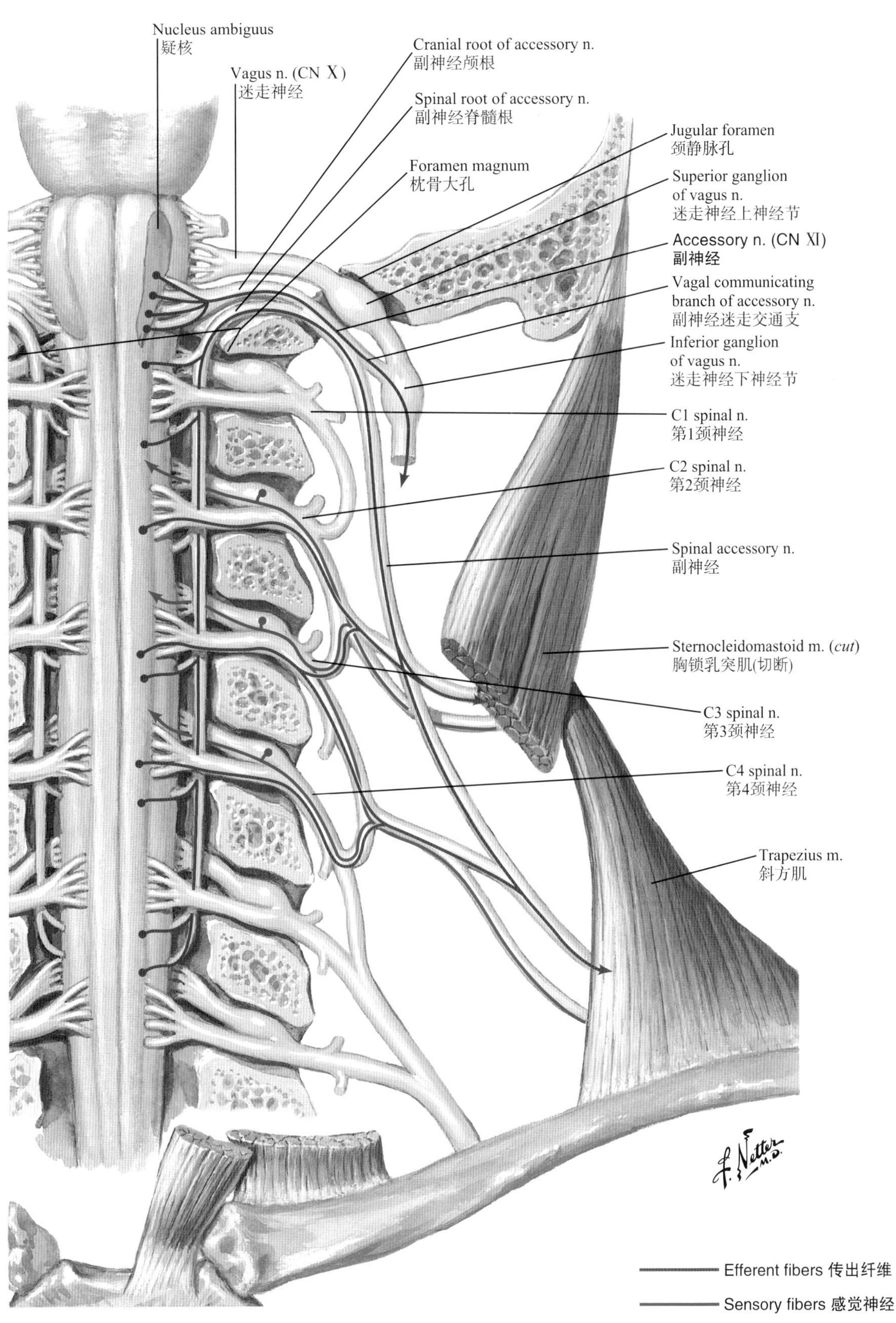
Nucleus ambiguus
疑核
Vagus n. (CN Ⅹ)
迷走神经
Cranial root of accessory n.
副神经颅根
Spinal root of accessory n.
副神经脊髓根
Foramen magnum
枕骨大孔
Jugular foramen
颈静脉孔
Superior ganglion of vagus n.
迷走神经上神经节
Accessory n. (CN Ⅺ)
副神经
Vagal communicating branch of accessory n.
副神经迷走交通支
Inferior ganglion of vagus n.
迷走神经下神经节
C1 spinal n.
第1颈神经
C2 spinal n.
第2颈神经
Spinal accessory n.
副神经
Sternocleidomastoid m. (cut)
胸锁乳突肌(切断)
C3 spinal n.
第3颈神经
C4 spinal n.
第4颈神经
Trapezius m.
斜方肌
Efferent fibers 传出纤维
Sensory fibers 感觉神经

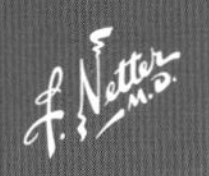

# 舌下神经（CN Ⅻ）：示意图

参见图 56

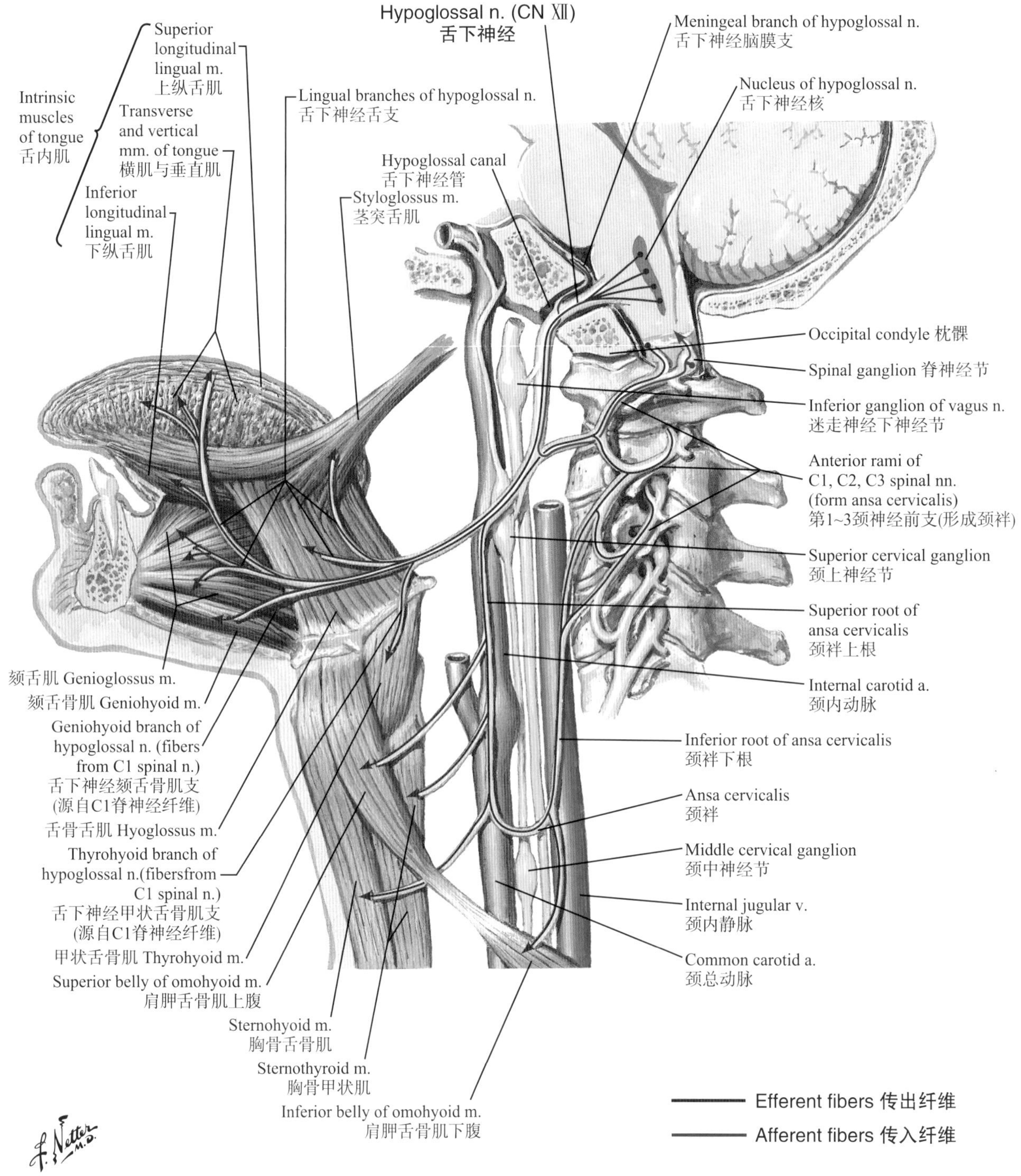

Hypoglossal n. (CN Ⅻ)
舌下神经

Intrinsic muscles of tongue
舌内肌

Superior longitudinal lingual m.
上纵舌肌

Transverse and vertical mm. of tongue
横肌与垂直肌

Inferior longitudinal lingual m.
下纵舌肌

Lingual branches of hypoglossal n.
舌下神经舌支

Hypoglossal canal
舌下神经管

Styloglossus m.
茎突舌肌

Meningeal branch of hypoglossal n.
舌下神经脑膜支

Nucleus of hypoglossal n.
舌下神经核

Occipital condyle 枕髁

Spinal ganglion 脊神经节

Inferior ganglion of vagus n.
迷走神经下神经节

Anterior rami of C1, C2, C3 spinal nn. (form ansa cervicalis)
第1~3颈神经前支(形成颈袢)

Superior cervical ganglion
颈上神经节

Superior root of ansa cervicalis
颈袢上根

Internal carotid a.
颈内动脉

Inferior root of ansa cervicalis
颈袢下根

Ansa cervicalis
颈袢

Middle cervical ganglion
颈中神经节

Internal jugular v.
颈内静脉

Common carotid a.
颈总动脉

颏舌肌 Genioglossus m.

颏舌骨肌 Geniohyoid m.

Geniohyoid branch of hypoglossal n. (fibers from C1 spinal n.)
舌下神经颏舌骨肌支
(源自C1脊神经纤维)

舌骨舌肌 Hyoglossus m.

Thyrohyoid branch of hypoglossal n.(fibersfrom C1 spinal n.)
舌下神经甲状舌骨肌支
(源自C1脊神经纤维)

甲状舌骨肌 Thyrohyoid m.

Superior belly of omohyoid m.
肩胛舌骨肌上腹

Sternohyoid m.
胸骨舌骨肌

Sternothyroid m.
胸骨甲状肌

Inferior belly of omohyoid m.
肩胛舌骨肌下腹

Efferent fibers 传出纤维

Afferent fibers 传入纤维

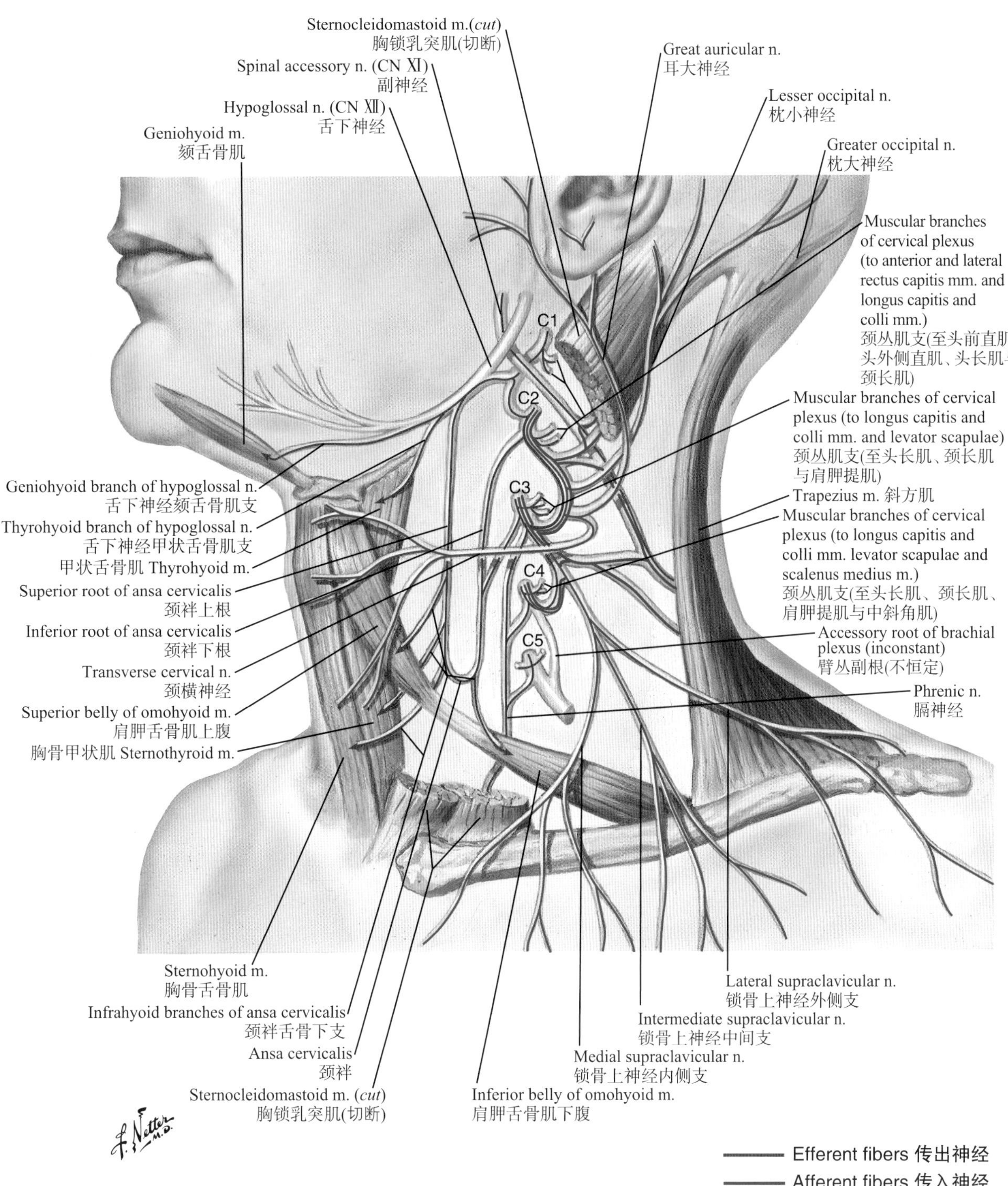
Sternocleidomastoid m.(*cut*)
胸锁乳突肌(切断)
Spinal accessory n. (CN Ⅺ)
副神经
Hypoglossal n. (CN Ⅻ)
舌下神经
Geniohyoid m.
颏舌骨肌
Great auricular n.
耳大神经
Lesser occipital n.
枕小神经
Greater occipital n.
枕大神经
Muscular branches of cervical plexus (to anterior and lateral rectus capitis mm. and longus capitis and colli mm.)
颈丛肌支(至头前直肌、头外侧直肌、头长肌与颈长肌)
Muscular branches of cervical plexus (to longus capitis and colli mm. and levator scapulae)
颈丛肌支(至头长肌、颈长肌与肩胛提肌)
Trapezius m. 斜方肌
Muscular branches of cervical plexus (to longus capitis and colli mm. levator scapulae and scalenus medius m.)
颈丛肌支(至头长肌、颈长肌、肩胛提肌与中斜角肌)
Accessory root of brachial plexus (inconstant)
臂丛副根(不恒定)
Phrenic n.
膈神经
C1
C2
C3
C4
C5
Geniohyoid branch of hypoglossal n.
舌下神经颏舌骨肌支
Thyrohyoid branch of hypoglossal n.
舌下神经甲状舌骨肌支
甲状舌骨肌 Thyrohyoid m.
Superior root of ansa cervicalis
颈袢上根
Inferior root of ansa cervicalis
颈袢下根
Transverse cervical n.
颈横神经
Superior belly of omohyoid m.
肩胛舌骨肌上腹
胸骨甲状肌 Sternothyroid m.
Sternohyoid m.
胸骨舌骨肌
Infrahyoid branches of ansa cervicalis
颈袢舌骨下支
Ansa cervicalis
颈袢
Sternocleidomastoid m. (*cut*)
胸锁乳突肌(切断)
Inferior belly of omohyoid m.
肩胛舌骨肌下腹
Medial supraclavicular n.
锁骨上神经内侧支
Intermediate supraclavicular n.
锁骨上神经中间支
Lateral supraclavicular n.
锁骨上神经外侧支
F. Netter M.D.
Efferent fibers 传出神经
Afferent fibers 传入神经

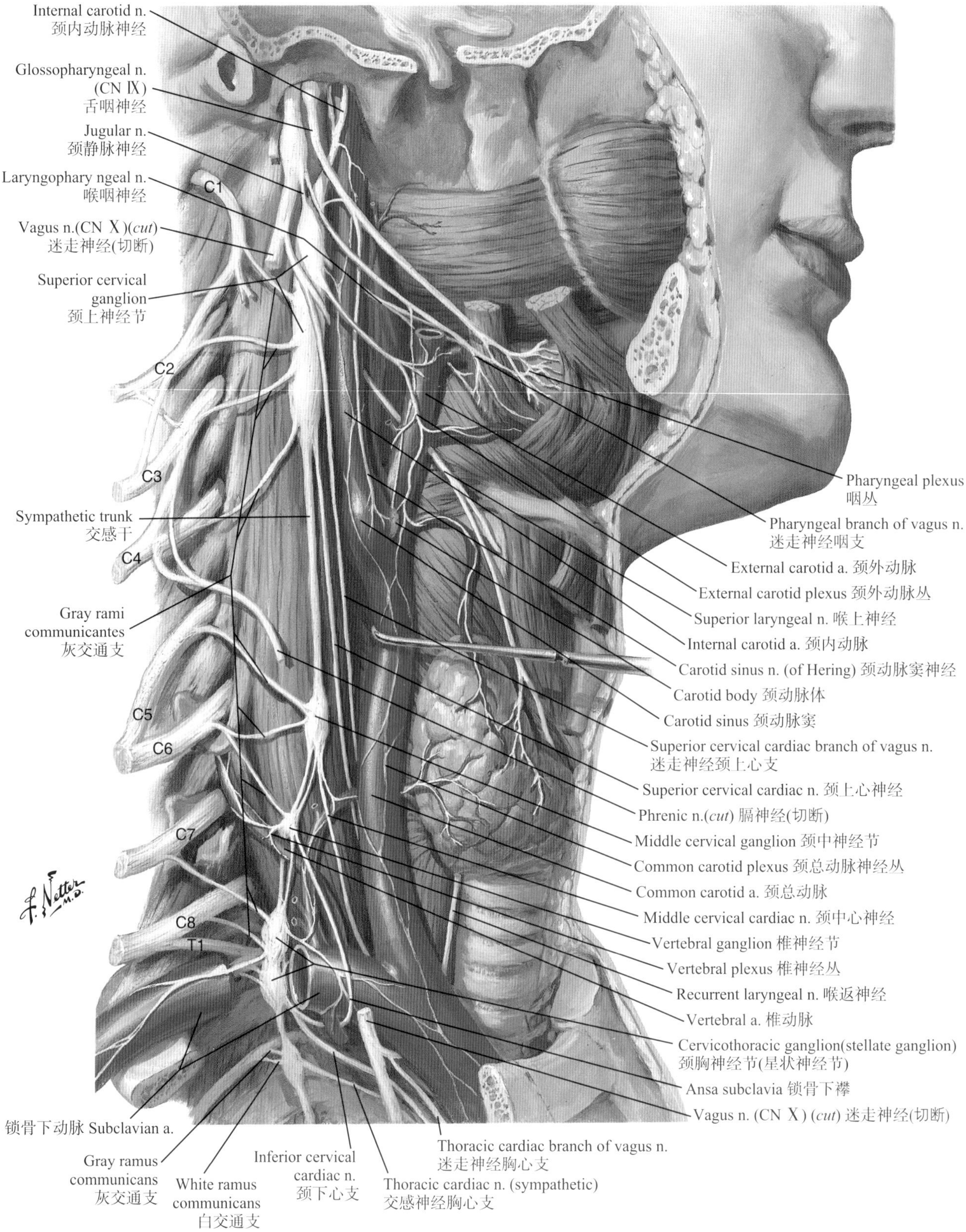

参见图 152


Internal carotid n. 颈内动脉神经
Glossopharyngeal n. (CN Ⅸ) 舌咽神经
Jugular n. 颈静脉神经
Laryngophary ngeal n. 喉咽神经
Vagus n.(CN Ⅹ)(cut) 迷走神经(切断)
Superior cervical ganglion 颈上神经节
C1
C2
C3
Sympathetic trunk 交感干
C4
Gray rami communicantes 灰交通支
C5
C6
C7
C8
T1
锁骨下动脉 Subclavian a.
Gray ramus communicans 灰交通支
White ramus communicans 白交通支
Inferior cervical cardiac n. 颈下心支
Thoracic cardiac n. (sympathetic) 交感神经胸心支
Thoracic cardiac branch of vagus n. 迷走神经胸心支
Pharyngeal plexus 咽丛
Pharyngeal branch of vagus n. 迷走神经咽支
External carotid a. 颈外动脉
External carotid plexus 颈外动脉丛
Superior laryngeal n. 喉上神经
Internal carotid a. 颈内动脉
Carotid sinus n. (of Hering) 颈动脉窦神经
Carotid body 颈动脉体
Carotid sinus 颈动脉窦
Superior cervical cardiac branch of vagus n. 迷走神经颈上心支
Superior cervical cardiac n. 颈上心神经
Phrenic n.(cut) 膈神经(切断)
Middle cervical ganglion 颈中神经节
Common carotid plexus 颈总动脉神经丛
Common carotid a. 颈总动脉
Middle cervical cardiac n. 颈中心神经
Vertebral ganglion 椎神经节
Vertebral plexus 椎神经丛
Recurrent laryngeal n. 喉返神经
Vertebral a. 椎动脉
Cervicothoracic ganglion(stellate ganglion) 颈胸神经节(星状神经节)
Ansa subclavia 锁骨下襻
Vagus n. (CN Ⅹ) (cut) 迷走神经(切断)

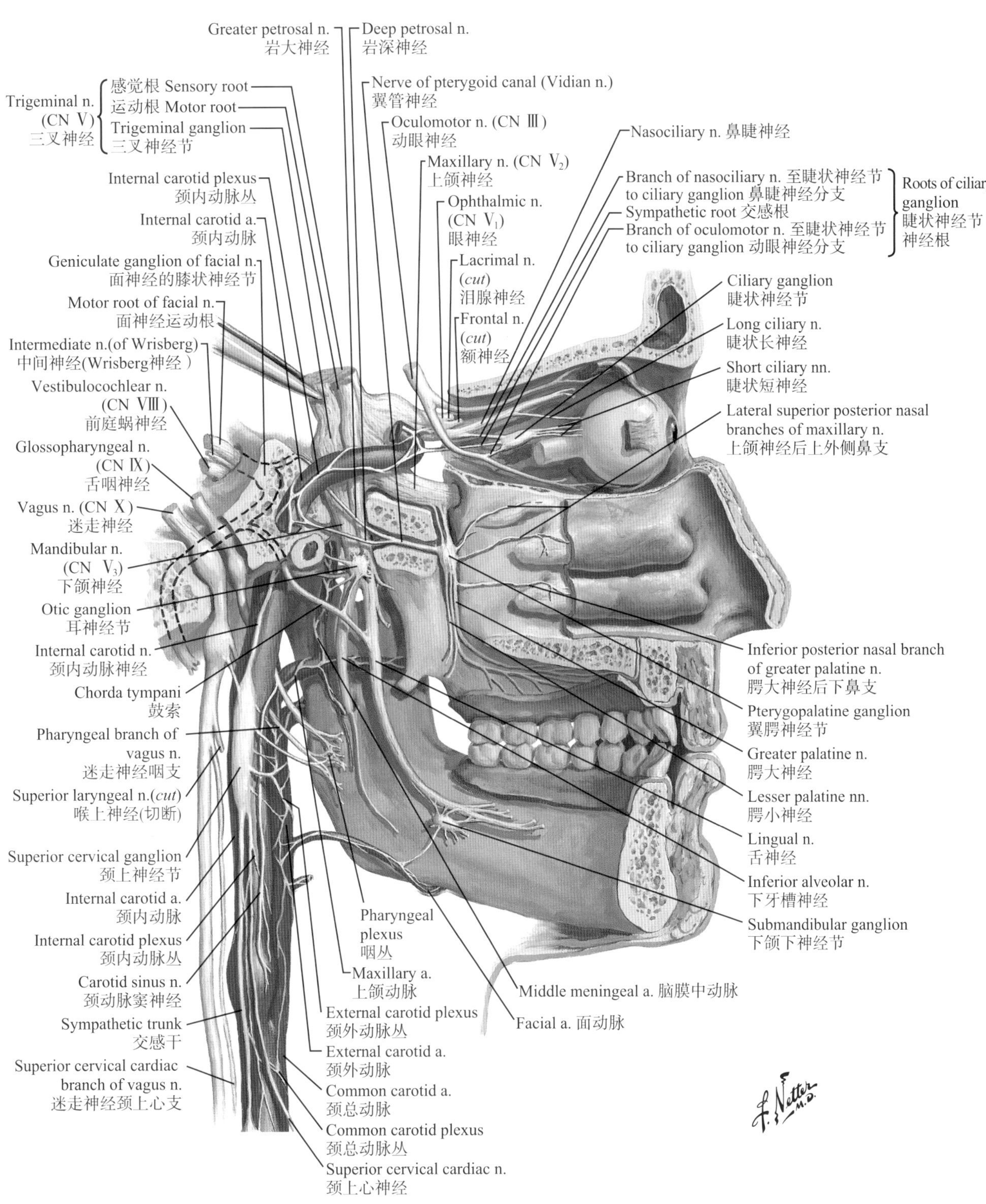
Greater petrosal n. 岩大神经
Deep petrosal n. 岩深神经
Nerve of pterygoid canal (Vidian n.) 翼管神经
Trigeminal n. (CN Ⅴ) 三叉神经
感觉根 Sensory root
运动根 Motor root
Trigeminal ganglion 三叉神经节
Oculomotor n. (CN Ⅲ) 动眼神经
Nasociliary n. 鼻睫神经
Maxillary n. (CN $V_2$) 上颌神经
Internal carotid plexus 颈内动脉丛
Ophthalmic n. (CN $V_1$) 眼神经
Branch of nasociliary n. to ciliary ganglion 至睫状神经节鼻睫神经分支
Sympathetic root 交感根
Branch of oculomotor n. to ciliary ganglion 至睫状神经节动眼神经分支
Roots of ciliary ganglion 睫状神经节神经根
Internal carotid a. 颈内动脉
Geniculate ganglion of facial n. 面神经的膝状神经节
Lacrimal n. (cut) 泪腺神经
Ciliary ganglion 睫状神经节
Motor root of facial n. 面神经运动根
Frontal n. (cut) 额神经
Long ciliary n. 睫状长神经
Intermediate n.(of Wrisberg) 中间神经(Wrisberg神经)
Short ciliary nn. 睫状短神经
Vestibulocochlear n. (CN Ⅷ) 前庭蜗神经
Lateral superior posterior nasal branches of maxillary n. 上颌神经后上外侧鼻支
Glossopharyngeal n. (CN Ⅸ) 舌咽神经
Vagus n. (CN Ⅹ) 迷走神经
Mandibular n. (CN $V_3$) 下颌神经
Otic ganglion 耳神经节
Internal carotid n. 颈内动脉神经
Inferior posterior nasal branch of greater palatine n. 腭大神经后下鼻支
Chorda tympani 鼓索
Pterygopalatine ganglion 翼腭神经节
Pharyngeal branch of vagus n. 迷走神经咽支
Greater palatine n. 腭大神经
Superior laryngeal n.(cut) 喉上神经(切断)
Lesser palatine nn. 腭小神经
Lingual n. 舌神经
Superior cervical ganglion 颈上神经节
Inferior alveolar n. 下牙槽神经
Internal carotid a. 颈内动脉
Pharyngeal plexus 咽丛
Submandibular ganglion 下颌下神经节
Internal carotid plexus 颈内动脉丛
Carotid sinus n. 颈动脉窦神经
Maxillary a. 上颌动脉
Middle meningeal a. 脑膜中动脉
External carotid plexus 颈外动脉丛
Sympathetic trunk 交感干
Facial a. 面动脉
External carotid a. 颈外动脉
Superior cervical cardiac branch of vagus n. 迷走神经颈上心支
Common carotid a. 颈总动脉
Common carotid plexus 颈总动脉丛
Superior cervical cardiac n. 颈上心神经

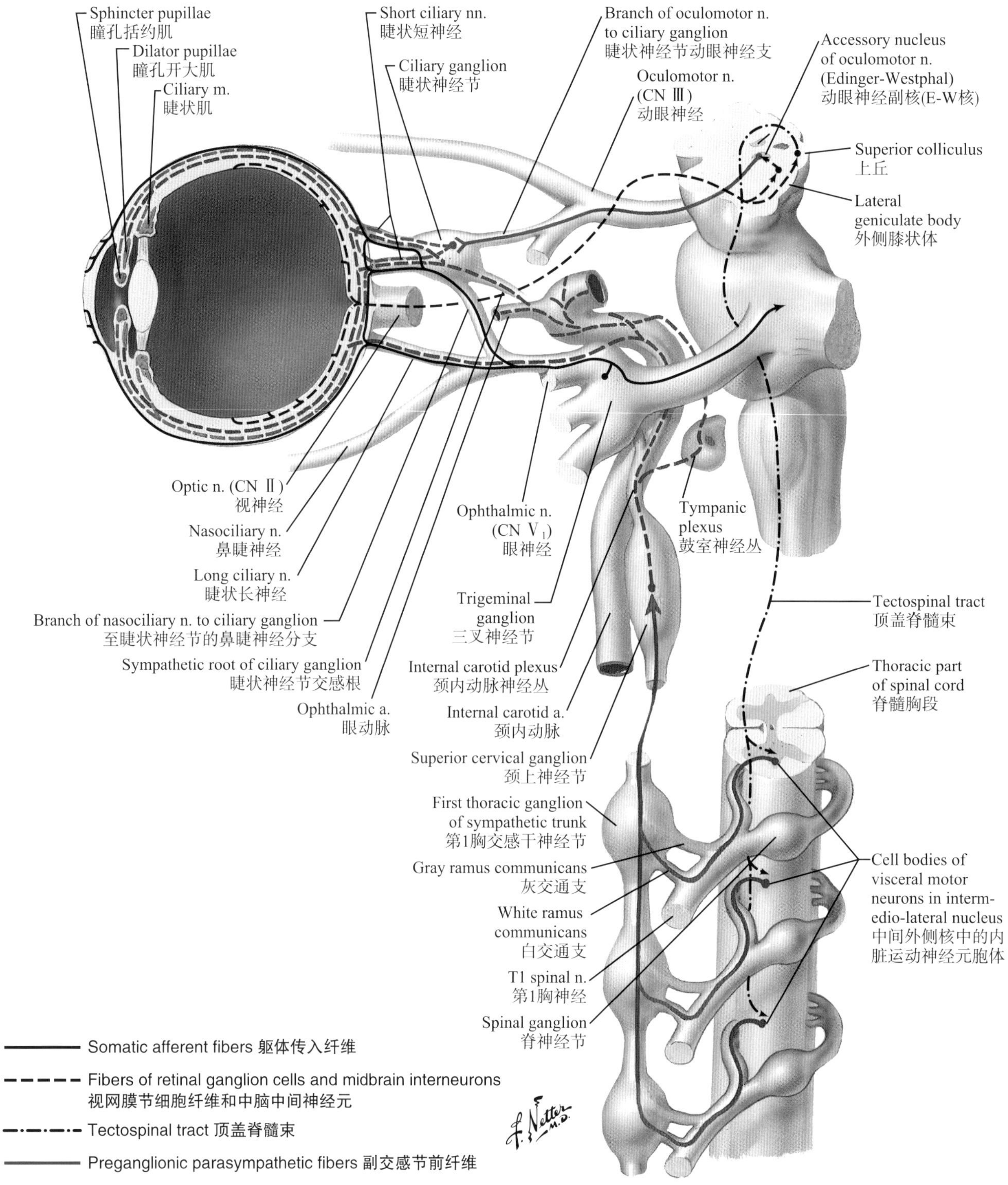
Sphincter pupillae
瞳孔括约肌
Dilator pupillae
瞳孔开大肌
Ciliary m.
睫状肌
Short ciliary nn.
睫状短神经
Ciliary ganglion
睫状神经节
Branch of oculomotor n. to ciliary ganglion
睫状神经节动眼神经支
Oculomotor n. (CN Ⅲ)
动眼神经
Accessory nucleus of oculomotor n. (Edinger-Westphal)
动眼神经副核(E-W核)
Superior colliculus
上丘
Lateral geniculate body
外侧膝状体
Optic n. (CN Ⅱ)
视神经
Nasociliary n.
鼻睫神经
Long ciliary n.
睫状长神经
Branch of nasociliary n. to ciliary ganglion
至睫状神经节的鼻睫神经分支
Sympathetic root of ciliary ganglion
睫状神经节交感根
Ophthalmic a.
眼动脉
Ophthalmic n. (CN V1)
眼神经
Tympanic plexus
鼓室神经丛
Trigeminal ganglion
三叉神经节
Internal carotid plexus
颈内动脉神经丛
Internal carotid a.
颈内动脉
Tectospinal tract
顶盖脊髓束
Thoracic part of spinal cord
脊髓胸段
Superior cervical ganglion
颈上神经节
First thoracic ganglion of sympathetic trunk
第1胸交感干神经节
Gray ramus communicans
灰交通支
White ramus communicans
白交通支
T1 spinal n.
第1胸神经
Spinal ganglion
脊神经节
Cell bodies of visceral motor neurons in intermedio-lateral nucleus
中间外侧核中的内脏运动神经元胞体
Somatic afferent fibers 躯体传入纤维
Fibers of retinal ganglion cells and midbrain interneurons
视网膜节细胞纤维和中脑中间神经元
Tectospinal tract 顶盖脊髓束
Preganglionic parasympathetic fibers 副交感节前纤维
Postganglionic parasympathetic fibers 副交感节后纤维
Preganglionic sympathetic fibers 交感节前纤维
Postganglionic sympathetic fibers 交感节后纤维

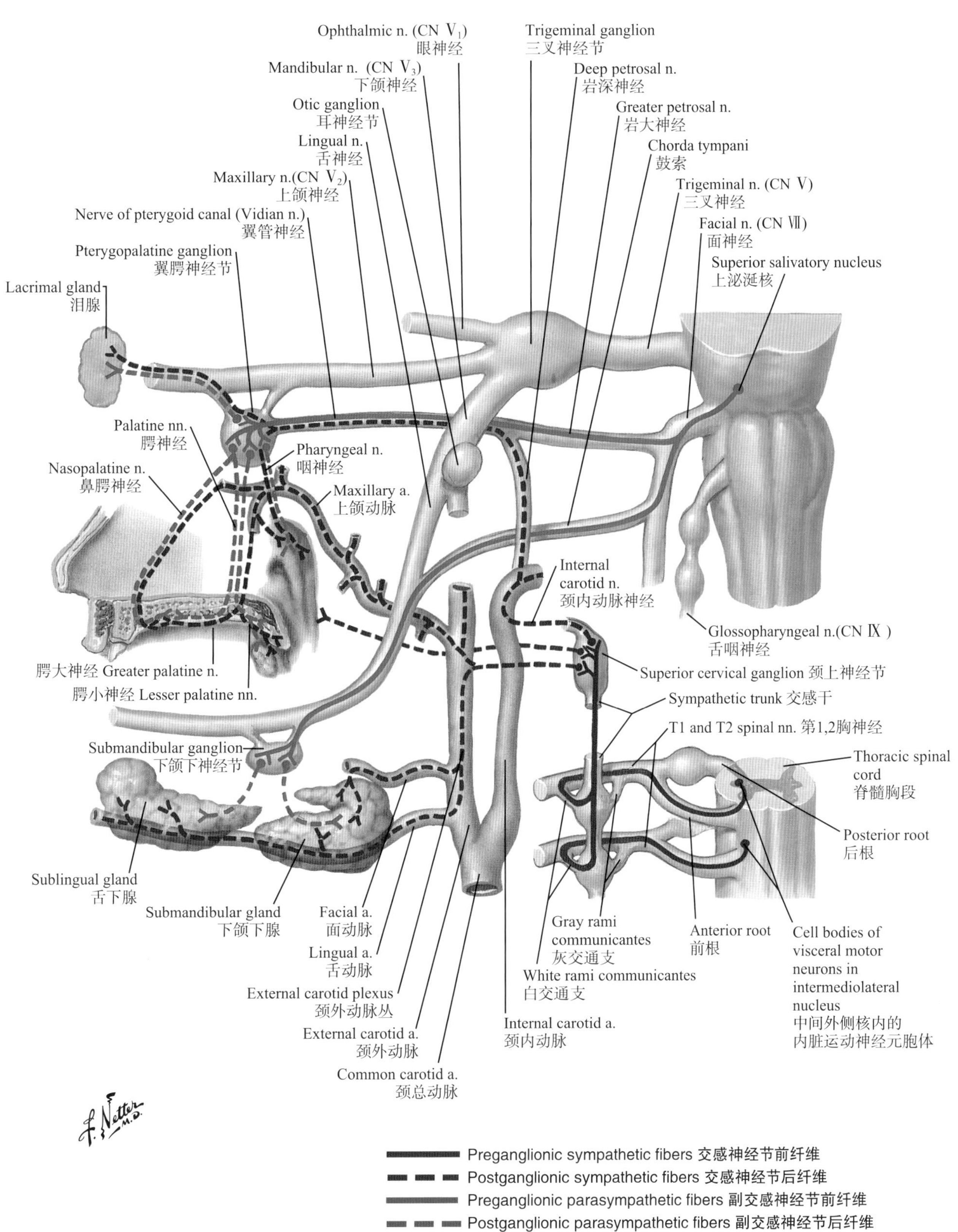
Ophthalmic n. (CN V1) 眼神经
Mandibular n. (CN V3) 下颌神经
Otic ganglion 耳神经节
Lingual n. 舌神经
Maxillary n.(CN V2) 上颌神经
Nerve of pterygoid canal (Vidian n.) 翼管神经
Pterygopalatine ganglion 翼腭神经节
Lacrimal gland 泪腺
Trigeminal ganglion 三叉神经节
Deep petrosal n. 岩深神经
Greater petrosal n. 岩大神经
Chorda tympani 鼓索
Trigeminal n. (CN V) 三叉神经
Facial n. (CN Ⅶ) 面神经
Superior salivatory nucleus 上泌涎核
Palatine nn. 腭神经
Nasopalatine n. 鼻腭神经
Pharyngeal n. 咽神经
Maxillary a. 上颌动脉
Internal carotid n. 颈内动脉神经
Glossopharyngeal n.(CN Ⅸ) 舌咽神经
Superior cervical ganglion 颈上神经节
Sympathetic trunk 交感干
T1 and T2 spinal nn. 第1,2胸神经
Thoracic spinal cord 脊髓胸段
Posterior root 后根
腭大神经 Greater palatine n.
腭小神经 Lesser palatine nn.
Submandibular ganglion 下颌下神经节
Sublingual gland 舌下腺
Submandibular gland 下颌下腺
Facial a. 面动脉
Lingual a. 舌动脉
External carotid plexus 颈外动脉丛
External carotid a. 颈外动脉
Common carotid a. 颈总动脉
Internal carotid a. 颈内动脉
Gray rami communicantes 灰交通支
White rami communicantes 白交通支
Anterior root 前根
Cell bodies of visceral motor neurons in intermediolateral nucleus 中间外侧核内的内脏运动神经元胞体
F. Netter M.D.
Preganglionic sympathetic fibers 交感神经节前纤维
Postganglionic sympathetic fibers 交感神经节后纤维
Preganglionic parasympathetic fibers 副交感神经节前纤维
Postganglionic parasympathetic fibers 副交感神经节后纤维

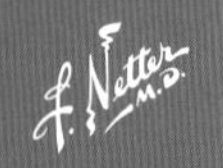

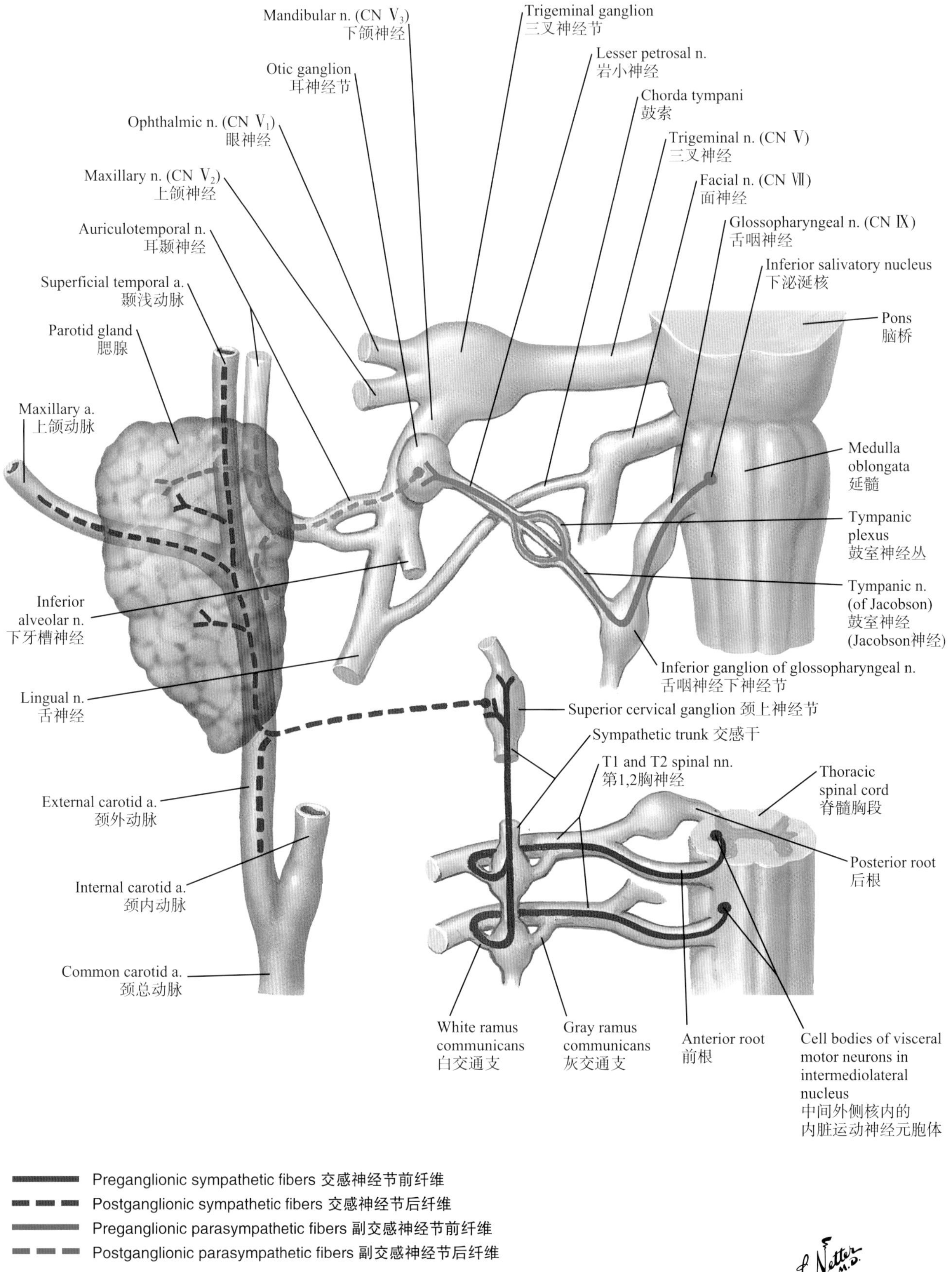

# 耳神经节：示意图

参见图 77

参见图 150，152

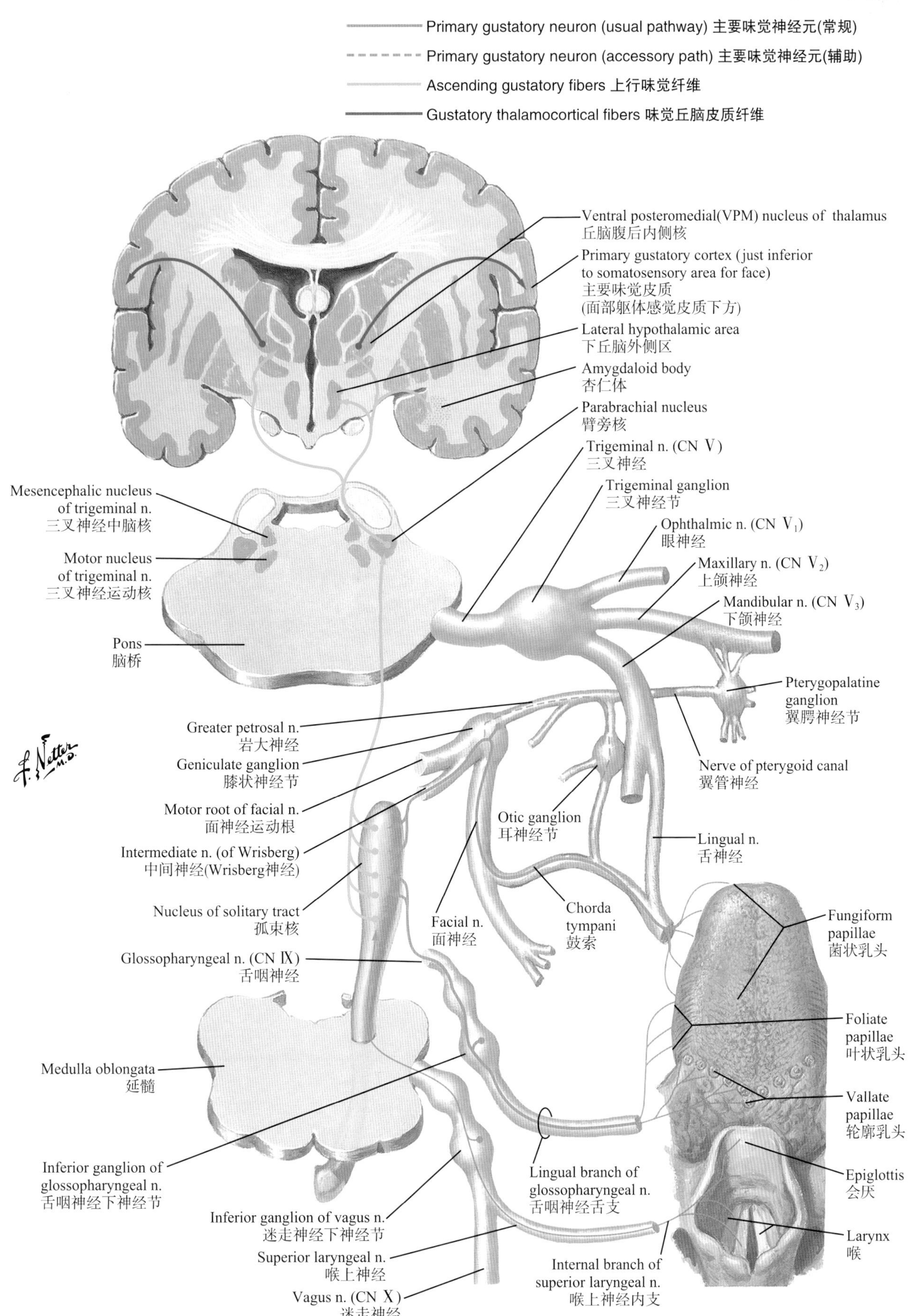

Primary gustatory neuron (usual pathway) 主要味觉神经元(常规)
Primary gustatory neuron (accessory path) 主要味觉神经元(辅助)
Ascending gustatory fibers 上行味觉纤维
Gustatory thalamocortical fibers 味觉丘脑皮质纤维
Ventral posteromedial(VPM) nucleus of thalamus
丘脑腹后内侧核
Primary gustatory cortex (just inferior to somatosensory area for face)
主要味觉皮质
(面部躯体感觉皮质下方)
Lateral hypothalamic area
下丘脑外侧区
Amygdaloid body
杏仁体
Parabrachial nucleus
臂旁核
Trigeminal n. (CN Ⅴ)
三叉神经
Trigeminal ganglion
三叉神经节
Ophthalmic n. (CN Ⅴ1)
眼神经
Maxillary n. (CN Ⅴ2)
上颌神经
Mandibular n. (CN Ⅴ3)
下颌神经
Pterygopalatine ganglion
翼腭神经节
Nerve of pterygoid canal
翼管神经
Lingual n.
舌神经
Mesencephalic nucleus of trigeminal n.
三叉神经中脑核
Motor nucleus of trigeminal n.
三叉神经运动核
Pons
脑桥
Greater petrosal n.
岩大神经
Geniculate ganglion
膝状神经节
Motor root of facial n.
面神经运动根
Intermediate n. (of Wrisberg)
中间神经(Wrisberg神经)
Nucleus of solitary tract
孤束核
Glossopharyngeal n. (CN Ⅸ)
舌咽神经
Otic ganglion
耳神经节
Facial n.
面神经
Chorda tympani
鼓索
Fungiform papillae
菌状乳头
Foliate papillae
叶状乳头
Vallate papillae
轮廓乳头
Epiglottis
会厌
Larynx
喉
Medulla oblongata
延髓
Inferior ganglion of glossopharyngeal n.
舌咽神经下神经节
Inferior ganglion of vagus n.
迷走神经下神经节
Superior laryngeal n.
喉上神经
Vagus n. (CN Ⅹ)
迷走神经
Lingual branch of glossopharyngeal n.
舌咽神经舌支
Internal branch of superior laryngeal n.
喉上神经内支
F. Netter M.D.

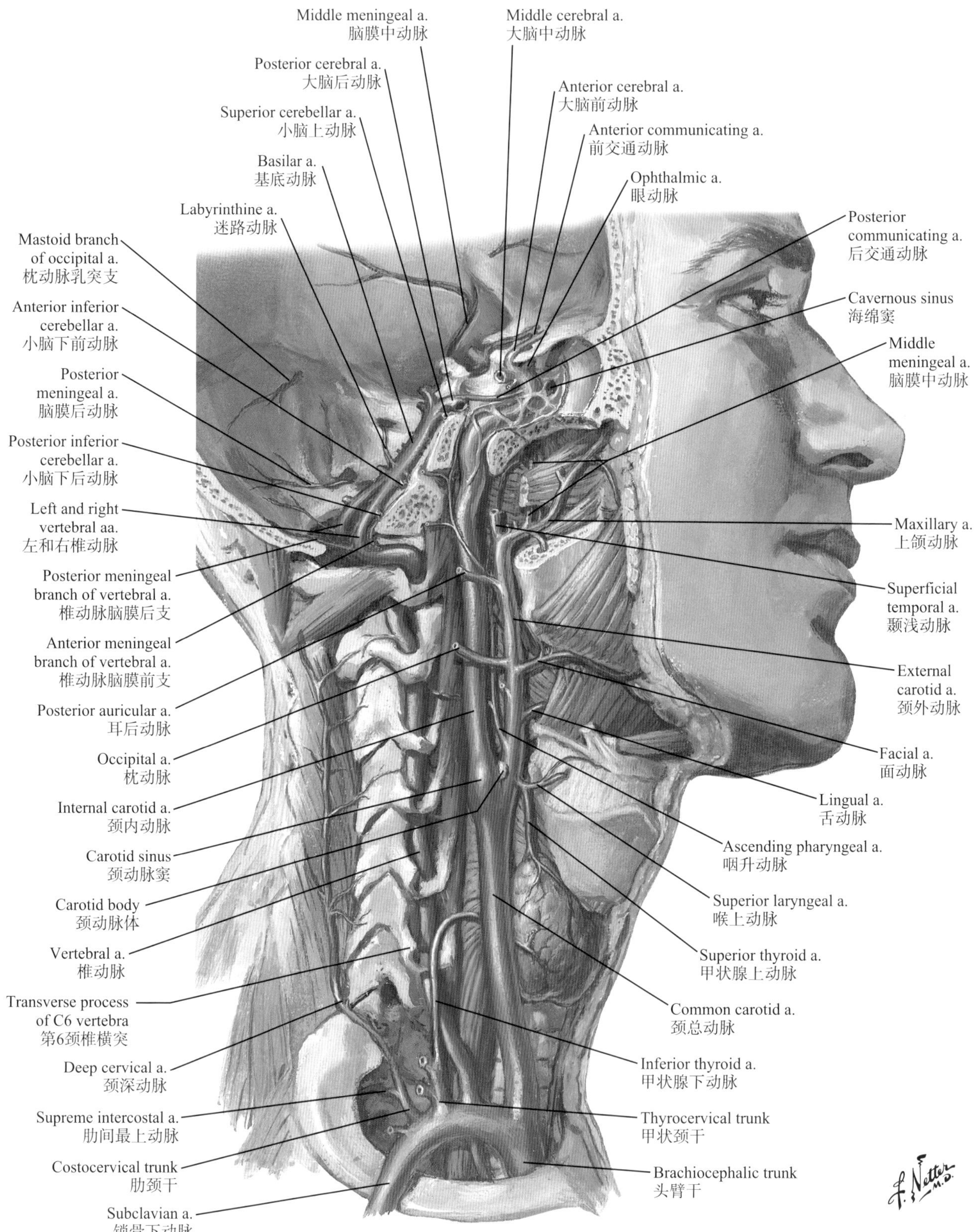
Middle meningeal a.
脑膜中动脉
Middle cerebral a.
大脑中动脉
Posterior cerebral a.
大脑后动脉
Anterior cerebral a.
大脑前动脉
Superior cerebellar a.
小脑上动脉
Anterior communicating a.
前交通动脉
Basilar a.
基底动脉
Ophthalmic a.
眼动脉
Labyrinthine a.
迷路动脉
Posterior communicating a.
后交通动脉
Mastoid branch of occipital a.
枕动脉乳突支
Cavernous sinus
海绵窦
Anterior inferior cerebellar a.
小脑下前动脉
Middle meningeal a.
脑膜中动脉
Posterior meningeal a.
脑膜后动脉
Posterior inferior cerebellar a.
小脑下后动脉
Left and right vertebral aa.
左和右椎动脉
Maxillary a.
上颌动脉
Posterior meningeal branch of vertebral a.
椎动脉脑膜后支
Superficial temporal a.
颞浅动脉
Anterior meningeal branch of vertebral a.
椎动脉脑膜前支
External carotid a.
颈外动脉
Posterior auricular a.
耳后动脉
Facial a.
面动脉
Occipital a.
枕动脉
Lingual a.
舌动脉
Internal carotid a.
颈内动脉
Ascending pharyngeal a.
咽升动脉
Carotid sinus
颈动脉窦
Superior laryngeal a.
喉上动脉
Carotid body
颈动脉体
Vertebral a.
椎动脉
Superior thyroid a.
甲状腺上动脉
Transverse process of C6 vertebra
第6颈椎横突
Common carotid a.
颈总动脉
Deep cervical a.
颈深动脉
Inferior thyroid a.
甲状腺下动脉
Supreme intercostal a.
肋间最上动脉
Thyrocervical trunk
甲状颈干
Costocervical trunk
肋颈干
Brachiocephalic trunk
头臂干
Subclavian a.
锁骨下动脉
F. Netter M.D.

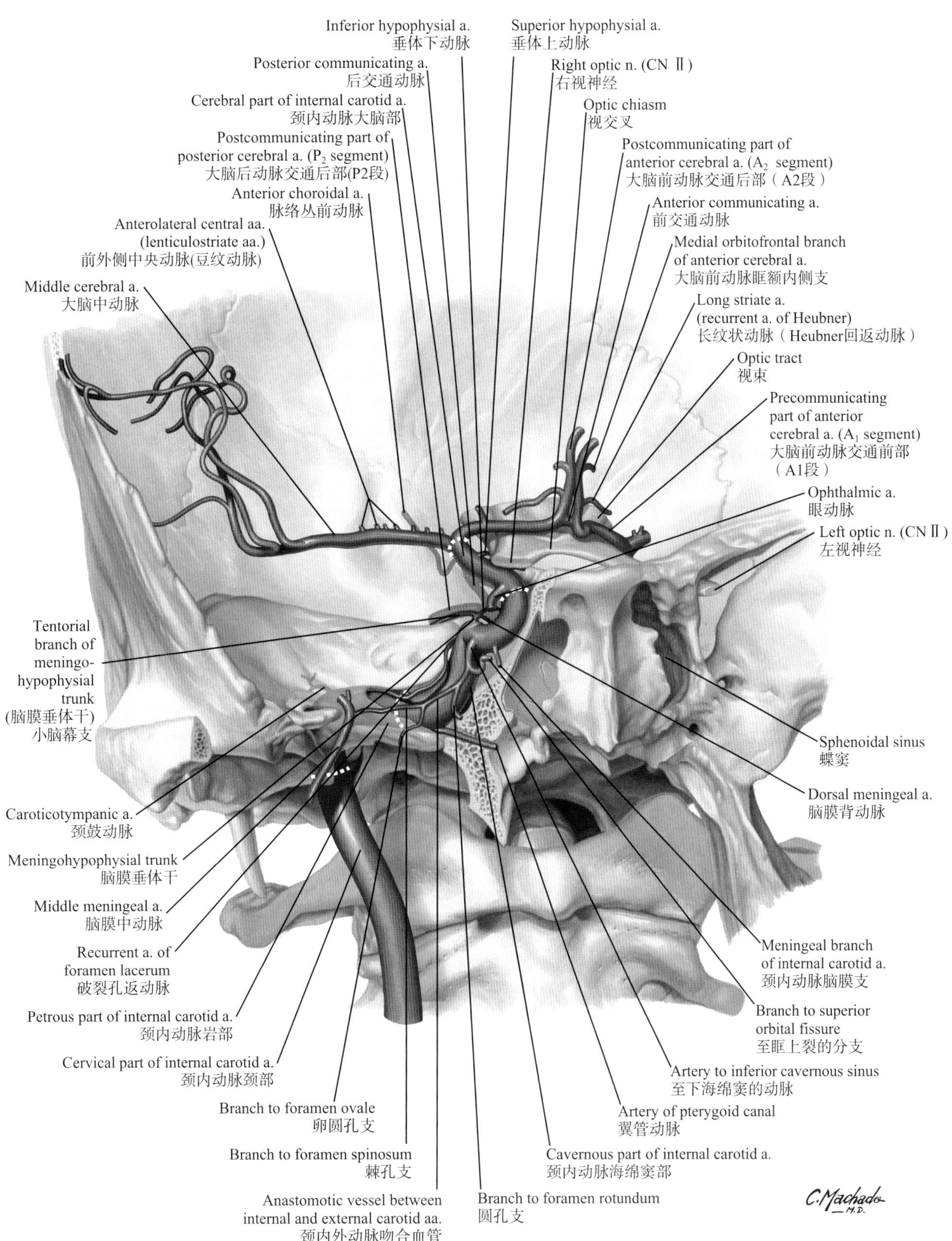
Inferior hypophysial a.
垂体下动脉
Superior hypophysial a.
垂体上动脉
Posterior communicating a.
后交通动脉
Right optic n. (CN Ⅱ)
右视神经
Cerebral part of internal carotid a.
颈内动脉大脑部
Optic chiasm
视交叉
Postcommunicating part of posterior cerebral a. ($P_2$ segment)
大脑后动脉交通后部(P2段)
Postcommunicating part of anterior cerebral a. ($A_2$ segment)
大脑前动脉交通后部（A2段）
Anterior choroidal a.
脉络丛前动脉
Anterior communicating a.
前交通动脉
Anterolateral central aa. (lenticulostriate aa.)
前外侧中央动脉(豆纹动脉)
Medial orbitofrontal branch of anterior cerebral a.
大脑前动脉眶额内侧支
Middle cerebral a.
大脑中动脉
Long striate a. (recurrent a. of Heubner)
长纹状动脉（Heubner回返动脉）
Optic tract
视束
Precommunicating part of anterior cerebral a. ($A_1$ segment)
大脑前动脉交通前部（A1段）
Ophthalmic a.
眼动脉
Left optic n. (CN Ⅱ)
左视神经
Tentorial branch of meningo-hypophysial trunk (脑膜垂体干)小脑幕支
Sphenoidal sinus
蝶窦
Dorsal meningeal a.
脑膜背动脉
Caroticotympanic a.
颈鼓动脉
Meningohypophysial trunk
脑膜垂体干
Middle meningeal a.
脑膜中动脉
Recurrent a. of foramen lacerum
破裂孔返动脉
Meningeal branch of internal carotid a.
颈内动脉脑膜支
Petrous part of internal carotid a.
颈内动脉岩部
Branch to superior orbital fissure
至眶上裂的分支
Cervical part of internal carotid a.
颈内动脉颈部
Artery to inferior cavernous sinus
至下海绵窦的动脉
Branch to foramen ovale
卵圆孔支
Artery of pterygoid canal
翼管动脉
Branch to foramen spinosum
棘孔支
Cavernous part of internal carotid a.
颈内动脉海绵窦部
Anastomotic vessel between internal and external carotid aa.
颈内外动脉吻合血管
Branch to foramen rotundum
圆孔支
C.Machado M.D.

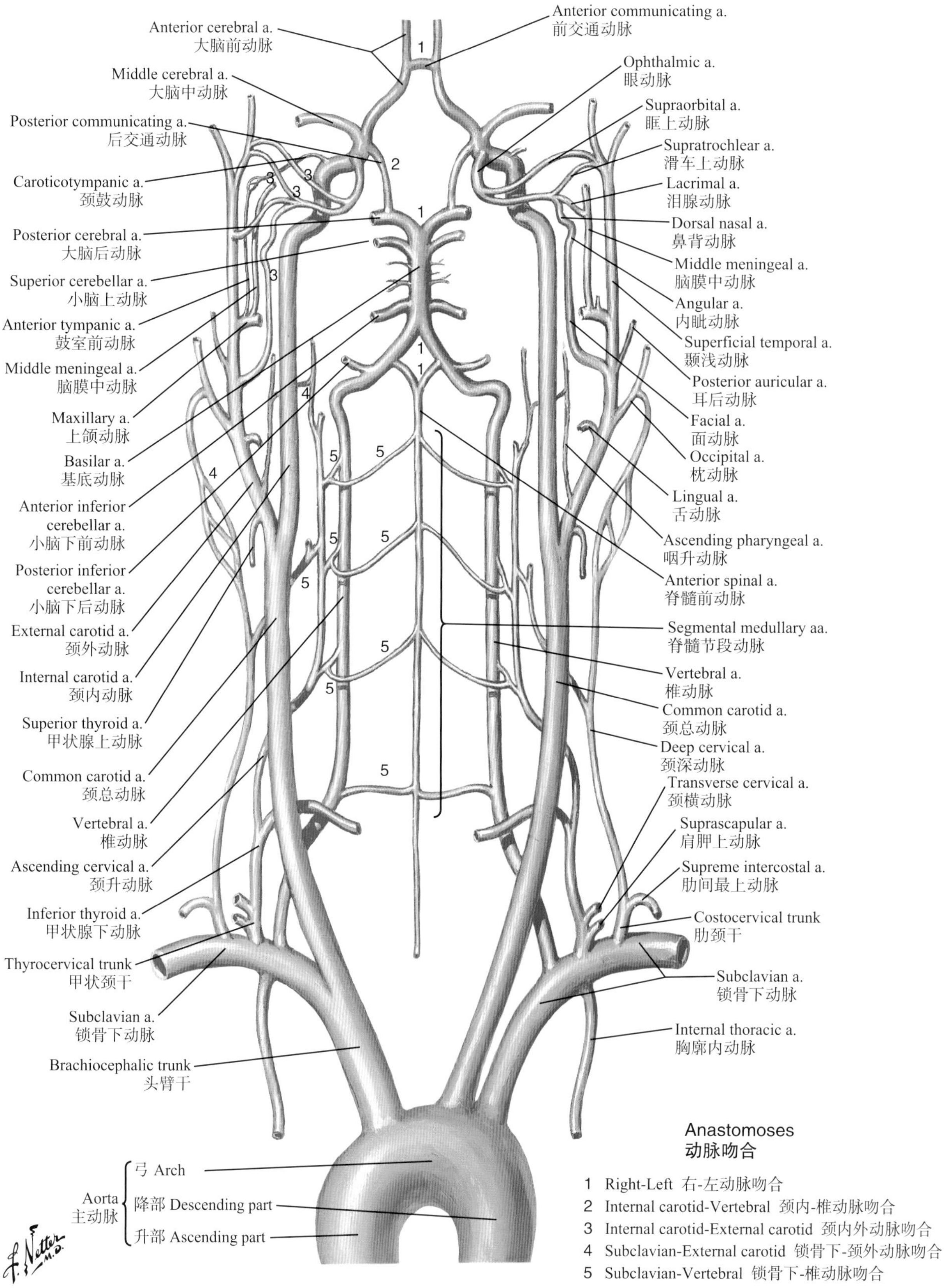

Anterior cerebral a.
大脑前动脉
Middle cerebral a.
大脑中动脉
Posterior communicating a.
后交通动脉
Caroticotympanic a.
颈鼓动脉
Posterior cerebral a.
大脑后动脉
Superior cerebellar a.
小脑上动脉
Anterior tympanic a.
鼓室前动脉
Middle meningeal a.
脑膜中动脉
Maxillary a.
上颌动脉
Basilar a.
基底动脉
Anterior inferior cerebellar a.
小脑下前动脉
Posterior inferior cerebellar a.
小脑下后动脉
External carotid a.
颈外动脉
Internal carotid a.
颈内动脉
Superior thyroid a.
甲状腺上动脉
Common carotid a.
颈总动脉
Vertebral a.
椎动脉
Ascending cervical a.
颈升动脉
Inferior thyroid a.
甲状腺下动脉
Thyrocervical trunk
甲状颈干
Subclavian a.
锁骨下动脉
Brachiocephalic trunk
头臂干
Anterior communicating a.
前交通动脉
Ophthalmic a.
眼动脉
Supraorbital a.
眶上动脉
Supratrochlear a.
滑车上动脉
Lacrimal a.
泪腺动脉
Dorsal nasal a.
鼻背动脉
Middle meningeal a.
脑膜中动脉
Angular a.
内眦动脉
Superficial temporal a.
颞浅动脉
Posterior auricular a.
耳后动脉
Facial a.
面动脉
Occipital a.
枕动脉
Lingual a.
舌动脉
Ascending pharyngeal a.
咽升动脉
Anterior spinal a.
脊髓前动脉
Segmental medullary aa.
脊髓节段动脉
Vertebral a.
椎动脉
Common carotid a.
颈总动脉
Deep cervical a.
颈深动脉
Transverse cervical a.
颈横动脉
Suprascapular a.
肩胛上动脉
Supreme intercostal a.
肋间最上动脉
Costocervical trunk
肋颈干
Subclavian a.
锁骨下动脉
Internal thoracic a.
胸廓内动脉
Aorta
主动脉
弓 Arch
降部 Descending part
升部 Ascending part
1
2
3
4
5
Anastomoses
动脉吻合
1 Right-Left 右-左动脉吻合
2 Internal carotid-Vertebral 颈内-椎动脉吻合
3 Internal carotid-External carotid 颈内外动脉吻合
4 Subclavian-External carotid 锁骨下-颈外动脉吻合
5 Subclavian-Vertebral 锁骨下-椎动脉吻合

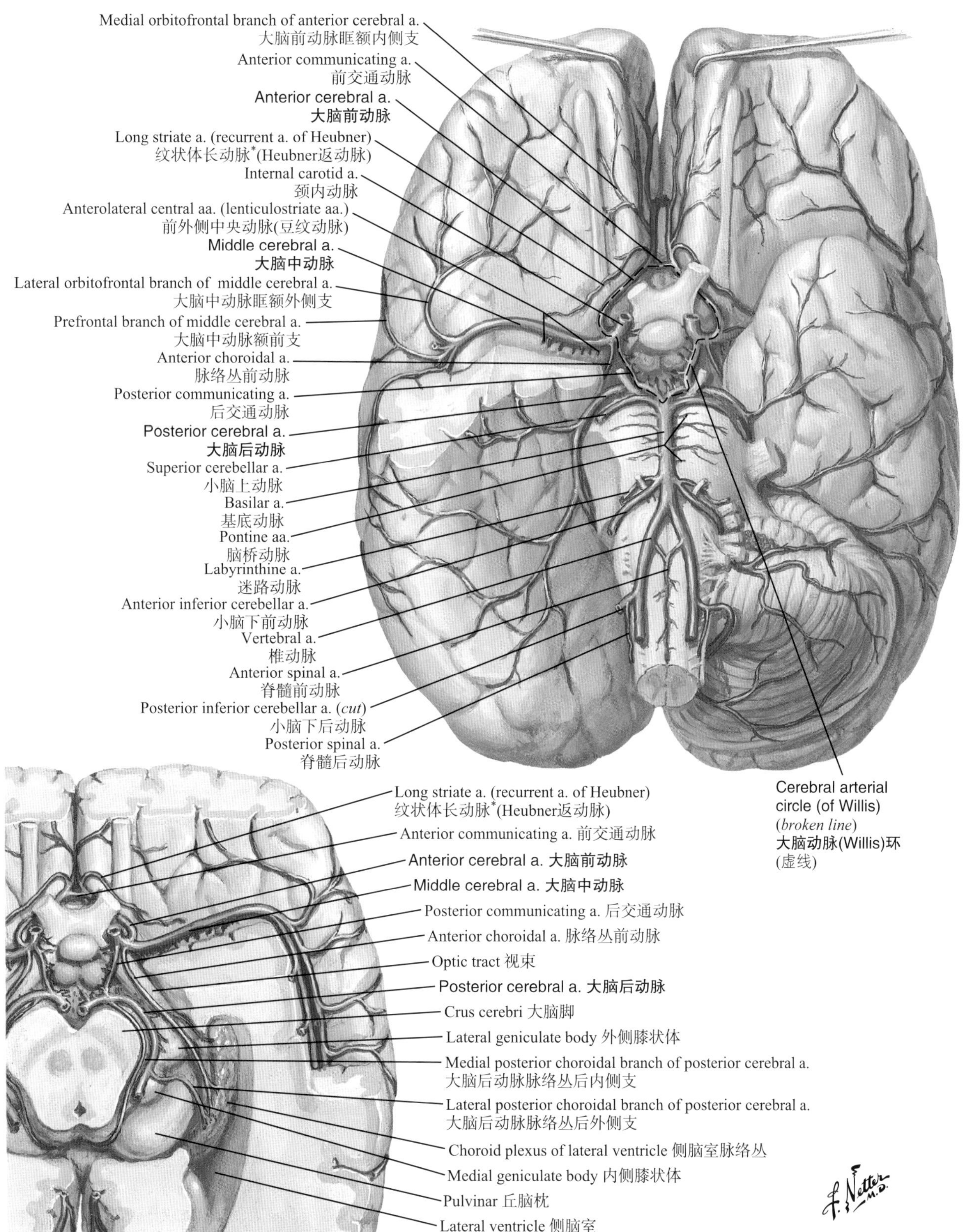


*译注：Heubner返动脉既往也被称为纹状体内侧动脉(medial striate a.)、纹状体长内侧动脉(long medial striate a.)。

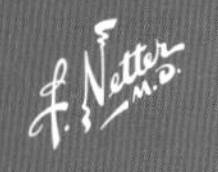

# 大脑动脉(Willis)环

参见图 166

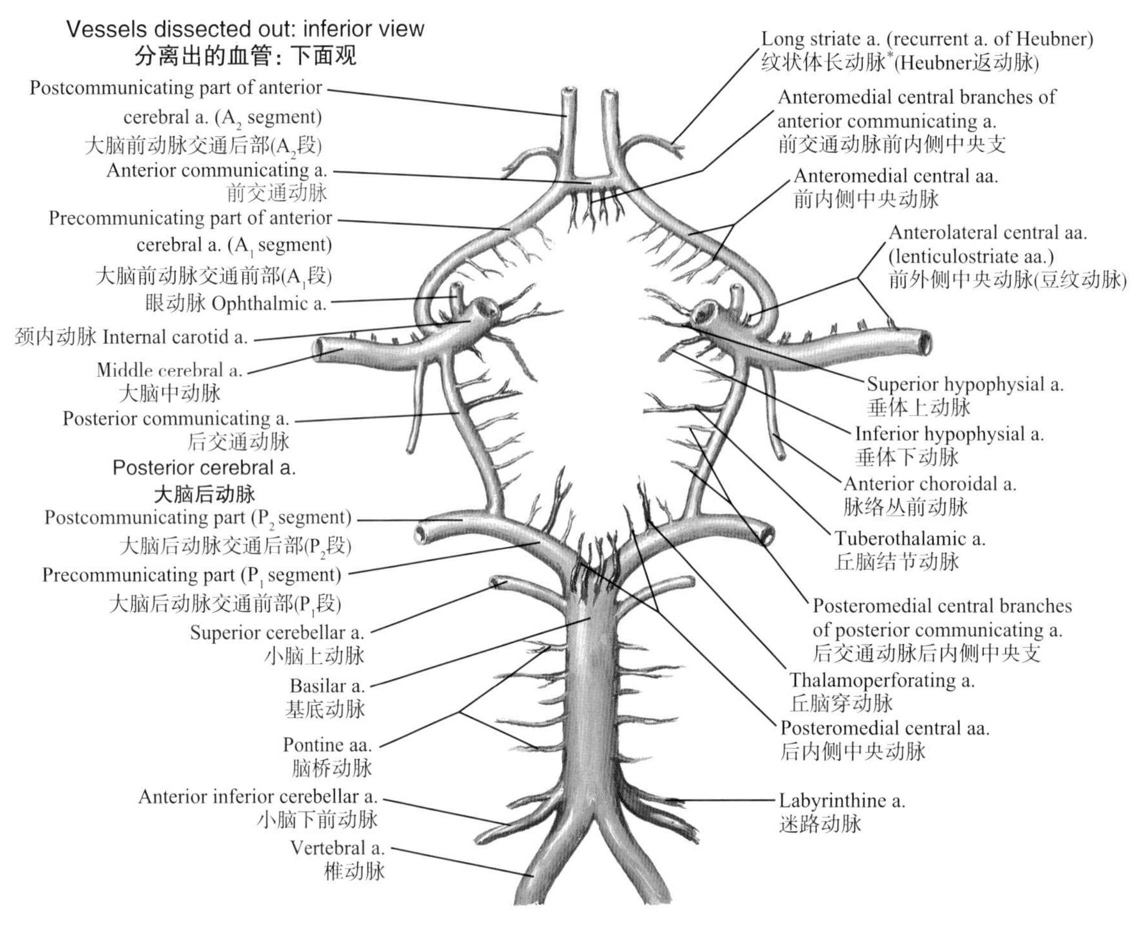


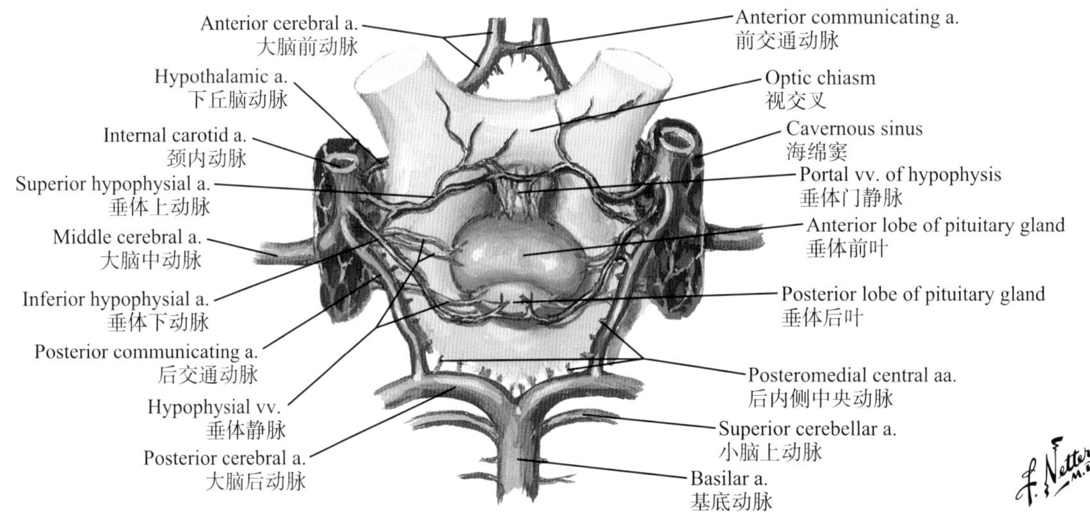


*译注：Heubner返动脉既往也被称为纹状体内侧动脉(medial striate a.)、纹状体长内侧动脉(long medial striate a.)。

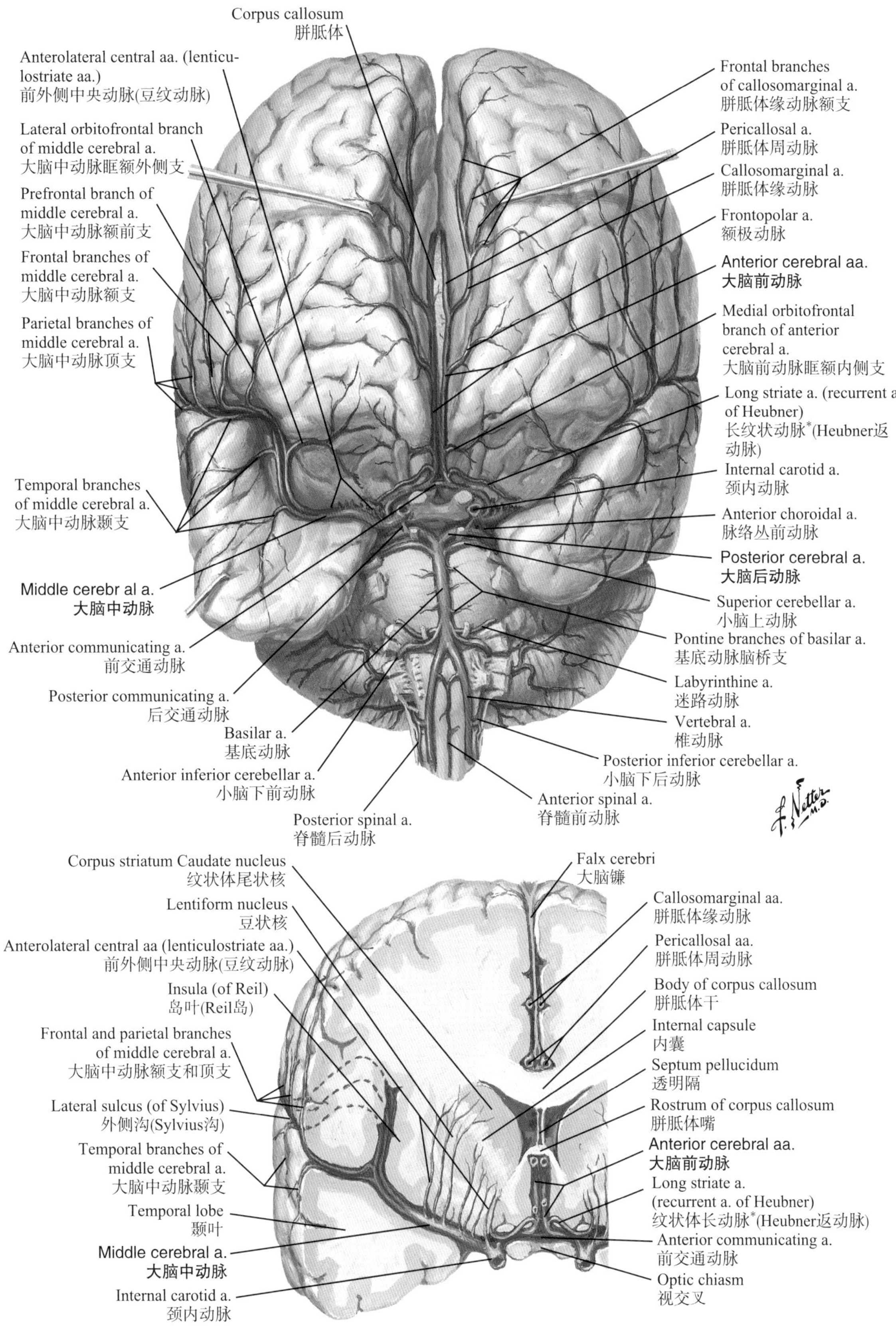


*译注：Heubner返动脉既往也被称为纹状体内侧动脉(medial striate a.)、纹状体长内侧动脉(long medial striate a.)。

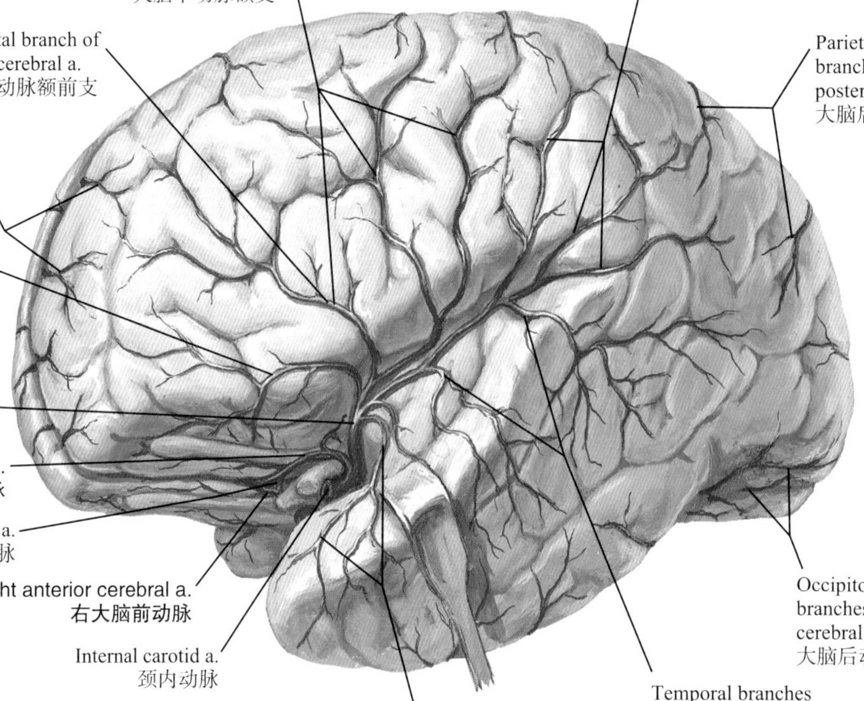

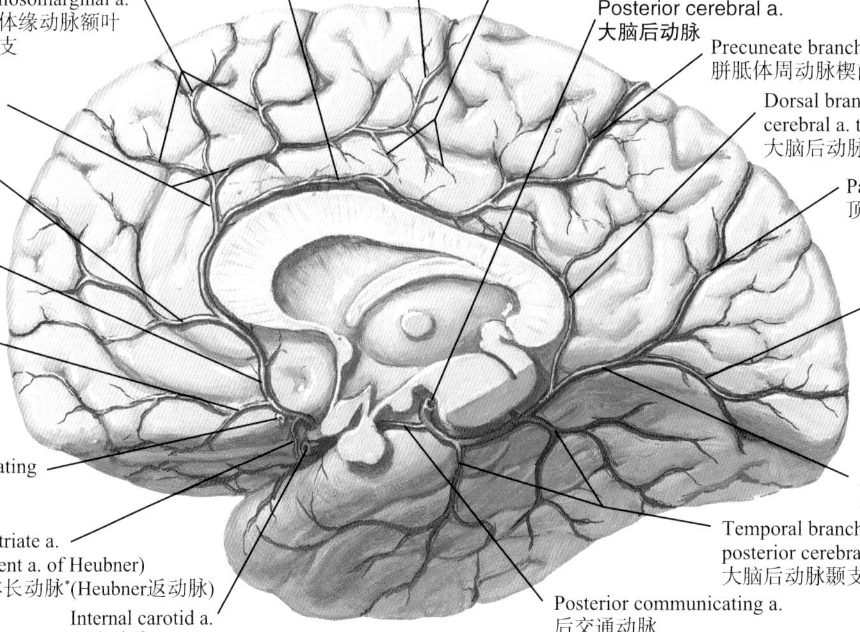

*译注：Heubner返动脉既往也被称为纹状体内侧动脉(medial striate a.)、纹状体长内侧动脉(long medial striate a.)。

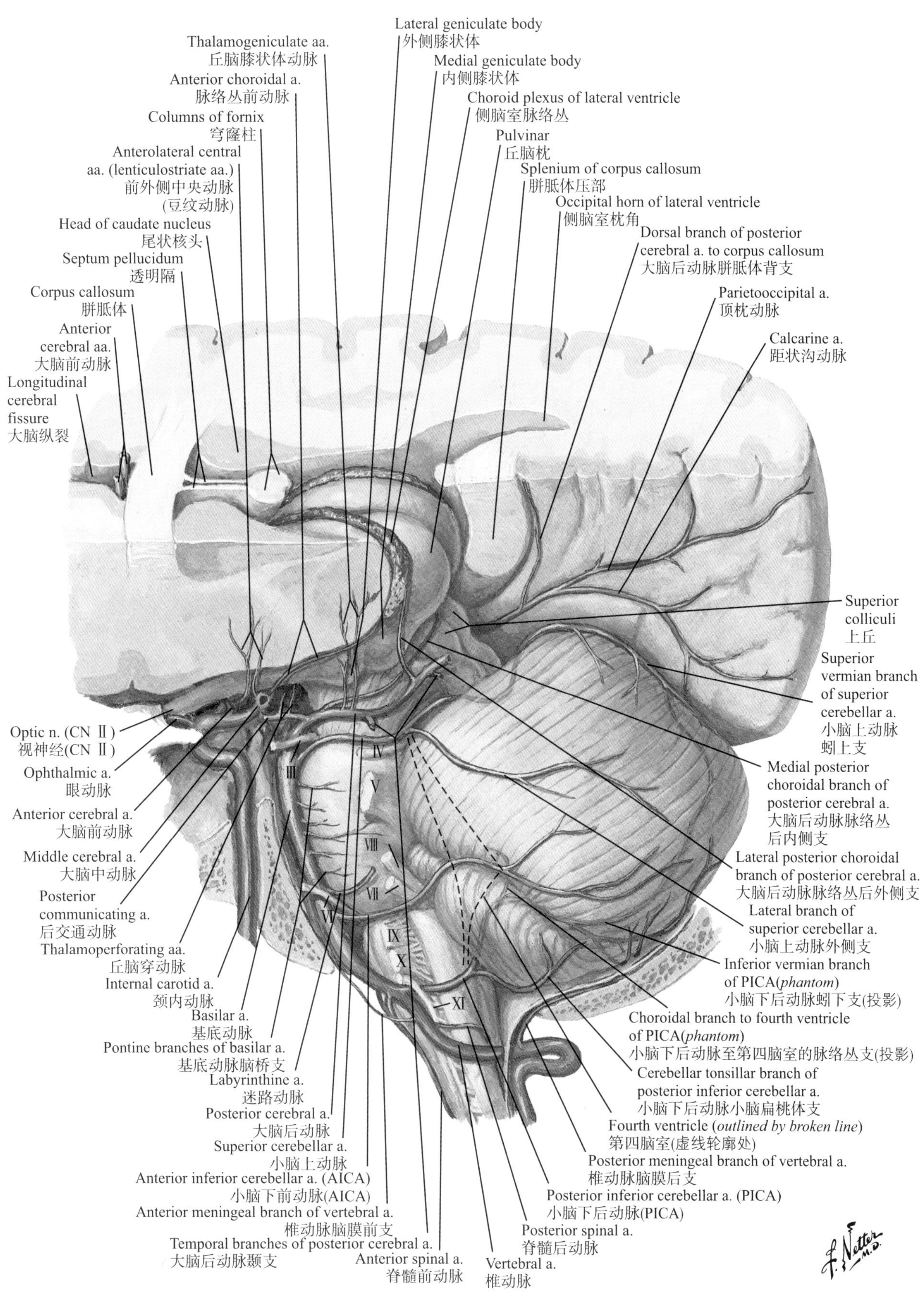
Lateral geniculate body
外侧膝状体
Thalamogeniculate aa.
丘脑膝状体动脉
Medial geniculate body
内侧膝状体
Anterior choroidal a.
脉络丛前动脉
Choroid plexus of lateral ventricle
侧脑室脉络丛
Columns of fornix
穹窿柱
Pulvinar
丘脑枕
Anterolateral central aa. (lenticulostriate aa.)
前外侧中央动脉
(豆纹动脉)
Splenium of corpus callosum
胼胝体压部
Occipital horn of lateral ventricle
侧脑室枕角
Head of caudate nucleus
尾状核头
Dorsal branch of posterior cerebral a. to corpus callosum
大脑后动脉胼胝体背支
Septum pellucidum
透明隔
Corpus callosum
胼胝体
Parietooccipital a.
顶枕动脉
Anterior cerebral aa.
大脑前动脉
Calcarine a.
距状沟动脉
Longitudinal cerebral fissure
大脑纵裂
Superior colliculi
上丘
Superior vermian branch of superior cerebellar a.
小脑上动脉蚓上支
Optic n. (CN Ⅱ)
视神经(CN Ⅱ)
Ophthalmic a.
眼动脉
Medial posterior choroidal branch of posterior cerebral a.
大脑后动脉脉络丛后内侧支
Anterior cerebral a.
大脑前动脉
Middle cerebral a.
大脑中动脉
Lateral posterior choroidal branch of posterior cerebral a.
大脑后动脉脉络丛后外侧支
Posterior communicating a.
后交通动脉
Lateral branch of superior cerebellar a.
小脑上动脉外侧支
Thalamoperforating aa.
丘脑穿动脉
Inferior vermian branch of PICA(*phantom*)
小脑下后动脉蚓下支(投影)
Internal carotid a.
颈内动脉
Basilar a.
基底动脉
Choroidal branch to fourth ventricle of PICA(*phantom*)
小脑下后动脉至第四脑室的脉络丛支(投影)
Pontine branches of basilar a.
基底动脉脑桥支
Cerebellar tonsillar branch of posterior inferior cerebellar a.
小脑下后动脉小脑扁桃体支
Labyrinthine a.
迷路动脉
Posterior cerebral a.
大脑后动脉
Fourth ventricle (*outlined by broken line*)
第四脑室(虚线轮廓处)
Superior cerebellar a.
小脑上动脉
Posterior meningeal branch of vertebral a.
椎动脉脑膜后支
Anterior inferior cerebellar a. (AICA)
小脑下前动脉(AICA)
Posterior inferior cerebellar a. (PICA)
小脑下后动脉(PICA)
Anterior meningeal branch of vertebral a.
椎动脉脑膜前支
Posterior spinal a.
脊髓后动脉
Temporal branches of posterior cerebral a.
大脑后动脉颞支
Anterior spinal a.
脊髓前动脉
Vertebral a.
椎动脉
Ⅲ
Ⅳ
Ⅴ
Ⅵ
Ⅶ
Ⅷ
Ⅸ
Ⅹ
Ⅺ
F. Netter M.D.

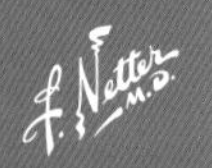

# 颅后窝的静脉

参见图 173

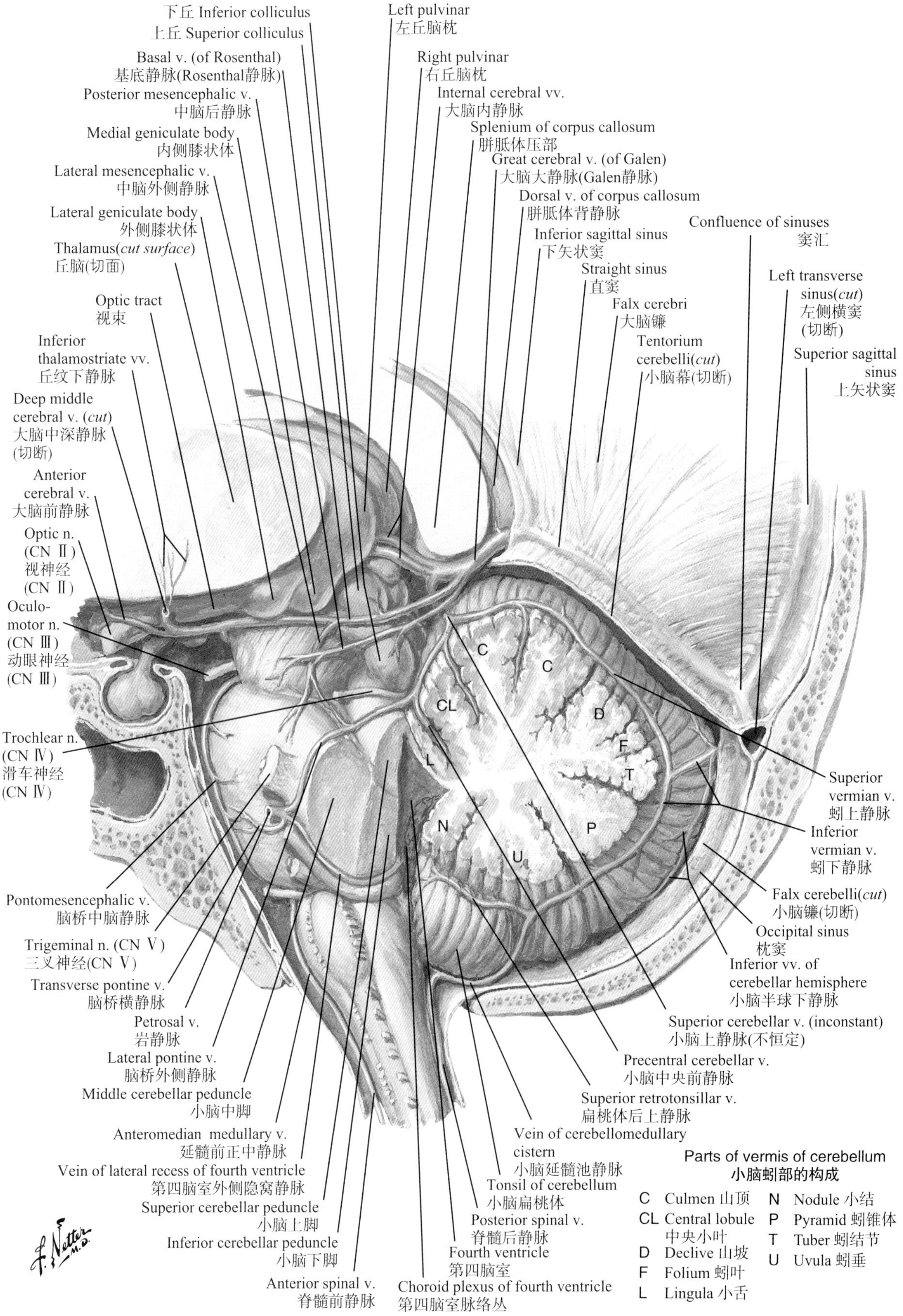

**Parts of vermis of cerebellum**
**小脑蚓部的构成**

| | | | |
|---|---|---|---|
| C | Culmen 山顶 | N | Nodule 小结 |
| CL | Central lobule 中央小叶 | P | Pyramid 蚓锥体 |
| D | Declive 山坡 | T | Tuber 蚓结节 |
| F | Folium 蚓叶 | U | Uvula 蚓垂 |
| L | Lingula 小舌 | | |

脑的浅静脉参见图 138，173

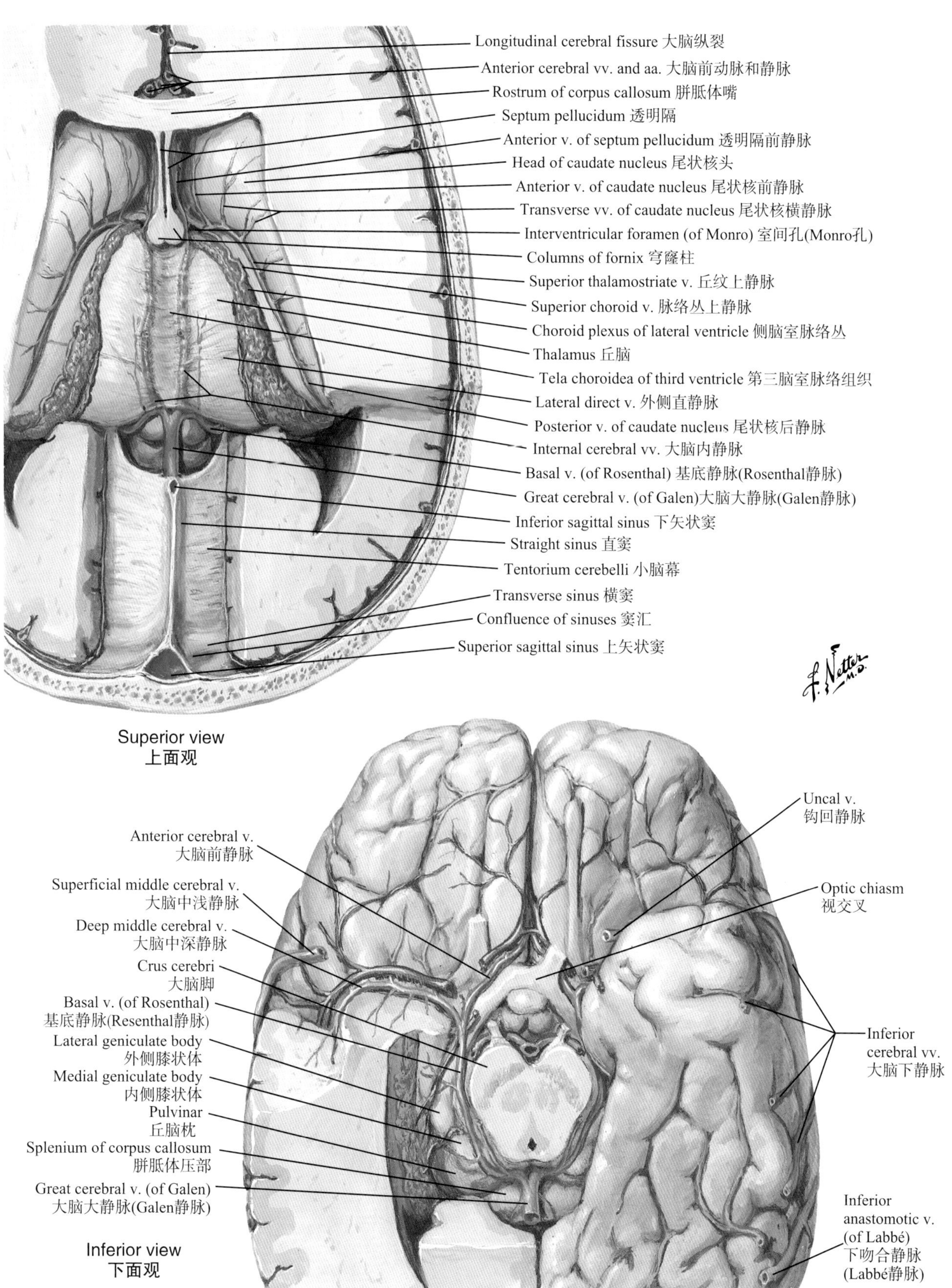


Superior view
上面观

Inferior view
下面观

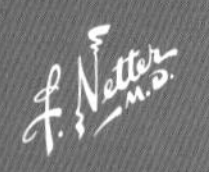

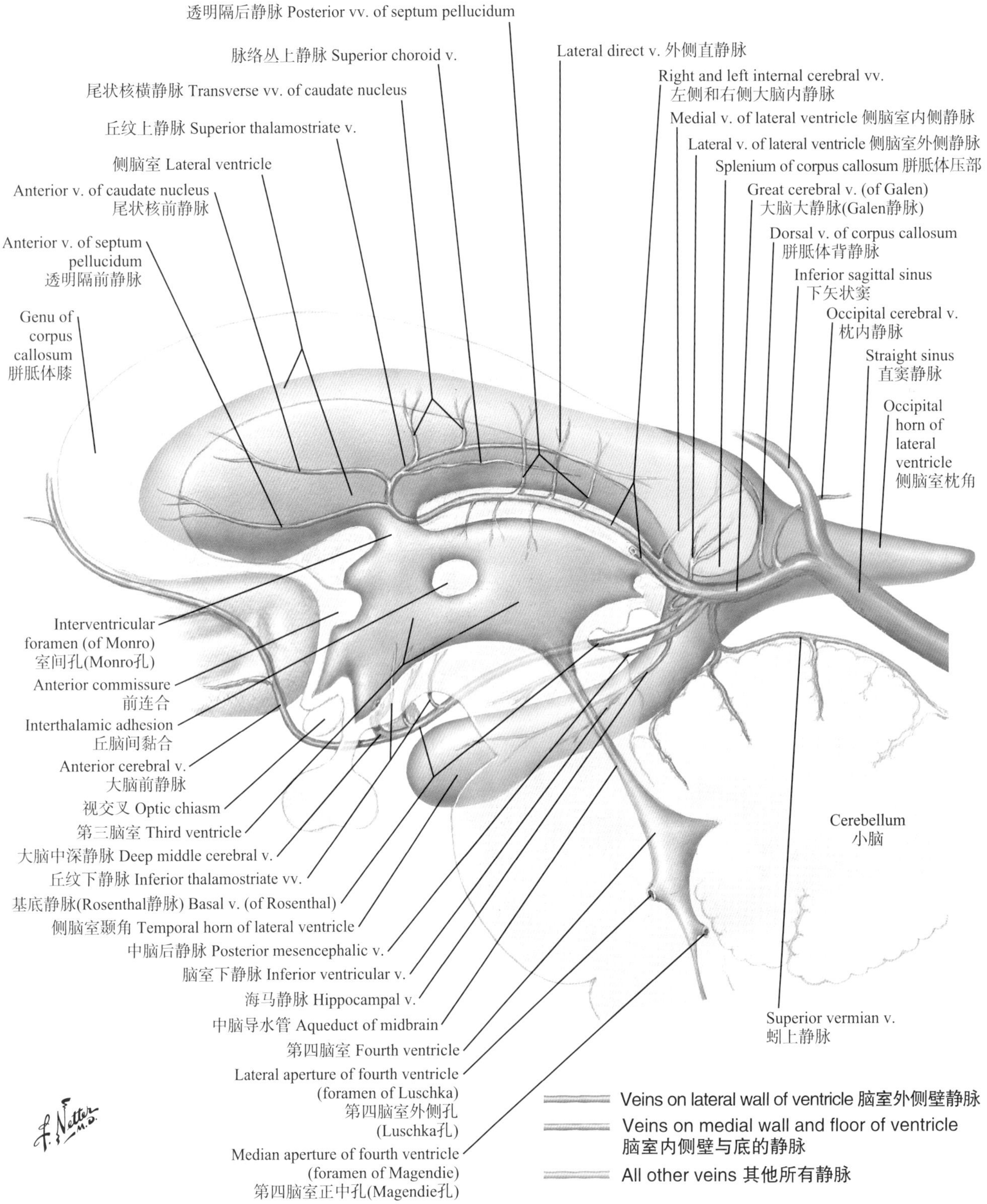
透明隔后静脉 Posterior vv. of septum pellucidum
脉络丛上静脉 Superior choroid v.
尾状核横静脉 Transverse vv. of caudate nucleus
丘纹上静脉 Superior thalamostriate v.
侧脑室 Lateral ventricle
Anterior v. of caudate nucleus
尾状核前静脉
Anterior v. of septum pellucidum
透明隔前静脉
Genu of corpus callosum
胼胝体膝
Lateral direct v. 外侧直静脉
Right and left internal cerebral vv.
左侧和右侧大脑内静脉
Medial v. of lateral ventricle 侧脑室内侧静脉
Lateral v. of lateral ventricle 侧脑室外侧静脉
Splenium of corpus callosum 胼胝体压部
Great cerebral v. (of Galen)
大脑大静脉(Galen静脉)
Dorsal v. of corpus callosum
胼胝体背静脉
Inferior sagittal sinus
下矢状窦
Occipital cerebral v.
枕内静脉
Straight sinus
直窦静脉
Occipital horn of lateral ventricle
侧脑室枕角
Interventricular foramen (of Monro)
室间孔(Monro孔)
Anterior commissure
前连合
Interthalamic adhesion
丘脑间黏合
Anterior cerebral v.
大脑前静脉
视交叉 Optic chiasm
第三脑室 Third ventricle
大脑中深静脉 Deep middle cerebral v.
丘纹下静脉 Inferior thalamostriate vv.
基底静脉(Rosenthal静脉) Basal v. (of Rosenthal)
侧脑室颞角 Temporal horn of lateral ventricle
中脑后静脉 Posterior mesencephalic v.
脑室下静脉 Inferior ventricular v.
海马静脉 Hippocampal v.
中脑导水管 Aqueduct of midbrain
第四脑室 Fourth ventricle
Lateral aperture of fourth ventricle (foramen of Luschka)
第四脑室外侧孔 (Luschka孔)
Median aperture of fourth ventricle (foramen of Magendie)
第四脑室正中孔(Magendie孔)
Cerebellum
小脑
Superior vermian v.
蚓上静脉
Veins on lateral wall of ventricle 脑室外侧壁静脉
Veins on medial wall and floor of ventricle
脑室内侧壁与底的静脉
All other veins 其他所有静脉

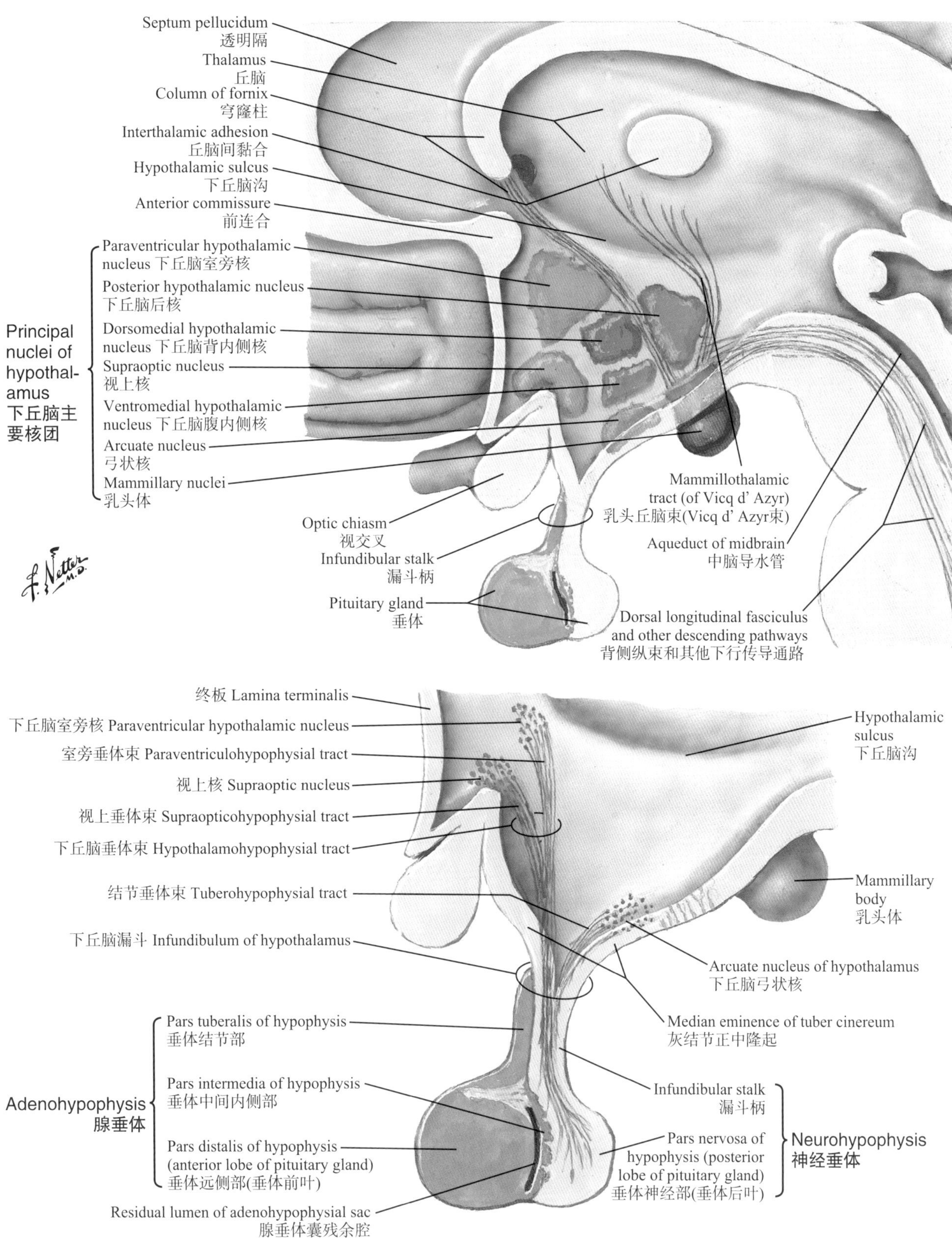
Septum pellucidum 透明隔
Thalamus 丘脑
Column of fornix 穹窿柱
Interthalamic adhesion 丘脑间黏合
Hypothalamic sulcus 下丘脑沟
Anterior commissure 前连合
Principal nuclei of hypothalamus 下丘脑主要核团
Paraventricular hypothalamic nucleus 下丘脑室旁核
Posterior hypothalamic nucleus 下丘脑后核
Dorsomedial hypothalamic nucleus 下丘脑背内侧核
Supraoptic nucleus 视上核
Ventromedial hypothalamic nucleus 下丘脑腹内侧核
Arcuate nucleus 弓状核
Mammillary nuclei 乳头体
Optic chiasm 视交叉
Infundibular stalk 漏斗柄
Pituitary gland 垂体
Mammillothalamic tract (of Vicq d' Azyr) 乳头丘脑束(Vicq d' Azyr束)
Aqueduct of midbrain 中脑导水管
Dorsal longitudinal fasciculus and other descending pathways 背侧纵束和其他下行传导通路
终板 Lamina terminalis
下丘脑室旁核 Paraventricular hypothalamic nucleus
室旁垂体束 Paraventriculohypophysial tract
视上核 Supraoptic nucleus
视上垂体束 Supraopticohypophysial tract
下丘脑垂体束 Hypothalamohypophysial tract
结节垂体束 Tuberohypophysial tract
下丘脑漏斗 Infundibulum of hypothalamus
Adenohypophysis 腺垂体
Pars tuberalis of hypophysis 垂体结节部
Pars intermedia of hypophysis 垂体中间内侧部
Pars distalis of hypophysis (anterior lobe of pituitary gland) 垂体远侧部(垂体前叶)
Residual lumen of adenohypophysial sac 腺垂体囊残余腔
Hypothalamic sulcus 下丘脑沟
Mammillary body 乳头体
Arcuate nucleus of hypothalamus 下丘脑弓状核
Median eminence of tuber cinereum 灰结节正中隆起
Infundibular stalk 漏斗柄
Pars nervosa of hypophysis (posterior lobe of pituitary gland) 垂体神经部(垂体后叶)
Neurohypophysis 神经垂体

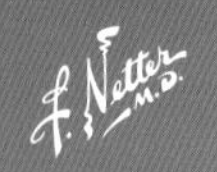

# 下丘脑和垂体的脉管系统

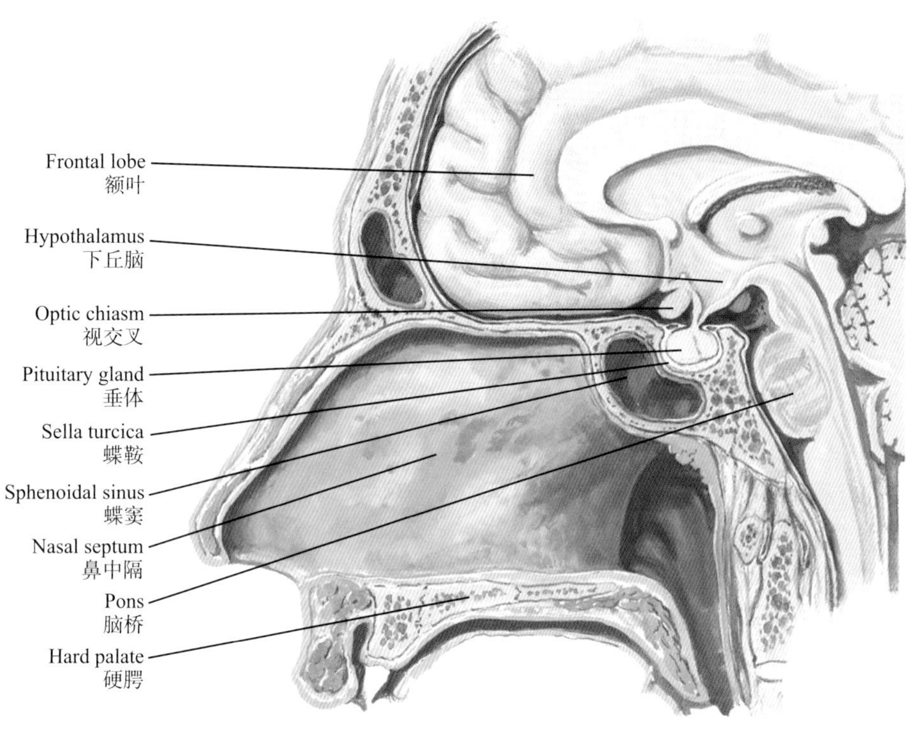

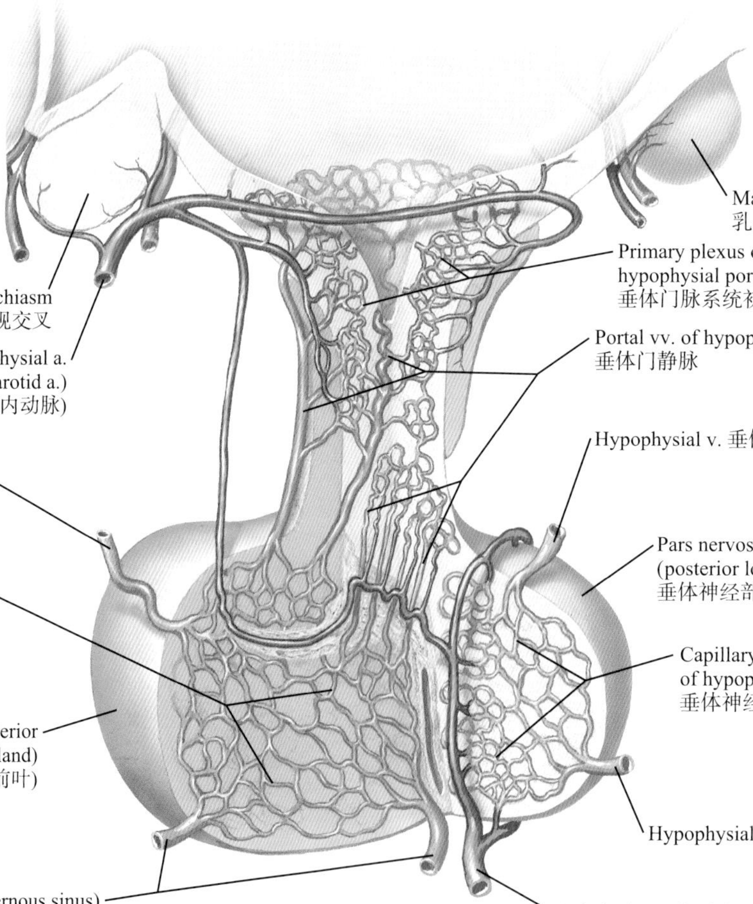

Mammillary body
乳头体
Primary plexus of hypophysial portal system
垂体门脉系统初级静脉丛
Optic chiasm
视交叉
Portal vv. of hypophysis
垂体门静脉
Superior hypophysial a. (from internal carotid a.)
垂体上动脉(发自颈内动脉)
Hypophysial v. 垂体静脉
Hypophysial v.
垂体静脉
Pars nervosa of hypophysis (posterior lobe of pituitary gland)
垂体神经部(垂体后叶)
Secondary plexus of hypophysial portal system
垂体门脉系统次级静脉丛
Capillary plexus of pars nervosa of hypophysis
垂体神经部毛细血管丛
Pars distalis of hypophysis (anterior lobe of pituitary gland)
垂体远侧部(垂体前叶)
Hypophysial v. 垂体静脉
Hypophysial vv. (to cavernous sinus)
垂体静脉(至海绵窦)
Inferior hypophysial a. (from internal carotid a.)
垂体下动脉(来自颈内动脉)

大脑动脉环水平的磁共振动脉血管成像(MRA)(非对比剂增强的3D时间飞跃法成像)

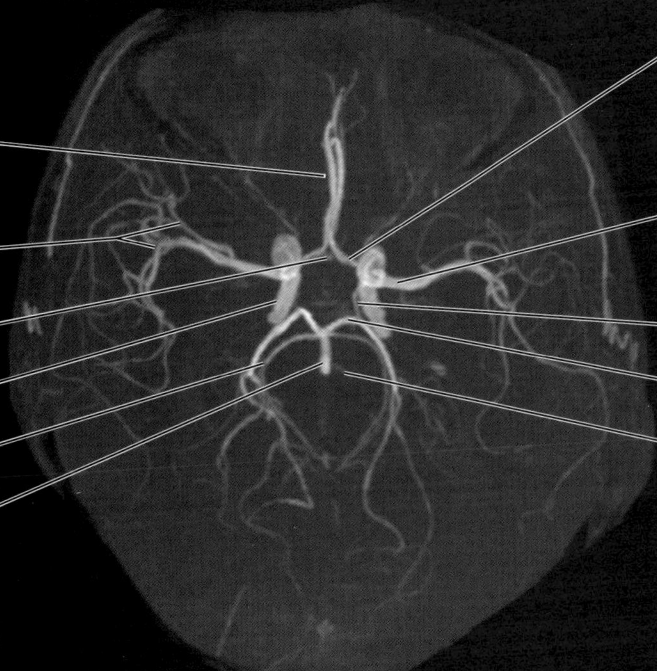


磁共振静脉血管成像(MRV) (非对比剂增强的2D时间飞跃法成像)

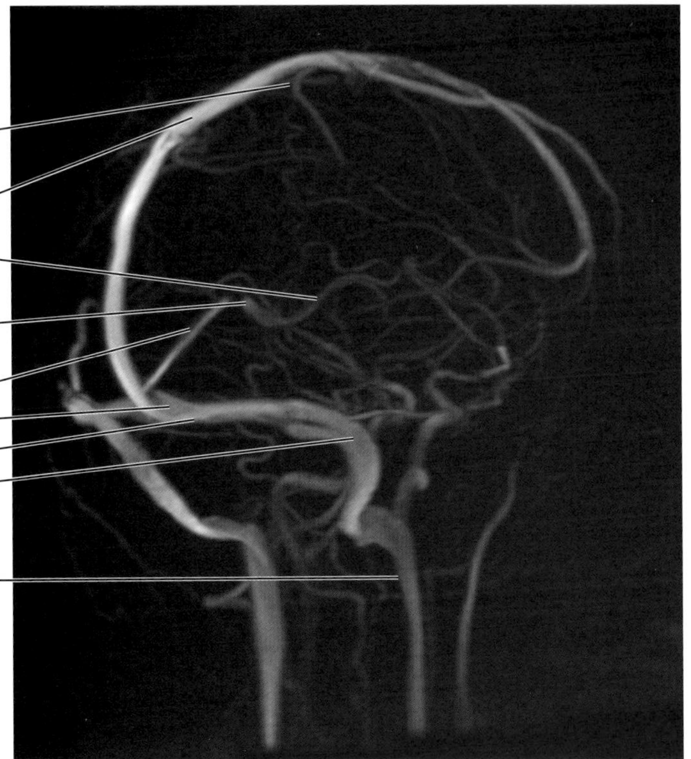

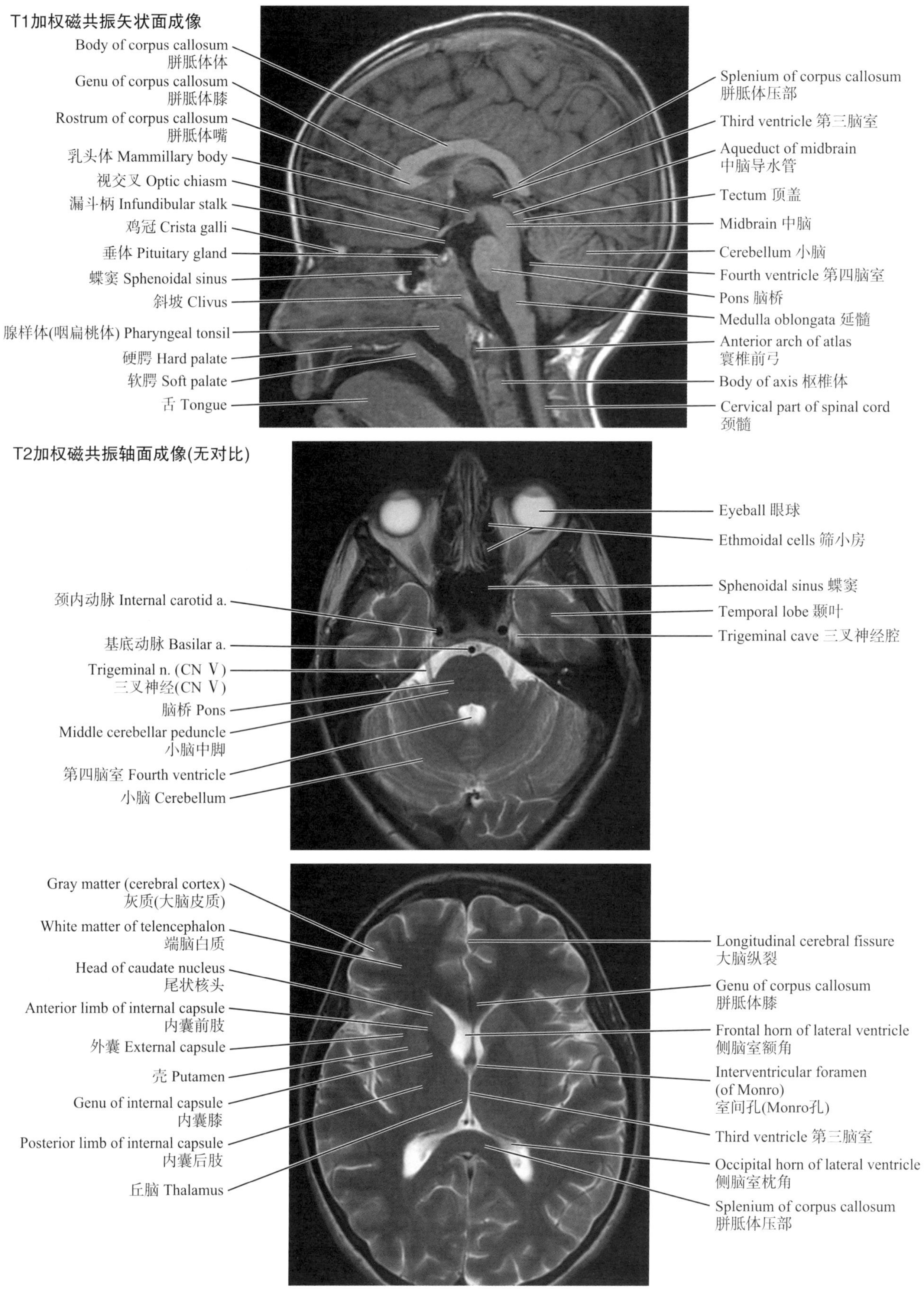
T1加权磁共振矢状面成像
Body of corpus callosum 胼胝体体
Genu of corpus callosum 胼胝体膝
Rostrum of corpus callosum 胼胝体嘴
乳头体 Mammillary body
视交叉 Optic chiasm
漏斗柄 Infundibular stalk
鸡冠 Crista galli
垂体 Pituitary gland
蝶窦 Sphenoidal sinus
斜坡 Clivus
腺样体(咽扁桃体) Pharyngeal tonsil
硬腭 Hard palate
软腭 Soft palate
舌 Tongue
Splenium of corpus callosum 胼胝体压部
Third ventricle 第三脑室
Aqueduct of midbrain 中脑导水管
Tectum 顶盖
Midbrain 中脑
Cerebellum 小脑
Fourth ventricle 第四脑室
Pons 脑桥
Medulla oblongata 延髓
Anterior arch of atlas 寰椎前弓
Body of axis 枢椎体
Cervical part of spinal cord 颈髓
T2加权磁共振轴面成像(无对比)
颈内动脉 Internal carotid a.
基底动脉 Basilar a.
Trigeminal n. (CN Ⅴ) 三叉神经(CN Ⅴ)
脑桥 Pons
Middle cerebellar peduncle 小脑中脚
第四脑室 Fourth ventricle
小脑 Cerebellum
Eyeball 眼球
Ethmoidal cells 筛小房
Sphenoidal sinus 蝶窦
Temporal lobe 颞叶
Trigeminal cave 三叉神经腔
Gray matter (cerebral cortex) 灰质(大脑皮质)
White matter of telencephalon 端脑白质
Head of caudate nucleus 尾状核头
Anterior limb of internal capsule 内囊前肢
外囊 External capsule
壳 Putamen
Genu of internal capsule 内囊膝
Posterior limb of internal capsule 内囊后肢
丘脑 Thalamus
Longitudinal cerebral fissure 大脑纵裂
Genu of corpus callosum 胼胝体膝
Frontal horn of lateral ventricle 侧脑室额角
Interventricular foramen (of Monro) 室间孔(Monro孔)
Third ventricle 第三脑室
Occipital horn of lateral ventricle 侧脑室枕角
Splenium of corpus callosum 胼胝体压部

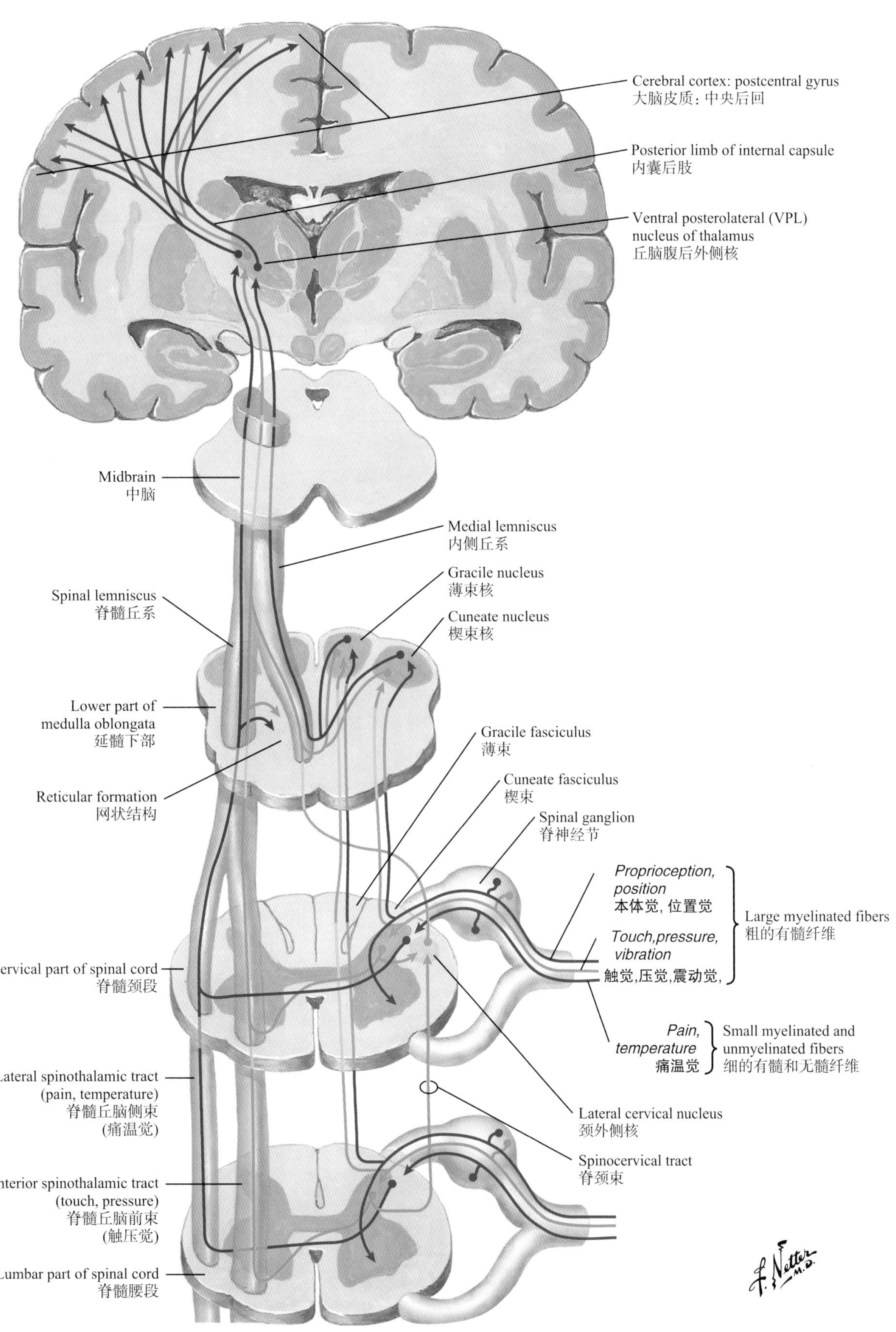
Cerebral cortex: postcentral gyrus
大脑皮质：中央后回
Posterior limb of internal capsule
内囊后肢
Ventral posterolateral (VPL) nucleus of thalamus
丘脑腹后外侧核
Midbrain
中脑
Medial lemniscus
内侧丘系
Gracile nucleus
薄束核
Cuneate nucleus
楔束核
Spinal lemniscus
脊髓丘系
Lower part of medulla oblongata
延髓下部
Gracile fasciculus
薄束
Cuneate fasciculus
楔束
Reticular formation
网状结构
Spinal ganglion
脊神经节
Proprioception, position
本体觉，位置觉
Touch,pressure, vibration
触觉,压觉,震动觉,
Large myelinated fibers
粗的有髓纤维
Cervical part of spinal cord
脊髓颈段
Pain, temperature
痛温觉
Small myelinated and unmyelinated fibers
细的有髓和无髓纤维
Lateral spinothalamic tract (pain, temperature)
脊髓丘脑侧束 (痛温觉)
Lateral cervical nucleus
颈外侧核
Spinocervical tract
脊颈束
Anterior spinothalamic tract (touch, pressure)
脊髓丘脑前束 (触压觉)
Lumbar part of spinal cord
脊髓腰段
F. Netter M.D.

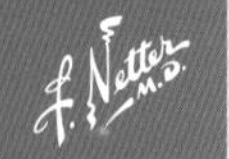

# 锥体系

参见附图 40

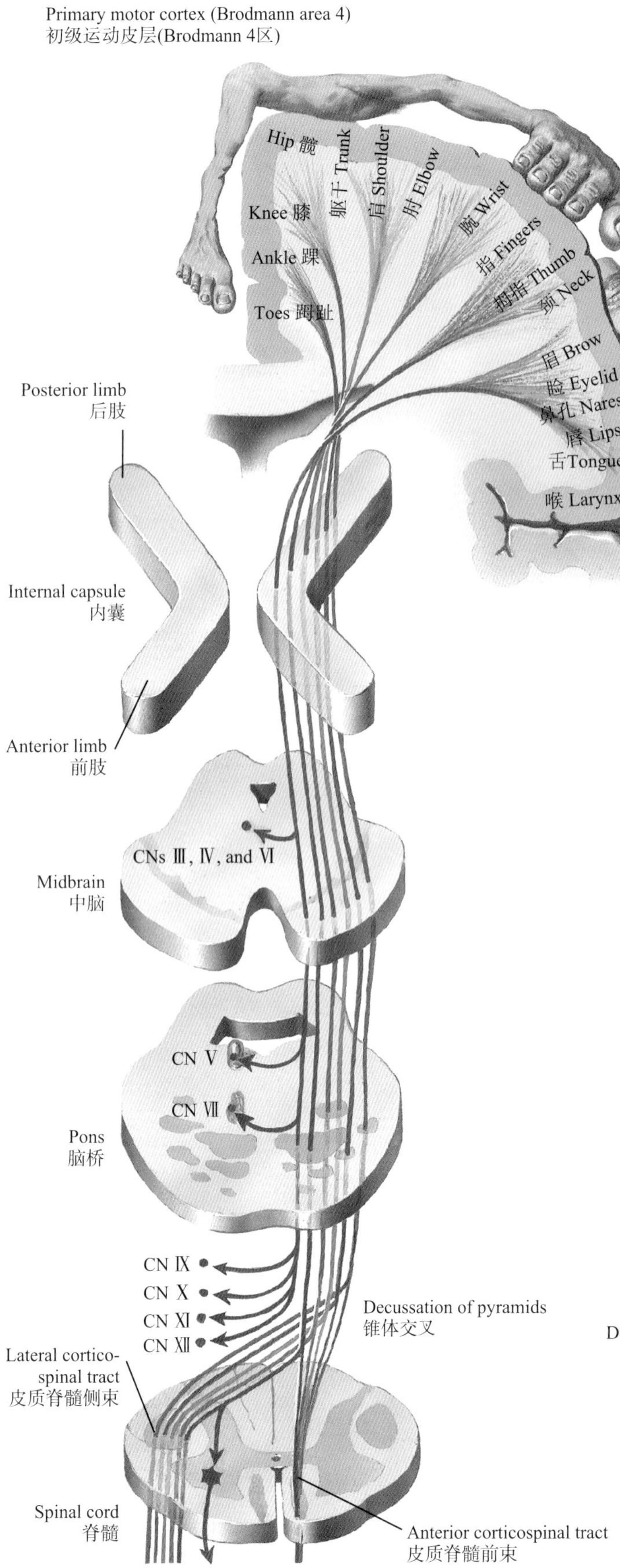

Primary motor cortex (Brodmann area 4)
初级运动皮层(Brodmann 4区)

Hip 髋
躯干 Trunk
肩 Shoulder
肘 Elbow
腕 Wrist
指 Fingers
拇指 Thumb
颈 Neck
Knee 膝
Ankle 踝
Toes 跗趾
眉 Brow
睑 Eyelid
鼻孔 Nares
唇 Lips
舌Tongue
喉 Larynx

Posterior limb
后肢

Internal capsule
内囊

Anterior limb
前肢

CNs Ⅲ, Ⅳ, and Ⅵ

Midbrain
中脑

CN Ⅴ

CN Ⅶ

Pons
脑桥

CN Ⅸ
CN Ⅹ
CN Ⅺ
CN Ⅻ

Decussation of pyramids
锥体交叉

Lateral cortico-spinal tract
皮质脊髓侧束

Spinal cord
脊髓

Anterior corticospinal tract
皮质脊髓前束

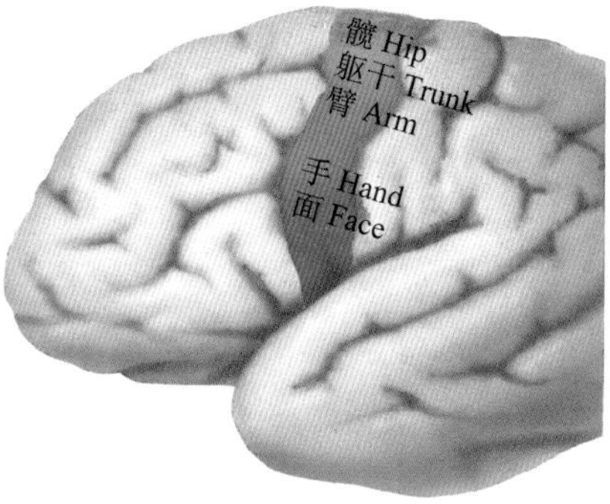

髋 Hip
躯干 Trunk
臂 Arm
手 Hand
面 Face

Lateral aspect of cerebal cortex to show topographic projection of motor centers on precentral gyrus
大脑皮层外侧面显示运动中枢在中央前回的投影

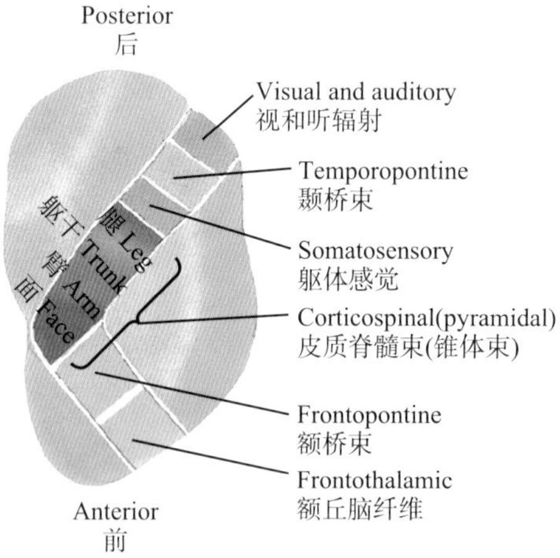

Posterior
后

Visual and auditory
视和听辐射

Temporopontine
颞桥束

Somatosensory
躯体感觉

腿 Leg
躯干 Trunk
臂 Arm
面 Face

Corticospinal(pyramidal)
皮质脊髓束(锥体束)

Frontopontine
额桥束

Frontothalamic
额丘脑纤维

Anterior
前

Horizontal section through internal capsule to show location of principal pathways
通过内囊的水平切面显示主要传导通路的位置

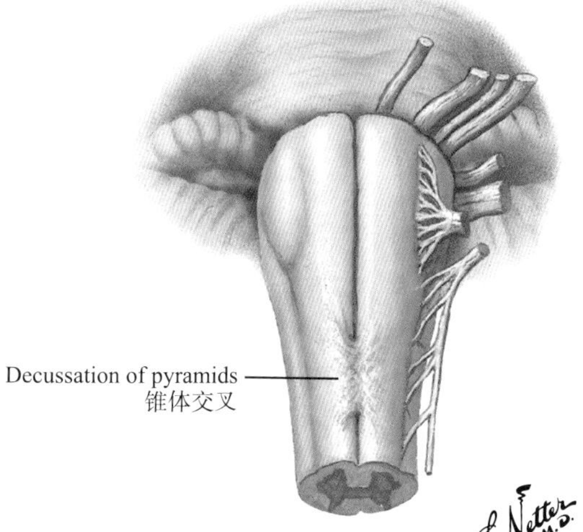

Decussation of pyramids
锥体交叉

Anterior aspect of brain stem showing decussation of pyramids
脑干前面观显示锥体交叉

参见图 35，36

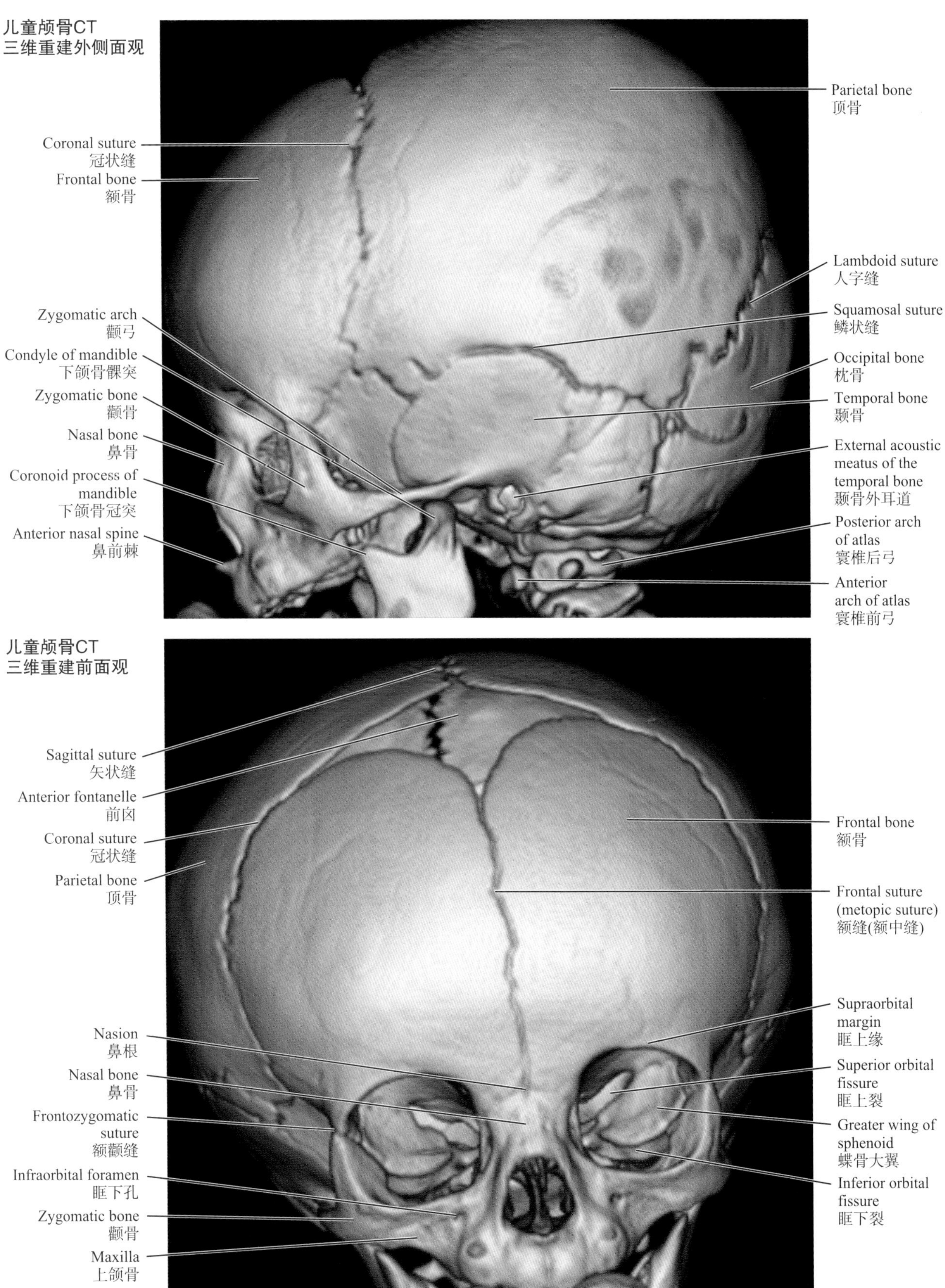
儿童颅骨CT
三维重建外侧面观
Parietal bone
顶骨
Coronal suture
冠状缝
Frontal bone
额骨
Lambdoid suture
人字缝
Squamosal suture
鳞状缝
Occipital bone
枕骨
Temporal bone
颞骨
Zygomatic arch
颧弓
Condyle of mandible
下颌骨髁突
Zygomatic bone
颧骨
Nasal bone
鼻骨
Coronoid process of mandible
下颌骨冠突
Anterior nasal spine
鼻前棘
External acoustic meatus of the temporal bone
颞骨外耳道
Posterior arch of atlas
寰椎后弓
Anterior arch of atlas
寰椎前弓
儿童颅骨CT
三维重建前面观
Sagittal suture
矢状缝
Anterior fontanelle
前囟
Coronal suture
冠状缝
Parietal bone
顶骨
Frontal bone
额骨
Frontal suture (metopic suture)
额缝(额中缝)
Supraorbital margin
眶上缘
Superior orbital fissure
眶上裂
Greater wing of sphenoid
蝶骨大翼
Inferior orbital fissure
眶下裂
Nasion
鼻根
Nasal bone
鼻骨
Frontozygomatic suture
额颧缝
Infraorbital foramen
眶下孔
Zygomatic bone
颧骨
Maxilla
上颌骨

Degenerative changes in the cervical spine (ankylosing spondylitis)
颈椎退行性改变
(强直性脊柱炎)

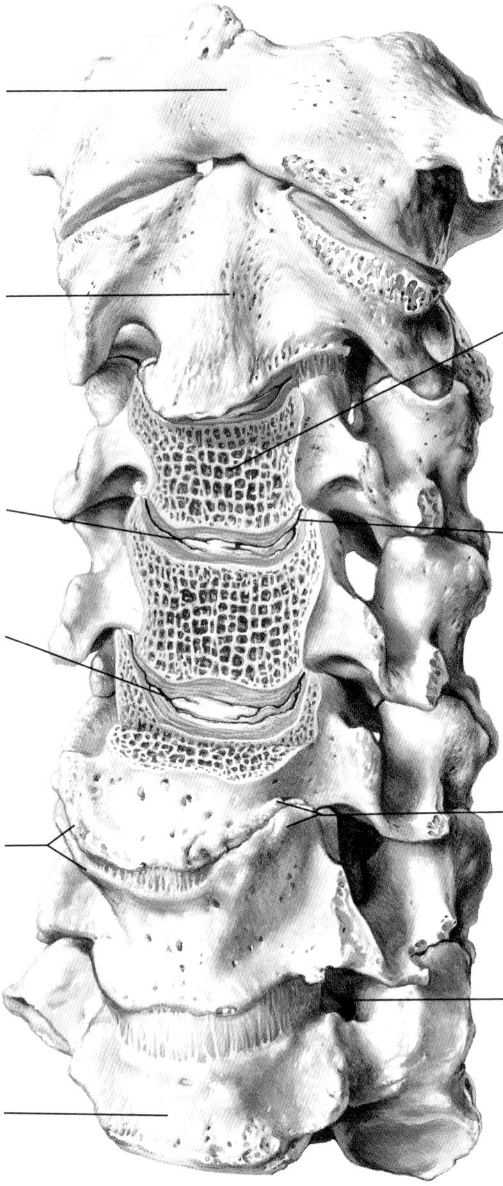

Advanced ankylosing spondylitis with uncovertebral arthrosis in C4 and C5
晚期强直性脊柱炎伴钩椎关节病变的第4、5颈椎

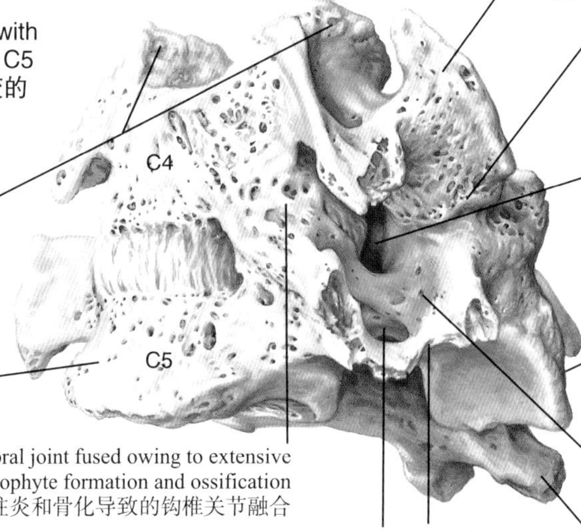

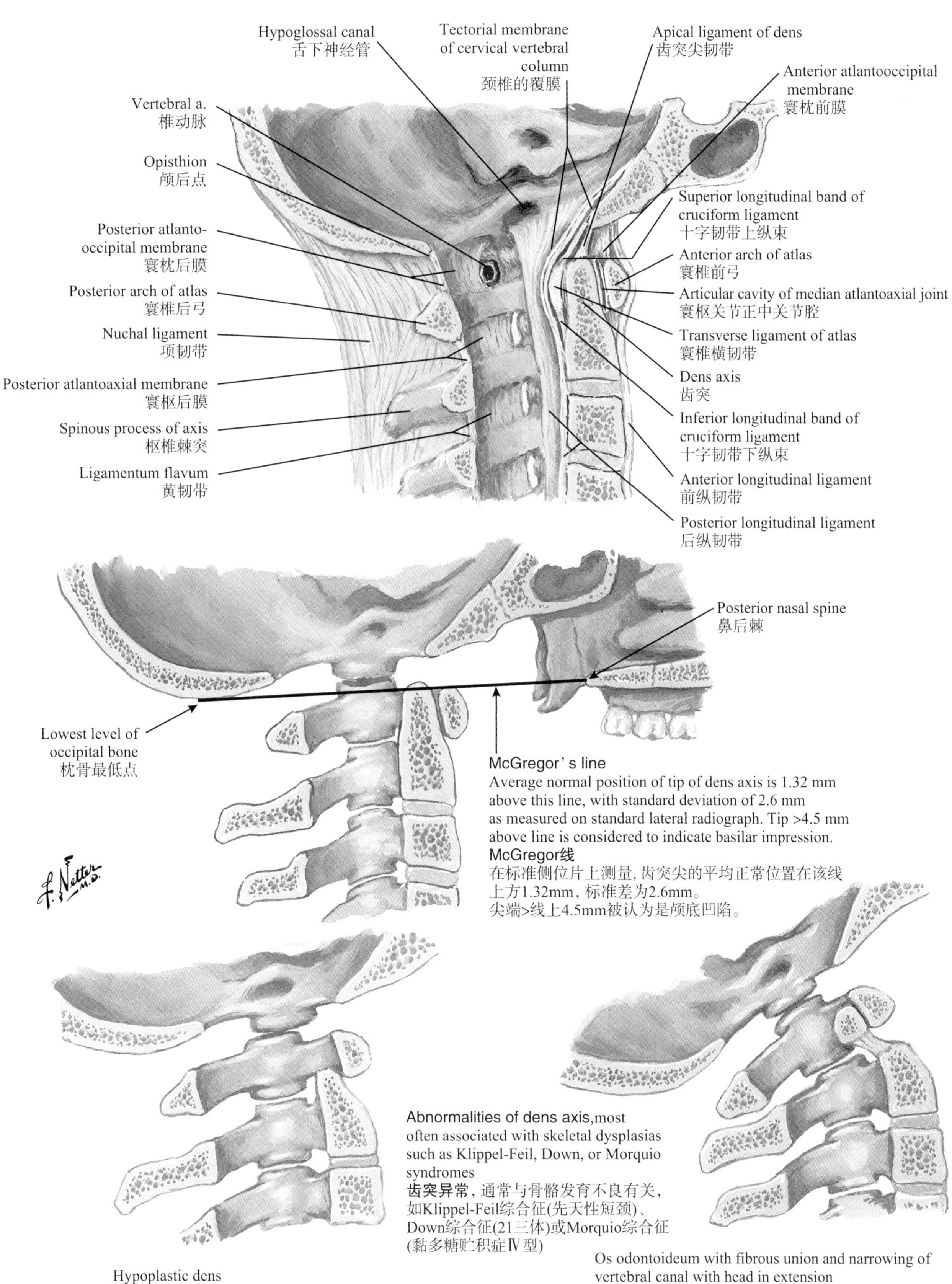
Hypoglossal canal
舌下神经管
Tectorial membrane of cervical vertebral column
颈椎的覆膜
Apical ligament of dens
齿突尖韧带
Anterior atlantooccipital membrane
寰枕前膜
Vertebral a.
椎动脉
Opisthion
颅后点
Superior longitudinal band of cruciform ligament
十字韧带上纵束
Posterior atlanto-occipital membrane
寰枕后膜
Anterior arch of atlas
寰椎前弓
Posterior arch of atlas
寰椎后弓
Articular cavity of median atlantoaxial joint
寰枢关节正中关节腔
Nuchal ligament
项韧带
Transverse ligament of atlas
寰椎横韧带
Dens axis
齿突
Posterior atlantoaxial membrane
寰枢后膜
Inferior longitudinal band of cruciform ligament
十字韧带下纵束
Spinous process of axis
枢椎棘突
Ligamentum flavum
黄韧带
Anterior longitudinal ligament
前纵韧带
Posterior longitudinal ligament
后纵韧带
Posterior nasal spine
鼻后棘
Lowest level of occipital bone
枕骨最低点
McGregor's line
Average normal position of tip of dens axis is 1.32 mm above this line, with standard deviation of 2.6 mm as measured on standard lateral radiograph. Tip >4.5 mm above line is considered to indicate basilar impression.
McGregor线
在标准侧位片上测量，齿突尖的平均正常位置在该线上方1.32mm，标准差为2.6mm。
尖端>线上4.5mm被认为是颅底凹陷。
F. Netter M.D.
Abnormalities of dens axis, most often associated with skeletal dysplasias such as Klippel-Feil, Down, or Morquio syndromes
齿突异常，通常与骨骼发育不良有关，如Klippel-Feil综合征(先天性短颈)、Down综合征(21三体)或Morquio综合征(黏多糖贮积症Ⅳ型)
Hypoplastic dens
发育不全的齿突
Os odontoideum with fibrous union and narrowing of vertebral canal with head in extension
齿突纤维结合，头部后伸时椎管狭窄

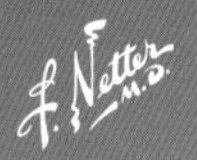

# 面肌：前面观

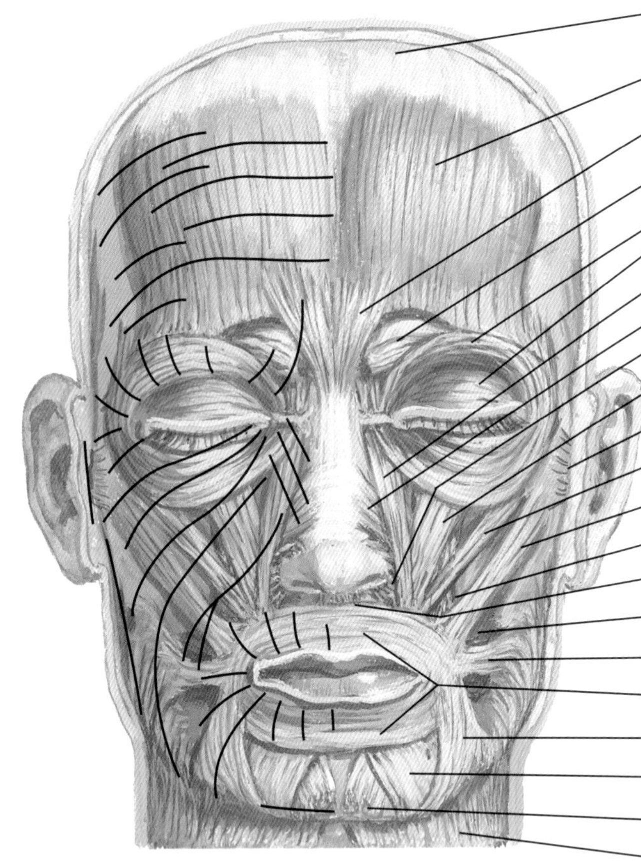


Course of wrinkle lines (Langer's lines) of skin is transverse to fiber direction of facial muscles. Elliptical incisions for removal of skin tumors conform to direction of wrinkle lines.
皮纹的方向(Langer 线)横行于面部肌肉纤维方向。皮肤肿瘤切除的椭圆切口应顺应皱纹线方向。

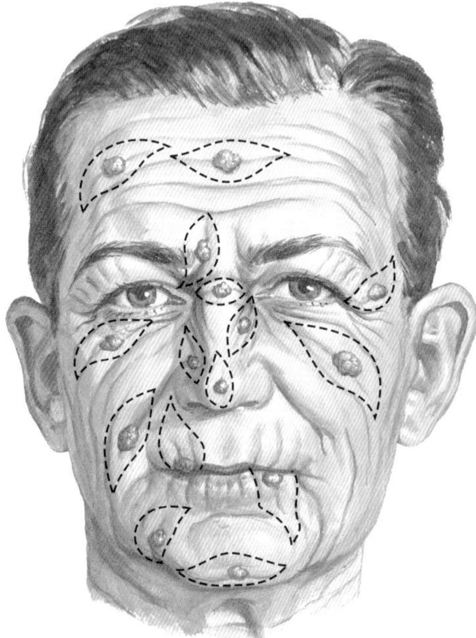

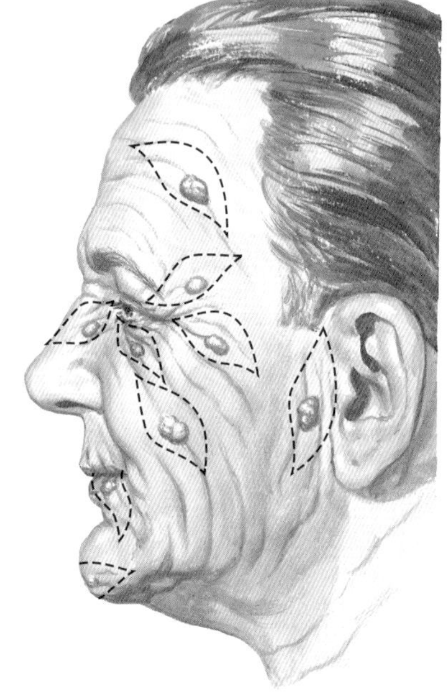

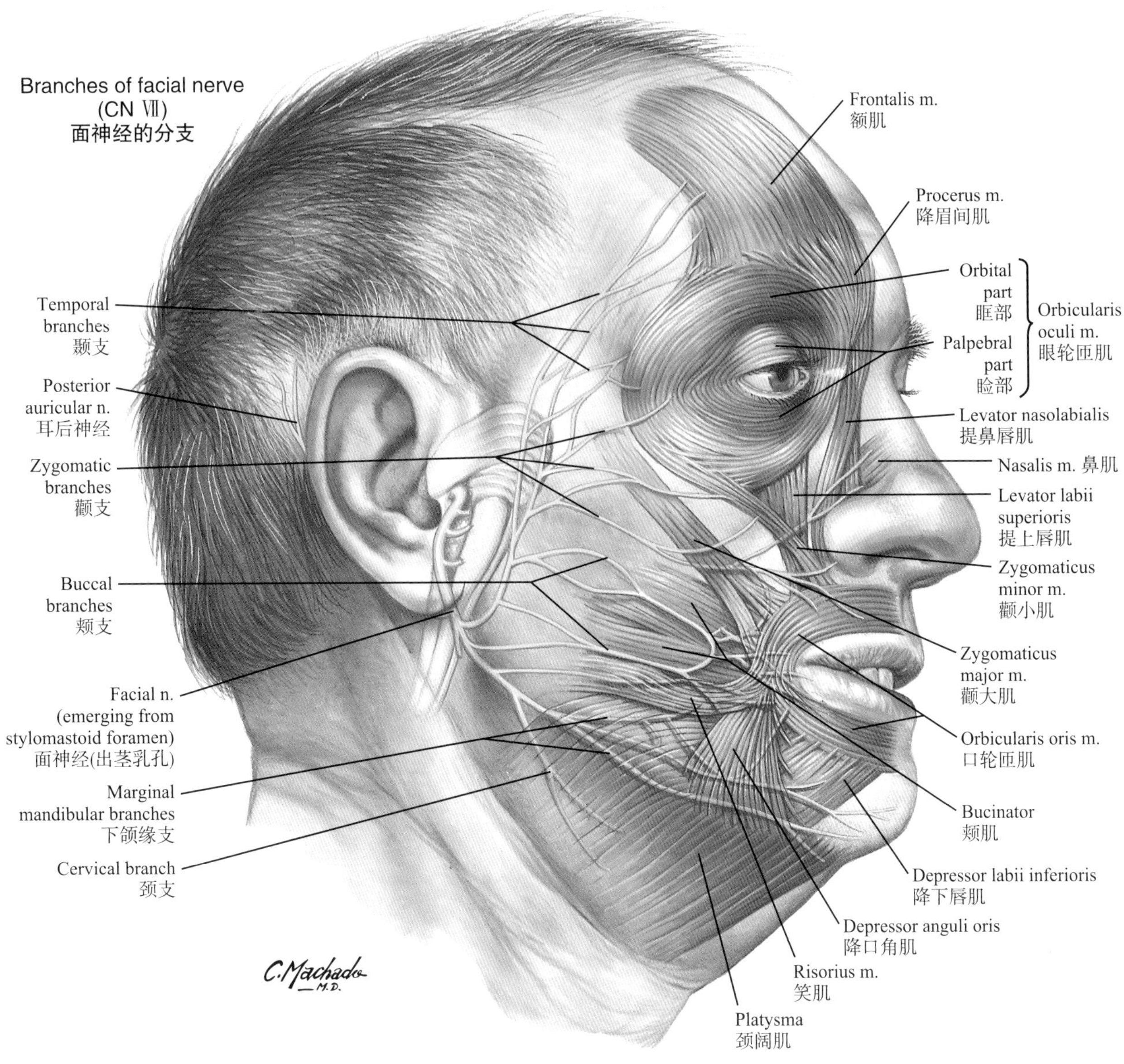
Branches of facial nerve
(CN Ⅶ)
面神经的分支
Temporal branches
颞支
Posterior auricular n.
耳后神经
Zygomatic branches
颧支
Buccal branches
颊支
Facial n. (emerging from stylomastoid foramen)
面神经(出茎乳孔)
Marginal mandibular branches
下颌缘支
Cervical branch
颈支
Frontalis m.
额肌
Procerus m.
降眉间肌
Orbital part
眶部
Palpebral part
睑部
Orbicularis oculi m.
眼轮匝肌
Levator nasolabialis
提鼻唇肌
Nasalis m. 鼻肌
Levator labii superioris
提上唇肌
Zygomaticus minor m.
颧小肌
Zygomaticus major m.
颧大肌
Orbicularis oris m.
口轮匝肌
Bucinator
颊肌
Depressor labii inferioris
降下唇肌
Depressor anguli oris
降口角肌
Risorius m.
笑肌
Platysma
颈阔肌
C. Machado M.D.

# 鼻腔的动脉：骨性鼻中隔翻向上

参见图 65，74，81

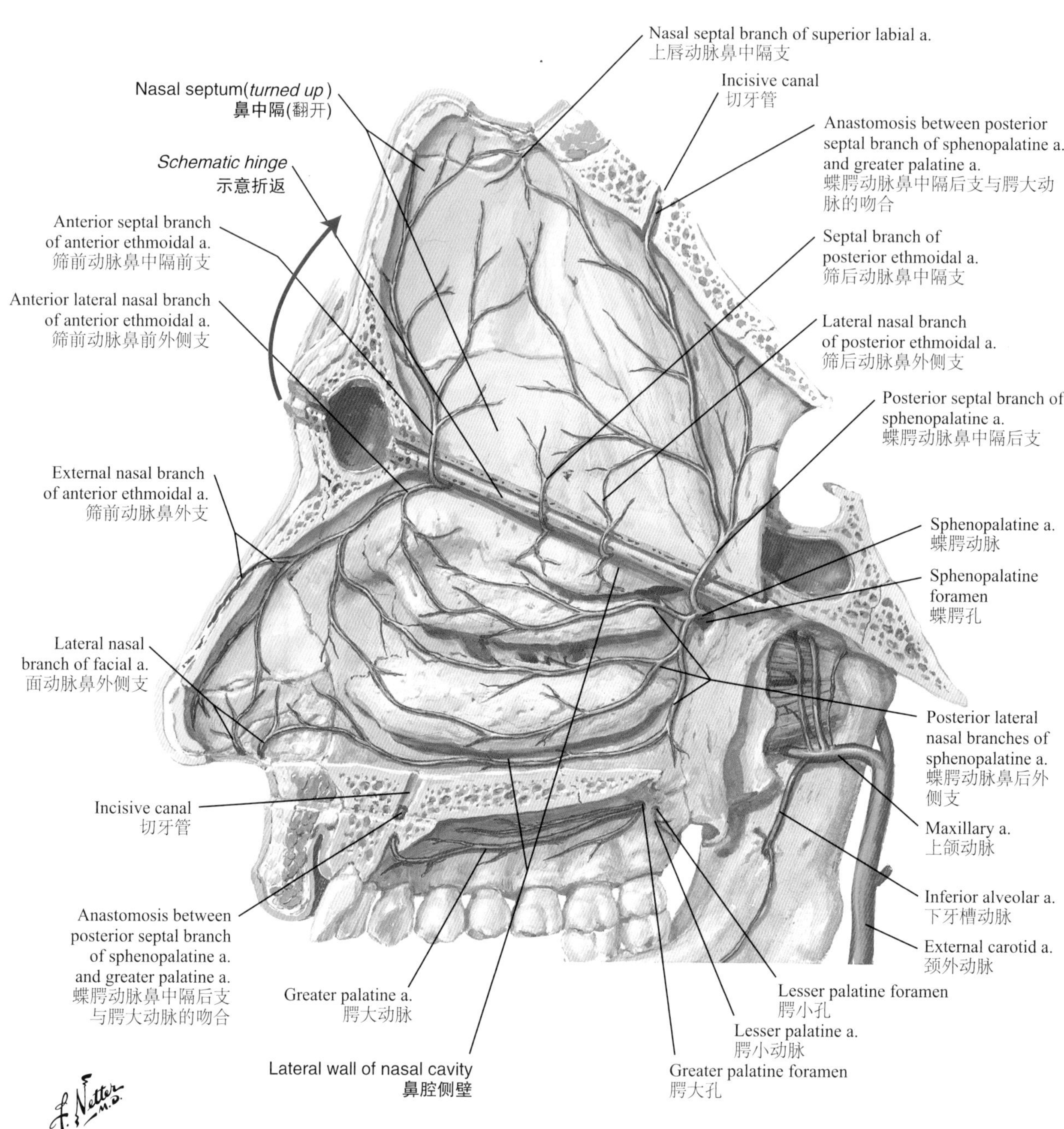

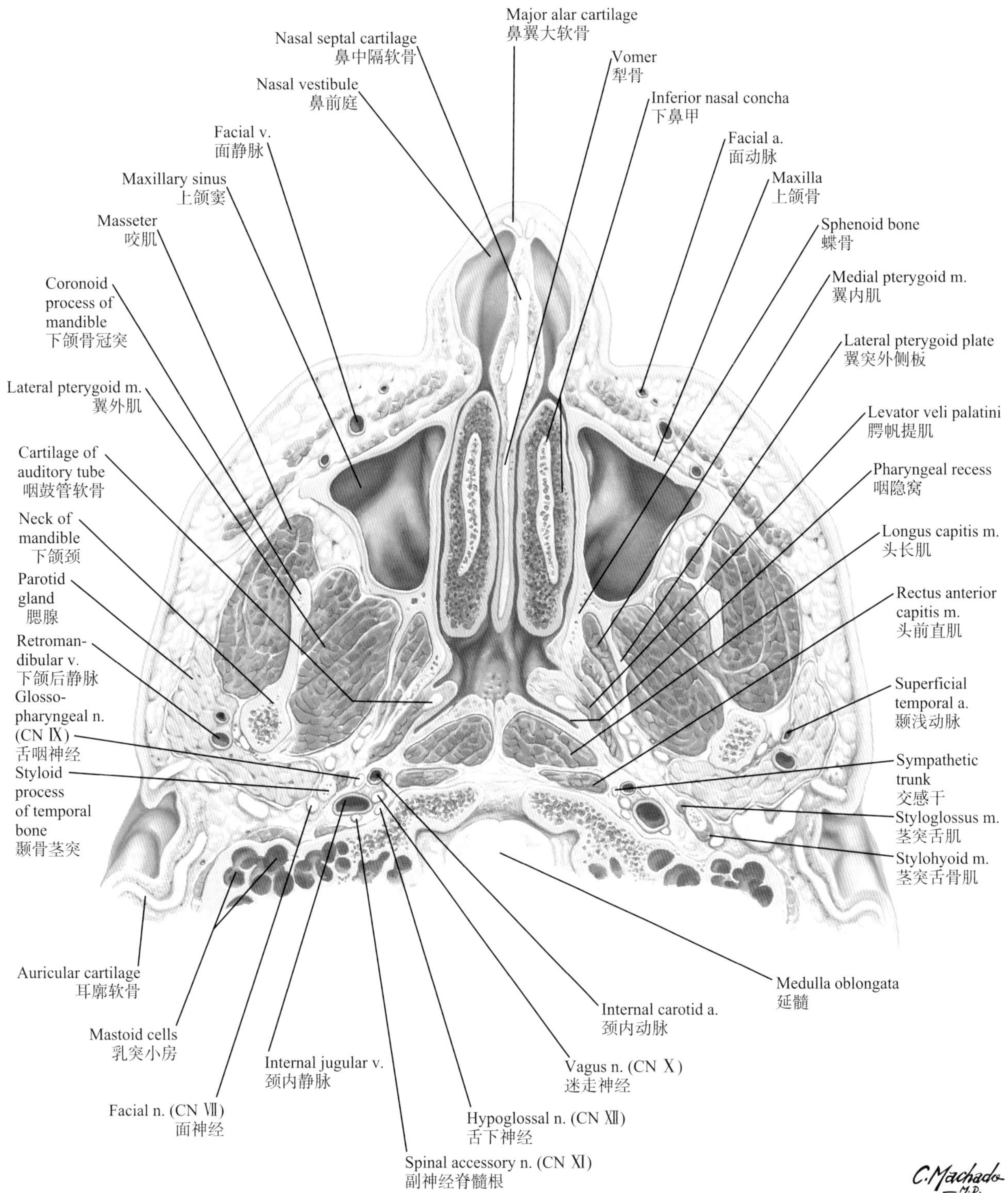
Major alar cartilage
鼻翼大软骨
Nasal septal cartilage
鼻中隔软骨
Vomer
犁骨
Nasal vestibule
鼻前庭
Inferior nasal concha
下鼻甲
Facial v.
面静脉
Facial a.
面动脉
Maxillary sinus
上颌窦
Maxilla
上颌骨
Masseter
咬肌
Sphenoid bone
蝶骨
Medial pterygoid m.
翼内肌
Coronoid process of mandible
下颌骨冠突
Lateral pterygoid plate
翼突外侧板
Lateral pterygoid m.
翼外肌
Levator veli palatini
腭帆提肌
Cartilage of auditory tube
咽鼓管软骨
Pharyngeal recess
咽隐窝
Neck of mandible
下颌颈
Longus capitis m.
头长肌
Parotid gland
腮腺
Rectus anterior capitis m.
头前直肌
Retromandibular v.
下颌后静脉
Superficial temporal a.
颞浅动脉
Glossopharyngeal n. (CN Ⅸ)
舌咽神经
Sympathetic trunk
交感干
Styloid process of temporal bone
颞骨茎突
Styloglossus m.
茎突舌肌
Stylohyoid m.
茎突舌骨肌
Auricular cartilage
耳廓软骨
Medulla oblongata
延髓
Internal carotid a.
颈内动脉
Mastoid cells
乳突小房
Internal jugular v.
颈内静脉
Vagus n. (CN Ⅹ)
迷走神经
Facial n. (CN Ⅶ)
面神经
Hypoglossal n. (CN Ⅻ)
舌下神经
Spinal accessory n. (CN Ⅺ)
副神经脊髓根
C. Machado M.D.

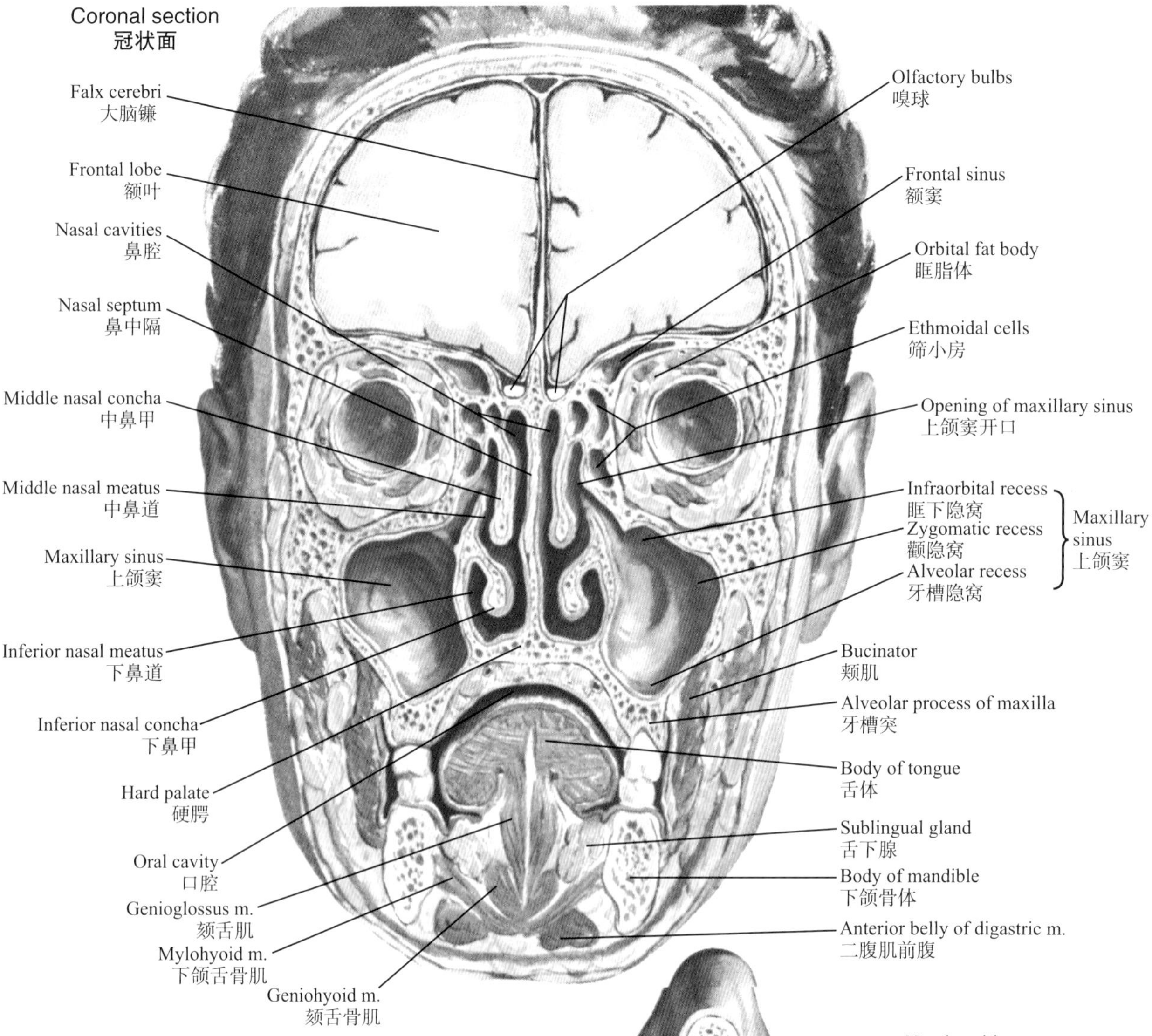

Coronal section
冠状面

Falx cerebri
大脑镰

Frontal lobe
额叶

Nasal cavities
鼻腔

Nasal septum
鼻中隔

Middle nasal concha
中鼻甲

Middle nasal meatus
中鼻道

Maxillary sinus
上颌窦

Inferior nasal meatus
下鼻道

Inferior nasal concha
下鼻甲

Hard palate
硬腭

Oral cavity
口腔

Genioglossus m.
颏舌肌

Mylohyoid m.
下颌舌骨肌

Geniohyoid m.
颏舌骨肌

Olfactory bulbs
嗅球

Frontal sinus
额窦

Orbital fat body
眶脂体

Ethmoidal cells
筛小房

Opening of maxillary sinus
上颌窦开口

Infraorbital recess
眶下隐窝

Zygomatic recess
颧隐窝

Alveolar recess
牙槽隐窝

Maxillary sinus
上颌窦

Bucinator
颊肌

Alveolar process of maxilla
牙槽突

Body of tongue
舌体

Sublingual gland
舌下腺

Body of mandible
下颌骨体

Anterior belly of digastric m.
二腹肌前腹

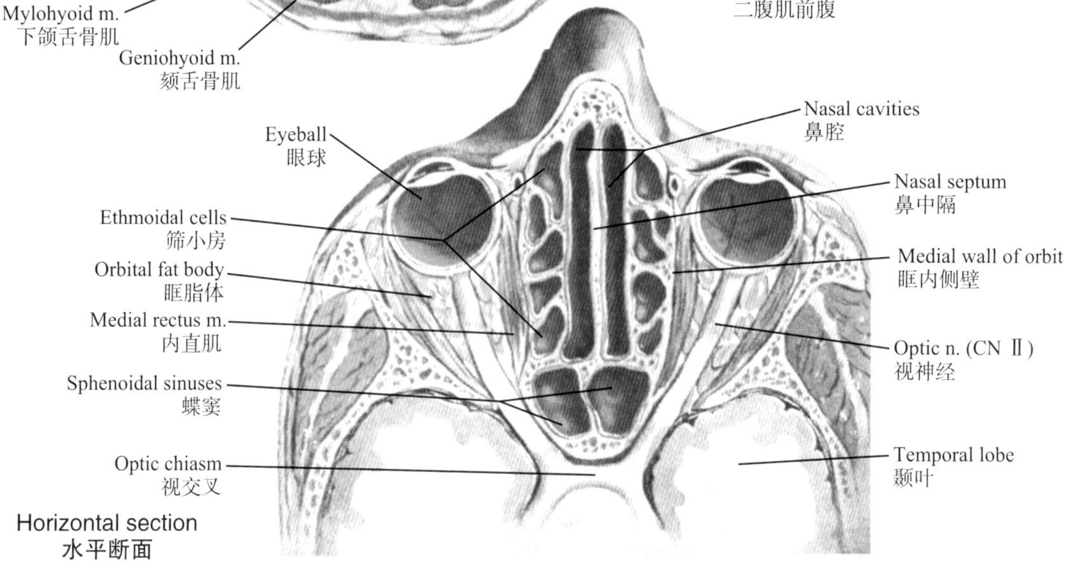

Eyeball
眼球

Ethmoidal cells
筛小房

Orbital fat body
眶脂体

Medial rectus m.
内直肌

Sphenoidal sinuses
蝶窦

Optic chiasm
视交叉

Nasal cavities
鼻腔

Nasal septum
鼻中隔

Medial wall of orbit
眶内侧壁

Optic n. (CN Ⅱ)
视神经

Temporal lobe
颞叶

F. Netter M.D.

Horizontal section
水平断面

Common origin of superficial branch and dorsal scapular artery from transverse cervical artery (~30%)
颈横动脉的浅支和肩胛背动脉存在共同起源(约30%)

Superficial branch of transverse cervical a.
颈横动脉浅支
Dorsal scapular a.
肩胛背动脉
Transverse cervical a.
颈横动脉
Inferior thyroid a.
甲状腺下动脉
Thyrocervical trunk
甲状颈干
Suprascapular a.
肩胛上动脉

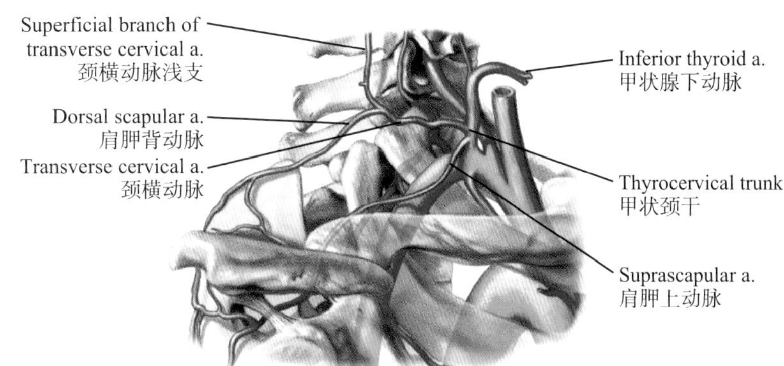

Right anterolateral view
右前外侧观

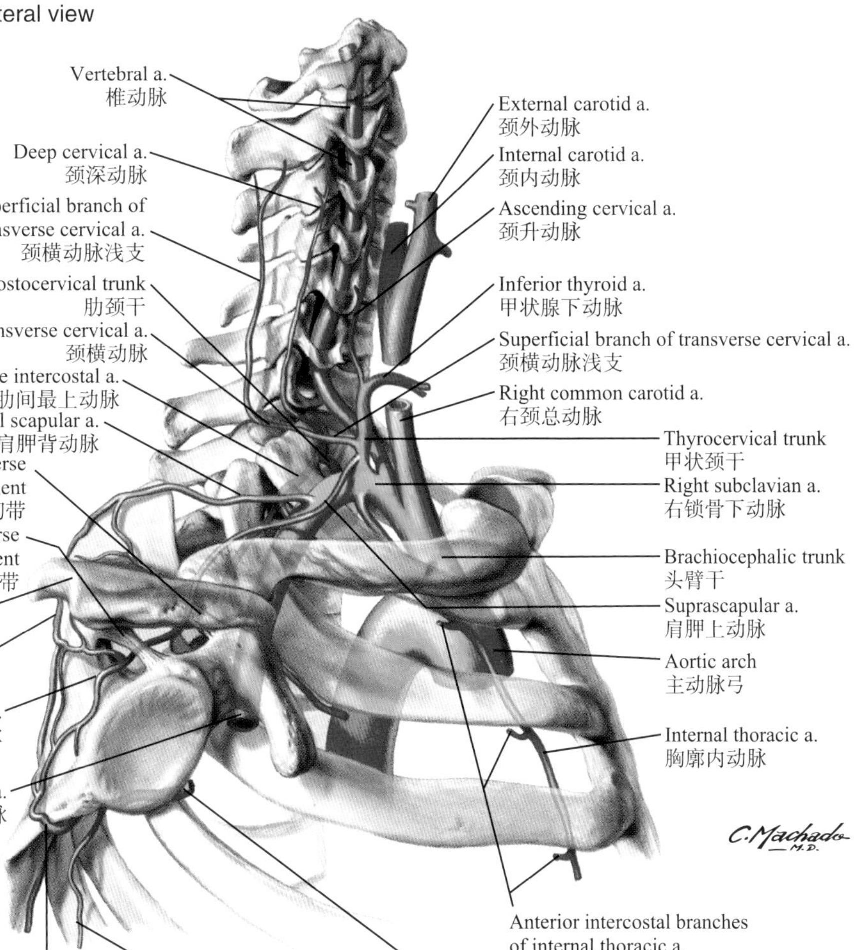

Vertebral a.
椎动脉
Deep cervical a.
颈深动脉
Superficial branch of transverse cervical a.
颈横动脉浅支
Costocervical trunk
肋颈干
Transverse cervical a.
颈横动脉
Supreme intercostal a.
肋间最上动脉
Dorsal scapular a.
肩胛背动脉
Superior transverse scapular ligament
肩胛上横韧带
Inferior transverse scapular ligament
肩胛下横韧带
Acromion
肩峰
Dorsal scapular a.
肩胛背动脉
Suprascapular a.
肩胛上动脉
Axillary a.
腋动脉
Circumflex scapular a.
旋肩胛动脉
Thoracodorsal a.
胸背动脉
Subscapular a.
肩胛下动脉
External carotid a.
颈外动脉
Internal carotid a.
颈内动脉
Ascending cervical a.
颈升动脉
Inferior thyroid a.
甲状腺下动脉
Superficial branch of transverse cervical a.
颈横动脉浅支
Right common carotid a.
右颈总动脉
Thyrocervical trunk
甲状颈干
Right subclavian a.
右锁骨下动脉
Brachiocephalic trunk
头臂干
Suprascapular a.
肩胛上动脉
Aortic arch
主动脉弓
Internal thoracic a.
胸廓内动脉
Anterior intercostal branches of internal thoracic a.
胸廓内动脉肋间前支
C.Machado M.D.

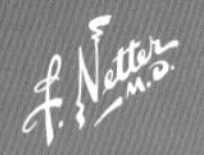

# 下颌骨：张口位

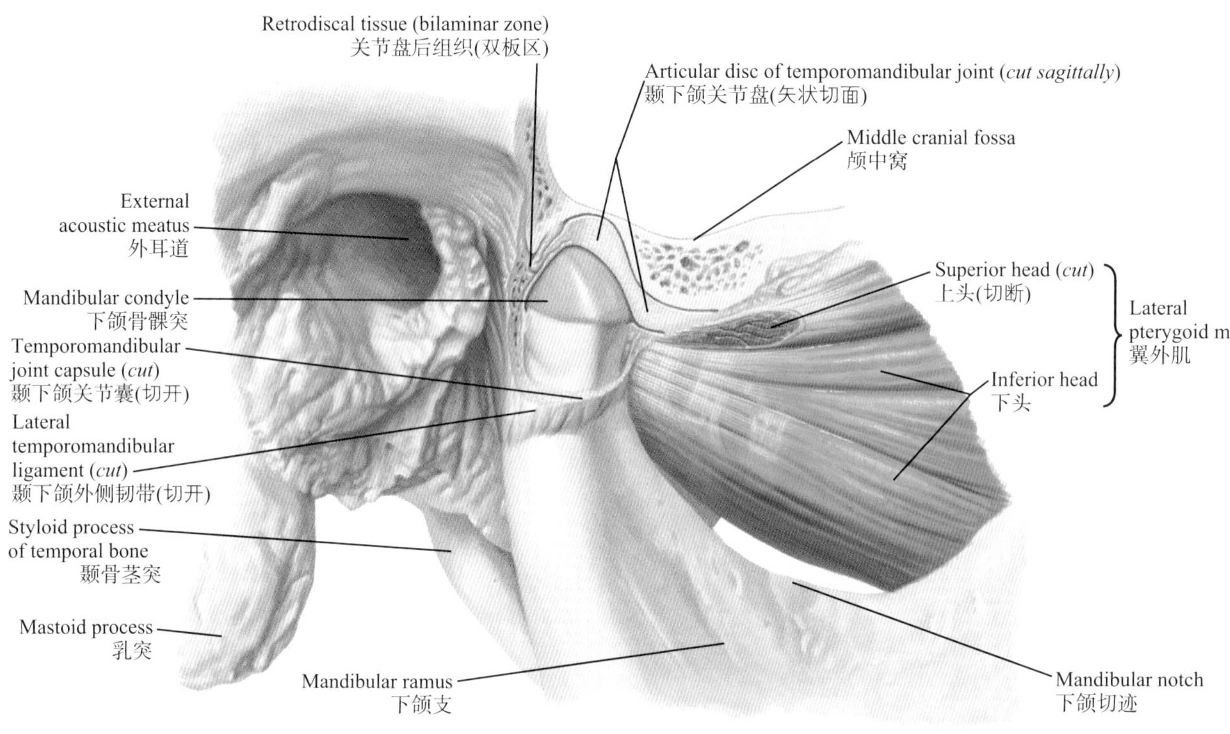

Retrodiscal tissue (bilaminar zone)
关节盘后组织(双板区)
Articular disc of temporomandibular joint (*cut sagittally*)
颞下颌关节盘(矢状切面)
Middle cranial fossa
颅中窝
External acoustic meatus
外耳道
Mandibular condyle
下颌骨髁突
Temporomandibular joint capsule (*cut*)
颞下颌关节囊(切开)
Lateral temporomandibular ligament (*cut*)
颞下颌外侧韧带(切开)
Styloid process of temporal bone
颞骨茎突
Mastoid process
乳突
Superior head (*cut*)
上头(切断)
Lateral pterygoid m.
翼外肌
Inferior head
下头
Mandibular ramus
下颌支
Mandibular notch
下颌切迹


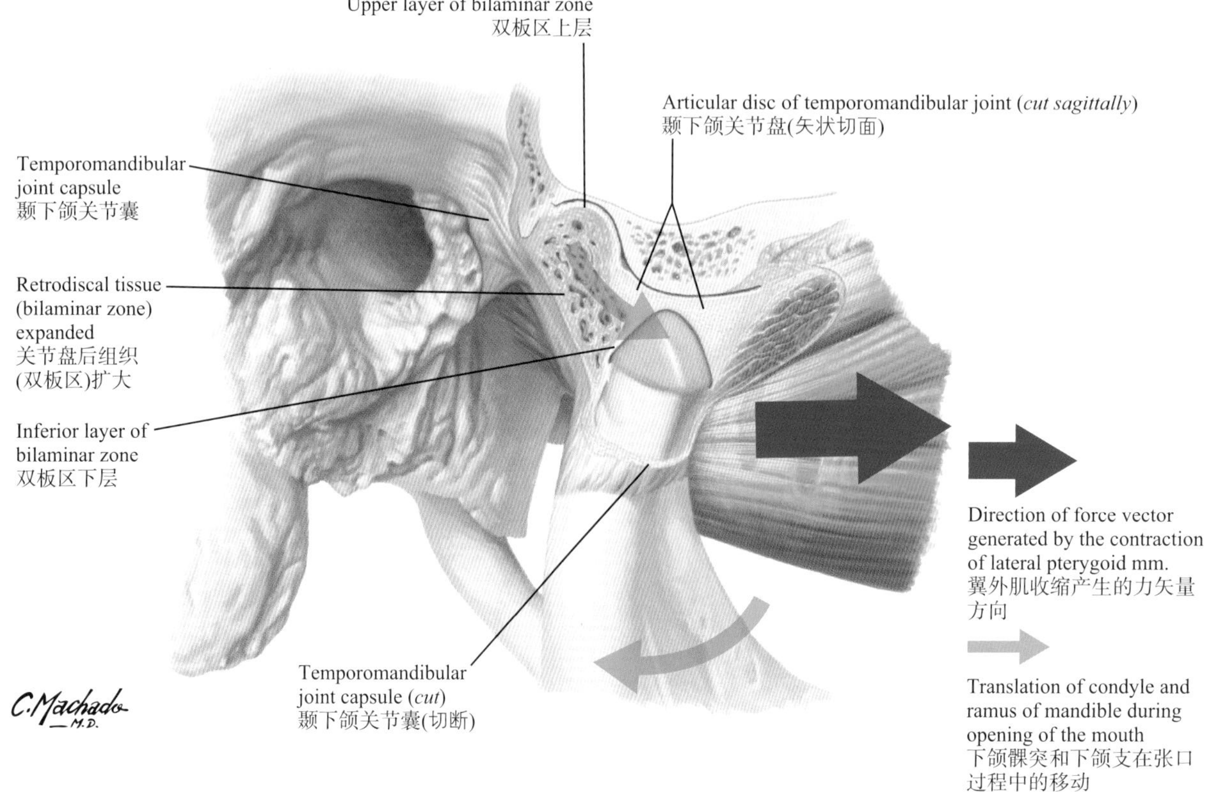

Upper layer of bilaminar zone
双板区上层
Articular disc of temporomandibular joint (*cut sagittally*)
颞下颌关节盘(矢状切面)
Temporomandibular joint capsule
颞下颌关节囊
Retrodiscal tissue (bilaminar zone) expanded
关节盘后组织(双板区)扩大
Inferior layer of bilaminar zone
双板区下层
Temporomandibular joint capsule (*cut*)
颞下颌关节囊(切断)
Direction of force vector generated by the contraction of lateral pterygoid mm.
翼外肌收缩产生的力矢量方向
Translation of condyle and ramus of mandible during opening of the mouth
下颌髁突和下颌支在张口过程中的移动
C.Machado M.D.

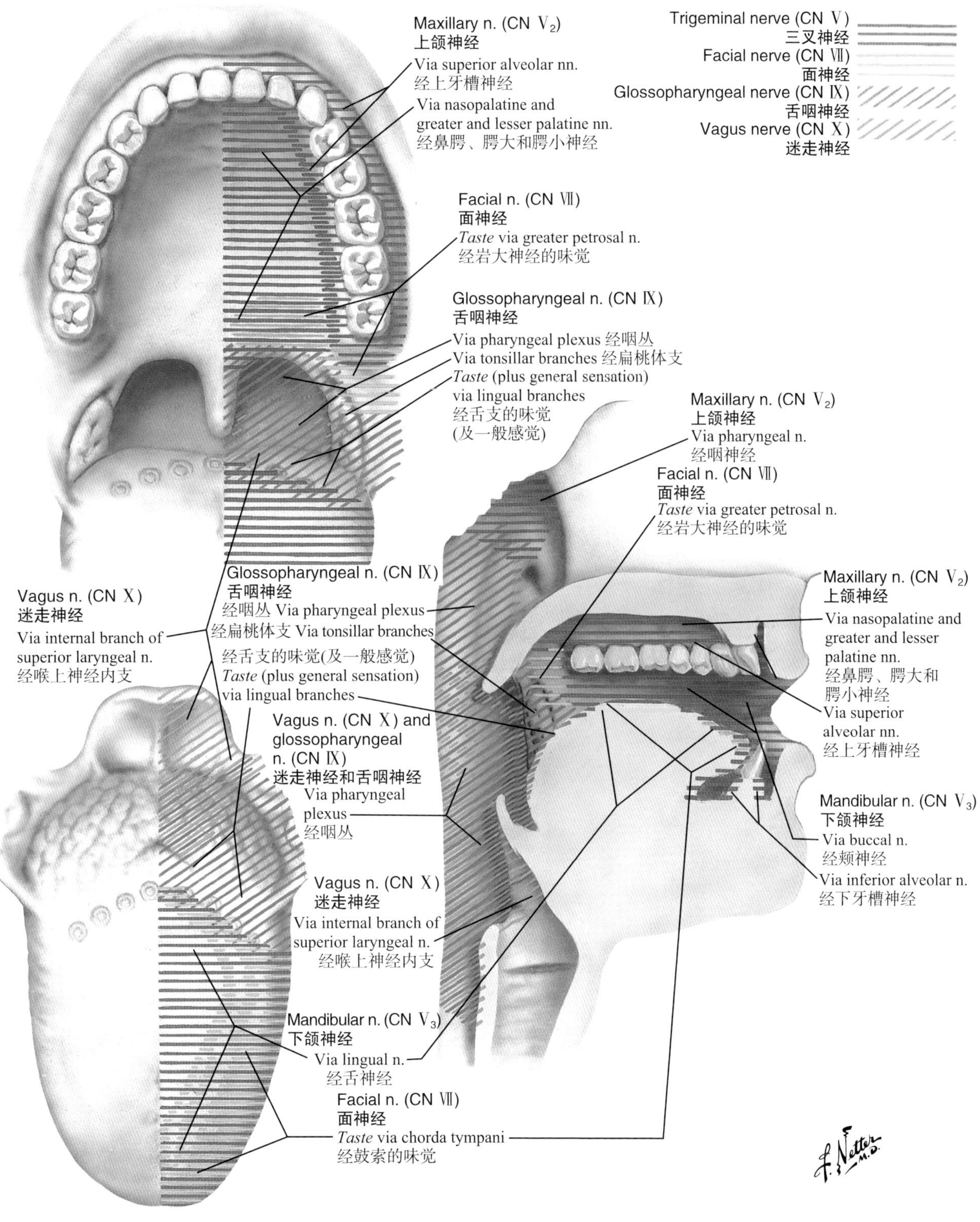
Trigeminal nerve (CN Ⅴ)
三叉神经
Facial nerve (CN Ⅶ)
面神经
Glossopharyngeal nerve (CN Ⅸ)
舌咽神经
Vagus nerve (CN Ⅹ)
迷走神经
Maxillary n. (CN $V_2$)
上颌神经
Via superior alveolar nn.
经上牙槽神经
Via nasopalatine and greater and lesser palatine nn.
经鼻腭、腭大和腭小神经
Facial n. (CN Ⅶ)
面神经
Taste via greater petrosal n.
经岩大神经的味觉
Glossopharyngeal n. (CN Ⅸ)
舌咽神经
Via pharyngeal plexus 经咽丛
Via tonsillar branches 经扁桃体支
Taste (plus general sensation) via lingual branches
经舌支的味觉 (及一般感觉)
Maxillary n. (CN $V_2$)
上颌神经
Via pharyngeal n.
经咽神经
Facial n. (CN Ⅶ)
面神经
Taste via greater petrosal n.
经岩大神经的味觉
Maxillary n. (CN $V_2$)
上颌神经
Via nasopalatine and greater and lesser palatine nn.
经鼻腭、腭大和腭小神经
Via superior alveolar nn.
经上牙槽神经
Mandibular n. (CN $V_3$)
下颌神经
Via buccal n.
经颊神经
Via inferior alveolar n.
经下牙槽神经
Vagus n. (CN Ⅹ)
迷走神经
Via internal branch of superior laryngeal n.
经喉上神经内支
Glossopharyngeal n. (CN Ⅸ)
舌咽神经
经咽丛 Via pharyngeal plexus
经扁桃体支 Via tonsillar branches
经舌支的味觉(及一般感觉)
Taste (plus general sensation) via lingual branches
Vagus n. (CN Ⅹ) and glossopharyngeal n. (CN Ⅸ)
迷走神经和舌咽神经
Via pharyngeal plexus
经咽丛
Vagus n. (CN Ⅹ)
迷走神经
Via internal branch of superior laryngeal n.
经喉上神经内支
Mandibular n. (CN $V_3$)
下颌神经
Via lingual n.
经舌神经
Facial n. (CN Ⅶ)
面神经
Taste via chorda tympani
经鼓索的味觉

Horizontal section
水平断面 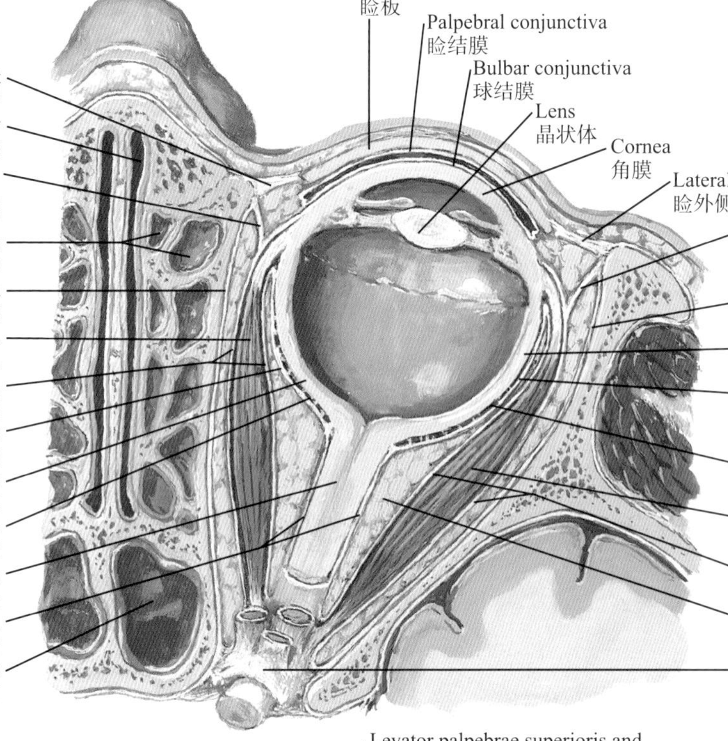
Tarsus of eyelid
睑板
Palpebral conjunctiva
睑结膜
Bulbar conjunctiva
球结膜
Lens
晶状体
Cornea
角膜
Lateral palpebral ligament
睑外侧韧带
Check ligament of lateral rectus m.
外直肌Check韧带
Periorbita
眶骨膜
Sclera
巩膜
Bulbar sheath (Tenon's capsule)
眼球筋膜鞘(Tenon囊)
Episcleral space
巩膜外隙
Lateral rectus m.
外直肌
Fascia of lateral rectus m.
外直肌筋膜
Orbital fat body
眶脂体
Common tendinous ring (of Zinn)
总腱环
Medial palpebral ligament
内眦韧带
Nasal cavity
鼻腔
Check ligament of medial rectus m.
内直肌Check韧带
Ethmoidal cells
筛小房
Periorbita
眶骨膜
Medial rectus m.
内直肌
Fascia of medial rectus m.
内直肌筋膜
Bulbar sheath (Tenon's capsule)
眼球筋膜鞘(Tenon囊)
Sclera
巩膜
Episcleral space
巩膜外隙
Optic n. (CN Ⅱ)
视神经
Sheath of optic n.
视神经鞘
Sphenoidal sinus
蝶窦
Frontal section
额状断面 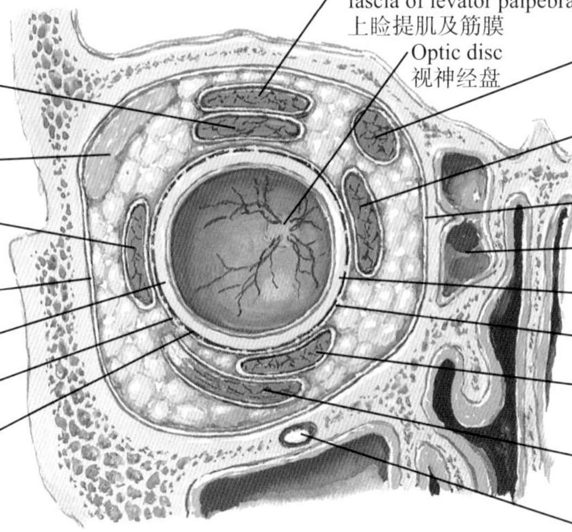
Levator palpebrae superioris and fascia of levator palpebrae superioris
上睑提肌及筋膜
Optic disc
视神经盘
Superior oblique m. and fascia of superior oblique m.
上斜肌及筋膜
Medial rectus m. and fascia of medial rectus m.
内直肌及筋膜
Periorbita
眶骨膜
Ethmoidal cell
筛小房
Sclera
巩膜
Bulbar sheath (Tenon's capsule)
眼球筋膜鞘(Tenon囊)
Inferior rectus m. and fascia of inferior rectus m.
下直肌及筋膜
Inferior oblique m. and fascia of inferior oblique m.
下斜肌及筋膜
Infraorbital n.
眶下神经
Superior rectus m. and fascia of superior rectus m.
上直肌及筋膜
Lacrimal gland
泪腺
Lateral rectus m. and fascia of lateral rectus m.
外直肌及筋膜
Periorbita
眶骨膜
Sclera
巩膜
Bulbar sheath (Tenon's capsule)
眼球筋膜鞘(Tenon囊)
Episcleral space
巩膜外隙
Muscle attachments and nerves and vessels entering orbit
肌肉附着点及入眶的神经血管
Superior orbital fissure
眶上裂
Lacrimal n.
泪腺神经
Frontal n.
额神经
Trochlear n. (CN Ⅳ)
滑车神经
Superior ophthalmic v.
眼上静脉
Lateral rectus m.
外直肌
Superior branch of oculomotor n.
动眼神经上支
Abducens n. (CN Ⅵ)
展神经
Inferior orbital fissure
眶下裂
Nasociliary n.
鼻睫神经
Levator palpebrae superioris
上睑提肌
Superior oblique m.
上斜肌
Superior rectus m.
上直肌
Medial rectus m.
内直肌
Optic n. (CN Ⅱ) 视神经
Ophthalmic a. 眼动脉
In optic canal
视神经管内
Inferior rectus m.
下直肌
Inferior branch of oculomotor n.
动眼神经下支

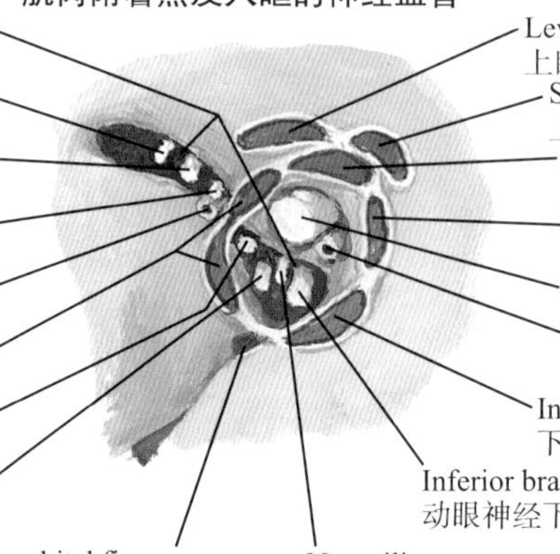

Lateral wall of tympanic cavity: medial (internal) view
鼓室外侧壁：内面观

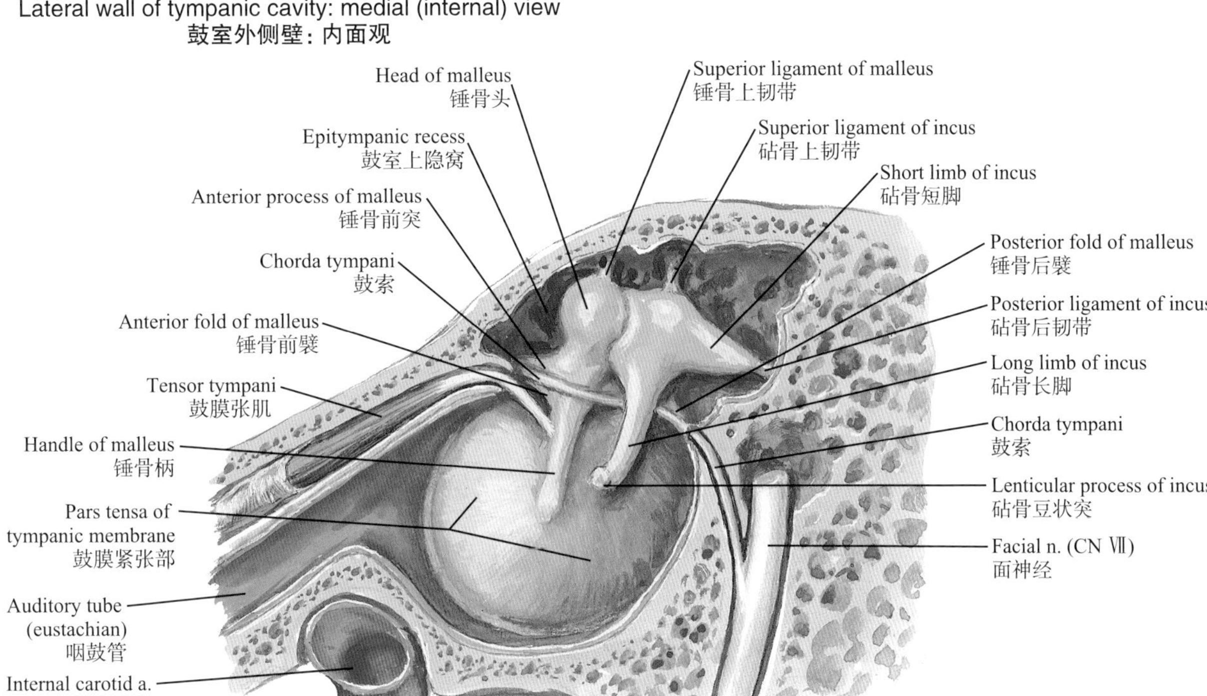


Labyrinthine wall of tympanic cavity: lateral view
鼓室迷路壁：侧面观

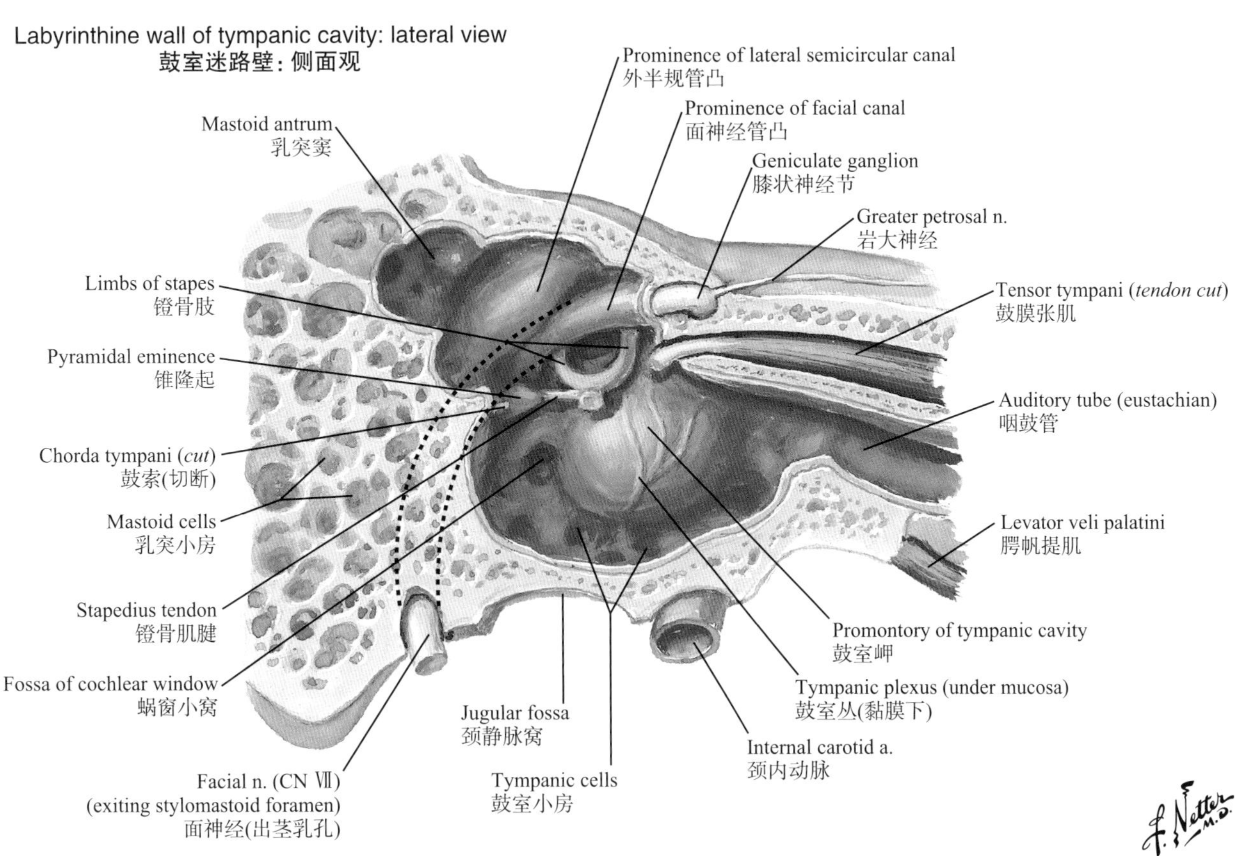

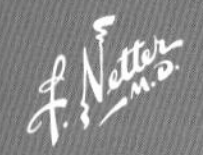

# 儿童耳的解剖

Pediatric ear: frontal section
儿童的耳：额状断面

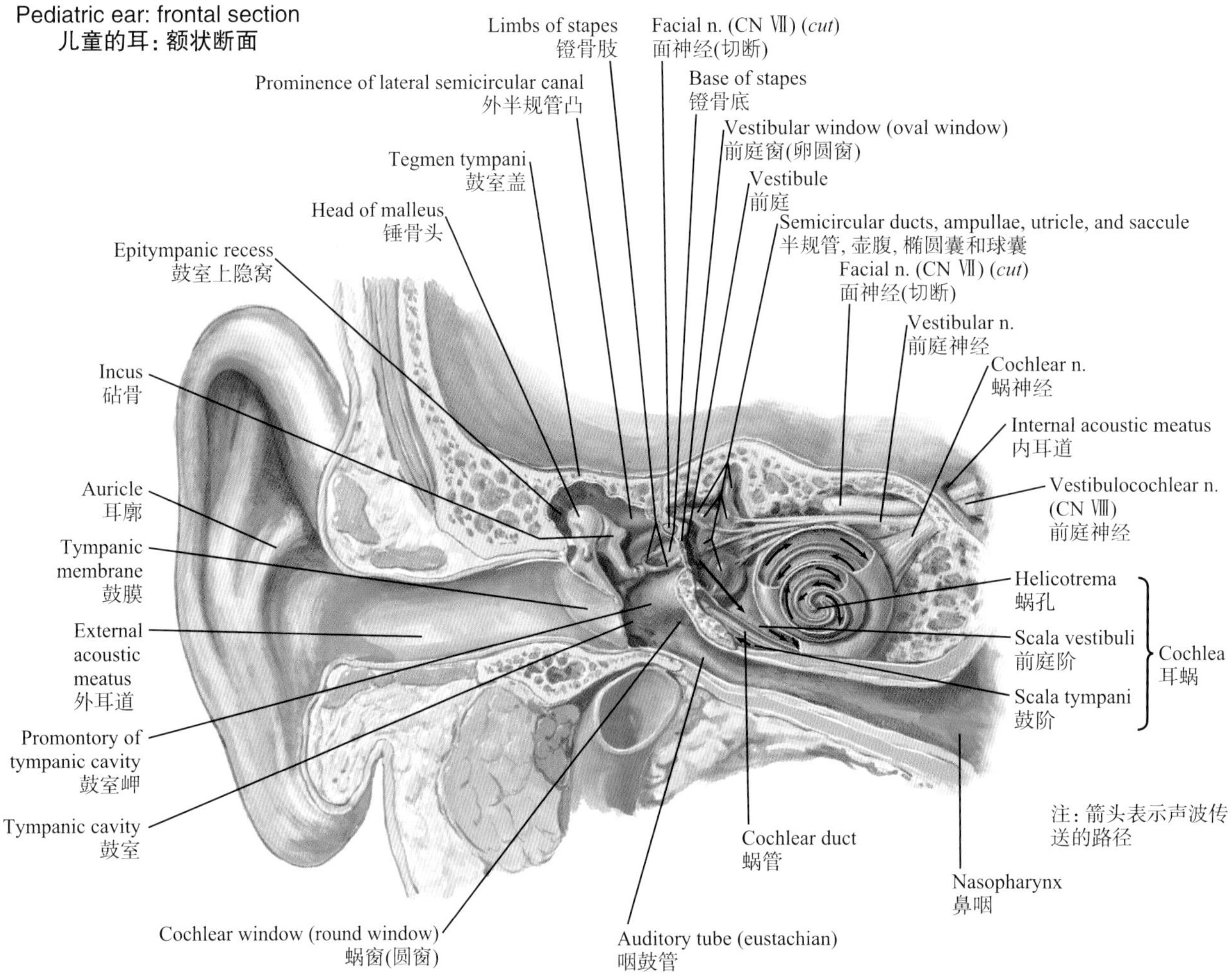

Limbs of stapes
镫骨肢
Facial n. (CN Ⅶ) (*cut*)
面神经(切断)
Prominence of lateral semicircular canal
外半规管凸
Base of stapes
镫骨底
Vestibular window (oval window)
前庭窗(卵圆窗)
Tegmen tympani
鼓室盖
Vestibule
前庭
Head of malleus
锤骨头
Semicircular ducts, ampullae, utricle, and saccule
半规管, 壶腹, 椭圆囊和球囊
Epitympanic recess
鼓室上隐窝
Facial n. (CN Ⅶ) (*cut*)
面神经(切断)
Vestibular n.
前庭神经
Incus
砧骨
Cochlear n.
蜗神经
Internal acoustic meatus
内耳道
Auricle
耳廓
Vestibulocochlear n. (CN Ⅷ)
前庭神经
Tympanic membrane
鼓膜
Helicotrema
蜗孔
External acoustic meatus
外耳道
Scala vestibuli
前庭阶
Cochlea
耳蜗
Scala tympani
鼓阶
Promontory of tympanic cavity
鼓室岬
Tympanic cavity
鼓室
注：箭头表示声波传送的路径
Cochlear duct
蜗管
Nasopharynx
鼻咽
Cochlear window (round window)
蜗窗(圆窗)
Auditory tube (eustachian)
咽鼓管

The auditory tube is shorter and more horizontal in children than in adults.
儿童的咽鼓管比成人更短更平

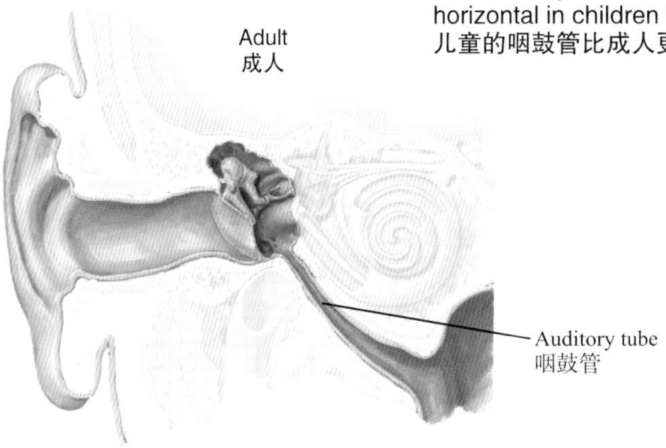

Adult
成人
Auditory tube
咽鼓管

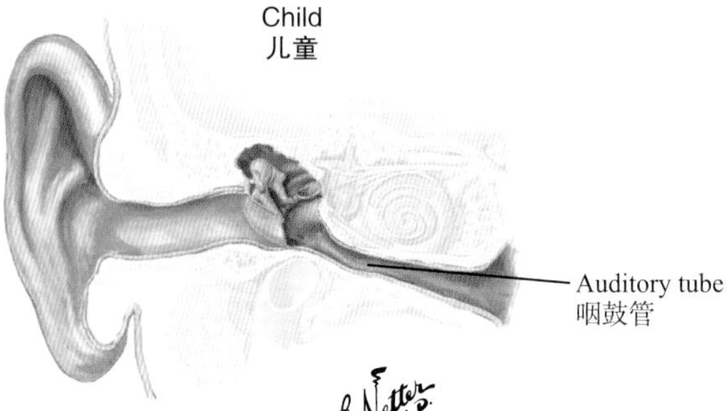

Child
儿童
Auditory tube
咽鼓管

Cartilaginous part of auditory tube at base of skull: inferior view
颅底咽鼓管软骨部(下面观)

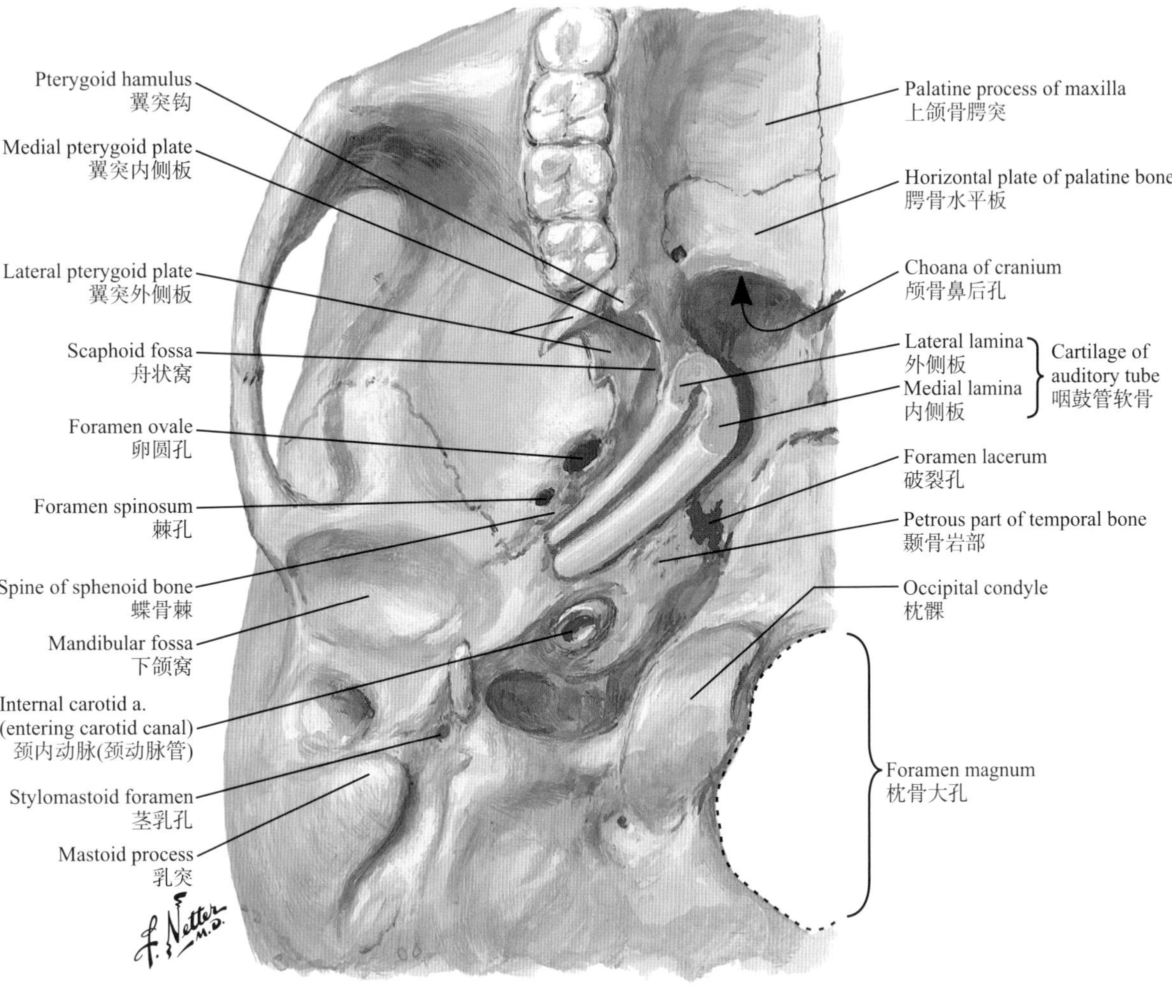

# 脑血管成像（磁共振静脉成像和动脉成像）

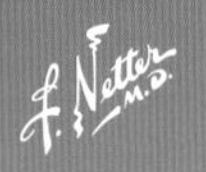

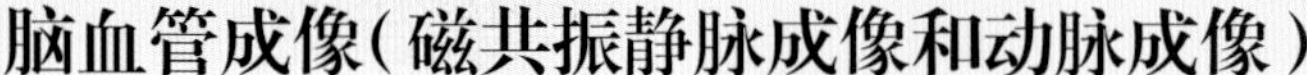

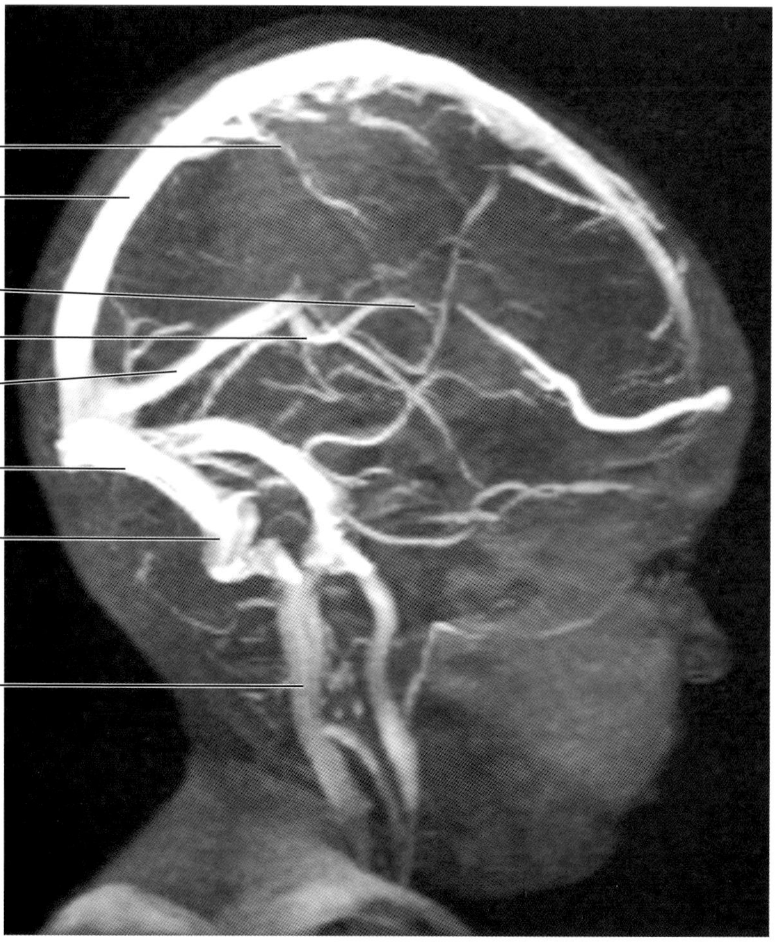
Superior cerebral v.
大脑上静脉
Superior sagittal sinus
上矢状窦
Internal cerebral v.
大脑内静脉
Great cerebral v. (of Galen)
大脑大静脉
Straight sinus
直窦
Transverse sinus
横窦
Sigmoid sinus
乙状窦
Internal jugular v.
颈内静脉

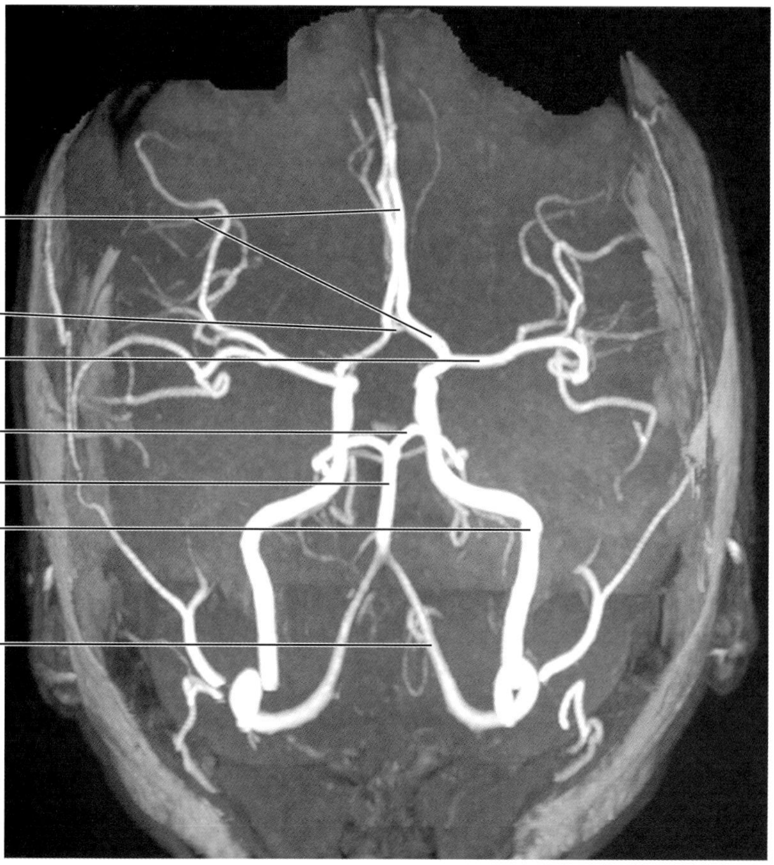
Anterior cerebral a.
大脑前动脉
Anterior communicating a.
前交通动脉
Middle cerebral a.
大脑中动脉
Posterior cerebral a.
大脑后动脉
Basilar a.
基底动脉
Internal carotid a.
颈内动脉
Vertebral a.
椎动脉

脑的横断面T2加权磁共振成像，平扫

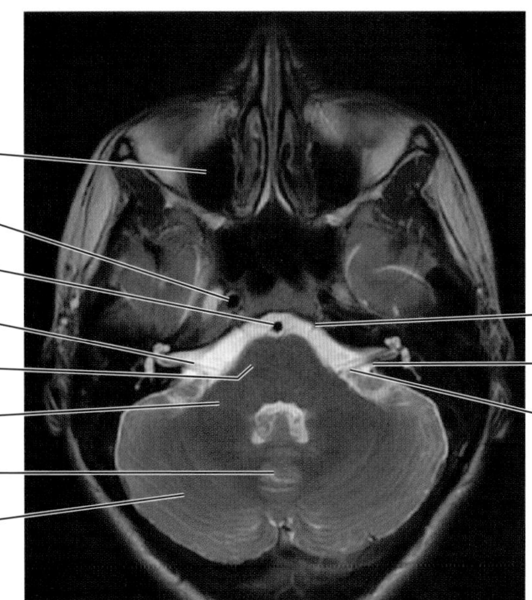


脑的横断面T2加权磁共振成像，平扫

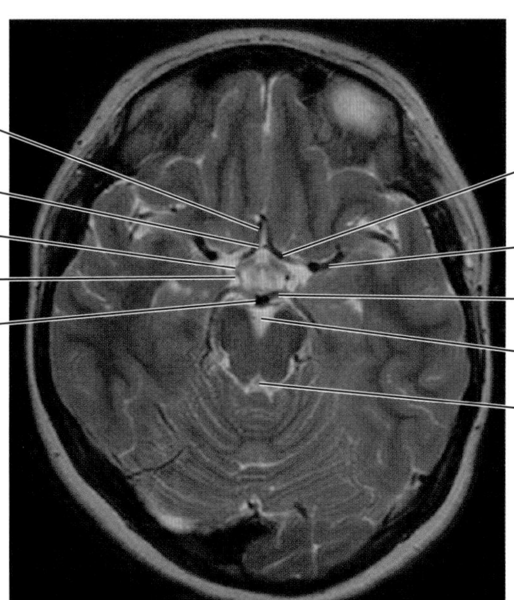


脑的冠状面T2加权磁共振成像，平扫

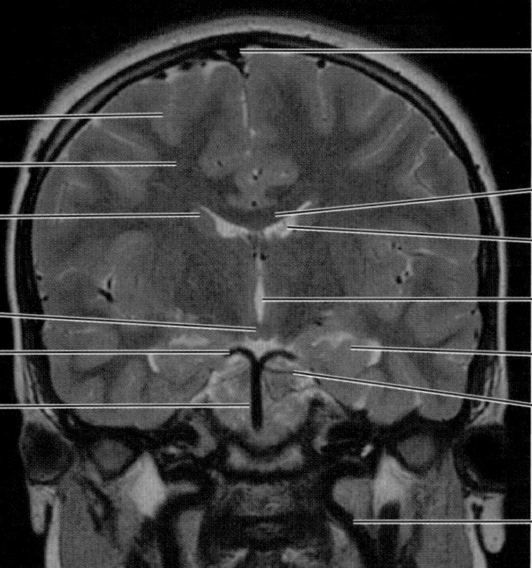

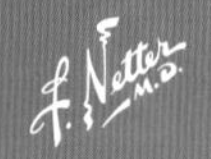

# 具有重要临床意义的解剖结构*

| 解剖结构 | 临床意义 | 图号 |
|---|---|---|
| 神经系统和感觉器 | | |
| 副神经(CN Ⅺ) | 颈后三角淋巴结活检可能造成医源性副神经损伤 | 56 |
| 颈丛 | 颈部操作时可行颈丛阻滞 | 56,57 |
| 三叉神经(CN Ⅴ) | 面部或头皮前部手术操作时可行三叉神经分支麻醉;压迫神经可能导致三叉神经痛 | 60,149 |
| 嗅神经(CN Ⅰ) | 最易损伤的脑神经之一;外伤后可在筛板处撕裂,导致嗅觉丧失 | 64,146 |
| 面神经(CN Ⅷ) | 特发性单侧面神经麻痹(Bell 麻痹)可导致无法完全闭眼及同侧角膜干燥 | 71 |
| 喉返神经 | 可能因颈部手术(如甲状腺切除术)、主动脉弓动脉瘤或肺癌而受压或受损,导致声音嘶哑;可通过甲状腺(后)悬韧带和/或甲状腺下动脉和/或气管食管沟识别 | 104,105 |
| 动眼神经(CN Ⅲ)、滑车神经(CN Ⅳ)和展神经(CN Ⅵ) | 海绵窦血栓压迫其中的一支或多支神经可能导致眼外肌功能障碍;展神经最常受到影响 | 131 |
| 上丘和中脑导水管 | 中脑肿瘤压迫中脑导水管造成脑积水 | 136 |
| 视神经(CN Ⅱ) | 垂体肿物可能压迫视交叉导致双颞侧偏盲;视辐射(Meyer 环路)可能受到颞叶肿瘤的影响;眼动脉瘤的早期征象是视神经压迫造成的视力缺损 | 147,167 |
| 中央凹 | 视网膜视锥细胞密度最高的位置,使黄斑成为视力和色觉最好的部位 | 116 |
| 椭圆囊、球囊 | 碳酸钙晶体沉积被称为耳石,耳石积聚在半规管中是眩晕最常见的原因,又被称为良性阵发性位置性眩晕(BPPV) | 124,125 |
| 晶状体 | 变性和混浊称为白内障,可能导致进行性视力丧失 | 116 |
| 眶隔 | 眶隔前的感染称为眶前/眶周蜂窝织炎,比其后的感染眼眶蜂窝织炎更轻 | 110 |
| 眼球前部 | 睫状体产生房水,房水经虹膜流入前房并通过巩膜窦排出;晶状体前移可能阻碍房水的流动,导致眼内压升高,这是一种疼痛且威胁视力的疾病,称为急性闭角型青光眼 | 117,119 |
| 鼓膜 | 可用耳镜观察;膨隆提示中耳感染伴有积液;严重感染可发生穿孔和耳漏;鼓室造口管(T形管)可用于复发性积液感染的儿童 | 122 |
| 外耳道 | 儿童可能感染或发炎,称为外耳道炎;可通过牵拉耳廓进行诊断 | 121 |
| 骨骼系统 | | |
| 眶 | 大多数面部创伤涉及眼眶;创伤性骨折可能发生在边缘或壁上;"爆裂性"骨折累及下壁,可能损伤下直肌和/或眶下神经;颧颌骨折造成的眶缘骨折可影响眶缘轮廓 | 25,69 |

| 解剖结构 | 临床意义 | 图号 |
|---|---|---|
| 骨骼系统（续） | | |
| 翼点 | 额骨、顶骨、颞骨和蝶骨的交叉点；颅骨薄而脆弱的区域，容易骨折；脑膜中动脉的额支位于该区域的深面，易受损 | 27 |
| 星点 | 顶颞缝后端的解剖标志，用于后颅窝的神经外科侧面手术入路 | 27 |
| 颞下颌关节 | 颞下颌关节紊乱是疼痛和关节功能障碍的常见原因；目前为止置换效果不佳；脱位 / 半脱位可通过磨牙后窝复位 | 42 |
| 颅缝 | 过早融合可能导致颅骨畸形，称为颅缝闭合；矢状缝最常受影响 | 26，35 |
| 颈椎 | 退行性改变引起椎间孔变窄可能导致神经根型颈椎病；儿童常见病变位置为 C1~C4，成人好发部位为 C5~C7；突然减速导致的颈部过伸可能导致枢椎（C2）的双侧椎弓根骨折，称为 hangman 骨折；过屈可能导致前楔形椎体骨折；轴向负荷过度可能导致爆裂断裂；过伸或过屈均可能导致齿状突骨折；根据颈椎的结构破坏程度是否导致脊髓受压，将骨折分为“稳定”或“不稳定”两种类型 | 43~45 |
| 喉软骨 | 甲状软骨和环状软骨是颈前部可触及的体表结构，用于环甲膜切开术、气管切开术和气管插管时环状软骨加压的解剖标志 | 103，106 |
| 舌骨 | C3 椎体水平可触及的颈前标志物，在运动期间可能断裂，影响吞咽和发音；骨折也提示可能为窒息死亡 | 54 |
| 听小骨 | 影响听小骨的疾病（如耳硬化症）可导致传导性耳聋 | 121，122 |
| 肌肉系统 | | |
| 面部表情肌 | 在脑神经检查时用于评估面神经功能；面神经功能异常时（如 Bell 麻痹）可能出现无力或麻痹；美容（去皱纹）、头痛和磨牙的治疗时，常被作为肉毒杆菌毒素注射目标 | 48，150 |
| 胸锁乳突肌 | 将颈部分为颈前三角和颈后三角的重要标志；通过触诊寻找“颈部神经点”以实施颈丛麻醉，也可作为中心静脉置管的解剖标志；儿童胸锁乳突肌的异常缩短或纤维化会导致头部倾斜，称为斜颈 | 56 |
| 胸锁乳突肌、斜方肌 | 在脑神经检查时用于评估副神经（CN XI）功能 | 56，154 |
| 咀嚼肌 | 在脑神经检查时用于评估三叉神经（CN V）功能；咬肌和磨牙及相关头痛有关，可通过肉毒杆菌毒素注射治疗 | 72，73 |
| 腭帆提肌、腭垂肌 | 在脑神经检查时用于评估迷走神经（CN X）功能；上提软腭时如悬雍垂向对侧偏移提示迷走神经功能障碍 | 85 |
| 颏舌肌 | 在脑神经检查时用于评估舌下神经（CN XII）功能；舌下神经损伤时伸舌偏向患侧 | 88，155 |
| 茎突舌肌 | 若会厌因恶性肿瘤被手术切除，茎突舌肌就尤为重要，其向后上方运动可覆盖喉口，保护声门和气道 | 88，95，96 |

| 解剖结构 | 临床意义 | 图号 |
|---|---|---|
| **肌肉系统（续）** | | |
| **镫骨肌** | 人体最小的骨骼肌，通过调节镫骨的运动来控制声音的振幅 | 123 |
| **上睑提肌和上睑板肌** | 负责上提眼睑；上睑下垂提示动眼神经病变或交感神经病变（如果仅上睑板肌受影响） | 110，112 |
| **眼外肌** | 在脑神经检查时用于评估动眼神经（CN Ⅲ）、滑车神经（CN Ⅳ）和展神经（CN Ⅵ）功能；肌肉张力异常会导致眼球运动失调，称为斜视 | 112，114 |
| **瞳孔开大肌** | 对评估头部交感神经功能很重要；瞳孔无法扩大提示交感神经损伤（Horner综合征） | 117，148 |
| **瞳孔括约肌** | 参与瞳孔对光反射和调节反射 | 117，148 |
| **翼下颌中缝** | 用于下牙槽神经阻滞麻醉下颌牙的重要口内标志 | 96，97~99 |
| **口角轴** | 面部肌肉的纤维交叉，位于口角外侧约1cm；重建与口腔相关的面部肌肉损伤时的重要标志 | 48 |
| **磨牙后窝** | 颞下颌关节脱位复位治疗的重要临床标志；颊神经和舌神经通过磨牙后窝，在磨牙种植手术中可能受到伤害 | 39 |
| **心血管系统** | | |
| **右侧颈内和颈外静脉** | 用于评估右心房压力，于胸骨角以上5cm处评估颈静脉搏动情况；右颈内静脉因与上腔静脉成一条直线而更为常用 | 50 |
| **颈内静脉** | 血栓形成可能继发于严重咽炎的局部炎症扩散，称为Lemiere综合征 | 50 |
| **颈内静脉、锁骨下静脉** | 用于行中心静脉置管获得静脉通路 | 50，100 |
| **甲状腺下动脉** | 甲状腺切除术中有损伤风险；术中需要保护从而为甲状旁腺保留血供；结构特征为复杂的环绕状，是辨别喉返神经的解剖标志 | 57，104 |
| **颈总动脉** | 于颈部触诊评估颈动脉脉搏；通常在C4椎体水平处分支 | 58，165 |
| **颈内动脉** | 动脉粥样硬化的好发部位，可通过支架或动脉内膜切除术预防脑卒中；颈动脉窦对循环血容量的变化很敏感，可能通过按摩引起迷走神经反应；颈内动脉在颈部无分支；分为七段：C1颈段、C2岩段、C3破裂孔段、C4海绵窦段、C5床突部、C6眼段和C7交通段 | 163，164 |
| **筛前动脉、蝶腭动脉和面动脉** | 鼻前庭内这些血管的吻合处称为Kiesselbach丛或Little区，是鼻前部出血的常见部位；蝶腭动脉损伤导致鼻后部出血 | 65 |
| **翼静脉丛** | 因连通面、眶和颅内静脉窦，成为感染扩散的常见途径；无静脉瓣，可能发生静脉逆流 | 100，115 |
| **眼动脉** | 视网膜的主要血供；该动脉闭塞可能导致失明 | 115，119 |
| **头皮的动脉** | 因血供丰富，头皮裂伤会造成大量出血 | 24，127 |
| **大脑上静脉** | 可从其与上矢状窦的连接处撕脱，造成硬膜下血肿 | 129，130，136 |
| **脑膜中动脉** | 翼点处骨折可撕裂脑膜中动脉（额支），造成硬膜外血肿 | 128 |

| 解剖结构 | 临床意义 | 图号 |
|---|---|---|
| 心血管系统(续) | | |
| **硬脑膜静脉窦** | 头部感染可扩散至静脉窦,引起硬脑膜静脉窦血栓;海绵窦是最常好发部位 | 130,131 |
| **海绵窦** | 颈内动脉和海绵窦之间可能形成血管瘘,尤其是在外伤后 | 131,167 |
| **颈动脉窦** | 按摩时压迫颈动脉窦,可能导致心动过缓和/或高血压;颈动脉窦超敏,最常见于老年人,可能引起晕厥 | 157 |
| **大脑动脉环(Willis 环)** | 动脉瘤好发部位,也是大脑侧支循环的重要组成部分;动脉瘤破裂可导致蛛网膜下腔出血 | 166 |
| **导静脉** | 无静脉瓣,可将感染从颅外扩散到颅内,并在硬脑膜静脉窦阻塞时提供引流途径 | 129 |
| 淋巴管和淋巴器官 | | |
| **胸导管** | 胸导管因其变异较多,可能在颈部和胸部手术中受损;下颈部损伤好发于左颈内静脉和锁骨下静脉的交汇处;食管手术和左中心静脉置管时受损风险增高 | 101,260 |
| **上下颈深外侧淋巴结** | 颈部查体时触诊评估其大小和形状;如果淋巴结融合,必须排除恶性肿瘤 | 101,102 |
| **腭扁桃体和咽扁桃体** | 病毒和细菌感染常波及腭扁桃体;渗出性病变伴发热、淋巴结病变、无咳嗽,提示链球菌感染(链球菌性咽喉炎);咽扁桃体(腺样体)肥大可引起打鼾,并可能堵塞咽鼓管咽口从而增加中耳感染的风险 | 90 |
| 呼吸系统 | | |
| **会厌** | 气管插管的重要标志;细菌或病毒感染(如流感嗜血杆菌)可能导致会厌炎,表现为呼吸窘迫、咽痛和声音嘶哑 | 93~95 |
| **鼻旁窦(上颌窦、筛窦、额窦和蝶窦)** | 颅骨内的空腔,容易因细菌或病毒感染引起黏膜炎症 | 67,69 |
| **鼻中隔** | 先天或后天性的偏曲可能导致鼻塞,可通过鼻中隔成形术进行治疗;使用可卡因或肉芽肿病伴多血管炎时可能发生穿孔 | 37,69 |
| 消化系统 | | |
| **腮腺** | 感染(如腮腺炎)引起腮腺肿胀可能会出现疼痛并压迫面神经分支,导致面肌无力;颈外动脉、颞浅动脉和上颌动脉穿过腮腺 | 70,71 |
| 内分泌系统 | | |
| **甲状腺** | 甲状腺肿大称为甲状腺肿;恶性肿瘤或甲亢可行部分或完全切除术;查体时应和舌骨和喉软骨一起对称地向两侧移动;恶性肿瘤可能粘连部分腺体导致不对称运动 | 103 |

* 各解剖结构的选择主要基于临床数据以及大体解剖课程中经常涉及的临床诊治内容。

脑神经常被描述为树状结构，神经从脑发出走向外周。传出纤维的信号传递方向与其走行一致，而传入纤维的信号传递方向与其走行相反。

| 神经 | 起源 | 走行 | 分支 | 运动 | 感觉 |
|---|---|---|---|---|---|
| **嗅神经（CN Ⅰ）** | 嗅球 | 嗅区粘膜神经元通过筛板向嗅球神经元上的突触发出约20个轴突束 | | | 特殊内脏感觉纤维(嗅觉)：嗅上皮 |
| **视神经（CN Ⅱ）** | 视交叉 | 视网膜神经节神经元的轴突经视神经管自眶腔进入颅腔 | | | 特殊躯体感觉纤维(视觉)：视网膜视部 |
| **动眼神经（CN Ⅲ）** | 中脑脚间窝 | 自中脑进入后颅窝，然后进入颅中窝；穿过海绵窦经眶上裂进入眼眶 | 上支和下支 | 一般躯体运动纤维：内直肌、上直肌、下直肌、下斜肌和上睑提肌<br>一般内脏运动纤维：睫状神经节 | |
| **滑车神经（CN Ⅳ）** | 中脑后表面 | 自中脑背侧发出，沿大脑脚外侧走行至脑干前面；沿小脑幕内侧边缘进入中颅窝；穿过海绵窦经眶上裂进入眼眶 | | 一般躯体运动纤维：上斜肌 | |
| **三叉神经（CN Ⅴ）** | 运动和感觉根（源自脑桥） | 自脑桥前外侧进入颅后窝，大的感觉根和小的运动根进入颅中窝；感觉根组成三叉神经节，发出眼神经、上颌神经和下颌神经；运动根走行于神经节深处，仅参与组成下颌神经 | 眼神经、上颌神经和下颌神经 | 特殊内脏运动纤维：见分支 | 一般躯体感觉纤维：见分支 |
| **眼神经（CN $V_1$）** | 三叉神经 | 从三叉神经节前缘穿过海绵窦离开颅骨，通过眶上裂进入眼眶 | 泪神经、额神经、鼻睫神经和脑膜分支 | | 一般躯体感觉纤维：前额、上眼睑、结膜 |
| **上颌神经（CN $V_2$）** | 三叉神经 | 自三叉神经节发出后通过圆孔进入翼腭窝，然后通过眶下裂进入眼眶 | 鼻腭神经、咽神经、腭神经、颧神经、后上牙槽神经、眶下神经、上后鼻支和脑膜支 | | 一般躯体感觉纤维：面中部、鼻腔、鼻窦、腭和上颌牙 |
| **下颌神经（CN $V_3$）** | 三叉神经 | 自三叉神经节下方发出，穿过卵圆孔进入颞下窝 | 颞深神经、颊神经、耳颞神经、舌神经、下牙槽神经和脑膜支 | 特殊内脏运动纤维：咀嚼肌、下颌舌骨肌、二腹肌（前腹）、鼓室张肌和腭帆张肌 | 一般躯体感觉纤维：下颌牙、舌前部、口腔底、颞下颌关节 |

| 神经 | 起源 | 走行 | 分支 | 运动 | 感觉 |
|---|---|---|---|---|---|
| **展神经（CN Ⅵ）** | 延髓脑桥沟（CN Ⅻ内侧） | 自延髓脑桥沟发出，穿过斜坡上的硬脑膜和颞骨岩部的凹槽，进入颅中窝；穿过海绵窦，通过眶上裂进入眼眶 | | 躯体运动纤维：外直肌 | |
| **面神经（CN Ⅶ）** | 运动根和中间神经（感觉根） | 自脑桥和延髓之间发出，由较大的运动根和较小的中间神经组成（包含特殊内脏感觉、一般内脏运动和一般躯体感觉纤维）；两个神经根都穿过内耳道进入面神经管，在面神经管中急转形成膝状神经节；面神经在面神经管内发出多个分支，然后经茎乳孔出颅，在腮腺内形成终末分支 | 岩大神经、耳后神经、鼓索、颞支、颧支、颊支、下颌缘支和颈支 | 特殊内脏运动纤维：面部表情肌（包括颅顶肌和颈阔肌）、二腹肌（后腹）、茎突舌骨肌和镫骨肌<br>一般内脏运动纤维：翼腭神经节和下颌下神经节 | 特殊内脏感觉纤维（味觉）：前舌和上腭一般躯体感觉纤维：部分外耳 |
| **前庭蜗神经（CN Ⅷ）** | 延髓脑桥沟（CN Ⅶ外侧） | 在脑桥和延髓之间自脑干发出，近小脑下脚，并在穿过颅后窝时发出两个分支 | 前庭神经和蜗神经 | | 特殊躯体感觉纤维：内耳（见分支） |
| **蜗神经** | 前庭蜗神经 | 包含耳蜗神经节细胞突起；通过内耳道进入内耳 | | | 特殊躯体感觉纤维（听觉）：蜗管内螺旋器 |
| **前庭神经** | 前庭蜗神经 | 包含前庭神经节细胞突起；通过内耳道进入内耳 | 上支和下支 | | 特殊躯体感觉纤维（平衡和运动）：前庭迷路的囊斑和壶腹嵴 |
| **舌咽神经（CN Ⅸ）** | 延髓后橄榄沟 | 从橄榄和大脑下脚之间的延髓上部发出，伴迷走神经和副神经穿颈静脉孔出颅；舌咽神经传入纤维的上、下神经节位于颈静脉孔下方；向下走行，伴茎突咽肌走行并支配该肌，最终形成两个终末支：一支进入口腔后部，支配舌骨舌肌，另一支经咽上缩肌和咽中缩肌之间进入咽部 | 鼓室神经 | 特殊内脏运动纤维：茎突咽肌<br>一般内脏运动纤维：耳神经节 | 特殊内脏感觉纤维（味觉）：舌后部<br>一般内脏感觉纤维：颈动脉体和颈动脉窦<br>一般躯体感觉纤维：舌后部、口咽和中耳 |

待续

| 神经 | 起源 | 走行 | 分支 | 运动 | 感觉 |
|---|---|---|---|---|---|
| **迷走神经（CN X）** | 延髓后橄榄沟（CN Ⅸ和CN Ⅺ颅根之间） | 自延髓后橄榄沟发出，伴副神经和舌咽神经经颈静脉孔出颅；最初走行于颈内动脉和颈内静脉之间；左右迷走神经走行不同：右迷走神经由锁骨下动、静脉之间下行，右喉返神经绕锁骨下动脉上行，主干沿气管和右肺根下降，形成肺丛和食管丛；左迷走神经在左锁骨下动脉和颈总动脉之间下行，行于左头臂静脉后方、主动脉弓前方，左喉返神经绕至主动脉弓后方上行，迷走神经主干沿肺根后方下降，形成肺丛和食管丛；迷走神经通过食管神经丛和迷走神经干继续下行入腹腔 | 咽支、喉上神经和喉返神经 | 一般内脏运动纤维：胸腹内脏神经节<br>特殊内脏运动纤维：见分支 | 一般内脏感觉纤维：主动脉弓和体<br>特殊内脏感觉纤维（味觉）：会厌、口咽<br>一般躯体感觉纤维：外耳（也可参见分支） |
| **迷走神经咽支** | 迷走神经 | 走行于颈动脉和咽中缩肌 | | 特殊内脏运动纤维：咽缩肌；腭舌肌、腭咽肌、咽鼓管咽肌和腭帆提肌 | |
| **喉上神经** | 迷走神经 | 从下神经节发出，向下内侧走行至颈内动脉深处，分为外支（运动支）和内支（感觉支），内支穿甲状舌骨膜 | 内支和外支 | 特殊内脏运动纤维：环甲肌 | 一般躯体感觉纤维：喉上部 |
| **喉返神经** | 迷走神经 | 右喉返神经位于锁骨下动脉后方，螺旋向上走行于颈总动脉和甲状腺下动脉上后方，位于气管外侧；左喉返神经行于主动脉弓下方，经主动脉弓后方和动脉韧带外侧升至气管外侧；左、右喉返神经均在食管与咽下缩肌交界处进入喉部 | | 特殊内脏运动纤维：喉内肌（环甲肌除外）、食管横纹肌 | 一般躯体感觉纤维：喉下部 |

| 神经 | 起源 | 走行 | 分支 | 运动 | 感觉 |
|---|---|---|---|---|---|
| **副神经（CN Ⅺ）** | 颅根和脊髓根 | C1~C5 脊髓根经枕骨大孔上行进入颅内，并在此处与延髓橄榄后沟发出的颅根汇合；副神经经颈静脉孔出颅；该神经向下后进入胸锁乳突肌上三分之一，然后向下穿过枕三角进入斜方肌；于颈静脉孔处发出迷走神经交通支汇入迷走神经以支配喉、腭和咽部肌肉 | 副神经、迷走神经交通支 | 特殊内脏运动纤维：斜方肌和胸锁乳突肌 | |
| **舌下神经（CN Ⅻ）** | 舌下神经根和C1 颈神经舌下交通支 | 发自延髓前外侧沟，经舌下神经管出颅，然后经迷走神经和副神经之间向下前方走行，到达二腹肌后腹的下缘，最终经下颌舌骨肌和舌骨舌肌之间进入口腔 | 舌支及 C1 颈神经交通支（甲状腺支、颏舌骨肌支和颈袢上根） | 躯体运动纤维：舌内肌、颏舌肌、舌骨舌肌和茎突舌肌<br>C1 支：甲状舌骨肌、颏舌肌和肩胛舌骨肌（上腹） | |

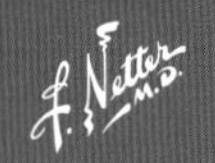
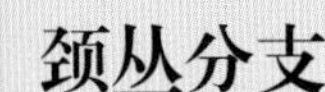

# 颈丛分支

颈丛神经根为颈神经 C1~C4 前支。

| 神经 | 起源 | 走行 | 分支 | 运动 | 皮肤感觉 |
| --- | --- | --- | --- | --- | --- |
| 舌下神经交通支 | 颈神经 C1 前支 | 发出后很快汇入舌下神经；颈袢位于舌骨大角的后方，沿颈动脉鞘下降，在 C4~C5 水平与下根汇合 | 颈袢上根、舌下神经甲状舌骨支和颏舌骨支 | 肩胛舌骨肌(上腹)、甲状舌骨肌和颏舌骨肌 | |
| 颈袢下根 | 颈神经 C2~C3 前支 | 沿颈动脉鞘前外侧下降，在 C4~C5 水平与上根汇合 | 舌骨下肌支 | 肩胛舌骨肌(下腹)、胸骨舌骨肌和胸骨甲状肌 | |
| 颈丛肌支 | 颈神经 C1~C4 前支 | 沿 C1~C4 颈椎形成三个环，横穿肩胛提肌和中斜角肌之间，走行至胸锁乳突肌 | | 头前直肌和头外侧肌；头长肌和颈长肌；前斜角肌、中斜角肌和后斜角肌；肩胛提肌 | |
| 膈神经 | 颈神经 C3~C5 前支 | 沿前斜角肌下降至肩胛舌骨肌下腹，横跨颈横血管和肩胛上血管；经锁骨下静脉和动脉之间进入胸腔，经肺根前沿心包外缘至膈肌 | | 膈肌 | |
| 枕小神经 | 颈神经 C2 前支 | 自颈后三角穿出，沿胸锁乳突肌后缘上升；在乳突处穿深筋膜上升至耳后 | | | 颞区、耳区和乳突区 |
| 耳大神经 | 颈神经 C2~C3 前支 | 自胸锁乳突肌深面的颈后三角穿出，在胸锁乳突肌和颈阔肌之间斜向上走行 | 前、后支 | | 腮腺区、耳区和乳突区 |
| 颈横神经 | 颈神经 C2~C3 前支 | 自胸锁乳突肌深面的颈后三角穿出，沿胸锁乳突肌表面走行至深处的颈外静脉 | 上、下支 | | 颈前外侧区 |
| 锁骨上神经 | 颈神经 C3~C4 前支 | 自胸锁乳突肌中内 1/3 处深面的颈后三角穿出，经颈静脉外侧下降到锁骨下方 | 内、中、外支 | | 锁骨和锁骨下区 |

| 肌 | 肌群 | 起点 | 止点 | 神经支配 | 血供 | 主要功能 |
|---|---|---|---|---|---|---|
| 耳前肌 | 面部表情肌（外耳） | 颞筋膜，帽状腱膜 | 耳廓内侧面前方 | 面神经颞支 | 耳后动脉和颞浅动脉 | 上提耳廓、使耳向前运动 |
| 耳后肌 | 面部表情肌（外耳） | 乳突 | 耳廓内侧面下方 | 面神经耳后支 | 耳后动脉和颞浅动脉 | 缩耳、上提耳廓 |
| 耳上肌 | 面部表情肌（外耳） | 颞筋膜，帽状腱膜 | 耳廓内侧面上方 | 面神经颞支 | 耳后动脉和颞浅动脉 | 缩耳、上提耳廓 |
| 颊肌 | 面部表情肌 | 上颌骨和下颌骨牙槽突的后部，翼下颌中缝的前缘 | 口角 | 面神经颊支 | 面动脉和上颌动脉 | 收缩颊部 |
| 睫状肌 | 眼内肌（平滑肌） | 巩膜突 | 脉络膜 | 睫状短神经（来自睫状神经节的副交感神经纤维） | 眼动脉 | 收缩睫状体使晶状体变凸 |
| 皱眉肌 | 面部表情肌 | 眶上缘内侧部 | 眉内侧半皮肤 | 面神经颞支 | 颞浅动脉 | 向下内侧牵拉眉，产生皱纹 |
| 环甲肌 | 喉肌 | 环状软骨弓 | 甲状软骨下缘及下角 | 喉上神经外支 | 甲状腺上、下动脉 | 拉长和紧张声韧带 |
| 降口角肌 | 面部表情肌 | 下颌骨斜线 | 口角 | 面神经下颌缘支和颊支 | 下唇动脉 | 降口角 |
| 降下唇肌 | 面部表情肌 | 下颌联合与颏孔之间的下颌骨外表面 | 下唇皮肤 | 面神经下颌缘支 | 下唇动脉 | 降下唇、使其向侧方运动 |
| 降鼻中隔肌 | 面部表情肌 | 上颌骨切牙窝 | 鼻中隔和鼻翼后部 | 面神经颧支和颊支 | 上唇动脉 | 缩小鼻孔，下拉鼻中隔 |
| 二腹肌 | 舌骨上群 | **前腹：**<br>下颌二腹窝 | 中间腱附着于舌骨体 | **前腹：**<br>下牙槽神经（下颌神经分支） | **前腹：**<br>颏下动脉 | 抬舌骨和舌根，固定舌骨，通过降下颌张开口 |
| | | **后腹：**<br>颞骨乳突切迹 | | **后腹：**<br>面神经二腹支 | **后腹：**<br>耳后动脉和枕后动脉 | |
| 瞳孔开大肌 | 眼内肌（平滑肌） | 视网膜虹膜部 | 虹膜瞳孔缘 | 睫状长神经（来自颈上神经节的交感神经纤维） | 眼动脉 | 扩大瞳孔 |
| 额肌 | 面部表情肌（颅顶） | 帽状腱膜（冠状缝水平） | 额部皮肤，帽状腱膜 | 面神经颞支 | 颞浅动脉 | 使前额产生水平皱纹，提眉 |
| 颏舌肌 | 舌外肌 | 下颌骨上颏棘 | 舌背，舌骨 | 舌下神经（CN Ⅻ） | 舌下动脉和颏下动脉 | 降舌、伸舌 |
| 颏舌骨肌 | 舌骨上群 | 下颌骨下颏棘 | 舌骨体前表面 | C1 颈神经前支（经舌下神经） | 舌下动脉 | 抬舌骨，降下颌骨 |
| 舌骨舌肌 | 舌外肌 | 舌骨体及大角 | 舌侧缘和下面 | 舌下神经（CN Ⅻ） | 舌下动脉和颏下动脉 | 降舌、缩舌 |
| 舌下纵肌 | 舌内肌 | 舌下表面 | 舌尖 | 舌下神经（CN Ⅻ） | 舌动脉和面动脉 | 缩舌、转舌 |

待续

| 肌 | 肌群 | 起点 | 止点 | 神经支配 | 血供 | 主要功能 |
|---|---|---|---|---|---|---|
| 下斜肌 | 眼外肌 | 眶前底（鼻泪管外侧） | 角巩膜交界处外侧的巩膜 | 动眼神经（CN Ⅲ） | 眼动脉 | 眼球外展、上提和侧向旋转 |
| 咽下缩肌 | 环咽肌 | 甲状软骨斜线和环状软骨 | 咽中缝 | 迷走神经（经咽丛） | 咽升动脉和甲状腺上动脉 | 吞咽时收缩咽壁 |
| 下直肌 | 眼外肌 | 总腱环 | 角巩膜交界处下方的巩膜 | 动眼神经（CN Ⅲ） | 眼动脉 | 眼球下降、内收和侧向旋转 |
| 环杓侧肌 | 喉肌 | 环状软骨弓 | 杓状软骨肌突 | 喉返神经 | 甲状腺上、下动脉 | 内收声带 |
| 翼外肌 | 咀嚼肌 | **上头：**<br>蝶骨大翼颞下表面 | 翼状窝、颞下颌关节囊和关节盘 | 下颌神经（CN $V_3$） | 上颌动脉 | **双侧运动：**<br>前伸下颌骨 |
| | | **下头：**<br>翼突外侧板 | | | | **单侧和交替运动：**<br>侧向研磨 |
| 外直肌 | 眼外肌 | 总腱环 | 角巩膜交界处外侧的巩膜 | 展神经（CN Ⅵ） | 眼动脉 | 眼球外展 |
| 提口角肌 | 面部表情肌 | 上颌骨尖牙窝 | 口角 | 面神经的颧支和颊支 | 上唇动脉 | 上提口角 |
| 提上唇肌 | 面部表情肌 | 眶下孔上方的上颌骨 | 上唇皮肤 | 面神经的颧支和颊支 | 上唇动脉和口角动脉 | 提上唇，扩张鼻孔 |
| 提鼻唇肌（提上唇鼻翼肌） | 面部表情肌 | 上颌骨额突上部 | 鼻翼软骨、鼻部皮肤和上唇外侧 | 面神经的颧支和颊支 | 唇动脉和口角动脉 | 提上唇，扩张鼻孔 |
| 上睑提肌 | 眼外肌 | 蝶骨小翼（视神经管前） | 上睑板 | 运动神经（CN Ⅲ） | 眼动脉 | 提上睑 |
| 腭帆提肌 | 腭肌 | 颞骨岩部和咽鼓管 | 腭腱膜 | 迷走神经（经咽丛） | 腭升动脉和腭降动脉 | 吞咽时提软腭 |
| 头长肌 | 椎前肌 | C3~C6 横突前结节 | 枕骨基底部下表面 | 颈神经 C1~C3 前支 | 颈升动脉、咽升动脉和椎动脉 | 屈头部 |
| 颈长肌 | 椎前肌 | **脊椎部：**<br>C5~T3 椎体 | **脊椎部：**<br>C2~C4 椎体 | 颈神经 C2~C8 前支 | 颈升动脉、咽升动脉和椎动脉 | **双侧运动：**<br>屈曲并辅助旋转颈椎和头 |
| | | **下斜部：**<br>T1~T3 椎体 | **下斜部：**<br>C3~C6 横突前结节 | | | **单侧运动：**<br>侧屈脊柱 |
| | | **上斜部：**<br>C3~C5 横突前结节 | **上斜部：**<br>寰椎前结节 | | | |
| 咬肌 | 咀嚼肌 | 颧弓 | 下颌支，冠状突 | 下颌神经（CN $V_3$） | 面横动脉、咬肌动脉和面动脉 | 上抬、前伸下颌骨，深层纤维使下颌骨后移 |

| 肌 | 肌群 | 起点 | 止点 | 神经支配 | 血供 | 主要功能 |
| --- | --- | --- | --- | --- | --- | --- |
| 翼内肌 | 咀嚼肌 | 翼突外侧板内表面，腭骨锥突，上颌结节 | 下颌支和下颌角内表面（下牙槽孔下方） | 下颌神经（CN $V_3$） | 面动脉和上颌动脉 | 双侧运动：前伸和抬高下颌骨<br>单侧和交替运动：侧向运动 |
| 内直肌 | 眼外肌 | 总腱环 | 角巩膜交界处内侧的巩膜 | 动眼神经（CN Ⅲ） | 眼动脉 | 眼球内收 |
| 颏肌 | 面部表情肌 | 下颌骨切牙窝 | 颏部皮肤 | 面神经下颌缘支 | 下唇动脉 | 上提、前伸下唇 |
| 咽中缩肌 | 环咽肌 | 茎突舌骨韧带，舌骨角 | 咽中缝 | 迷走神经（经咽丛） | 咽升动脉、腭升动脉、面动脉扁桃体支、舌动脉舌背支 | 吞咽时收缩咽壁 |
| 腭垂肌 | 腭肌 | 腭骨的鼻后棘，腭腱膜 | 悬雍垂粘膜 | 迷走神经（经咽丛） | 腭升动脉和腭降动脉 | 缩短、提高和收缩悬雍垂 |
| 下颌舌骨肌 | 舌骨上群 | 下颌骨下颌舌骨肌线 | 舌骨中缝，舌骨体 | 下牙槽神经（下颌神经分支） | 舌下动脉和颏下动脉 | 上提舌骨、舌根、口底；降下颌骨 |
| 鼻肌 | 面部表情肌 | 尖牙隆起（上颌骨切牙窝的上方和外侧） | 鼻软骨腱膜 | 面神经颊支 | 上唇动脉、面动脉鼻中隔支及鼻外侧支 | 使鼻翼向鼻中隔方向收缩，收缩鼻孔；鼻翼部扩张鼻孔 |
| 杓斜肌 | 喉肌 | 杓状软骨 | 对侧杓状软骨 | 喉返神经 | 甲状腺上、下动脉 | 闭合声门区软骨间部分 |
| 枕肌 | 面部表情肌（颅顶） | 上项线外侧2/3，乳突 | 枕部皮肤，帽状腱膜 | 面神经耳后支 | 耳后动脉和枕后动脉 | 头皮向后移动 |
| 肩胛舌骨肌 | 舌骨下群 | **下腹：**<br>肩胛骨上缘，肩胛上横韧带 | 肩胛舌骨肌中间腱 | **下腹：**<br>颈袢（C2~C3） | 舌动脉和甲状腺上动脉 | 稳定并降舌骨 |
| | | **上腹：**<br>舌骨体 | | **上腹：**<br>颈袢（C1） | | |
| 眼轮匝肌 | 面部表情肌 | 眶内侧缘，睑内侧韧带，泪骨 | 眶周皮肤，睑外侧韧带，上下眼睑 | 面神经颞支和颧支 | 面动脉和颞浅动脉 | 闭眼 |
| 口轮匝肌 | 面部表情肌 | 上颌骨、下颌骨、口周皮肤和肌肉 | 口角 | 面神经颊支和下颌缘支 | 上、下唇动脉 | 唇部的挤压、收缩和前伸 |
| 腭舌肌 | 腭肌 | 腭腱膜 | 舌外缘 | 迷走神经（经咽丛） | 咽升动脉、面动脉和上颌动脉的腭支 | 上提舌后部，降上腭 |
| 腭咽肌 | 腭肌 | 硬腭，腭腱膜 | 咽侧壁 | 迷走神经（经咽丛） | 腭升动脉和腭降动脉 | 紧张软腭；吞咽时向上、前和内侧收缩咽壁 |

待续

| 肌 | 肌群 | 起点 | 止点 | 神经支配 | 血供 | 主要功能 |
|---|---|---|---|---|---|---|
| 颈阔肌 | 面部表情肌(颈部) | 锁骨下区皮肤 | 下颌,下唇肌肉 | 面神经颈支 | 颏下动脉和肩胛上动脉 | 紧张颈部皮肤 |
| 环杓后肌 | 喉肌 | 环状软骨板后表面 | 杓状软骨肌突 | 喉返神经 | 甲状腺上、下动脉 | 外展声带 |
| 降眉间肌 | 面部表情肌 | 覆盖鼻骨下部和鼻外侧软骨上部的筋膜 | 眉间和眉上的皮肤 | 面神经颞支和颧支 | 角动脉,面动脉的外侧鼻支 | 降眉内侧角,在鼻梁处产生横向皱纹 |
| 头前直肌 | 椎前肌 | 寰椎侧块 | 枕骨基底部 | 颈神经 C1~C2 前支 | 椎动脉和咽升动脉 | 屈曲头部 |
| 头外侧直肌 | 椎前肌 | 寰椎横突上表面 | 枕骨颈静脉突下表面 | 颈神经 C1~C2 前支 | 椎动脉、枕动脉和咽升动脉 | 向同侧屈曲头部 |
| 笑肌 | 面部表情肌 | 咬肌筋膜 | 口角 | 面神经颊支 | 上唇动脉 | 后拉口角 |
| 咽鼓管咽肌 | 纵行咽肌 | 咽鼓管 | 咽侧壁 | 迷走神经(经咽丛) | 咽升动脉 | 吞咽和说话时上提咽和喉 |
| 前斜角肌 | 椎外侧肌 | C3~C6 横突前结节 | 第 1 肋斜角肌结节 | 颈神经 C5~C8 前支 | 颈升动脉 | 抬第 1 肋,屈颈 |
| 中斜角肌 | 椎外侧肌 | C2~C7 横突后结节 | 第 1 肋上表面(锁骨下沟后面) | 颈神经 C3~C7 前支 | 颈升动脉 | 抬第 1 肋,屈颈 |
| 后斜角肌 | 椎外侧肌 | C4~C6 横突后结节 | 第 2 肋外表面 | 颈神经 C5~C8 前支 | 颈升动脉,颈横动脉浅支 | 抬第 2 肋,屈颈 |
| 瞳孔括约肌 | 眼内肌(平滑肌) | 虹膜中通过瞳孔的环状平滑肌 | 与瞳孔开大肌纤维混合 | 睫状短神经(来自睫状神经节的副交感神经纤维) | 眼动脉 | 收缩瞳孔 |
| 镫骨肌 | 中耳 | 颞骨锥突(鼓室内) | 镫骨 | 面神经镫骨肌支 | 耳后动脉、鼓室前动脉和脑膜中动脉 | 向后拉镫骨以减轻鼓膜震荡 |
| 胸锁乳突肌 | 颈部 | **胸骨头:** 胸骨柄前表面<br>**锁骨头:** 锁骨内 1/3 上表面 | 乳突外侧面;枕骨上项线外侧半 | 副神经(CN Ⅺ) | 甲状腺上动脉、枕动脉、肩胛上动脉和耳后动脉 | **双侧运动:** 屈曲头部,提胸<br>**单侧运动:** 使头部转向对侧 |
| 胸骨舌骨肌 | 舌骨下群 | 胸骨柄后表面,胸锁后韧带,锁骨胸骨端 | 舌骨体下缘内侧部 | 颈袢(C1~C3) | 甲状腺上动脉和舌动脉 | 降喉和舌骨,稳定舌骨 |
| 胸骨甲状肌 | 舌骨下群 | 胸骨柄后表面,第 1 肋软骨后缘 | 甲状软骨板斜线 | 颈袢(C1~C3) | 甲状腺上动脉环甲支 | 降喉和甲状软骨 |
| 茎突舌肌 | 舌外肌 | 茎突和茎突舌骨韧带 | 舌缘和舌下表面 | 舌下神经(CN Ⅻ) | 舌下动脉 | 缩舌并将其提起以便吞咽 |
| 茎突舌骨肌 | 舌骨上群 | 茎突后缘 | 舌骨体(与大角交界处) | 面神经茎突舌骨肌支 | 面动脉和枕动脉 | 上提和回缩舌骨 |

| 肌 | 肌群 | 起点 | 止点 | 神经支配 | 血供 | 主要功能 |
|---|---|---|---|---|---|---|
| 茎突咽肌 | 纵向咽肌 | 茎突内侧面 | 咽壁，甲状软骨后缘 | 舌咽神经（CN Ⅸ） | 咽升动脉、腭升动脉、面动脉扁桃体支、舌动脉舌背支 | 吞咽、说话时上提咽和喉 |
| 舌上纵肌 | 舌内肌 | 舌背粘膜下层 | 舌尖（与对侧肌混合） | 舌下神经（CN Ⅻ） | 舌深动脉和面动脉 | 缩舌，向上翻转舌尖和舌缘 |
| 上斜肌 | 眼外肌 | 蝶骨体（视神经管上方） | 角巩膜交界处上方的巩膜（经滑车后） | 滑车神经（CN Ⅳ） | 眼动脉 | 外展、下降和内旋眼球 |
| 咽上缩肌 | 环咽肌 | 翼钩，翼下颌中缝，下颌骨下颌舌骨线 | 咽中缝 | 迷走神经（经咽丛） | 咽升动脉、腭升动脉、面动脉扁桃体支、舌动脉背支 | 吞咽时收缩咽壁 |
| 上直肌 | 眼外肌 | 总腱环 | 角巩膜交界处上方的巩膜 | 动眼神经（CN Ⅲ） | 眼动脉 | 上抬、内收和内旋眼球 |
| 颞肌 | 咀嚼肌 | 颞窝，颞筋膜深层 | 冠突，下颌支 | 颞深神经（下颌神经分支） | 颞浅动脉和上颌动脉 | 提下颌；后部纤维回缩下颌 |
| 鼓膜张肌 | 中耳 | 咽鼓管软骨 | 锤骨柄 | 下颌神经（CN $V_3$） | 鼓室上动脉 | 向内侧牵拉鼓膜使之紧张 |
| 腭帆张肌 | 腭肌 | 蝶骨舟状窝和棘，咽鼓管 | 腭腱膜 | 下颌神经（CN $V_3$） | 腭升动脉和腭降动脉 | 紧张软腭，吞咽和打哈欠时开放咽鼓管 |
| 甲杓肌 | 喉肌 | 甲状软骨内表面 | 杓状软骨肌突 | 喉返神经 | 甲状腺上、下动脉 | 缩短和松弛声带，缩小喉前庭 |
| 甲状舌骨肌 | 舌骨下群 | 甲状软骨板斜线 | 舌骨体下缘及舌骨大角 | 颈神经C1前支（经舌下神经） | 甲状腺上动脉 | 降喉和舌骨，舌骨固定时升喉 |
| 杓横肌 | 喉肌 | 杓状软骨 | 对侧杓状软骨 | 喉返神经 | 甲状腺上、下动脉 | 闭合声门区软骨间部 |
| 舌横肌 | 舌内肌 | 舌中隔 | 舌背和舌缘 | 舌下神经（CN Ⅻ） | 舌深动脉和面动脉 | 缩窄和伸长舌 |
| 舌垂直肌 | 舌内肌 | 舌背前部粘膜 | 舌下表面 | 舌下神经（CN Ⅻ） | 舌深动脉和面动脉 | 使舌变平、变宽 |
| 声带肌 | 喉肌 | 杓状软骨声带突 | 声韧带 | 喉返神经 | 甲状腺上、下动脉 | 紧张声带前部，松弛声带后部 |
| 颧大肌 | 面部表情肌 | 颧弓 | 口角 | 面神经颧支和颊支 | 上唇动脉 | 从后上方牵拉口角 |
| 颧小肌 | 面部表情肌 | 颧弓 | 口角，上唇 | 面神经颧支和颊支 | 上唇动脉 | 提上唇 |

注：骨骼肌的神经支配、血供、起止点和主要功能的变异在解剖学中十分常见，因此教科书之间出现描述不同和解剖变异是正常的。

# 背部 3

| | | | |
|---|---|---|---|
| 表面解剖 | 图 178 | 附图 | 附图 33~40 |
| 脊柱 | 图 179~185 | 具有重要临床意义的 | |
| 脊髓 | 图 186~194 | 解剖结构 | 表 3.1 |
| 肌肉和神经 | 图 195~199 | 骨骼肌总表 | 表 3.2~3.4 |
| 断层解剖 | 图 200~201 | | |

## 附图

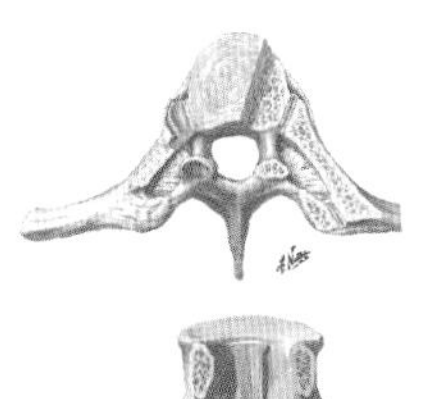

附图33 脊柱的韧带

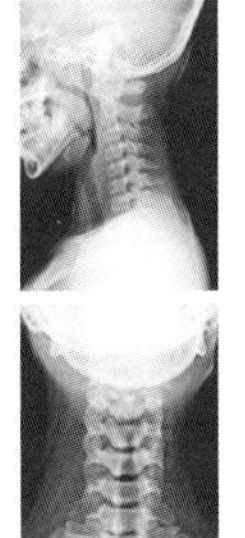

附图34 颈椎：X线成像

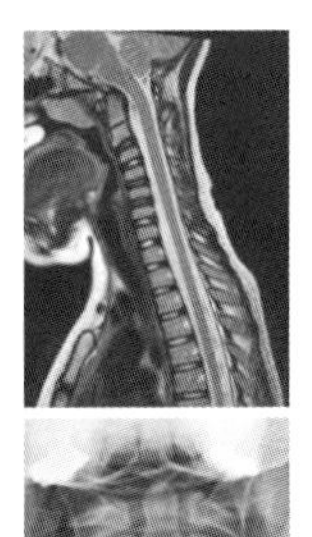

附图35 颈椎：磁共振和X线成像

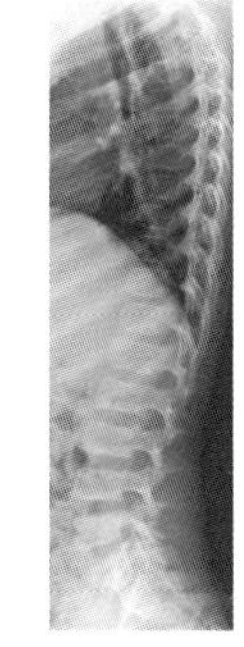

附图36 胸腰椎：侧位X线成像

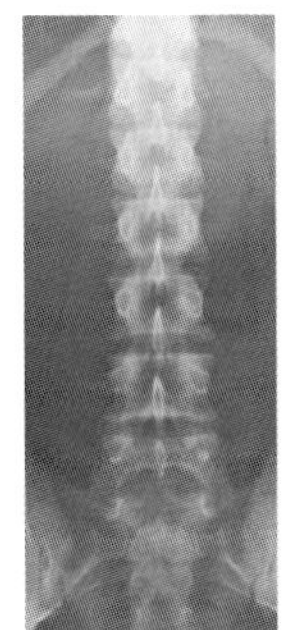

附图37 腰椎：X线成像

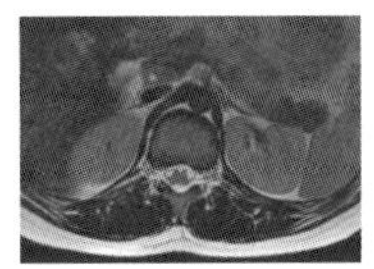

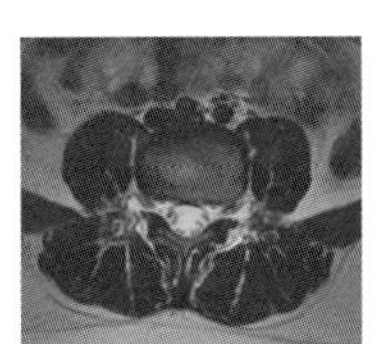

附图38 腰椎：磁共振成像

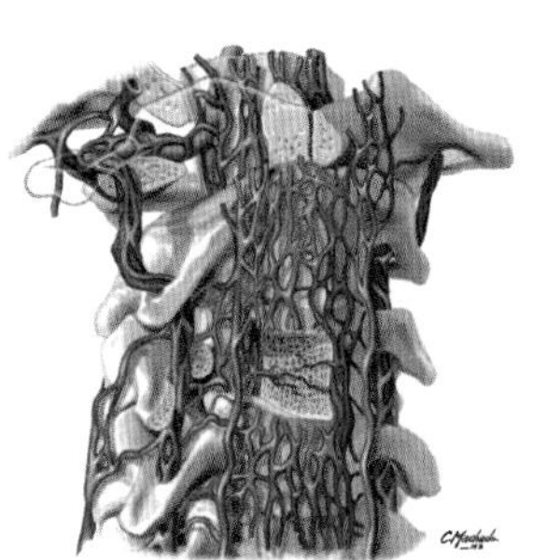

附图39 椎静脉：静脉间交通

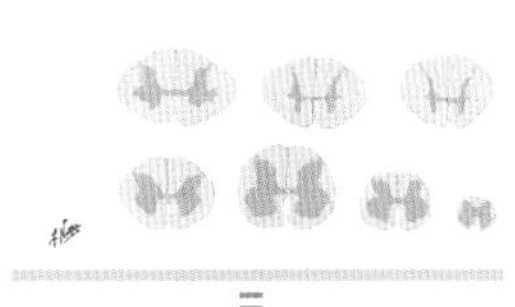

附图40 脊髓横断面：纤维束

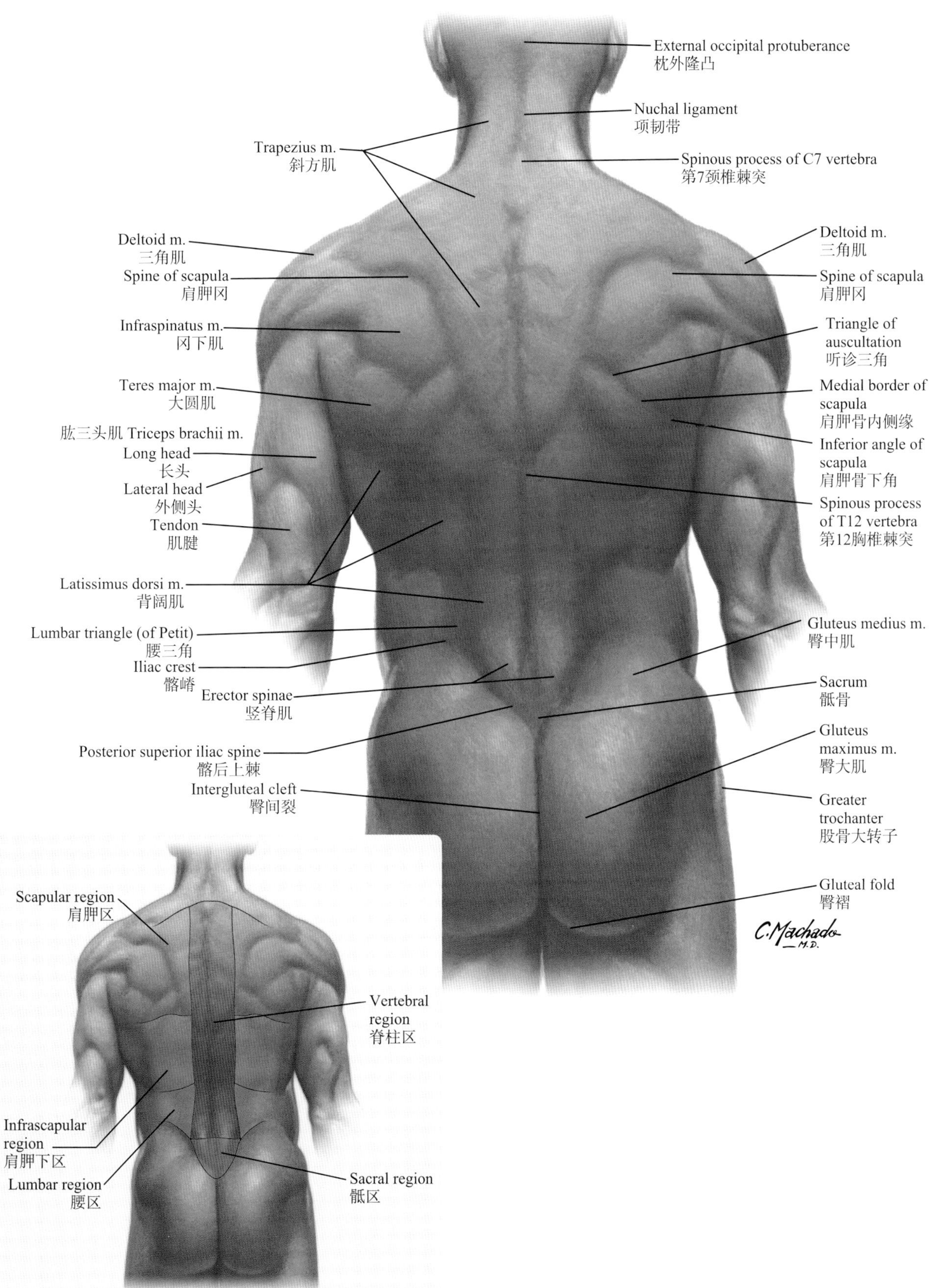
External occipital protuberance
枕外隆凸
Nuchal ligament
项韧带
Trapezius m.
斜方肌
Spinous process of C7 vertebra
第7颈椎棘突
Deltoid m.
三角肌
Spine of scapula
肩胛冈
Deltoid m.
三角肌
Spine of scapula
肩胛冈
Infraspinatus m.
冈下肌
Triangle of auscultation
听诊三角
Teres major m.
大圆肌
Medial border of scapula
肩胛骨内侧缘
肱三头肌 Triceps brachii m.
Long head
长头
Inferior angle of scapula
肩胛骨下角
Lateral head
外侧头
Spinous process of T12 vertebra
第12胸椎棘突
Tendon
肌腱
Latissimus dorsi m.
背阔肌
Lumbar triangle (of Petit)
腰三角
Gluteus medius m.
臀中肌
Iliac crest
髂嵴
Sacrum
骶骨
Erector spinae
竖脊肌
Posterior superior iliac spine
髂后上棘
Gluteus maximus m.
臀大肌
Intergluteal cleft
臀间裂
Greater trochanter
股骨大转子
Gluteal fold
臀褶
C.Machado M.D.
Scapular region
肩胛区
Vertebral region
脊柱区
Infrascapular region
肩胛下区
Lumbar region
腰区
Sacral region
骶区

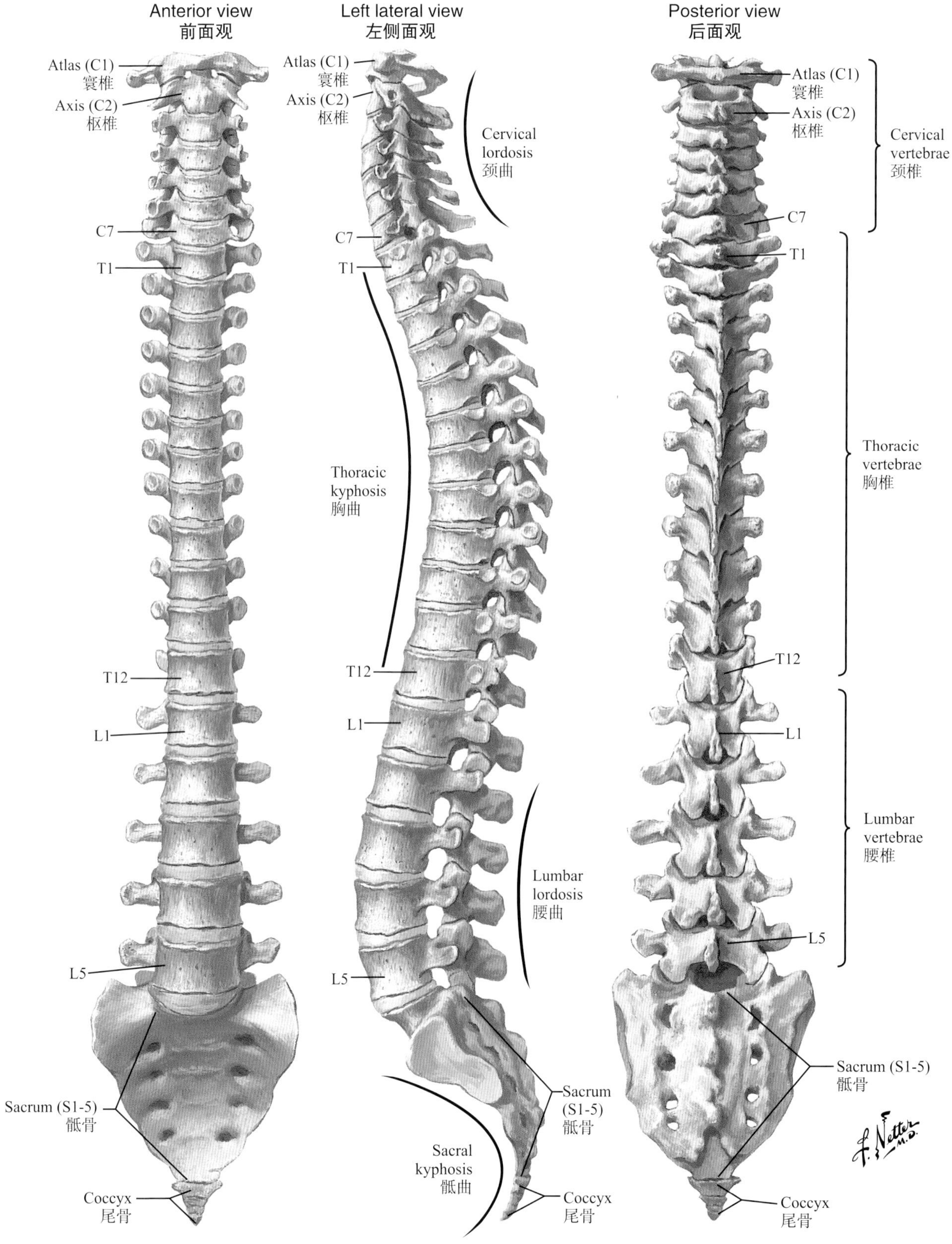

Anterior view
前面观
Atlas (C1)
寰椎
Axis (C2)
枢椎
C7
T1
T12
L1
L5
Sacrum (S1-5)
骶骨
Coccyx
尾骨
Left lateral view
左侧面观
Atlas (C1)
寰椎
Axis (C2)
枢椎
Cervical
lordosis
颈曲
C7
T1
Thoracic
kyphosis
胸曲
T12
L1
Lumbar
lordosis
腰曲
L5
Sacrum
(S1-5)
骶骨
Sacral
kyphosis
骶曲
Coccyx
尾骨
Posterior view
后面观
Atlas (C1)
寰椎
Axis (C2)
枢椎
Cervical
vertebrae
颈椎
C7
T1
Thoracic
vertebrae
胸椎
T12
L1
Lumbar
vertebrae
腰椎
L5
Sacrum (S1-5)
骶骨
Coccyx
尾骨
F. Netter M.D.

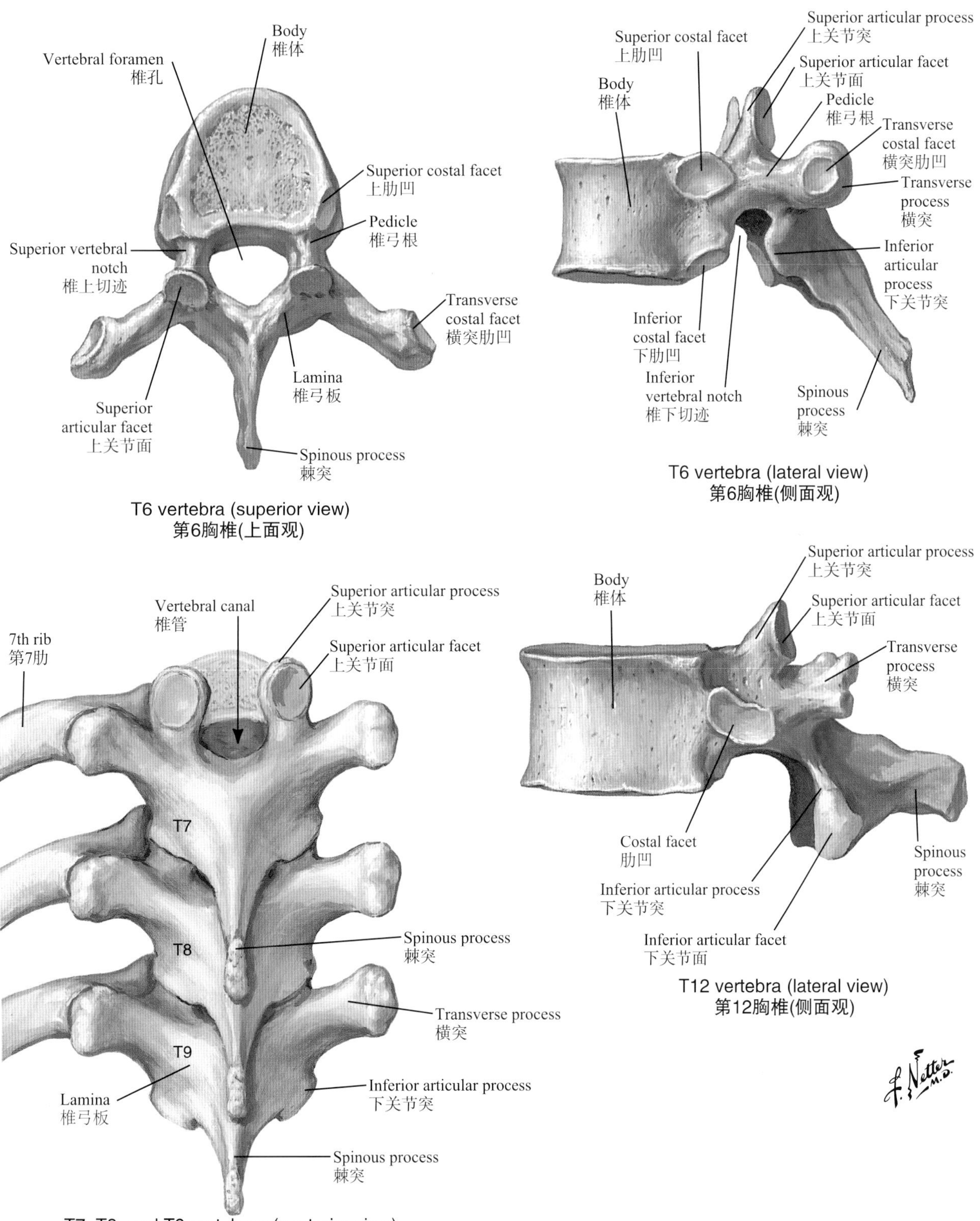


T6 vertebra (superior view)
第6胸椎(上面观)

T6 vertebra (lateral view)
第6胸椎(侧面观)

T7, T8, and T9 vertebrae (posterior view)
第7~9胸椎(后面观)

T12 vertebra (lateral view)
第12胸椎(侧面观)

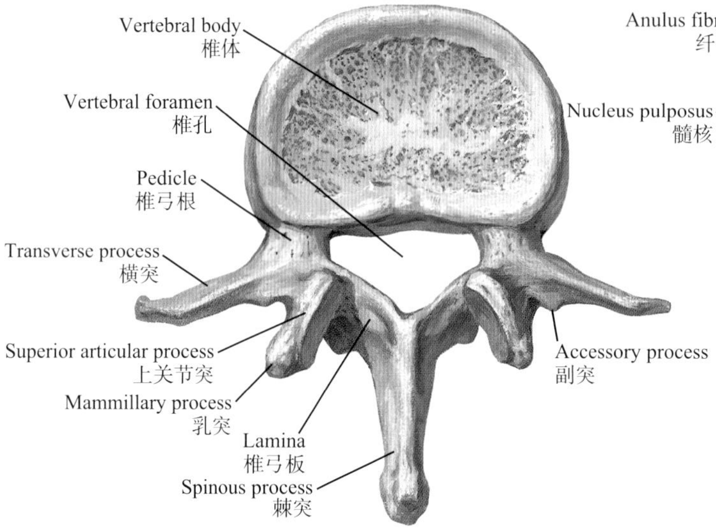

L2 vertebra (superior view)
第2腰椎(上面观)

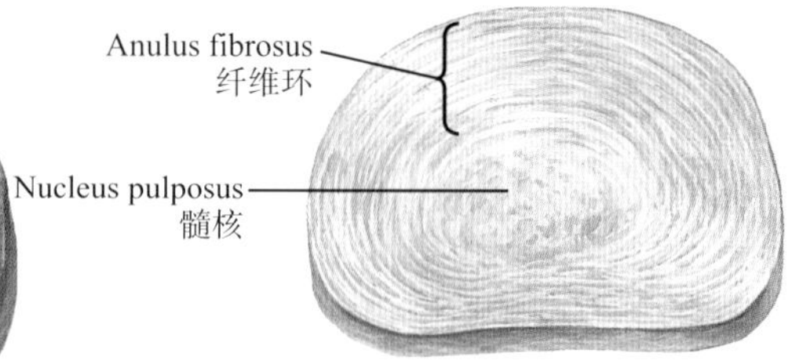

Intervertebral disc
椎间盘

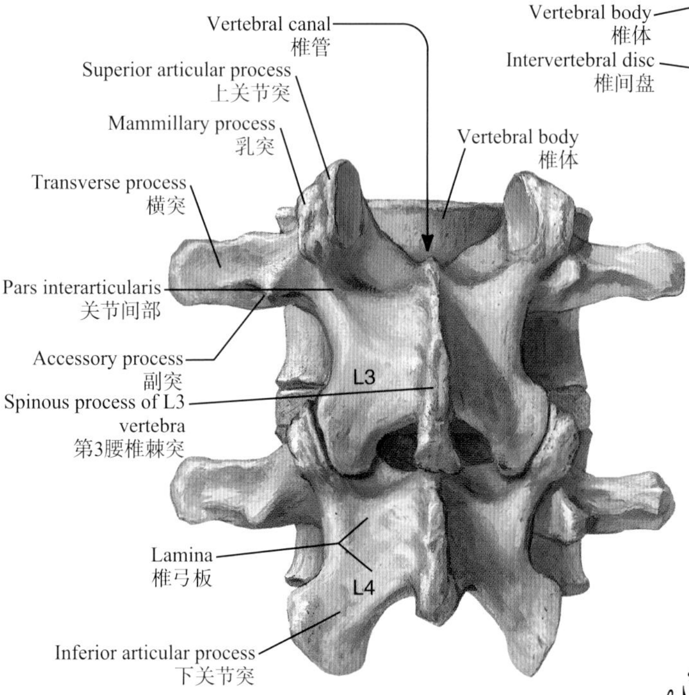

L3 and L4 vertebrae (posterior view)
第3、4腰椎(后面观)

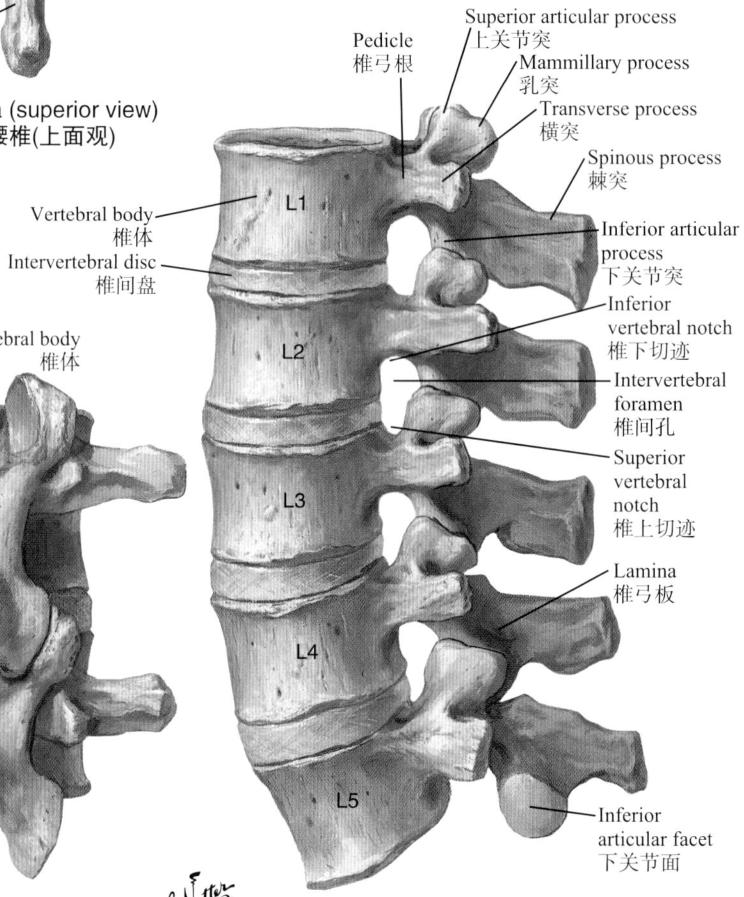

Lumbar vertebrae (left lateral view)
第1~5腰椎(左侧面观)

参见图179，268，附图36

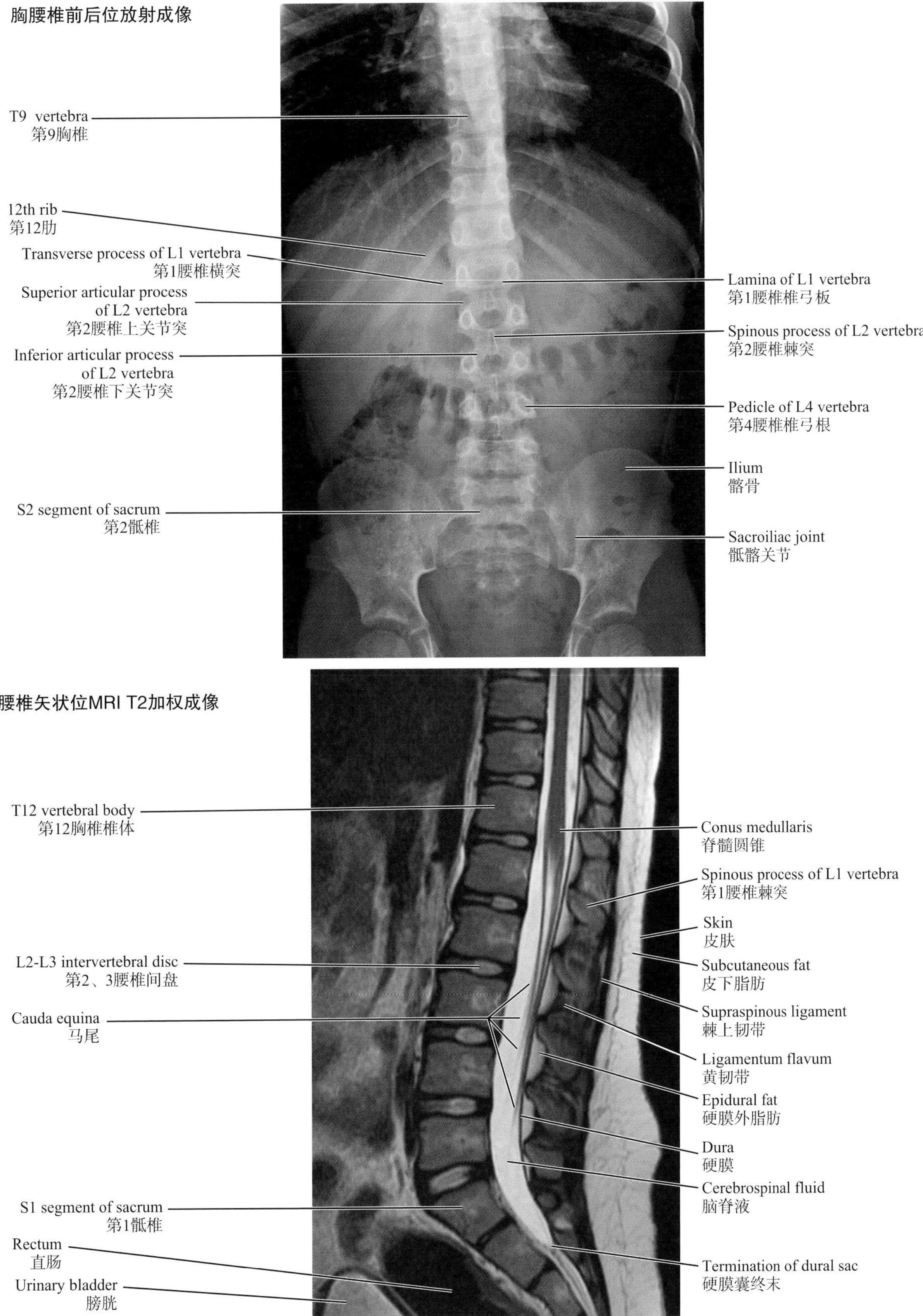


图182

参见图 353，357，附图 37

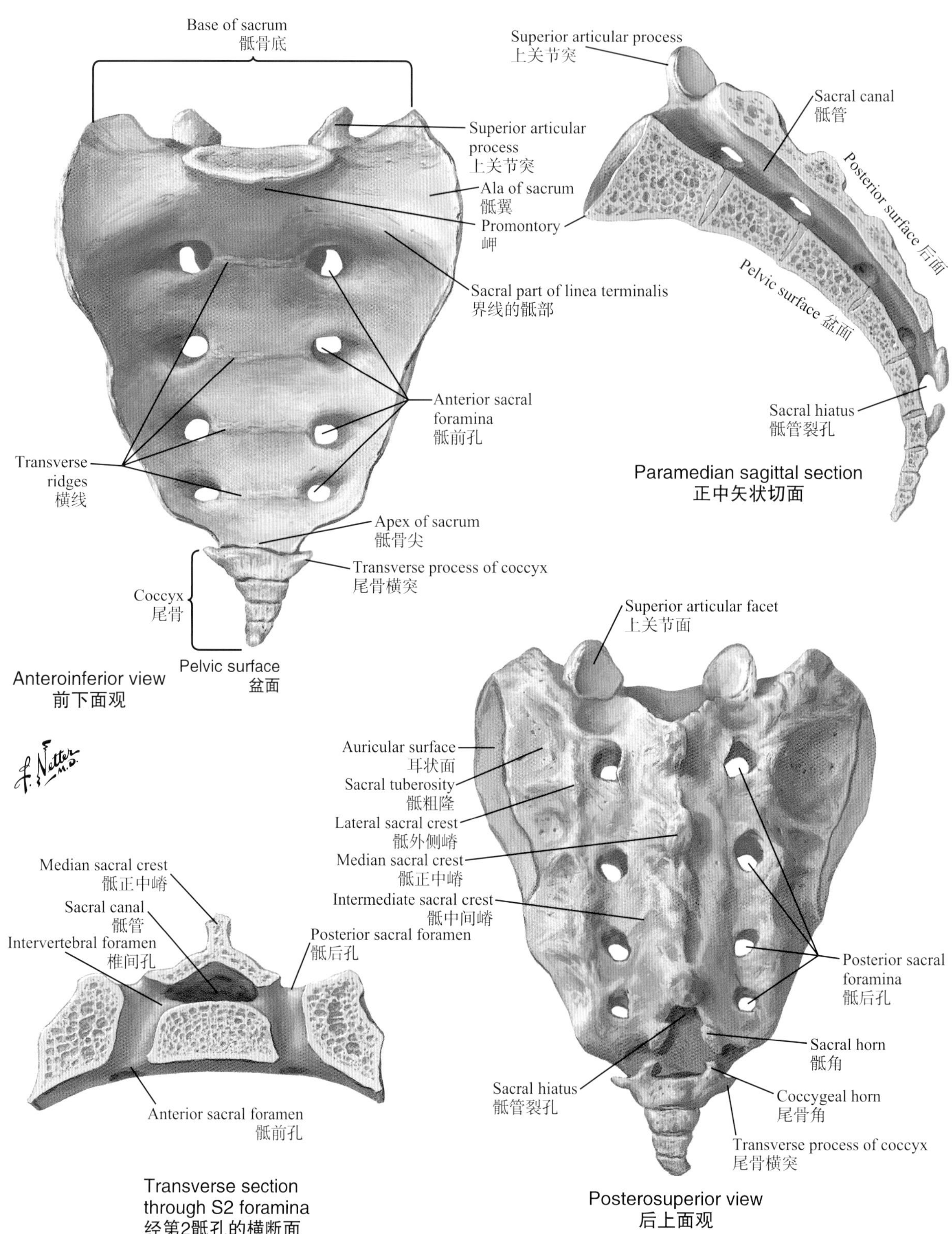


Anteroinferior view
前下面观

Paramedian sagittal section
正中矢状切面

Transverse section through S2 foramina
经第2骶孔的横断面

Posterosuperior view
后上面观

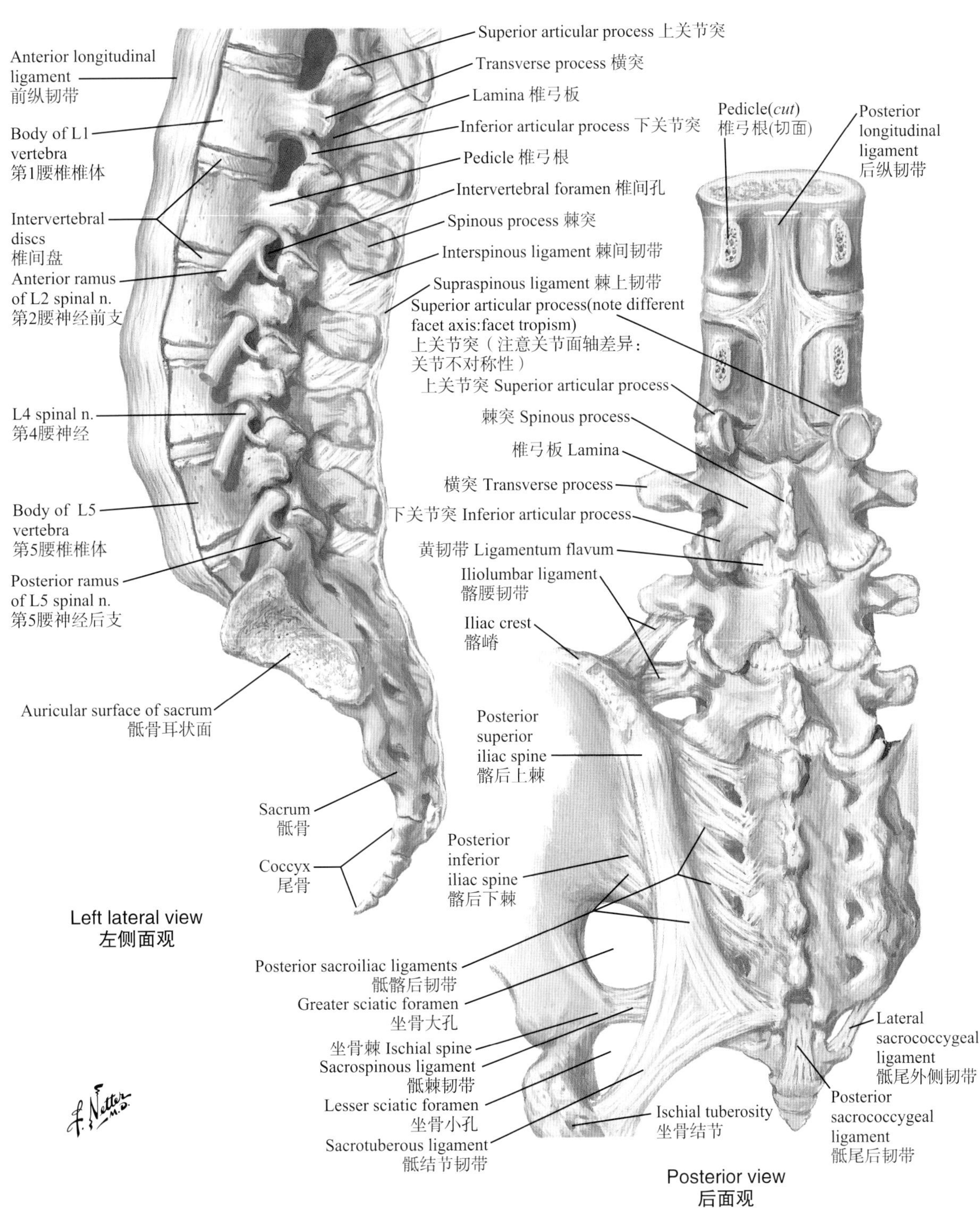


Left lateral view
左侧面观

Posterior view
后面观

Left lateral view
(*partially sectioned in median plane*)
左侧面观(下半部为正中矢状切面)

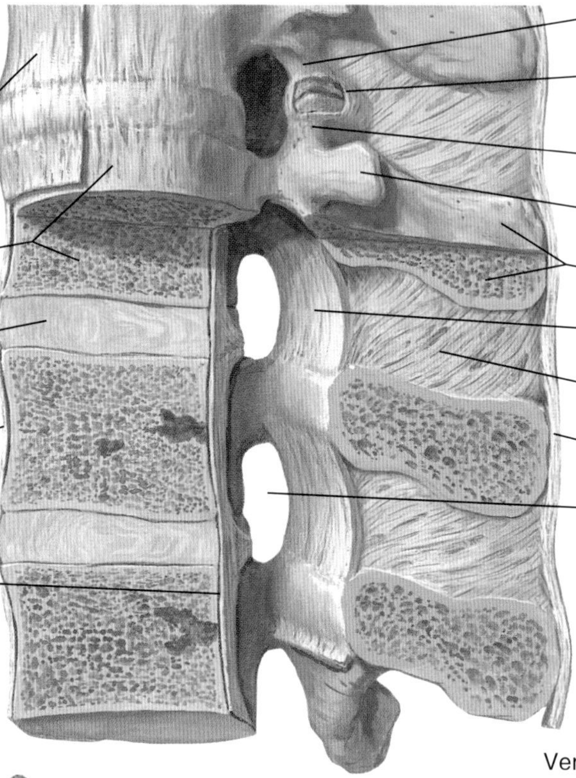


Anterior view
前面观

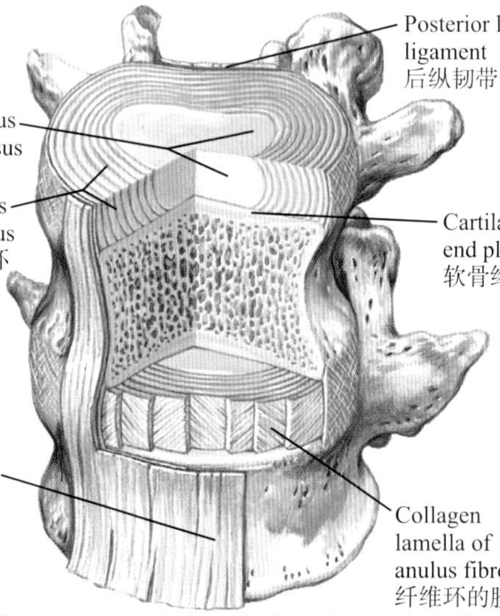


Intervertebral disc composed of central nuclear zone of collagen and hydrated proteoglycans surrounded by concentric lamellae of collagen fibers

椎间盘由中心区的胶原和含水蛋白多糖及外周呈同心圆包绕的胶原纤维板层共同组成。

Vertebral arches(anterior view)
椎弓(前面观)

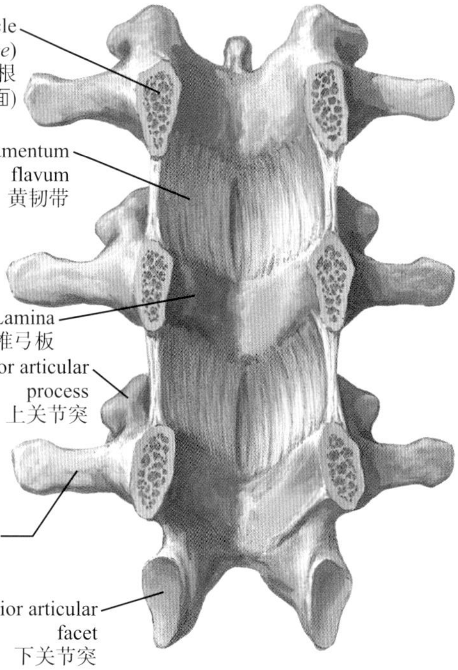

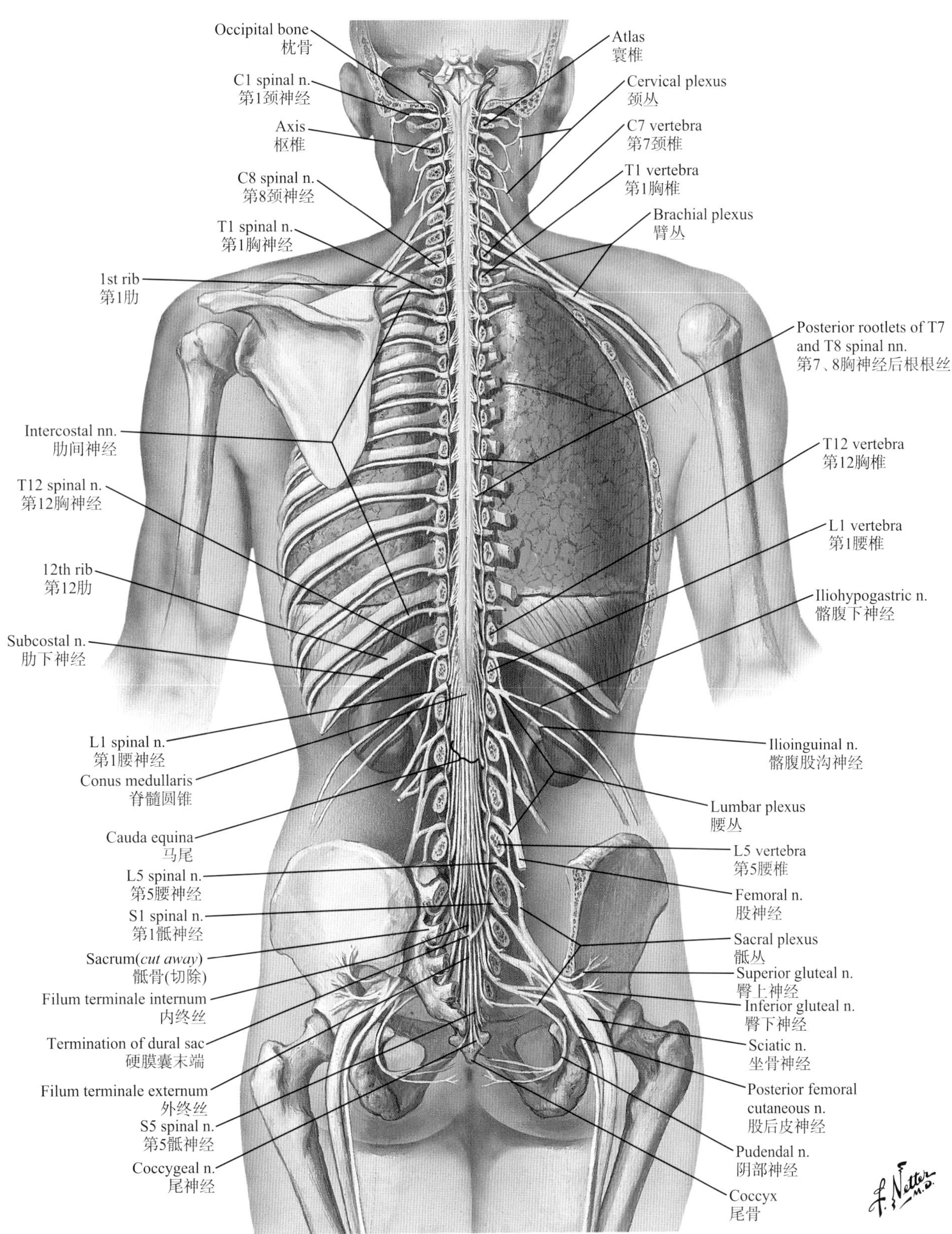
Occipital bone
枕骨
C1 spinal n.
第1颈神经
Axis
枢椎
C8 spinal n.
第8颈神经
T1 spinal n.
第1胸神经
1st rib
第1肋
Intercostal nn.
肋间神经
T12 spinal n.
第12胸神经
12th rib
第12肋
Subcostal n.
肋下神经
L1 spinal n.
第1腰神经
Conus medullaris
脊髓圆锥
Cauda equina
马尾
L5 spinal n.
第5腰神经
S1 spinal n.
第1骶神经
Sacrum(cut away)
骶骨(切除)
Filum terminale internum
内终丝
Termination of dural sac
硬膜囊末端
Filum terminale externum
外终丝
S5 spinal n.
第5骶神经
Coccygeal n.
尾神经
Atlas
寰椎
Cervical plexus
颈丛
C7 vertebra
第7颈椎
T1 vertebra
第1胸椎
Brachial plexus
臂丛
Posterior rootlets of T7
and T8 spinal nn.
第7、8胸神经后根根丝
T12 vertebra
第12胸椎
L1 vertebra
第1腰椎
Iliohypogastric n.
髂腹下神经
Ilioinguinal n.
髂腹股沟神经
Lumbar plexus
腰丛
L5 vertebra
第5腰椎
Femoral n.
股神经
Sacral plexus
骶丛
Superior gluteal n.
臀上神经
Inferior gluteal n.
臀下神经
Sciatic n.
坐骨神经
Posterior femoral
cutaneous n.
股后皮神经
Pudendal n.
阴部神经
Coccyx
尾骨
F. Netter M.D.

参见图 188

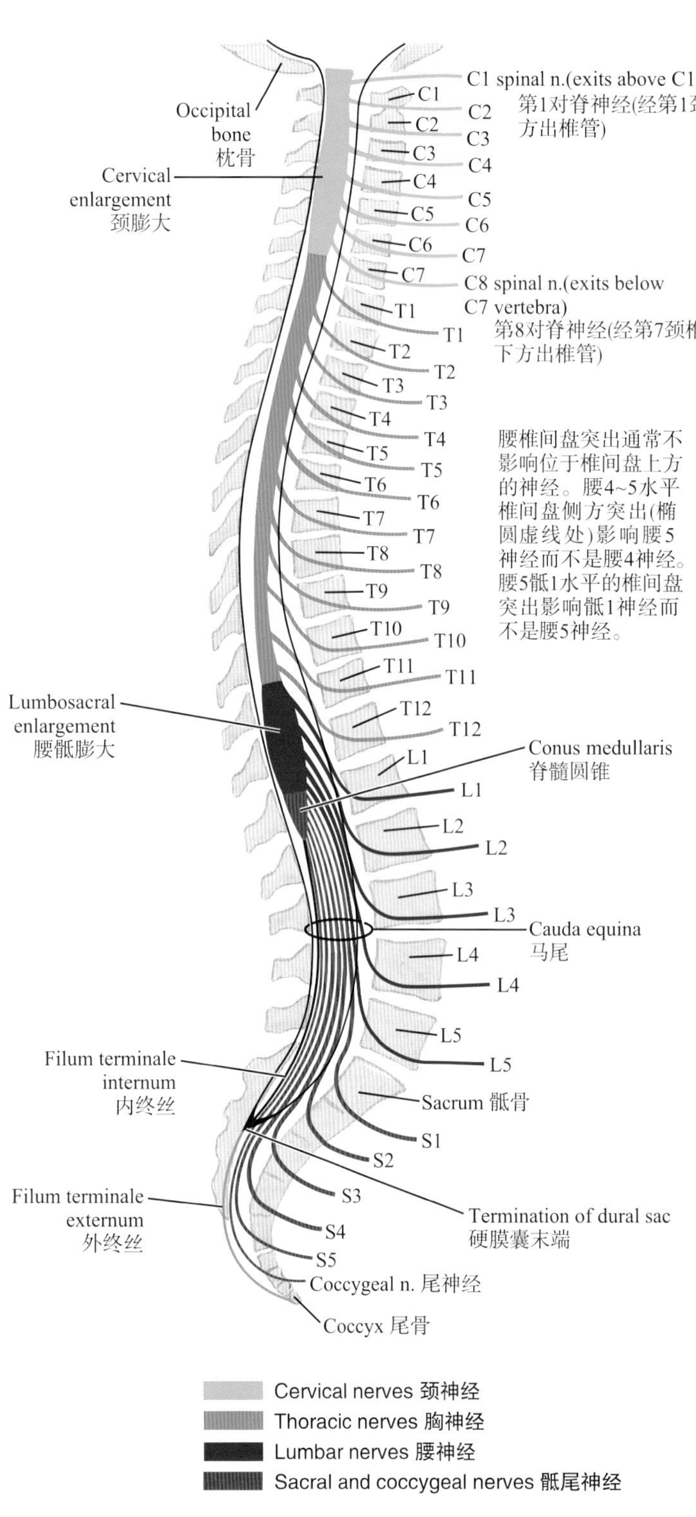


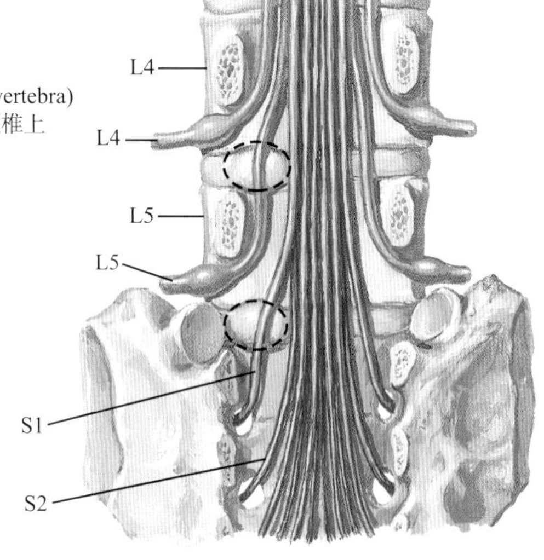


Lumbar disc protrusion does not usually affect nerve exiting above disc. Lateral protrusion(*dashed oval* ) of L4/5 intervertebral disc affects L5 spinal nerve roots, not L4 spinal nerve roots. Protrusion of L5/S1 intervertebral disc affects S1 spinal nerve roots, not L5 spinal nerve roots.

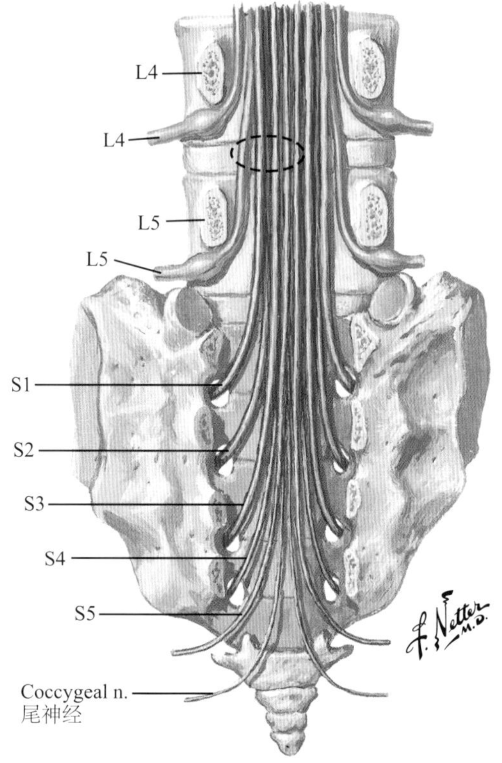


Medial protrusion of L4/5 intervertebral disc(*dashed oval*) rarely affects L4 spinal nerve roots but might affect L5 spinal nerve roots and sometimes S1-4 spinal nerve roots.
第4、5腰椎之间的椎间盘内侧突出(椭圆虚线处)很少影响腰4神经根，但可能影响腰5神经根，有时可同时影响骶1~4神经根。

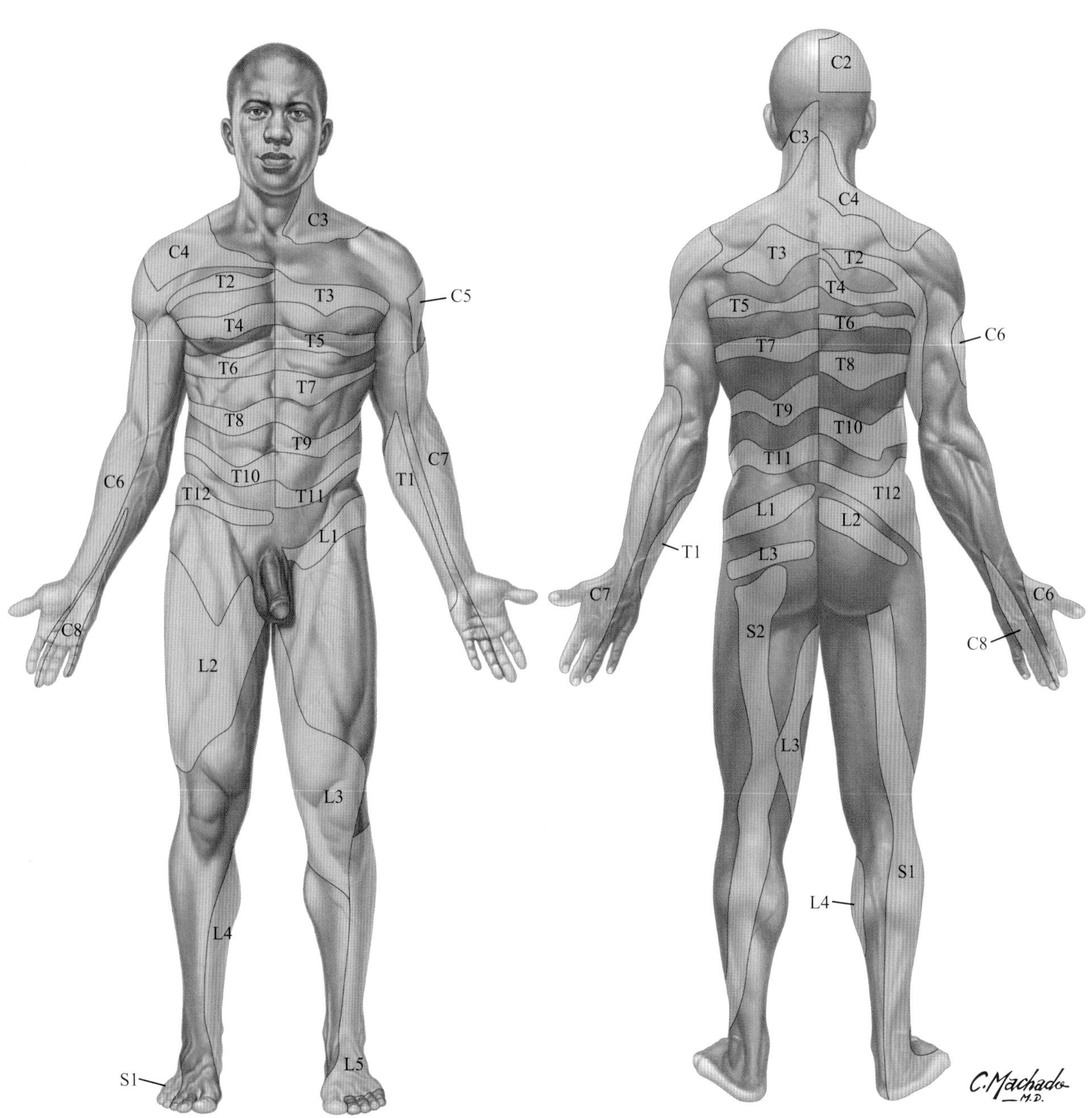


Levels of principal dermatomes
主要皮节平面

| | | | |
|---|---|---|---|
| C4 | Level of clavicles 锁骨平面 | T10 | Level of umbilicus 脐平面 |
| C5, C6, C7 | Lateral surfaces of upper limbs 上肢外侧面 | L1 | Inguinal region and proximal anterior thigh 腹股沟区和大腿近端前面 |
| C8, T1 | Medial surfaces of upper limbs 上肢内侧面 | L1, L2, L3, L4 | Anteromedial lower limb and gluteal region 下肢前内侧面和臀区 |
| C6 | Lateral digits 外侧手指 | L4, L5, S1 | Foot 足 |
| C6, C7, C8 | Hand 手 | L4 | Medial leg 小腿内侧面 |
| C8 | Medial digits 内侧手指 | L5, S1 | Posterolateral lower limb and dorsum of foot 下肢后外侧面和足背 |
| T4 | Level of nipples 乳头平面 | S1 | Lateral foot 足外侧面 |

示意图基于*Lee MW, McPhee RW, Stringer MD. An evidence-based approach to human dermatomes. Clin Anat. 2008; 21(5):363-373. doi: 10.1002/ca.20636. PMID: 18470936.* 请注意，这些皮节分布区不是绝对的，而是因人而异。其中*S3*、*S4*、*S5*和*Co*分布于会阴，为清晰起见未予显示。需注意，由于该图的绘制基于最佳证据，真实皮节大于图示区域；未标示区代表数据不确定的区域。

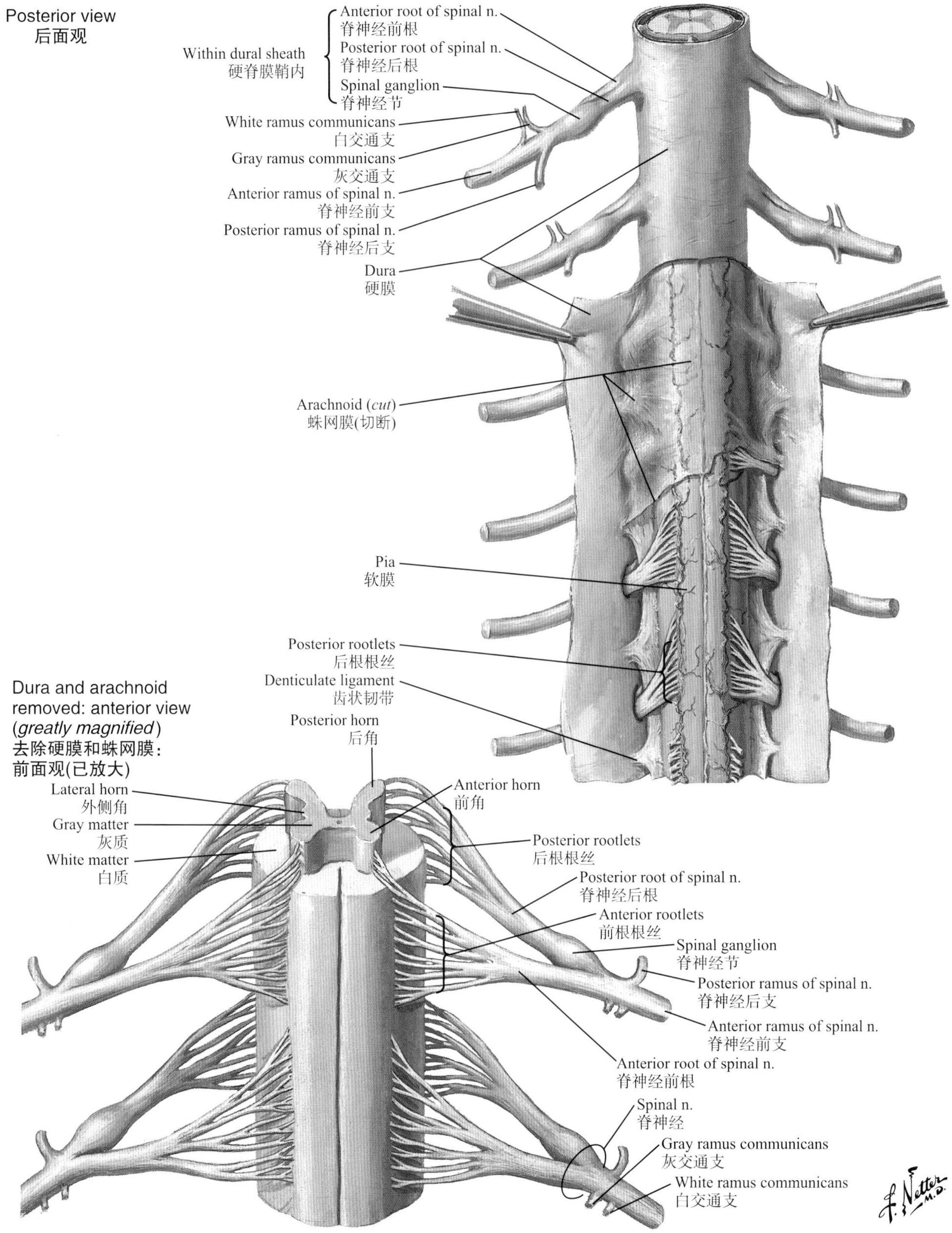

Posterior view
后面观
Within dural sheath
硬脊膜鞘内
Anterior root of spinal n.
脊神经前根
Posterior root of spinal n.
脊神经后根
Spinal ganglion
脊神经节
White ramus communicans
白交通支
Gray ramus communicans
灰交通支
Anterior ramus of spinal n.
脊神经前支
Posterior ramus of spinal n.
脊神经后支
Dura
硬膜
Arachnoid (*cut*)
蛛网膜(切断)
Pia
软膜
Posterior rootlets
后根根丝
Denticulate ligament
齿状韧带
Posterior horn
后角
Dura and arachnoid removed: anterior view (*greatly magnified*)
去除硬膜和蛛网膜：前面观(已放大)
Lateral horn
外侧角
Gray matter
灰质
White matter
白质
Anterior horn
前角
Posterior rootlets
后根根丝
Posterior root of spinal n.
脊神经后根
Anterior rootlets
前根根丝
Spinal ganglion
脊神经节
Posterior ramus of spinal n.
脊神经后支
Anterior ramus of spinal n.
脊神经前支
Anterior root of spinal n.
脊神经前根
Spinal n.
脊神经
Gray ramus communicans
灰交通支
White ramus communicans
白交通支

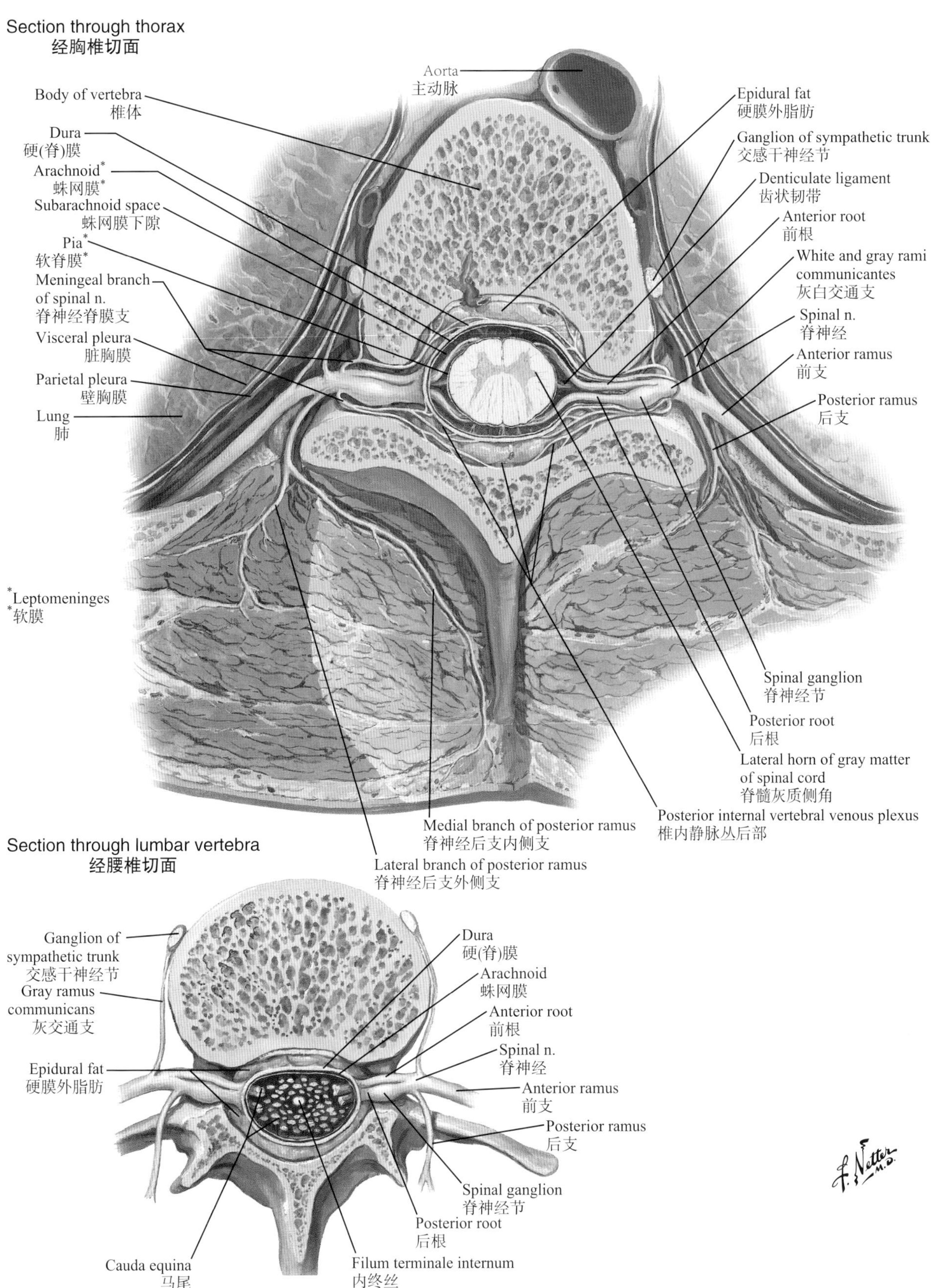
Section through thorax
经胸椎切面
Aorta
主动脉
Body of vertebra
椎体
Dura
硬(脊)膜
Arachnoid*
蛛网膜*
Subarachnoid space
蛛网膜下隙
Pia*
软脊膜*
Meningeal branch of spinal n.
脊神经脊膜支
Visceral pleura
脏胸膜
Parietal pleura
壁胸膜
Lung
肺
Epidural fat
硬膜外脂肪
Ganglion of sympathetic trunk
交感干神经节
Denticulate ligament
齿状韧带
Anterior root
前根
White and gray rami communicantes
灰白交通支
Spinal n.
脊神经
Anterior ramus
前支
Posterior ramus
后支
*Leptomeninges
*软膜
Spinal ganglion
脊神经节
Posterior root
后根
Lateral horn of gray matter of spinal cord
脊髓灰质侧角
Posterior internal vertebral venous plexus
椎内静脉丛后部
Medial branch of posterior ramus
脊神经后支内侧支
Lateral branch of posterior ramus
脊神经后支外侧支
Section through lumbar vertebra
经腰椎切面
Ganglion of sympathetic trunk
交感干神经节
Gray ramus communicans
灰交通支
Epidural fat
硬膜外脂肪
Dura
硬(脊)膜
Arachnoid
蛛网膜
Anterior root
前根
Spinal n.
脊神经
Anterior ramus
前支
Posterior ramus
后支
Spinal ganglion
脊神经节
Posterior root
后根
Cauda equina
马尾
Filum terminale internum
内终丝
F. Netter M.D.

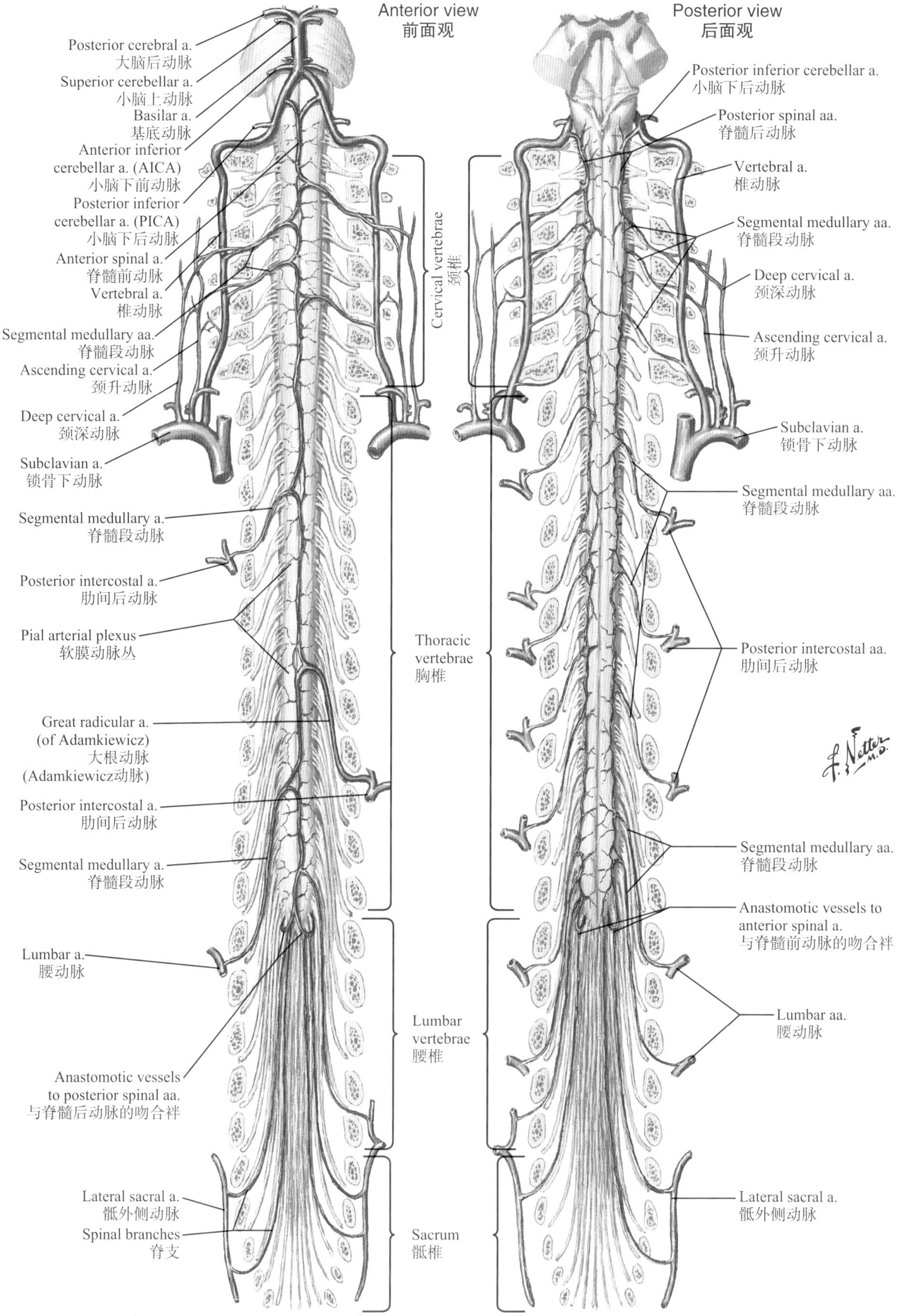

# 脊髓的动脉：示意图



注：所有脊神经根均有伴行的根动脉或脊髓节段动脉。大多数脊神经根有根动脉(参见图192)。两种动脉都沿脊神经根走行，但根动脉到达脊髓前或脊髓后动脉之前已终止，较粗大的脊髓节段动脉则继续延伸，供应这些根动脉的脊髓节段。

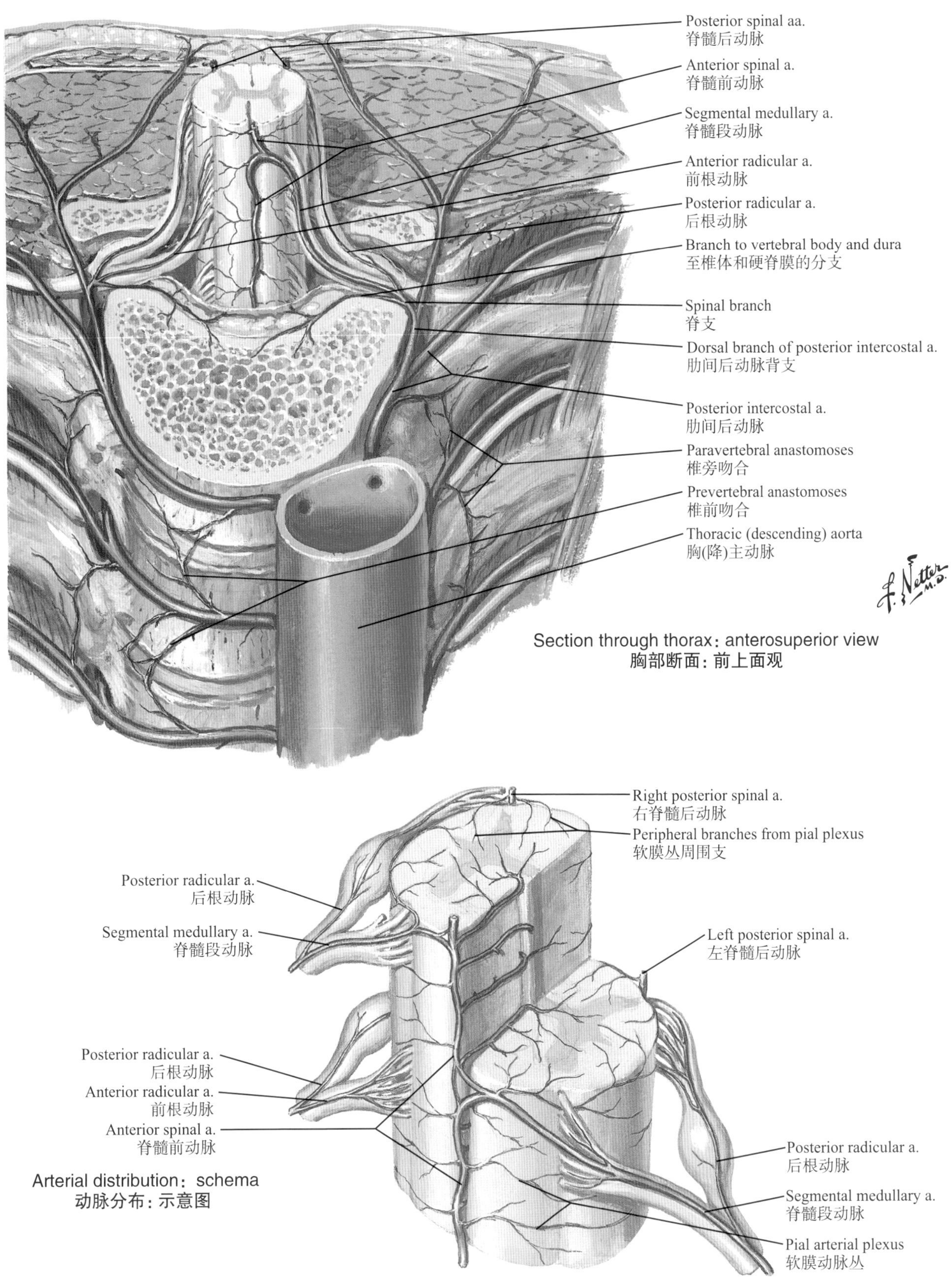


Section through thorax：anterosuperior view
胸部断面：前上面观

Arterial distribution：schema
动脉分布：示意图

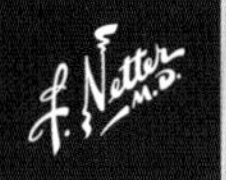

# 脊髓和脊柱的静脉

参见附图 39

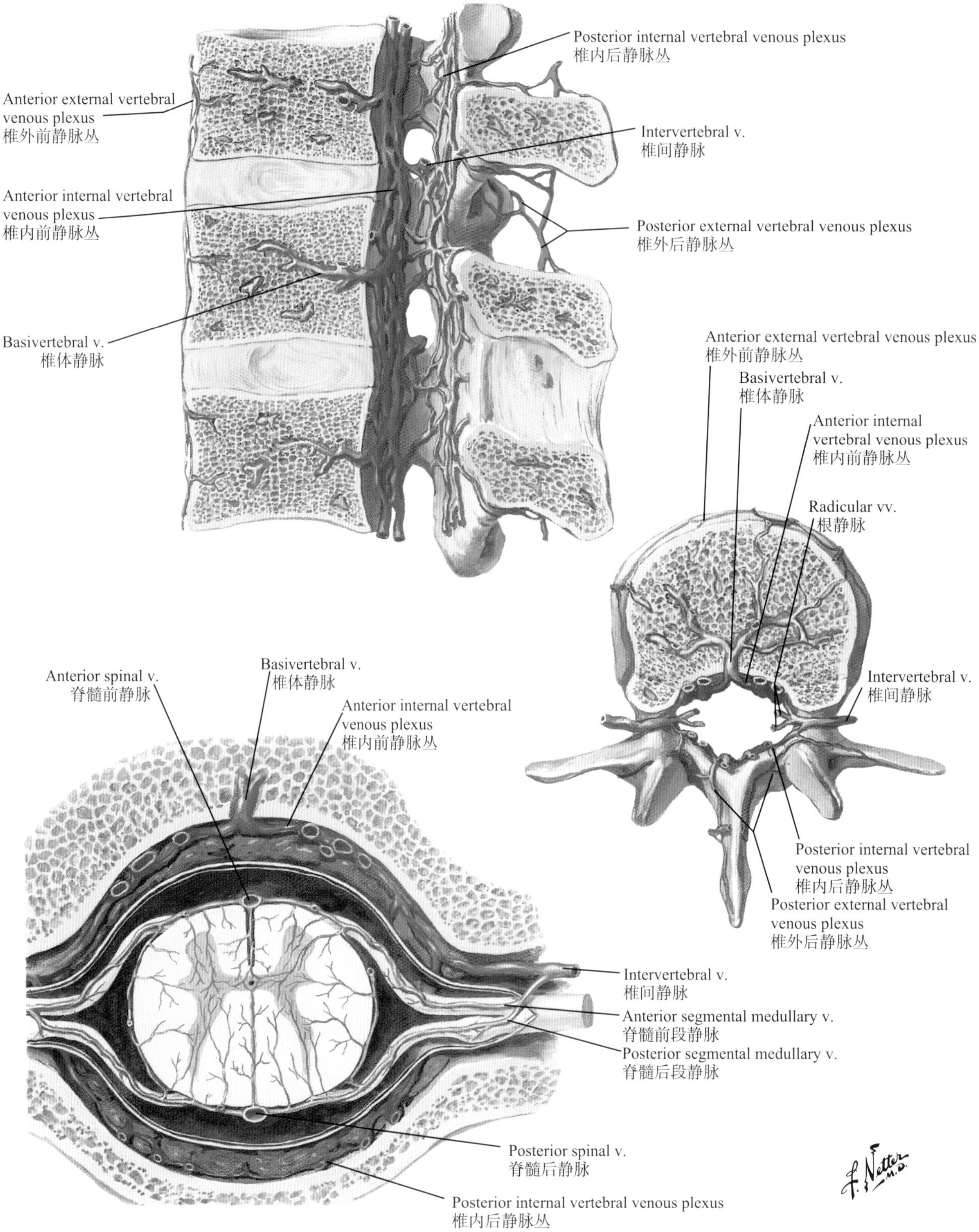

Posterior internal vertebral venous plexus
椎内后静脉丛

Anterior external vertebral venous plexus
椎外前静脉丛

Intervertebral v.
椎间静脉

Anterior internal vertebral venous plexus
椎内前静脉丛

Posterior external vertebral venous plexus
椎外后静脉丛

Basivertebral v.
椎体静脉

Anterior external vertebral venous plexus
椎外前静脉丛

Basivertebral v.
椎体静脉

Anterior internal vertebral venous plexus
椎内前静脉丛

Radicular vv.
根静脉

Intervertebral v.
椎间静脉

Posterior internal vertebral venous plexus
椎内后静脉丛

Posterior external vertebral venous plexus
椎外后静脉丛

Anterior spinal v.
脊髓前静脉

Basivertebral v.
椎体静脉

Anterior internal vertebral venous plexus
椎内前静脉丛

Intervertebral v.
椎间静脉

Anterior segmental medullary v.
脊髓前段静脉

Posterior segmental medullary v.
脊髓后段静脉

Posterior spinal v.
脊髓后静脉

Posterior internal vertebral venous plexus
椎内后静脉丛

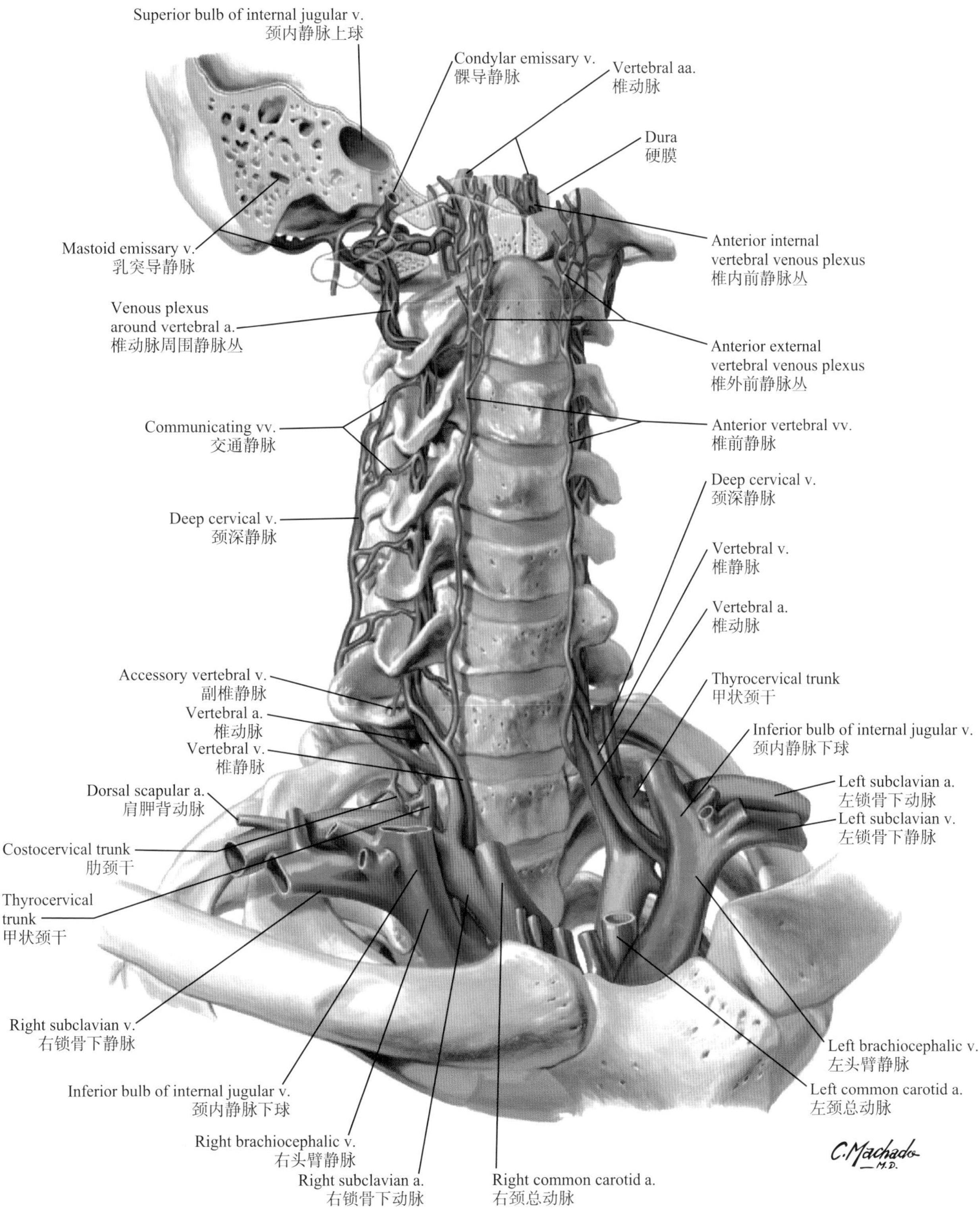
Superior bulb of internal jugular v.
颈内静脉上球
Condylar emissary v.
髁导静脉
Vertebral aa.
椎动脉
Dura
硬膜
Mastoid emissary v.
乳突导静脉
Anterior internal vertebral venous plexus
椎内前静脉丛
Venous plexus around vertebral a.
椎动脉周围静脉丛
Anterior external vertebral venous plexus
椎外前静脉丛
Communicating vv.
交通静脉
Anterior vertebral vv.
椎前静脉
Deep cervical v.
颈深静脉
Deep cervical v.
颈深静脉
Vertebral v.
椎静脉
Vertebral a.
椎动脉
Thyrocervical trunk
甲状颈干
Accessory vertebral v.
副椎静脉
Vertebral a.
椎动脉
Vertebral v.
椎静脉
Inferior bulb of internal jugular v.
颈内静脉下球
Left subclavian a.
左锁骨下动脉
Left subclavian v.
左锁骨下静脉
Dorsal scapular a.
肩胛背动脉
Costocervical trunk
肋颈干
Thyrocervical trunk
甲状颈干
Right subclavian v.
右锁骨下静脉
Left brachiocephalic v.
左头臂静脉
Left common carotid a.
左颈总动脉
Inferior bulb of internal jugular v.
颈内静脉下球
Right brachiocephalic v.
右头臂静脉
Right subclavian a.
右锁骨下动脉
Right common carotid a.
右颈总动脉
C.Machado M.D.

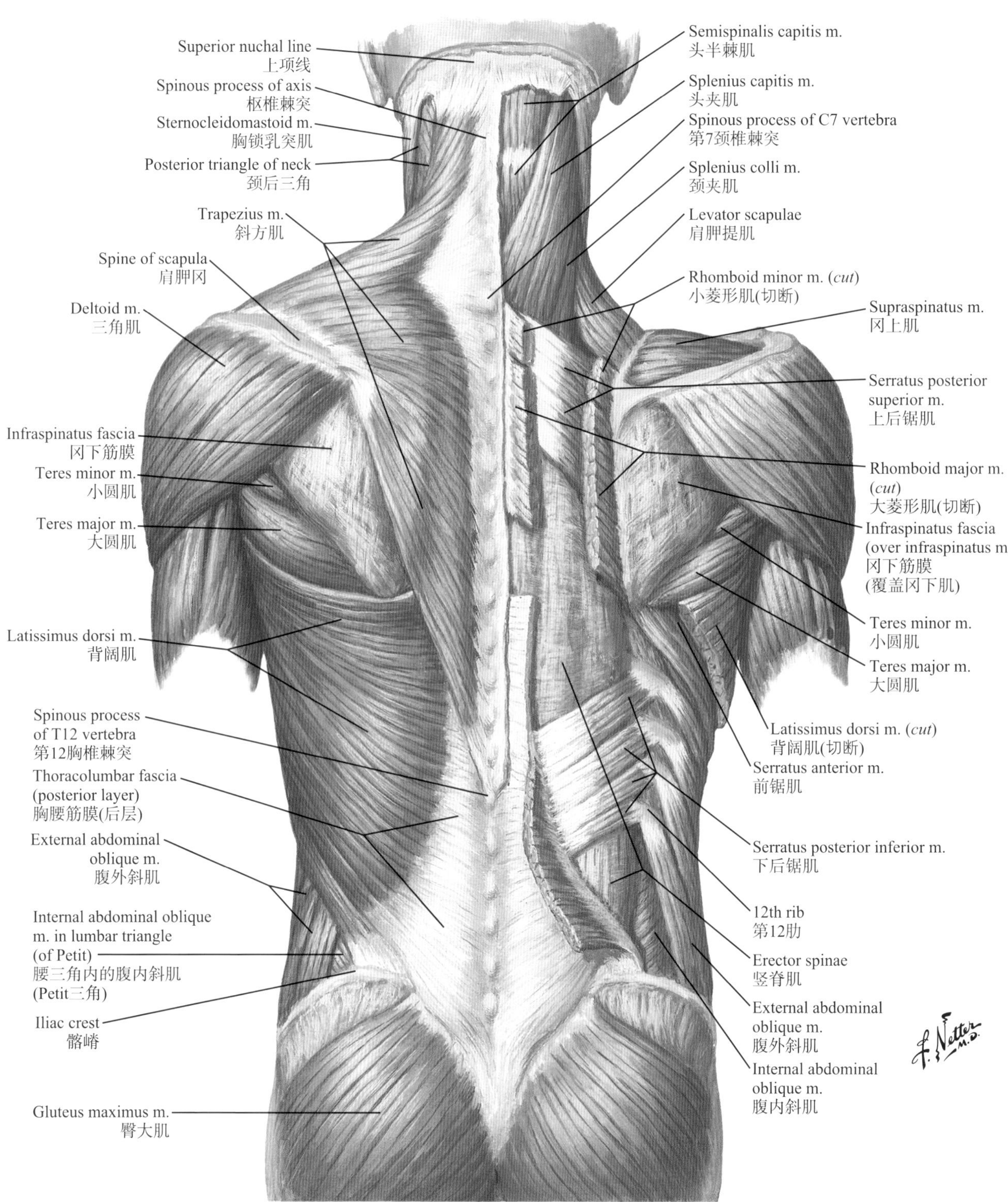
Superior nuchal line
上项线
Spinous process of axis
枢椎棘突
Sternocleidomastoid m.
胸锁乳突肌
Posterior triangle of neck
颈后三角
Trapezius m.
斜方肌
Spine of scapula
肩胛冈
Deltoid m.
三角肌
Infraspinatus fascia
冈下筋膜
Teres minor m.
小圆肌
Teres major m.
大圆肌
Latissimus dorsi m.
背阔肌
Spinous process of T12 vertebra
第12胸椎棘突
Thoracolumbar fascia (posterior layer)
胸腰筋膜(后层)
External abdominal oblique m.
腹外斜肌
Internal abdominal oblique m. in lumbar triangle (of Petit)
腰三角内的腹内斜肌(Petit三角)
Iliac crest
髂嵴
Gluteus maximus m.
臀大肌
Semispinalis capitis m.
头半棘肌
Splenius capitis m.
头夹肌
Spinous process of C7 vertebra
第7颈椎棘突
Splenius colli m.
颈夹肌
Levator scapulae
肩胛提肌
Rhomboid minor m. (cut)
小菱形肌(切断)
Supraspinatus m.
冈上肌
Serratus posterior superior m.
上后锯肌
Rhomboid major m. (cut)
大菱形肌(切断)
Infraspinatus fascia (over infraspinatus m.)
冈下筋膜(覆盖冈下肌)
Teres minor m.
小圆肌
Teres major m.
大圆肌
Latissimus dorsi m. (cut)
背阔肌(切断)
Serratus anterior m.
前锯肌
Serratus posterior inferior m.
下后锯肌
12th rib
第12肋
Erector spinae
竖脊肌
External abdominal oblique m.
腹外斜肌
Internal abdominal oblique m.
腹内斜肌

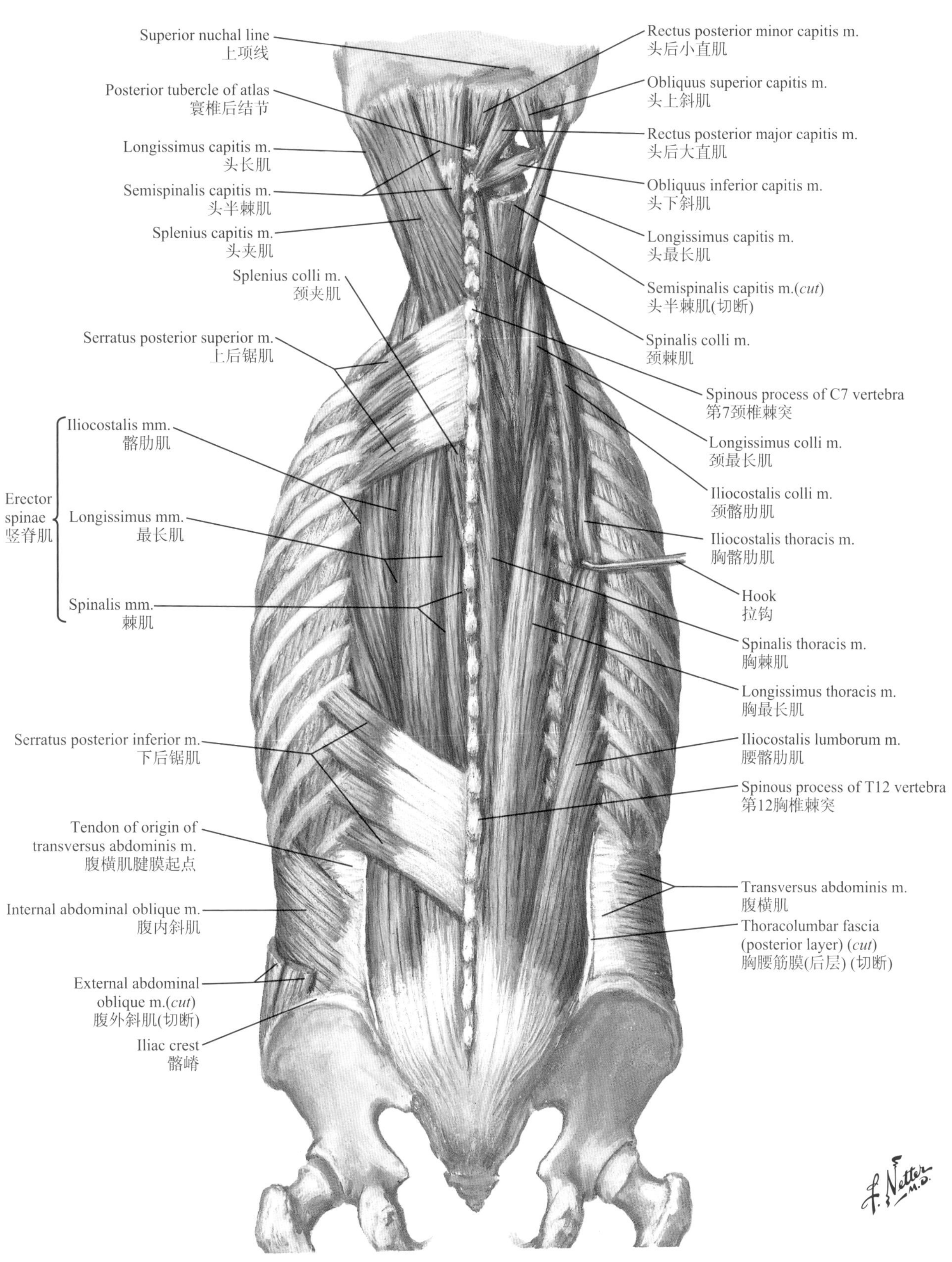
Superior nuchal line
上项线
Posterior tubercle of atlas
寰椎后结节
Longissimus capitis m.
头长肌
Semispinalis capitis m.
头半棘肌
Splenius capitis m.
头夹肌
Splenius colli m.
颈夹肌
Serratus posterior superior m.
上后锯肌
Iliocostalis mm.
髂肋肌
Erector spinae
竖脊肌
Longissimus mm.
最长肌
Spinalis mm.
棘肌
Serratus posterior inferior m.
下后锯肌
Tendon of origin of transversus abdominis m.
腹横肌腱膜起点
Internal abdominal oblique m.
腹内斜肌
External abdominal oblique m.(cut)
腹外斜肌(切断)
Iliac crest
髂嵴
Rectus posterior minor capitis m.
头后小直肌
Obliquus superior capitis m.
头上斜肌
Rectus posterior major capitis m.
头后大直肌
Obliquus inferior capitis m.
头下斜肌
Longissimus capitis m.
头最长肌
Semispinalis capitis m.(cut)
头半棘肌(切断)
Spinalis colli m.
颈棘肌
Spinous process of C7 vertebra
第7颈椎棘突
Longissimus colli m.
颈最长肌
Iliocostalis colli m.
颈髂肋肌
Iliocostalis thoracis m.
胸髂肋肌
Hook
拉钩
Spinalis thoracis m.
胸棘肌
Longissimus thoracis m.
胸最长肌
Iliocostalis lumborum m.
腰髂肋肌
Spinous process of T12 vertebra
第12胸椎棘突
Transversus abdominis m.
腹横肌
Thoracolumbar fascia (posterior layer) (cut)
胸腰筋膜(后层) (切断)
F. Netter M.D.

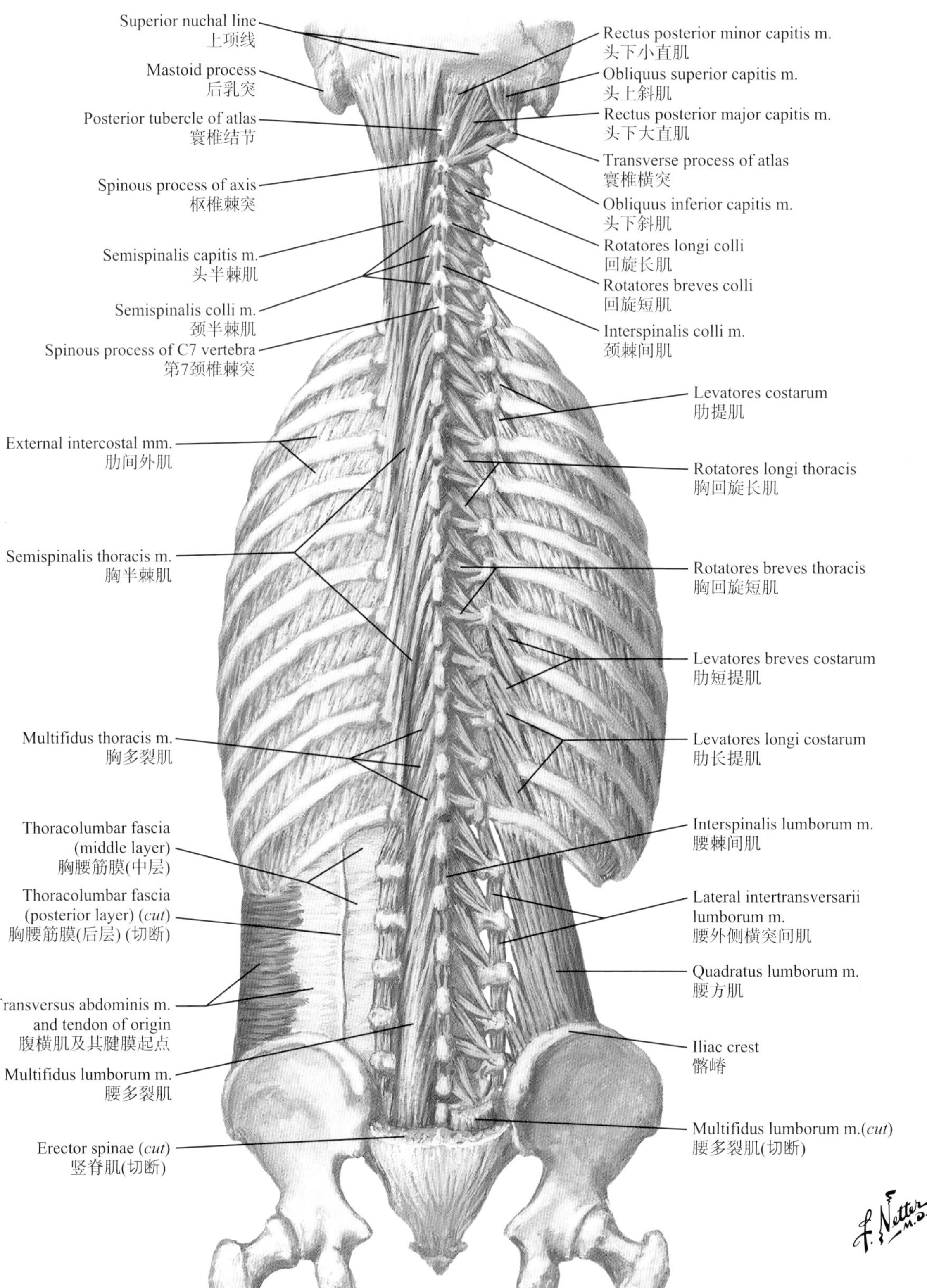
Superior nuchal line
上项线
Mastoid process
后乳突
Posterior tubercle of atlas
寰椎结节
Spinous process of axis
枢椎棘突
Semispinalis capitis m.
头半棘肌
Semispinalis colli m.
颈半棘肌
Spinous process of C7 vertebra
第7颈椎棘突
External intercostal mm.
肋间外肌
Semispinalis thoracis m.
胸半棘肌
Multifidus thoracis m.
胸多裂肌
Thoracolumbar fascia (middle layer)
胸腰筋膜(中层)
Thoracolumbar fascia (posterior layer) (cut)
胸腰筋膜(后层) (切断)
Transversus abdominis m. and tendon of origin
腹横肌及其腱膜起点
Multifidus lumborum m.
腰多裂肌
Erector spinae (cut)
竖脊肌(切断)
Rectus posterior minor capitis m.
头下小直肌
Obliquus superior capitis m.
头上斜肌
Rectus posterior major capitis m.
头下大直肌
Transverse process of atlas
寰椎横突
Obliquus inferior capitis m.
头下斜肌
Rotatores longi colli
回旋长肌
Rotatores breves colli
回旋短肌
Interspinalis colli m.
颈棘间肌
Levatores costarum
肋提肌
Rotatores longi thoracis
胸回旋长肌
Rotatores breves thoracis
胸回旋短肌
Levatores breves costarum
肋短提肌
Levatores longi costarum
肋长提肌
Interspinalis lumborum m.
腰棘间肌
Lateral intertransversarii lumborum m.
腰外侧横突间肌
Quadratus lumborum m.
腰方肌
Iliac crest
髂嵴
Multifidus lumborum m.(cut)
腰多裂肌(切断)

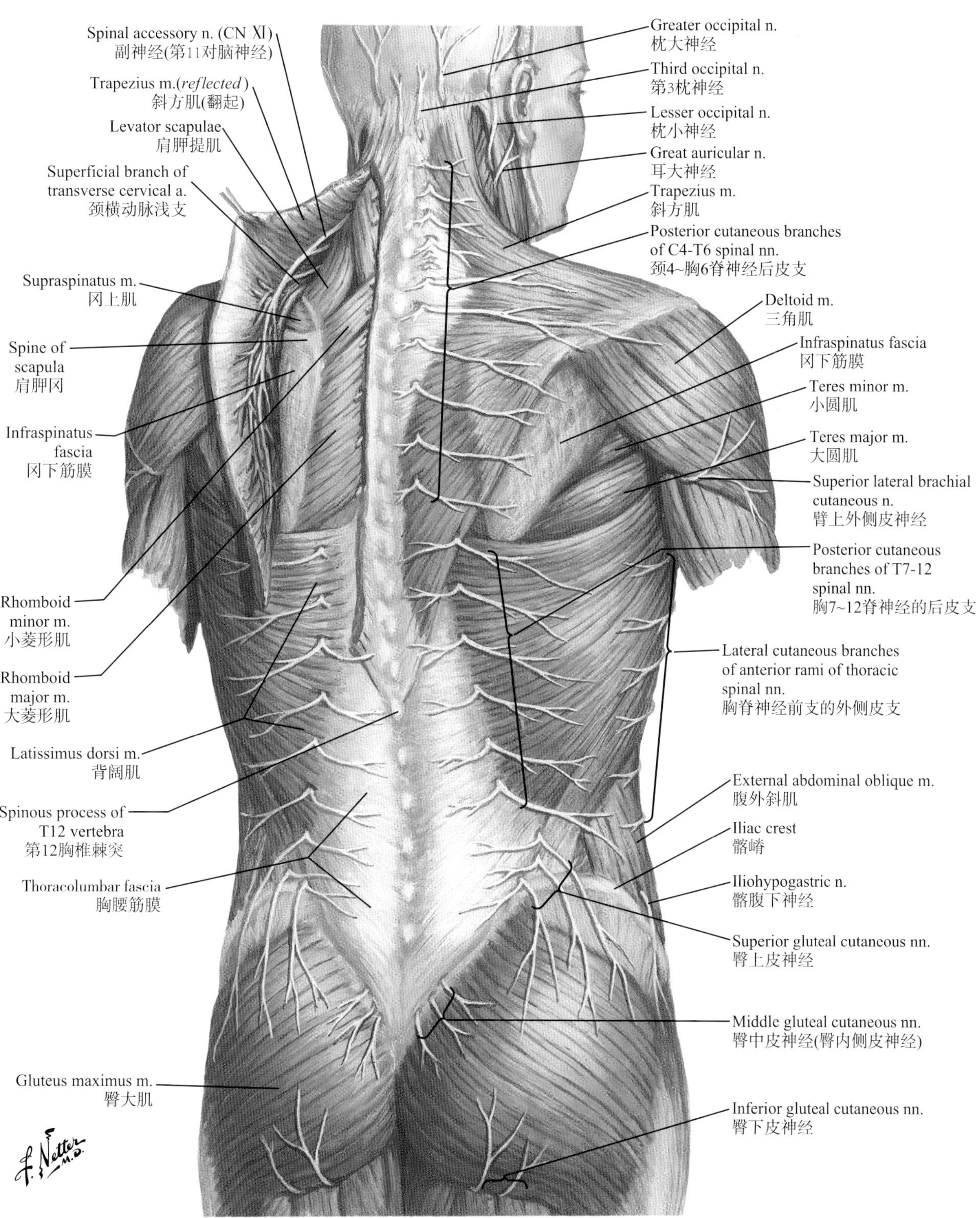
Spinal accessory n. (CN XI)
副神经(第11对脑神经)
Trapezius m.(reflected)
斜方肌(翻起)
Levator scapulae
肩胛提肌
Superficial branch of transverse cervical a.
颈横动脉浅支
Supraspinatus m.
冈上肌
Spine of scapula
肩胛冈
Infraspinatus fascia
冈下筋膜
Rhomboid minor m.
小菱形肌
Rhomboid major m.
大菱形肌
Latissimus dorsi m.
背阔肌
Spinous process of T12 vertebra
第12胸椎棘突
Thoracolumbar fascia
胸腰筋膜
Gluteus maximus m.
臀大肌
Greater occipital n.
枕大神经
Third occipital n.
第3枕神经
Lesser occipital n.
枕小神经
Great auricular n.
耳大神经
Trapezius m.
斜方肌
Posterior cutaneous branches of C4-T6 spinal nn.
颈4~胸6脊神经后皮支
Deltoid m.
三角肌
Infraspinatus fascia
冈下筋膜
Teres minor m.
小圆肌
Teres major m.
大圆肌
Superior lateral brachial cutaneous n.
臂上外侧皮神经
Posterior cutaneous branches of T7-12 spinal nn.
胸7~12脊神经的后皮支
Lateral cutaneous branches of anterior rami of thoracic spinal nn.
胸脊神经前支的外侧皮支
External abdominal oblique m.
腹外斜肌
Iliac crest
髂嵴
Iliohypogastric n.
髂腹下神经
Superior gluteal cutaneous nn.
臀上皮神经
Middle gluteal cutaneous nn.
臀中皮神经(臀内侧皮神经)
Inferior gluteal cutaneous nn.
臀下皮神经
F. Netter M.D.

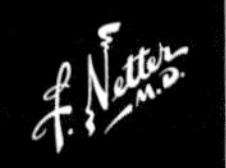

# 项部神经

参见图 54，56

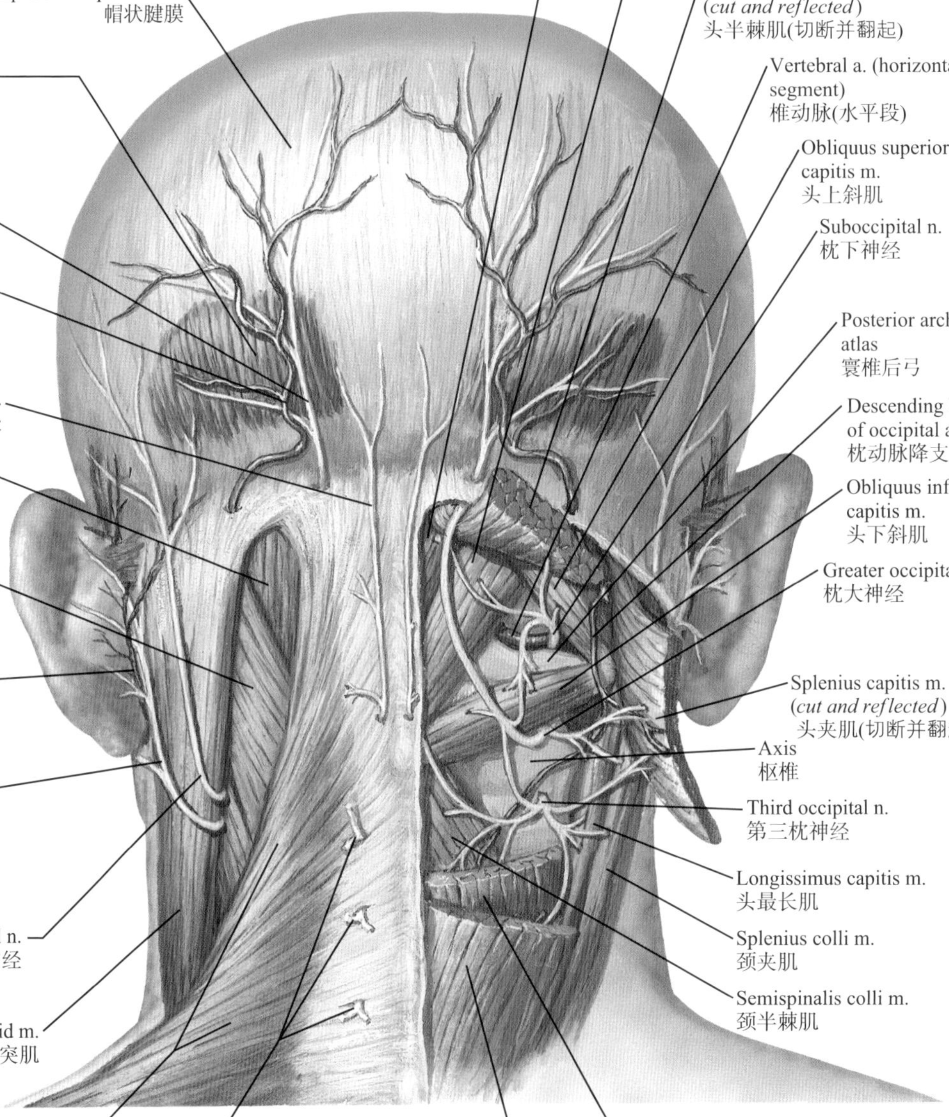

Rectus posterior minor capitis m.
头后小直肌

Rectus posterior major capitis m.
头后大直肌

Epicranial aponeurosis
帽状腱膜

Semispinalis capitis m.
(*cut and reflected*)
头半棘肌(切断并翻起)

Occipital m. of
occipitofrontalis m.
枕额肌枕腹

Vertebral a. (horizontal
segment)
椎动脉(水平段)

Obliquus superior
capitis m.
头上斜肌

Greater occipital n.
枕大神经

Suboccipital n.
枕下神经

Occipital a.
枕动脉

Posterior arch of
atlas
寰椎后弓

Third occipital n.
第3枕神经

Descending branch
of occipital a.
枕动脉降支

Semispinalis capitis m.
头半棘肌

Obliquus inferior
capitis m.
头下斜肌

Splenius capitis m.
头夹肌

Greater occipital n.
枕大神经

Splenius capitis m.
(*cut and reflected*)
头夹肌(切断并翻起)

Posterior auricular a.
耳后动脉

Axis
枢椎

Great auricular n.
耳大神经

Third occipital n.
第三枕神经

Longissimus capitis m.
头最长肌

Lesser occipital n.
枕小神经

Splenius colli m.
颈夹肌

Semispinalis colli m.
颈半棘肌

Sternocleidomastoid m.
胸锁乳突肌

Trapezius m.
斜方肌

Semispinalis capitis m.(*cut*)
头半棘肌(切断)

Splenius capitis m.(*cut*)
头夹肌(切断)

Posterior cutaneous branches
of C4-C6 spinal nn.
颈4~6脊神经后皮支

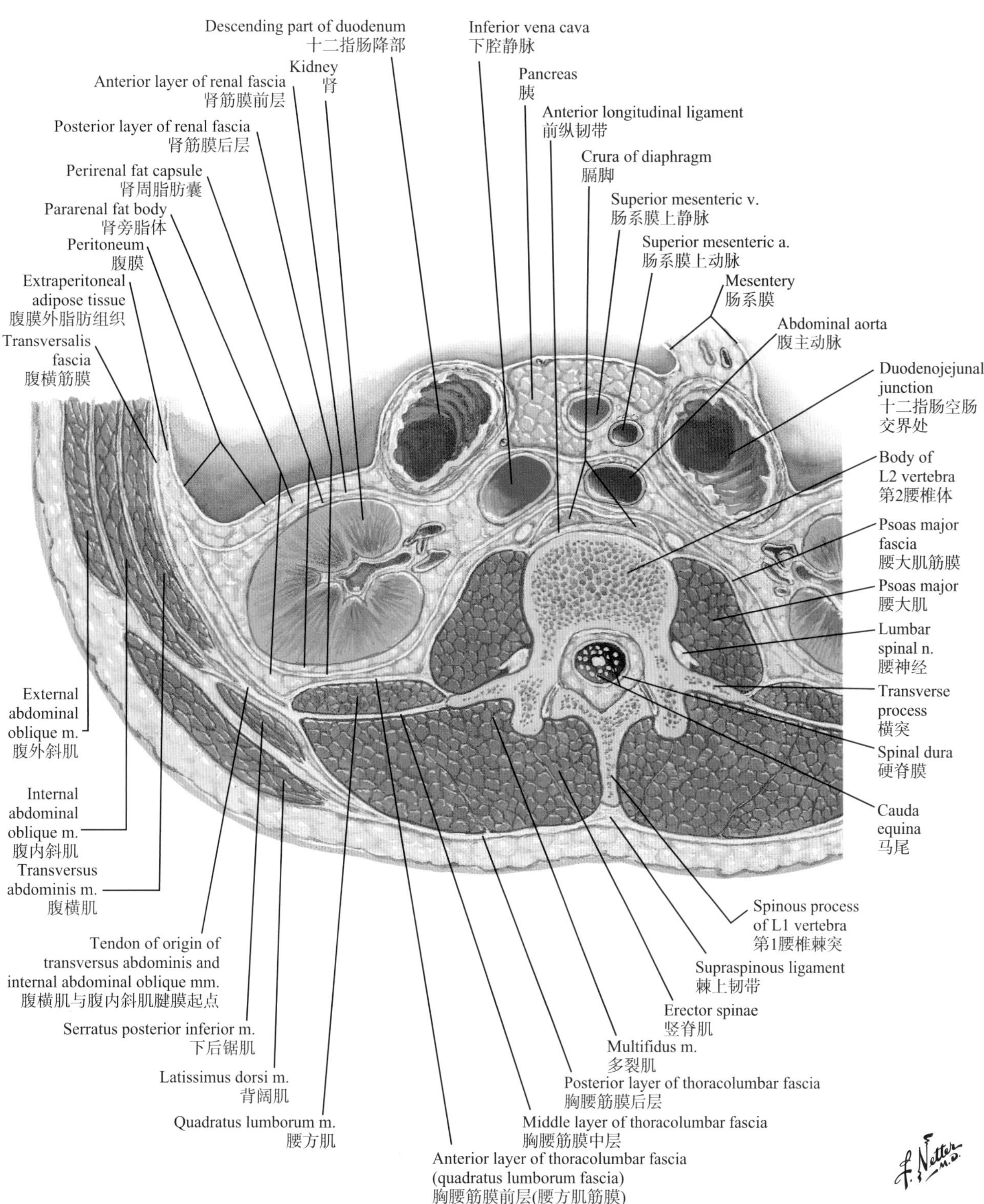
Descending part of duodenum
十二指肠降部
Kidney
肾
Anterior layer of renal fascia
肾筋膜前层
Posterior layer of renal fascia
肾筋膜后层
Perirenal fat capsule
肾周脂肪囊
Pararenal fat body
肾旁脂体
Peritoneum
腹膜
Extraperitoneal adipose tissue
腹膜外脂肪组织
Transversalis fascia
腹横筋膜
Inferior vena cava
下腔静脉
Pancreas
胰
Anterior longitudinal ligament
前纵韧带
Crura of diaphragm
膈脚
Superior mesenteric v.
肠系膜上静脉
Superior mesenteric a.
肠系膜上动脉
Mesentery
肠系膜
Abdominal aorta
腹主动脉
Duodenojejunal junction
十二指肠空肠交界处
Body of L2 vertebra
第2腰椎体
Psoas major fascia
腰大肌筋膜
Psoas major
腰大肌
Lumbar spinal n.
腰神经
Transverse process
横突
Spinal dura
硬脊膜
Cauda equina
马尾
External abdominal oblique m.
腹外斜肌
Internal abdominal oblique m.
腹内斜肌
Transversus abdominis m.
腹横肌
Tendon of origin of transversus abdominis and internal abdominal oblique mm.
腹横肌与腹内斜肌腱膜起点
Serratus posterior inferior m.
下后锯肌
Latissimus dorsi m.
背阔肌
Quadratus lumborum m.
腰方肌
Anterior layer of thoracolumbar fascia (quadratus lumborum fascia)
胸腰筋膜前层(腰方肌筋膜)
Middle layer of thoracolumbar fascia
胸腰筋膜中层
Posterior layer of thoracolumbar fascia
胸腰筋膜后层
Multifidus m.
多裂肌
Erector spinae
竖脊肌
Supraspinous ligament
棘上韧带
Spinous process of L1 vertebra
第1腰椎棘突
F. Netter M.D.

参见图 6，279

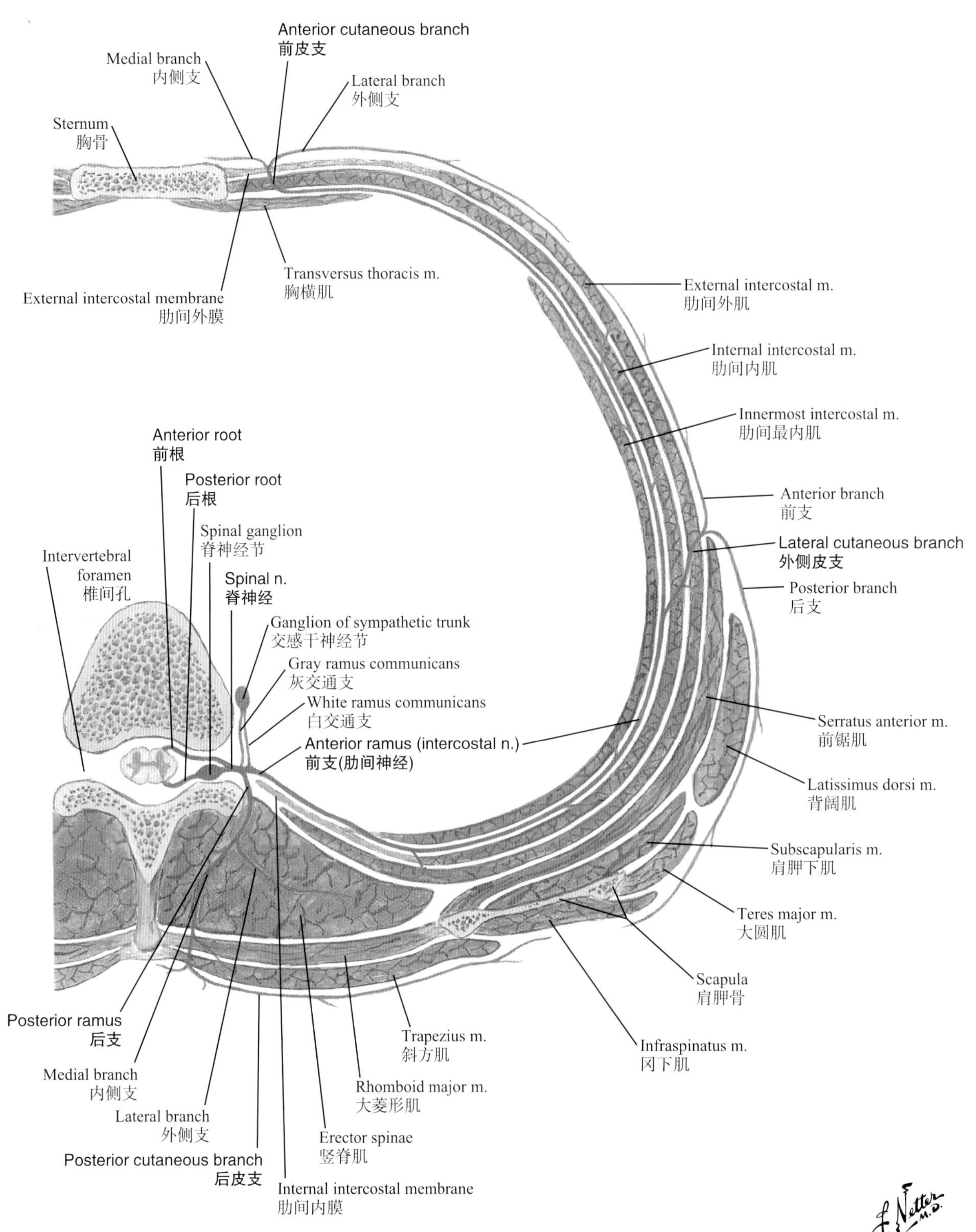


*Note: In lower thoracic region, lateral branch of posterior ramus is longer, and motor and cutaneous; medial branch is shorter and motor only.*
注：在下胸部，脊神经后支发出的外侧支较长，且兼有运动支和皮支；内侧支较短，且仅有运动支。

Thoracic vertebra: superior view of transverse section
胸椎：横断面上面观

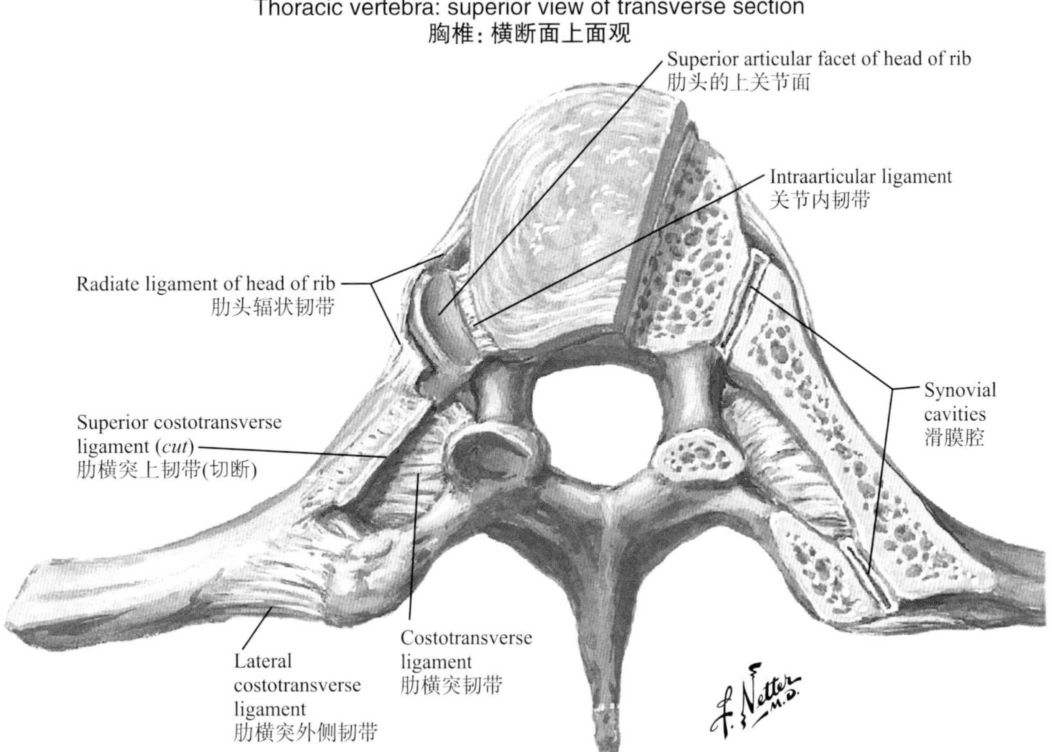


Lumbar vertebral bodies: posterior view (*pedicles sectioned*)
腰椎椎体：后面观(椎弓根切断)

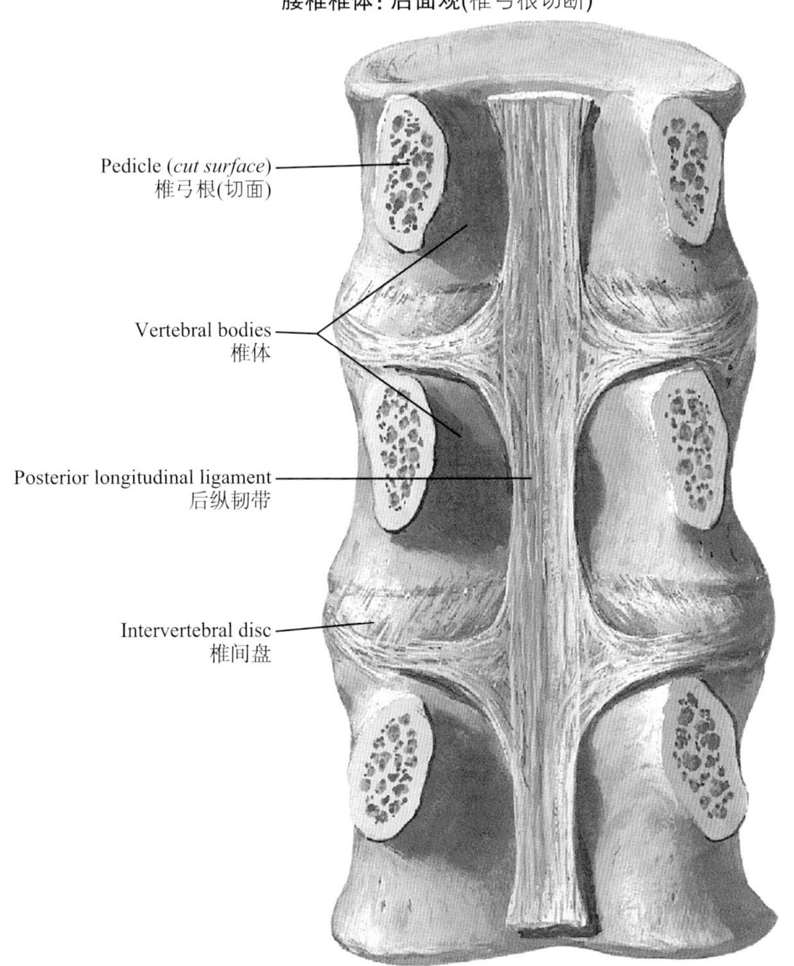

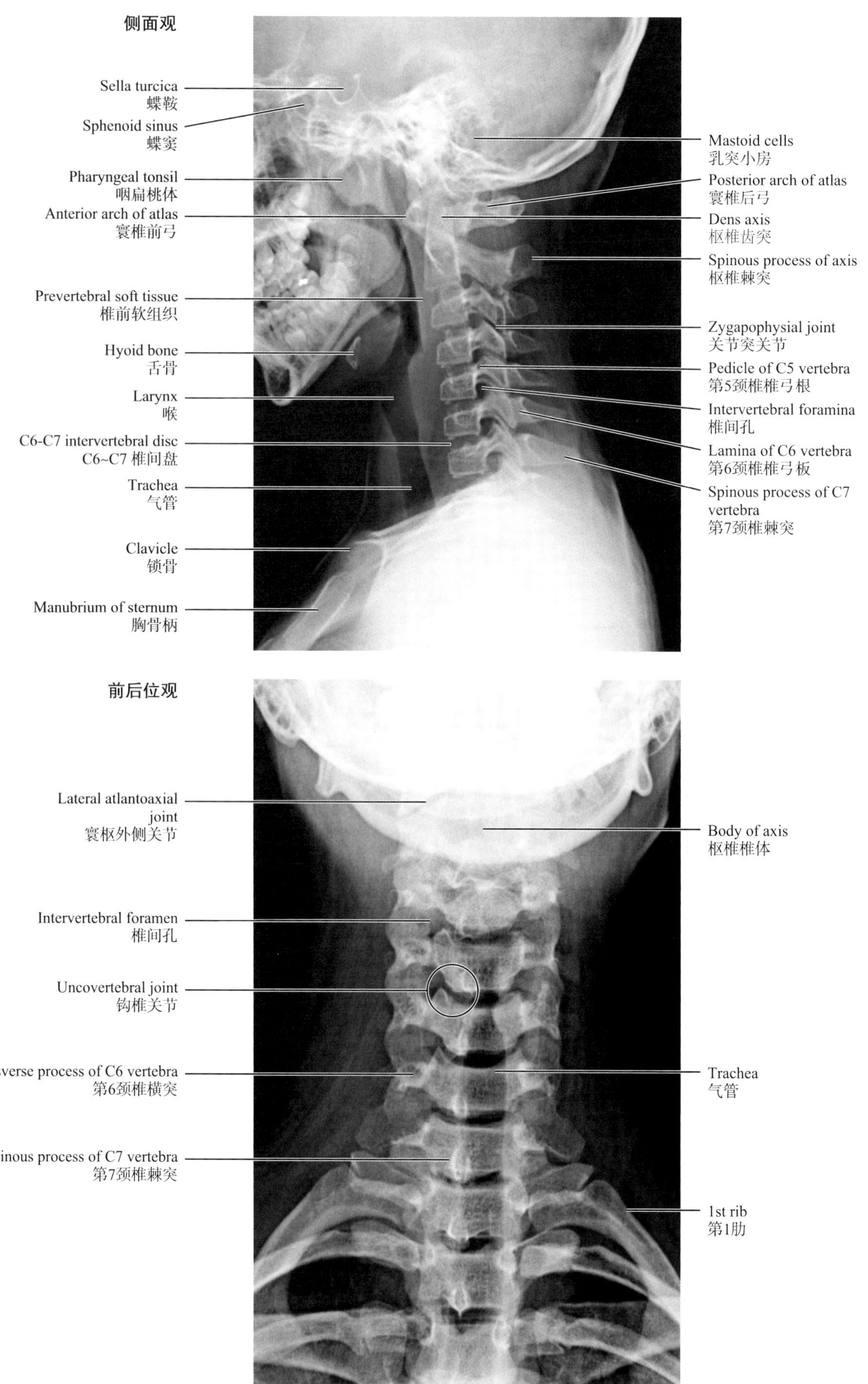
侧面观
Sella turcica
蝶鞍
Sphenoid sinus
蝶窦
Pharyngeal tonsil
咽扁桃体
Anterior arch of atlas
寰椎前弓
Prevertebral soft tissue
椎前软组织
Hyoid bone
舌骨
Larynx
喉
C6-C7 intervertebral disc
C6~C7 椎间盘
Trachea
气管
Clavicle
锁骨
Manubrium of sternum
胸骨柄
Mastoid cells
乳突小房
Posterior arch of atlas
寰椎后弓
Dens axis
枢椎齿突
Spinous process of axis
枢椎棘突
Zygapophysial joint
关节突关节
Pedicle of C5 vertebra
第5颈椎椎弓根
Intervertebral foramina
椎间孔
Lamina of C6 vertebra
第6颈椎椎弓板
Spinous process of C7 vertebra
第7颈椎棘突
前后位观
Lateral atlantoaxial joint
寰枢外侧关节
Intervertebral foramen
椎间孔
Uncovertebral joint
钩椎关节
Transverse process of C6 vertebra
第6颈椎横突
Spinous process of C7 vertebra
第7颈椎棘突
Body of axis
枢椎椎体
Trachea
气管
1st rib
第1肋

颈椎矢状位T2加权MRI，平扫

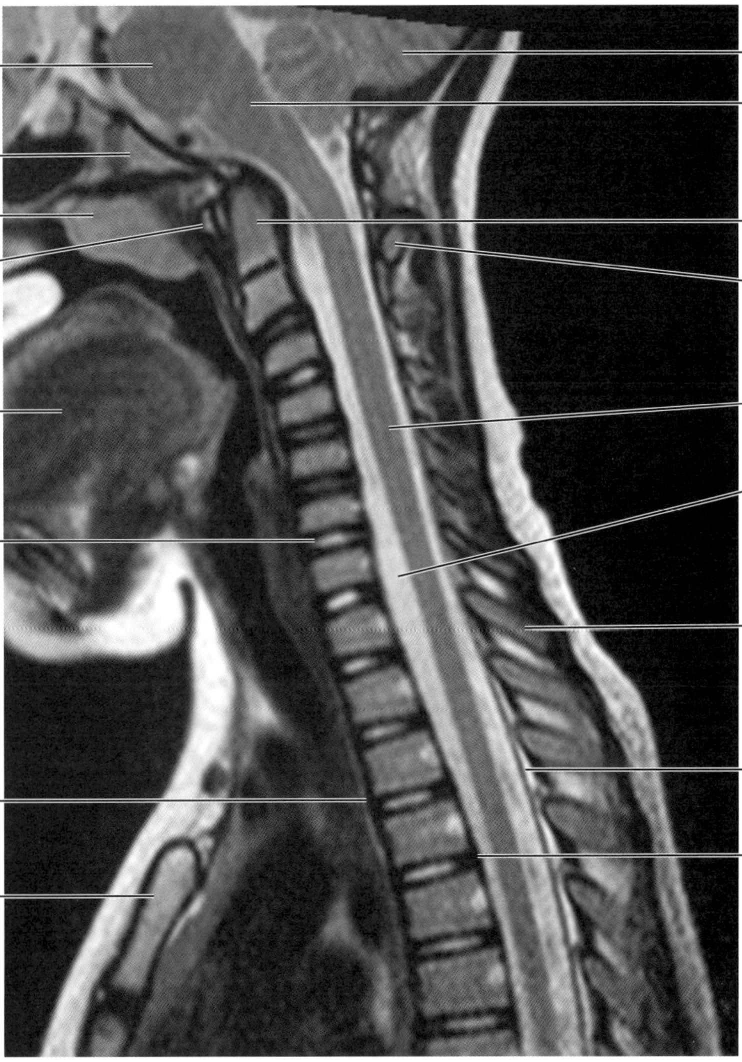

Pons
脑桥
Clivus
斜坡
Pharyngeal tonsil
咽扁桃体
Anterior arch of atlas
寰椎前弓
Tongue
舌
C6-C7 intervertebral disc
C6~C7 椎间盘
Anterior longitudinal ligament
前纵韧带
Manubrium of sternum
胸骨柄
Cerebellum
小脑
Medulla oblongata
延髓
Dens axis
枢椎齿突
Posterior arch of axis
寰椎后弓
Cervical spinal cord
脊髓颈部
Cerebrospinal fluid within subarachnoid space
蛛网膜下腔的脑脊液
Spinous process of C7 vertebra
第7颈椎棘突
Dura
硬膜
Posterior longitudinal ligament
后纵韧带

颈椎X线片，张口位

Superior articular surface of atlas
寰椎上关节面
Inferior articular surface of atlas
寰椎下关节面
Superior articular facet of axis
枢椎上关节面
Dens axis
枢椎齿突
Lateral atlantoaxial joint
寰枢外侧关节
Body of axis
枢椎椎体

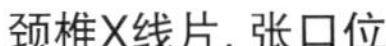

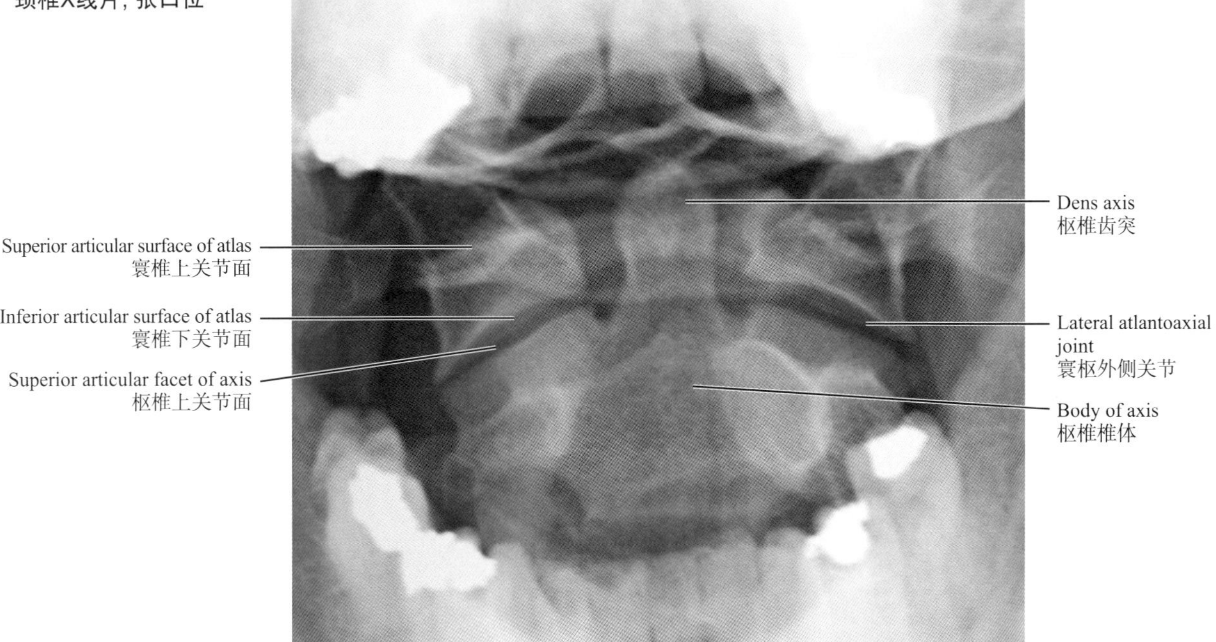

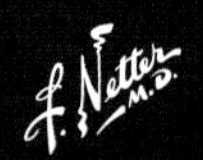

# 胸腰椎：侧位 X 线成像

胸腰椎侧位X线片

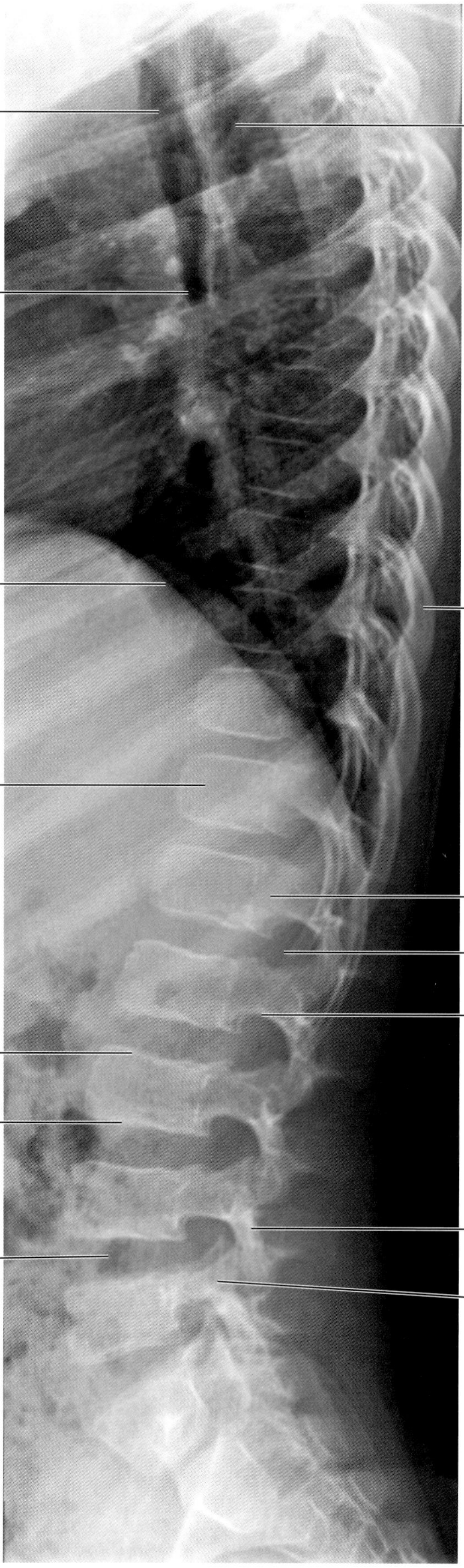

Trachea
气管

Esophagus
食管

Tracheal bifurcation
气管分叉

Diaphragm
膈

9th rib
第9肋

T12 vertebra
第12胸椎

Pedicle of L1 vertebra
第1腰椎椎弓根

Intervertebral foramina
椎间孔

Inferior vertebral notch of L2 vertebra
第2腰椎椎下切迹

Superior end plate of L3 vertebra
第3腰椎体上平面

Inferior end plate of L3 vertebra
第3腰椎体下平面

Inferior articular facet of L4 vertebra
第4腰椎下关节突

L4-L5 intervertebral disc
L4~L5 椎间盘

Superior articular facet of L5 vertebra
第5腰椎上关节突

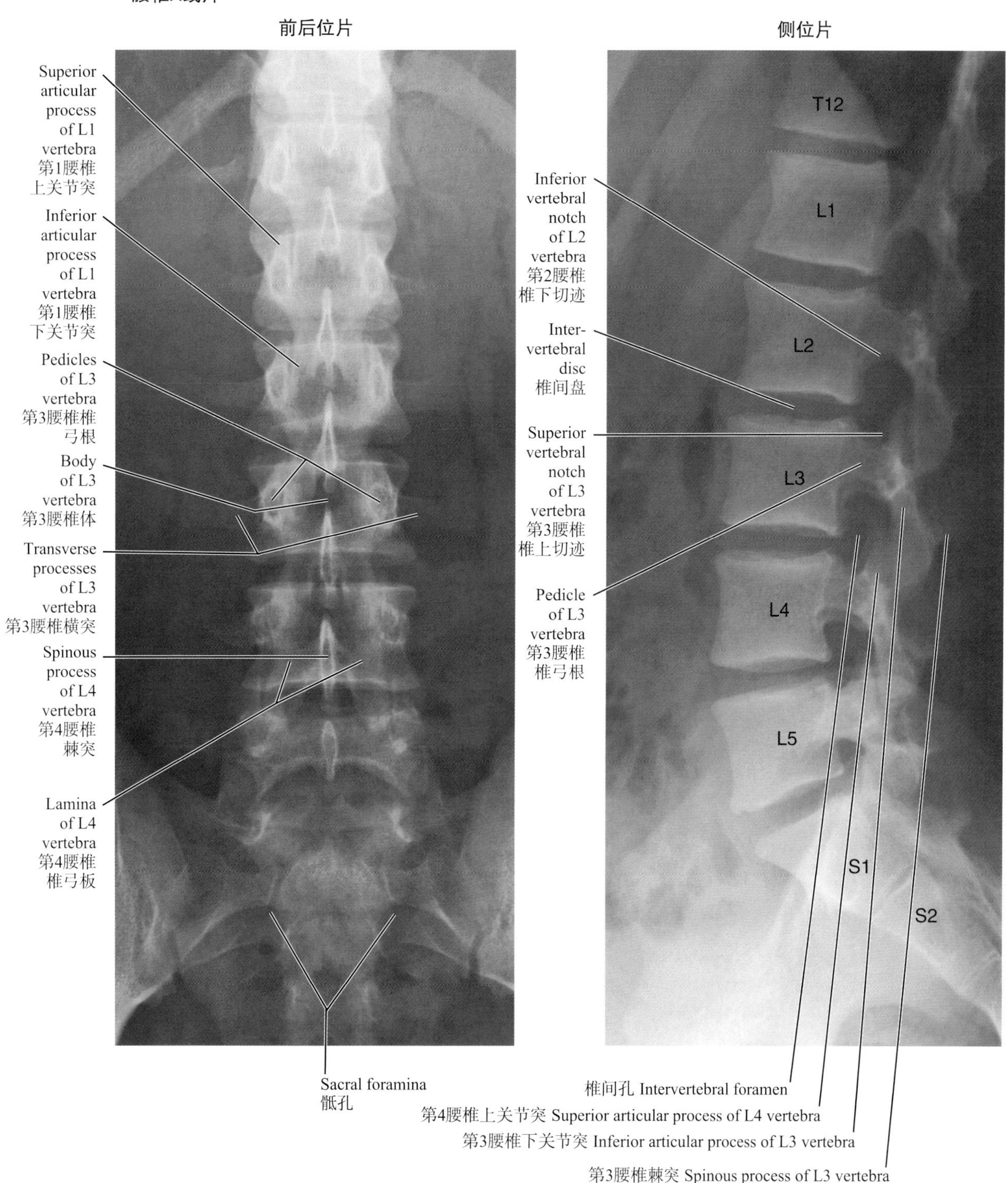
腰椎X线片
前后位片
侧位片
Superior articular process of L1 vertebra 第1腰椎上关节突
Inferior articular process of L1 vertebra 第1腰椎下关节突
Pedicles of L3 vertebra 第3腰椎椎弓根
Body of L3 vertebra 第3腰椎体
Transverse processes of L3 vertebra 第3腰椎横突
Spinous process of L4 vertebra 第4腰椎棘突
Lamina of L4 vertebra 第4腰椎椎弓板
Sacral foramina 骶孔
T12
L1
L2
L3
L4
L5
S1
S2
Inferior vertebral notch of L2 vertebra 第2腰椎椎下切迹
Inter-vertebral disc 椎间盘
Superior vertebral notch of L3 vertebra 第3腰椎椎上切迹
Pedicle of L3 vertebra 第3腰椎椎弓根
椎间孔 Intervertebral foramen
第4腰椎上关节突 Superior articular process of L4 vertebra
第3腰椎下关节突 Inferior articular process of L3 vertebra
第3腰椎棘突 Spinous process of L3 vertebra

注：椎体已按序标注

上位腰椎横断面T2加权MRI，平扫

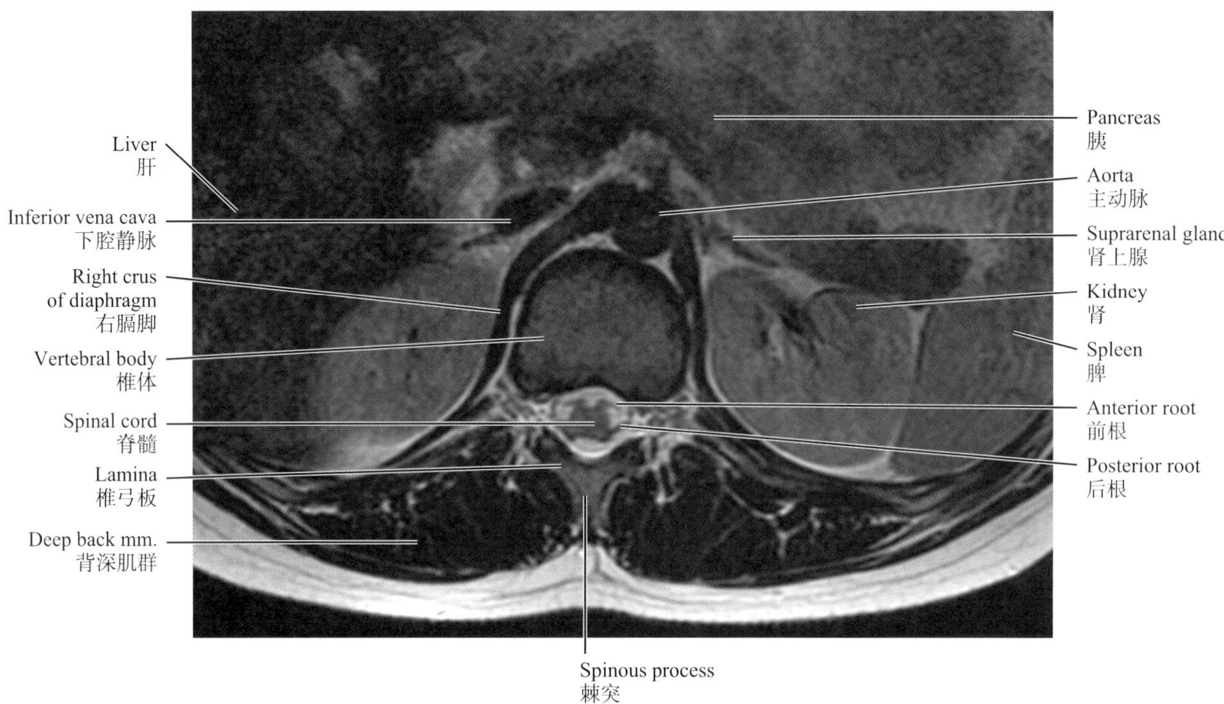


下位腰椎横断面T2加权MRI，平扫

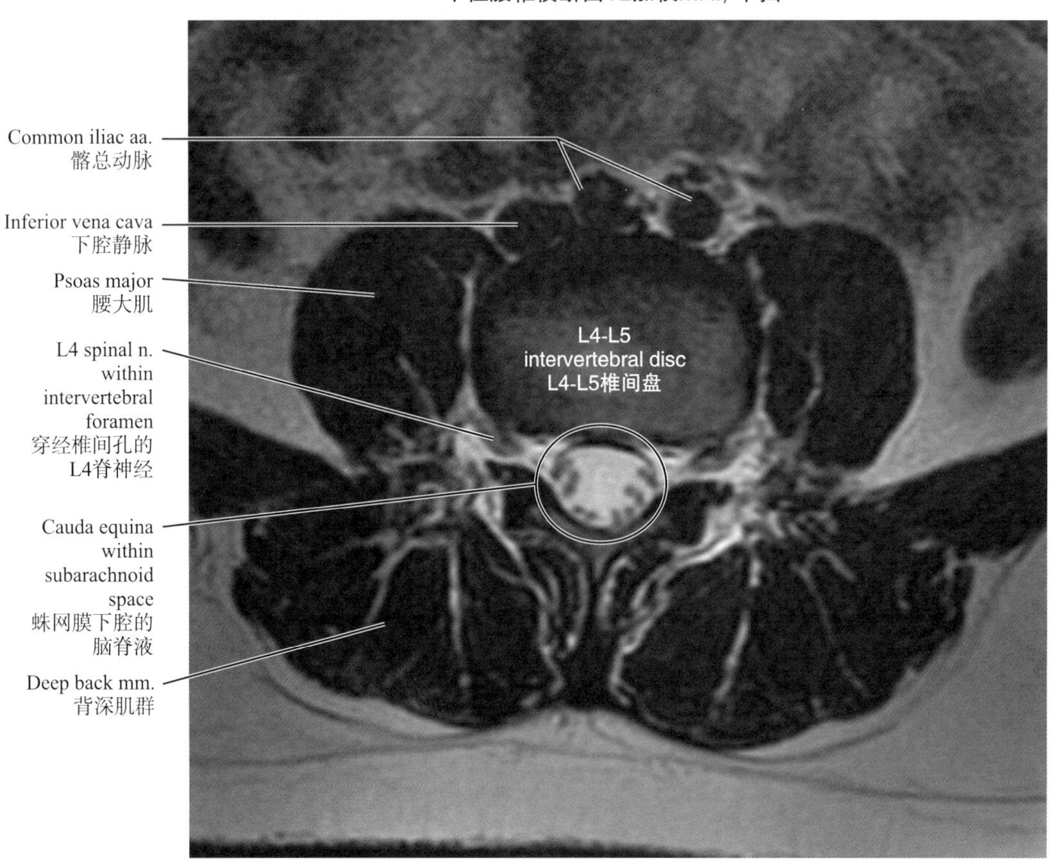

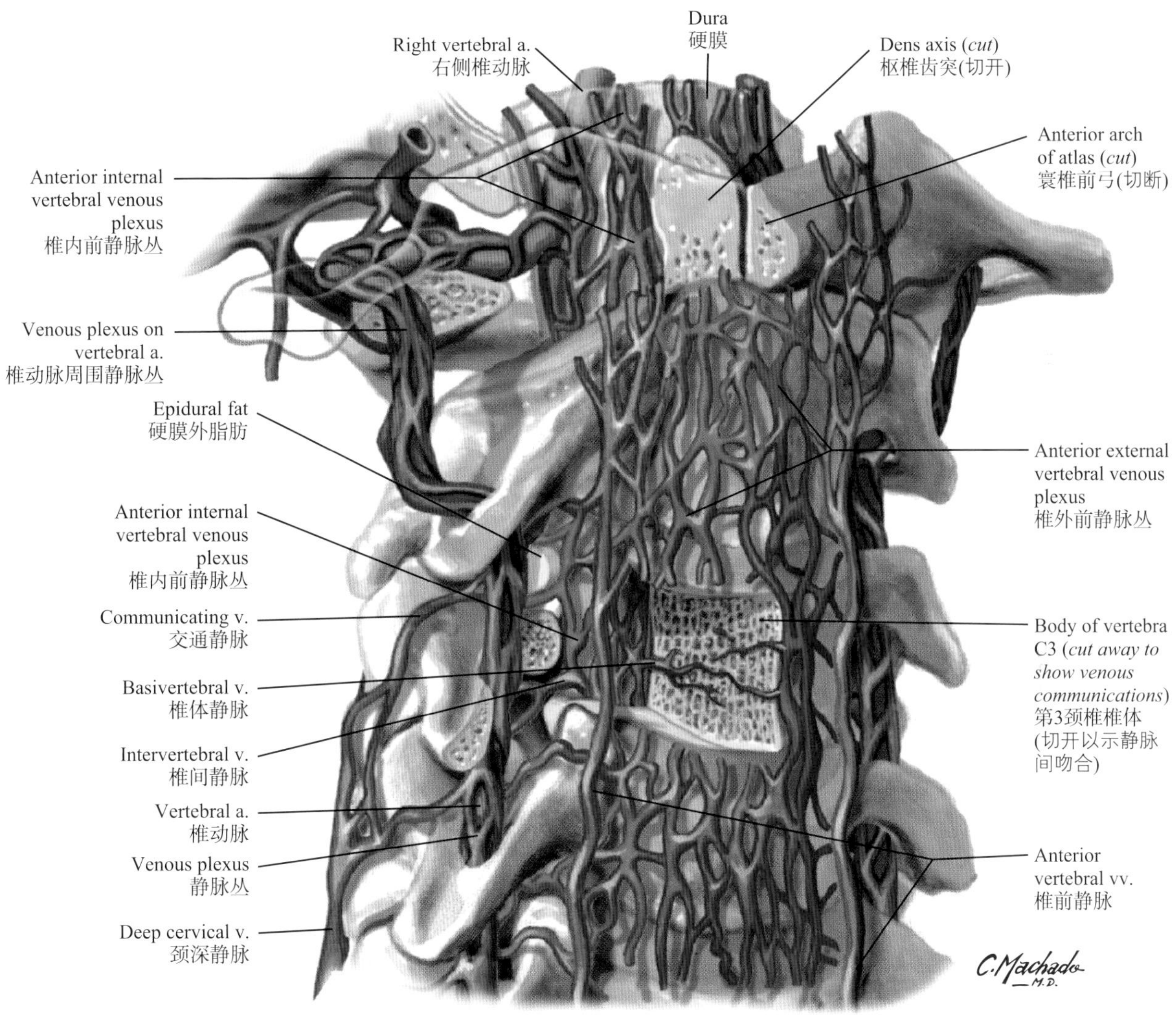
Dura
硬膜
Right vertebral a.
右侧椎动脉
Dens axis (*cut*)
枢椎齿突(切开)
Anterior arch of atlas (*cut*)
寰椎前弓(切断)
Anterior internal vertebral venous plexus
椎内前静脉丛
Venous plexus on vertebral a.
椎动脉周围静脉丛
Epidural fat
硬膜外脂肪
Anterior internal vertebral venous plexus
椎内前静脉丛
Communicating v.
交通静脉
Basivertebral v.
椎体静脉
Intervertebral v.
椎间静脉
Vertebral a.
椎动脉
Venous plexus
静脉丛
Deep cervical v.
颈深静脉
Anterior external vertebral venous plexus
椎外前静脉丛
Body of vertebra C3 (*cut away to show venous communications*)
第3颈椎椎体
(切开以示静脉间吻合)
Anterior vertebral vv.
椎前静脉
C.Machado M.D.

## Sections through spinal cord at various levels 不同脊髓节段的断面

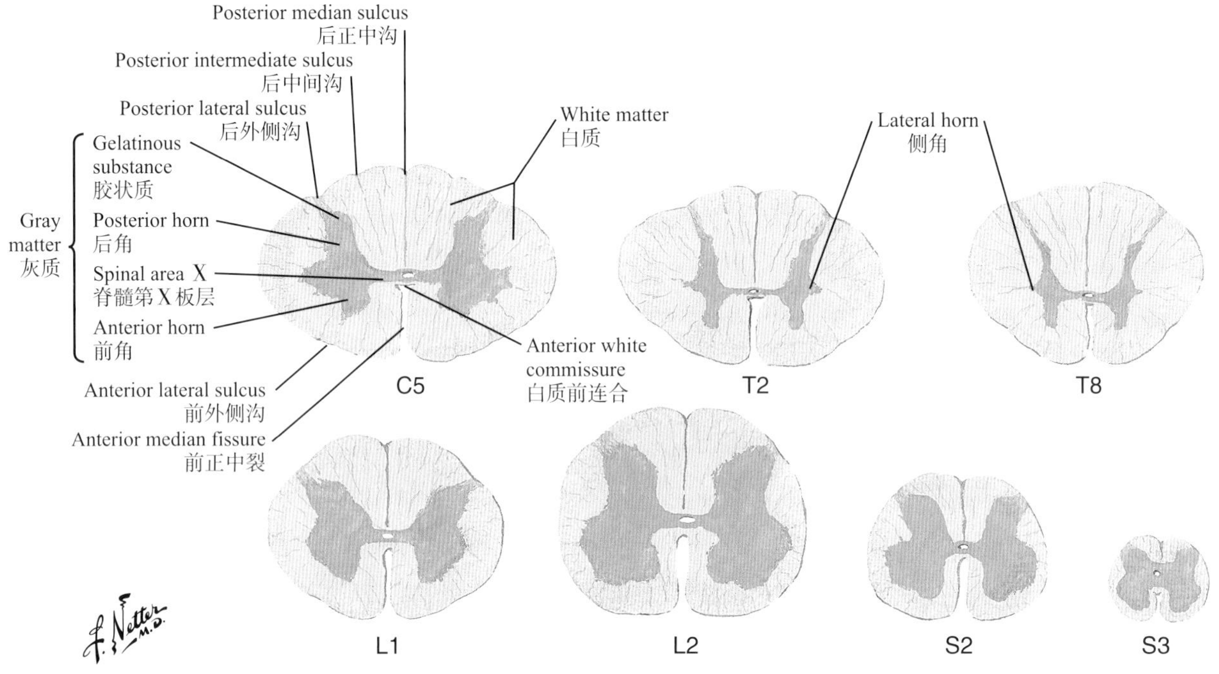


## Principal fiber tracts of spinal cord 脊髓的主要纤维束

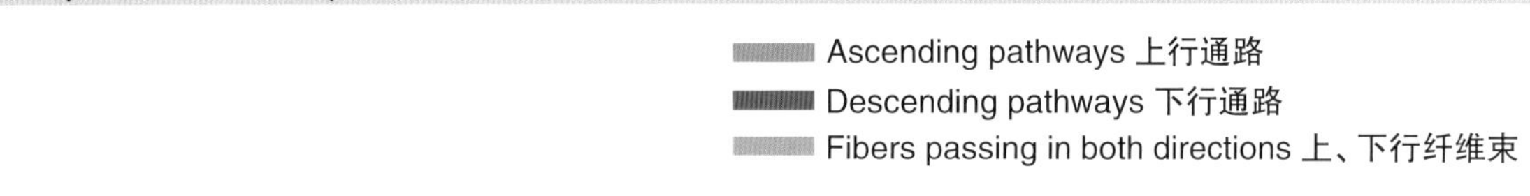


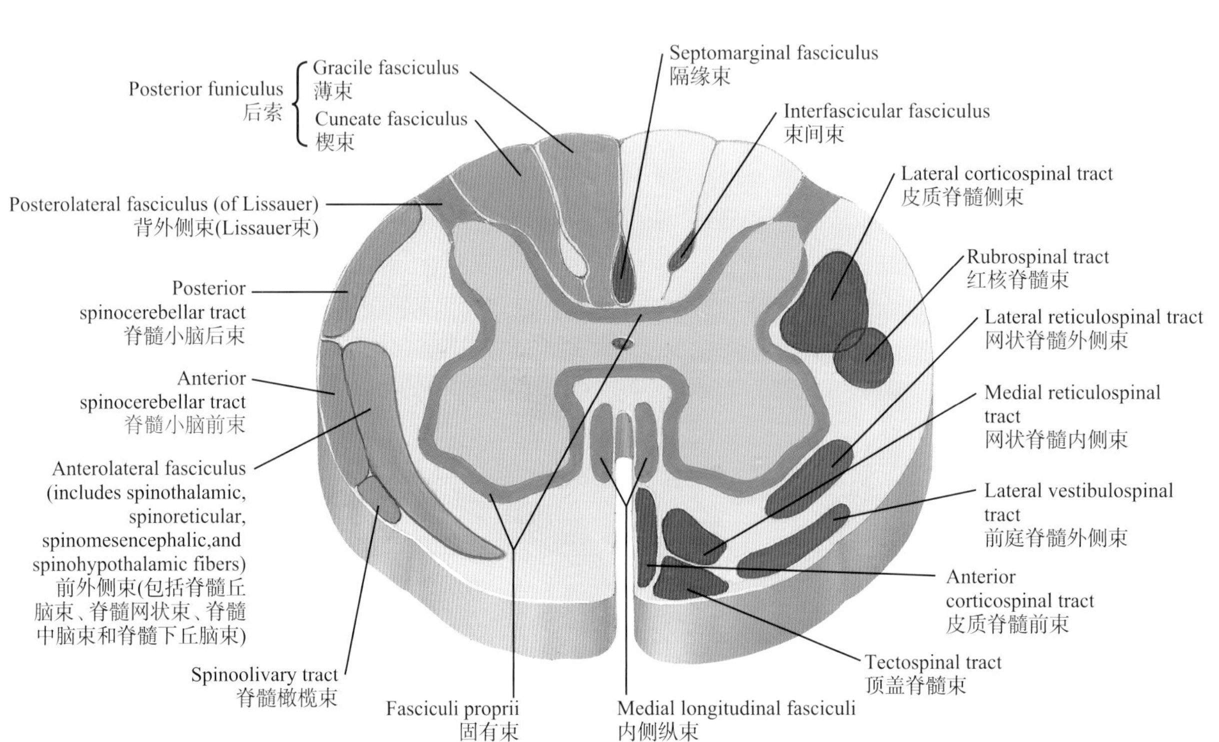

| 解剖结构 | 临床意义 | 图号 |
|---|---|---|
| **神经系统和感觉器** | | |
| 脊髓圆锥 | 是脊髓的最下端；在新生儿可低至 L4，在成人可高至 T12（平均位于 L1-L2）；在腰椎穿刺等操作中必须明确其位置；在成人，操作需在 L2 或以下平面进行 | 186 |
| 马尾 | 腰骶神经根，可在蛛网膜下隙注射麻醉时被阻滞（脊椎麻醉） | 186，187 |
| 脊膜 | 硬膜外麻醉和腰椎穿刺等临床操作需要到达硬膜外隙和蛛网膜下腔；脑脊膜炎可危及生命 | 182，190 |
| **骨骼系统** | | |
| 棘突 | 用于评估脊柱曲度和进行腰椎穿刺或脊椎麻醉等操作的定位体表标志 | 178，195 |
| C7 棘突 | 颈部最突出的棘突；常用于椎体计数 | 178，180 |
| 椎间盘 | 年龄相关的退变可导致椎间盘髓核突出而引起背痛；最常发生于脊柱下腰段 | 181，187 |
| 椎板 | 在椎板切除术中手术切除，以暴露椎管和脊髓 | 181 |
| 椎间孔 | 可能因年龄相关的退变（如骨赘形成）或椎间盘高度变化而缩窄，造成对其内容物的压迫 | 181，184，185 |
| 骶管裂孔 | 通硬膜外隙，可实施骶管硬膜外麻醉 | 183 |
| 第 5 腰椎 | 椎体与承接下关节突的椎弓部分发生分离（损伤发生在上下关节突之间）称为椎弓峡部裂；若在双侧发生，L5 椎体和横突可能向前滑脱超过骶骨，造成腰椎滑脱症 | 184 |
| L5~S1 椎间盘 | 椎间盘突出最常发生的部位，可导致神经压迫症状和腰背痛伴同侧下肢的疼痛与无力（坐骨神经痛） | 184，187 |
| 椎孔 | 可在颈部发生先天性狭窄，或因腰椎关节炎改变而变窄，可导致背痛、坐骨神经痛、麻木或刺痛以及下肢无力 | 180，181 |
| **肌肉系统** | | |
| 斜方肌 | 使肩胛骨紧贴胸壁并抵抗重力；肩下垂可能提示副神经脊髓根损伤 | 195 |
| 背部深层肌（或固有肌群） | 肌纤维细微的拉伤或撕裂会导致腰背劳损，腰背痛的常见原因 | 196，197 |
| **心血管系统** | | |
| 脊髓的动脉 | 动脉粥样硬化、椎骨骨折或错位引起脊髓动脉的狭窄或损伤可导致脊髓缺血 | 191 |
| 椎静脉丛 | 沿脊柱分布的多数无静脉瓣静脉允许血液逆流，可成为癌细胞向脊柱、肺和脑转移的通道 | 194，附图 39 |

* 各解剖结构的选择主要基于临床数据以及大体解剖课程中经常涉及的临床诊治内容。

| 肌 | 肌群 | 近端附着点 | 远端附着点 | 神经支配 | 动脉/血供 | 主要功能 |
|---|---|---|---|---|---|---|
| 髂肋肌 | 背部深层（竖脊肌） | 颈部：<br>C4~C6 横突后结节 | 颈部：<br>第 3~6 肋的肋角 | 脊神经后支 | 颈部：<br>枕动脉，颈深动脉，椎动脉 | 后伸和侧屈脊柱和头部 |
| | | 胸部：<br>第 1~6 肋的肋角 | 胸部：<br>第 7~12 肋的肋角 | | 胸部：<br>肋间后动脉背支，肋下动脉 | |
| | | 腰部：<br>第 4~12 肋，<br>L1~L4 横突 | 腰部：<br>骶骨（经竖脊肌腱膜），髂嵴 | | 腰部：<br>腰动脉背支，骶外侧动脉 | |
| 棘间肌 | 背部深层 | 颈部：<br>C2~C7 棘突 | 相邻下位椎骨棘突 | 脊神经后支 | 颈部：<br>枕动脉，颈深动脉，椎动脉 | 辅助后伸脊柱 |
| | | 胸部：<br>T1~T2 棘突<br>T11~T12 棘突 | | | 胸部：<br>肋间后动脉背支，肋下动脉 | |
| | | 腰部：<br>L1~L4 棘突 | | | 腰部：<br>腰动脉背支 | |
| 横突间肌 | 背部深层 | 内侧群：<br>C1~C7 横突<br>T10~T12 横突<br>L1~L4 乳突 | 内侧群：<br>相邻下位颈椎横突<br>相邻下位胸椎横突<br>相邻下位腰椎乳突 | 内侧群：<br>脊神经后支 | 颈部：<br>枕动脉，颈深动脉，椎动脉<br>胸部：<br>肋间后动脉背支，肋下动脉 | 辅助侧屈脊柱 |
| | | 前外侧群：<br>C1~C7 横突<br>L1~L4 横突 | 前外侧群：<br>相邻下位椎骨横突 | 前外侧群：<br>脊神经前支 | 腰部：<br>腰动脉背支 | |
| 背阔肌 | 背部浅层 | T7~T12 棘突，胸腰筋膜后层（即 L1~L5 节段和髂嵴）第 10~12 肋 | 肱骨结节间沟 | 胸背神经 | 胸背动脉，第 9、10、11 肋间后动脉背穿支，肋下动脉，上三条腰动脉 | 后伸、外展、内旋肱骨 |
| 肩胛提肌 | 背部浅层 | 寰椎和枢椎横突 C3~C4 横突后结节 | 肩胛骨内侧缘（肩胛冈以上区域） | C3~C4 脊神经前支肩胛背神经 | 肩胛背动脉，颈横动脉，颈升动脉 | 向内上方提肩胛，下旋关节窝 |
| 最长肌 | 背部深层（竖脊肌） | 头部：<br>乳突 | 头部：<br>C4~T4 横突 | 脊神经后支 | 颈部：<br>枕动脉，颈深动脉，椎动脉 | 后伸和侧屈脊柱和头部 |
| | | 颈部：<br>C2~C6 横突 | 颈部：<br>T1~T5 横突 | | 胸部：<br>肋间后动脉背支，肋下动脉 | |
| | | 胸部：<br>T1~T12 横突<br>第 5~12 肋<br>L1~L5 横突和副突 | 胸部：<br>L1~L5 棘突骶骨后面<br>髂结节<br>骶髂后韧带 | | 腰部：<br>腰动脉背支，骶外侧动脉 | |

| 肌 | 肌群 | 近端附着点 | 远端附着点 | 神经支配 | 动脉 / 血供 | 主要功能 |
|---|---|---|---|---|---|---|
| 多裂肌 | 背部深层（横突棘肌） | C2~L5 棘突（较止点高 2~5 节段） | 颈部：C4~C7 上关节突<br>胸部：T1~T12 横突<br>腰部：L1~L5 乳突 骶骨 髂嵴 | 脊神经后支 | 颈部：枕动脉，颈深动脉，椎动脉<br>胸部：肋间后动脉背支，肋下动脉<br>腰部：腰动脉背支，骶外侧动脉 | 稳定脊柱 |
| 头下斜肌 | 枕下肌群 | 寰椎横突 | 枢椎棘突 | 枕下神经 | 椎动脉，枕动脉 | 旋转寰椎使脸转向同侧 |
| 头上斜肌 | 枕下肌群 | 下项线外侧部 | 寰椎横突 | 枕下神经 | 椎动脉，枕动脉 | 后伸和侧屈头 |
| 头后大直肌 | 枕下肌群 | 下项线内侧部 | 枢椎棘突 | 枕下神经 | 椎动脉，枕动脉 | 后伸和使头转向同侧 |
| 头后小直肌 | 枕下肌群 | 下项线内侧部 | 寰椎后弓结节 | 枕下神经 | 椎动脉，枕动脉 | 后伸头部 |
| 大菱形肌 | 背部浅层 | T2~T5 椎骨棘突 | 肩胛骨内侧缘（肩胛冈以下） | 肩胛背神经 | 肩胛背动脉或颈横动脉深支，上五或六条肋间后动脉背穿支 | 使肩胛骨贴固胸壁，回缩并旋转肩胛骨使关节窝下降 |
| 小菱形肌 | 背部浅层 | 项韧带，C7 和 T1 棘突 | 肩胛骨内侧缘（肩胛冈处） | 肩胛背神经 | 肩胛背动脉或颈横动脉深支，上五或六条肋间后动脉背穿支 | 使肩胛骨贴固胸壁，回缩并旋转肩胛骨使关节窝下降 |
| 回旋肌 | 背部深层（横突棘肌） | 颈部：颈椎棘突<br>胸部：T1~T11 椎骨的棘突和椎弓板<br>腰部：腰椎棘突 | 颈部：起点下 1~2 节段的颈椎上关节突<br>胸部：T2~T12 横突（短肌止于相邻下位椎骨；长肌止于下 2 节段椎骨）<br>腰部：下 2 节段的腰椎乳突 | 脊神经后支 | 颈部：枕动脉，颈深动脉，椎动脉<br>胸部：肋间后动脉背支，肋下动脉<br>腰部：腰动脉背支 | 稳定，后伸和旋转脊柱 |

| 肌 | 肌群 | 近端附着点 | 远端附着点 | 神经支配 | 动脉 / 血供 | 主要功能 |
|---|---|---|---|---|---|---|
| 半棘肌 | 背部深层（横突棘肌） | **头半棘肌**：<br>枕骨（上项线与下项线之间）<br>**颈半棘肌**：<br>C2~C5 棘突<br>**胸半棘肌**：<br>C6~T4 棘突 | **头半棘肌**：<br>C4~C7 上关节突<br>T1~T6 横突<br>**颈半棘肌**：<br>T1~T6 横突<br>**胸半棘肌**：<br>T6~T10 横突 | 脊神经后支 | **颈部**：<br>枕动脉，颈深动脉，椎动脉<br>**胸部**：<br>肋间后动脉背支 | 后伸头颈及向对侧旋转 |
| 下后锯肌 | 背部浅层 | 第 9~12 肋下缘 | T11~L2 棘突 | T9~T12 脊神经前支 | 肋间后动脉 | 降肋 |
| 上后锯肌 | 背部浅层 | 项韧带，C7~T3 棘突 | 第 2~5 肋上缘 | T2~T5 脊神经前支 | 肋间后动脉 | 升肋 |
| 棘肌 | 背部深层（竖脊肌） | **头棘肌**：<br>枕外隆凸<br>**颈棘肌**：<br>C2~C4 棘突<br>**胸棘肌**：<br>T2~T8 棘突 | **头棘肌**：<br>C7 和 T1 棘突<br>**颈棘肌**：<br>C7~T2 棘突<br>**胸棘肌**：<br>T11~L2 棘突 | 脊神经后支 | **颈部**：<br>枕动脉，颈深动脉，椎动脉<br>**胸部**：<br>肋间后动脉背支，肋下动脉<br>**腰部**：<br>腰动脉背支，骶外侧动脉 | 后伸和侧屈脊柱和头部 |
| 头夹肌 | 横突棘肌 | 颞骨乳突<br>上项线外 1/3 | 项韧带 C7~T4 棘突 | C2~C3 脊神经后支 | 枕动脉，颈深动脉 | **双侧**：<br>伸头<br>**单侧**：<br>侧屈，面部向同侧旋转 |
| 颈夹肌 | 横突棘肌 | C1~C3 横突 | T3~T6 棘突 | C4~C6 脊神经后支 | 枕动脉，颈深动脉 | **双侧**：<br>伸颈<br>**单侧**：<br>侧屈，颈部向同侧旋转 |
| 斜方肌 | 背部浅层肌 | **降部**：<br>上项线<br>枕外隆凸<br>项韧带<br>**横部**：<br>C7~T3 棘突<br>**升部**：<br>T4~T12 棘突 | **降部**：<br>锁骨外侧 1/3<br>**横部**：<br>肩峰<br>**升部**：<br>肩胛冈 | 副神经脊髓根（第 11 对脑神经） | 颈横动脉，肋间后动脉 | 上提，后缩，旋转肩胛骨；下部纤维降肩胛骨 |

注：骨骼肌的神经支配、血供、起止点和主要功能的变异在解剖学中十分常见，因此教科书之间出现描述不同和解剖变异是正常的。

# 胸部 4

| | | | |
|---|---|---|---|
| 表面解剖 | 图 202 | 局部扫描成像 | 图 262 |
| 胸部的骨 | 图 203~204 | 断层解剖 | 图 263~266 |
| 乳腺 | 图 205~208 | 附图 | 附图 41~52 |
| 胸壁和膈 | 图 209~216 | 具有重要临床意义的解剖结构 | 表 4.1~4.3 |
| 肺、气管和支气管 | 图 217~230 | 骨骼肌总表 | 表 4.4 |
| 心 | 图 231~250 | | |
| 纵隔 | 图 251~261 | | |

## 附图

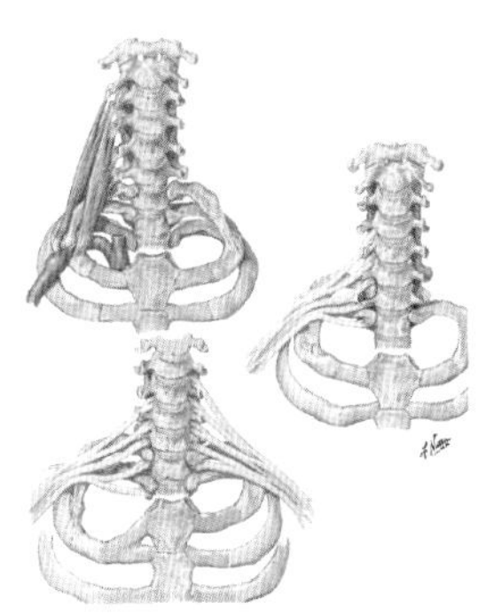

**附图 41** 颈肋及相关变异

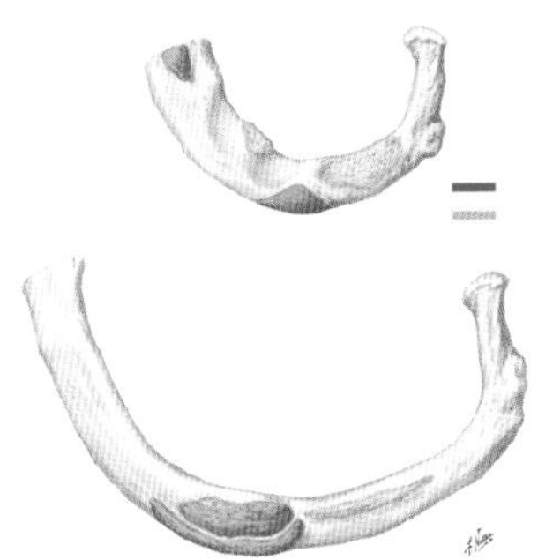

**附图 42** 肋骨的肌肉附着

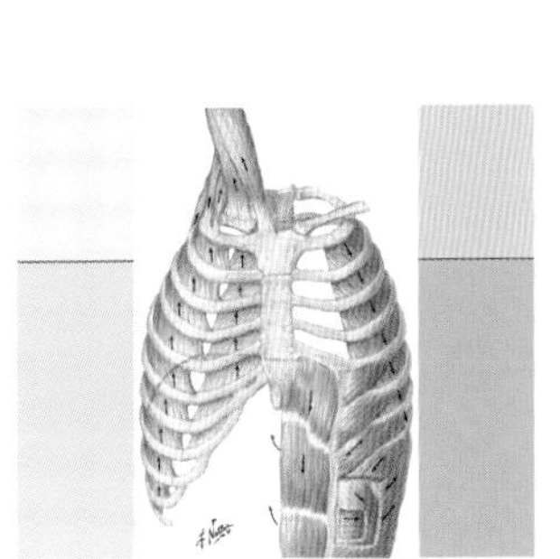

**附图 43** 呼吸肌

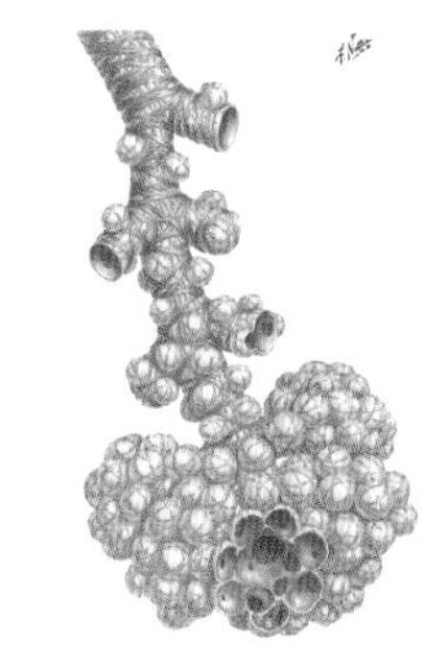

**附图 44** 肺内气道：示意图

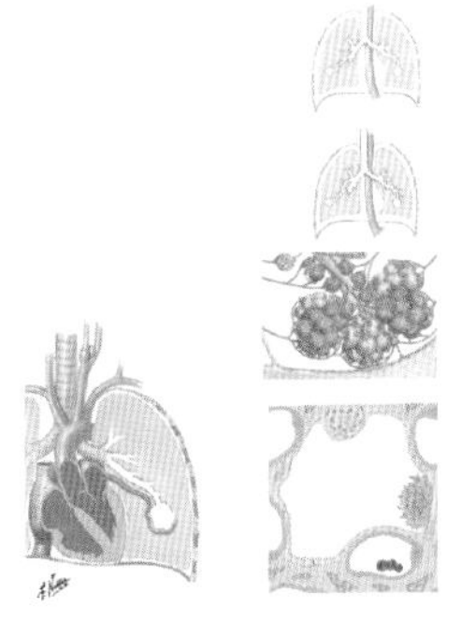

**附图 45** 通气和呼吸解剖

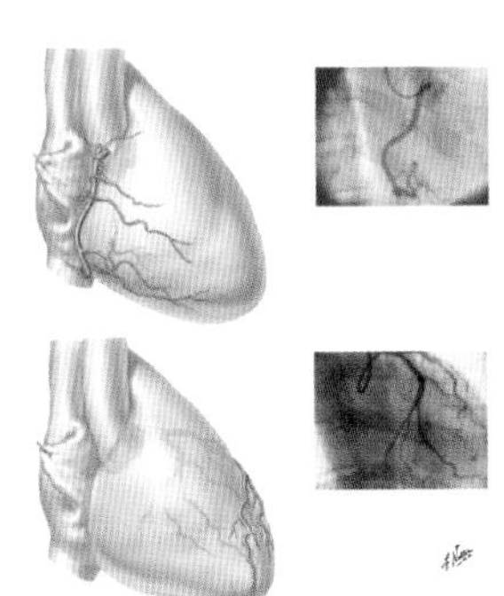

**附图 46** 冠状动脉：右前外侧观及动脉造影

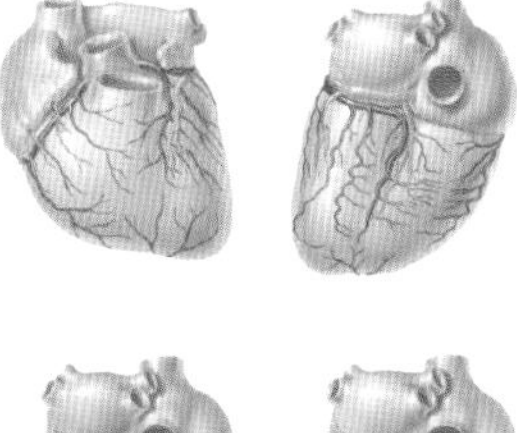

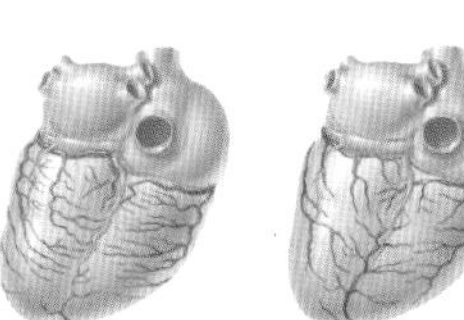

**附图 47** 冠状动脉和心的静脉变异

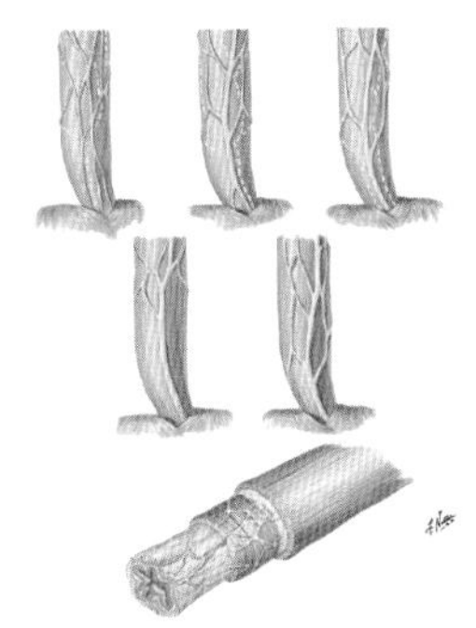

**附图 48** 食管壁内神经和神经变异

# 附图(续)

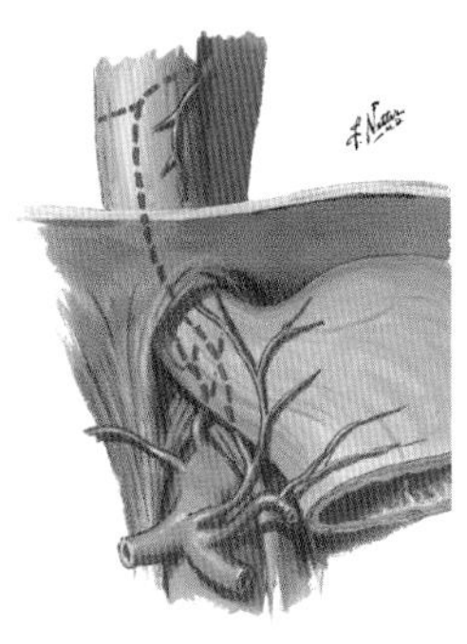

**附图 49** 食管的动脉变异

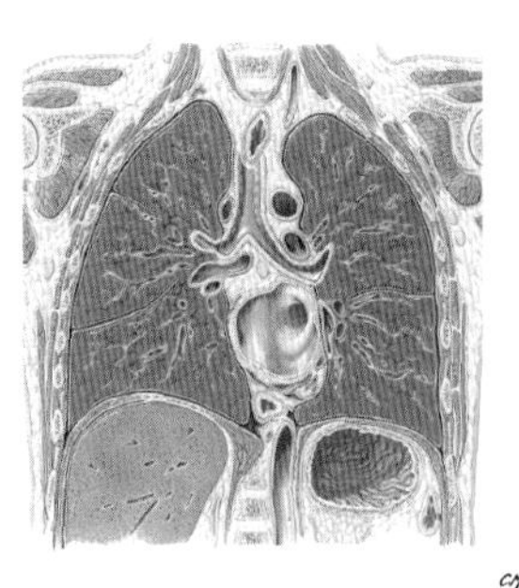

**附图 50** 胸部：冠状面

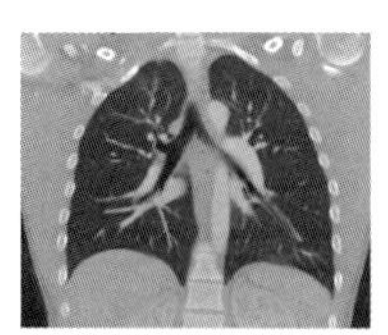
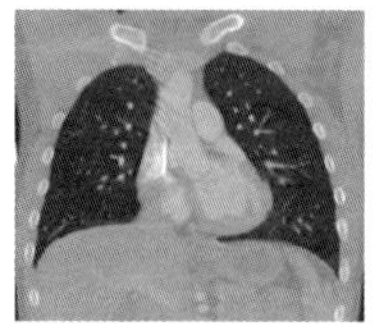

**附图 51** 胸部：冠状位CT

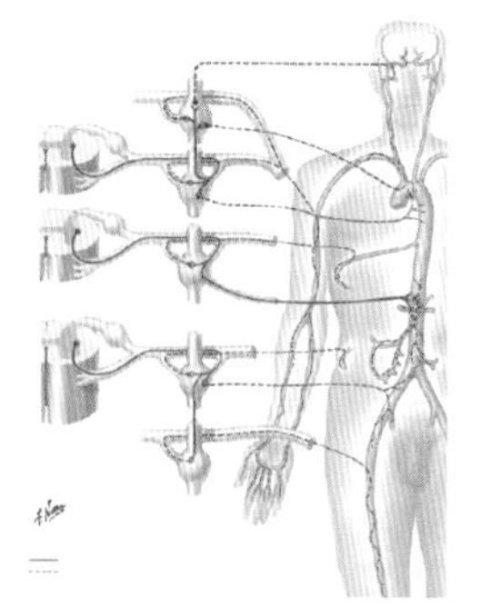

**附图 52** 血管的神经支配：示意图

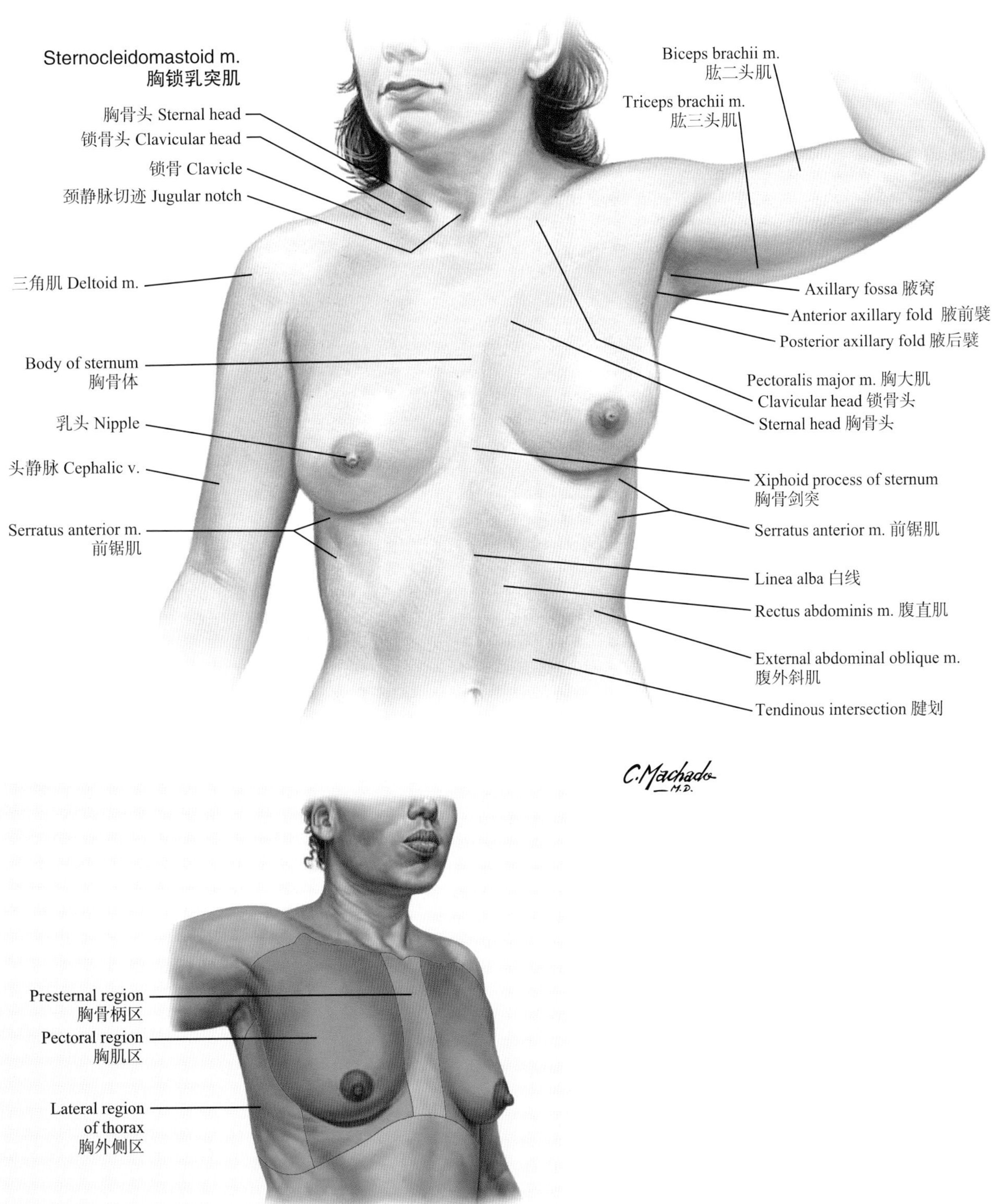
Sternocleidomastoid m.
胸锁乳突肌
胸骨头 Sternal head
锁骨头 Clavicular head
锁骨 Clavicle
颈静脉切迹 Jugular notch
三角肌 Deltoid m.
Body of sternum
胸骨体
乳头 Nipple
头静脉 Cephalic v.
Serratus anterior m.
前锯肌
Biceps brachii m.
肱二头肌
Triceps brachii m.
肱三头肌
Axillary fossa 腋窝
Anterior axillary fold 腋前襞
Posterior axillary fold 腋后襞
Pectoralis major m. 胸大肌
Clavicular head 锁骨头
Sternal head 胸骨头
Xiphoid process of sternum
胸骨剑突
Serratus anterior m. 前锯肌
Linea alba 白线
Rectus abdominis m. 腹直肌
External abdominal oblique m.
腹外斜肌
Tendinous intersection 腱划
C.Machado M.D.
Presternal region
胸骨柄区
Pectoral region
胸肌区
Lateral region
of thorax
胸外侧区

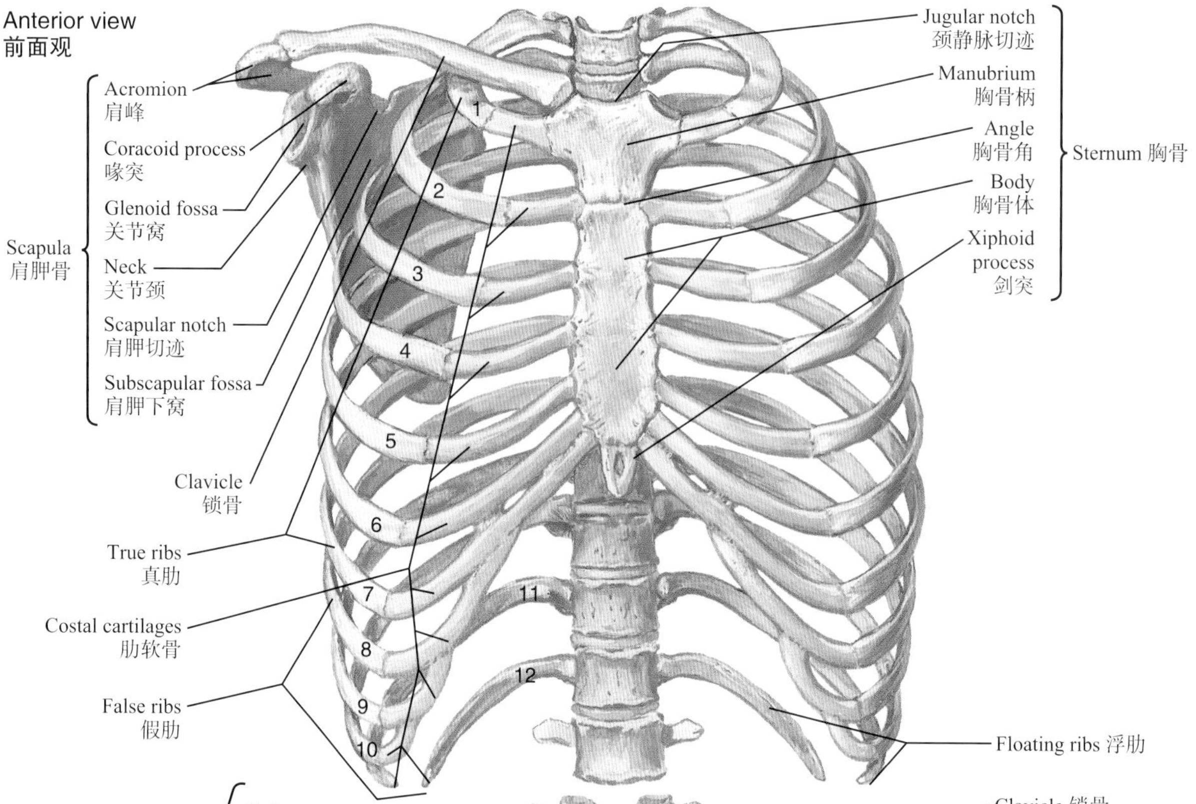

Anterior view
前面观
Acromion
肩峰
Coracoid process
喙突
Glenoid fossa
关节窝
Neck
关节颈
Scapular notch
肩胛切迹
Subscapular fossa
肩胛下窝
Scapula
肩胛骨
Clavicle
锁骨
True ribs
真肋
Costal cartilages
肋软骨
False ribs
假肋
Jugular notch
颈静脉切迹
Manubrium
胸骨柄
Angle
胸骨角
Body
胸骨体
Xiphoid process
剑突
Sternum 胸骨
Floating ribs 浮肋
1
2
3
4
5
6
7
8
9
10
11
12
Posterior view 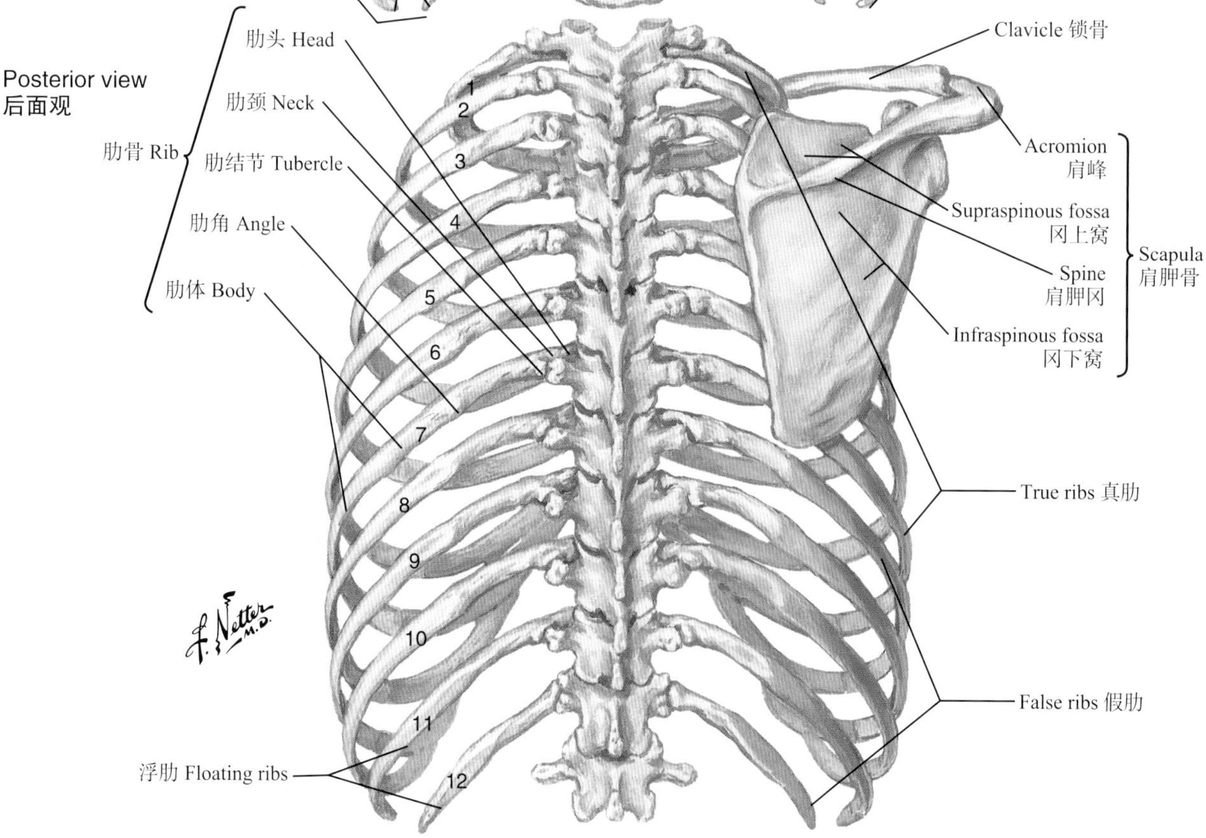
后面观
肋骨 Rib
肋头 Head
肋颈 Neck
肋结节 Tubercle
肋角 Angle
肋体 Body
浮肋 Floating ribs
Clavicle 锁骨
Acromion
肩峰
Supraspinous fossa
冈上窝
Spine
肩胛冈
Infraspinous fossa
冈下窝
Scapula
肩胛骨
True ribs 真肋
False ribs 假肋
1
2
3
4
5
6
7
8
9
10
11
12

参见图 188，209，附图 33

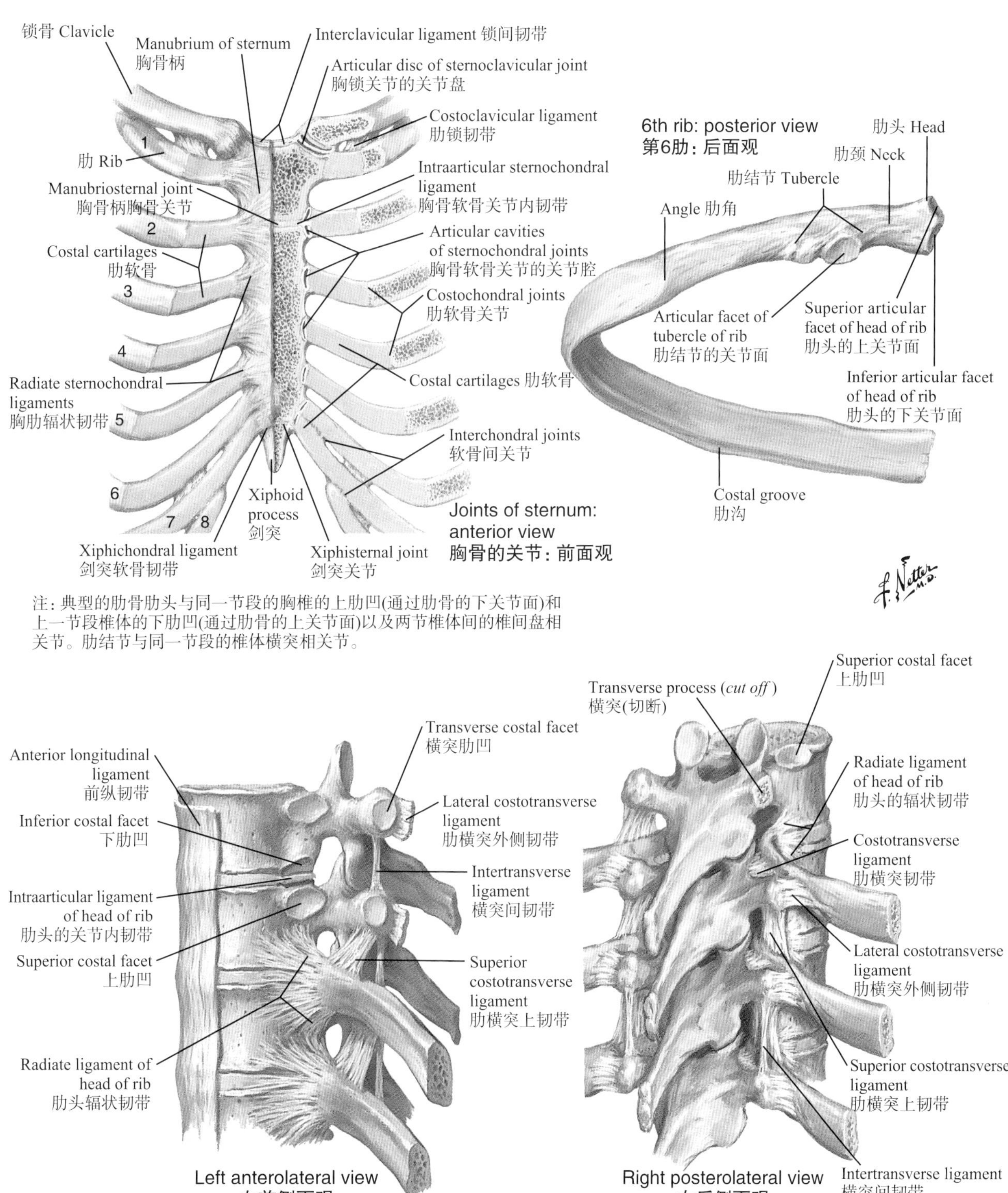


注：典型的肋骨肋头与同一节段的胸椎的上肋凹(通过肋骨的下关节面)和上一节段椎体的下肋凹(通过肋骨的上关节面)以及两节椎体间的椎间盘相关节。肋结节与同一节段的椎体横突相关节。

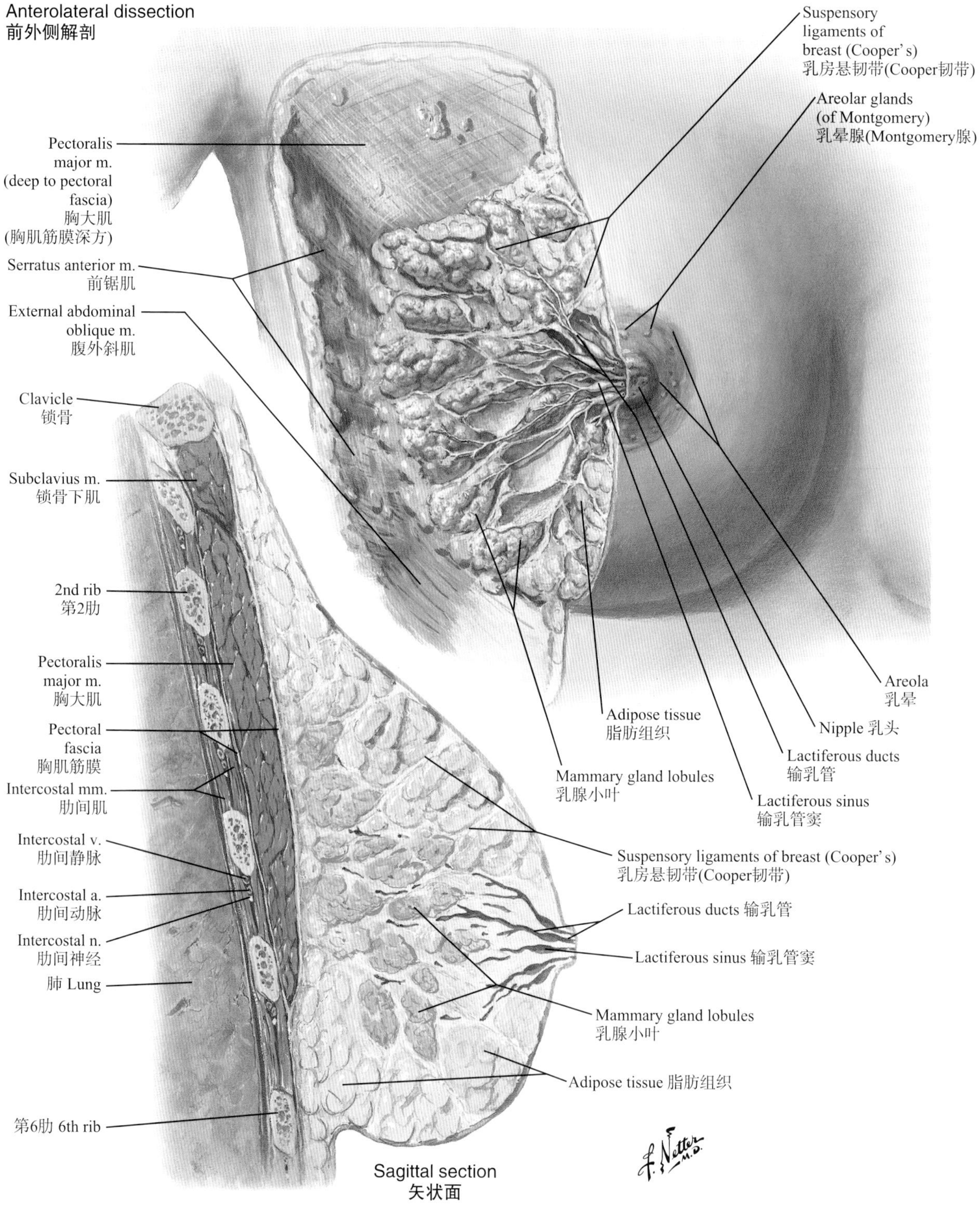

Anterolateral dissection
前外侧解剖
Suspensory ligaments of breast (Cooper's)
乳房悬韧带(Cooper韧带)
Areolar glands (of Montgomery)
乳晕腺(Montgomery腺)
Pectoralis major m. (deep to pectoral fascia)
胸大肌(胸肌筋膜深方)
Serratus anterior m.
前锯肌
External abdominal oblique m.
腹外斜肌
Clavicle
锁骨
Subclavius m.
锁骨下肌
2nd rib
第2肋
Pectoralis major m.
胸大肌
Pectoral fascia
胸肌筋膜
Intercostal mm.
肋间肌
Intercostal v.
肋间静脉
Intercostal a.
肋间动脉
Intercostal n.
肋间神经
肺 Lung
第6肋 6th rib
Areola
乳晕
Nipple 乳头
Lactiferous ducts
输乳管
Lactiferous sinus
输乳管窦
Adipose tissue
脂肪组织
Mammary gland lobules
乳腺小叶
Suspensory ligaments of breast (Cooper's)
乳房悬韧带(Cooper韧带)
Lactiferous ducts 输乳管
Lactiferous sinus 输乳管窦
Mammary gland lobules
乳腺小叶
Adipose tissue 脂肪组织
Sagittal section
矢状面
F. Netter M.D.

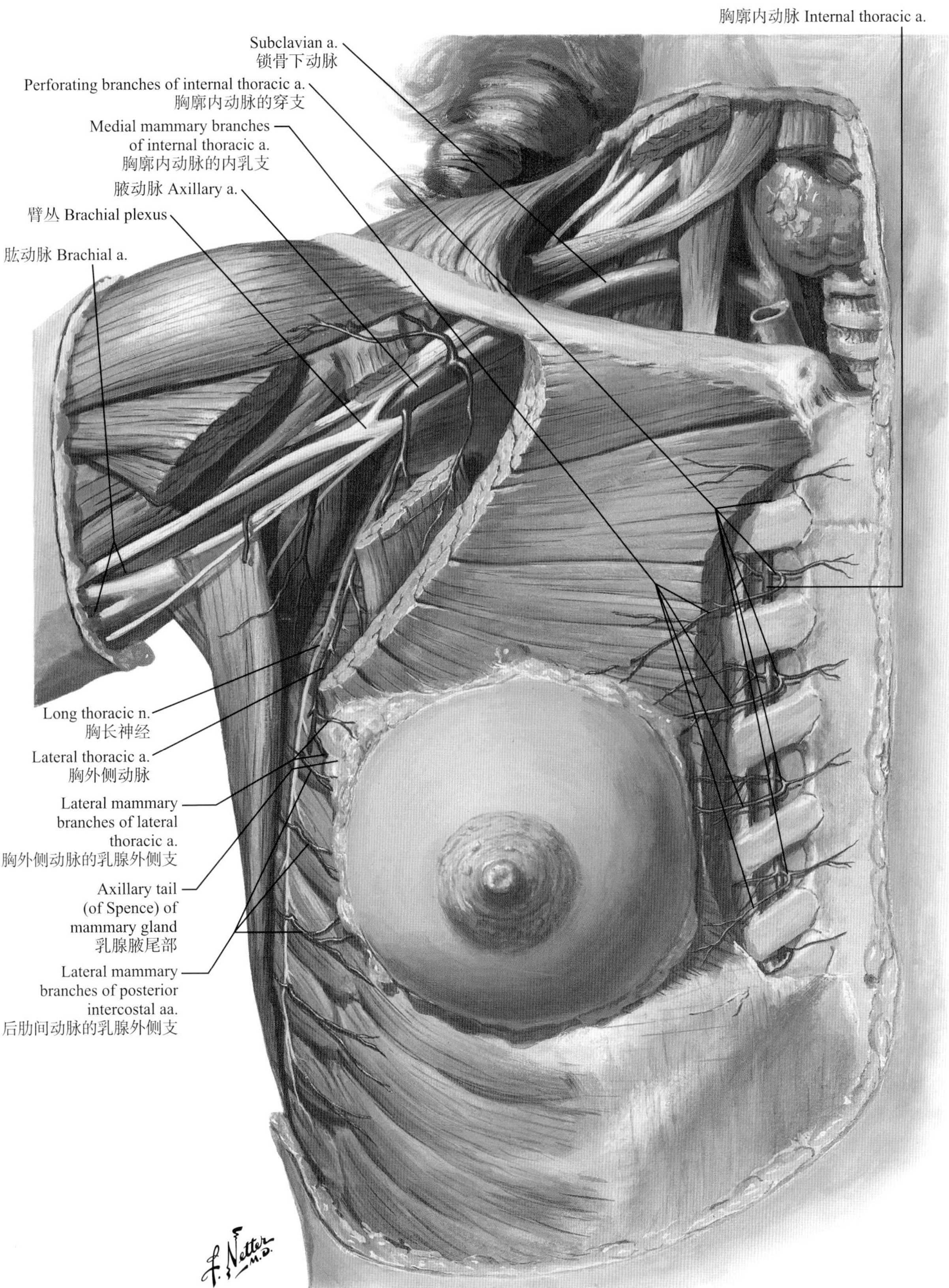
胸廓内动脉 Internal thoracic a.
Subclavian a.
锁骨下动脉
Perforating branches of internal thoracic a.
胸廓内动脉的穿支
Medial mammary branches
of internal thoracic a.
胸廓内动脉的内乳支
腋动脉 Axillary a.
臂丛 Brachial plexus
肱动脉 Brachial a.
Long thoracic n.
胸长神经
Lateral thoracic a.
胸外侧动脉
Lateral mammary
branches of lateral
thoracic a.
胸外侧动脉的乳腺外侧支
Axillary tail
(of Spence) of
mammary gland
乳腺腋尾部
Lateral mammary
branches of posterior
intercostal aa.
后肋间动脉的乳腺外侧支
F. Netter M.D.

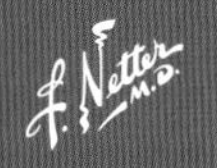

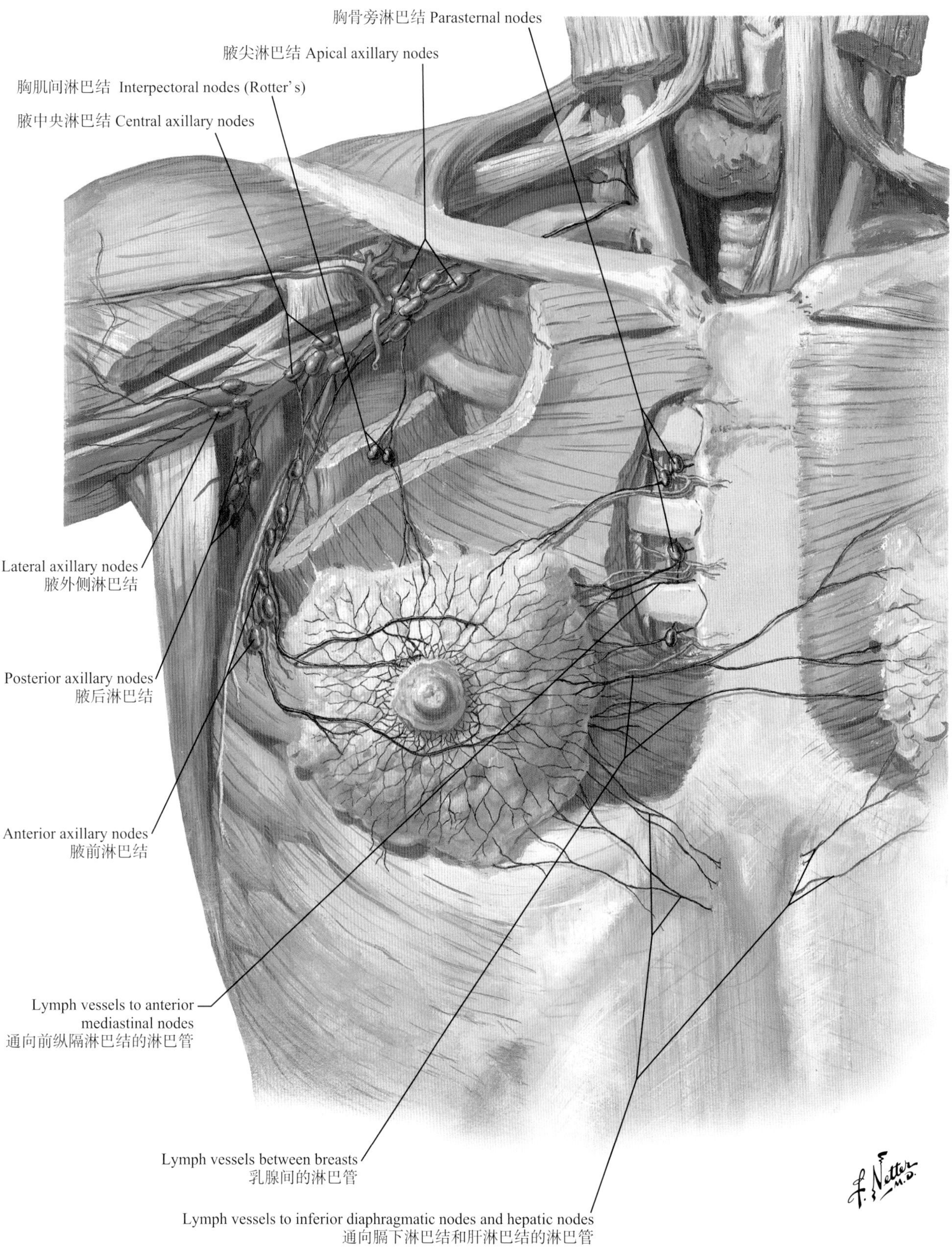

胸骨旁淋巴结 Parasternal nodes
腋尖淋巴结 Apical axillary nodes
胸肌间淋巴结 Interpectoral nodes (Rotter's)
腋中央淋巴结 Central axillary nodes
Lateral axillary nodes
腋外侧淋巴结
Posterior axillary nodes
腋后淋巴结
Anterior axillary nodes
腋前淋巴结
Lymph vessels to anterior mediastinal nodes
通向前纵隔淋巴结的淋巴管
Lymph vessels between breasts
乳腺间的淋巴管
Lymph vessels to inferior diaphragmatic nodes and hepatic nodes
通向膈下淋巴结和肝淋巴结的淋巴管

参见图 207

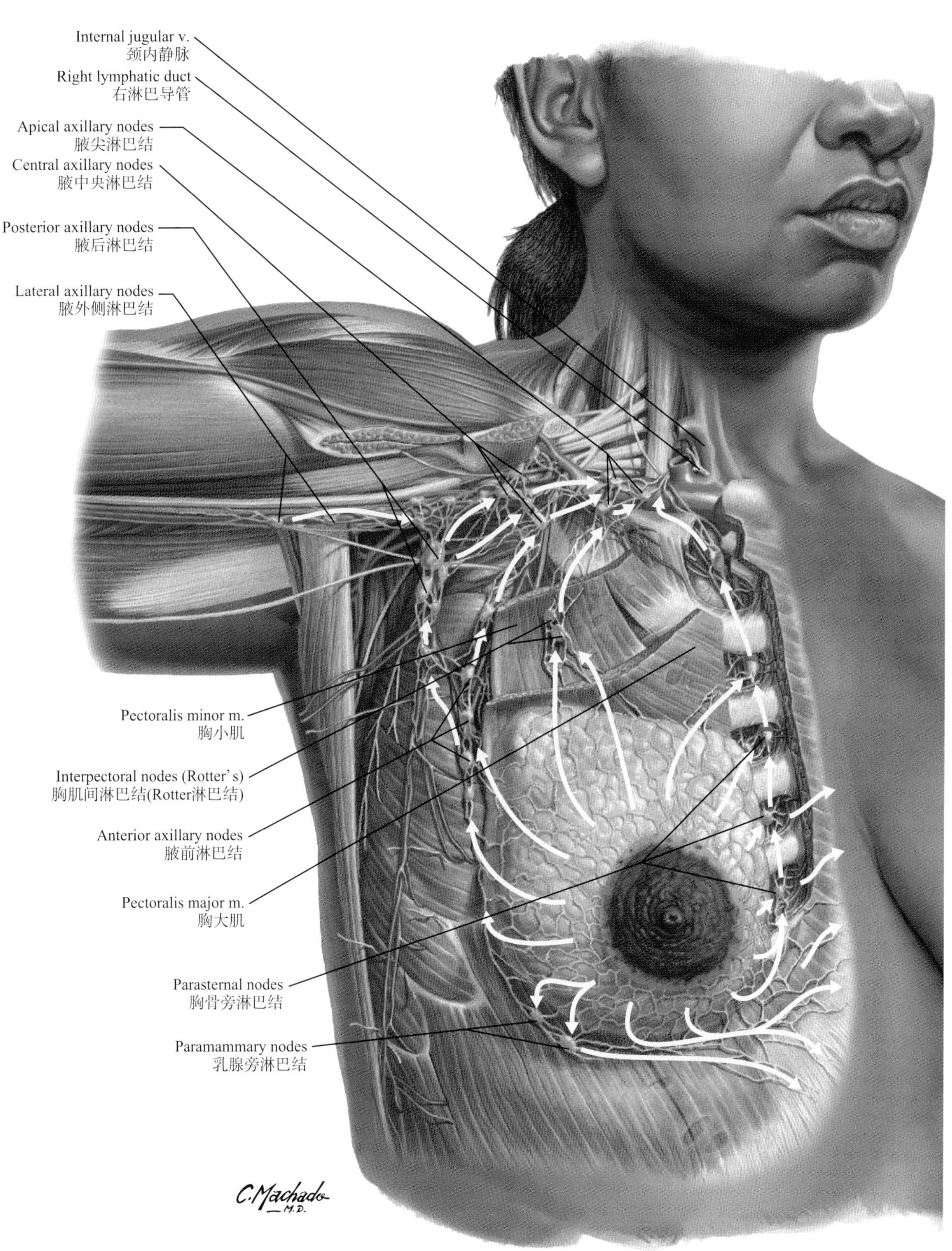
Internal jugular v.
颈内静脉
Right lymphatic duct
右淋巴导管
Apical axillary nodes
腋尖淋巴结
Central axillary nodes
腋中央淋巴结
Posterior axillary nodes
腋后淋巴结
Lateral axillary nodes
腋外侧淋巴结
Pectoralis minor m.
胸小肌
Interpectoral nodes (Rotter's)
胸肌间淋巴结(Rotter淋巴结)
Anterior axillary nodes
腋前淋巴结
Pectoralis major m.
胸大肌
Parasternal nodes
胸骨旁淋巴结
Paramammary nodes
乳腺旁淋巴结
C.Machado M.D.

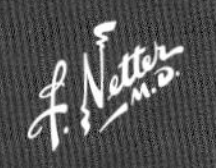

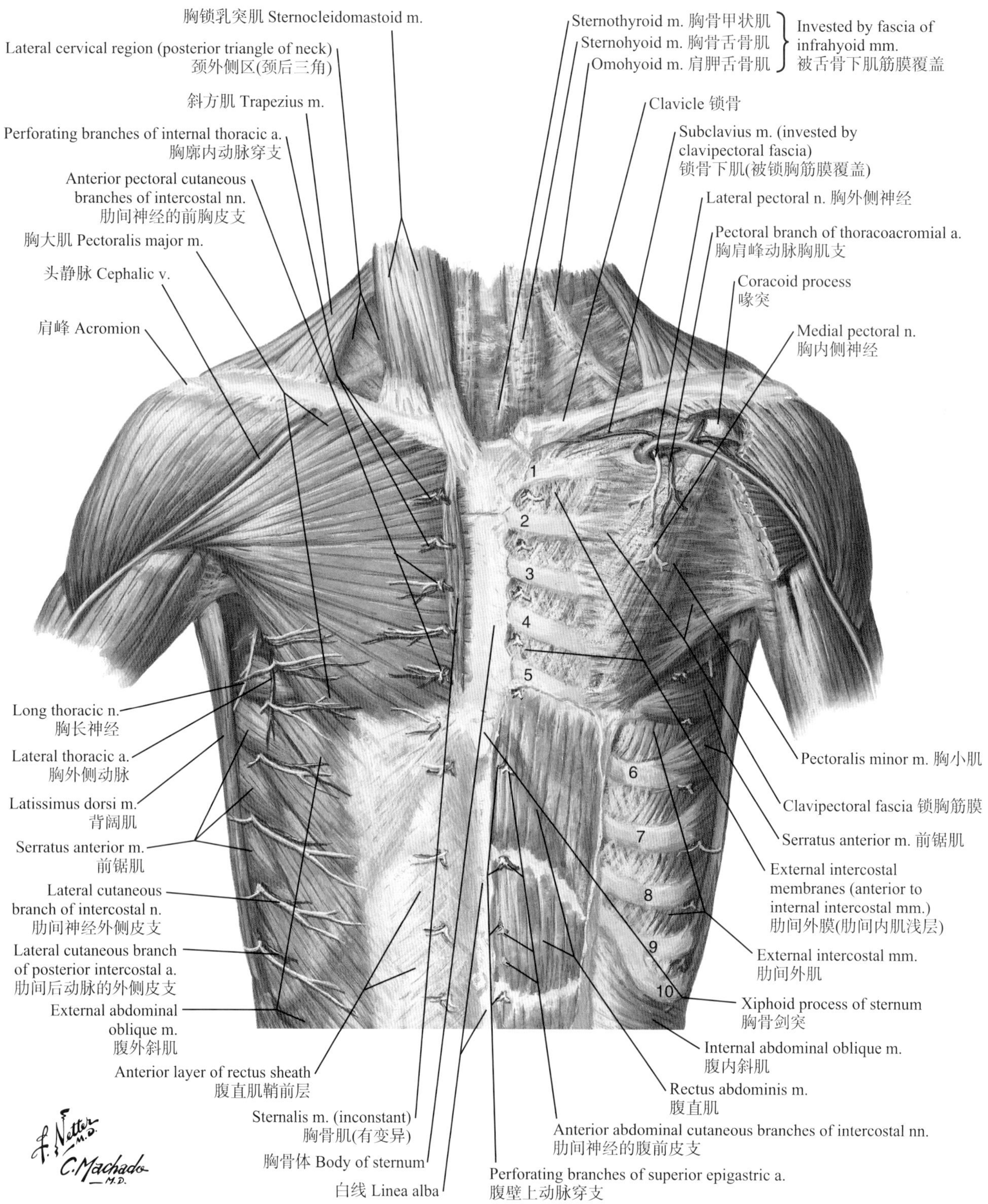

胸锁乳突肌 Sternocleidomastoid m.
Lateral cervical region (posterior triangle of neck)
颈外侧区(颈后三角)
斜方肌 Trapezius m.
Perforating branches of internal thoracic a.
胸廓内动脉穿支
Anterior pectoral cutaneous branches of intercostal nn.
肋间神经的前胸皮支
胸大肌 Pectoralis major m.
头静脉 Cephalic v.
肩峰 Acromion
Long thoracic n.
胸长神经
Lateral thoracic a.
胸外侧动脉
Latissimus dorsi m.
背阔肌
Serratus anterior m.
前锯肌
Lateral cutaneous branch of intercostal n.
肋间神经外侧皮支
Lateral cutaneous branch of posterior intercostal a.
肋间后动脉的外侧皮支
External abdominal oblique m.
腹外斜肌
Anterior layer of rectus sheath
腹直肌鞘前层
Sternalis m. (inconstant)
胸骨肌(有变异)
胸骨体 Body of sternum
白线 Linea alba
Sternothyroid m. 胸骨甲状肌
Sternohyoid m. 胸骨舌骨肌
Omohyoid m. 肩胛舌骨肌
Invested by fascia of infrahyoid mm.
被舌骨下肌筋膜覆盖
Clavicle 锁骨
Subclavius m. (invested by clavipectoral fascia)
锁骨下肌(被锁胸筋膜覆盖)
Lateral pectoral n. 胸外侧神经
Pectoral branch of thoracoacromial a.
胸肩峰动脉胸肌支
Coracoid process
喙突
Medial pectoral n.
胸内侧神经
1
2
3
4
5
6
7
8
9
10
Pectoralis minor m. 胸小肌
Clavipectoral fascia 锁胸筋膜
Serratus anterior m. 前锯肌
External intercostal membranes (anterior to internal intercostal mm.)
肋间外膜(肋间内肌浅层)
External intercostal mm.
肋间外肌
Xiphoid process of sternum
胸骨剑突
Internal abdominal oblique m.
腹内斜肌
Rectus abdominis m.
腹直肌
Anterior abdominal cutaneous branches of intercostal nn.
肋间神经的腹前皮支
Perforating branches of superior epigastric a.
腹壁上动脉穿支

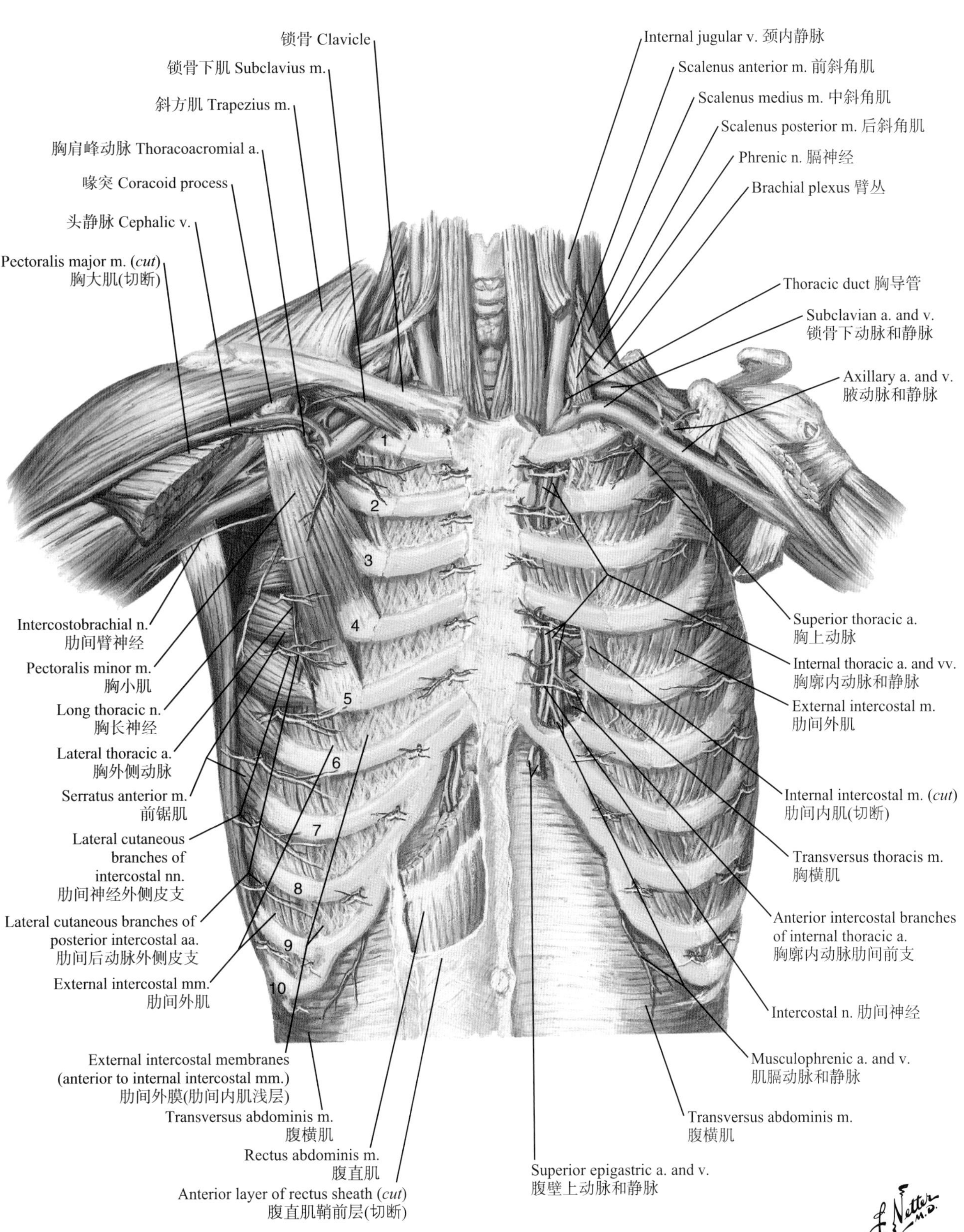
锁骨 Clavicle
锁骨下肌 Subclavius m.
斜方肌 Trapezius m.
胸肩峰动脉 Thoracoacromial a.
喙突 Coracoid process
头静脉 Cephalic v.
Pectoralis major m. (cut)
胸大肌(切断)
Intercostobrachial n.
肋间臂神经
Pectoralis minor m.
胸小肌
Long thoracic n.
胸长神经
Lateral thoracic a.
胸外侧动脉
Serratus anterior m.
前锯肌
Lateral cutaneous branches of intercostal nn.
肋间神经外侧皮支
Lateral cutaneous branches of posterior intercostal aa.
肋间后动脉外侧皮支
External intercostal mm.
肋间外肌
External intercostal membranes (anterior to internal intercostal mm.)
肋间外膜(肋间内肌浅层)
Transversus abdominis m.
腹横肌
Rectus abdominis m.
腹直肌
Anterior layer of rectus sheath (cut)
腹直肌鞘前层(切断)
Internal jugular v. 颈内静脉
Scalenus anterior m. 前斜角肌
Scalenus medius m. 中斜角肌
Scalenus posterior m. 后斜角肌
Phrenic n. 膈神经
Brachial plexus 臂丛
Thoracic duct 胸导管
Subclavian a. and v.
锁骨下动脉和静脉
Axillary a. and v.
腋动脉和静脉
Superior thoracic a.
胸上动脉
Internal thoracic a. and vv.
胸廓内动脉和静脉
External intercostal m.
肋间外肌
Internal intercostal m. (cut)
肋间内肌(切断)
Transversus thoracis m.
胸横肌
Anterior intercostal branches of internal thoracic a.
胸廓内动脉肋间前支
Intercostal n. 肋间神经
Musculophrenic a. and v.
肌膈动脉和静脉
Transversus abdominis m.
腹横肌
Superior epigastric a. and v.
腹壁上动脉和静脉
1
2
3
4
5
6
7
8
9
10

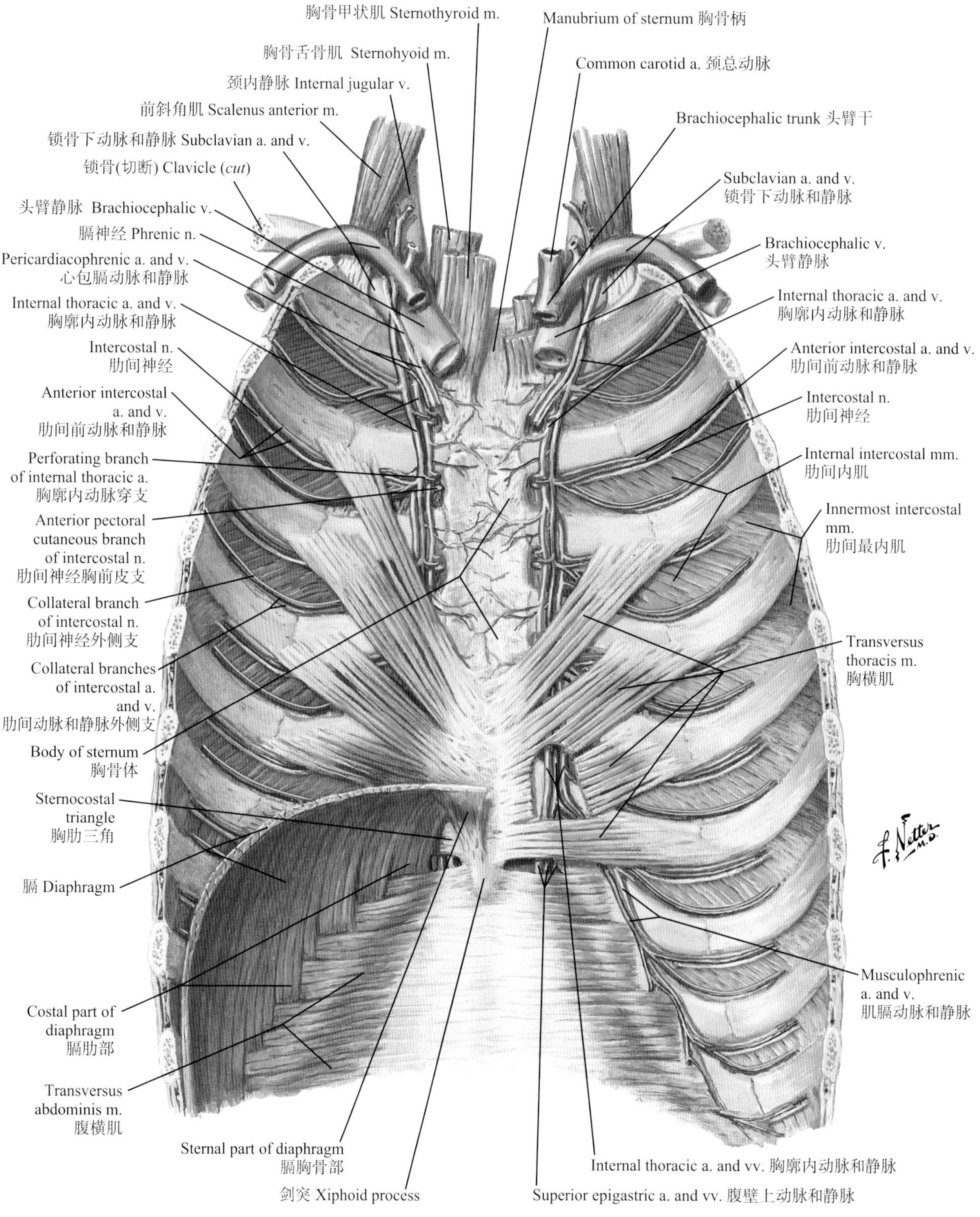

胸骨甲状肌 Sternothyroid m.
Manubrium of sternum 胸骨柄
胸骨舌骨肌 Sternohyoid m.
Common carotid a. 颈总动脉
颈内静脉 Internal jugular v.
前斜角肌 Scalenus anterior m.
Brachiocephalic trunk 头臂干
锁骨下动脉和静脉 Subclavian a. and v.
锁骨(切断) Clavicle (cut)
Subclavian a. and v.
锁骨下动脉和静脉
头臂静脉 Brachiocephalic v.
膈神经 Phrenic n.
Brachiocephalic v.
头臂静脉
Pericardiacophrenic a. and v.
心包膈动脉和静脉
Internal thoracic a. and v.
胸廓内动脉和静脉
Internal thoracic a. and v.
胸廓内动脉和静脉
Anterior intercostal a. and v.
肋间前动脉和静脉
Intercostal n.
肋间神经
Intercostal n.
肋间神经
Anterior intercostal
a. and v.
肋间前动脉和静脉
Internal intercostal mm.
肋间内肌
Perforating branch
of internal thoracic a.
胸廓内动脉穿支
Innermost intercostal
mm.
肋间最内肌
Anterior pectoral
cutaneous branch
of intercostal n.
肋间神经胸前皮支
Collateral branch
of intercostal n.
肋间神经外侧支
Transversus
thoracis m.
胸横肌
Collateral branches
of intercostal a.
and v.
肋间动脉和静脉外侧支
Body of sternum
胸骨体
Sternocostal
triangle
胸肋三角
膈 Diaphragm
Musculophrenic
a. and v.
肌膈动脉和静脉
Costal part of
diaphragm
膈肋部
Transversus
abdominis m.
腹横肌
Sternal part of diaphragm
膈胸骨部
Internal thoracic a. and vv. 胸廓内动脉和静脉
剑突 Xiphoid process
Superior epigastric a. and vv. 腹壁上动脉和静脉

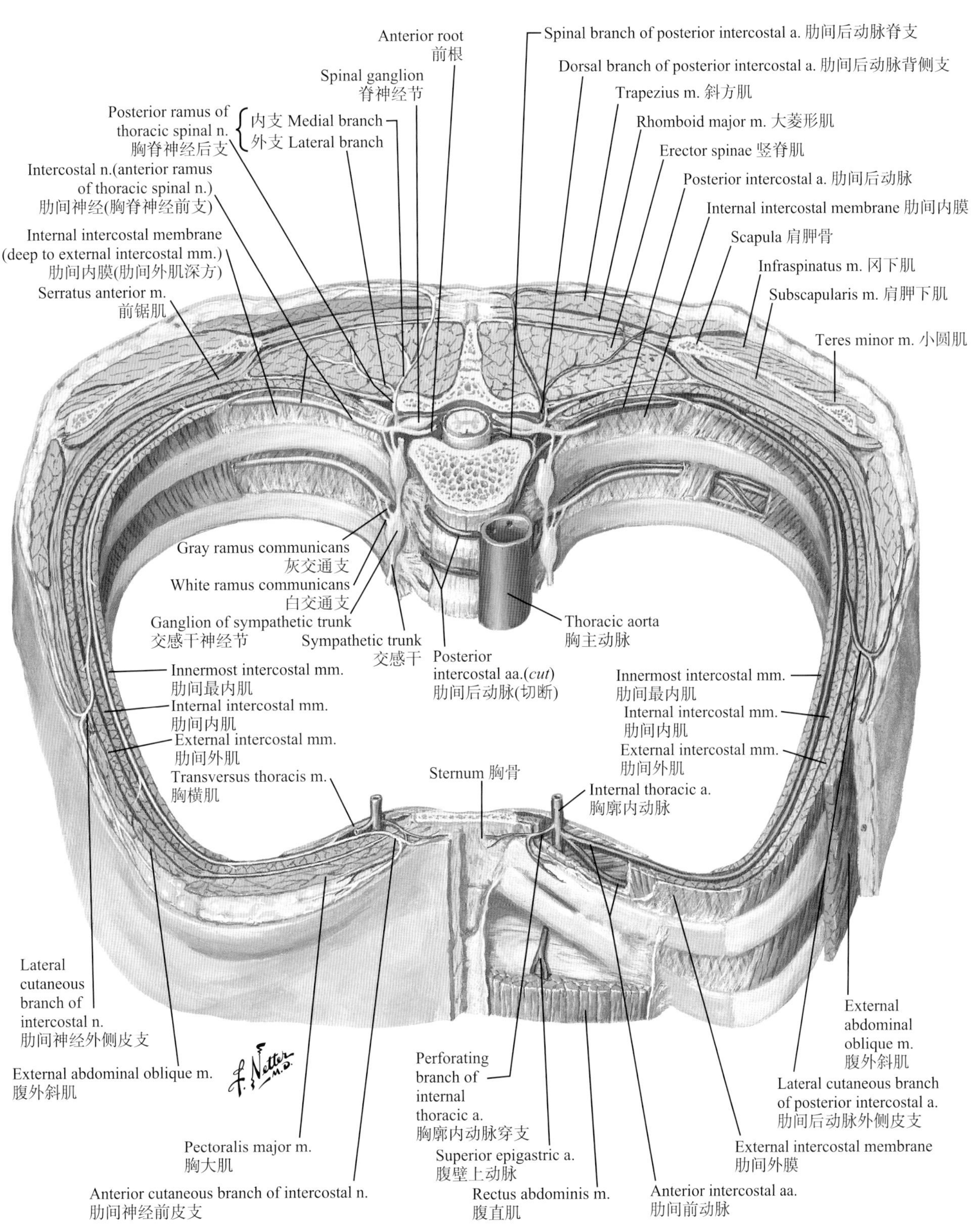
Anterior root
前根
Spinal ganglion
脊神经节
Posterior ramus of thoracic spinal n.
胸脊神经后支
内支 Medial branch
外支 Lateral branch
Intercostal n.(anterior ramus of thoracic spinal n.)
肋间神经(胸脊神经前支)
Internal intercostal membrane (deep to external intercostal mm.)
肋间内膜(肋间外肌深方)
Serratus anterior m.
前锯肌
Spinal branch of posterior intercostal a. 肋间后动脉脊支
Dorsal branch of posterior intercostal a. 肋间后动脉背侧支
Trapezius m. 斜方肌
Rhomboid major m. 大菱形肌
Erector spinae 竖脊肌
Posterior intercostal a. 肋间后动脉
Internal intercostal membrane 肋间内膜
Scapula 肩胛骨
Infraspinatus m. 冈下肌
Subscapularis m. 肩胛下肌
Teres minor m. 小圆肌
Gray ramus communicans
灰交通支
White ramus communicans
白交通支
Ganglion of sympathetic trunk
交感干神经节
Sympathetic trunk
交感干
Posterior intercostal aa.(cut)
肋间后动脉(切断)
Thoracic aorta
胸主动脉
Innermost intercostal mm.
肋间最内肌
Internal intercostal mm.
肋间内肌
External intercostal mm.
肋间外肌
Transversus thoracis m.
胸横肌
Sternum 胸骨
Internal thoracic a.
胸廓内动脉
Innermost intercostal mm.
肋间最内肌
Internal intercostal mm.
肋间内肌
External intercostal mm.
肋间外肌
Lateral cutaneous branch of intercostal n.
肋间神经外侧皮支
External abdominal oblique m.
腹外斜肌
Pectoralis major m.
胸大肌
Anterior cutaneous branch of intercostal n.
肋间神经前皮支
Perforating branch of internal thoracic a.
胸廓内动脉穿支
Superior epigastric a.
腹壁上动脉
Rectus abdominis m.
腹直肌
Anterior intercostal aa.
肋间前动脉
External intercostal membrane
肋间外膜
Lateral cutaneous branch of posterior intercostal a.
肋间后动脉外侧皮支
External abdominal oblique m.
腹外斜肌
F. Netter M.D.

# 胸壁的静脉

参见图 234,259,277

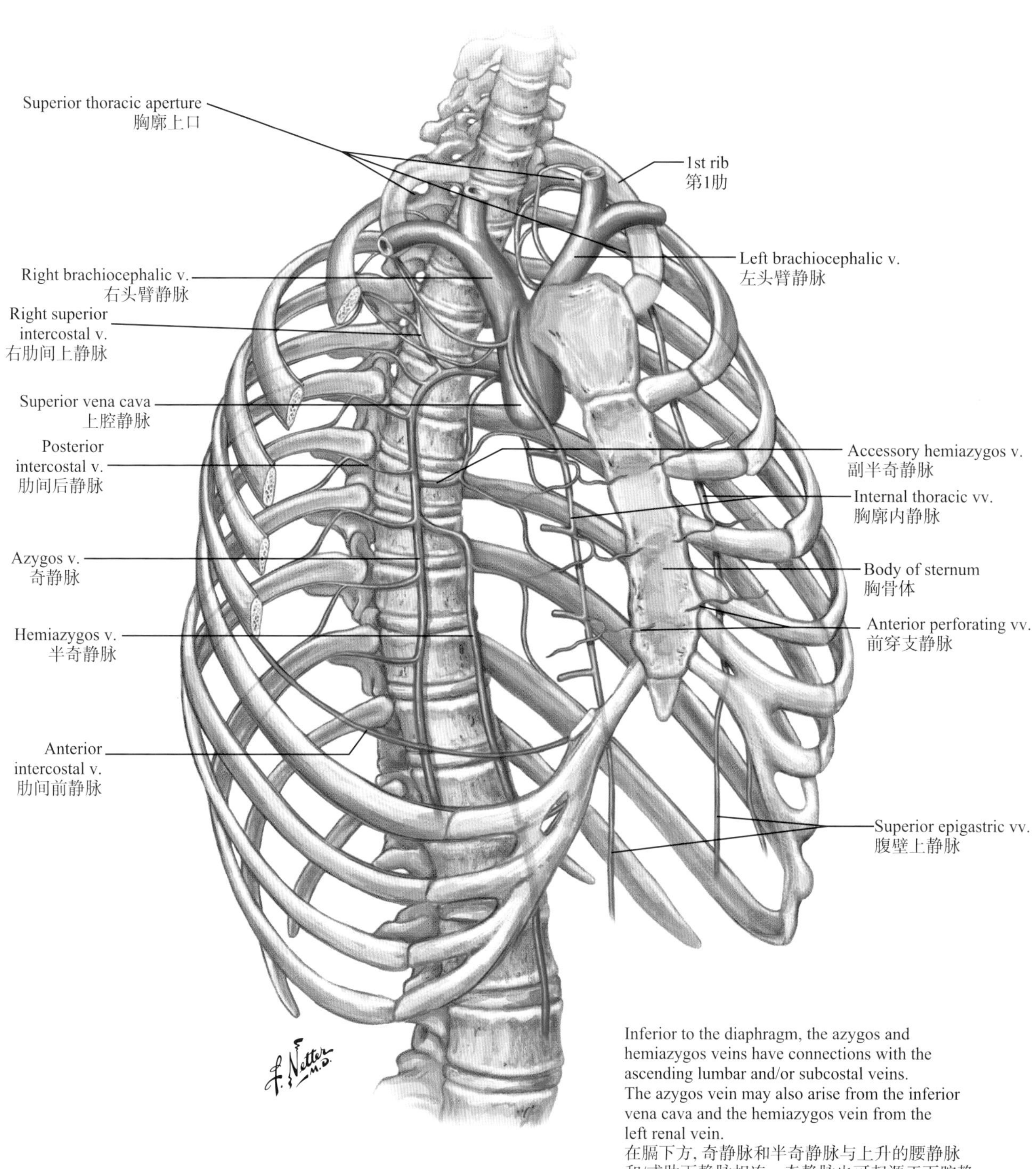


Inferior to the diaphragm, the azygos and hemiazygos veins have connections with the ascending lumbar and/or subcostal veins. The azygos vein may also arise from the inferior vena cava and the hemiazygos vein from the left renal vein.

在膈下方,奇静脉和半奇静脉与上升的腰静脉和/或肋下静脉相连。奇静脉也可起源于下腔静脉,半奇静脉可起源于左肾静脉。

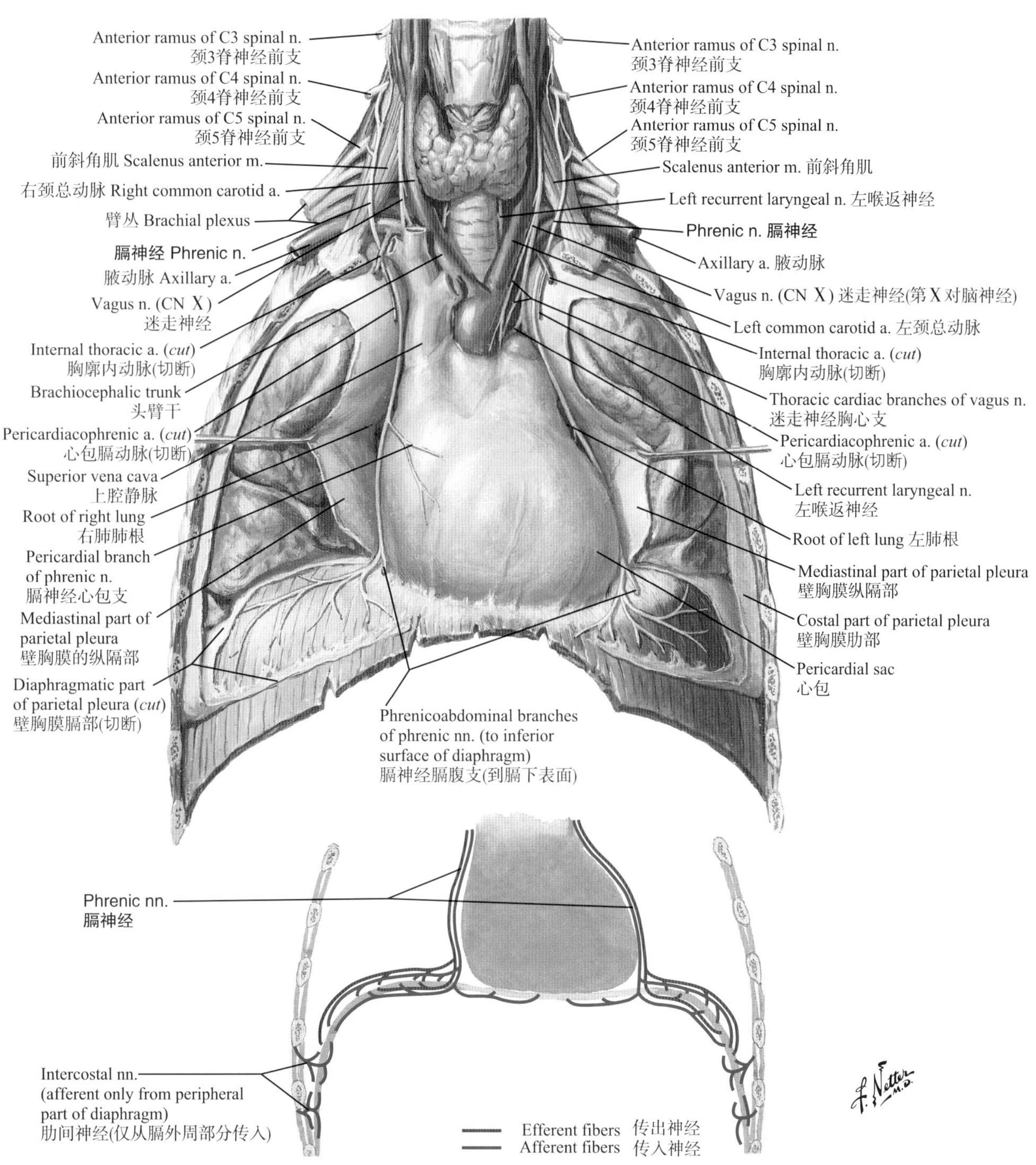
Anterior ramus of C3 spinal n. 颈3脊神经前支
Anterior ramus of C4 spinal n. 颈4脊神经前支
Anterior ramus of C5 spinal n. 颈5脊神经前支
前斜角肌 Scalenus anterior m.
右颈总动脉 Right common carotid a.
臂丛 Brachial plexus
膈神经 Phrenic n.
腋动脉 Axillary a.
Vagus n. (CN Ⅹ) 迷走神经
Internal thoracic a. (*cut*) 胸廓内动脉(切断)
Brachiocephalic trunk 头臂干
Pericardiacophrenic a. (*cut*) 心包膈动脉(切断)
Superior vena cava 上腔静脉
Root of right lung 右肺肺根
Pericardial branch of phrenic n. 膈神经心包支
Mediastinal part of parietal pleura 壁胸膜的纵隔部
Diaphragmatic part of parietal pleura (*cut*) 壁胸膜膈部(切断)
Anterior ramus of C3 spinal n. 颈3脊神经前支
Anterior ramus of C4 spinal n. 颈4脊神经前支
Anterior ramus of C5 spinal n. 颈5脊神经前支
Scalenus anterior m. 前斜角肌
Left recurrent laryngeal n. 左喉返神经
Phrenic n. 膈神经
Axillary a. 腋动脉
Vagus n. (CN Ⅹ) 迷走神经(第Ⅹ对脑神经)
Left common carotid a. 左颈总动脉
Internal thoracic a. (*cut*) 胸廓内动脉(切断)
Thoracic cardiac branches of vagus n. 迷走神经胸心支
Pericardiacophrenic a. (*cut*) 心包膈动脉(切断)
Left recurrent laryngeal n. 左喉返神经
Root of left lung 左肺根
Mediastinal part of parietal pleura 壁胸膜纵隔部
Costal part of parietal pleura 壁胸膜肋部
Pericardial sac 心包
Phrenicoabdominal branches of phrenic nn. (to inferior surface of diaphragm) 膈神经膈腹支(到膈下表面)
Phrenic nn. 膈神经
Intercostal nn. (afferent only from peripheral part of diaphragm) 肋间神经(仅从膈外周部分传入)
Efferent fibers 传出神经
Afferent fibers 传入神经
F. Netter M.D.

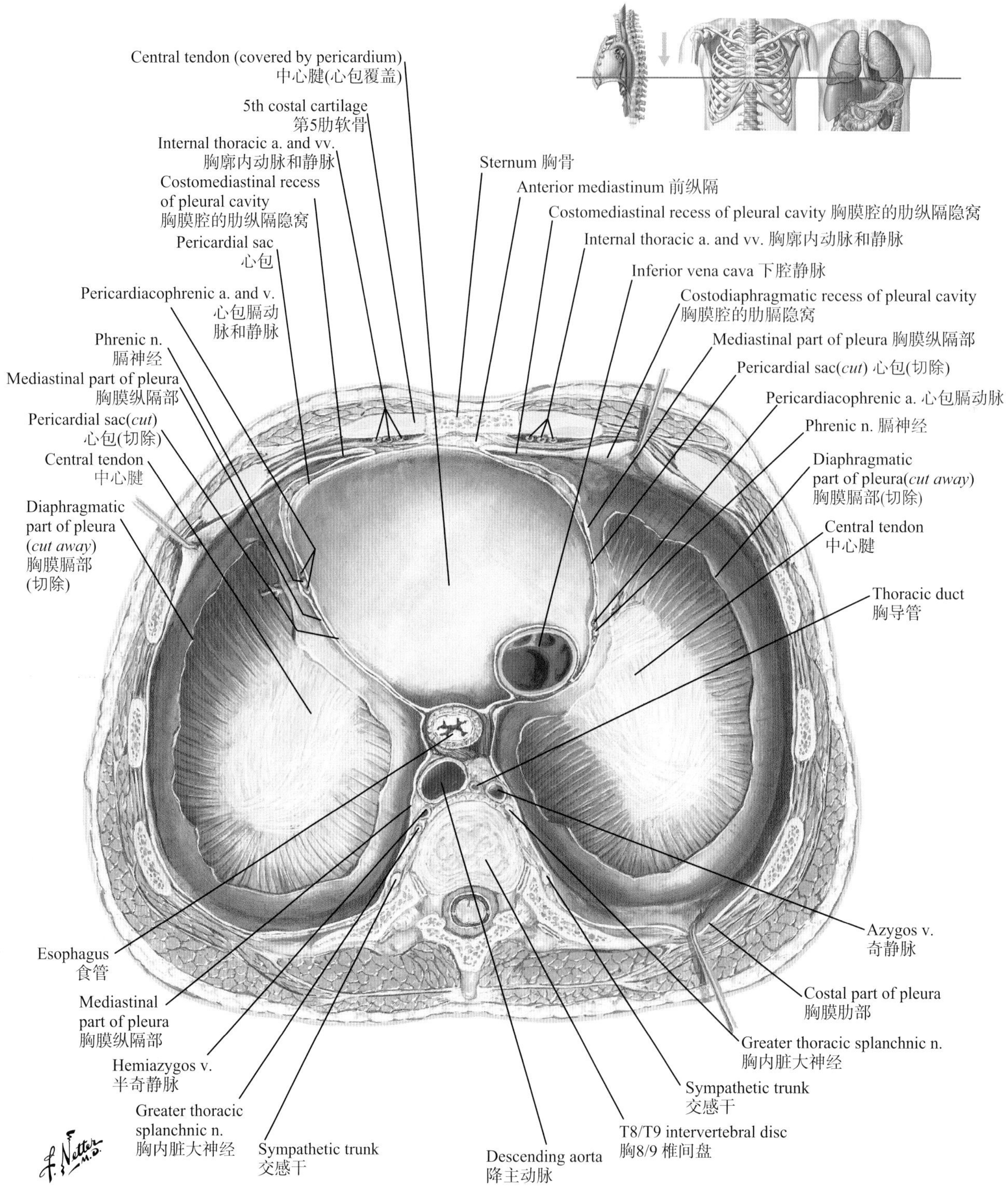

Central tendon (covered by pericardium)
中心腱(心包覆盖)
5th costal cartilage
第5肋软骨
Internal thoracic a. and vv.
胸廓内动脉和静脉
Costomediastinal recess of pleural cavity
胸膜腔的肋纵隔隐窝
Pericardial sac
心包
Pericardiacophrenic a. and v.
心包膈动脉和静脉
Phrenic n.
膈神经
Mediastinal part of pleura
胸膜纵隔部
Pericardial sac(*cut*)
心包(切除)
Central tendon
中心腱
Diaphragmatic part of pleura (*cut away*)
胸膜膈部(切除)
Sternum 胸骨
Anterior mediastinum 前纵隔
Costomediastinal recess of pleural cavity 胸膜腔的肋纵隔隐窝
Internal thoracic a. and vv. 胸廓内动脉和静脉
Inferior vena cava 下腔静脉
Costodiaphragmatic recess of pleural cavity
胸膜腔的肋膈隐窝
Mediastinal part of pleura 胸膜纵隔部
Pericardial sac(*cut*) 心包(切除)
Pericardiacophrenic a. 心包膈动脉
Phrenic n. 膈神经
Diaphragmatic part of pleura(*cut away*)
胸膜膈部(切除)
Central tendon
中心腱
Thoracic duct
胸导管
Azygos v.
奇静脉
Costal part of pleura
胸膜肋部
Greater thoracic splanchnic n.
胸内脏大神经
Sympathetic trunk
交感干
T8/T9 intervertebral disc
胸8/9 椎间盘
Descending aorta
降主动脉
Sympathetic trunk
交感干
Greater thoracic splanchnic n.
胸内脏大神经
Hemiazygos v.
半奇静脉
Mediastinal part of pleura
胸膜纵隔部
Esophagus
食管

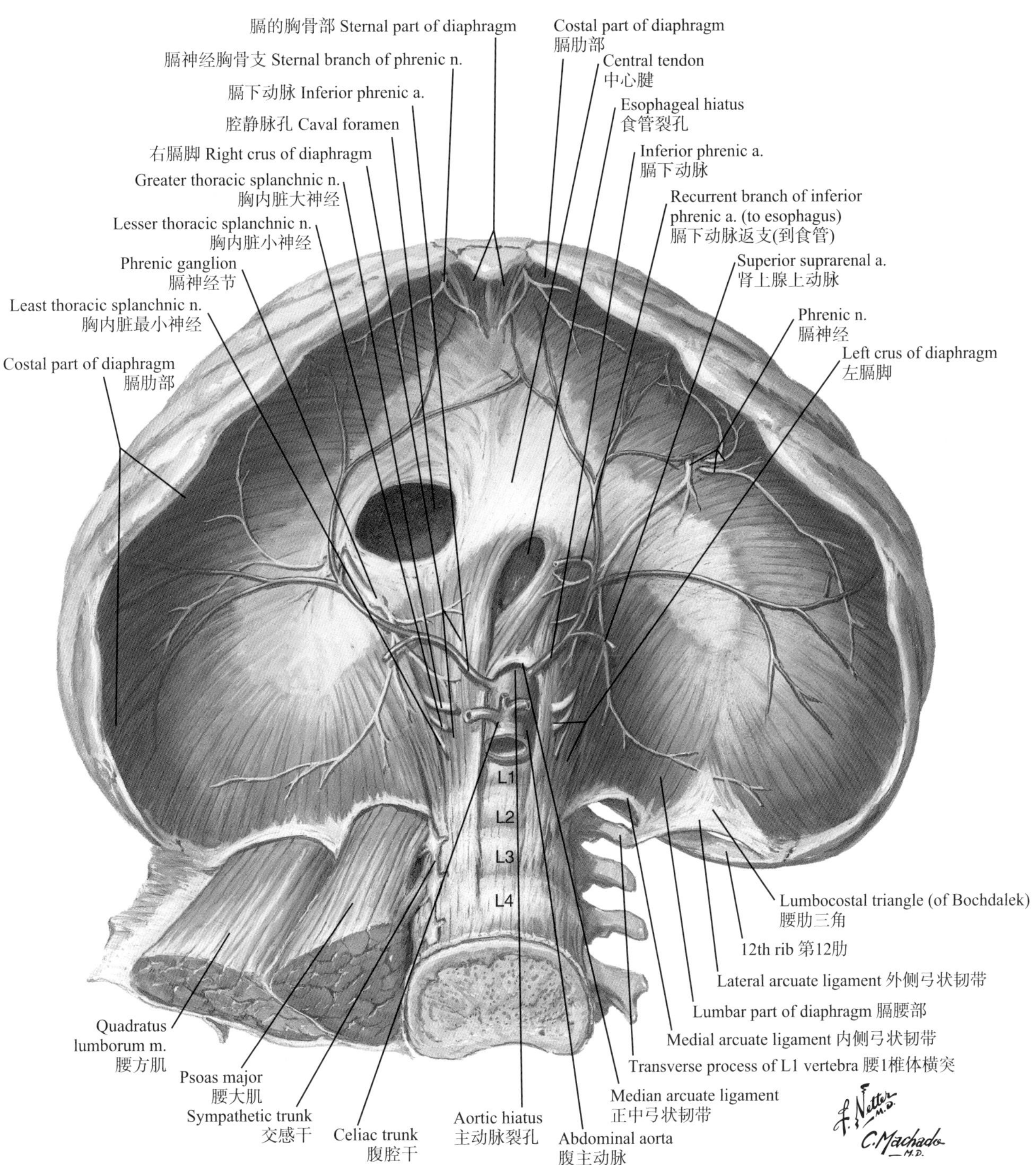
膈的胸骨部 Sternal part of diaphragm
膈神经胸骨支 Sternal branch of phrenic n.
膈下动脉 Inferior phrenic a.
腔静脉孔 Caval foramen
右膈脚 Right crus of diaphragm
Greater thoracic splanchnic n.
胸内脏大神经
Lesser thoracic splanchnic n.
胸内脏小神经
Phrenic ganglion
膈神经节
Least thoracic splanchnic n.
胸内脏最小神经
Costal part of diaphragm
膈肋部
Costal part of diaphragm
膈肋部
Central tendon
中心腱
Esophageal hiatus
食管裂孔
Inferior phrenic a.
膈下动脉
Recurrent branch of inferior
phrenic a. (to esophagus)
膈下动脉返支(到食管)
Superior suprarenal a.
肾上腺上动脉
Phrenic n.
膈神经
Left crus of diaphragm
左膈脚
L1
L2
L3
L4
Lumbocostal triangle (of Bochdalek)
腰肋三角
12th rib 第12肋
Lateral arcuate ligament 外侧弓状韧带
Lumbar part of diaphragm 膈腰部
Medial arcuate ligament 内侧弓状韧带
Transverse process of L1 vertebra 腰1椎体横突
Median arcuate ligament
正中弓状韧带
Quadratus
lumborum m.
腰方肌
Psoas major
腰大肌
Sympathetic trunk
交感干
Celiac trunk
腹腔干
Aortic hiatus
主动脉裂孔
Abdominal aorta
腹主动脉
F. Netter M.D.
C. Machado M.D.

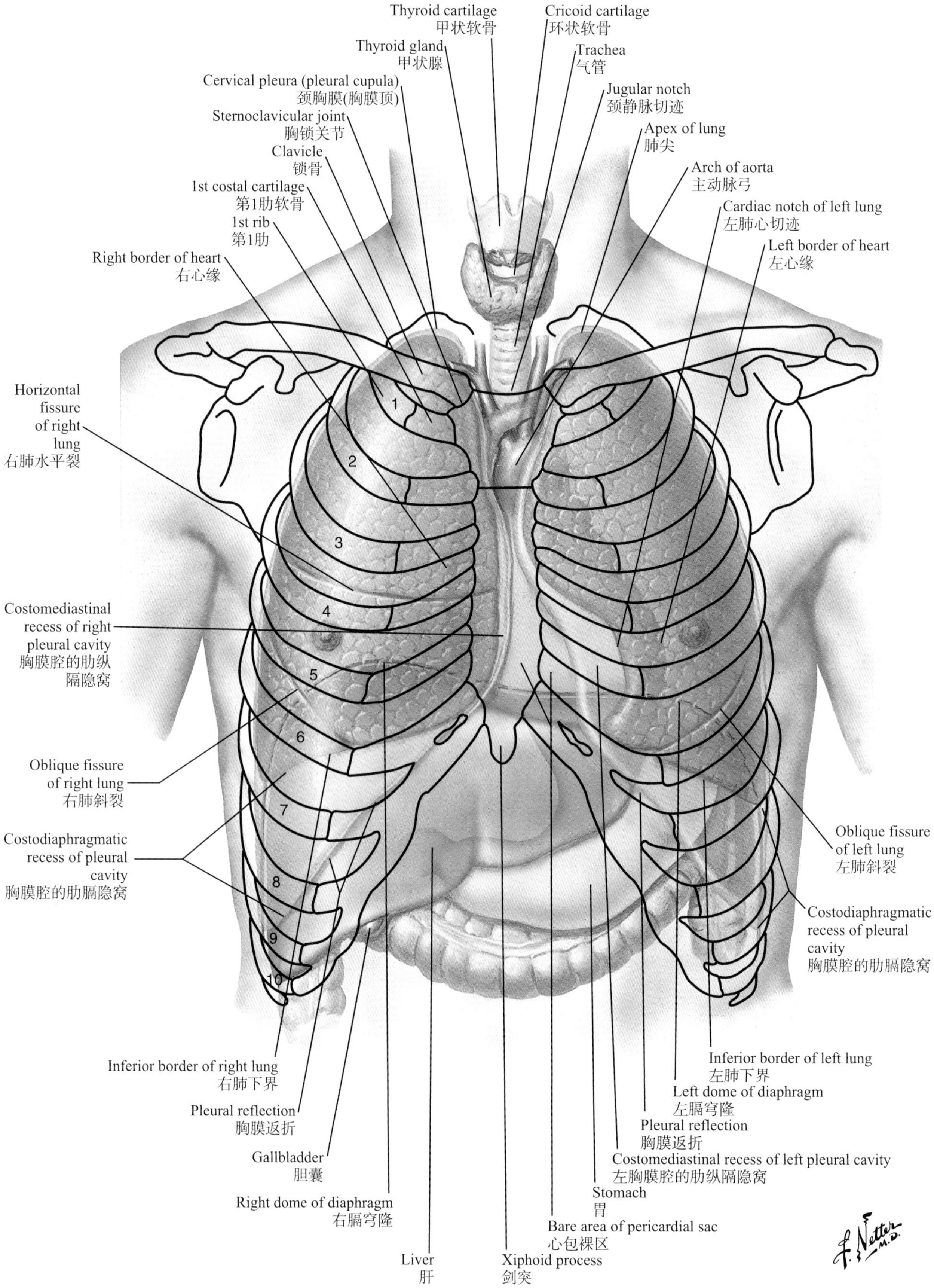

Thyroid cartilage
甲状软骨
Cricoid cartilage
环状软骨
Thyroid gland
甲状腺
Trachea
气管
Cervical pleura (pleural cupula)
颈胸膜(胸膜顶)
Jugular notch
颈静脉切迹
Sternoclavicular joint
胸锁关节
Apex of lung
肺尖
Clavicle
锁骨
Arch of aorta
主动脉弓
1st costal cartilage
第1肋软骨
Cardiac notch of left lung
左肺心切迹
1st rib
第1肋
Left border of heart
左心缘
Right border of heart
右心缘
Horizontal fissure of right lung
右肺水平裂
1
2
3
4
5
6
7
8
9
10
Costomediastinal recess of right pleural cavity
胸膜腔的肋纵隔隐窝
Oblique fissure of right lung
右肺斜裂
Costodiaphragmatic recess of pleural cavity
胸膜腔的肋膈隐窝
Oblique fissure of left lung
左肺斜裂
Costodiaphragmatic recess of pleural cavity
胸膜腔的肋膈隐窝
Inferior border of right lung
右肺下界
Pleural reflection
胸膜返折
Gallbladder
胆囊
Right dome of diaphragm
右膈穹隆
Liver
肝
Xiphoid process
剑突
Bare area of pericardial sac
心包裸区
Stomach
胃
Costomediastinal recess of left pleural cavity
左胸膜腔的肋纵隔隐窝
Pleural reflection
胸膜返折
Left dome of diaphragm
左膈穹隆
Inferior border of left lung
左肺下界
F. Netter M.D.

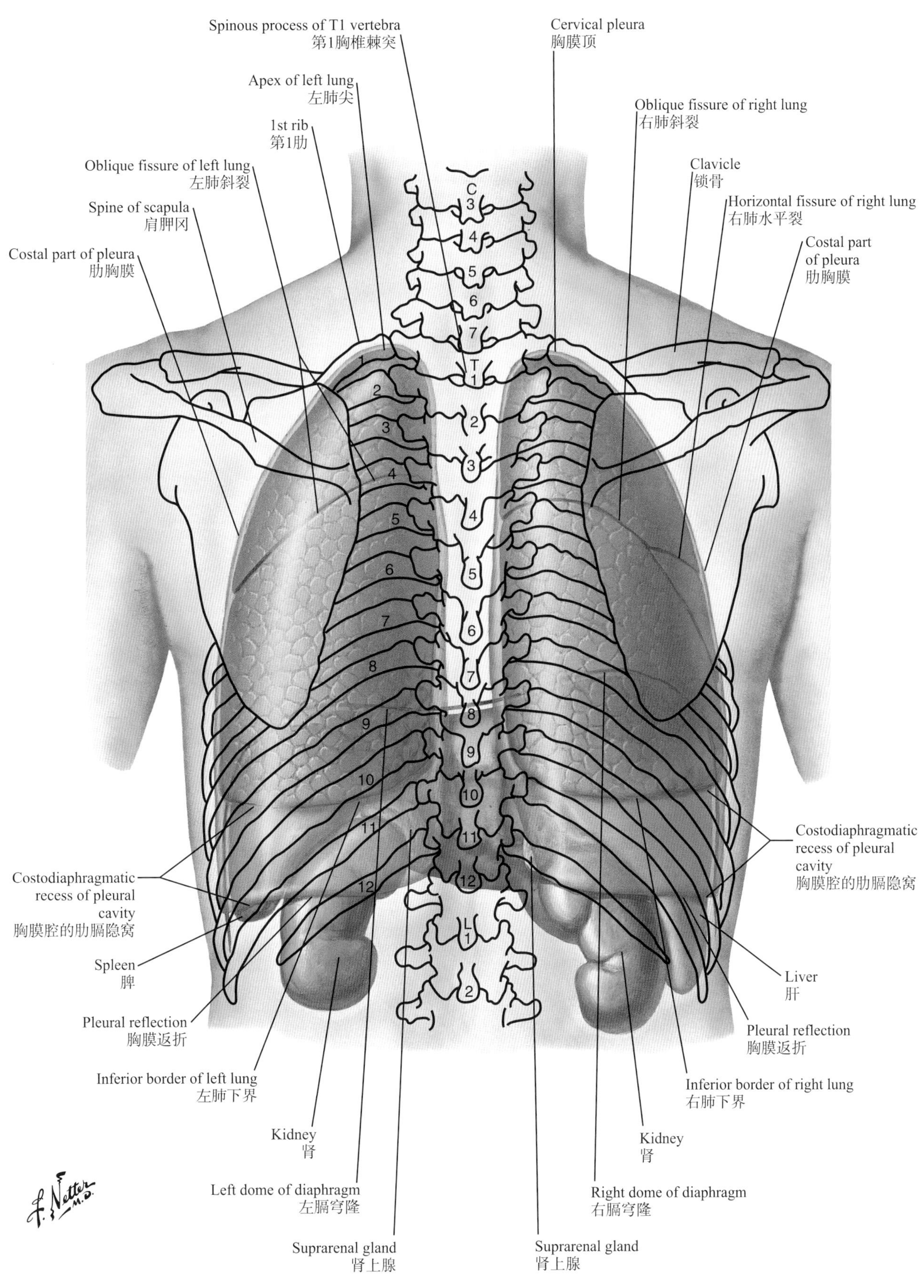
Spinous process of T1 vertebra
第1胸椎棘突
Cervical pleura
胸膜顶
Apex of left lung
左肺尖
Oblique fissure of right lung
右肺斜裂
1st rib
第1肋
Clavicle
锁骨
Oblique fissure of left lung
左肺斜裂
Horizontal fissure of right lung
右肺水平裂
Spine of scapula
肩胛冈
Costal part of pleura
肋胸膜
Costal part of pleura
肋胸膜
C
3
4
5
6
7
T
1
2
3
4
5
6
7
8
9
10
11
12
L
1
2
Costodiaphragmatic recess of pleural cavity
胸膜腔的肋膈隐窝
Costodiaphragmatic recess of pleural cavity
胸膜腔的肋膈隐窝
Spleen
脾
Liver
肝
Pleural reflection
胸膜返折
Pleural reflection
胸膜返折
Inferior border of left lung
左肺下界
Inferior border of right lung
右肺下界
Kidney
肾
Kidney
肾
Left dome of diaphragm
左膈穹隆
Right dome of diaphragm
右膈穹隆
Suprarenal gland
肾上腺
Suprarenal gland
肾上腺
F. Netter M.D.

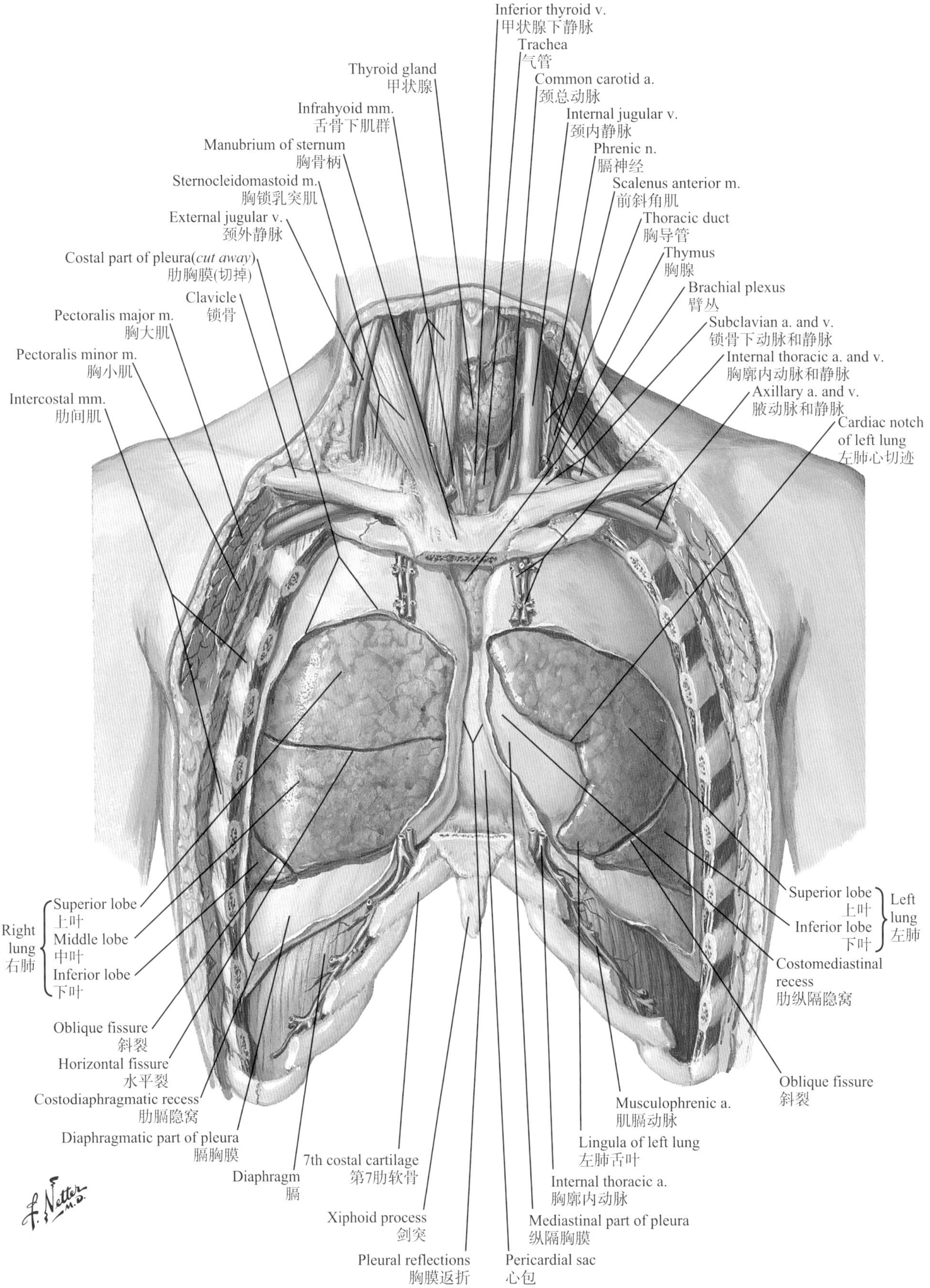

Inferior thyroid v.
甲状腺下静脉
Trachea
气管
Thyroid gland
甲状腺
Common carotid a.
颈总动脉
Infrahyoid mm.
舌骨下肌群
Internal jugular v.
颈内静脉
Manubrium of sternum
胸骨柄
Phrenic n.
膈神经
Sternocleidomastoid m.
胸锁乳突肌
Scalenus anterior m.
前斜角肌
External jugular v.
颈外静脉
Thoracic duct
胸导管
Costal part of pleura(cut away)
肋胸膜(切掉)
Thymus
胸腺
Clavicle
锁骨
Brachial plexus
臂丛
Pectoralis major m.
胸大肌
Subclavian a. and v.
锁骨下动脉和静脉
Pectoralis minor m.
胸小肌
Internal thoracic a. and v.
胸廓内动脉和静脉
Intercostal mm.
肋间肌
Axillary a. and v.
腋动脉和静脉
Cardiac notch of left lung
左肺心切迹
Right lung
右肺
Superior lobe
上叶
Middle lobe
中叶
Inferior lobe
下叶
Superior lobe
上叶
Inferior lobe
下叶
Left lung
左肺
Costomediastinal recess
肋纵隔隐窝
Oblique fissure
斜裂
Horizontal fissure
水平裂
Costodiaphragmatic recess
肋膈隐窝
Oblique fissure
斜裂
Musculophrenic a.
肌膈动脉
Diaphragmatic part of pleura
膈胸膜
Lingula of left lung
左肺舌叶
7th costal cartilage
第7肋软骨
Diaphragm
膈
Internal thoracic a.
胸廓内动脉
Xiphoid process
剑突
Mediastinal part of pleura
纵隔胸膜
Pleural reflections
胸膜返折
Pericardial sac
心包
F. Netter M.D.

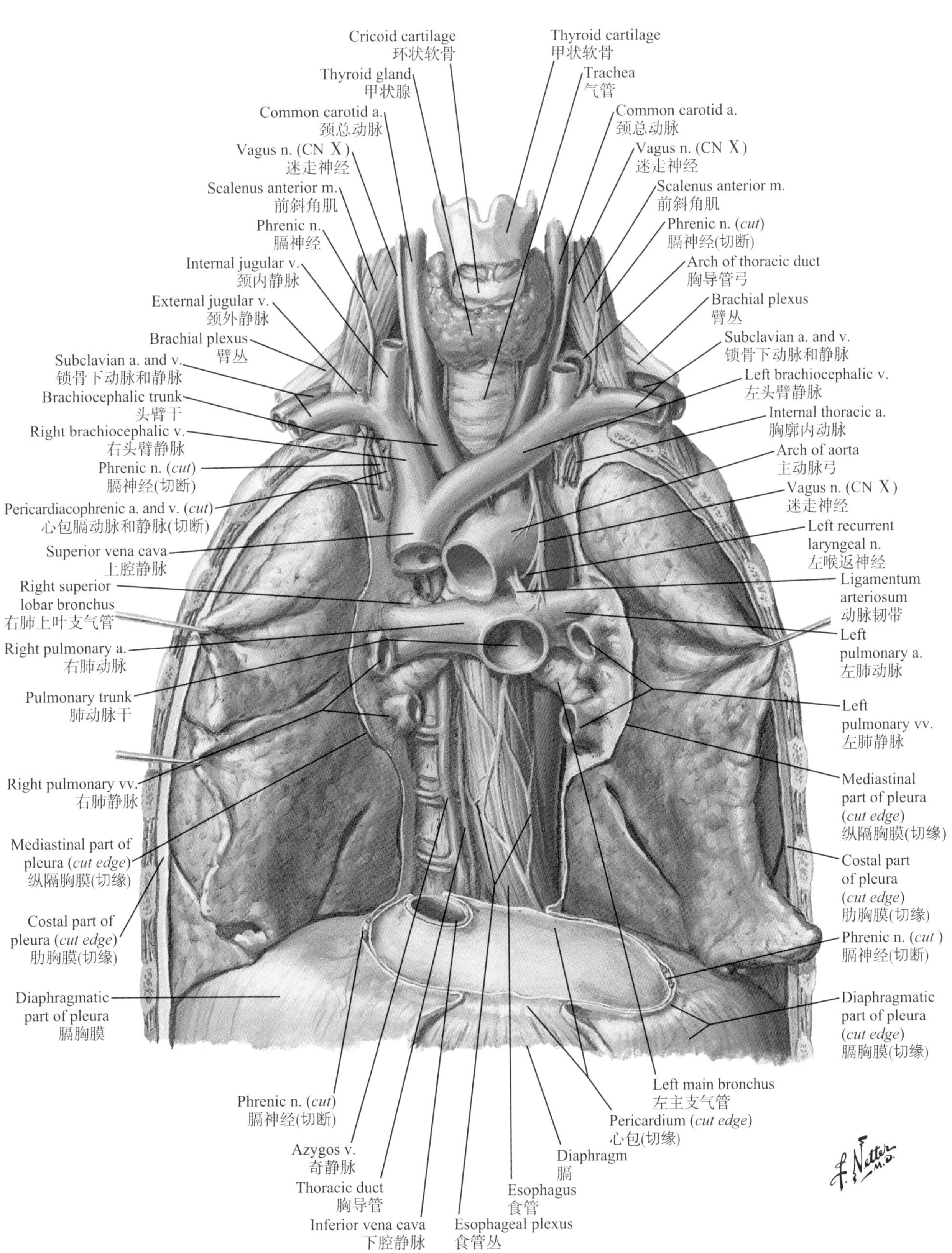
Cricoid cartilage
环状软骨
Thyroid cartilage
甲状软骨
Thyroid gland
甲状腺
Trachea
气管
Common carotid a.
颈总动脉
Common carotid a.
颈总动脉
Vagus n. (CN Ⅹ)
迷走神经
Vagus n. (CN Ⅹ)
迷走神经
Scalenus anterior m.
前斜角肌
Scalenus anterior m.
前斜角肌
Phrenic n.
膈神经
Phrenic n. (cut)
膈神经(切断)
Internal jugular v.
颈内静脉
Arch of thoracic duct
胸导管弓
External jugular v.
颈外静脉
Brachial plexus
臂丛
Brachial plexus
臂丛
Subclavian a. and v.
锁骨下动脉和静脉
Subclavian a. and v.
锁骨下动脉和静脉
Left brachiocephalic v.
左头臂静脉
Brachiocephalic trunk
头臂干
Internal thoracic a.
胸廓内动脉
Right brachiocephalic v.
右头臂静脉
Arch of aorta
主动脉弓
Phrenic n. (cut)
膈神经(切断)
Vagus n. (CN Ⅹ)
迷走神经
Pericardiacophrenic a. and v. (cut)
心包膈动脉和静脉(切断)
Left recurrent laryngeal n.
左喉返神经
Superior vena cava
上腔静脉
Ligamentum arteriosum
动脉韧带
Right superior lobar bronchus
右肺上叶支气管
Left pulmonary a.
左肺动脉
Right pulmonary a.
右肺动脉
Pulmonary trunk
肺动脉干
Left pulmonary vv.
左肺静脉
Right pulmonary vv.
右肺静脉
Mediastinal part of pleura (cut edge)
纵隔胸膜(切缘)
Mediastinal part of pleura (cut edge)
纵隔胸膜(切缘)
Costal part of pleura (cut edge)
肋胸膜(切缘)
Costal part of pleura (cut edge)
肋胸膜(切缘)
Phrenic n. (cut)
膈神经(切断)
Diaphragmatic part of pleura
膈胸膜
Diaphragmatic part of pleura (cut edge)
膈胸膜(切缘)
Left main bronchus
左主支气管
Phrenic n. (cut)
膈神经(切断)
Pericardium (cut edge)
心包(切缘)
Azygos v.
奇静脉
Diaphragm
膈
Thoracic duct
胸导管
Esophagus
食管
Inferior vena cava
下腔静脉
Esophageal plexus
食管丛
F. Netter M.D.

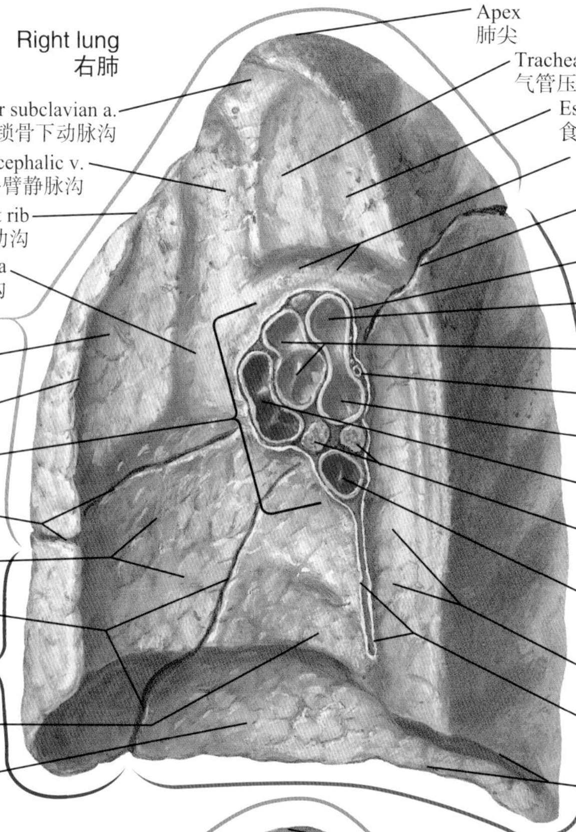

Right lung
右肺
Apex
肺尖
Tracheal impression
气管压迹
Esophageal impression
食管压迹
Groove for azygos v.
奇静脉沟
Oblique fissure
斜裂
Pleura(*cut edge*)
胸膜(切缘)
Right superior lobar bronchus
右肺上叶支气管
Right pulmonary aa.
右肺动脉
Bonchial a.
支气管动脉
Intermediate bronchus
中叶支气管
Right superior pulmonary vv.
右上肺静脉
Bronchopulmonary nodes (hilar nodes)
支气管肺淋巴结(肺门淋巴结)
Right inferior pulmonary vv.
右下肺静脉
Inferior lobe 下叶
Groove for esophagus
食管沟
Pulmonary ligament
肺韧带
Inferior border
肺下界
Groove for subclavian a.
锁骨下动脉沟
Groove for brachiocephalic v.
头臂静脉沟
Groove for 1st rib
第1肋沟
Groove for superior vena cava
上腔静脉沟
上叶 Superior lobe
Anterior mediastinal impression
前纵隔压迹
Anterior border
肺前界
Hilum
肺门
Horizontal fissure
水平裂
Cardiac impression
心压迹
Oblique fissure
斜裂
中叶 Middle lobe
Groove for inferior vena cava
下腔静脉沟
Diaphragmatic surface
膈面
Left lung 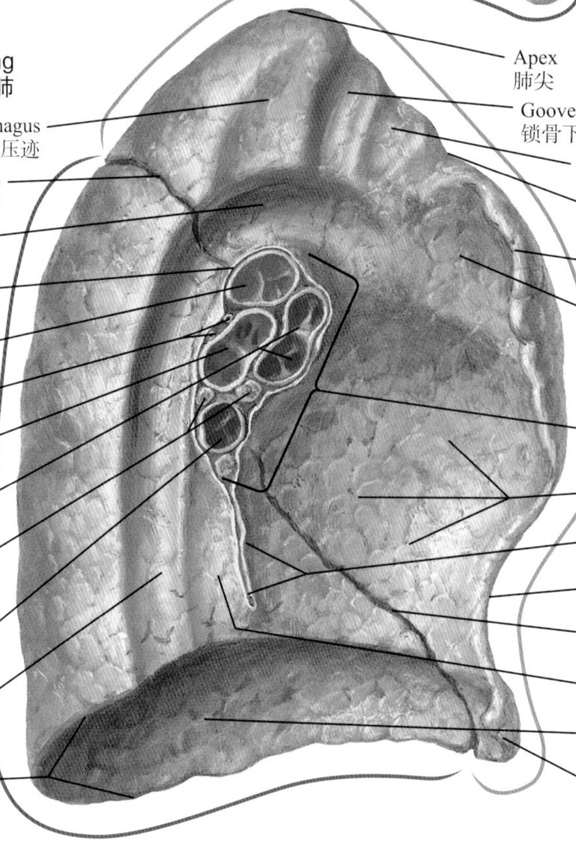
左肺
Impression of trachea and esophagus
气管和食管压迹
Oblique fissure
斜裂
Groove for arch of aorta
主动脉弓沟
Pleura(*cut edge*)
胸膜(切断)
Left pulmonary a.
左肺动脉
Bronchial aa.
支气管动脉
Left main bronchus
左主支气管
Left superior pulmonary vv.
左上肺静脉
Bronchopulmonarynodes (hilar nodes)
支气管肺淋巴结(肺门淋巴结)
下叶 Inferior lobe
Left inferior pulmonary v.
左下肺静脉
Groove for descending aorta
降主动脉沟
Inferior border
肺下界
Apex
肺尖
Goove for subclavian a.
锁骨下动脉沟
Groove for brachiocephalic v.
头臂静脉沟
Groove for 1st rib
第1肋沟
Anterior border
肺前界
Anterior mediastinal impression
前纵隔压迹
Superior lobe 上叶
Hilum
肺门
Cardiac impression
心压迹
Pulmonary ligament
肺韧带
Cardiac notch
心切迹
Oblique fissure
斜裂
Groove for esophagus
食管沟
Diaphragmatic surface
膈面
Lingula
舌叶
F. Netter M.D.

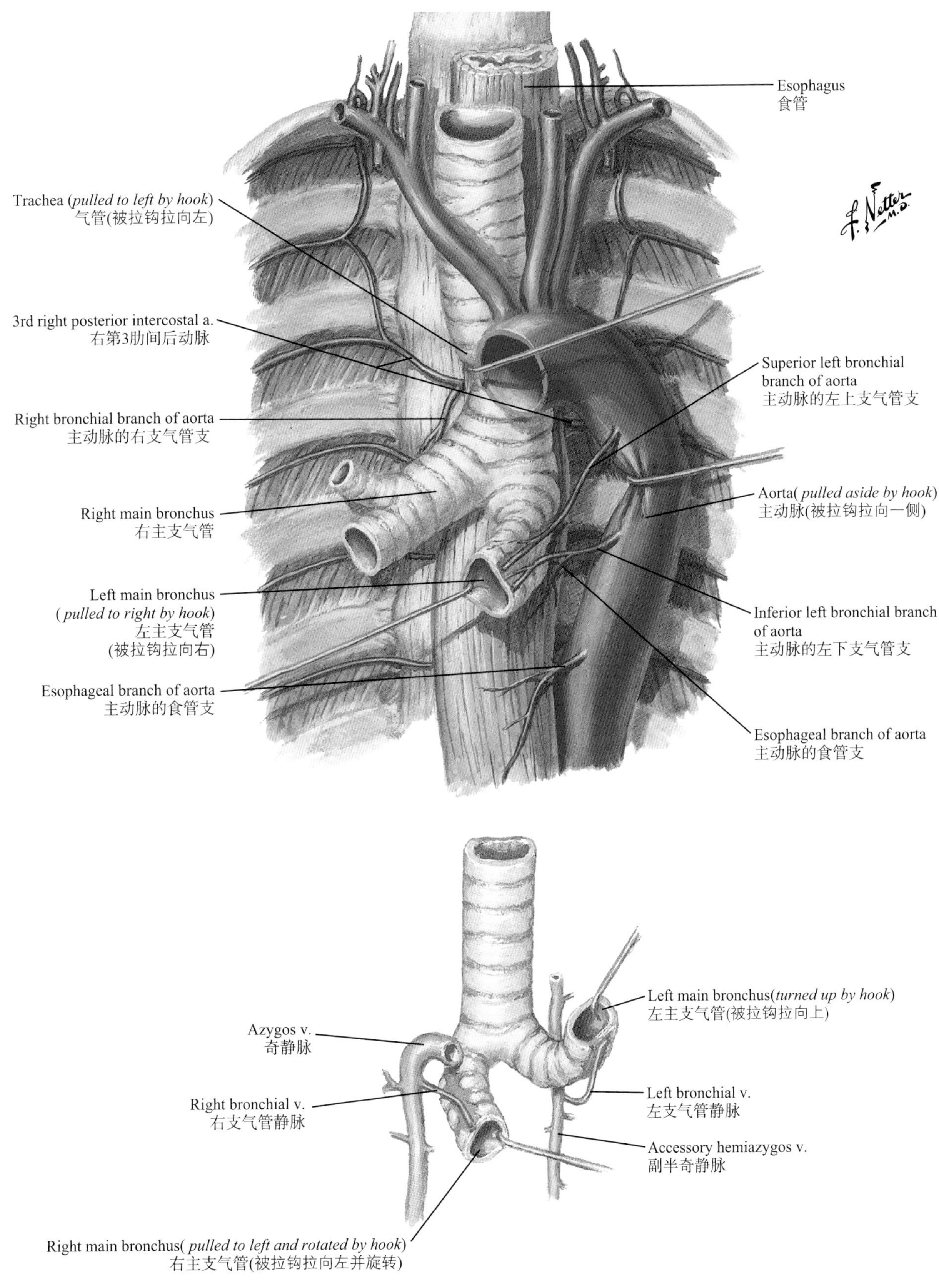
Esophagus
食管
Trachea (*pulled to left by hook*)
气管(被拉钩拉向左)
3rd right posterior intercostal a.
右第3肋间后动脉
Right bronchial branch of aorta
主动脉的右支气管支
Right main bronchus
右主支气管
Left main bronchus
(*pulled to right by hook*)
左主支气管
(被拉钩拉向右)
Esophageal branch of aorta
主动脉的食管支
Superior left bronchial branch of aorta
主动脉的左上支气管支
Aorta(*pulled aside by hook*)
主动脉(被拉钩拉向一侧)
Inferior left bronchial branch of aorta
主动脉的左下支气管支
Esophageal branch of aorta
主动脉的食管支
Azygos v.
奇静脉
Right bronchial v.
右支气管静脉
Right main bronchus(*pulled to left and rotated by hook*)
右主支气管(被拉钩拉向左并旋转)
Left main bronchus(*turned up by hook*)
左主支气管(被拉钩拉向上)
Left bronchial v.
左支气管静脉
Accessory hemiazygos v.
副半奇静脉

参见图 226

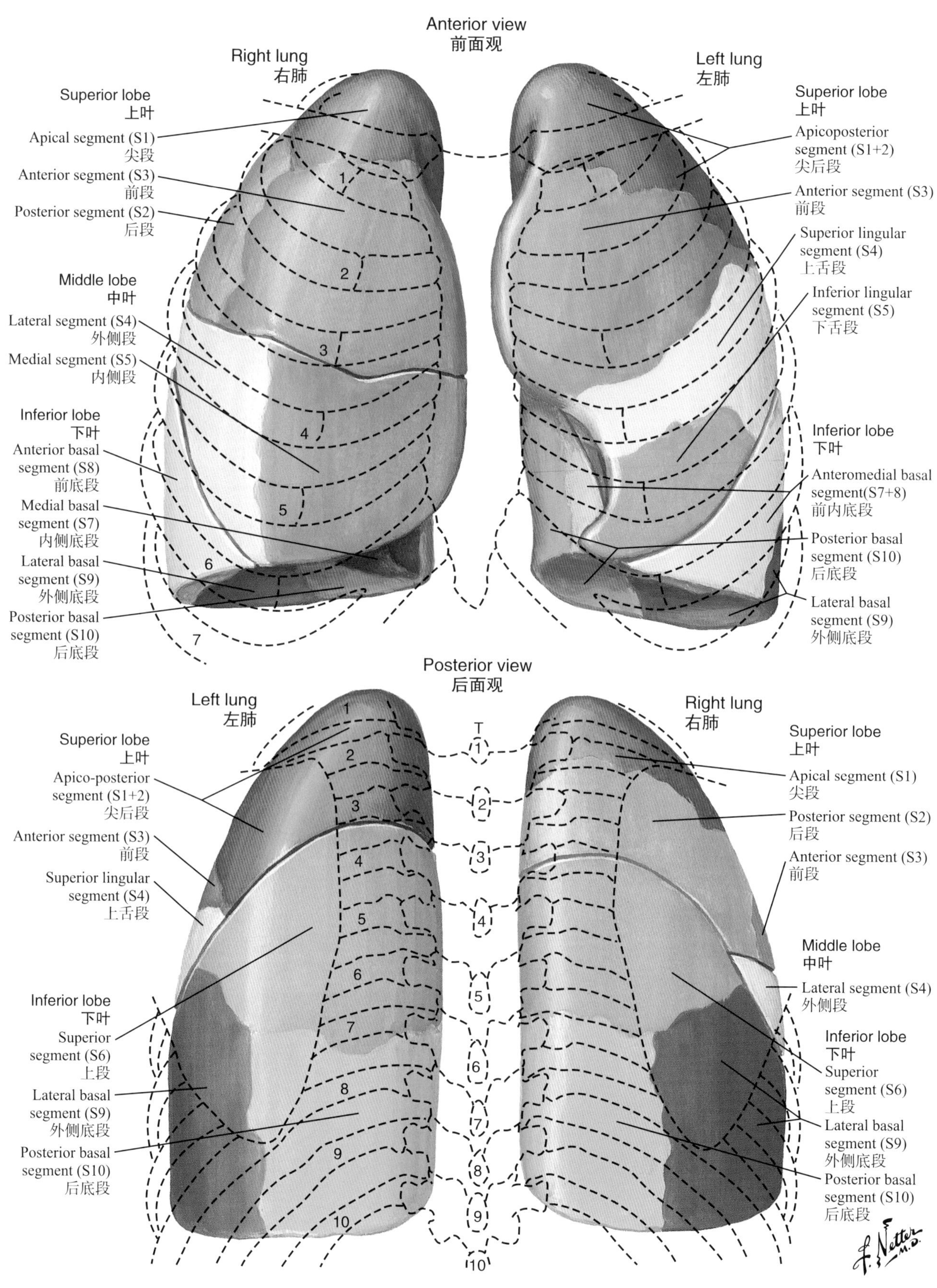

Anterior view
前面观
Right lung
右肺
Superior lobe
上叶
Apical segment (S1)
尖段
Anterior segment (S3)
前段
Posterior segment (S2)
后段
Middle lobe
中叶
Lateral segment (S4)
外侧段
Medial segment (S5)
内侧段
Inferior lobe
下叶
Anterior basal segment (S8)
前底段
Medial basal segment (S7)
内侧底段
Lateral basal segment (S9)
外侧底段
Posterior basal segment (S10)
后底段
Left lung
左肺
Superior lobe
上叶
Apicoposterior segment (S1+2)
尖后段
Anterior segment (S3)
前段
Superior lingular segment (S4)
上舌段
Inferior lingular segment (S5)
下舌段
Inferior lobe
下叶
Anteromedial basal segment(S7+8)
前内底段
Posterior basal segment (S10)
后底段
Lateral basal segment (S9)
外侧底段
Posterior view
后面观
Left lung
左肺
Superior lobe
上叶
Apico-posterior segment (S1+2)
尖后段
Anterior segment (S3)
前段
Superior lingular segment (S4)
上舌段
Inferior lobe
下叶
Superior segment (S6)
上段
Lateral basal segment (S9)
外侧底段
Posterior basal segment (S10)
后底段
Right lung
右肺
Superior lobe
上叶
Apical segment (S1)
尖段
Posterior segment (S2)
后段
Anterior segment (S3)
前段
Middle lobe
中叶
Lateral segment (S4)
外侧段
Inferior lobe
下叶
Superior segment (S6)
上段
Lateral basal segment (S9)
外侧底段
Posterior basal segment (S10)
后底段
T

参见图 226

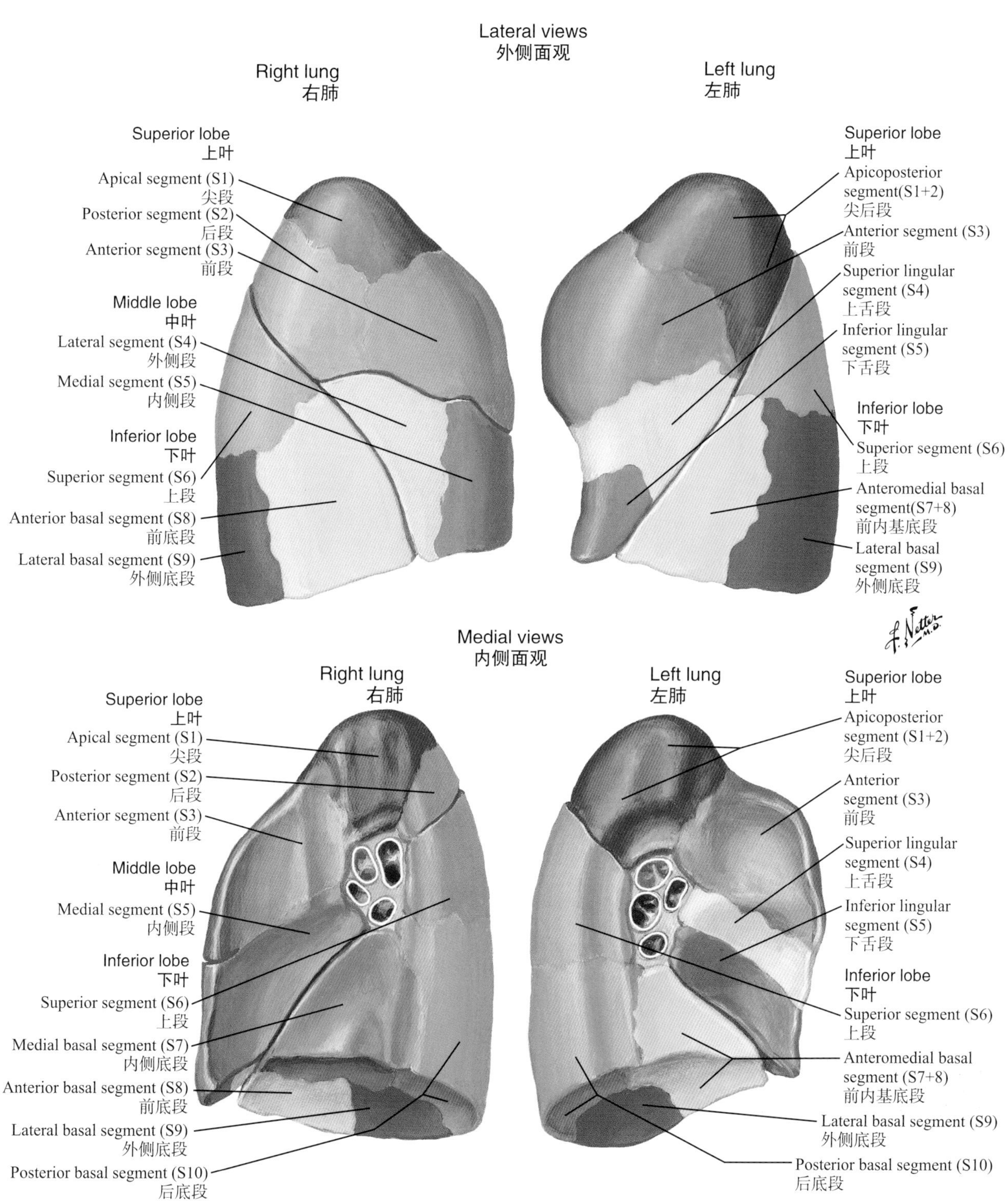
Lateral views
外侧面观
Right lung
右肺
Left lung
左肺
Superior lobe
上叶
Apical segment (S1)
尖段
Posterior segment (S2)
后段
Anterior segment (S3)
前段
Middle lobe
中叶
Lateral segment (S4)
外侧段
Medial segment (S5)
内侧段
Inferior lobe
下叶
Superior segment (S6)
上段
Anterior basal segment (S8)
前底段
Lateral basal segment (S9)
外侧底段
Superior lobe
上叶
Apicoposterior segment(S1+2)
尖后段
Anterior segment (S3)
前段
Superior lingular segment (S4)
上舌段
Inferior lingular segment (S5)
下舌段
Inferior lobe
下叶
Superior segment (S6)
上段
Anteromedial basal segment(S7+8)
前内基底段
Lateral basal segment (S9)
外侧底段
Medial views
内侧面观
Right lung
右肺
Left lung
左肺
Superior lobe
上叶
Apical segment (S1)
尖段
Posterior segment (S2)
后段
Anterior segment (S3)
前段
Middle lobe
中叶
Medial segment (S5)
内侧段
Inferior lobe
下叶
Superior segment (S6)
上段
Medial basal segment (S7)
内侧底段
Anterior basal segment (S8)
前底段
Lateral basal segment (S9)
外侧底段
Posterior basal segment (S10)
后底段
Superior lobe
上叶
Apicoposterior segment (S1+2)
尖后段
Anterior segment (S3)
前段
Superior lingular segment (S4)
上舌段
Inferior lingular segment (S5)
下舌段
Inferior lobe
下叶
Superior segment (S6)
上段
Anteromedial basal segment (S7+8)
前内基底段
Lateral basal segment (S9)
外侧底段
Posterior basal segment (S10)
后底段

# 气管和主支气管

参见图 97, 222, 230

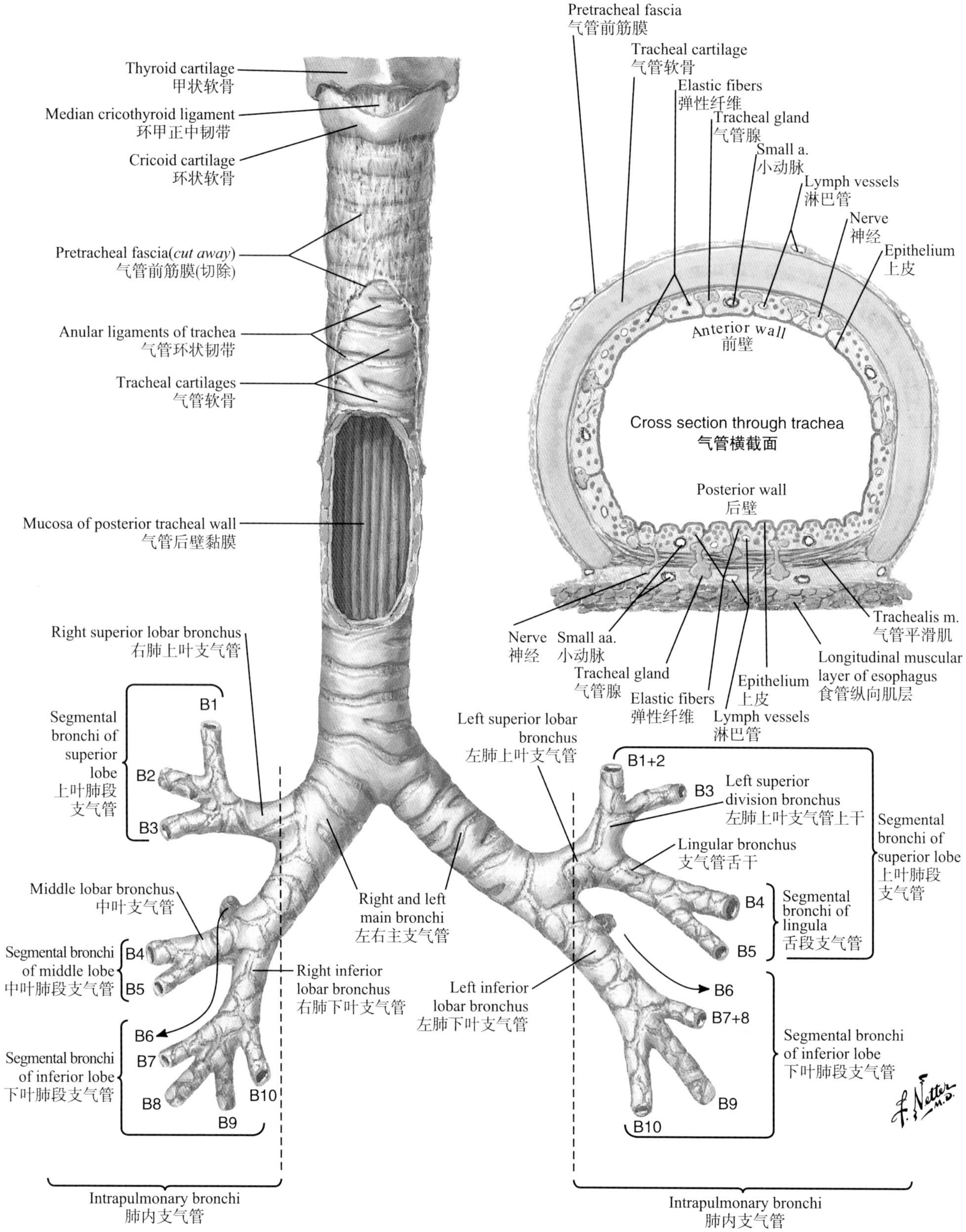

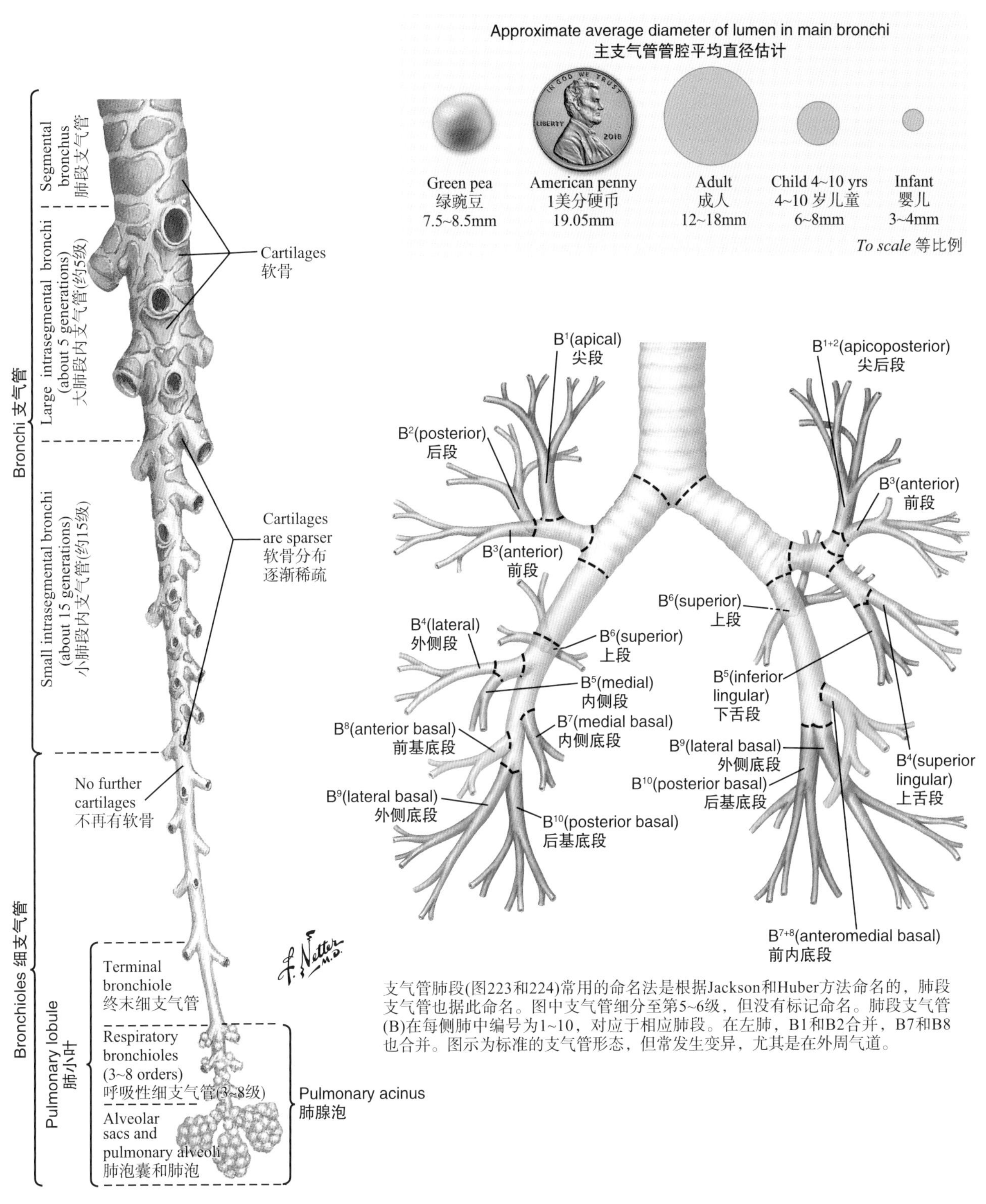


Subdivisions of intrapulmonary airways
肺内气道的细分

支气管肺段(图223和224)常用的命名法是根据Jackson和Huber方法命名的，肺段支气管也据此命名。图中支气管细分至第5~6级，但没有标记命名。肺段支气管(B)在每侧肺中编号为1~10，对应于相应肺段。在左肺，B1和B2合并，B7和B8也合并。图示为标准的支气管形态，但常发生变异，尤其是在外周气道。

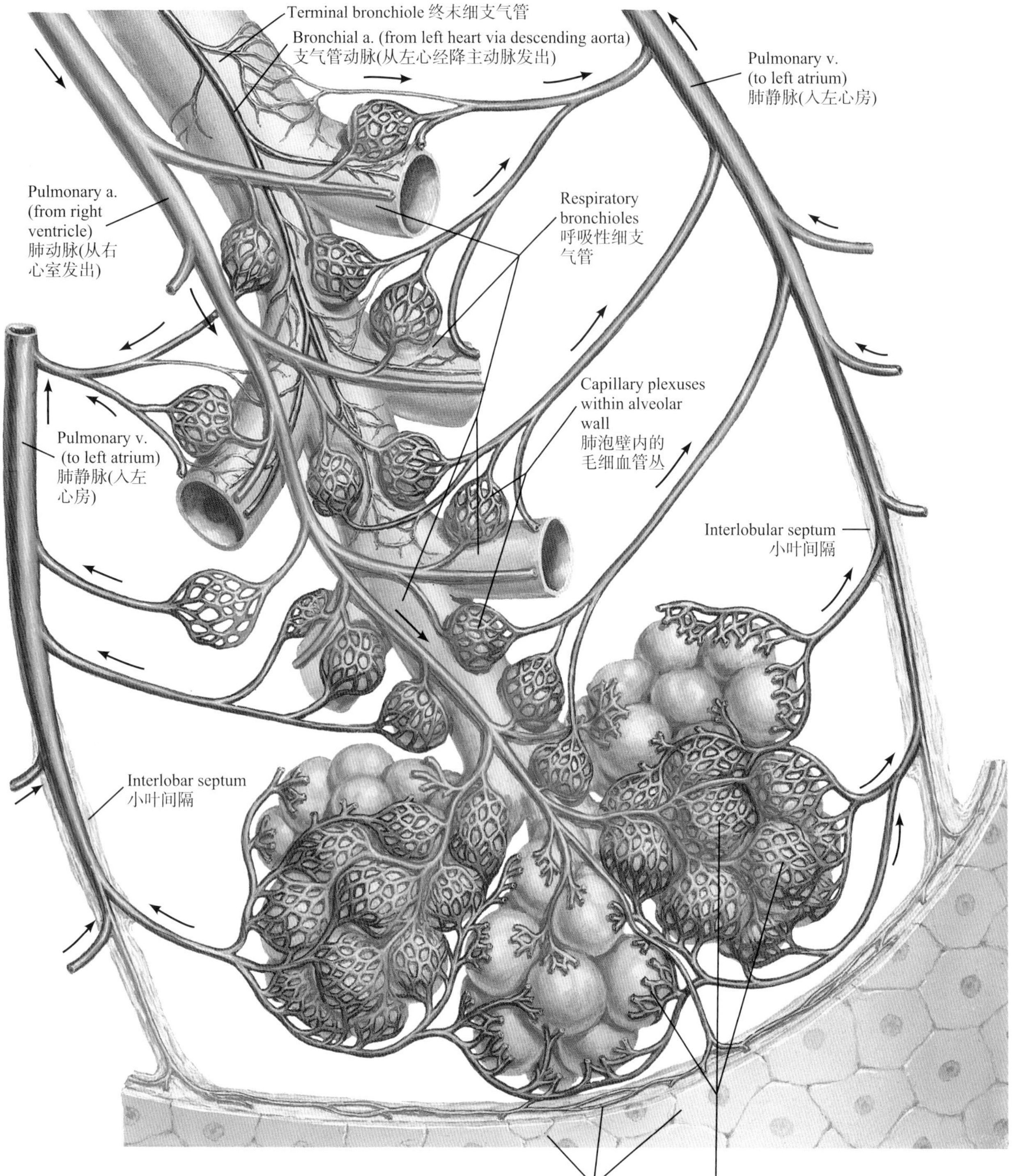

Terminal bronchiole 终末细支气管

Bronchial a. (from left heart via descending aorta)
支气管动脉(从左心经降主动脉发出)

Pulmonary v.
(to left atrium)
肺静脉(入左心房)

Pulmonary a.
(from right
ventricle)
肺动脉(从右
心室发出)

Respiratory
bronchioles
呼吸性细支
气管

Capillary plexuses
within alveolar
wall
肺泡壁内的
毛细血管丛

Pulmonary v.
(to left atrium)
肺静脉(入左
心房)

Interlobular septum
小叶间隔

Interlobar septum
小叶间隔

Visceral pleura and subpleural capillaries 脏胸膜和胸膜下毛细血管

Capillary bed within alveolar wall
(*cut away in places*)
肺泡壁内的毛细血管床(局部切除)

Pulmonary arteries and their branches distribute segmentally with the bronchi.
Pulmonary veins and their tributaries drain intersegmentally.
肺动脉及其分支沿支气管分段分布。肺静脉及其属支接受肺段内的血液。

参见图 101，260，附图 51

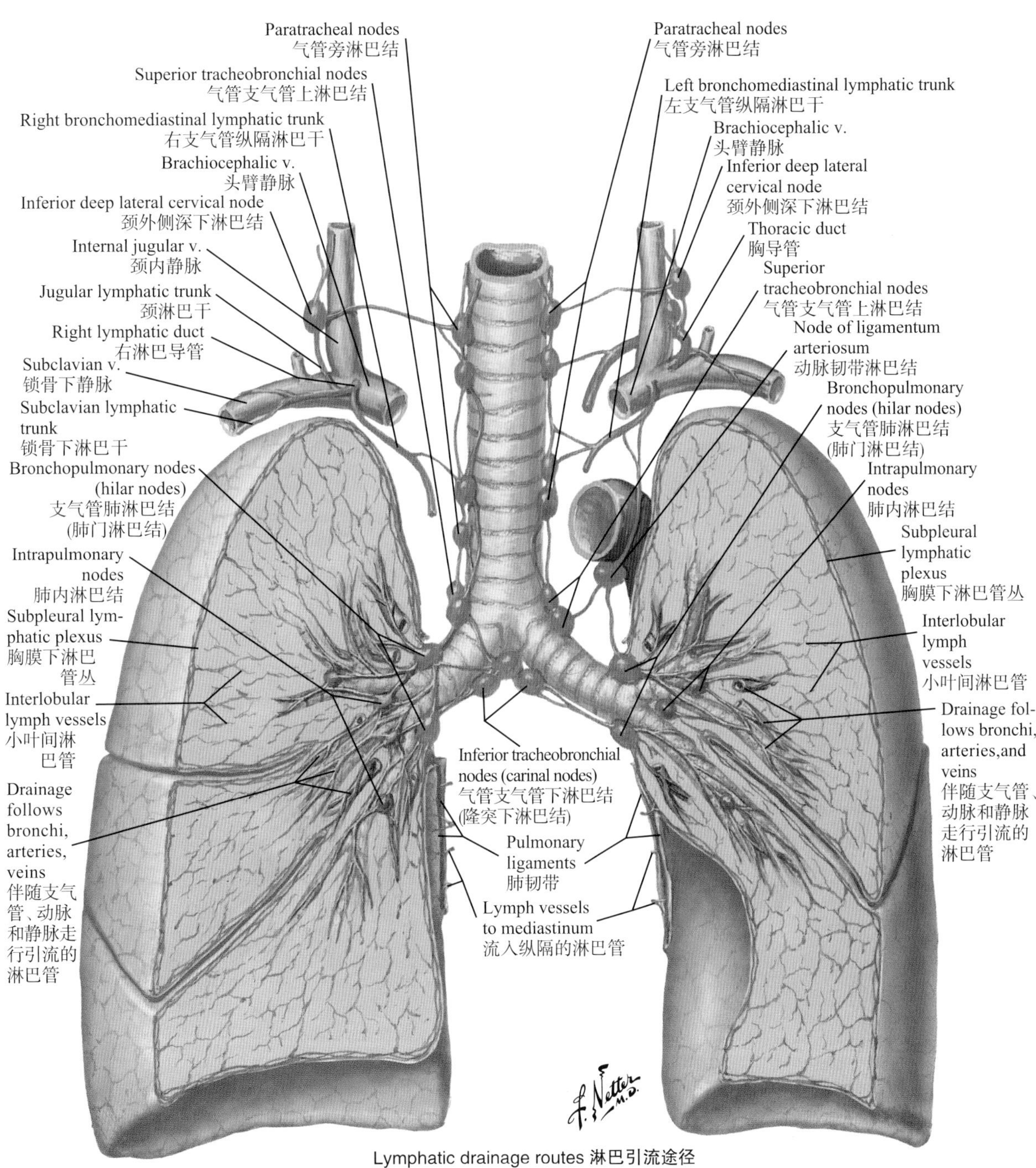


Lymphatic drainage routes 淋巴引流途径

**右肺**：所有肺叶淋巴回流均汇入肺内淋巴结和支气管肺淋巴结，然后流向气管支气管下淋巴结、右气管支气管上淋巴结和右气管旁淋巴结。最后经右支气管纵隔淋巴干和颈淋巴干最终汇入头臂静脉。

**左肺**：上叶淋巴回流至肺内淋巴结和支气管肺淋巴结，然后至气管支气管下淋巴结、左气管支气管上淋巴结、左气管旁淋巴结和动脉韧带淋巴结，最后经左支气管纵隔干和胸导管汇入头臂静脉。左肺的肺内淋巴结和支气管肺淋巴结也汇入右气管支气管上淋巴结，此后沿与右肺相同的淋巴回流途径引流。

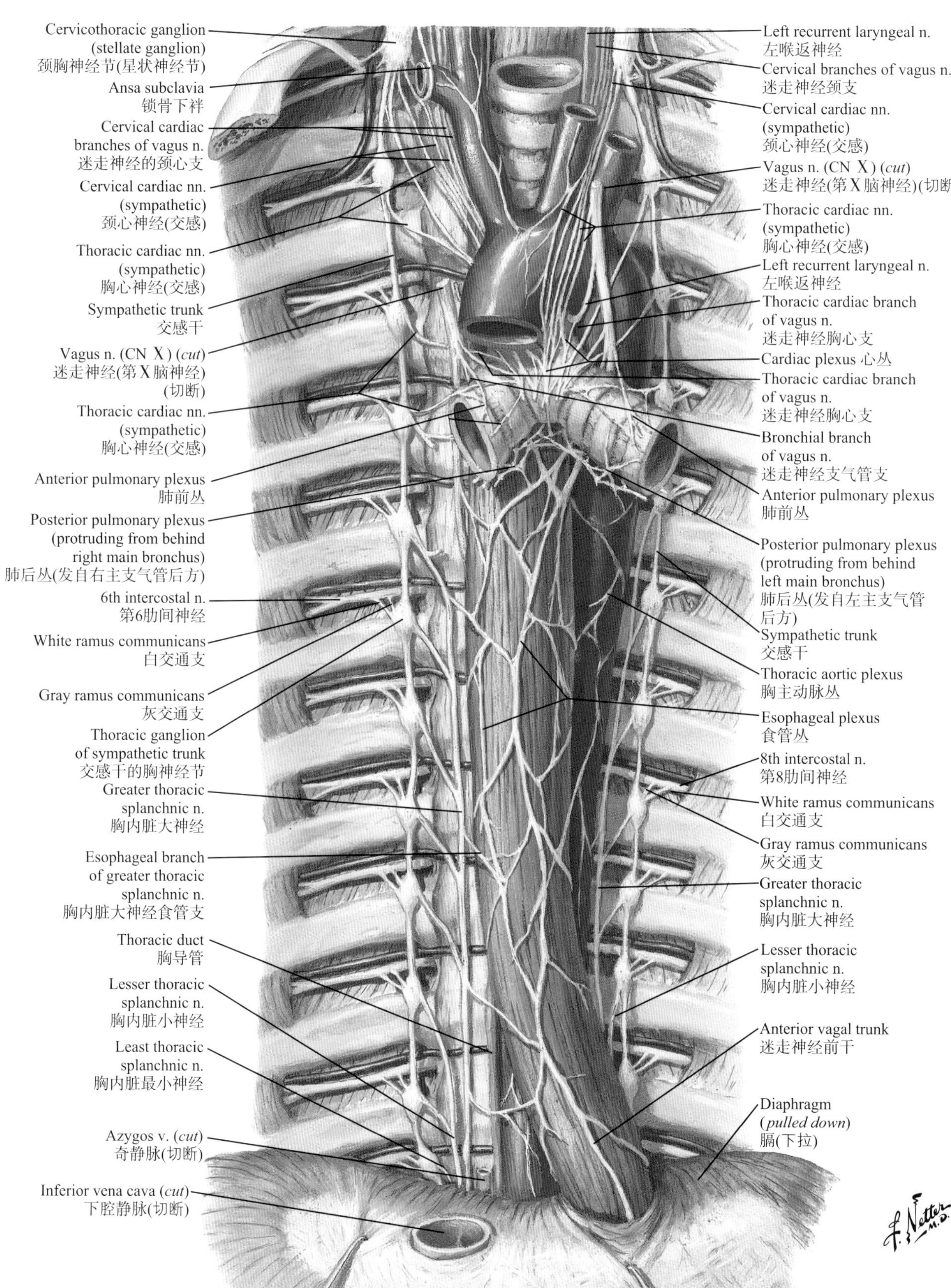
Cervicothoracic ganglion (stellate ganglion)
颈胸神经节(星状神经节)
Ansa subclavia
锁骨下袢
Cervical cardiac branches of vagus n.
迷走神经的颈心支
Cervical cardiac nn. (sympathetic)
颈心神经(交感)
Thoracic cardiac nn. (sympathetic)
胸心神经(交感)
Sympathetic trunk
交感干
Vagus n. (CN Ⅹ) (cut)
迷走神经(第Ⅹ脑神经)(切断)
Thoracic cardiac nn. (sympathetic)
胸心神经(交感)
Anterior pulmonary plexus
肺前丛
Posterior pulmonary plexus (protruding from behind right main bronchus)
肺后丛(发自右主支气管后方)
6th intercostal n.
第6肋间神经
White ramus communicans
白交通支
Gray ramus communicans
灰交通支
Thoracic ganglion of sympathetic trunk
交感干的胸神经节
Greater thoracic splanchnic n.
胸内脏大神经
Esophageal branch of greater thoracic splanchnic n.
胸内脏大神经食管支
Thoracic duct
胸导管
Lesser thoracic splanchnic n.
胸内脏小神经
Least thoracic splanchnic n.
胸内脏最小神经
Azygos v. (cut)
奇静脉(切断)
Inferior vena cava (cut)
下腔静脉(切断)
Left recurrent laryngeal n.
左喉返神经
Cervical branches of vagus n.
迷走神经颈支
Cervical cardiac nn. (sympathetic)
颈心神经(交感)
Vagus n. (CN Ⅹ) (cut)
迷走神经(第Ⅹ脑神经)(切断)
Thoracic cardiac nn. (sympathetic)
胸心神经(交感)
Left recurrent laryngeal n.
左喉返神经
Thoracic cardiac branch of vagus n.
迷走神经胸心支
Cardiac plexus 心丛
Thoracic cardiac branch of vagus n.
迷走神经胸心支
Bronchial branch of vagus n.
迷走神经支气管支
Anterior pulmonary plexus
肺前丛
Posterior pulmonary plexus (protruding from behind left main bronchus)
肺后丛(发自左主支气管后方)
Sympathetic trunk
交感干
Thoracic aortic plexus
胸主动脉丛
Esophageal plexus
食管丛
8th intercostal n.
第8肋间神经
White ramus communicans
白交通支
Gray ramus communicans
灰交通支
Greater thoracic splanchnic n.
胸内脏大神经
Lesser thoracic splanchnic n.
胸内脏小神经
Anterior vagal trunk
迷走神经前干
Diaphragm (pulled down)
膈(下拉)

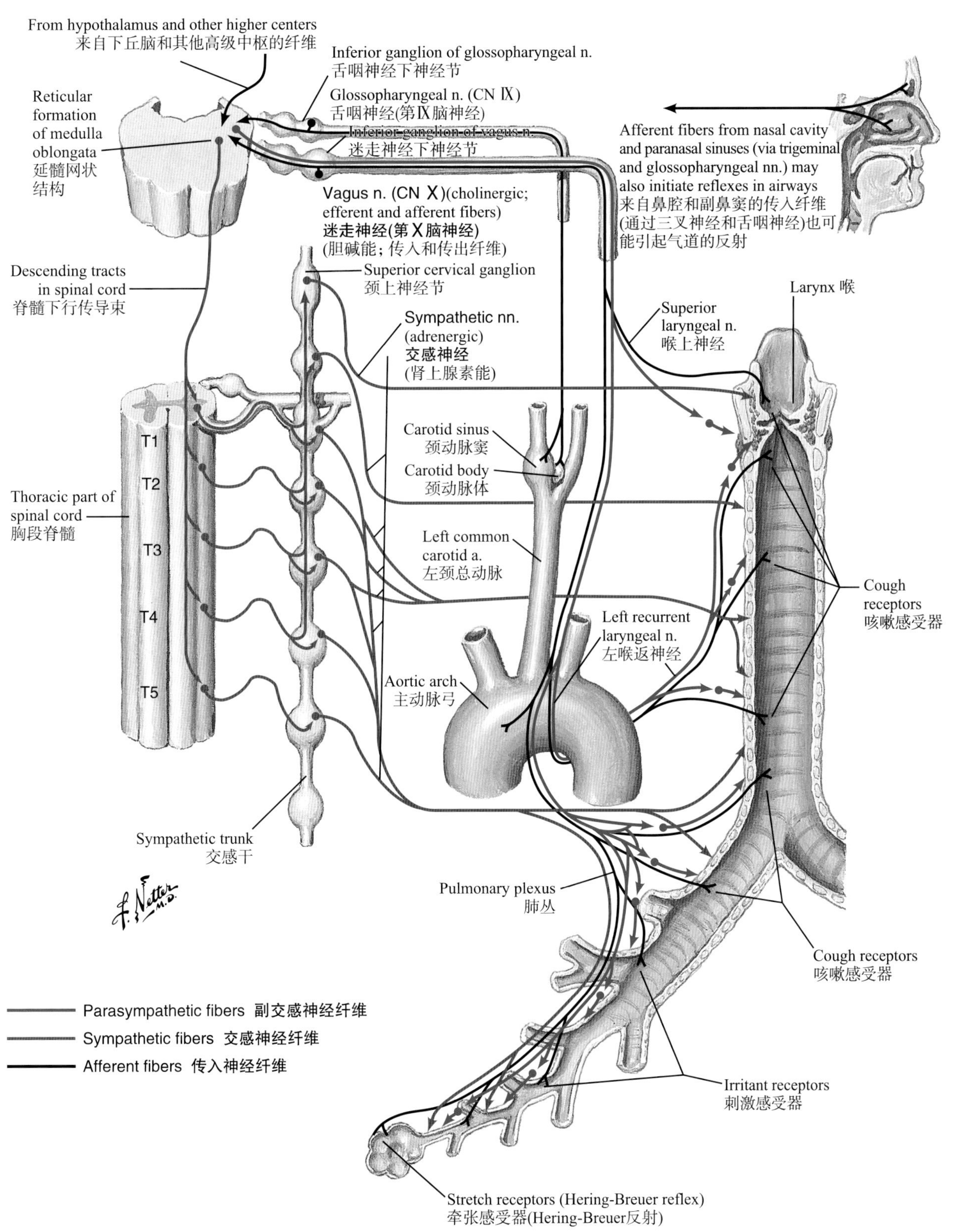
From hypothalamus and other higher centers
来自下丘脑和其他高级中枢的纤维
Inferior ganglion of glossopharyngeal n.
舌咽神经下神经节
Glossopharyngeal n. (CN Ⅸ)
舌咽神经(第Ⅸ脑神经)
Inferior ganglion of vagus n.
迷走神经下神经节
Reticular formation of medulla oblongata
延髓网状结构
Vagus n. (CN Ⅹ)(cholinergic; efferent and afferent fibers)
迷走神经(第Ⅹ脑神经)
(胆碱能；传入和传出纤维)
Afferent fibers from nasal cavity and paranasal sinuses (via trigeminal and glossopharyngeal nn.) may also initiate reflexes in airways
来自鼻腔和副鼻窦的传入纤维(通过三叉神经和舌咽神经)也可能引起气道的反射
Descending tracts in spinal cord
脊髓下行传导束
Superior cervical ganglion
颈上神经节
Larynx 喉
Superior laryngeal n.
喉上神经
Sympathetic nn. (adrenergic)
交感神经
(肾上腺素能)
T1
T2
T3
T4
T5
Carotid sinus
颈动脉窦
Carotid body
颈动脉体
Thoracic part of spinal cord
胸段脊髓
Left common carotid a.
左颈总动脉
Cough receptors
咳嗽感受器
Left recurrent laryngeal n.
左喉返神经
Aortic arch
主动脉弓
Sympathetic trunk
交感干
Pulmonary plexus
肺丛
Cough receptors
咳嗽感受器
Parasympathetic fibers 副交感神经纤维
Sympathetic fibers 交感神经纤维
Afferent fibers 传入神经纤维
Irritant receptors
刺激感受器
Stretch receptors (Hering-Breuer reflex)
牵张感受器(Hering-Breuer反射)

参见图 233, 236

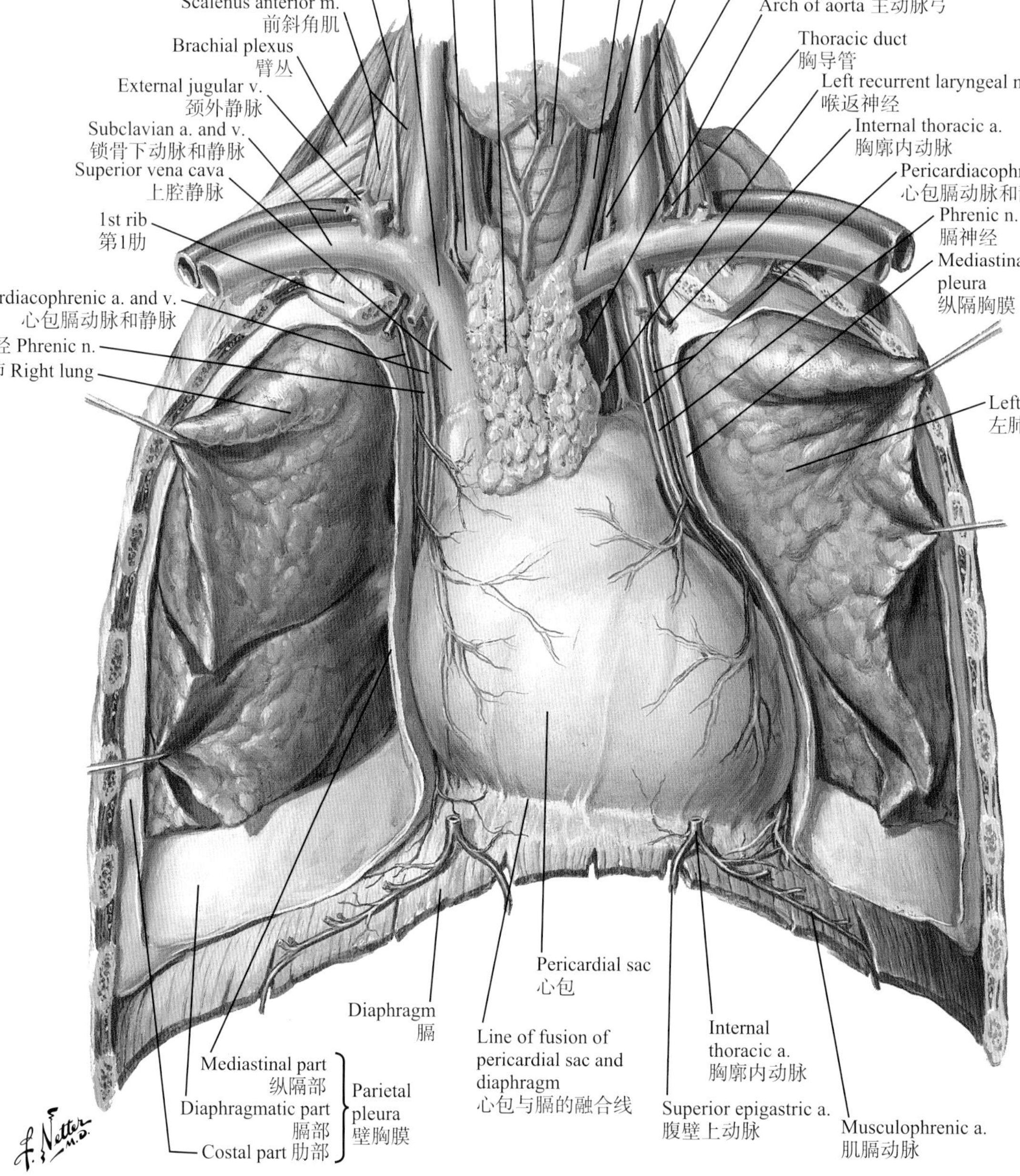

Inferior thyroid vv.
甲状腺下静脉
Trachea
气管
Thymus
胸腺
Common carotid a.
颈总动脉
Brachiocephalic trunk
头臂干
Left brachiocephalic v.
左头臂静脉
Right brachiocephalic v.
右头臂静脉
Internal jugular v.
颈内静脉
Phrenic n.
膈神经
Vagus n. (CN Ⅹ) 迷走神经(第Ⅹ脑神经)
Scalenus anterior m.
前斜角肌
Arch of aorta 主动脉弓
Brachial plexus
臂丛
Thoracic duct
胸导管
External jugular v.
颈外静脉
Left recurrent laryngeal n.
喉返神经
Subclavian a. and v.
锁骨下动脉和静脉
Internal thoracic a.
胸廓内动脉
Superior vena cava
上腔静脉
Pericardiacophrenic a. and v.
心包膈动脉和静脉
1st rib
第1肋
Phrenic n.
膈神经
Mediastinal part of pleura
纵隔胸膜
Pericardiacophrenic a. and v.
心包膈动脉和静脉
膈神经 Phrenic n.
右肺 Right lung
Left lung
左肺
Pericardial sac
心包
Diaphragm
膈
Line of fusion of pericardial sac and diaphragm
心包与膈的融合线
Internal thoracic a.
胸廓内动脉
Mediastinal part
纵隔部
Diaphragmatic part
膈部
Costal part 肋部
Parietal pleura
壁胸膜
Superior epigastric a.
腹壁上动脉
Musculophrenic a.
肌膈动脉

参见图236,附图51

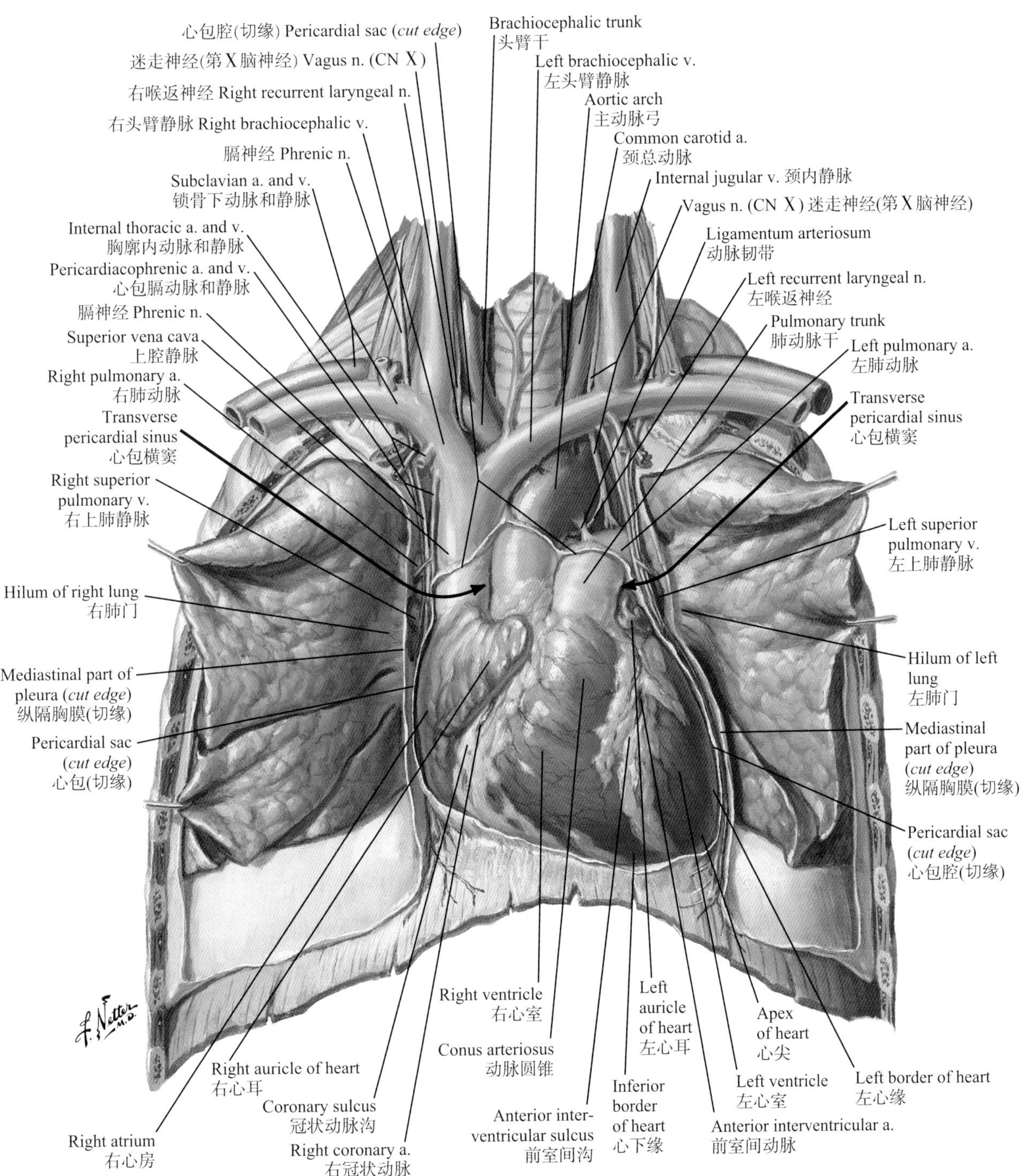
心包腔(切缘) Pericardial sac (*cut edge*)
迷走神经(第X脑神经) Vagus n. (CN X)
右喉返神经 Right recurrent laryngeal n.
右头臂静脉 Right brachiocephalic v.
膈神经 Phrenic n.
Subclavian a. and v.
锁骨下动脉和静脉
Internal thoracic a. and v.
胸廓内动脉和静脉
Pericardiacophrenic a. and v.
心包膈动脉和静脉
膈神经 Phrenic n.
Superior vena cava
上腔静脉
Right pulmonary a.
右肺动脉
Transverse pericardial sinus
心包横窦
Right superior pulmonary v.
右上肺静脉
Hilum of right lung
右肺门
Mediastinal part of pleura (*cut edge*)
纵隔胸膜(切缘)
Pericardial sac (*cut edge*)
心包(切缘)
Brachiocephalic trunk
头臂干
Left brachiocephalic v.
左头臂静脉
Aortic arch
主动脉弓
Common carotid a.
颈总动脉
Internal jugular v. 颈内静脉
Vagus n. (CN X) 迷走神经(第X脑神经)
Ligamentum arteriosum
动脉韧带
Left recurrent laryngeal n.
左喉返神经
Pulmonary trunk
肺动脉干
Left pulmonary a.
左肺动脉
Transverse pericardial sinus
心包横窦
Left superior pulmonary v.
左上肺静脉
Hilum of left lung
左肺门
Mediastinal part of pleura (*cut edge*)
纵隔胸膜(切缘)
Pericardial sac (*cut edge*)
心包腔(切缘)
Right ventricle
右心室
Conus arteriosus
动脉圆锥
Left auricle of heart
左心耳
Apex of heart
心尖
Right auricle of heart
右心耳
Coronary sulcus
冠状动脉沟
Right atrium
右心房
Right coronary a.
右冠状动脉
Anterior interventricular sulcus
前室间沟
Inferior border of heart
心下缘
Left ventricle
左心室
Left border of heart
左心缘
Anterior interventricular a.
前室间动脉
F. Netter M.D.

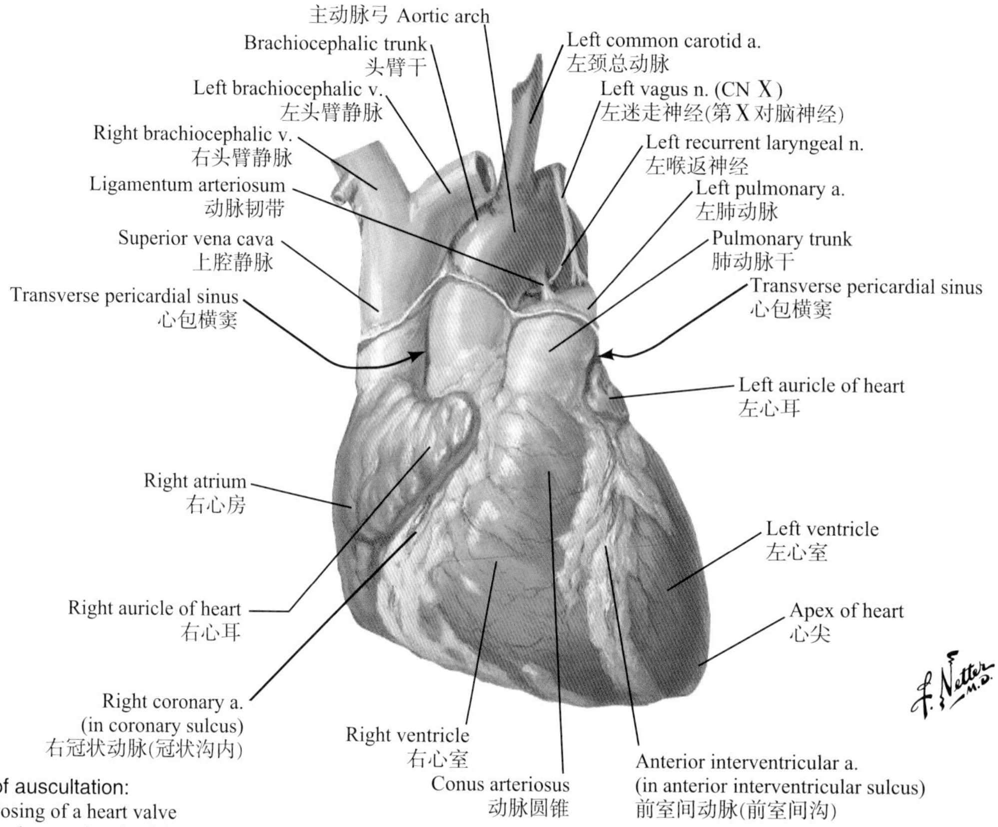

Precordial areas of auscultation:
One listens to the closing of a heart valve downstream from the heart valve,that is,in the right and left ventricles for the tricuspid and mitral valves,respectively,and over the pulmonary trunk and ascending aorta for the pulmonic and aortic valves,respectively.

**心前听诊区：**
在心脏瓣膜下游听心脏瓣膜关闭的声音,也就是说,在右心室和左心室分别听诊三尖瓣和二尖瓣,在肺动脉干和升主动脉区分别听诊肺动脉瓣和主动脉瓣。

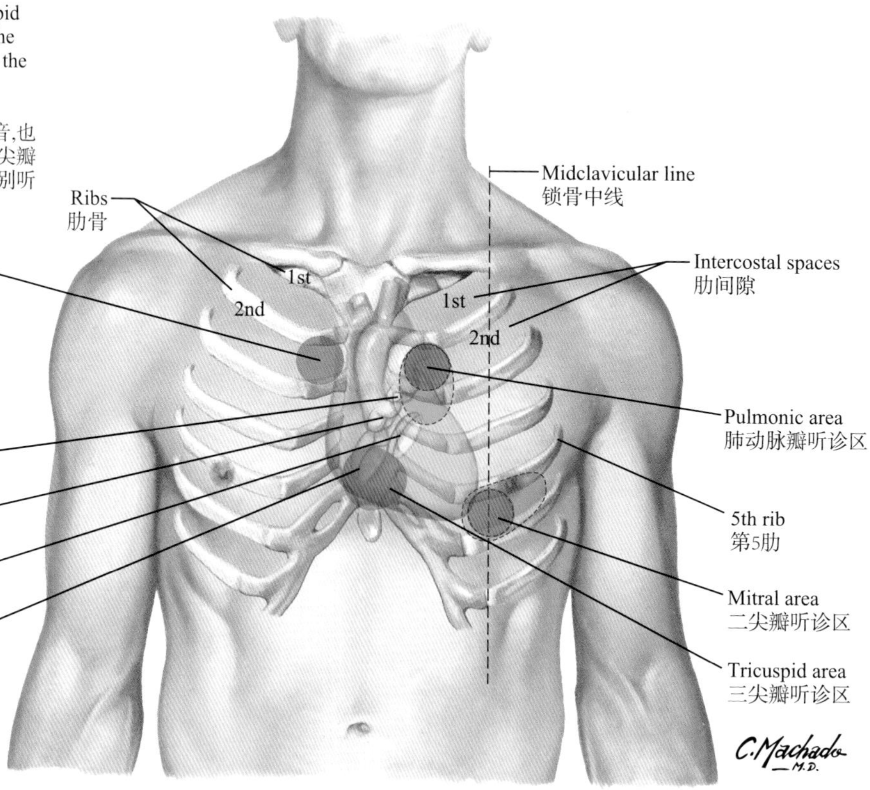

参见图233，附图51

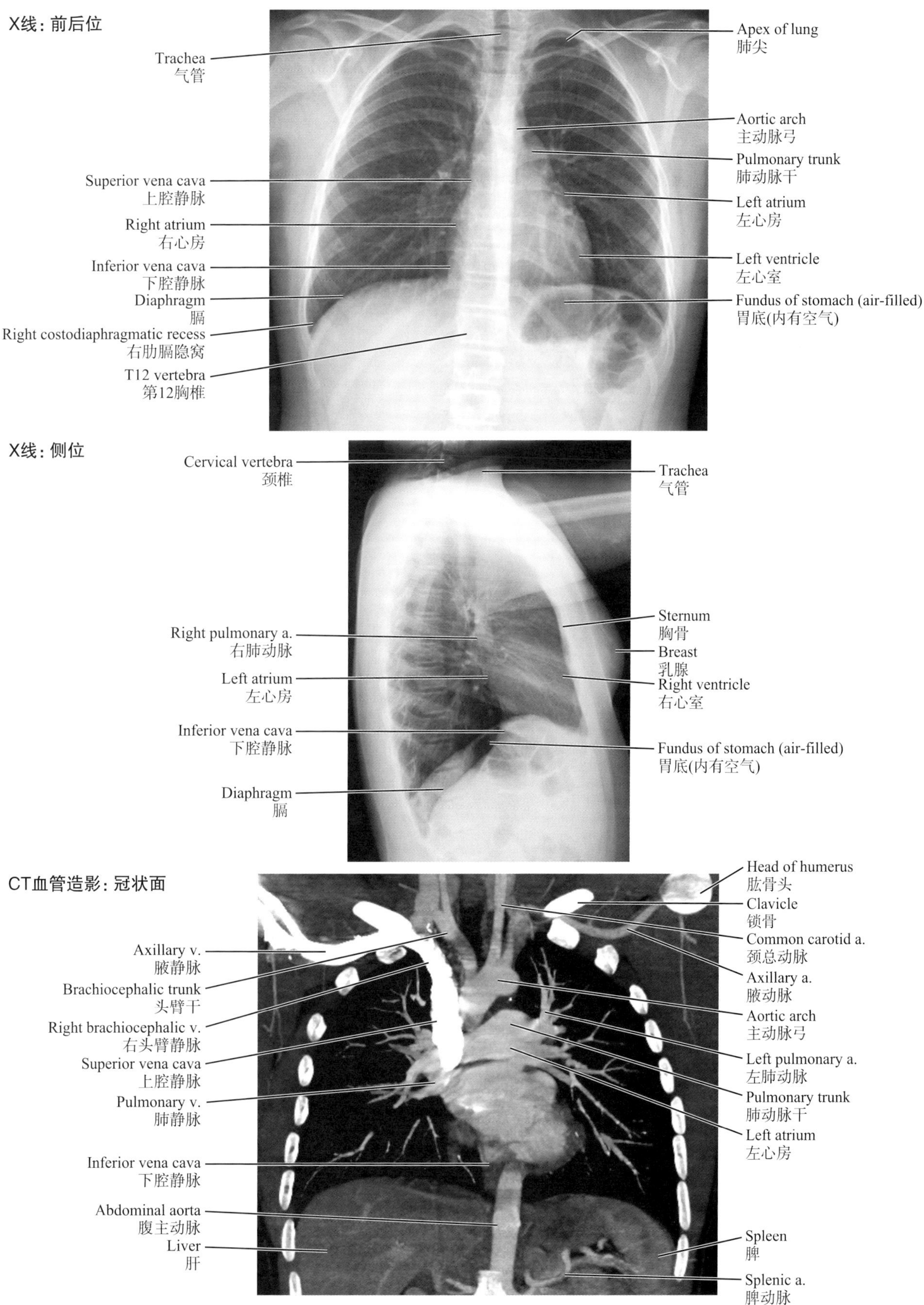
X线：前后位
Trachea
气管
Apex of lung
肺尖
Aortic arch
主动脉弓
Pulmonary trunk
肺动脉干
Superior vena cava
上腔静脉
Left atrium
左心房
Right atrium
右心房
Inferior vena cava
下腔静脉
Left ventricle
左心室
Diaphragm
膈
Fundus of stomach (air-filled)
胃底(内有空气)
Right costodiaphragmatic recess
右肋膈隐窝
T12 vertebra
第12胸椎
X线：侧位
Cervical vertebra
颈椎
Trachea
气管
Sternum
胸骨
Right pulmonary a.
右肺动脉
Breast
乳腺
Left atrium
左心房
Right ventricle
右心室
Inferior vena cava
下腔静脉
Fundus of stomach (air-filled)
胃底(内有空气)
Diaphragm
膈
CT血管造影：冠状面
Head of humerus
肱骨头
Clavicle
锁骨
Common carotid a.
颈总动脉
Axillary v.
腋静脉
Axillary a.
腋动脉
Brachiocephalic trunk
头臂干
Aortic arch
主动脉弓
Right brachiocephalic v.
右头臂静脉
Left pulmonary a.
左肺动脉
Superior vena cava
上腔静脉
Pulmonary trunk
肺动脉干
Pulmonary v.
肺静脉
Left atrium
左心房
Inferior vena cava
下腔静脉
Abdominal aorta
腹主动脉
Spleen
脾
Liver
肝
Splenic a.
脾动脉

Right pulmonary a.
右肺动脉
Left pulmonary a.
左肺动脉
Left auricle of heart
左心耳
Left superior pulmonary v.
左上肺静脉
Left atrium
左心房
Left inferior pulmonary v.
左下肺静脉
Attachment of pericardial sac
心包附着
Oblique v. of left atrium (of Marshall)
左心房斜静脉 (Marshall静脉)
Coronary sinus
冠状窦
Left ventricle
左心室
Aortic arch
主动脉弓
Right auricle of heart
右心耳
Superior vena cava
上腔静脉
Right superior pulmonary v.
右上肺静脉
Right atrium
右心房
Sulcus terminalis
界沟
Right inferior pulmonary v.
右下肺静脉
Inferior vena cava
下腔静脉
Right ventricle
右心室

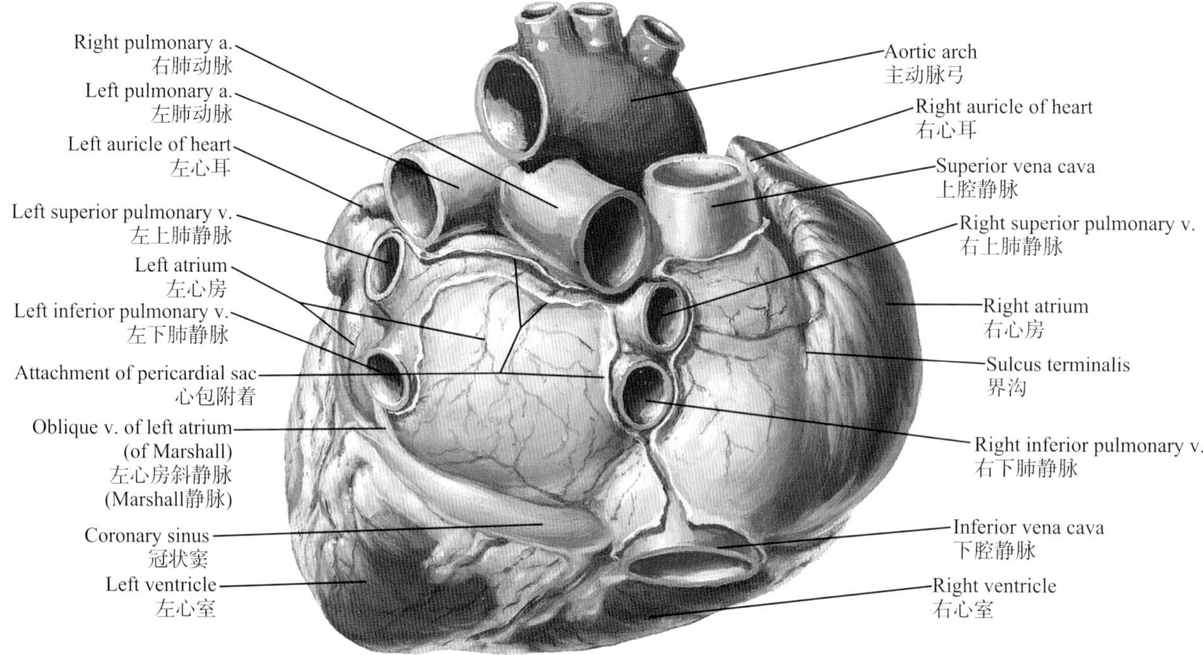

Base of heart: posterior view
心底：后面观

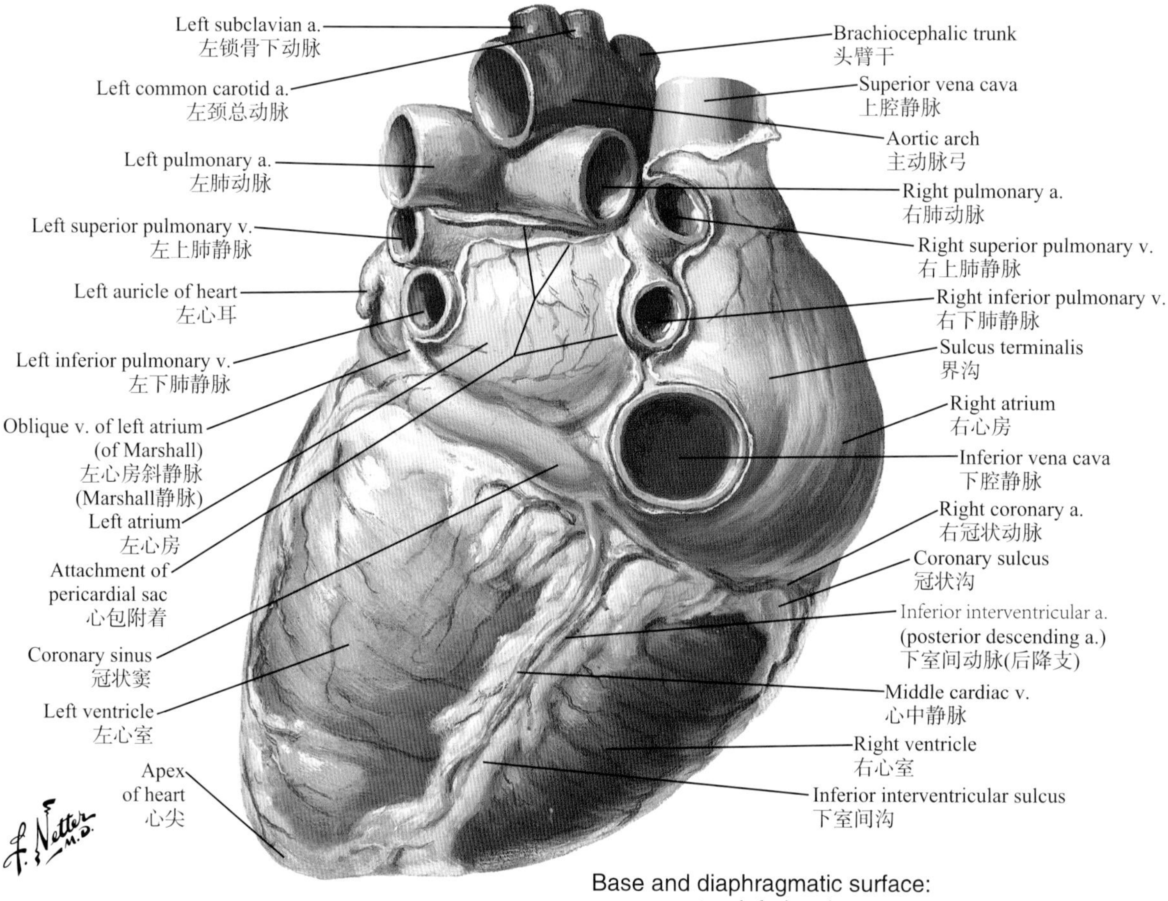

Left subclavian a.
左锁骨下动脉
Left common carotid a.
左颈总动脉
Left pulmonary a.
左肺动脉
Left superior pulmonary v.
左上肺静脉
Left auricle of heart
左心耳
Left inferior pulmonary v.
左下肺静脉
Oblique v. of left atrium (of Marshall)
左心房斜静脉 (Marshall静脉)
Left atrium
左心房
Attachment of pericardial sac
心包附着
Coronary sinus
冠状窦
Left ventricle
左心室
Apex of heart
心尖
Brachiocephalic trunk
头臂干
Superior vena cava
上腔静脉
Aortic arch
主动脉弓
Right pulmonary a.
右肺动脉
Right superior pulmonary v.
右上肺静脉
Right inferior pulmonary v.
右下肺静脉
Sulcus terminalis
界沟
Right atrium
右心房
Inferior vena cava
下腔静脉
Right coronary a.
右冠状动脉
Coronary sulcus
冠状沟
Inferior interventricular a. (posterior descending a.)
下室间动脉(后降支)
Middle cardiac v.
心中静脉
Right ventricle
右心室
Inferior interventricular sulcus
下室间沟

Base and diaphragmatic surface: posteroinferior view
心底和膈面：后下面观

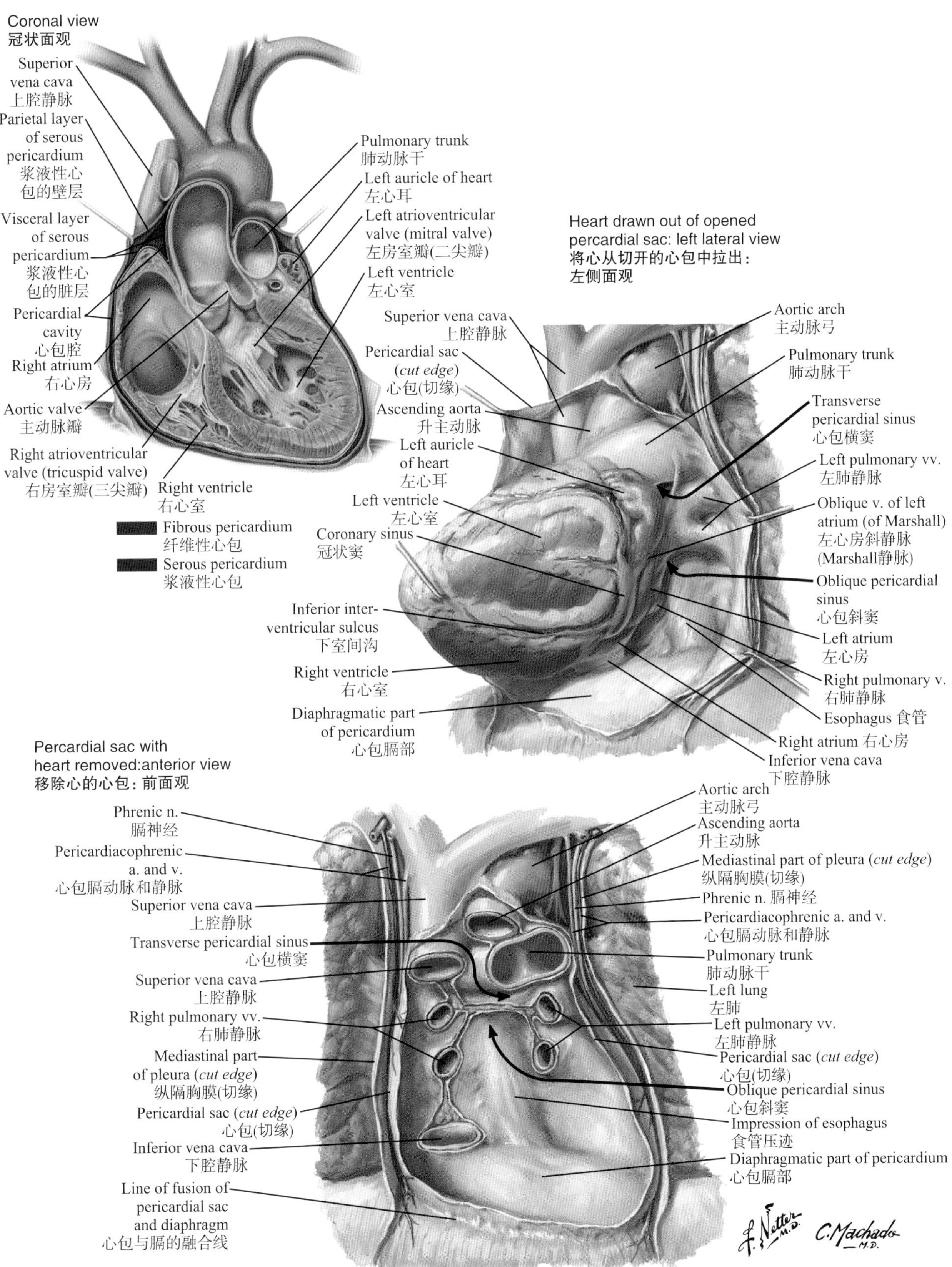
Coronal view
冠状面观
Superior vena cava
上腔静脉
Parietal layer of serous pericardium
浆液性心包的壁层
Visceral layer of serous pericardium
浆液性心包的脏层
Pericardial cavity
心包腔
Right atrium
右心房
Aortic valve
主动脉瓣
Right atrioventricular valve (tricuspid valve)
右房室瓣(三尖瓣)
Right ventricle
右心室
Pulmonary trunk
肺动脉干
Left auricle of heart
左心耳
Left atrioventricular valve (mitral valve)
左房室瓣(二尖瓣)
Left ventricle
左心室
Fibrous pericardium
纤维性心包
Serous pericardium
浆液性心包
Heart drawn out of opened percardial sac: left lateral view
将心从切开的心包中拉出：左侧面观
Superior vena cava
上腔静脉
Pericardial sac (cut edge)
心包(切缘)
Ascending aorta
升主动脉
Left auricle of heart
左心耳
Left ventricle
左心室
Coronary sinus
冠状窦
Inferior interventricular sulcus
下室间沟
Right ventricle
右心室
Diaphragmatic part of pericardium
心包膈部
Aortic arch
主动脉弓
Pulmonary trunk
肺动脉干
Transverse pericardial sinus
心包横窦
Left pulmonary vv.
左肺静脉
Oblique v. of left atrium (of Marshall)
左心房斜静脉(Marshall静脉)
Oblique pericardial sinus
心包斜窦
Left atrium
左心房
Right pulmonary v.
右肺静脉
Esophagus 食管
Right atrium 右心房
Inferior vena cava
下腔静脉
Percardial sac with heart removed:anterior view
移除心的心包：前面观
Phrenic n.
膈神经
Pericardiacophrenic a. and v.
心包膈动脉和静脉
Superior vena cava
上腔静脉
Transverse pericardial sinus
心包横窦
Superior vena cava
上腔静脉
Right pulmonary vv.
右肺静脉
Mediastinal part of pleura (cut edge)
纵隔胸膜(切缘)
Pericardial sac (cut edge)
心包(切缘)
Inferior vena cava
下腔静脉
Line of fusion of pericardial sac and diaphragm
心包与膈的融合线
Aortic arch
主动脉弓
Ascending aorta
升主动脉
Mediastinal part of pleura (cut edge)
纵隔胸膜(切缘)
Phrenic n. 膈神经
Pericardiacophrenic a. and v.
心包膈动脉和静脉
Pulmonary trunk
肺动脉干
Left lung
左肺
Left pulmonary vv.
左肺静脉
Pericardial sac (cut edge)
心包(切缘)
Oblique pericardial sinus
心包斜窦
Impression of esophagus
食管压迹
Diaphragmatic part of pericardium
心包膈部
F. Netter M.D.
C. Machado M.D.

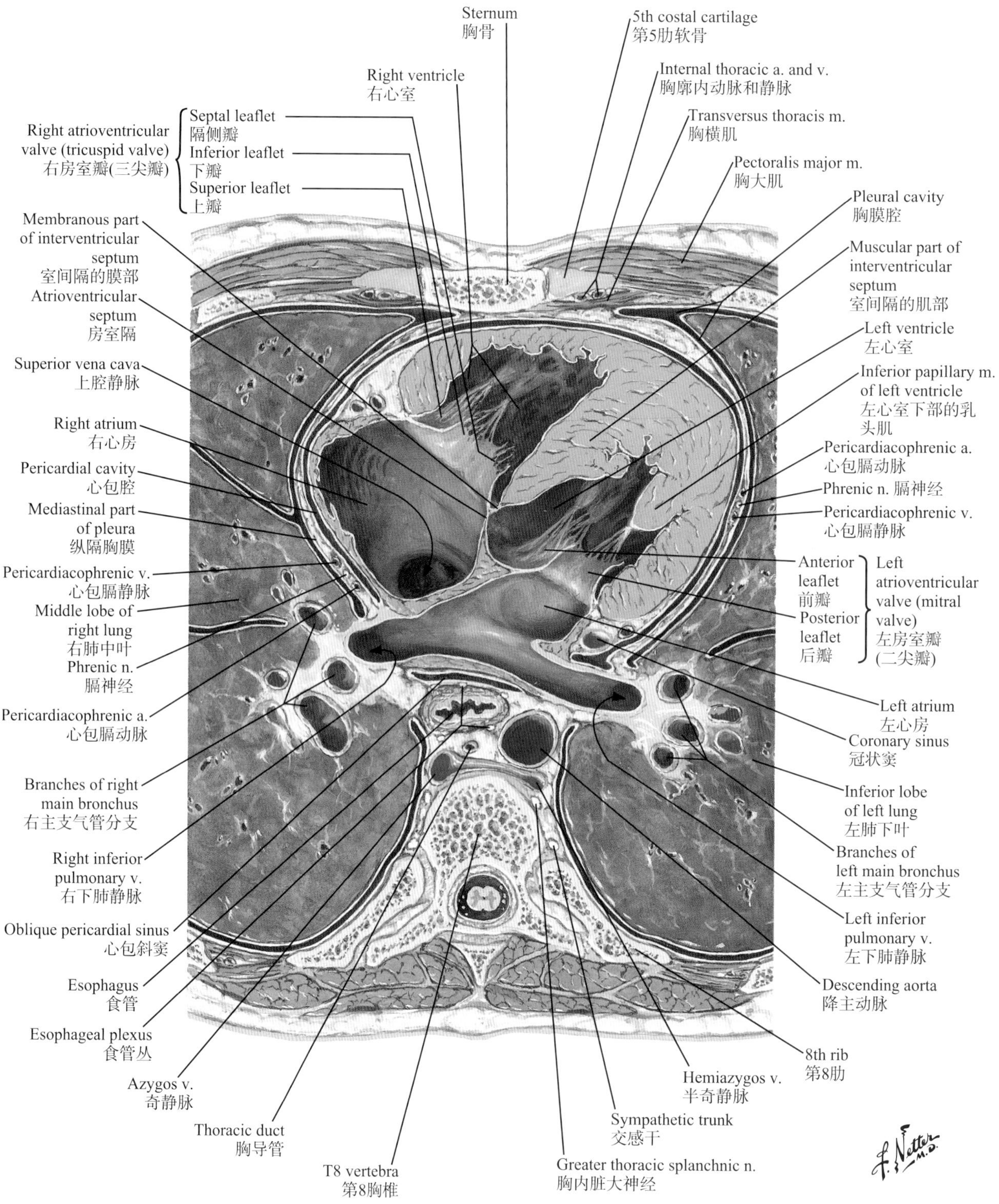

Sternum
胸骨

5th costal cartilage
第5肋软骨

Right ventricle
右心室

Internal thoracic a. and v.
胸廓内动脉和静脉

Transversus thoracis m.
胸横肌

Pectoralis major m.
胸大肌

Right atrioventricular valve (tricuspid valve)
右房室瓣(三尖瓣)

Septal leaflet
隔侧瓣

Inferior leaflet
下瓣

Superior leaflet
上瓣

Membranous part of interventricular septum
室间隔的膜部

Atrioventricular septum
房室隔

Superior vena cava
上腔静脉

Right atrium
右心房

Pericardial cavity
心包腔

Mediastinal part of pleura
纵隔胸膜

Pericardiacophrenic v.
心包膈静脉

Middle lobe of right lung
右肺中叶

Phrenic n.
膈神经

Pericardiacophrenic a.
心包膈动脉

Branches of right main bronchus
右主支气管分支

Right inferior pulmonary v.
右下肺静脉

Oblique pericardial sinus
心包斜窦

Esophagus
食管

Esophageal plexus
食管丛

Azygos v.
奇静脉

Thoracic duct
胸导管

T8 vertebra
第8胸椎

Greater thoracic splanchnic n.
胸内脏大神经

Sympathetic trunk
交感干

Hemiazygos v.
半奇静脉

8th rib
第8肋

Pleural cavity
胸膜腔

Muscular part of interventricular septum
室间隔的肌部

Left ventricle
左心室

Inferior papillary m. of left ventricle
左心室下部的乳头肌

Pericardiacophrenic a.
心包膈动脉

Phrenic n. 膈神经

Pericardiacophrenic v.
心包膈静脉

Left atrioventricular valve (mitral valve)
左房室瓣(二尖瓣)

Anterior leaflet
前瓣

Posterior leaflet
后瓣

Left atrium
左心房

Coronary sinus
冠状窦

Inferior lobe of left lung
左肺下叶

Branches of left main bronchus
左主支气管分支

Left inferior pulmonary v.
左下肺静脉

Descending aorta
降主动脉

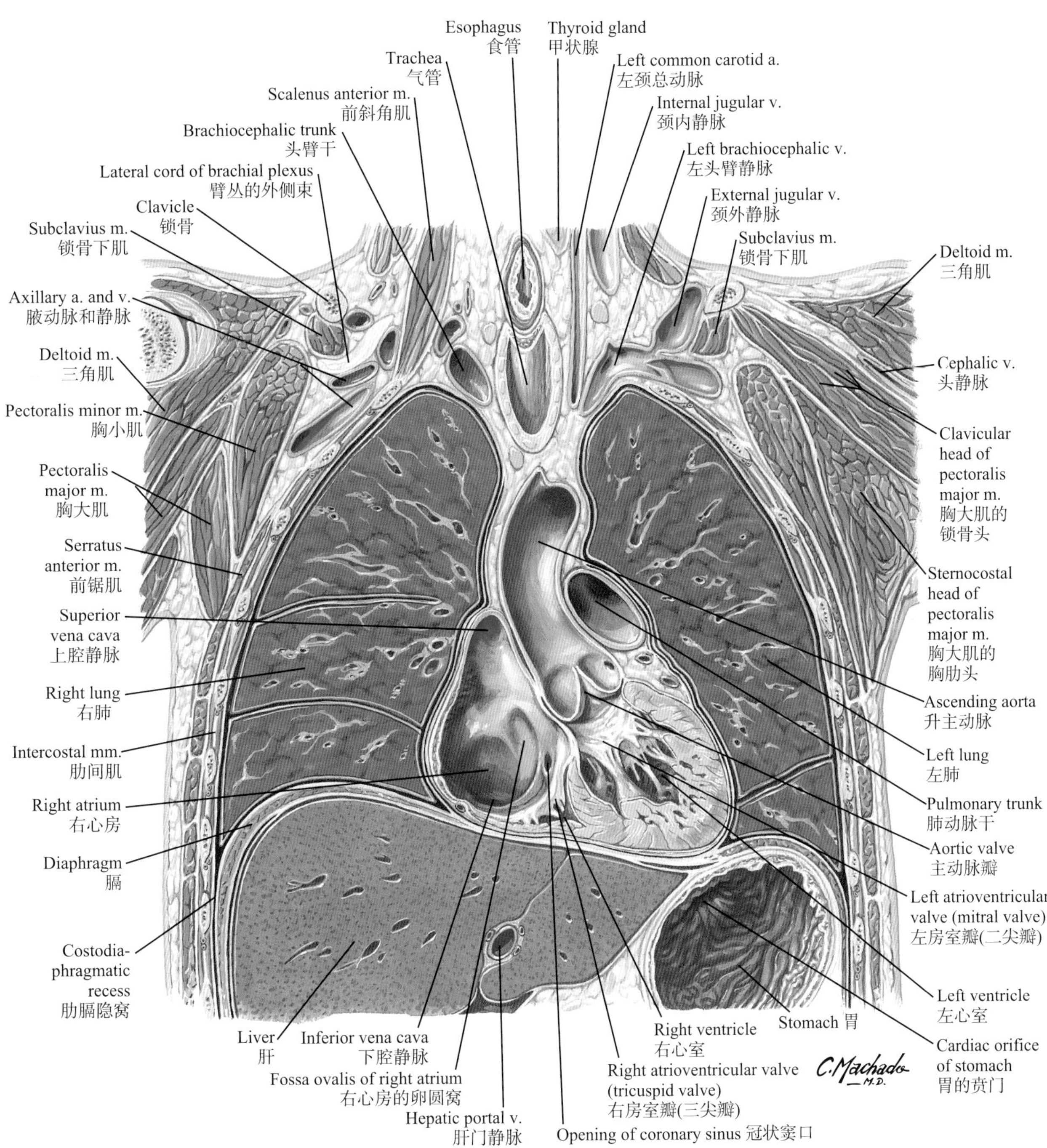
Esophagus
食管
Thyroid gland
甲状腺
Trachea
气管
Left common carotid a.
左颈总动脉
Scalenus anterior m.
前斜角肌
Internal jugular v.
颈内静脉
Brachiocephalic trunk
头臂干
Left brachiocephalic v.
左头臂静脉
Lateral cord of brachial plexus
臂丛的外侧束
External jugular v.
颈外静脉
Clavicle
锁骨
Subclavius m.
锁骨下肌
Subclavius m.
锁骨下肌
Deltoid m.
三角肌
Axillary a. and v.
腋动脉和静脉
Deltoid m.
三角肌
Cephalic v.
头静脉
Pectoralis minor m.
胸小肌
Clavicular head of pectoralis major m.
胸大肌的锁骨头
Pectoralis major m.
胸大肌
Serratus anterior m.
前锯肌
Sternocostal head of pectoralis major m.
胸大肌的胸肋头
Superior vena cava
上腔静脉
Ascending aorta
升主动脉
Right lung
右肺
Left lung
左肺
Intercostal mm.
肋间肌
Pulmonary trunk
肺动脉干
Right atrium
右心房
Aortic valve
主动脉瓣
Diaphragm
膈
Left atrioventricular valve (mitral valve)
左房室瓣(二尖瓣)
Costodiaphragmatic recess
肋膈隐窝
Left ventricle
左心室
Stomach 胃
Cardiac orifice of stomach
胃的贲门
Right ventricle
右心室
Liver
肝
Inferior vena cava
下腔静脉
Right atrioventricular valve (tricuspid valve)
右房室瓣(三尖瓣)
Fossa ovalis of right atrium
右心房的卵圆窝
Hepatic portal v.
肝门静脉
Opening of coronary sinus 冠状窦口
C.Machado M.D.

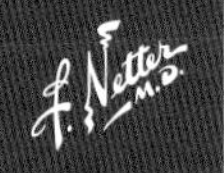

# 冠状动脉和心的静脉

参见附图 47

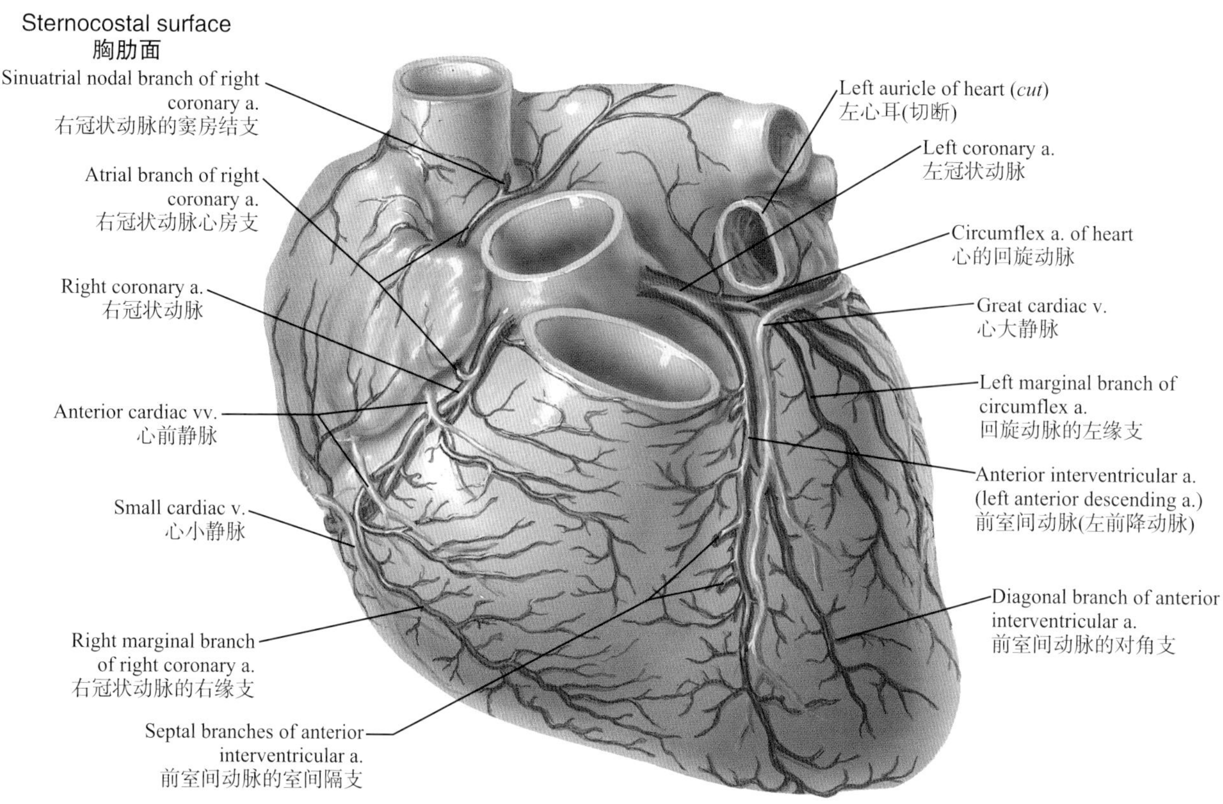


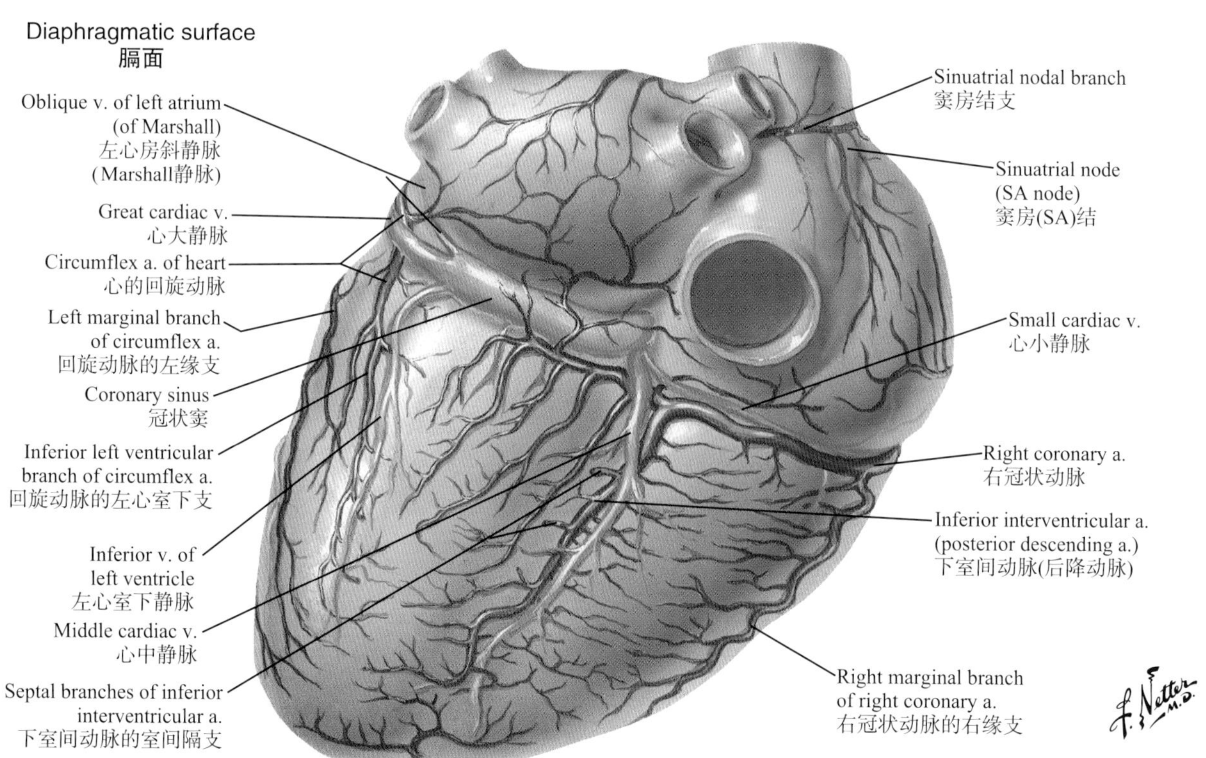

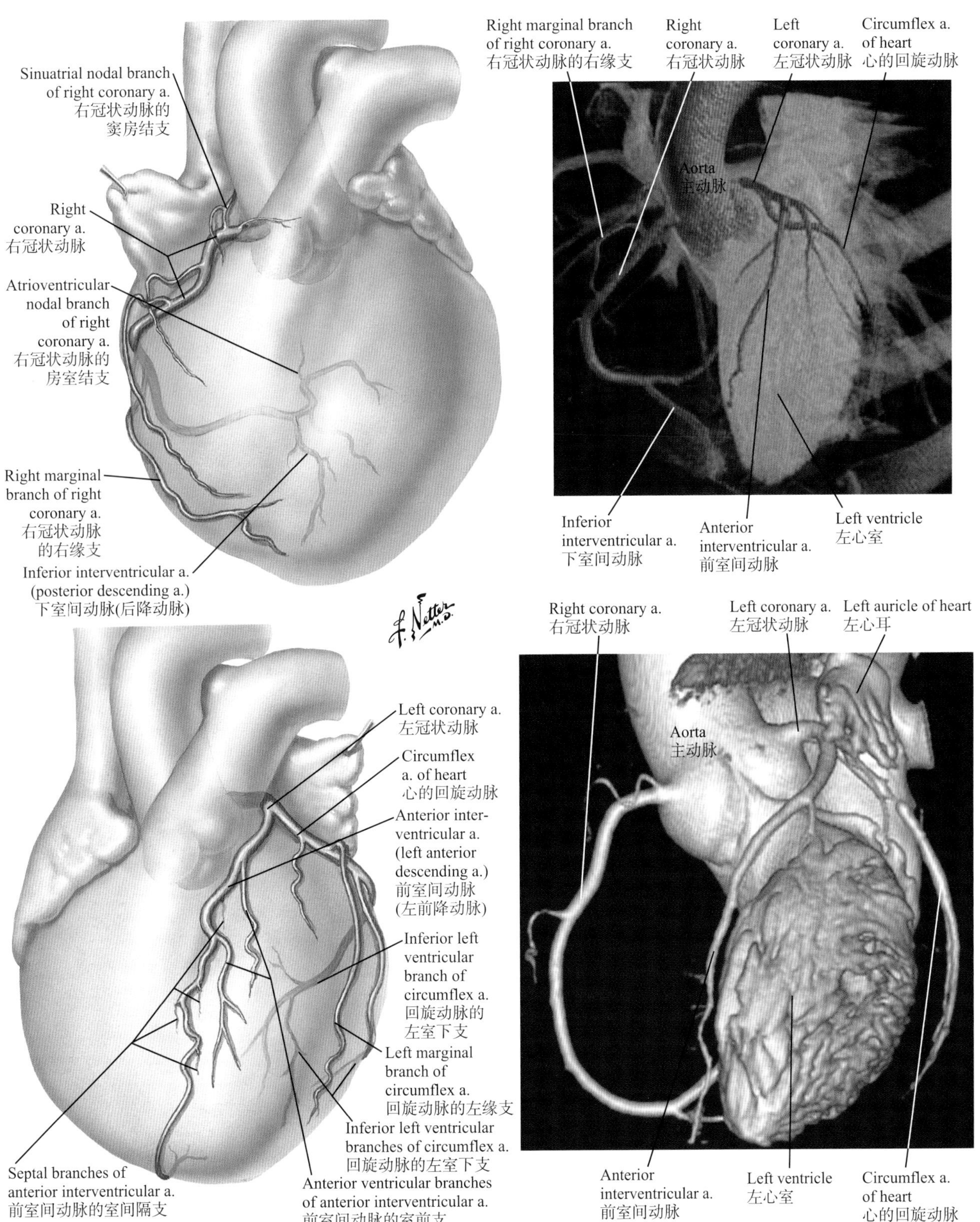
Sinuatrial nodal branch of right coronary a.
右冠状动脉的窦房结支
Right coronary a.
右冠状动脉
Atrioventricular nodal branch of right coronary a.
右冠状动脉的房室结支
Right marginal branch of right coronary a.
右冠状动脉的右缘支
Inferior interventricular a. (posterior descending a.)
下室间动脉(后降动脉)
Right marginal branch of right coronary a.
右冠状动脉的右缘支
Right coronary a.
右冠状动脉
Left coronary a.
左冠状动脉
Circumflex a. of heart
心的回旋动脉
Aorta
主动脉
Inferior interventricular a.
下室间动脉
Anterior interventricular a.
前室间动脉
Left ventricle
左心室
Left coronary a.
左冠状动脉
Circumflex a. of heart
心的回旋动脉
Anterior inter-ventricular a. (left anterior descending a.)
前室间动脉(左前降动脉)
Inferior left ventricular branch of circumflex a.
回旋动脉的左室下支
Left marginal branch of circumflex a.
回旋动脉的左缘支
Inferior left ventricular branches of circumflex a.
回旋动脉的左室下支
Septal branches of anterior interventricular a.
前室间动脉的室间隔支
Anterior ventricular branches of anterior interventricular a.
前室间动脉的室前支
Right coronary a.
右冠状动脉
Left coronary a.
左冠状动脉
Left auricle of heart
左心耳
Aorta
主动脉
Anterior interventricular a.
前室间动脉
Left ventricle
左心室
Circumflex a. of heart
心的回旋动脉

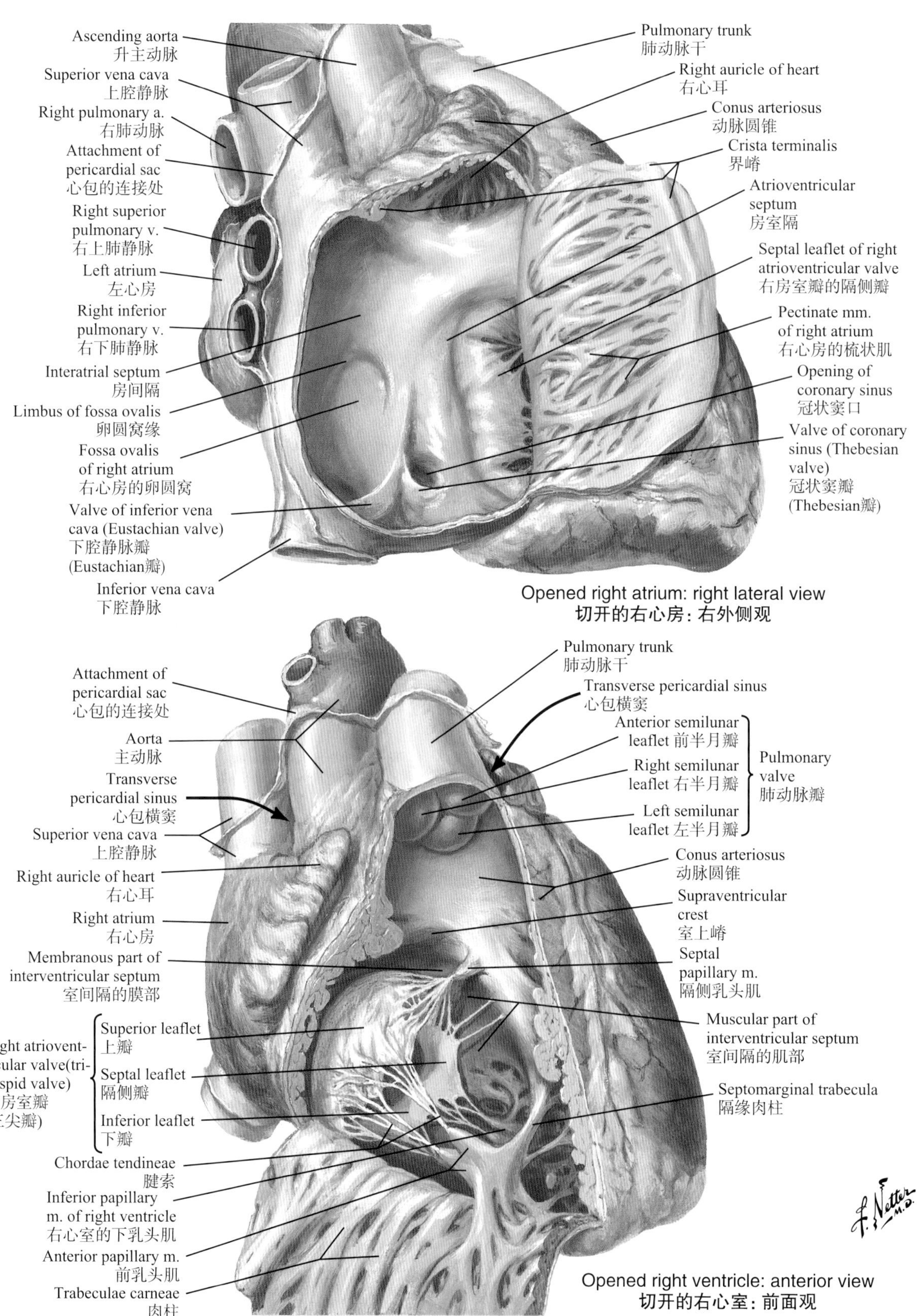


Opened right atrium: right lateral view
切开的右心房：右外侧观

Opened right ventricle: anterior view
切开的右心室：前面观

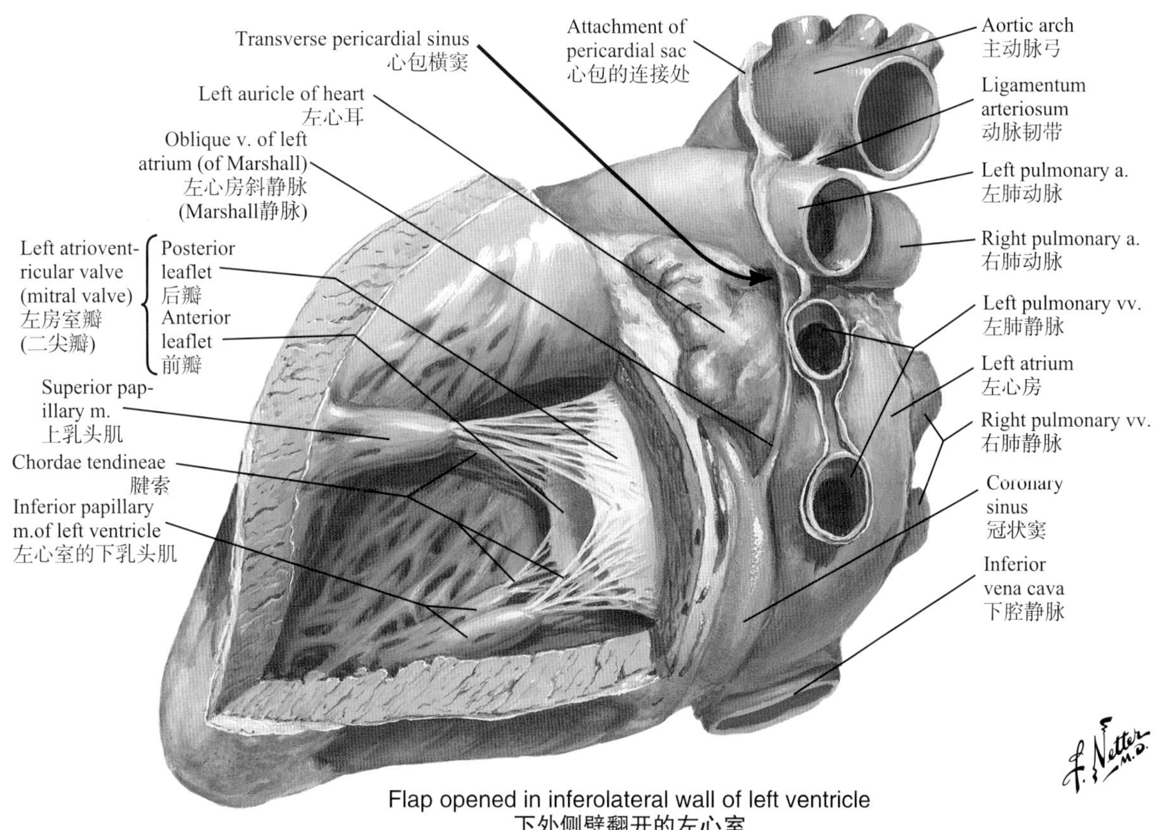


Flap opened in inferolateral wall of left ventricle
下外侧壁翻开的左心室

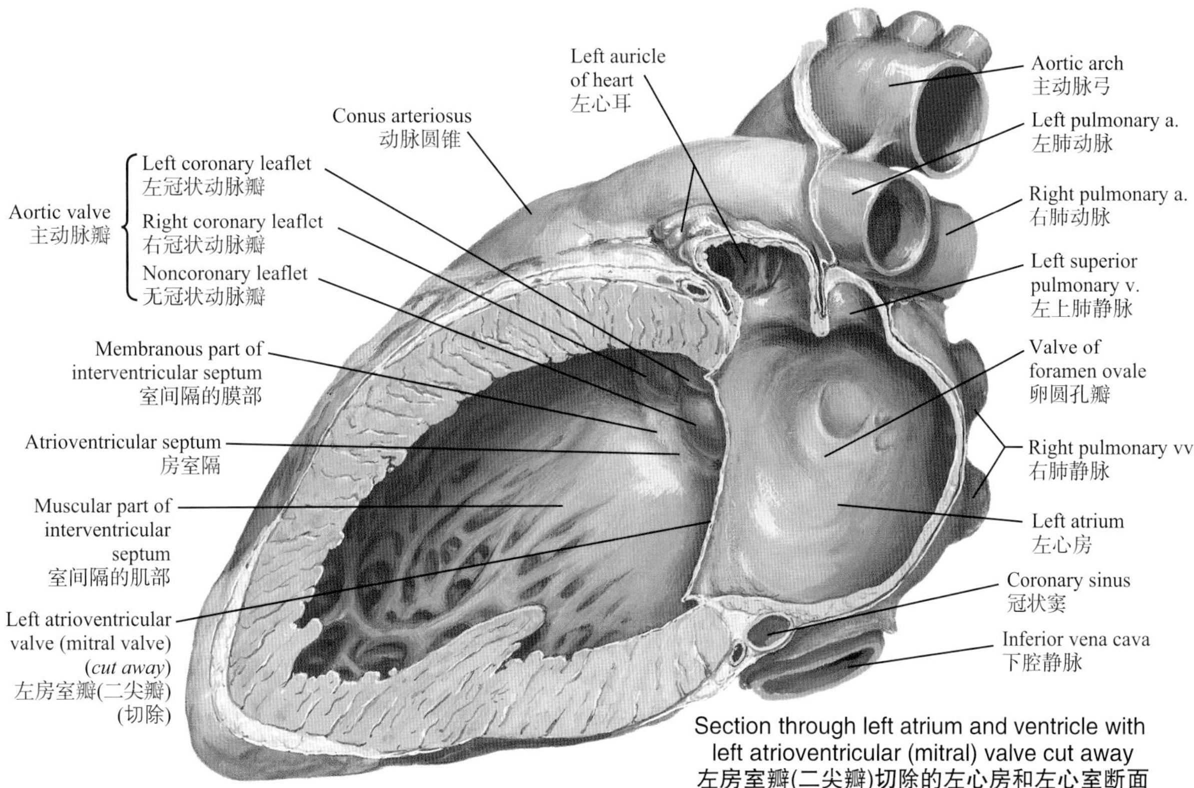


Section through left atrium and ventricle with left atrioventricular (mitral) valve cut away
左房室瓣(二尖瓣)切除的左心房和左心室断面

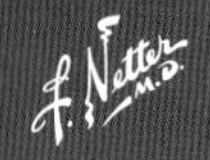



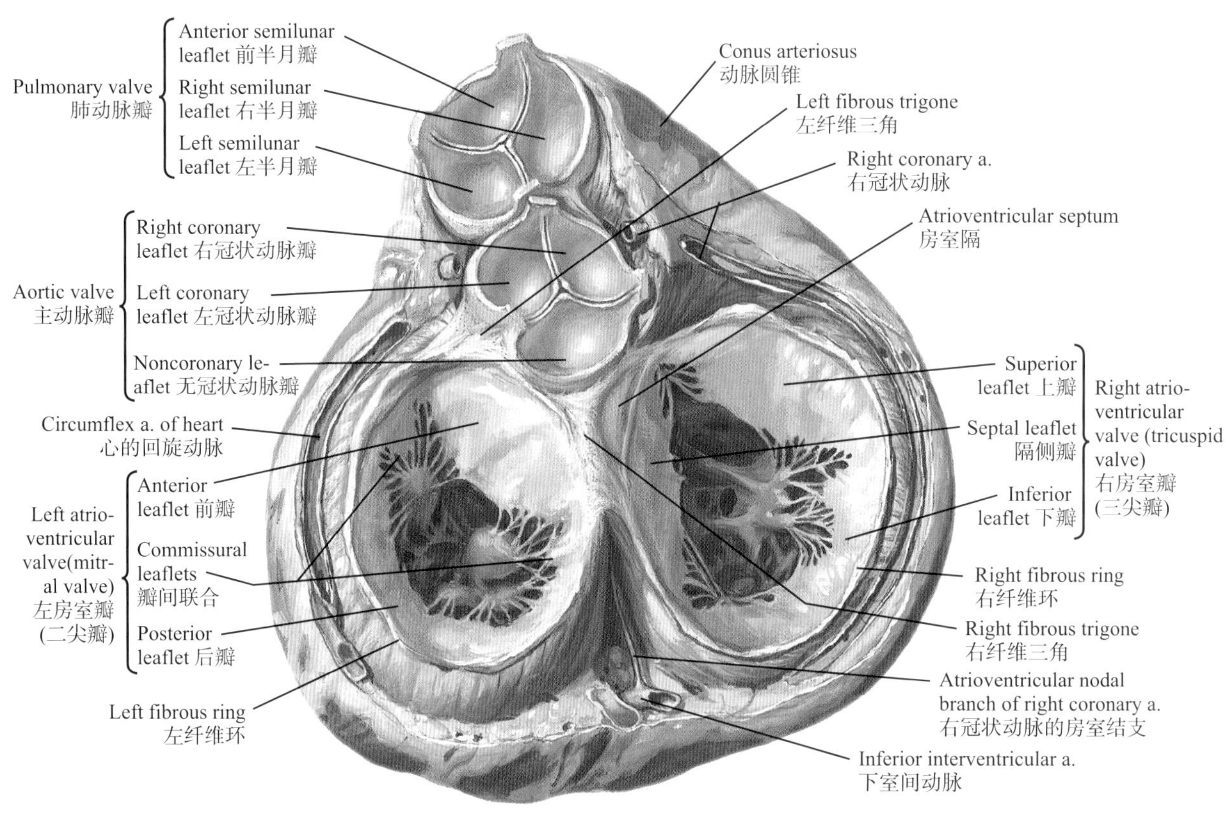


Heart in diastole: viewed from base with atria removed
舒张期的心：心房切除的心底面观

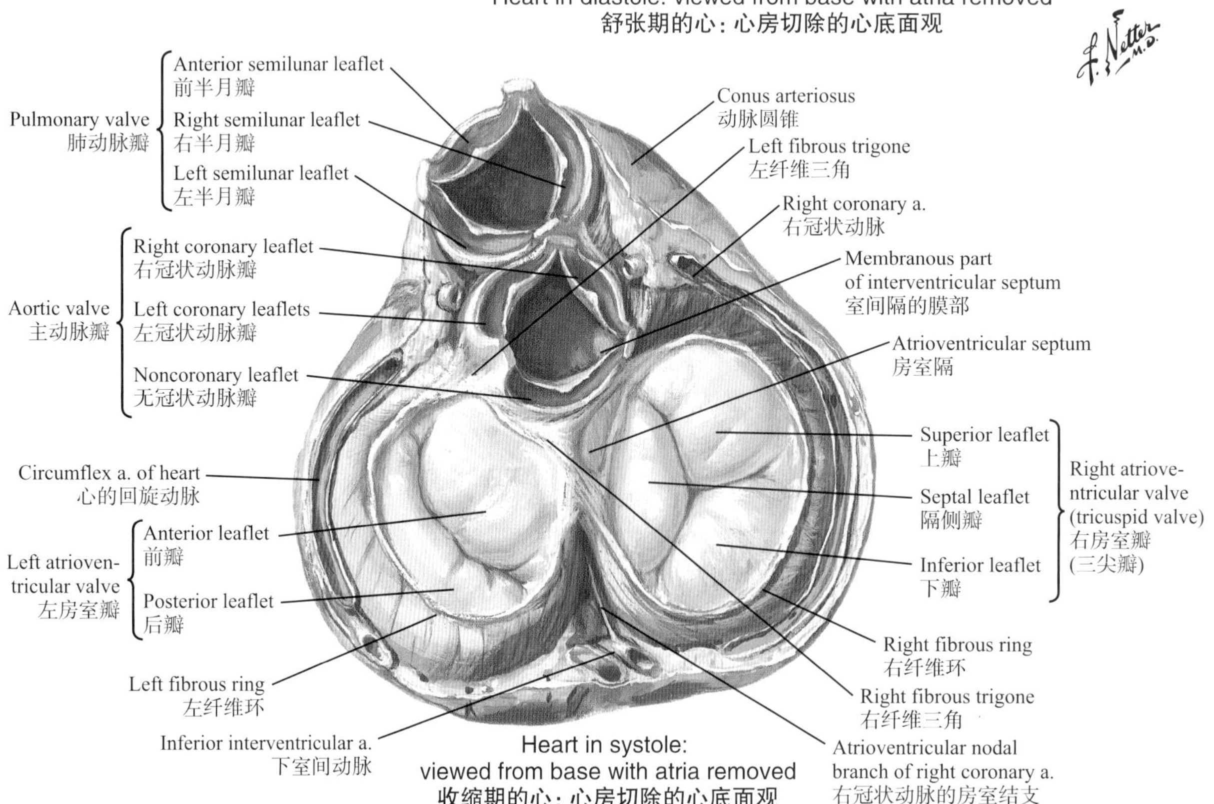


Heart in systole: viewed from base with atria removed
收缩期的心：心房切除的心底面观

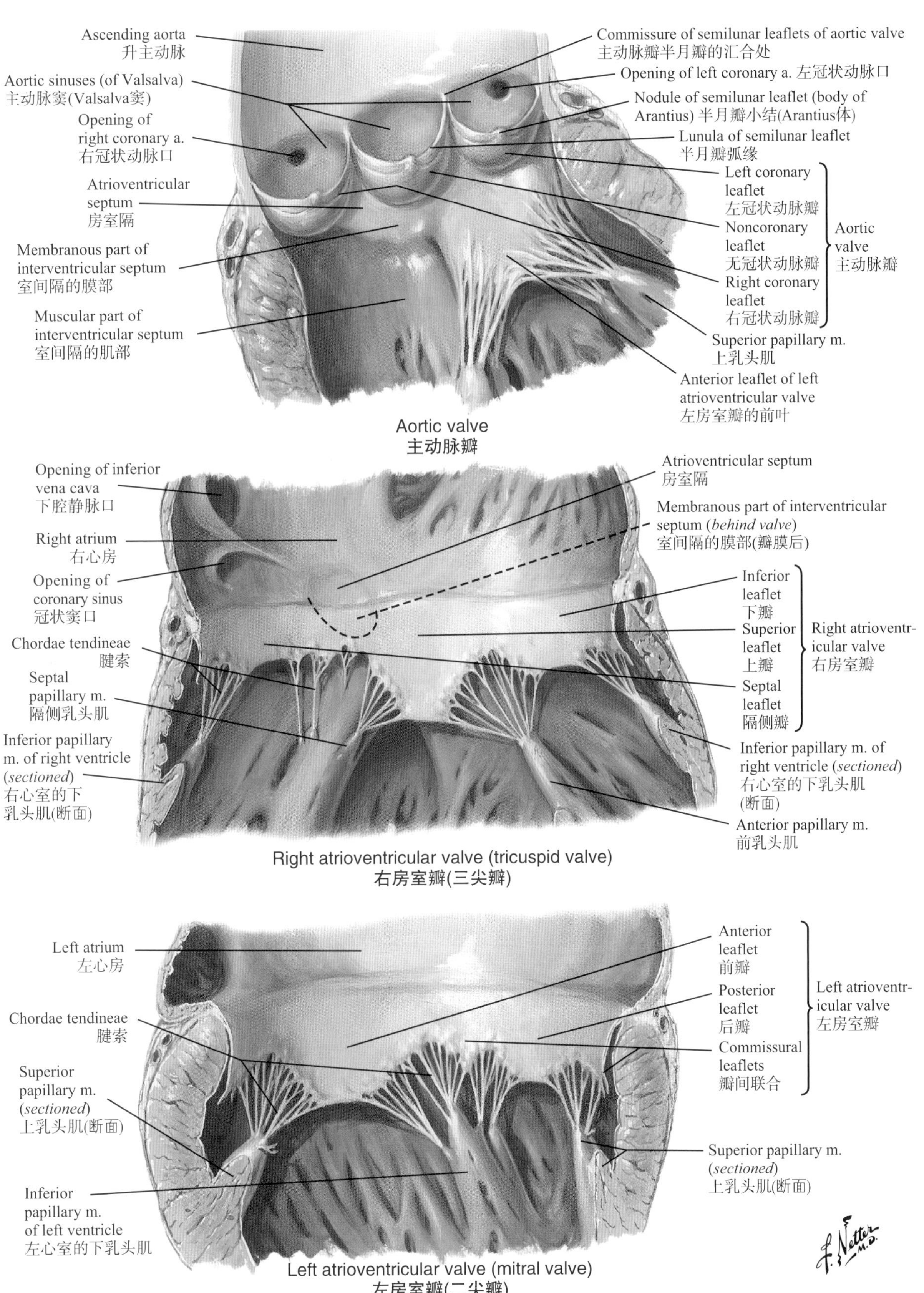
Ascending aorta
升主动脉
Aortic sinuses (of Valsalva)
主动脉窦(Valsalva窦)
Opening of right coronary a.
右冠状动脉口
Atrioventricular septum
房室隔
Membranous part of interventricular septum
室间隔的膜部
Muscular part of interventricular septum
室间隔的肌部
Commissure of semilunar leaflets of aortic valve
主动脉瓣半月瓣的汇合处
Opening of left coronary a. 左冠状动脉口
Nodule of semilunar leaflet (body of Arantius) 半月瓣小结(Arantius体)
Lunula of semilunar leaflet
半月瓣弧缘
Left coronary leaflet
左冠状动脉瓣
Noncoronary leaflet
无冠状动脉瓣
Right coronary leaflet
右冠状动脉瓣
Aortic valve
主动脉瓣
Superior papillary m.
上乳头肌
Anterior leaflet of left atrioventricular valve
左房室瓣的前叶
Aortic valve
主动脉瓣
Opening of inferior vena cava
下腔静脉口
Right atrium
右心房
Opening of coronary sinus
冠状窦口
Chordae tendineae
腱索
Septal papillary m.
隔侧乳头肌
Inferior papillary m. of right ventricle (*sectioned*)
右心室的下乳头肌(断面)
Atrioventricular septum
房室隔
Membranous part of interventricular septum (*behind valve*)
室间隔的膜部(瓣膜后)
Inferior leaflet
下瓣
Superior leaflet
上瓣
Septal leaflet
隔侧瓣
Right atrioventricular valve
右房室瓣
Inferior papillary m. of right ventricle (*sectioned*)
右心室的下乳头肌(断面)
Anterior papillary m.
前乳头肌
Right atrioventricular valve (tricuspid valve)
右房室瓣(三尖瓣)
Left atrium
左心房
Chordae tendineae
腱索
Superior papillary m. (*sectioned*)
上乳头肌(断面)
Inferior papillary m. of left ventricle
左心室的下乳头肌
Anterior leaflet
前瓣
Posterior leaflet
后瓣
Commissural leaflets
瓣间联合
Left atrioventricular valve
左房室瓣
Superior papillary m. (*sectioned*)
上乳头肌(断面)
Left atrioventricular valve (mitral valve)
左房室瓣(二尖瓣)
F. Netter M.D.

图 244

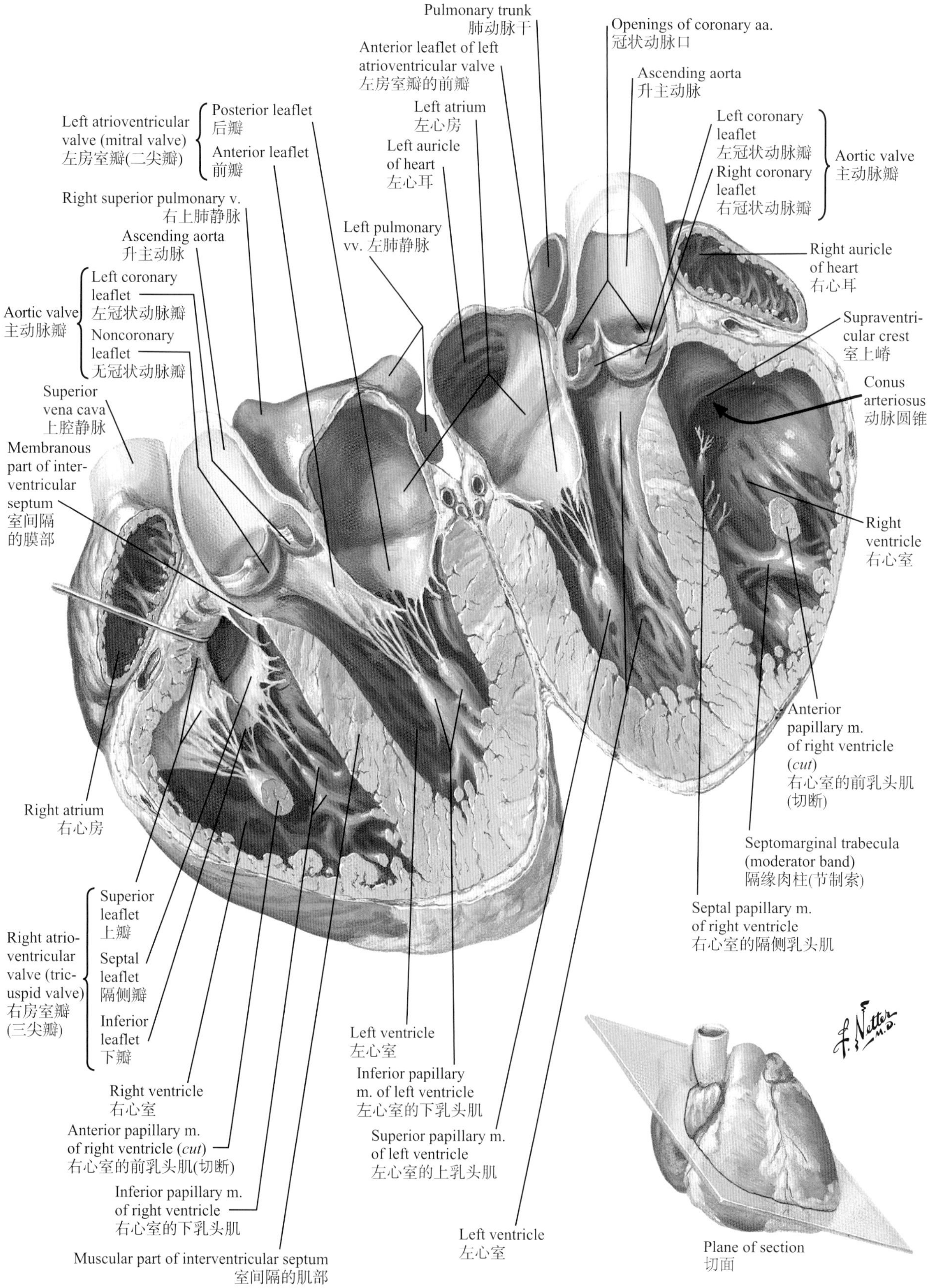

Pulmonary trunk
肺动脉干
Openings of coronary aa.
冠状动脉口
Anterior leaflet of left atrioventricular valve
左房室瓣的前瓣
Ascending aorta
升主动脉
Left atrium
左心房
Left atrioventricular valve (mitral valve)
左房室瓣(二尖瓣)
Posterior leaflet
后瓣
Anterior leaflet
前瓣
Left coronary leaflet
左冠状动脉瓣
Right coronary leaflet
右冠状动脉瓣
Aortic valve
主动脉瓣
Left auricle of heart
左心耳
Right superior pulmonary v.
右上肺静脉
Left pulmonary vv. 左肺静脉
Ascending aorta
升主动脉
Right auricle of heart
右心耳
Aortic valve
主动脉瓣
Left coronary leaflet
左冠状动脉瓣
Noncoronary leaflet
无冠状动脉瓣
Supraventricular crest
室上嵴
Conus arteriosus
动脉圆锥
Superior vena cava
上腔静脉
Membranous part of interventricular septum
室间隔的膜部
Right ventricle
右心室
Anterior papillary m. of right ventricle (*cut*)
右心室的前乳头肌(切断)
Right atrium
右心房
Septomarginal trabecula (moderator band)
隔缘肉柱(节制索)
Septal papillary m. of right ventricle
右心室的隔侧乳头肌
Right atrioventricular valve (tricuspid valve)
右房室瓣(三尖瓣)
Superior leaflet
上瓣
Septal leaflet
隔侧瓣
Inferior leaflet
下瓣
Left ventricle
左心室
Inferior papillary m. of left ventricle
左心室的下乳头肌
Right ventricle
右心室
Anterior papillary m. of right ventricle (*cut*)
右心室的前乳头肌(切断)
Superior papillary m. of left ventricle
左心室的上乳头肌
Inferior papillary m. of right ventricle
右心室的下乳头肌
Left ventricle
左心室
Plane of section
切面
Muscular part of interventricular septum
室间隔的肌部

参见图 241

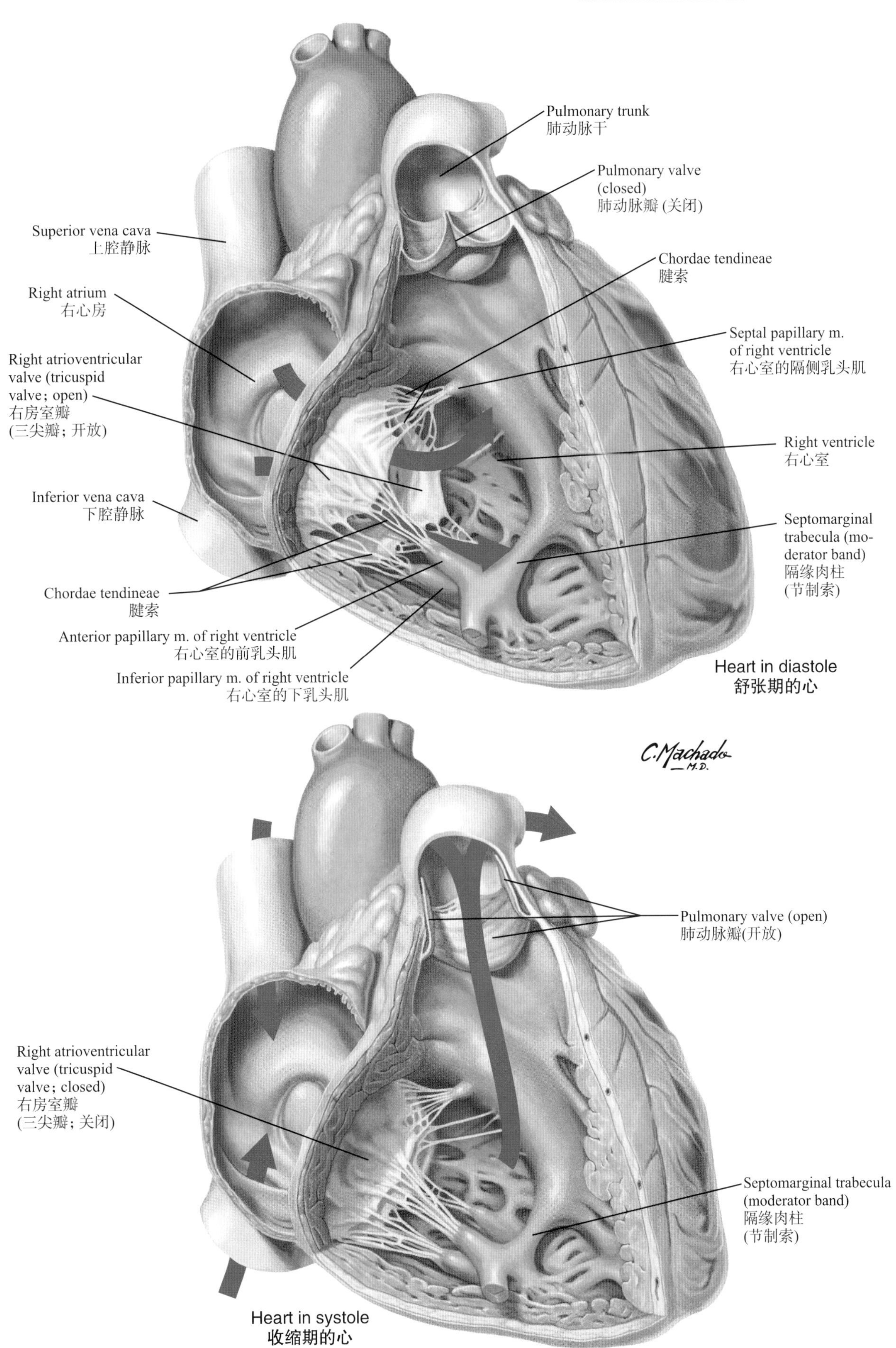
Pulmonary trunk
肺动脉干
Pulmonary valve
(closed)
肺动脉瓣 (关闭)
Superior vena cava
上腔静脉
Chordae tendineae
腱索
Right atrium
右心房
Septal papillary m.
of right ventricle
右心室的隔侧乳头肌
Right atrioventricular
valve (tricuspid
valve; open)
右房室瓣
(三尖瓣; 开放)
Right ventricle
右心室
Inferior vena cava
下腔静脉
Septomarginal
trabecula (mo-
derator band)
隔缘肉柱
(节制索)
Chordae tendineae
腱索
Anterior papillary m. of right ventricle
右心室的前乳头肌
Inferior papillary m. of right ventricle
右心室的下乳头肌
Heart in diastole
舒张期的心
C.Machado
M.D.
Pulmonary valve (open)
肺动脉瓣(开放)
Right atrioventricular
valve (tricuspid
valve; closed)
右房室瓣
(三尖瓣; 关闭)
Septomarginal trabecula
(moderator band)
隔缘肉柱
(节制索)
Heart in systole
收缩期的心

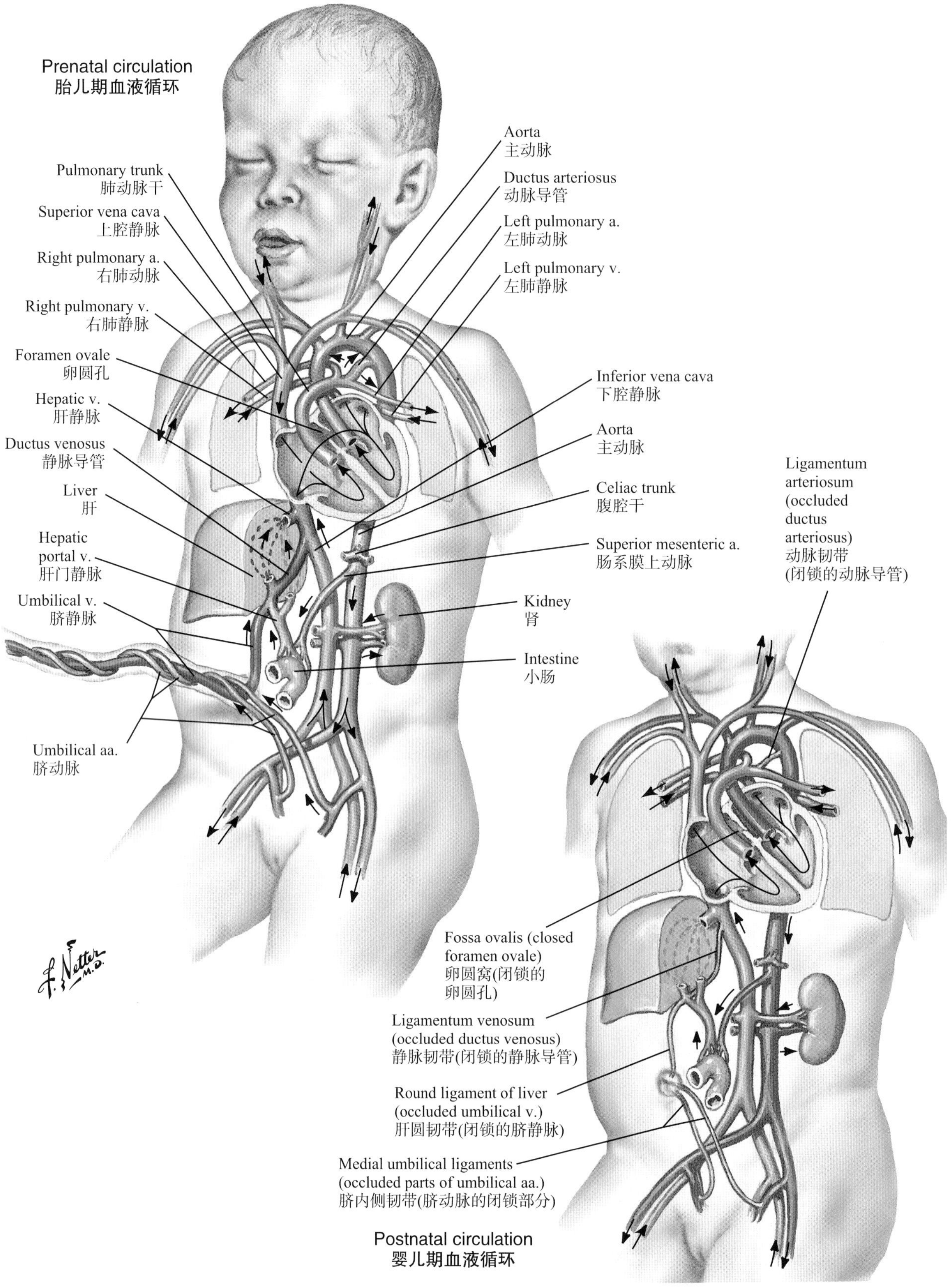

Prenatal circulation
胎儿期血液循环
Pulmonary trunk
肺动脉干
Superior vena cava
上腔静脉
Right pulmonary a.
右肺动脉
Right pulmonary v.
右肺静脉
Foramen ovale
卵圆孔
Hepatic v.
肝静脉
Ductus venosus
静脉导管
Liver
肝
Hepatic portal v.
肝门静脉
Umbilical v.
脐静脉
Umbilical aa.
脐动脉
Aorta
主动脉
Ductus arteriosus
动脉导管
Left pulmonary a.
左肺动脉
Left pulmonary v.
左肺静脉
Inferior vena cava
下腔静脉
Aorta
主动脉
Celiac trunk
腹腔干
Superior mesenteric a.
肠系膜上动脉
Kidney
肾
Intestine
小肠
Ligamentum arteriosum (occluded ductus arteriosus)
动脉韧带(闭锁的动脉导管)
Fossa ovalis (closed foramen ovale)
卵圆窝(闭锁的卵圆孔)
Ligamentum venosum (occluded ductus venosus)
静脉韧带(闭锁的静脉导管)
Round ligament of liver (occluded umbilical v.)
肝圆韧带(闭锁的脐静脉)
Medial umbilical ligaments (occluded parts of umbilical aa.)
脐内侧韧带(脐动脉的闭锁部分)
Postnatal circulation
婴儿期血液循环

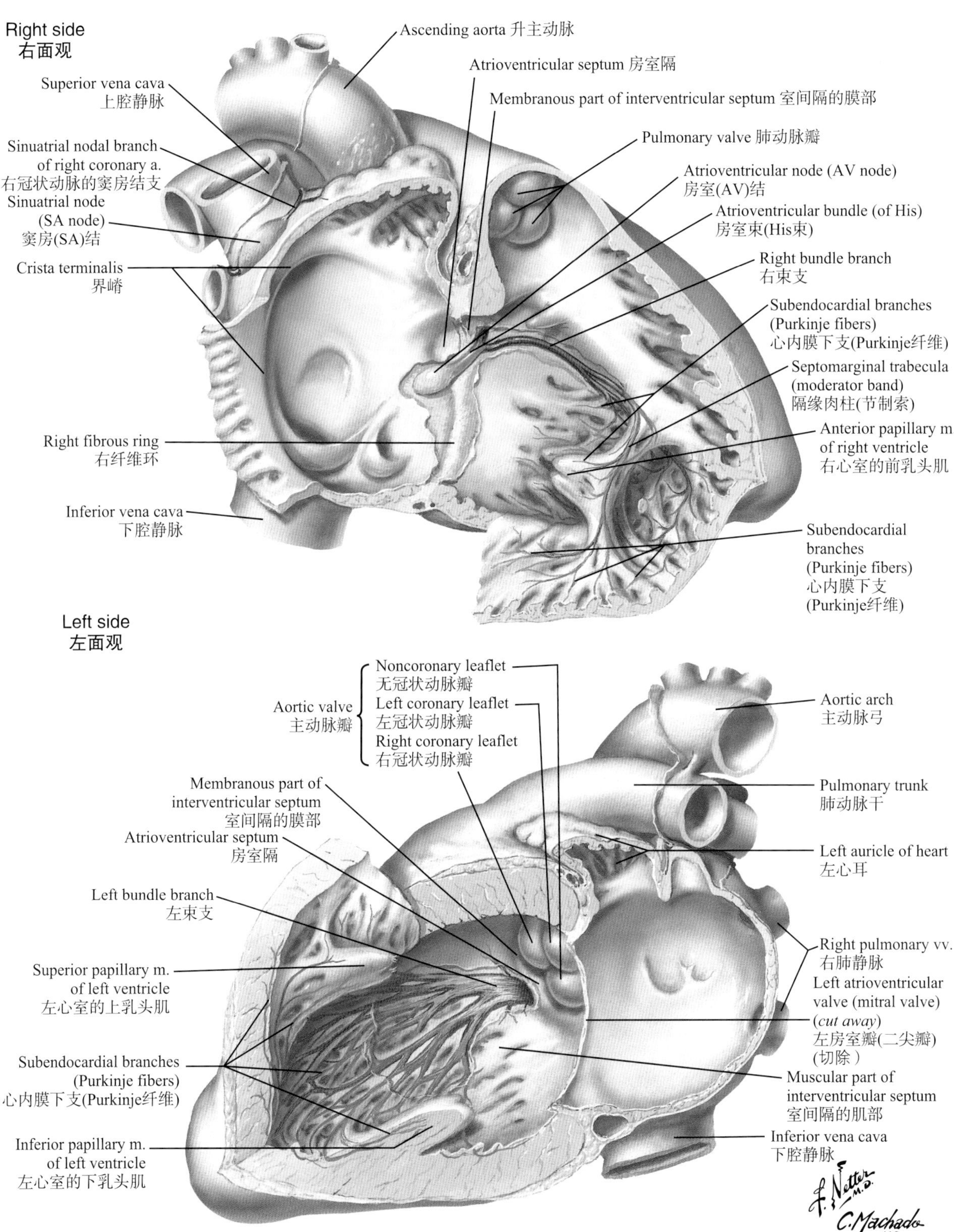
Right side
右面观
Ascending aorta 升主动脉
Atrioventricular septum 房室隔
Membranous part of interventricular septum 室间隔的膜部
Superior vena cava
上腔静脉
Pulmonary valve 肺动脉瓣
Sinuatrial nodal branch of right coronary a.
右冠状动脉的窦房结支
Atrioventricular node (AV node)
房室(AV)结
Sinuatrial node (SA node)
窦房(SA)结
Atrioventricular bundle (of His)
房室束(His束)
Crista terminalis
界嵴
Right bundle branch
右束支
Subendocardial branches (Purkinje fibers)
心内膜下支(Purkinje纤维)
Septomarginal trabecula (moderator band)
隔缘肉柱(节制索)
Right fibrous ring
右纤维环
Anterior papillary m. of right ventricle
右心室的前乳头肌
Inferior vena cava
下腔静脉
Subendocardial branches (Purkinje fibers)
心内膜下支 (Purkinje纤维)
Left side
左面观
Aortic valve
主动脉瓣
Noncoronary leaflet
无冠状动脉瓣
Left coronary leaflet
左冠状动脉瓣
Right coronary leaflet
右冠状动脉瓣
Aortic arch
主动脉弓
Membranous part of interventricular septum
室间隔的膜部
Pulmonary trunk
肺动脉干
Atrioventricular septum
房室隔
Left auricle of heart
左心耳
Left bundle branch
左束支
Right pulmonary vv.
右肺静脉
Superior papillary m. of left ventricle
左心室的上乳头肌
Left atrioventricular valve (mitral valve) (cut away)
左房室瓣(二尖瓣) (切除)
Subendocardial branches (Purkinje fibers)
心内膜下支(Purkinje纤维)
Muscular part of interventricular septum
室间隔的肌部
Inferior papillary m. of left ventricle
左心室的下乳头肌
Inferior vena cava
下腔静脉
F. Netter M.D.
C. Machado M.D.

图 248

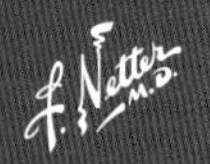

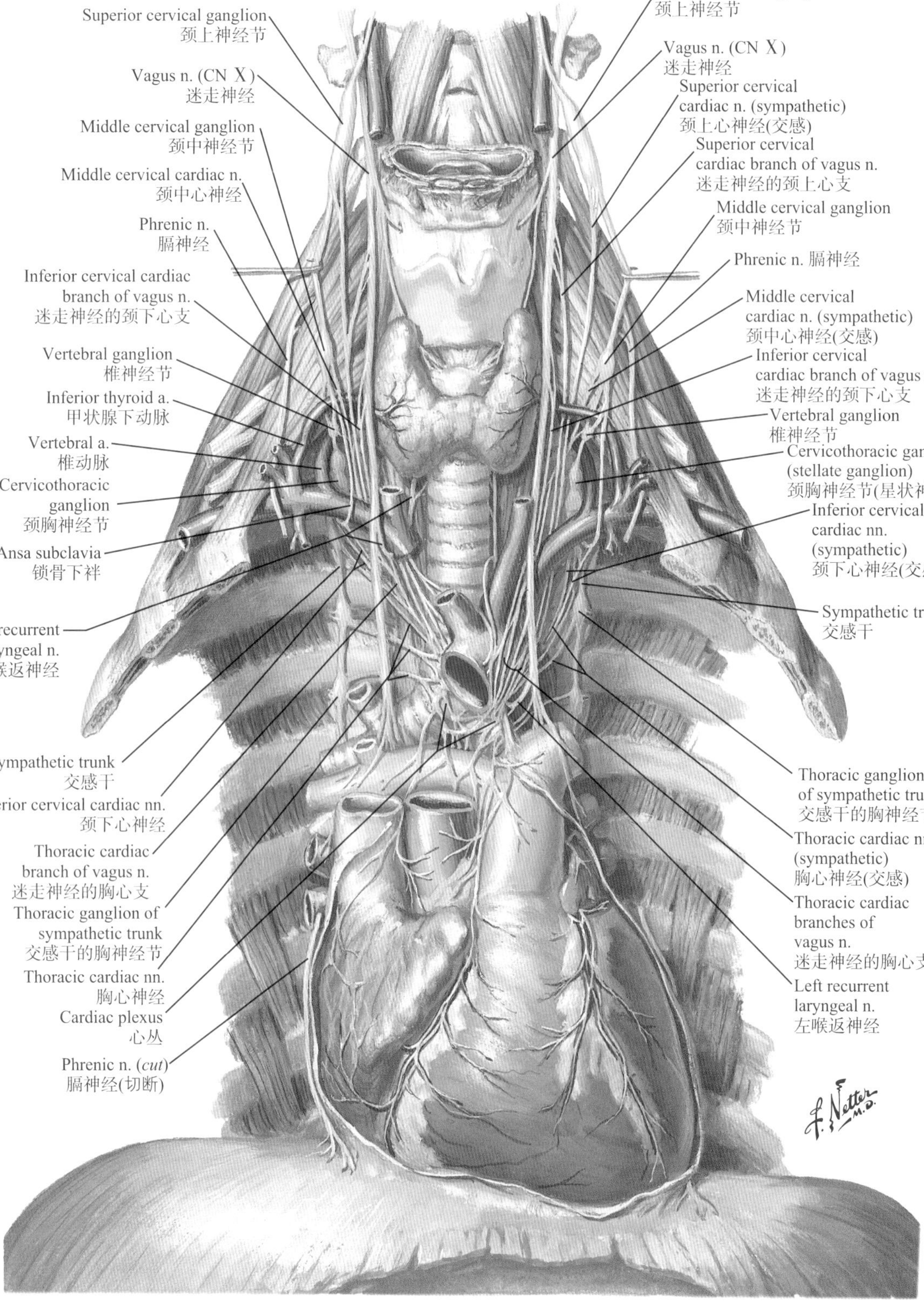

# 胸部的神经

参见图 229

Superior cervical ganglion
颈上神经节

Vagus n. (CN Ⅹ)
迷走神经

Middle cervical ganglion
颈中神经节

Middle cervical cardiac n.
颈中心神经

Phrenic n.
膈神经

Inferior cervical cardiac branch of vagus n.
迷走神经的颈下心支

Vertebral ganglion
椎神经节

Inferior thyroid a.
甲状腺下动脉

Vertebral a.
椎动脉

Cervicothoracic ganglion
颈胸神经节

Ansa subclavia
锁骨下袢

Right recurrent laryngeal n.
右喉返神经

Sympathetic trunk
交感干

Inferior cervical cardiac nn.
颈下心神经

Thoracic cardiac branch of vagus n.
迷走神经的胸心支

Thoracic ganglion of sympathetic trunk
交感干的胸神经节

Thoracic cardiac nn.
胸心神经

Cardiac plexus
心丛

Phrenic n. (*cut*)
膈神经(切断)

Superior cervical ganglion
颈上神经节

Vagus n. (CN Ⅹ)
迷走神经

Superior cervical cardiac n. (sympathetic)
颈上心神经(交感)

Superior cervical cardiac branch of vagus n.
迷走神经的颈上心支

Middle cervical ganglion
颈中神经节

Phrenic n. 膈神经

Middle cervical cardiac n. (sympathetic)
颈中心神经(交感)

Inferior cervical cardiac branch of vagus n.
迷走神经的颈下心支

Vertebral ganglion
椎神经节

Cervicothoracic ganglion (stellate ganglion)
颈胸神经节(星状神经节)

Inferior cervical cardiac nn. (sympathetic)
颈下心神经(交感)

Sympathetic trunk
交感干

Thoracic ganglion of sympathetic trunk
交感干的胸神经节

Thoracic cardiac nn. (sympathetic)
胸心神经(交感)

Thoracic cardiac branches of vagus n.
迷走神经的胸心支

Left recurrent laryngeal n.
左喉返神经

F. Netter M.D.

参见图 230

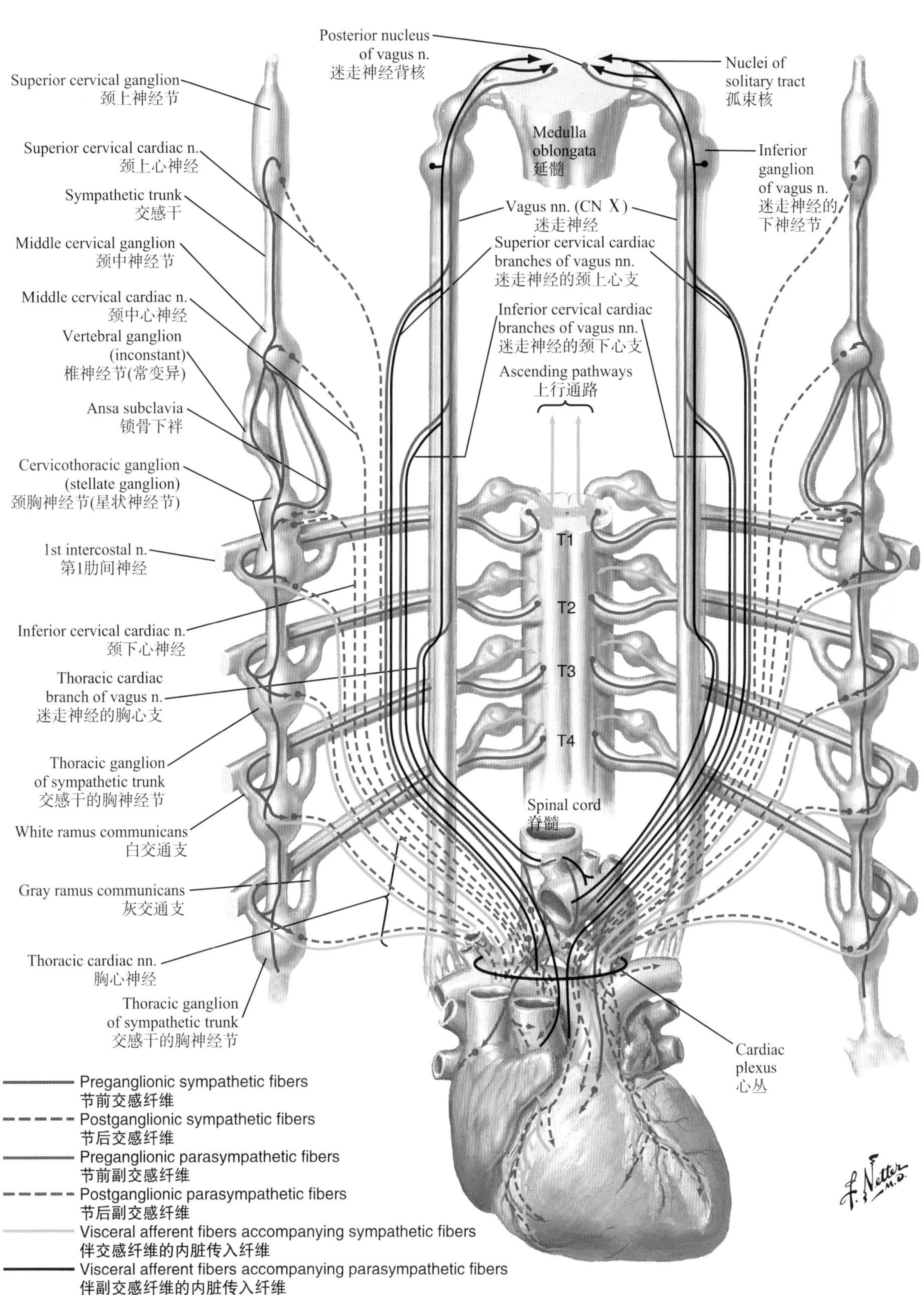
Posterior nucleus of vagus n.
迷走神经背核
Nuclei of solitary tract
孤束核
Superior cervical ganglion
颈上神经节
Medulla oblongata
延髓
Superior cervical cardiac n.
颈上心神经
Inferior ganglion of vagus n.
迷走神经的下神经节
Sympathetic trunk
交感干
Vagus nn. (CN Ⅹ)
迷走神经
Superior cervical cardiac branches of vagus nn.
迷走神经的颈上心支
Middle cervical ganglion
颈中神经节
Middle cervical cardiac n.
颈中心神经
Inferior cervical cardiac branches of vagus nn.
迷走神经的颈下心支
Vertebral ganglion (inconstant)
椎神经节(常变异)
Ascending pathways
上行通路
Ansa subclavia
锁骨下袢
Cervicothoracic ganglion (stellate ganglion)
颈胸神经节(星状神经节)
1st intercostal n.
第1肋间神经
T1
T2
T3
T4
Inferior cervical cardiac n.
颈下心神经
Thoracic cardiac branch of vagus n.
迷走神经的胸心支
Thoracic ganglion of sympathetic trunk
交感干的胸神经节
White ramus communicans
白交通支
Spinal cord
脊髓
Gray ramus communicans
灰交通支
Thoracic cardiac nn.
胸心神经
Thoracic ganglion of sympathetic trunk
交感干的胸神经节
Cardiac plexus
心丛
Preganglionic sympathetic fibers
节前交感纤维
Postganglionic sympathetic fibers
节后交感纤维
Preganglionic parasympathetic fibers
节前副交感纤维
Postganglionic parasympathetic fibers
节后副交感纤维
Visceral afferent fibers accompanying sympathetic fibers
伴交感纤维的内脏传入纤维
Visceral afferent fibers accompanying parasympathetic fibers
伴副交感纤维的内脏传入纤维
F. Netter M.D.

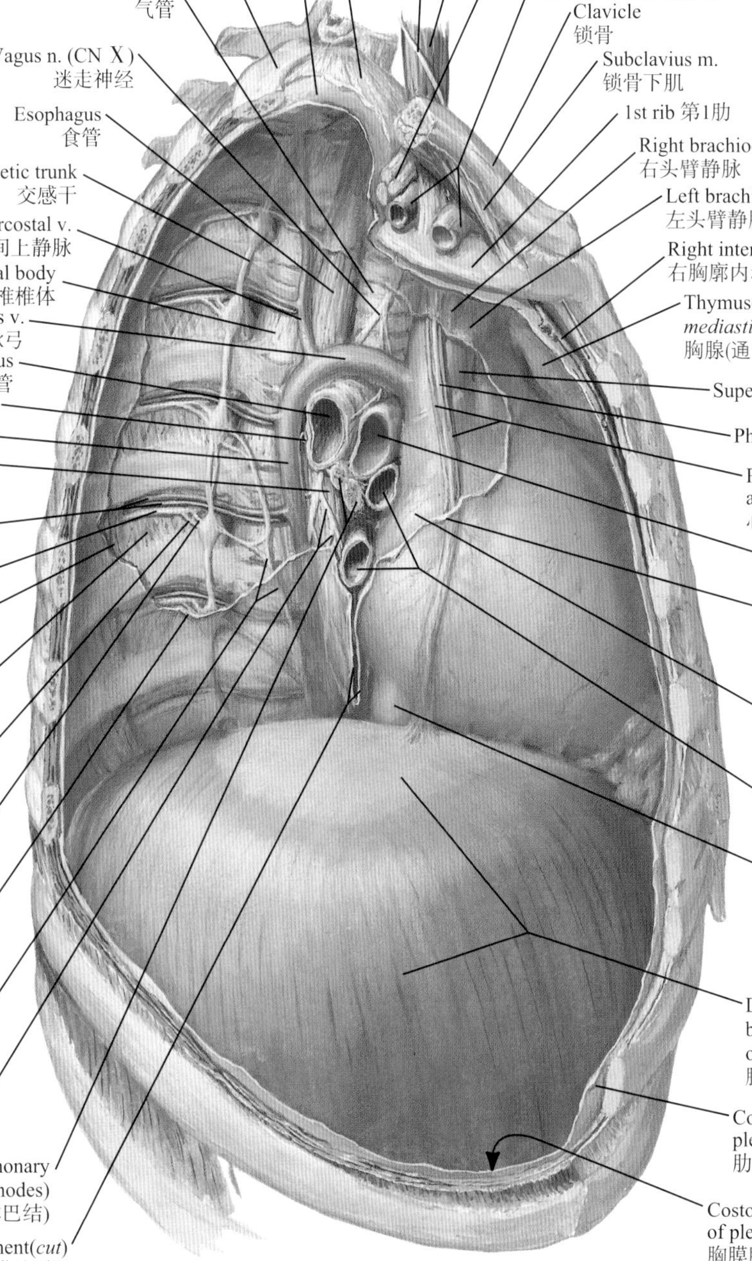

*Nerve and vessels commonly run independently.*
*神经和血管通常独立走行

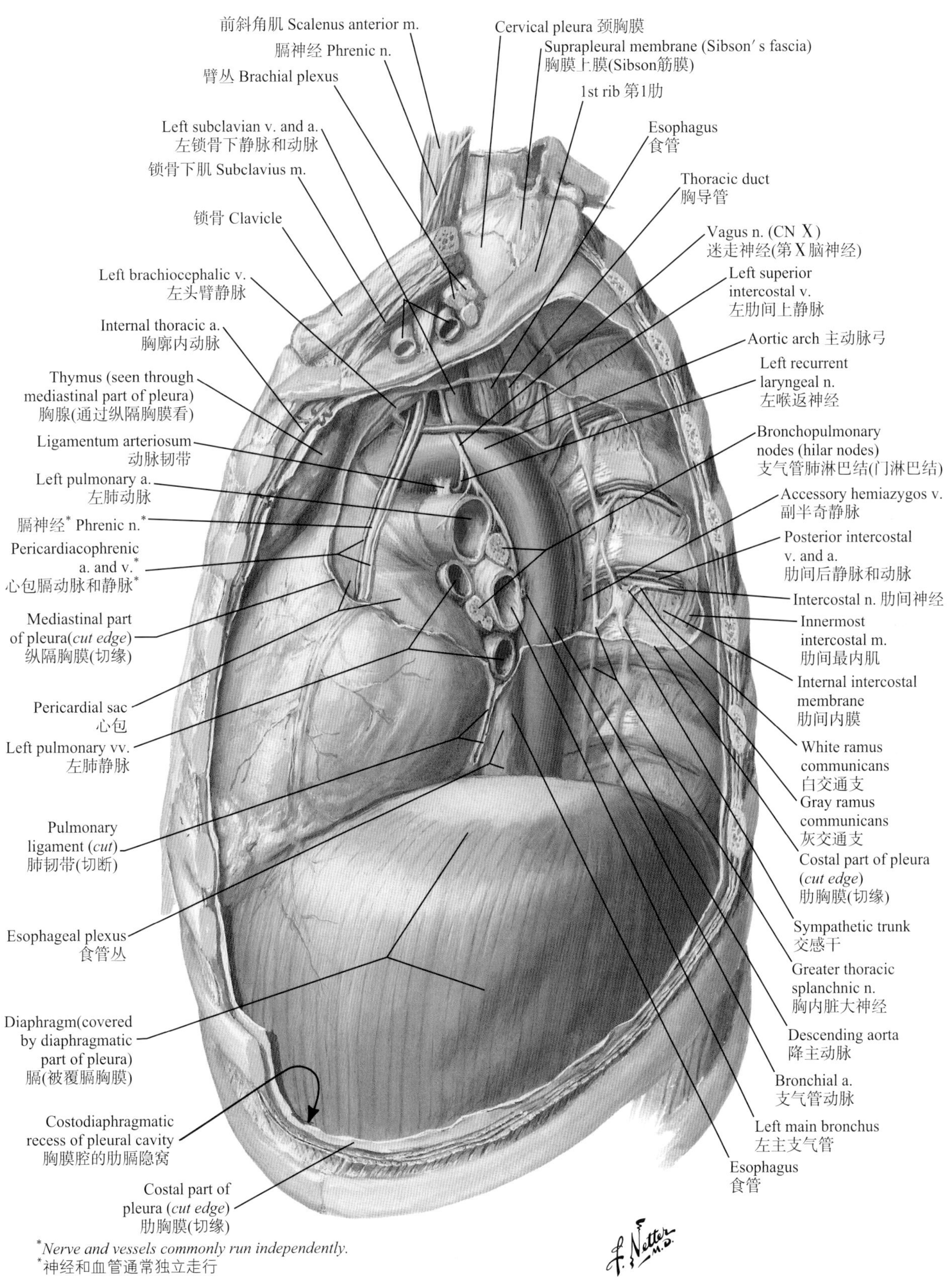


*Nerve and vessels commonly run independently.*
*神经和血管通常独立走行

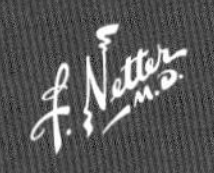

# 膈神经

参见图 56,57,251,252

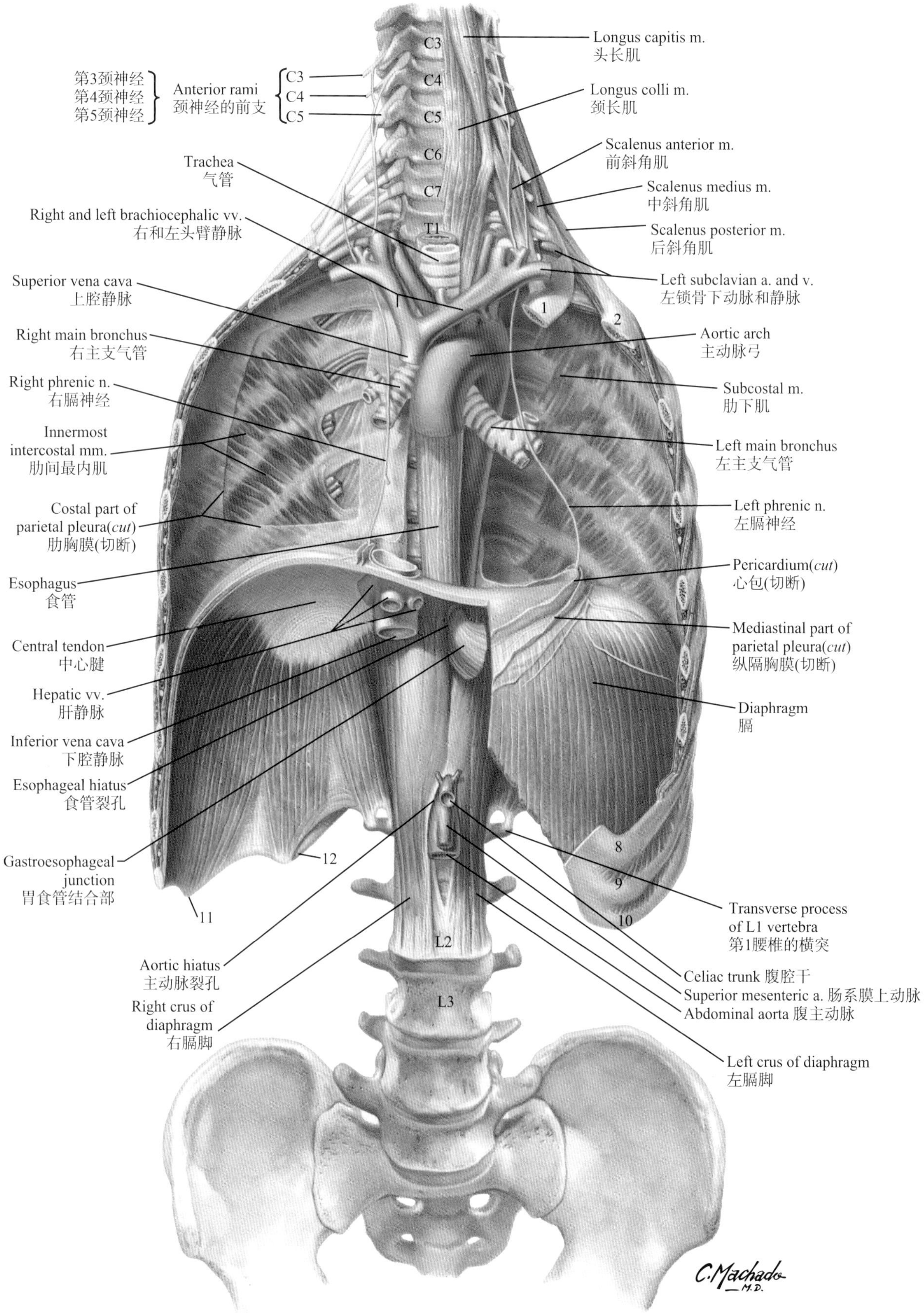

第3颈神经 C3
第4颈神经 C4
第5颈神经 C5
Anterior rami 颈神经的前支

Trachea 气管

Right and left brachiocephalic vv. 右和左头臂静脉

Superior vena cava 上腔静脉

Right main bronchus 右主支气管

Right phrenic n. 右膈神经

Innermost intercostal mm. 肋间最内肌

Costal part of parietal pleura(*cut*) 肋胸膜(切断)

Esophagus 食管

Central tendon 中心腱

Hepatic vv. 肝静脉

Inferior vena cava 下腔静脉

Esophageal hiatus 食管裂孔

Gastroesophageal junction 胃食管结合部

Aortic hiatus 主动脉裂孔

Right crus of diaphragm 右膈脚

Longus capitis m. 头长肌

Longus colli m. 颈长肌

Scalenus anterior m. 前斜角肌

Scalenus medius m. 中斜角肌

Scalenus posterior m. 后斜角肌

Left subclavian a. and v. 左锁骨下动脉和静脉

Aortic arch 主动脉弓

Subcostal m. 肋下肌

Left main bronchus 左主支气管

Left phrenic n. 左膈神经

Pericardium(*cut*) 心包(切断)

Mediastinal part of parietal pleura(*cut*) 纵隔胸膜(切断)

Diaphragm 膈

Transverse process of L1 vertebra 第1腰椎的横突

Celiac trunk 腹腔干

Superior mesenteric a. 肠系膜上动脉

Abdominal aorta 腹主动脉

Left crus of diaphragm 左膈脚

C3 C4 C5 C6 C7 T1 L2 L3 1 2 8 9 10 11 12

C.Machado M.D.

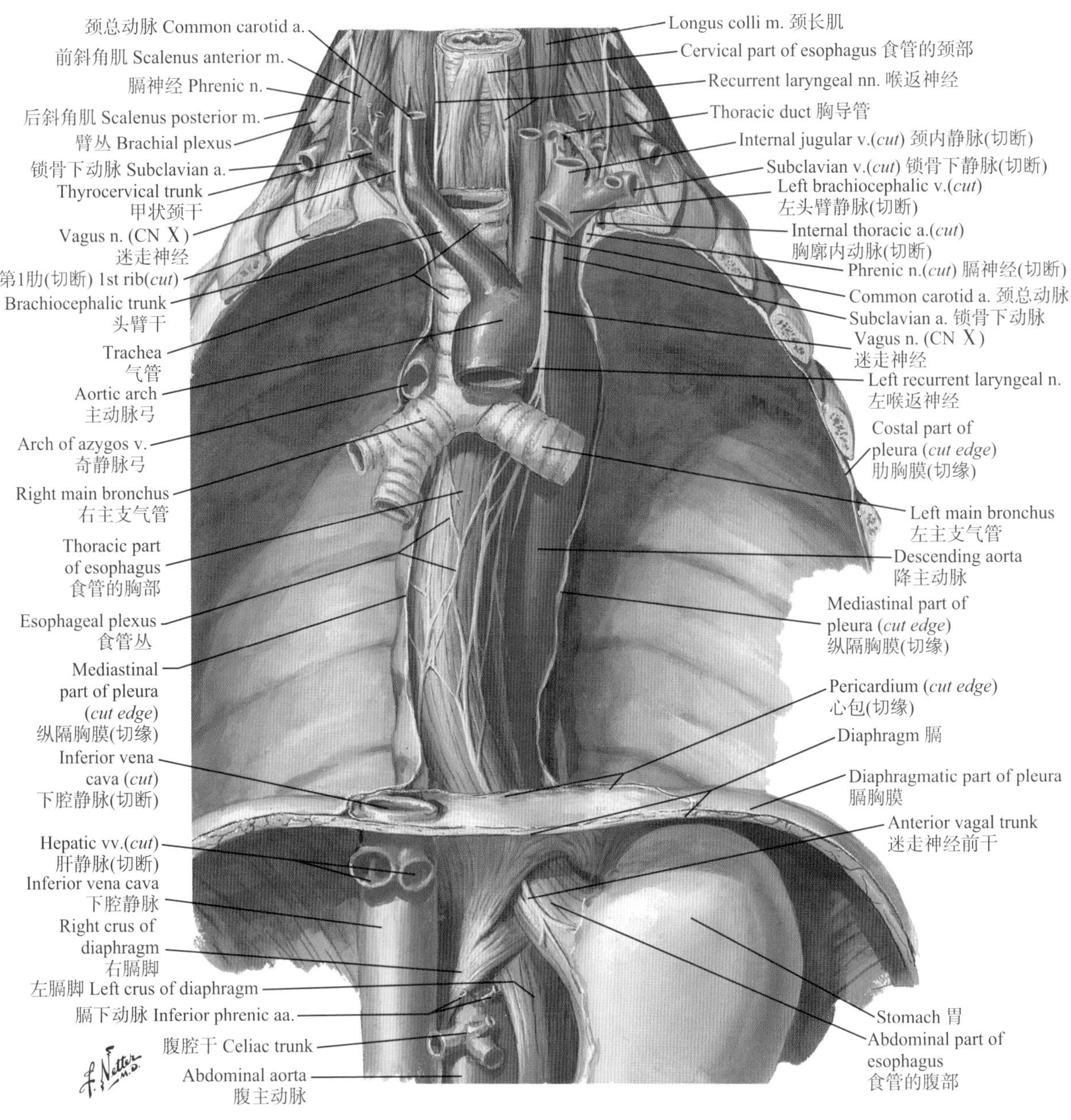
颈总动脉 Common carotid a.
前斜角肌 Scalenus anterior m.
膈神经 Phrenic n.
后斜角肌 Scalenus posterior m.
臂丛 Brachial plexus
锁骨下动脉 Subclavian a.
Thyrocervical trunk
甲状颈干
Vagus n. (CN X)
迷走神经
第1肋(切断) 1st rib(*cut*)
Brachiocephalic trunk
头臂干
Trachea
气管
Aortic arch
主动脉弓
Arch of azygos v.
奇静脉弓
Right main bronchus
右主支气管
Thoracic part of esophagus
食管的胸部
Esophageal plexus
食管丛
Mediastinal part of pleura (*cut edge*)
纵隔胸膜(切缘)
Inferior vena cava (*cut*)
下腔静脉(切断)
Hepatic vv.(*cut*)
肝静脉(切断)
Inferior vena cava
下腔静脉
Right crus of diaphragm
右膈脚
左膈脚 Left crus of diaphragm
膈下动脉 Inferior phrenic aa.
腹腔干 Celiac trunk
Abdominal aorta
腹主动脉
Longus colli m. 颈长肌
Cervical part of esophagus 食管的颈部
Recurrent laryngeal nn. 喉返神经
Thoracic duct 胸导管
Internal jugular v.(*cut*) 颈内静脉(切断)
Subclavian v.(*cut*) 锁骨下静脉(切断)
Left brachiocephalic v.(*cut*)
左头臂静脉(切断)
Internal thoracic a.(*cut*)
胸廓内动脉(切断)
Phrenic n.(*cut*) 膈神经(切断)
Common carotid a. 颈总动脉
Subclavian a. 锁骨下动脉
Vagus n. (CN X)
迷走神经
Left recurrent laryngeal n.
左喉返神经
Costal part of pleura (*cut edge*)
肋胸膜(切缘)
Left main bronchus
左主支气管
Descending aorta
降主动脉
Mediastinal part of pleura (*cut edge*)
纵隔胸膜(切缘)
Pericardium (*cut edge*)
心包(切缘)
Diaphragm 膈
Diaphragmatic part of pleura
膈胸膜
Anterior vagal trunk
迷走神经前干
Stomach 胃
Abdominal part of esophagus
食管的腹部
F. Netter M.D.

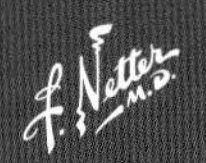

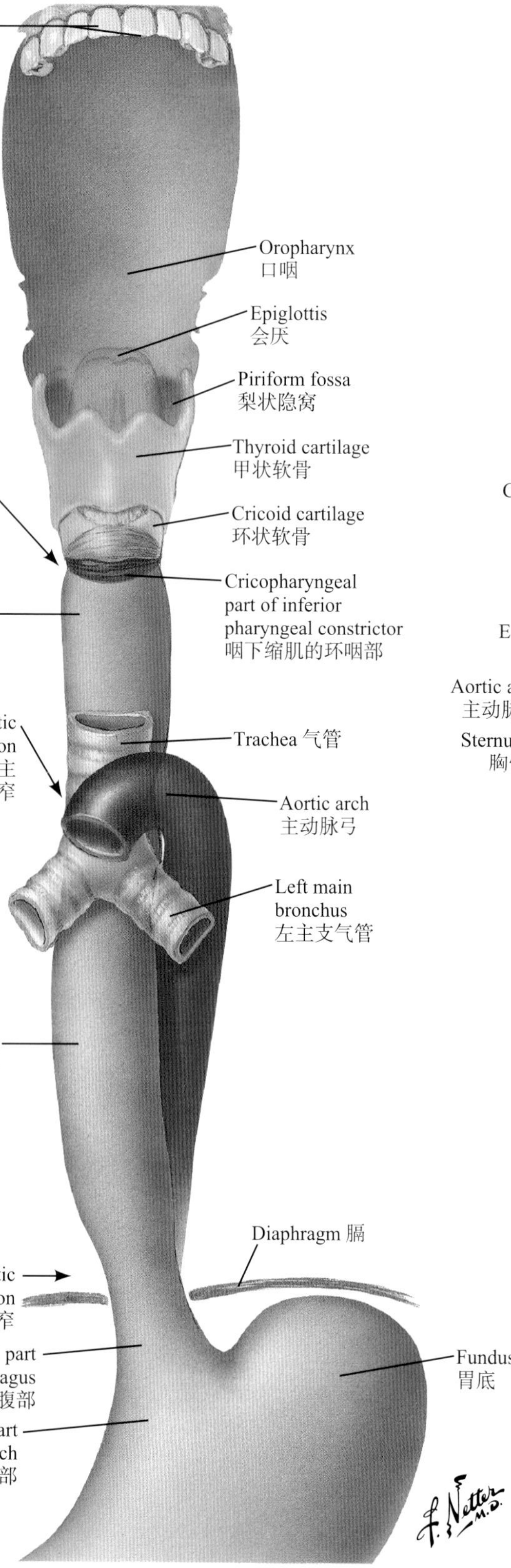

# 食管的狭窄和位置关系


Incisor teeth 切牙
Oropharynx 口咽
Epiglottis 会厌
Piriform fossa 梨状隐窝
Thyroid cartilage 甲状软骨
Pharyngo-esophageal constriction 咽食管狭窄
Cricoid cartilage 环状软骨
Cricopharyngeal part of inferior pharyngeal constrictor 咽下缩肌的环咽部
Cervical part of esophagus 食管颈部
Bronchoaortic constriction 支气管主动脉狭窄
Trachea 气管
Aortic arch 主动脉弓
Left main bronchus 左主支气管
Thoracic part of esophagus 食管胸部
Diaphragm 膈
Diaphragmatic constriction 膈狭窄
Abdominal part of esophagus 食管腹部
Fundus of stomach 胃底
Cardiac part of stomach 胃的贲门部
Thyropharyngeal part of inferior pharyngeal constrictor 咽下缩肌的甲咽部 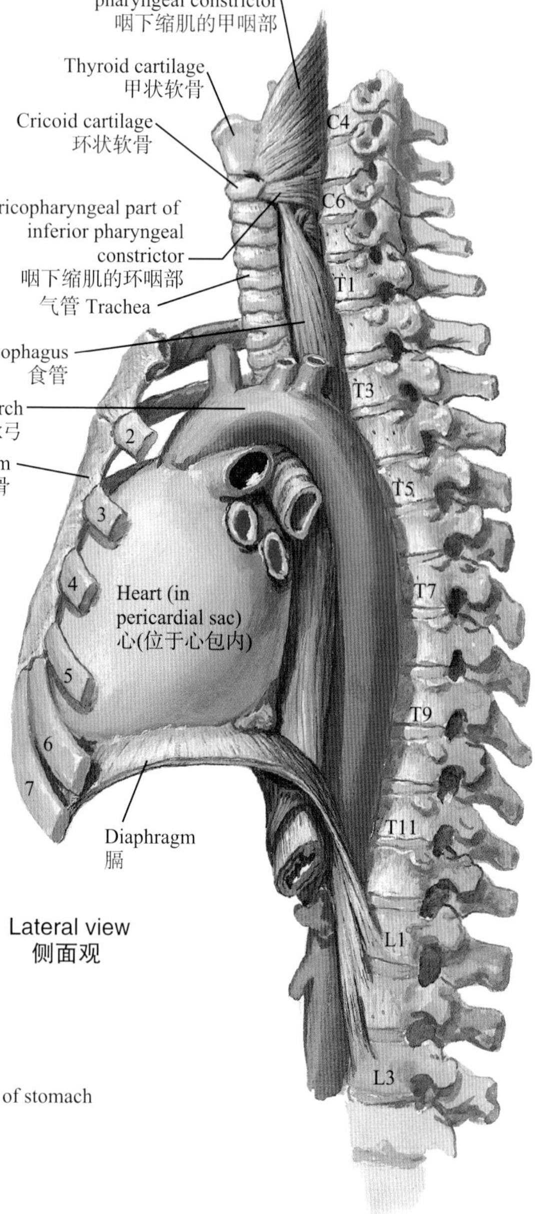
Thyroid cartilage 甲状软骨
Cricoid cartilage 环状软骨
Cricopharyngeal part of inferior pharyngeal constrictor 咽下缩肌的环咽部
气管 Trachea
Esophagus 食管
Aortic arch 主动脉弓
Sternum 胸骨
Heart (in pericardial sac) 心(位于心包内)
Diaphragm 膈
C4
C6
T1
T3
T5
T7
T9
T11
L1
L3
2
3
4
5
6
7
Lateral view 侧面观

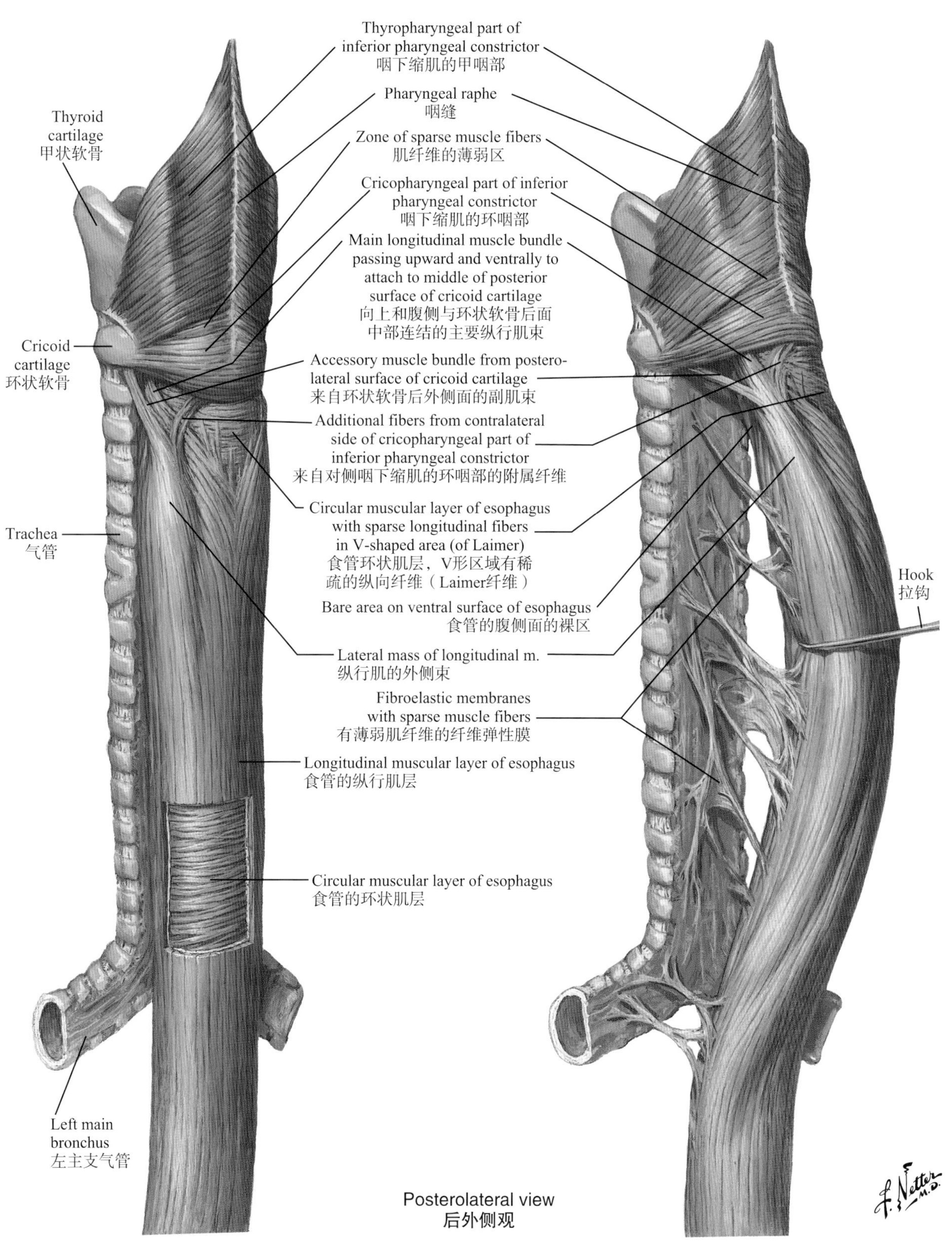


Posterolateral view
后外侧观

# 食管胃结合部

参见图 295

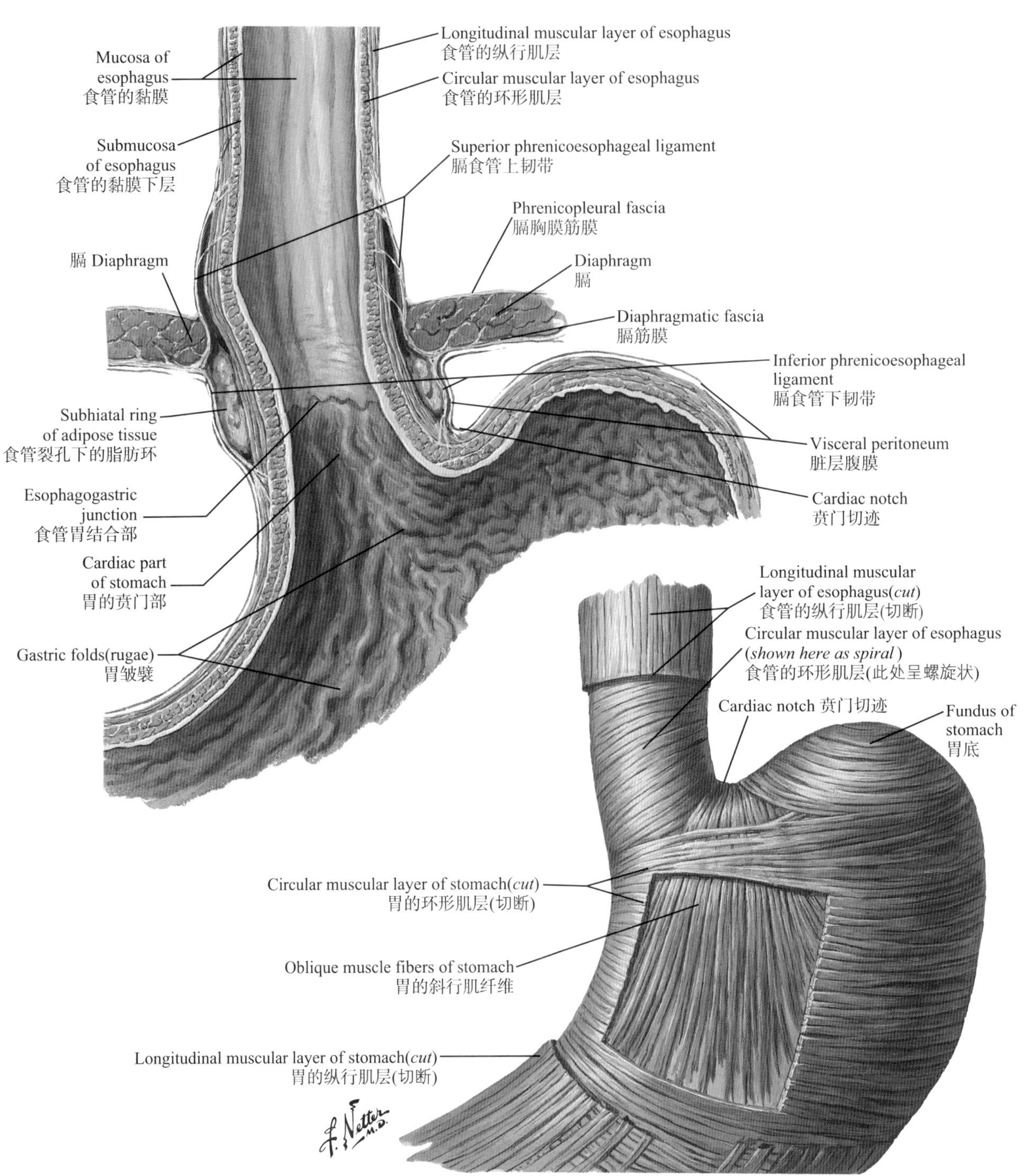

参见图 222，310，附图 49

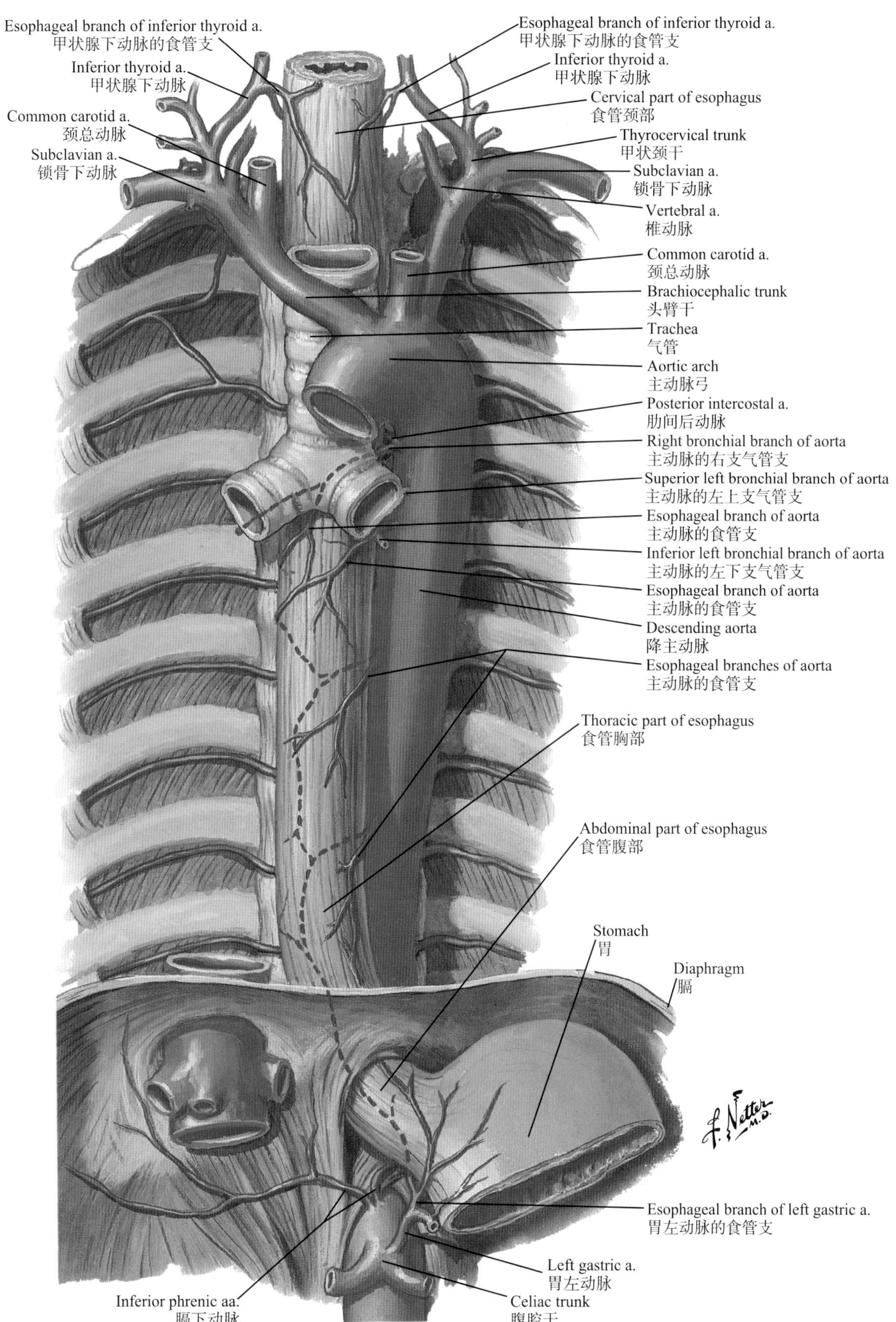

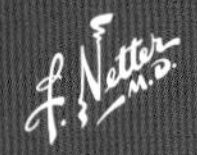

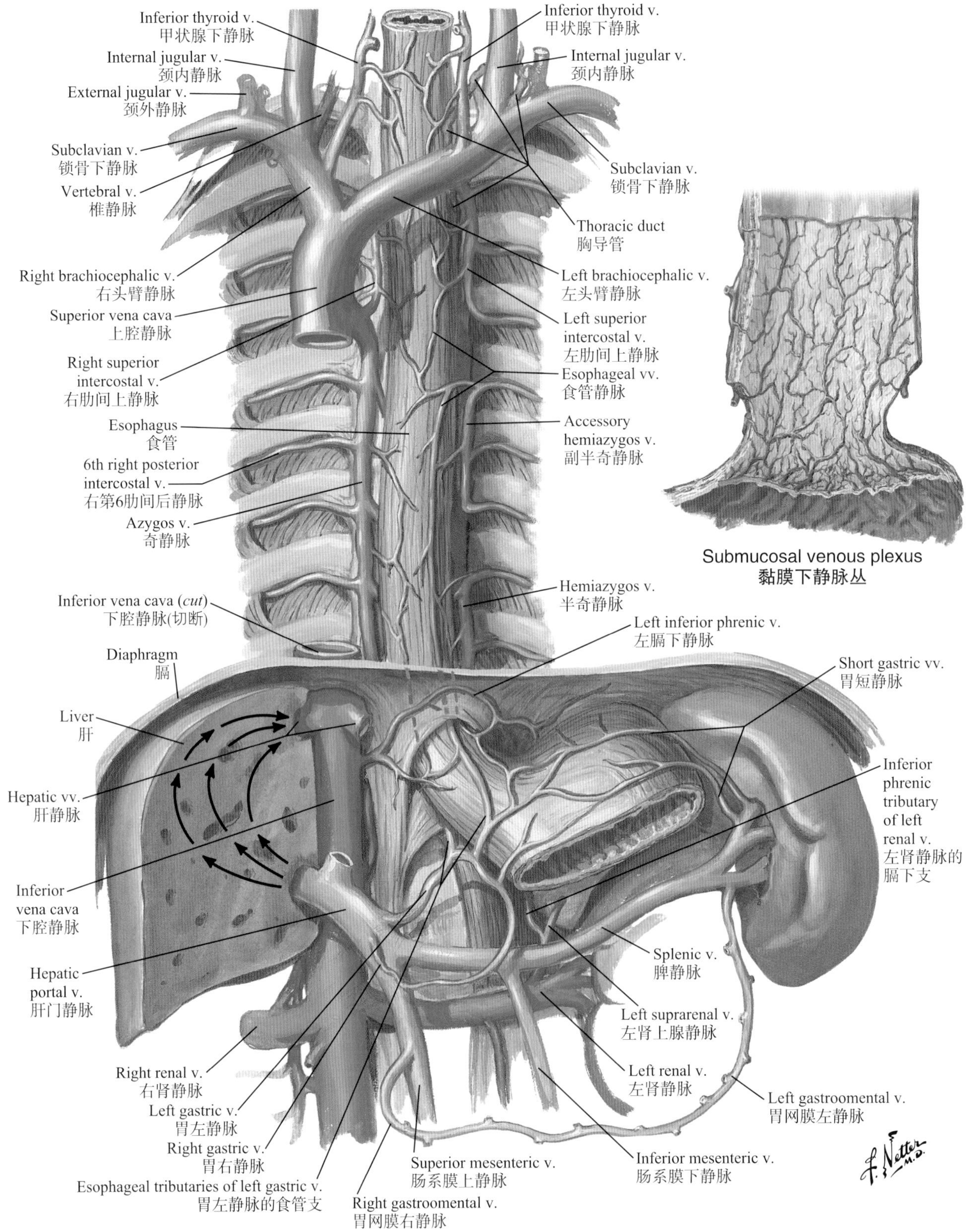

Inferior thyroid v.
甲状腺下静脉
Internal jugular v.
颈内静脉
External jugular v.
颈外静脉
Subclavian v.
锁骨下静脉
Vertebral v.
椎静脉
Right brachiocephalic v.
右头臂静脉
Superior vena cava
上腔静脉
Right superior intercostal v.
右肋间上静脉
Esophagus
食管
6th right posterior intercostal v.
右第6肋间后静脉
Azygos v.
奇静脉
Inferior vena cava (cut)
下腔静脉(切断)
Diaphragm
膈
Liver
肝
Hepatic vv.
肝静脉
Inferior vena cava
下腔静脉
Hepatic portal v.
肝门静脉
Right renal v.
右肾静脉
Left gastric v.
胃左静脉
Right gastric v.
胃右静脉
Esophageal tributaries of left gastric v.
胃左静脉的食管支
Right gastroomental v.
胃网膜右静脉
Superior mesenteric v.
肠系膜上静脉
Inferior mesenteric v.
肠系膜下静脉
Left gastroomental v.
胃网膜左静脉
Left renal v.
左肾静脉
Left suprarenal v.
左肾上腺静脉
Splenic v.
脾静脉
Inferior phrenic tributary of left renal v.
左肾静脉的膈下支
Short gastric vv.
胃短静脉
Left inferior phrenic v.
左膈下静脉
Hemiazygos v.
半奇静脉
Accessory hemiazygos v.
副半奇静脉
Esophageal vv.
食管静脉
Left superior intercostal v.
左肋间上静脉
Left brachiocephalic v.
左头臂静脉
Thoracic duct
胸导管
Subclavian v.
锁骨下静脉
Internal jugular v.
颈内静脉
Inferior thyroid v.
甲状腺下静脉
Submucosal venous plexus
黏膜下静脉丛

# 食管的淋巴管和淋巴结

参见图 228

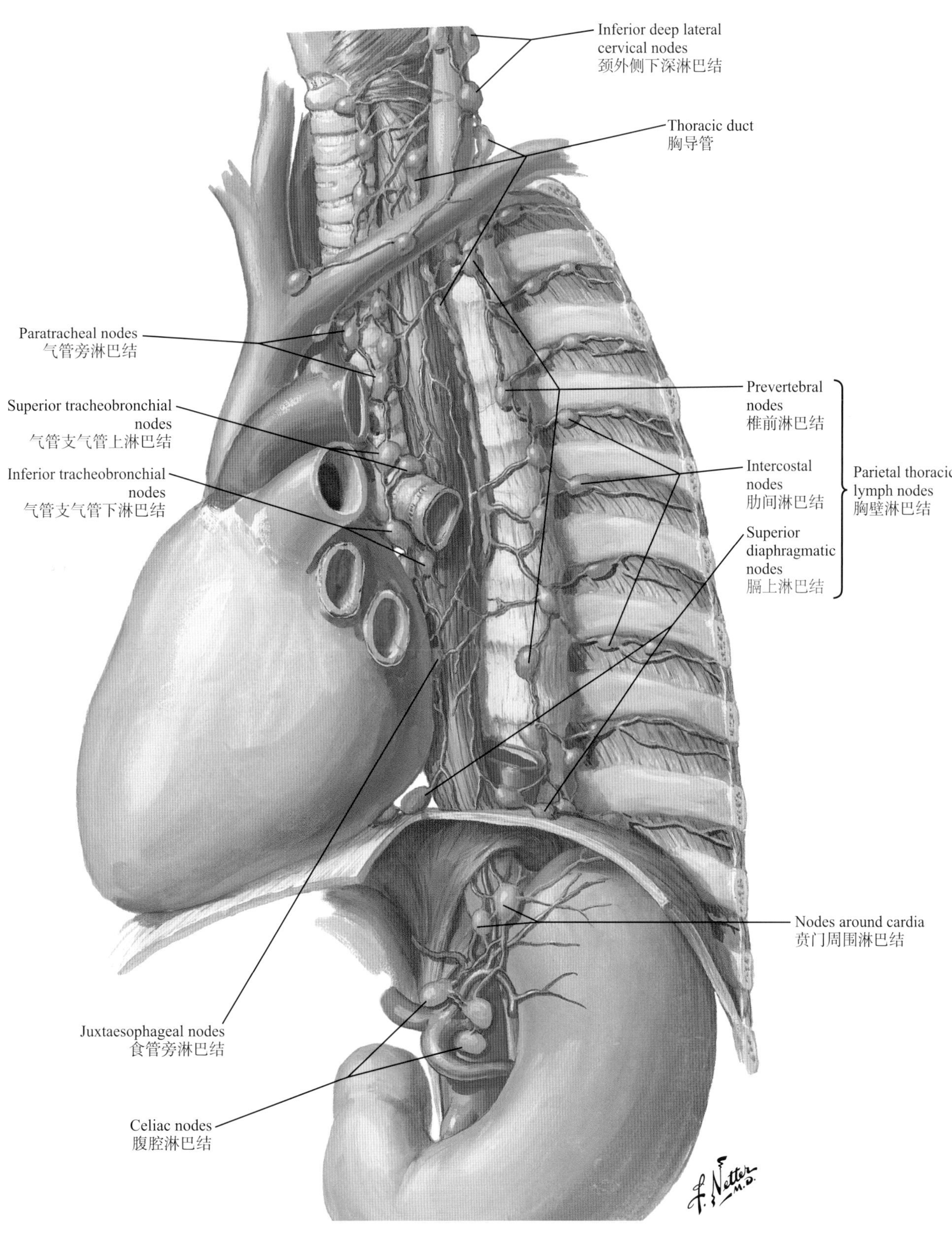


图 260

参见图 320，321，附图 48

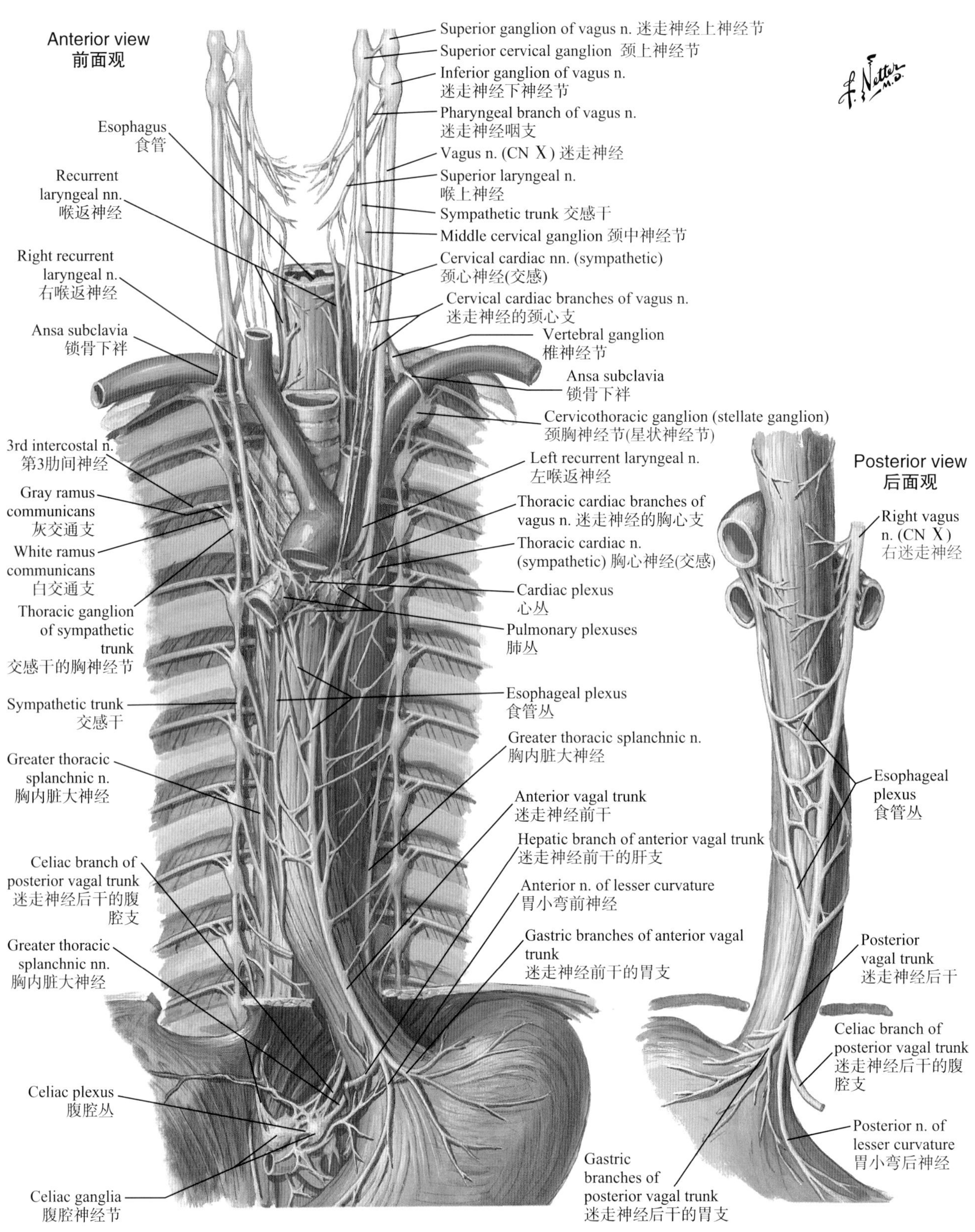

从上(A)到下(C)胸部轴位CT成像

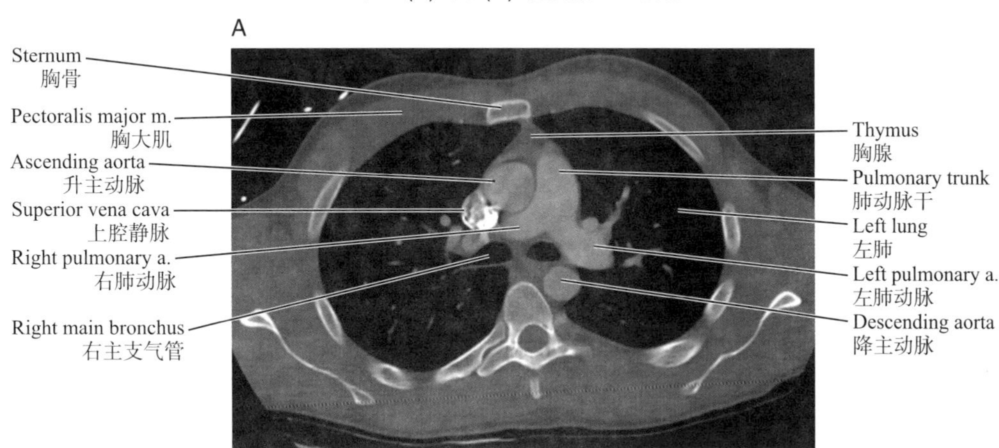


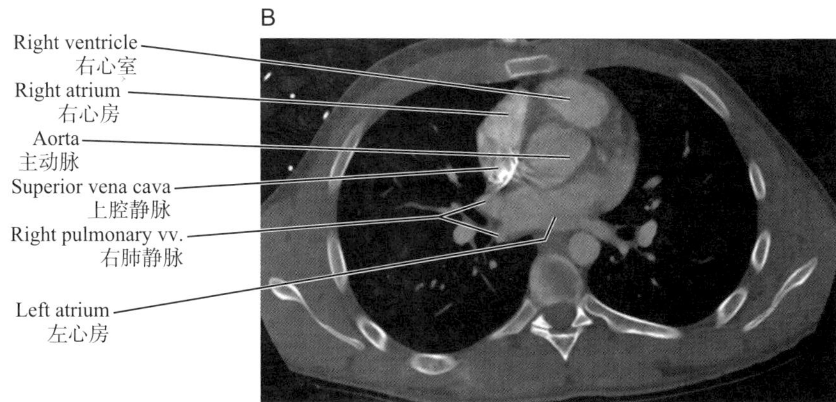


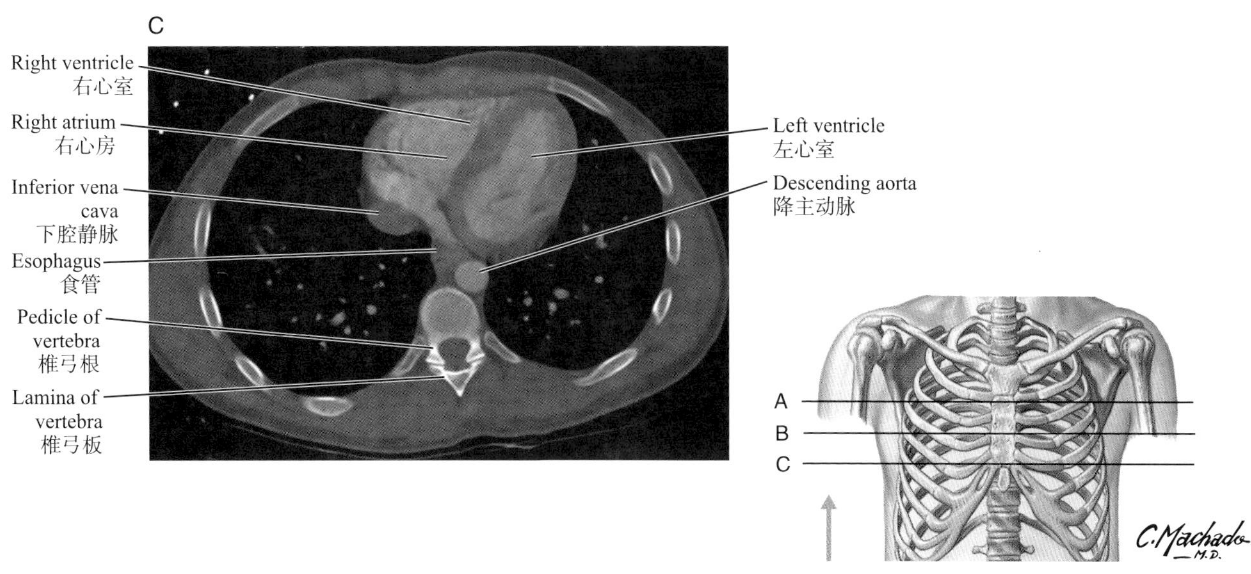

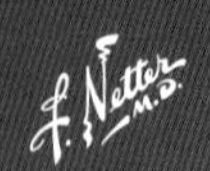



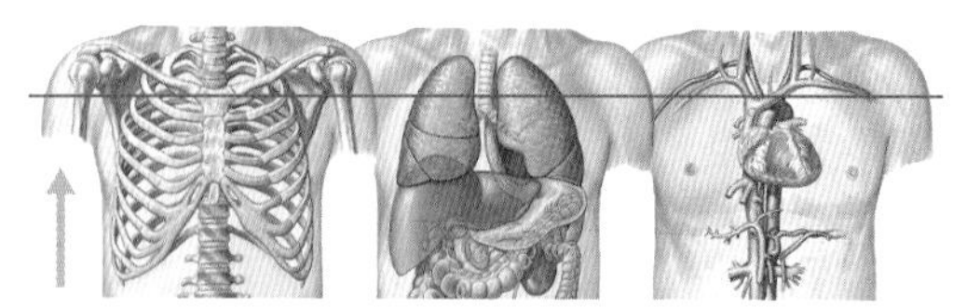

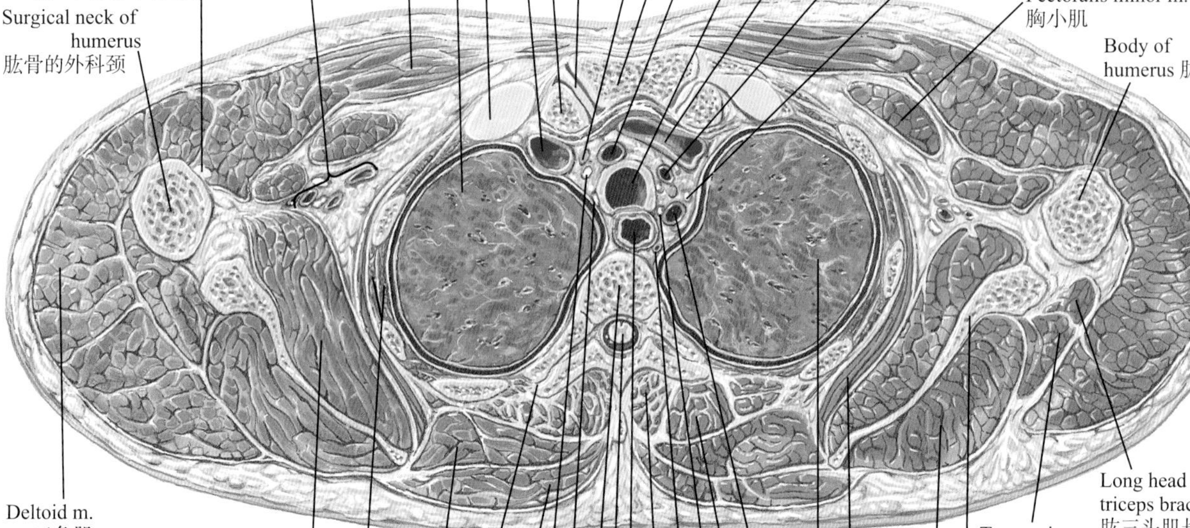

Clavicle 锁骨
Articular disc of sternoclavicular joint 胸锁关节的关节盘
Right brachiocephalic v. 右头臂静脉
Mediastinal lymph node 纵隔淋巴结
Manubrium of sternum 胸骨柄
1st costal cartilage 第1肋软骨
Brachiocephalic trunk 头臂干
Right lung 右肺
Trachea 气管
Left brachiocephalic v. 左头臂静脉
Pectoralis major m. 胸大肌
Common carotid a. 颈总动脉
Tendon of long head of biceps brachii m. 肱二头肌长头肌腱
Axilla 腋
Vagus n. (CN Ⅹ) 迷走神经
Pectoralis minor m. 胸小肌
Surgical neck of humerus 肱骨的外科颈
Body of humerus 肱骨体

Deltoid m. 三角肌
肩胛下肌 Subscapularis m.
肋间肌 Intercostal mm.
大菱形肌 Rhomboid major m.
Costotransverse joint 肋横突关节
斜方肌 Trapezius m.
膈神经 Phrenic n.
迷走神经 Vagus n. (CN Ⅹ)
第3胸椎椎体 Body of T3 vertebra
脊髓 Spinal cord
食管 Esophagus
Long head of triceps brachii m. 肱三头肌长头
Teres minor m. 小圆肌
Scapula 肩胛骨
Infraspinatus m. 冈下肌
Serratus anterior m. 前锯肌
Left lung 左肺
Subclavian a. 锁骨下动脉
Erector spinae 竖脊肌
Left recurrent laryngeal n. 左喉返神经
Thoracic duct 胸导管
Transversospinal m. 横突棘肌

C. Machado M.D.

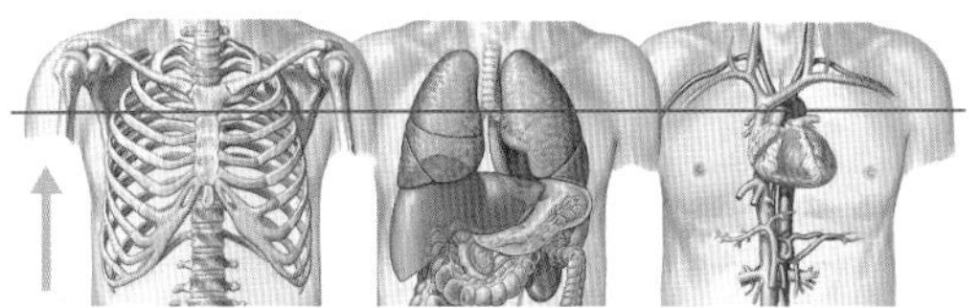

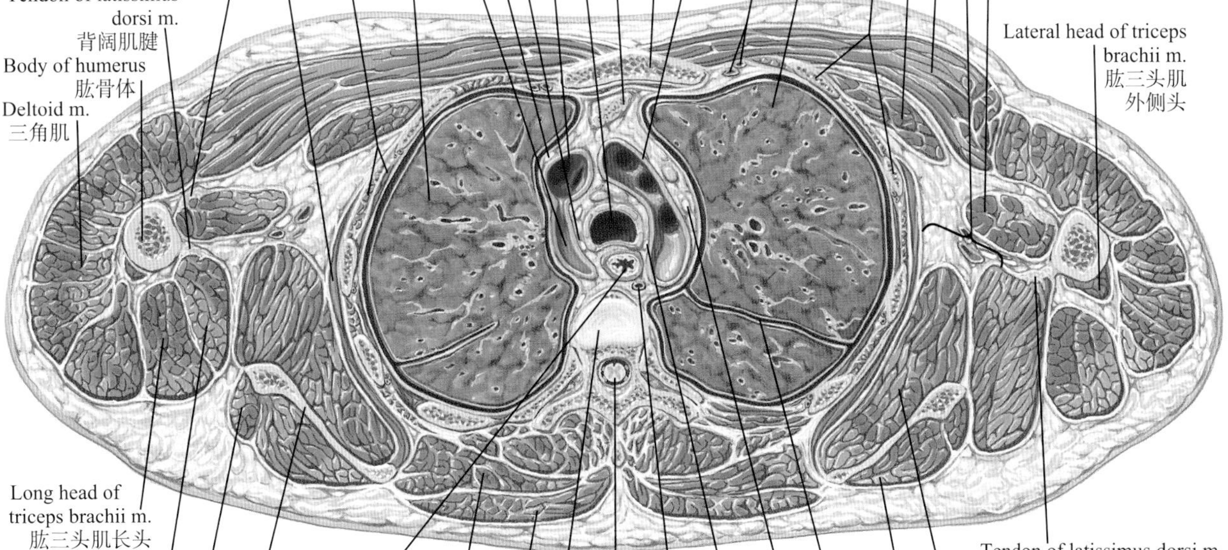

胸腺 Thymus

气管 Trachea

上腔静脉 Superior vena cava

气管支气管上淋巴结 Superior tracheobronchial node

膈神经 Phrenic n.

奇静脉弓 Arch of azygos v.

右肺 Right lung

肋间肌 Intercostal mm.

前锯肌 Serratus anterior m.

Tendon of long head of biceps brachii m.
肱二头肌长头肌腱

Tendon of latissimus dorsi m.
背阔肌腱

Body of humerus
肱骨体

Deltoid m.
三角肌

Long head of triceps brachii m.
肱三头肌长头

Teres major m.
大圆肌

小圆肌 Teres minor m.

肩胛骨 Scapula

食管 Esophagus

C. Machado M.D.

大菱形肌 Rhomboid major m.

斜方肌Trapezius m.

第3~4胸椎间盘 T3/T4 intervertebral disc

Spinal cord
脊髓

Thoracic duct
胸导管

Left recurrent laryngeal n.
左喉返神经

Vagus n. (CN Ⅹ) 迷走神经

Oblique fissure of left lung 左肺斜裂

Infraspinatus m.
冈下肌

Subscapularis m.
肩胛下肌

Tendon of latissimus dorsi m.
背阔肌腱

Lateral head of triceps brachii m.
肱三头肌外侧头

Coracobrachialis m.
喙肱肌

Axilla 腋窝

Pectoralis major m. 胸大肌

Pectoralis minor m. 胸小肌

Ribs 肋

Left lung 左肺

Internal thoracic a. and v.
胸廓内动脉和静脉

Aortic arch 主动脉弓

Manubrium of sternum 胸骨柄

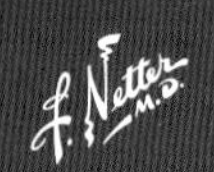

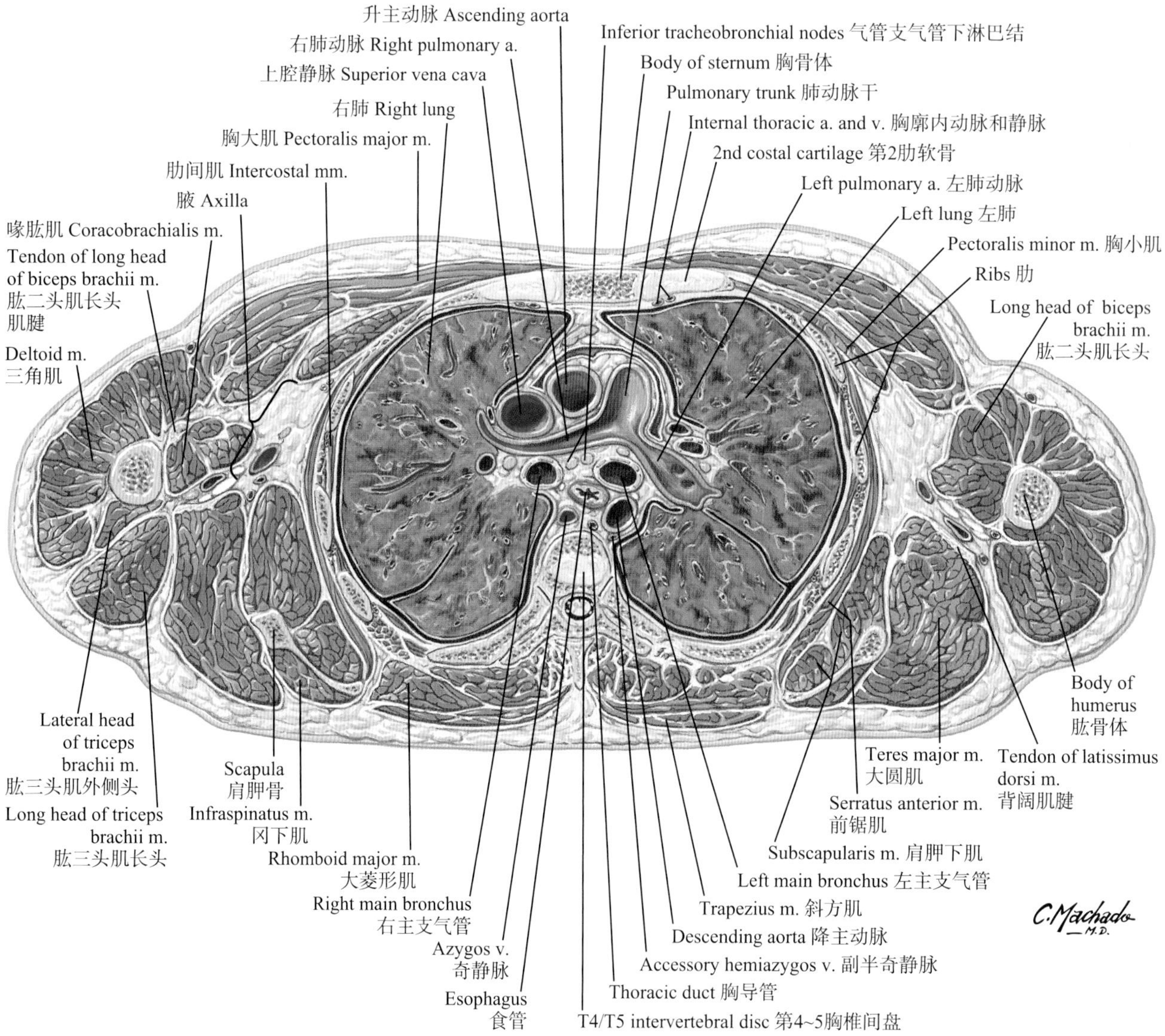

# 横断面：T4/ T5 椎间盘平面

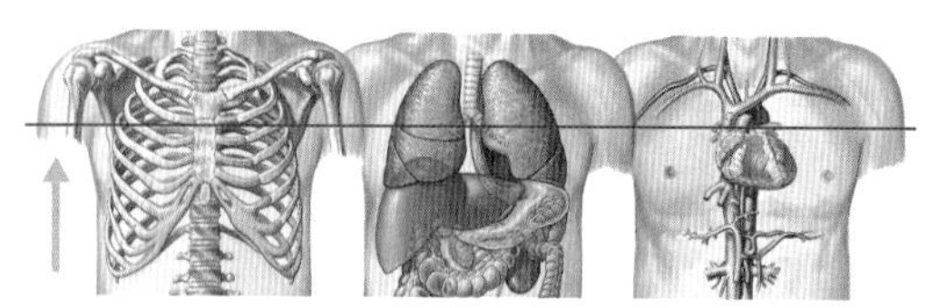

升主动脉 Ascending aorta
右肺动脉 Right pulmonary a.
上腔静脉 Superior vena cava
右肺 Right lung
胸大肌 Pectoralis major m.
肋间肌 Intercostal mm.
腋 Axilla
喙肱肌 Coracobrachialis m.
Tendon of long head of biceps brachii m. 肱二头肌长头肌腱
Deltoid m. 三角肌
Inferior tracheobronchial nodes 气管支气管下淋巴结
Body of sternum 胸骨体
Pulmonary trunk 肺动脉干
Internal thoracic a. and v. 胸廓内动脉和静脉
2nd costal cartilage 第2肋软骨
Left pulmonary a. 左肺动脉
Left lung 左肺
Pectoralis minor m. 胸小肌
Ribs 肋
Long head of biceps brachii m. 肱二头肌长头
Lateral head of triceps brachii m. 肱三头肌外侧头
Long head of triceps brachii m. 肱三头肌长头
Scapula 肩胛骨
Infraspinatus m. 冈下肌
Rhomboid major m. 大菱形肌
Right main bronchus 右主支气管
Azygos v. 奇静脉
Esophagus 食管
T4/T5 intervertebral disc 第4~5胸椎间盘
Thoracic duct 胸导管
Accessory hemiazygos v. 副半奇静脉
Descending aorta 降主动脉
Trapezius m. 斜方肌
Left main bronchus 左主支气管
Subscapularis m. 肩胛下肌
Serratus anterior m. 前锯肌
Teres major m. 大圆肌
Tendon of latissimus dorsi m. 背阔肌腱
Body of humerus 肱骨体

C.Machado M.D.

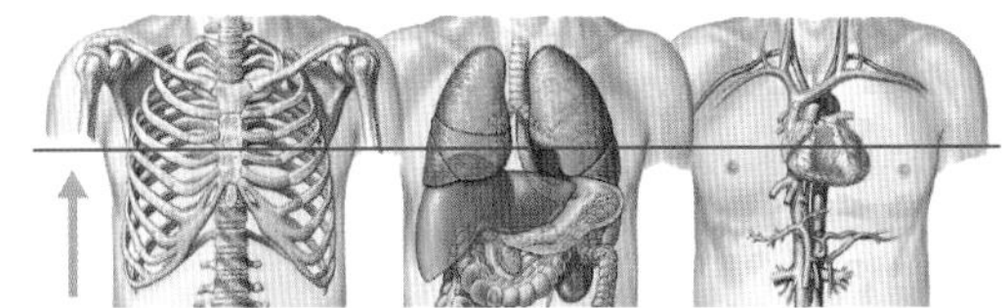

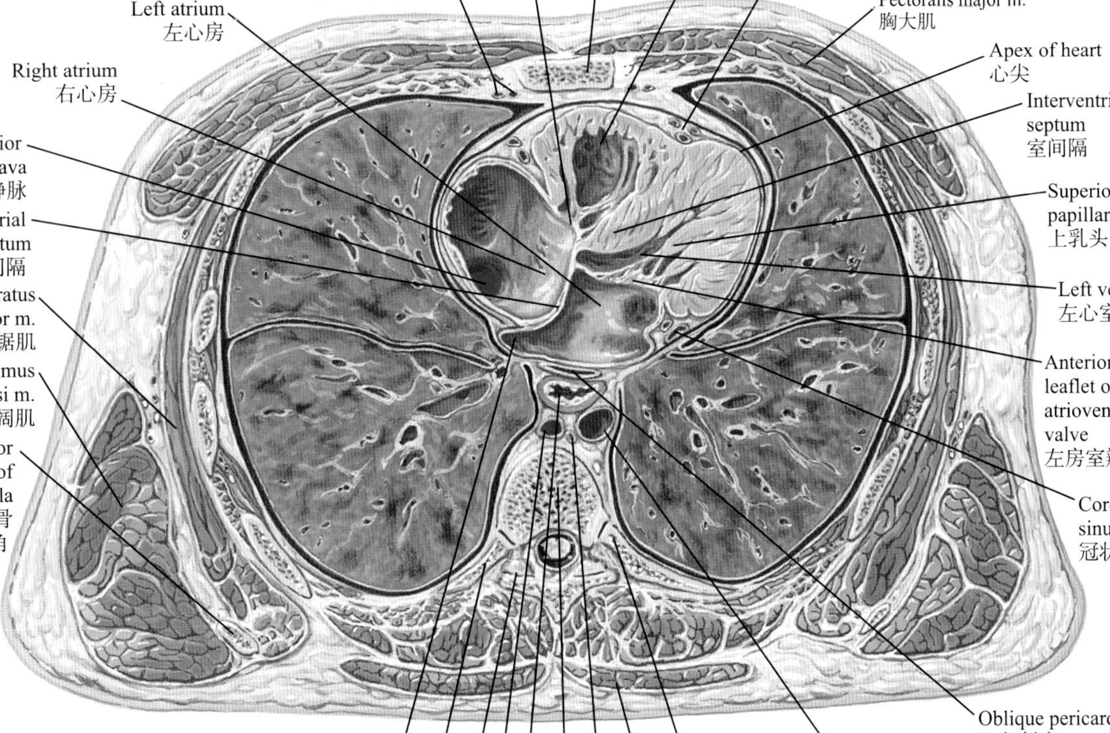

Body of sternum
胸骨体
Right atrioventricular valve (tricuspid valve)
右房室瓣(三尖瓣)
Right ventricle
右心室
Internal thoracic a. and v.
胸廓内动脉和静脉
Anterior interventricular sulcus
前室间沟
Left atrium
左心房
Pectoralis major m.
胸大肌
Right atrium
右心房
Apex of heart
心尖
Interventricular septum
室间隔
Superior vena cava
上腔静脉
Superior papillary m.
上乳头肌
Interatrial septum
房间隔
Left ventricle
左心室
Serratus anterior m.
前锯肌
Anterior leaflet of left atrioventricular valve
左房室瓣的前瓣
Latissimus dorsi m.
背阔肌
Inferior angle of scapula
肩胛骨下角
Coronary sinus
冠状窦
Oblique pericardial sinus
心包斜窦
Head of 7th rib
第7肋头
Descending aorta
降主动脉
Right inferior pulmonary v.
右下肺静脉
Trapezius m.
斜方肌
Neck of 7th rib
第7肋颈
Thoracic duct
胸导管
Zygapophysial joint
关节突关节
Body of T7 vertebra
第7胸椎椎体
Azygos v.
奇静脉
Esophagus
食管

C.Machado M.D.

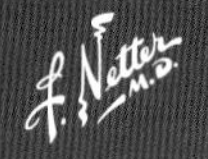

# 颈肋及相关变异

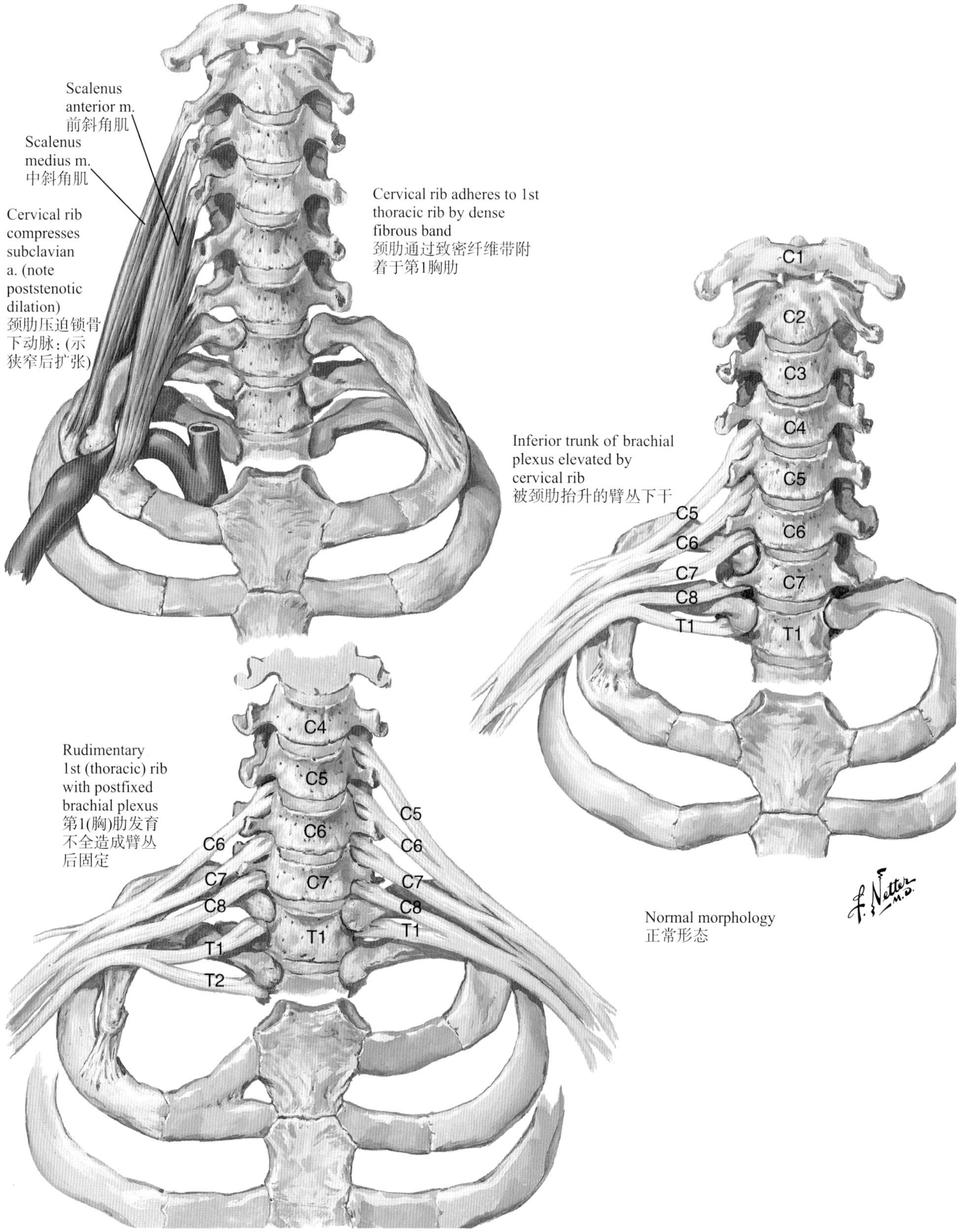

Scalenus anterior m.
前斜角肌

Scalenus medius m.
中斜角肌

Cervical rib compresses subclavian a. (note poststenotic dilation)
颈肋压迫锁骨下动脉：(示狭窄后扩张)

Cervical rib adheres to 1st thoracic rib by dense fibrous band
颈肋通过致密纤维带附着于第1胸肋

C1
C2
C3
C4
C5
C6
C7
T1

Inferior trunk of brachial plexus elevated by cervical rib
被颈肋抬升的臂丛下干

C5
C6
C7
C8
T1

Rudimentary 1st (thoracic) rib with postfixed brachial plexus
第1(胸)肋发育不全造成臂丛后固定

C4
C5
C6
C7
T1

C6
C7
C8
T1
T2

C5
C6
C7
C8
T1

Normal morphology
正常形态

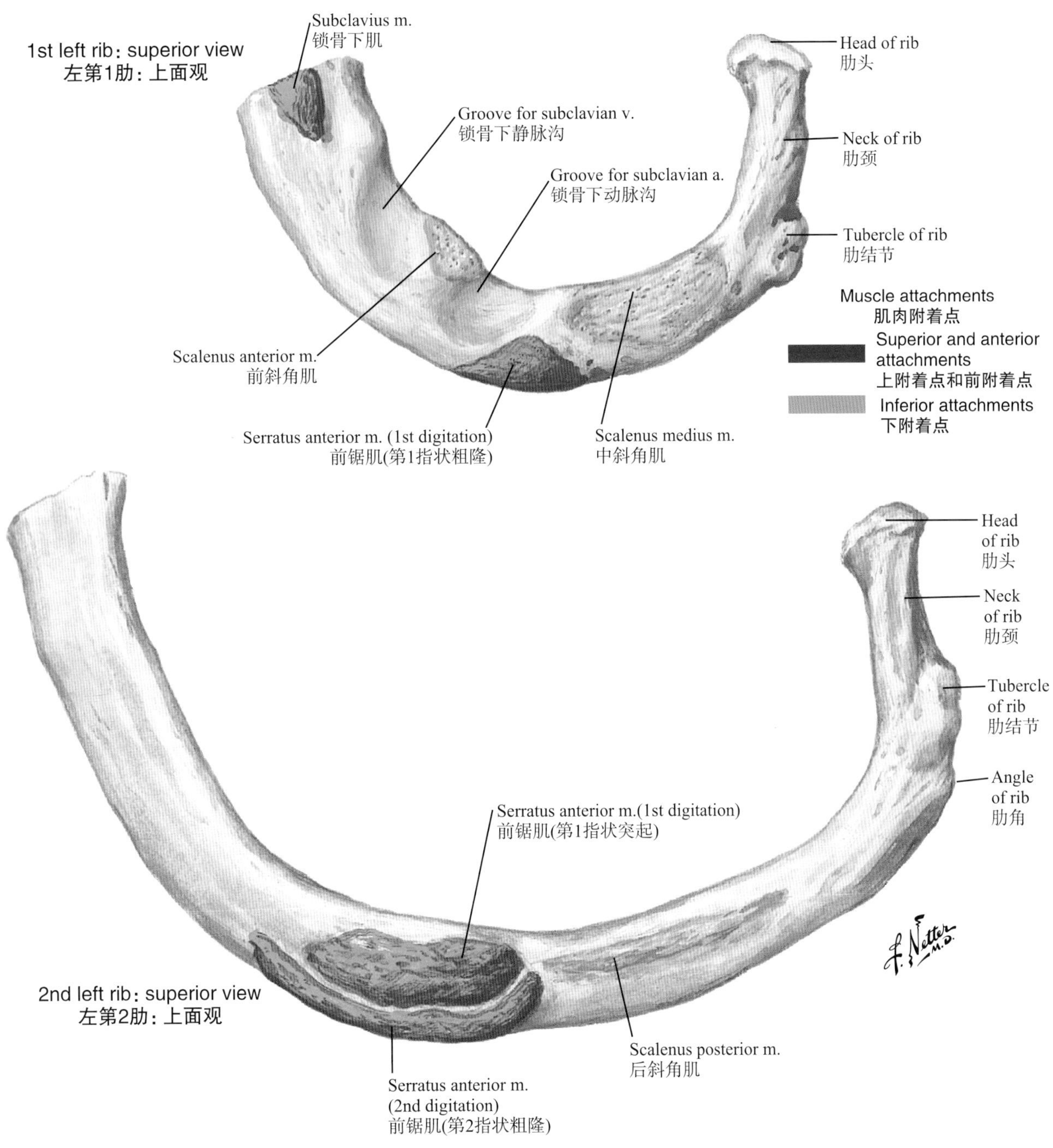
1st left rib: superior view
左第1肋：上面观
Subclavius m.
锁骨下肌
Groove for subclavian v.
锁骨下静脉沟
Groove for subclavian a.
锁骨下动脉沟
Head of rib
肋头
Neck of rib
肋颈
Tubercle of rib
肋结节
Muscle attachments
肌肉附着点
Superior and anterior attachments
上附着点和前附着点
Inferior attachments
下附着点
Scalenus anterior m.
前斜角肌
Serratus anterior m. (1st digitation)
前锯肌(第1指状粗隆)
Scalenus medius m.
中斜角肌
Head of rib
肋头
Neck of rib
肋颈
Tubercle of rib
肋结节
Angle of rib
肋角
Serratus anterior m.(1st digitation)
前锯肌(第1指状突起)
2nd left rib: superior view
左第2肋：上面观
Scalenus posterior m.
后斜角肌
Serratus anterior m. (2nd digitation)
前锯肌(第2指状粗隆)

# 呼吸肌

参见图 54，210，211

Muscles of inspiration
吸气肌

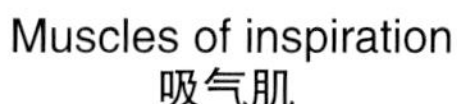

Accessory muscles
辅助肌

Sternocleidomastoid m. (elevates sternum and clavicle)
胸锁乳突肌
(提升胸骨和锁骨)

Scalenus mm. (elevate and fix upper ribs)
斜角肌(提升并固定上位肋)

Scalenus anterior m.
前斜角肌

Scalenus medius m.
中斜角肌

Scalenus posterior m.
后斜角肌

Principal muscles
主要肌

External intercostal mm. (elevate ribs, thus increasing width of thoracic cavity and aiding deep inspiration)
肋间外肌(提升肋骨，从而增加胸腔的宽度并辅助深吸气)

Interchondral parts of internal intercostal mm. (also elevate ribs and aid with deep inspiration)
肋间内肌的软骨间部(同样提升肋骨并辅助深吸气)

Diaphragm (domes descend, thus increasing vertical dimension of thoracic cavity; also elevates lower ribs)
膈(膈穹窿下降，从而增加胸腔的上下径；同时提升下位肋)

Muscles of expiration
呼气肌

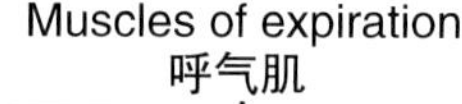

Quiet breathing
平静呼吸

Expiration results from passive recoil of lungs and rib cage
肺和胸廓被动回缩导致呼气

Active breathing
用力呼吸

Internal intercostal mm., except interchondral part (aid forced expiration)
肋间内肌，除肋软骨部
(辅助用力呼气)

Abdominal mm. (depress lower ribs, compress abdominal contents, thus pushing up diaphragm, aiding forced expiration)
腹肌(降下位肋，压迫腹腔内容物从而上推膈，辅助用力呼气)

Rectus abdominis m.
腹直肌

External abdominal oblique m.
腹外斜肌

Internal abdominal oblique m.
腹内斜肌

Transversus abdominis m.
腹横肌

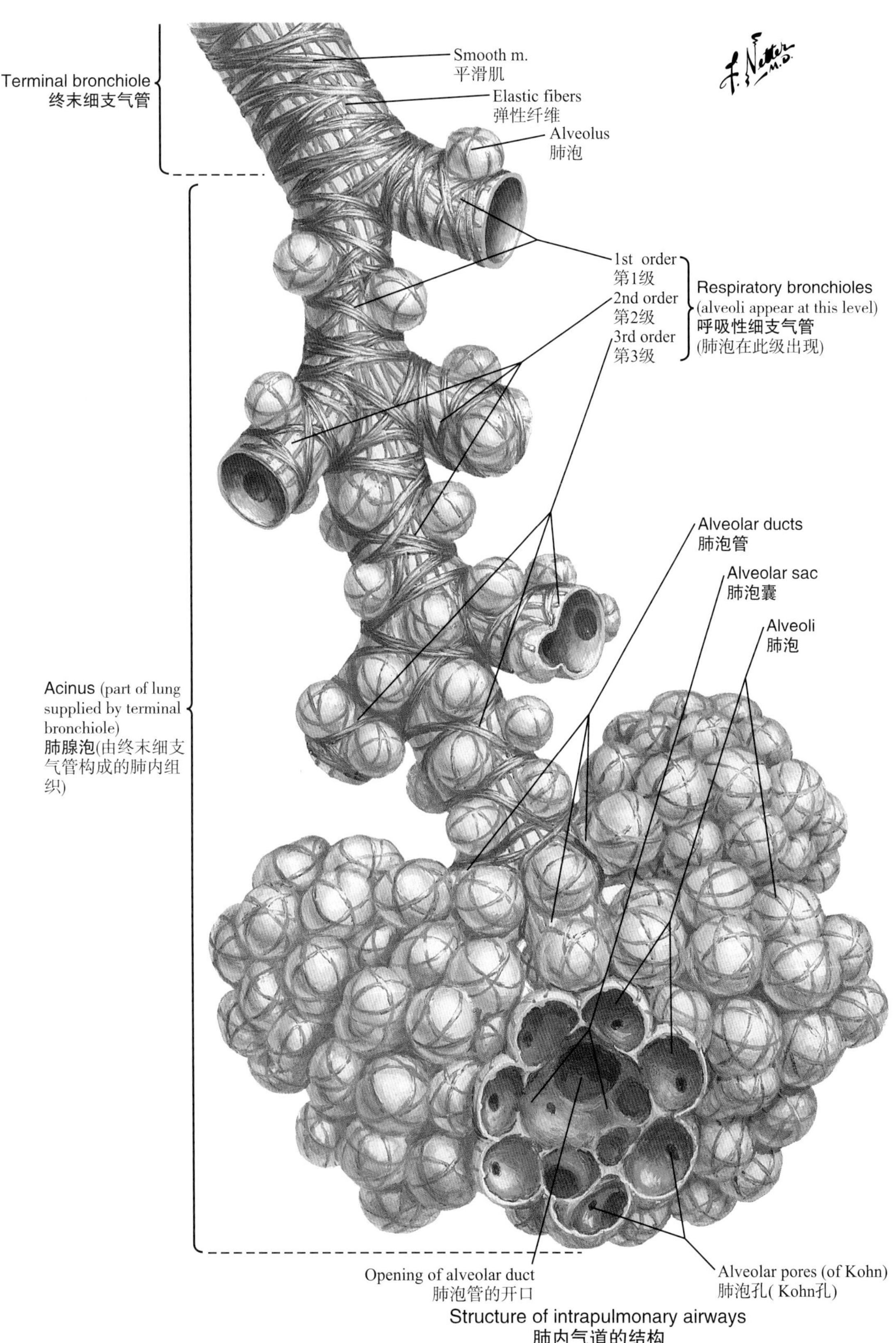


Structure of intrapulmonary airways
肺内气道的结构

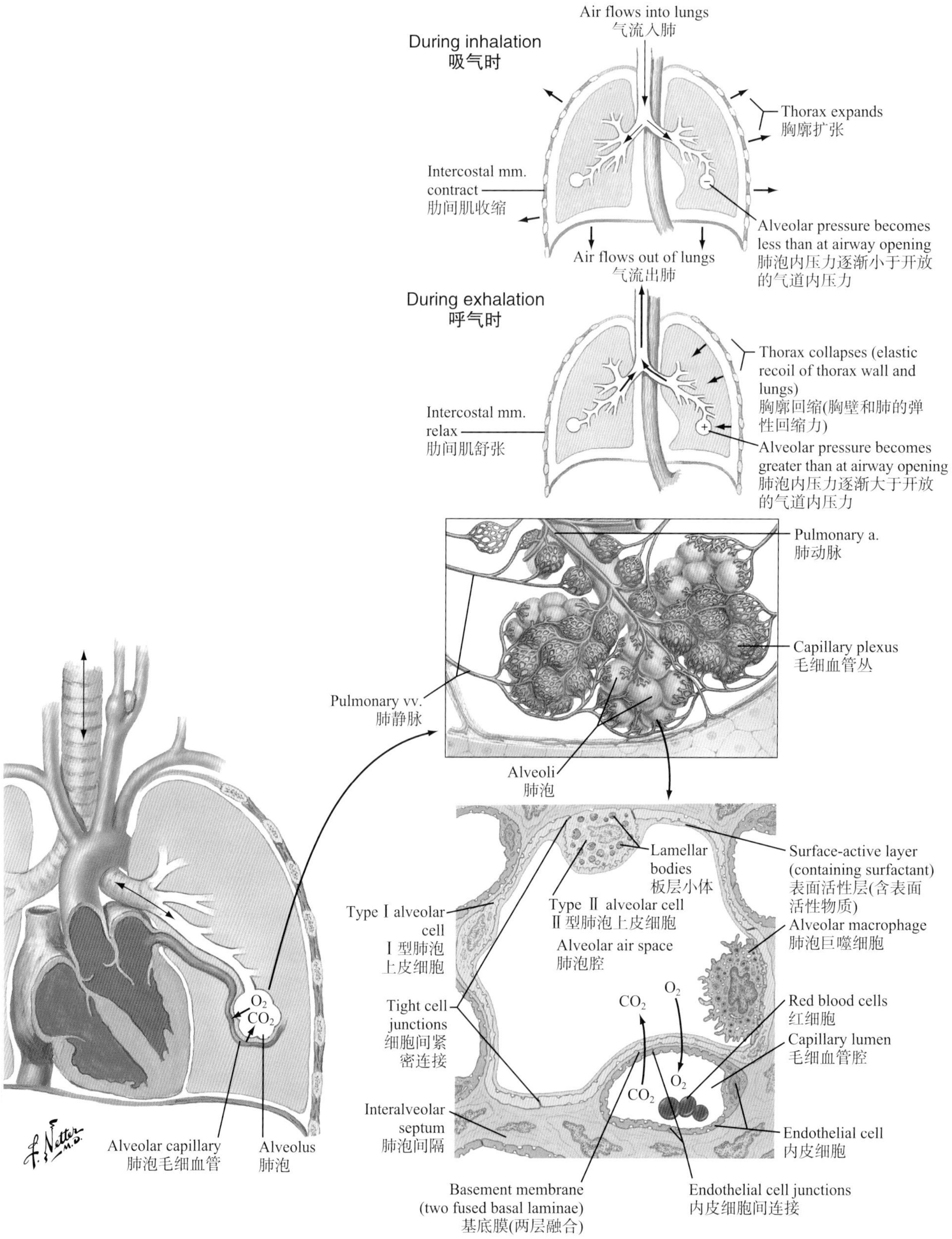

Air flows into lungs
气流入肺
During inhalation
吸气时
Thorax expands
胸廓扩张
Intercostal mm. contract
肋间肌收缩
Alveolar pressure becomes less than at airway opening
肺泡内压力逐渐小于开放的气道内压力
Air flows out of lungs
气流出肺
During exhalation
呼气时
Thorax collapses (elastic recoil of thorax wall and lungs)
胸廓回缩(胸壁和肺的弹性回缩力)
Intercostal mm. relax
肋间肌舒张
Alveolar pressure becomes greater than at airway opening
肺泡内压力逐渐大于开放的气道内压力
Pulmonary a.
肺动脉
Capillary plexus
毛细血管丛
Pulmonary vv.
肺静脉
Alveoli
肺泡
$O_2$
$CO_2$
Alveolar capillary
肺泡毛细血管
Alveolus
肺泡
Lamellar bodies
板层小体
Surface-active layer (containing surfactant)
表面活性层(含表面活性物质)
Type Ⅰ alveolar cell
Ⅰ型肺泡上皮细胞
Type Ⅱ alveolar cell
Ⅱ型肺泡上皮细胞
Alveolar air space
肺泡腔
Alveolar macrophage
肺泡巨噬细胞
Tight cell junctions
细胞间紧密连接
$CO_2$
$O_2$
Red blood cells
红细胞
Capillary lumen
毛细血管腔
$O_2$
$CO_2$
Interalveolar septum
肺泡间隔
Endothelial cell
内皮细胞
Basement membrane (two fused basal laminae)
基底膜(两层融合)
Endothelial cell junctions
内皮细胞间连接

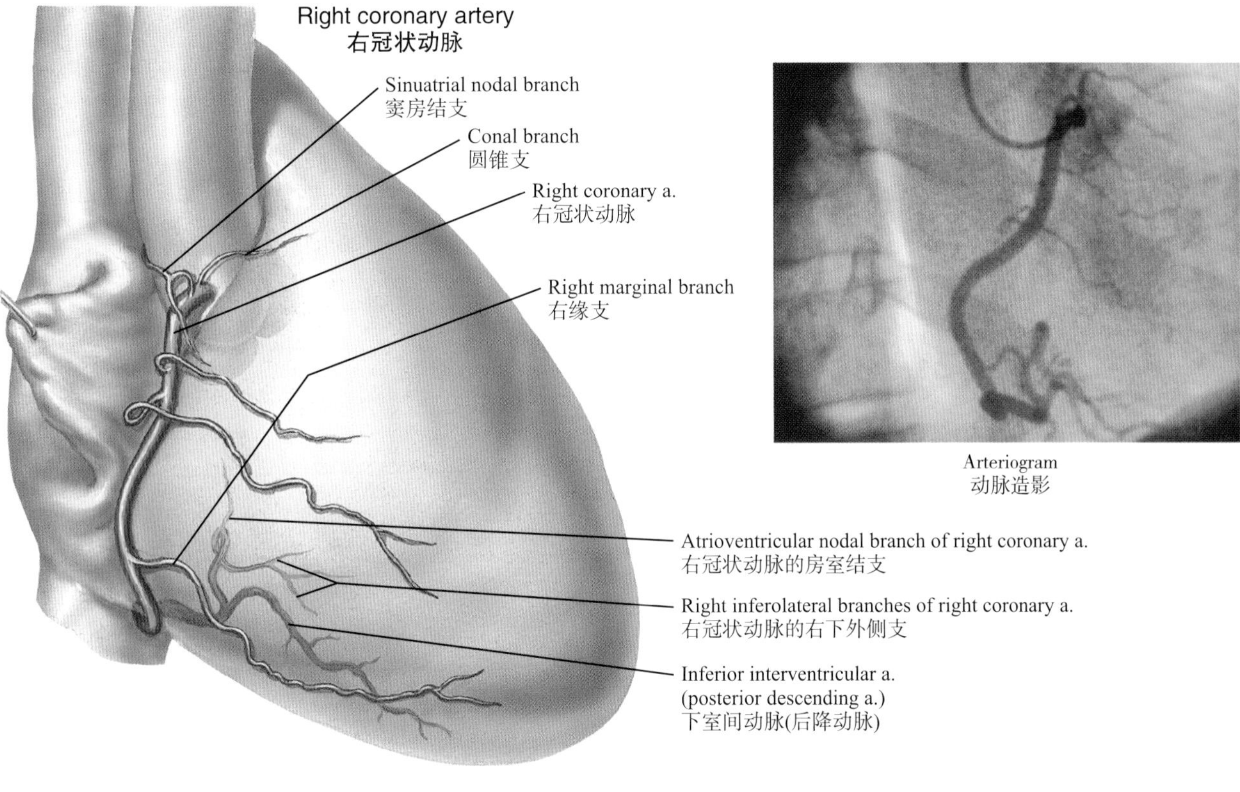
Right coronary artery
右冠状动脉
Sinuatrial nodal branch
窦房结支
Conal branch
圆锥支
Right coronary a.
右冠状动脉
Right marginal branch
右缘支
Arteriogram
动脉造影
Atrioventricular nodal branch of right coronary a.
右冠状动脉的房室结支
Right inferolateral branches of right coronary a.
右冠状动脉的右下外侧支
Inferior interventricular a.
(posterior descending a.)
下室间动脉(后降动脉)

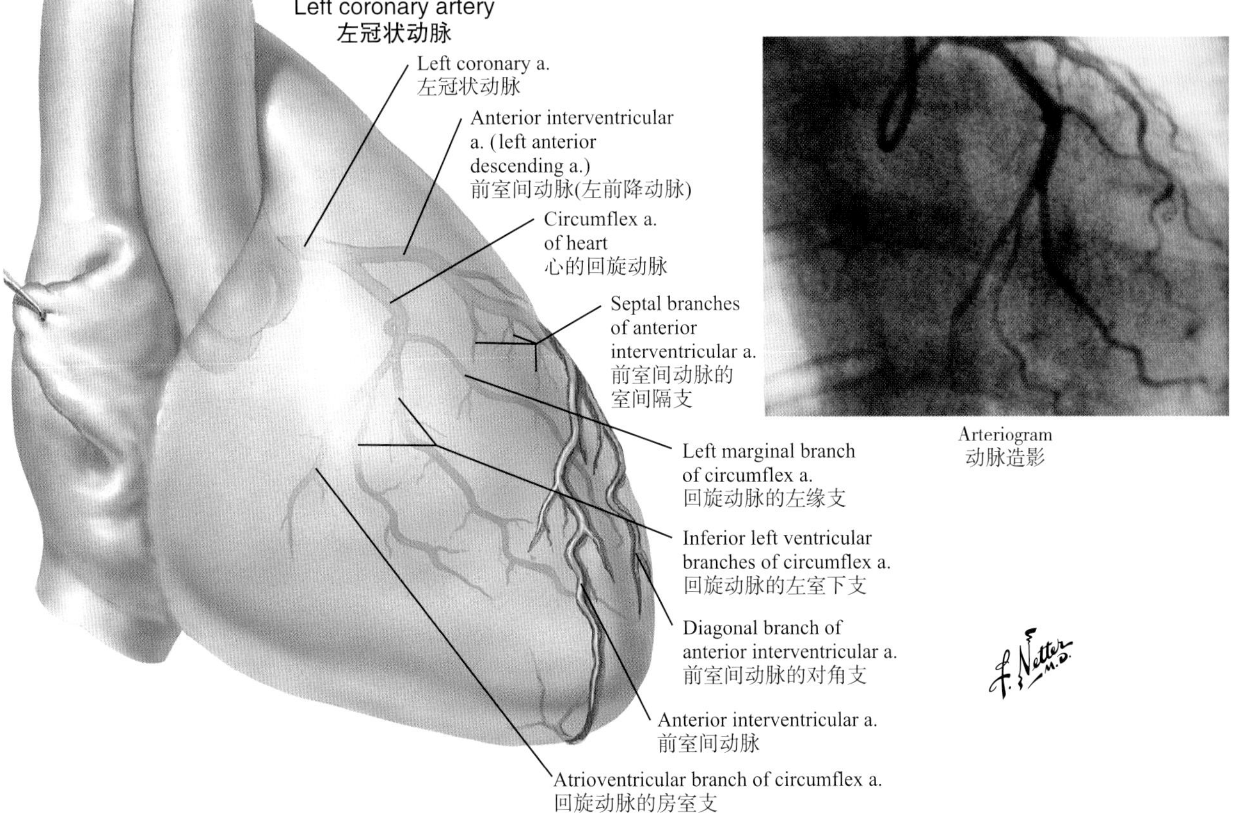
Left coronary artery
左冠状动脉
Left coronary a.
左冠状动脉
Anterior interventricular
a. (left anterior
descending a.)
前室间动脉(左前降动脉)
Circumflex a.
of heart
心的回旋动脉
Septal branches
of anterior
interventricular a.
前室间动脉的
室间隔支
Arteriogram
动脉造影
Left marginal branch
of circumflex a.
回旋动脉的左缘支
Inferior left ventricular
branches of circumflex a.
回旋动脉的左室下支
Diagonal branch of
anterior interventricular a.
前室间动脉的对角支
Anterior interventricular a.
前室间动脉
Atrioventricular branch of circumflex a.
回旋动脉的房室支
F. Netter M.D.

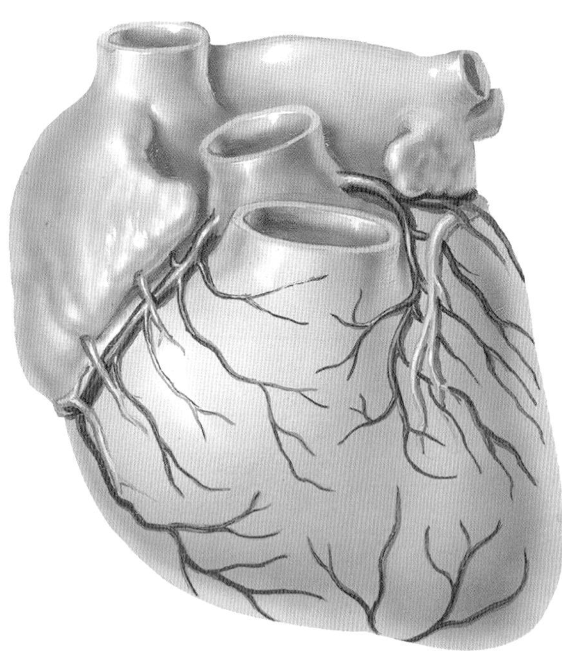

Anterior interventricular artery (left anterior descending artery) is very short. Apical part of anterior surface of heart is supplied by branches from inferior interventricular artery (posterior descending artery) curving around apex.
前室间动脉(左前降动脉)非常短小，心前面的心尖部由下室间动脉(后降动脉)绕过心尖供血。

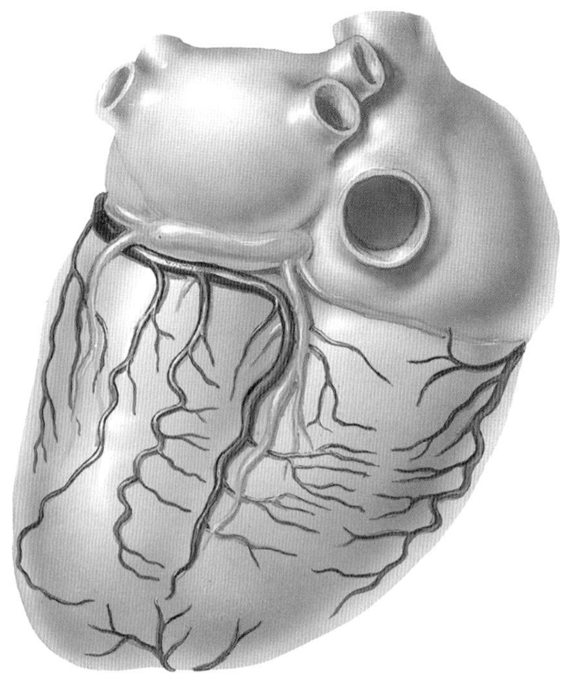

Inferior interventricular artery (posterior descending artery) is derived from circumflex artery of heart instead of from right coronary artery.
下室间动脉(后降动脉)来自心的回旋动脉，而不是来自右冠状动脉。

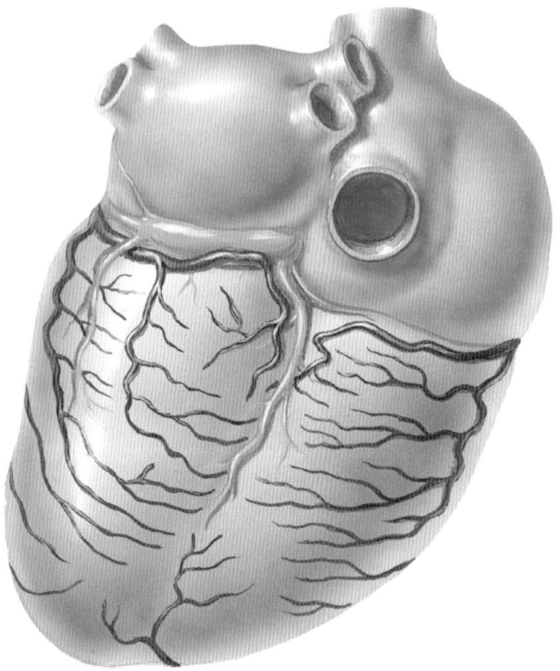

Inferior interventricular artery (posterior descending artery) is absent. Area is supplied chiefly by small branches from circumflex artery of heart and from right coronary artery.
下室间动脉(后降动脉)缺如。该区域主要由心的回旋动脉和右冠状动脉的小分支供血。

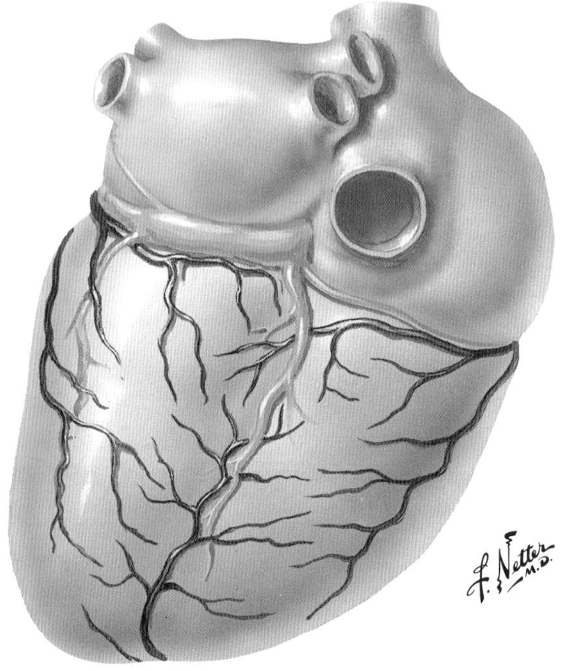

Inferior interventricular artery (posterior descending artery) is absent. Area is supplied chiefly by elongated anterior interventricular artery (left anterior descending artery) curving around apex of heart.
下室间动脉(后降动脉)缺如。该区域主要由延长的前室间动脉(左前降动脉)绕过心尖供血。

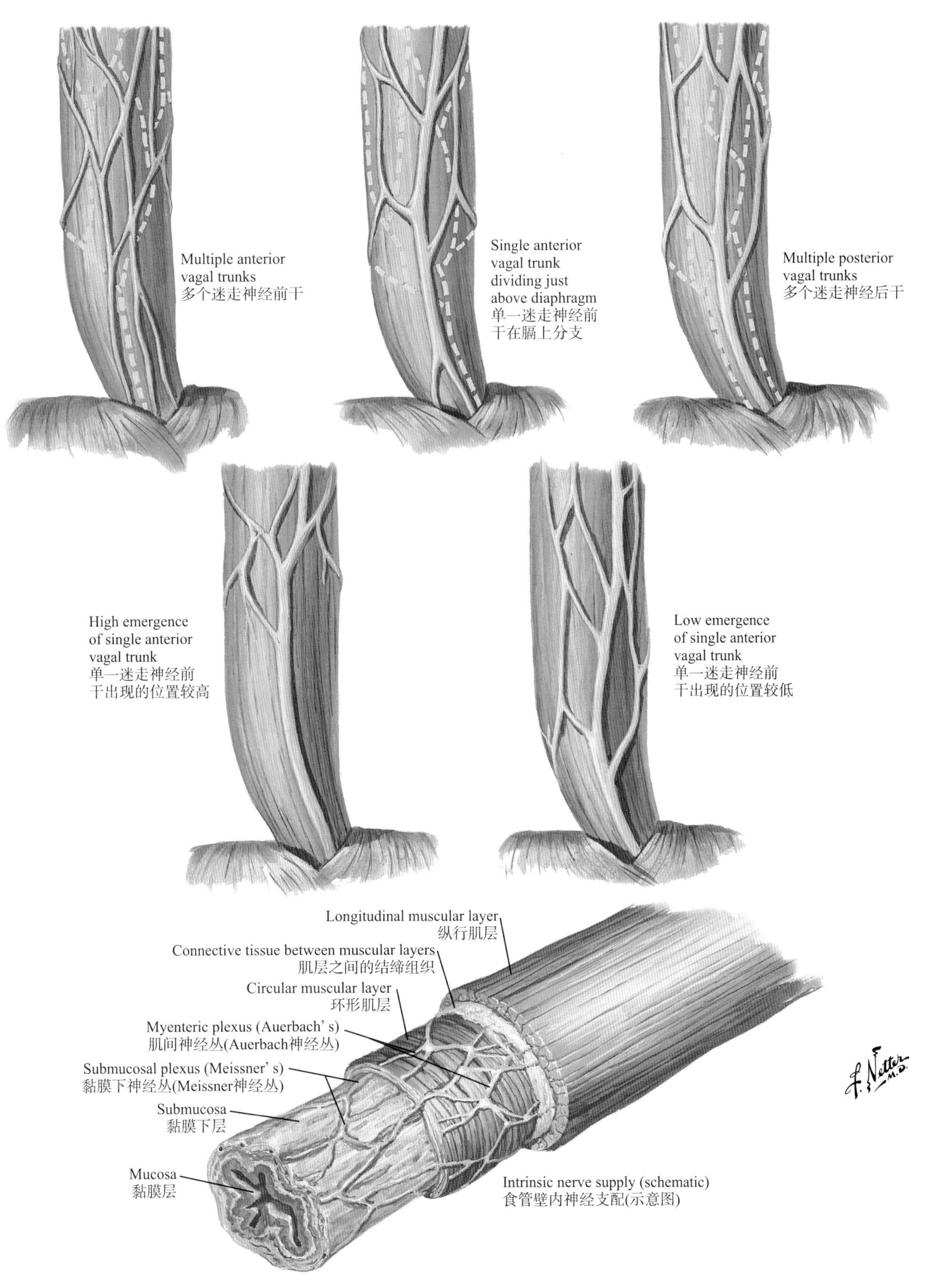
Multiple anterior
vagal trunks
多个迷走神经前干
Single anterior
vagal trunk
dividing just
above diaphragm
单一迷走神经前
干在膈上分支
Multiple posterior
vagal trunks
多个迷走神经后干
High emergence
of single anterior
vagal trunk
单一迷走神经前
干出现的位置较高
Low emergence
of single anterior
vagal trunk
单一迷走神经前
干出现的位置较低
Longitudinal muscular layer
纵行肌层
Connective tissue between muscular layers
肌层之间的结缔组织
Circular muscular layer
环形肌层
Myenteric plexus (Auerbach' s)
肌间神经丛(Auerbach神经丛)
Submucosal plexus (Meissner' s)
黏膜下神经丛(Meissner神经丛)
Submucosa
黏膜下层
Mucosa
黏膜层
Intrinsic nerve supply (schematic)
食管壁内神经支配(示意图)
F. Netter M.D.

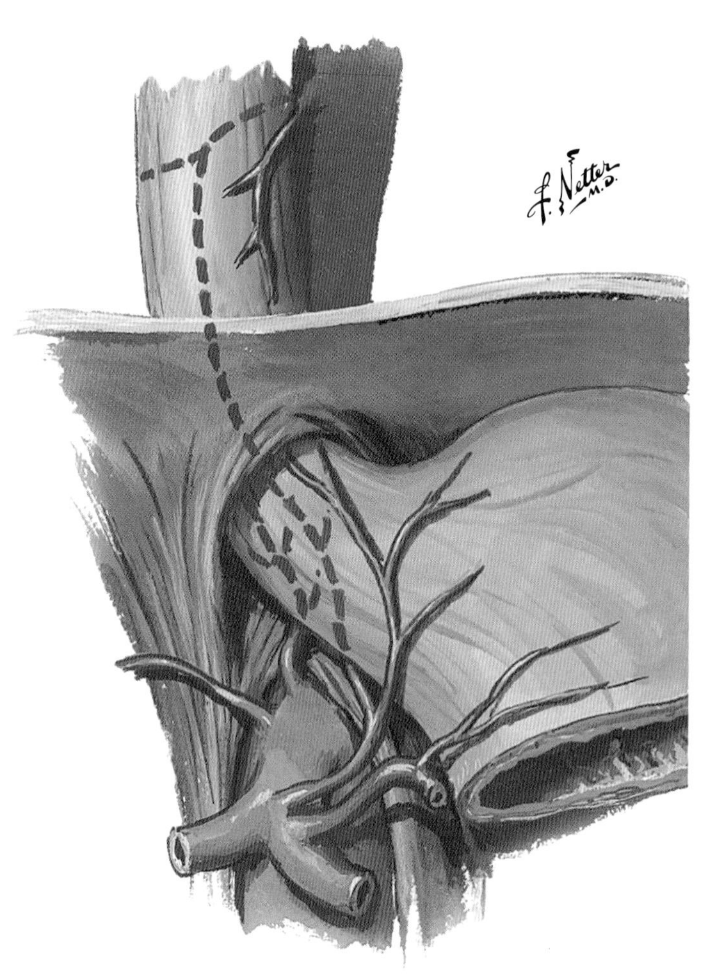

Common variations: Esophageal branches may originate from left inferior phrenic artery and/or directly from celiac trunk. Branches to abdominal esophagus may also come from splenic or short gastric arteries.

常见变异：食管支可能起源于左膈下动脉和/或直接来自腹腔干。到达食管腹段的分支也可能起源于脾动脉或胃短动脉。

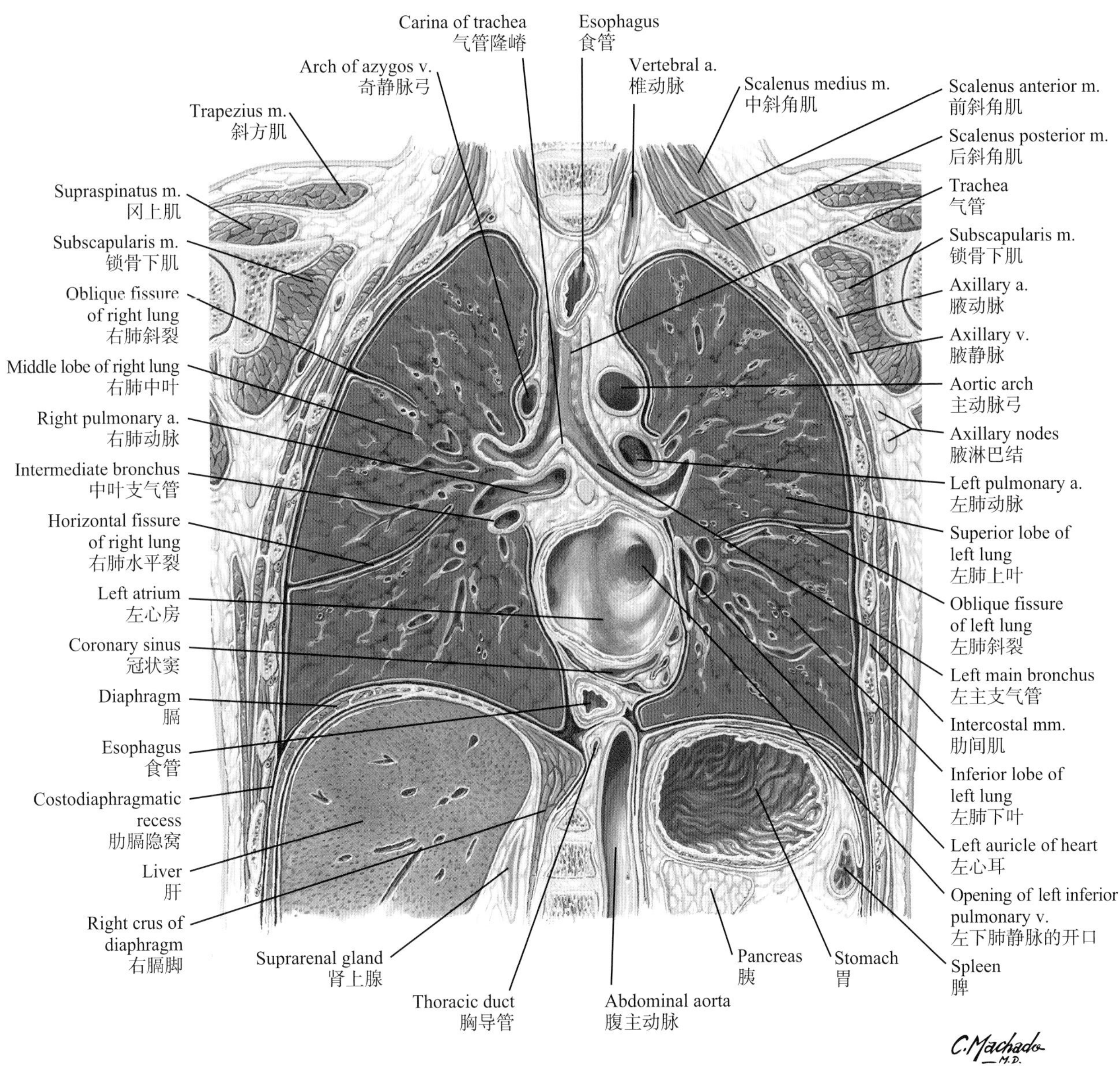
Carina of trachea
气管隆嵴
Esophagus
食管
Arch of azygos v.
奇静脉弓
Vertebral a.
椎动脉
Scalenus medius m.
中斜角肌
Scalenus anterior m.
前斜角肌
Trapezius m.
斜方肌
Scalenus posterior m.
后斜角肌
Supraspinatus m.
冈上肌
Trachea
气管
Subscapularis m.
锁骨下肌
Subscapularis m.
锁骨下肌
Oblique fissure
of right lung
右肺斜裂
Axillary a.
腋动脉
Axillary v.
腋静脉
Middle lobe of right lung
右肺中叶
Aortic arch
主动脉弓
Right pulmonary a.
右肺动脉
Axillary nodes
腋淋巴结
Intermediate bronchus
中叶支气管
Left pulmonary a.
左肺动脉
Horizontal fissure
of right lung
右肺水平裂
Superior lobe of
left lung
左肺上叶
Left atrium
左心房
Oblique fissure
of left lung
左肺斜裂
Coronary sinus
冠状窦
Left main bronchus
左主支气管
Diaphragm
膈
Intercostal mm.
肋间肌
Esophagus
食管
Inferior lobe of
left lung
左肺下叶
Costodiaphragmatic
recess
肋膈隐窝
Left auricle of heart
左心耳
Liver
肝
Opening of left inferior
pulmonary v.
左下肺静脉的开口
Right crus of
diaphragm
右膈脚
Suprarenal gland
肾上腺
Pancreas
胰
Stomach
胃
Spleen
脾
Thoracic duct
胸导管
Abdominal aorta
腹主动脉
C. Machado M.D.

增强以突出肺和骨

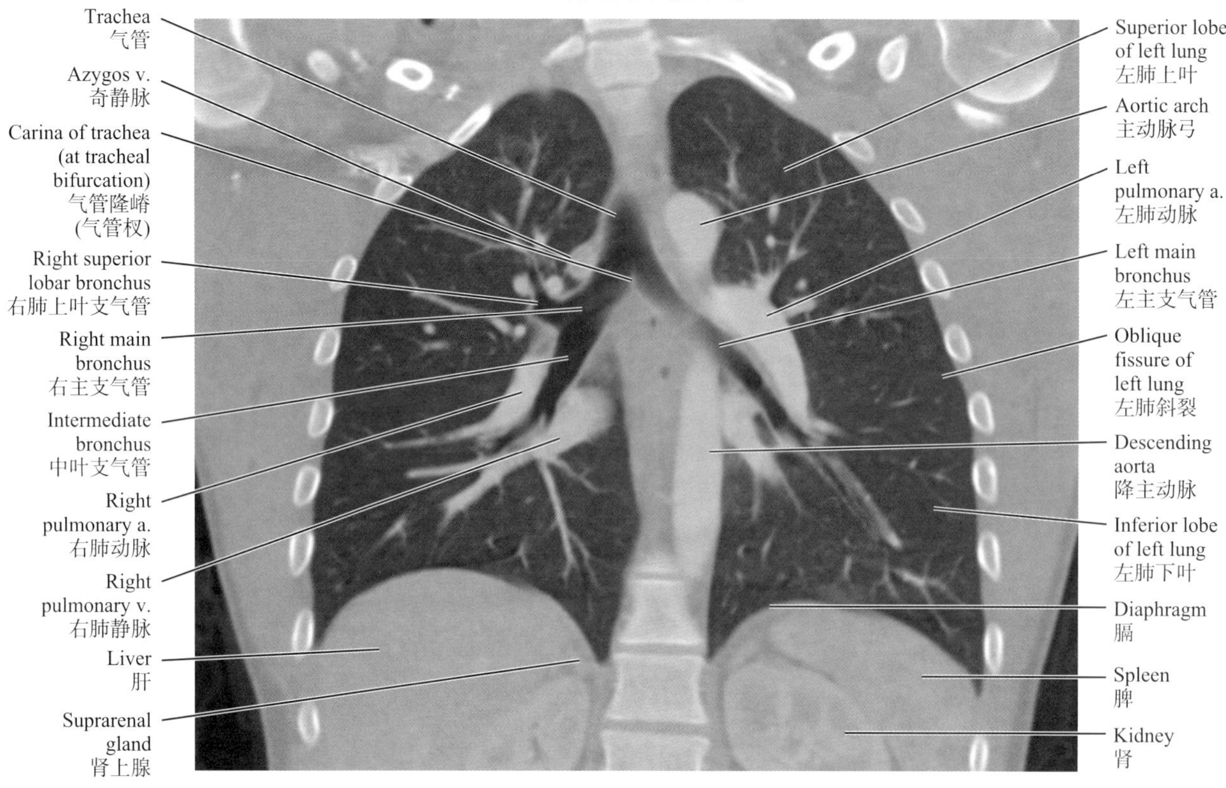


增强以突出肺和骨

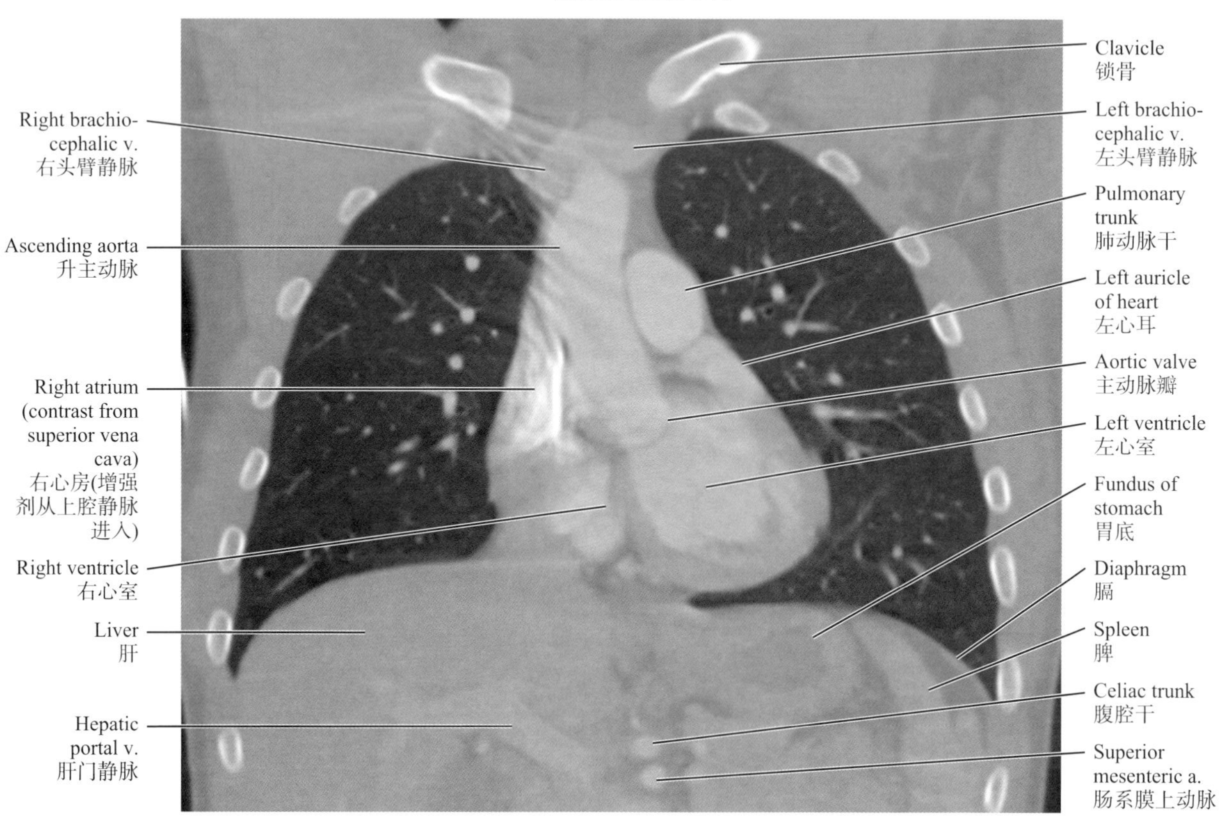

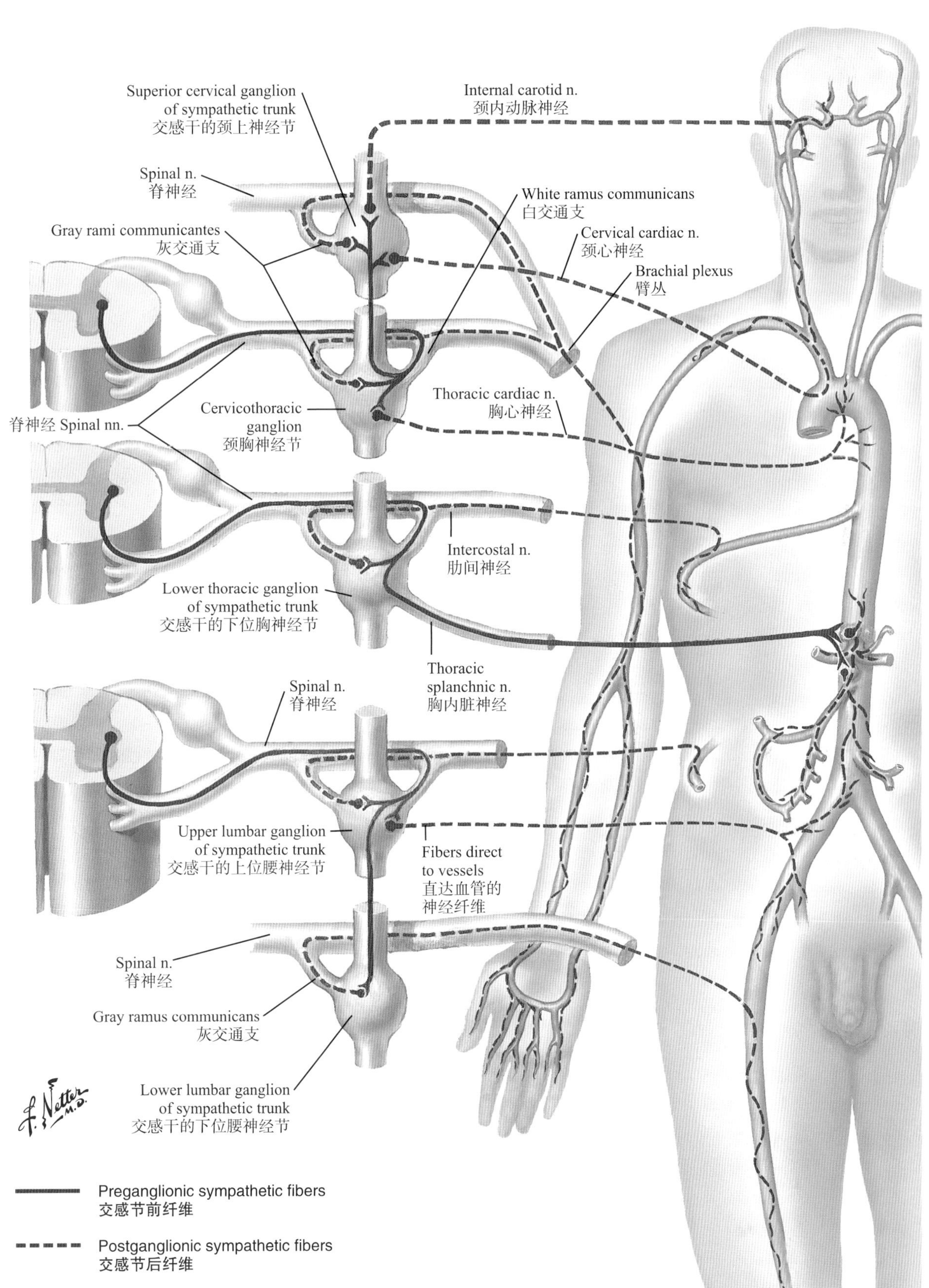


Preganglionic sympathetic fibers
交感节前纤维

Postganglionic sympathetic fibers
交感节后纤维

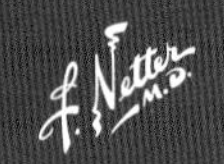

# 具有重要临床意义的解剖结构*

| 解剖结构 | 临床意义 | 图号 |
|---|---|---|
| **神经系统和感觉器官** | | |
| 胸长神经 | 放置胸腔引流管或乳腺切除时可能损伤胸长神经，导致“翼状肩”（前锯肌失去神经支配） | 206，209 |
| 肋间神经 | 胸廓手术或缓解带状疱疹疼痛等操作的局部麻醉神经阻滞位点 | 211，212 |
| 脊（后根）神经节 | 水痘-带状疱疹病毒可潜伏在此，当病毒激活时可导致带状疱疹 | 212 |
| 膈神经 | 膈神经的手术损伤会引起单侧膈肌麻痹；由于在第 3~5 颈髓进行神经元换元，膈神经受刺激可表现为肩部疼痛 | 214，216，232 |
| 喉返神经 | 左喉返神经绕主动脉走行，偶尔可见大的胸主动脉瘤或左心房增大压迫导致的声音嘶哑（Ortner 综合征）<br>左喉返神经的分支常受到甲状腺肿瘤等恶性肿瘤的影响 | 252，254 |
| 胸心神经（交感） | 心肌缺血的疼痛可牵涉到上胸部皮肤，可能有胸部或上肢内侧的躯体痛 | 250 |
| **骨骼系统** | | |
| 肋骨 | 肋骨骨折可能引起呼吸功能障碍、肺炎和肝、脾等深部器官的损伤；严重的肋骨骨折可能刺破胸膜引起气胸；相邻的多根肋骨骨折导致形成吸气时胸廓的不稳定，出现胸壁反向运动，可出现连枷胸 | 203 |
| 胸骨软骨和肋软骨的关节（胸肋关节） | 胸壁损伤或过度举重导致的肋软骨炎的常见疼痛部位，通常可通过关节触诊重现 | 204 |
| 锁骨 | 骨折的常见部位，跌倒时伸展的上肢或肩部着地易引起锁骨骨折；骨折常发生在锁骨中 1/3；锁骨上神经阻滞可缓解与锁骨骨折相关的疼痛 | 203 |
| 胸骨角（Louis 角） | 计数肋骨及肋间隙的体表标志（胸骨角平对第 2 肋）；上下纵隔的分界，主动脉弓和降主动脉的分界 | 203 |
| 胸廓上口 | 穿经胸廓上口的神经血管结构（臂丛的下主干和大血管）受压，会产生胸廓出口综合征 | 213 |
| 肋间隙 | 放置胸腔引流管以缓解气胸或血胸；注射麻醉神经时，要熟悉肋间神经血管束与肋骨的解剖关系；引流管应从肋骨的上缘穿入以免损伤上述结构；肋间神经可能有分支在下一肋的上缘走行，这可能导致疼痛 | 210，238 |
| 环甲正中韧带 | 又称环甲膜；环甲软骨切开术紧急开放气道的手术位点 | 53，103 |
| **肌肉系统** | | |
| 膈 | 第 8 胸椎水平的食管裂孔增宽或先天性缺陷可使胃突入胸腔（食管裂孔疝），食管裂孔疝会增加胃食管反流的发生率 | 216，257 |

| 解剖结构 | 临床意义 | 图号 |
| --- | --- | --- |
| 心血管系统 | | |
| 胸廓内动脉 | 通常用作冠状动脉搭桥时的桥血管，主要用作前室间动脉（左前降支） | 211，212 |
| 肺动脉 | 来自盆部和股部的血栓栓子可能形成肺栓子阻塞肺动脉，引起低氧血症、血流动力学紊乱和肺梗死 | 220，227 |
| 心包 | 心包腔内可含有 15~50mL 生理性液体；心包积液可能使心功能受损（心包填塞）；慢性进展性心包积液时心包腔可显著增大 | 231，236 |
| 冠状动脉 | 稳定型动脉粥样硬化可能导致心肌缺血，表现为胸痛；动脉粥样硬化斑块破裂和血栓形成是急性心肌梗死的主要原因，其严重程度和预后取决于血管供应的心肌量，大血管近端的病变预后最差 | 239 |
| 肺静脉 | 房颤被认为起源于肺静脉，房颤的电消融是在肺静脉进入左心房处形成纤维环，从而避免电信号传播到心 | 242，247 |
| 卵圆孔 | 胎儿期心房内从右向左分流的通道；在约 1/4 的成人中未完全关闭，可能导致静脉微血栓进入左心并引起缺血性卒中 | 242 |
| 室间隔 | 室间隔缺损是常见的先天性心脏缺陷，常累及室间隔膜部；前室间动脉（左前降支）范围内的心肌梗死如不及时治疗可引起室间隔缺血并继发穿孔 | 242，245 |
| 心瓣膜 | 瓣膜疾病（如主动脉瓣狭窄、二尖瓣功能不全）在人群中尤其是老年人中常见，可能导致进行性心力衰竭 | 243 |
| 主动脉瓣 | 1% 的人患有主动脉瓣二瓣化畸形（主动脉瓣由两叶瓣而非三叶瓣组成），这可能导致主动脉狭窄和功能不全，也与主动脉瘤有关 | 243，244 |
| 窦房结 | 初级心脏起搏器，产生动作电位并通过心脏传导系统传播；衰老、浸润性疾病和既往心脏手术可引起窦房结功能障碍，导致心动过缓 | 248 |
| 房室结 | 将动作电位从心房传导到心室；存在内在不应期阻止快速心房节律引起等效心室过速；纤维化、药物、心脏手术引起的继发功能障碍可导致心脏传导阻滞；房室结完全阻滞时，心房和心室有独立的节律 | 248 |
| 动脉韧带 | 胎儿期连接肺循环和体循环的动脉导管的残余；出生后动脉导管未闭可能导致劳力性呼吸困难、肺血管疾病或心力衰竭；是识别左喉返神经的标志 | 232，247 |
| 胸主动脉 | 位于胸腔内脊柱左侧，在第 4 胸椎水平由主动脉弓延续而来；先天性主动脉缩窄导致儿童和青少年高血压，表现为上下肢血压显著差异 | 258 |
| 胸主动脉 | 动脉瘤的增大可能继发于高龄、动脉粥样硬化危险因素（烟草滥用和高血压）、结缔组织疾病，也可能与主动脉瓣二瓣化畸形有关，或由感染（如梅毒）引起；大的动脉瘤可能破裂或夹层，夹层时内膜破裂，血液进入内膜和中膜之间的假腔 | 258 |

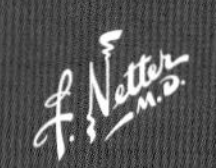

# 具有重要临床意义的解剖结构*

| 解剖结构 | 临床意义 | 图号 |
|---|---|---|
| **心血管系统（续）** | | |
| **奇静脉** | 引流胸腔后部的静脉血，并为上、下腔静脉提供重要的侧支循环通道 | 259 |
| **淋巴管和淋巴器官** | | |
| **乳腺的淋巴管** | 癌细胞通过乳腺的淋巴引流转移扩散到腋窝及胸部 | 208 |
| **腋窝淋巴结** | 收受上肢、胸壁、乳房淋巴引流的初级淋巴结，在乳腺癌患者中常出现肿大 | 207，208 |
| **呼吸系统** | | |
| **胸膜** | 空气或气体（自发性或外伤性）可进入脏层胸膜和壁层胸膜之间的胸膜腔，并压迫肺组织，称为气胸；若影响肺静脉回流，导致低血压和呼吸困难，则称为张力性气胸 | 217~220 |
| **颈胸膜** | 向上延伸至第1肋上方的颈部，因此有可能在进行颈部操作时被刺破产生气胸 | 69，217 |
| **气管杈** | 气管插管时确定位置的重要标志，导管应停止于气管分叉以上4~5cm的位置；气管分叉通常在第4~5胸椎水平，右主支气管更加短、直、宽，因此误吸物更易进入右肺；右主支气管位于食管上方、左心房后方 | 225 |
| **肺尖** | 肺尖肿瘤综合征（肺尖部的支气管肺癌）可侵及交感干，引起Horner综合征（单侧瞳孔缩小、上睑下垂、无汗、面部潮红）；肺尖部受下颈部针刺的影响易发生气胸 | 217，251 |
| **生殖系统** | | |
| **乳腺** | 乳腺癌是女性最常见的恶性肿瘤；最常见的类型起源于输乳管，既可以局限于输乳管内（导管原位癌），也可以侵入邻近组织（浸润性导管癌） | 205 |

*各解剖结构的选择主要基于临床数据以及大体解剖课程中经常涉及的临床诊治内容。

| 肌 | 肌群 | 近端附着点(起点) | 远端附着点(止点) | 神经支配 | 动脉/血供 | 主要功能 |
|---|---|---|---|---|---|---|
| 膈 | 膈 | 剑突,第7~12肋软骨,第1~3腰椎 | 中心腱 | 膈神经 | 心包膈动脉、肌膈动脉、肋间后动脉、膈上和膈下动脉 | 吸气时将中心腱向前下方牵拉 |
| 肋间外肌 | 胸壁 | 肋骨下缘 | 下位肋骨上缘 | 肋间神经 | 肋间后动脉、肋间最上动脉、胸廓内动脉、肌膈动脉 | 在吸气和呼气时维持肋间隙,吸气时提升肋骨 |
| 肋间最内肌 | 胸壁 | 肋骨下缘 | 下位肋骨上缘 | 肋间神经 | 肋间后动脉、肋间最上动脉、胸廓内动脉、肌膈动脉 | 防止吸气和呼气时肋间隙向外和向内的运动,用力呼气时使肋骨下降 |
| 肋间内肌 | 胸壁 | 肋沟,肋软骨下缘 | 下位肋骨上缘 | 肋间神经 | 肋间后动脉、肋间最上动脉、胸廓内动脉、肌膈动脉 | 防止吸气和呼气时肋间隙向外和向内的运动,用力呼气时使肋骨下降 |
| 肋提肌 | 胸壁 | 第7颈椎和第1~11胸椎的横突 | 下位肋骨的肋结节和肋角之间 | 胸神经的后支 | 肋间后动脉 | 上提肋骨 |
| 胸大肌 | 胸肌区 | **锁骨部:** 锁骨胸骨侧1/2 | 肱骨结节间沟外侧唇 | 胸内侧神经和胸外侧神经 | 胸肩峰动脉的胸肌支、胸廓内动脉 | 使臂屈、内收、内旋 |
| | | **胸肋部:** 胸骨前面,真肋的肋软骨 | | | | |
| | | **腹部:** 腹外斜肌腱膜 | | | | |
| 胸小肌 | 胸肌区 | 第3~5肋的上缘外面 | 肩胛骨喙突 | 胸内侧神经和胸外侧神经 | 胸肩峰动脉的胸肌支、胸上动脉、胸外侧动脉 | 下降肩胛骨外侧角,使肩胛骨前伸 |
| 前锯肌 | 肩 | 第1~9肋的外侧面 | 肩胛骨内侧缘的肋骨面 | 胸长神经 | 胸外侧动脉 | 使肩胛骨前伸和旋转,使肩胛骨和胸壁相贴 |
| 锁骨下肌 | 肩 | 第1肋和第1肋软骨上缘 | 锁骨中1/3的下面 | 锁骨下神经 | 胸肩峰动脉的锁骨支 | 固定并向下牵拉锁骨 |
| 肋下肌 | 胸壁 | 接近肋角的肋下内侧面 | 肌肉起点下2位或3位肋骨的上缘 | 肋间神经 | 肋间后动脉、肌膈动脉 | 下降肋骨 |
| 胸横肌 | 胸壁 | 第2~6肋软骨的内侧面 | 胸骨下段的后面 | 肋间神经 | 胸廓内动脉 | 下降肋骨和肋软骨 |

注:骨骼肌的神经支配、血供、起止点和主要功能的变异在解剖学中十分常见,因此教科书之间出现描述不同和解剖变异是正常的。

# 腹部 5

| | | | |
|---|---|---|---|
| 表面解剖 | 图 267 | 淋巴系统 | 图 344 |
| 体壁 | 图 268~287 | 局部扫描成像 | 图 345~346 |
| 腹膜腔 | 图 288~293 | 断层解剖 | 图 347~351 |
| 胃和肠 | 图 294~301 | 附图 | 附图 53~83 |
| 肝、胆、胰和脾 | 图 302~307 | 具有重要临床意义的解剖结构 | 表 5.1~5.3 |
| 内脏脉管系统 | 图 308~318 | 骨骼肌总表 | 表 5.4 |
| 内脏神经支配 | 图 319~329 | | |
| 肾和肾上腺 | 图 330~343 | | |

## 附图

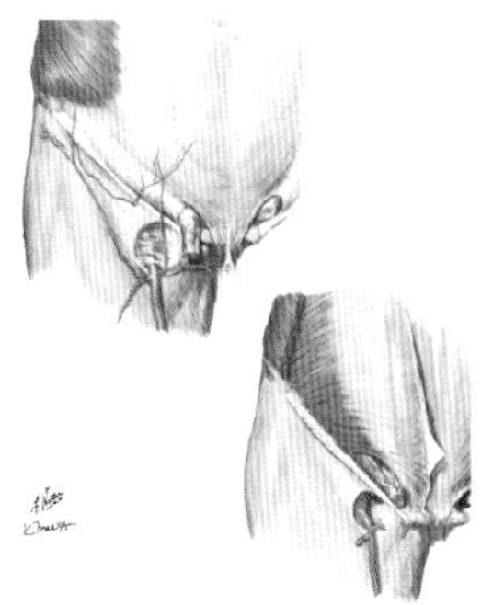

**附图 53** 腹股沟区和股区

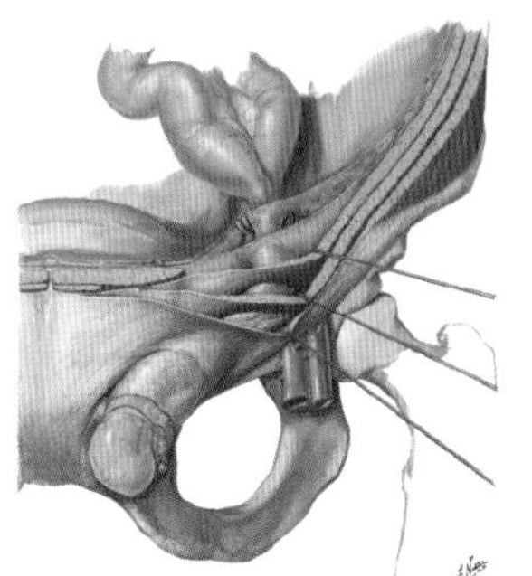

**附图 54** 腹股沟斜疝

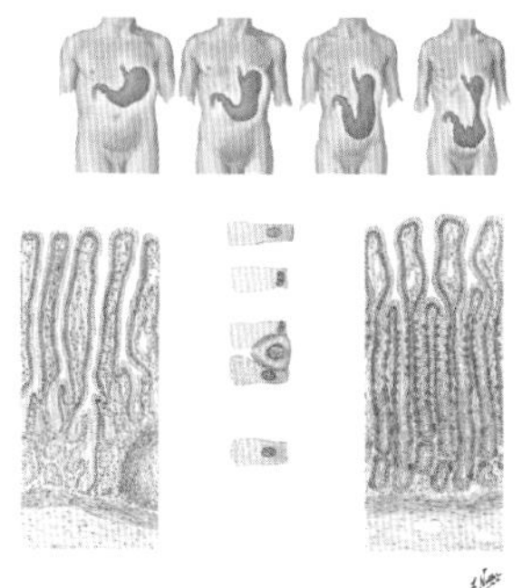

**附图 55** 胃的位置和形态随体型的变化

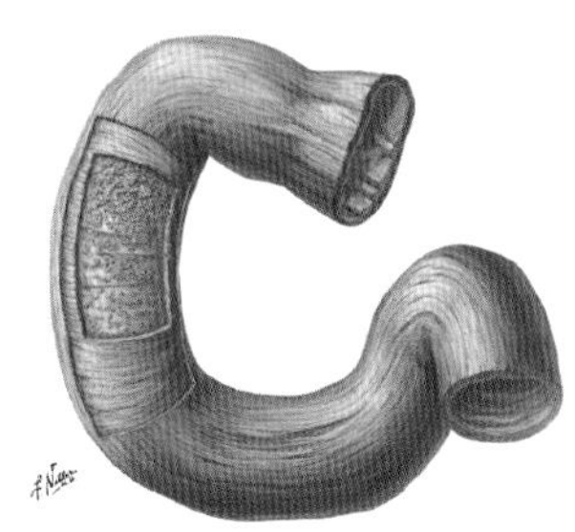

**附图 56** 十二指肠壁的层次

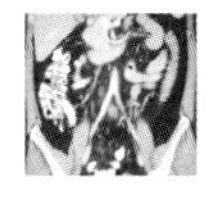

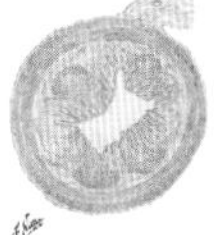

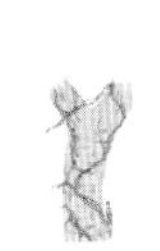

**附图 57** CT和MRCP示阑尾、胆囊与胆管;肝动脉的神经

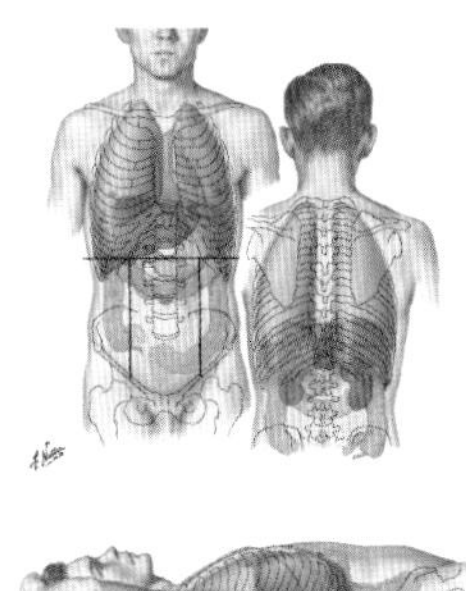

**附图 58** 肝的投影

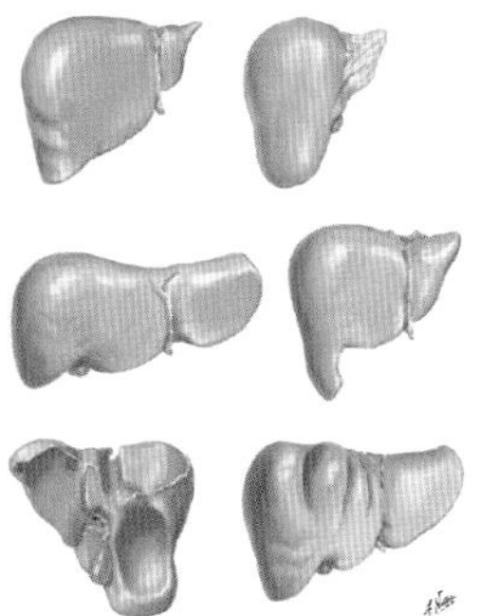

**附图 59** 肝形态的变异

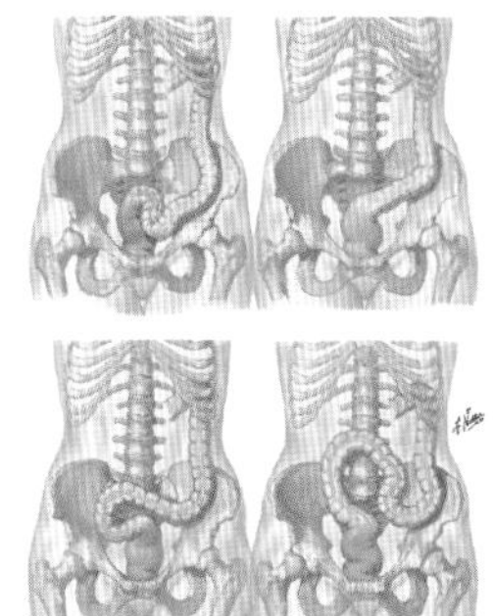

**附图 60** 乙状结肠：位置变异

# 附图(续)

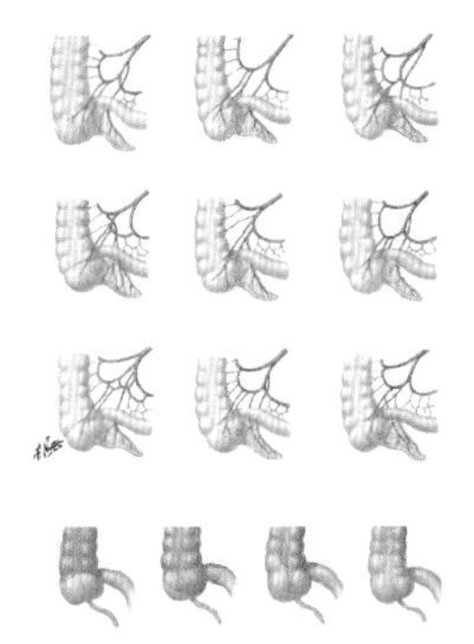
附图 61　盲肠的动脉血供及其腹膜后附着点的变异

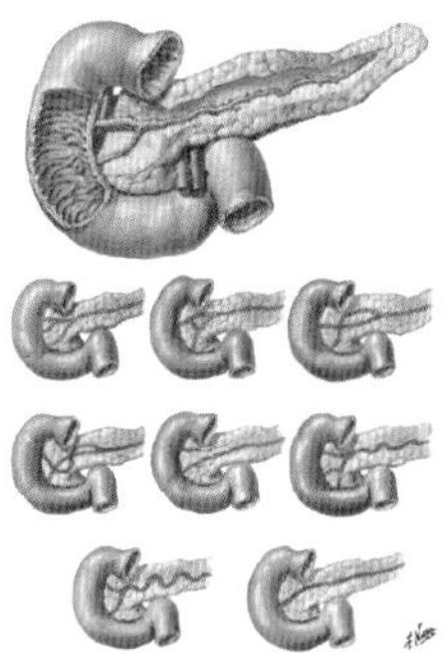
附图 62　胰管的变异

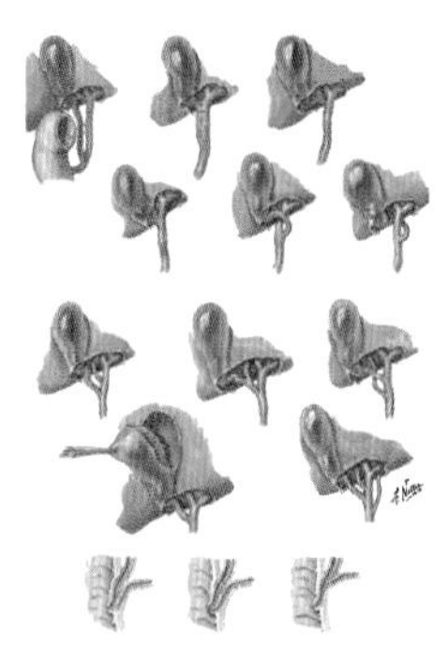
附图 63　胆囊管、肝管和胰管的变异

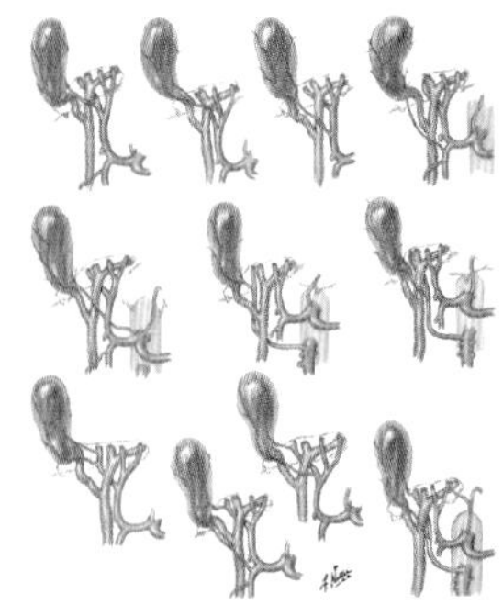
附图 64　胆囊动脉的变异

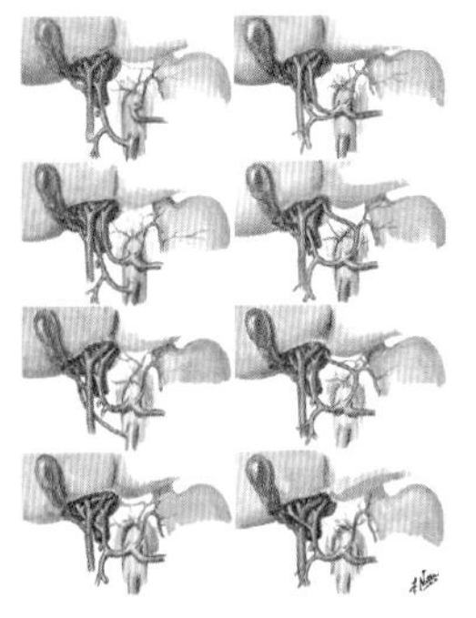
附图 65　肝动脉的变异

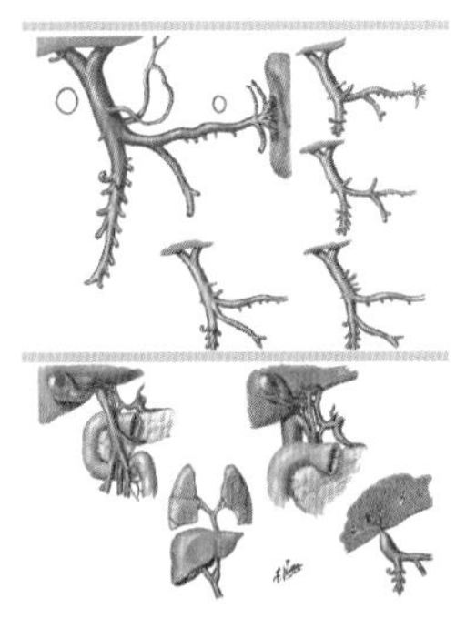
附图 66　肝门静脉的变异与异常

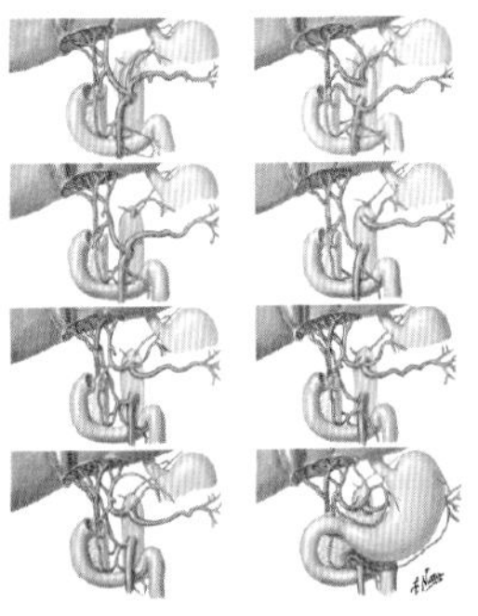
附图 67　腹腔干的变异

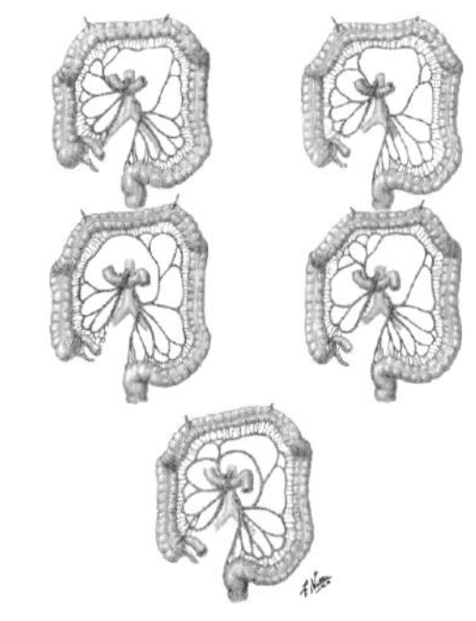
附图 68　结肠的动脉变异

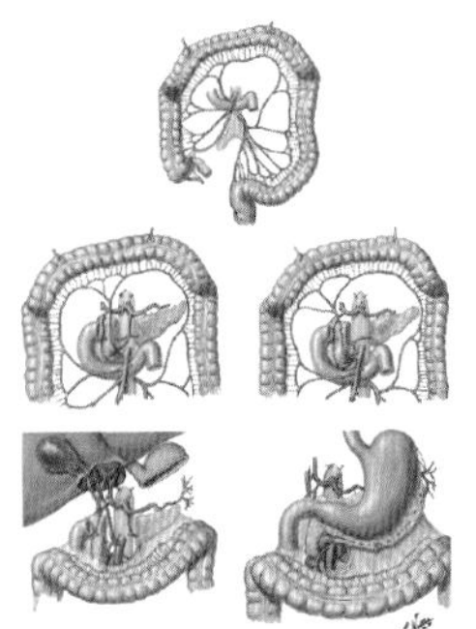
附图 69　结肠的动脉变异(续)

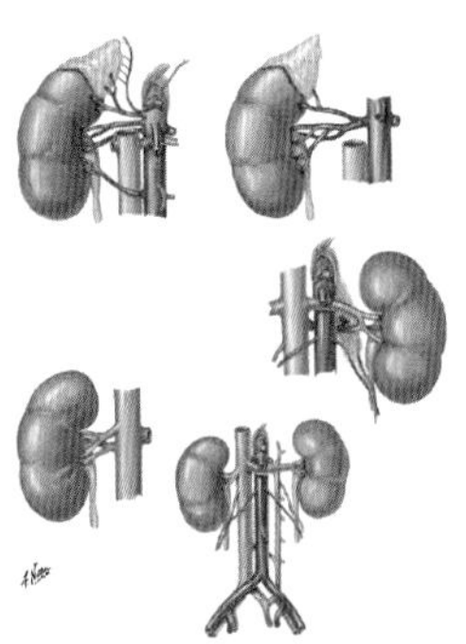
附图 70　肾的动脉和静脉变异

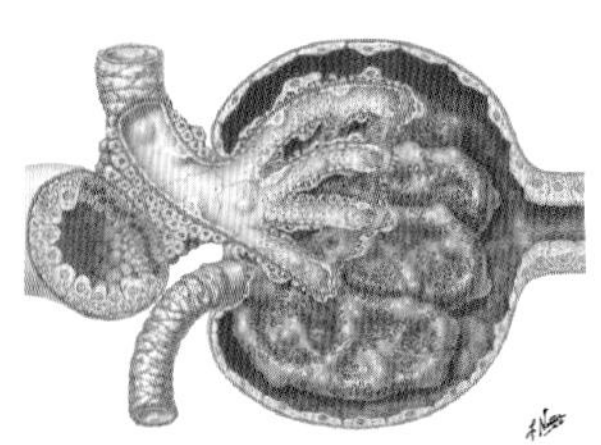
附图 71　肾小囊的组织结构

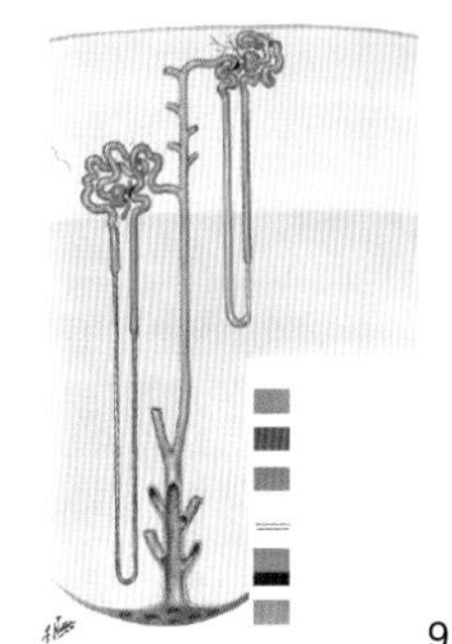

附图 72　肾单位和集合管：示意图

# 附图（续）

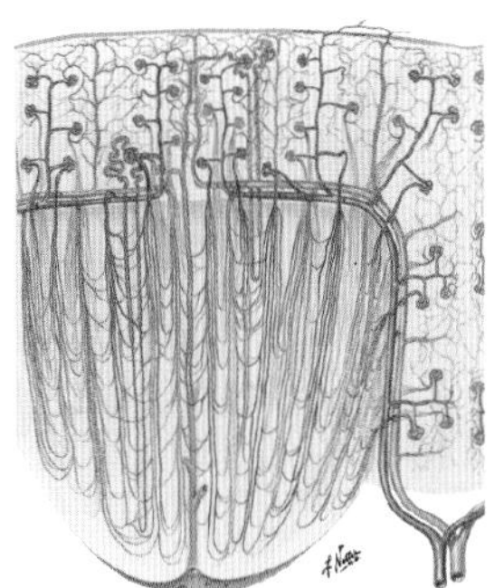

**附图 73** 肾实质的血管：示意图

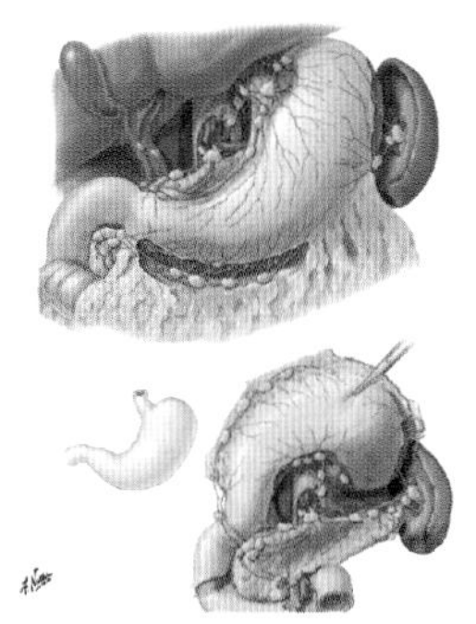

**附图 74** 胃的淋巴管和淋巴结

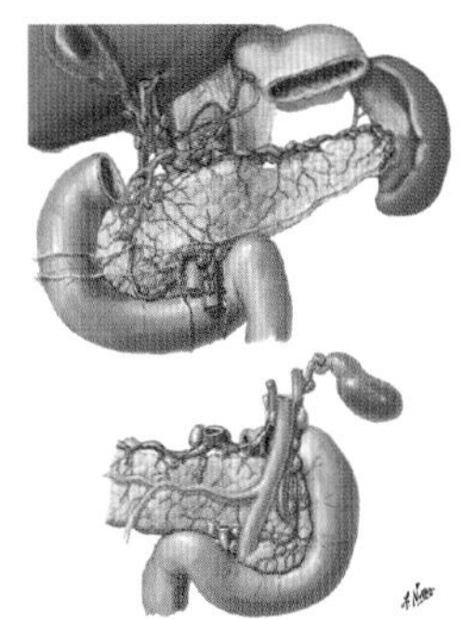

**附图 75** 胰的淋巴管和淋巴结

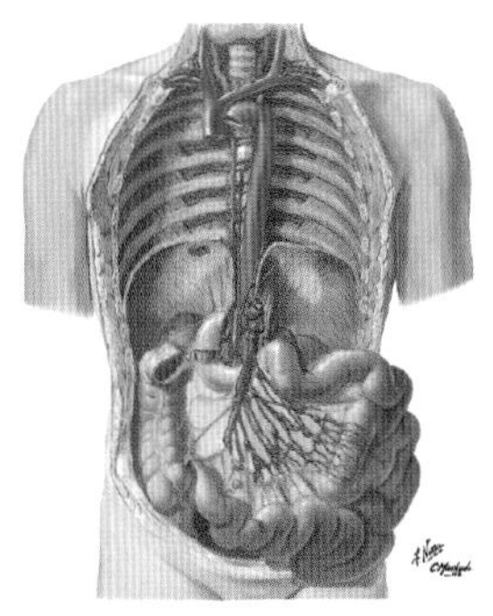

**附图 76** 小肠的淋巴管和淋巴结

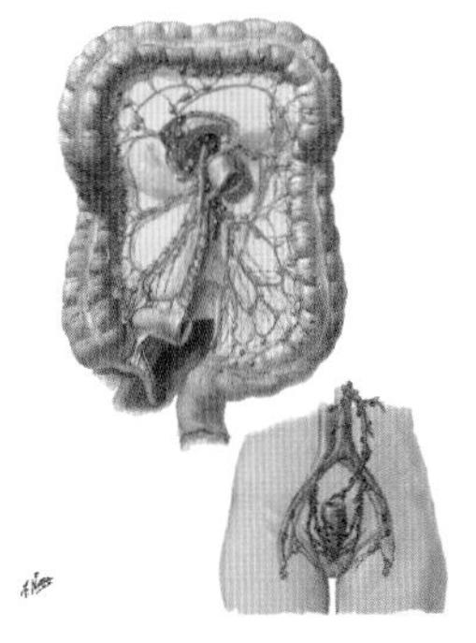

**附图 77** 大肠的淋巴管和淋巴结

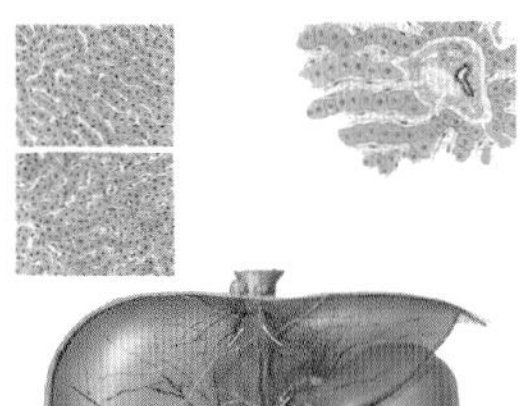

**附图 78** 肝的淋巴管和淋巴结

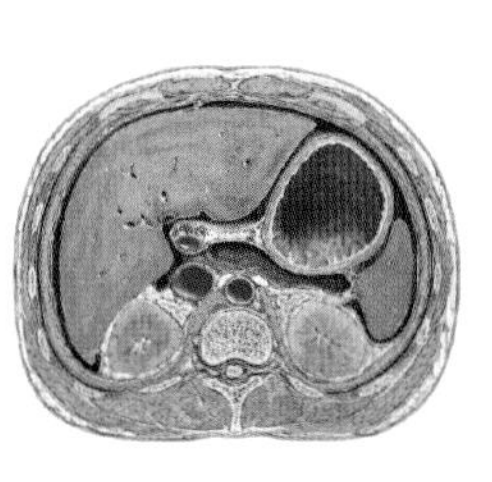

**附图 79** 腹部横断面：T12水平，示意图

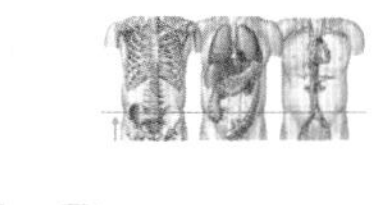

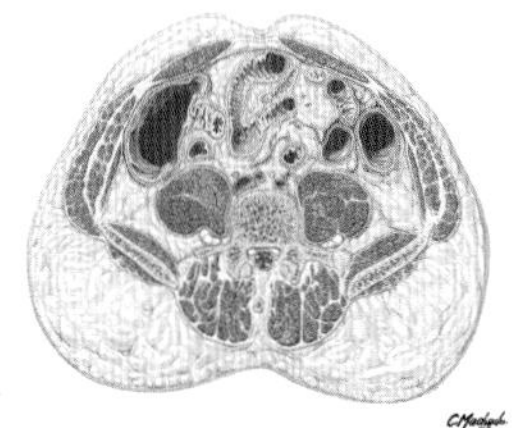

**附图 80** 腹部横断面：L5水平，近髂结节平面

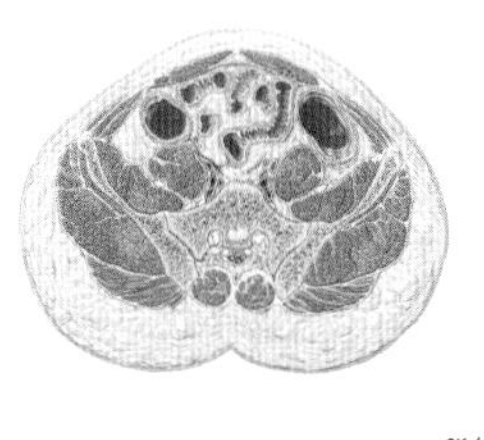

**附图 81** 腹部横断面：S1水平，髂前上棘平面

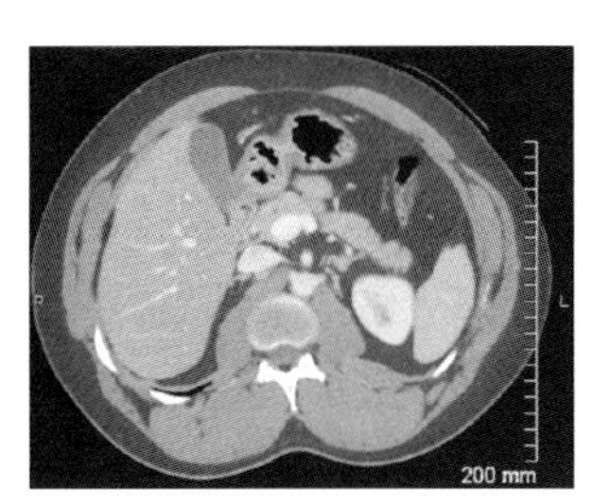


**附图 82** 上腹部的轴位CT成像

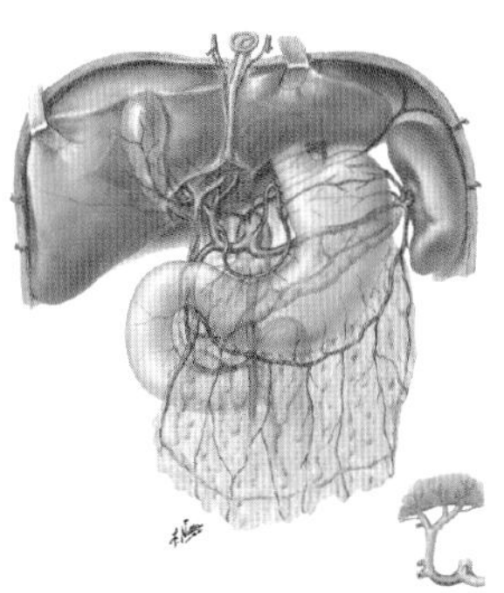

**附图 83** 肝与胆囊的动脉变异及侧支供应

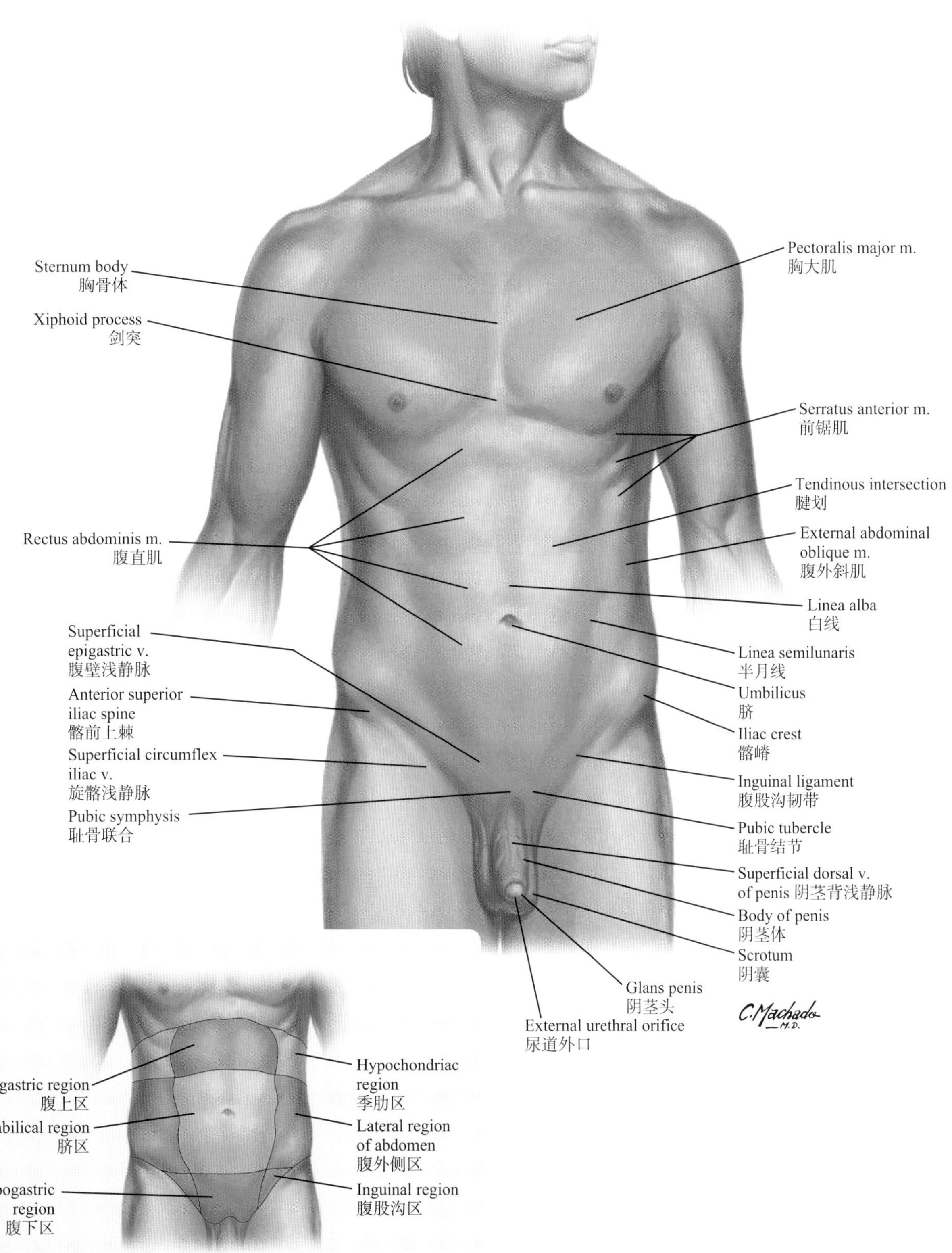
Sternum body
胸骨体
Xiphoid process
剑突
Pectoralis major m.
胸大肌
Serratus anterior m.
前锯肌
Tendinous intersection
腱划
Rectus abdominis m.
腹直肌
External abdominal oblique m.
腹外斜肌
Linea alba
白线
Superficial epigastric v.
腹壁浅静脉
Linea semilunaris
半月线
Anterior superior iliac spine
髂前上棘
Umbilicus
脐
Iliac crest
髂嵴
Superficial circumflex iliac v.
旋髂浅静脉
Inguinal ligament
腹股沟韧带
Pubic symphysis
耻骨联合
Pubic tubercle
耻骨结节
Superficial dorsal v. of penis 阴茎背浅静脉
Body of penis
阴茎体
Scrotum
阴囊
Glans penis
阴茎头
External urethral orifice
尿道外口
C. Machado M.D.
Epigastric region
腹上区
Umbilical region
脐区
Hypogastric region
腹下区
Hypochondriac region
季肋区
Lateral region of abdomen
腹外侧区
Inguinal region
腹股沟区

# 腹部的骨架

参见图 203，353

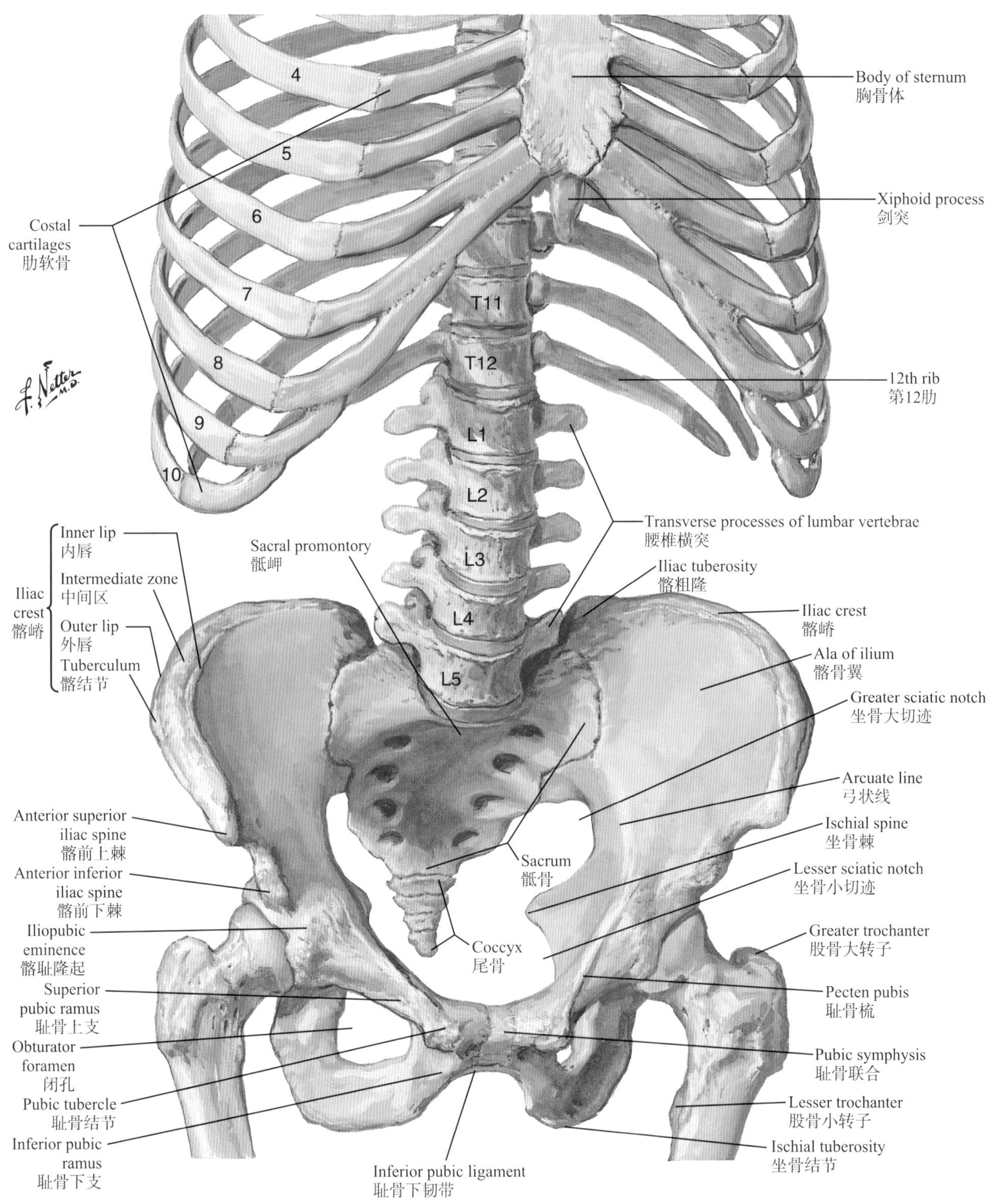

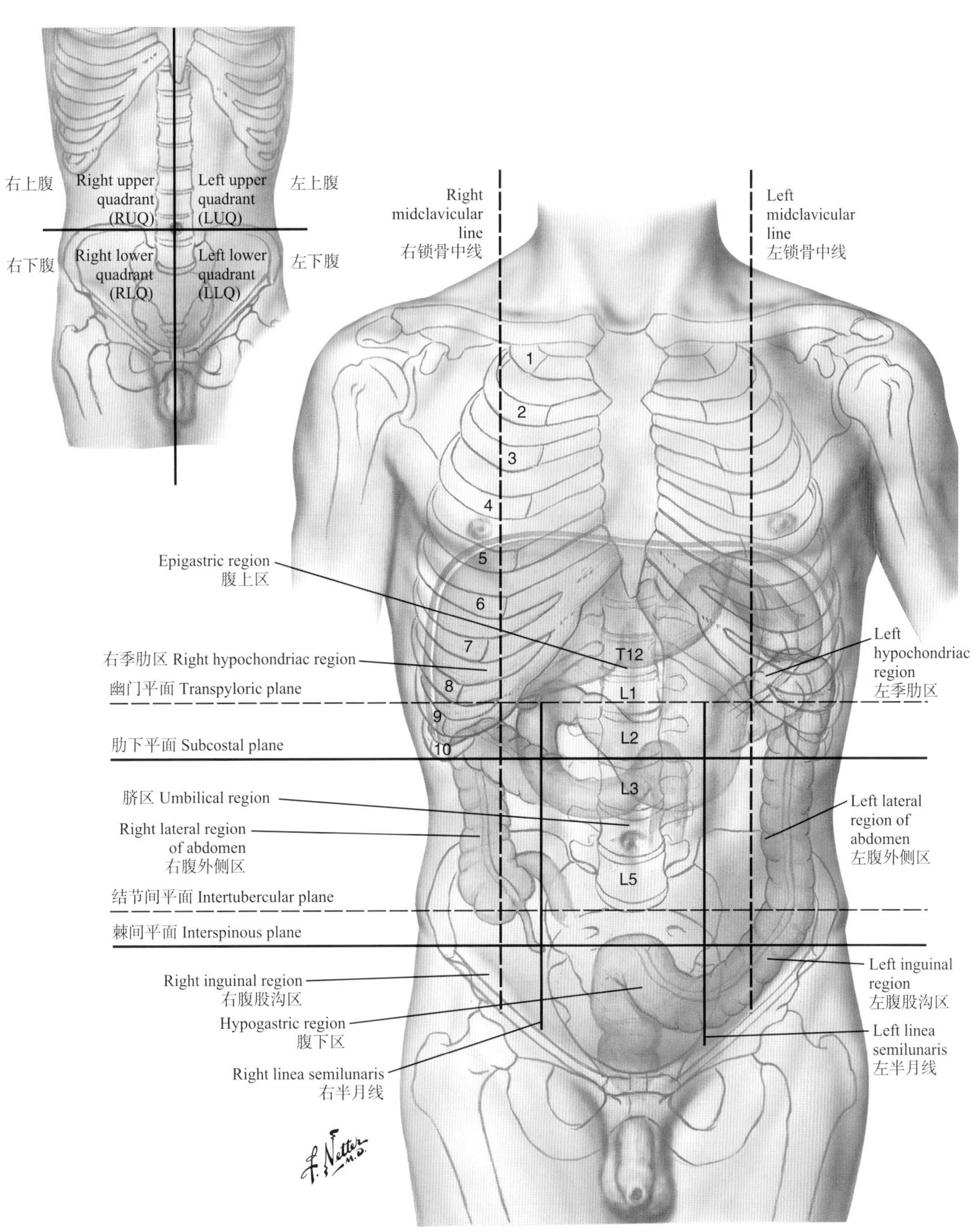
右上腹
Right upper quadrant (RUQ)
Left upper quadrant (LUQ)
左上腹
右下腹
Right lower quadrant (RLQ)
Left lower quadrant (LLQ)
左下腹
Right midclavicular line
右锁骨中线
Left midclavicular line
左锁骨中线
1
2
3
4
5
6
7
8
9
10
T12
L1
L2
L3
L5
Epigastric region
腹上区
右季肋区 Right hypochondriac region
幽门平面 Transpyloric plane
肋下平面 Subcostal plane
脐区 Umbilical region
Right lateral region of abdomen
右腹外侧区
结节间平面 Intertubercular plane
棘间平面 Interspinous plane
Right inguinal region
右腹股沟区
Hypogastric region
腹下区
Right linea semilunaris
右半月线
Left hypochondriac region
左季肋区
Left lateral region of abdomen
左腹外侧区
Left inguinal region
左腹股沟区
Left linea semilunaris
左半月线

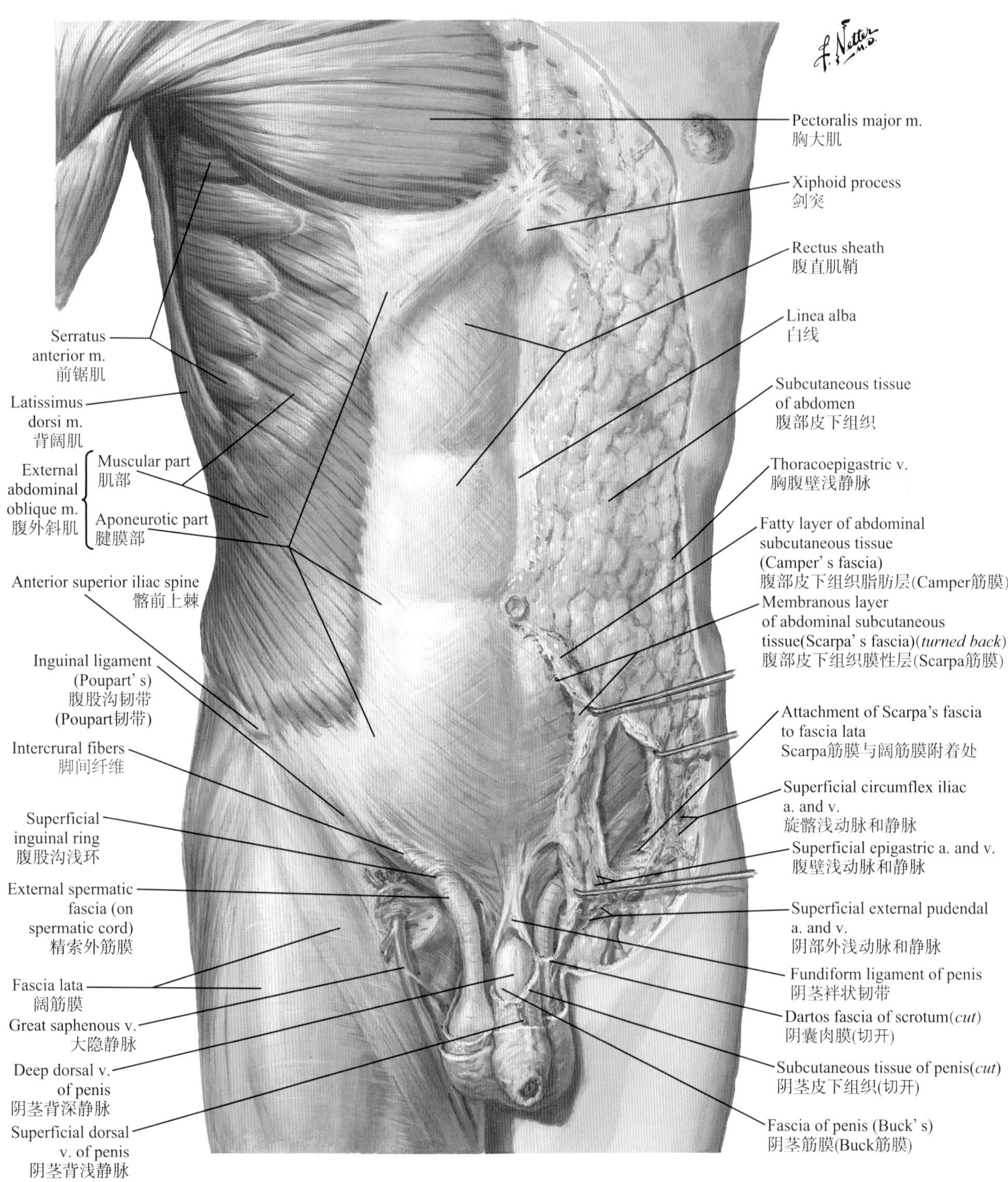
Pectoralis major m.
胸大肌
Xiphoid process
剑突
Rectus sheath
腹直肌鞘
Linea alba
白线
Subcutaneous tissue of abdomen
腹部皮下组织
Thoracoepigastric v.
胸腹壁浅静脉
Fatty layer of abdominal subcutaneous tissue (Camper' s fascia)
腹部皮下组织脂肪层(Camper筋膜)
Membranous layer of abdominal subcutaneous tissue(Scarpa' s fascia)(turned back)
腹部皮下组织膜性层(Scarpa筋膜)
Attachment of Scarpa's fascia to fascia lata
Scarpa筋膜与阔筋膜附着处
Superficial circumflex iliac a. and v.
旋髂浅动脉和静脉
Superficial epigastric a. and v.
腹壁浅动脉和静脉
Superficial external pudendal a. and v.
阴部外浅动脉和静脉
Fundiform ligament of penis
阴茎袢状韧带
Dartos fascia of scrotum(cut)
阴囊肉膜(切开)
Subcutaneous tissue of penis(cut)
阴茎皮下组织(切开)
Fascia of penis (Buck' s)
阴茎筋膜(Buck筋膜)
Serratus anterior m.
前锯肌
Latissimus dorsi m.
背阔肌
External abdominal oblique m.
腹外斜肌
Muscular part
肌部
Aponeurotic part
腱膜部
Anterior superior iliac spine
髂前上棘
Inguinal ligament (Poupart' s)
腹股沟韧带 (Poupart韧带)
Intercrural fibers
脚间纤维
Superficial inguinal ring
腹股沟浅环
External spermatic fascia (on spermatic cord)
精索外筋膜
Fascia lata
阔筋膜
Great saphenous v.
大隐静脉
Deep dorsal v. of penis
阴茎背深静脉
Superficial dorsal v. of penis
阴茎背浅静脉

参见图209，210，附图53

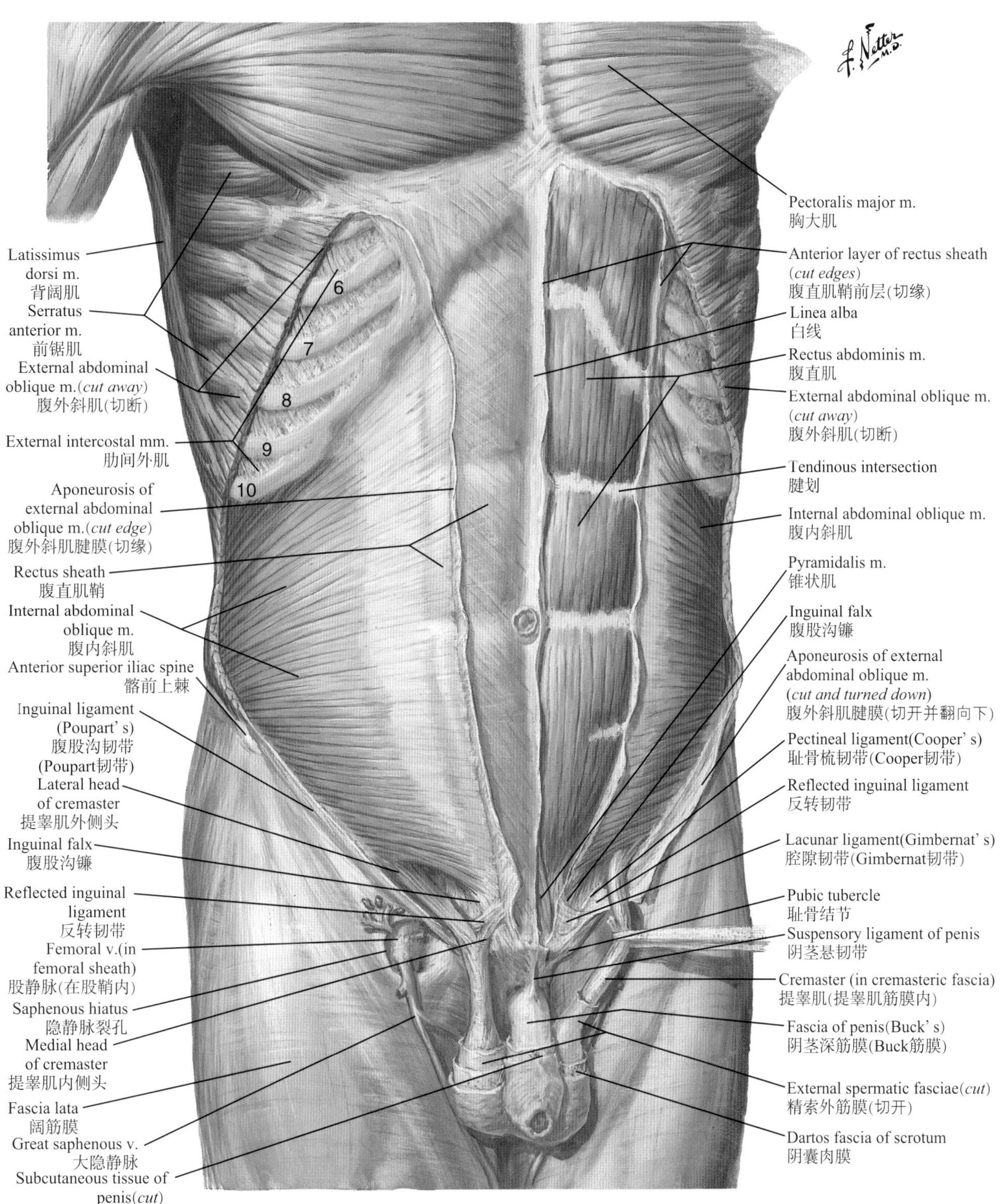

参见图 210，276，附图 54

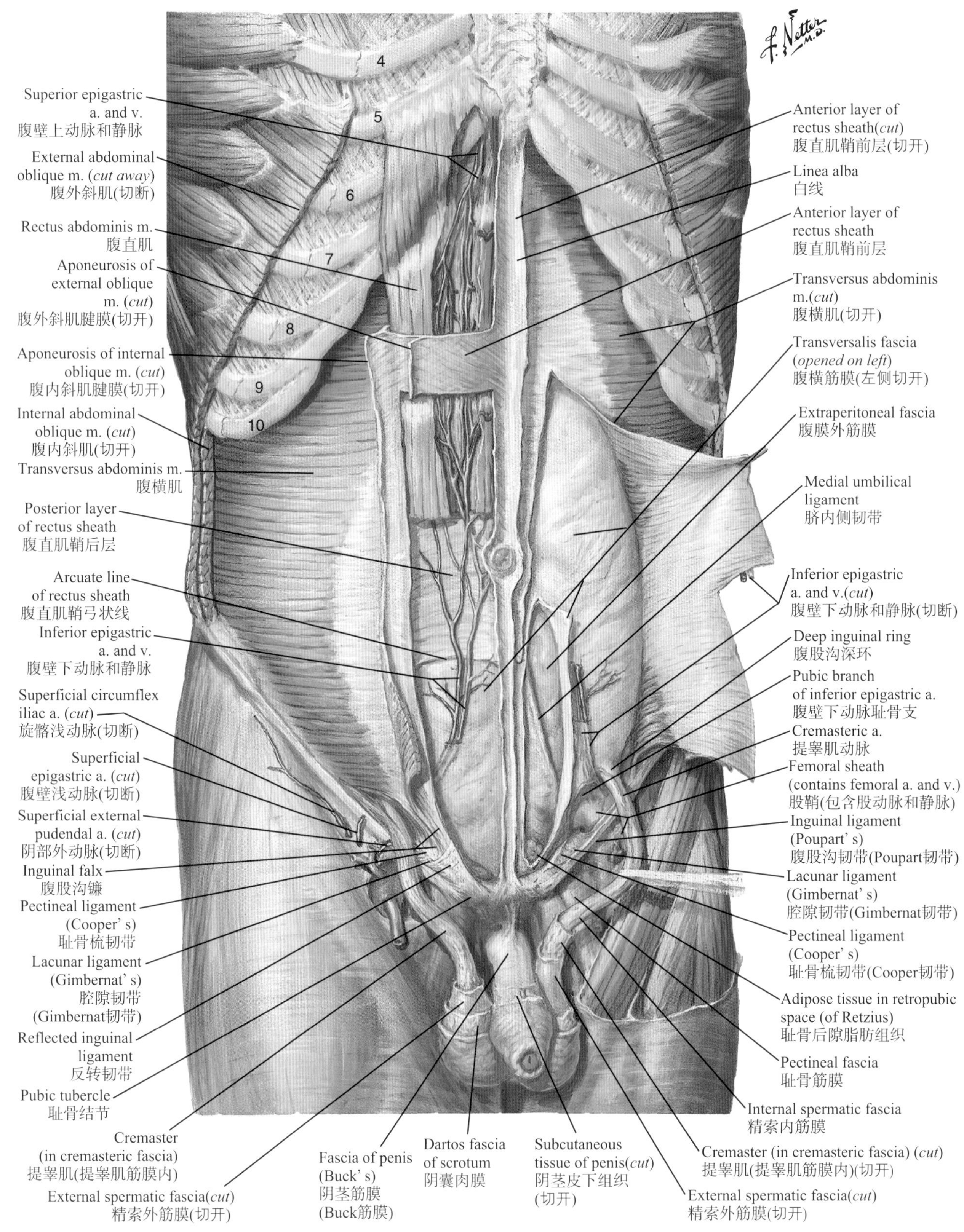

Section superior to arcuate line of rectus sheath
腹直肌鞘弓状线以上切面

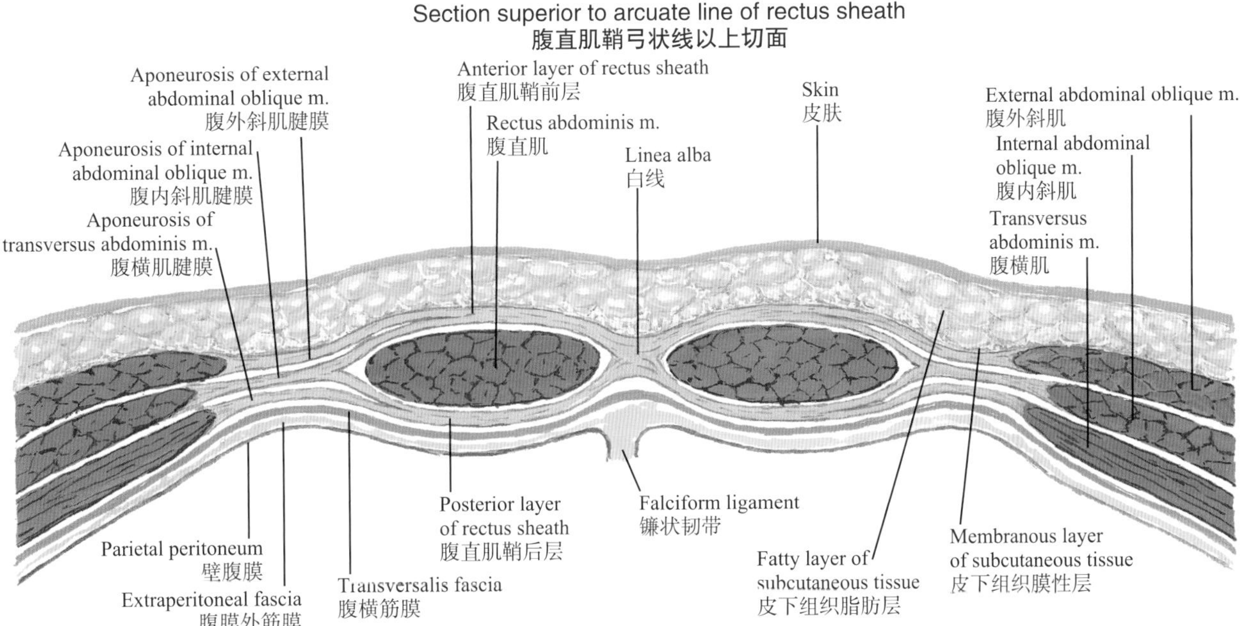


腹内斜肌腱膜分为前后两层，参与构成腹直肌鞘的前、后两层。腹外斜肌腱膜参与构成腹直肌鞘前层，腹横肌腱膜参与构成腹直肌鞘后层。前后两层腹直肌鞘纤维在内侧彼此交织形成白线。

Section inferior to arcuate line of rectus sheath
腹直肌鞘弓状线以下切面

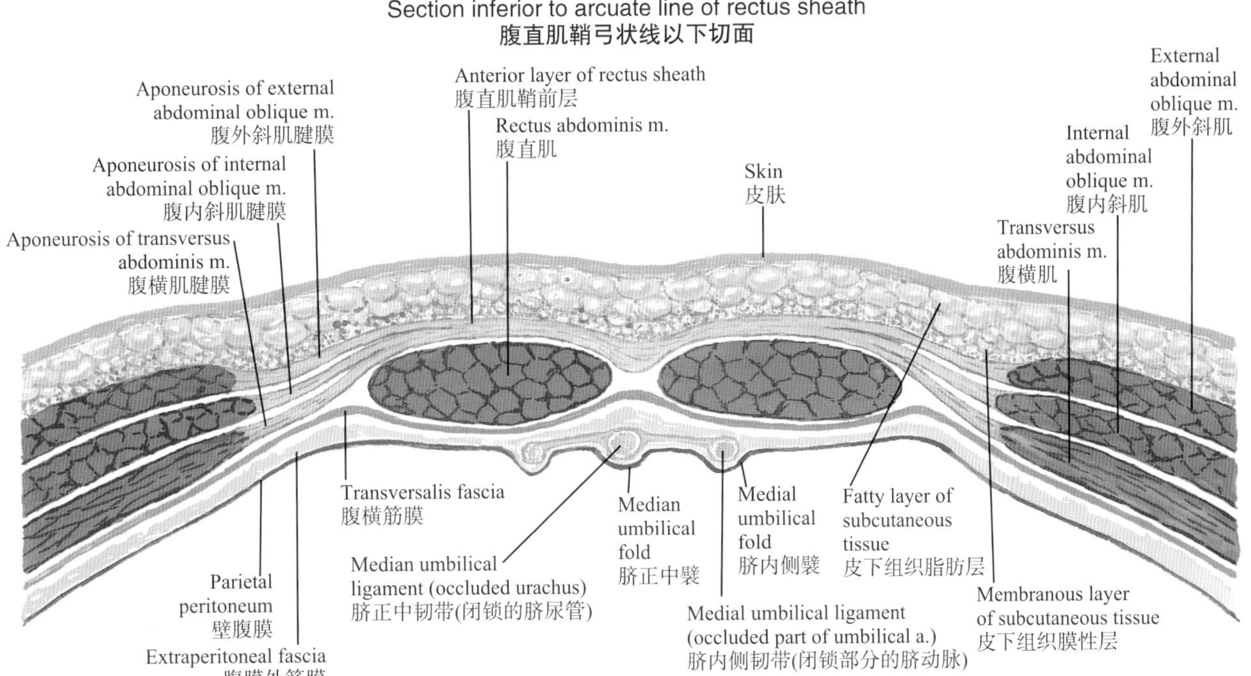


弓状线以下腹内斜肌腱膜不分层，完全转至腹直肌的前面，与腹外斜肌腱膜、腹横肌腱膜构成腹直肌前层。因此，在弓状线以下，腹直肌鞘后层缺如，只有腹横筋膜。

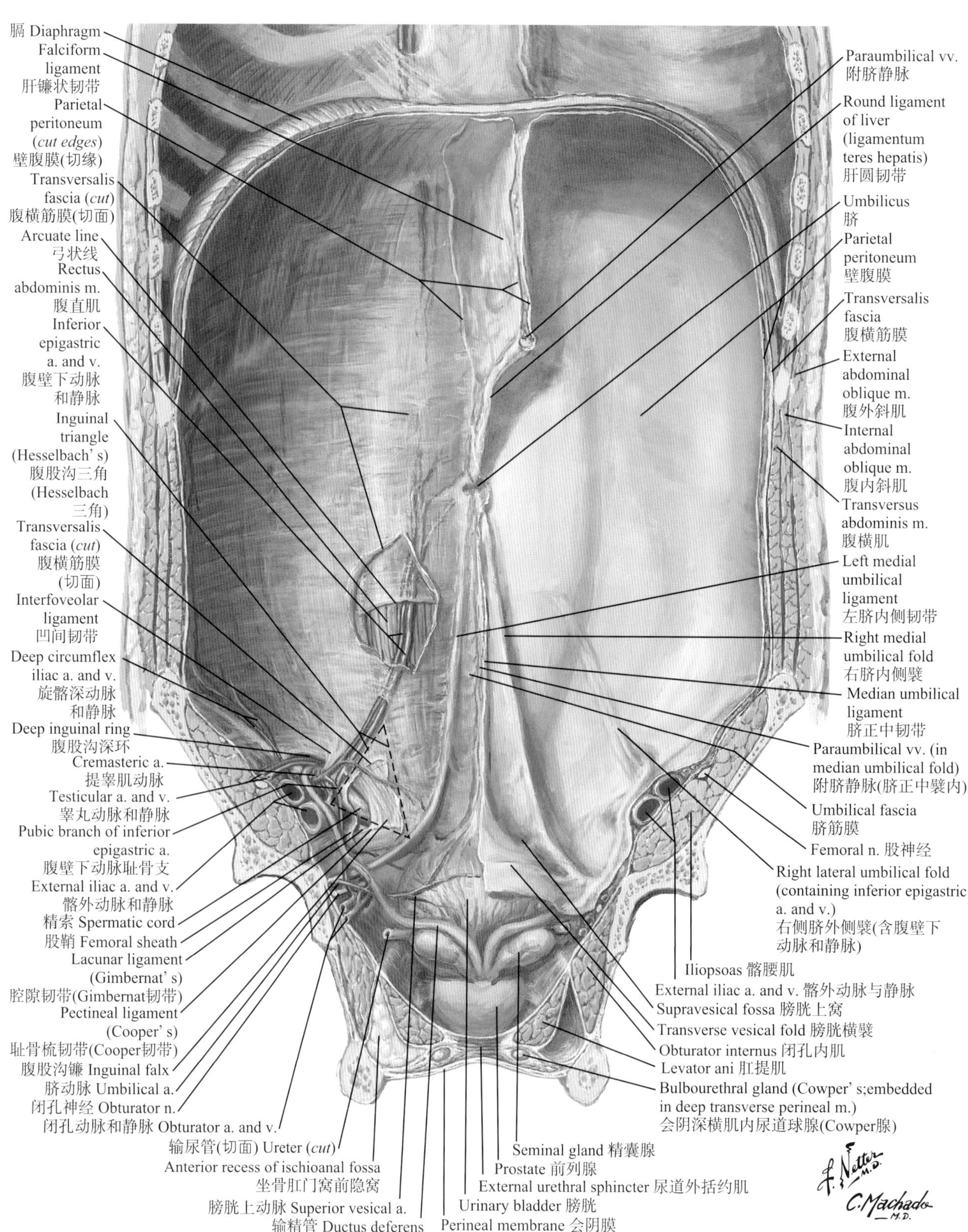
膈 Diaphragm
Falciform ligament 肝镰状韧带
Parietal peritoneum (cut edges) 壁腹膜(切缘)
Transversalis fascia (cut) 腹横筋膜(切面)
Arcuate line 弓状线
Rectus abdominis m. 腹直肌
Inferior epigastric a. and v. 腹壁下动脉和静脉
Inguinal triangle (Hesselbach' s) 腹股沟三角(Hesselbach三角)
Transversalis fascia (cut) 腹横筋膜(切面)
Interfoveolar ligament 凹间韧带
Deep circumflex iliac a. and v. 旋髂深动脉和静脉
Deep inguinal ring 腹股沟深环
Cremasteric a. 提睾肌动脉
Testicular a. and v. 睾丸动脉和静脉
Pubic branch of inferior epigastric a. 腹壁下动脉耻骨支
External iliac a. and v. 髂外动脉和静脉
精索 Spermatic cord
股鞘 Femoral sheath
Lacunar ligament (Gimbernat' s) 腔隙韧带(Gimbernat韧带)
Pectineal ligament (Cooper' s) 耻骨梳韧带(Cooper韧带)
腹股沟镰 Inguinal falx
脐动脉 Umbilical a.
闭孔神经 Obturator n.
闭孔动脉和静脉 Obturator a. and v.
输尿管(切面) Ureter (cut)
Anterior recess of ischioanal fossa 坐骨肛门窝前隐窝
膀胱上动脉 Superior vesical a.
输精管 Ductus deferens
Paraumbilical vv. 附脐静脉
Round ligament of liver (ligamentum teres hepatis) 肝圆韧带
Umbilicus 脐
Parietal peritoneum 壁腹膜
Transversalis fascia 腹横筋膜
External abdominal oblique m. 腹外斜肌
Internal abdominal oblique m. 腹内斜肌
Transversus abdominis m. 腹横肌
Left medial umbilical ligament 左脐内侧韧带
Right medial umbilical fold 右脐内侧襞
Median umbilical ligament 脐正中韧带
Paraumbilical vv. (in median umbilical fold) 附脐静脉(脐正中襞内)
Umbilical fascia 脐筋膜
Femoral n. 股神经
Right lateral umbilical fold (containing inferior epigastric a. and v.) 右侧脐外侧襞(含腹壁下动脉和静脉)
Iliopsoas 髂腰肌
External iliac a. and v. 髂外动脉与静脉
Supravesical fossa 膀胱上窝
Transverse vesical fold 膀胱横襞
Obturator internus 闭孔内肌
Levator ani 肛提肌
Bulbourethral gland (Cowper' s;embedded in deep transverse perineal m.) 会阴深横肌内尿道球腺(Cowper腺)
Seminal gland 精囊腺
Prostate 前列腺
External urethral sphincter 尿道外括约肌
Urinary bladder 膀胱
Perineal membrane 会阴膜
F. Netter M.D.
C. Machado M.D.

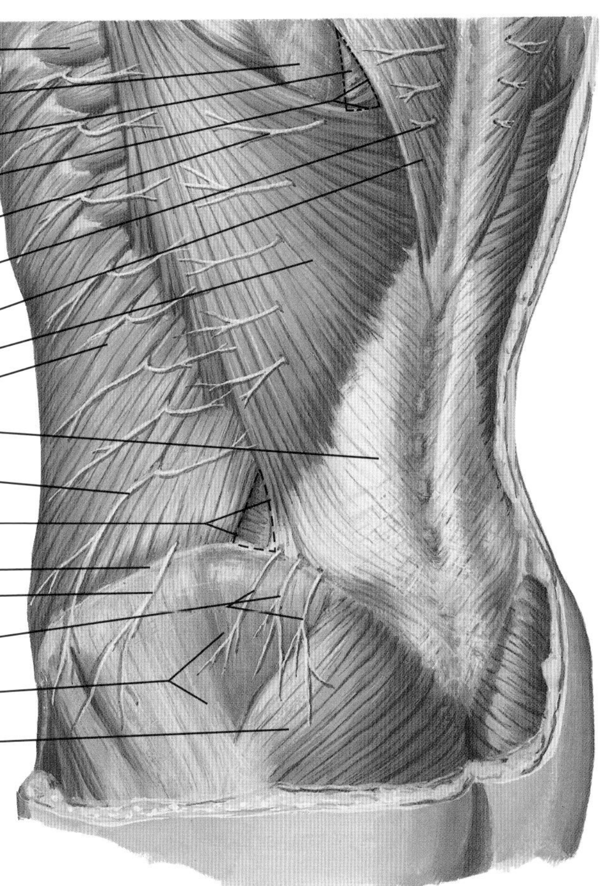

Serratus anterior m.
前锯肌
Infraspinatus fascia
冈下筋膜
Rhomboid major m.
大菱形肌
Triangle of auscultation
听诊三角
Lateral posterior cutaneous branch of T7 spinal n.
第7胸神经的后外侧皮支
Medial posterior cutaneous branch of T7 spinal n.
第7胸神经的后内侧皮支
斜方肌 Trapezius m.
背阔肌 Latissimus dorsi m.
腹外斜肌 External abdominal oblique m.
Posterior layer of thoracolumbar fascia
胸腰筋膜(后层)
Lateral cutaneous branch of subcostal n.
肋下神经的外侧皮支
Lumbar triangle (of Petit)
腰三角(Petit三角)
髂嵴 Iliac crest
Lateral cutaneous branch of iliohypogastric n.
髂腹下神经外侧皮支
Superior gluteal cutaneous nn. (superior clunial nn.)
臀上皮神经
Gluteal aponeurosis (over gluteus medius m.)
臀肌腱膜(臀中肌表面)
Gluteus maximus m.
臀大肌

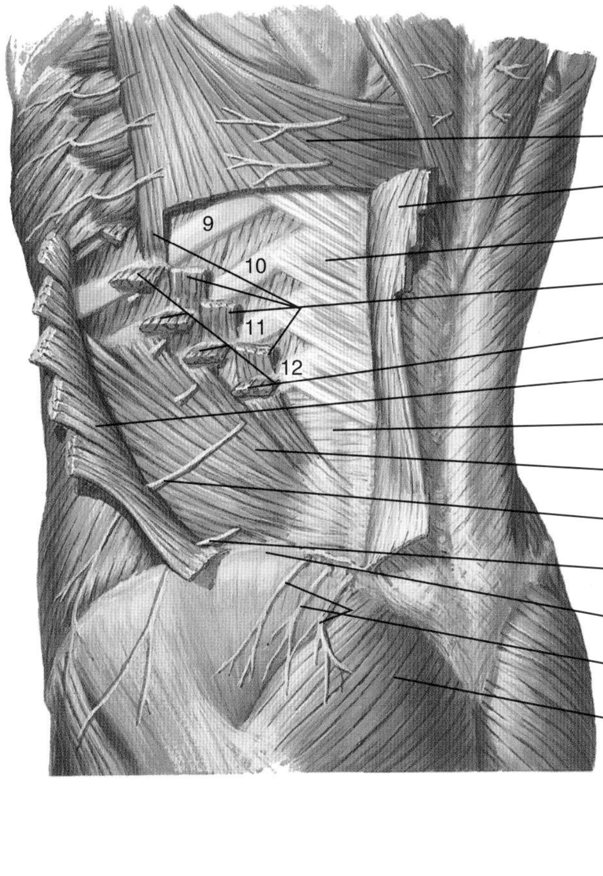

9
10
11
12
Latissimus dorsi m.
背阔肌
Latissimus dorsi m. (*cut and turned back*)
背阔肌(切开翻向后)
Serratus posterior inferior m.
下后锯肌
Costal attachments of latissimus dorsi m.
背阔肌的肋骨附着处
Costal attachments of external abdominal oblique m.
腹外斜肌的肋骨附着处
External abdominal oblique m. (*cut and turned back*)
腹外斜肌(切开翻向后)
Aponeurosis of transversus abdominis m.
腹横肌腱膜
Internal abdominal oblique m.
腹内斜肌
Lateral cutaneous branch of subcostal n.
肋下神经外侧皮支
Lateral cutaneous branch of iliohypogastric n.
髂腹下神经外侧皮支
Iliac crest
髂嵴
Superior gluteal cutaneous nn. (superior clunial nn.)
臀上皮神经
Gluteus maximus m.
臀大肌

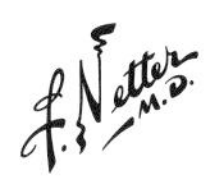

# 腹前壁的动脉

参见图 272

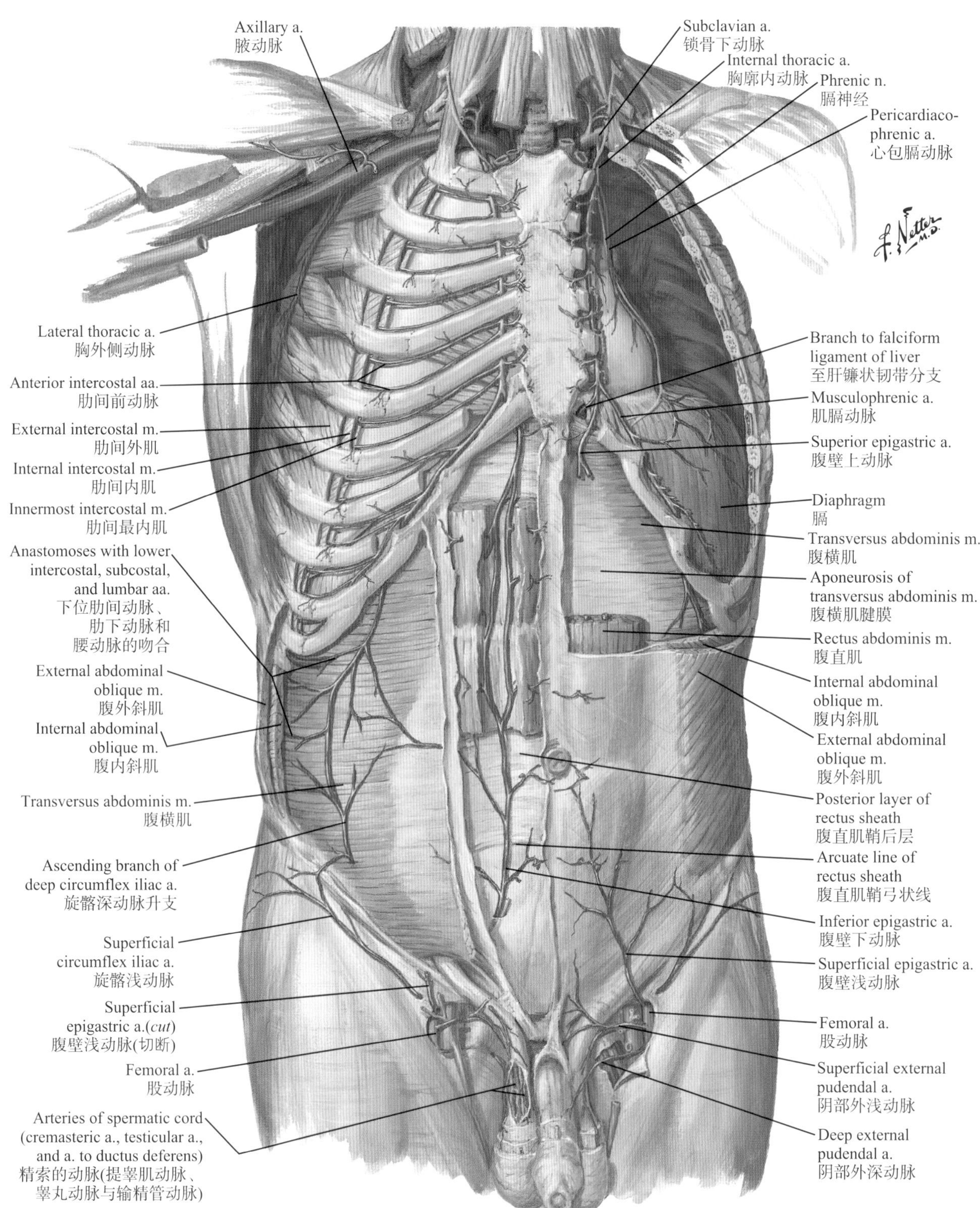

参见图 270，272

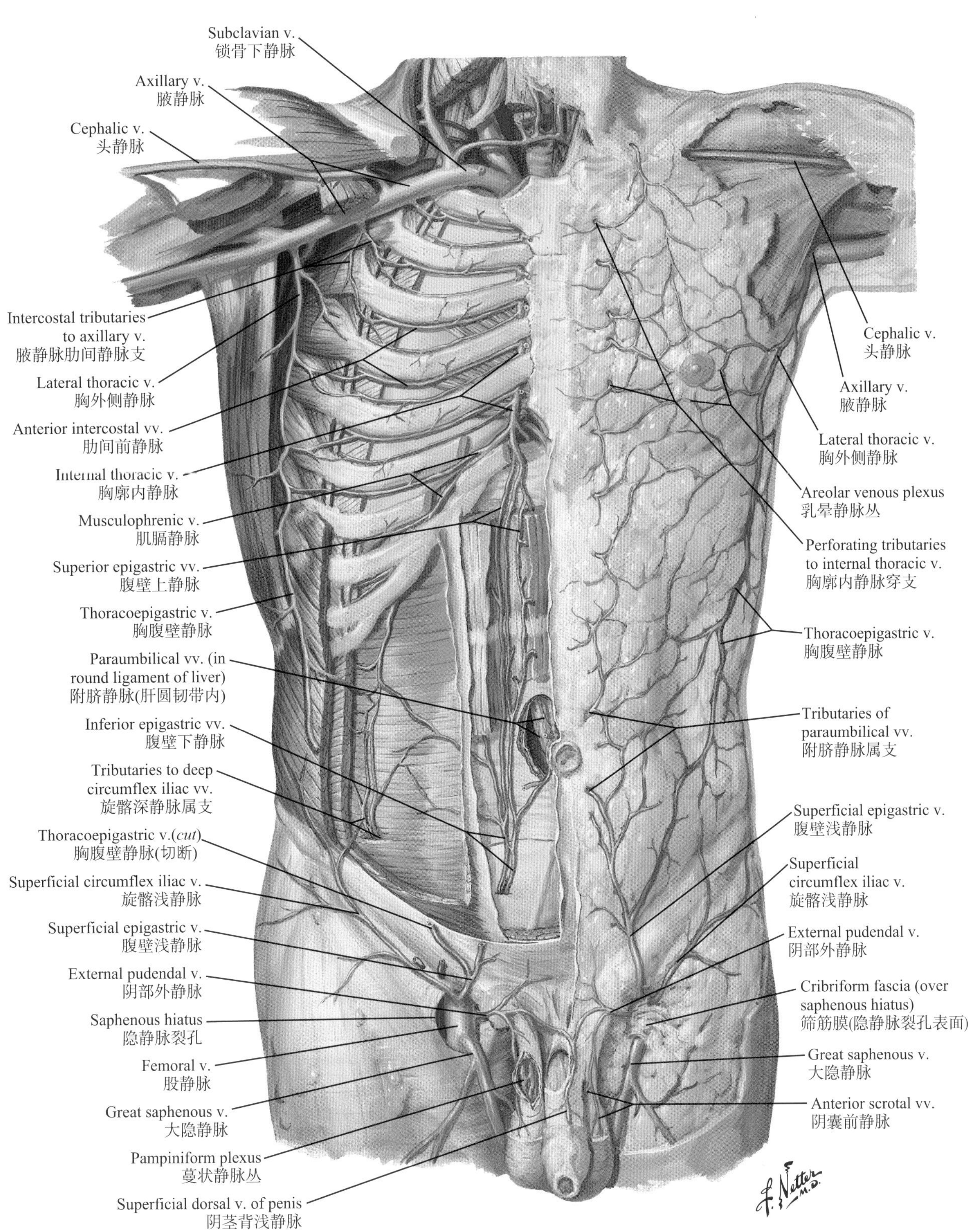
Subclavian v.
锁骨下静脉
Axillary v.
腋静脉
Cephalic v.
头静脉
Intercostal tributaries to axillary v.
腋静脉肋间静脉支
Lateral thoracic v.
胸外侧静脉
Anterior intercostal vv.
肋间前静脉
Internal thoracic v.
胸廓内静脉
Musculophrenic v.
肌膈静脉
Superior epigastric vv.
腹壁上静脉
Thoracoepigastric v.
胸腹壁静脉
Paraumbilical vv. (in round ligament of liver)
附脐静脉(肝圆韧带内)
Inferior epigastric vv.
腹壁下静脉
Tributaries to deep circumflex iliac vv.
旋髂深静脉属支
Thoracoepigastric v.(cut)
胸腹壁静脉(切断)
Superficial circumflex iliac v.
旋髂浅静脉
Superficial epigastric v.
腹壁浅静脉
External pudendal v.
阴部外静脉
Saphenous hiatus
隐静脉裂孔
Femoral v.
股静脉
Great saphenous v.
大隐静脉
Pampiniform plexus
蔓状静脉丛
Superficial dorsal v. of penis
阴茎背浅静脉
Cephalic v.
头静脉
Axillary v.
腋静脉
Lateral thoracic v.
胸外侧静脉
Areolar venous plexus
乳晕静脉丛
Perforating tributaries to internal thoracic v.
胸廓内静脉穿支
Thoracoepigastric v.
胸腹壁静脉
Tributaries of paraumbilical vv.
附脐静脉属支
Superficial epigastric v.
腹壁浅静脉
Superficial circumflex iliac v.
旋髂浅静脉
External pudendal v.
阴部外静脉
Cribriform fascia (over saphenous hiatus)
筛筋膜(隐静脉裂孔表面)
Great saphenous v.
大隐静脉
Anterior scrotal vv.
阴囊前静脉
F. Netter M.D.

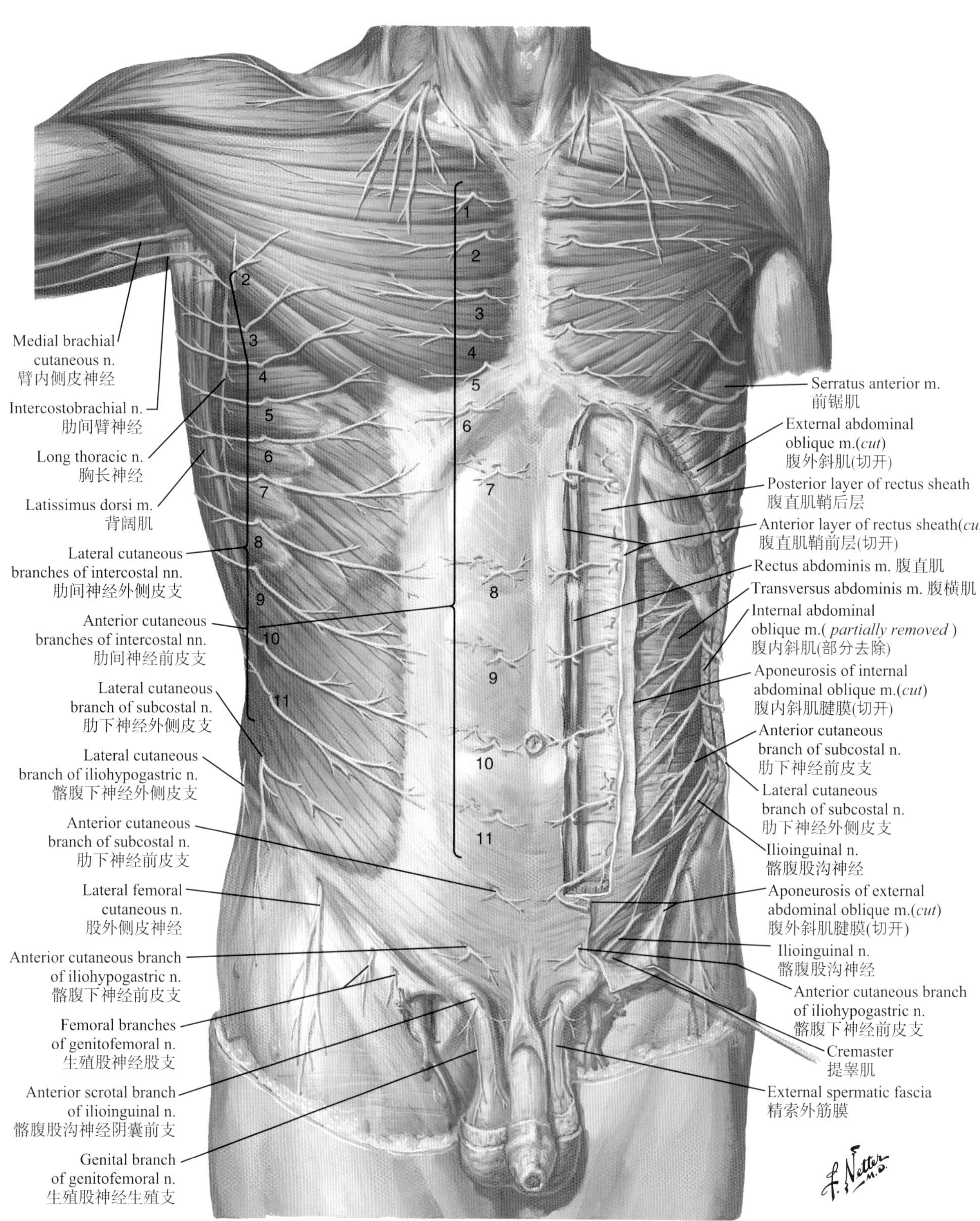
1
2
3
4
5
6
7
8
9
10
11
Medial brachial cutaneous n.
臂内侧皮神经
Intercostobrachial n.
肋间臂神经
Long thoracic n.
胸长神经
Latissimus dorsi m.
背阔肌
Lateral cutaneous branches of intercostal nn.
肋间神经外侧皮支
Anterior cutaneous branches of intercostal nn.
肋间神经前皮支
Lateral cutaneous branch of subcostal n.
肋下神经外侧皮支
Lateral cutaneous branch of iliohypogastric n.
髂腹下神经外侧皮支
Anterior cutaneous branch of subcostal n.
肋下神经前皮支
Lateral femoral cutaneous n.
股外侧皮神经
Anterior cutaneous branch of iliohypogastric n.
髂腹下神经前皮支
Femoral branches of genitofemoral n.
生殖股神经股支
Anterior scrotal branch of ilioinguinal n.
髂腹股沟神经阴囊前支
Genital branch of genitofemoral n.
生殖股神经生殖支
Serratus anterior m.
前锯肌
External abdominal oblique m.(*cut*)
腹外斜肌(切开)
Posterior layer of rectus sheath
腹直肌鞘后层
Anterior layer of rectus sheath(*cut*)
腹直肌鞘前层(切开)
Rectus abdominis m. 腹直肌
Transversus abdominis m. 腹横肌
Internal abdominal oblique m.( *partially removed* )
腹内斜肌(部分去除)
Aponeurosis of internal abdominal oblique m.(*cut*)
腹内斜肌腱膜(切开)
Anterior cutaneous branch of subcostal n.
肋下神经前皮支
Lateral cutaneous branch of subcostal n.
肋下神经外侧皮支
Ilioinguinal n.
髂腹股沟神经
Aponeurosis of external abdominal oblique m.(*cut*)
腹外斜肌腱膜(切开)
Ilioinguinal n.
髂腹股沟神经
Anterior cutaneous branch of iliohypogastric n.
髂腹下神经前皮支
Cremaster
提睾肌
External spermatic fascia
精索外筋膜

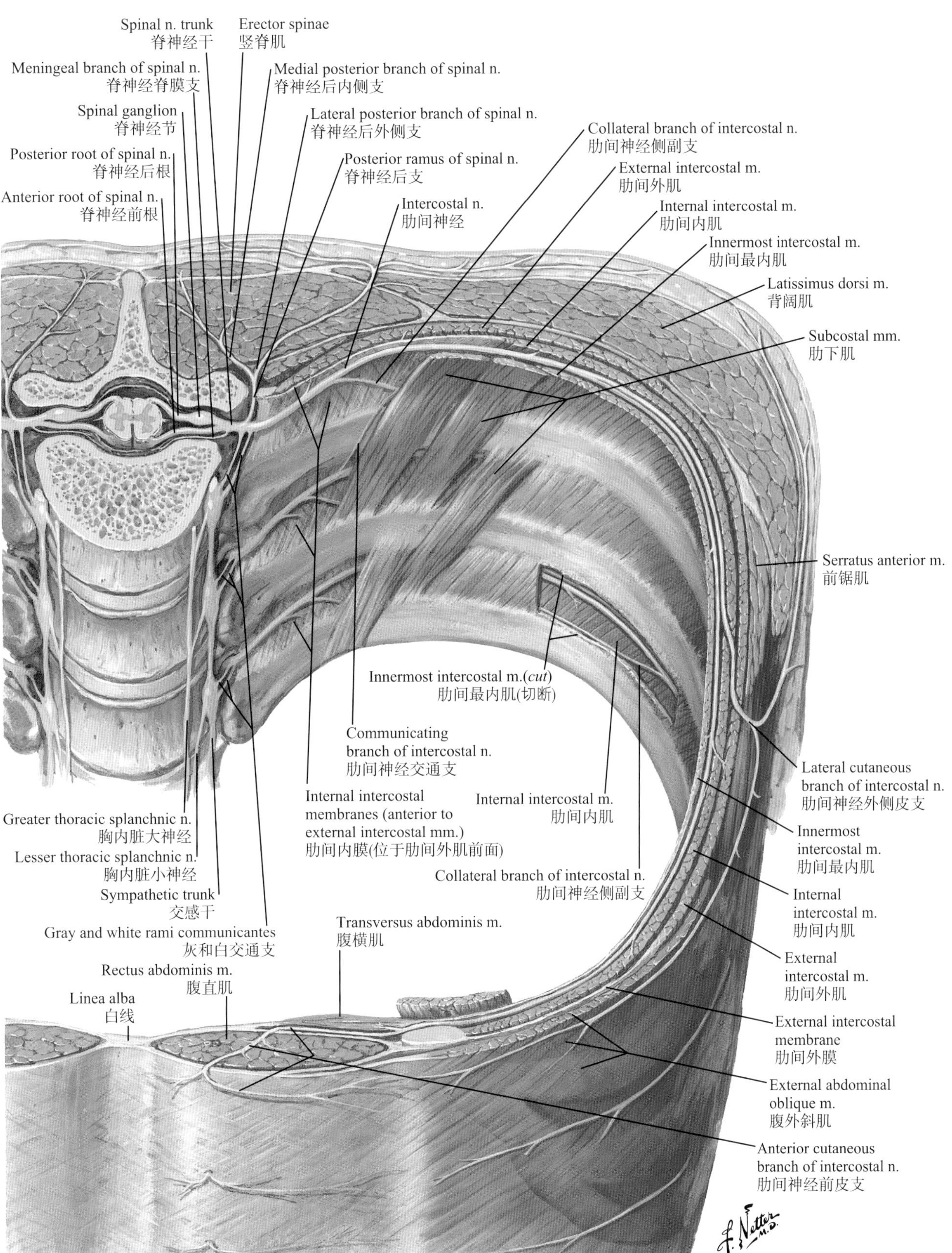
Spinal n. trunk
脊神经干
Erector spinae
竖脊肌
Meningeal branch of spinal n.
脊神经脊膜支
Medial posterior branch of spinal n.
脊神经后内侧支
Spinal ganglion
脊神经节
Lateral posterior branch of spinal n.
脊神经后外侧支
Posterior root of spinal n.
脊神经后根
Posterior ramus of spinal n.
脊神经后支
Anterior root of spinal n.
脊神经前根
Intercostal n.
肋间神经
Collateral branch of intercostal n.
肋间神经侧副支
External intercostal m.
肋间外肌
Internal intercostal m.
肋间内肌
Innermost intercostal m.
肋间最内肌
Latissimus dorsi m.
背阔肌
Subcostal mm.
肋下肌
Serratus anterior m.
前锯肌
Innermost intercostal m.(*cut*)
肋间最内肌(切断)
Communicating branch of intercostal n.
肋间神经交通支
Internal intercostal membranes (anterior to external intercostal mm.)
肋间内膜(位于肋间外肌前面)
Internal intercostal m.
肋间内肌
Lateral cutaneous branch of intercostal n.
肋间神经外侧皮支
Innermost intercostal m.
肋间最内肌
Internal intercostal m.
肋间内肌
Collateral branch of intercostal n.
肋间神经侧副支
Greater thoracic splanchnic n.
胸内脏大神经
Lesser thoracic splanchnic n.
胸内脏小神经
Sympathetic trunk
交感干
Gray and white rami communicantes
灰和白交通支
Transversus abdominis m.
腹横肌
External intercostal m.
肋间外肌
Rectus abdominis m.
腹直肌
Linea alba
白线
External intercostal membrane
肋间外膜
External abdominal oblique m.
腹外斜肌
Anterior cutaneous branch of intercostal n.
肋间神经前皮支
F. Netter M.D.

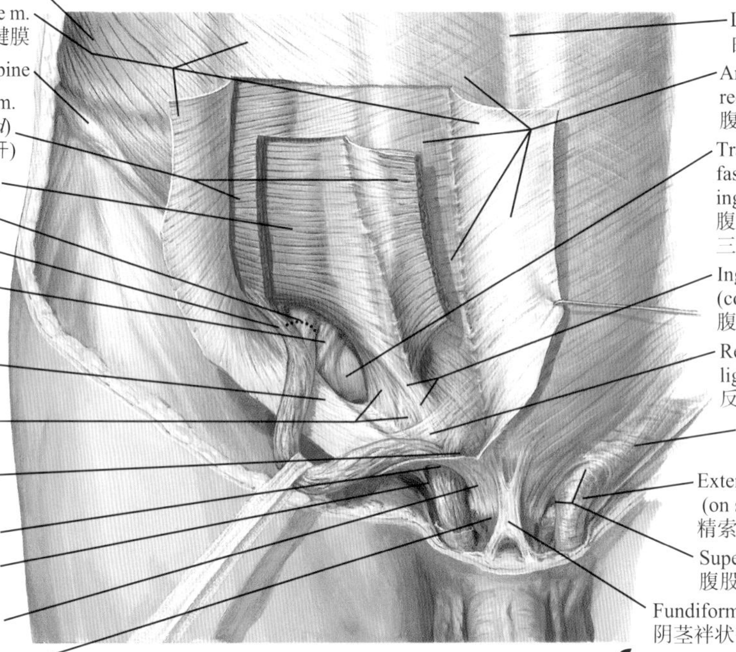

Anterior view
前面观

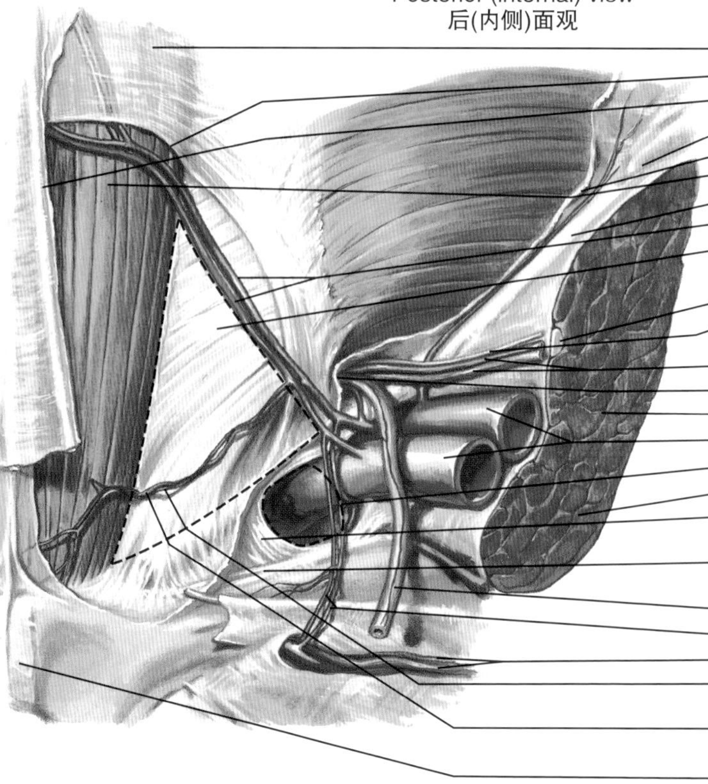

Posterior (internal) view
后(内侧)面观

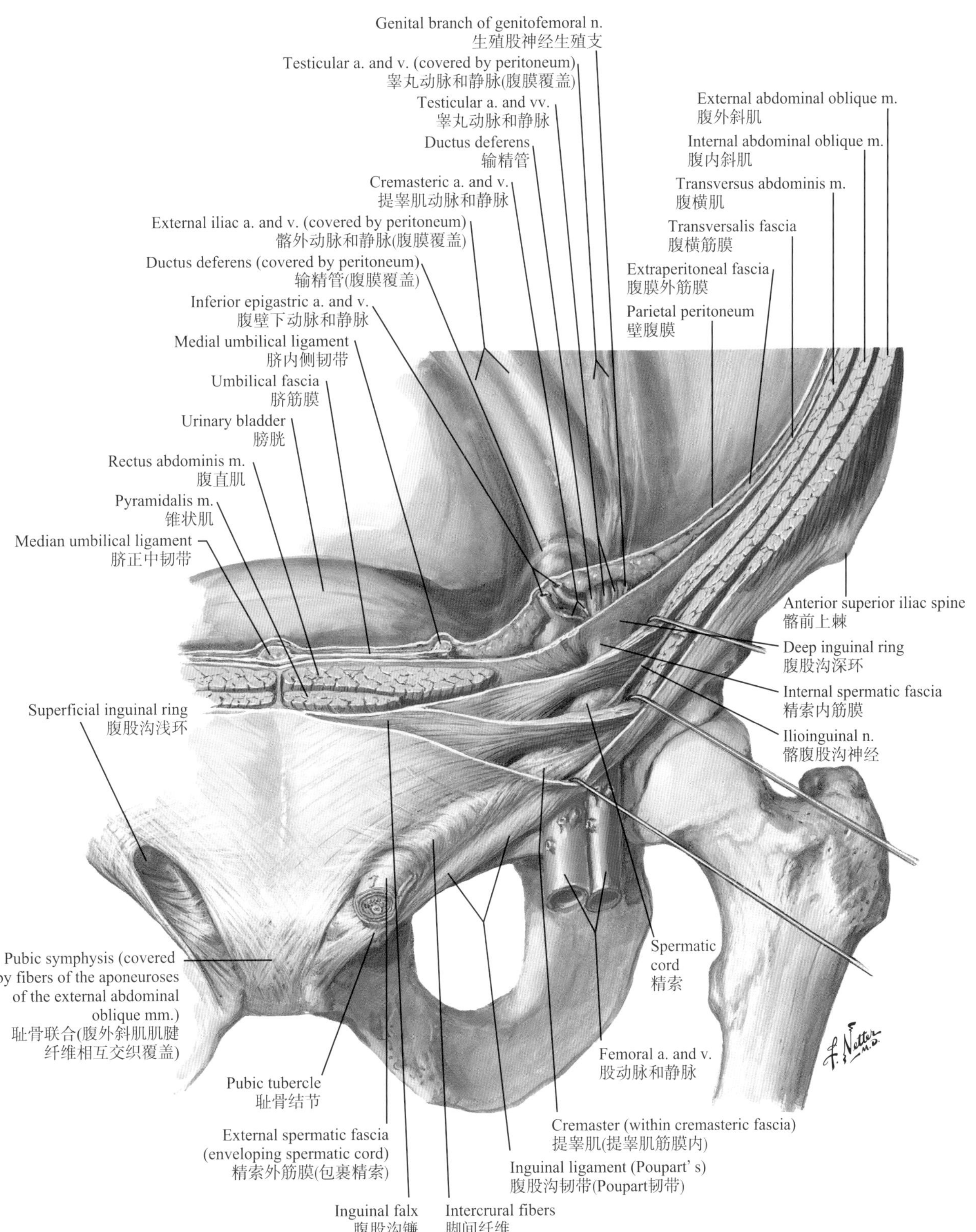
Genital branch of genitofemoral n.
生殖股神经生殖支
Testicular a. and v. (covered by peritoneum)
睾丸动脉和静脉(腹膜覆盖)
Testicular a. and vv.
睾丸动脉和静脉
Ductus deferens
输精管
Cremasteric a. and v.
提睾肌动脉和静脉
External iliac a. and v. (covered by peritoneum)
髂外动脉和静脉(腹膜覆盖)
Ductus deferens (covered by peritoneum)
输精管(腹膜覆盖)
Inferior epigastric a. and v.
腹壁下动脉和静脉
Medial umbilical ligament
脐内侧韧带
Umbilical fascia
脐筋膜
Urinary bladder
膀胱
Rectus abdominis m.
腹直肌
Pyramidalis m.
锥状肌
Median umbilical ligament
脐正中韧带
Superficial inguinal ring
腹股沟浅环
Pubic symphysis (covered by fibers of the aponeuroses of the external abdominal oblique mm.)
耻骨联合(腹外斜肌肌腱纤维相互交织覆盖)
Pubic tubercle
耻骨结节
External spermatic fascia (enveloping spermatic cord)
精索外筋膜(包裹精索)
Inguinal falx
腹股沟镰
Intercrural fibers
脚间纤维
Inguinal ligament (Poupart' s)
腹股沟韧带(Poupart韧带)
Cremaster (within cremasteric fascia)
提睾肌(提睾肌筋膜内)
Femoral a. and v.
股动脉和静脉
Spermatic cord
精索
External abdominal oblique m.
腹外斜肌
Internal abdominal oblique m.
腹内斜肌
Transversus abdominis m.
腹横肌
Transversalis fascia
腹横筋膜
Extraperitoneal fascia
腹膜外筋膜
Parietal peritoneum
壁腹膜
Anterior superior iliac spine
髂前上棘
Deep inguinal ring
腹股沟深环
Internal spermatic fascia
精索内筋膜
Ilioinguinal n.
髂腹股沟神经
F. Netter M.D.

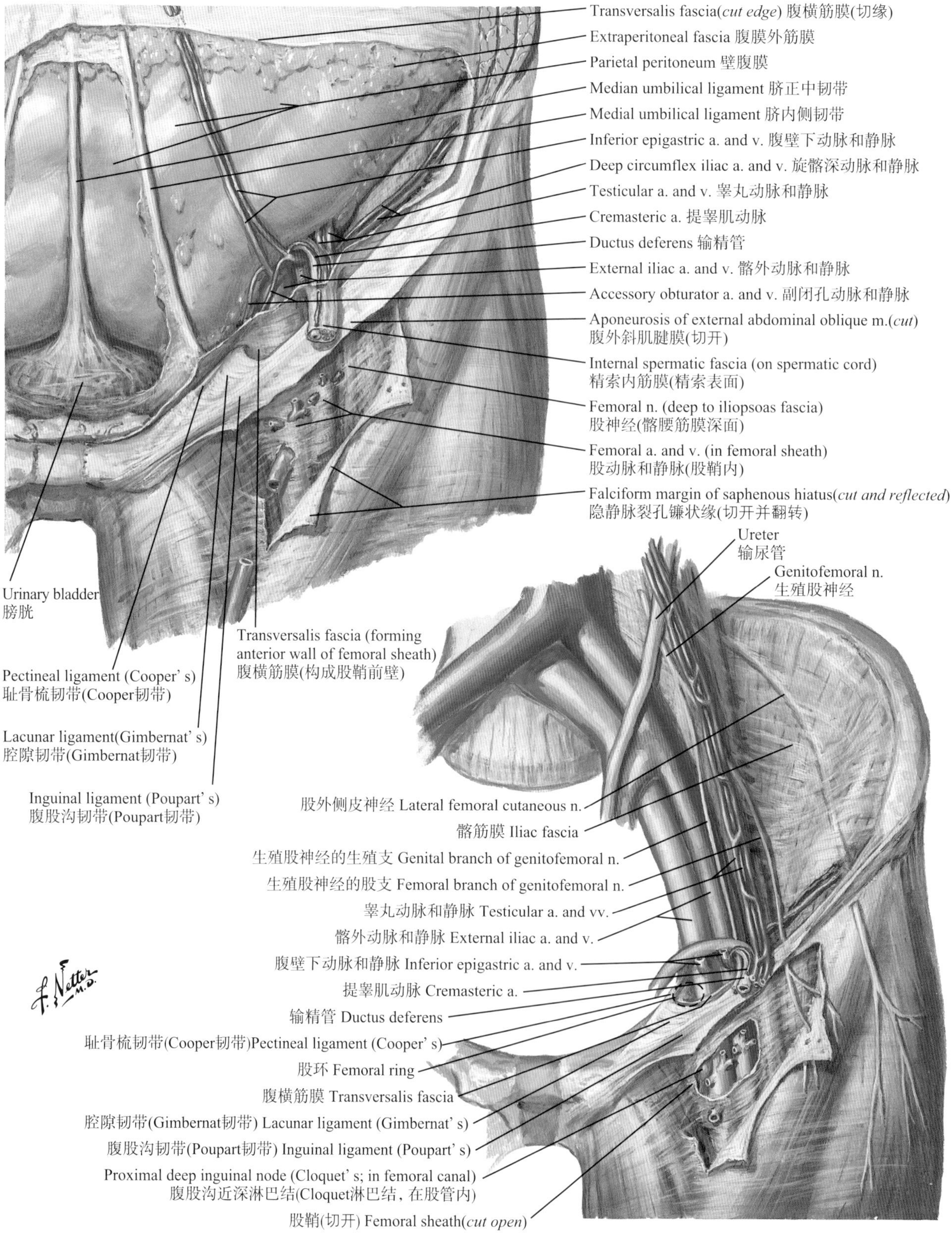

Transversalis fascia(*cut edge*) 腹横筋膜(切缘)
Extraperitoneal fascia 腹膜外筋膜
Parietal peritoneum 壁腹膜
Median umbilical ligament 脐正中韧带
Medial umbilical ligament 脐内侧韧带
Inferior epigastric a. and v. 腹壁下动脉和静脉
Deep circumflex iliac a. and v. 旋髂深动脉和静脉
Testicular a. and v. 睾丸动脉和静脉
Cremasteric a. 提睾肌动脉
Ductus deferens 输精管
External iliac a. and v. 髂外动脉和静脉
Accessory obturator a. and v. 副闭孔动脉和静脉
Aponeurosis of external abdominal oblique m.(*cut*)
腹外斜肌腱膜(切开)
Internal spermatic fascia (on spermatic cord)
精索内筋膜(精索表面)
Femoral n. (deep to iliopsoas fascia)
股神经(髂腰筋膜深面)
Femoral a. and v. (in femoral sheath)
股动脉和静脉(股鞘内)
Falciform margin of saphenous hiatus(*cut and reflected*)
隐静脉裂孔镰状缘(切开并翻转)
Urinary bladder
膀胱
Transversalis fascia (forming
anterior wall of femoral sheath)
腹横筋膜(构成股鞘前壁)
Pectineal ligament (Cooper' s)
耻骨梳韧带(Cooper韧带)
Lacunar ligament(Gimbernat' s)
腔隙韧带(Gimbernat韧带)
Inguinal ligament (Poupart' s)
腹股沟韧带(Poupart韧带)
Ureter
输尿管
Genitofemoral n.
生殖股神经
股外侧皮神经 Lateral femoral cutaneous n.
髂筋膜 Iliac fascia
生殖股神经的生殖支 Genital branch of genitofemoral n.
生殖股神经的股支 Femoral branch of genitofemoral n.
睾丸动脉和静脉 Testicular a. and vv.
髂外动脉和静脉 External iliac a. and v.
腹壁下动脉和静脉 Inferior epigastric a. and v.
提睾肌动脉 Cremasteric a.
输精管 Ductus deferens
耻骨梳韧带(Cooper韧带)Pectineal ligament (Cooper' s)
股环 Femoral ring
腹横筋膜 Transversalis fascia
腔隙韧带(Gimbernat韧带) Lacunar ligament (Gimbernat' s)
腹股沟韧带(Poupart韧带) Inguinal ligament (Poupart' s)
Proximal deep inguinal node (Cloquet' s; in femoral canal)
腹股沟近深淋巴结(Cloquet淋巴结，在股管内)
股鞘(切开) Femoral sheath(*cut open*)

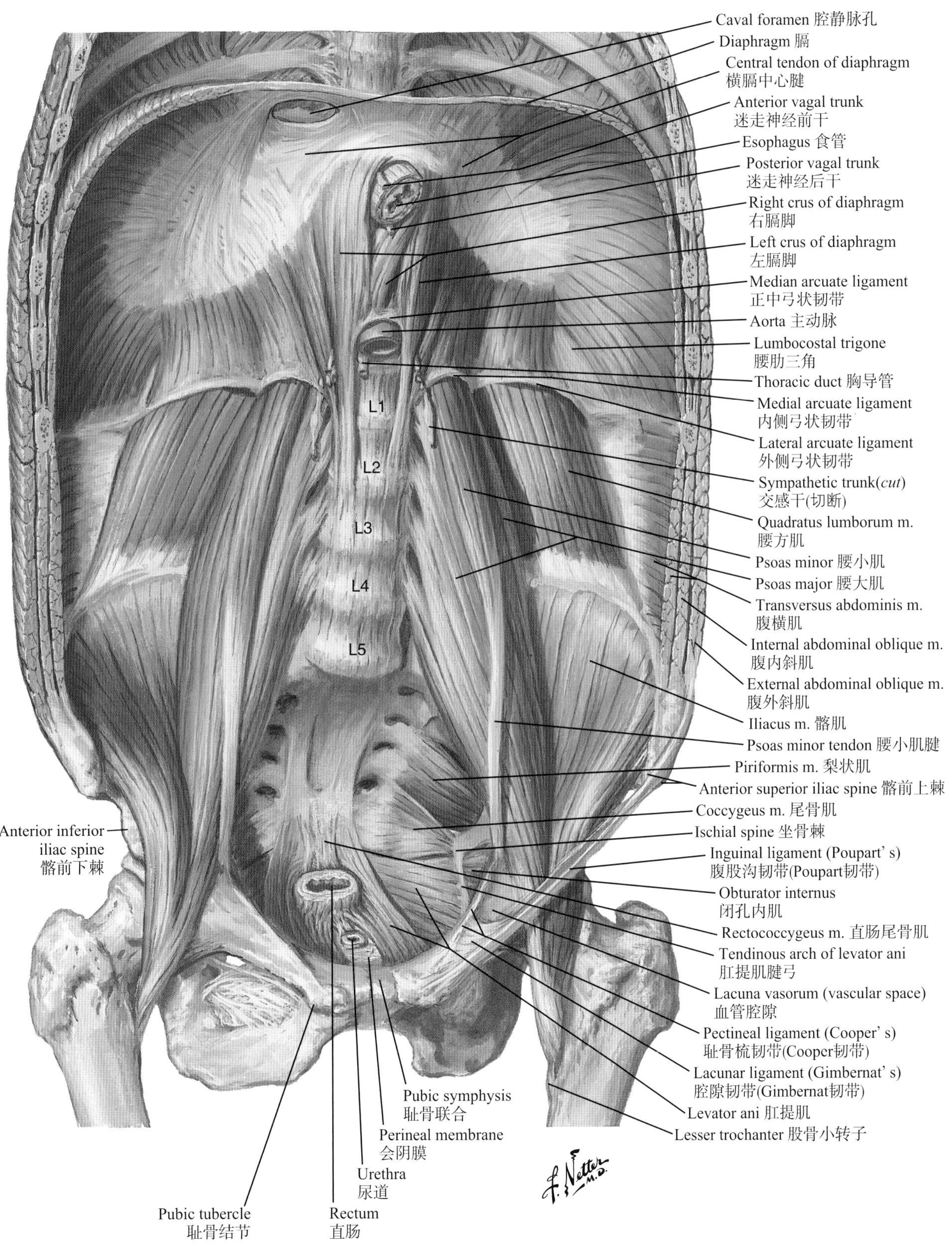
Caval foramen 腔静脉孔
Diaphragm 膈
Central tendon of diaphragm
横膈中心腱
Anterior vagal trunk
迷走神经前干
Esophagus 食管
Posterior vagal trunk
迷走神经后干
Right crus of diaphragm
右膈脚
Left crus of diaphragm
左膈脚
Median arcuate ligament
正中弓状韧带
Aorta 主动脉
Lumbocostal trigone
腰肋三角
Thoracic duct 胸导管
Medial arcuate ligament
内侧弓状韧带
Lateral arcuate ligament
外侧弓状韧带
Sympathetic trunk(*cut*)
交感干(切断)
Quadratus lumborum m.
腰方肌
Psoas minor 腰小肌
Psoas major 腰大肌
Transversus abdominis m.
腹横肌
Internal abdominal oblique m.
腹内斜肌
External abdominal oblique m.
腹外斜肌
Iliacus m. 髂肌
Psoas minor tendon 腰小肌腱
Piriformis m. 梨状肌
Anterior superior iliac spine 髂前上棘
Coccygeus m. 尾骨肌
Ischial spine 坐骨棘
Inguinal ligament (Poupart' s)
腹股沟韧带(Poupart韧带)
Obturator internus
闭孔内肌
Rectococcygeus m. 直肠尾骨肌
Tendinous arch of levator ani
肛提肌腱弓
Lacuna vasorum (vascular space)
血管腔隙
Pectineal ligament (Cooper' s)
耻骨梳韧带(Cooper韧带)
Lacunar ligament (Gimbernat' s)
腔隙韧带(Gimbernat韧带)
Levator ani 肛提肌
Lesser trochanter 股骨小转子
Anterior inferior
iliac spine
髂前下棘
L1
L2
L3
L4
L5
Pubic symphysis
耻骨联合
Perineal membrane
会阴膜
Urethra
尿道
Pubic tubercle
耻骨结节
Rectum
直肠
F. Netter M.D.

图 283

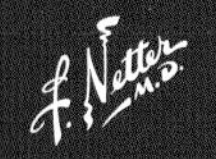

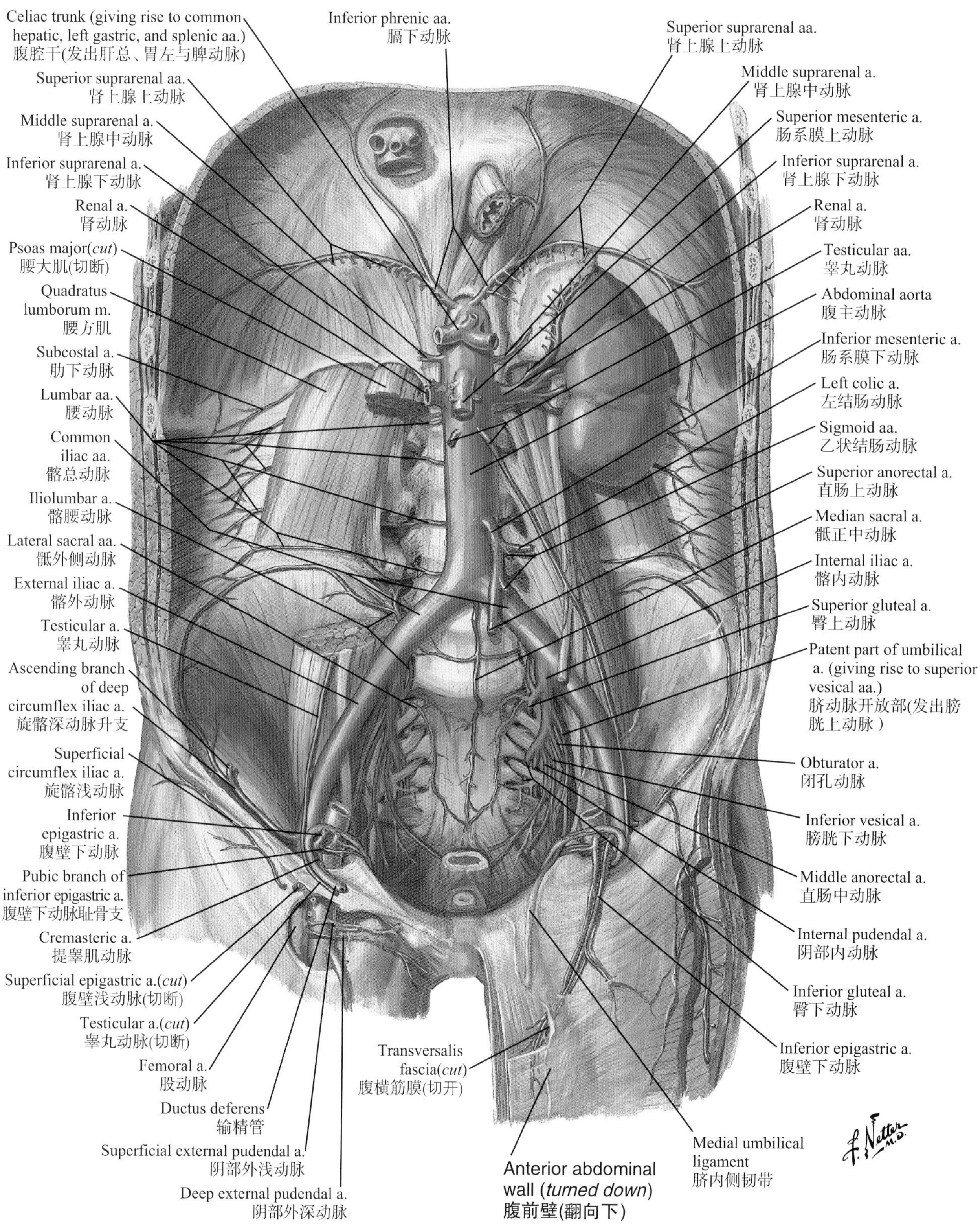

# 腹后壁的动脉

参见图 216，403，404

Celiac trunk (giving rise to common hepatic, left gastric, and splenic aa.)
腹腔干(发出肝总、胃左与脾动脉)

Superior suprarenal aa.
肾上腺上动脉

Middle suprarenal a.
肾上腺中动脉

Inferior suprarenal a.
肾上腺下动脉

Renal a.
肾动脉

Psoas major(*cut*)
腰大肌(切断)

Quadratus lumborum m.
腰方肌

Subcostal a.
肋下动脉

Lumbar aa.
腰动脉

Common iliac aa.
髂总动脉

Iliolumbar a.
髂腰动脉

Lateral sacral aa.
骶外侧动脉

External iliac a.
髂外动脉

Testicular a.
睾丸动脉

Ascending branch of deep circumflex iliac a.
旋髂深动脉升支

Superficial circumflex iliac a.
旋髂浅动脉

Inferior epigastric a.
腹壁下动脉

Pubic branch of inferior epigastric a.
腹壁下动脉耻骨支

Cremasteric a.
提睾肌动脉

Superficial epigastric a.(*cut*)
腹壁浅动脉(切断)

Testicular a.(*cut*)
睾丸动脉(切断)

Femoral a.
股动脉

Ductus deferens
输精管

Superficial external pudendal a.
阴部外浅动脉

Deep external pudendal a.
阴部外深动脉

Inferior phrenic aa.
膈下动脉

Transversalis fascia(*cut*)
腹横筋膜(切开)

Anterior abdominal wall (*turned down*)
腹前壁(翻向下)

Superior suprarenal aa.
肾上腺上动脉

Middle suprarenal a.
肾上腺中动脉

Superior mesenteric a.
肠系膜上动脉

Inferior suprarenal a.
肾上腺下动脉

Renal a.
肾动脉

Testicular aa.
睾丸动脉

Abdominal aorta
腹主动脉

Inferior mesenteric a.
肠系膜下动脉

Left colic a.
左结肠动脉

Sigmoid aa.
乙状结肠动脉

Superior anorectal a.
直肠上动脉

Median sacral a.
骶正中动脉

Internal iliac a.
髂内动脉

Superior gluteal a.
臀上动脉

Patent part of umbilical a. (giving rise to superior vesical aa.)
脐动脉开放部(发出膀胱上动脉)

Obturator a.
闭孔动脉

Inferior vesical a.
膀胱下动脉

Middle anorectal a.
直肠中动脉

Internal pudendal a.
阴部内动脉

Inferior gluteal a.
臀下动脉

Inferior epigastric a.
腹壁下动脉

Medial umbilical ligament
脐内侧韧带

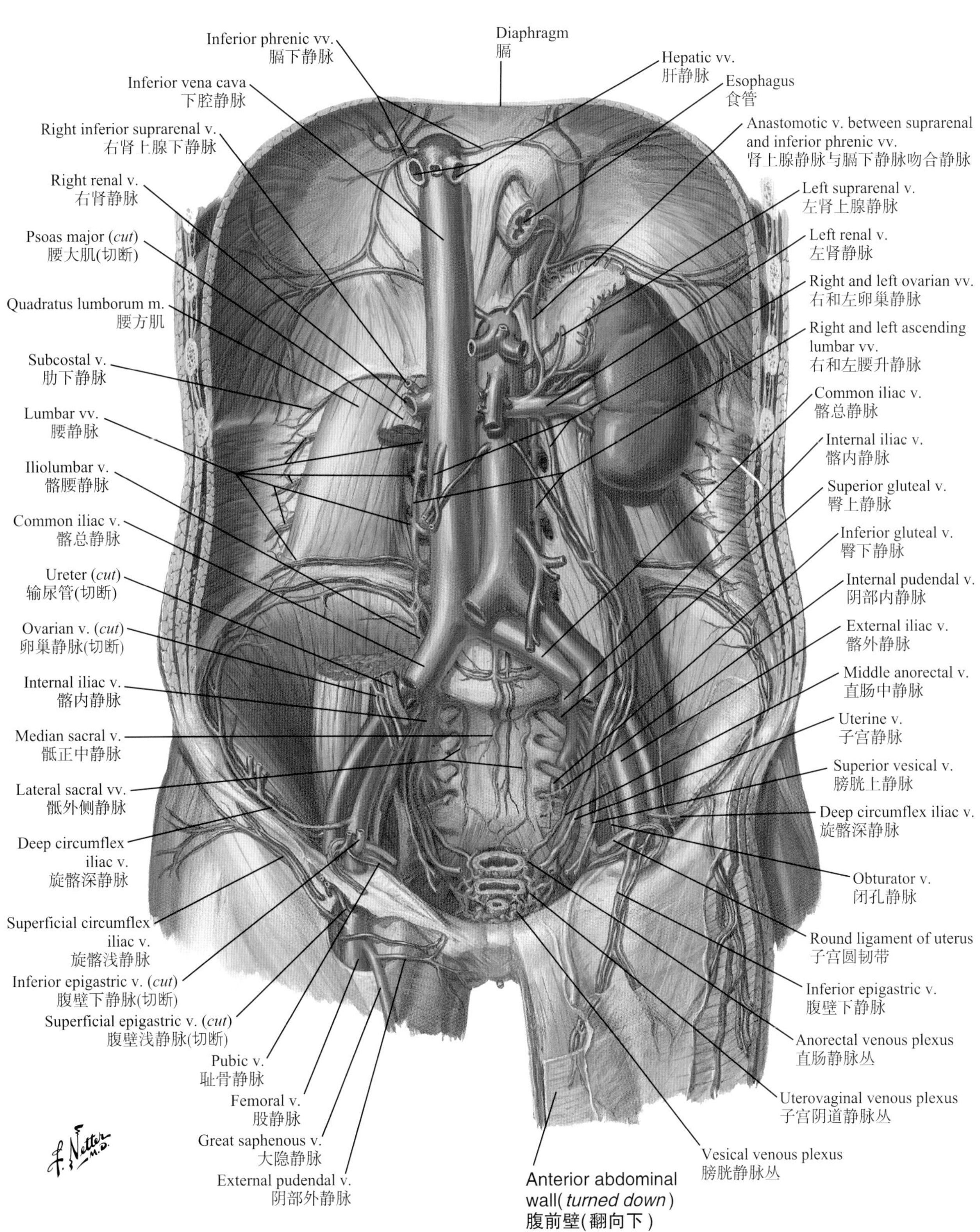
Inferior phrenic vv.
膈下静脉
Diaphragm
膈
Hepatic vv.
肝静脉
Esophagus
食管
Inferior vena cava
下腔静脉
Right inferior suprarenal v.
右肾上腺下静脉
Anastomotic v. between suprarenal and inferior phrenic vv.
肾上腺静脉与膈下静脉吻合静脉
Left suprarenal v.
左肾上腺静脉
Right renal v.
右肾静脉
Left renal v.
左肾静脉
Psoas major (cut)
腰大肌(切断)
Right and left ovarian vv.
右和左卵巢静脉
Quadratus lumborum m.
腰方肌
Right and left ascending lumbar vv.
右和左腰升静脉
Subcostal v.
肋下静脉
Common iliac v.
髂总静脉
Lumbar vv.
腰静脉
Internal iliac v.
髂内静脉
Iliolumbar v.
髂腰静脉
Superior gluteal v.
臀上静脉
Common iliac v.
髂总静脉
Inferior gluteal v.
臀下静脉
Ureter (cut)
输尿管(切断)
Internal pudendal v.
阴部内静脉
Ovarian v. (cut)
卵巢静脉(切断)
External iliac v.
髂外静脉
Internal iliac v.
髂内静脉
Middle anorectal v.
直肠中静脉
Median sacral v.
骶正中静脉
Uterine v.
子宫静脉
Lateral sacral vv.
骶外侧静脉
Superior vesical v.
膀胱上静脉
Deep circumflex iliac v.
旋髂深静脉
Deep circumflex iliac v.
旋髂深静脉
Obturator v.
闭孔静脉
Superficial circumflex iliac v.
旋髂浅静脉
Round ligament of uterus
子宫圆韧带
Inferior epigastric v. (cut)
腹壁下静脉(切断)
Inferior epigastric v.
腹壁下静脉
Superficial epigastric v. (cut)
腹壁浅静脉(切断)
Anorectal venous plexus
直肠静脉丛
Pubic v.
耻骨静脉
Uterovaginal venous plexus
子宫阴道静脉丛
Femoral v.
股静脉
Great saphenous v.
大隐静脉
Vesical venous plexus
膀胱静脉丛
External pudendal v.
阴部外静脉
Anterior abdominal wall (turned down)
腹前壁(翻向下)

参见图 338，408

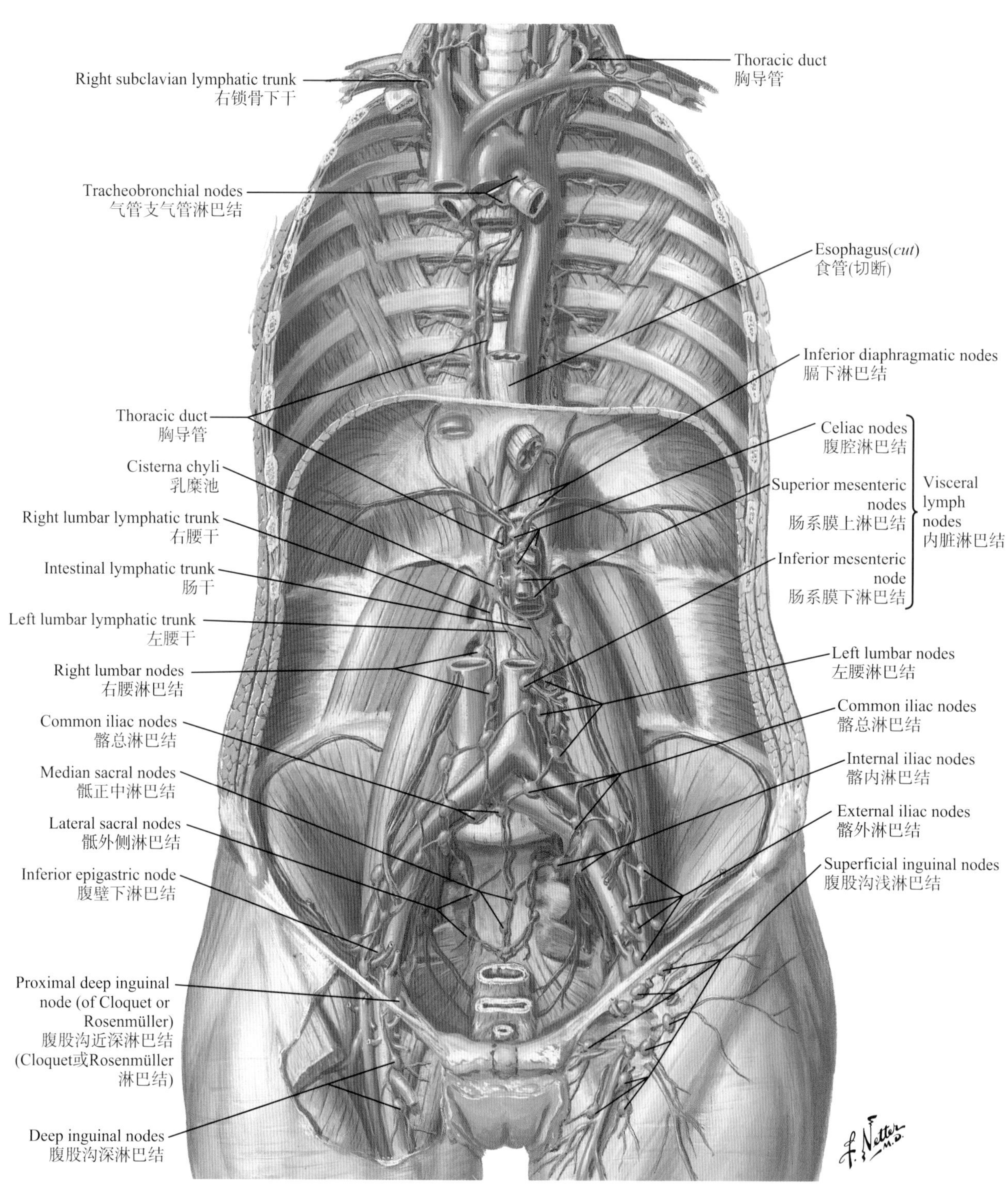
Thoracic duct
胸导管
Right subclavian lymphatic trunk
右锁骨下干
Tracheobronchial nodes
气管支气管淋巴结
Esophagus(cut)
食管(切断)
Inferior diaphragmatic nodes
膈下淋巴结
Thoracic duct
胸导管
Celiac nodes
腹腔淋巴结
Cisterna chyli
乳糜池
Superior mesenteric nodes
肠系膜上淋巴结
Visceral lymph nodes
内脏淋巴结
Right lumbar lymphatic trunk
右腰干
Intestinal lymphatic trunk
肠干
Inferior mesenteric node
肠系膜下淋巴结
Left lumbar lymphatic trunk
左腰干
Right lumbar nodes
右腰淋巴结
Left lumbar nodes
左腰淋巴结
Common iliac nodes
髂总淋巴结
Common iliac nodes
髂总淋巴结
Median sacral nodes
骶正中淋巴结
Internal iliac nodes
髂内淋巴结
Lateral sacral nodes
骶外侧淋巴结
External iliac nodes
髂外淋巴结
Inferior epigastric node
腹壁下淋巴结
Superficial inguinal nodes
腹股沟浅淋巴结
Proximal deep inguinal node (of Cloquet or Rosenmüller)
腹股沟近深淋巴结(Cloquet或Rosenmüller淋巴结)
Deep inguinal nodes
腹股沟深淋巴结
F. Netter M.D.

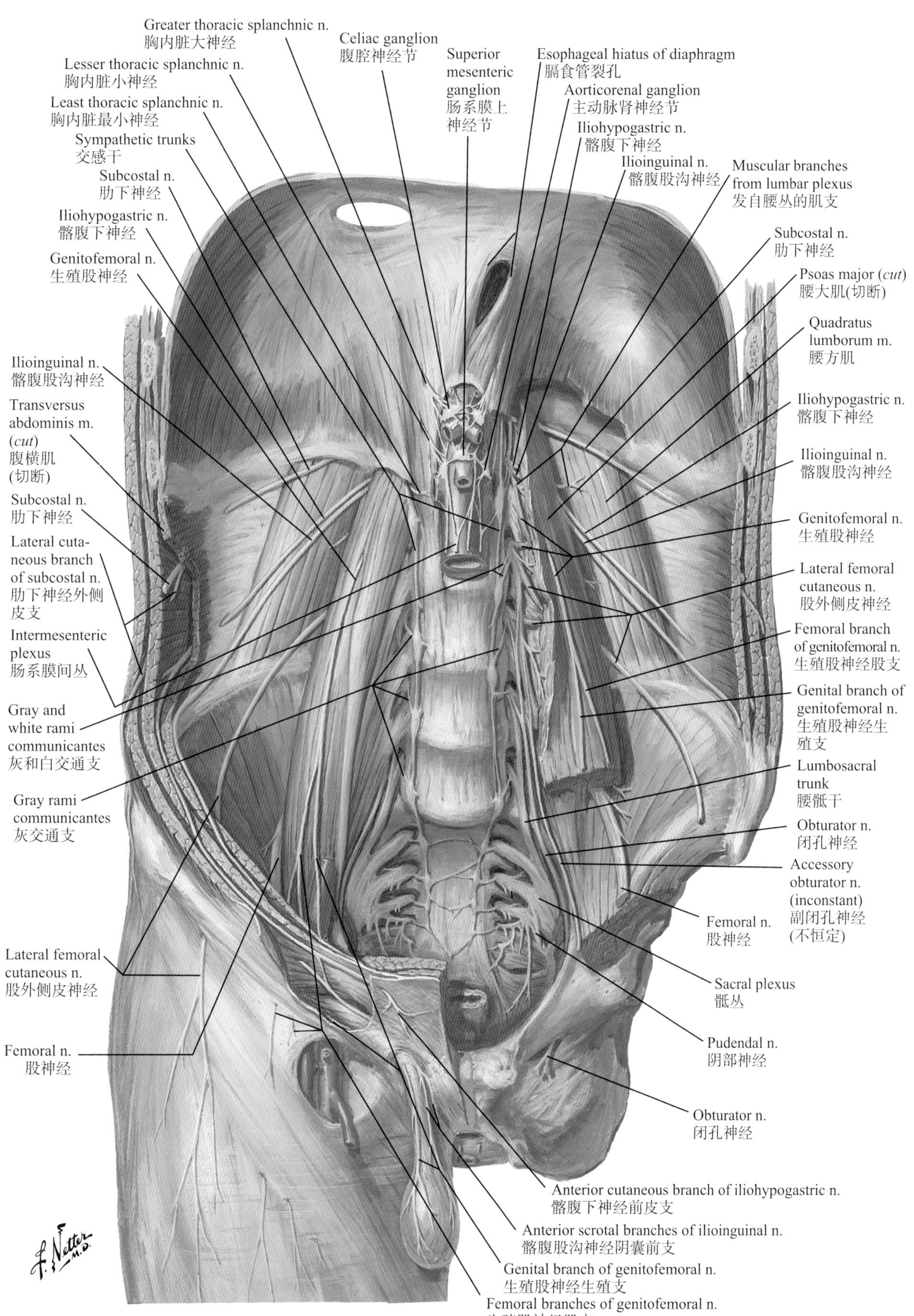
Greater thoracic splanchnic n.
胸内脏大神经
Celiac ganglion
腹腔神经节
Superior mesenteric ganglion
肠系膜上神经节
Esophageal hiatus of diaphragm
膈食管裂孔
Aorticorenal ganglion
主动脉肾神经节
Iliohypogastric n.
髂腹下神经
Ilioinguinal n.
髂腹股沟神经
Muscular branches from lumbar plexus
发自腰丛的肌支
Lesser thoracic splanchnic n.
胸内脏小神经
Least thoracic splanchnic n.
胸内脏最小神经
Sympathetic trunks
交感干
Subcostal n.
肋下神经
Iliohypogastric n.
髂腹下神经
Genitofemoral n.
生殖股神经
Subcostal n.
肋下神经
Psoas major (cut)
腰大肌(切断)
Quadratus lumborum m.
腰方肌
Ilioinguinal n.
髂腹股沟神经
Transversus abdominis m. (cut)
腹横肌(切断)
Subcostal n.
肋下神经
Lateral cutaneous branch of subcostal n.
肋下神经外侧皮支
Intermesenteric plexus
肠系膜间丛
Gray and white rami communicantes
灰和白交通支
Gray rami communicantes
灰交通支
Iliohypogastric n.
髂腹下神经
Ilioinguinal n.
髂腹股沟神经
Genitofemoral n.
生殖股神经
Lateral femoral cutaneous n.
股外侧皮神经
Femoral branch of genitofemoral n.
生殖股神经股支
Genital branch of genitofemoral n.
生殖股神经生殖支
Lumbosacral trunk
腰骶干
Obturator n.
闭孔神经
Accessory obturator n. (inconstant)
副闭孔神经(不恒定)
Femoral n.
股神经
Sacral plexus
骶丛
Pudendal n.
阴部神经
Obturator n.
闭孔神经
Lateral femoral cutaneous n.
股外侧皮神经
Femoral n.
股神经
Anterior cutaneous branch of iliohypogastric n.
髂腹下神经前皮支
Anterior scrotal branches of ilioinguinal n.
髂腹股沟神经阴囊前支
Genital branch of genitofemoral n.
生殖股神经生殖支
Femoral branches of genitofemoral n.
生殖股神经股支
F. Netter M.D.

图 287

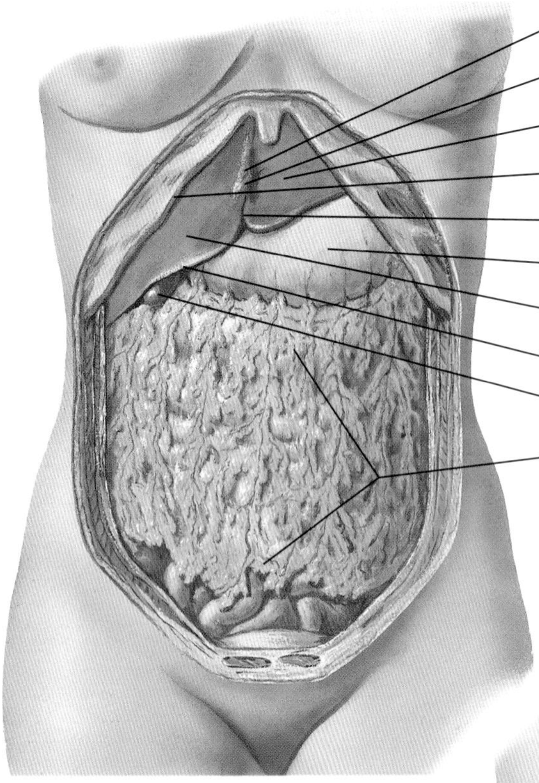

# 大网膜和腹腔脏器

Falciform ligament
镰状韧带

Round ligament of liver (ligamentum teres hepatis)
肝圆韧带

Left lobe of liver
肝左叶

Right costal arch
右肋弓

Notch for ligamentum teres
肝圆韧带切迹

Stomach
胃

Right lobe of liver
肝右叶

Inferior border of liver
肝下缘

Gallbladder
胆囊

Greater omentum (overlying transverse colon and small intestine)
大网膜(覆盖横结肠和小肠)

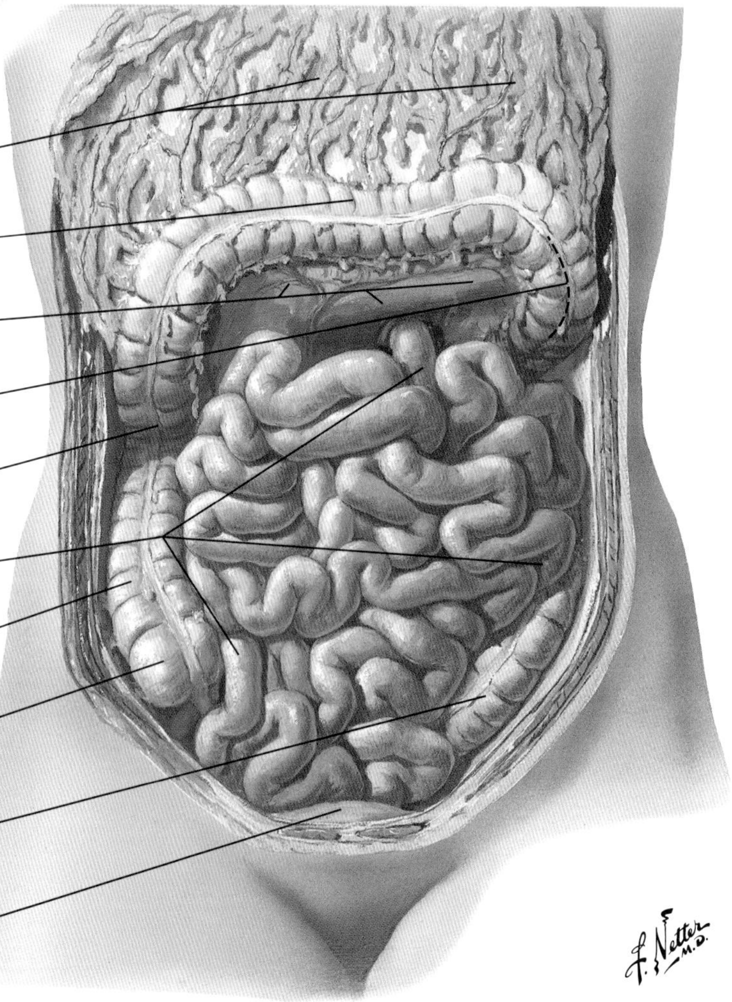

Greater omentum (*turned up*)
大网膜(翻向上)

Transverse colon (*turned up*)
横结肠(翻向上)

Transverse mesocolon
横结肠系膜

Left colic flexure (splenic flexure)
结肠左曲(脾曲)

Right colic flexure (hepatic flexure)
结肠右曲(肝曲)

Small intestine (jejunum and ileum)
小肠(空肠和回肠)

Ascending colon
升结肠

Cecum
盲肠

Sigmoid colon
乙状结肠

Urinary bladder
膀胱

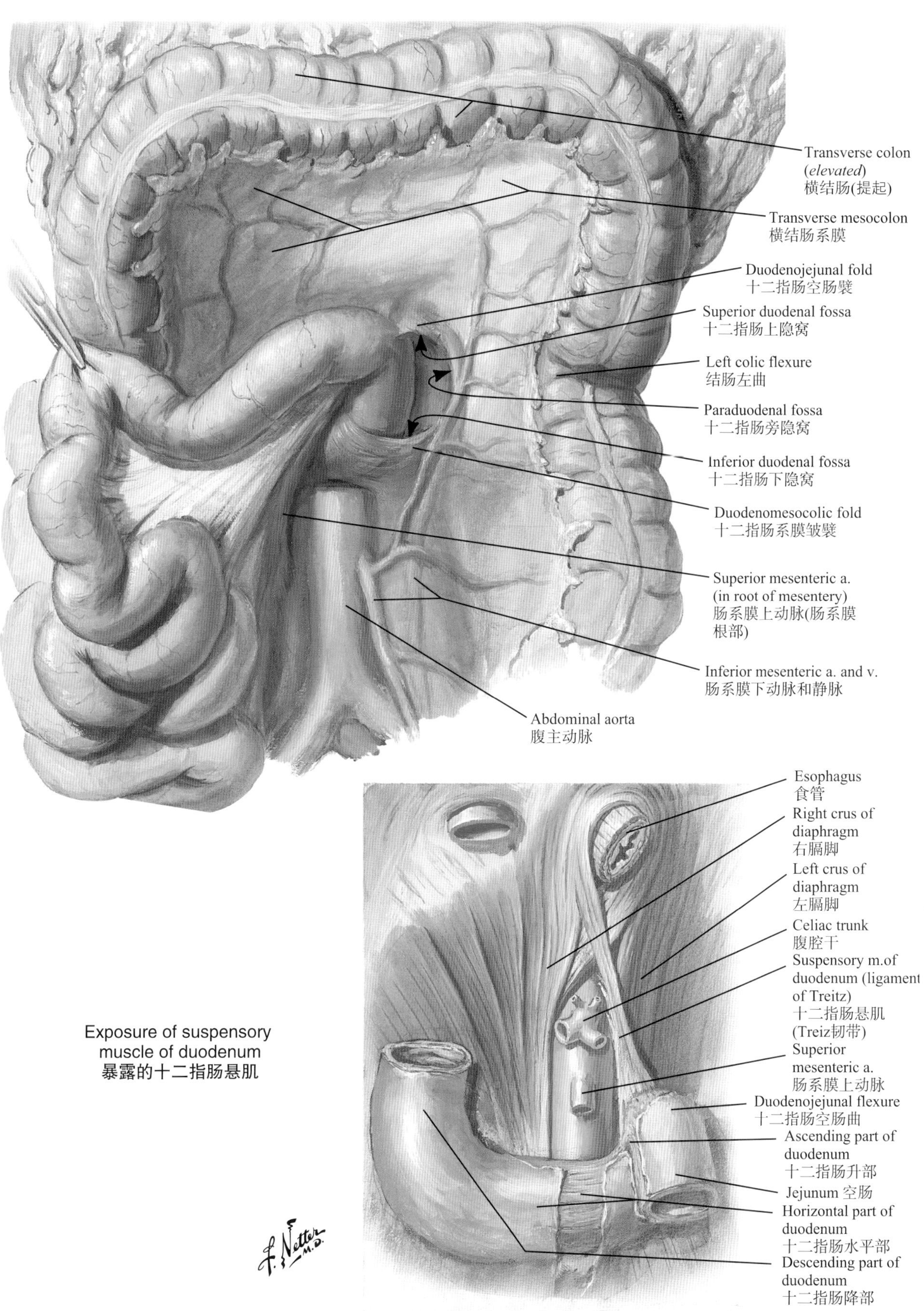


Exposure of suspensory muscle of duodenum
暴露的十二指肠悬肌

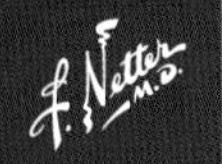

# 结肠系膜与肠系膜根部

参见图 314，附图 60

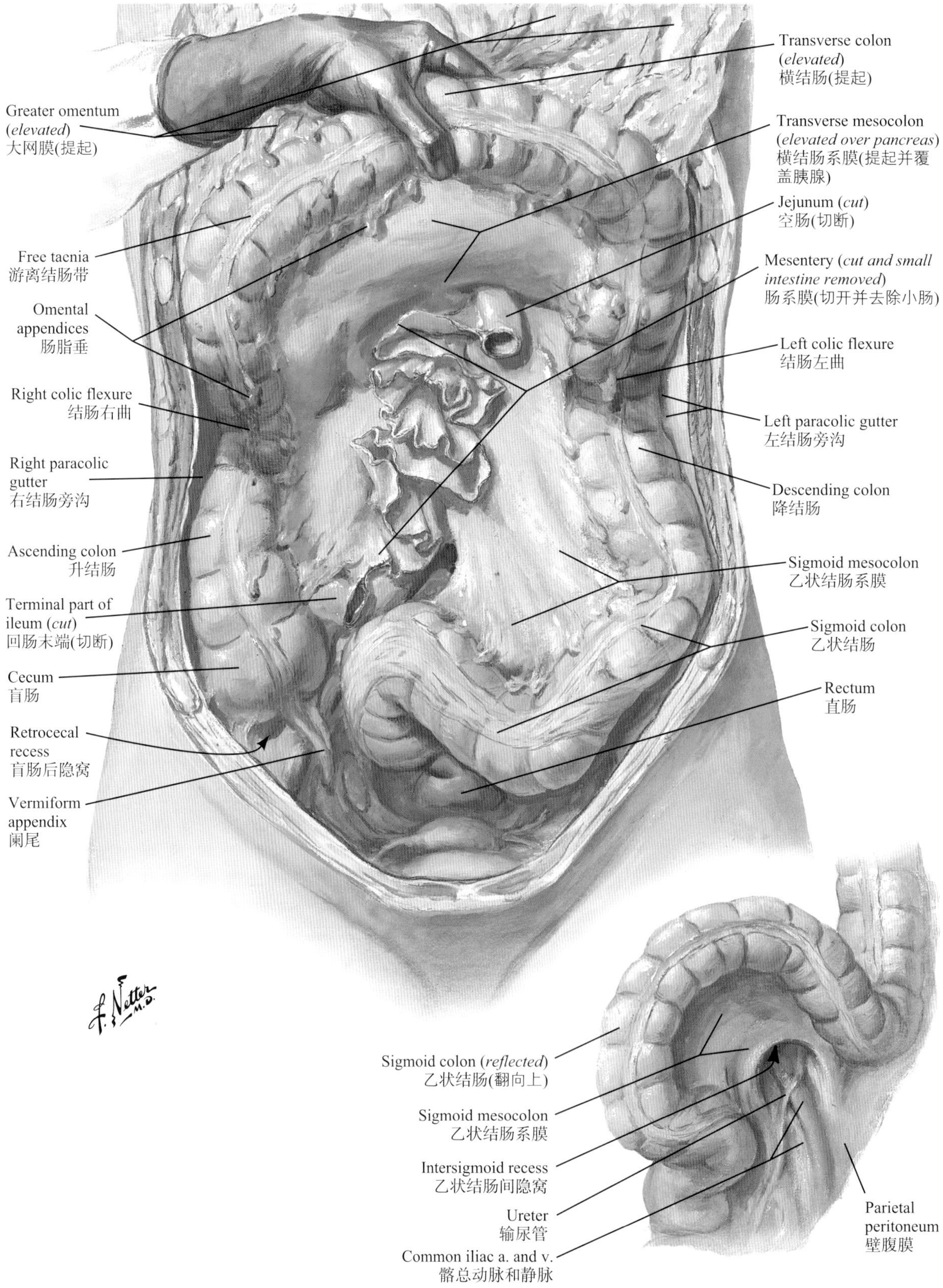

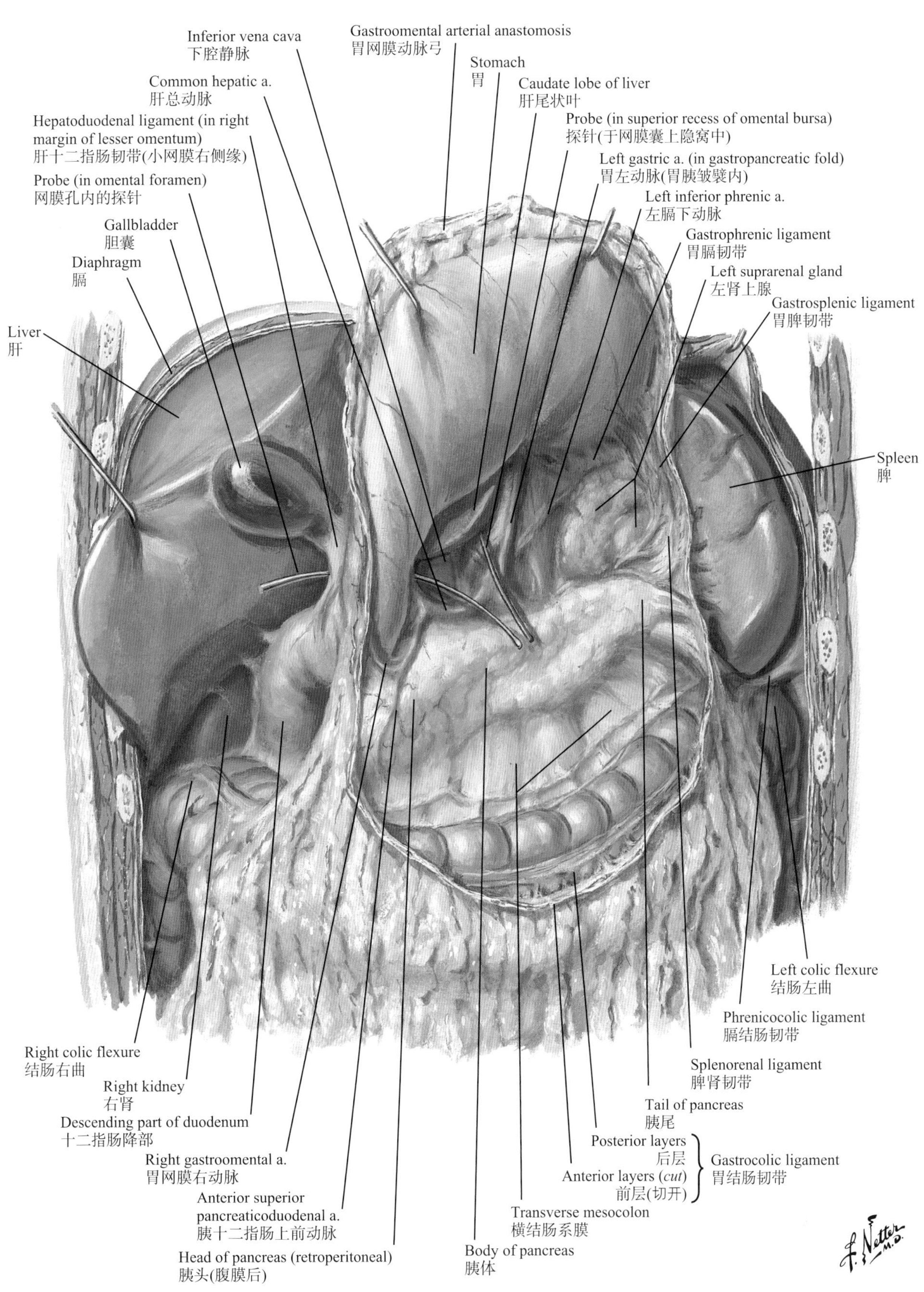
Inferior vena cava
下腔静脉
Gastroomental arterial anastomosis
胃网膜动脉弓
Stomach
胃
Common hepatic a.
肝总动脉
Caudate lobe of liver
肝尾状叶
Hepatoduodenal ligament (in right margin of lesser omentum)
肝十二指肠韧带(小网膜右侧缘)
Probe (in superior recess of omental bursa)
探针(于网膜囊上隐窝中)
Left gastric a. (in gastropancreatic fold)
胃左动脉(胃胰皱襞内)
Probe (in omental foramen)
网膜孔内的探针
Left inferior phrenic a.
左膈下动脉
Gallbladder
胆囊
Gastrophrenic ligament
胃膈韧带
Diaphragm
膈
Left suprarenal gland
左肾上腺
Gastrosplenic ligament
胃脾韧带
Liver
肝
Spleen
脾
Left colic flexure
结肠左曲
Phrenicocolic ligament
膈结肠韧带
Right colic flexure
结肠右曲
Splenorenal ligament
脾肾韧带
Right kidney
右肾
Tail of pancreas
胰尾
Descending part of duodenum
十二指肠降部
Posterior layers
后层
Gastrocolic ligament
胃结肠韧带
Right gastroomental a.
胃网膜右动脉
Anterior layers (cut)
前层(切开)
Anterior superior pancreaticoduodenal a.
胰十二指肠上前动脉
Transverse mesocolon
横结肠系膜
Head of pancreas (retroperitoneal)
胰头(腹膜后)
Body of pancreas
胰体
F. Netter M.D.

参见图 294

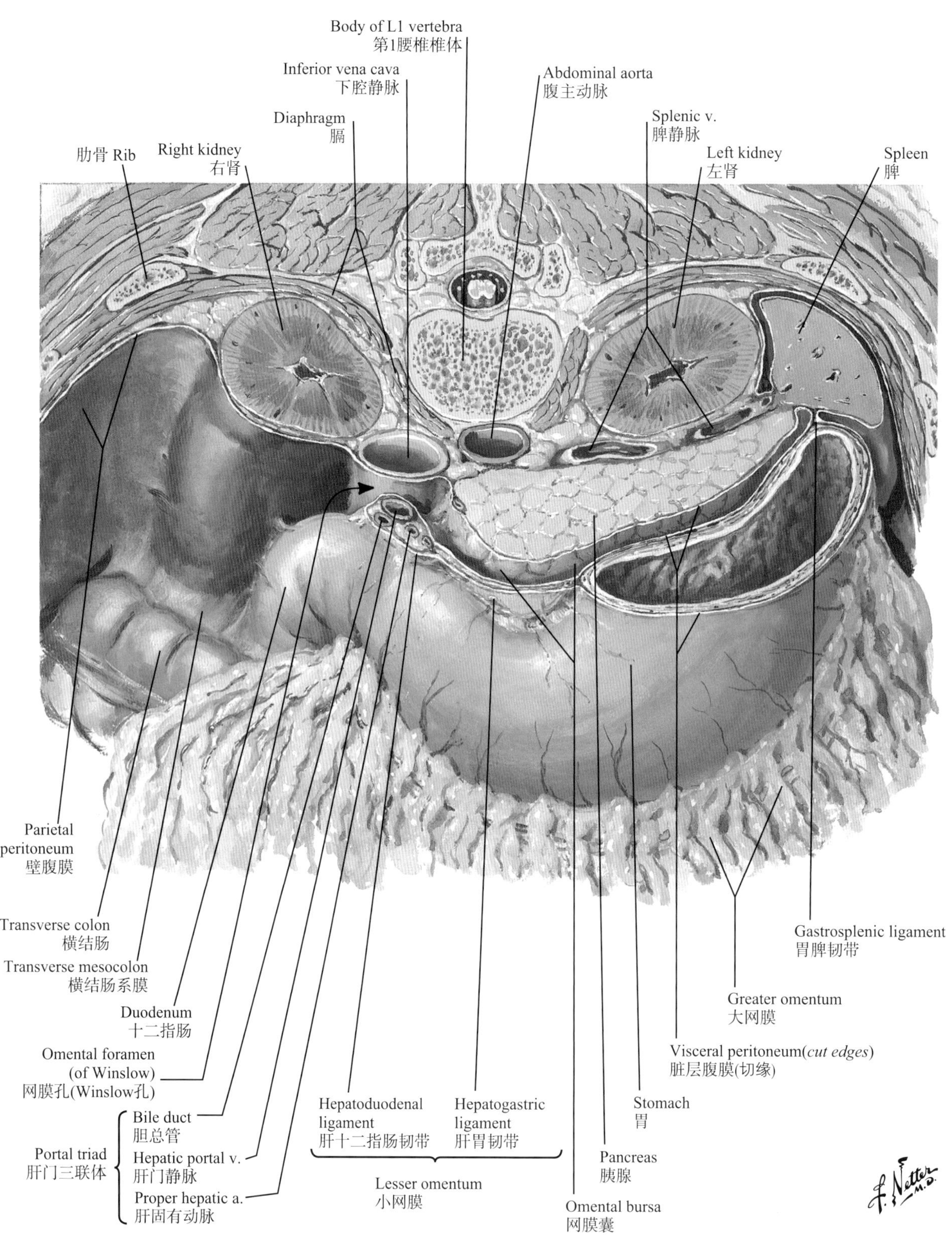

Body of L1 vertebra
第1腰椎椎体
Inferior vena cava
下腔静脉
Abdominal aorta
腹主动脉
Diaphragm
膈
Splenic v.
脾静脉
肋骨 Rib
Right kidney
右肾
Left kidney
左肾
Spleen
脾
Parietal peritoneum
壁腹膜
Transverse colon
横结肠
Transverse mesocolon
横结肠系膜
Duodenum
十二指肠
Omental foramen (of Winslow)
网膜孔(Winslow孔)
Portal triad
肝门三联体
Bile duct
胆总管
Hepatic portal v.
肝门静脉
Proper hepatic a.
肝固有动脉
Hepatoduodenal ligament
肝十二指肠韧带
Hepatogastric ligament
肝胃韧带
Lesser omentum
小网膜
Omental bursa
网膜囊
Pancreas
胰腺
Stomach
胃
Visceral peritoneum(cut edges)
脏层腹膜(切缘)
Greater omentum
大网膜
Gastrosplenic ligament
胃脾韧带

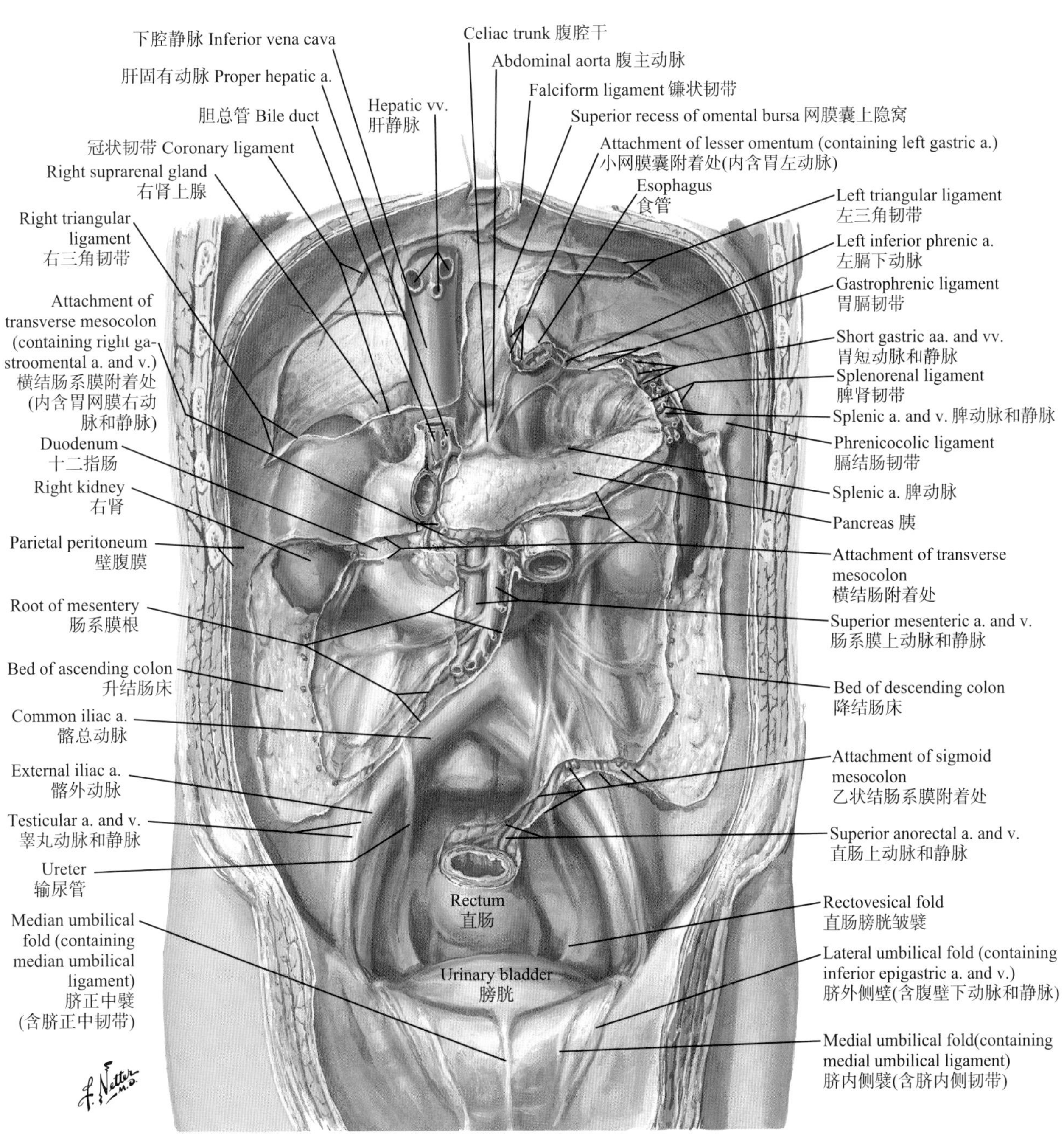
下腔静脉 Inferior vena cava
肝固有动脉 Proper hepatic a.
胆总管 Bile duct
冠状韧带 Coronary ligament
Right suprarenal gland
右肾上腺
Right triangular ligament
右三角韧带
Attachment of transverse mesocolon (containing right gastroomental a. and v.)
横结肠系膜附着处 (内含胃网膜右动脉和静脉)
Duodenum
十二指肠
Right kidney
右肾
Parietal peritoneum
壁腹膜
Root of mesentery
肠系膜根
Bed of ascending colon
升结肠床
Common iliac a.
髂总动脉
External iliac a.
髂外动脉
Testicular a. and v.
睾丸动脉和静脉
Ureter
输尿管
Median umbilical fold (containing median umbilical ligament)
脐正中襞 (含脐正中韧带)
Hepatic vv.
肝静脉
Celiac trunk 腹腔干
Abdominal aorta 腹主动脉
Falciform ligament 镰状韧带
Superior recess of omental bursa 网膜囊上隐窝
Attachment of lesser omentum (containing left gastric a.)
小网膜囊附着处(内含胃左动脉)
Esophagus
食管
Left triangular ligament
左三角韧带
Left inferior phrenic a.
左膈下动脉
Gastrophrenic ligament
胃膈韧带
Short gastric aa. and vv.
胃短动脉和静脉
Splenorenal ligament
脾肾韧带
Splenic a. and v. 脾动脉和静脉
Phrenicocolic ligament
膈结肠韧带
Splenic a. 脾动脉
Pancreas 胰
Attachment of transverse mesocolon
横结肠附着处
Superior mesenteric a. and v.
肠系膜上动脉和静脉
Bed of descending colon
降结肠床
Attachment of sigmoid mesocolon
乙状结肠系膜附着处
Superior anorectal a. and v.
直肠上动脉和静脉
Rectum
直肠
Rectovesical fold
直肠膀胱皱襞
Urinary bladder
膀胱
Lateral umbilical fold (containing inferior epigastric a. and v.)
脐外侧壁(含腹壁下动脉和静脉)
Medial umbilical fold(containing medial umbilical ligament)
脐内侧襞(含脐内侧韧带)
F. Netter M.D.

参见附图 55

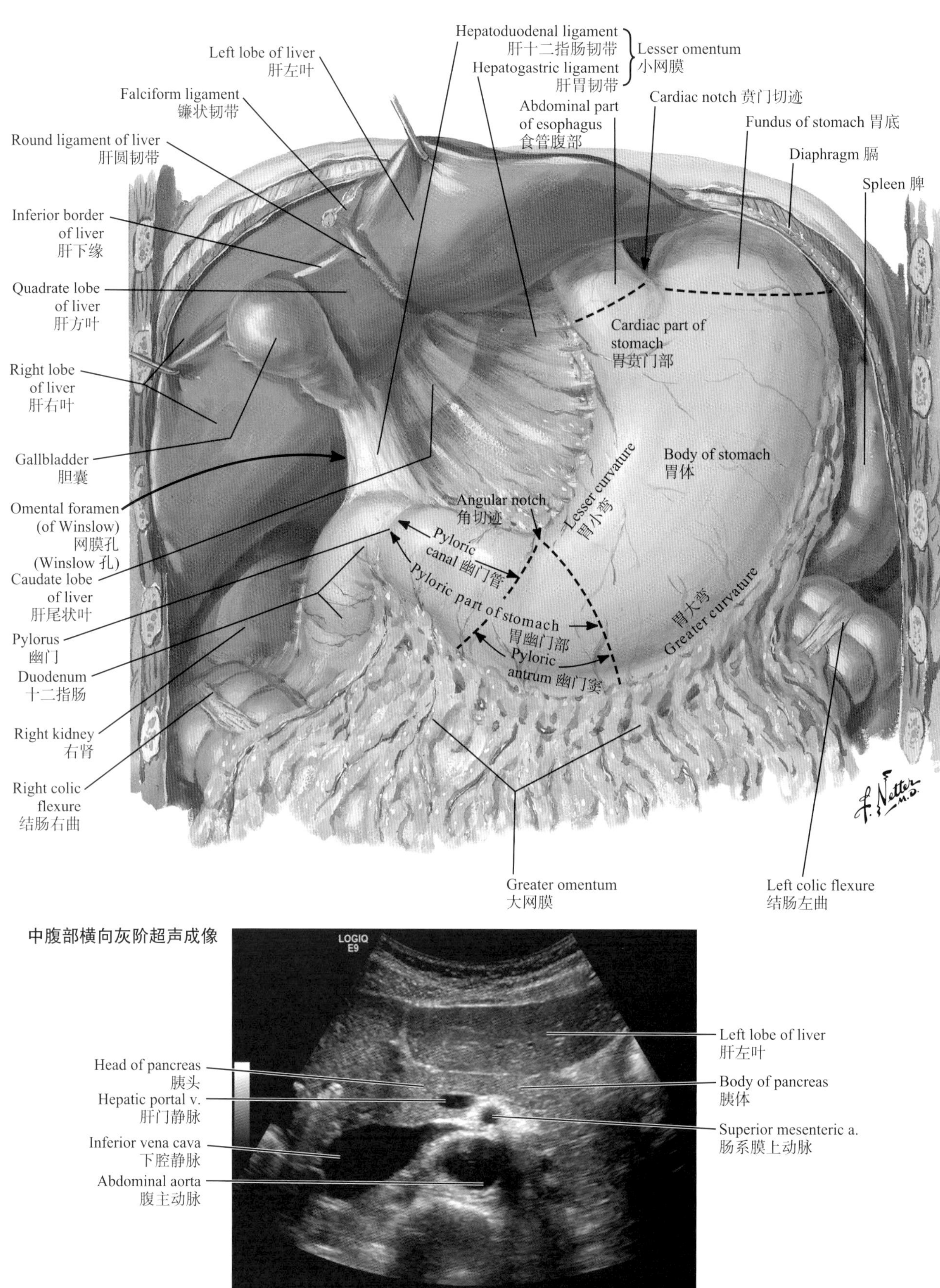

Hepatoduodenal ligament
肝十二指肠韧带
Hepatogastric ligament
肝胃韧带
Lesser omentum
小网膜
Left lobe of liver
肝左叶
Falciform ligament
镰状韧带
Round ligament of liver
肝圆韧带
Abdominal part of esophagus
食管腹部
Cardiac notch 贲门切迹
Fundus of stomach 胃底
Diaphragm 膈
Spleen 脾
Inferior border of liver
肝下缘
Quadrate lobe of liver
肝方叶
Cardiac part of stomach
胃贲门部
Right lobe of liver
肝右叶
Gallbladder
胆囊
Body of stomach
胃体
Lesser curvature
胃小弯
Omental foramen (of Winslow)
网膜孔 (Winslow 孔)
Angular notch
角切迹
Pyloric canal 幽门管
Caudate lobe of liver
肝尾状叶
Pyloric part of stomach
胃幽门部
Pyloric antrum 幽门窦
胃大弯
Greater curvature
Pylorus
幽门
Duodenum
十二指肠
Right kidney
右肾
Right colic flexure
结肠右曲
Greater omentum
大网膜
Left colic flexure
结肠左曲
中腹部横向灰阶超声成像
LOGIQ
E9
Head of pancreas
胰头
Hepatic portal v.
肝门静脉
Inferior vena cava
下腔静脉
Abdominal aorta
腹主动脉
Left lobe of liver
肝左叶
Body of pancreas
胰体
Superior mesenteric a.
肠系膜上动脉

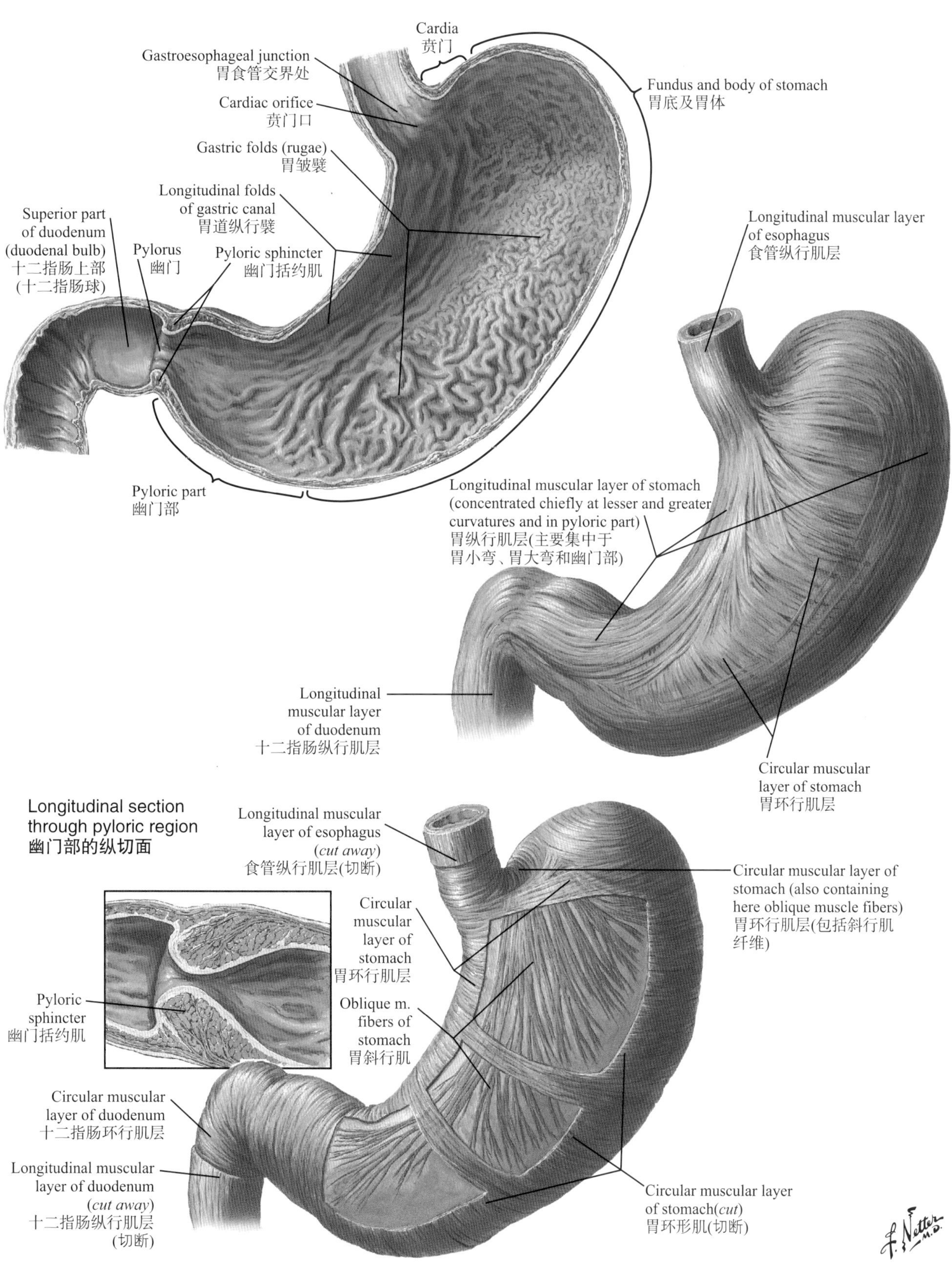
Cardia
贲门
Gastroesophageal junction
胃食管交界处
Cardiac orifice
贲门口
Gastric folds (rugae)
胃皱襞
Longitudinal folds
of gastric canal
胃道纵行襞
Superior part
of duodenum
(duodenal bulb)
十二指肠上部
(十二指肠球)
Pylorus
幽门
Pyloric sphincter
幽门括约肌
Fundus and body of stomach
胃底及胃体
Pyloric part
幽门部
Longitudinal muscular layer
of esophagus
食管纵行肌层
Longitudinal muscular layer of stomach
(concentrated chiefly at lesser and greater
curvatures and in pyloric part)
胃纵行肌层(主要集中于
胃小弯、胃大弯和幽门部)
Longitudinal
muscular layer
of duodenum
十二指肠纵行肌层
Circular muscular
layer of stomach
胃环行肌层
Longitudinal section
through pyloric region
幽门部的纵切面
Longitudinal muscular
layer of esophagus
(cut away)
食管纵行肌层(切断)
Circular muscular layer of
stomach (also containing
here oblique muscle fibers)
胃环行肌层(包括斜行肌
纤维)
Circular
muscular
layer of
stomach
胃环行肌层
Pyloric
sphincter
幽门括约肌
Oblique m.
fibers of
stomach
胃斜行肌
Circular muscular
layer of duodenum
十二指肠环行肌层
Longitudinal muscular
layer of duodenum
(cut away)
十二指肠纵行肌层
(切断)
Circular muscular layer
of stomach(cut)
胃环形肌(切断)

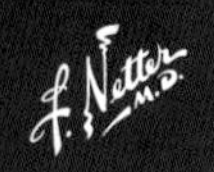

# 十二指肠(原位)

参见图 293

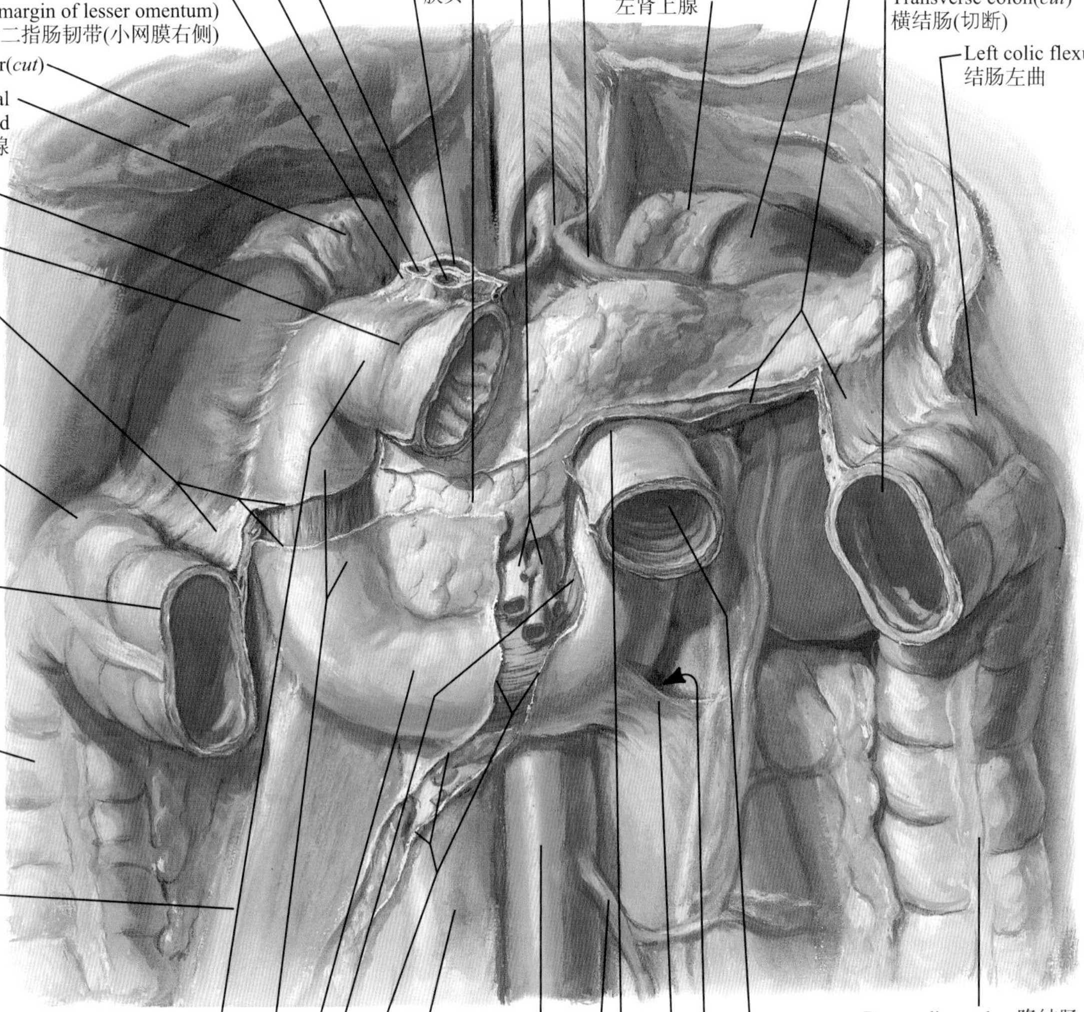

Portal triad
肝门三联体
肝门静脉 Hepatic portal v.
肝固有动脉 Proper hepatic a.
胆总管 Bile duct
Hepatoduodenal ligament
(in right margin of lesser omentum)
肝十二指肠韧带(小网膜右侧)
肝(切除) Liver(*cut*)
Right suprarenal gland
右肾上腺
Pylorus
幽门
Right kidney
右肾
Transverse mesocolon (*cut*)
横结肠系膜(切断)
Right colic flexure
结肠右曲
Transverse colon(*cut*)
横结肠(切断)
Ascending colon
升结肠
Psoas major
腰大肌
Head of pancreas
胰头
Superior mesenteric a. and v. 肠系膜上动脉和静脉
Celiac trunk 腹腔干
Splenic a. 脾动脉
Left suprarenal gland
左肾上腺
Left kidney 左肾
Transverse mesocolon(*cut*)
横结肠系膜(切断)
Transverse colon(*cut*)
横结肠(切断)
Left colic flexure
结肠左曲
Duodenum
十二指肠
上部 Superior part
降部 Descending part
水平部 Horizontal part
升部 Ascending part
Root of mesentery(*cut edges*)
肠系膜根(切缘)
Inferior vena cava
下腔静脉
Abdominal aorta
腹主动脉
Inferior mesenteric a.
肠系膜下动脉
Duodenojejunal flexure(*cut*)
十二指肠空肠曲(切断)
Duodenomesocolic fold
十二指肠系膜襞
Inferior duodenal fossa十二指肠下隐窝
Jejunum(*cut*) 空肠(切断)
Descending colon 降结肠

右肾灰阶超声成像矢状位

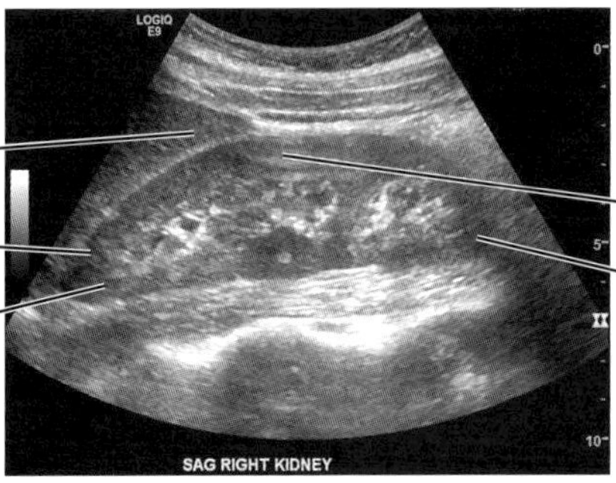

Liver
肝
Hepatorenal space
(of Morison)
肝肾隐窝(Morison隐窝)
Superior pole of kidney
肾上极
Renal cortex
肾皮质
Inferior pole of kidney
肾下极
LOGIQ E9
SAG RIGHT KIDNEY

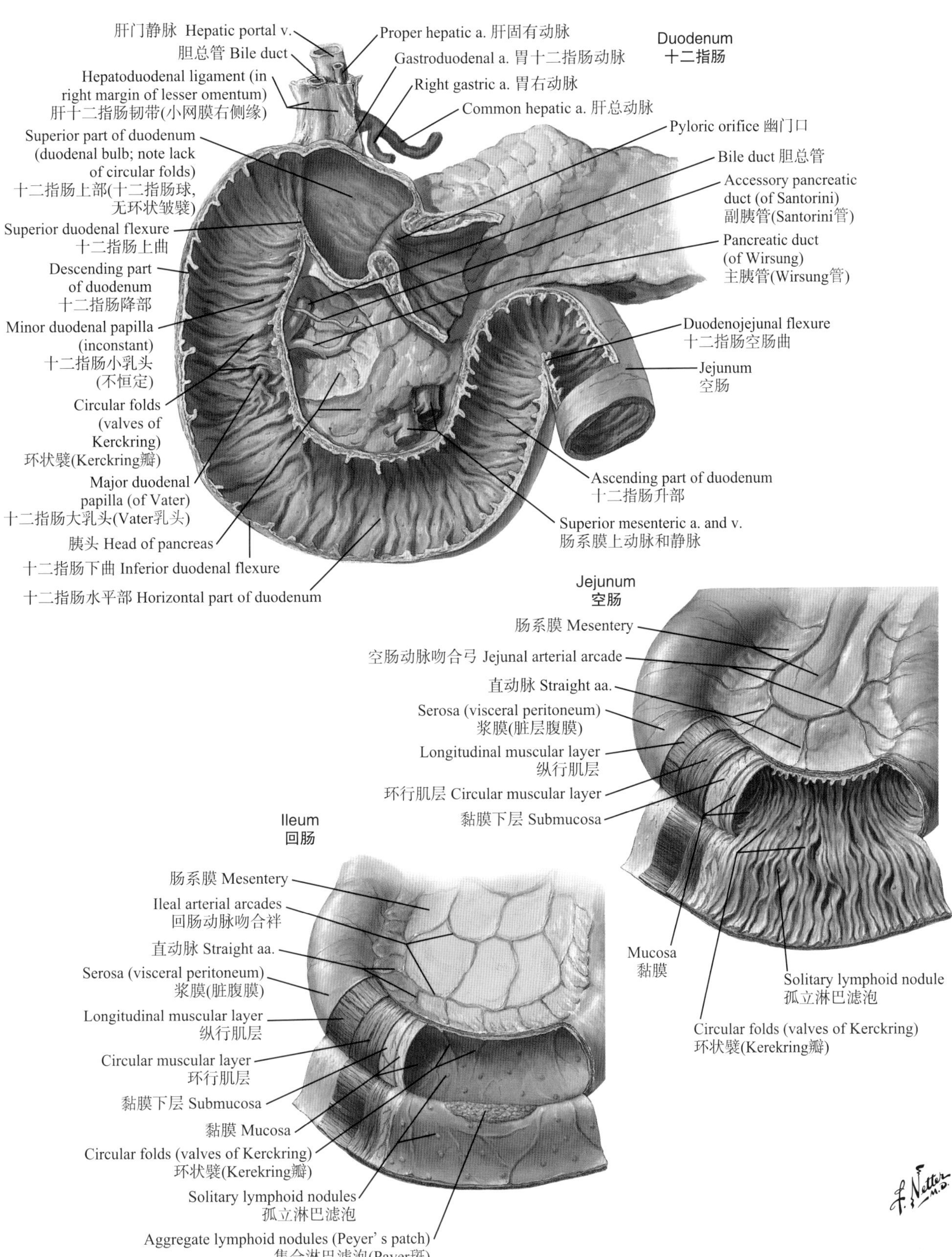
Duodenum
十二指肠
肝门静脉 Hepatic portal v.
胆总管 Bile duct
Hepatoduodenal ligament (in right margin of lesser omentum)
肝十二指肠韧带(小网膜右侧缘)
Superior part of duodenum (duodenal bulb; note lack of circular folds)
十二指肠上部(十二指肠球，无环状皱襞)
Superior duodenal flexure
十二指肠上曲
Descending part of duodenum
十二指肠降部
Minor duodenal papilla (inconstant)
十二指肠小乳头(不恒定)
Circular folds (valves of Kerckring)
环状襞(Kerckring瓣)
Major duodenal papilla (of Vater)
十二指肠大乳头(Vater乳头)
胰头 Head of pancreas
十二指肠下曲 Inferior duodenal flexure
十二指肠水平部 Horizontal part of duodenum
Proper hepatic a. 肝固有动脉
Gastroduodenal a. 胃十二指肠动脉
Right gastric a. 胃右动脉
Common hepatic a. 肝总动脉
Pyloric orifice 幽门口
Bile duct 胆总管
Accessory pancreatic duct (of Santorini)
副胰管(Santorini管)
Pancreatic duct (of Wirsung)
主胰管(Wirsung管)
Duodenojejunal flexure
十二指肠空肠曲
Jejunum
空肠
Ascending part of duodenum
十二指肠升部
Superior mesenteric a. and v.
肠系膜上动脉和静脉
Jejunum
空肠
肠系膜 Mesentery
空肠动脉吻合弓 Jejunal arterial arcade
直动脉 Straight aa.
Serosa (visceral peritoneum)
浆膜(脏层腹膜)
Longitudinal muscular layer
纵行肌层
环行肌层 Circular muscular layer
黏膜下层 Submucosa
Mucosa
黏膜
Solitary lymphoid nodule
孤立淋巴滤泡
Circular folds (valves of Kerckring)
环状襞(Kerekring瓣)
Ileum
回肠
肠系膜 Mesentery
Ileal arterial arcades
回肠动脉吻合袢
直动脉 Straight aa.
Serosa (visceral peritoneum)
浆膜(脏腹膜)
Longitudinal muscular layer
纵行肌层
Circular muscular layer
环行肌层
黏膜下层 Submucosa
黏膜 Mucosa
Circular folds (valves of Kerckring)
环状襞(Kerekring瓣)
Solitary lymphoid nodules
孤立淋巴滤泡
Aggregate lymphoid nodules (Peyer’ s patch)
集合淋巴滤泡(Payer斑)
F. Netter M.D.

# 回盲部

参见图 313，314，附图 61

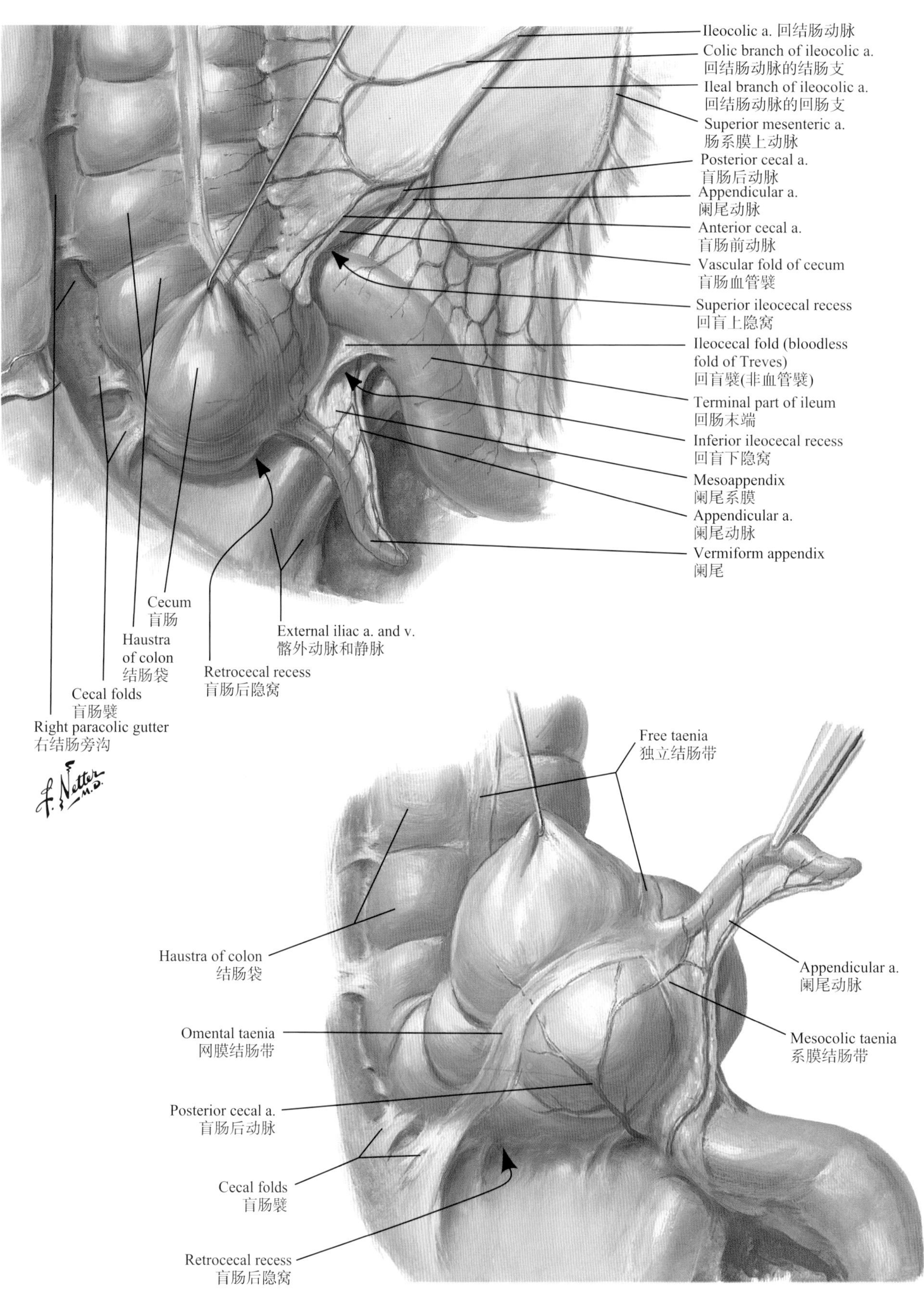

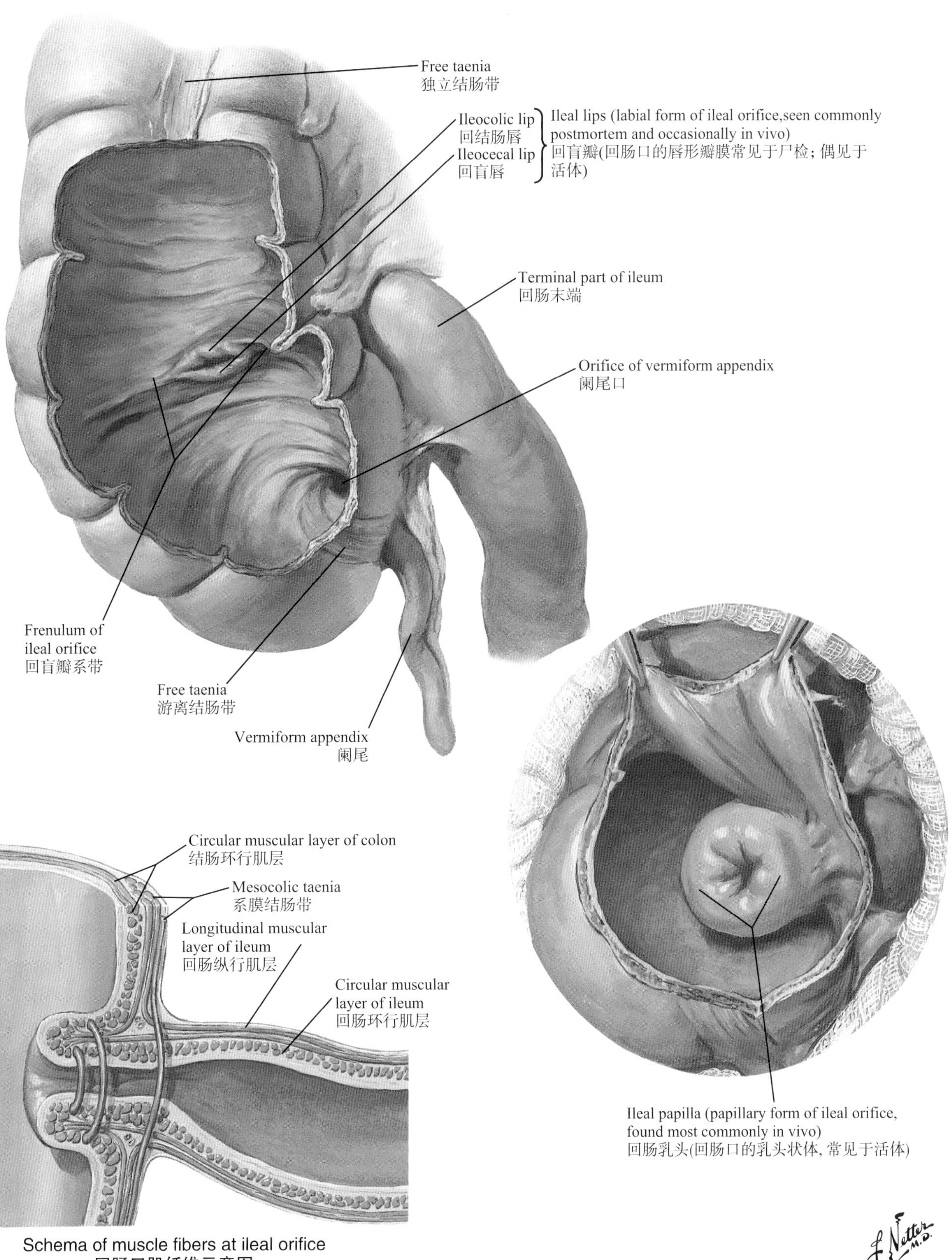


Schema of muscle fibers at ileal orifice
回肠口肌纤维示意图

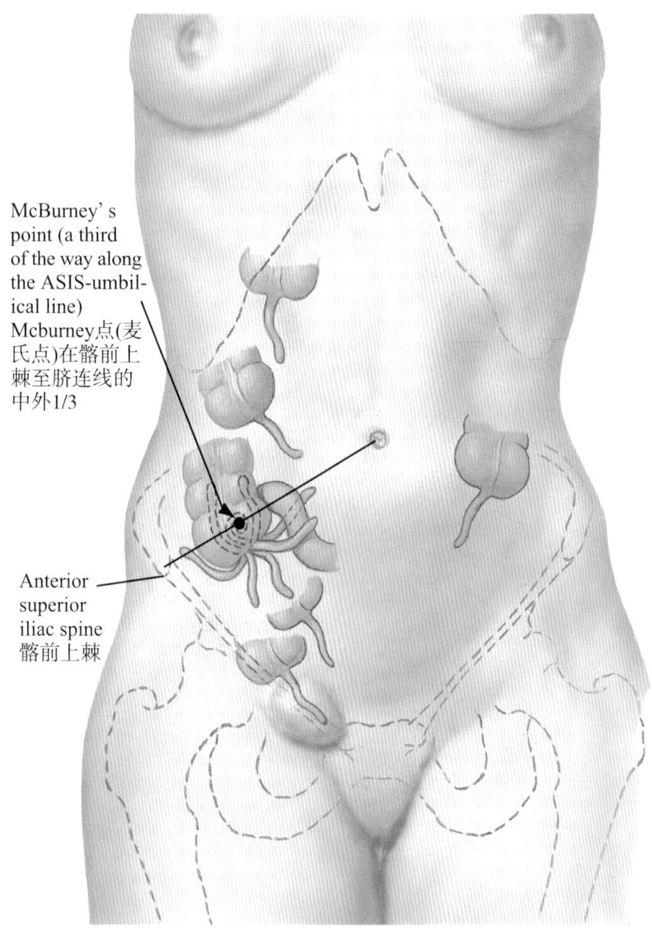


Variations in position of vermiform appendix
阑尾位置变异

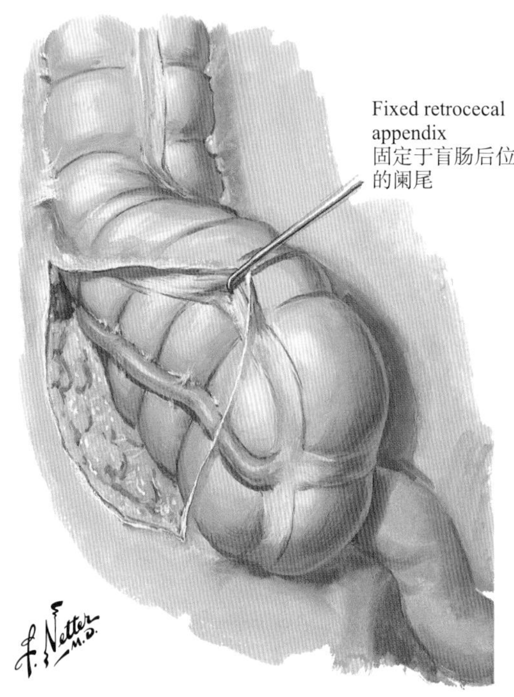


冠状位CT成像(口服及静脉给予增强剂)

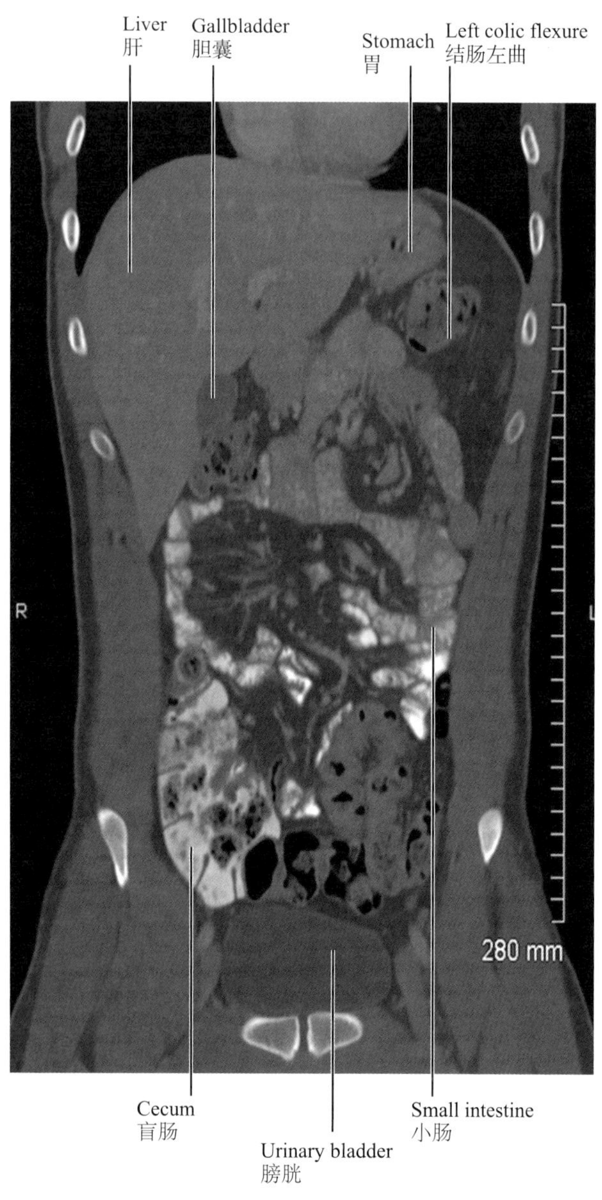

参见图 314，附图 60

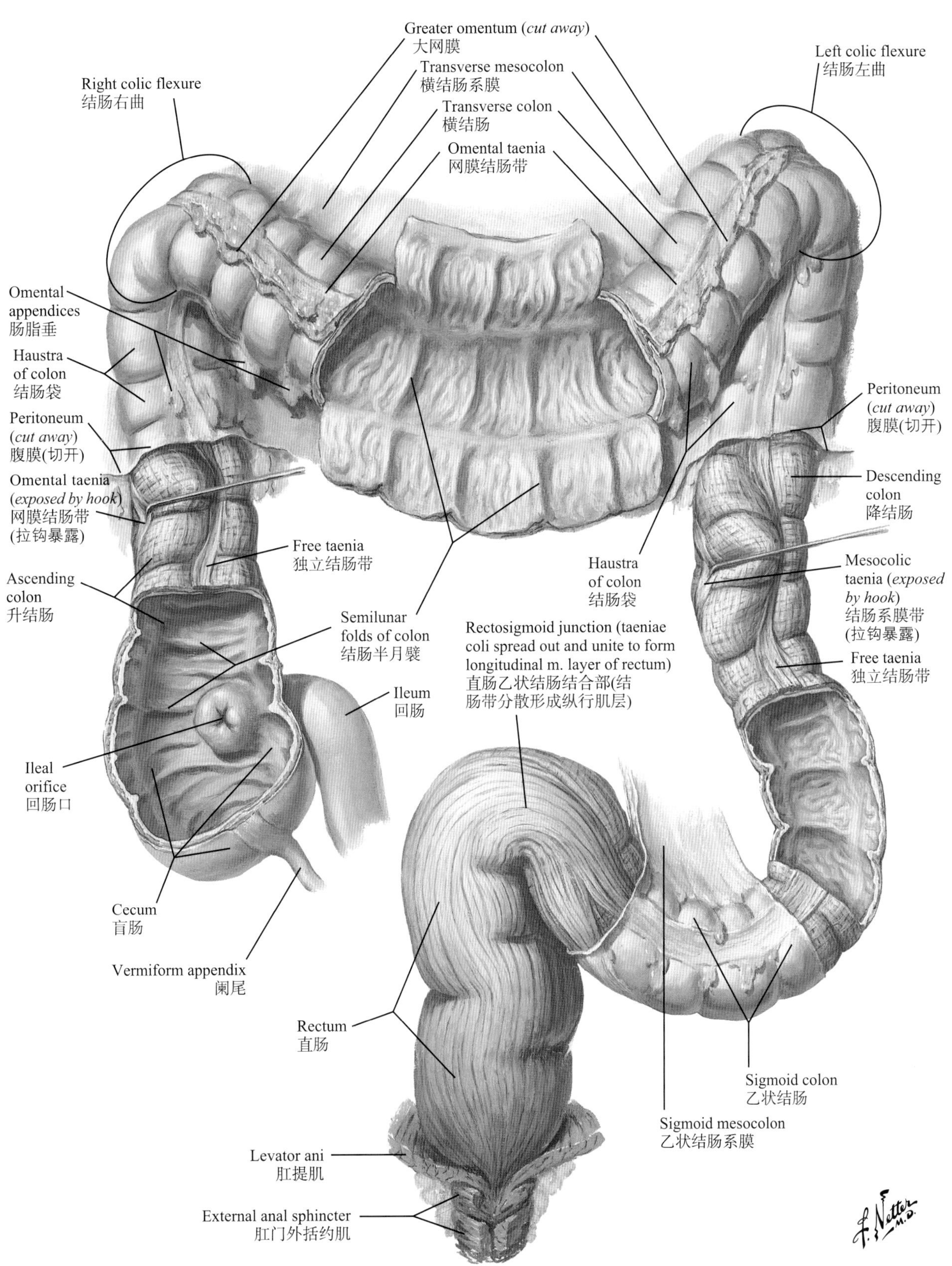
Greater omentum (*cut away*)
大网膜
Transverse mesocolon
横结肠系膜
Transverse colon
横结肠
Omental taenia
网膜结肠带
Left colic flexure
结肠左曲
Right colic flexure
结肠右曲
Omental appendices
肠脂垂
Haustra of colon
结肠袋
Peritoneum (*cut away*)
腹膜(切开)
Omental taenia (*exposed by hook*)
网膜结肠带
(拉钩暴露)
Free taenia
独立结肠带
Ascending colon
升结肠
Semilunar folds of colon
结肠半月襞
Ileum
回肠
Ileal orifice
回肠口
Cecum
盲肠
Vermiform appendix
阑尾
Haustra of colon
结肠袋
Rectosigmoid junction (taeniae coli spread out and unite to form longitudinal m. layer of rectum)
直肠乙状结肠结合部(结肠带分散形成纵行肌层)
Peritoneum (*cut away*)
腹膜(切开)
Descending colon
降结肠
Mesocolic taenia (*exposed by hook*)
结肠系膜带
(拉钩暴露)
Free taenia
独立结肠带
Rectum
直肠
Sigmoid colon
乙状结肠
Sigmoid mesocolon
乙状结肠系膜
Levator ani
肛提肌
External anal sphincter
肛门外括约肌
F. Netter M.D.

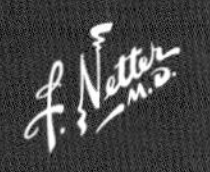

# 肝的表面解剖和肝床

参见图 293，附图 59

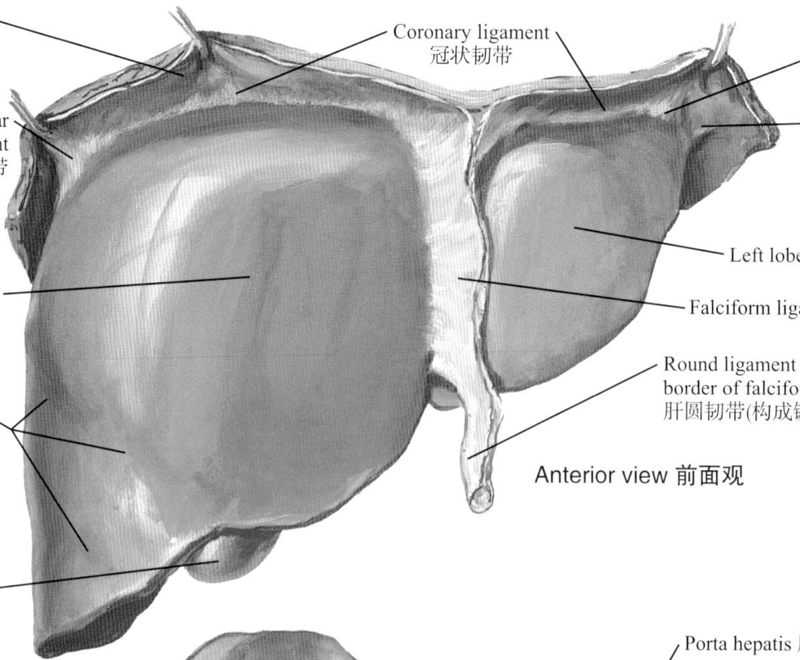

Anterior view 前面观

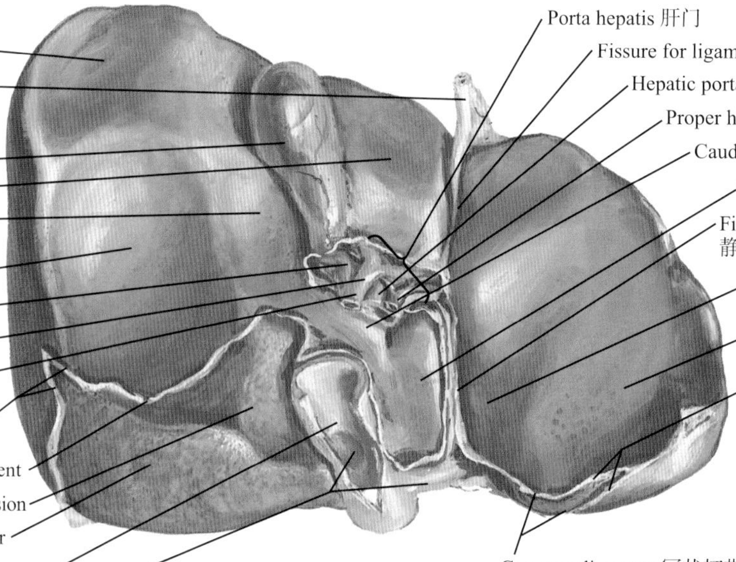

Visceral surface 脏面

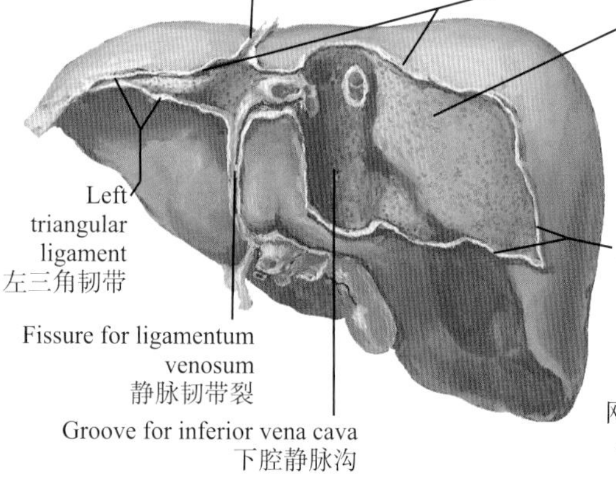

Posterior view 后面观

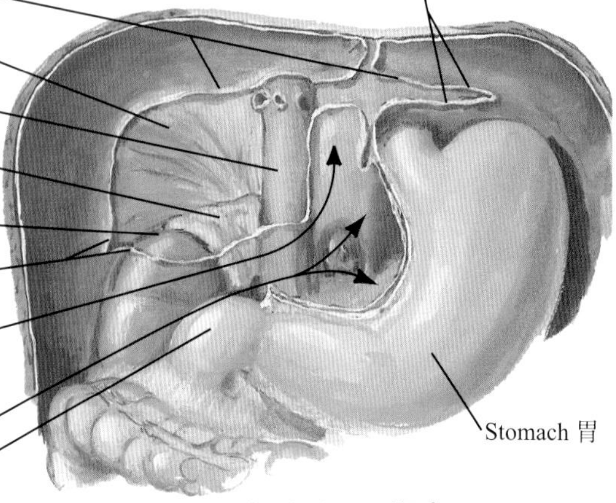

Bed of liver 肝床

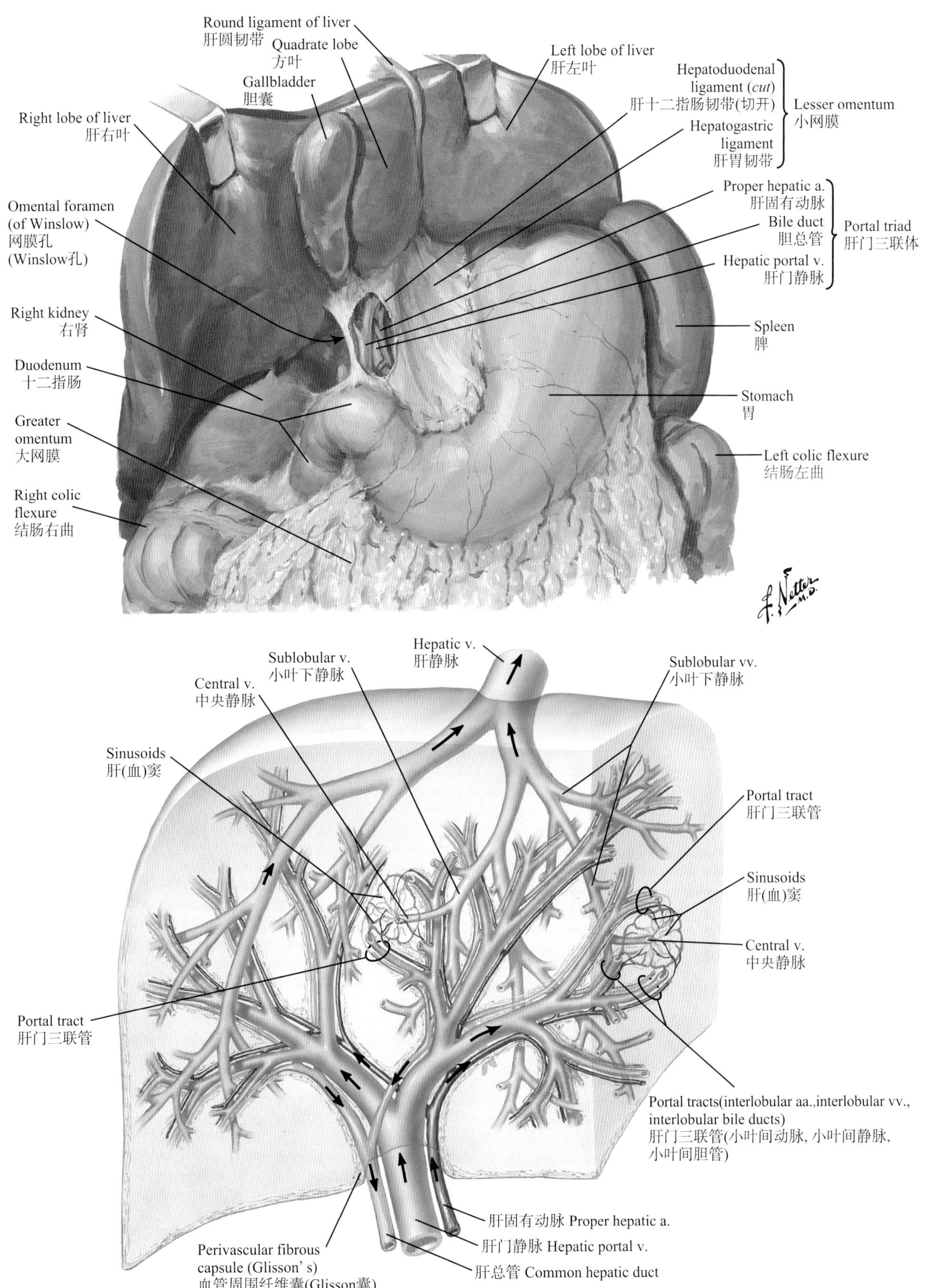
Round ligament of liver
肝圆韧带
Quadrate lobe
方叶
Gallbladder
胆囊
Left lobe of liver
肝左叶
Hepatoduodenal ligament (cut)
肝十二指肠韧带(切开)
Hepatogastric ligament
肝胃韧带
Lesser omentum
小网膜
Right lobe of liver
肝右叶
Proper hepatic a.
肝固有动脉
Bile duct
胆总管
Hepatic portal v.
肝门静脉
Portal triad
肝门三联体
Omental foramen (of Winslow)
网膜孔 (Winslow孔)
Right kidney
右肾
Spleen
脾
Duodenum
十二指肠
Stomach
胃
Greater omentum
大网膜
Left colic flexure
结肠左曲
Right colic flexure
结肠右曲
Hepatic v.
肝静脉
Sublobular v.
小叶下静脉
Sublobular vv.
小叶下静脉
Central v.
中央静脉
Sinusoids
肝(血)窦
Portal tract
肝门三联管
Sinusoids
肝(血)窦
Central v.
中央静脉
Portal tract
肝门三联管
Portal tracts(interlobular aa.,interlobular vv., interlobular bile ducts)
肝门三联管(小叶间动脉, 小叶间静脉, 小叶间胆管)
肝固有动脉 Proper hepatic a.
肝门静脉 Hepatic portal v.
肝总管 Common hepatic duct
Perivascular fibrous capsule (Glisson' s)
血管周围纤维囊(Glisson囊)

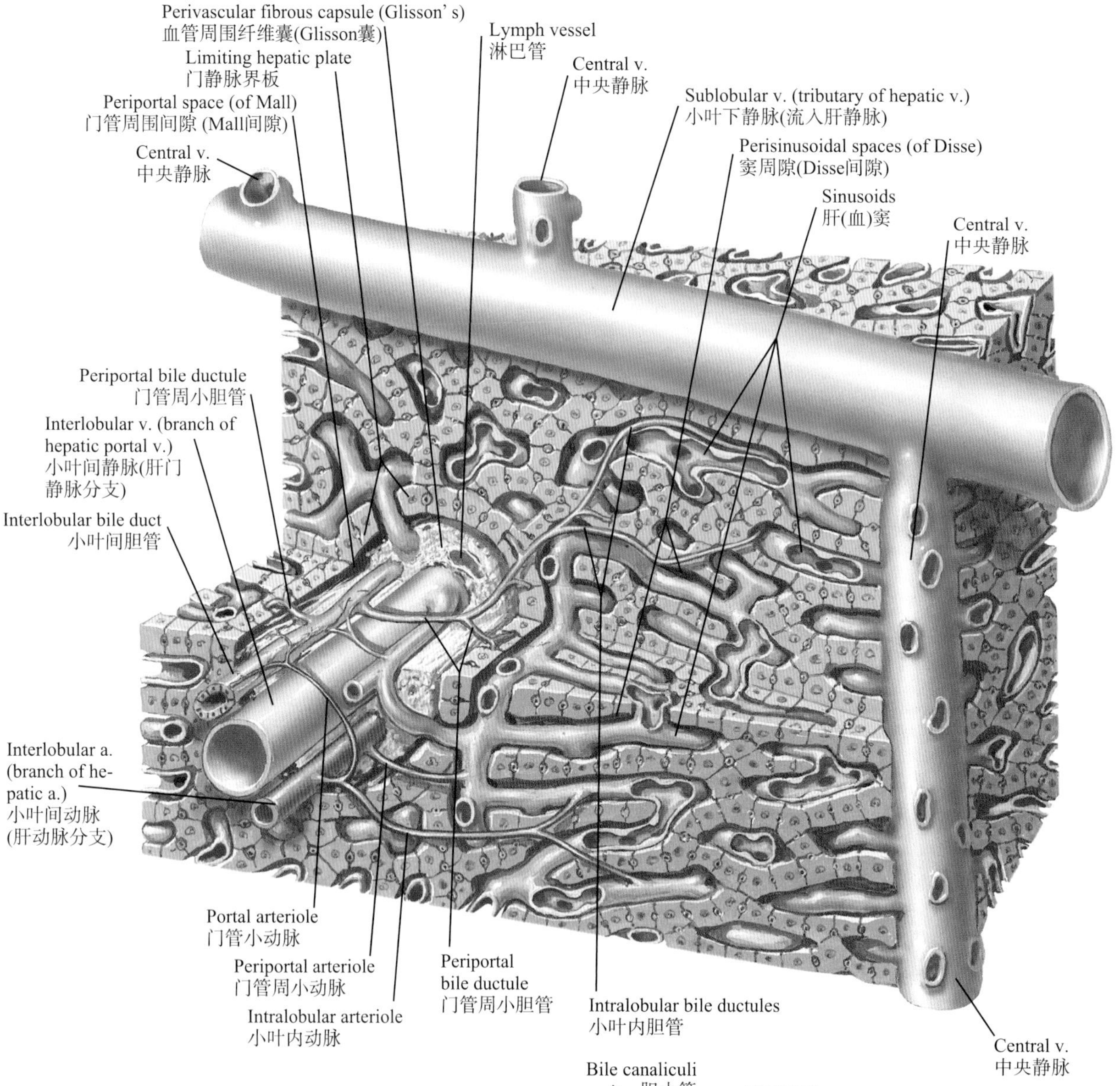

# 肝的结构：示意图

Perivascular fibrous capsule (Glisson' s)
血管周围纤维囊(Glisson囊)
Lymph vessel
淋巴管
Limiting hepatic plate
门静脉界板
Central v.
中央静脉
Periportal space (of Mall)
门管周围间隙 (Mall间隙)
Sublobular v. (tributary of hepatic v.)
小叶下静脉(流入肝静脉)
Central v.
中央静脉
Perisinusoidal spaces (of Disse)
窦周隙(Disse间隙)
Sinusoids
肝(血)窦
Central v.
中央静脉
Periportal bile ductule
门管周小胆管
Interlobular v. (branch of hepatic portal v.)
小叶间静脉(肝门静脉分支)
Interlobular bile duct
小叶间胆管
Interlobular a. (branch of hepatic a.)
小叶间动脉(肝动脉分支)
Portal arteriole
门管小动脉
Periportal arteriole
门管周小动脉
Intralobular arteriole
小叶内动脉
Periportal bile ductule
门管周小胆管
Intralobular bile ductules
小叶内胆管
Central v.
中央静脉
Bile canaliculi 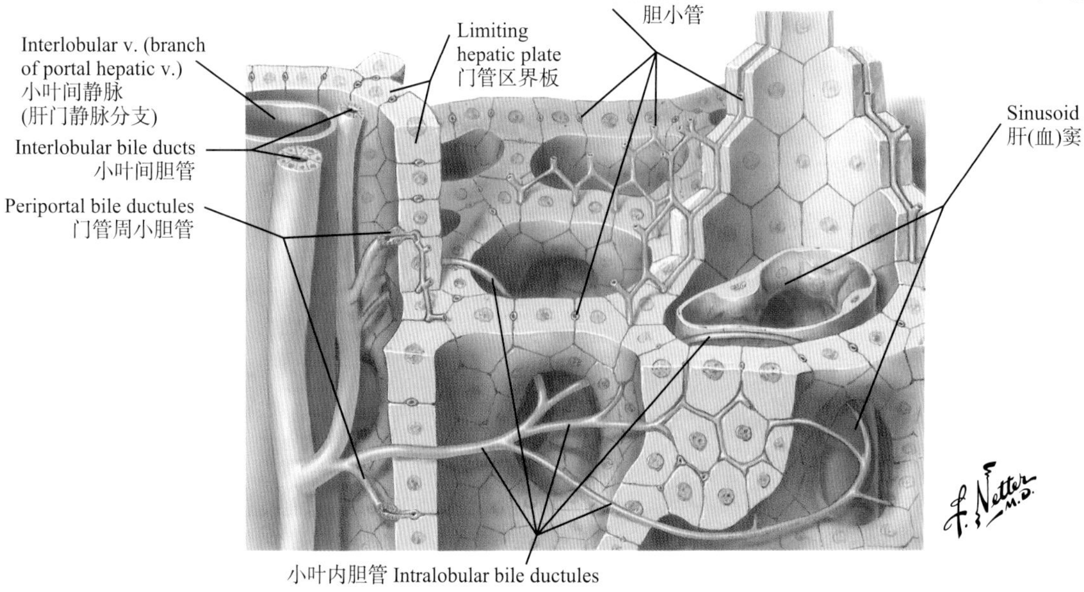
胆小管
Limiting hepatic plate
门管区界板
Interlobular v. (branch of portal hepatic v.)
小叶间静脉
(肝门静脉分支)
Interlobular bile ducts
小叶间胆管
Periportal bile ductules
门管周小胆管
Sinusoid
肝(血)窦
小叶内胆管 Intralobular bile ductules

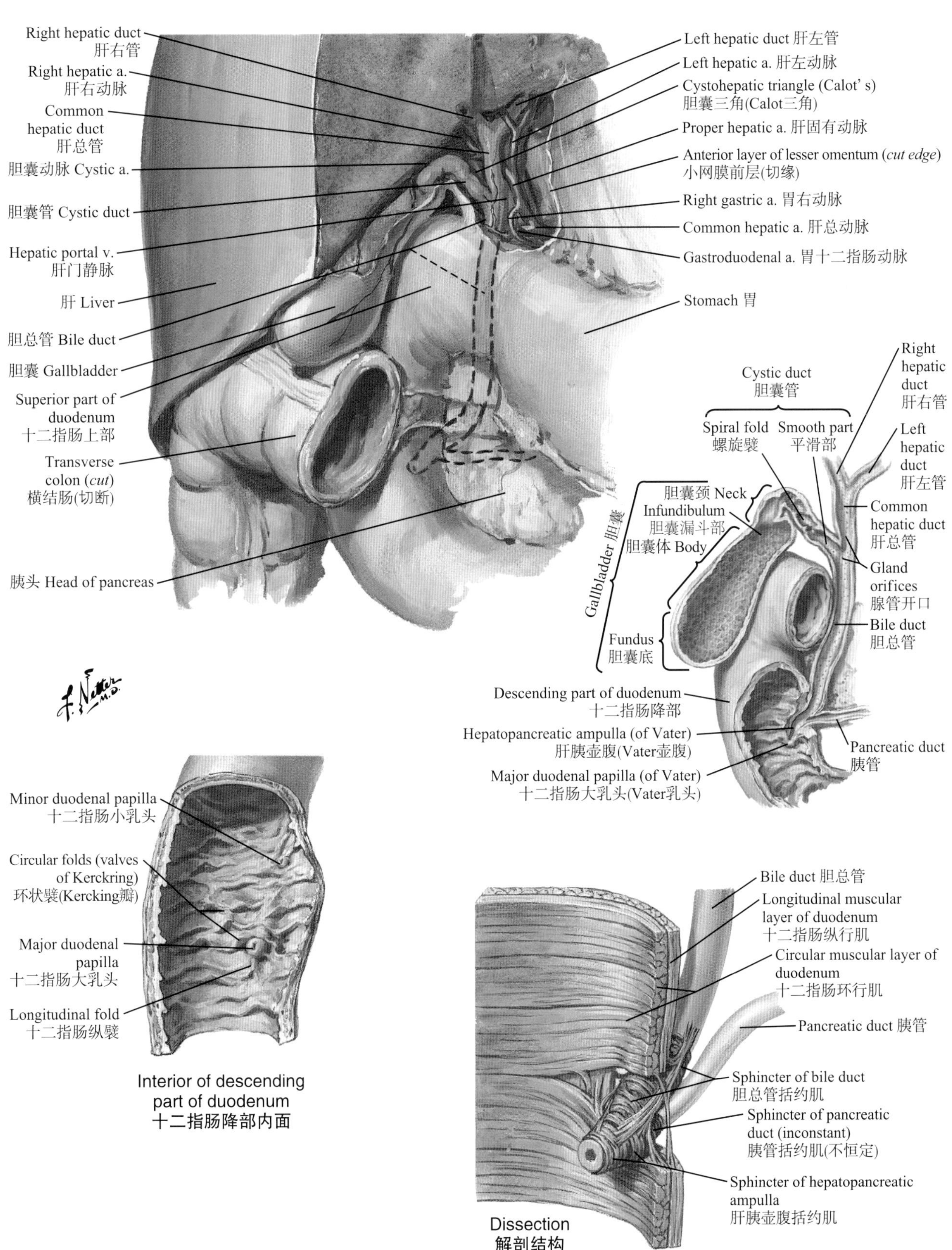


Interior of descending part of duodenum
十二指肠降部内面

Dissection
解剖结构

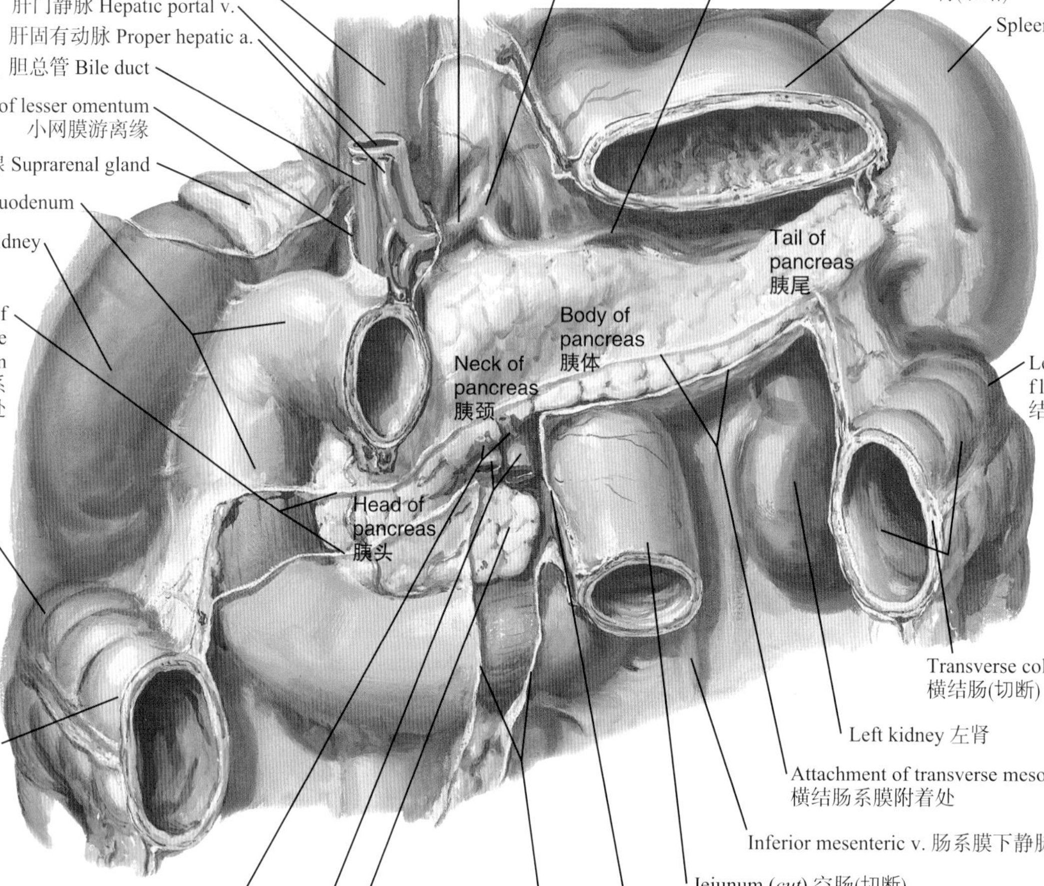

肝总动脉 Common hepatic a.
下腔静脉 Inferior vena cava
Portal triad
肝门三联体
肝门静脉 Hepatic portal v.
肝固有动脉 Proper hepatic a.
胆总管 Bile duct
Free margin of lesser omentum
小网膜游离缘
肾上腺 Suprarenal gland
十二指肠 Duodenum
右肾 Right kidney
Attachment of transverse mesocolon
横结肠系膜附着处
Right colic flexure
结肠右曲
Transverse colon (*cut*)
横结肠(切断)
中结肠动脉和静脉 Middle colic a. and v.
肠系膜上动脉和静脉 Superior mesenteric a. and v.
胰钩突 Uncinate process of pancreas
Celiac trunk
腹腔干
Splenic a. 脾动脉
Stomach (*cut*)
胃(切断)
Spleen 脾
Tail of pancreas
胰尾
Body of pancreas
胰体
Neck of pancreas
胰颈
Head of pancreas
胰头
Left colic flexure
结肠左曲
Transverse colon (*cut*)
横结肠(切断)
Left kidney 左肾
Attachment of transverse mesocolon
横结肠系膜附着处
Inferior mesenteric v. 肠系膜下静脉
Jejunum (*cut*) 空肠(切断)
Duodenojejunal flexure 十二指肠空肠曲
Root of mesentery (*cut*) 肠系膜根(切开)

**磁共振胆胰管造影术**

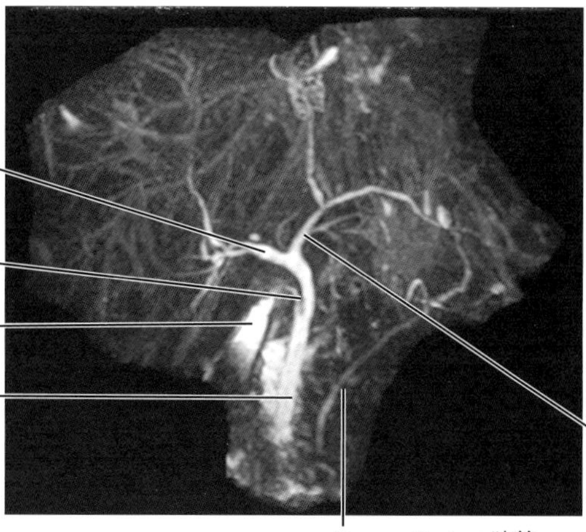

Right hepatic duct
右肝管
Cystic duct
胆囊管
Gallbladder
胆囊
Bile duct
胆总管
Left hepatic duct
左肝管
Pancreatic duct 胰管

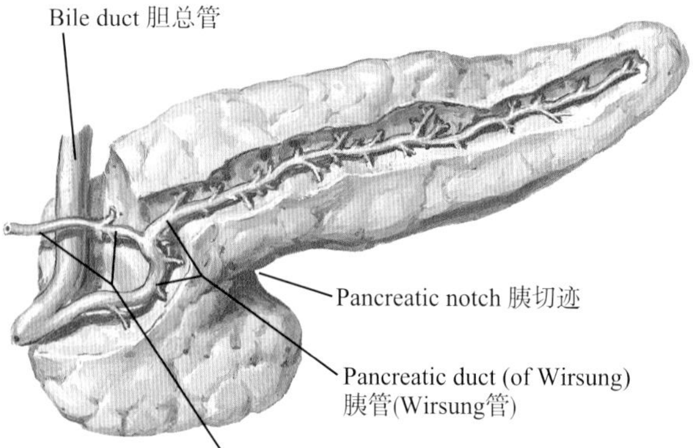

Bile duct 胆总管
Pancreatic notch 胰切迹
Pancreatic duct (of Wirsung)
胰管(Wirsung管)
Accessory pancreatic duct (of Santorini)
副胰管(Santorini 管)

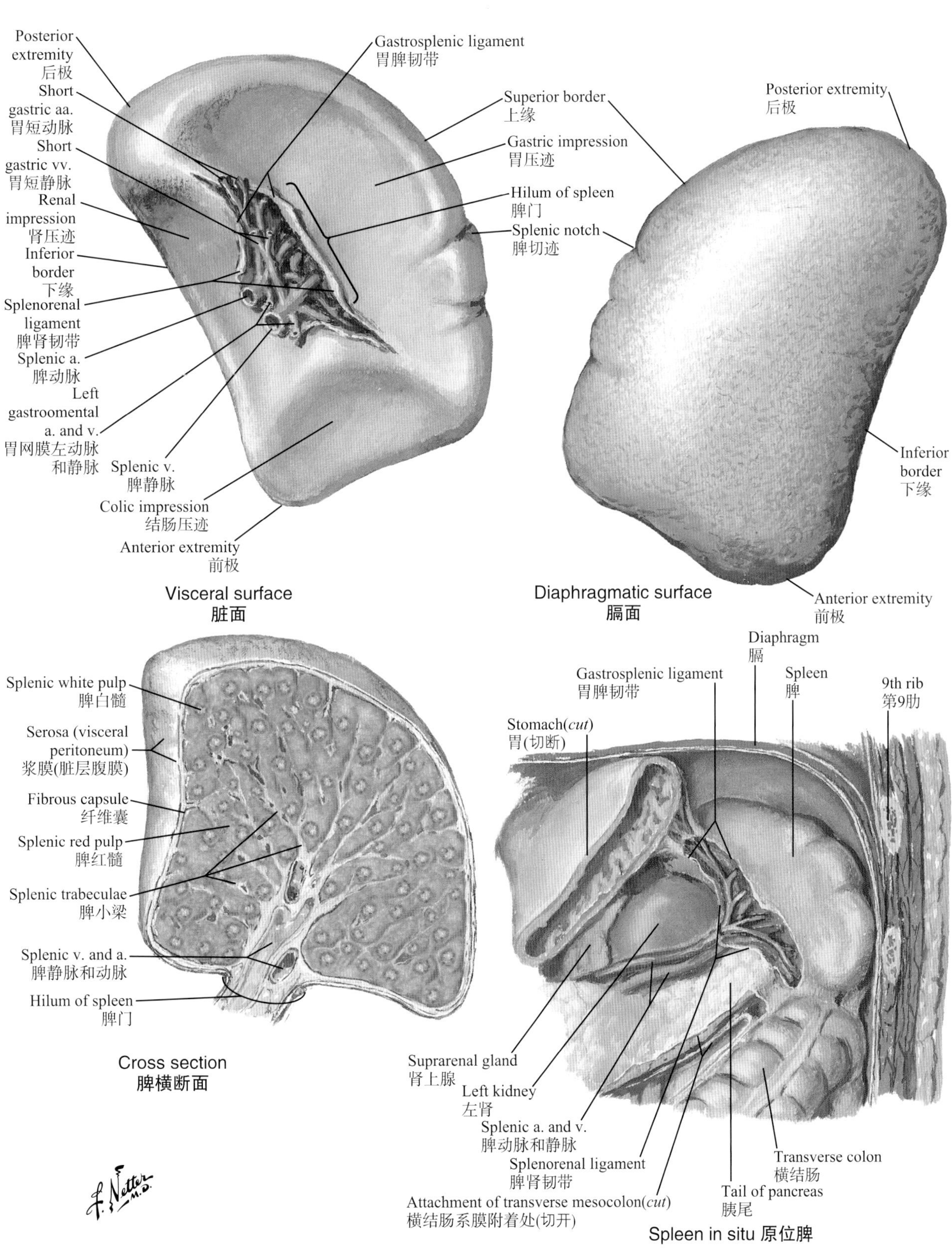
Posterior extremity
后极
Short gastric aa.
胃短动脉
Short gastric vv.
胃短静脉
Renal impression
肾压迹
Inferior border
下缘
Splenorenal ligament
脾肾韧带
Splenic a.
脾动脉
Left gastroomental a. and v.
胃网膜左动脉和静脉
Splenic v.
脾静脉
Colic impression
结肠压迹
Anterior extremity
前极
Gastrosplenic ligament
胃脾韧带
Superior border
上缘
Gastric impression
胃压迹
Hilum of spleen
脾门
Splenic notch
脾切迹
Visceral surface
脏面
Posterior extremity
后极
Inferior border
下缘
Anterior extremity
前极
Diaphragmatic surface
膈面
Splenic white pulp
脾白髓
Serosa (visceral peritoneum)
浆膜(脏层腹膜)
Fibrous capsule
纤维囊
Splenic red pulp
脾红髓
Splenic trabeculae
脾小梁
Splenic v. and a.
脾静脉和动脉
Hilum of spleen
脾门
Cross section
脾横断面
Diaphragm
膈
Gastrosplenic ligament
胃脾韧带
Spleen
脾
9th rib
第9肋
Stomach(cut)
胃(切断)
Suprarenal gland
肾上腺
Left kidney
左肾
Splenic a. and v.
脾动脉和静脉
Splenorenal ligament
脾肾韧带
Attachment of transverse mesocolon(cut)
横结肠系膜附着处(切开)
Transverse colon
横结肠
Tail of pancreas
胰尾
Spleen in situ 原位脾
F. Netter M.D.

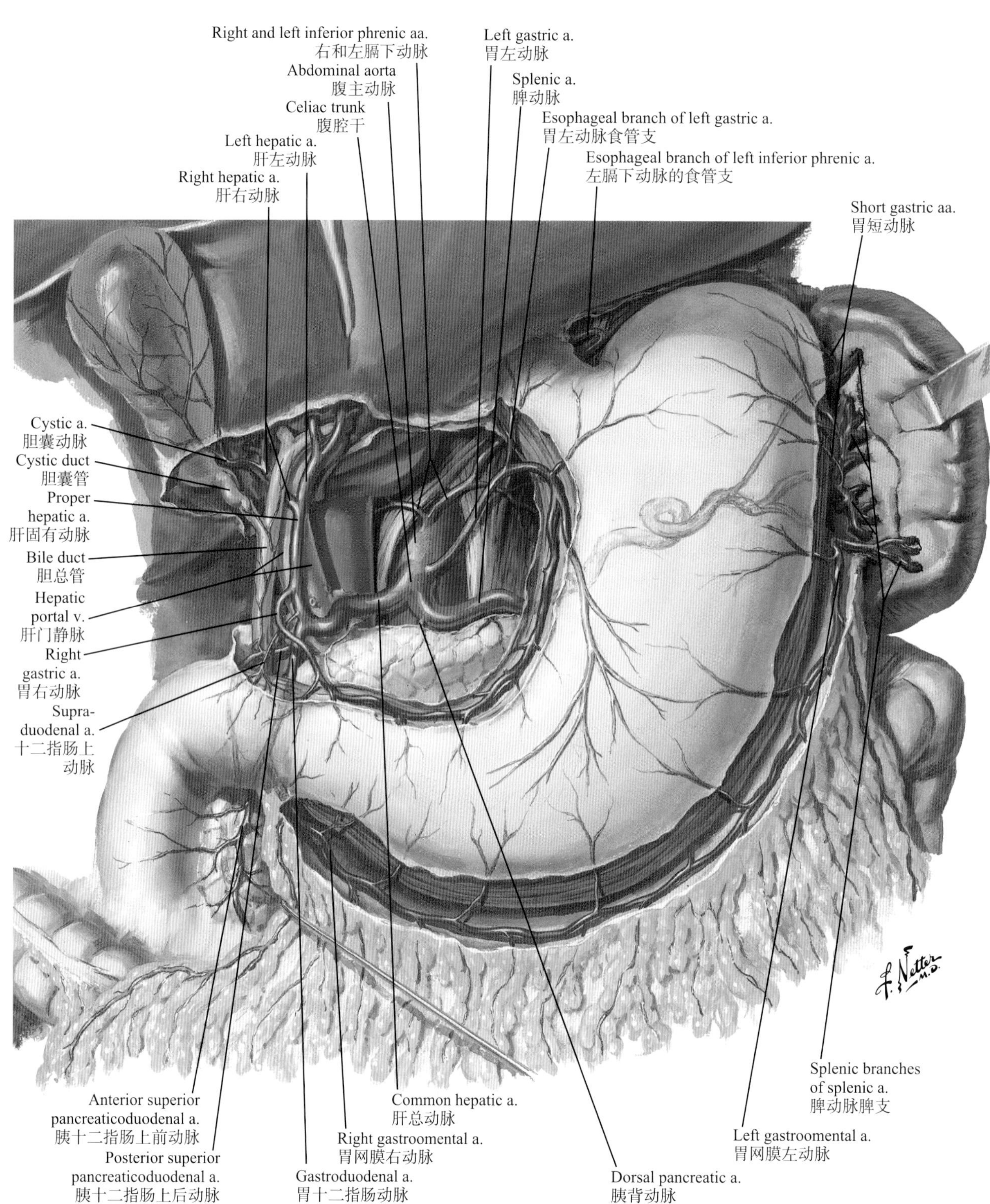
Right and left inferior phrenic aa.
右和左膈下动脉
Abdominal aorta
腹主动脉
Celiac trunk
腹腔干
Left hepatic a.
肝左动脉
Right hepatic a.
肝右动脉
Left gastric a.
胃左动脉
Splenic a.
脾动脉
Esophageal branch of left gastric a.
胃左动脉食管支
Esophageal branch of left inferior phrenic a.
左膈下动脉的食管支
Short gastric aa.
胃短动脉
Cystic a.
胆囊动脉
Cystic duct
胆囊管
Proper hepatic a.
肝固有动脉
Bile duct
胆总管
Hepatic portal v.
肝门静脉
Right gastric a.
胃右动脉
Supra-duodenal a.
十二指肠上动脉
Splenic branches of splenic a.
脾动脉脾支
Left gastroomental a.
胃网膜左动脉
Dorsal pancreatic a.
胰背动脉
Common hepatic a.
肝总动脉
Right gastroomental a.
胃网膜右动脉
Gastroduodenal a.
胃十二指肠动脉
Anterior superior pancreaticoduodenal a.
胰十二指肠上前动脉
Posterior superior pancreaticoduodenal a.
胰十二指肠上后动脉

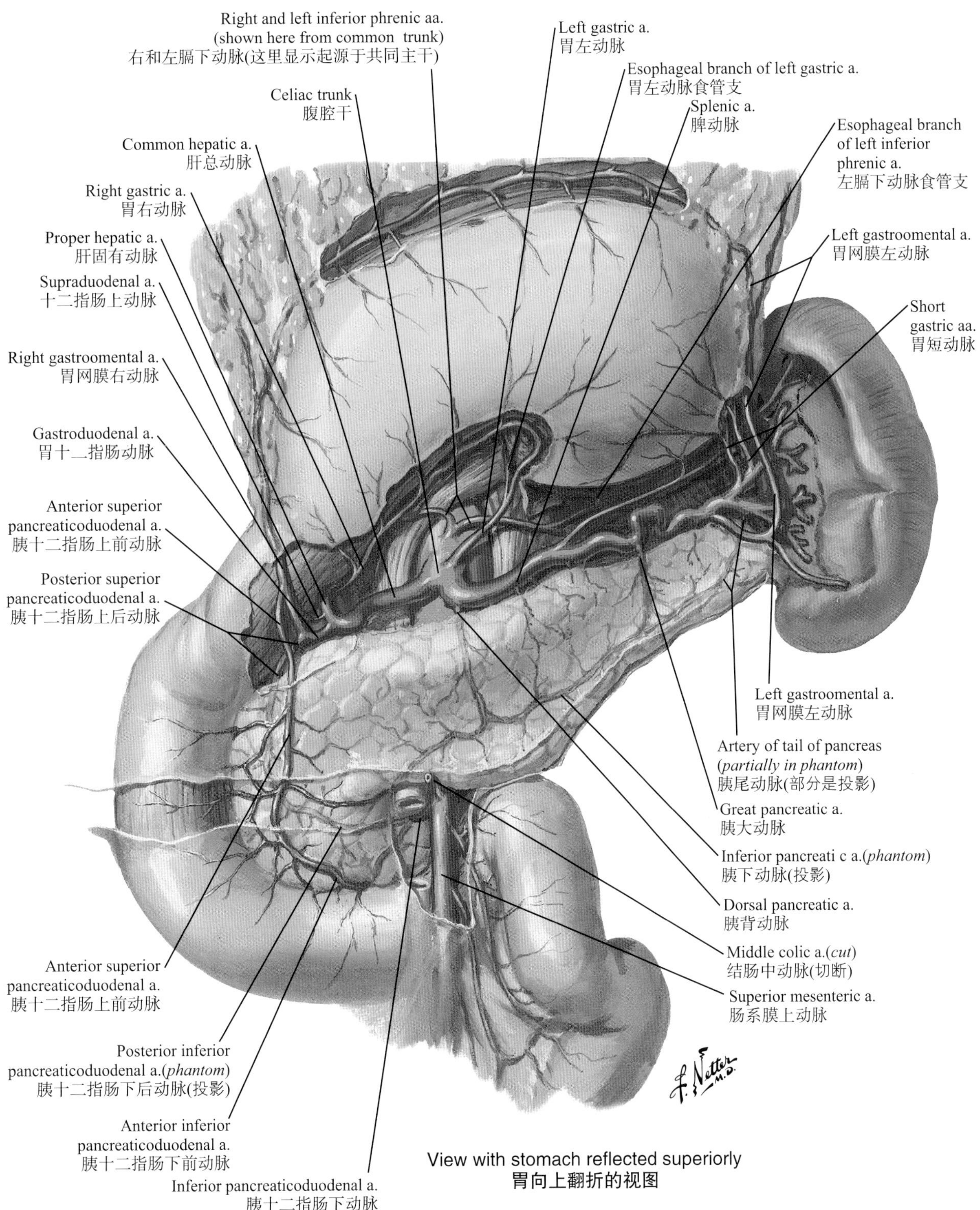


View with stomach reflected superiorly
胃向上翻折的视图

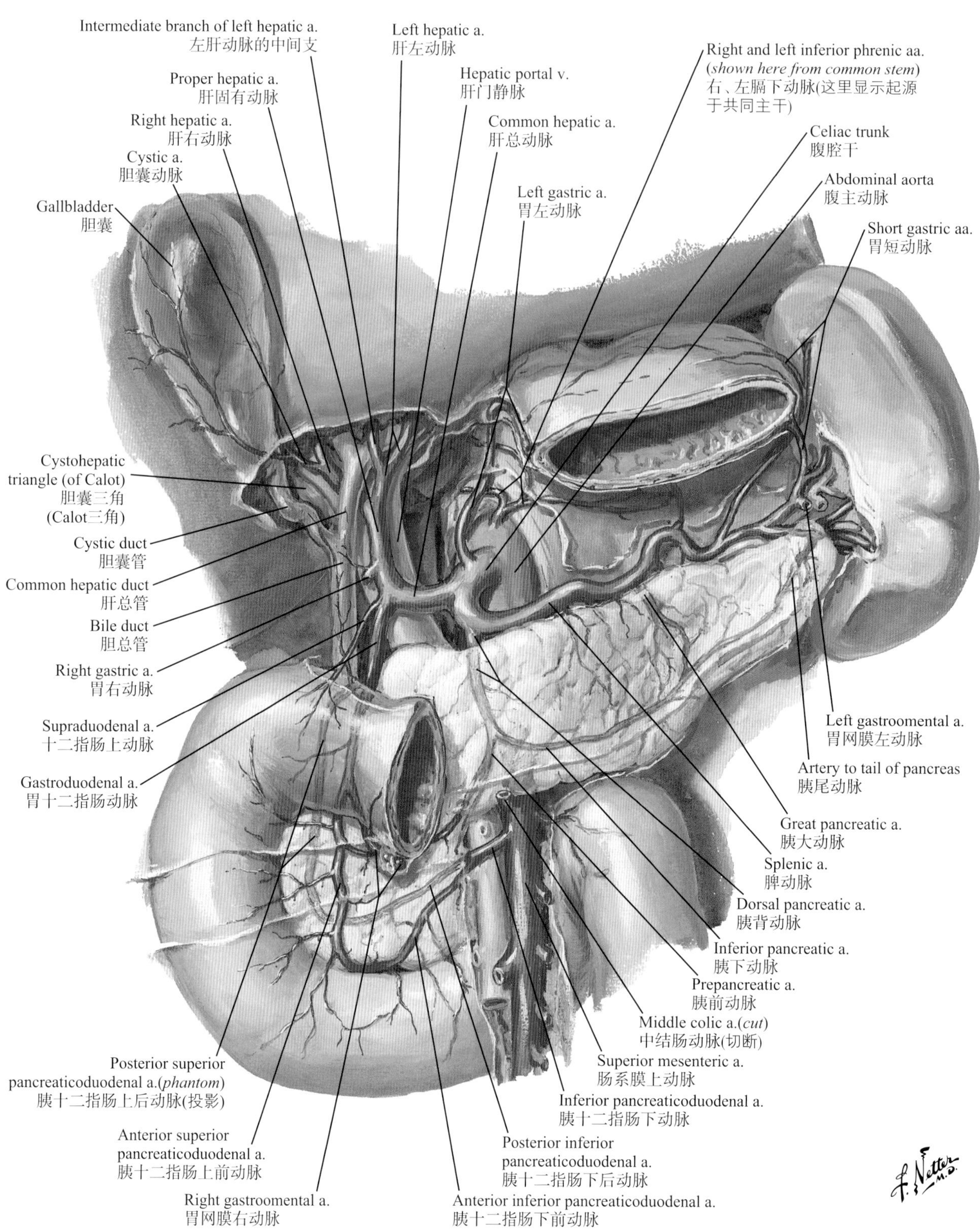
Intermediate branch of left hepatic a.
左肝动脉的中间支
Left hepatic a.
肝左动脉
Hepatic portal v.
肝门静脉
Right and left inferior phrenic aa. (shown here from common stem)
右、左膈下动脉(这里显示起源于共同主干)
Proper hepatic a.
肝固有动脉
Right hepatic a.
肝右动脉
Common hepatic a.
肝总动脉
Celiac trunk
腹腔干
Cystic a.
胆囊动脉
Abdominal aorta
腹主动脉
Left gastric a.
胃左动脉
Gallbladder
胆囊
Short gastric aa.
胃短动脉
Cystohepatic triangle (of Calot)
胆囊三角
(Calot三角)
Cystic duct
胆囊管
Common hepatic duct
肝总管
Bile duct
胆总管
Right gastric a.
胃右动脉
Supraduodenal a.
十二指肠上动脉
Gastroduodenal a.
胃十二指肠动脉
Left gastroomental a.
胃网膜左动脉
Artery to tail of pancreas
胰尾动脉
Great pancreatic a.
胰大动脉
Splenic a.
脾动脉
Dorsal pancreatic a.
胰背动脉
Inferior pancreatic a.
胰下动脉
Prepancreatic a.
胰前动脉
Middle colic a.(cut)
中结肠动脉(切断)
Superior mesenteric a.
肠系膜上动脉
Inferior pancreaticoduodenal a.
胰十二指肠下动脉
Posterior superior pancreaticoduodenal a.(phantom)
胰十二指肠上后动脉(投影)
Anterior superior pancreaticoduodenal a.
胰十二指肠上前动脉
Posterior inferior pancreaticoduodenal a.
胰十二指肠下后动脉
Right gastroomental a.
胃网膜右动脉
Anterior inferior pancreaticoduodenal a.
胰十二指肠下前动脉

参见图 308，310

经静脉增强CT扫描3D成像

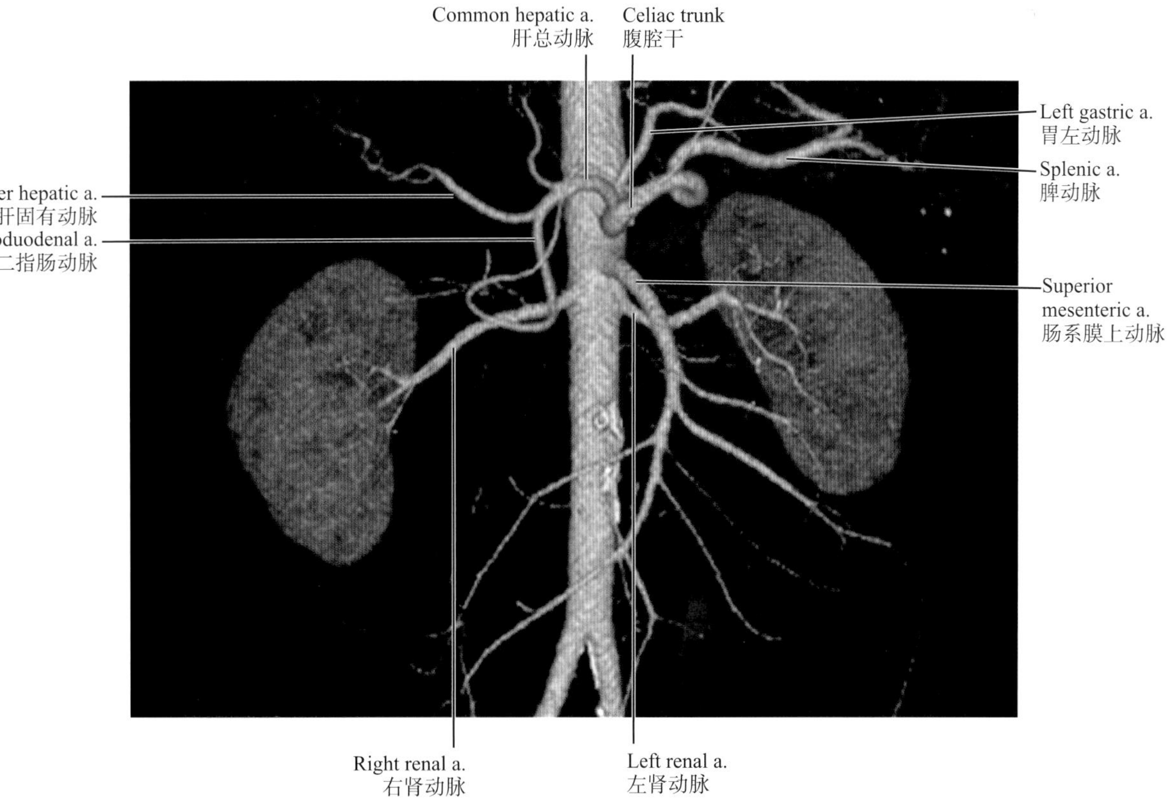


选择性数字减影血管造影，腹腔干

Left gastric a.
胃左动脉

Splenic a.
脾动脉

Common hepatic a.
肝总动脉

Celiac trunk
腹腔干

Duodenum and head of pancreas reflected to left
十二指肠和胰头翻向左侧 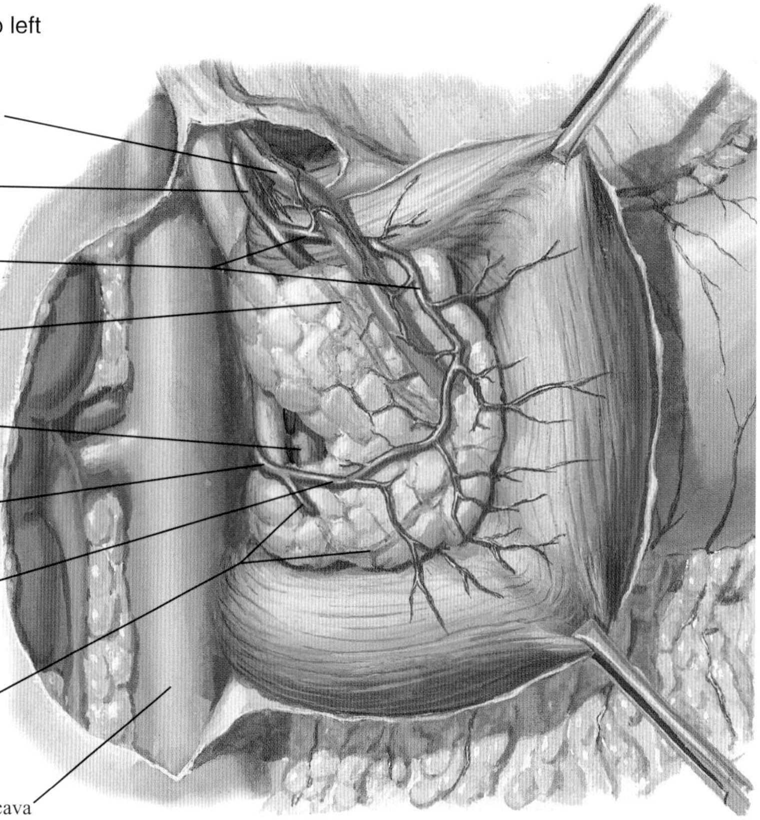 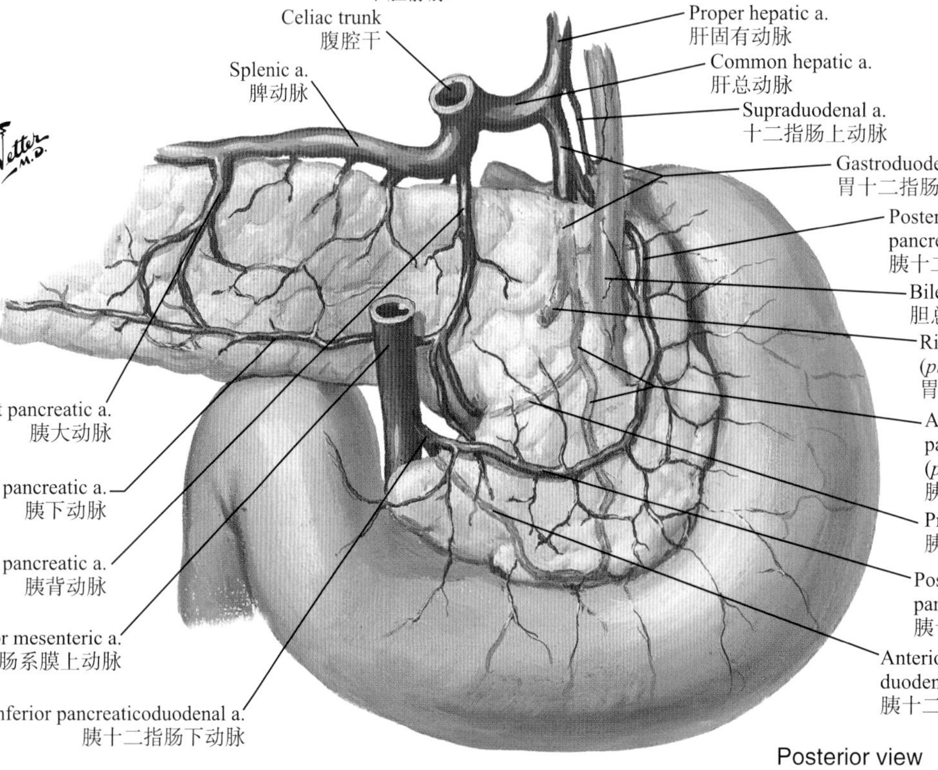
Bile duct
胆总管
Gastroduodenal a.
胃十二指肠动脉
Posterior superior pancreaticoduodenal a.
胰十二指肠上后动脉
Anterior superior pancreaticoduodenal a. (*phantom*)
胰十二指肠上前动脉(投影)
Superior mesenteric a.
肠系膜上动脉
Inferior pancreaticoduodenal a.
胰十二指肠下动脉
Posterior inferior pancreaticoduodenal a.
胰十二指肠下后动脉
Anterior inferior pancreaticoduodenal a. (*partially in phantom*)
胰十二指肠下前动脉(部分是投影)
Inferior vena cava
下腔静脉
Celiac trunk
腹腔干
Splenic a.
脾动脉
Proper hepatic a.
肝固有动脉
Common hepatic a.
肝总动脉
Supraduodenal a.
十二指肠上动脉
Gastroduodenal a. (*partially in phantom*)
胃十二指肠动脉(部分是投影)
Posterior superior pancreaticoduodenal a.
胰十二指肠上后动脉
Bile duct
胆总管
Right gastroomental a. (*phantom, cut*)
胃网膜右动脉(投影,切断)
Anterior superior pancreaticoduodenal a. (*phantom*)
胰十二指肠上前动脉(投影)
Prepancreatic a.
胰前动脉
Posterior inferior pancreaticoduodenal a.
胰十二指肠下后动脉
Anterior inferior pancreaticoduodenal a. (*phantom*)
胰十二指肠下前动脉(投影)
Great pancreatic a.
胰大动脉
Inferior pancreatic a.
胰下动脉
Dorsal pancreatic a.
胰背动脉
Superior mesenteric a.
肠系膜上动脉
Inferior pancreaticoduodenal a.
胰十二指肠下动脉
Posterior view
后面观

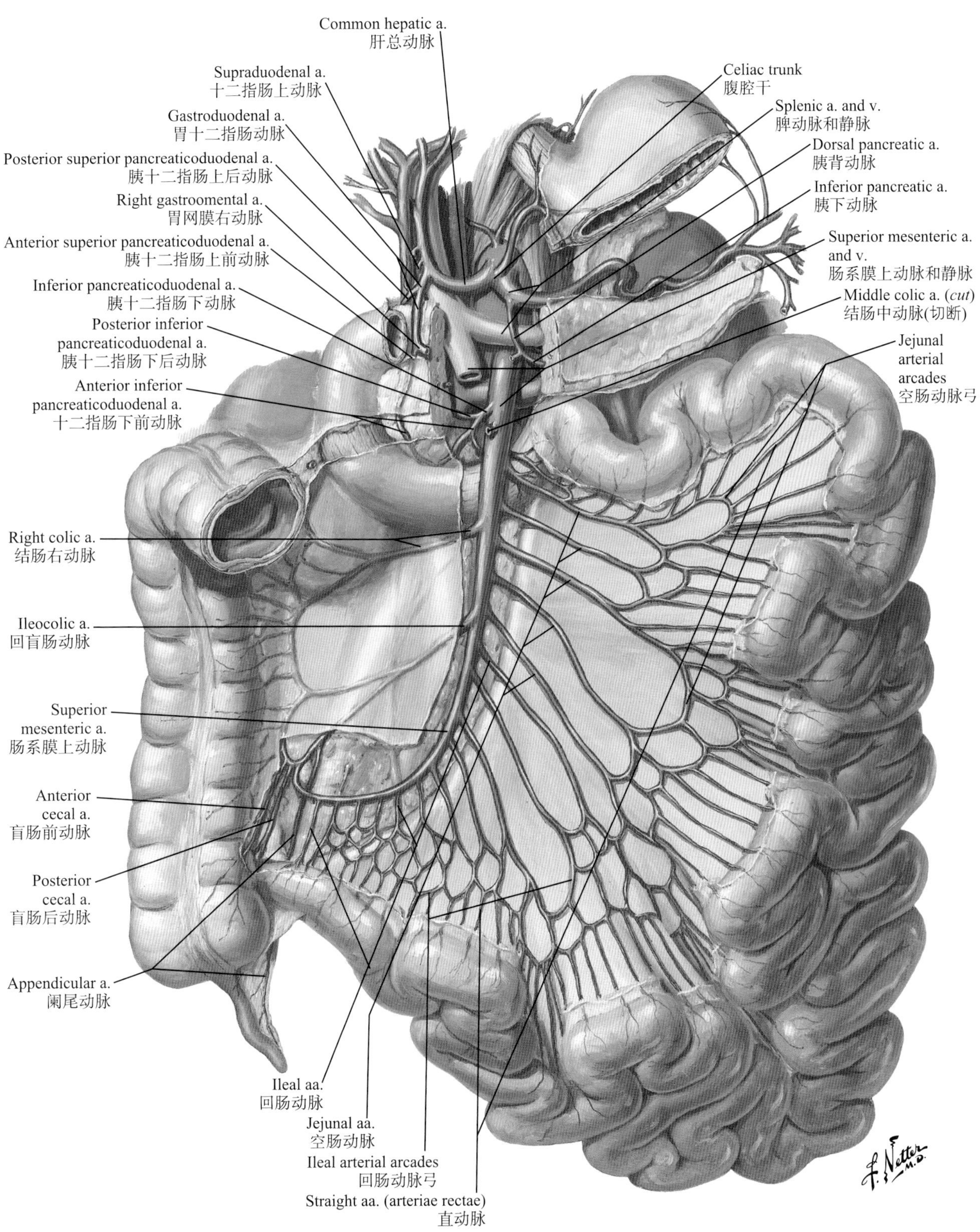
Common hepatic a.
肝总动脉
Supraduodenal a.
十二指肠上动脉
Gastroduodenal a.
胃十二指肠动脉
Posterior superior pancreaticoduodenal a.
胰十二指肠上后动脉
Right gastroomental a.
胃网膜右动脉
Anterior superior pancreaticoduodenal a.
胰十二指肠上前动脉
Inferior pancreaticoduodenal a.
胰十二指肠下动脉
Posterior inferior pancreaticoduodenal a.
胰十二指肠下后动脉
Anterior inferior pancreaticoduodenal a.
十二指肠下前动脉
Celiac trunk
腹腔干
Splenic a. and v.
脾动脉和静脉
Dorsal pancreatic a.
胰背动脉
Inferior pancreatic a.
胰下动脉
Superior mesenteric a. and v.
肠系膜上动脉和静脉
Middle colic a. (*cut*)
结肠中动脉(切断)
Jejunal arterial arcades
空肠动脉弓
Right colic a.
结肠右动脉
Ileocolic a.
回盲肠动脉
Superior mesenteric a.
肠系膜上动脉
Anterior cecal a.
盲肠前动脉
Posterior cecal a.
盲肠后动脉
Appendicular a.
阑尾动脉
Ileal aa.
回肠动脉
Jejunal aa.
空肠动脉
Ileal arterial arcades
回肠动脉弓
Straight aa. (arteriae rectae)
直动脉
F. Netter M.D.

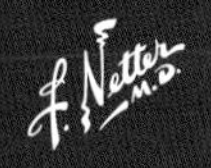

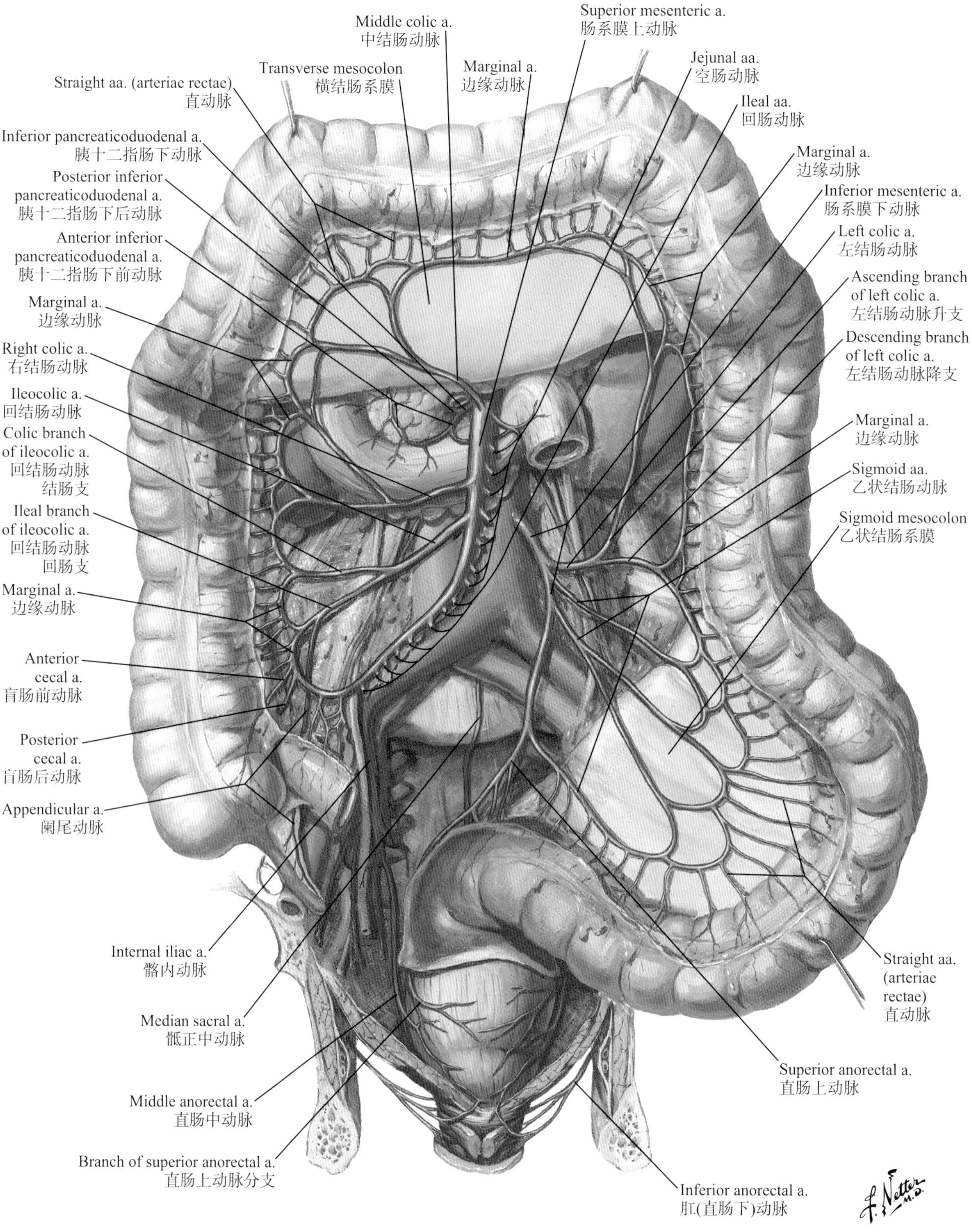
Middle colic a.
中结肠动脉
Superior mesenteric a.
肠系膜上动脉
Transverse mesocolon
横结肠系膜
Marginal a.
边缘动脉
Jejunal aa.
空肠动脉
Straight aa. (arteriae rectae)
直动脉
Ileal aa.
回肠动脉
Inferior pancreaticoduodenal a.
胰十二指肠下动脉
Marginal a.
边缘动脉
Posterior inferior
pancreaticoduodenal a.
胰十二指肠下后动脉
Inferior mesenteric a.
肠系膜下动脉
Left colic a.
左结肠动脉
Anterior inferior
pancreaticoduodenal a.
胰十二指肠下前动脉
Ascending branch
of left colic a.
左结肠动脉升支
Marginal a.
边缘动脉
Right colic a.
右结肠动脉
Descending branch
of left colic a.
左结肠动脉降支
Ileocolic a.
回结肠动脉
Marginal a.
边缘动脉
Colic branch
of ileocolic a.
回结肠动脉
结肠支
Sigmoid aa.
乙状结肠动脉
Sigmoid mesocolon
乙状结肠系膜
Ileal branch
of ileocolic a.
回结肠动脉
回肠支
Marginal a.
边缘动脉
Anterior
cecal a.
盲肠前动脉
Posterior
cecal a.
盲肠后动脉
Appendicular a.
阑尾动脉
Internal iliac a.
髂内动脉
Straight aa.
(arteriae
rectae)
直动脉
Median sacral a.
骶正中动脉
Superior anorectal a.
直肠上动脉
Middle anorectal a.
直肠中动脉
Branch of superior anorectal a.
直肠上动脉分支
Inferior anorectal a.
肛(直肠下)动脉

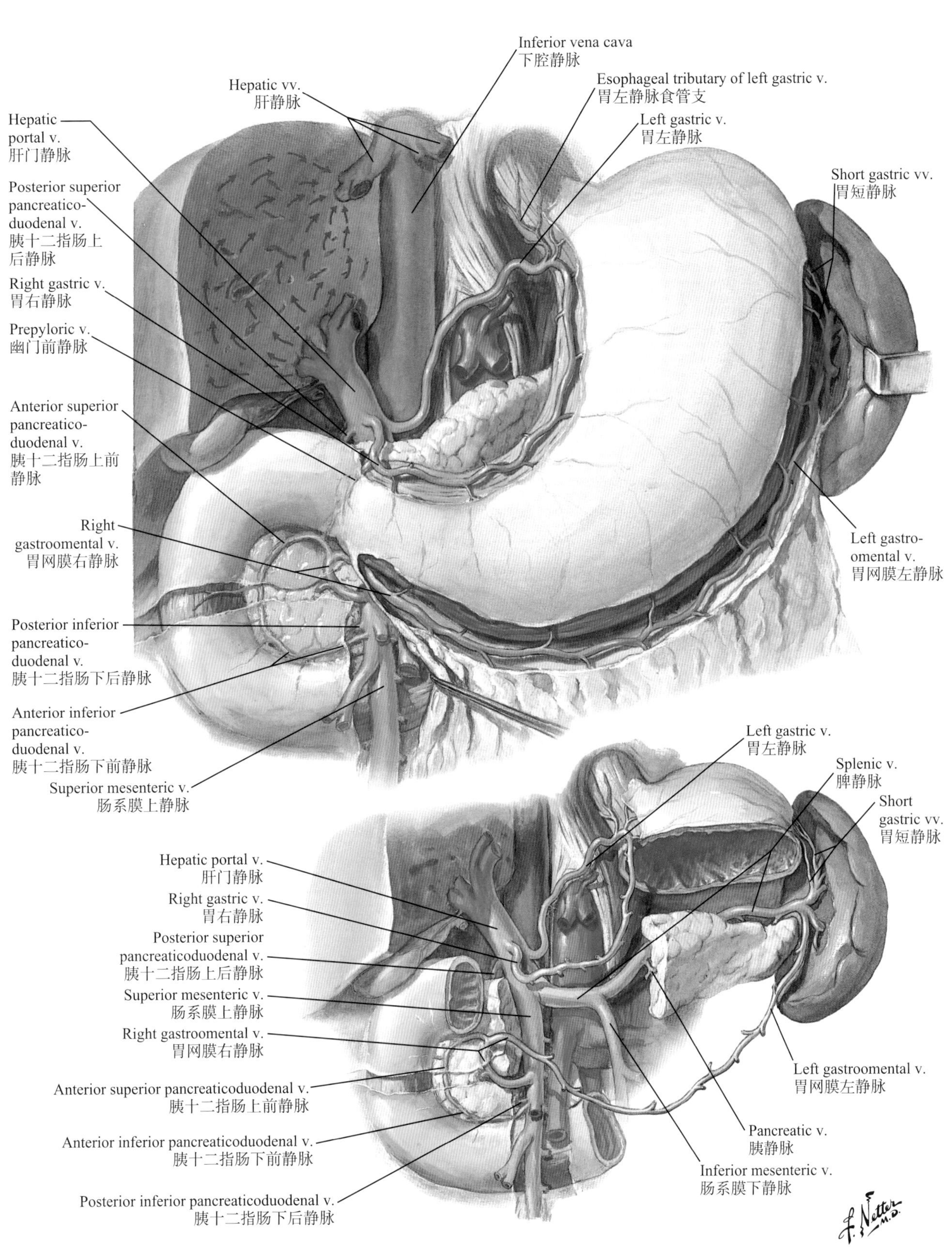
Inferior vena cava
下腔静脉
Hepatic vv.
肝静脉
Esophageal tributary of left gastric v.
胃左静脉食管支
Left gastric v.
胃左静脉
Hepatic portal v.
肝门静脉
Posterior superior pancreatico-duodenal v.
胰十二指肠上后静脉
Right gastric v.
胃右静脉
Prepyloric v.
幽门前静脉
Short gastric vv.
胃短静脉
Anterior superior pancreatico-duodenal v.
胰十二指肠上前静脉
Right gastroomental v.
胃网膜右静脉
Left gastro-omental v.
胃网膜左静脉
Posterior inferior pancreatico-duodenal v.
胰十二指肠下后静脉
Anterior inferior pancreatico-duodenal v.
胰十二指肠下前静脉
Superior mesenteric v.
肠系膜上静脉
Left gastric v.
胃左静脉
Splenic v.
脾静脉
Short gastric vv.
胃短静脉
Hepatic portal v.
肝门静脉
Right gastric v.
胃右静脉
Posterior superior pancreaticoduodenal v.
胰十二指肠上后静脉
Superior mesenteric v.
肠系膜上静脉
Right gastroomental v.
胃网膜右静脉
Left gastroomental v.
胃网膜左静脉
Anterior superior pancreaticoduodenal v.
胰十二指肠上前静脉
Anterior inferior pancreaticoduodenal v.
胰十二指肠下前静脉
Pancreatic v.
胰静脉
Inferior mesenteric v.
肠系膜下静脉
Posterior inferior pancreaticoduodenal v.
胰十二指肠下后静脉
F. Netter M.D.

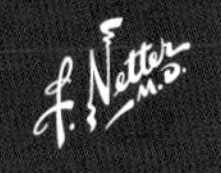

# 小肠的静脉

参见附图 76

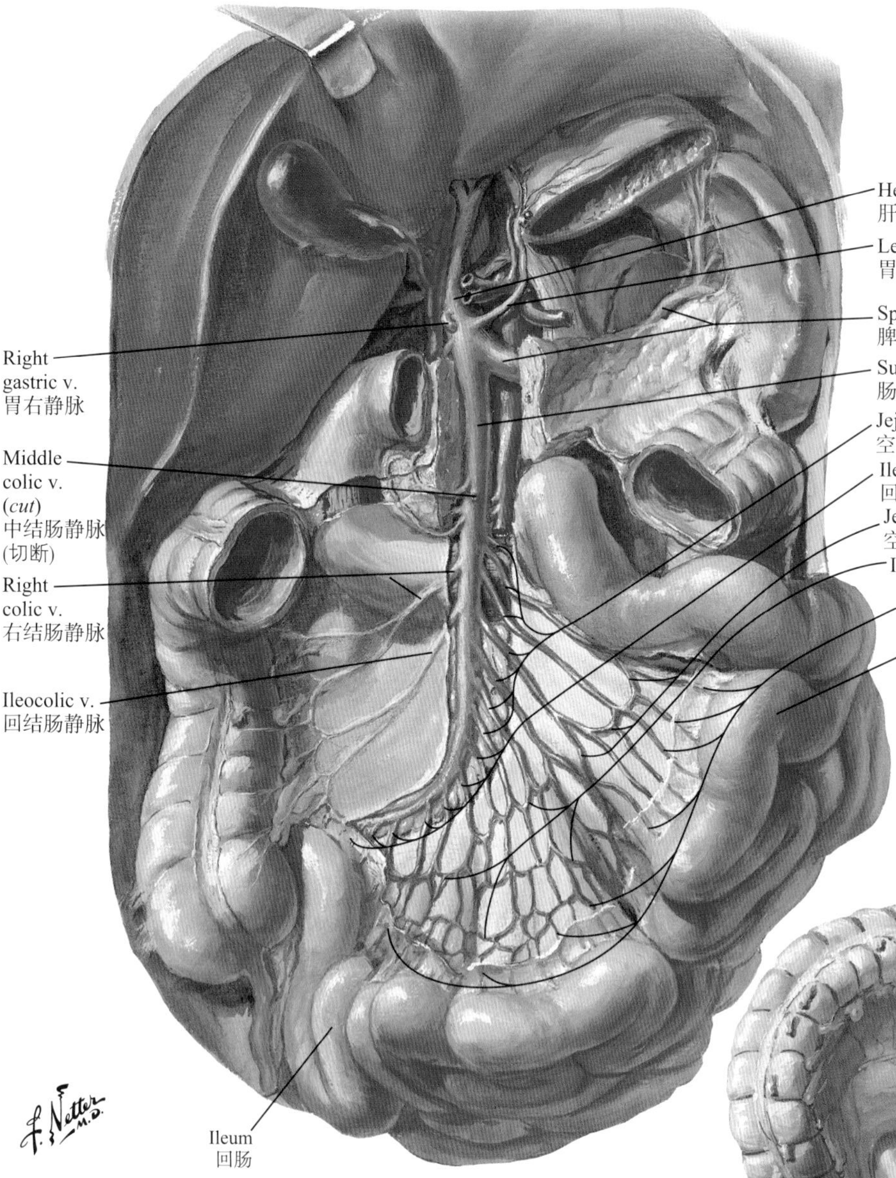

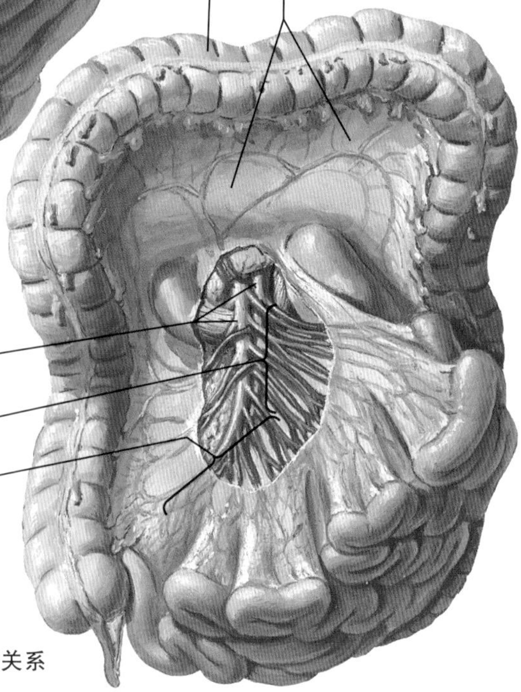

**Relations of superior mesenteric vein and artery in root of mesentery**
肠系膜上静脉和动脉在肠系膜根的位置关系

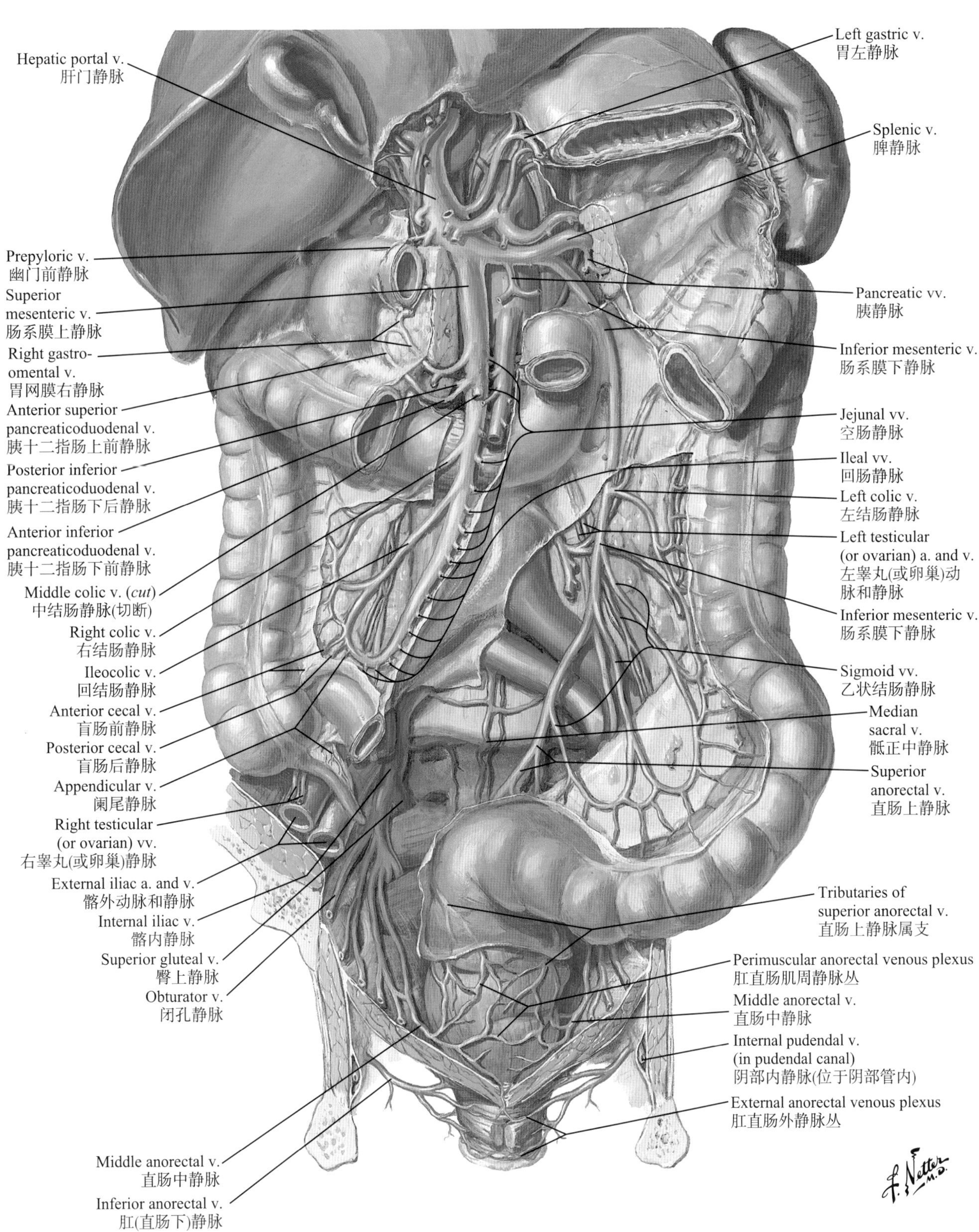
Hepatic portal v.
肝门静脉
Prepyloric v.
幽门前静脉
Superior mesenteric v.
肠系膜上静脉
Right gastro-omental v.
胃网膜右静脉
Anterior superior pancreaticoduodenal v.
胰十二指肠上前静脉
Posterior inferior pancreaticoduodenal v.
胰十二指肠下后静脉
Anterior inferior pancreaticoduodenal v.
胰十二指肠下前静脉
Middle colic v. (cut)
中结肠静脉(切断)
Right colic v.
右结肠静脉
Ileocolic v.
回结肠静脉
Anterior cecal v.
盲肠前静脉
Posterior cecal v.
盲肠后静脉
Appendicular v.
阑尾静脉
Right testicular (or ovarian) vv.
右睾丸(或卵巢)静脉
External iliac a. and v.
髂外动脉和静脉
Internal iliac v.
髂内静脉
Superior gluteal v.
臀上静脉
Obturator v.
闭孔静脉
Middle anorectal v.
直肠中静脉
Inferior anorectal v.
肛(直肠下)静脉
Left gastric v.
胃左静脉
Splenic v.
脾静脉
Pancreatic vv.
胰静脉
Inferior mesenteric v.
肠系膜下静脉
Jejunal vv.
空肠静脉
Ileal vv.
回肠静脉
Left colic v.
左结肠静脉
Left testicular (or ovarian) a. and v.
左睾丸(或卵巢)动脉和静脉
Inferior mesenteric v.
肠系膜下静脉
Sigmoid vv.
乙状结肠静脉
Median sacral v.
骶正中静脉
Superior anorectal v.
直肠上静脉
Tributaries of superior anorectal v.
直肠上静脉属支
Perimuscular anorectal venous plexus
肛直肠肌周静脉丛
Middle anorectal v.
直肠中静脉
Internal pudendal v. (in pudendal canal)
阴部内静脉(位于阴部管内)
External anorectal venous plexus
肛直肠外静脉丛

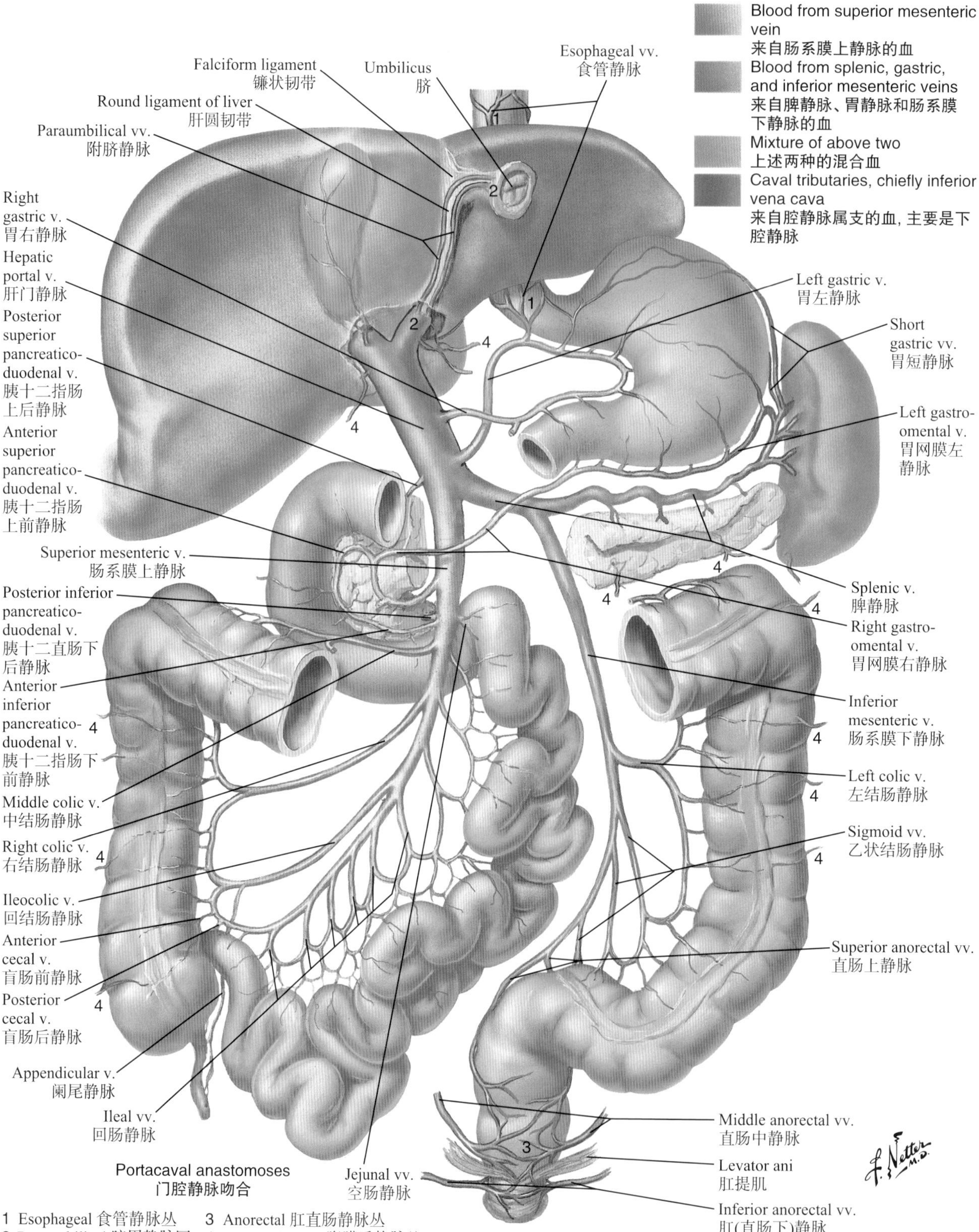

Blood from superior mesenteric vein
来自肠系膜上静脉的血
Blood from splenic, gastric, and inferior mesenteric veins
来自脾静脉、胃静脉和肠系膜下静脉的血
Mixture of above two
上述两种的混合血
Caval tributaries, chiefly inferior vena cava
来自腔静脉属支的血，主要是下腔静脉
Falciform ligament
镰状韧带
Umbilicus
脐
Esophageal vv.
食管静脉
Round ligament of liver
肝圆韧带
Paraumbilical vv.
附脐静脉
Right gastric v.
胃右静脉
Hepatic portal v.
肝门静脉
Posterior superior pancreaticoduodenal v.
胰十二指肠上后静脉
Anterior superior pancreaticoduodenal v.
胰十二指肠上前静脉
Superior mesenteric v.
肠系膜上静脉
Posterior inferior pancreaticoduodenal v.
胰十二直肠下后静脉
Anterior inferior pancreaticoduodenal v.
胰十二指肠下前静脉
Middle colic v.
中结肠静脉
Right colic v.
右结肠静脉
Ileocolic v.
回结肠静脉
Anterior cecal v.
盲肠前静脉
Posterior cecal v.
盲肠后静脉
Appendicular v.
阑尾静脉
Ileal vv.
回肠静脉
Jejunal vv.
空肠静脉
Left gastric v.
胃左静脉
Short gastric vv.
胃短静脉
Left gastro-omental v.
胃网膜左静脉
Splenic v.
脾静脉
Right gastro-omental v.
胃网膜右静脉
Inferior mesenteric v.
肠系膜下静脉
Left colic v.
左结肠静脉
Sigmoid vv.
乙状结肠静脉
Superior anorectal vv.
直肠上静脉
Middle anorectal vv.
直肠中静脉
Levator ani
肛提肌
Inferior anorectal vv.
肛(直肠下)静脉
1
2
3
4
Portacaval anastomoses
门腔静脉吻合
1 Esophageal 食管静脉丛
2 Paraumbilical 脐周静脉网
3 Anorectal 肛直肠静脉丛
4 Retroperitoneal 腹膜后静脉丛

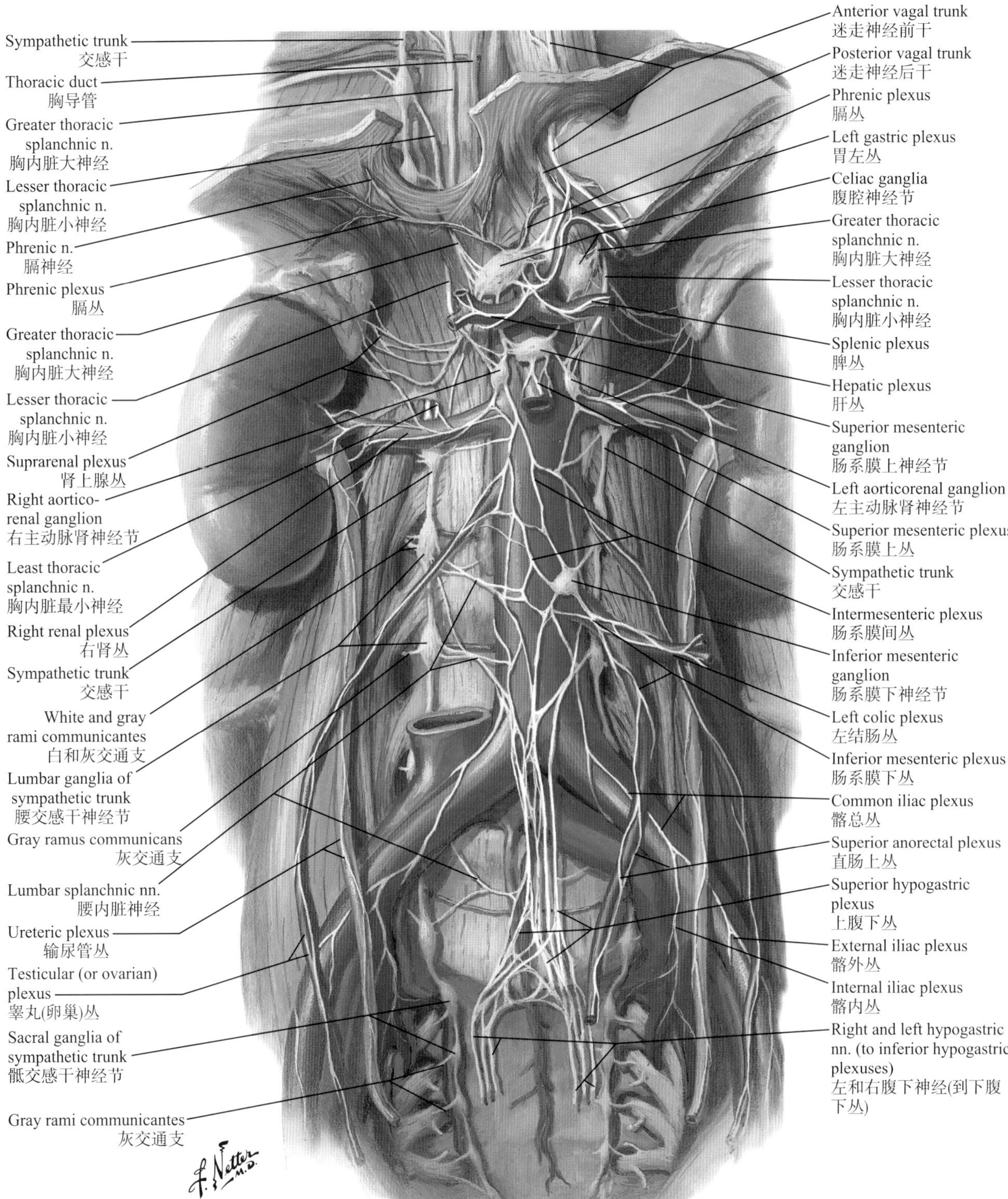
Sympathetic trunk
交感干
Thoracic duct
胸导管
Greater thoracic splanchnic n.
胸内脏大神经
Lesser thoracic splanchnic n.
胸内脏小神经
Phrenic n.
膈神经
Phrenic plexus
膈丛
Greater thoracic splanchnic n.
胸内脏大神经
Lesser thoracic splanchnic n.
胸内脏小神经
Suprarenal plexus
肾上腺丛
Right aortico-renal ganglion
右主动脉肾神经节
Least thoracic splanchnic n.
胸内脏最小神经
Right renal plexus
右肾丛
Sympathetic trunk
交感干
White and gray rami communicantes
白和灰交通支
Lumbar ganglia of sympathetic trunk
腰交感干神经节
Gray ramus communicans
灰交通支
Lumbar splanchnic nn.
腰内脏神经
Ureteric plexus
输尿管丛
Testicular (or ovarian) plexus
睾丸(卵巢)丛
Sacral ganglia of sympathetic trunk
骶交感干神经节
Gray rami communicantes
灰交通支
Anterior vagal trunk
迷走神经前干
Posterior vagal trunk
迷走神经后干
Phrenic plexus
膈丛
Left gastric plexus
胃左丛
Celiac ganglia
腹腔神经节
Greater thoracic splanchnic n.
胸内脏大神经
Lesser thoracic splanchnic n.
胸内脏小神经
Splenic plexus
脾丛
Hepatic plexus
肝丛
Superior mesenteric ganglion
肠系膜上神经节
Left aorticorenal ganglion
左主动脉肾神经节
Superior mesenteric plexus
肠系膜上丛
Sympathetic trunk
交感干
Intermesenteric plexus
肠系膜间丛
Inferior mesenteric ganglion
肠系膜下神经节
Left colic plexus
左结肠丛
Inferior mesenteric plexus
肠系膜下丛
Common iliac plexus
髂总丛
Superior anorectal plexus
直肠上丛
Superior hypogastric plexus
上腹下丛
External iliac plexus
髂外丛
Internal iliac plexus
髂内丛
Right and left hypogastric nn. (to inferior hypogastric plexuses)
左和右腹下神经(到下腹下丛)
F. Netter M.D.

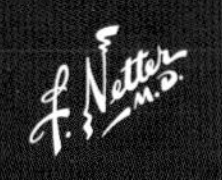

# 胃和十二指肠的自主神经

参见图 261

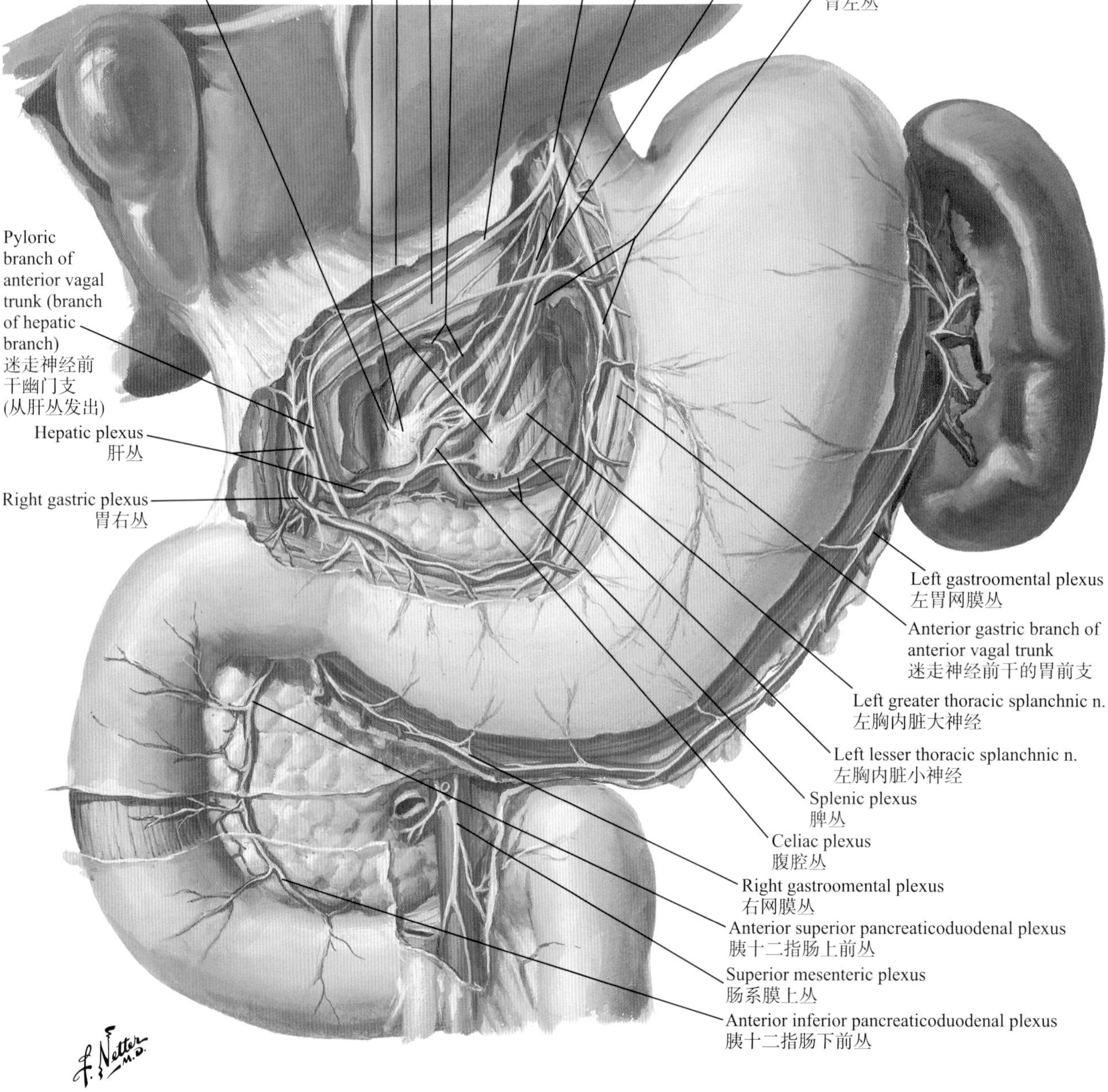

Right and left phrenic plexuses
右和左膈丛
Posterior layer of lesser omentum
小网膜后层
Anterior layer of lesser omentum
小网膜前层
Right greater thoracic splanchnic n.
右胸内脏大神经
Celiac ganglia
腹腔神经节
Hepatic branch of anterior vagal trunk
迷走神经前干肝支
Anterior vagal trunk
迷走神经前干
Celiac branch of posterior vagal trunk
迷走神经后干腹腔支
Celiac branch of anterior vagal trunk
迷走神经前干腹腔支
Left gastric plexus
胃左丛
Pyloric branch of anterior vagal trunk (branch of hepatic branch)
迷走神经前干幽门支(从肝丛发出)
Hepatic plexus
肝丛
Right gastric plexus
胃右丛
Left gastroomental plexus
左胃网膜丛
Anterior gastric branch of anterior vagal trunk
迷走神经前干的胃前支
Left greater thoracic splanchnic n.
左胸内脏大神经
Left lesser thoracic splanchnic n.
左胸内脏小神经
Splenic plexus
脾丛
Celiac plexus
腹腔丛
Right gastroomental plexus
右网膜丛
Anterior superior pancreaticoduodenal plexus
胰十二指肠上前丛
Superior mesenteric plexus
肠系膜上丛
Anterior inferior pancreaticoduodenal plexus
胰十二指肠下前丛

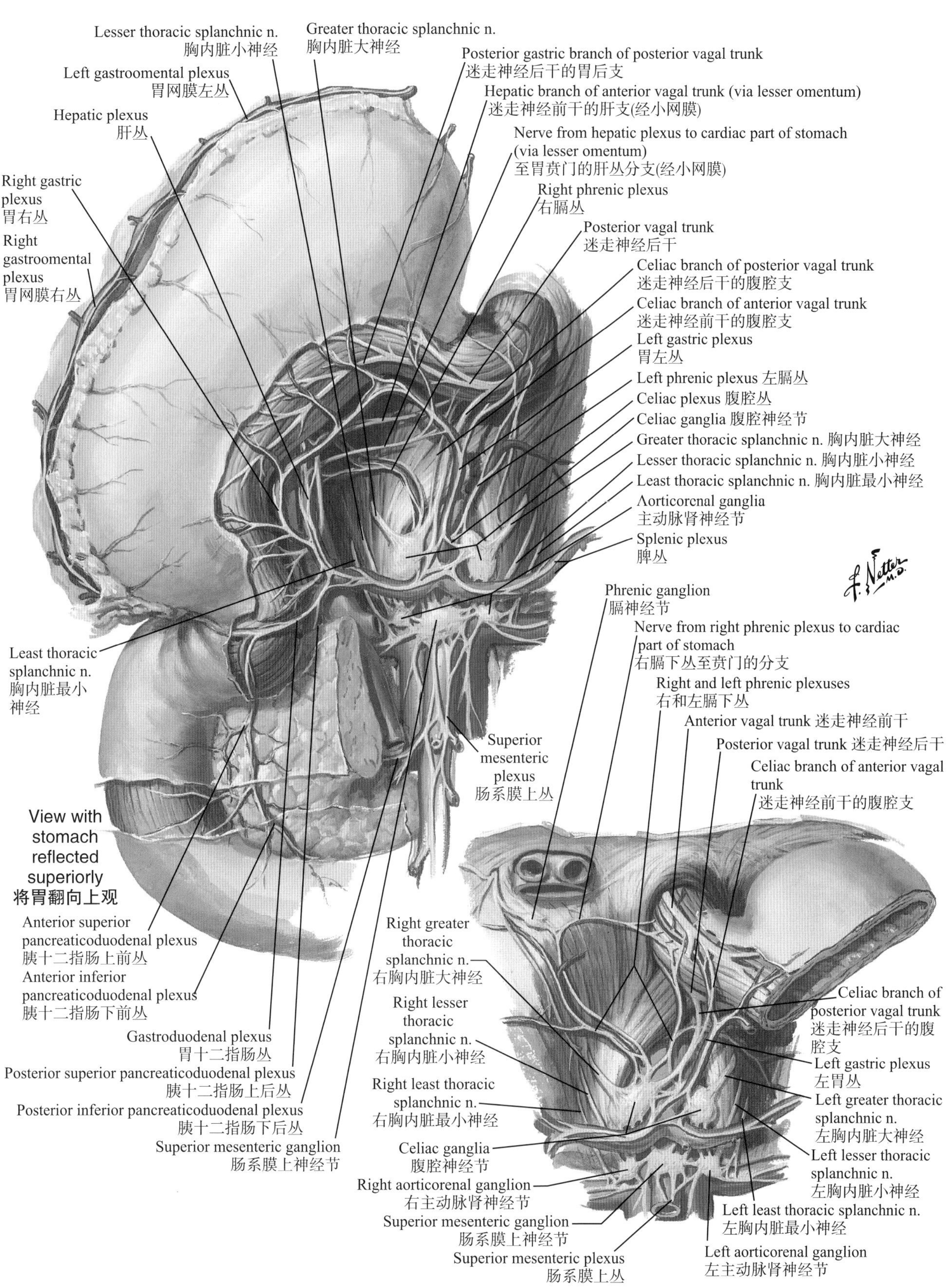
Lesser thoracic splanchnic n.
胸内脏小神经
Greater thoracic splanchnic n.
胸内脏大神经
Posterior gastric branch of posterior vagal trunk
迷走神经后干的胃后支
Left gastroomental plexus
胃网膜左丛
Hepatic branch of anterior vagal trunk (via lesser omentum)
迷走神经前干的肝支(经小网膜)
Hepatic plexus
肝丛
Nerve from hepatic plexus to cardiac part of stomach (via lesser omentum)
至胃贲门的肝丛分支(经小网膜)
Right gastric plexus
胃右丛
Right phrenic plexus
右膈丛
Right gastroomental plexus
胃网膜右丛
Posterior vagal trunk
迷走神经后干
Celiac branch of posterior vagal trunk
迷走神经后干的腹腔支
Celiac branch of anterior vagal trunk
迷走神经前干的腹腔支
Left gastric plexus
胃左丛
Left phrenic plexus 左膈丛
Celiac plexus 腹腔丛
Celiac ganglia 腹腔神经节
Greater thoracic splanchnic n. 胸内脏大神经
Lesser thoracic splanchnic n. 胸内脏小神经
Least thoracic splanchnic n. 胸内脏最小神经
Aorticorenal ganglia
主动脉肾神经节
Splenic plexus
脾丛
Phrenic ganglion
膈神经节
Least thoracic splanchnic n.
胸内脏最小神经
Nerve from right phrenic plexus to cardiac part of stomach
右膈下丛至贲门的分支
Right and left phrenic plexuses
右和左膈下丛
Anterior vagal trunk 迷走神经前干
Posterior vagal trunk 迷走神经后干
Superior mesenteric plexus
肠系膜上丛
Celiac branch of anterior vagal trunk
迷走神经前干的腹腔支
View with stomach reflected superiorly
将胃翻向上观
Anterior superior pancreaticoduodenal plexus
胰十二指肠上前丛
Right greater thoracic splanchnic n.
右胸内脏大神经
Anterior inferior pancreaticoduodenal plexus
胰十二指肠下前丛
Celiac branch of posterior vagal trunk
迷走神经后干的腹腔支
Right lesser thoracic splanchnic n.
右胸内脏小神经
Left gastric plexus
左胃丛
Gastroduodenal plexus
胃十二指肠丛
Posterior superior pancreaticoduodenal plexus
胰十二指肠上后丛
Right least thoracic splanchnic n.
右胸内脏最小神经
Left greater thoracic splanchnic n.
左胸内脏大神经
Posterior inferior pancreaticoduodenal plexus
胰十二指肠下后丛
Superior mesenteric ganglion
肠系膜上神经节
Celiac ganglia
腹腔神经节
Left lesser thoracic splanchnic n.
左胸内脏小神经
Right aorticorenal ganglion
右主动脉肾神经节
Left least thoracic splanchnic n.
左胸内脏最小神经
Superior mesenteric ganglion
肠系膜上神经节
Left aorticorenal ganglion
左主动脉肾神经节
Superior mesenteric plexus
肠系膜上丛

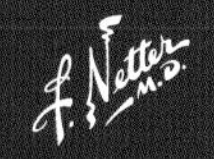

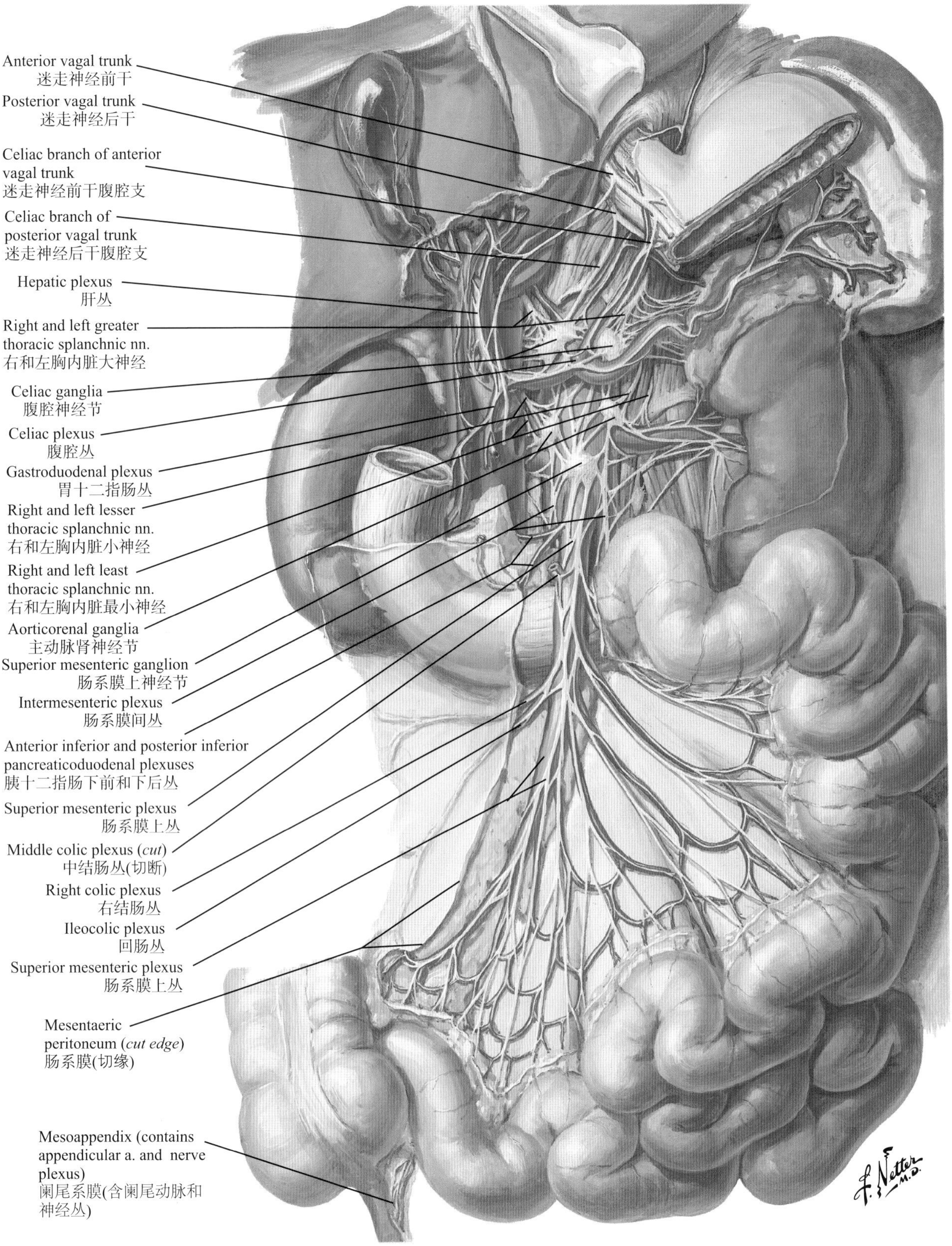

# 小肠的自主神经


Anterior vagal trunk
迷走神经前干
Posterior vagal trunk
迷走神经后干
Celiac branch of anterior vagal trunk
迷走神经前干腹腔支
Celiac branch of posterior vagal trunk
迷走神经后干腹腔支
Hepatic plexus
肝丛
Right and left greater thoracic splanchnic nn.
右和左胸内脏大神经
Celiac ganglia
腹腔神经节
Celiac plexus
腹腔丛
Gastroduodenal plexus
胃十二指肠丛
Right and left lesser thoracic splanchnic nn.
右和左胸内脏小神经
Right and left least thoracic splanchnic nn.
右和左胸内脏最小神经
Aorticorenal ganglia
主动脉肾神经节
Superior mesenteric ganglion
肠系膜上神经节
Intermesenteric plexus
肠系膜间丛
Anterior inferior and posterior inferior pancreaticoduodenal plexuses
胰十二指肠下前和下后丛
Superior mesenteric plexus
肠系膜上丛
Middle colic plexus (*cut*)
中结肠丛(切断)
Right colic plexus
右结肠丛
Ileocolic plexus
回肠丛
Superior mesenteric plexus
肠系膜上丛
Mesentaeric peritoneum (*cut edge*)
肠系膜(切缘)
Mesoappendix (contains appendicular a. and nerve plexus)
阑尾系膜(含阑尾动脉和神经丛)

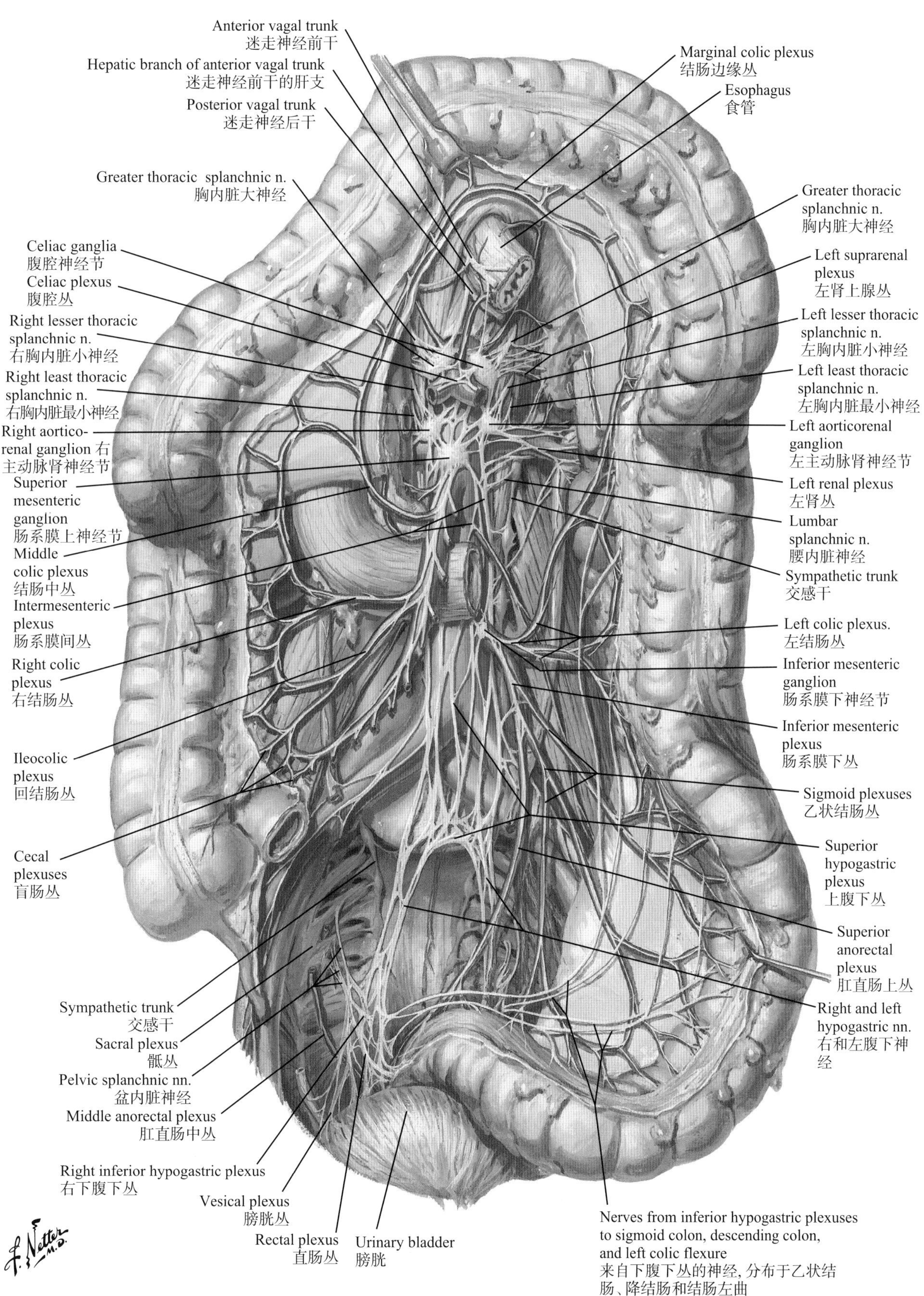
Anterior vagal trunk
迷走神经前干
Hepatic branch of anterior vagal trunk
迷走神经前干的肝支
Posterior vagal trunk
迷走神经后干
Greater thoracic splanchnic n.
胸内脏大神经
Celiac ganglia
腹腔神经节
Celiac plexus
腹腔丛
Right lesser thoracic splanchnic n.
右胸内脏小神经
Right least thoracic splanchnic n.
右胸内脏最小神经
Right aorticorenal ganglion 右主动脉肾神经节
Superior mesenteric ganglion
肠系膜上神经节
Middle colic plexus
结肠中丛
Intermesenteric plexus
肠系膜间丛
Right colic plexus
右结肠丛
Ileocolic plexus
回结肠丛
Cecal plexuses
盲肠丛
Sympathetic trunk
交感干
Sacral plexus
骶丛
Pelvic splanchnic nn.
盆内脏神经
Middle anorectal plexus
肛直肠中丛
Right inferior hypogastric plexus
右下腹下丛
Vesical plexus
膀胱丛
Rectal plexus
直肠丛
Urinary bladder
膀胱
Marginal colic plexus
结肠边缘丛
Esophagus
食管
Greater thoracic splanchnic n.
胸内脏大神经
Left suprarenal plexus
左肾上腺丛
Left lesser thoracic splanchnic n.
左胸内脏小神经
Left least thoracic splanchnic n.
左胸内脏最小神经
Left aorticorenal ganglion
左主动脉肾神经节
Left renal plexus
左肾丛
Lumbar splanchnic n.
腰内脏神经
Sympathetic trunk
交感干
Left colic plexus.
左结肠丛
Inferior mesenteric ganglion
肠系膜下神经节
Inferior mesenteric plexus
肠系膜下丛
Sigmoid plexuses
乙状结肠丛
Superior hypogastric plexus
上腹下丛
Superior anorectal plexus
肛直肠上丛
Right and left hypogastric nn.
右和左腹下神经
Nerves from inferior hypogastric plexuses to sigmoid colon, descending colon, and left colic flexure
来自下腹下丛的神经，分布于乙状结肠、降结肠和结肠左曲
F. Netter M.D.

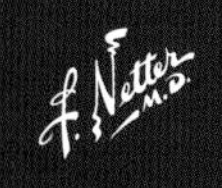

# 肠的自主神经：示意图

参见图6，7

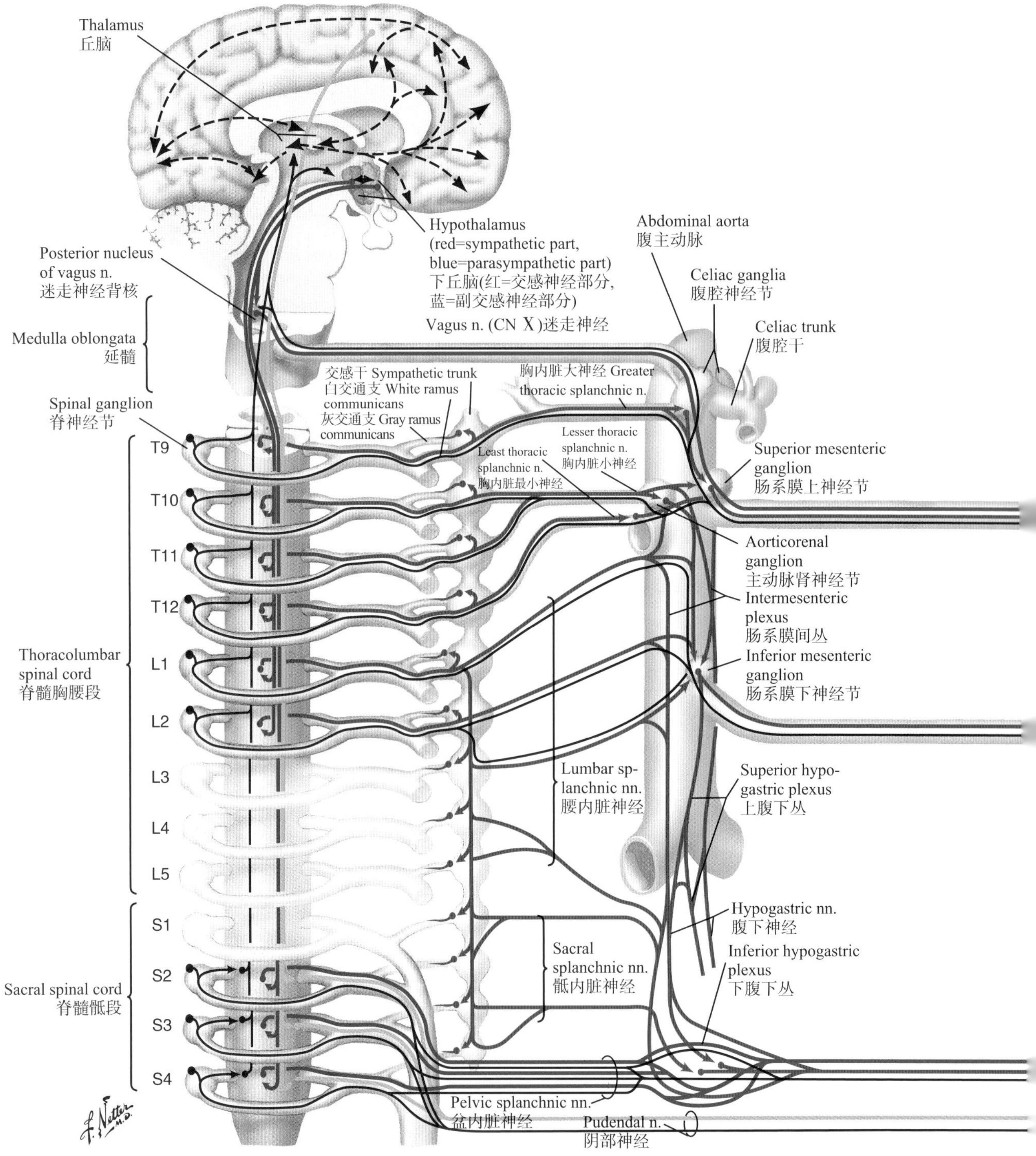

交感神经纤维 Sympathetic fibers
副交感神经纤维 Parasympathetic fibers
躯体传出纤维 Somatic efferent fibers
传入纤维和中枢神经系统的联系 Afferents and CNS connections
未确定的路径 Indefinite paths

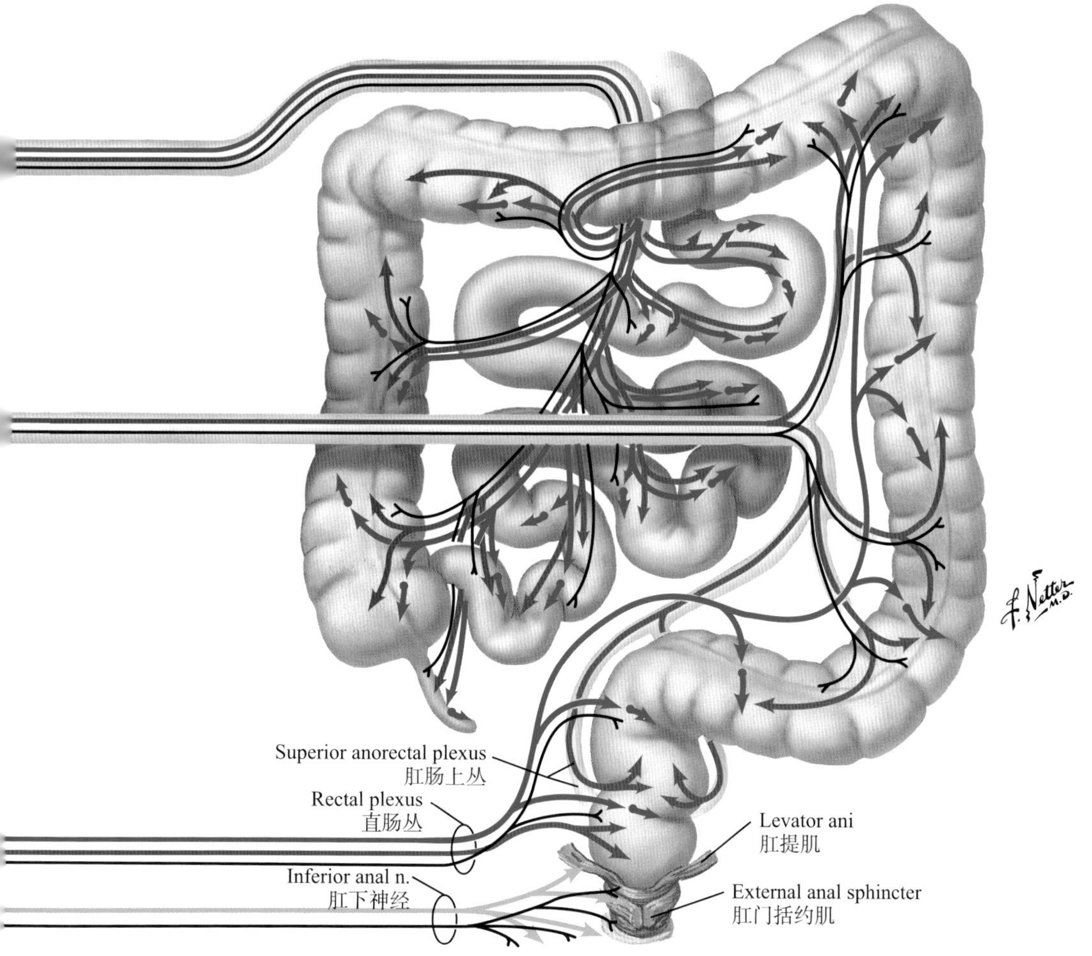

# 食管、胃和十二指肠的自主神经：示意图

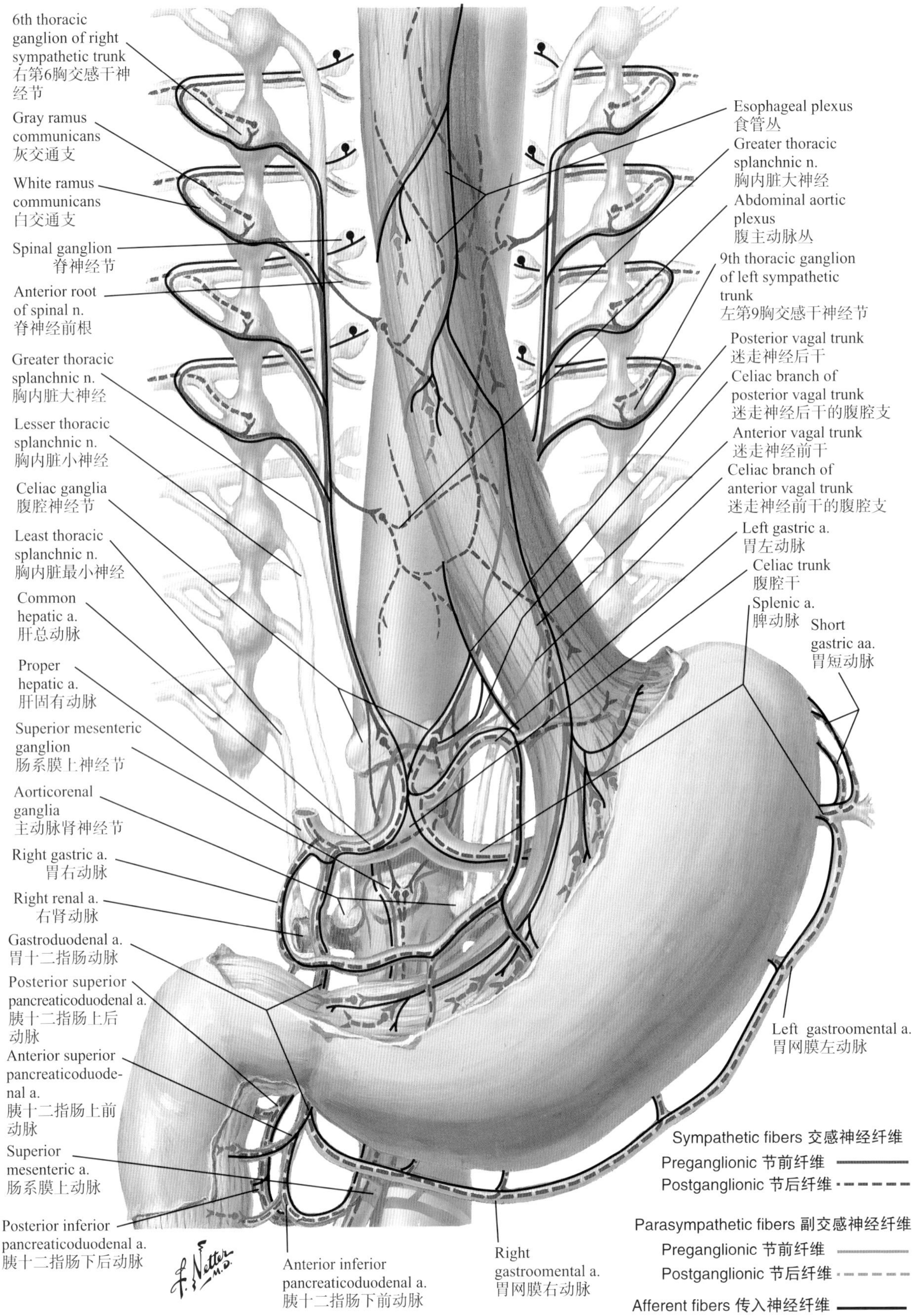

参见图 6，7

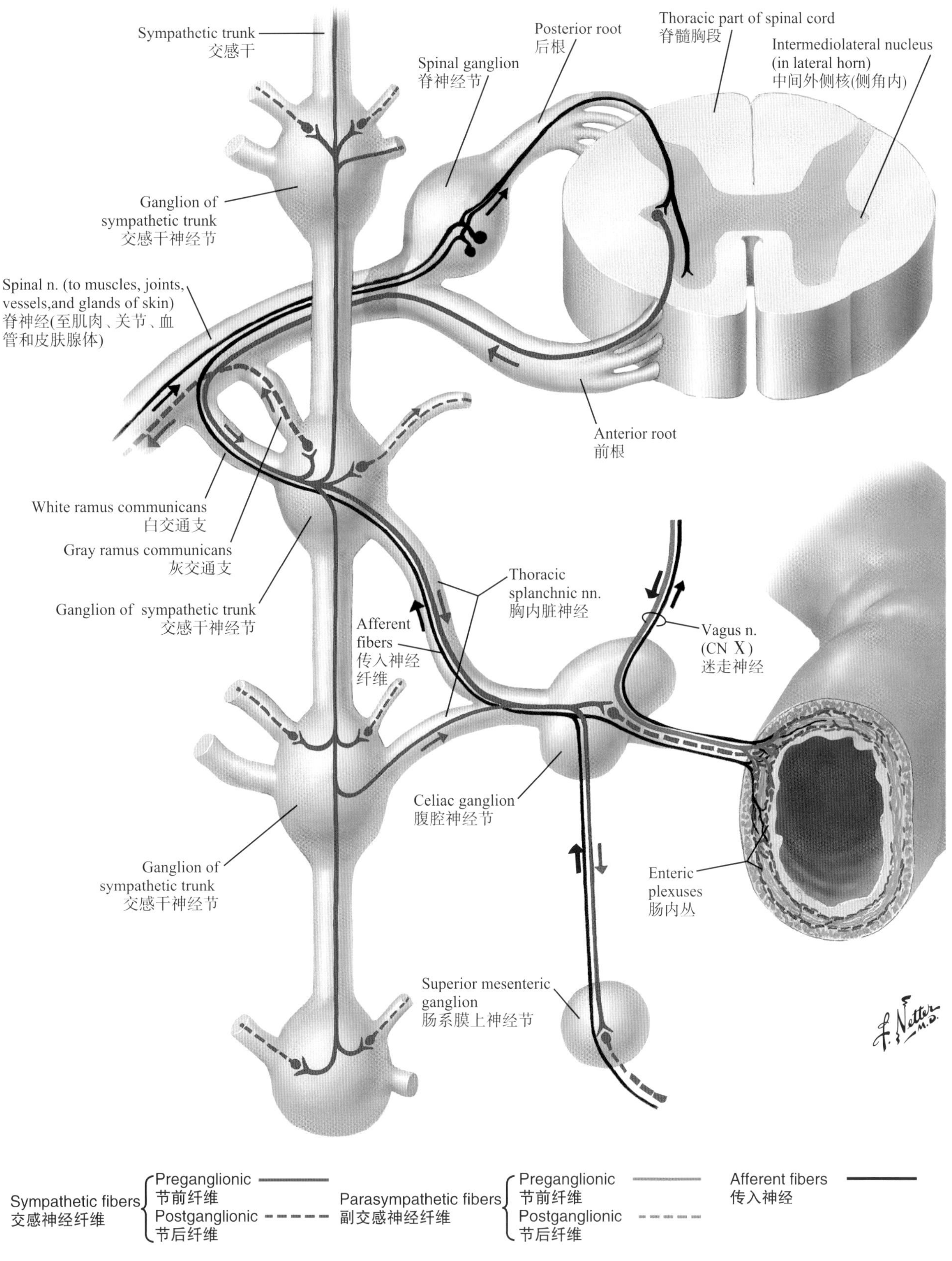

Sympathetic trunk
交感干
Posterior root
后根
Thoracic part of spinal cord
脊髓胸段
Intermediolateral nucleus
(in lateral horn)
中间外侧核(侧角内)
Spinal ganglion
脊神经节
Ganglion of sympathetic trunk
交感干神经节
Spinal n. (to muscles, joints, vessels,and glands of skin)
脊神经(至肌肉、关节、血管和皮肤腺体)
Anterior root
前根
White ramus communicans
白交通支
Gray ramus communicans
灰交通支
Ganglion of sympathetic trunk
交感干神经节
Thoracic splanchnic nn.
胸内脏神经
Afferent fibers
传入神经纤维
Vagus n. (CN X)
迷走神经
Celiac ganglion
腹腔神经节
Ganglion of sympathetic trunk
交感干神经节
Enteric plexuses
肠内丛
Superior mesenteric ganglion
肠系膜上神经节
F. Netter M.D.
Sympathetic fibers
交感神经纤维
Preganglionic
节前纤维
Postganglionic
节后纤维
Parasympathetic fibers
副交感神经纤维
Preganglionic
节前纤维
Postganglionic
节后纤维
Afferent fibers
传入神经

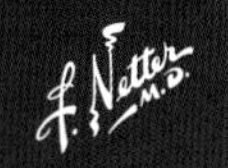

# 肠丛

参见附图 48

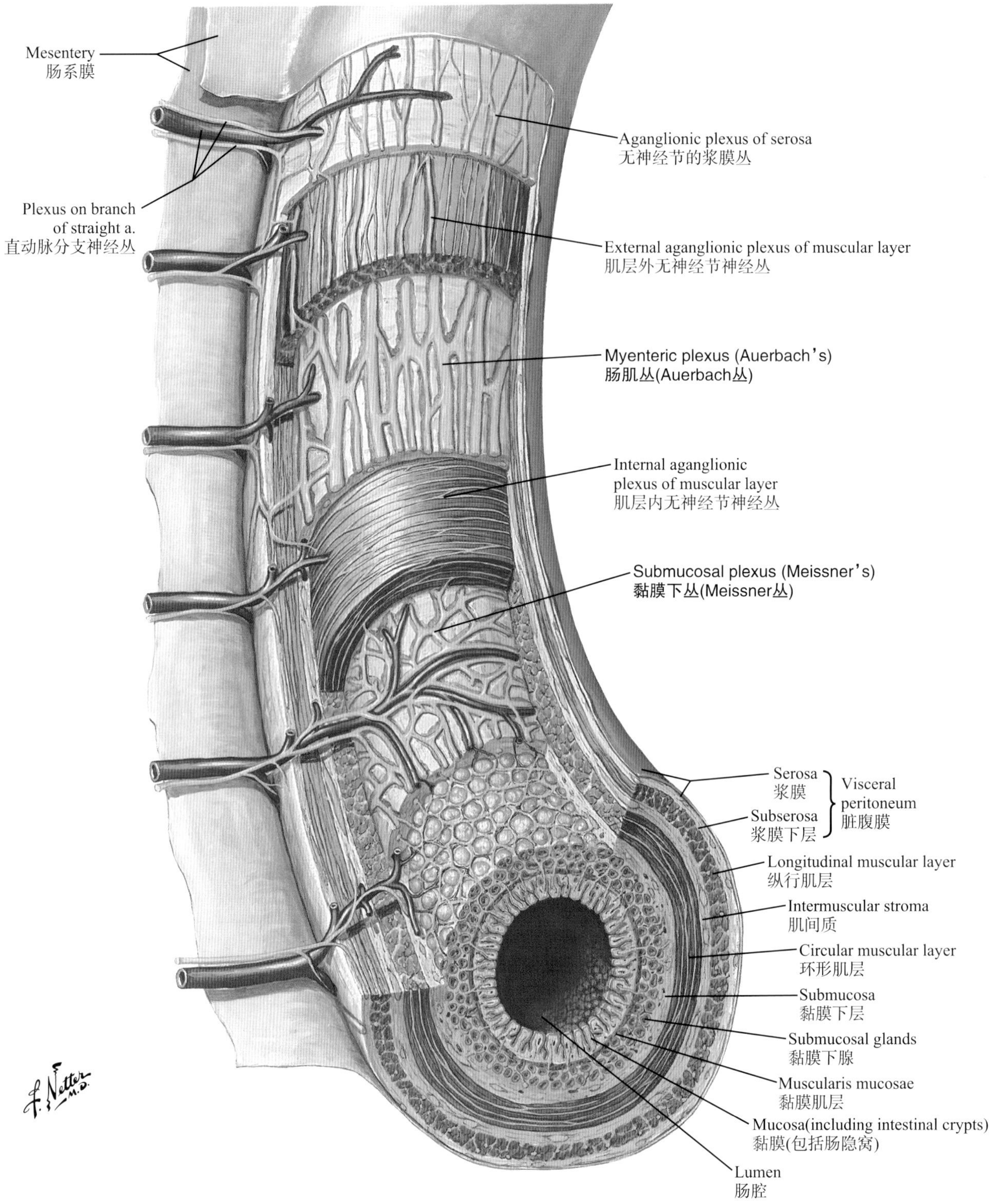

Mesentery
肠系膜

Plexus on branch of straight a.
直动脉分支神经丛

Aganglionic plexus of serosa
无神经节的浆膜丛

External aganglionic plexus of muscular layer
肌层外无神经节神经丛

Myenteric plexus (Auerbach's)
肠肌丛(Auerbach丛)

Internal aganglionic plexus of muscular layer
肌层内无神经节神经丛

Submucosal plexus (Meissner's)
黏膜下丛(Meissner丛)

Serosa
浆膜

Subserosa
浆膜下层

Visceral peritoneum
脏腹膜

Longitudinal muscular layer
纵行肌层

Intermuscular stroma
肌间质

Circular muscular layer
环形肌层

Submucosa
黏膜下层

Submucosal glands
黏膜下腺

Muscularis mucosae
黏膜肌层

Mucosa(including intestinal crypts)
黏膜(包括肠隐窝)

Lumen
肠腔

注：图中显示的肠壁比实际的厚

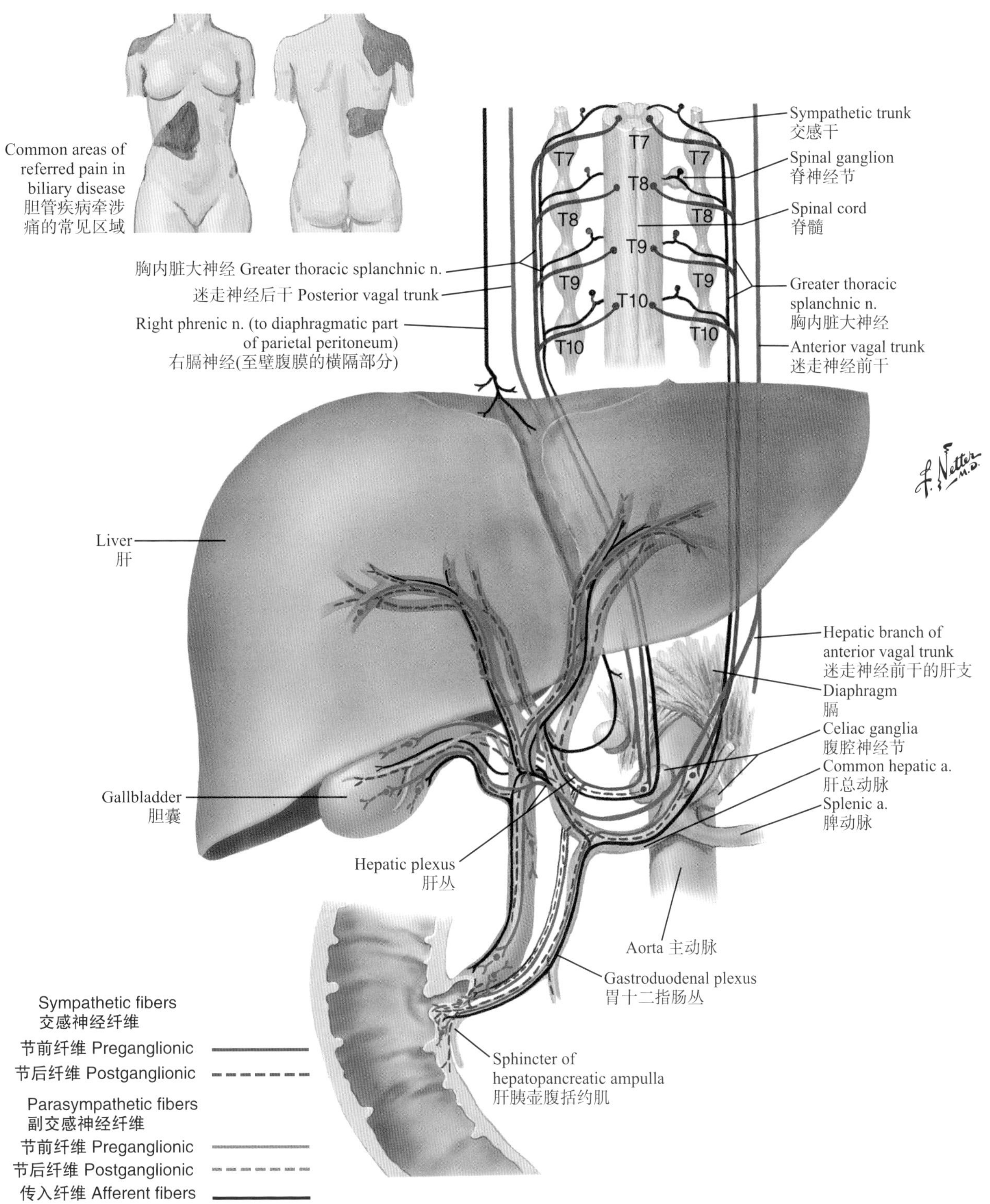
Common areas of
referred pain in
biliary disease
胆管疾病牵涉
痛的常见区域
Sympathetic trunk
交感干
Spinal ganglion
脊神经节
Spinal cord
脊髓
T7
T8
T9
T10
胸内脏大神经 Greater thoracic splanchnic n.
迷走神经后干 Posterior vagal trunk
Right phrenic n. (to diaphragmatic part
of parietal peritoneum)
右膈神经(至壁腹膜的横隔部分)
Greater thoracic
splanchnic n.
胸内脏大神经
Anterior vagal trunk
迷走神经前干
Liver
肝
Hepatic branch of
anterior vagal trunk
迷走神经前干的肝支
Diaphragm
膈
Celiac ganglia
腹腔神经节
Common hepatic a.
肝总动脉
Splenic a.
脾动脉
Gallbladder
胆囊
Hepatic plexus
肝丛
Aorta 主动脉
Gastroduodenal plexus
胃十二指肠丛
Sphincter of
hepatopancreatic ampulla
肝胰壶腹括约肌
Sympathetic fibers
交感神经纤维
节前纤维 Preganglionic
节后纤维 Postganglionic
Parasympathetic fibers
副交感神经纤维
节前纤维 Preganglionic
节后纤维 Postganglionic
传入纤维 Afferent fibers

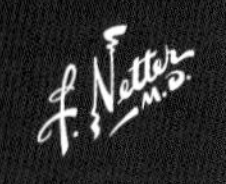

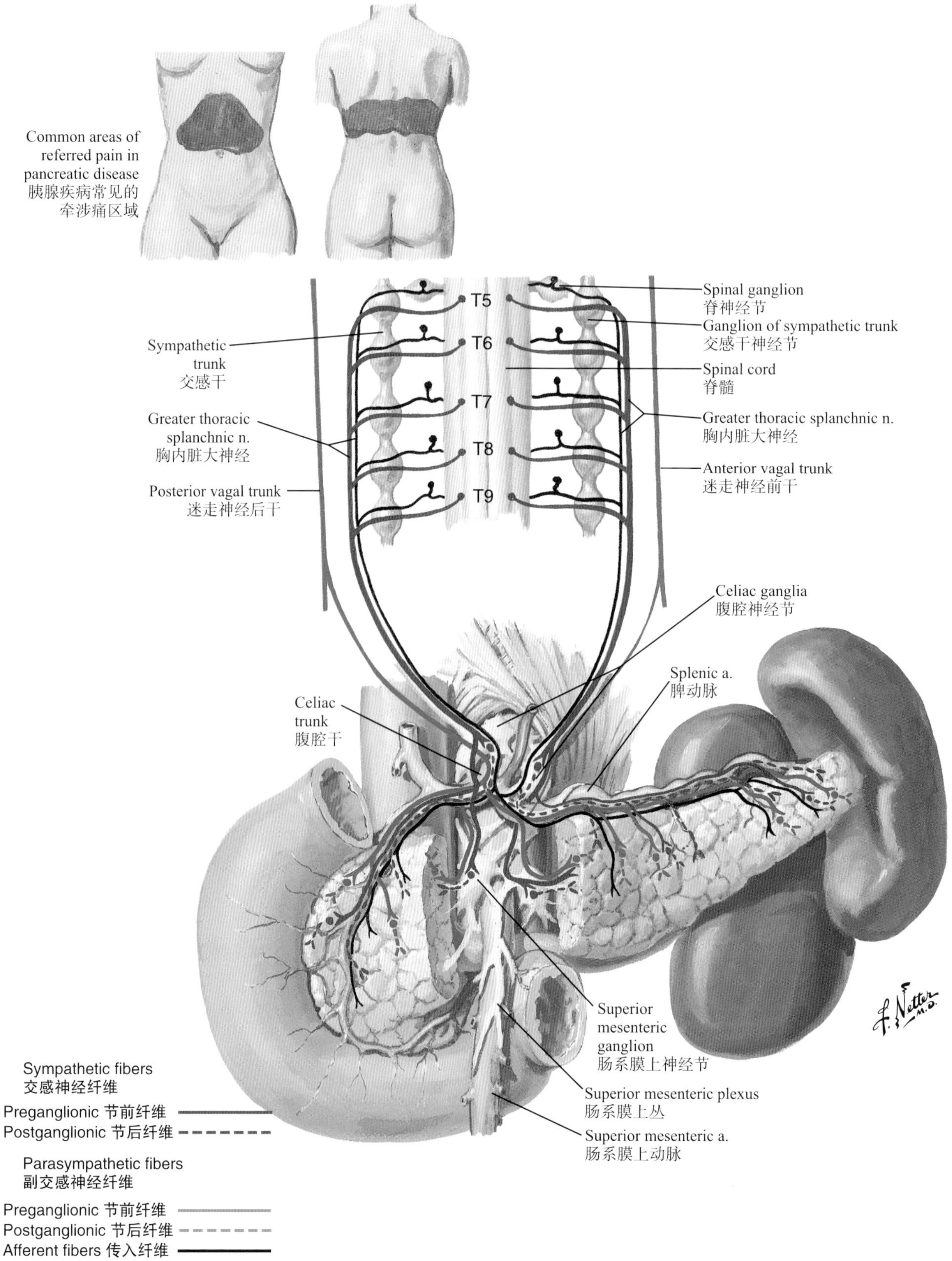

# 胰的自主神经：示意图

参见图 6，7

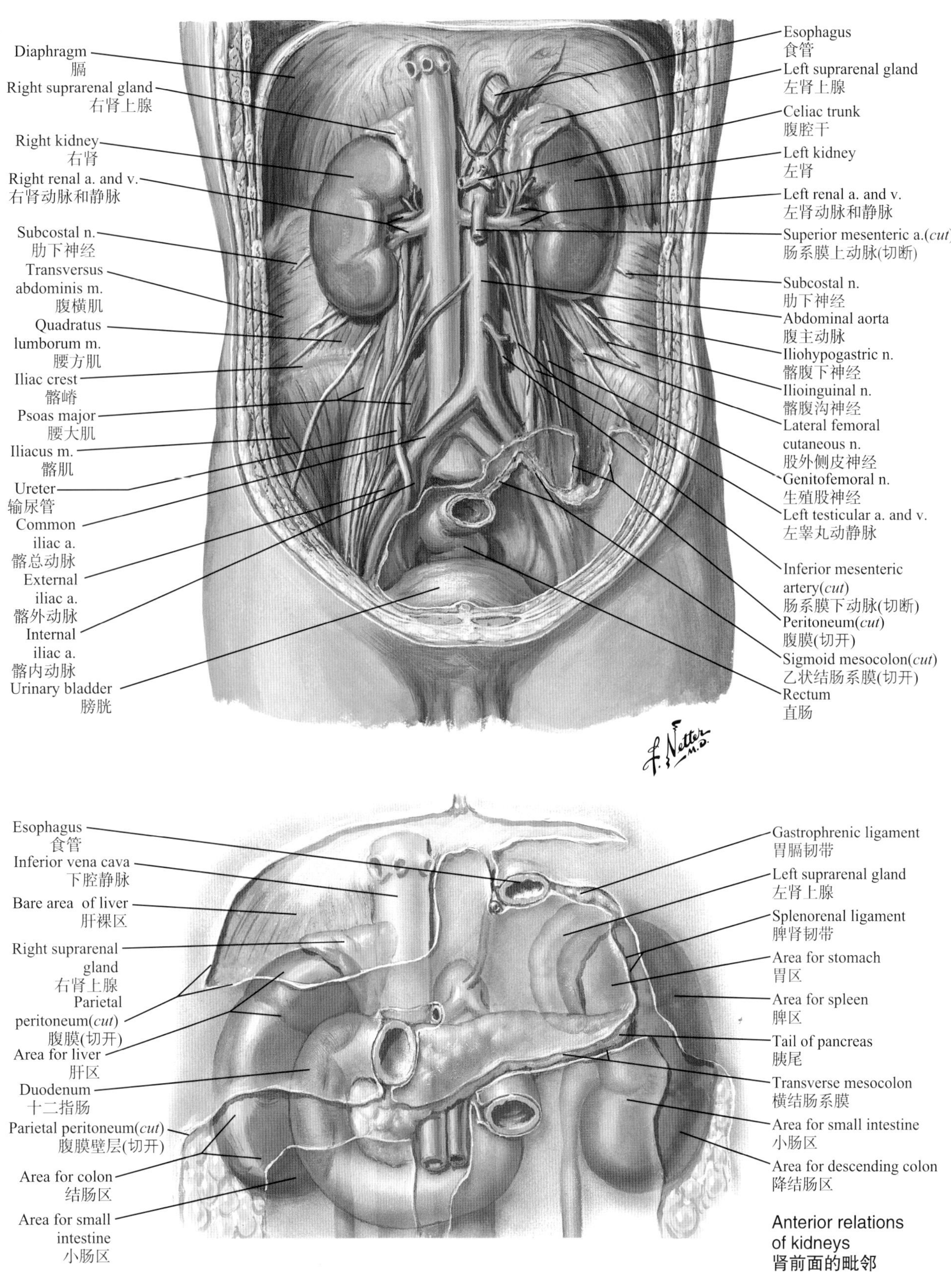


Anterior relations of kidneys
肾前面的毗邻

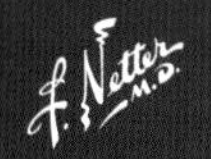

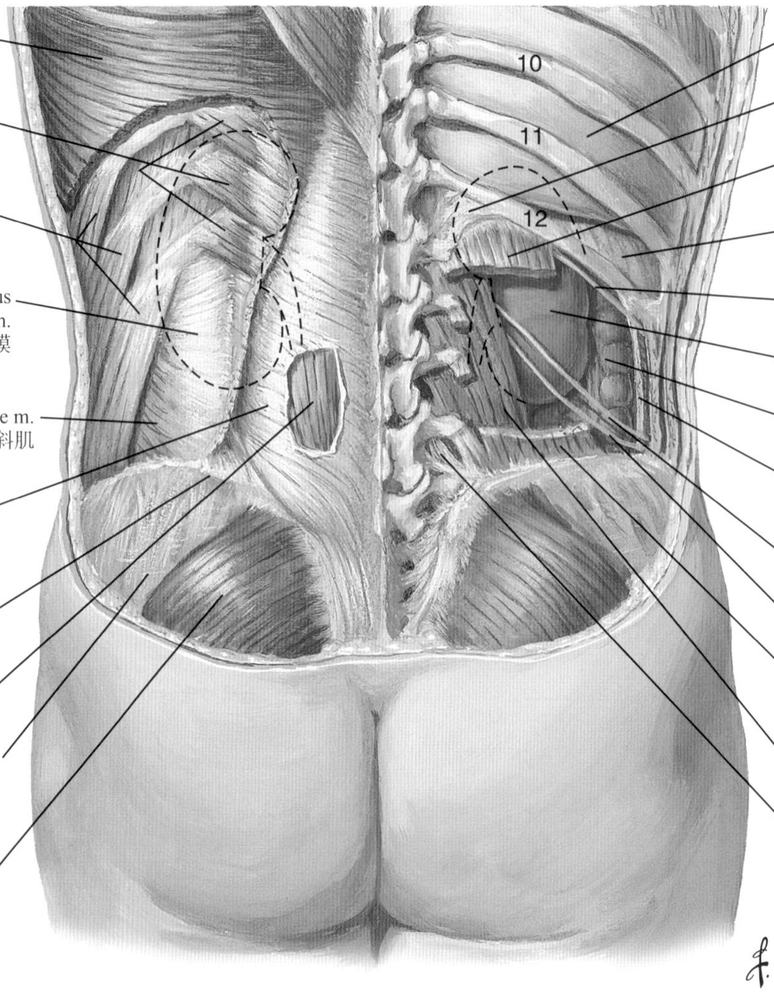

# 肾(原位): 后面观

Latissimus dorsi m. 背阔肌
Serratus posterior inferior m. 下后锯肌
External abdominal oblique m. 腹外斜肌
Aponeurosis of transversus abdominis m. 腹横肌腱膜
Internal abdominal oblique m. 腹内斜肌
Posterior layer of thoracolumbar fascia 胸腰筋膜后层
Iliac crest 髂嵴
Erector spinae 竖脊肌
Gluteal aponeurosis (over gluteus medius m.) 臀筋膜(臀中肌表面)
Gluteus maximus m. 臀大肌
10
11
12
Costal pleura 肋胸膜
Lumbocostal ligament 腰肋韧带
Quadratus lumborum m.(*cut*) 腰方肌(切断)
Diaphragm 膈
Subcostal n. 肋下神经
Right kidney 右肾
Ascending colon 升结肠
Transversus abdominis m. 腹横肌
Iliohypogastric n. 髂腹下神经
Ilioinguinal n. 髂腹股沟神经
Quadratus lumborum m. (*cut*) 腰方肌(切断)
Psoas major 腰大肌
Iliolumbar ligament 髂腰韧带

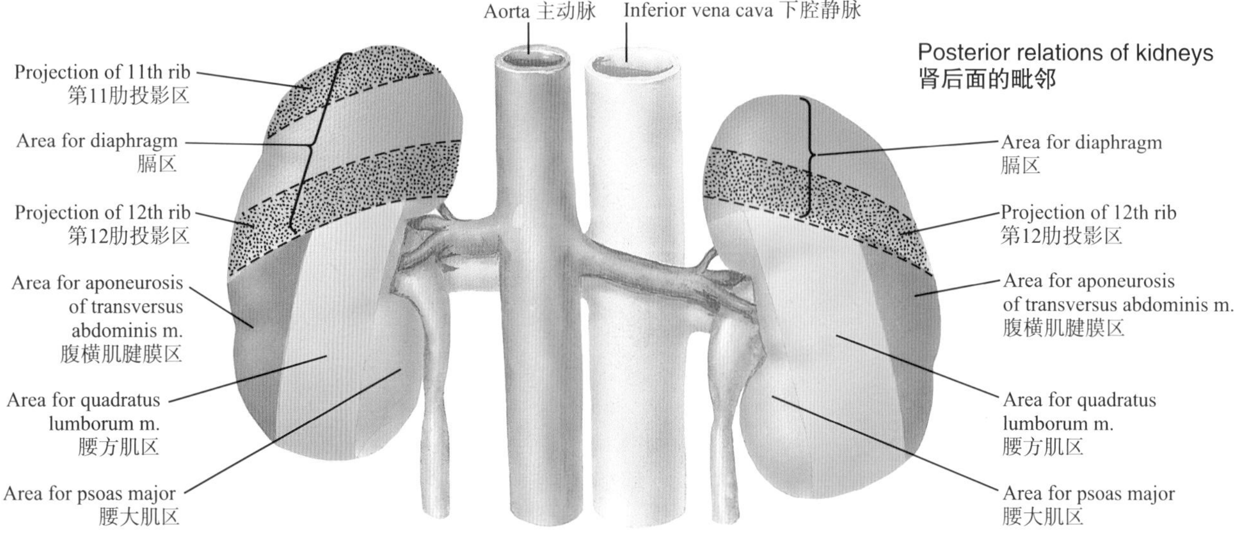

参见图 342，附图 70

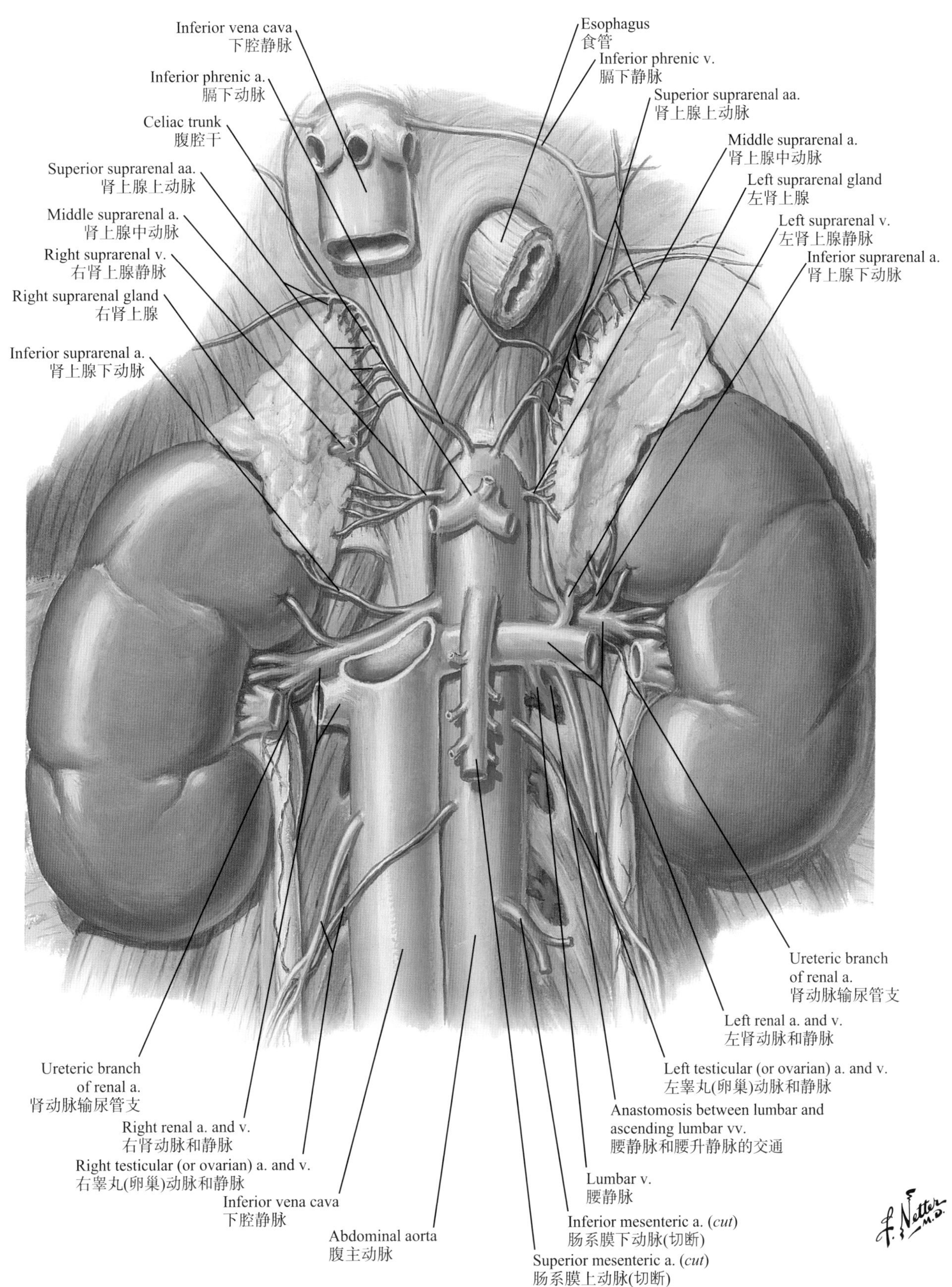
Inferior vena cava
下腔静脉
Inferior phrenic a.
膈下动脉
Celiac trunk
腹腔干
Superior suprarenal aa.
肾上腺上动脉
Middle suprarenal a.
肾上腺中动脉
Right suprarenal v.
右肾上腺静脉
Right suprarenal gland
右肾上腺
Inferior suprarenal a.
肾上腺下动脉
Esophagus
食管
Inferior phrenic v.
膈下静脉
Superior suprarenal aa.
肾上腺上动脉
Middle suprarenal a.
肾上腺中动脉
Left suprarenal gland
左肾上腺
Left suprarenal v.
左肾上腺静脉
Inferior suprarenal a.
肾上腺下动脉
Ureteric branch
of renal a.
肾动脉输尿管支
Left renal a. and v.
左肾动脉和静脉
Left testicular (or ovarian) a. and v.
左睾丸(卵巢)动脉和静脉
Anastomosis between lumbar and
ascending lumbar vv.
腰静脉和腰升静脉的交通
Lumbar v.
腰静脉
Inferior mesenteric a. (*cut*)
肠系膜下动脉(切断)
Superior mesenteric a. (*cut*)
肠系膜上动脉(切断)
Abdominal aorta
腹主动脉
Inferior vena cava
下腔静脉
Right testicular (or ovarian) a. and v.
右睾丸(卵巢)动脉和静脉
Right renal a. and v.
右肾动脉和静脉
Ureteric branch
of renal a.
肾动脉输尿管支
F. Netter M.D.

# 肾的大体结构

参见图 71，72

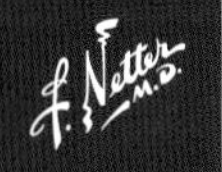

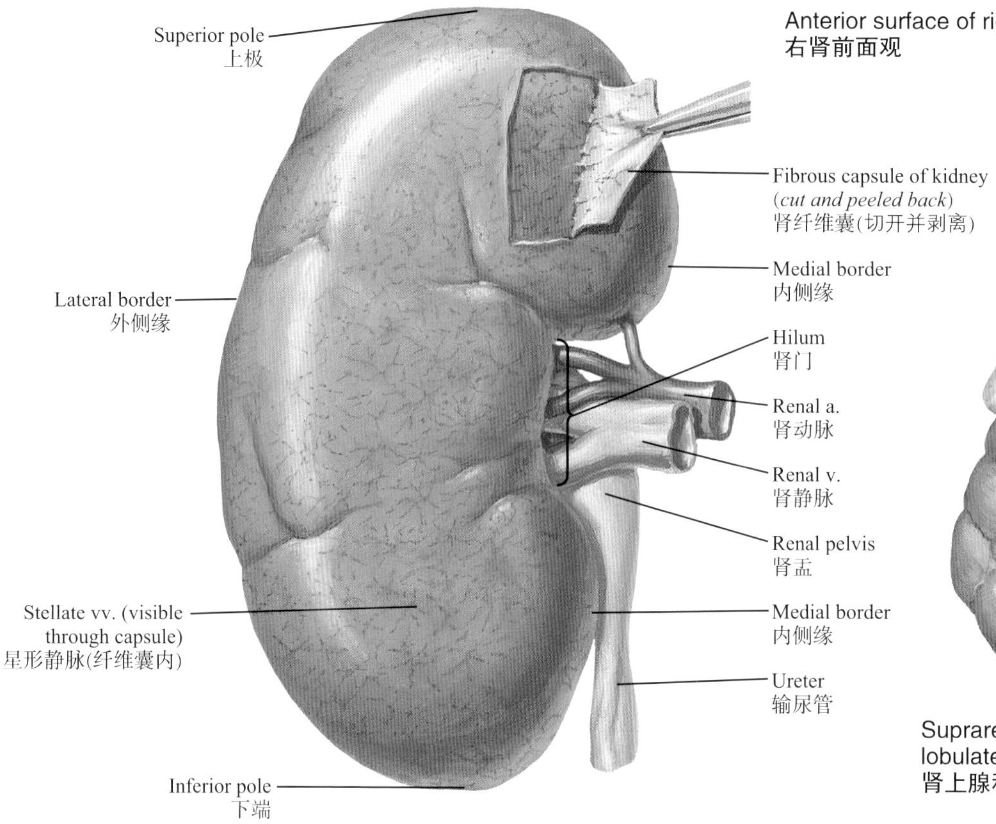


Anterior surface of right kidney
右肾前面观

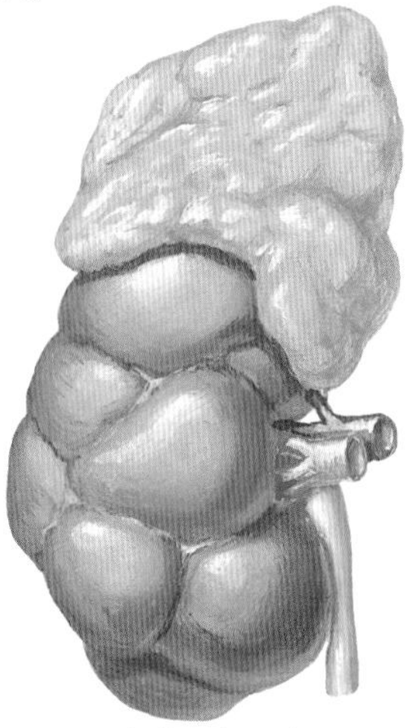

Suprarenal gland and lobulated kidney of infant
肾上腺和胚胎时期的分叶肾

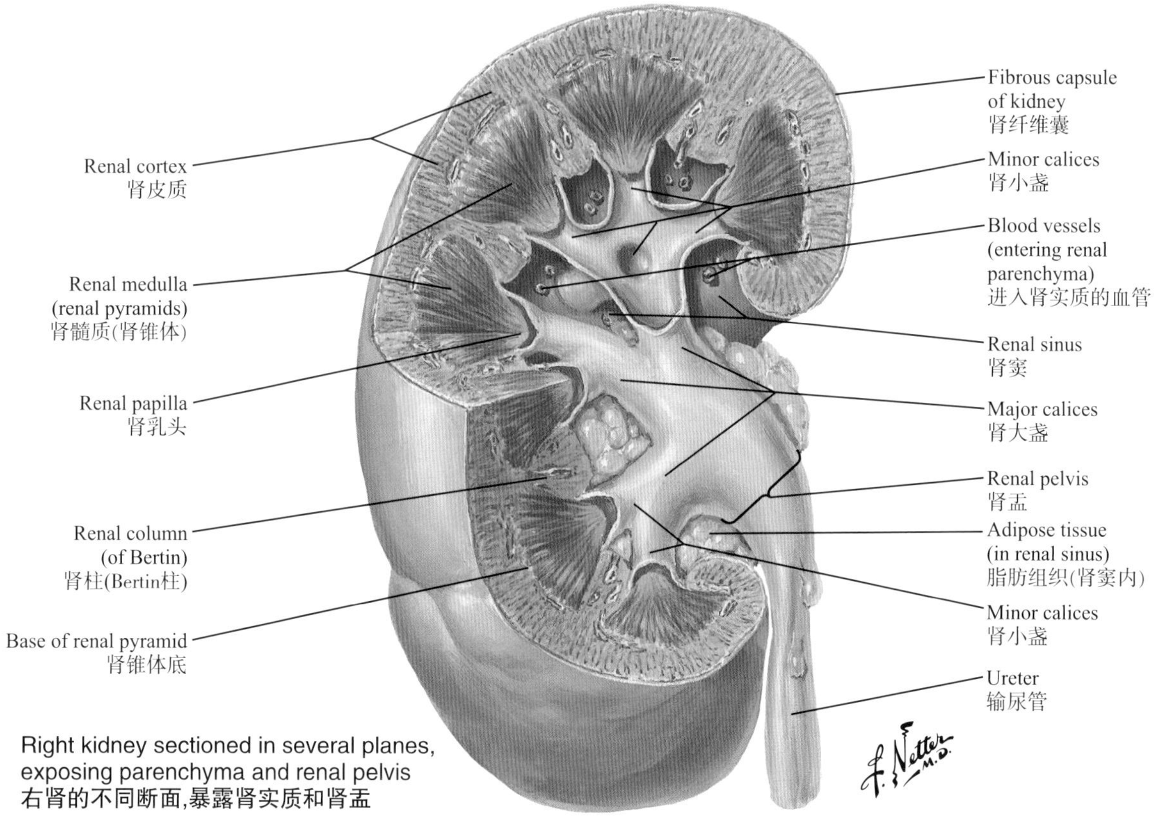


Right kidney sectioned in several planes, exposing parenchyma and renal pelvis
右肾的不同断面,暴露肾实质和肾盂

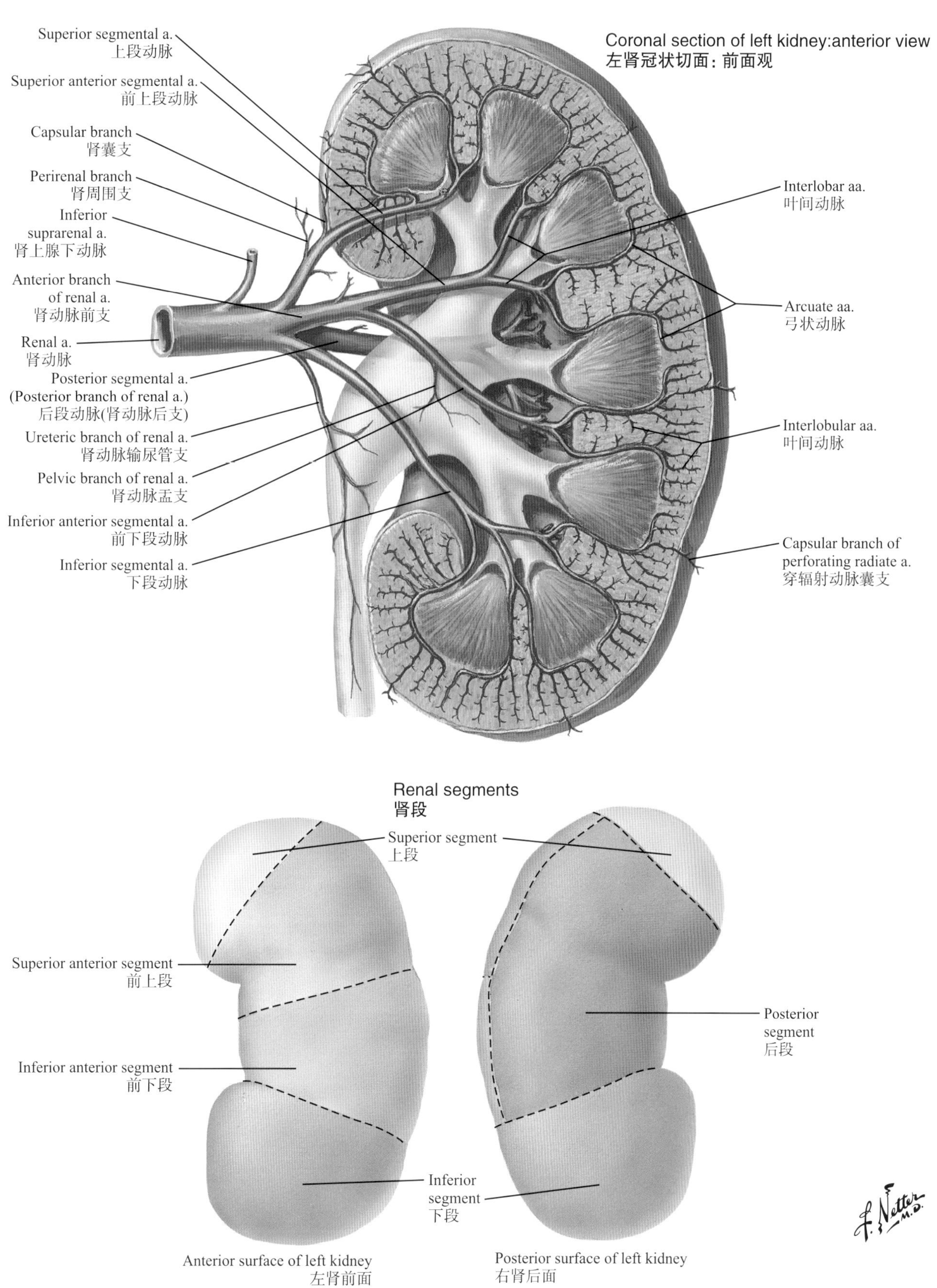
Coronal section of left kidney:anterior view
左肾冠状切面：前面观
Superior segmental a.
上段动脉
Superior anterior segmental a.
前上段动脉
Capsular branch
肾囊支
Perirenal branch
肾周围支
Inferior suprarenal a.
肾上腺下动脉
Anterior branch of renal a.
肾动脉前支
Renal a.
肾动脉
Posterior segmental a. (Posterior branch of renal a.)
后段动脉(肾动脉后支)
Ureteric branch of renal a.
肾动脉输尿管支
Pelvic branch of renal a.
肾动脉盂支
Inferior anterior segmental a.
前下段动脉
Inferior segmental a.
下段动脉
Interlobar aa.
叶间动脉
Arcuate aa.
弓状动脉
Interlobular aa.
叶间动脉
Capsular branch of perforating radiate a.
穿辐射动脉囊支
Renal segments
肾段
Superior segment
上段
Superior anterior segment
前上段
Inferior anterior segment
前下段
Posterior segment
后段
Inferior segment
下段
Anterior surface of left kidney
左肾前面
Posterior surface of left kidney
右肾后面

参见图 363，365，367

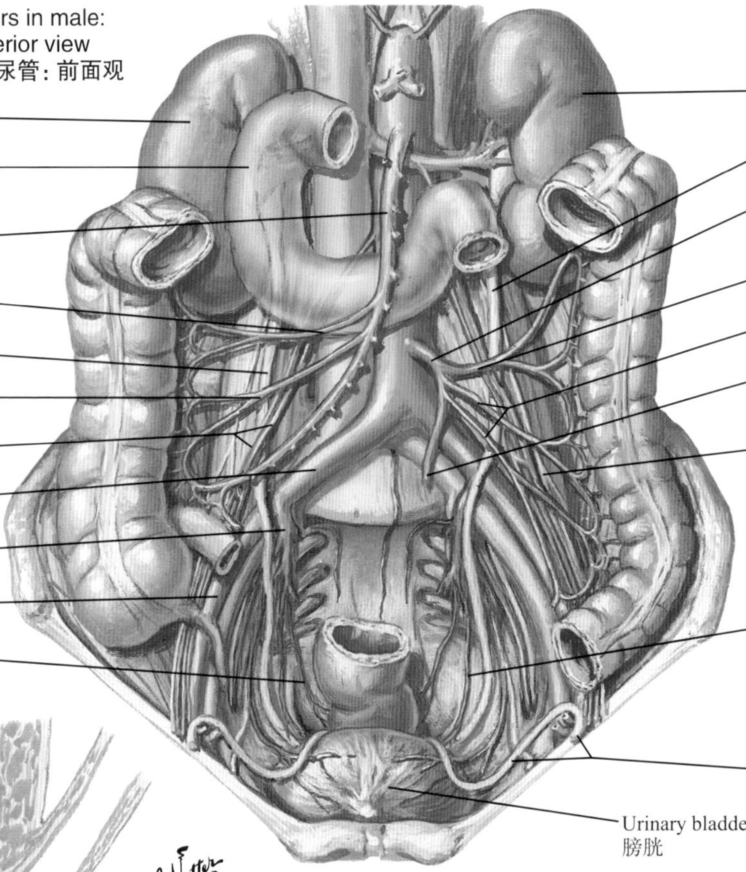

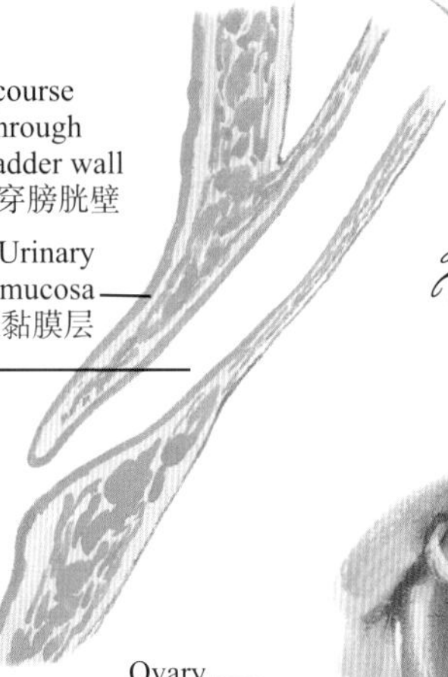

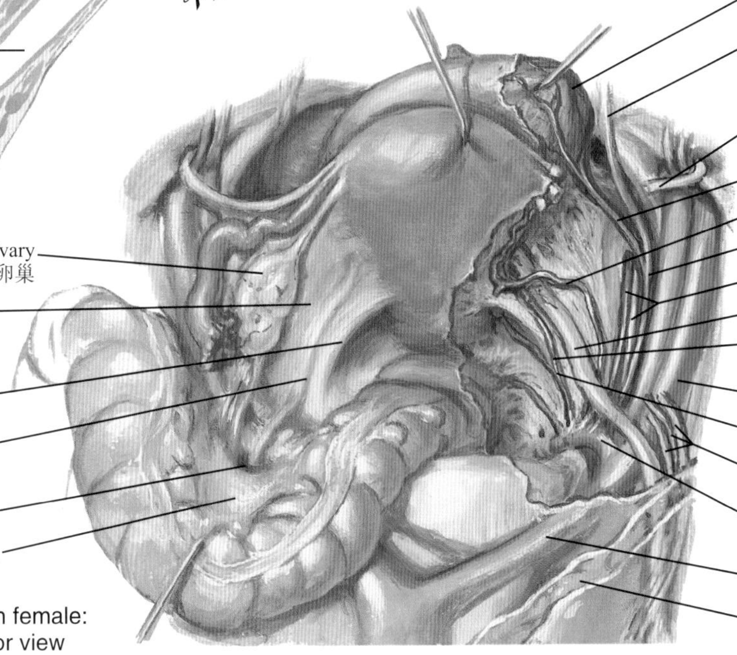

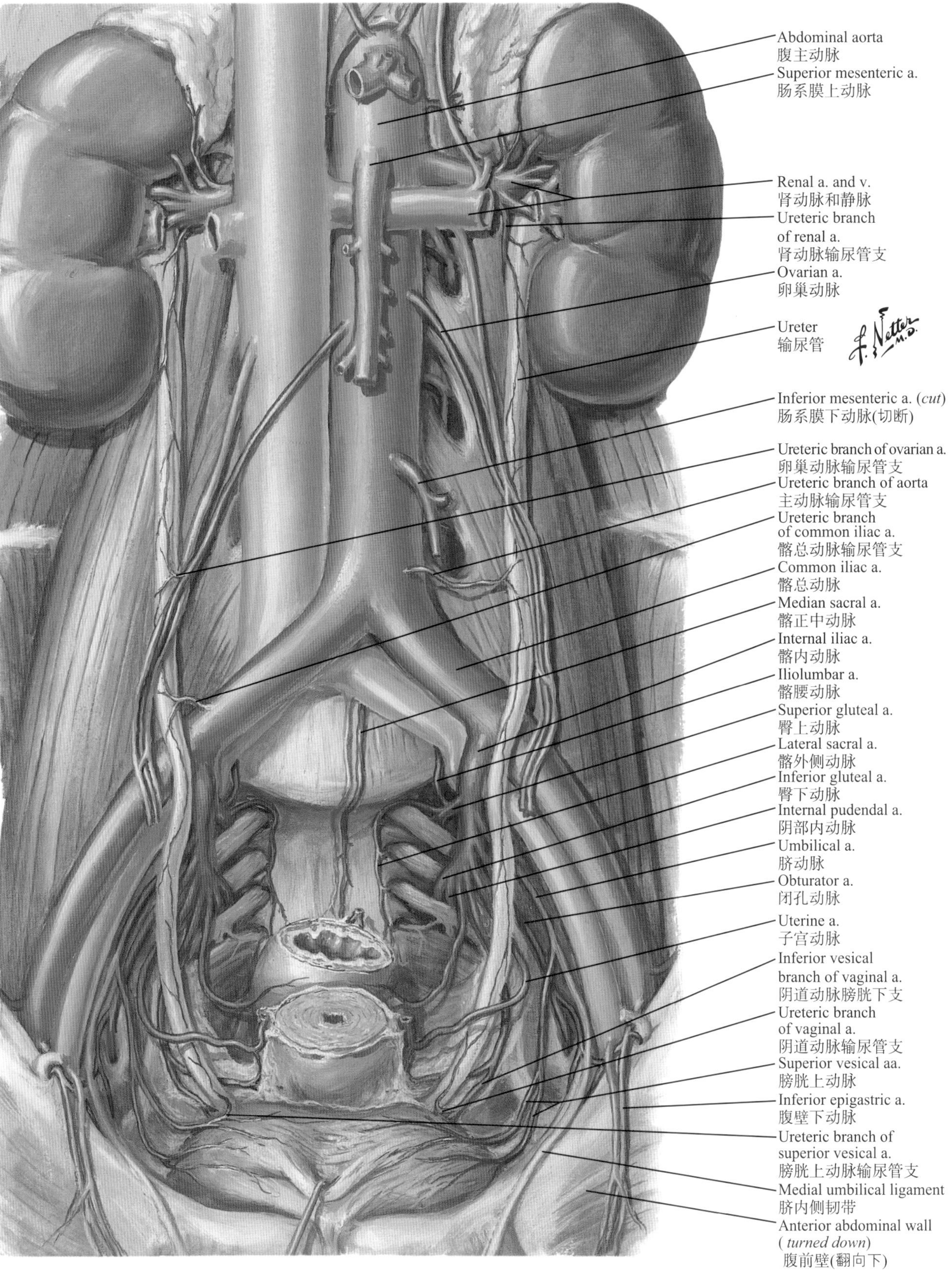
Abdominal aorta
腹主动脉
Superior mesenteric a.
肠系膜上动脉
Renal a. and v.
肾动脉和静脉
Ureteric branch
of renal a.
肾动脉输尿管支
Ovarian a.
卵巢动脉
Ureter
输尿管
F. Netter M.D.
Inferior mesenteric a. (*cut*)
肠系膜下动脉(切断)
Ureteric branch of ovarian a.
卵巢动脉输尿管支
Ureteric branch of aorta
主动脉输尿管支
Ureteric branch
of common iliac a.
髂总动脉输尿管支
Common iliac a.
髂总动脉
Median sacral a.
髂正中动脉
Internal iliac a.
髂内动脉
Iliolumbar a.
髂腰动脉
Superior gluteal a.
臀上动脉
Lateral sacral a.
髂外侧动脉
Inferior gluteal a.
臀下动脉
Internal pudendal a.
阴部内动脉
Umbilical a.
脐动脉
Obturator a.
闭孔动脉
Uterine a.
子宫动脉
Inferior vesical
branch of vaginal a.
阴道动脉膀胱下支
Ureteric branch
of vaginal a.
阴道动脉输尿管支
Superior vesical aa.
膀胱上动脉
Inferior epigastric a.
腹壁下动脉
Ureteric branch of
superior vesical a.
膀胱上动脉输尿管支
Medial umbilical ligament
脐内侧韧带
Anterior abdominal wall
(*turned down*)
腹前壁(翻向下)

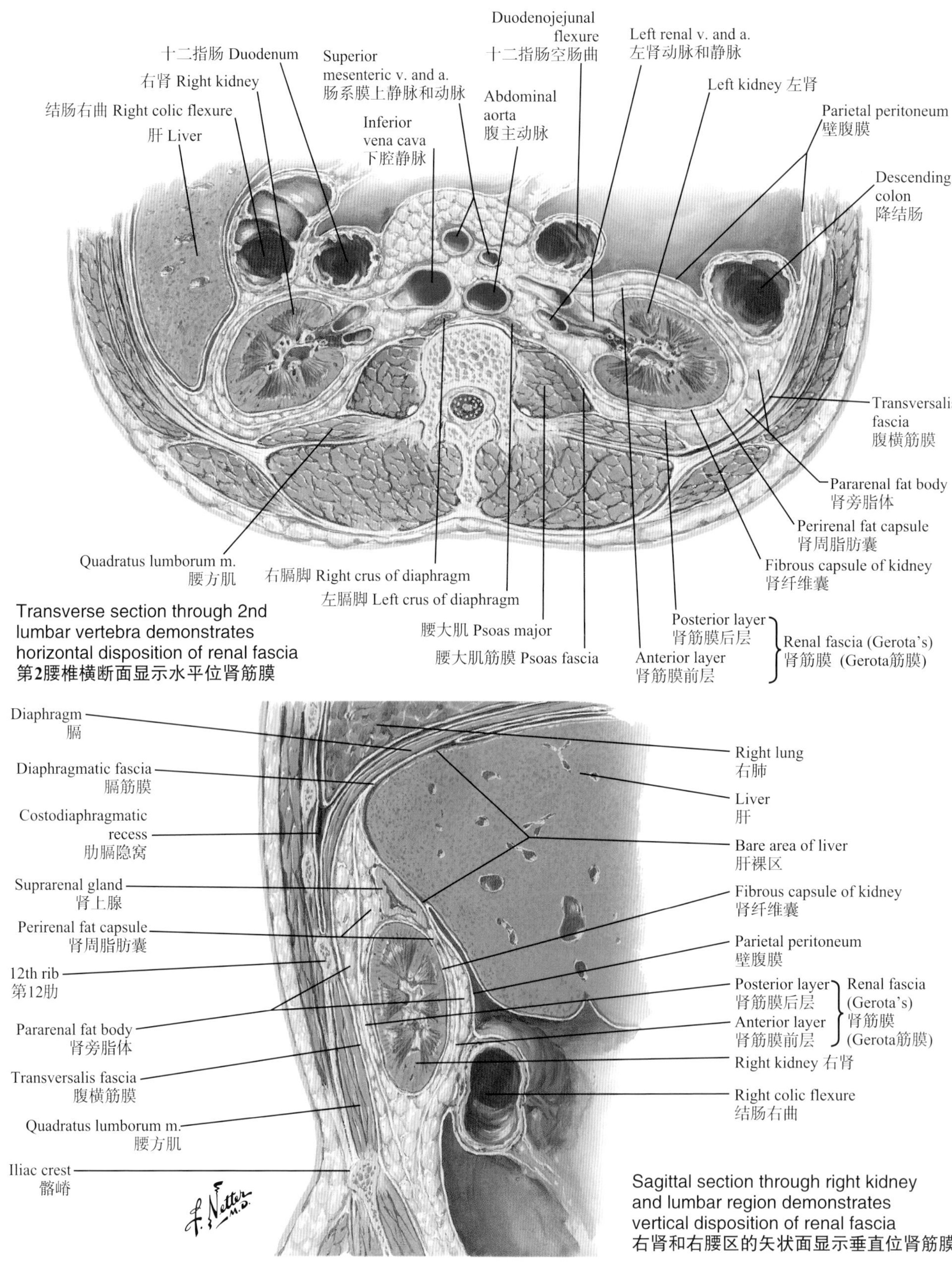


Transverse section through 2nd lumbar vertebra demonstrates horizontal disposition of renal fascia
第2腰椎横断面显示水平位肾筋膜

Sagittal section through right kidney and lumbar region demonstrates vertical disposition of renal fascia
右肾和右腰区的矢状面显示垂直位肾筋膜

参见图 408,410

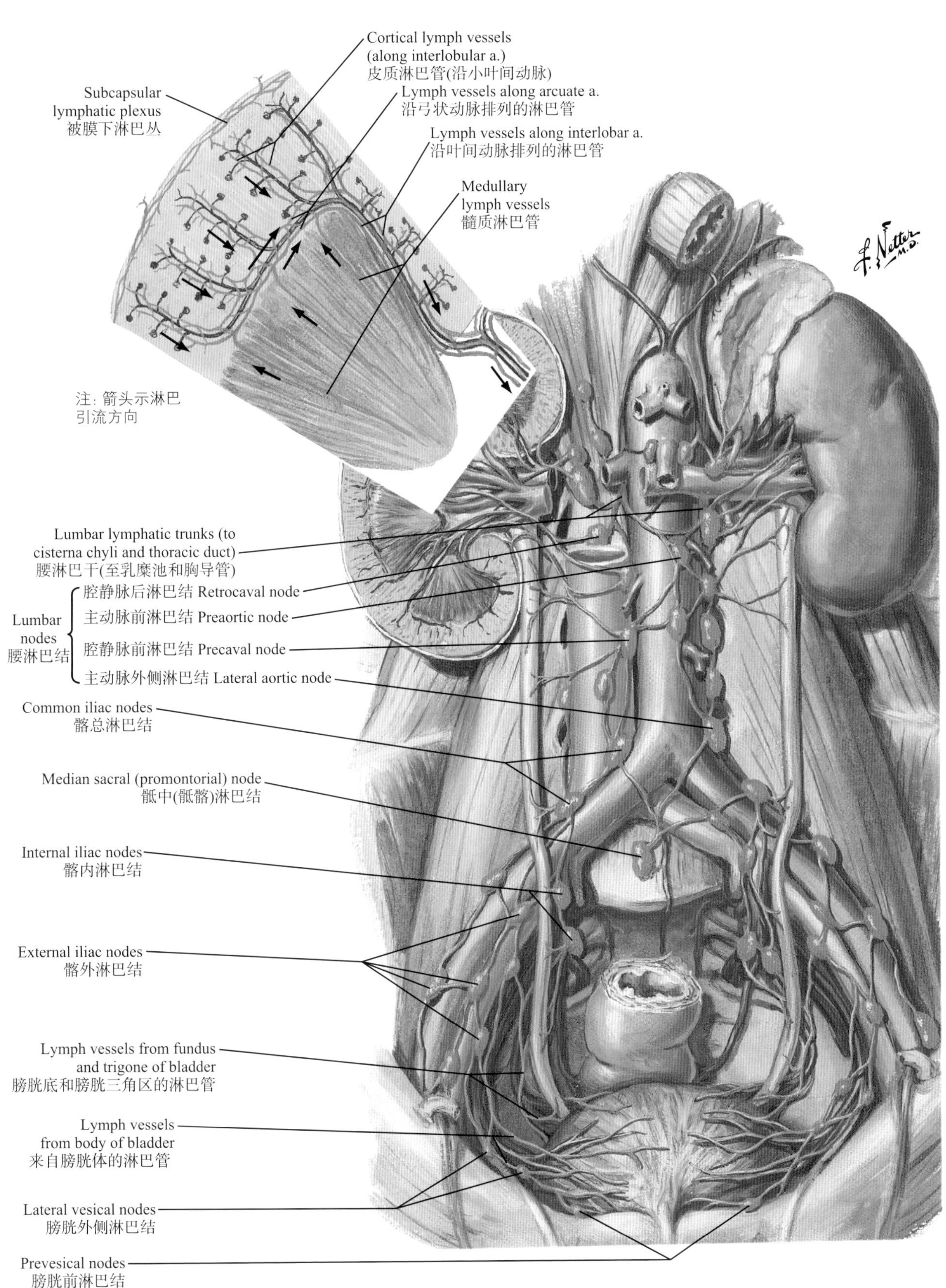
Cortical lymph vessels
(along interlobular a.)
皮质淋巴管(沿小叶间动脉)
Subcapsular
lymphatic plexus
被膜下淋巴丛
Lymph vessels along arcuate a.
沿弓状动脉排列的淋巴管
Lymph vessels along interlobar a.
沿叶间动脉排列的淋巴管
Medullary
lymph vessels
髓质淋巴管
注:箭头示淋巴
引流方向
Lumbar lymphatic trunks (to
cisterna chyli and thoracic duct)
腰淋巴干(至乳糜池和胸导管)
Lumbar
nodes
腰淋巴结
腔静脉后淋巴结 Retrocaval node
主动脉前淋巴结 Preaortic node
腔静脉前淋巴结 Precaval node
主动脉外侧淋巴结 Lateral aortic node
Common iliac nodes
髂总淋巴结
Median sacral (promontorial) node
骶中(骶髂)淋巴结
Internal iliac nodes
髂内淋巴结
External iliac nodes
髂外淋巴结
Lymph vessels from fundus
and trigone of bladder
膀胱底和膀胱三角区的淋巴管
Lymph vessels
from body of bladder
来自膀胱体的淋巴管
Lateral vesical nodes
膀胱外侧淋巴结
Prevesical nodes
膀胱前淋巴结

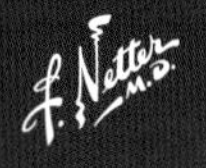

# 肾脏、输尿管和膀胱的自主神经

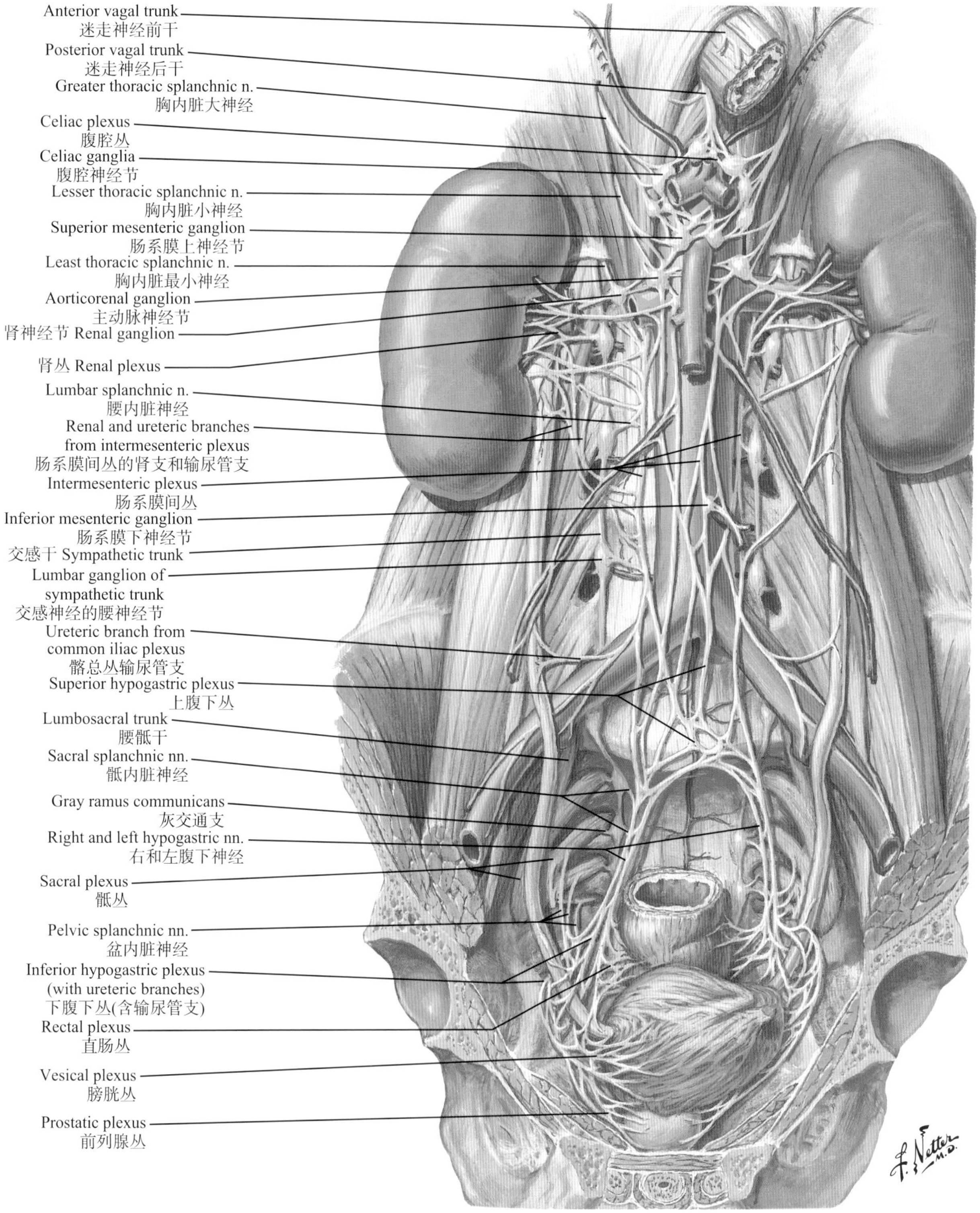

Anterior vagal trunk
迷走神经前干
Posterior vagal trunk
迷走神经后干
Greater thoracic splanchnic n.
胸内脏大神经
Celiac plexus
腹腔丛
Celiac ganglia
腹腔神经节
Lesser thoracic splanchnic n.
胸内脏小神经
Superior mesenteric ganglion
肠系膜上神经节
Least thoracic splanchnic n.
胸内脏最小神经
Aorticorenal ganglion
主动脉神经节
肾神经节 Renal ganglion
肾丛 Renal plexus
Lumbar splanchnic n.
腰内脏神经
Renal and ureteric branches from intermesenteric plexus
肠系膜间丛的肾支和输尿管支
Intermesenteric plexus
肠系膜间丛
Inferior mesenteric ganglion
肠系膜下神经节
交感干 Sympathetic trunk
Lumbar ganglion of sympathetic trunk
交感神经的腰神经节
Ureteric branch from common iliac plexus
髂总丛输尿管支
Superior hypogastric plexus
上腹下丛
Lumbosacral trunk
腰骶干
Sacral splanchnic nn.
骶内脏神经
Gray ramus communicans
灰交通支
Right and left hypogastric nn.
右和左腹下神经
Sacral plexus
骶丛
Pelvic splanchnic nn.
盆内脏神经
Inferior hypogastric plexus (with ureteric branches)
下腹下丛(含输尿管支)
Rectal plexus
直肠丛
Vesical plexus
膀胱丛
Prostatic plexus
前列腺丛

F. Netter M.D.

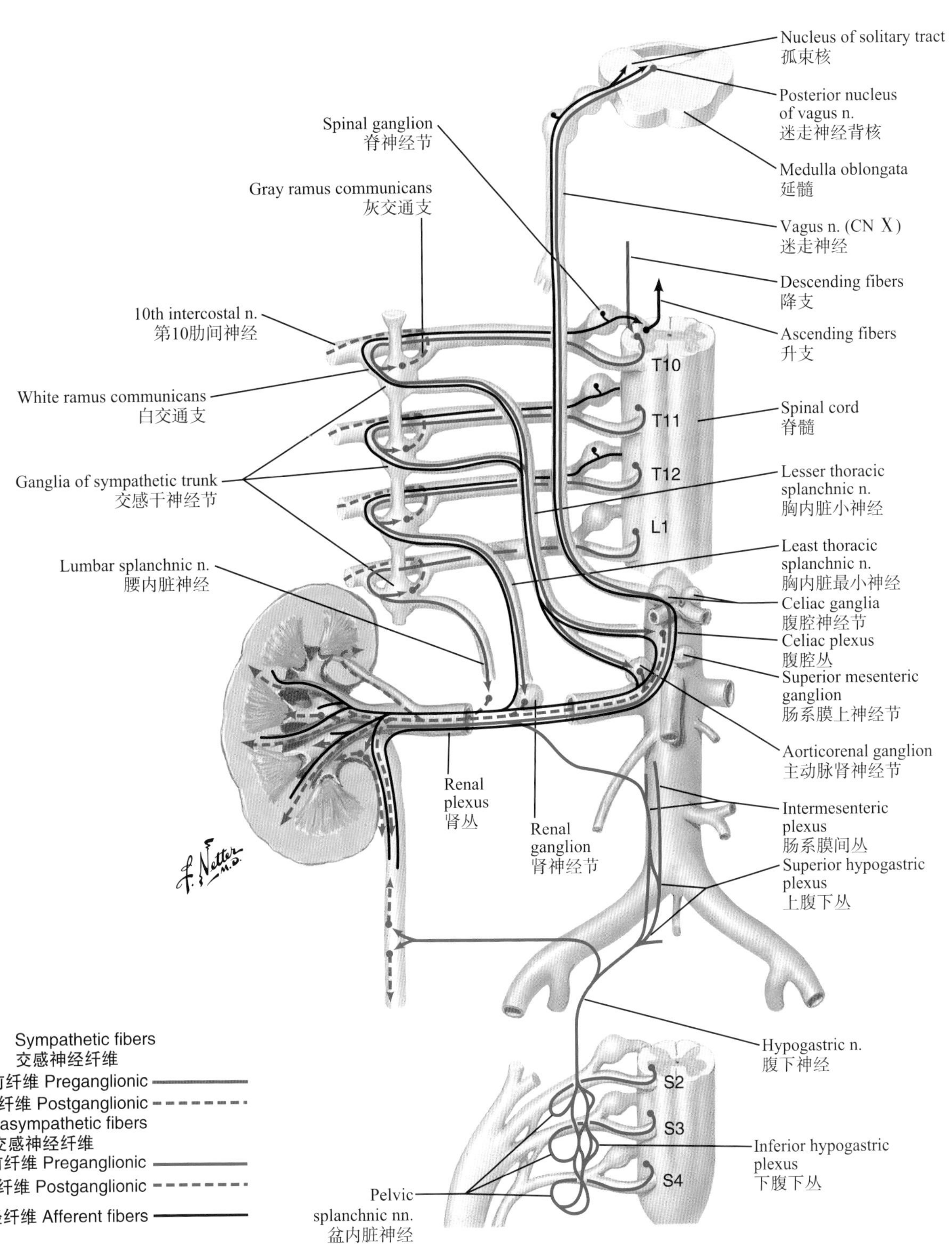
Nucleus of solitary tract
孤束核
Posterior nucleus of vagus n.
迷走神经背核
Medulla oblongata
延髓
Vagus n. (CN Ⅹ)
迷走神经
Descending fibers
降支
Ascending fibers
升支
Spinal cord
脊髓
Lesser thoracic splanchnic n.
胸内脏小神经
Least thoracic splanchnic n.
胸内脏最小神经
Celiac ganglia
腹腔神经节
Celiac plexus
腹腔丛
Superior mesenteric ganglion
肠系膜上神经节
Aorticorenal ganglion
主动脉肾神经节
Intermesenteric plexus
肠系膜间丛
Superior hypogastric plexus
上腹下丛
Hypogastric n.
腹下神经
Inferior hypogastric plexus
下腹下丛
Spinal ganglion
脊神经节
Gray ramus communicans
灰交通支
10th intercostal n.
第10肋间神经
White ramus communicans
白交通支
Ganglia of sympathetic trunk
交感干神经节
Lumbar splanchnic n.
腰内脏神经
Renal plexus
肾丛
Renal ganglion
肾神经节
Pelvic splanchnic nn.
盆内脏神经
T10
T11
T12
L1
S2
S3
S4
Sympathetic fibers
交感神经纤维
节前纤维 Preganglionic
节后纤维 Postganglionic
Parasympathetic fibers
副交感神经纤维
节前纤维 Preganglionic
节后纤维 Postganglionic
传入神经纤维 Afferent fibers

参见图 6，7，342

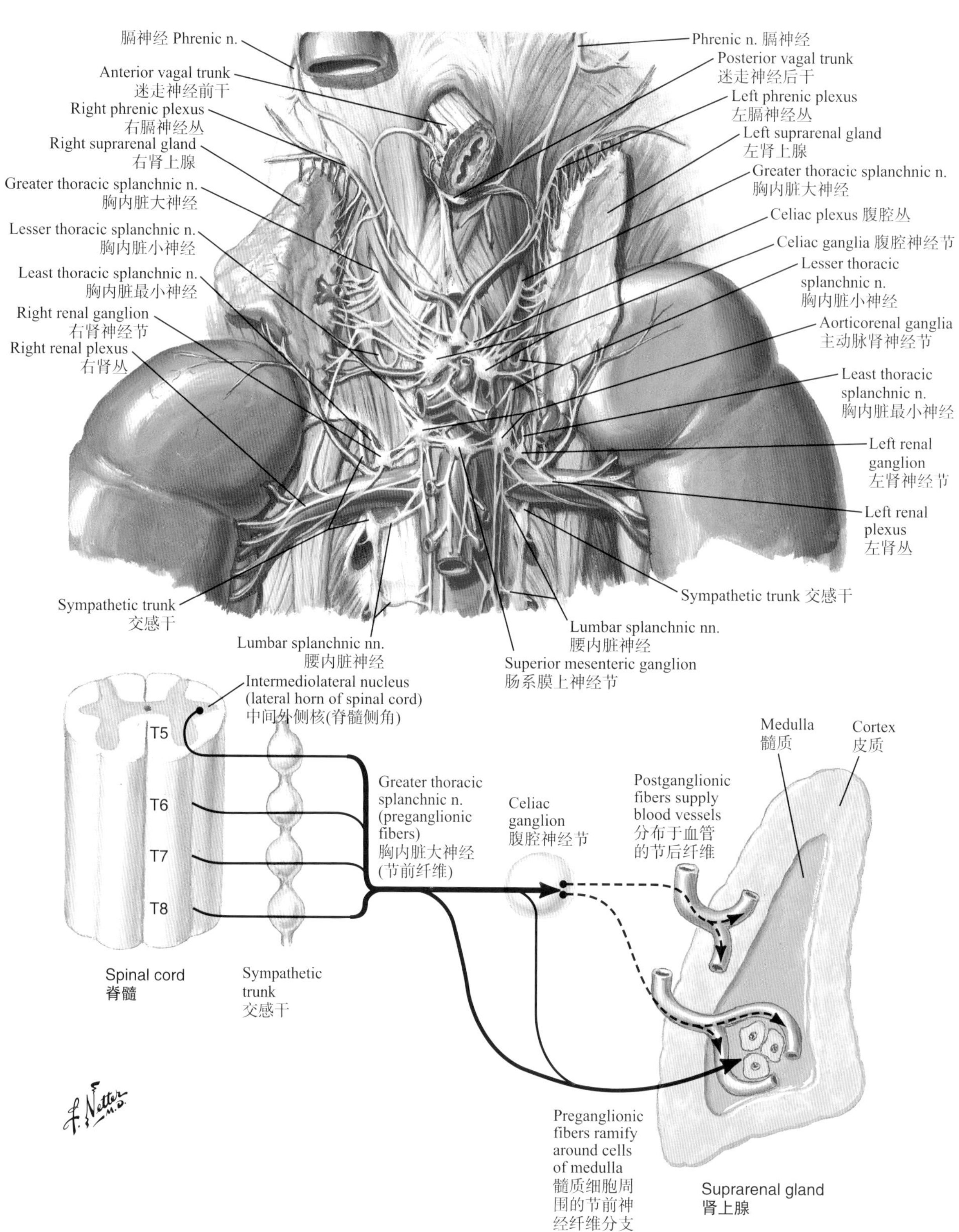
膈神经 Phrenic n.
Anterior vagal trunk 迷走神经前干
Right phrenic plexus 右膈神经丛
Right suprarenal gland 右肾上腺
Greater thoracic splanchnic n. 胸内脏大神经
Lesser thoracic splanchnic n. 胸内脏小神经
Least thoracic splanchnic n. 胸内脏最小神经
Right renal ganglion 右肾神经节
Right renal plexus 右肾丛
Sympathetic trunk 交感干
Lumbar splanchnic nn. 腰内脏神经
Phrenic n. 膈神经
Posterior vagal trunk 迷走神经后干
Left phrenic plexus 左膈神经丛
Left suprarenal gland 左肾上腺
Greater thoracic splanchnic n. 胸内脏大神经
Celiac plexus 腹腔丛
Celiac ganglia 腹腔神经节
Lesser thoracic splanchnic n. 胸内脏小神经
Aorticorenal ganglia 主动脉肾神经节
Least thoracic splanchnic n. 胸内脏最小神经
Left renal ganglion 左肾神经节
Left renal plexus 左肾丛
Sympathetic trunk 交感干
Lumbar splanchnic nn. 腰内脏神经
Superior mesenteric ganglion 肠系膜上神经节
Intermediolateral nucleus (lateral horn of spinal cord) 中间外侧核(脊髓侧角)
T5
T6
T7
T8
Spinal cord 脊髓
Sympathetic trunk 交感干
Greater thoracic splanchnic n. (preganglionic fibers) 胸内脏大神经(节前纤维)
Celiac ganglion 腹腔神经节
Postganglionic fibers supply blood vessels 分布于血管的节后纤维
Medulla 髓质
Cortex 皮质
Preganglionic fibers ramify around cells of medulla 髓质细胞周围的节前神经纤维分支
Suprarenal gland 肾上腺

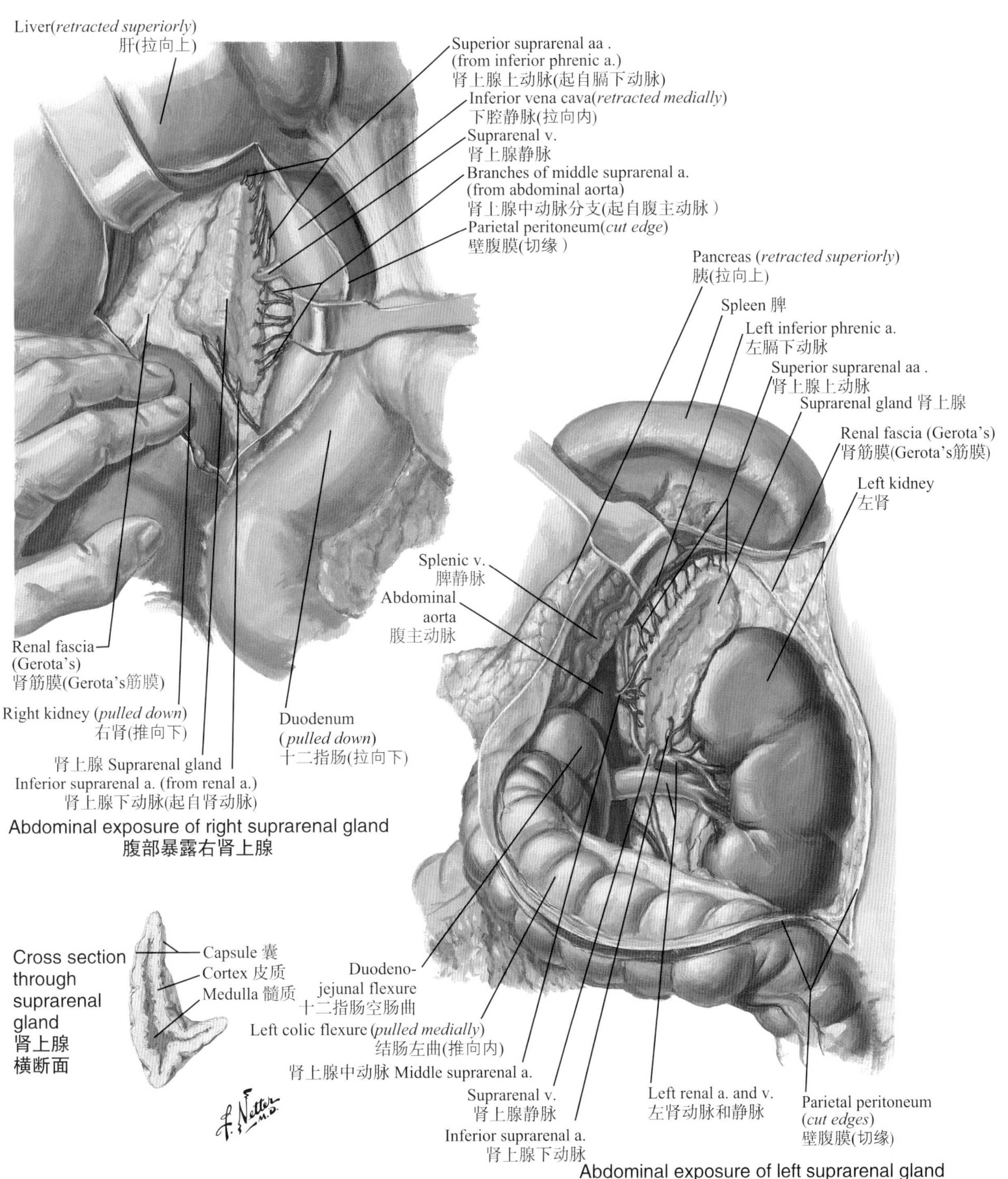


Abdominal exposure of right suprarenal gland
腹部暴露右肾上腺

Cross section through suprarenal gland
肾上腺横断面

Abdominal exposure of left suprarenal gland
腹部暴露左肾上腺

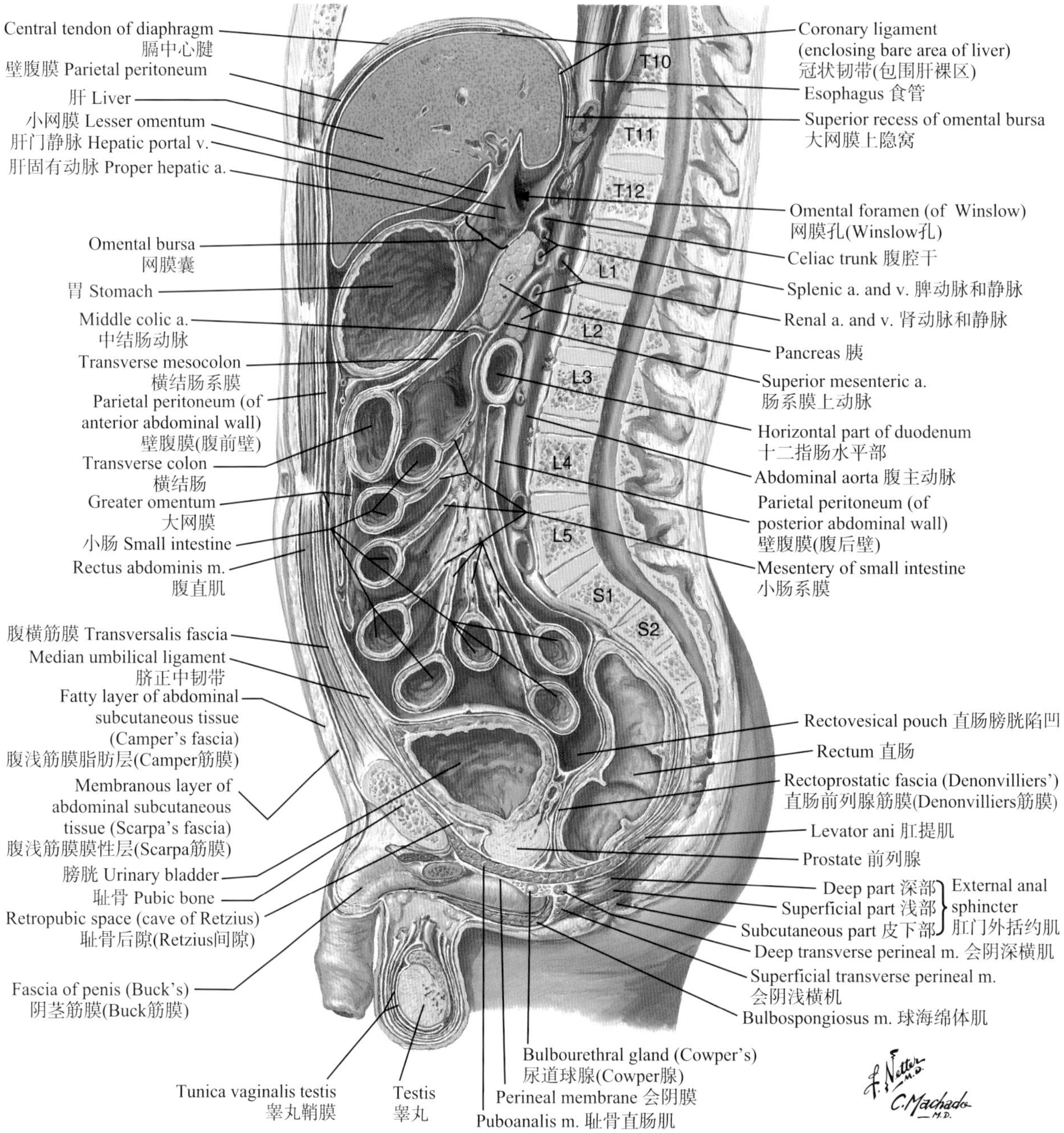

Central tendon of diaphragm 膈中心腱
壁腹膜 Parietal peritoneum
肝 Liver
小网膜 Lesser omentum
肝门静脉 Hepatic portal v.
肝固有动脉 Proper hepatic a.
Omental bursa 网膜囊
胃 Stomach
Middle colic a. 中结肠动脉
Transverse mesocolon 横结肠系膜
Parietal peritoneum (of anterior abdominal wall) 壁腹膜(腹前壁)
Transverse colon 横结肠
Greater omentum 大网膜
小肠 Small intestine
Rectus abdominis m. 腹直肌
腹横筋膜 Transversalis fascia
Median umbilical ligament 脐正中韧带
Fatty layer of abdominal subcutaneous tissue (Camper's fascia) 腹浅筋膜脂肪层(Camper筋膜)
Membranous layer of abdominal subcutaneous tissue (Scarpa's fascia) 腹浅筋膜膜性层(Scarpa筋膜)
膀胱 Urinary bladder
耻骨 Pubic bone
Retropubic space (cave of Retzius) 耻骨后隙(Retzius间隙)
Fascia of penis (Buck's) 阴茎筋膜(Buck筋膜)
Tunica vaginalis testis 睾丸鞘膜
Testis 睾丸

Coronary ligament (enclosing bare area of liver) 冠状韧带(包围肝裸区)
Esophagus 食管
Superior recess of omental bursa 大网膜上隐窝
Omental foramen (of Winslow) 网膜孔(Winslow孔)
Celiac trunk 腹腔干
Splenic a. and v. 脾动脉和静脉
Renal a. and v. 肾动脉和静脉
Pancreas 胰
Superior mesenteric a. 肠系膜上动脉
Horizontal part of duodenum 十二指肠水平部
Abdominal aorta 腹主动脉
Parietal peritoneum (of posterior abdominal wall) 壁腹膜(腹后壁)
Mesentery of small intestine 小肠系膜
T10
T11
T12
L1
L2
L3
L4
L5
S1
S2
Rectovesical pouch 直肠膀胱陷凹
Rectum 直肠
Rectoprostatic fascia (Denonvilliers') 直肠前列腺筋膜(Denonvilliers筋膜)
Levator ani 肛提肌
Prostate 前列腺
External anal sphincter 肛门外括约肌: Deep part 深部; Superficial part 浅部; Subcutaneous part 皮下部
Deep transverse perineal m. 会阴深横肌
Superficial transverse perineal m. 会阴浅横机
Bulbospongiosus m. 球海绵体肌
Bulbourethral gland (Cowper's) 尿道球腺(Cowper腺)
Perineal membrane 会阴膜
Puboanalis m. 耻骨直肠肌

F. Netter M.D.
C. Machado M.D.

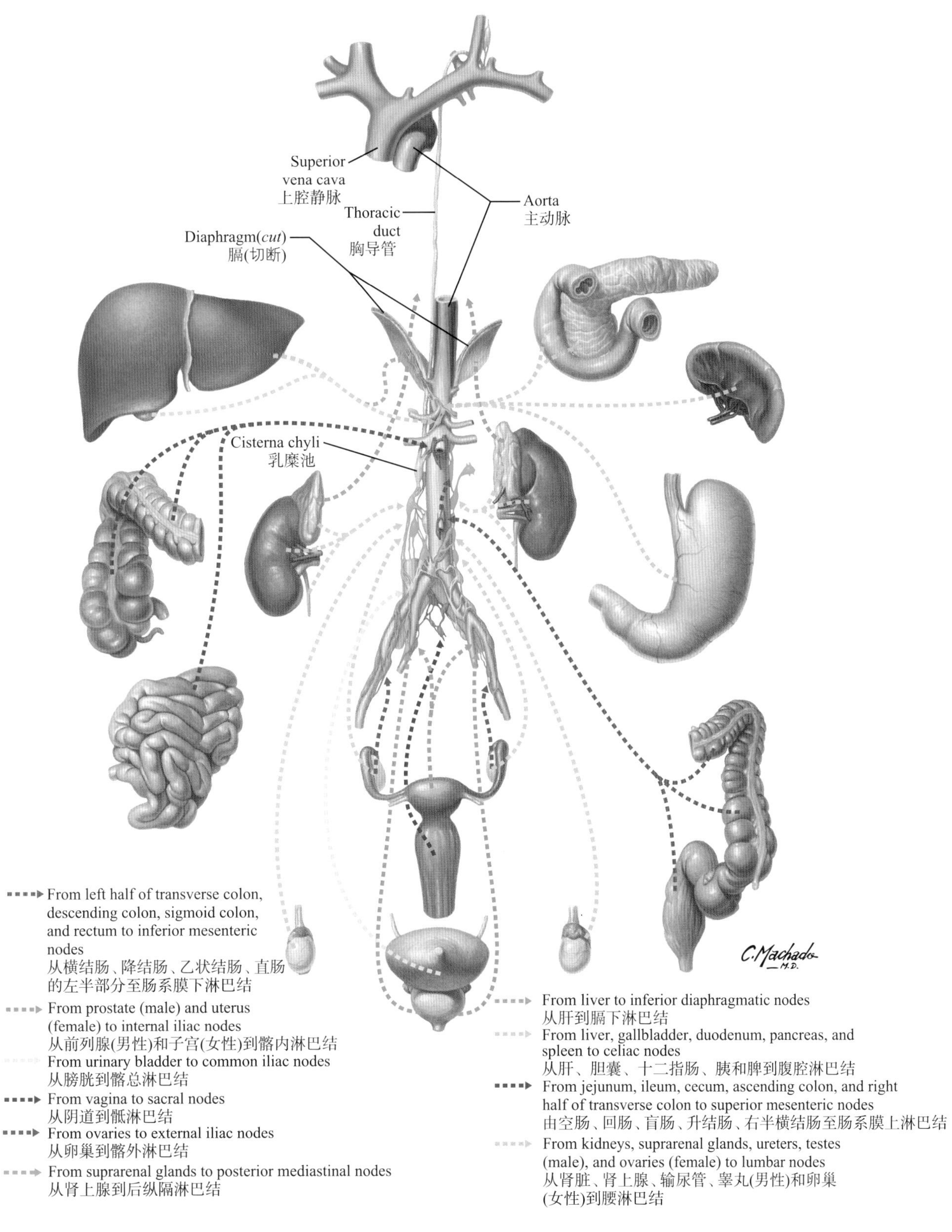


From left half of transverse colon, descending colon, sigmoid colon, and rectum to inferior mesenteric nodes
从横结肠、降结肠、乙状结肠、直肠的左半部分至肠系膜下淋巴结

From prostate (male) and uterus (female) to internal iliac nodes
从前列腺(男性)和子宫(女性)到髂内淋巴结

From urinary bladder to common iliac nodes
从膀胱到髂总淋巴结

From vagina to sacral nodes
从阴道到骶淋巴结

From ovaries to external iliac nodes
从卵巢到髂外淋巴结

From suprarenal glands to posterior mediastinal nodes
从肾上腺到后纵隔淋巴结

From liver to inferior diaphragmatic nodes
从肝到膈下淋巴结

From liver, gallbladder, duodenum, pancreas, and spleen to celiac nodes
从肝、胆囊、十二指肠、胰和脾到腹腔淋巴结

From jejunum, ileum, cecum, ascending colon, and right half of transverse colon to superior mesenteric nodes
由空肠、回肠、盲肠、升结肠、右半横结肠至肠系膜上淋巴结

From kidneys, suprarenal glands, ureters, testes (male), and ovaries (female) to lumbar nodes
从肾脏、肾上腺、输尿管、睾丸(男性)和卵巢(女性)到腰淋巴结

腹部增强CT
轴位成像

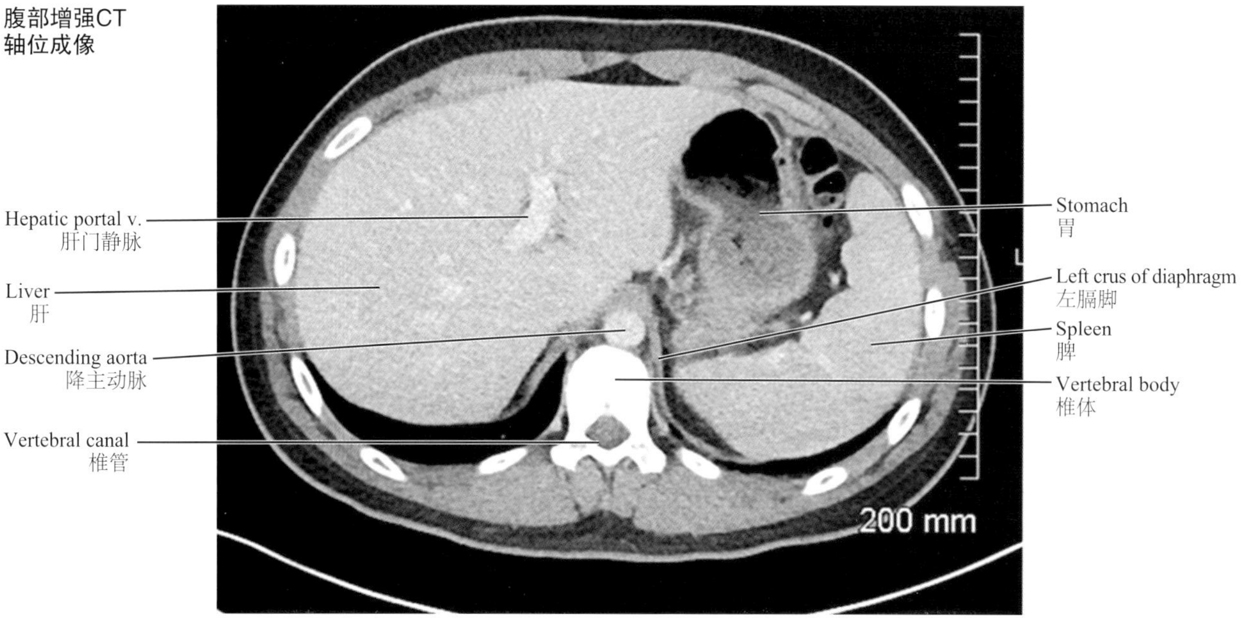

Hepatic portal v.
肝门静脉
Liver
肝
Descending aorta
降主动脉
Vertebral canal
椎管
Stomach
胃
Left crus of diaphragm
左膈脚
Spleen
脾
Vertebral body
椎体
200 mm

上腹部增强CT
轴位成像

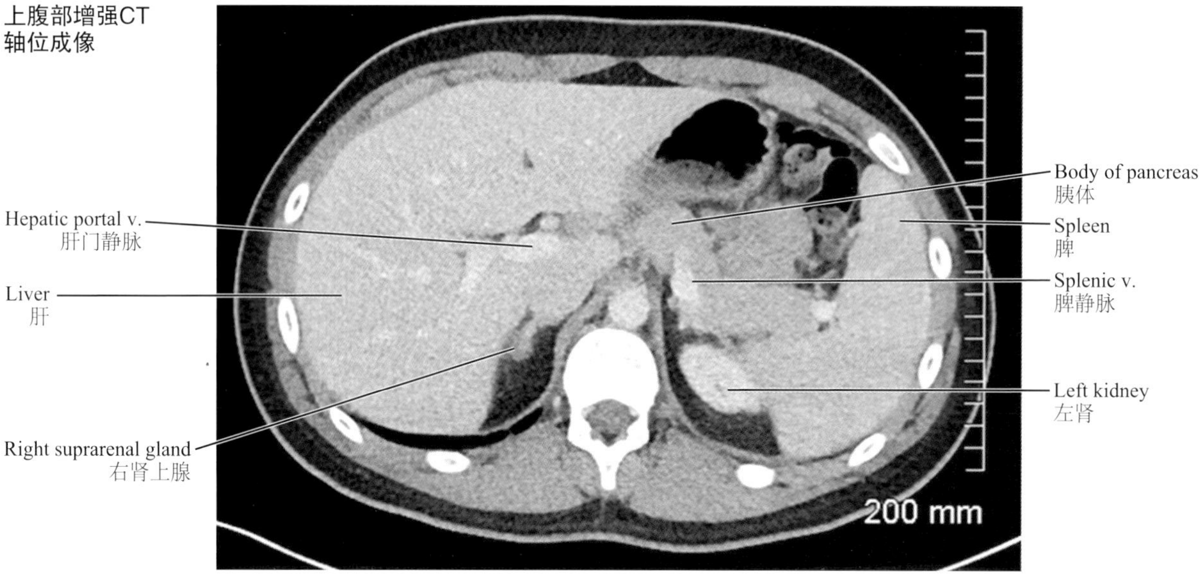

Hepatic portal v.
肝门静脉
Liver
肝
Right suprarenal gland
右肾上腺
Body of pancreas
胰体
Spleen
脾
Splenic v.
脾静脉
Left kidney
左肾
200 mm

中腹部增强CT
轴位成像

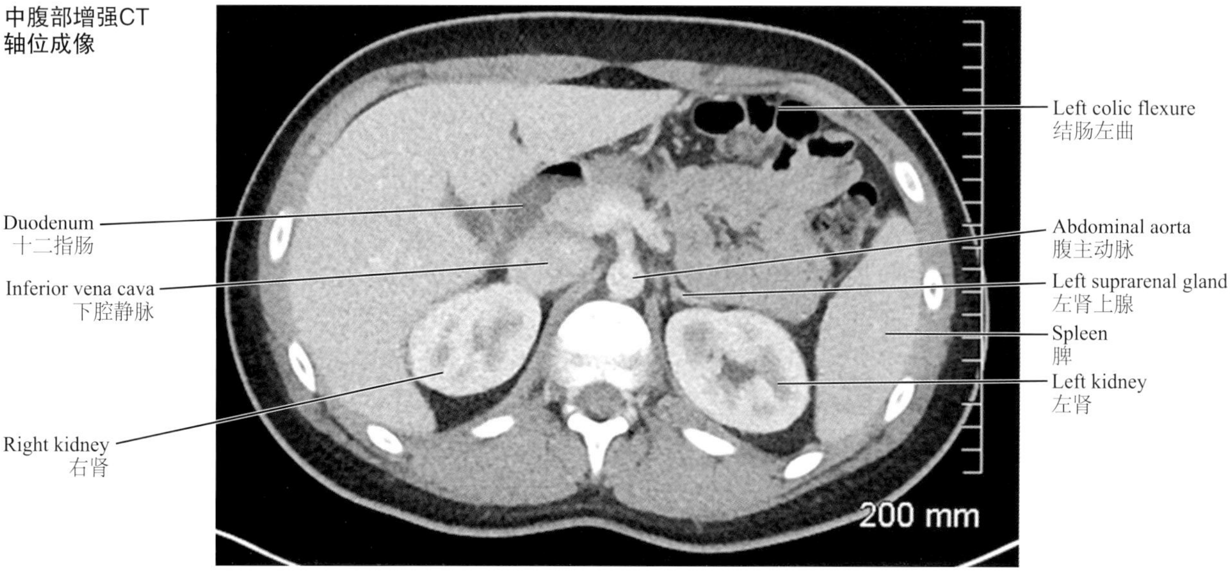

Duodenum
十二指肠
Inferior vena cava
下腔静脉
Right kidney
右肾
Left colic flexure
结肠左曲
Abdominal aorta
腹主动脉
Left suprarenal gland
左肾上腺
Spleen
脾
Left kidney
左肾
200 mm

参见附图82

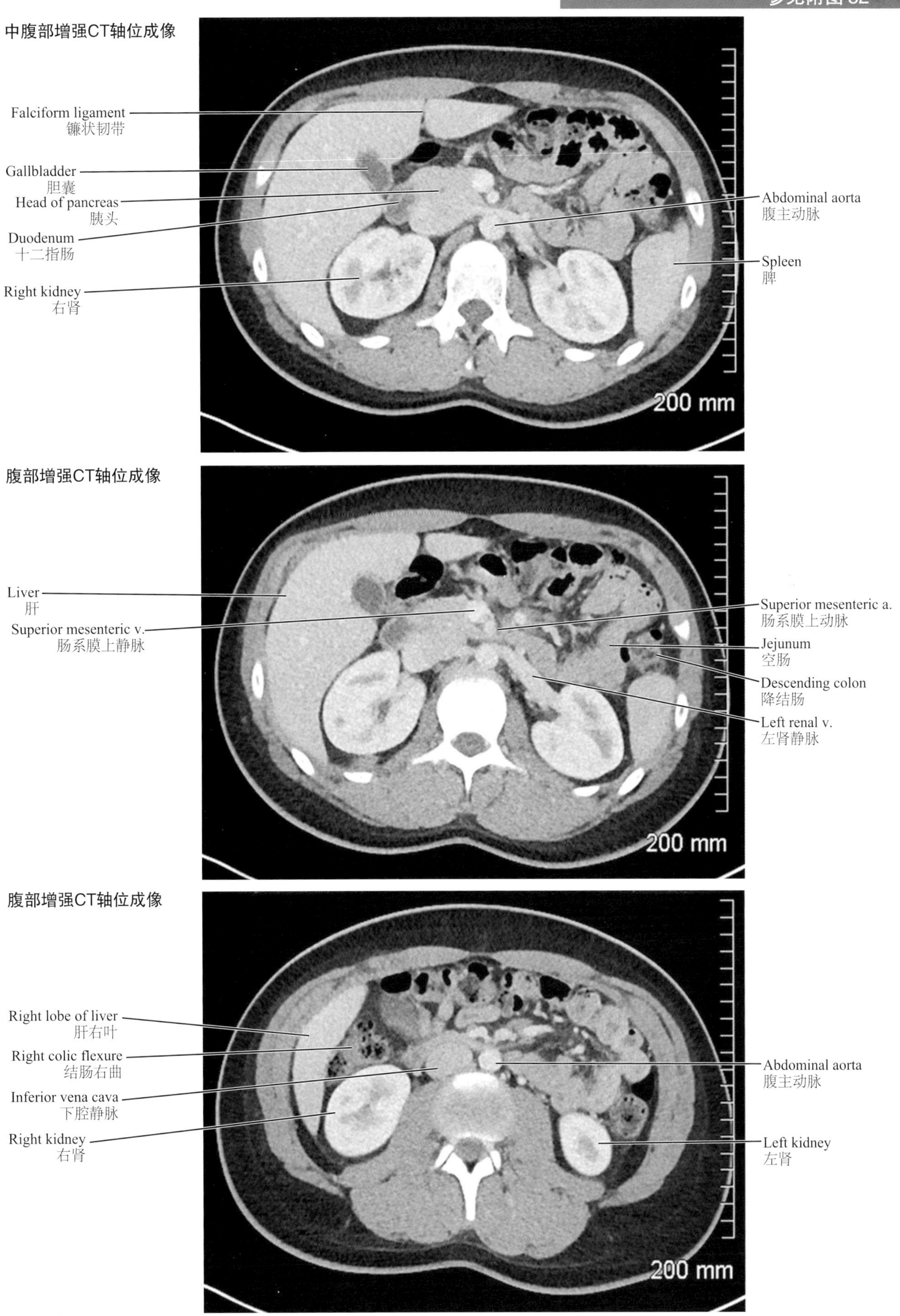
中腹部增强CT轴位成像
Falciform ligament
镰状韧带
Gallbladder
胆囊
Head of pancreas
胰头
Duodenum
十二指肠
Right kidney
右肾
Abdominal aorta
腹主动脉
Spleen
脾
200 mm
腹部增强CT轴位成像
Liver
肝
Superior mesenteric v.
肠系膜上静脉
Superior mesenteric a.
肠系膜上动脉
Jejunum
空肠
Descending colon
降结肠
Left renal v.
左肾静脉
200 mm
腹部增强CT轴位成像
Right lobe of liver
肝右叶
Right colic flexure
结肠右曲
Inferior vena cava
下腔静脉
Right kidney
右肾
Abdominal aorta
腹主动脉
Left kidney
左肾
200 mm

图 346

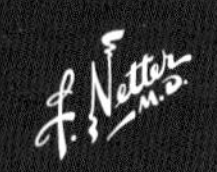

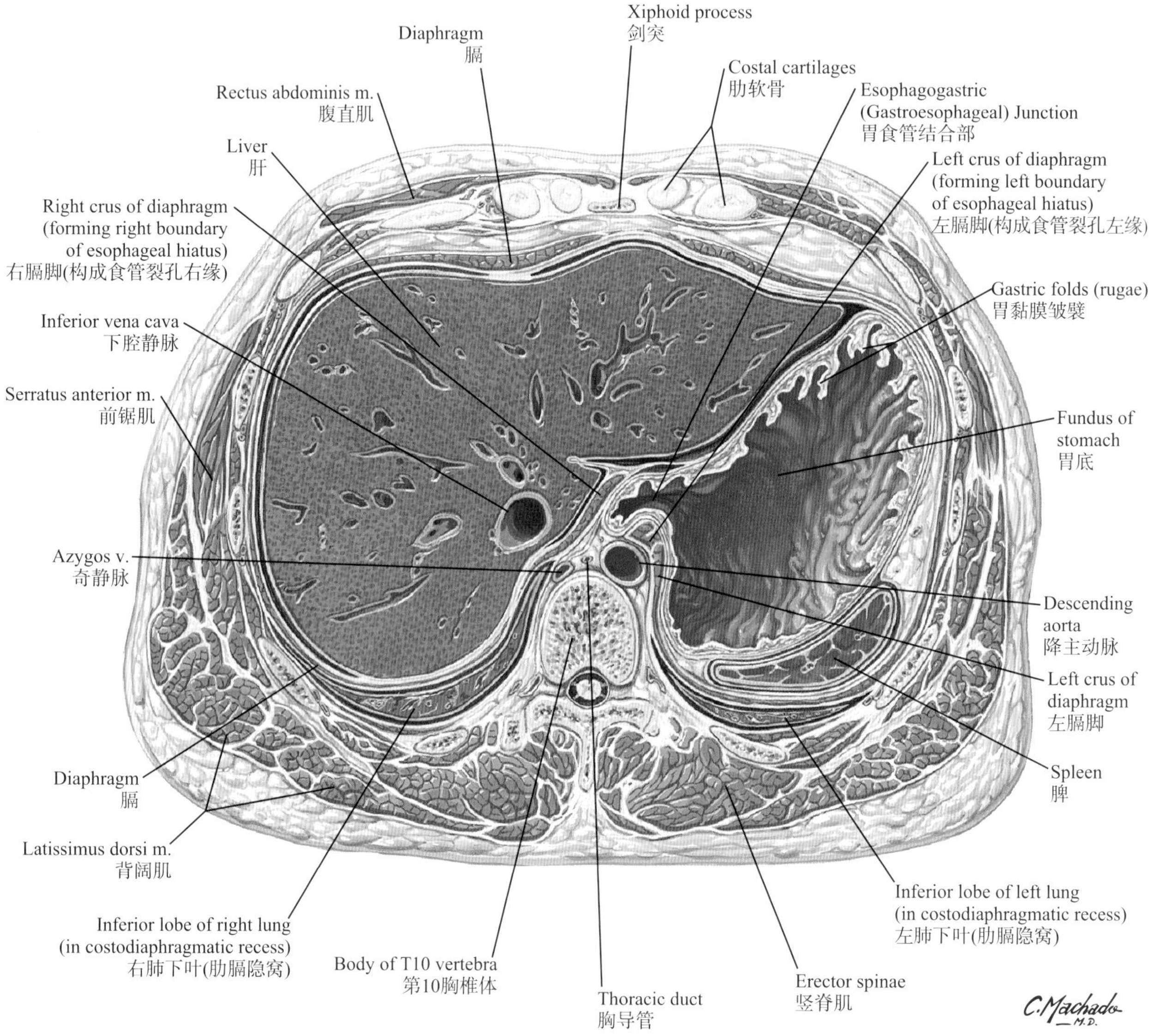

# 横断面：T10 平面，胃食管结合部

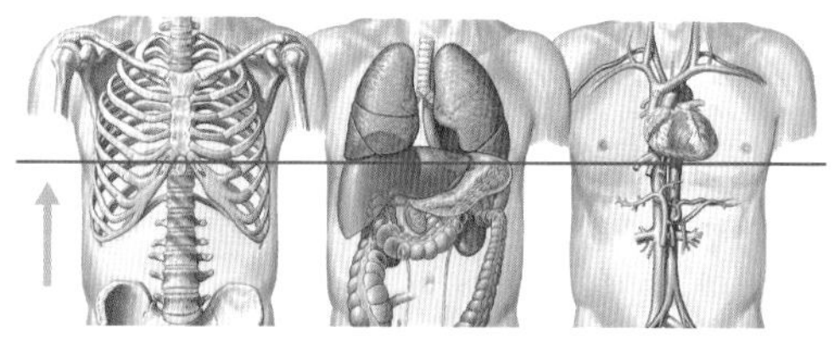

Xiphoid process
剑突

Diaphragm
膈

Costal cartilages
肋软骨

Rectus abdominis m.
腹直肌

Esophagogastric
(Gastroesophageal) Junction
胃食管结合部

Liver
肝

Left crus of diaphragm
(forming left boundary
of esophageal hiatus)
左膈脚(构成食管裂孔左缘)

Right crus of diaphragm
(forming right boundary
of esophageal hiatus)
右膈脚(构成食管裂孔右缘)

Gastric folds (rugae)
胃黏膜皱襞

Inferior vena cava
下腔静脉

Serratus anterior m.
前锯肌

Fundus of
stomach
胃底

Azygos v.
奇静脉

Descending
aorta
降主动脉

Left crus of
diaphragm
左膈脚

Diaphragm
膈

Spleen
脾

Latissimus dorsi m.
背阔肌

Inferior lobe of left lung
(in costodiaphragmatic recess)
左肺下叶(肋膈隐窝)

Inferior lobe of right lung
(in costodiaphragmatic recess)
右肺下叶(肋膈隐窝)

Body of T10 vertebra
第10胸椎体

Thoracic duct
胸导管

Erector spinae
竖脊肌

C.Machado M.D.

参见附图 79

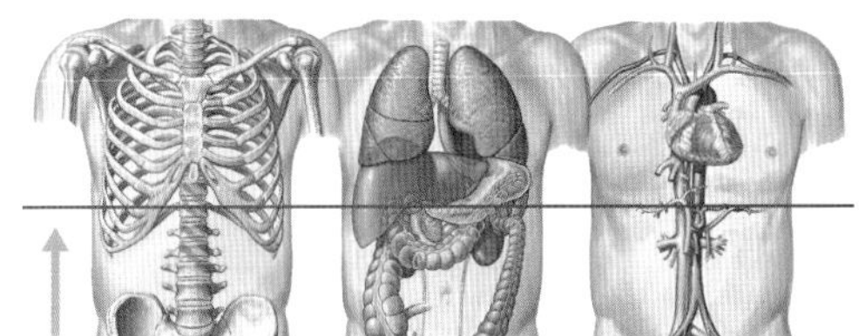

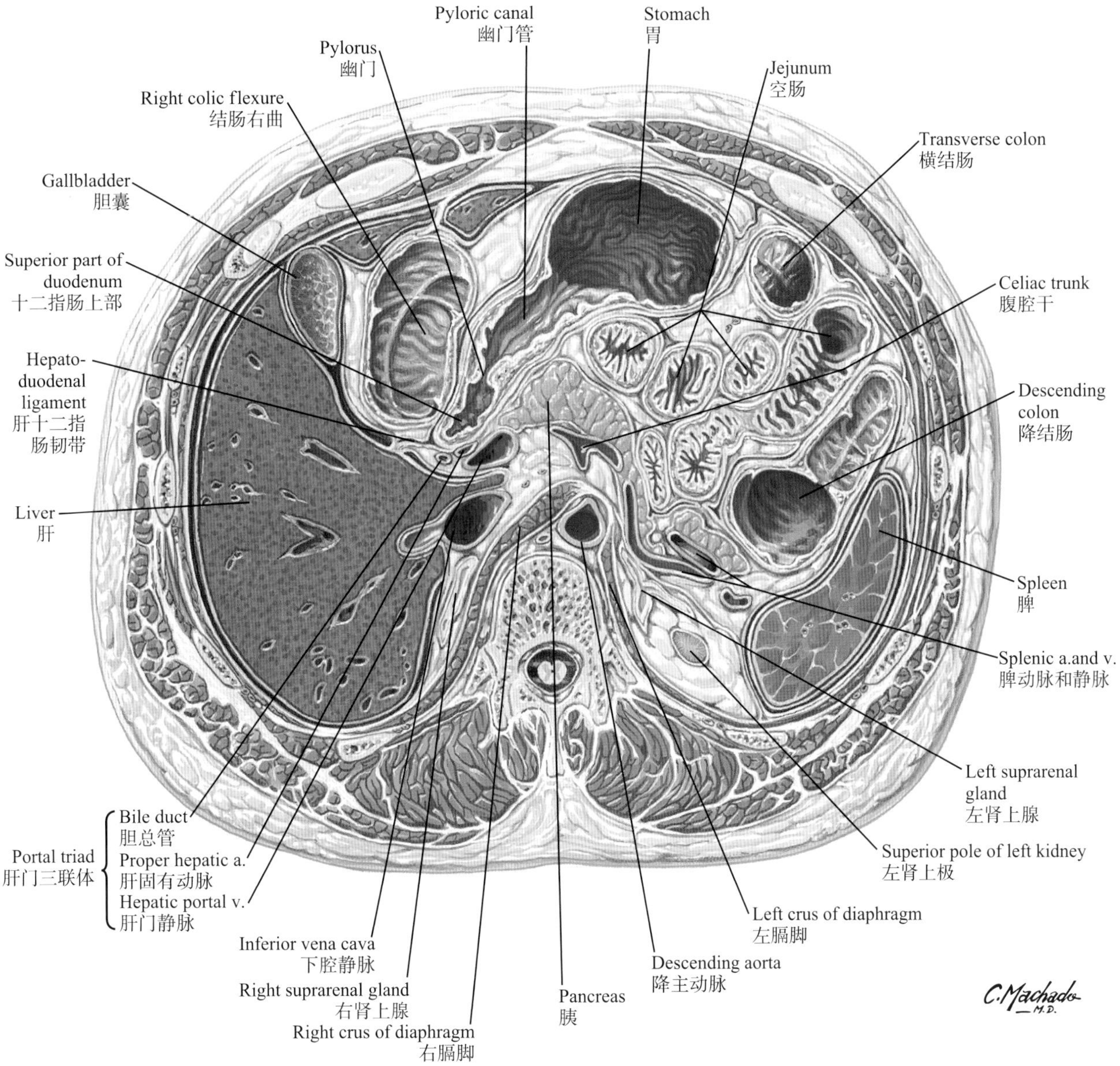

Pyloric canal 幽门管
Stomach 胃
Pylorus 幽门
Jejunum 空肠
Right colic flexure 结肠右曲
Transverse colon 横结肠
Gallbladder 胆囊
Superior part of duodenum 十二指肠上部
Celiac trunk 腹腔干
Hepato-duodenal ligament 肝十二指肠韧带
Descending colon 降结肠
Liver 肝
Spleen 脾
Splenic a.and v. 脾动脉和静脉
Left suprarenal gland 左肾上腺
Portal triad 肝门三联体:
Bile duct 胆总管
Proper hepatic a. 肝固有动脉
Hepatic portal v. 肝门静脉
Superior pole of left kidney 左肾上极
Left crus of diaphragm 左膈脚
Inferior vena cava 下腔静脉
Descending aorta 降主动脉
Right suprarenal gland 右肾上腺
Pancreas 胰
Right crus of diaphragm 右膈脚

C.Machado M.D.

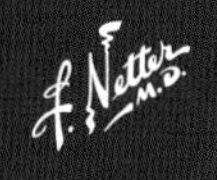

# 横断面：T12/L1 椎间盘平面

参见附图 79

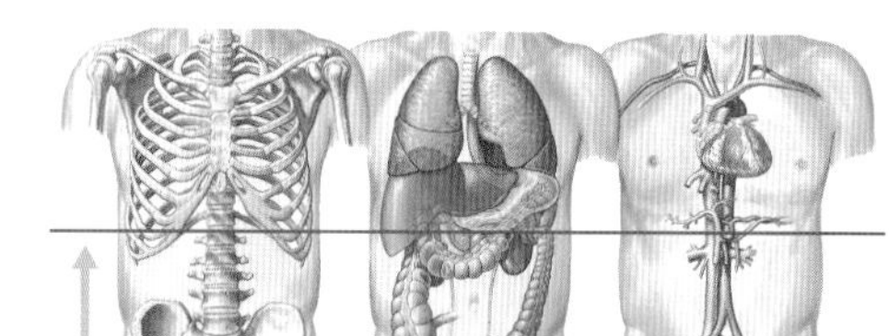

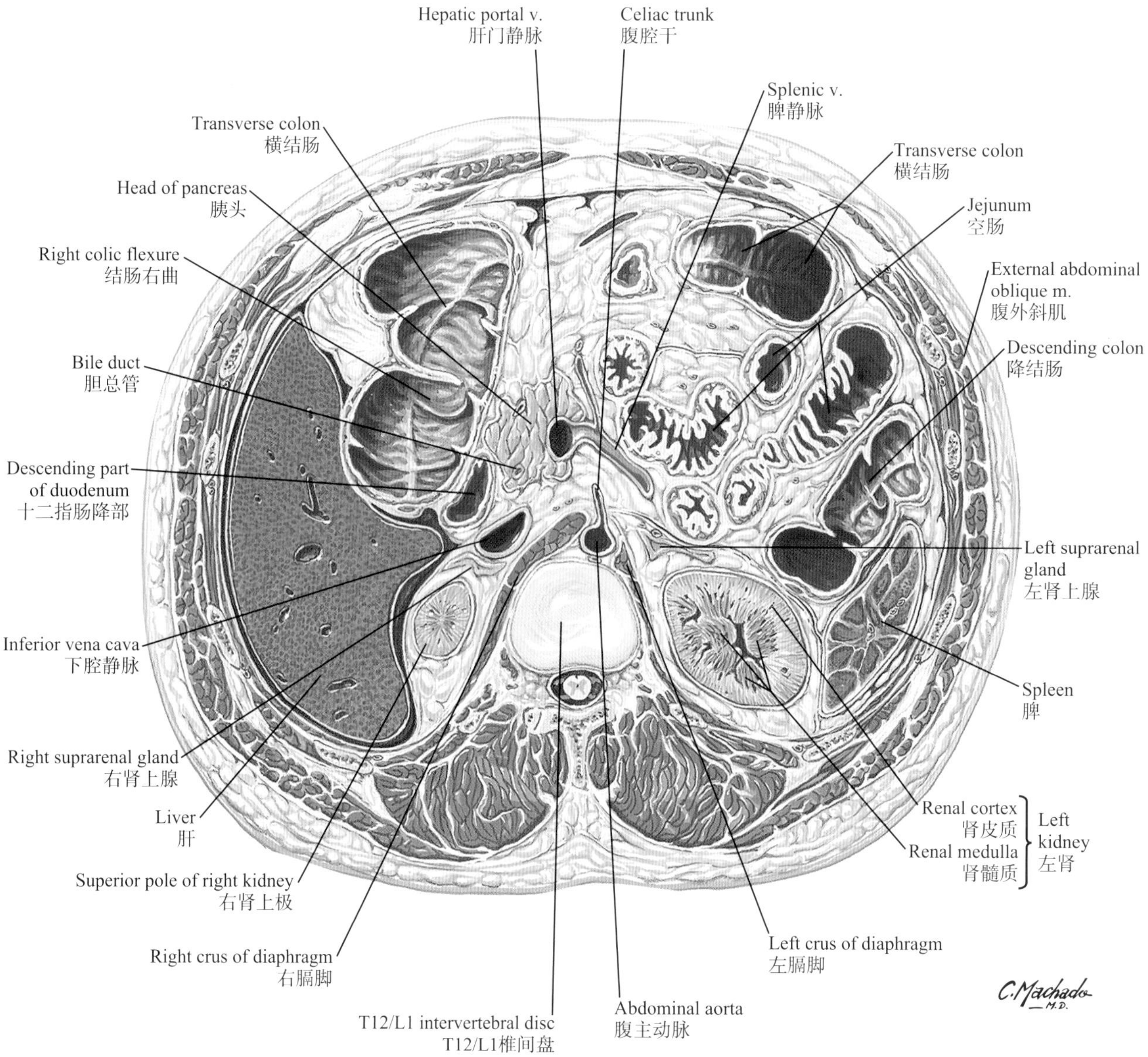

Hepatic portal v.
肝门静脉

Celiac trunk
腹腔干

Splenic v.
脾静脉

Transverse colon
横结肠

Transverse colon
横结肠

Head of pancreas
胰头

Jejunum
空肠

Right colic flexure
结肠右曲

External abdominal oblique m.
腹外斜肌

Descending colon
降结肠

Bile duct
胆总管

Descending part of duodenum
十二指肠降部

Left suprarenal gland
左肾上腺

Inferior vena cava
下腔静脉

Spleen
脾

Right suprarenal gland
右肾上腺

Liver
肝

Renal cortex
肾皮质

Renal medulla
肾髓质

Left kidney
左肾

Superior pole of right kidney
右肾上极

Right crus of diaphragm
右膈脚

Left crus of diaphragm
左膈脚

Abdominal aorta
腹主动脉

T12/L1 intervertebral disc
T12/L1椎间盘

C.Machado M.D.

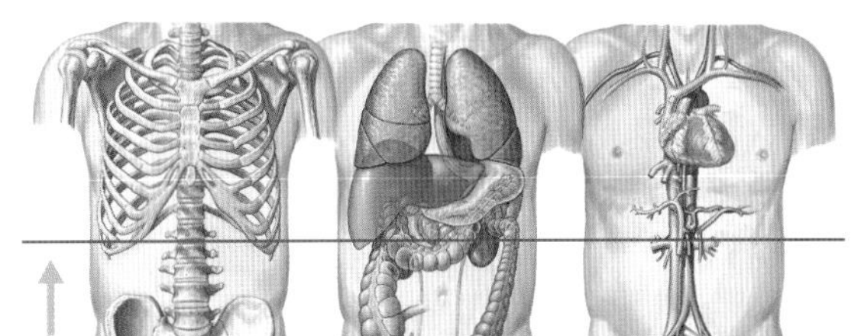

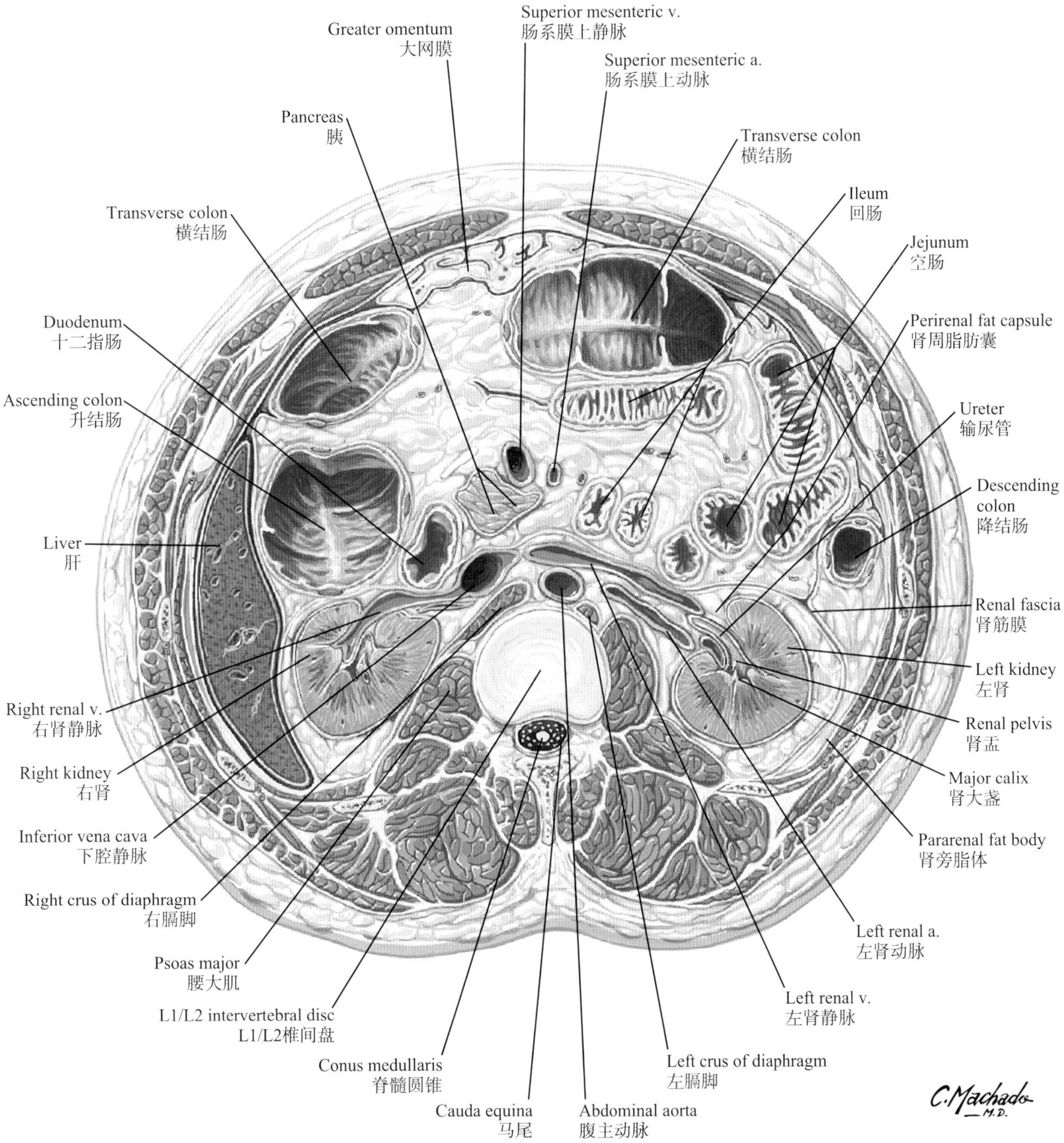

Greater omentum
大网膜

Superior mesenteric v.
肠系膜上静脉

Superior mesenteric a.
肠系膜上动脉

Pancreas
胰

Transverse colon
横结肠

Transverse colon
横结肠

Ileum
回肠

Jejunum
空肠

Duodenum
十二指肠

Perirenal fat capsule
肾周脂肪囊

Ascending colon
升结肠

Ureter
输尿管

Descending colon
降结肠

Liver
肝

Renal fascia
肾筋膜

Left kidney
左肾

Right renal v.
右肾静脉

Renal pelvis
肾盂

Right kidney
右肾

Major calix
肾大盏

Inferior vena cava
下腔静脉

Pararenal fat body
肾旁脂体

Right crus of diaphragm
右膈脚

Left renal a.
左肾动脉

Psoas major
腰大肌

Left renal v.
左肾静脉

L1/L2 intervertebral disc
L1/L2椎间盘

Conus medullaris
脊髓圆锥

Left crus of diaphragm
左膈脚

Cauda equina
马尾

Abdominal aorta
腹主动脉

C. Machado M.D.

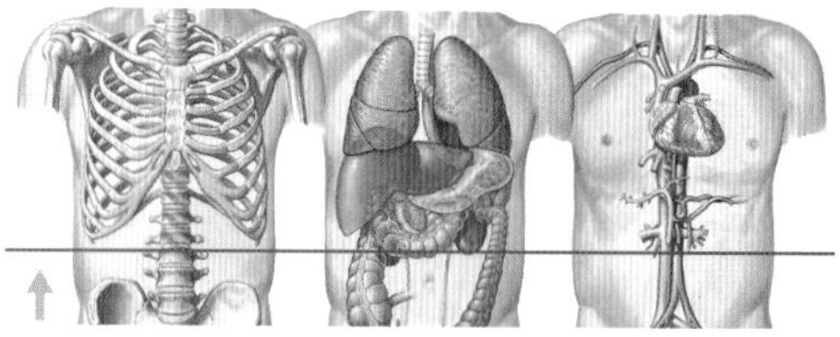

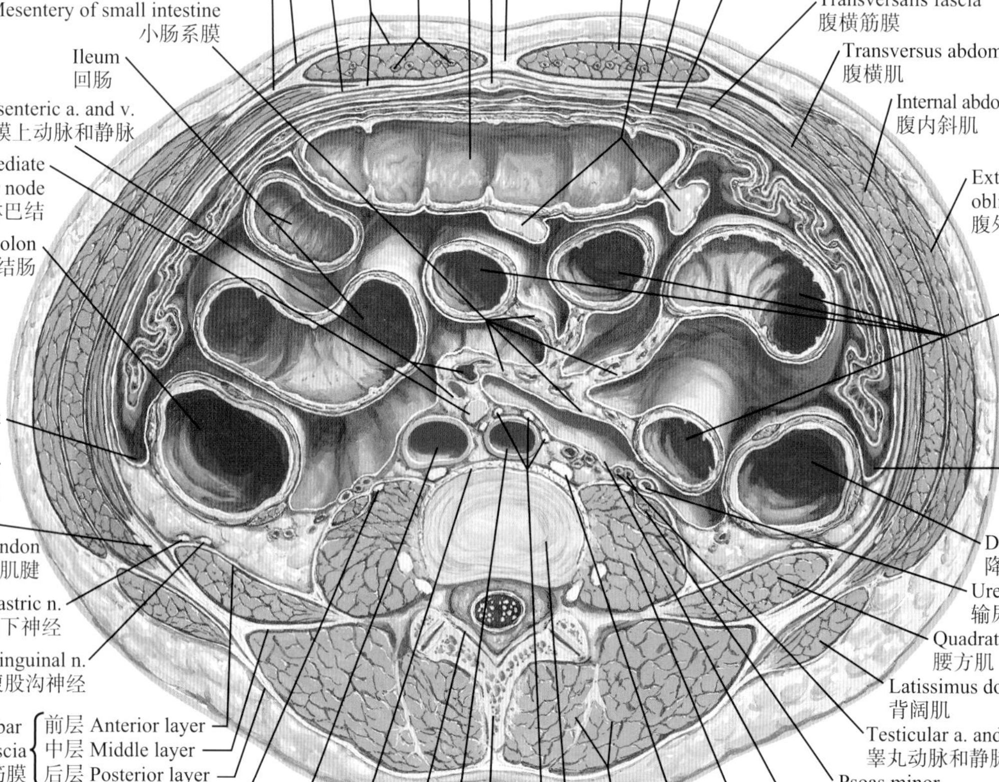

Round ligament of liver
肝圆韧带
Transverse colon
横结肠
Branches of inferior epigastric vessels
腹壁下血管分支
Rectus sheath
腹直肌鞘
Aponeurosis of transversus abdominis m.
腹横肌腱膜
Aponeurosis of external abdominal oblique m.
腹外斜肌腱膜
Aponeurosis of internal abdominal oblique m.
腹内斜肌腱膜
Mesentery of small intestine
小肠系膜
Ileum
回肠
Superior mesenteric a. and v.
肠系膜上动脉和静脉
Intermediate lumbar node
中间腰淋巴结
Ascending colon
升结肠
Right paracolic gutter
右结肠旁沟
Transversus abdominis tendon
腹横肌腱
Iliohypogastric n.
髂腹下神经
Ilioinguinal n.
髂腹股沟神经
Thoracolumbar fascia 胸腰筋膜
前层 Anterior layer
中层 Middle layer
后层 Posterior layer
Genitofemoral n.
生殖股神经
Inferior vena cava
下腔静脉
Anterior longitudinal ligament
前纵韧带
Ligamentum flavum
黄韧带
Abdominal aorta
腹主动脉
Spinous process of L3 vertebra
第3腰椎棘突
Linea alba
白线
Rectus abdominis m.
腹直肌
Omental appendices
肠脂垂
Greater omentum
大网膜
Parietal peritoneum
壁腹膜
Transversalis fascia
腹横筋膜
Transversus abdominis m.
腹横肌
Internal abdominal oblique m.
腹内斜肌
External abdominal oblique m.
腹外斜肌
Jejunum
空肠
Left paracolic gutter
左结肠旁沟
Descending colon
降结肠
Ureter
输尿管
Quadratus lumborum m.
腰方肌
Latissimus dorsi m.
背阔肌
Testicular a. and v.
睾丸动脉和静脉
Psoas minor
腰小肌
Parietal peritoneum
壁腹膜
Psoas major
腰大肌
Sympathetic trunk
交感干
Erector spinae
竖脊肌
L3/L4 intervertebral disc
L3/L4椎间盘
Intermesenteric plexus
肠系膜间丛

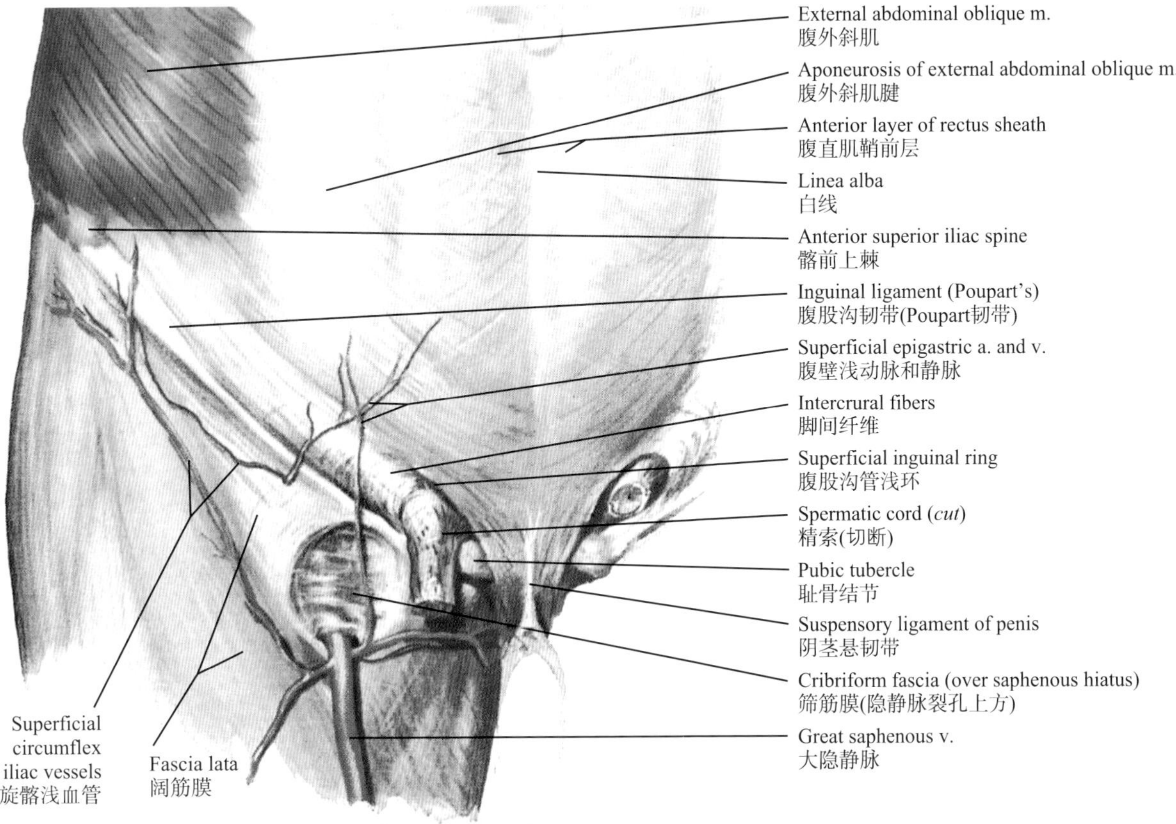


Skin and subcutaneous tissue removed
移除皮肤和浅筋膜

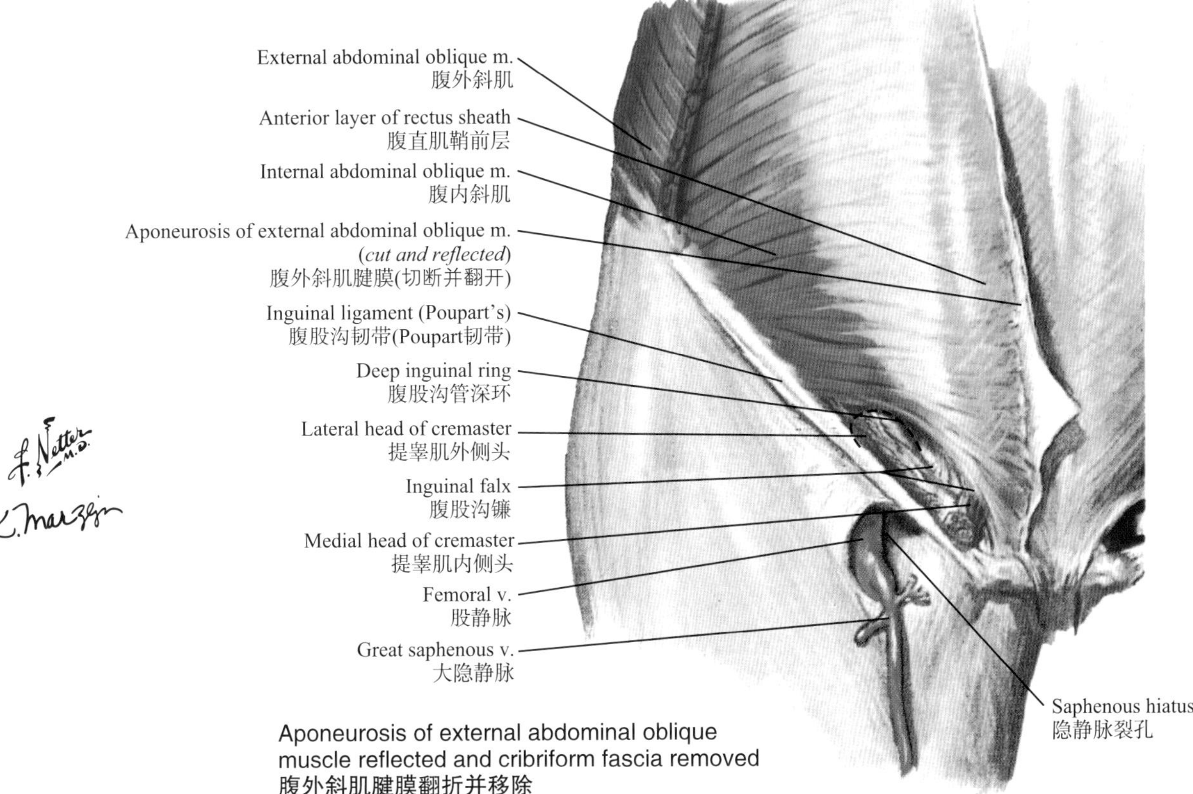


Aponeurosis of external abdominal oblique muscle reflected and cribriform fascia removed
腹外斜肌腱膜翻折并移除

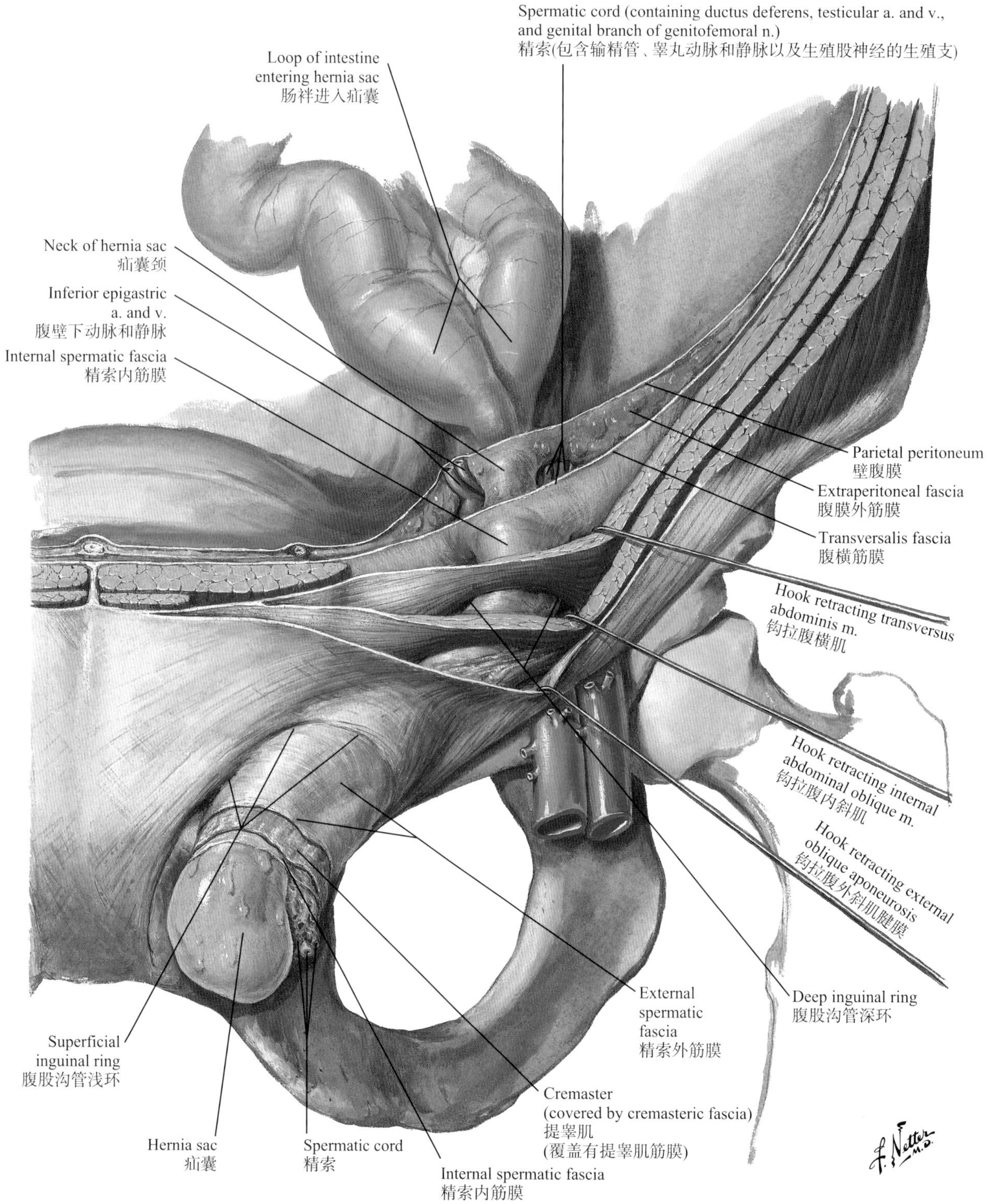

Spermatic cord (containing ductus deferens, testicular a. and v., and genital branch of genitofemoral n.)
精索(包含输精管、睾丸动脉和静脉以及生殖股神经的生殖支)

Loop of intestine entering hernia sac
肠袢进入疝囊

Neck of hernia sac
疝囊颈

Inferior epigastric a. and v.
腹壁下动脉和静脉

Internal spermatic fascia
精索内筋膜

Parietal peritoneum
壁腹膜

Extraperitoneal fascia
腹膜外筋膜

Transversalis fascia
腹横筋膜

Hook retracting transversus abdominis m.
钩拉腹横肌

Hook retracting internal abdominal oblique m.
钩拉腹内斜肌

Hook retracting external oblique aponeurosis
钩拉腹外斜肌腱膜

External spermatic fascia
精索外筋膜

Deep inguinal ring
腹股沟管深环

Superficial inguinal ring
腹股沟管浅环

Cremaster (covered by cremasteric fascia)
提睾肌
(覆盖有提睾肌筋膜)

Hernia sac
疝囊

Spermatic cord
精索

Internal spermatic fascia
精索内筋膜

F. Netter M.D.

Variations in position and contour of stomach in relation to body habitus
胃的位置和形态随体型的变化

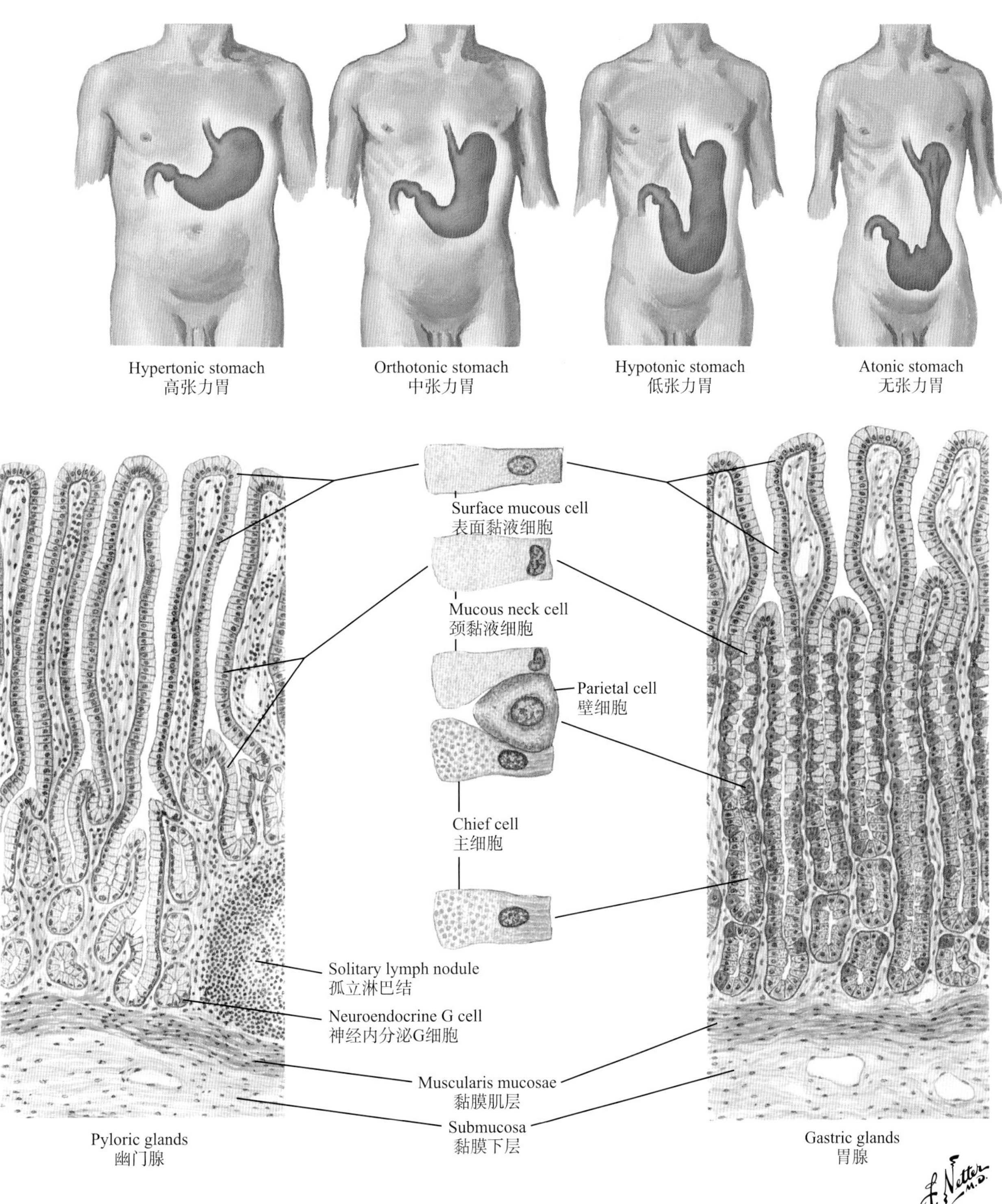

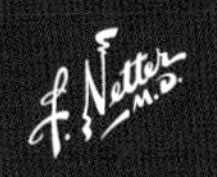

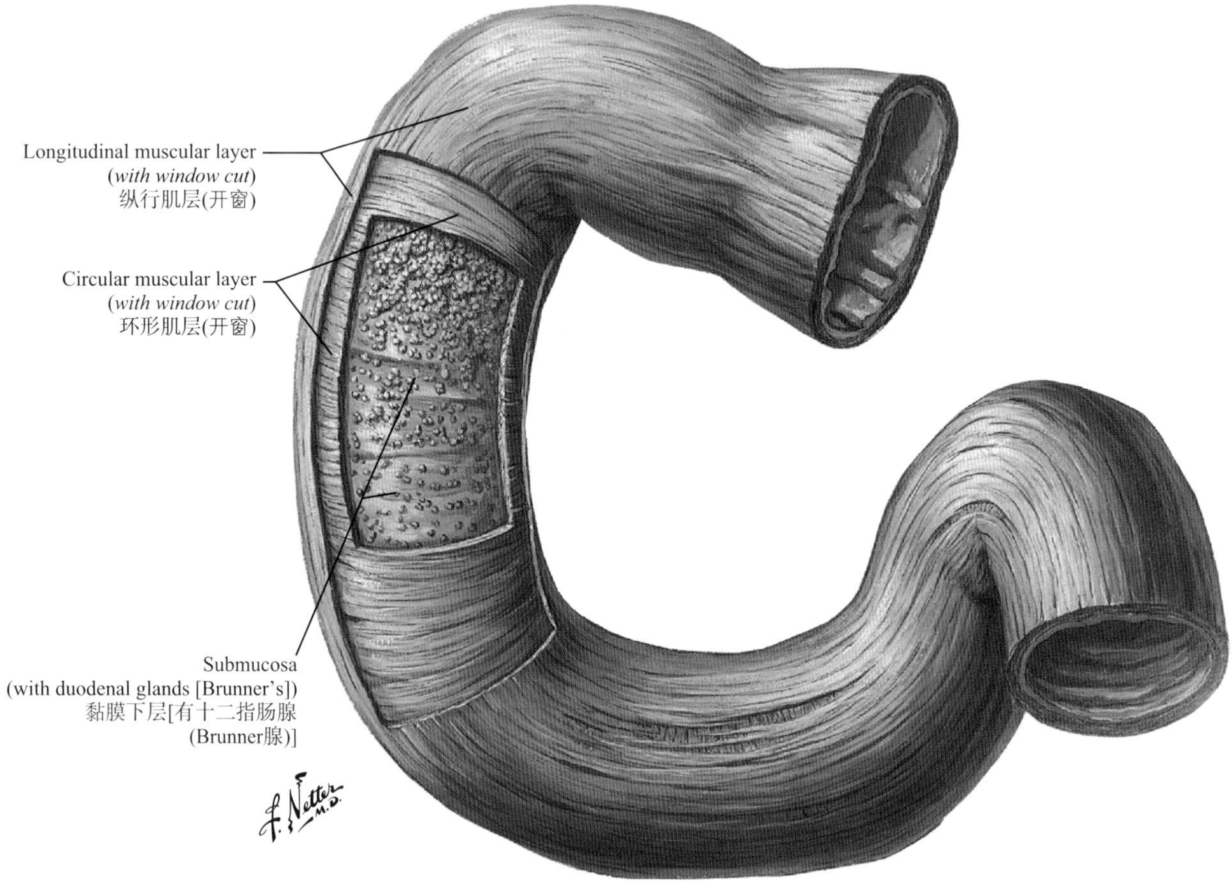

# 十二指肠壁的层次


Longitudinal muscular layer
(*with window cut*)
纵行肌层(开窗)
Circular muscular layer
(*with window cut*)
环形肌层(开窗)
Submucosa
(with duodenal glands [Brunner's])
黏膜下层[有十二指肠腺
(Brunner腺)]

冠状位增强CT成像

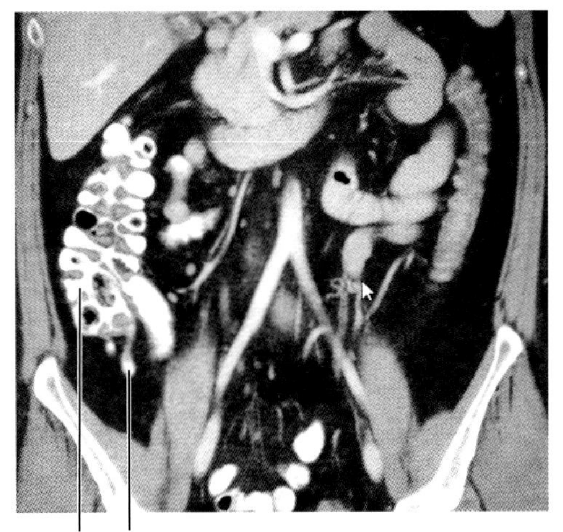


(MRCP)磁共振胆管胰管造影成像(MRCP)

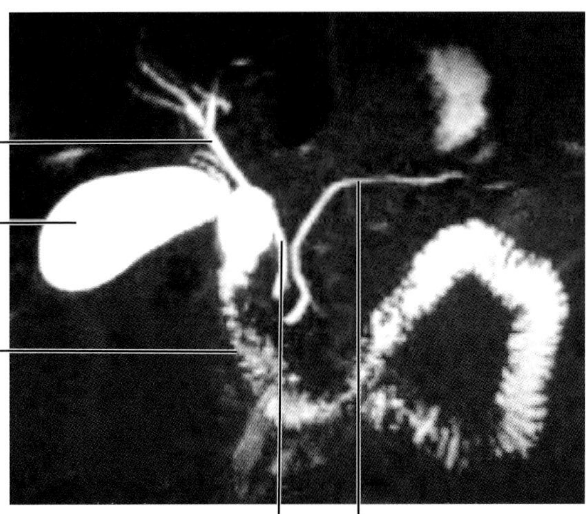


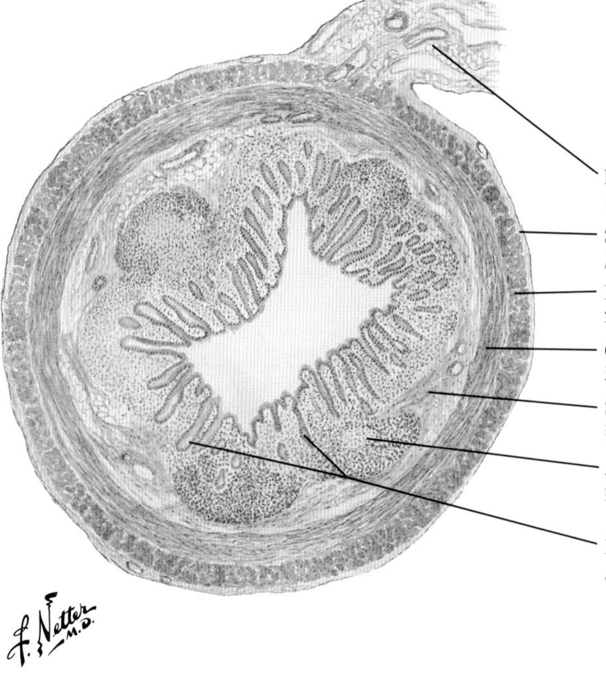


Ramification of nerve fibers around fine branch of hepatic artery
围绕肝动脉细支周围的神经分支

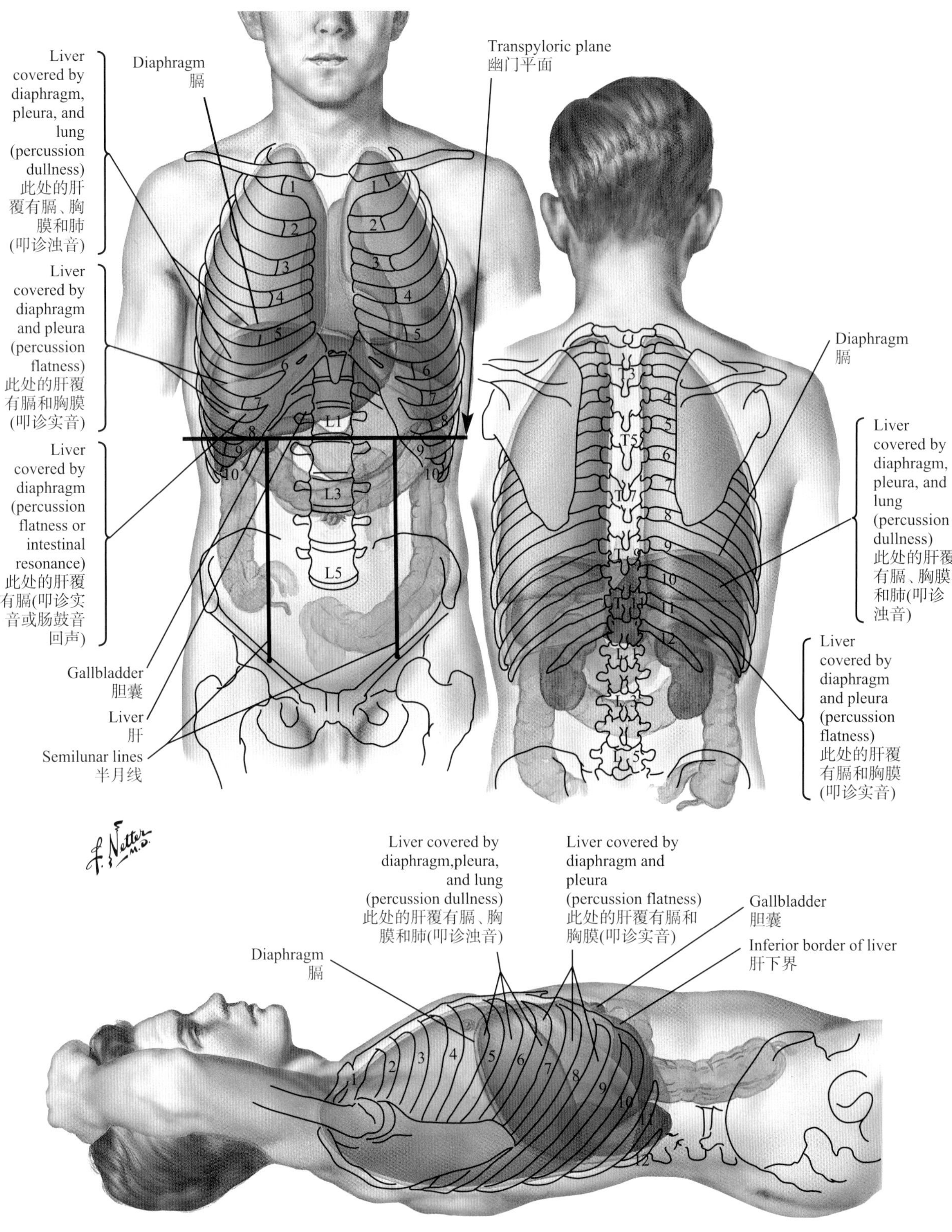

Liver covered by diaphragm, pleura, and lung (percussion dullness)
此处的肝覆有膈、胸膜和肺(叩诊浊音)
Diaphragm
膈
Transpyloric plane
幽门平面
Liver covered by diaphragm and pleura (percussion flatness)
此处的肝覆有膈和胸膜(叩诊实音)
Liver covered by diaphragm (percussion flatness or intestinal resonance)
此处的肝覆有膈(叩诊实音或肠鼓音回声)
Gallbladder
胆囊
Liver
肝
Semilunar lines
半月线
Diaphragm
膈
Liver covered by diaphragm, pleura, and lung (percussion dullness)
此处的肝覆有膈、胸膜和肺(叩诊浊音)
Liver covered by diaphragm and pleura (percussion flatness)
此处的肝覆有膈和胸膜(叩诊实音)
Liver covered by diaphragm,pleura, and lung (percussion dullness)
此处的肝覆有膈、胸膜和肺(叩诊浊音)
Liver covered by diaphragm and pleura (percussion flatness)
此处的肝覆有膈和胸膜(叩诊实音)
Diaphragm
膈
Gallbladder
胆囊
Inferior border of liver
肝下界

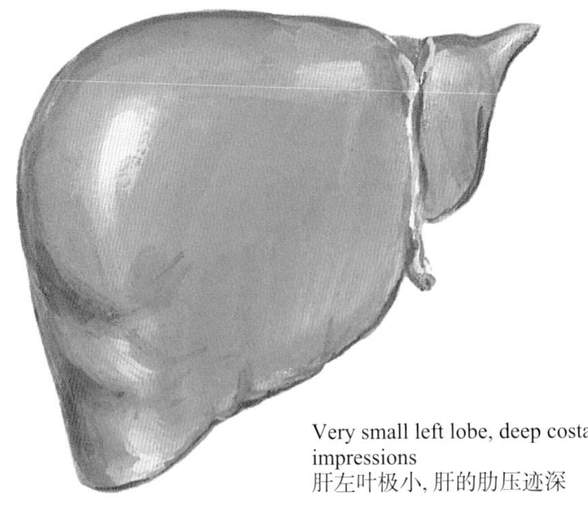

Very small left lobe, deep costal impressions
肝左叶极小，肝的肋压迹深

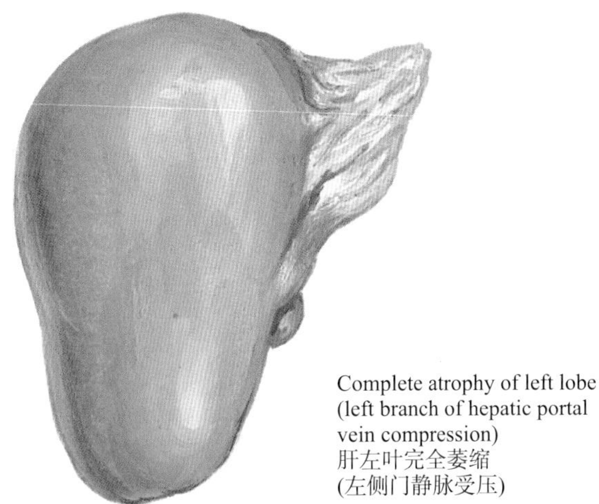

Complete atrophy of left lobe (left branch of hepatic portal vein compression)
肝左叶完全萎缩
(左侧门静脉受压)

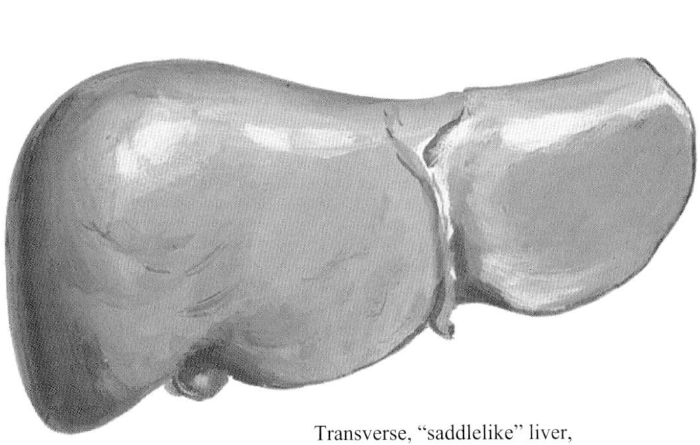

Transverse, “saddlelike” liver, relatively large left lobe
横位，“鞍状”肝，肝左叶较大

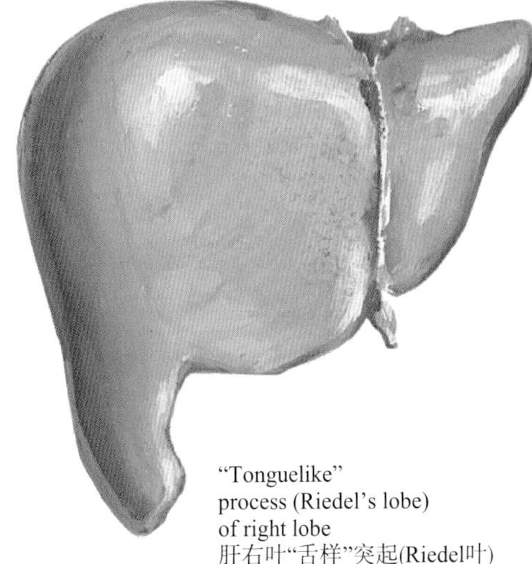

“Tonguelike” process (Riedel’s lobe) of right lobe
肝右叶“舌样”突起(Riedel叶)

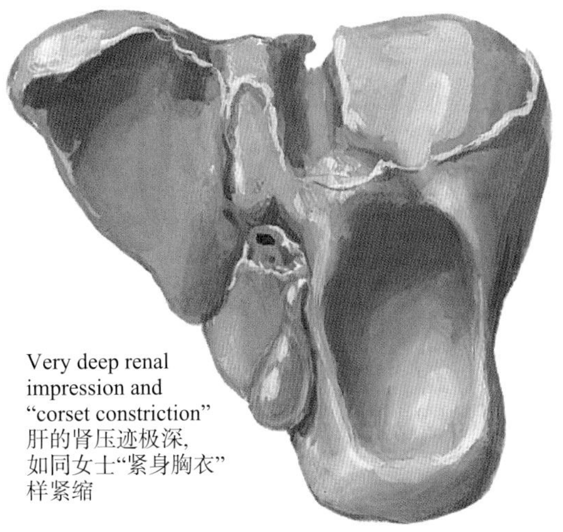

Very deep renal impression and “corset constriction”
肝的肾压迹极深，如同女士“紧身胸衣”样紧缩

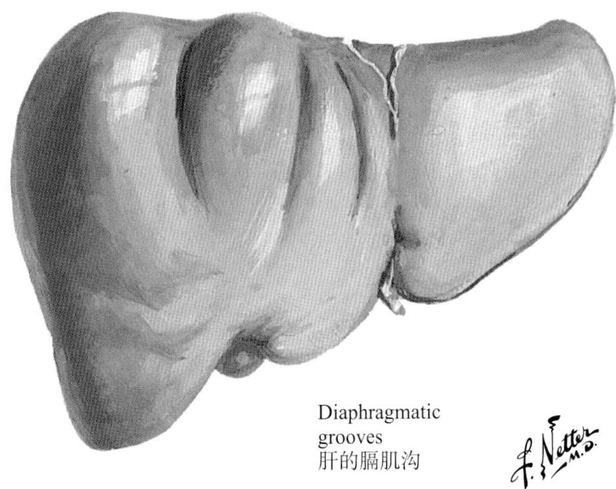


Diaphragmatic grooves
肝的膈肌沟

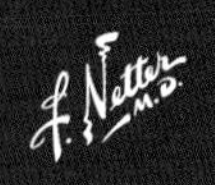

# 乙状结肠：位置变异

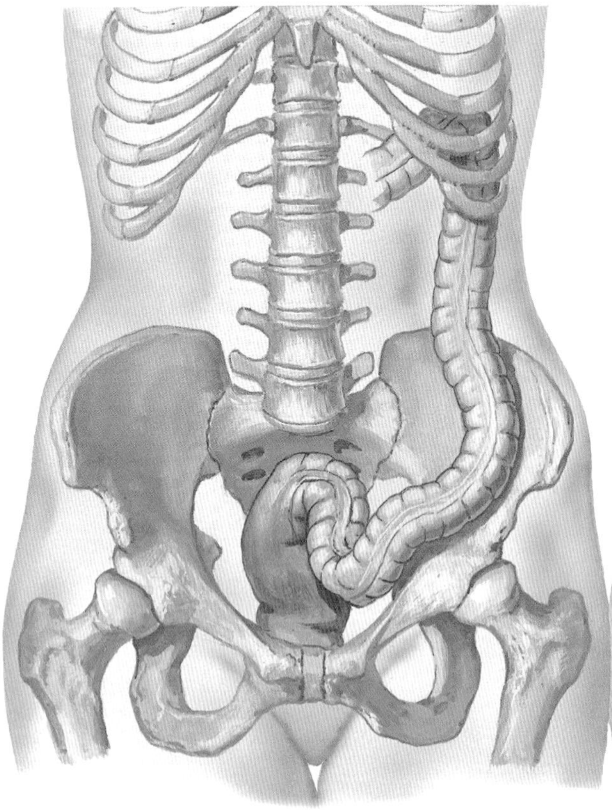

Typical
(乙状结肠的)经典位置

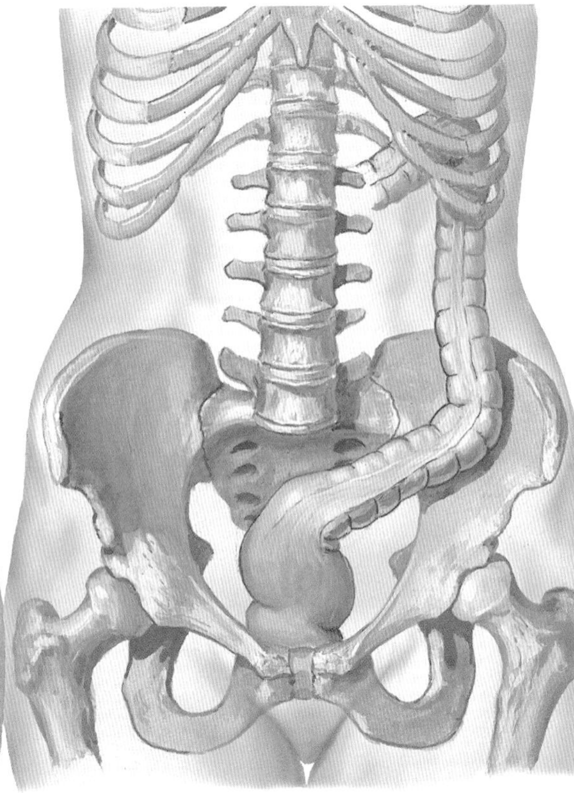

Short, straight, obliquely entering pelvis
短而直，斜行入盆

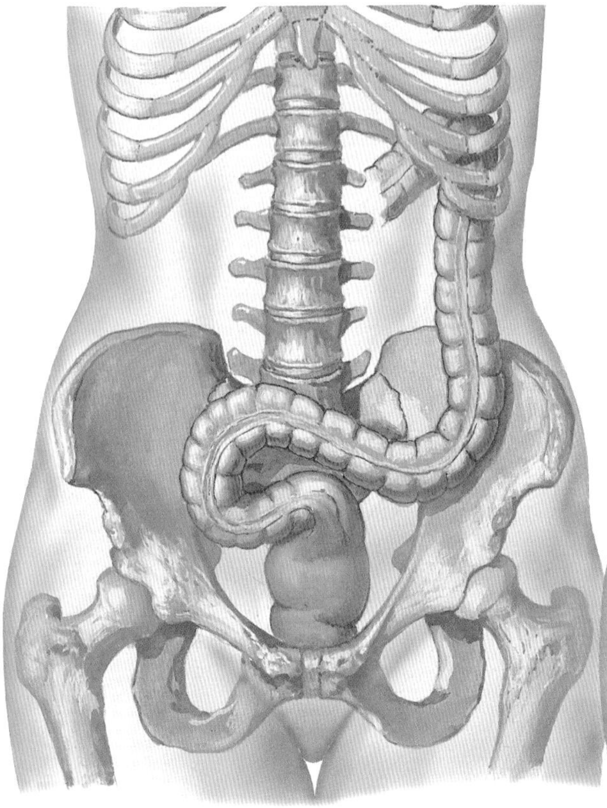

Looping to right side
形成右侧肠袢

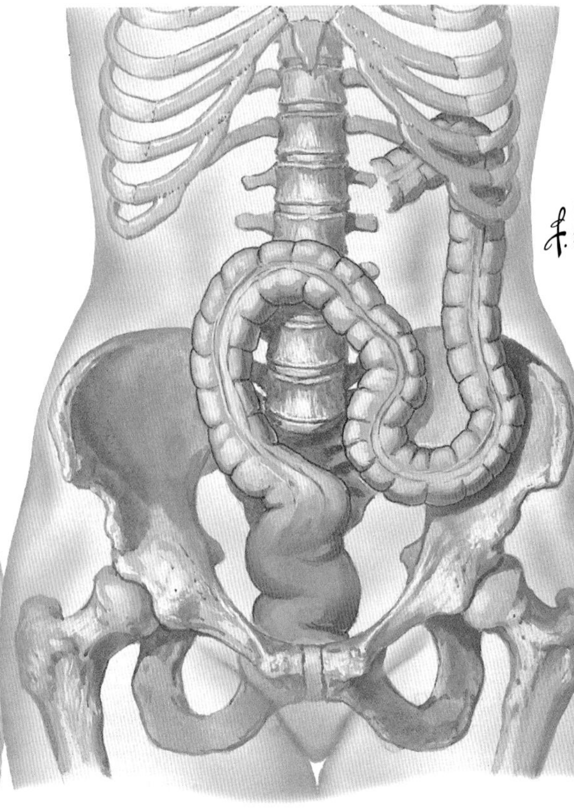

Ascending high into abdomen
升至腹腔

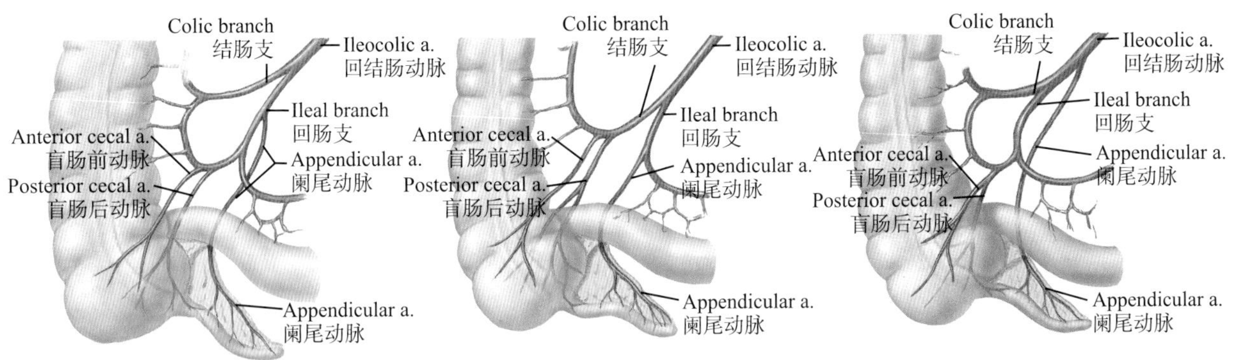


盲肠前动脉和盲肠后动脉均起源于结肠支和回肠支吻合血管，阑尾动脉起源于回肠支

盲肠前、后动脉起源于结肠支，阑尾动脉起源于回结肠动脉回肠支

盲肠前动脉和盲肠后动脉有共同的弓形起源；阑尾动脉起源于回结肠动脉

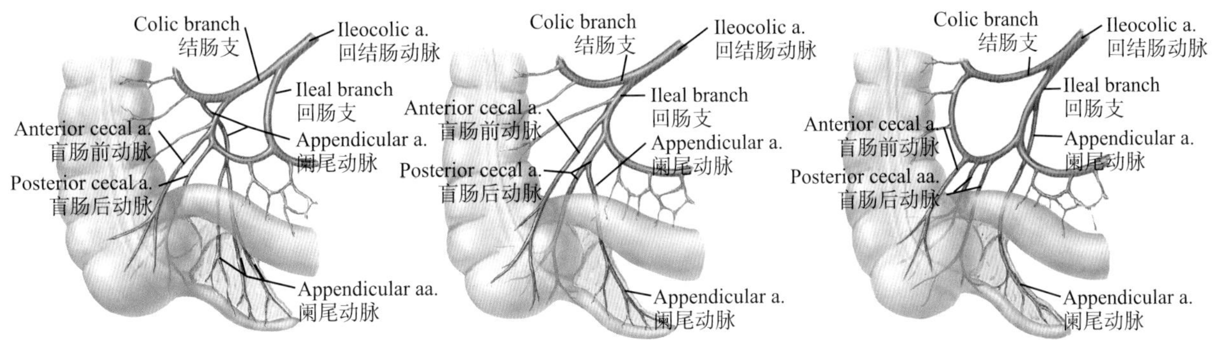


盲肠前动脉和盲肠后动脉起源于回结肠动脉的结肠支和回肠支的吻合血管，阑尾动脉起源于结肠支的高位

盲肠前、后动脉起源于回结肠动脉回肠支，阑尾动脉起源于盲肠后动脉

盲肠前动脉和两支盲肠后动脉起源于结肠支和回肠支吻合血管，阑尾动脉起源于回结肠动脉的回肠支

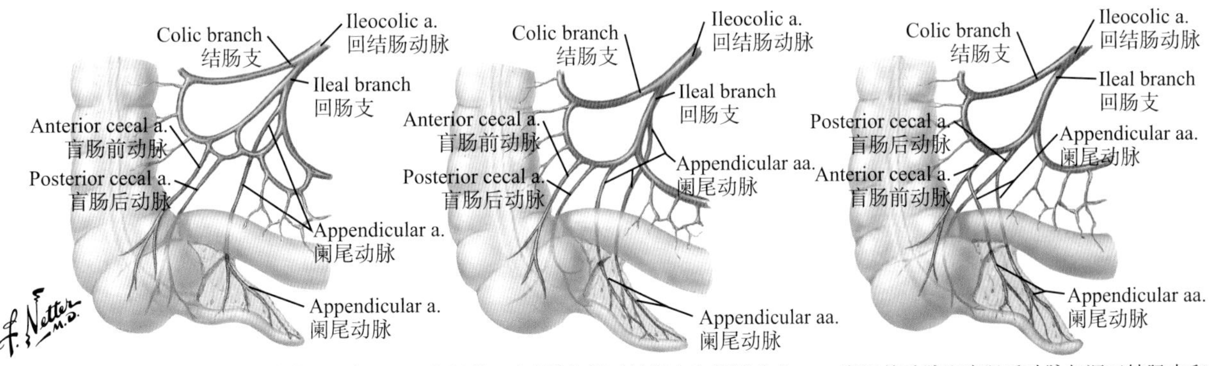


盲肠前、后动脉起源于回结肠动脉回肠支和结肠支之间的多支吻合血管，阑尾动脉起源于回肠支

盲肠前、后动脉起源于结肠支和回肠支吻合血管，两支阑尾动脉分别来源于吻合血管和回肠支

盲肠前动脉和盲肠后动脉起源于结肠支和回肠支吻合血管，两支阑尾动脉分别来源于盲肠前动脉和盲肠后动脉

Some variations in posterior peritoneal attachment of cecum
盲肠腹膜后附着点的变异

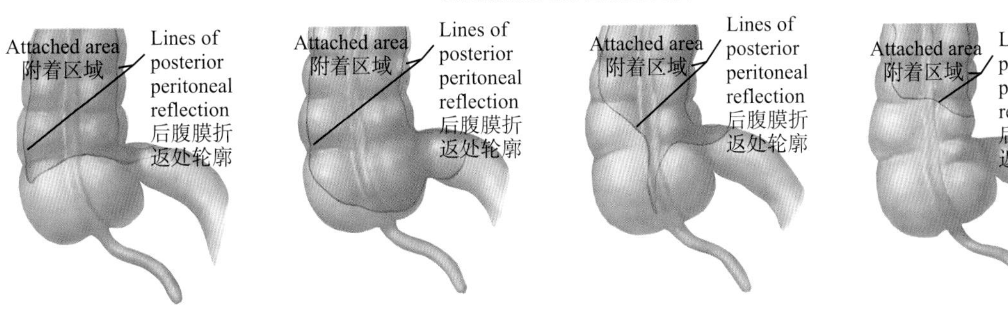

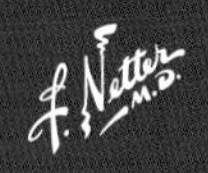

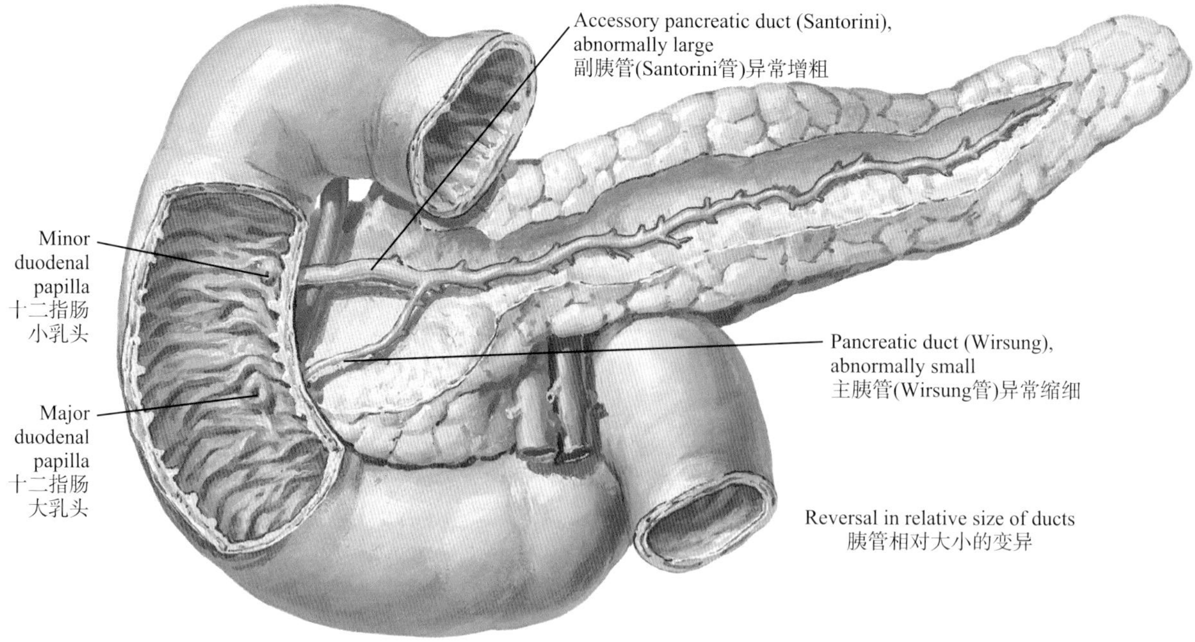

# 胰管的变异

Accessory pancreatic duct (Santorini), abnormally large
副胰管(Santorini管)异常增粗

Minor duodenal papilla
十二指肠小乳头

Major duodenal papilla
十二指肠大乳头

Pancreatic duct (Wirsung), abnormally small
主胰管(Wirsung管)异常缩细

Reversal in relative size of ducts
胰管相对大小的变异

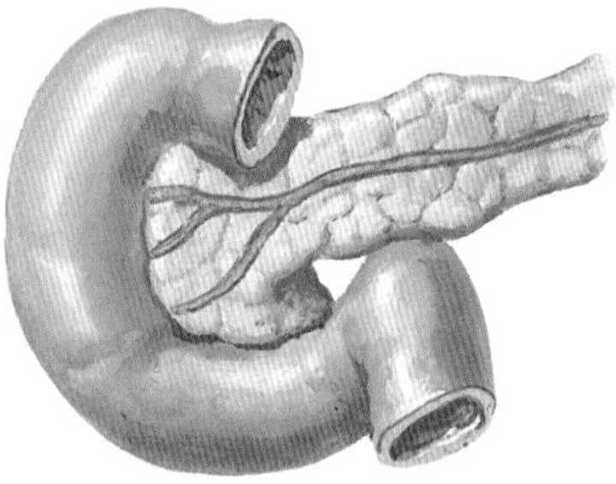

Two accessory pancreatic ducts
双副胰管

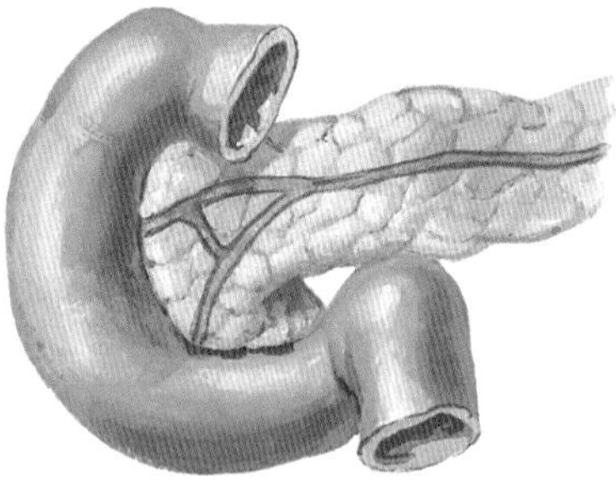

Anastomosis between ducts
胰管间吻合

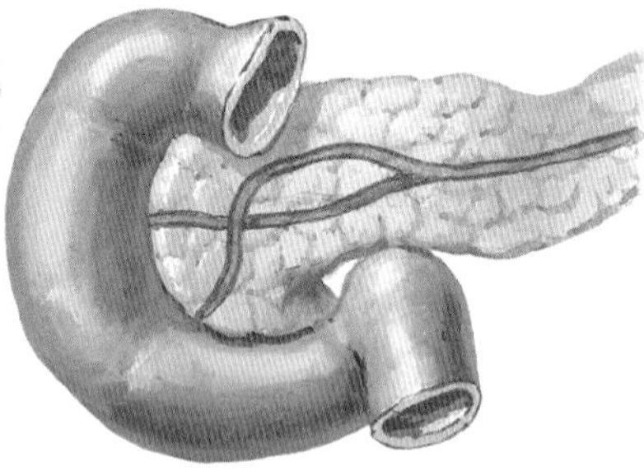

Crossing of ducts
胰管交叉

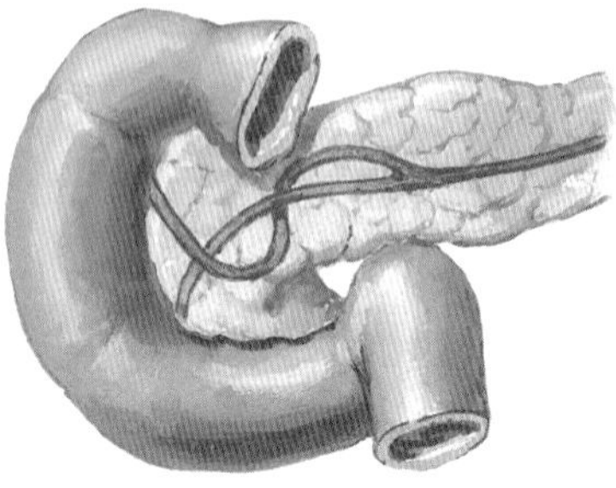

Double crossing of ducts
胰管两次交叉

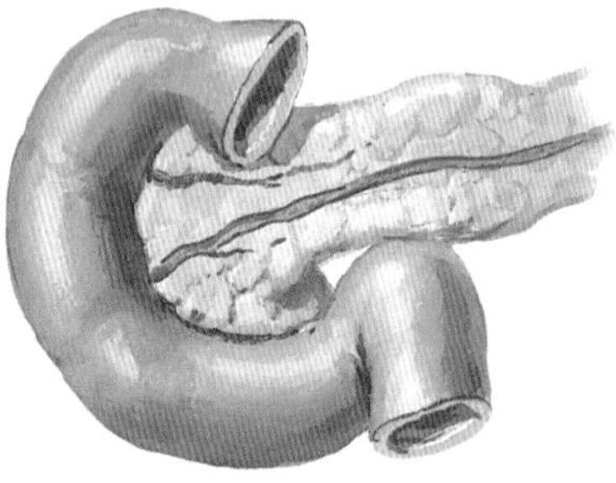

No communication between ducts
胰管间不交通

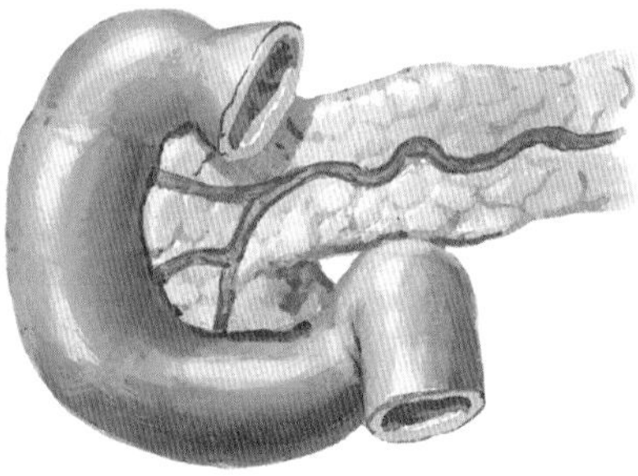

Two pancreatic ducts
双主胰管

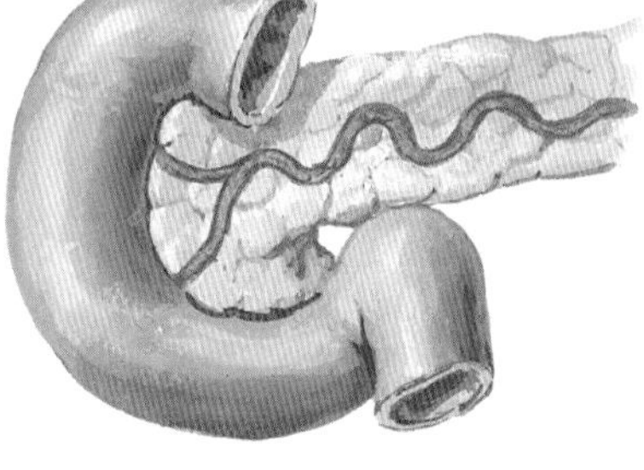

Tortuosity of ducts
胰管迂曲

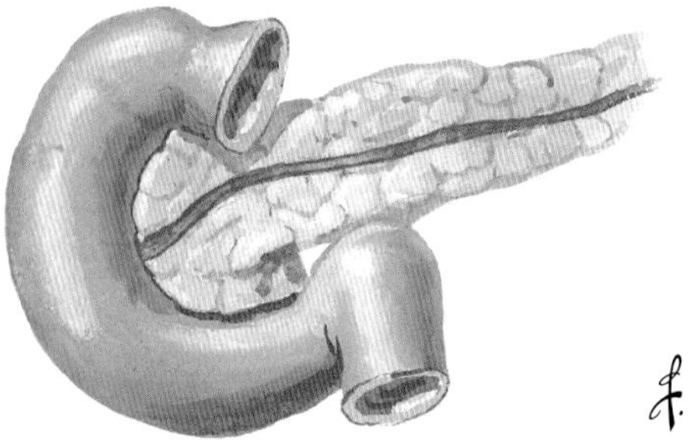

Absence of accessory pancreatic duct
无副胰管

Variations in cystic duct
胆囊管的变异

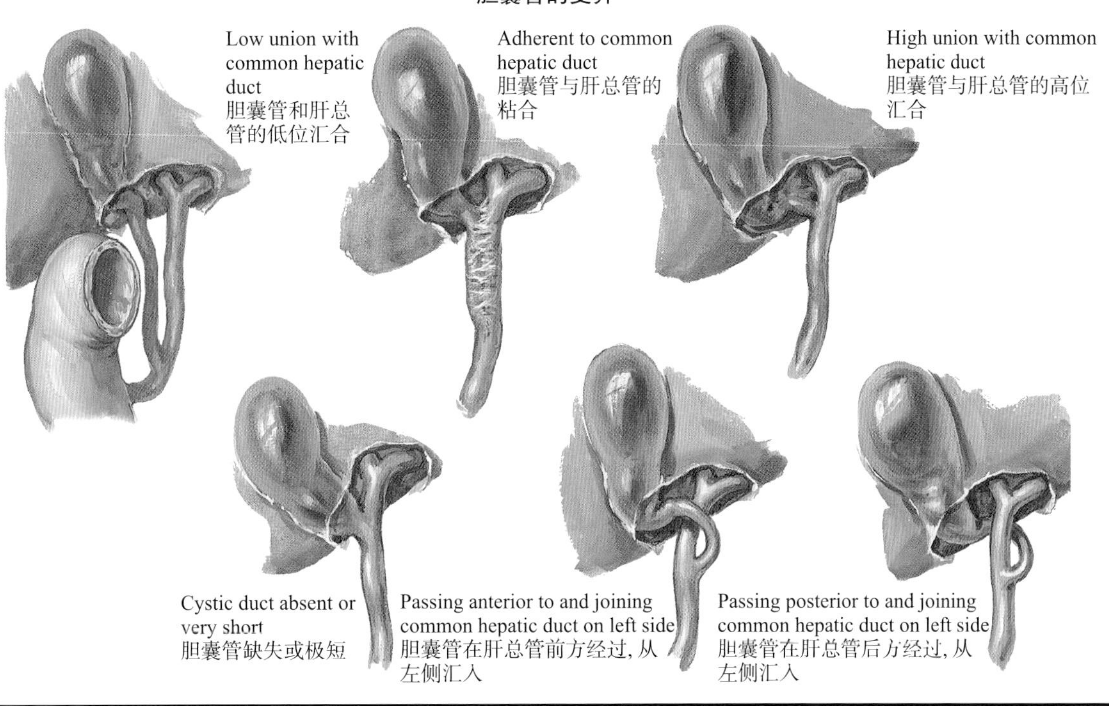


Accessory (or aberrant) hepatic ducts
副(或异常)肝管

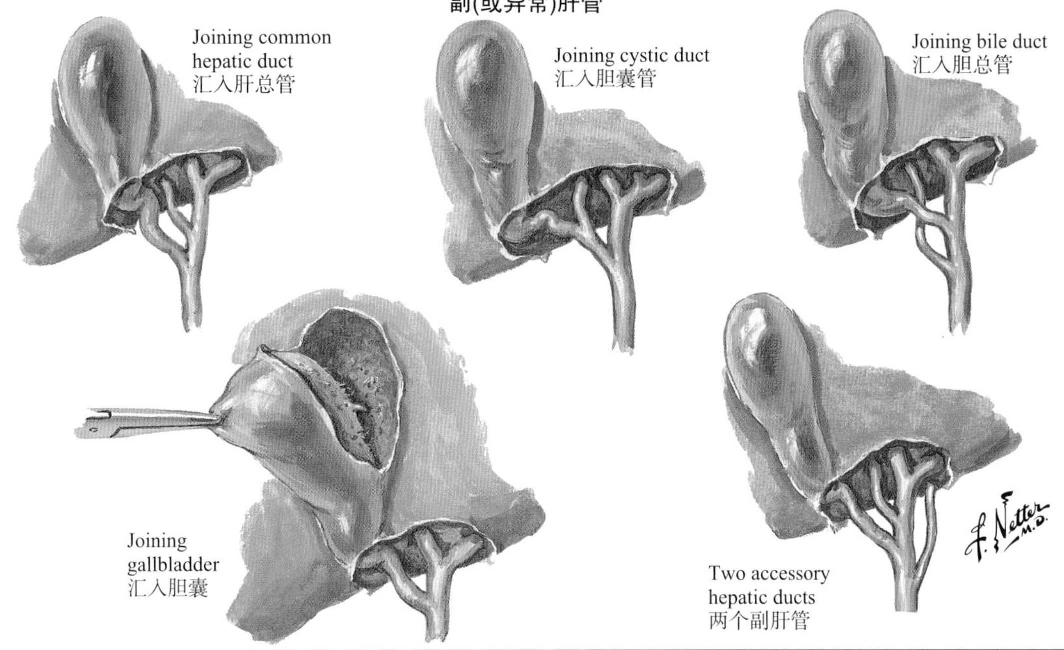


Variations in union of bile and pancreatic ducts
胆总管和胰管汇合的变异

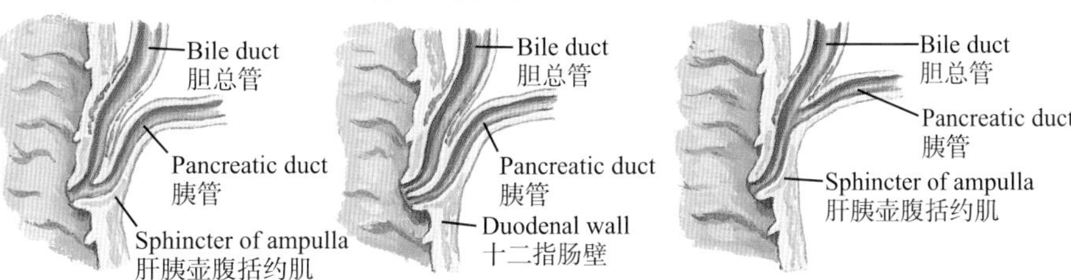

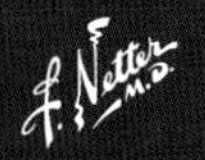

# 胆囊动脉的变异

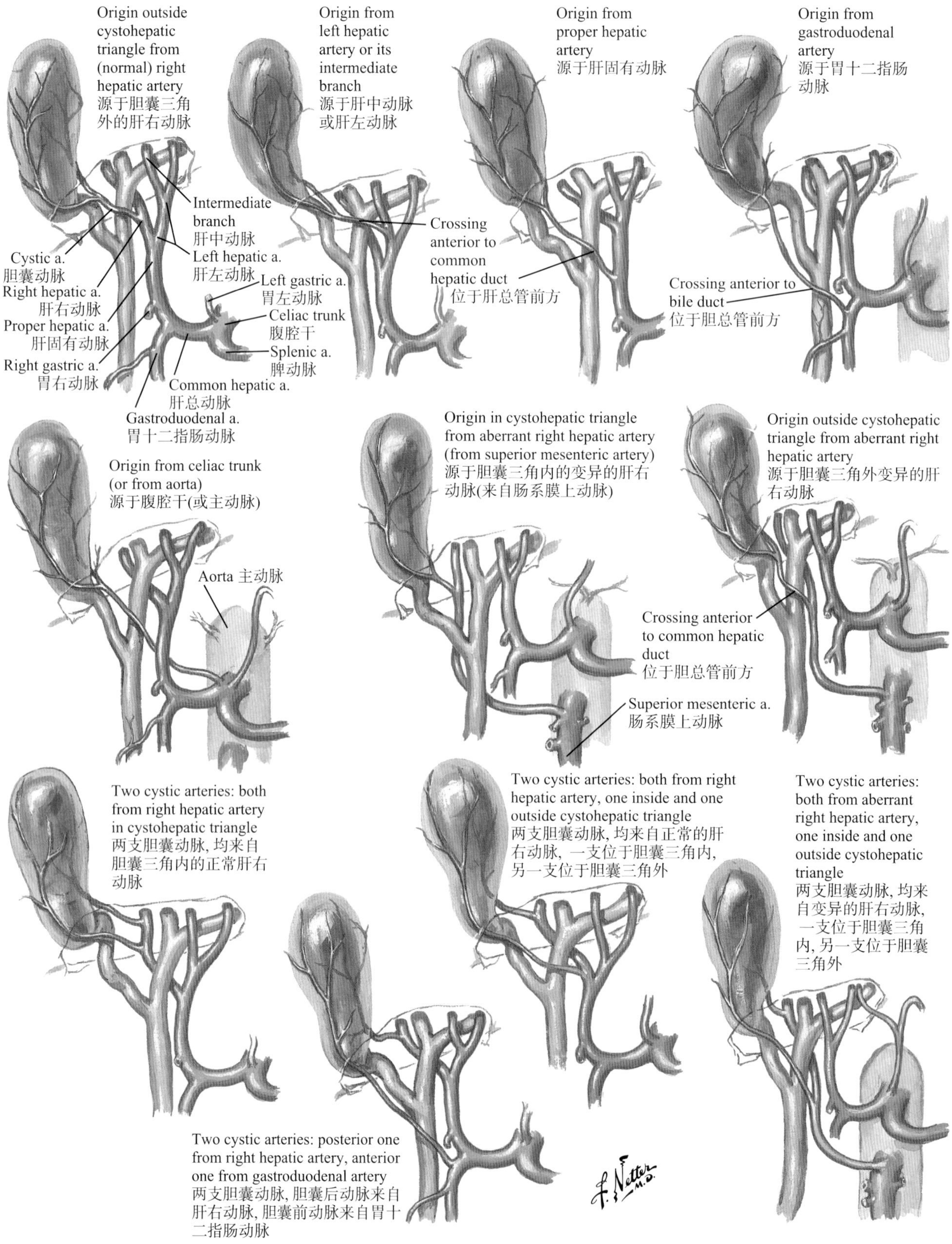

Origin outside cystohepatic triangle from (normal) right hepatic artery
源于胆囊三角外的肝右动脉
Intermediate branch
肝中动脉
Cystic a.
胆囊动脉
Left hepatic a.
肝左动脉
Right hepatic a.
肝右动脉
Left gastric a.
胃左动脉
Celiac trunk
腹腔干
Proper hepatic a.
肝固有动脉
Splenic a.
脾动脉
Right gastric a.
胃右动脉
Common hepatic a.
肝总动脉
Gastroduodenal a.
胃十二指肠动脉
Origin from left hepatic artery or its intermediate branch
源于肝中动脉或肝左动脉
Crossing anterior to common hepatic duct
位于肝总管前方
Origin from proper hepatic artery
源于肝固有动脉
Origin from gastroduodenal artery
源于胃十二指肠动脉
Crossing anterior to bile duct
位于胆总管前方
Origin from celiac trunk (or from aorta)
源于腹腔干(或主动脉)
Aorta 主动脉
Origin in cystohepatic triangle from aberrant right hepatic artery (from superior mesenteric artery)
源于胆囊三角内的变异的肝右动脉(来自肠系膜上动脉)
Superior mesenteric a.
肠系膜上动脉
Origin outside cystohepatic triangle from aberrant right hepatic artery
源于胆囊三角外变异的肝右动脉
Crossing anterior to common hepatic duct
位于胆总管前方
Two cystic arteries: both from right hepatic artery in cystohepatic triangle
两支胆囊动脉，均来自胆囊三角内的正常肝右动脉
Two cystic arteries: both from right hepatic artery, one inside and one outside cystohepatic triangle
两支胆囊动脉，均来自正常的肝右动脉，一支位于胆囊三角内，另一支位于胆囊三角外
Two cystic arteries: both from aberrant right hepatic artery, one inside and one outside cystohepatic triangle
两支胆囊动脉，均来自变异的肝右动脉，一支位于胆囊三角内，另一支位于胆囊三角外
Two cystic arteries: posterior one from right hepatic artery, anterior one from gastroduodenal artery
两支胆囊动脉，胆囊后动脉来自肝右动脉，胆囊前动脉来自胃十二指肠动脉

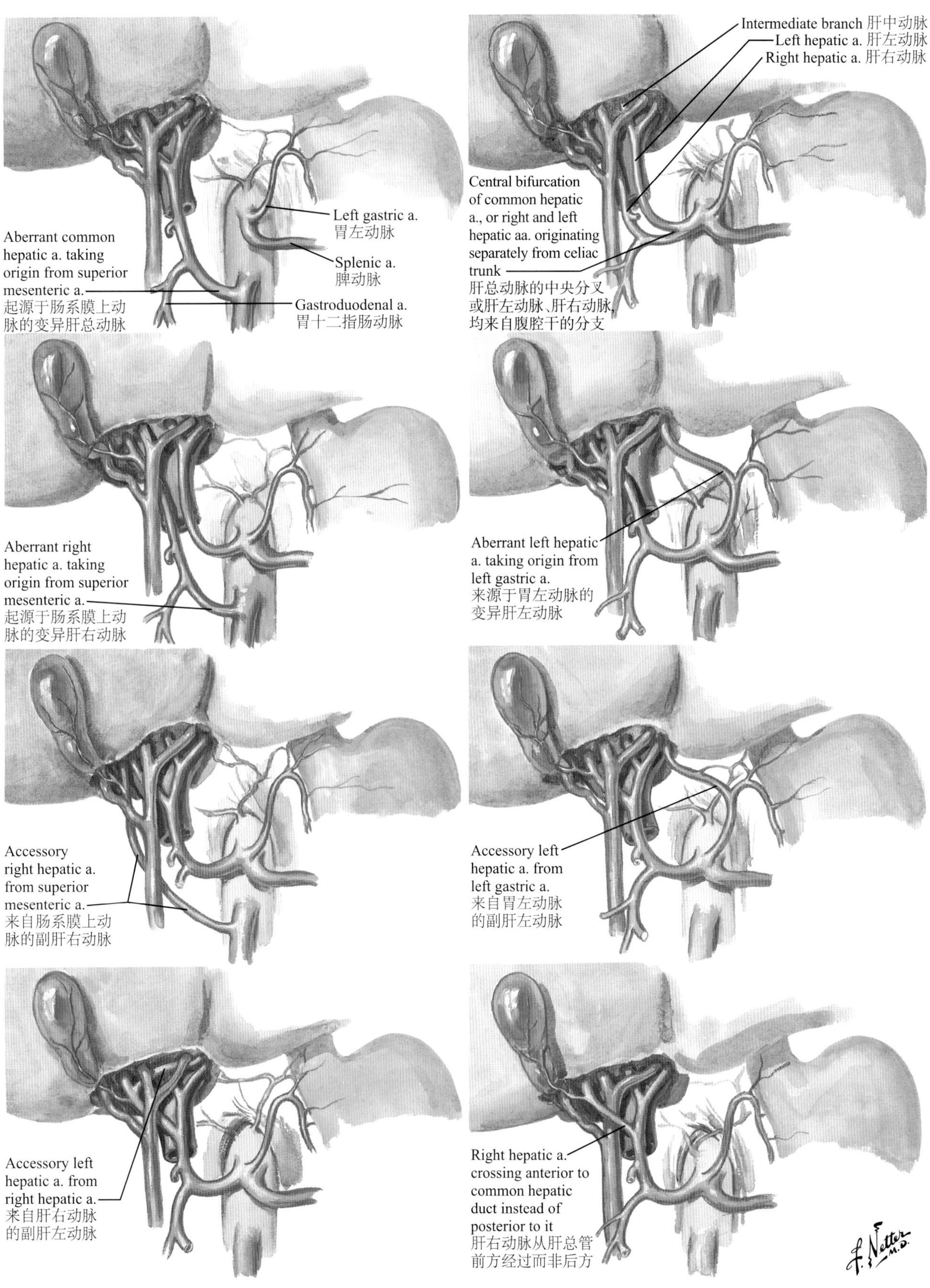
Left gastric a.
胃左动脉
Splenic a.
脾动脉
Aberrant common hepatic a. taking origin from superior mesenteric a.
起源于肠系膜上动脉的变异肝总动脉
Gastroduodenal a.
胃十二指肠动脉
Intermediate branch 肝中动脉
Left hepatic a. 肝左动脉
Right hepatic a. 肝右动脉
Central bifurcation of common hepatic a., or right and left hepatic aa. originating separately from celiac trunk
肝总动脉的中央分叉或肝左动脉、肝右动脉，均来自腹腔干的分支
Aberrant right hepatic a. taking origin from superior mesenteric a.
起源于肠系膜上动脉的变异肝右动脉
Aberrant left hepatic a. taking origin from left gastric a.
来源于胃左动脉的变异肝左动脉
Accessory right hepatic a. from superior mesenteric a.
来自肠系膜上动脉的副肝右动脉
Accessory left hepatic a. from left gastric a.
来自胃左动脉的副肝左动脉
Accessory left hepatic a. from right hepatic a.
来自肝右动脉的副肝左动脉
Right hepatic a. crossing anterior to common hepatic duct instead of posterior to it
肝右动脉从肝总管前方经过而非后方
F. Netter M.D.

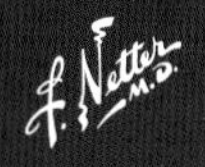

# 肝门静脉的变异与异常

## Variations 变异

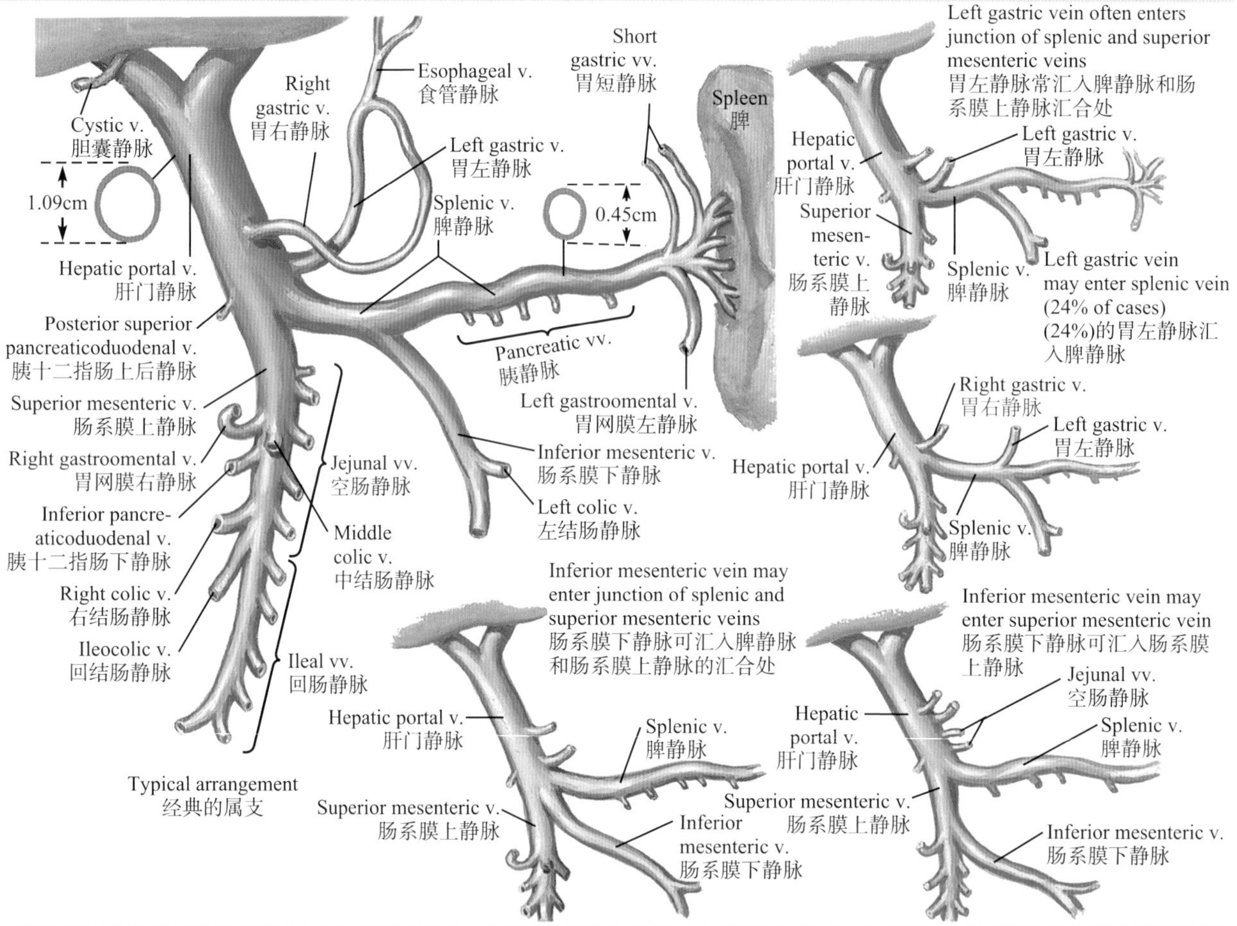

Esophageal v.
食管静脉
Right gastric v.
胃右静脉
Short gastric vv.
胃短静脉
Spleen
脾
Cystic v.
胆囊静脉
Left gastric v.
胃左静脉
1.09cm
Splenic v.
脾静脉
0.45cm
Hepatic portal v.
肝门静脉
Posterior superior pancreaticoduodenal v.
胰十二指肠上后静脉
Pancreatic vv.
胰静脉
Left gastroomental v.
胃网膜左静脉
Superior mesenteric v.
肠系膜上静脉
Right gastroomental v.
胃网膜右静脉
Inferior mesenteric v.
肠系膜下静脉
Jejunal vv.
空肠静脉
Inferior pancreaticoduodenal v.
胰十二指肠下静脉
Left colic v.
左结肠静脉
Middle colic v.
中结肠静脉
Right colic v.
右结肠静脉
Ileocolic v.
回结肠静脉
Ileal vv.
回肠静脉
Typical arrangement
经典的属支

Left gastric vein often enters junction of splenic and superior mesenteric veins
胃左静脉常汇入脾静脉和肠系膜上静脉汇合处
Hepatic portal v.
肝门静脉
Left gastric v.
胃左静脉
Superior mesenteric v.
肠系膜上静脉
Splenic v.
脾静脉
Left gastric vein may enter splenic vein (24% of cases)
(24%)的胃左静脉汇入脾静脉

Right gastric v.
胃右静脉
Left gastric v.
胃左静脉
Hepatic portal v.
肝门静脉
Splenic v.
脾静脉

Inferior mesenteric vein may enter junction of splenic and superior mesenteric veins
肠系膜下静脉可汇入脾静脉和肠系膜上静脉的汇合处
Hepatic portal v.
肝门静脉
Splenic v.
脾静脉
Superior mesenteric v.
肠系膜上静脉
Inferior mesenteric v.
肠系膜下静脉

Inferior mesenteric vein may enter superior mesenteric vein
肠系膜下静脉可汇入肠系膜上静脉
Jejunal vv.
空肠静脉
Hepatic portal v.
肝门静脉
Splenic v.
脾静脉
Superior mesenteric v.
肠系膜上静脉
Inferior mesenteric v.
肠系膜下静脉

## Anomalies 异常

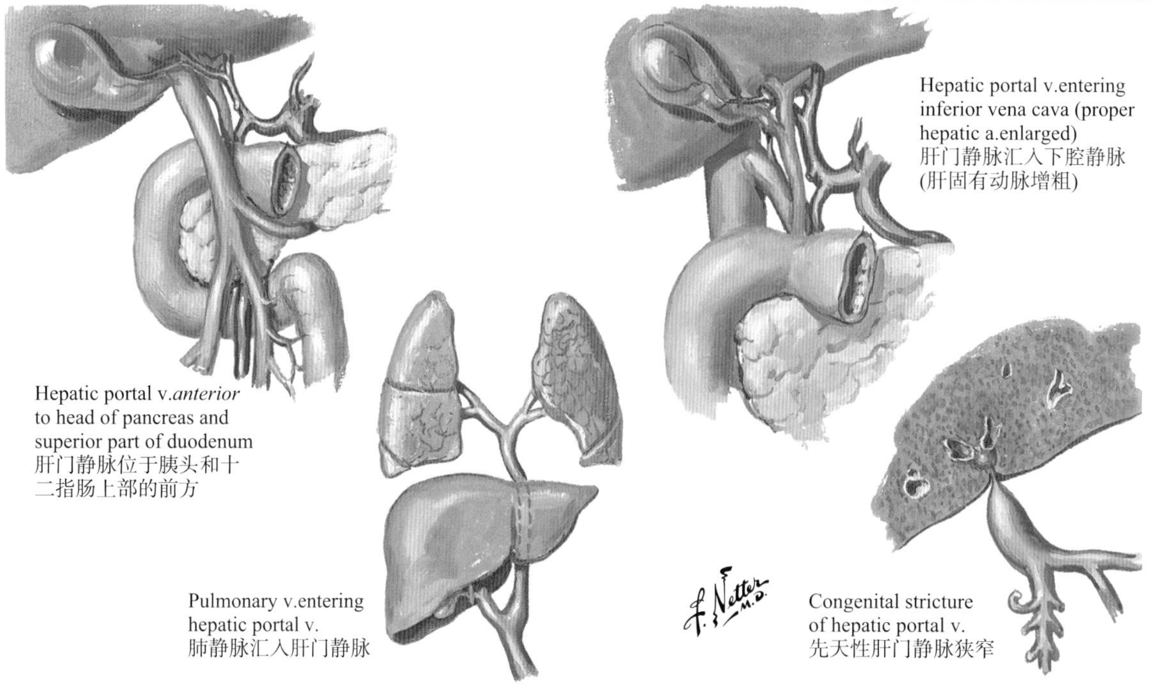

Hepatic portal v.*anterior* to head of pancreas and superior part of duodenum
肝门静脉位于胰头和十二指肠上部的前方

Hepatic portal v.entering inferior vena cava (proper hepatic a.enlarged)
肝门静脉汇入下腔静脉
(肝固有动脉增粗)

Pulmonary v.entering hepatic portal v.
肺静脉汇入肝门静脉

Congenital stricture of hepatic portal v.
先天性肝门静脉狭窄

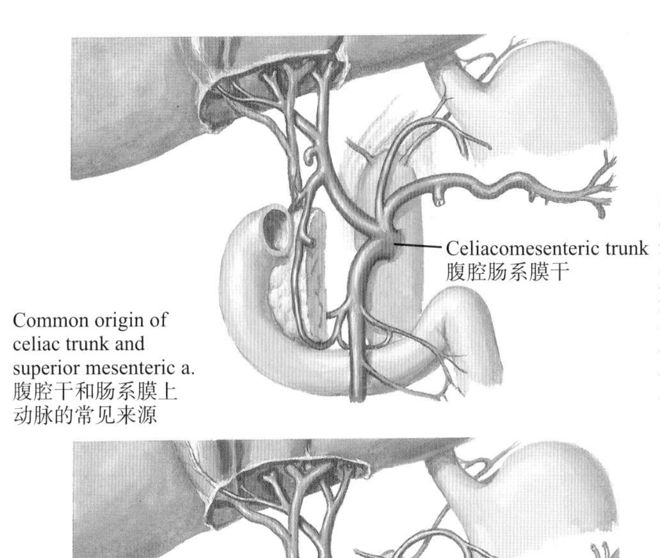


Common origin of celiac trunk and superior mesenteric a.
腹腔干和肠系膜上动脉的常见来源

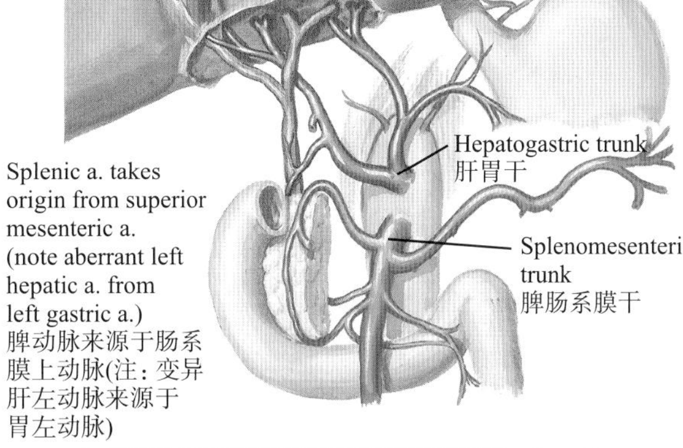


Splenic a. takes origin from superior mesenteric a. (note aberrant left hepatic a. from left gastric a.)
脾动脉来源于肠系膜上动脉(注：变异肝左动脉来源于胃左动脉)

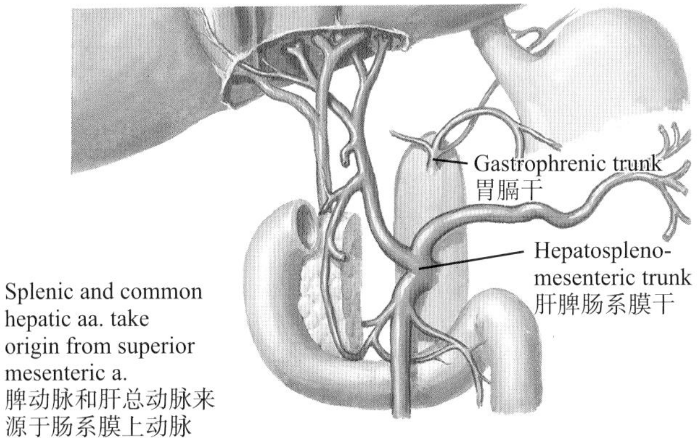


Splenic and common hepatic aa. take origin from superior mesenteric a.
脾动脉和肝总动脉来源于肠系膜上动脉

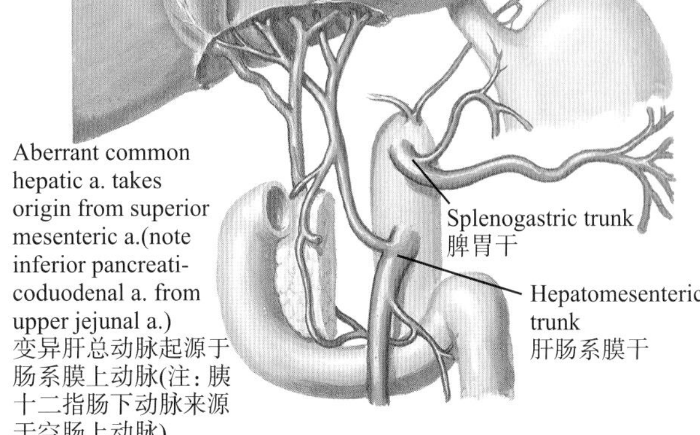


Aberrant common hepatic a. takes origin from superior mesenteric a.(note inferior pancreaticoduodenal a. from upper jejunal a.)
变异肝总动脉起源于肠系膜上动脉(注：胰十二指肠下动脉来源于空肠上动脉)

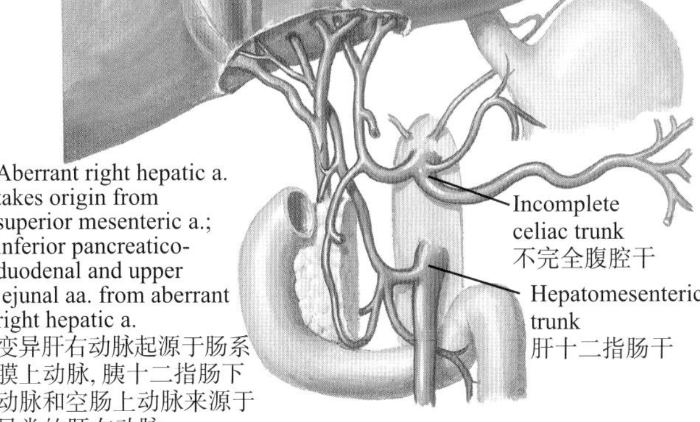


Aberrant right hepatic a. takes origin from superior mesenteric a.; inferior pancreaticoduodenal and upper jejunal aa. from aberrant right hepatic a.
变异肝右动脉起源于肠系膜上动脉, 胰十二指肠下动脉和空肠上动脉来源于异常的肝右动脉

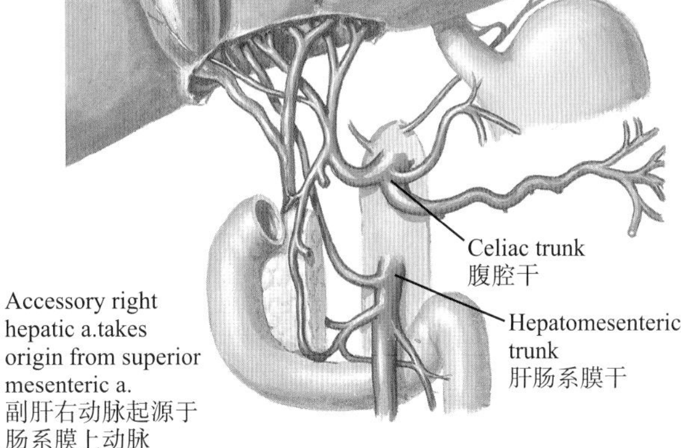


Accessory right hepatic a.takes origin from superior mesenteric a.
副肝右动脉起源于肠系膜上动脉

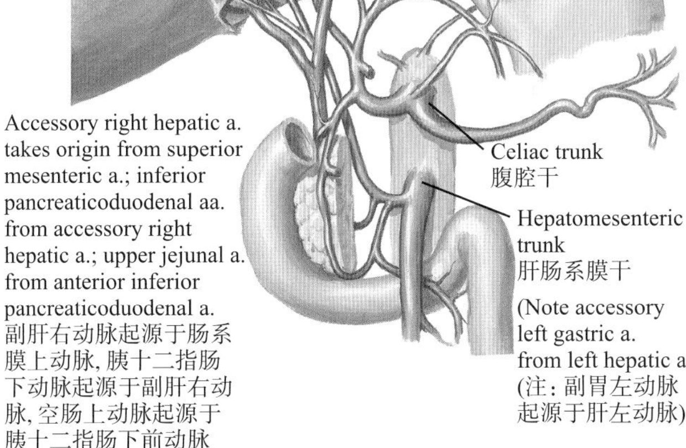


(Note accessory left gastric a. from left hepatic a.)
(注：副胃左动脉起源于肝左动脉)

Accessory right hepatic a. takes origin from superior mesenteric a.; inferior pancreaticoduodenal aa. from accessory right hepatic a.; upper jejunal a. from anterior inferior pancreaticoduodenal a.
副肝右动脉起源于肠系膜上动脉, 胰十二指肠下动脉起源于副肝右动脉, 空肠上动脉起源于胰十二指肠下前动脉

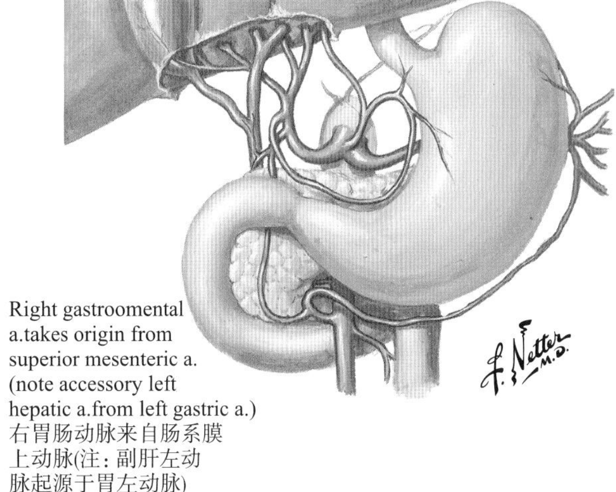


Right gastroomental a.takes origin from superior mesenteric a. (note accessory left hepatic a.from left gastric a.)
右胃肠动脉来自肠系膜上动脉(注：副肝左动脉起源于胃左动脉)

# 结肠的动脉变异

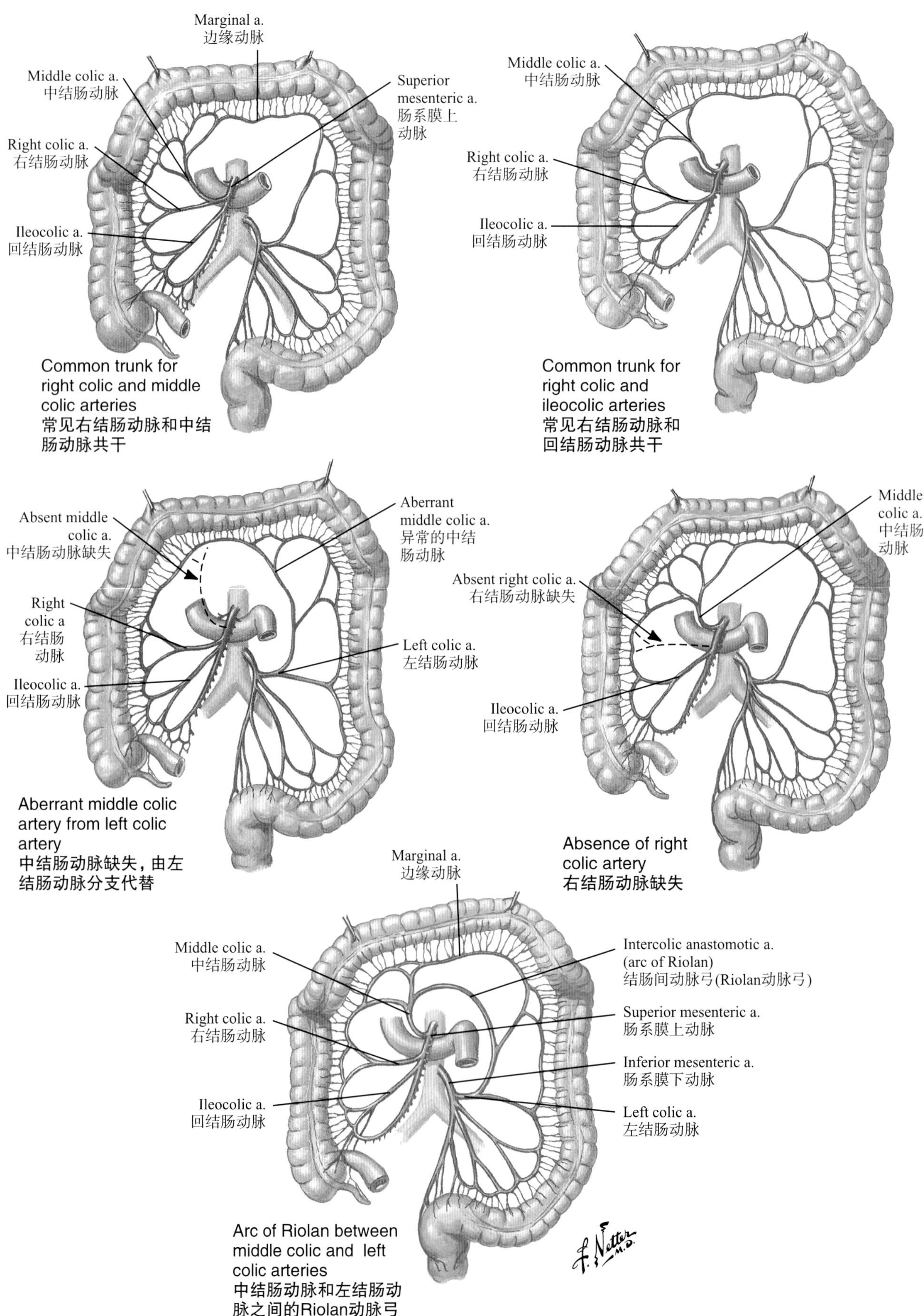


Common trunk for right colic and middle colic arteries
常见右结肠动脉和中结肠动脉共干

Common trunk for right colic and ileocolic arteries
常见右结肠动脉和回结肠动脉共干

Aberrant middle colic artery from left colic artery
中结肠动脉缺失，由左结肠动脉分支代替

Absence of right colic artery
右结肠动脉缺失

Arc of Riolan between middle colic and left colic arteries
中结肠动脉和左结肠动脉之间的Riolan动脉弓

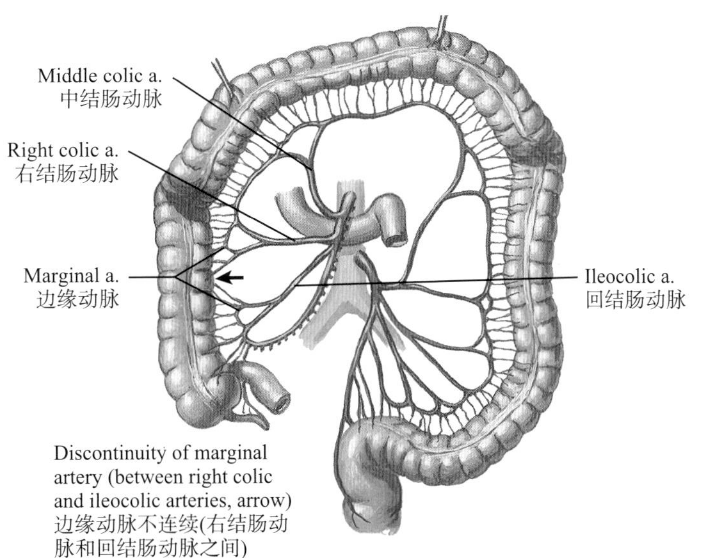


Discontinuity of marginal artery (between right colic and ileocolic arteries, arrow)
边缘动脉不连续(右结肠动脉和回结肠动脉之间)

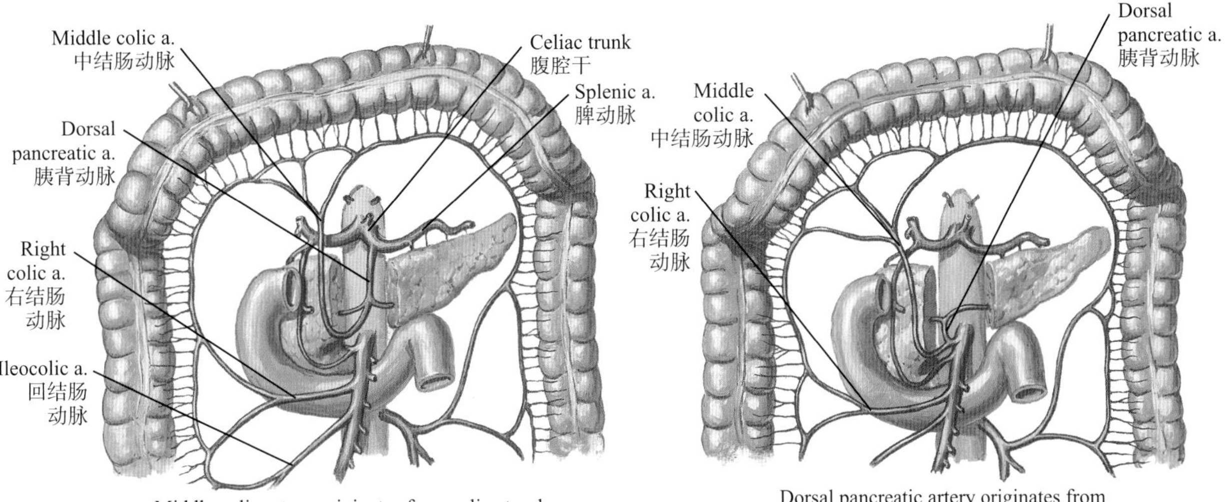


Middle colic artery originates from celiac trunk via dorsal pancreatic artery
中结肠动脉经胰背动脉来自腹腔干

Dorsal pancreatic artery originates from middle colic artery
中结肠动脉分支形成胰背动脉

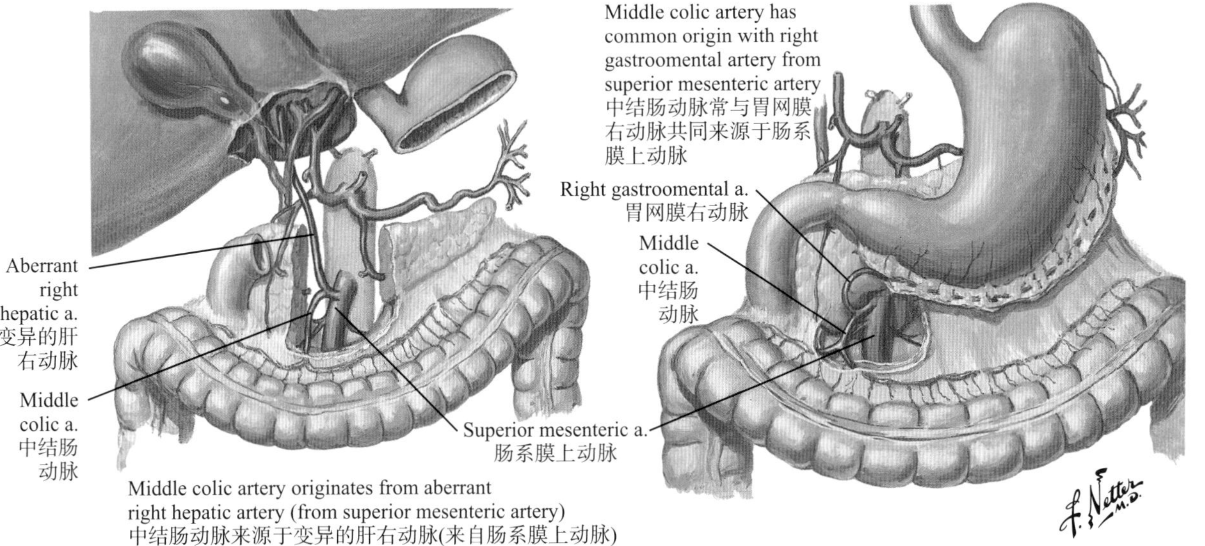


Middle colic artery has common origin with right gastroomental artery from superior mesenteric artery
中结肠动脉常与胃网膜右动脉共同来源于肠系膜上动脉

Middle colic artery originates from aberrant right hepatic artery (from superior mesenteric artery)
中结肠动脉来源于变异的肝右动脉(来自肠系膜上动脉)

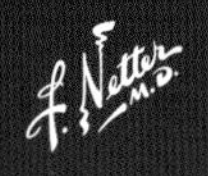

# 肾的动脉和静脉变异

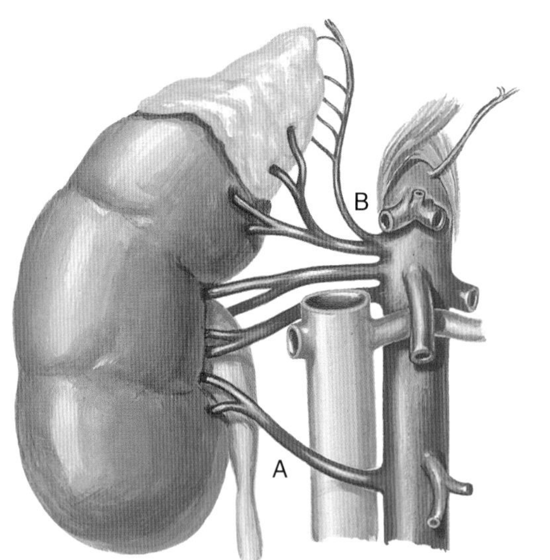


A Low accessory right renal artery may pass anterior to inferior vena cava instead of posterior to it
低位的右肾副动脉可从下腔静脉前方而非后方经过

B Inferior phrenic artery and all suprarenal arteries may arise from an accessory renal artery
膈下动脉及肾上腺上动脉可源于肾动脉

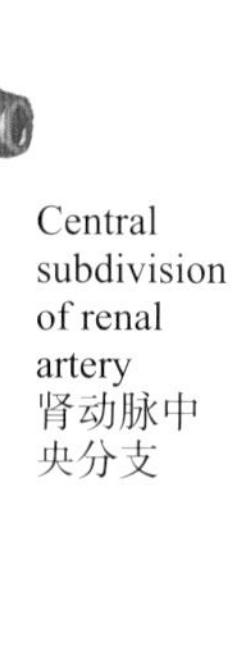

Central subdivision of renal artery
肾动脉中央分支

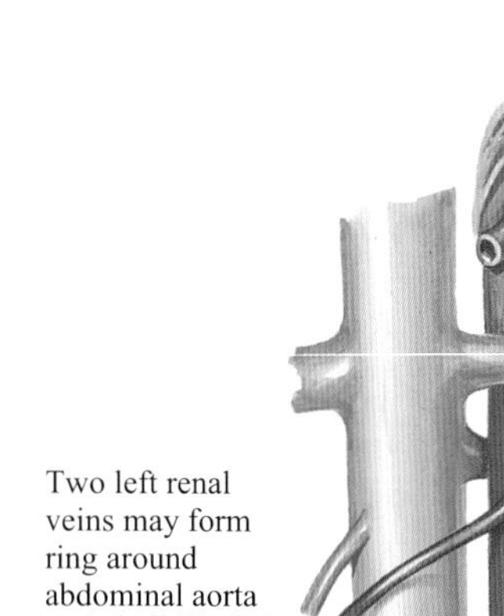

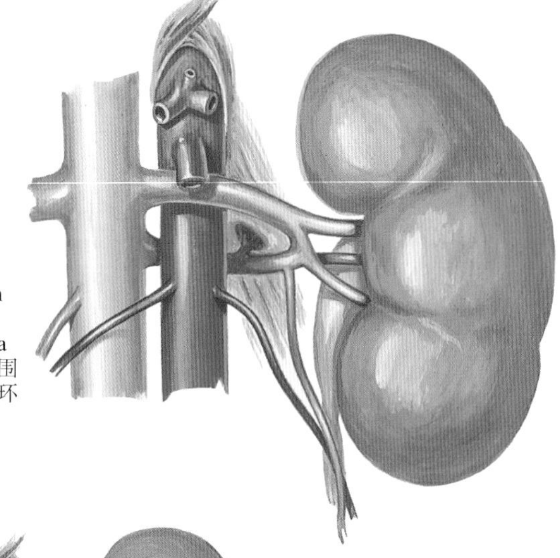

Two left renal veins may form ring around abdominal aorta
双左肾静脉可围绕腹主动脉成环

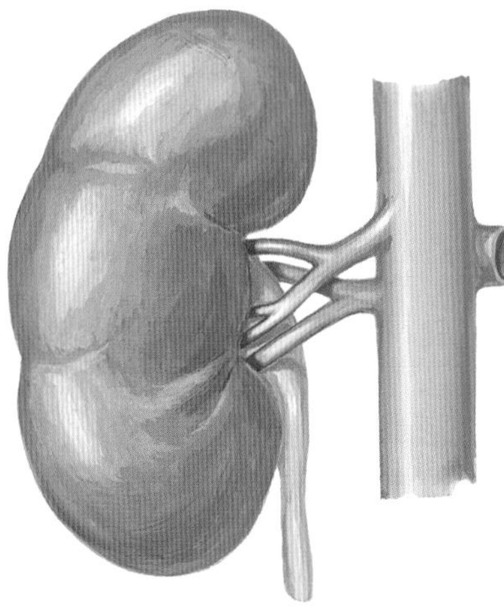

Multiple renal veins
多支肾静脉

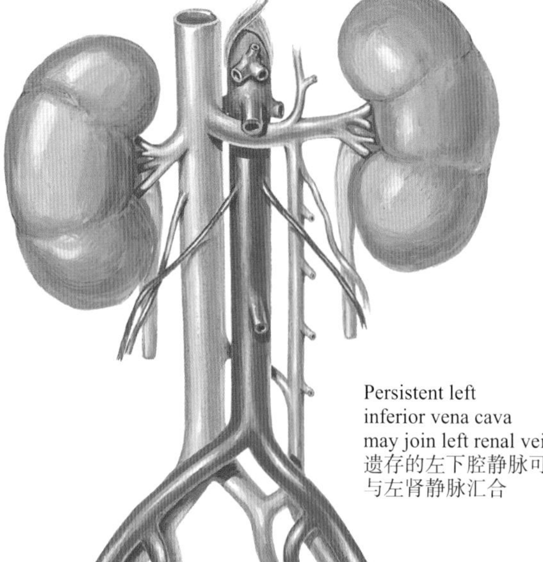

Persistent left inferior vena cava may join left renal vein
遗存的左下腔静脉可与左肾静脉汇合

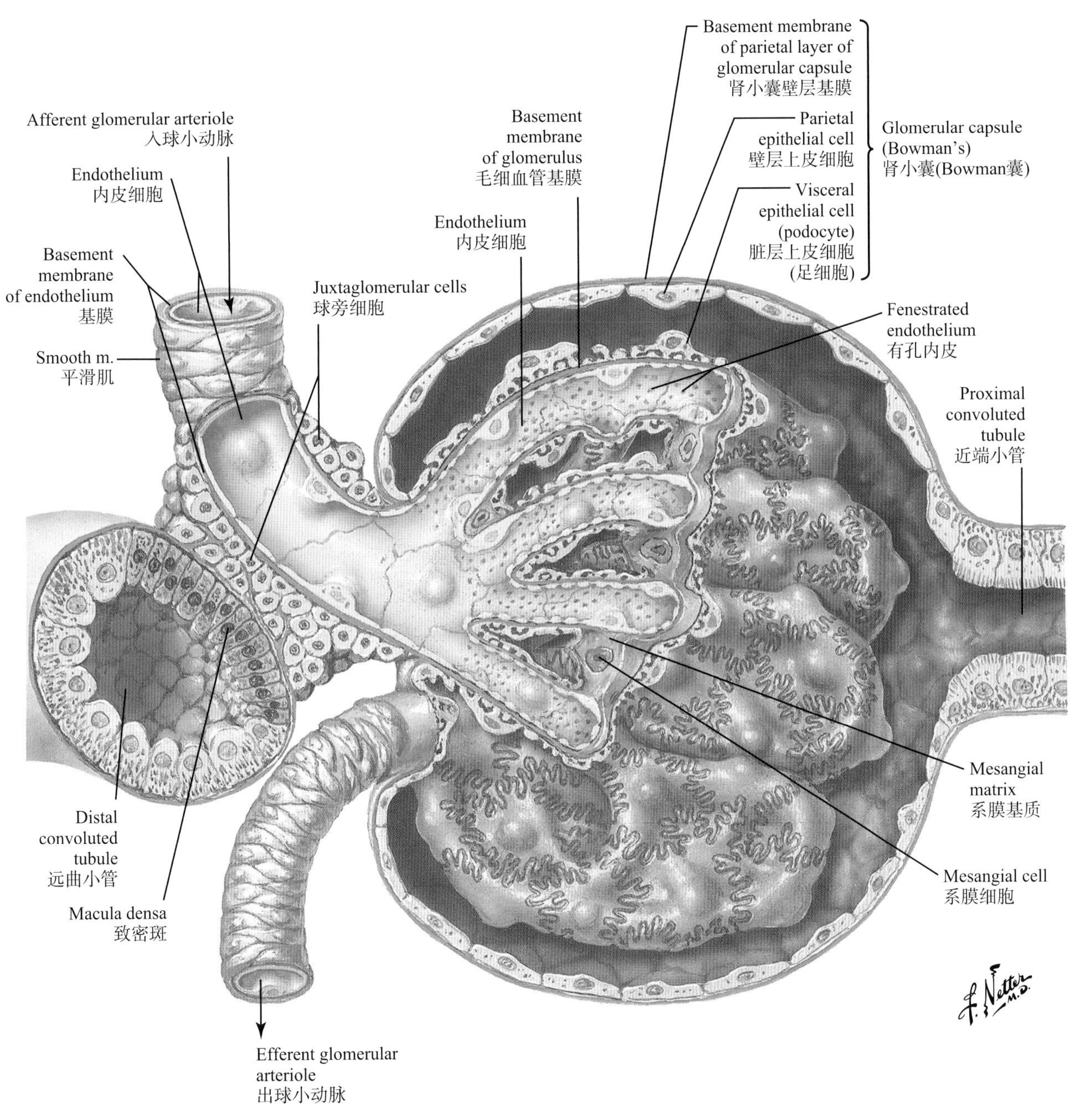

Basement membrane of parietal layer of glomerular capsule
肾小囊壁层基膜
Parietal epithelial cell
壁层上皮细胞
Visceral epithelial cell (podocyte)
脏层上皮细胞(足细胞)
Glomerular capsule (Bowman's)
肾小囊(Bowman囊)
Afferent glomerular arteriole
入球小动脉
Endothelium
内皮细胞
Basement membrane of endothelium
基膜
Smooth m.
平滑肌
Basement membrane of glomerulus
毛细血管基膜
Endothelium
内皮细胞
Juxtaglomerular cells
球旁细胞
Fenestrated endothelium
有孔内皮
Proximal convoluted tubule
近端小管
Mesangial matrix
系膜基质
Mesangial cell
系膜细胞
Distal convoluted tubule
远曲小管
Macula densa
致密斑
Efferent glomerular arteriole
出球小动脉

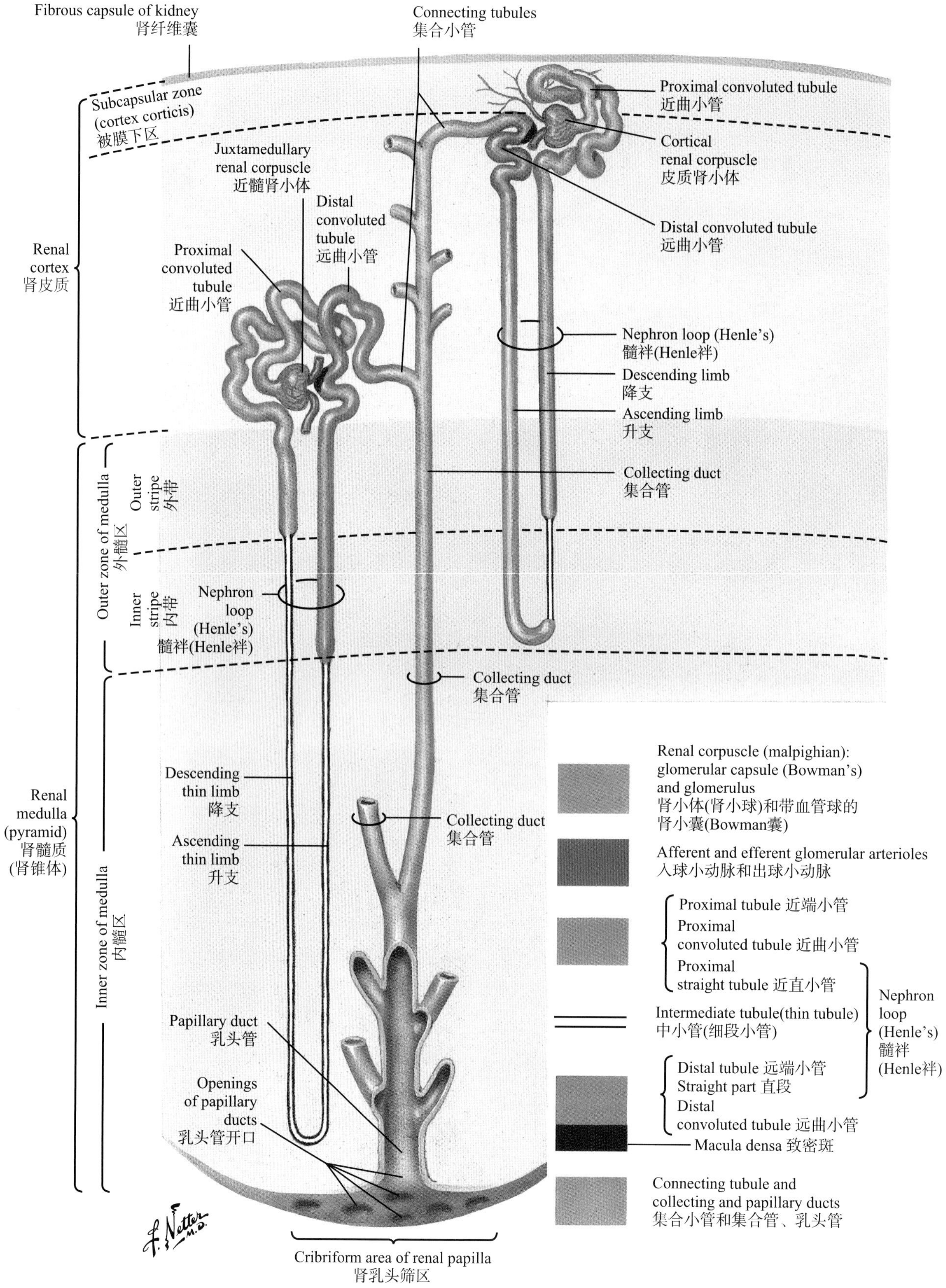

Fibrous capsule of kidney
肾纤维囊
Connecting tubules
集合小管
Subcapsular zone (cortex corticis)
被膜下区
Proximal convoluted tubule
近曲小管
Cortical renal corpuscle
皮质肾小体
Juxtamedullary renal corpuscle
近髓肾小体
Distal convoluted tubule
远曲小管
Distal convoluted tubule
远曲小管
Renal cortex
肾皮质
Proximal convoluted tubule
近曲小管
Nephron loop (Henle's)
髓袢(Henle袢)
Descending limb
降支
Ascending limb
升支
Collecting duct
集合管
Outer zone of medulla
外髓区
Outer stripe
外带
Inner stripe
内带
Nephron loop (Henle's)
髓袢(Henle袢)
Collecting duct
集合管
Renal medulla (pyramid)
肾髓质 (肾锥体)
Descending thin limb
降支
Ascending thin limb
升支
Collecting duct
集合管
Inner zone of medulla
内髓区
Papillary duct
乳头管
Openings of papillary ducts
乳头管开口
Cribriform area of renal papilla
肾乳头筛区
Renal corpuscle (malpighian): glomerular capsule (Bowman's) and glomerulus
肾小体(肾小球)和带血管球的肾小囊(Bowman囊)
Afferent and efferent glomerular arterioles
入球小动脉和出球小动脉
Proximal tubule 近端小管
Proximal convoluted tubule 近曲小管
Proximal straight tubule 近直小管
Intermediate tubule(thin tubule)
中小管(细段小管)
Nephron loop (Henle's) 髓袢(Henle袢)
Distal tubule 远端小管
Straight part 直段
Distal convoluted tubule 远曲小管
Macula densa 致密斑
Connecting tubule and collecting and papillary ducts
集合小管和集合管、乳头管

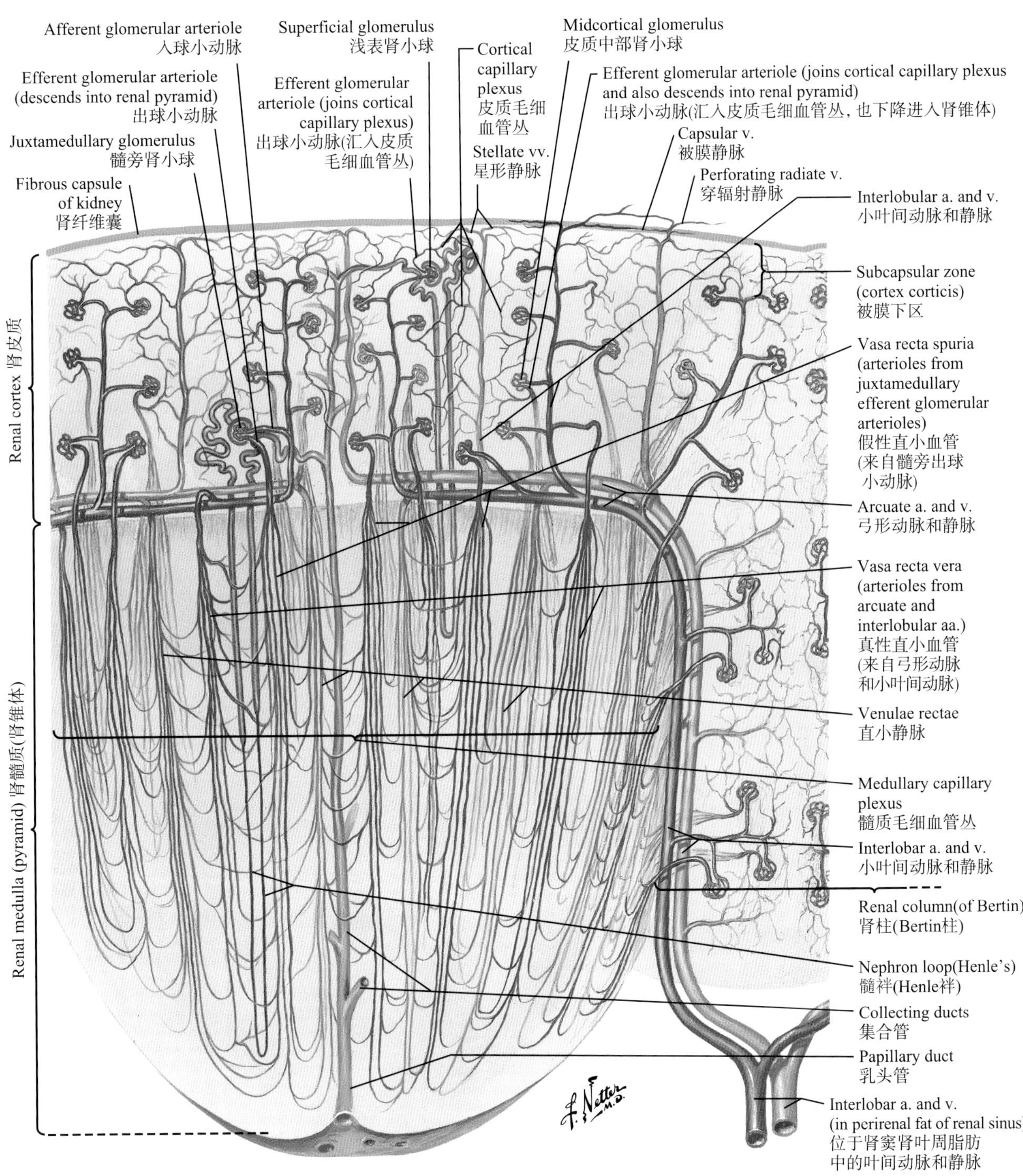
Afferent glomerular arteriole
入球小动脉
Superficial glomerulus
浅表肾小球
Cortical capillary plexus
皮质毛细血管丛
Midcortical glomerulus
皮质中部肾小球
Efferent glomerular arteriole (descends into renal pyramid)
出球小动脉
Efferent glomerular arteriole (joins cortical capillary plexus)
出球小动脉(汇入皮质毛细血管丛)
Efferent glomerular arteriole (joins cortical capillary plexus and also descends into renal pyramid)
出球小动脉(汇入皮质毛细血管丛，也下降进入肾锥体)
Juxtamedullary glomerulus
髓旁肾小球
Stellate vv.
星形静脉
Capsular v.
被膜静脉
Fibrous capsule of kidney
肾纤维囊
Perforating radiate v.
穿辐射静脉
Interlobular a. and v.
小叶间动脉和静脉
Subcapsular zone (cortex corticis)
被膜下区
Renal cortex 肾皮质
Vasa recta spuria (arterioles from juxtamedullary efferent glomerular arterioles)
假性直小血管
(来自髓旁出球小动脉)
Arcuate a. and v.
弓形动脉和静脉
Vasa recta vera (arterioles from arcuate and interlobular aa.)
真性直小血管
(来自弓形动脉和小叶间动脉)
Venulae rectae
直小静脉
Medullary capillary plexus
髓质毛细血管丛
Interlobar a. and v.
小叶间动脉和静脉
Renal medulla (pyramid) 肾髓质(肾锥体)
Renal column(of Bertin)
肾柱(Bertin柱)
Nephron loop(Henle's)
髓袢(Henle袢)
Collecting ducts
集合管
Papillary duct
乳头管
Interlobar a. and v. (in perirenal fat of renal sinus)
位于肾窦肾叶周脂肪中的叶间动脉和静脉
F. Netter M.D.

# 胃的淋巴管和淋巴结

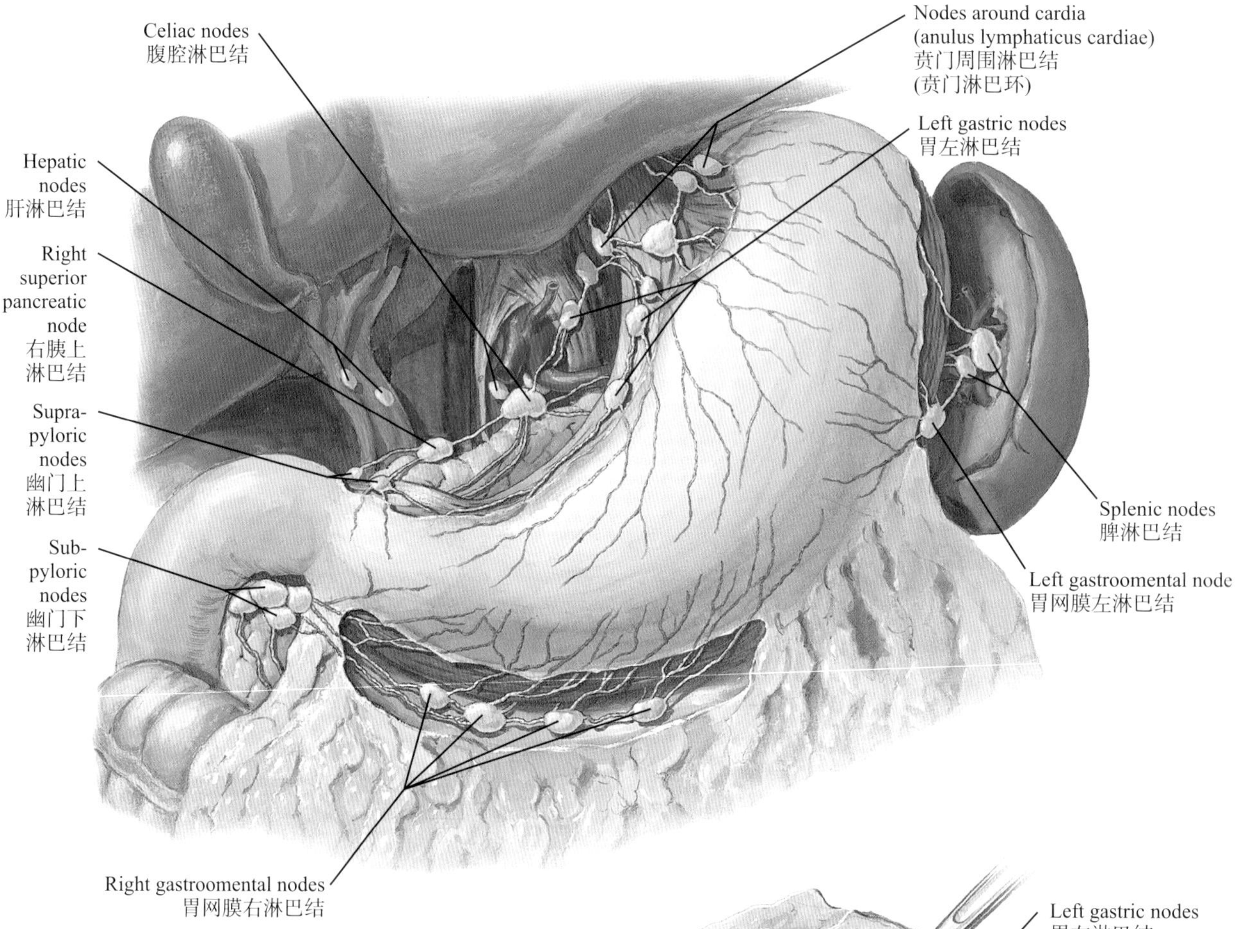

Celiac nodes
腹腔淋巴结
Nodes around cardia
(anulus lymphaticus cardiae)
贲门周围淋巴结
(贲门淋巴环)
Left gastric nodes
胃左淋巴结
Hepatic nodes
肝淋巴结
Right superior pancreatic node
右胰上淋巴结
Supra-pyloric nodes
幽门上淋巴结
Sub-pyloric nodes
幽门下淋巴结
Splenic nodes
脾淋巴结
Left gastroomental node
胃网膜左淋巴结
Right gastroomental nodes
胃网膜右淋巴结


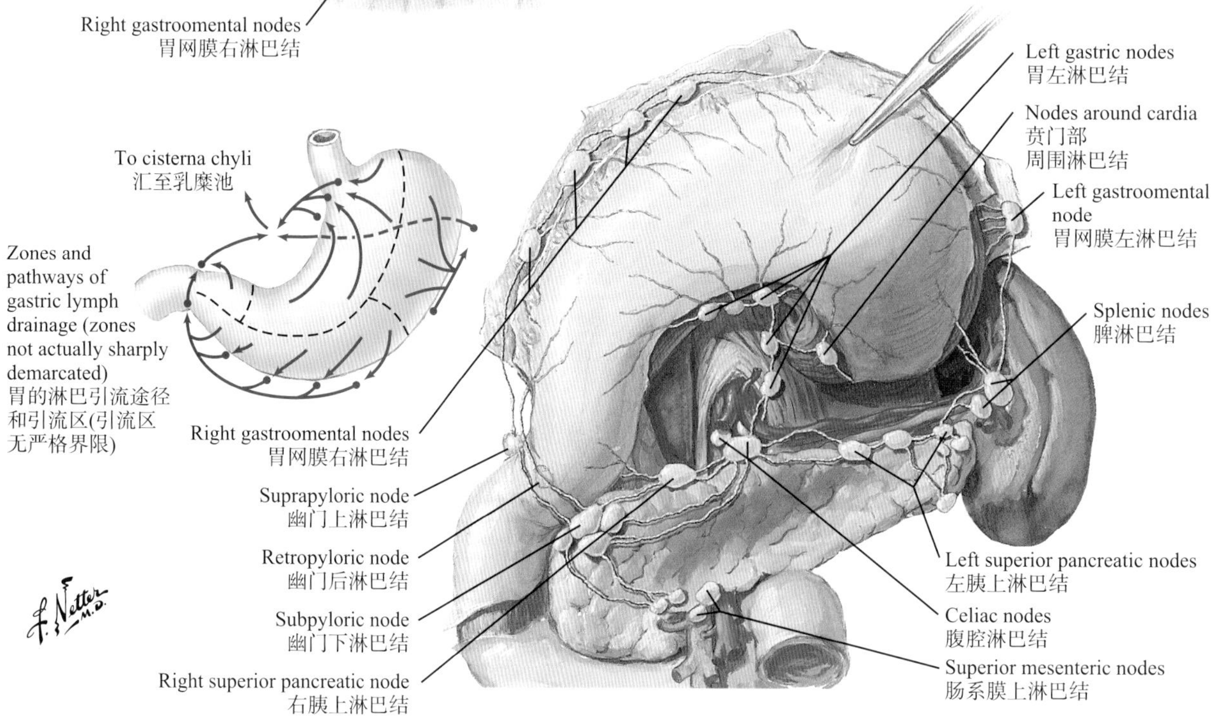

To cisterna chyli
汇至乳糜池
Zones and pathways of gastric lymph drainage (zones not actually sharply demarcated)
胃的淋巴引流途径和引流区(引流区无严格界限)
Left gastric nodes
胃左淋巴结
Nodes around cardia
贲门部周围淋巴结
Left gastroomental node
胃网膜左淋巴结
Splenic nodes
脾淋巴结
Right gastroomental nodes
胃网膜右淋巴结
Suprapyloric node
幽门上淋巴结
Retropyloric node
幽门后淋巴结
Subpyloric node
幽门下淋巴结
Right superior pancreatic node
右胰上淋巴结
Left superior pancreatic nodes
左胰上淋巴结
Celiac nodes
腹腔淋巴结
Superior mesenteric nodes
肠系膜上淋巴结
F. Netter M.D.

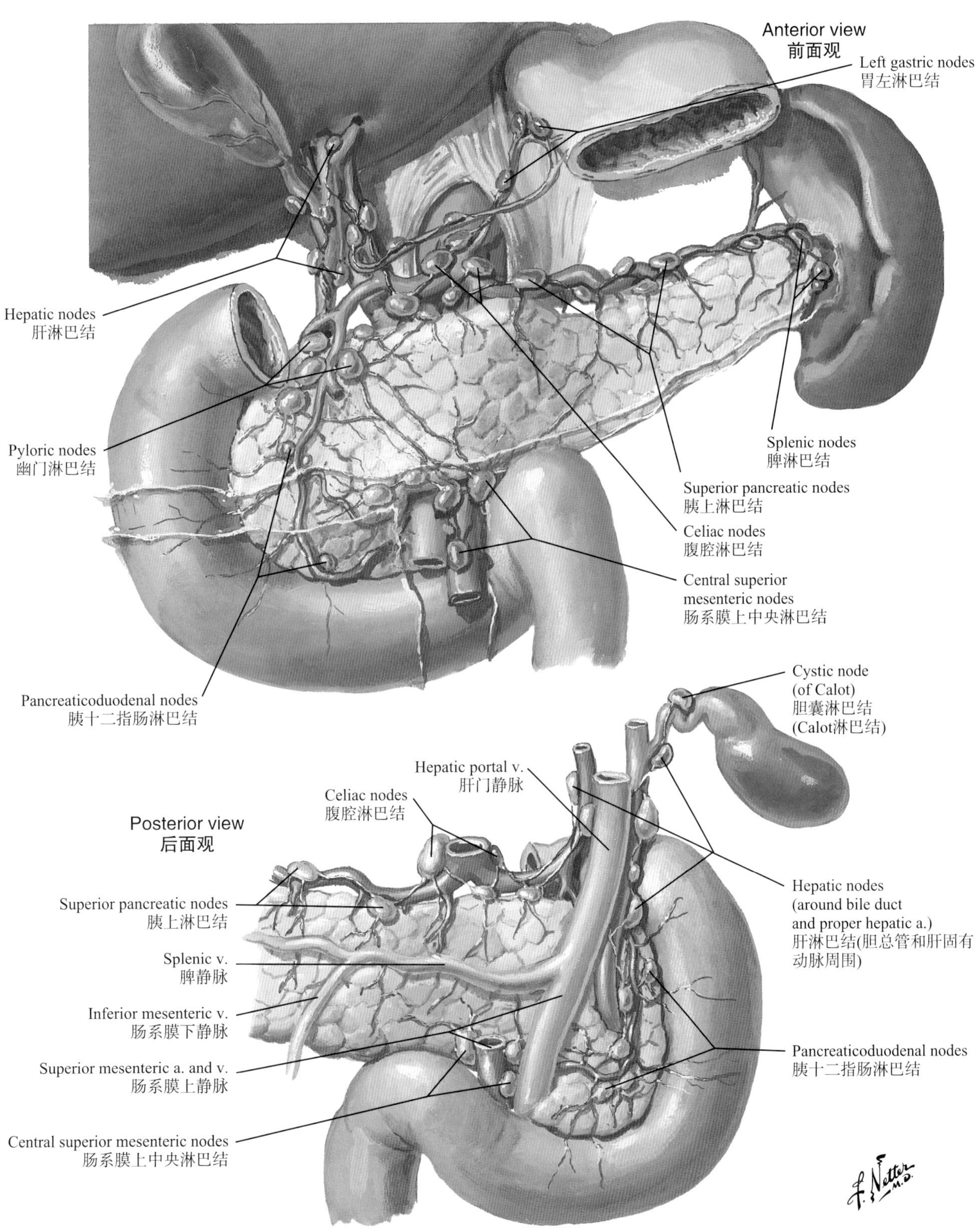
Anterior view
前面观
Left gastric nodes
胃左淋巴结
Hepatic nodes
肝淋巴结
Pyloric nodes
幽门淋巴结
Splenic nodes
脾淋巴结
Superior pancreatic nodes
胰上淋巴结
Celiac nodes
腹腔淋巴结
Central superior mesenteric nodes
肠系膜上中央淋巴结
Pancreaticoduodenal nodes
胰十二指肠淋巴结
Cystic node (of Calot)
胆囊淋巴结 (Calot淋巴结)
Hepatic portal v.
肝门静脉
Celiac nodes
腹腔淋巴结
Posterior view
后面观
Superior pancreatic nodes
胰上淋巴结
Splenic v.
脾静脉
Inferior mesenteric v.
肠系膜下静脉
Superior mesenteric a. and v.
肠系膜上静脉
Central superior mesenteric nodes
肠系膜上中央淋巴结
Hepatic nodes (around bile duct and proper hepatic a.)
肝淋巴结(胆总管和肝固有动脉周围)
Pancreaticoduodenal nodes
胰十二指肠淋巴结
F. Netter M.D.

附图 75

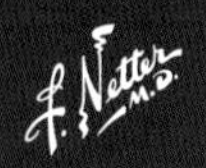

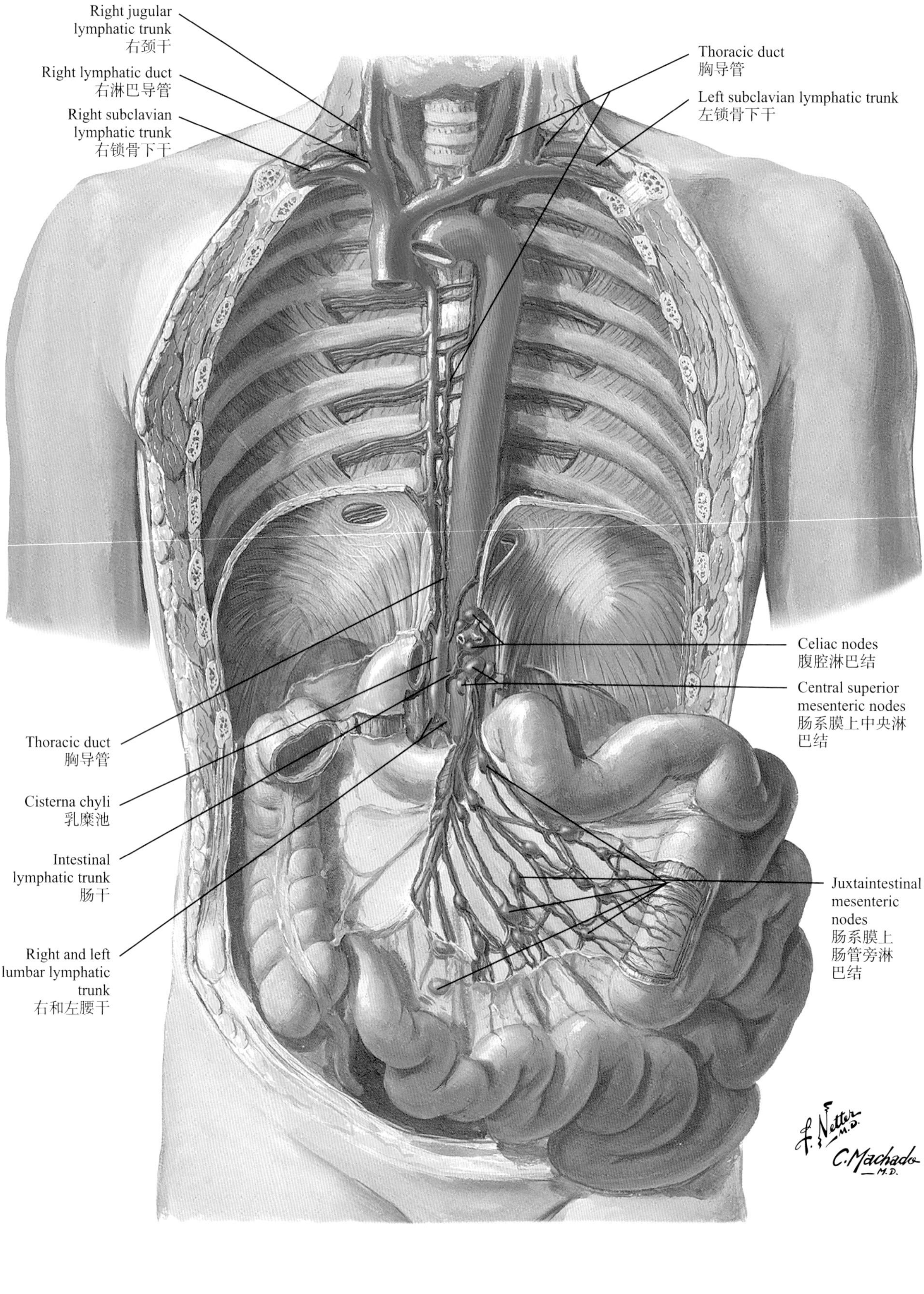

# 小肠的淋巴管和淋巴结


Right jugular lymphatic trunk
右颈干
Right lymphatic duct
右淋巴导管
Right subclavian lymphatic trunk
右锁骨下干
Thoracic duct
胸导管
Left subclavian lymphatic trunk
左锁骨下干
Celiac nodes
腹腔淋巴结
Central superior mesenteric nodes
肠系膜上中央淋巴结
Thoracic duct
胸导管
Cisterna chyli
乳糜池
Intestinal lymphatic trunk
肠干
Right and left lumbar lymphatic trunk
右和左腰干
Juxtaintestinal mesenteric nodes
肠系膜上肠管旁淋巴结
F. Netter M.D.
C.Machado M.D.

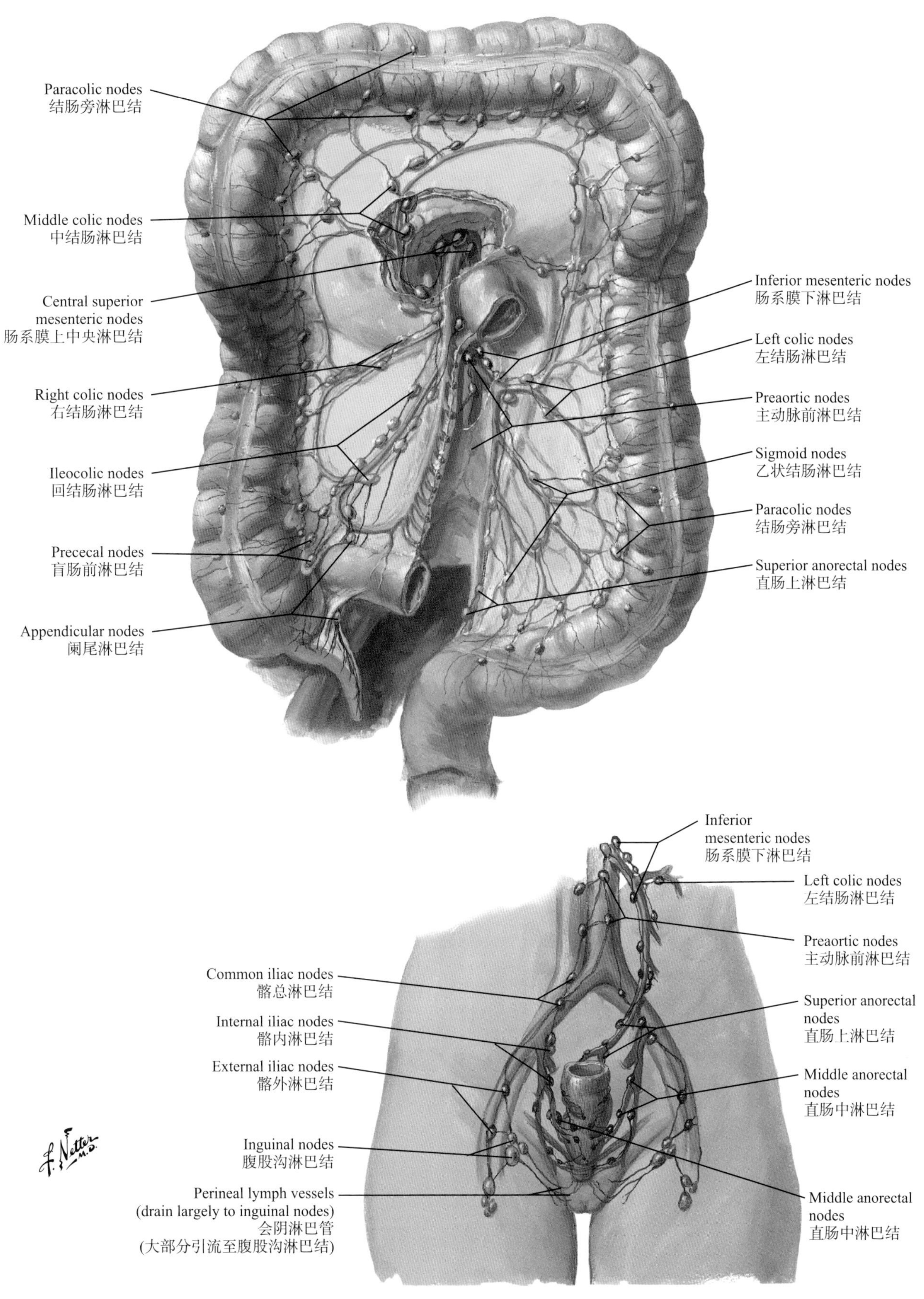
Paracolic nodes
结肠旁淋巴结
Middle colic nodes
中结肠淋巴结
Central superior mesenteric nodes
肠系膜上中央淋巴结
Right colic nodes
右结肠淋巴结
Ileocolic nodes
回结肠淋巴结
Prececal nodes
盲肠前淋巴结
Appendicular nodes
阑尾淋巴结
Inferior mesenteric nodes
肠系膜下淋巴结
Left colic nodes
左结肠淋巴结
Preaortic nodes
主动脉前淋巴结
Sigmoid nodes
乙状结肠淋巴结
Paracolic nodes
结肠旁淋巴结
Superior anorectal nodes
直肠上淋巴结
Inferior mesenteric nodes
肠系膜下淋巴结
Left colic nodes
左结肠淋巴结
Preaortic nodes
主动脉前淋巴结
Common iliac nodes
髂总淋巴结
Internal iliac nodes
髂内淋巴结
External iliac nodes
髂外淋巴结
Superior anorectal nodes
直肠上淋巴结
Middle anorectal nodes
直肠中淋巴结
Inguinal nodes
腹股沟淋巴结
Perineal lymph vessels (drain largely to inguinal nodes)
会阴淋巴管
(大部分引流至腹股沟淋巴结)
Middle anorectal nodes
直肠中淋巴结
F. Netter M.D.

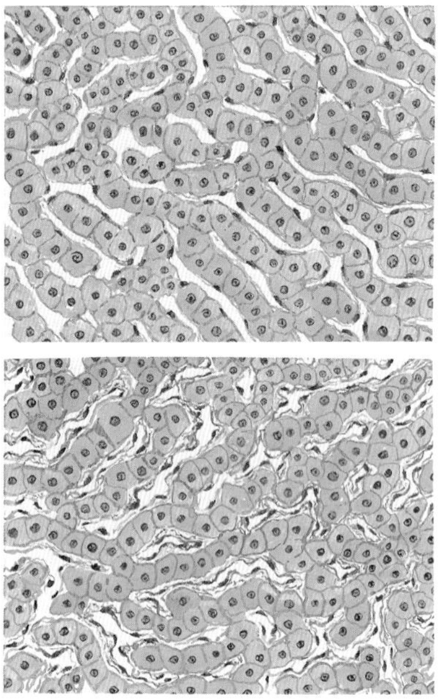

Low-power sections
of liver
低倍镜下的肝组织切片
Perisinusoidal
spaces (of Disse)
very narrow
or obliterated
窦周隙
(Disse间隙)非常狭窄
或闭塞
Perisinusoidal
spaces (of Disse)
markedly widened
显著增宽的窦周隙
(Disse间隙)
Connective tissue 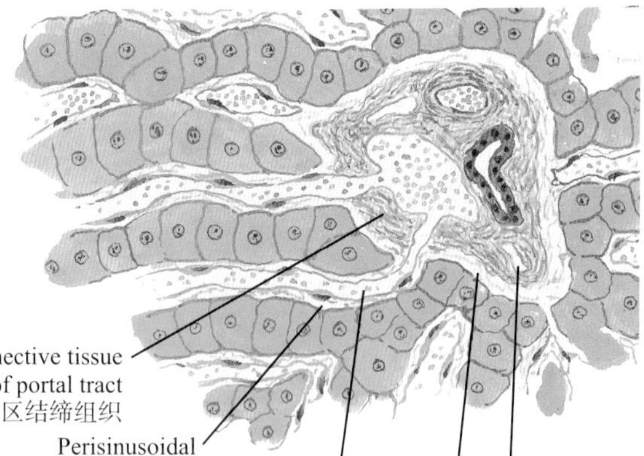
of portal tract
门管区结缔组织
Perisinusoidal
space (of Disse)
窦周隙(Disse间隙)
Sinusoid
肝血窦
Periportal space (of Mall)
门静脉周围间隙(Mall间隙)
Peribiliary
lymph
vessel
胆管周围淋巴管
Superior diaphragmatic nodes 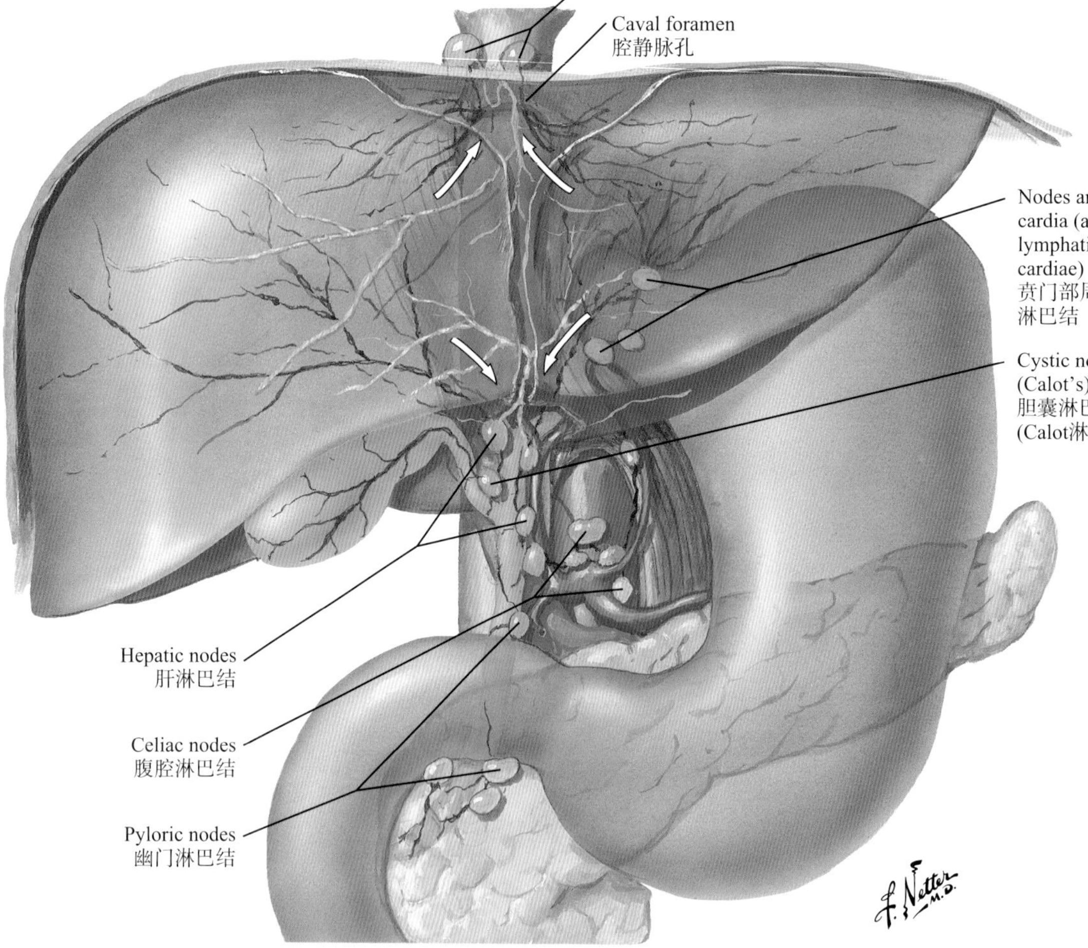
膈上淋巴结(位于下腔静脉终点)
Caval foramen
腔静脉孔
Nodes around
cardia (anulus
lymphaticus
cardiae)
贲门部周围
淋巴结
Cystic node
(Calot's)
胆囊淋巴结
(Calot淋巴结)
Hepatic nodes
肝淋巴结
Celiac nodes
腹腔淋巴结
Pyloric nodes
幽门淋巴结

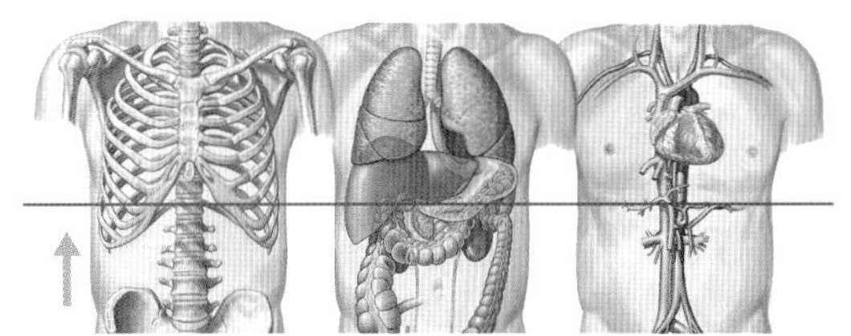

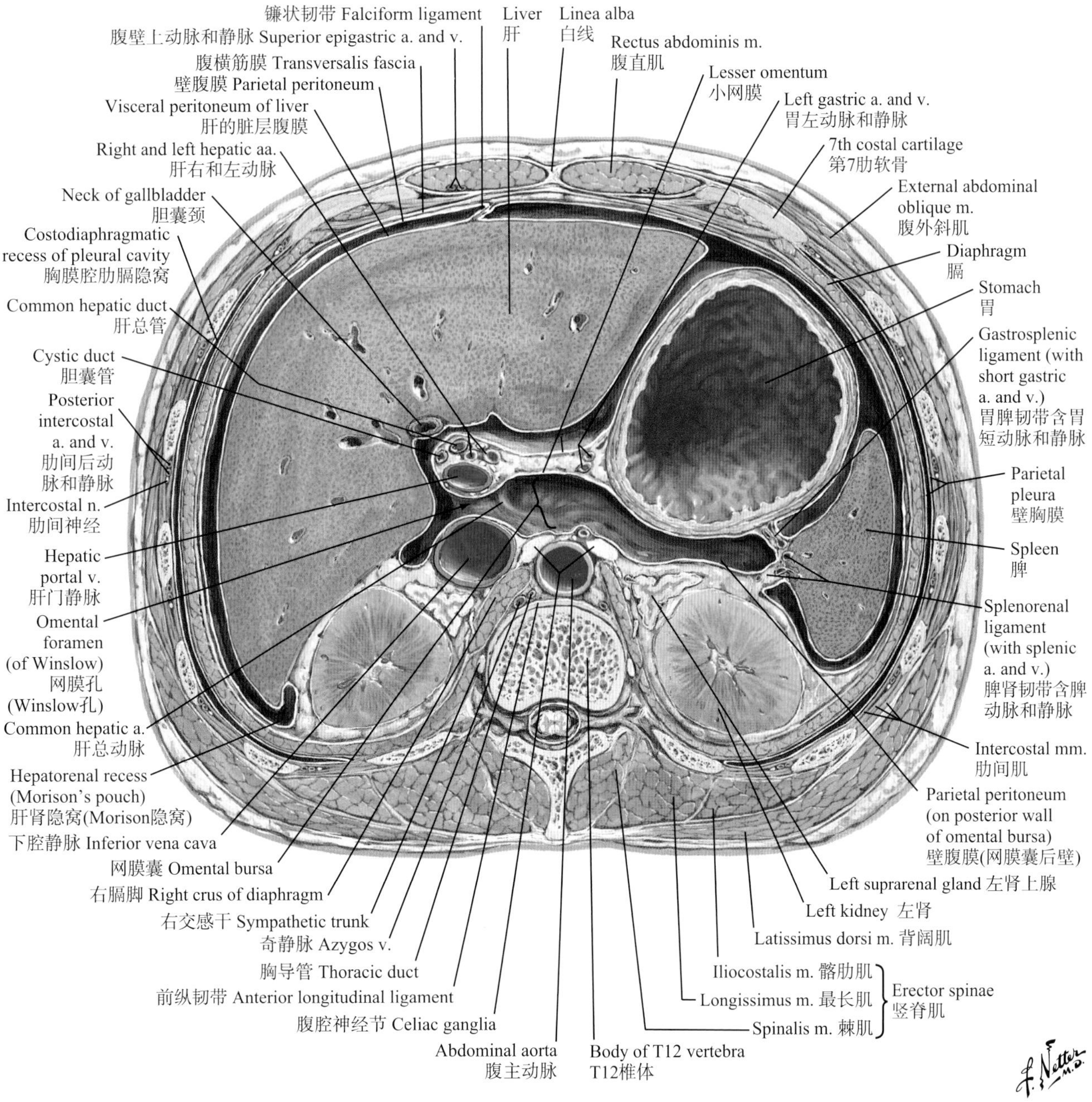

镰状韧带 Falciform ligament
腹壁上动脉和静脉 Superior epigastric a. and v.
腹横筋膜 Transversalis fascia
壁腹膜 Parietal peritoneum
Visceral peritoneum of liver 肝的脏层腹膜
Right and left hepatic aa. 肝右和左动脉
Neck of gallbladder 胆囊颈
Costodiaphragmatic recess of pleural cavity 胸膜腔肋膈隐窝
Common hepatic duct 肝总管
Cystic duct 胆囊管
Posterior intercostal a. and v. 肋间后动脉和静脉
Intercostal n. 肋间神经
Hepatic portal v. 肝门静脉
Omental foramen (of Winslow) 网膜孔(Winslow孔)
Common hepatic a. 肝总动脉
Hepatorenal recess (Morison's pouch) 肝肾隐窝(Morison隐窝)
下腔静脉 Inferior vena cava
网膜囊 Omental bursa
右膈脚 Right crus of diaphragm
右交感干 Sympathetic trunk
奇静脉 Azygos v.
胸导管 Thoracic duct
前纵韧带 Anterior longitudinal ligament
腹腔神经节 Celiac ganglia
Abdominal aorta 腹主动脉
Body of T12 vertebra T12椎体

Liver 肝
Linea alba 白线
Rectus abdominis m. 腹直肌
Lesser omentum 小网膜
Left gastric a. and v. 胃左动脉和静脉
7th costal cartilage 第7肋软骨
External abdominal oblique m. 腹外斜肌
Diaphragm 膈
Stomach 胃
Gastrosplenic ligament (with short gastric a. and v.) 胃脾韧带含胃短动脉和静脉
Parietal pleura 壁胸膜
Spleen 脾
Splenorenal ligament (with splenic a. and v.) 脾肾韧带含脾动脉和静脉
Intercostal mm. 肋间肌
Parietal peritoneum (on posterior wall of omental bursa) 壁腹膜(网膜囊后壁)
Left suprarenal gland 左肾上腺
Left kidney 左肾
Latissimus dorsi m. 背阔肌
Iliocostalis m. 髂肋肌
Longissimus m. 最长肌
Spinalis m. 棘肌
Erector spinae 竖脊肌

F. Netter M.D.

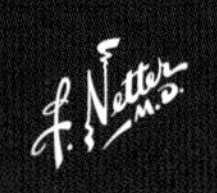

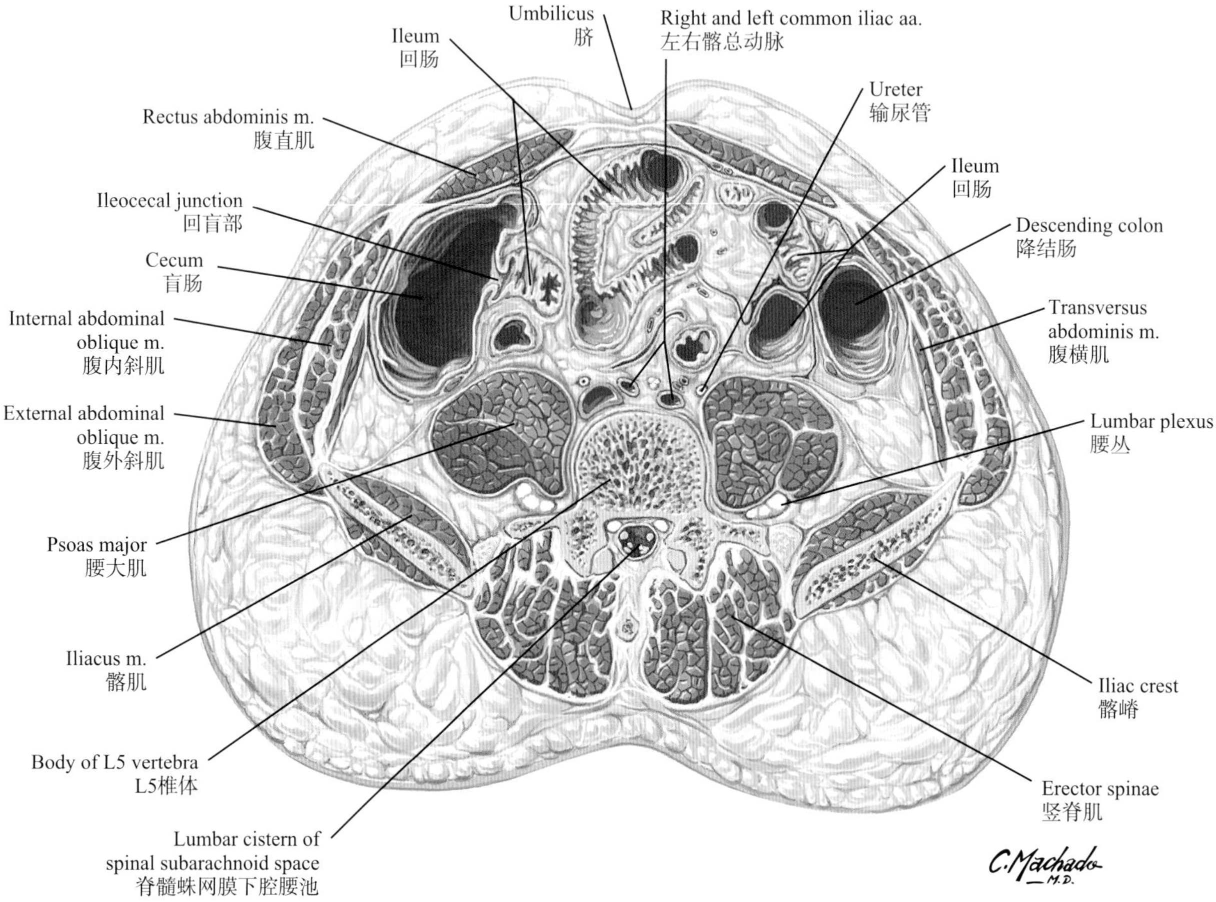

# 腹部横断面 : L5 水平, 近髂结节平面

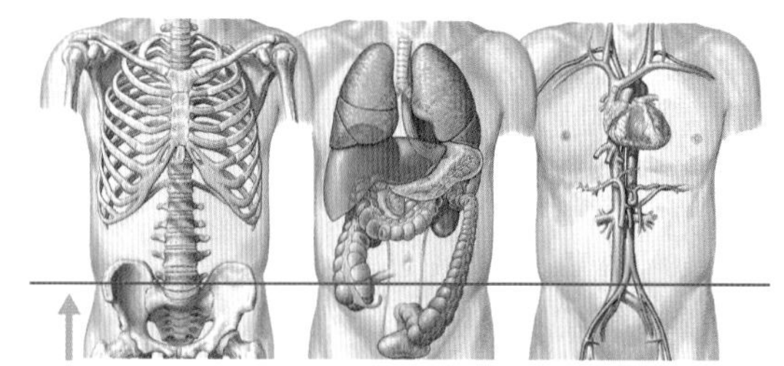

Umbilicus
脐

Ileum
回肠

Right and left common iliac aa.
左右髂总动脉

Rectus abdominis m.
腹直肌

Ureter
输尿管

Ileum
回肠

Ileocecal junction
回盲部

Descending colon
降结肠

Cecum
盲肠

Internal abdominal oblique m.
腹内斜肌

Transversus abdominis m.
腹横肌

External abdominal oblique m.
腹外斜肌

Lumbar plexus
腰丛

Psoas major
腰大肌

Iliacus m.
髂肌

Iliac crest
髂嵴

Body of L5 vertebra
L5椎体

Erector spinae
竖脊肌

Lumbar cistern of spinal subarachnoid space
脊髓蛛网膜下腔腰池

C. Machado M.D.

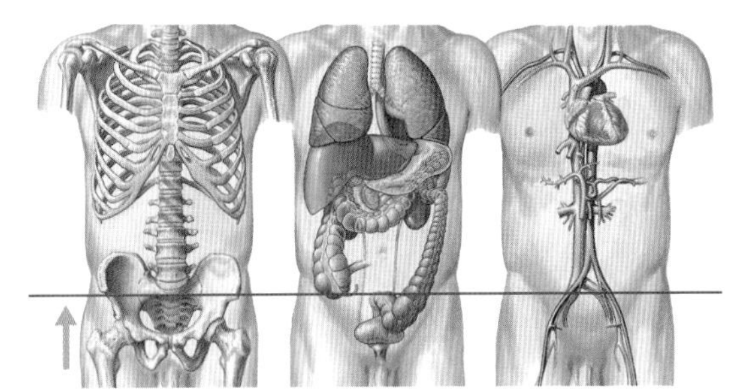

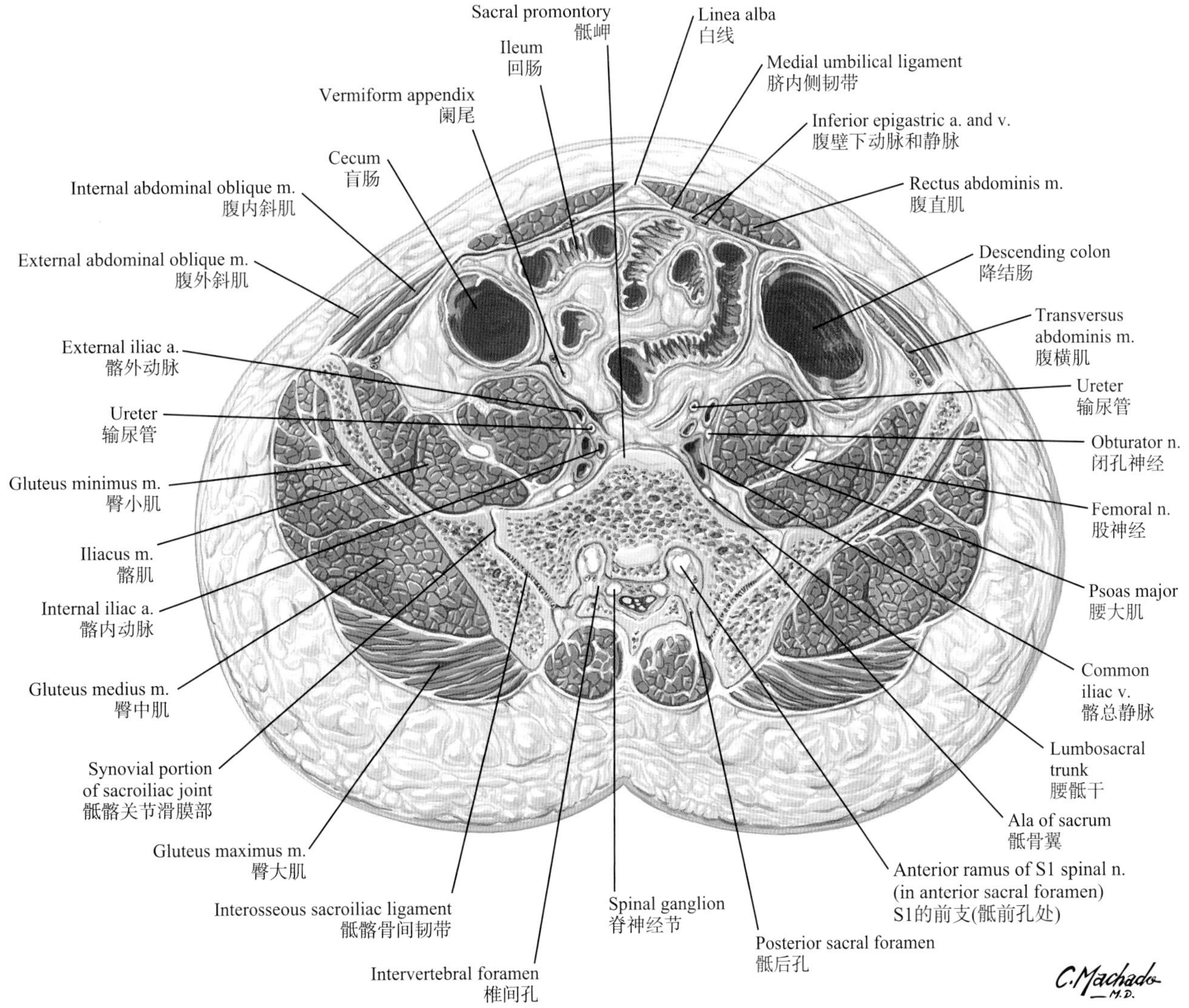

Sacral promontory 骶岬
Ileum 回肠
Vermiform appendix 阑尾
Cecum 盲肠
Internal abdominal oblique m. 腹内斜肌
External abdominal oblique m. 腹外斜肌
External iliac a. 髂外动脉
Ureter 输尿管
Gluteus minimus m. 臀小肌
Iliacus m. 髂肌
Internal iliac a. 髂内动脉
Gluteus medius m. 臀中肌
Synovial portion of sacroiliac joint 骶髂关节滑膜部
Gluteus maximus m. 臀大肌
Interosseous sacroiliac ligament 骶髂骨间韧带
Intervertebral foramen 椎间孔
Spinal ganglion 脊神经节
Posterior sacral foramen 骶后孔
Anterior ramus of S1 spinal n. (in anterior sacral foramen) S1的前支(骶前孔处)
Ala of sacrum 骶骨翼
Lumbosacral trunk 腰骶干
Common iliac v. 髂总静脉
Psoas major 腰大肌
Femoral n. 股神经
Obturator n. 闭孔神经
Ureter 输尿管
Transversus abdominis m. 腹横肌
Descending colon 降结肠
Rectus abdominis m. 腹直肌
Inferior epigastric a. and v. 腹壁下动脉和静脉
Medial umbilical ligament 脐内侧韧带
Linea alba 白线

C. Machado M.D.

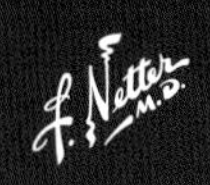



静脉增强造影的轴位CT成像

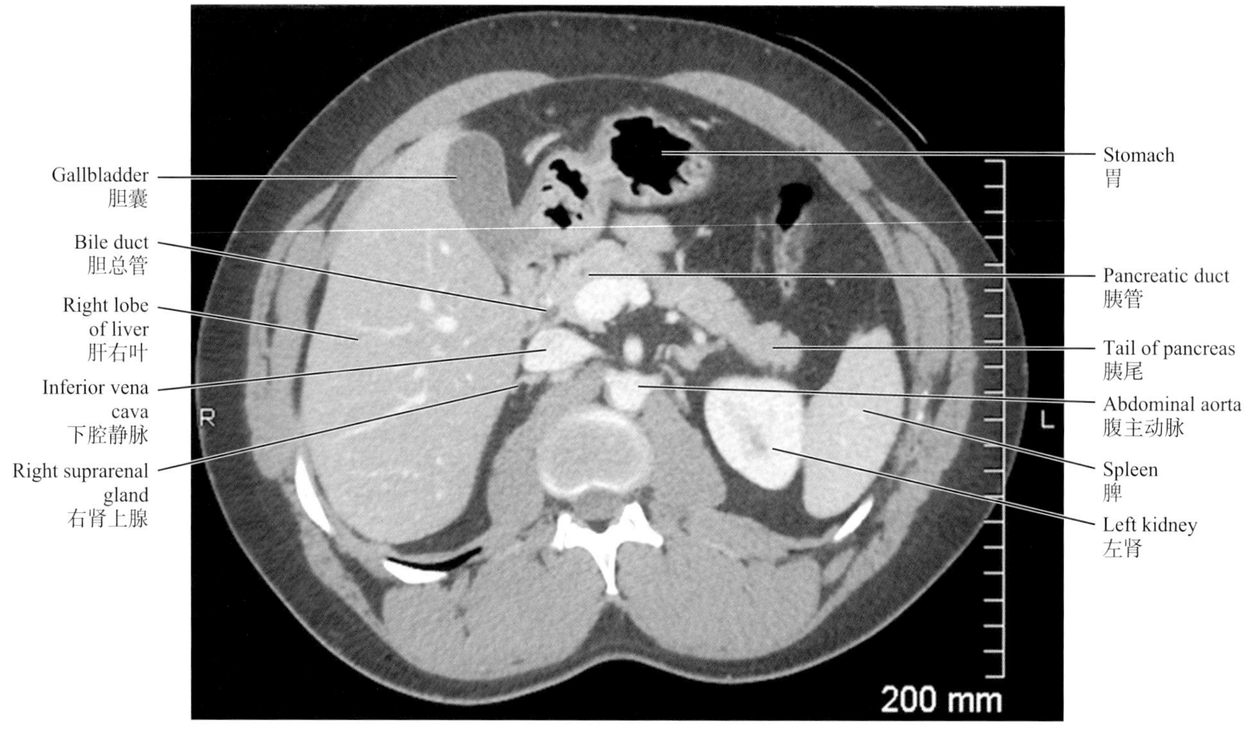

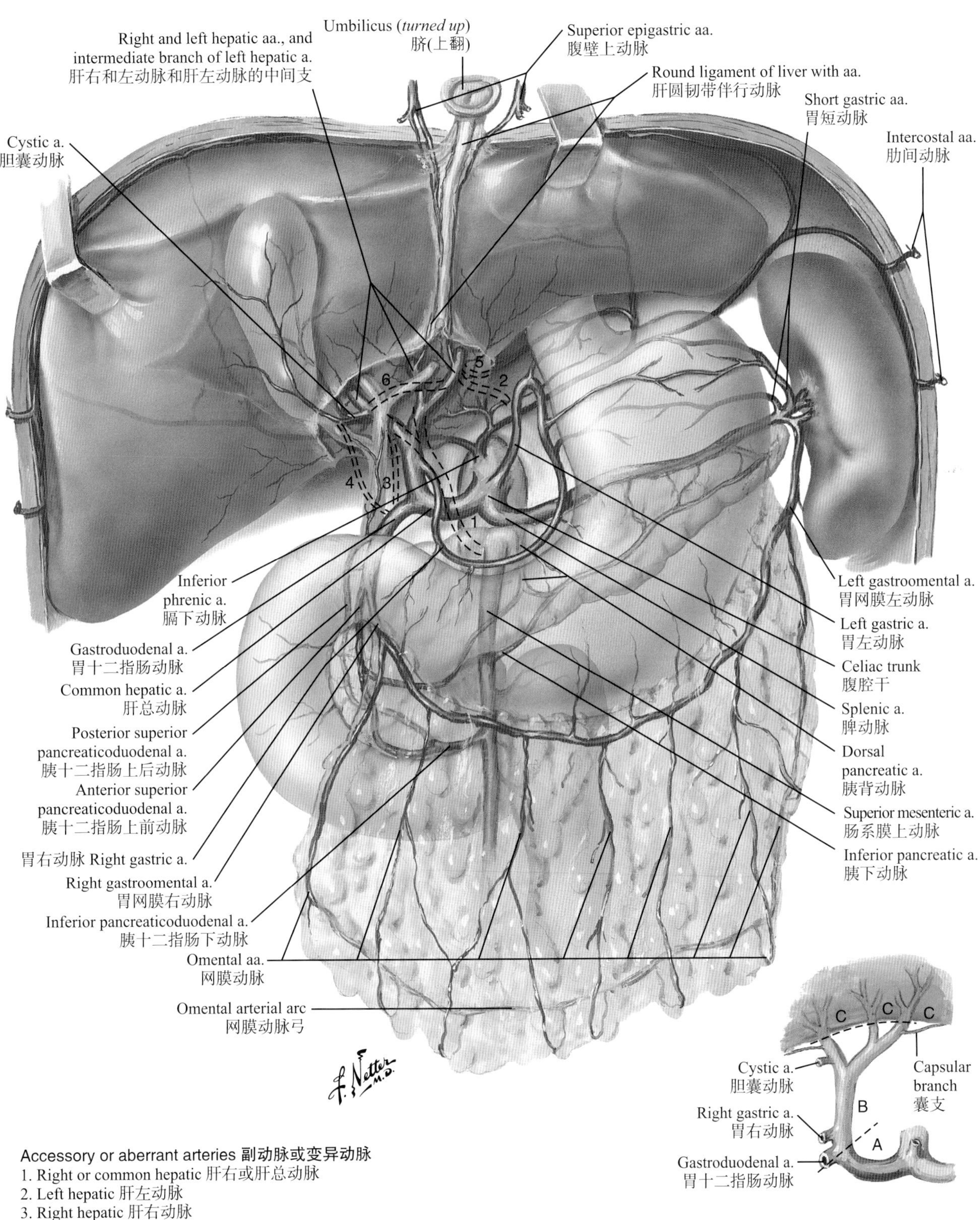


Accessory or aberrant arteries 副动脉或变异动脉
1. Right or common hepatic 肝右或肝总动脉
2. Left hepatic 肝左动脉
3. Right hepatic 肝右动脉
4. Cystic 胆囊动脉

Arterial anastomoses (variants) 动脉吻合(变化)
5. Inferior phrenic/left gastric⟷left hepatic 膈下/胃左动脉↔肝左动脉
6. Right hepatic⟷left hepatic 肝右动脉↔肝左动脉

Effects of hepatic artery obstruction 肝动脉阻塞的影响
- A. Zone of relative safety 相对安全区
- B. Zone of questionable effects 不确定区
- C. Zone of inevitable infarction 确定区

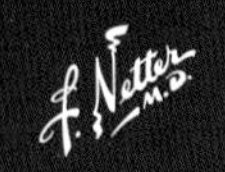

# 具有重要临床意义的解剖结构*

| 解剖结构 | 临床意义 | 图号 |
| --- | --- | --- |
| **神经系统和感觉器官** | | |
| 髂腹股沟神经及生殖股神经 | 参与提睾反射，用来检查第1腰神经完整性。 | 287 |
| 肋间神经、肋下神经及髂腹下神经 | 传导定位性腹壁及壁腹膜痛觉；按皮肤节段分布的疼痛提示神经病变（例如带状疱疹病毒感染）。 | 278 |
| 腹腔神经节 | 部分慢性胰腺炎合并药物难以缓解的顽固性疼痛患者，可以通过腹腔神经节阻滞术治疗。 | 320，329 |
| 内脏交感神经 | 腹腔脏器痛觉通过该神经传导至其他部位；可通过疼痛位于腹部象限的位置及放射的方向判断该痛觉的来源。 | 324，325 |
| 髂腹下神经 | 经腰方肌行肾脏切除术可能损伤髂腹下神经，从而导致耻骨上区麻木。 | 331 |
| **骨骼系统** | | |
| 剑突和耻骨联合 | 用于定位幽门平面的可触摸标志（Addison；L1 平面），位于这些结构的中间；平面可包括胃幽门、十二指肠水平段、胰腺头颈部、肠系膜上动脉和脾门。 | 267 |
| 髂前上棘 | 常用来辅助确定麦氏点位置的表面标志；麦氏点压痛常提示阑尾炎。 | 268，300 |
| **肌肉系统** | | |
| 白线 | 因为无较大神经血管分支通过该区域，常作为腹壁切口位置。 | 267，272 |
| 腹股沟韧带 | 腹壁和大腿的体表分界标志。 | 267，271 |
| 腹股沟三角（Hesselbach 三角） | 前腹壁薄弱部位，腹部内容物易疝出，造成腹股沟斜疝。 | 274，280 |
| 腹股沟深环 | 开口于前腹壁，腹部内容物易疝出，造成腹股沟斜疝。 | 280，281 |
| 腹股沟管浅环 | 腹外斜肌腱膜上、耻骨结节外侧及腹壁下动脉内侧的三角形开口，腹部内容物可通过该开口疝出而产生腹股沟斜疝。 | 270，280，281 |
| 股环 | 股管上开口，以腹股沟韧带内侧、股静脉、腔隙韧带为界；腹部内容物可通过股环疝入位于耻骨结节下外侧的股上三角，产生股疝。 | 282 |
| 食管裂孔 | 横膈膜开口变宽使胃向纵隔突出，增加胃食管反流病（GERD）的发病率。 | 287，289 |
| 腹直肌 | 分离（腹部分离）通常由多胎妊娠、腹部手术、体重过度增加引起；腹壁下动脉出血，可能导致血在腹直肌内积聚（腹直肌鞘血肿），可能被误认为是急性腹部病变，如阑尾炎。 | 271 |
| **心血管系统** | | |
| 附脐静脉 | 在门脉高压症和晚期妊娠患者中可能会变粗大。 | 277，318 |

| 解剖结构 | 临床意义 | 图号 |
|---|---|---|
| 心血管系统(续) | | |
| **胆囊动脉** | 胆囊切除术时结扎;可有多个来源;典型见于胆囊三角(Calot 三角)。 | 310 |
| **肠系膜上动脉** | 瘦弱患者或近期体重下降较多的患者可压迫十二指肠水平(第3)部;突然减速可发生动脉的剪切或撕裂损伤。 | 310,313 |
| **肠动脉** | 主要血管之间没有明显侧支循环的区域(分水岭区域)有缺血的风险,缺血可能继发于肠系膜动脉的动脉粥样硬化或血栓栓塞。 | 313,314 |
| **边缘动脉** | 边缘动脉连接右、中、左结肠动脉,为侧支循环提供重要的吻合。 | 314 |
| **食管静脉** | 门脉高压症可能扩张,导致食管静脉曲张;静脉曲张出血可能危及生命,往往需要紧急内镜干预。 | 315,318 |
| **肝门静脉** | 血液流经肝脏的阻力增加(例如,由于肝硬化)可能产生门脉高压和肝门静脉支流扩张;血液可在门腔系统吻合部位回流心脏。 | 317,318 |
| **肛肠(直肠)静脉** | 在门脉高压症中,与肛肠中和下静脉的吻合可能会扩张。 | 317,318 |
| **腹主动脉** | 腹部动脉瘤的常见部位,尤其在肾动脉下方;常规超声评估,排除动脉瘤。 | 336 |
| **肾动脉** | 狭窄可能继发于动脉粥样硬化,导致高血压;腹主动脉瘤。 | 334,336 |
| 淋巴管和淋巴器官 | | |
| **脾** | 第10~12肋骨骨折可发生破裂;肝硬化、病毒感染、恶性血液病可能出现肿大(脾肿大);如可触及,则脾肿大。 | 291,307 |
| 消化系统 | | |
| **肝** | 可触到右肋缘下方;肝肿大可发生在肝炎、心力衰竭、浸润性疾病等情况下;肝在影像学上呈萎缩、结节状,提示肝硬化;常见转移部位。 | 269,288,294 |
| **胃食管连接部** | 食管下括约肌短暂性松弛或张力降低可引起胃食管反流病(GERD),这是胃痛的常见原因;食管癌的常见部位。 | 257,295,347 |
| **胃十二指肠** | 消化性溃疡原发部位;非甾体抗炎药(NSAID)过度使用和/或幽门螺杆菌感染可引起溃疡。 | 292,294,295 |
| **幽门** | 婴儿肥厚性幽门狭窄导致新生儿餐后喷射性呕吐。 | 295 |
| **十二指肠大乳头** | 在内镜逆行胰胆管造影术(ERCP)(一种常见的诊断方法)期间,经导管注射造影剂;肝胰壶腹括约肌(Oddi 括约肌)功能障碍可阻碍胆汁流经十二指肠大乳头,导致右上腹疼痛。 | 297,305 |
| **阑尾** | 容易发炎破裂(阑尾炎);可能有盲肠后位,这种情况下阑尾炎会引起邻近腰肌筋膜炎症,疼痛位置不典型。 | 298,300 |
| **结肠** | 憩室和恶性肿瘤的常见部位;进行结肠镜检查,筛查结肠癌。 | 301 |

| 解剖结构 | 临床意义 | 图号 |
|---|---|---|
| **消化系统（续）** | | |
| 胆囊 | 可能会发炎（胆囊炎）并引起继发于胆结石阻塞胆囊管的疼痛。 | 302，305，308，328 |
| 胆总管 | 胆结石可阻塞胆管（胆总管结石），导致肝炎和黄疸；部分病例可并发胰腺炎和/或胆管梗阻感染（胆管炎）；小结石可能会有症状，而大结石通常留在胆囊，更典型的是无症状；ERCP 用于定位和解除梗阻。 | 302，303，305 |
| 脐 | 脐带和胎儿脐血管的残余；定位跨脐平面的标志，用于将腹部划分为象限；标记 T10 皮体位置；用于定位麦氏点；腹壁疝的常见部位。 | 267，269 |
| 胰 | 主要位于腹膜后和胃深处；因此，发炎的胰腺可能被胃压迫，引起向背部的剧烈疼痛；胰腺炎，最常由胆道梗阻或酗酒引起，可能引起严重危及生命的并发症；胰头/颈部癌可压迫胆道。 | 292，306，329 |
| **泌尿系统** | | |
| 肾 | 由于位置低于肝，右肾比左肾更低；肾动脉一般位于 L2 椎体水平，可累及腹主动脉瘤；肾结石在阻塞输尿管时引起明显疼痛。 | 333 |
| 肾盂 | 可能继发于输尿管或膀胱出口梗阻而扩张，这种情况被称为肾积水，用超声很容易发现。 | 333 |
| **内分泌系统** | | |
| 肾上腺 | 皮质（如皮质醇、醛固酮）和髓质（如肾上腺素）产生激素（去甲肾上腺素）；轴位腹部成像常偶然发现小肿块；是否需要进一步检查部分取决于其大小。 | 330 |

* 各解剖结构的选择主要基于临床数据以及大体解剖课程中经常涉及的临床诊治内容。

| 肌 | 肌群 | 近端附着点（起点） | 远端附着点（止点） | 神经支配 | 动脉血液供应 | 主要功能 |
|---|---|---|---|---|---|---|
| **腹外斜肌** | 腹前壁肌群 | 第5~12肋骨外侧面 | 白线，耻骨结节，髂嵴前部 | T7~T12前支 | 腹壁上动脉、腹壁下动脉 | 保护腹腔脏器和维持腹内压，前屈、侧屈和旋转躯干 |
| **腹内斜肌** | 腹前壁肌群 | 胸腰筋膜，髂嵴前2/3 | 第10~12肋骨内侧缘、白线、耻骨联合腱 | T7~T12，L1前支 | 腹壁上动脉、腹壁下动脉、旋髂深动脉 | 保护腹腔脏器和维持腹内压，前屈、侧屈和旋转躯干 |
| **锥状肌** | 腹前壁肌群 | 耻骨体和耻骨联合（腹直肌前） | 白线（脐下） | T12脊神经前支经肋下神经或髂腹下神经 | 腹壁下动脉 | 拉紧白线 |
| **腰方肌** | 腹后壁肌群 | 第12肋骨下缘内侧半，L1~L4椎体横突尖端 | 髂骨内唇，髂腰韧带 | T12~L1脊神经前支 | 髂腰动脉 | 伸并横向屈脊柱，吸气时固定第12肋骨 |
| **腹直肌** | 腹前壁肌群 | 耻骨嵴，耻骨联合 | 第5~7肋软骨，剑突 | T7~T12脊神经前支 | 腹壁上动脉和腹壁下动脉 | 前屈、侧屈和旋转躯干，维持腹内压 |
| **腹横肌** | 腹前壁肌群 | 第7~12肋软骨内表面，胸腰筋膜，髂骨 | 白线（经腹直肌鞘），耻骨嵴和耻骨梳（经腹股沟镰） | T7~L1脊神经前支 | 旋髂深动脉、腹壁下动脉和腰动脉 | 保护腹腔脏器和维持腹内压 |

注：骨骼肌的神经支配、血供、起止点和主要功能的变异在解剖学中十分常见，因此教科书之间出现描述不同和解剖变异是正常的。

# 盆部 6

| | | | |
|---|---|---|---|
| 表面解剖 | 图 352 | 男性内生殖器 | 图 391~392 |
| 骨盆 | 图 353~357 | 直肠和肛管 | 图 393~399 |
| 盆膈及内容物 | 图 358~368 | 脉管系统 | 图 400~410 |
| 膀胱 | 图 369~371 | 会阴和盆腔脏器的神经 | 图 411~419 |
| 女性内生殖器 | 图 372~376 | 断层解剖 | 图 420~421 |
| 女性会阴及外生殖器 | 图 377~380 | 附图 | 附图 84~95 |
| 男性会阴及外生殖器 | 图 381~388 | 具有重要临床意义的解剖结构 | 表 6.1~6.3 |
| 男性与女性生殖器的同源性 | 图 389~390 | 骨骼肌总表 | 表 6.4 |

## 附图

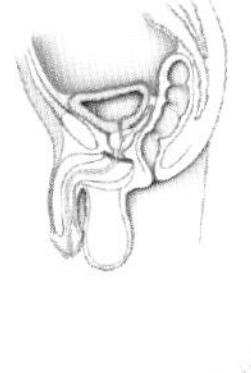

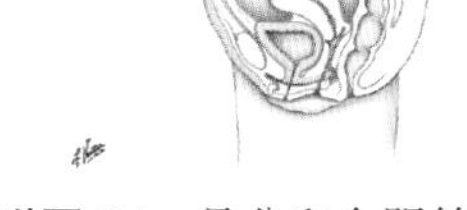

附图 84　骨盆和会阴筋膜：男性和女性

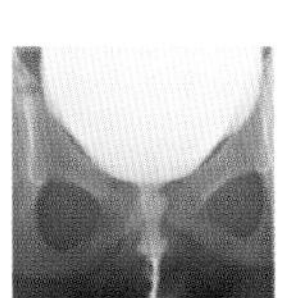

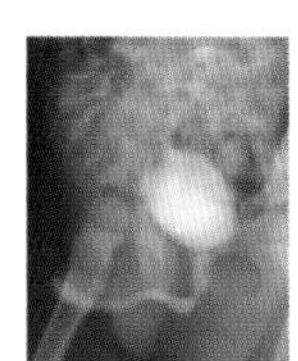

附图 85　膀胱尿道造影：男性和女性

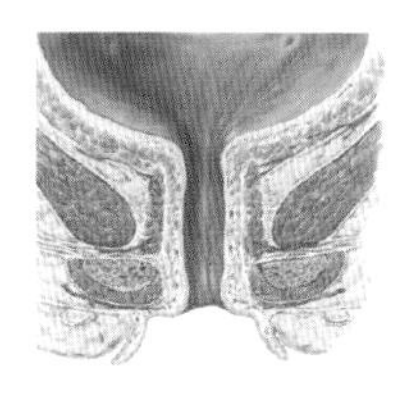

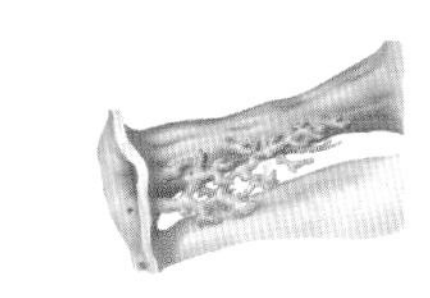

附图 86　女性尿道

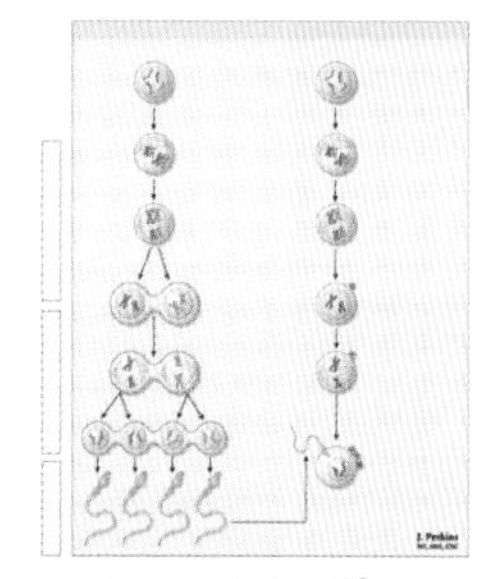

附图 87　生殖遗传学

# 附图（续）

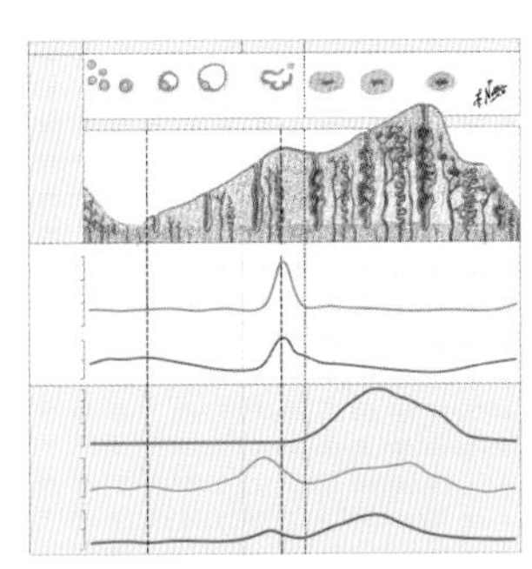

**附图 88** 月经周期

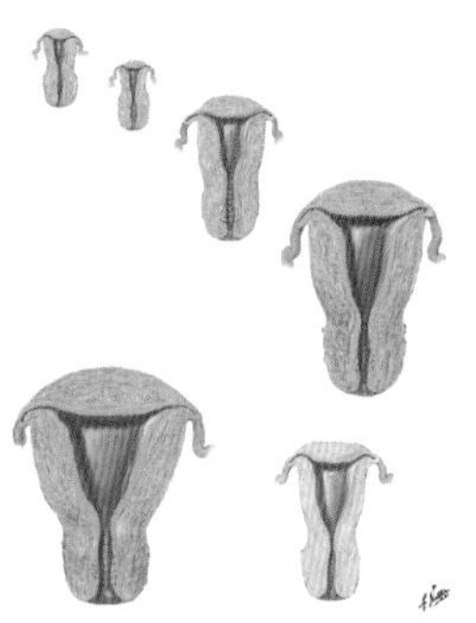

**附图 89** 子宫的发育

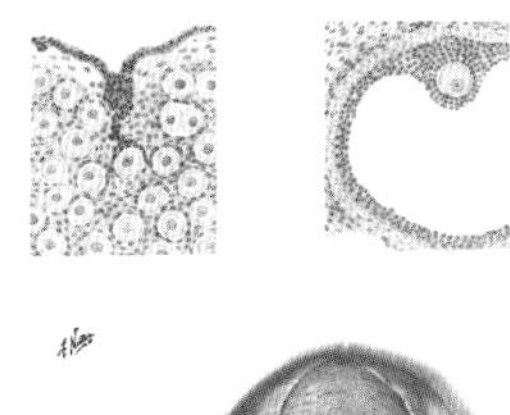

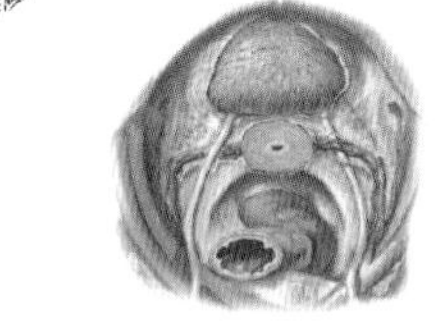

**附图 90** 卵巢、卵母细胞和卵泡

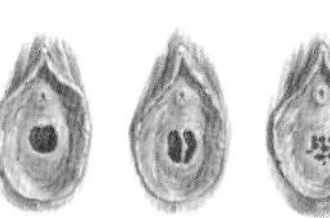

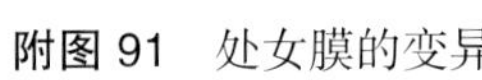

**附图 91** 处女膜的变异

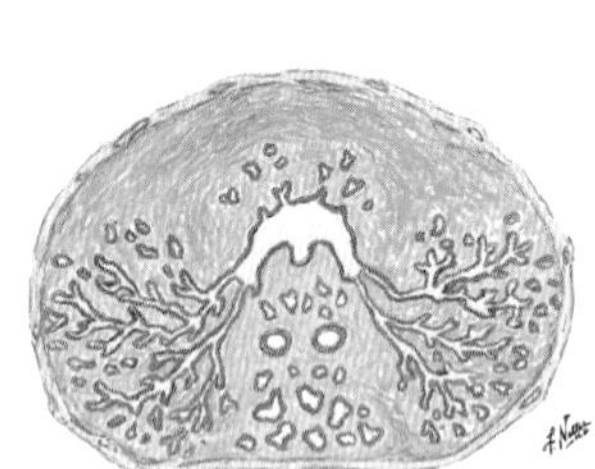

**附图 92** 前列腺的横断面

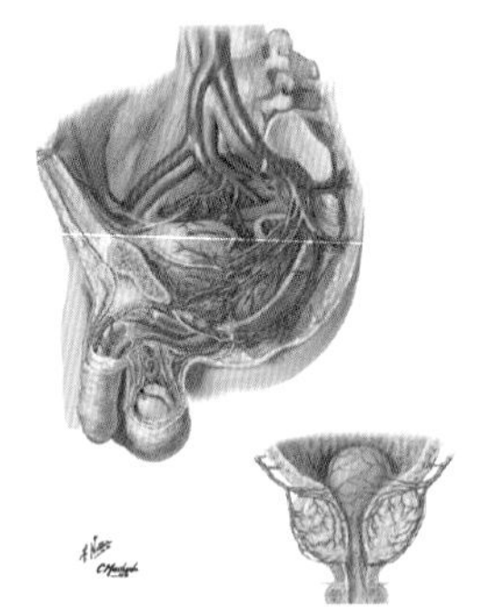

**附图 93** 盆腔的动脉和静脉：男性(以前列腺为主)

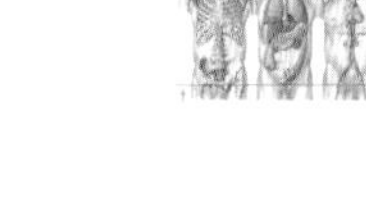

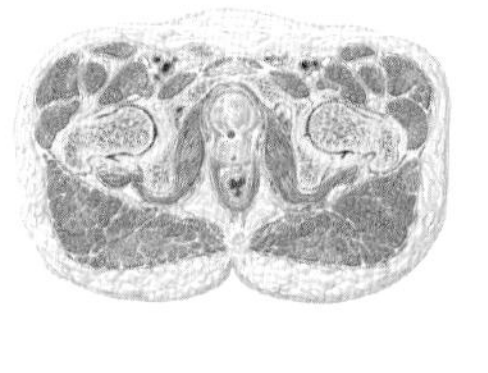

**附图 94** 盆腔横断面：膀胱-前列腺交接处

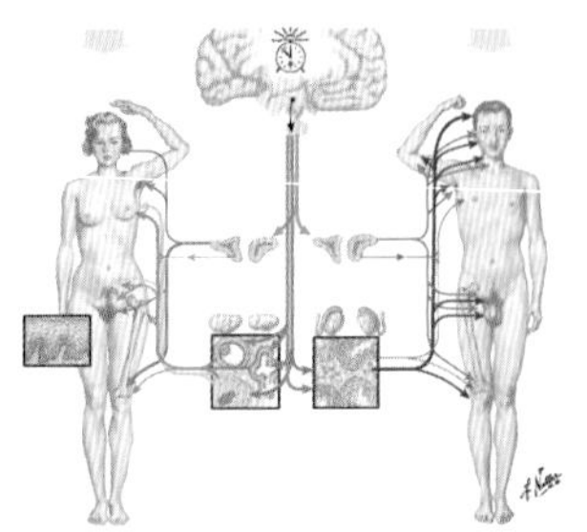

**附图 95** 内分泌腺、激素和青春期

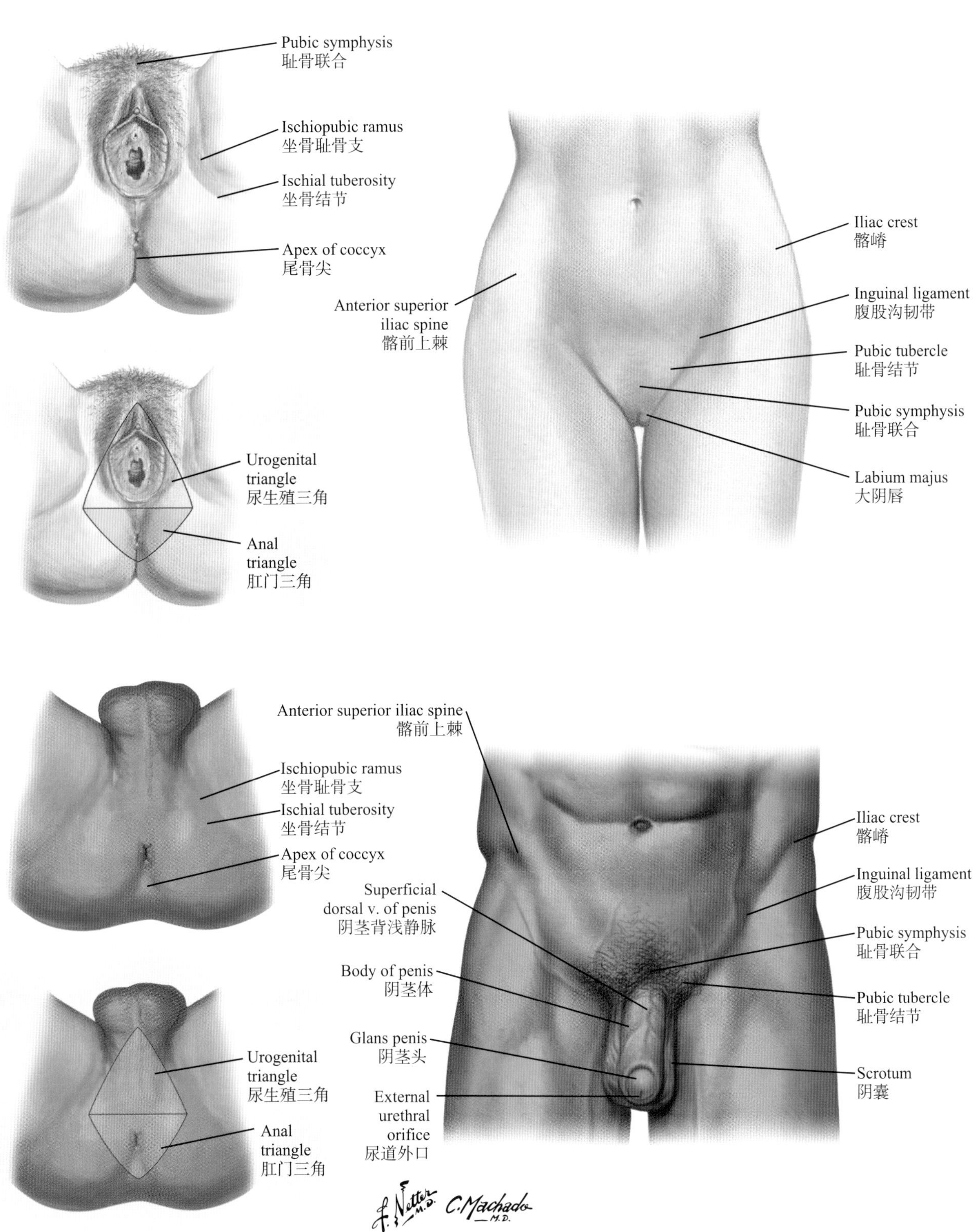
Pubic symphysis
耻骨联合
Ischiopubic ramus
坐骨耻骨支
Ischial tuberosity
坐骨结节
Apex of coccyx
尾骨尖
Urogenital triangle
尿生殖三角
Anal triangle
肛门三角
Anterior superior iliac spine
髂前上棘
Iliac crest
髂嵴
Inguinal ligament
腹股沟韧带
Pubic tubercle
耻骨结节
Pubic symphysis
耻骨联合
Labium majus
大阴唇
Anterior superior iliac spine
髂前上棘
Ischiopubic ramus
坐骨耻骨支
Ischial tuberosity
坐骨结节
Apex of coccyx
尾骨尖
Superficial dorsal v. of penis
阴茎背浅静脉
Body of penis
阴茎体
Glans penis
阴茎头
External urethral orifice
尿道外口
Urogenital triangle
尿生殖三角
Anal triangle
肛门三角
Iliac crest
髂嵴
Inguinal ligament
腹股沟韧带
Pubic symphysis
耻骨联合
Pubic tubercle
耻骨结节
Scrotum
阴囊
F. Netter M.D.
C. Machado M.D.

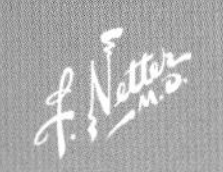

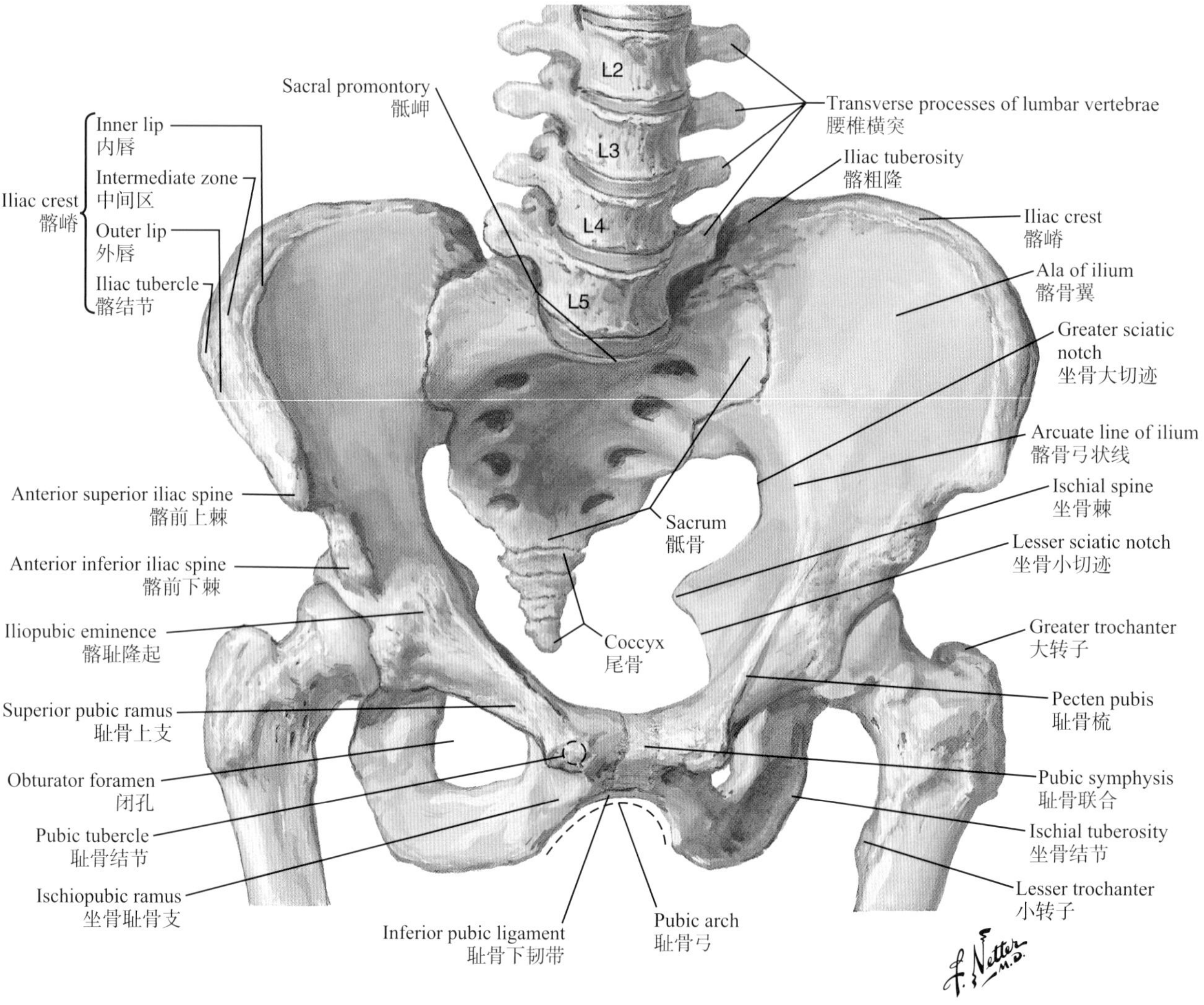

# 盆部的骨性结构

L2
L3
L4
L5

Sacral promontory
骶岬

Transverse processes of lumbar vertebrae
腰椎横突

Iliac tuberosity
髂粗隆

Iliac crest
髂嵴

Inner lip
内唇

Intermediate zone
中间区

Outer lip
外唇

Iliac tubercle
髂结节

Iliac crest
髂嵴

Ala of ilium
髂骨翼

Greater sciatic notch
坐骨大切迹

Arcuate line of ilium
髂骨弓状线

Ischial spine
坐骨棘

Anterior superior iliac spine
髂前上棘

Sacrum
骶骨

Lesser sciatic notch
坐骨小切迹

Anterior inferior iliac spine
髂前下棘

Iliopubic eminence
髂耻隆起

Coccyx
尾骨

Greater trochanter
大转子

Superior pubic ramus
耻骨上支

Pecten pubis
耻骨梳

Obturator foramen
闭孔

Pubic symphysis
耻骨联合

Pubic tubercle
耻骨结节

Ischial tuberosity
坐骨结节

Ischiopubic ramus
坐骨耻骨支

Lesser trochanter
小转子

Inferior pubic ligament
耻骨下韧带

Pubic arch
耻骨弓

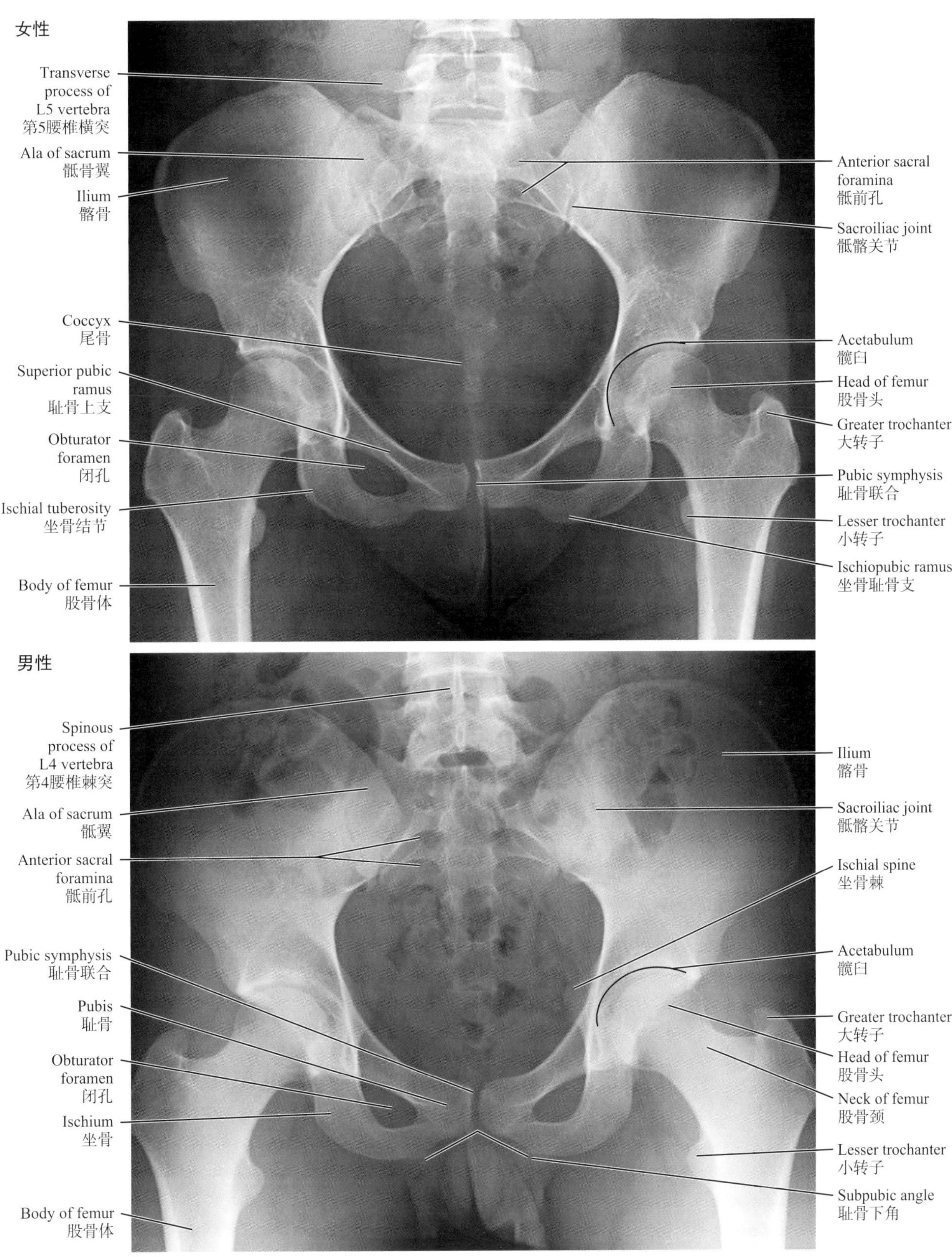
女性
Transverse process of L5 vertebra
第5腰椎横突
Ala of sacrum
骶骨翼
Ilium
髂骨
Coccyx
尾骨
Superior pubic ramus
耻骨上支
Obturator foramen
闭孔
Ischial tuberosity
坐骨结节
Body of femur
股骨体
Anterior sacral foramina
骶前孔
Sacroiliac joint
骶髂关节
Acetabulum
髋臼
Head of femur
股骨头
Greater trochanter
大转子
Pubic symphysis
耻骨联合
Lesser trochanter
小转子
Ischiopubic ramus
坐骨耻骨支
男性
Spinous process of L4 vertebra
第4腰椎棘突
Ala of sacrum
骶翼
Anterior sacral foramina
骶前孔
Pubic symphysis
耻骨联合
Pubis
耻骨
Obturator foramen
闭孔
Ischium
坐骨
Body of femur
股骨体
Ilium
髂骨
Sacroiliac joint
骶髂关节
Ischial spine
坐骨棘
Acetabulum
髋臼
Greater trochanter
大转子
Head of femur
股骨头
Neck of femur
股骨颈
Lesser trochanter
小转子
Subpubic angle
耻骨下角

图 354

# 骨盆的性别差异：测量值

参见图 268

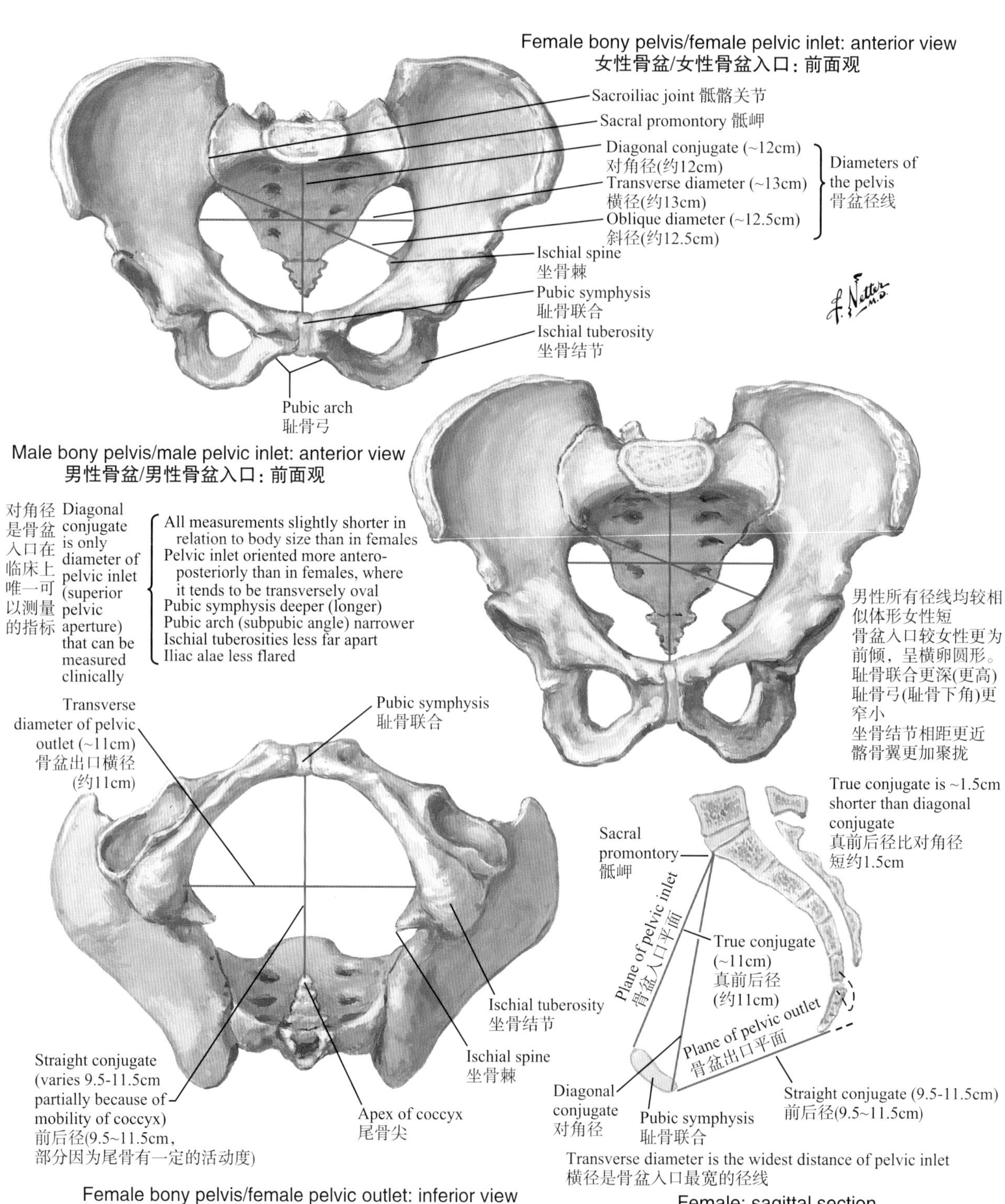

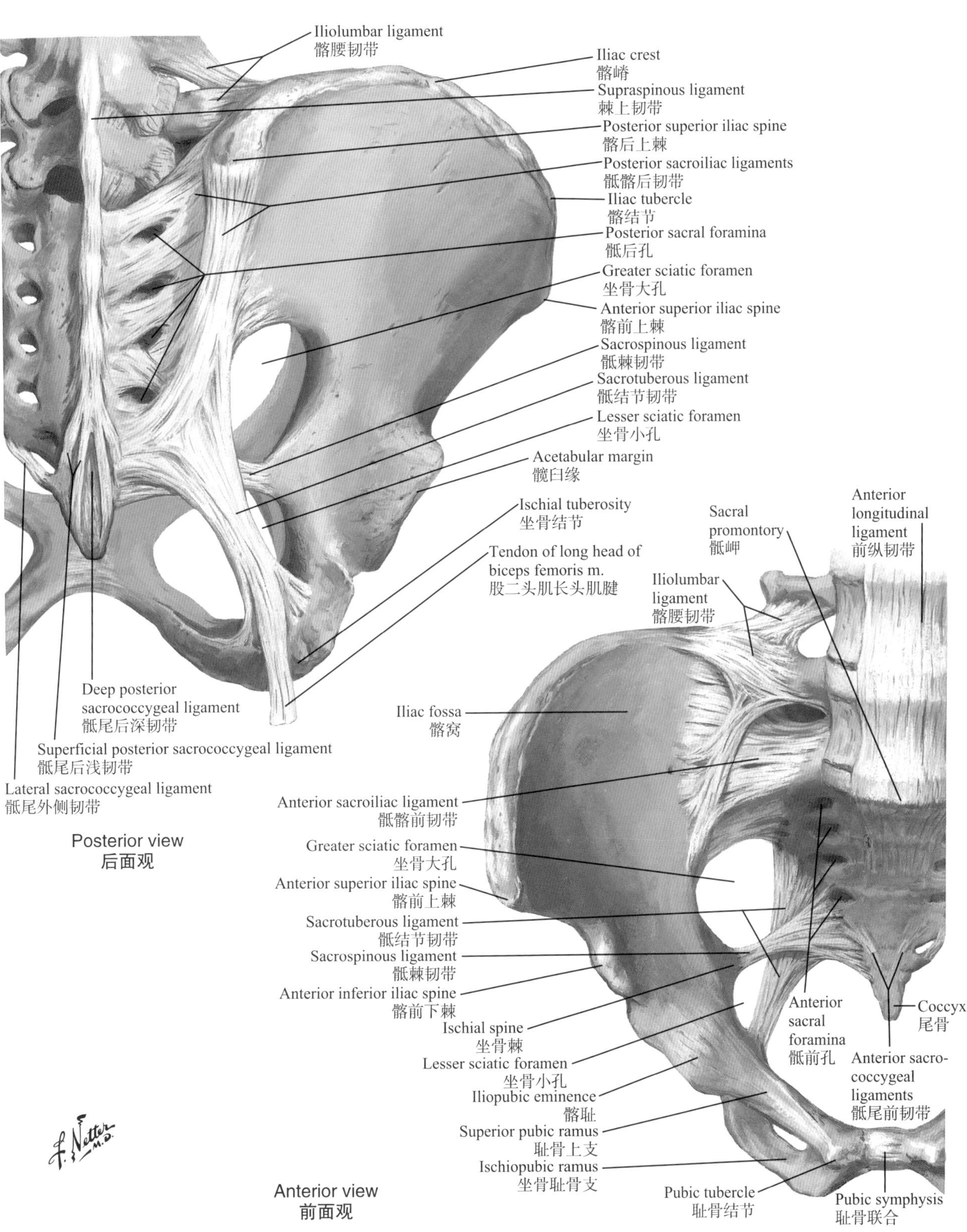
Iliolumbar ligament
髂腰韧带
Iliac crest
髂嵴
Supraspinous ligament
棘上韧带
Posterior superior iliac spine
髂后上棘
Posterior sacroiliac ligaments
骶髂后韧带
Iliac tubercle
髂结节
Posterior sacral foramina
骶后孔
Greater sciatic foramen
坐骨大孔
Anterior superior iliac spine
髂前上棘
Sacrospinous ligament
骶棘韧带
Sacrotuberous ligament
骶结节韧带
Lesser sciatic foramen
坐骨小孔
Acetabular margin
髋臼缘
Ischial tuberosity
坐骨结节
Tendon of long head of
biceps femoris m.
股二头肌长头肌腱
Deep posterior
sacrococcygeal ligament
骶尾后深韧带
Superficial posterior sacrococcygeal ligament
骶尾后浅韧带
Lateral sacrococcygeal ligament
骶尾外侧韧带
Posterior view
后面观
Sacral
promontory
骶岬
Anterior
longitudinal
ligament
前纵韧带
Iliolumbar
ligament
髂腰韧带
Iliac fossa
髂窝
Anterior sacroiliac ligament
骶髂前韧带
Greater sciatic foramen
坐骨大孔
Anterior superior iliac spine
髂前上棘
Sacrotuberous ligament
骶结节韧带
Sacrospinous ligament
骶棘韧带
Anterior inferior iliac spine
髂前下棘
Ischial spine
坐骨棘
Lesser sciatic foramen
坐骨小孔
Iliopubic eminence
髂耻
Superior pubic ramus
耻骨上支
Ischiopubic ramus
坐骨耻骨支
Pubic tubercle
耻骨结节
Pubic symphysis
耻骨联合
Anterior
sacral
foramina
骶前孔
Coccyx
尾骨
Anterior sacro-
coccygeal
ligaments
骶尾前韧带
Anterior view
前面观
F. Netter M.D.

Median section
正中切面
Iliac crest 髂嵴
Intermediate zone 中间区
Inner lip 内唇
Iliac fossa 髂窝
Anterior superior iliac spine 髂前上棘
Arcuate line 弓状线
Anterior inferior iliac spine 髂前下棘
Iliopubic eminence 髂耻隆起
Obturator canal 闭膜管
Superior pubic ramus 耻骨上支
Pecten pubis 耻骨梳
Pubic tubercle 耻骨结节
Symphysial surface 耻骨联合面
Obturator membrane 闭孔膜
Body of L5 vertebra 第5腰椎椎体
Greater pelvis 大骨盆
Lumbosacral intervertebral disc 腰骶椎间盘
Sacral promontory 骶岬
Greater sciatic foramen 坐骨大孔
Lesser pelvis 小骨盆
Ischial spine 坐骨棘
Sacrospinous ligament 骶棘韧带
Lesser sciatic foramen 坐骨小孔
Sacrotuberous ligament 骶结节韧带
Coccyx 尾骨
Ischial tuberosity 坐骨结节
Lateral view
侧面观
Supraspinous ligament 棘上韧带
Posterior gluteal line 臀后线
Anterior gluteal line 臀前线
Posterior superior iliac spine 髂后上棘
Median sacral crest 骶正中嵴
Posterior inferior iliac spine 髂后下棘
Inferior gluteal line 臀下线
Posterior sacroiliac ligament 骶髂后韧带
Greater sciatic foramen 坐骨大孔
Sacrospinous ligament 骶棘韧带
Posterior sacrococcygeal ligaments 骶尾后韧带
Lateral sacrococcygeal ligament 骶尾外侧韧带
Sacrotuberous ligament 骶结节韧带
Ischial spine 坐骨棘
Lesser sciatic foramen 坐骨小孔
Ischial tuberosity 坐骨结节
Obturator membrane 闭孔膜
Body of L4 vertebra 第4腰椎椎体
Iliac crest 髂嵴
Intermediate zone 中间区
Outer lip 外唇
Iliac tubercle 髂结节
Gluteal surface of ala of ilium 髂骨翼臀面
Body of ilium 髂骨体
Anterior superior iliac spine 髂前上棘
Anterior inferior iliac spine 髂前下棘
Acetabulum 髋臼
Acetabular labrum 髋臼唇
Acetabular margin 髋臼缘
Lunate surface 月状面
Acetabular notch 髋臼切迹
Transverse acetabular ligament 髋臼横韧带
Superior pubic ramus 耻骨上支
Pubic tubercle 耻骨结节
Obturator crest 闭孔嵴
Obturator canal 闭膜管
Ischiopubic ramus 坐骨耻骨支

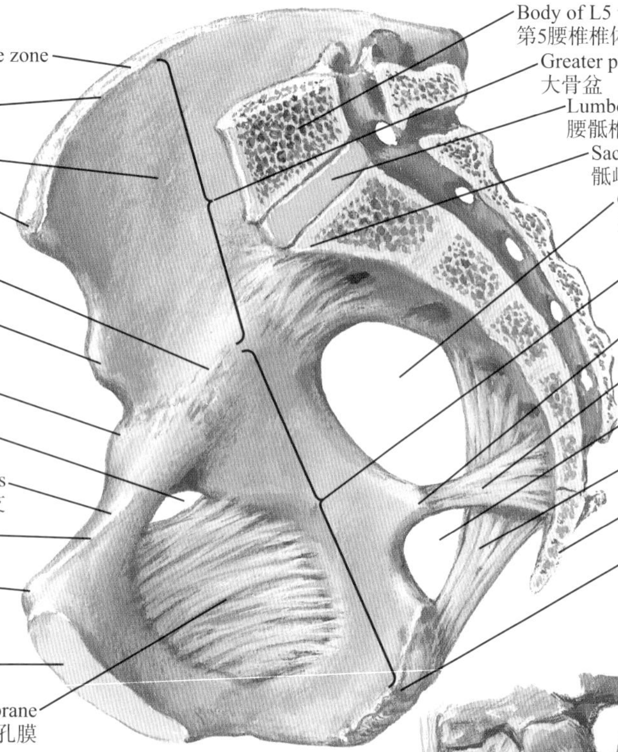

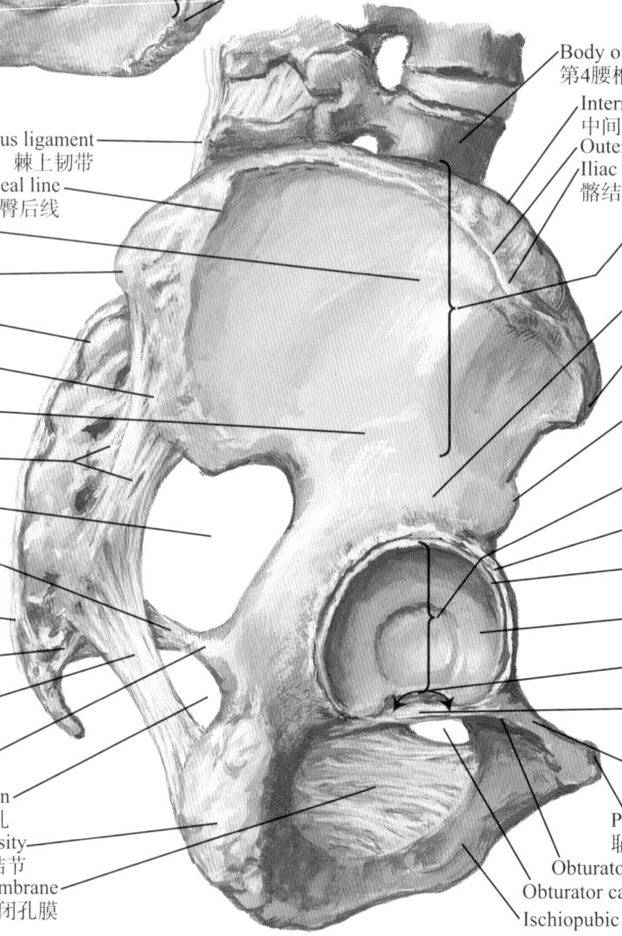

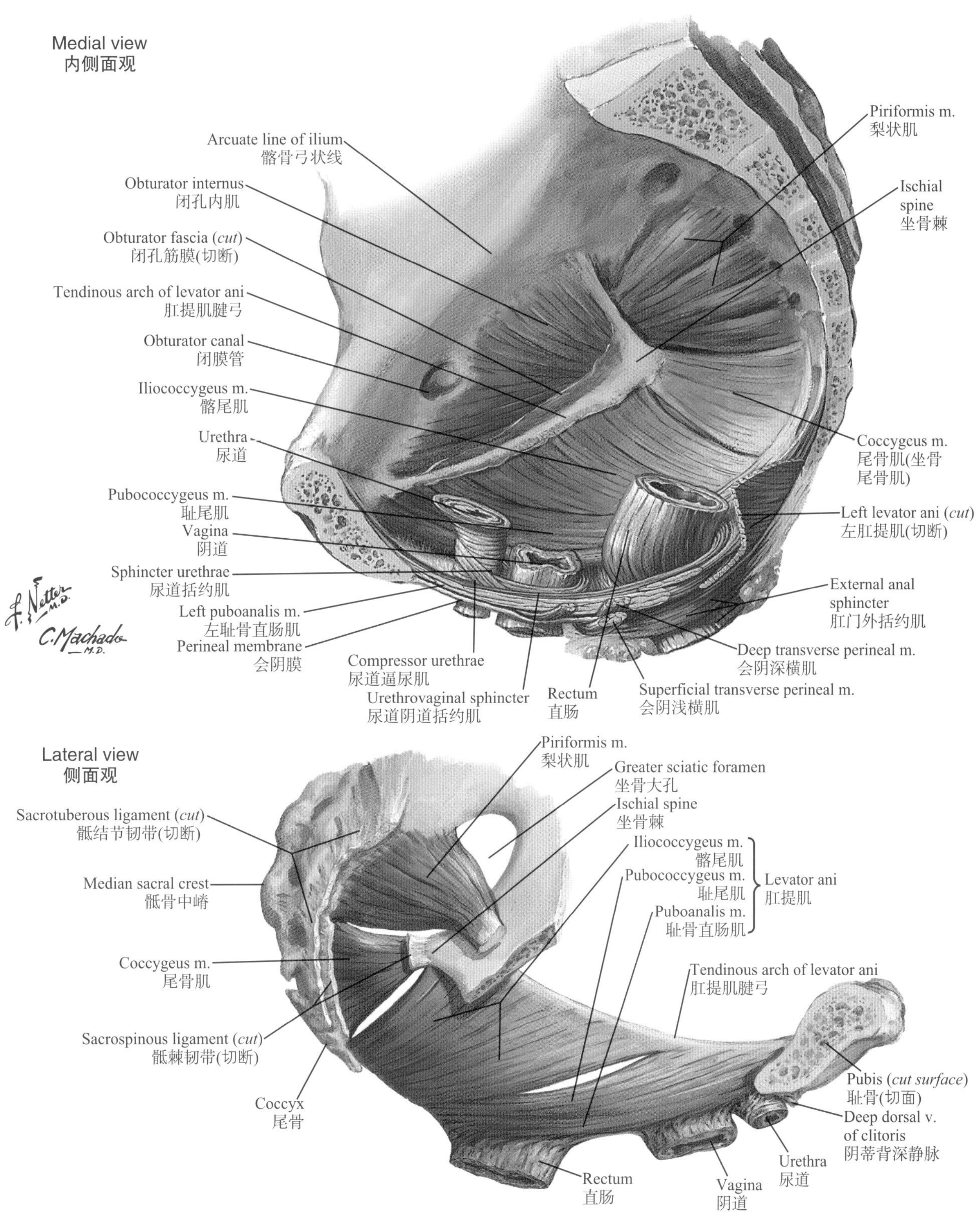
Medial view
内侧面观
Arcuate line of ilium
髂骨弓状线
Obturator internus
闭孔内肌
Obturator fascia (cut)
闭孔筋膜(切断)
Tendinous arch of levator ani
肛提肌腱弓
Obturator canal
闭膜管
Iliococcygeus m.
髂尾肌
Urethra
尿道
Pubococcygeus m.
耻尾肌
Vagina
阴道
Sphincter urethrae
尿道括约肌
Left puboanalis m.
左耻骨直肠肌
Perineal membrane
会阴膜
Compressor urethrae
尿道逼尿肌
Urethrovaginal sphincter
尿道阴道括约肌
Rectum
直肠
Superficial transverse perineal m.
会阴浅横肌
Deep transverse perineal m.
会阴深横肌
External anal sphincter
肛门外括约肌
Left levator ani (cut)
左肛提肌(切断)
Coccygeus m.
尾骨肌(坐骨尾骨肌)
Ischial spine
坐骨棘
Piriformis m.
梨状肌
Lateral view
侧面观
Sacrotuberous ligament (cut)
骶结节韧带(切断)
Median sacral crest
骶骨中嵴
Coccygeus m.
尾骨肌
Sacrospinous ligament (cut)
骶棘韧带(切断)
Coccyx
尾骨
Piriformis m.
梨状肌
Greater sciatic foramen
坐骨大孔
Ischial spine
坐骨棘
Iliococcygeus m.
髂尾肌
Pubococcygeus m.
耻尾肌
Puboanalis m.
耻骨直肠肌
Levator ani
肛提肌
Tendinous arch of levator ani
肛提肌腱弓
Pubis (cut surface)
耻骨(切面)
Deep dorsal v. of clitoris
阴蒂背深静脉
Urethra
尿道
Vagina
阴道
Rectum
直肠

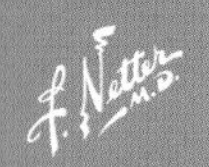

# 盆膈(女性):内侧面观和上面观

参见图 379

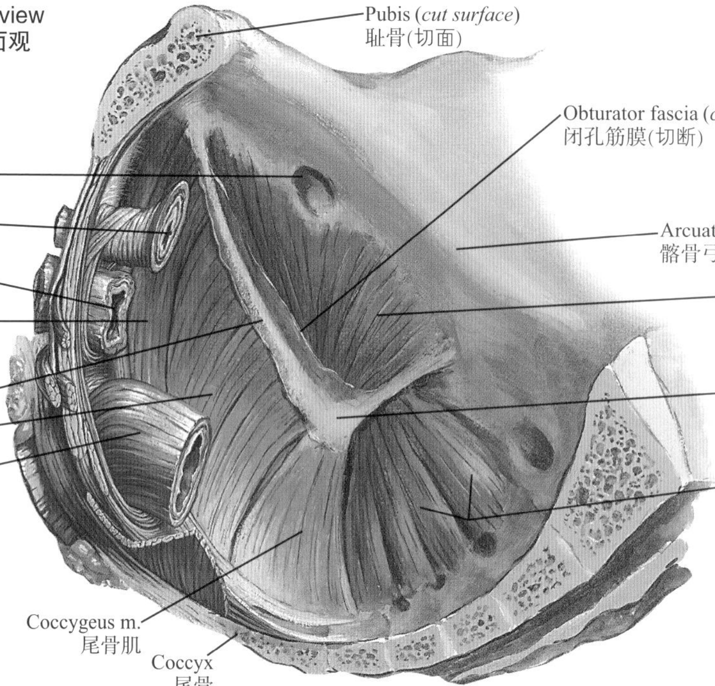

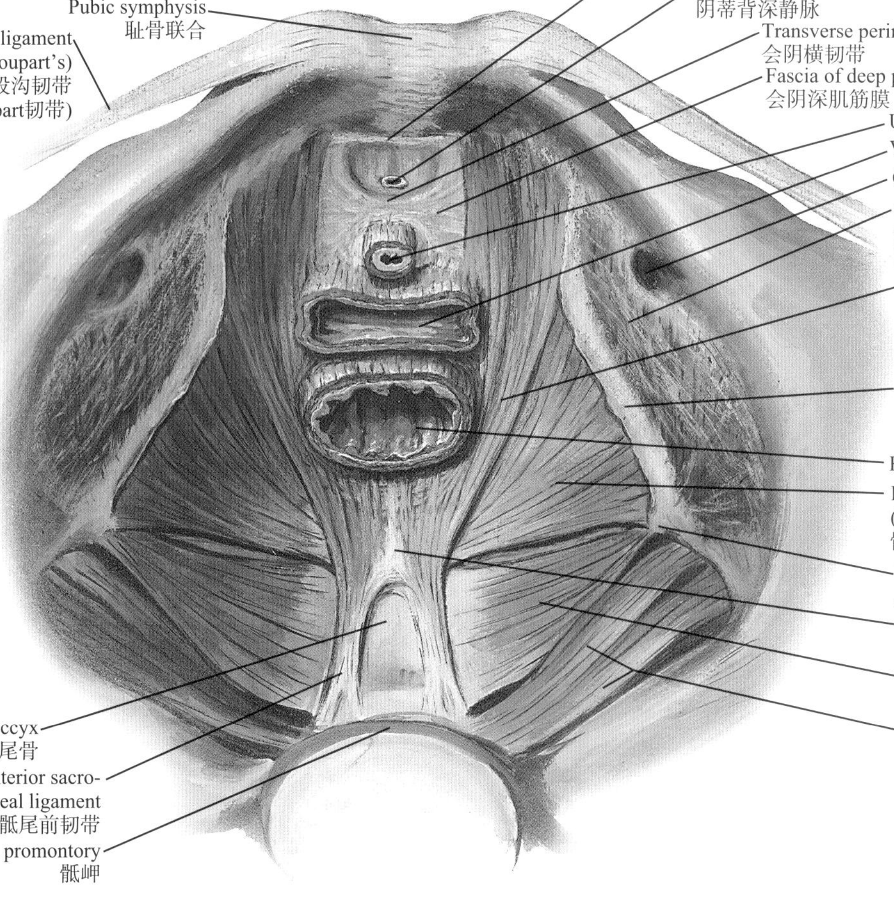

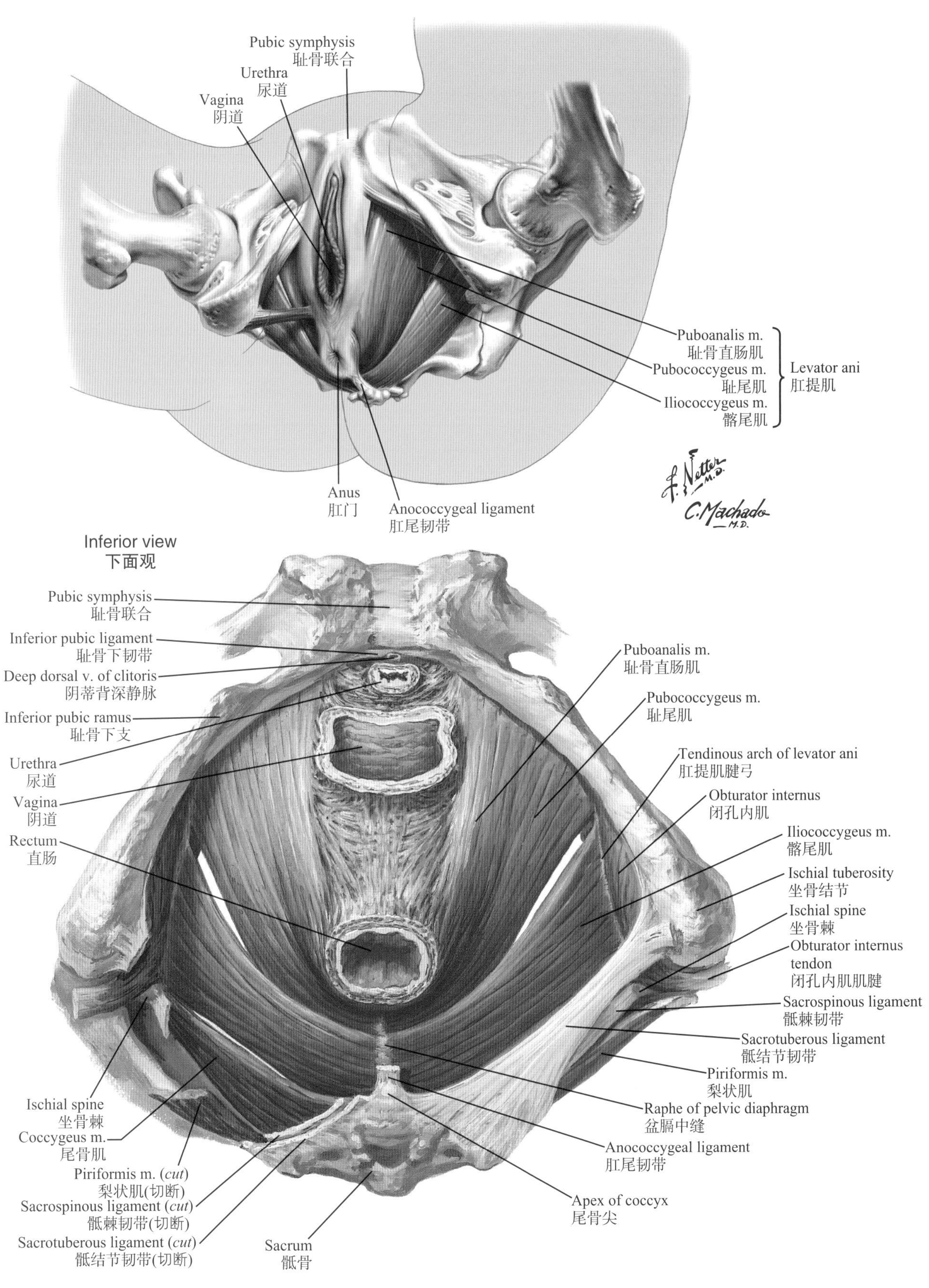
Pubic symphysis
耻骨联合
Urethra
尿道
Vagina
阴道
Puboanalis m.
耻骨直肠肌
Pubococcygeus m.
耻尾肌
Iliococcygeus m.
髂尾肌
Levator ani
肛提肌
Anus
肛门
Anococcygeal ligament
肛尾韧带
Inferior view
下面观
Pubic symphysis
耻骨联合
Inferior pubic ligament
耻骨下韧带
Deep dorsal v. of clitoris
阴蒂背深静脉
Inferior pubic ramus
耻骨下支
Urethra
尿道
Vagina
阴道
Rectum
直肠
Ischial spine
坐骨棘
Coccygeus m.
尾骨肌
Piriformis m. (cut)
梨状肌(切断)
Sacrospinous ligament (cut)
骶棘韧带(切断)
Sacrotuberous ligament (cut)
骶结节韧带(切断)
Sacrum
骶骨
Puboanalis m.
耻骨直肠肌
Pubococcygeus m.
耻尾肌
Tendinous arch of levator ani
肛提肌腱弓
Obturator internus
闭孔内肌
Iliococcygeus m.
髂尾肌
Ischial tuberosity
坐骨结节
Ischial spine
坐骨棘
Obturator internus tendon
闭孔内肌肌腱
Sacrospinous ligament
骶棘韧带
Sacrotuberous ligament
骶结节韧带
Piriformis m.
梨状肌
Raphe of pelvic diaphragm
盆膈中缝
Anococcygeal ligament
肛尾韧带
Apex of coccyx
尾骨尖

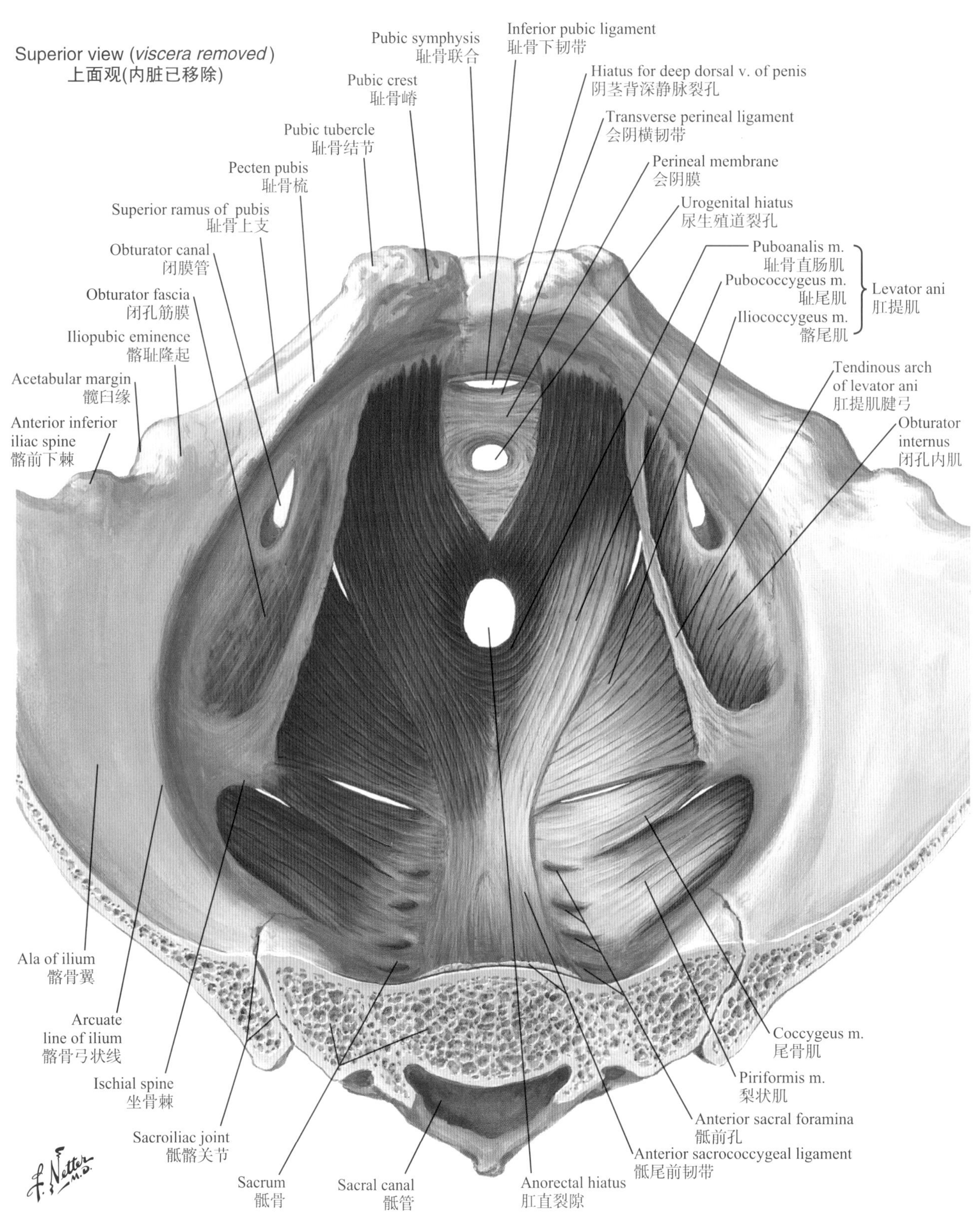
Superior view (*viscera removed*)
上面观(内脏已移除)
Pubic symphysis
耻骨联合
Inferior pubic ligament
耻骨下韧带
Pubic crest
耻骨嵴
Hiatus for deep dorsal v. of penis
阴茎背深静脉裂孔
Transverse perineal ligament
会阴横韧带
Pubic tubercle
耻骨结节
Pecten pubis
耻骨梳
Perineal membrane
会阴膜
Superior ramus of pubis
耻骨上支
Urogenital hiatus
尿生殖道裂孔
Obturator canal
闭膜管
Puboanalis m.
耻骨直肠肌
Pubococcygeus m.
耻尾肌
Iliococcygeus m.
髂尾肌
Levator ani
肛提肌
Obturator fascia
闭孔筋膜
Iliopubic eminence
髂耻隆起
Acetabular margin
髋臼缘
Tendinous arch of levator ani
肛提肌腱弓
Anterior inferior iliac spine
髂前下棘
Obturator internus
闭孔内肌
Ala of ilium
髂骨翼
Arcuate line of ilium
髂骨弓状线
Ischial spine
坐骨棘
Sacroiliac joint
骶髂关节
Sacrum
骶骨
Sacral canal
骶管
Anorectal hiatus
肛直裂隙
Coccygeus m.
尾骨肌
Piriformis m.
梨状肌
Anterior sacral foramina
骶前孔
Anterior sacrococcygeal ligament
骶尾前韧带

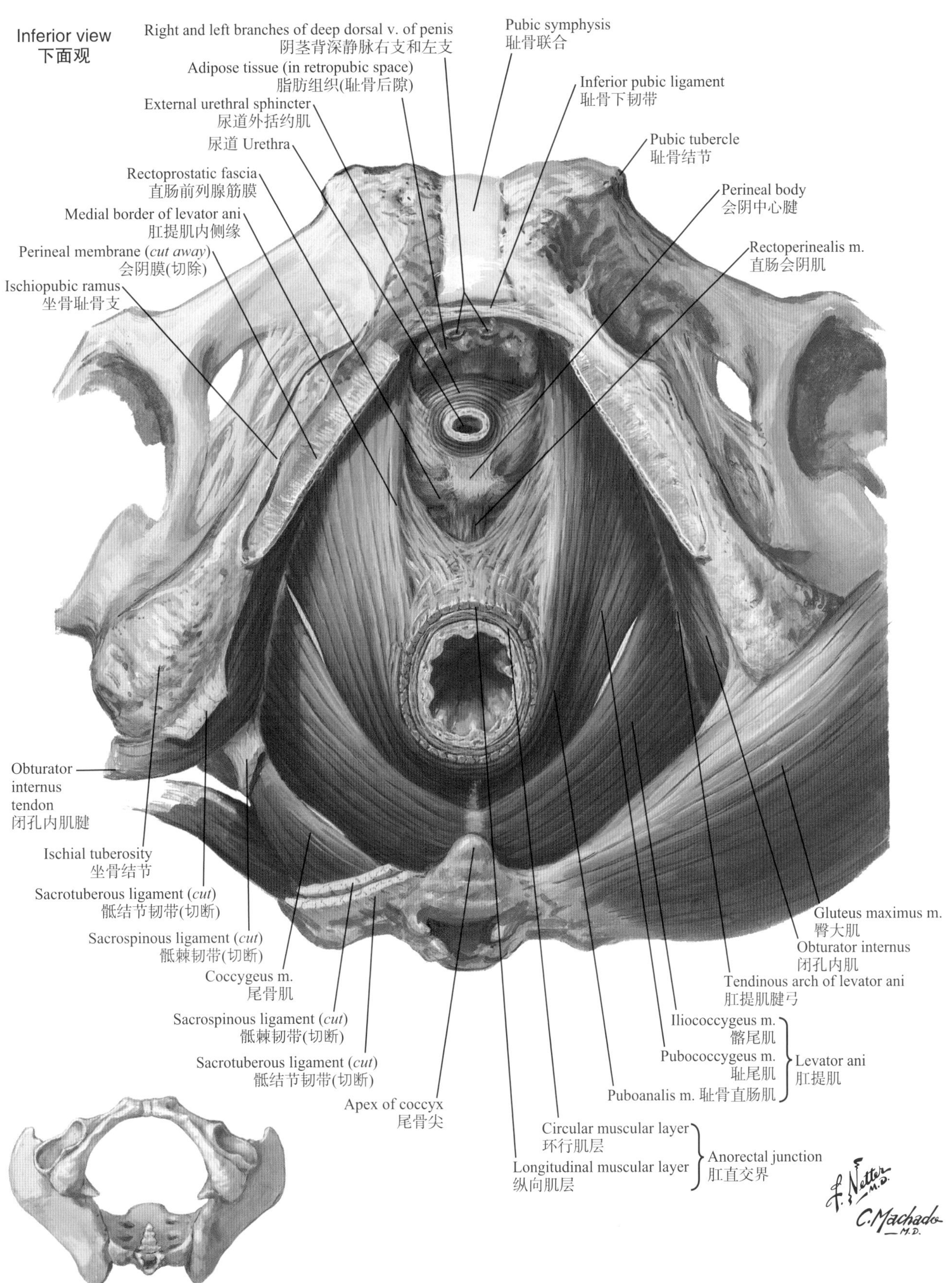
Inferior view
下面观
Right and left branches of deep dorsal v. of penis
阴茎背深静脉右支和左支
Pubic symphysis
耻骨联合
Adipose tissue (in retropubic space)
脂肪组织(耻骨后隙)
Inferior pubic ligament
耻骨下韧带
External urethral sphincter
尿道外括约肌
尿道 Urethra
Pubic tubercle
耻骨结节
Rectoprostatic fascia
直肠前列腺筋膜
Perineal body
会阴中心腱
Medial border of levator ani
肛提肌内侧缘
Rectoperinealis m.
直肠会阴肌
Perineal membrane (cut away)
会阴膜(切除)
Ischiopubic ramus
坐骨耻骨支
Obturator internus tendon
闭孔内肌腱
Ischial tuberosity
坐骨结节
Sacrotuberous ligament (cut)
骶结节韧带(切断)
Sacrospinous ligament (cut)
骶棘韧带(切断)
Coccygeus m.
尾骨肌
Sacrospinous ligament (cut)
骶棘韧带(切断)
Sacrotuberous ligament (cut)
骶结节韧带(切断)
Apex of coccyx
尾骨尖
Gluteus maximus m.
臀大肌
Obturator internus
闭孔内肌
Tendinous arch of levator ani
肛提肌腱弓
Iliococcygeus m.
髂尾肌
Pubococcygeus m.
耻尾肌
Puboanalis m. 耻骨直肠肌
Levator ani
肛提肌
Circular muscular layer
环行肌层
Longitudinal muscular layer
纵向肌层
Anorectal junction
肛直交界
F. Netter M.D.
C. Machado M.D.

Superior view
上面观

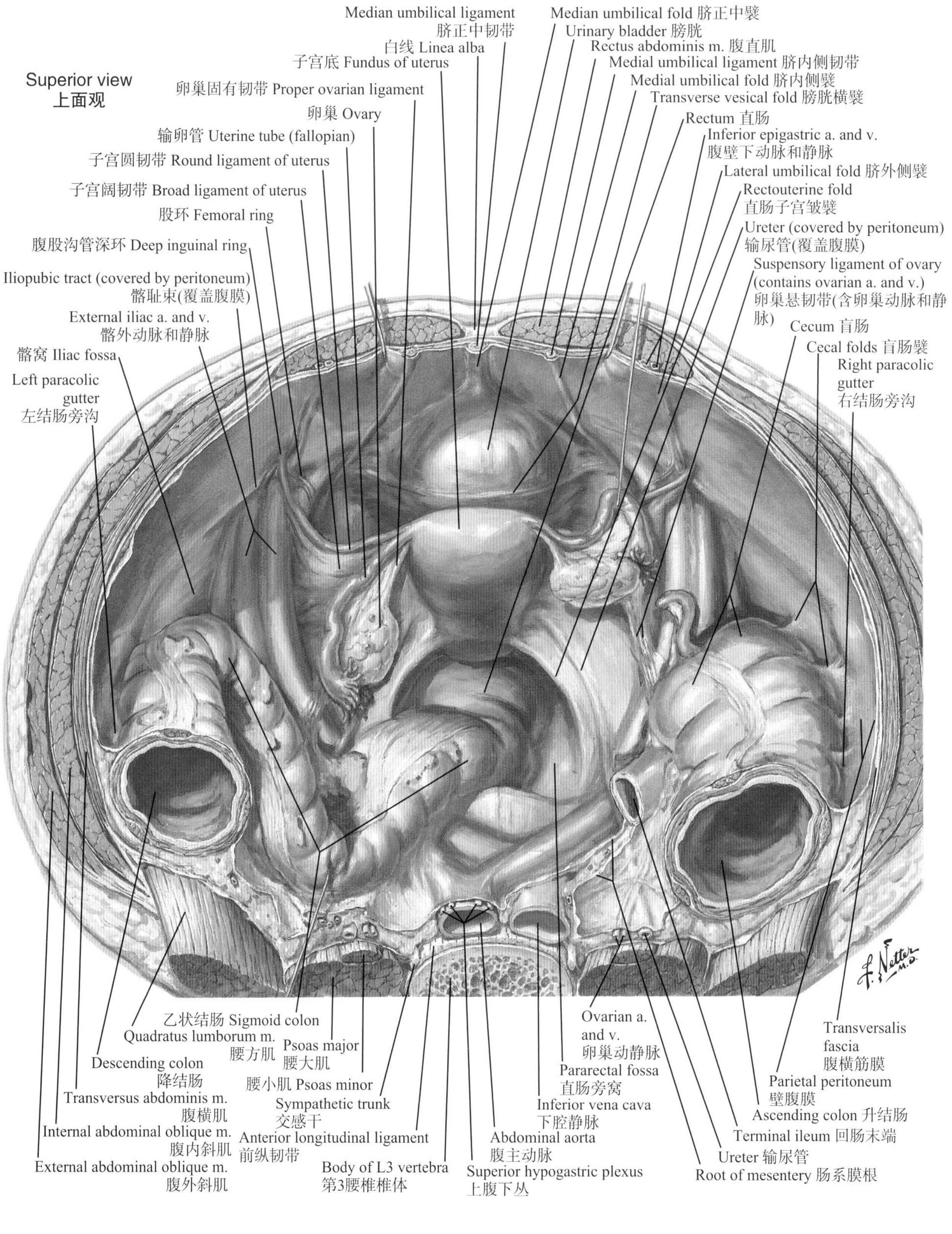

Median umbilical ligament
脐正中韧带
白线 Linea alba
子宫底 Fundus of uterus
卵巢固有韧带 Proper ovarian ligament
卵巢 Ovary
输卵管 Uterine tube (fallopian)
子宫圆韧带 Round ligament of uterus
子宫阔韧带 Broad ligament of uterus
股环 Femoral ring
腹股沟管深环 Deep inguinal ring
Iliopubic tract (covered by peritoneum)
髂耻束(覆盖腹膜)
External iliac a. and v.
髂外动脉和静脉
髂窝 Iliac fossa
Left paracolic gutter
左结肠旁沟

Median umbilical fold 脐正中襞
Urinary bladder 膀胱
Rectus abdominis m. 腹直肌
Medial umbilical ligament 脐内侧韧带
Medial umbilical fold 脐内侧襞
Transverse vesical fold 膀胱横襞
Rectum 直肠
Inferior epigastric a. and v.
腹壁下动脉和静脉
Lateral umbilical fold 脐外侧襞
Rectouterine fold
直肠子宫皱襞
Ureter (covered by peritoneum)
输尿管(覆盖腹膜)
Suspensory ligament of ovary
(contains ovarian a. and v.)
卵巢悬韧带(含卵巢动脉和静脉)
Cecum 盲肠
Cecal folds 盲肠襞
Right paracolic gutter
右结肠旁沟

乙状结肠 Sigmoid colon
Quadratus lumborum m.
腰方肌
Psoas major
腰大肌
Descending colon
降结肠
腰小肌 Psoas minor
Transversus abdominis m.
腹横肌
Sympathetic trunk
交感干
Internal abdominal oblique m.
腹内斜肌
Anterior longitudinal ligament
前纵韧带
External abdominal oblique m.
腹外斜肌
Body of L3 vertebra
第3腰椎椎体
Ovarian a. and v.
卵巢动静脉
Pararectal fossa
直肠旁窝
Inferior vena cava
下腔静脉
Abdominal aorta
腹主动脉
Superior hypogastric plexus
上腹下丛
Transversalis fascia
腹横筋膜
Parietal peritoneum
壁腹膜
Ascending colon 升结肠
Terminal ileum 回肠末端
Ureter 输尿管
Root of mesentery 肠系膜根

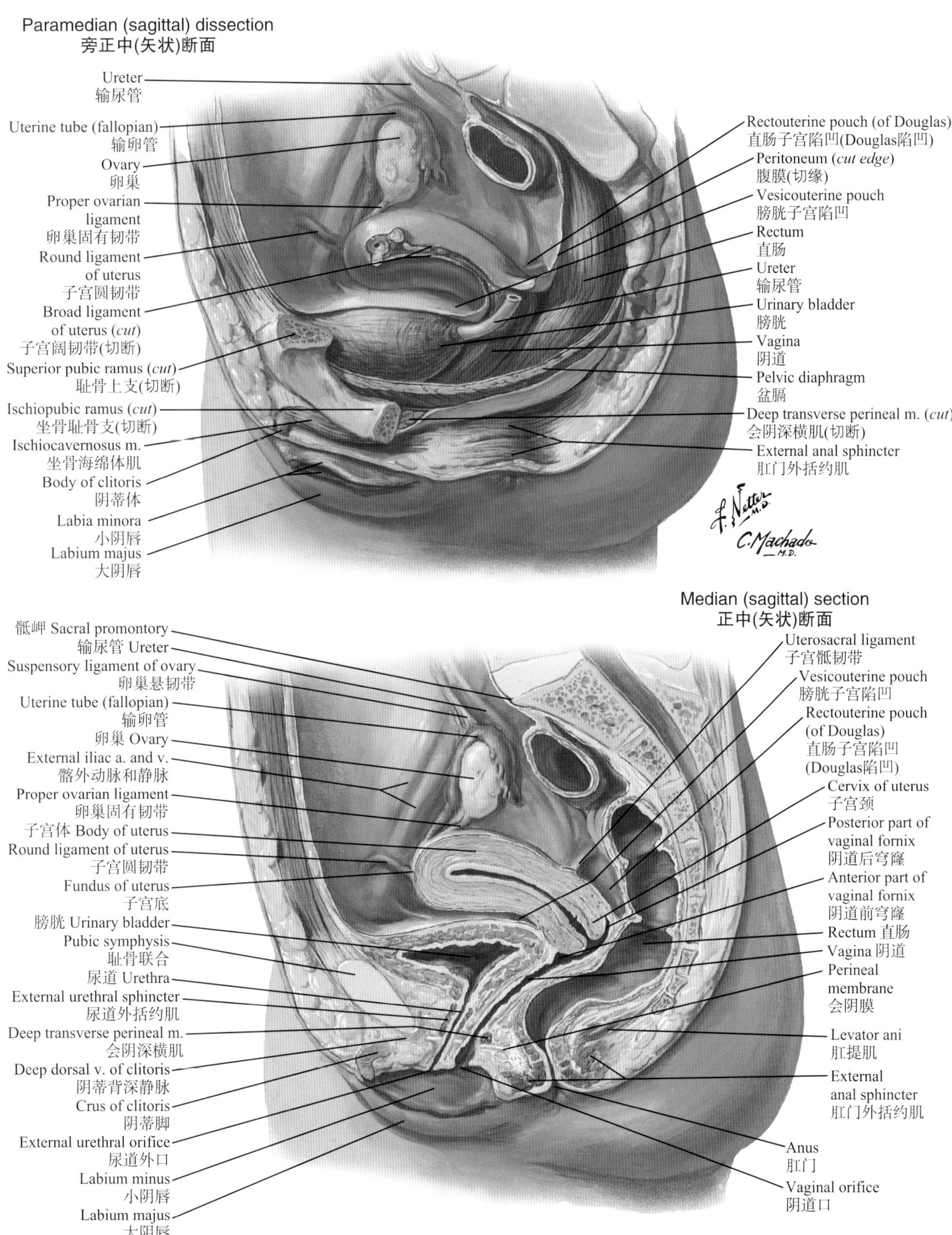
Paramedian (sagittal) dissection
旁正中(矢状)断面
Ureter
输尿管
Uterine tube (fallopian)
输卵管
Ovary
卵巢
Proper ovarian ligament
卵巢固有韧带
Round ligament of uterus
子宫圆韧带
Broad ligament of uterus (cut)
子宫阔韧带(切断)
Superior pubic ramus (cut)
耻骨上支(切断)
Ischiopubic ramus (cut)
坐骨耻骨支(切断)
Ischiocavernosus m.
坐骨海绵体肌
Body of clitoris
阴蒂体
Labia minora
小阴唇
Labium majus
大阴唇
Rectouterine pouch (of Douglas)
直肠子宫陷凹(Douglas陷凹)
Peritoneum (cut edge)
腹膜(切缘)
Vesicouterine pouch
膀胱子宫陷凹
Rectum
直肠
Ureter
输尿管
Urinary bladder
膀胱
Vagina
阴道
Pelvic diaphragm
盆膈
Deep transverse perineal m. (cut)
会阴深横肌(切断)
External anal sphincter
肛门外括约肌
F. Netter M.D.
C. Machado M.D.
Median (sagittal) section
正中(矢状)断面
骶岬 Sacral promontory
输尿管 Ureter
Suspensory ligament of ovary
卵巢悬韧带
Uterine tube (fallopian)
输卵管
卵巢 Ovary
External iliac a. and v.
髂外动脉和静脉
Proper ovarian ligament
卵巢固有韧带
子宫体 Body of uterus
Round ligament of uterus
子宫圆韧带
Fundus of uterus
子宫底
膀胱 Urinary bladder
Pubic symphysis
耻骨联合
尿道 Urethra
External urethral sphincter
尿道外括约肌
Deep transverse perineal m.
会阴深横肌
Deep dorsal v. of clitoris
阴蒂背深静脉
Crus of clitoris
阴蒂脚
External urethral orifice
尿道外口
Labium minus
小阴唇
Labium majus
大阴唇
Uterosacral ligament
子宫骶韧带
Vesicouterine pouch
膀胱子宫陷凹
Rectouterine pouch (of Douglas)
直肠子宫陷凹 (Douglas陷凹)
Cervix of uterus
子宫颈
Posterior part of vaginal fornix
阴道后穹窿
Anterior part of vaginal fornix
阴道前穹窿
Rectum 直肠
Vagina 阴道
Perineal membrane
会阴膜
Levator ani
肛提肌
External anal sphincter
肛门外括约肌
Anus
肛门
Vaginal orifice
阴道口

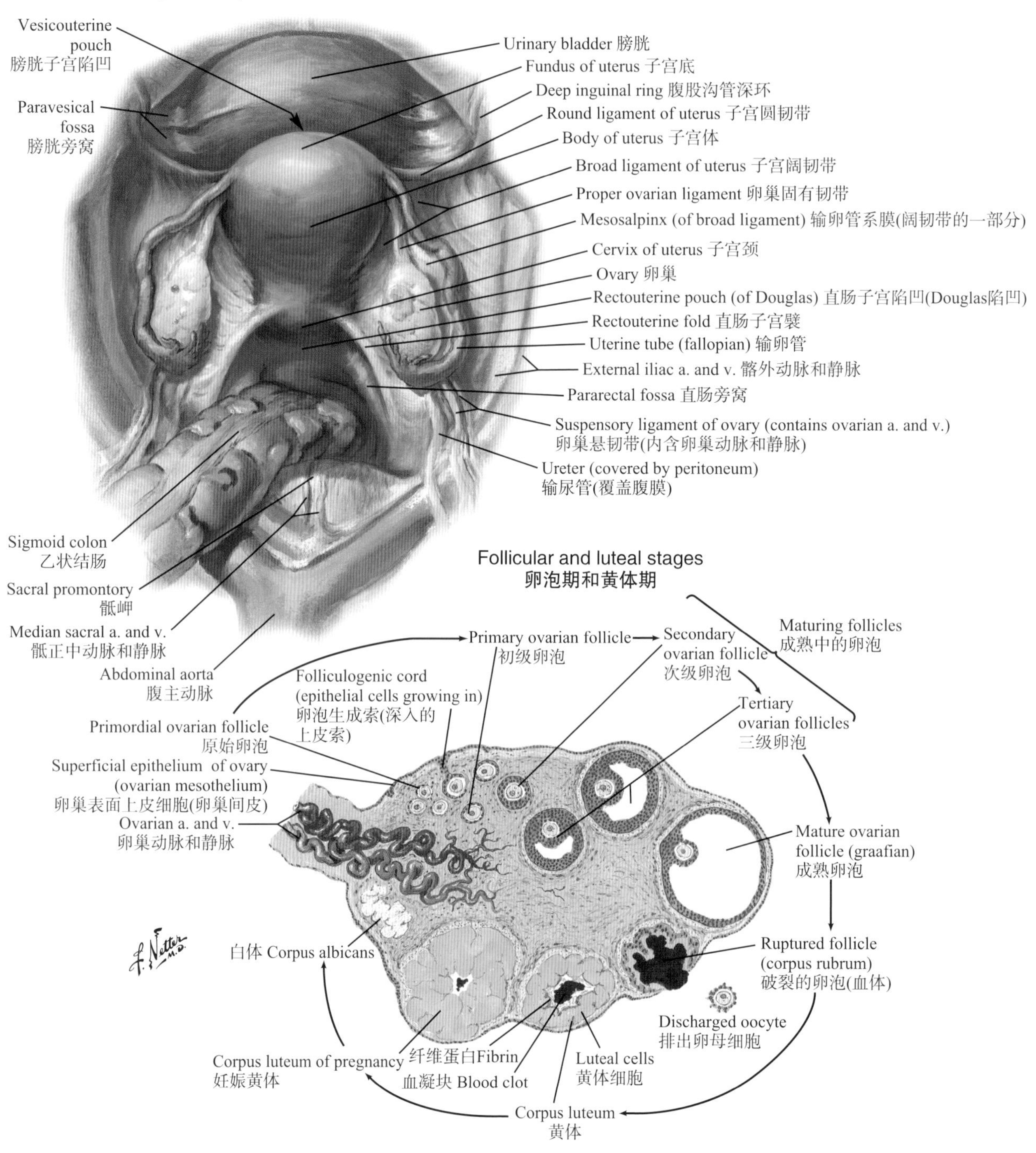
Superior view with peritoneum intact
上面观(腹膜完整)
Vesicouterine pouch
膀胱子宫陷凹
Paravesical fossa
膀胱旁窝
Urinary bladder 膀胱
Fundus of uterus 子宫底
Deep inguinal ring 腹股沟管深环
Round ligament of uterus 子宫圆韧带
Body of uterus 子宫体
Broad ligament of uterus 子宫阔韧带
Proper ovarian ligament 卵巢固有韧带
Mesosalpinx (of broad ligament) 输卵管系膜(阔韧带的一部分)
Cervix of uterus 子宫颈
Ovary 卵巢
Rectouterine pouch (of Douglas) 直肠子宫陷凹(Douglas陷凹)
Rectouterine fold 直肠子宫襞
Uterine tube (fallopian) 输卵管
External iliac a. and v. 髂外动脉和静脉
Pararectal fossa 直肠旁窝
Suspensory ligament of ovary (contains ovarian a. and v.)
卵巢悬韧带(内含卵巢动脉和静脉)
Ureter (covered by peritoneum)
输尿管(覆盖腹膜)
Sigmoid colon
乙状结肠
Sacral promontory
骶岬
Median sacral a. and v.
骶正中动脉和静脉
Abdominal aorta
腹主动脉
Follicular and luteal stages
卵泡期和黄体期
Primary ovarian follicle
初级卵泡
Secondary ovarian follicle
次级卵泡
Maturing follicles
成熟中的卵泡
Folliculogenic cord
(epithelial cells growing in)
卵泡生成索(深入的上皮索)
Tertiary ovarian follicles
三级卵泡
Primordial ovarian follicle
原始卵泡
Superficial epithelium of ovary
(ovarian mesothelium)
卵巢表面上皮细胞(卵巢间皮)
Ovarian a. and v.
卵巢动脉和静脉
Mature ovarian follicle (graafian)
成熟卵泡
白体 Corpus albicans
Ruptured follicle
(corpus rubrum)
破裂的卵泡(血体)
Discharged oocyte
排出卵母细胞
Corpus luteum of pregnancy
妊娠黄体
纤维蛋白Fibrin
血凝块 Blood clot
Luteal cells
黄体细胞
Corpus luteum
黄体

Female: superior view (peritoneum and loose connective tissue removed)
女性：上面观(移除腹膜及疏松结缔组织)

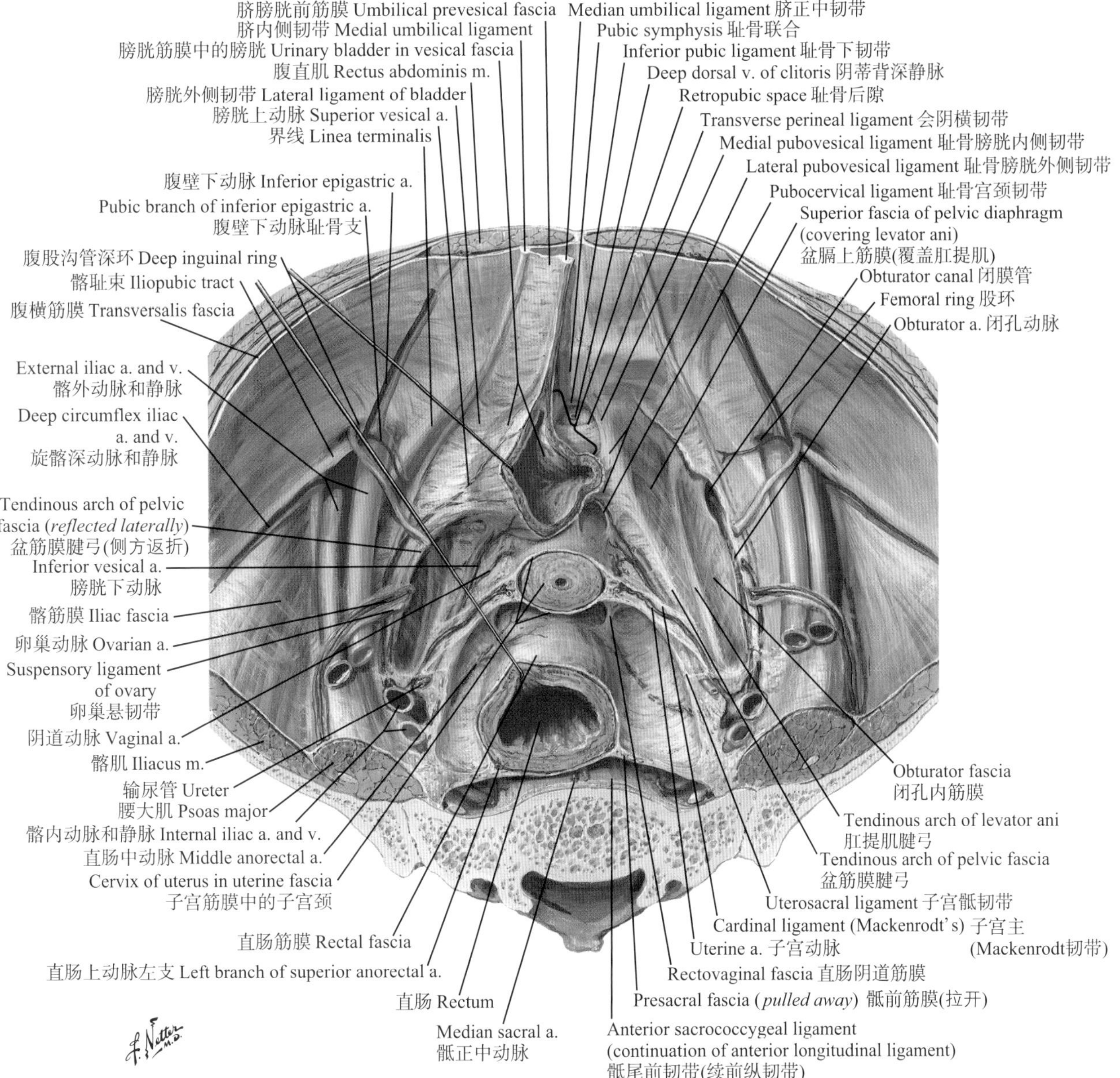

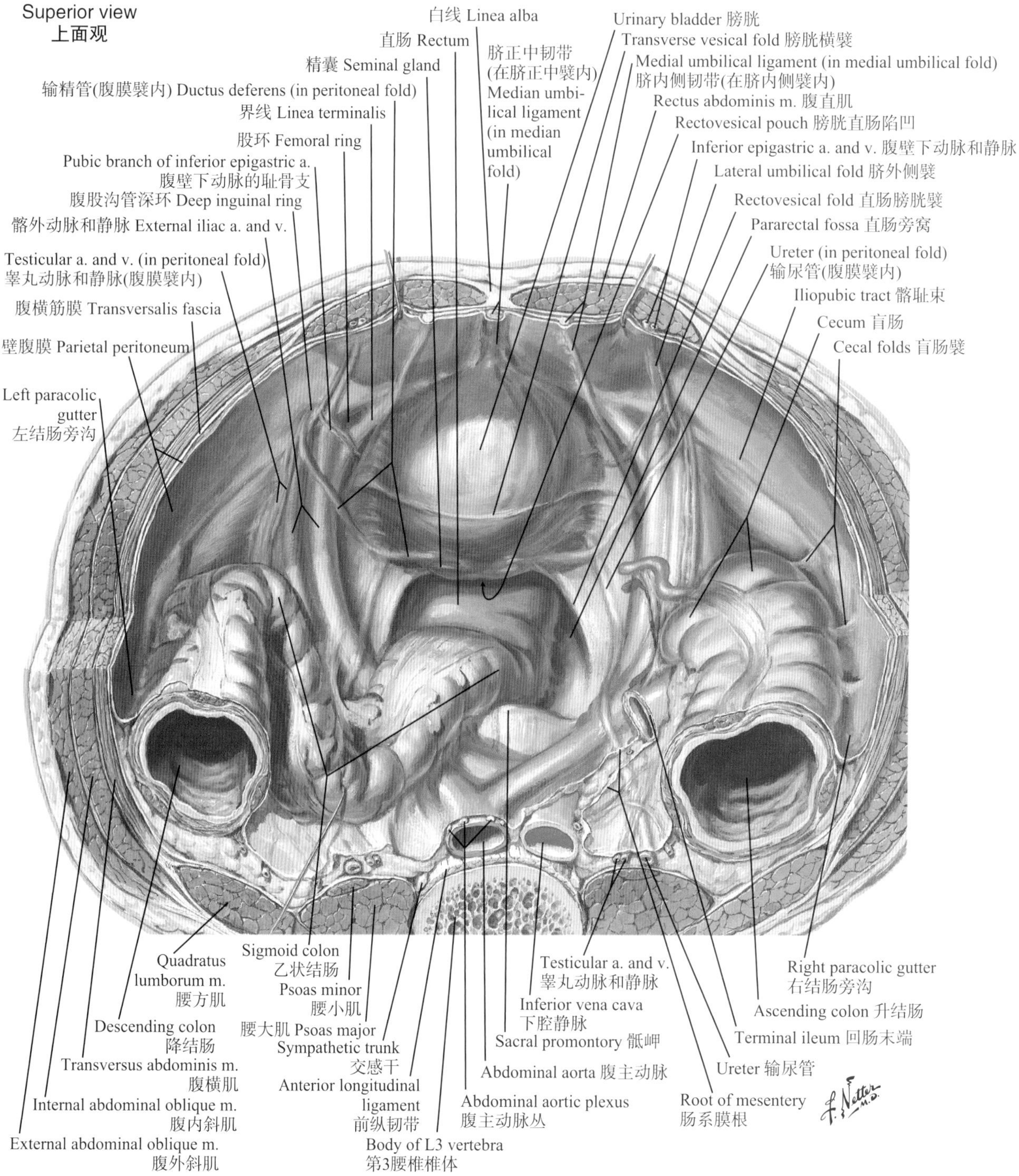

Superior view
上面观

白线 Linea alba
直肠 Rectum
精囊 Seminal gland
输精管(腹膜襞内) Ductus deferens (in peritoneal fold)
界线 Linea terminalis
股环 Femoral ring
Pubic branch of inferior epigastric a.
腹壁下动脉的耻骨支
腹股沟管深环 Deep inguinal ring
髂外动脉和静脉 External iliac a. and v.
Testicular a. and v. (in peritoneal fold)
睾丸动脉和静脉(腹膜襞内)
腹横筋膜 Transversalis fascia
壁腹膜 Parietal peritoneum
Left paracolic gutter
左结肠旁沟

脐正中韧带
(在脐正中襞内)
Median umbilical ligament
(in median umbilical fold)

Urinary bladder 膀胱
Transverse vesical fold 膀胱横襞
Medial umbilical ligament (in medial umbilical fold)
脐内侧韧带(在脐内侧襞内)
Rectus abdominis m. 腹直肌
Rectovesical pouch 膀胱直肠陷凹
Inferior epigastric a. and v. 腹壁下动脉和静脉
Lateral umbilical fold 脐外侧襞
Rectovesical fold 直肠膀胱襞
Pararectal fossa 直肠旁窝
Ureter (in peritoneal fold)
输尿管(腹膜襞内)
Iliopubic tract 髂耻束
Cecum 盲肠
Cecal folds 盲肠襞

Quadratus lumborum m.
腰方肌
Descending colon
降结肠
Transversus abdominis m.
腹横肌
Internal abdominal oblique m.
腹内斜肌
External abdominal oblique m.
腹外斜肌
Sigmoid colon
乙状结肠
Psoas minor
腰小肌
腰大肌 Psoas major
Sympathetic trunk
交感干
Anterior longitudinal ligament
前纵韧带
Body of L3 vertebra
第3腰椎椎体
Abdominal aortic plexus
腹主动脉丛
Abdominal aorta 腹主动脉
Sacral promontory 骶岬
Inferior vena cava
下腔静脉
Testicular a. and v.
睾丸动脉和静脉
Root of mesentery
肠系膜根
Ureter 输尿管
Terminal ileum 回肠末端
Ascending colon 升结肠
Right paracolic gutter
右结肠旁沟

旁矢状面观 Parasagittal view

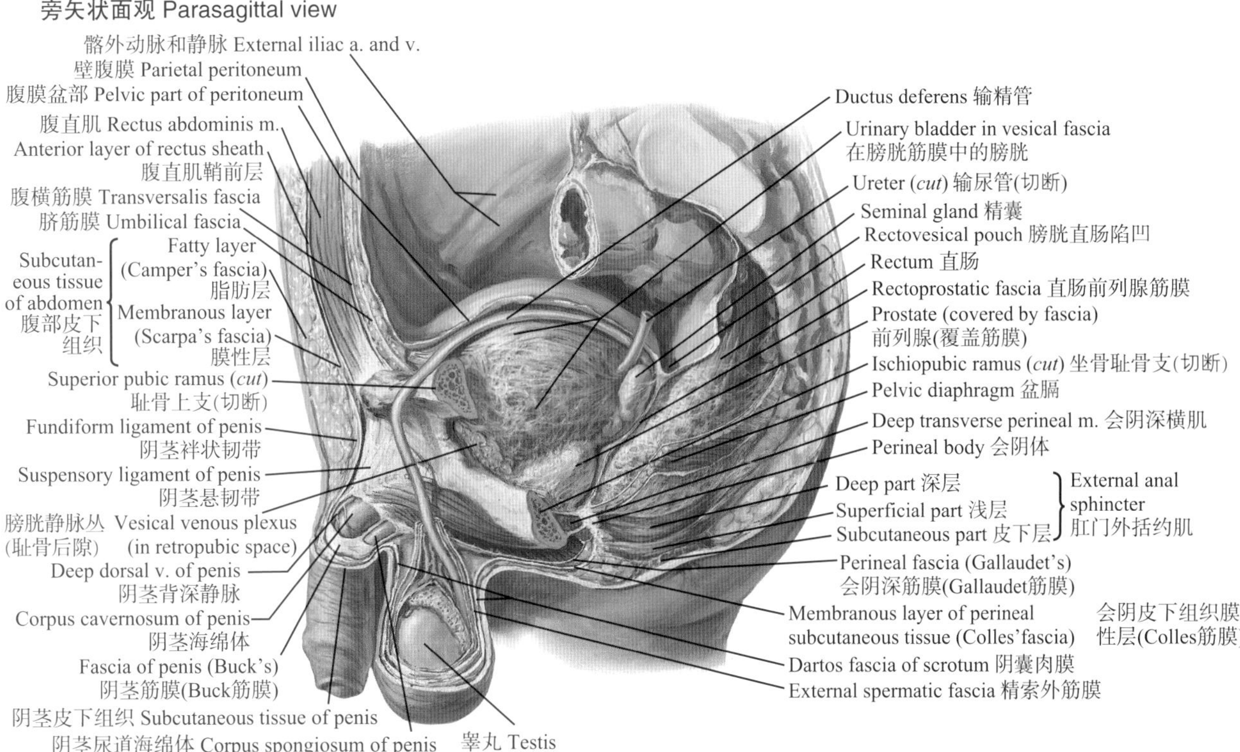


正中(矢状)切面 Median (sagittal) section

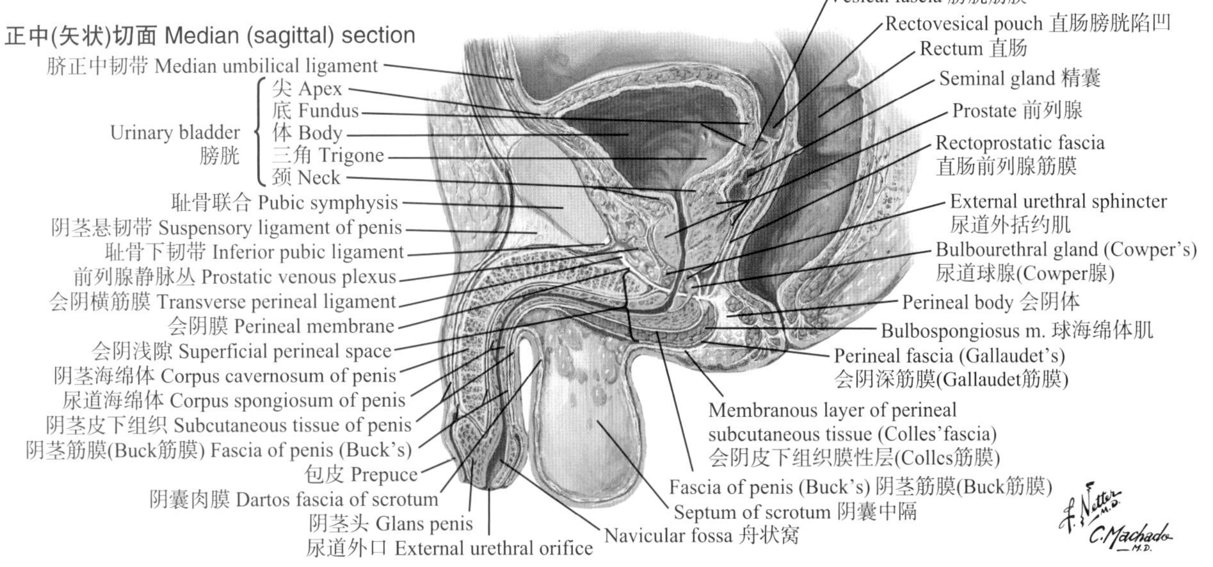

Female: median section
女性：正中矢状切面 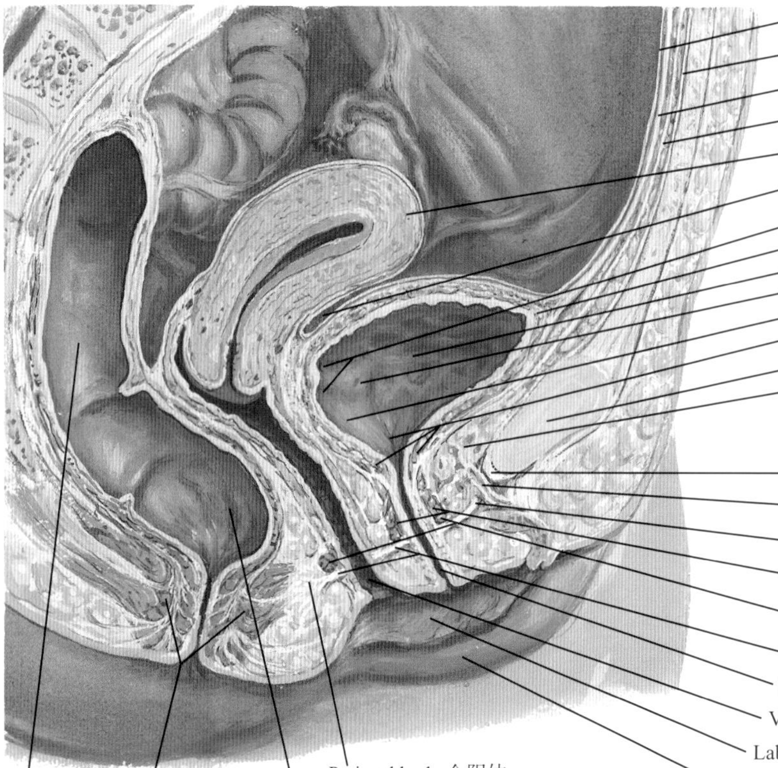
Parietal peritoneum 壁腹膜
Transversalis fascia 腹横筋膜
Median umbilical ligament 脐正中韧带
Umbilical fascia 脐筋膜
Fundus of uterus 子宫底
Vesicouterine pouch 膀胱子宫陷凹
Fundus 膀胱底
Apex 膀胱尖
Body 膀胱体
Ureteric orifice 输尿管口
Trigone 膀胱三角
Neck 膀胱颈
Urinary bladder
膀胱
Pubic symphysis 耻骨联合
Vesical venous plexus
(in retropubic space of Retzius)
膀胱静脉丛(在耻骨后隙)
Inferior pubic ligament 耻骨下韧带
Deep dorsal v. of clitoris 阴蒂背深静脉
Transverse perineal ligament 会阴横韧带
External urethral sphincter 尿道外括约肌
Sphincter urethrovaginalis 尿道阴道括约肌
Perineal membrane 会阴膜
Urethra 尿道
Vagina 阴道
Labium minus 小阴唇
Labium majus 大阴唇
Perineal body 会阴体
Rectum
直肠
External anal
sphincter
肛门外括约肌
Rectal ampulla
直肠壶腹
Superior view with
peritoneum and
vesical fascia
removed
去除腹膜和膀胱
筋膜的上面观
Pubic symphysis
耻骨联合
耻骨下韧带 Inferior pubic ligament
阴蒂背深静脉 Deep dorsal v. of clitoris
耻骨膀胱内侧韧带 Medial pubovesical ligament
会阴横韧带 Transverse perineal ligament
肛提肌腱弓 Tendinous arch of levator ani
闭膜管 Obturator canal
耻骨膀胱外侧韧带 Lateral pubovesical ligament
盆筋膜腱弓 Tendinous arch of pelvic fascia
Superior fascia of pelvic diaphragm (covering levator ani)
盆膈上筋膜(覆盖肛提肌)
Obturator fascia (over obturator internus)
闭孔筋膜(覆盖闭孔内肌)
膀胱(向后上方拉起) Urinary bladder (*pulled up and back*)
脐正中韧带(切断) Median umbilical ligament (*cut*)
Inferior vesical branch of vaginal a.
阴道动脉的膀胱下支
阴道动脉 Vaginal a.
输尿管 Ureter
阴道 Vagina
F. Netter M.D.
C. Machado M.D.

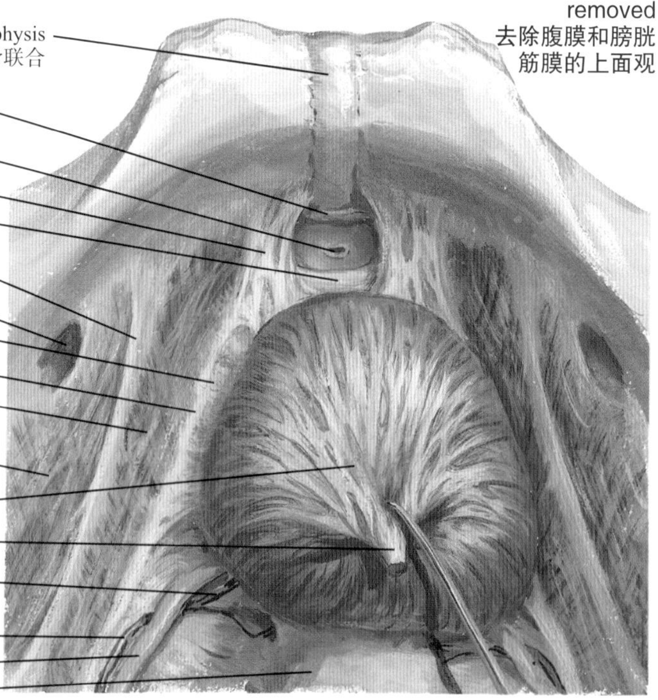

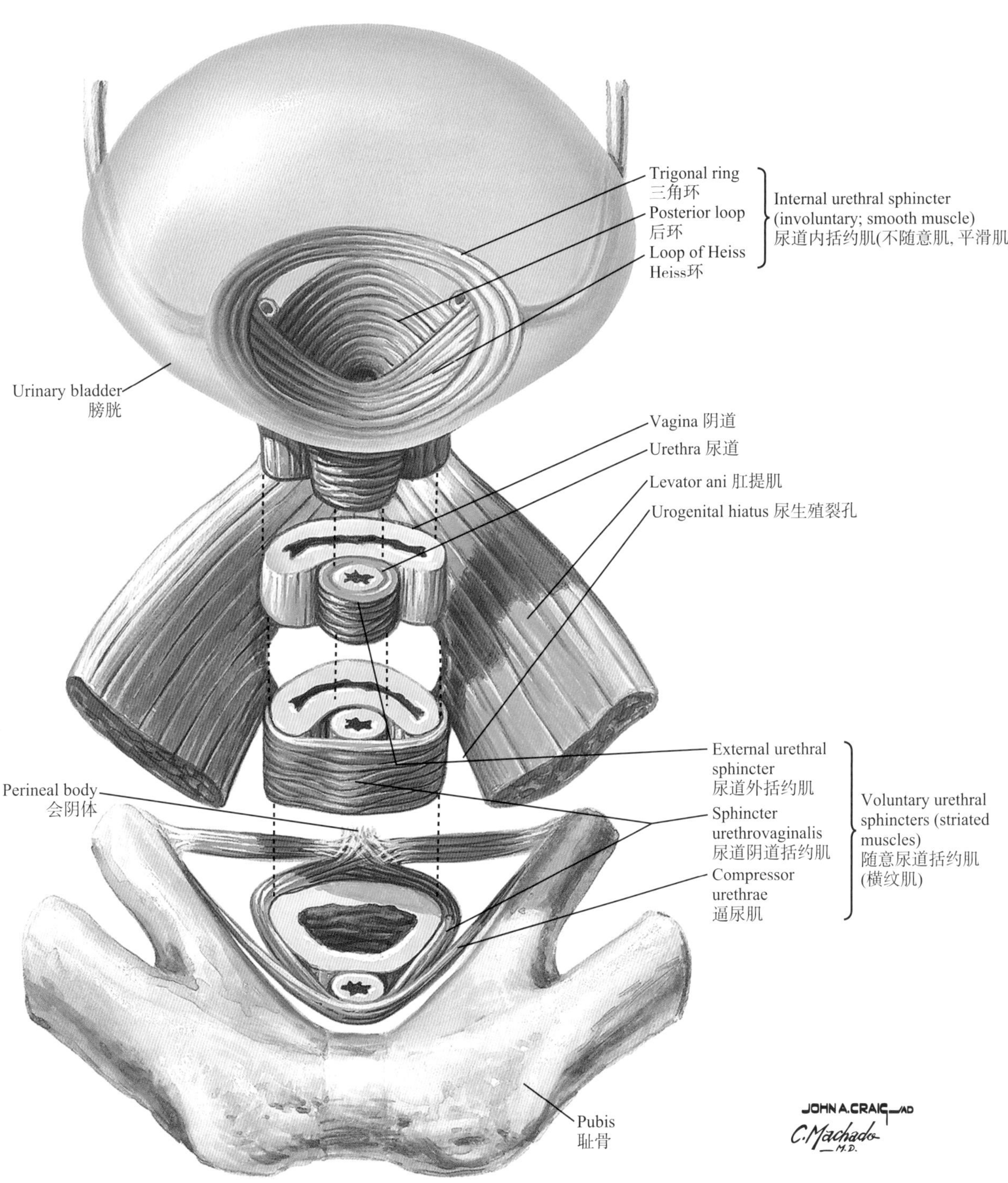
Trigonal ring
三角环
Posterior loop
后环
Loop of Heiss
Heiss环
Internal urethral sphincter
(involuntary; smooth muscle)
尿道内括约肌(不随意肌, 平滑肌)
Urinary bladder
膀胱
Vagina 阴道
Urethra 尿道
Levator ani 肛提肌
Urogenital hiatus 尿生殖裂孔
External urethral
sphincter
尿道外括约肌
Sphincter
urethrovaginalis
尿道阴道括约肌
Compressor
urethrae
逼尿肌
Voluntary urethral
sphincters (striated
muscles)
随意尿道括约肌
(横纹肌)
Perineal body
会阴体
Pubis
耻骨
JOHN A.CRAIG
C.Machado
M.D.

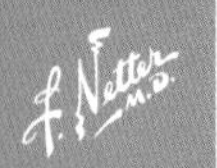

# 膀胱：女性和男性

参见图 364，368，405，附图 85，86

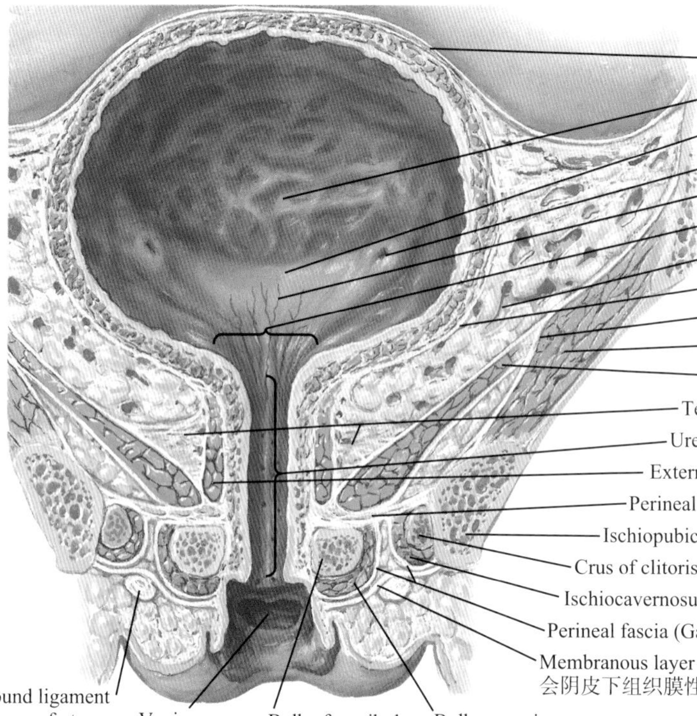

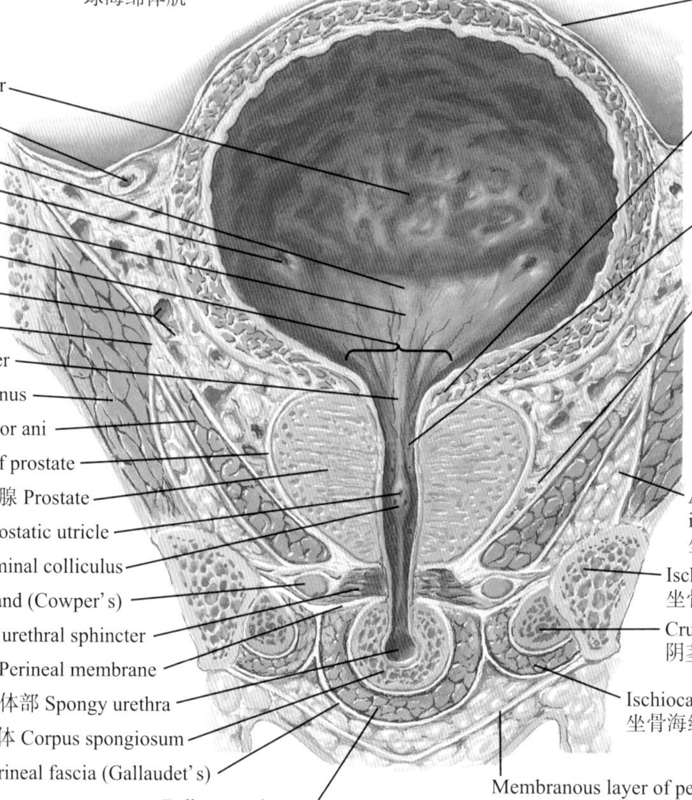

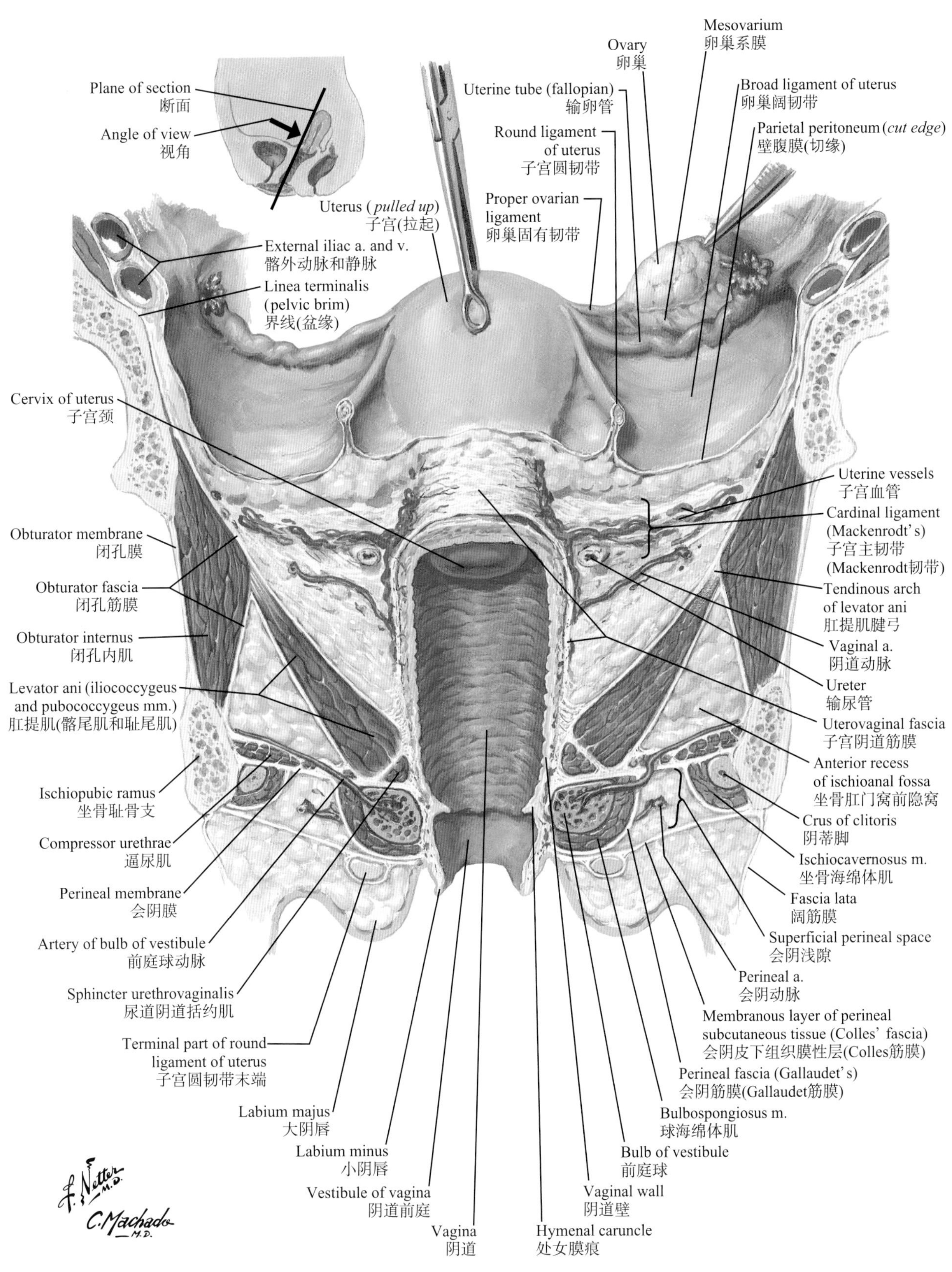
Plane of section
断面
Angle of view
视角
Uterus (pulled up)
子宫(拉起)
Uterine tube (fallopian)
输卵管
Ovary
卵巢
Mesovarium
卵巢系膜
Broad ligament of uterus
卵巢阔韧带
Parietal peritoneum (cut edge)
壁腹膜(切缘)
Round ligament of uterus
子宫圆韧带
Proper ovarian ligament
卵巢固有韧带
External iliac a. and v.
髂外动脉和静脉
Linea terminalis (pelvic brim)
界线(盆缘)
Cervix of uterus
子宫颈
Uterine vessels
子宫血管
Cardinal ligament (Mackenrodt's)
子宫主韧带(Mackenrodt韧带)
Obturator membrane
闭孔膜
Obturator fascia
闭孔筋膜
Tendinous arch of levator ani
肛提肌腱弓
Obturator internus
闭孔内肌
Vaginal a.
阴道动脉
Levator ani (iliococcygeus and pubococcygeus mm.)
肛提肌(髂尾肌和耻尾肌)
Ureter
输尿管
Uterovaginal fascia
子宫阴道筋膜
Anterior recess of ischioanal fossa
坐骨肛门窝前隐窝
Ischiopubic ramus
坐骨耻骨支
Crus of clitoris
阴蒂脚
Compressor urethrae
逼尿肌
Ischiocavernosus m.
坐骨海绵体肌
Perineal membrane
会阴膜
Fascia lata
阔筋膜
Artery of bulb of vestibule
前庭球动脉
Superficial perineal space
会阴浅隙
Sphincter urethrovaginalis
尿道阴道括约肌
Perineal a.
会阴动脉
Membranous layer of perineal subcutaneous tissue (Colles' fascia)
会阴皮下组织膜性层(Colles筋膜)
Terminal part of round ligament of uterus
子宫圆韧带末端
Perineal fascia (Gallaudet's)
会阴筋膜(Gallaudet筋膜)
Labium majus
大阴唇
Bulbospongiosus m.
球海绵体肌
Labium minus
小阴唇
Bulb of vestibule
前庭球
Vestibule of vagina
阴道前庭
Vaginal wall
阴道壁
Vagina
阴道
Hymenal caruncle
处女膜痕
F. Netter M.D.
C. Machado M.D.

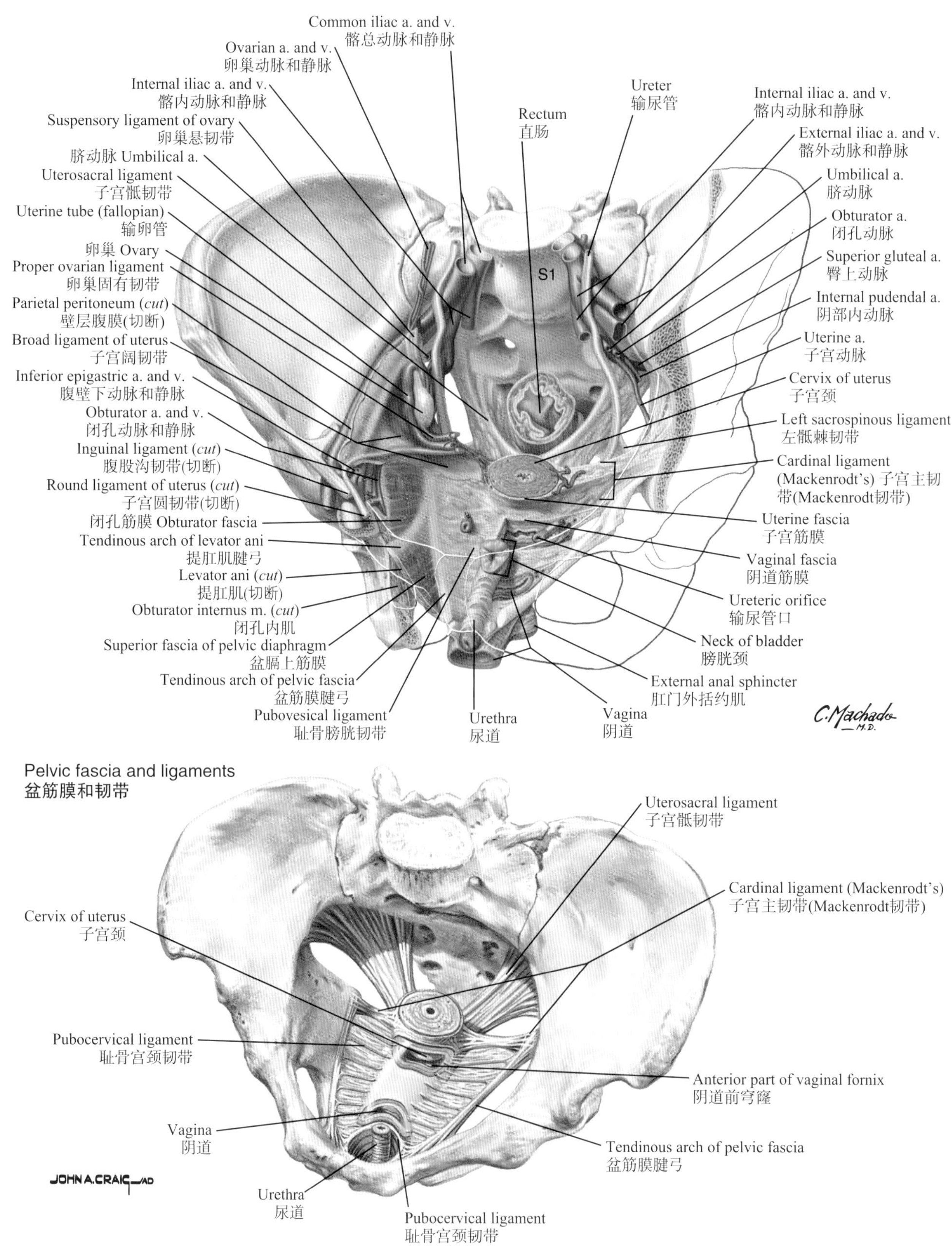
Common iliac a. and v.
髂总动脉和静脉
Ovarian a. and v.
卵巢动脉和静脉
Internal iliac a. and v.
髂内动脉和静脉
Suspensory ligament of ovary
卵巢悬韧带
脐动脉 Umbilical a.
Uterosacral ligament
子宫骶韧带
Uterine tube (fallopian)
输卵管
卵巢 Ovary
Proper ovarian ligament
卵巢固有韧带
Parietal peritoneum (cut)
壁层腹膜(切断)
Broad ligament of uterus
子宫阔韧带
Inferior epigastric a. and v.
腹壁下动脉和静脉
Obturator a. and v.
闭孔动脉和静脉
Inguinal ligament (cut)
腹股沟韧带(切断)
Round ligament of uterus (cut)
子宫圆韧带(切断)
闭孔筋膜 Obturator fascia
Tendinous arch of levator ani
提肛肌腱弓
Levator ani (cut)
提肛肌(切断)
Obturator internus m. (cut)
闭孔内肌
Superior fascia of pelvic diaphragm
盆膈上筋膜
Tendinous arch of pelvic fascia
盆筋膜腱弓
Pubovesical ligament
耻骨膀胱韧带
Urethra
尿道
Vagina
阴道
Rectum
直肠
S1
Ureter
输尿管
Internal iliac a. and v.
髂内动脉和静脉
External iliac a. and v.
髂外动脉和静脉
Umbilical a.
脐动脉
Obturator a.
闭孔动脉
Superior gluteal a.
臀上动脉
Internal pudendal a.
阴部内动脉
Uterine a.
子宫动脉
Cervix of uterus
子宫颈
Left sacrospinous ligament
左骶棘韧带
Cardinal ligament
(Mackenrodt's) 子宫主韧
带(Mackenrodt韧带)
Uterine fascia
子宫筋膜
Vaginal fascia
阴道筋膜
Ureteric orifice
输尿管口
Neck of bladder
膀胱颈
External anal sphincter
肛门外括约肌
C.Machado M.D.
Pelvic fascia and ligaments
盆筋膜和韧带
Uterosacral ligament
子宫骶韧带
Cardinal ligament (Mackenrodt's)
子宫主韧带(Mackenrodt韧带)
Cervix of uterus
子宫颈
Pubocervical ligament
耻骨宫颈韧带
Anterior part of vaginal fornix
阴道前穹窿
Vagina
阴道
Tendinous arch of pelvic fascia
盆筋膜腱弓
JOHN A.CRAIG AD
Urethra
尿道
Pubocervical ligament
耻骨宫颈韧带

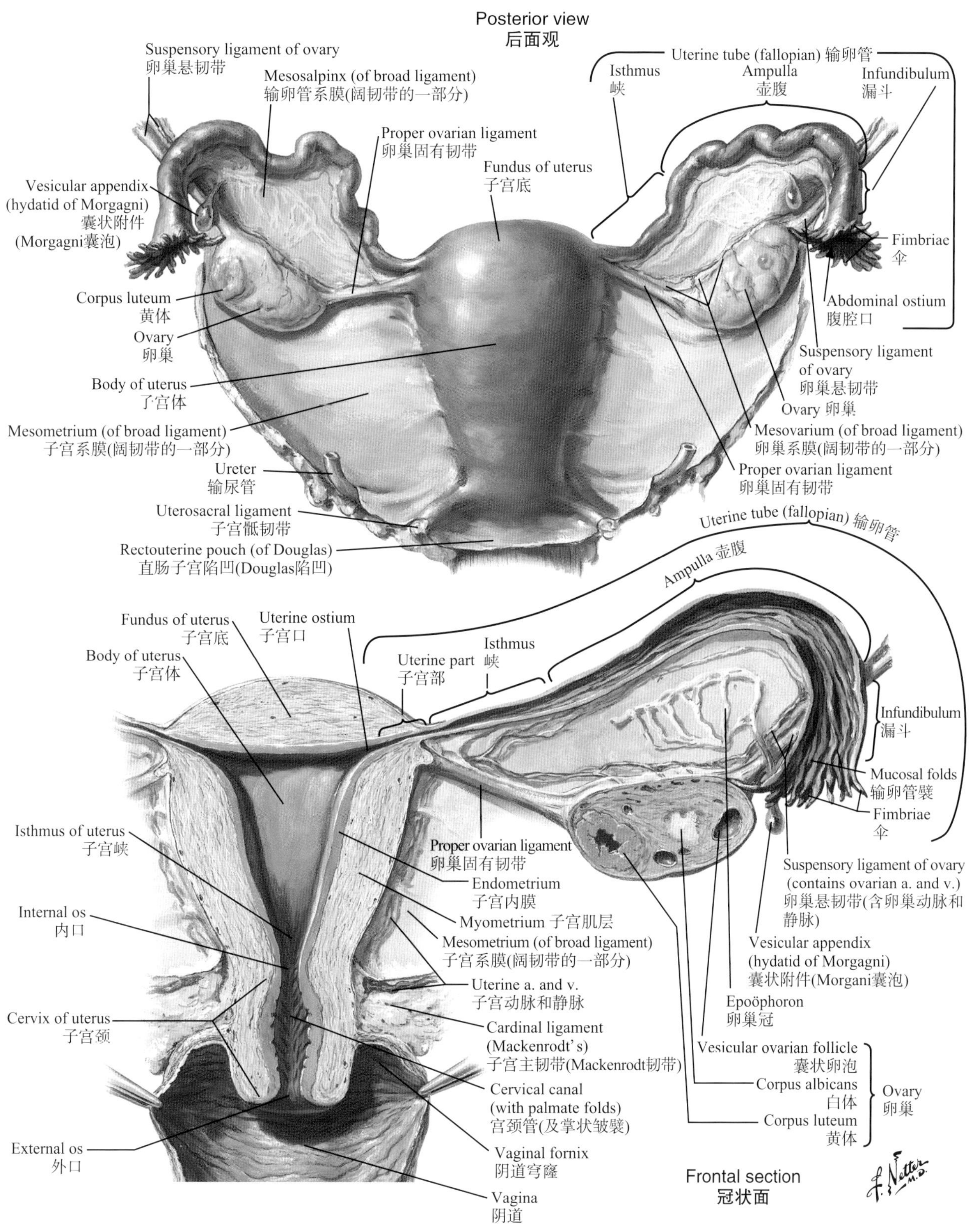
Posterior view
后面观
Suspensory ligament of ovary
卵巢悬韧带
Mesosalpinx (of broad ligament)
输卵管系膜(阔韧带的一部分)
Proper ovarian ligament
卵巢固有韧带
Fundus of uterus
子宫底
Vesicular appendix
(hydatid of Morgagni)
囊状附件
(Morgagni囊泡)
Corpus luteum
黄体
Ovary
卵巢
Body of uterus
子宫体
Mesometrium (of broad ligament)
子宫系膜(阔韧带的一部分)
Ureter
输尿管
Uterosacral ligament
子宫骶韧带
Rectouterine pouch (of Douglas)
直肠子宫陷凹(Douglas陷凹)
Uterine tube (fallopian) 输卵管
Isthmus
峡
Ampulla
壶腹
Infundibulum
漏斗
Fimbriae
伞
Abdominal ostium
腹腔口
Suspensory ligament
of ovary
卵巢悬韧带
Ovary 卵巢
Mesovarium (of broad ligament)
卵巢系膜(阔韧带的一部分)
Proper ovarian ligament
卵巢固有韧带
Uterine tube (fallopian) 输卵管
Ampulla 壶腹
Fundus of uterus
子宫底
Uterine ostium
子宫口
Body of uterus
子宫体
Uterine part
子宫部
Isthmus
峡
Infundibulum
漏斗
Mucosal folds
输卵管襞
Fimbriae
伞
Isthmus of uterus
子宫峡
Proper ovarian ligament
卵巢固有韧带
Endometrium
子宫内膜
Myometrium 子宫肌层
Internal os
内口
Mesometrium (of broad ligament)
子宫系膜(阔韧带的一部分)
Uterine a. and v.
子宫动脉和静脉
Cervix of uterus
子宫颈
Cardinal ligament
(Mackenrodt's)
子宫主韧带(Mackenrodt韧带)
Cervical canal
(with palmate folds)
宫颈管(及掌状皱襞)
External os
外口
Vaginal fornix
阴道穹窿
Vagina
阴道
Suspensory ligament of ovary
(contains ovarian a. and v.)
卵巢悬韧带(含卵巢动脉和
静脉)
Vesicular appendix
(hydatid of Morgagni)
囊状附件(Morgani囊泡)
Epoöphoron
卵巢冠
Vesicular ovarian follicle
囊状卵泡
Corpus albicans
白体
Corpus luteum
黄体
Ovary
卵巢
Frontal section
冠状面

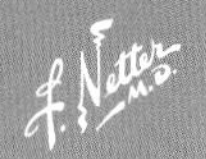

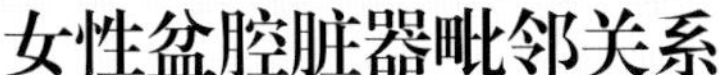

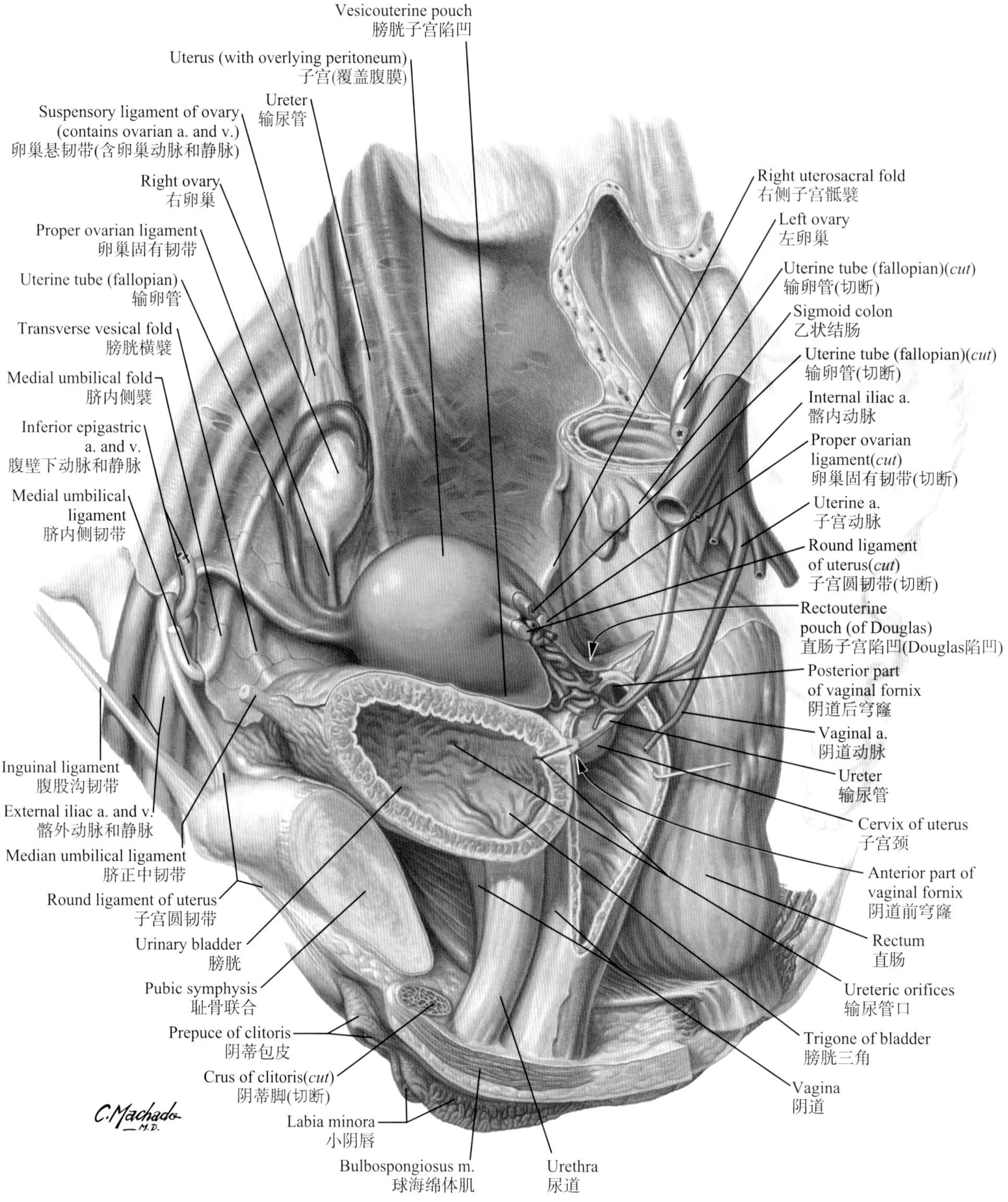

# 女性盆腔脏器毗邻关系

Vesicouterine pouch
膀胱子宫陷凹

Uterus (with overlying peritoneum)
子宫(覆盖腹膜)

Ureter
输尿管

Suspensory ligament of ovary
(contains ovarian a. and v.)
卵巢悬韧带(含卵巢动脉和静脉)

Right ovary
右卵巢

Proper ovarian ligament
卵巢固有韧带

Uterine tube (fallopian)
输卵管

Transverse vesical fold
膀胱横襞

Medial umbilical fold
脐内侧襞

Inferior epigastric
a. and v.
腹壁下动脉和静脉

Medial umbilical
ligament
脐内侧韧带

Inguinal ligament
腹股沟韧带

External iliac a. and v.
髂外动脉和静脉

Median umbilical ligament
脐正中韧带

Round ligament of uterus
子宫圆韧带

Urinary bladder
膀胱

Pubic symphysis
耻骨联合

Prepuce of clitoris
阴蒂包皮

Crus of clitoris(*cut*)
阴蒂脚(切断)

Labia minora
小阴唇

Bulbospongiosus m.
球海绵体肌

Urethra
尿道

Right uterosacral fold
右侧子宫骶襞

Left ovary
左卵巢

Uterine tube (fallopian)(*cut*)
输卵管(切断)

Sigmoid colon
乙状结肠

Uterine tube (fallopian)(*cut*)
输卵管(切断)

Internal iliac a.
髂内动脉

Proper ovarian
ligament(*cut*)
卵巢固有韧带(切断)

Uterine a.
子宫动脉

Round ligament
of uterus(*cut*)
子宫圆韧带(切断)

Rectouterine
pouch (of Douglas)
直肠子宫陷凹(Douglas陷凹)

Posterior part
of vaginal fornix
阴道后穹窿

Vaginal a.
阴道动脉

Ureter
输尿管

Cervix of uterus
子宫颈

Anterior part of
vaginal fornix
阴道前穹窿

Rectum
直肠

Ureteric orifices
输尿管口

Trigone of bladder
膀胱三角

Vagina
阴道

C.Machado
M.D.

Subdivisions and contents of broad ligament
阔韧带的分部和内容物

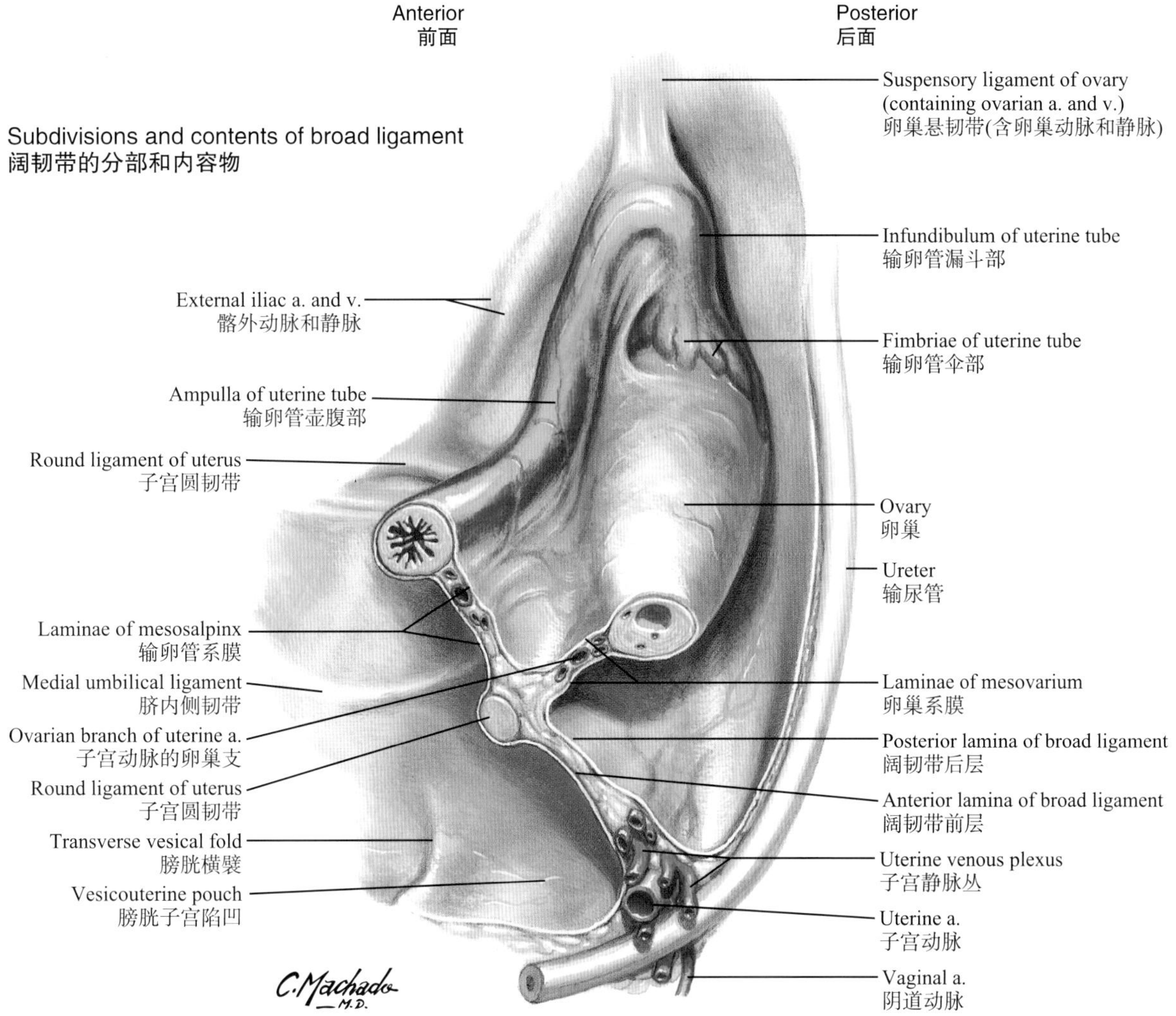

Anterior
前面
Posterior
后面
Suspensory ligament of ovary (containing ovarian a. and v.)
卵巢悬韧带(含卵巢动脉和静脉)
Infundibulum of uterine tube
输卵管漏斗部
External iliac a. and v.
髂外动脉和静脉
Fimbriae of uterine tube
输卵管伞部
Ampulla of uterine tube
输卵管壶腹部
Round ligament of uterus
子宫圆韧带
Ovary
卵巢
Ureter
输尿管
Laminae of mesosalpinx
输卵管系膜
Medial umbilical ligament
脐内侧韧带
Laminae of mesovarium
卵巢系膜
Ovarian branch of uterine a.
子宫动脉的卵巢支
Posterior lamina of broad ligament
阔韧带后层
Round ligament of uterus
子宫圆韧带
Anterior lamina of broad ligament
阔韧带前层
Transverse vesical fold
膀胱横襞
Uterine venous plexus
子宫静脉丛
Vesicouterine pouch
膀胱子宫陷凹
Uterine a.
子宫动脉
Vaginal a.
阴道动脉
C.Machado M.D.

子宫输卵管造影中前后透视成像

Contrast medium within uterine tubes
输卵管造影
Contrast medium in pelvic cavity
盆腔内的造影剂
Contrast medium within uterine cavity
宫腔内的造影剂
Instrument cannulating external os of uterus
子宫外口置管器

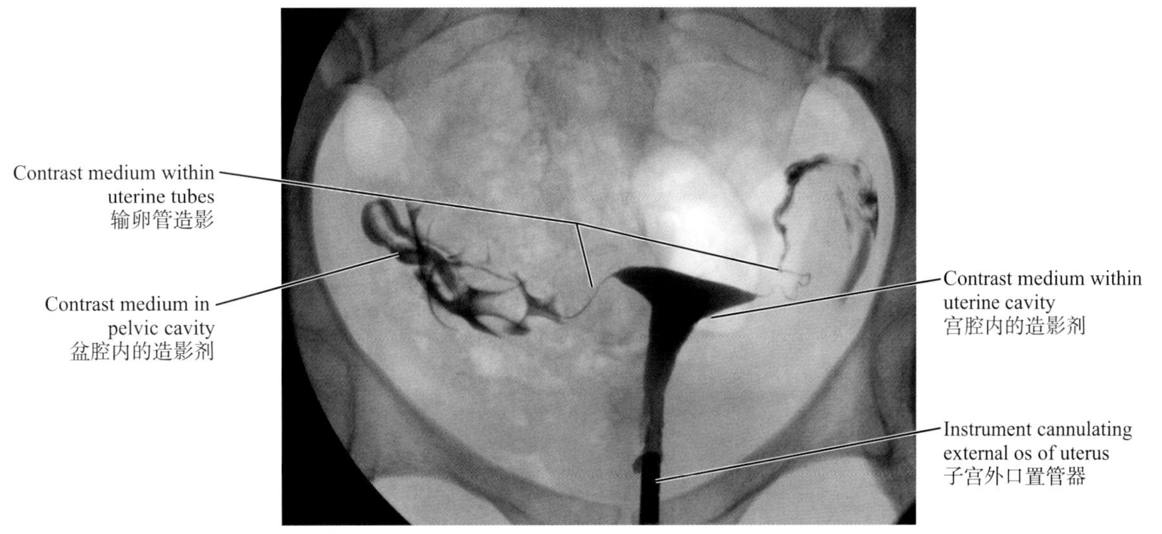

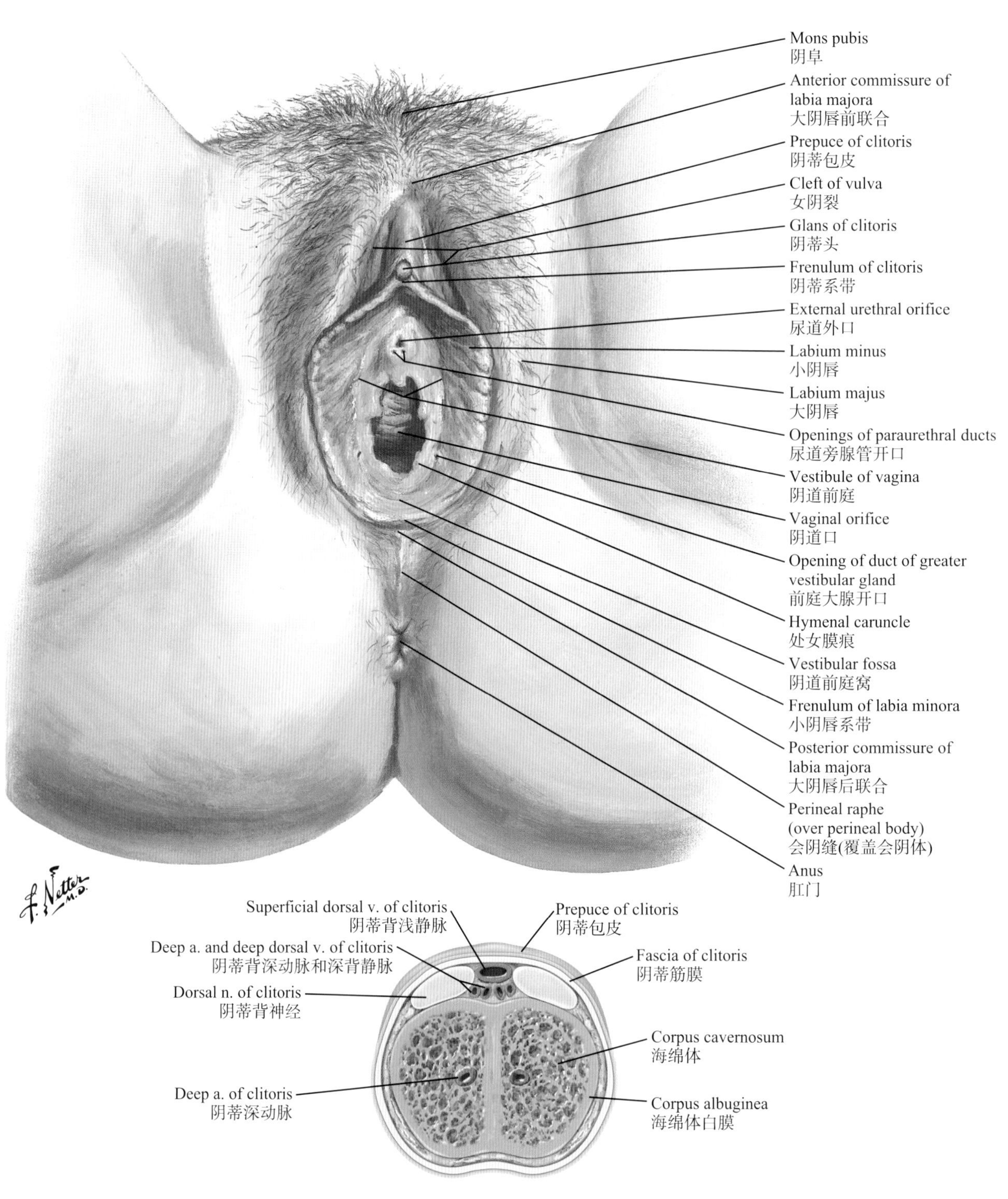


Transverse section through body of clitoris
经阴蒂体的横断面

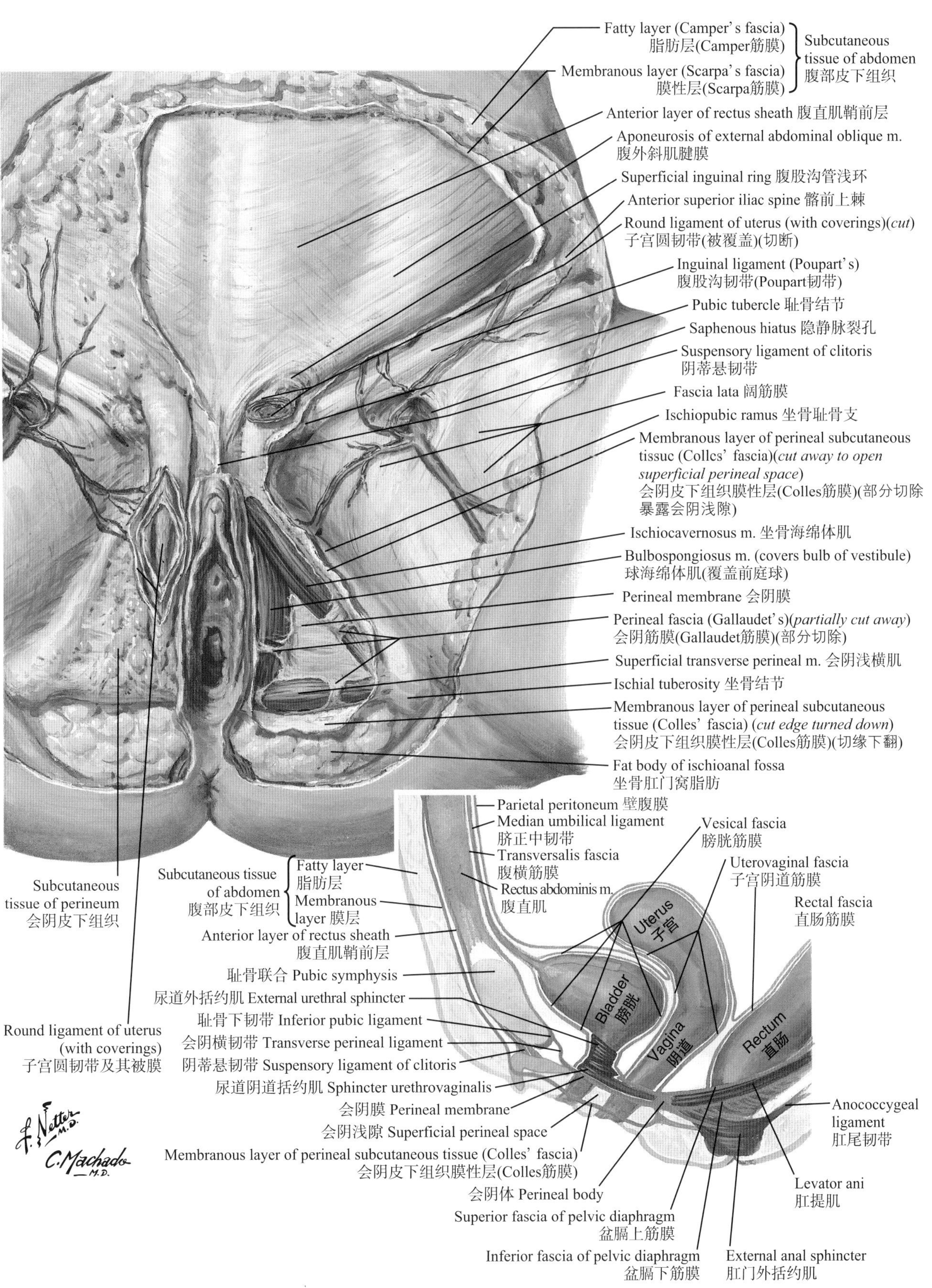
Fatty layer (Camper's fascia)
脂肪层(Camper筋膜)
Membranous layer (Scarpa's fascia)
膜性层(Scarpa筋膜)
Subcutaneous tissue of abdomen
腹部皮下组织
Anterior layer of rectus sheath 腹直肌鞘前层
Aponeurosis of external abdominal oblique m.
腹外斜肌腱膜
Superficial inguinal ring 腹股沟管浅环
Anterior superior iliac spine 髂前上棘
Round ligament of uterus (with coverings)(cut)
子宫圆韧带(被覆盖)(切断)
Inguinal ligament (Poupart's)
腹股沟韧带(Poupart韧带)
Pubic tubercle 耻骨结节
Saphenous hiatus 隐静脉裂孔
Suspensory ligament of clitoris
阴蒂悬韧带
Fascia lata 阔筋膜
Ischiopubic ramus 坐骨耻骨支
Membranous layer of perineal subcutaneous tissuc (Collcs' fascia)(cut away to open superficial perineal space)
会阴皮下组织膜性层(Colles筋膜)(部分切除暴露会阴浅隙)
Ischiocavernosus m. 坐骨海绵体肌
Bulbospongiosus m. (covers bulb of vestibule)
球海绵体肌(覆盖前庭球)
Perineal membrane 会阴膜
Perineal fascia (Gallaudet's)(partially cut away)
会阴筋膜(Gallaudet筋膜)(部分切除)
Superficial transverse perineal m. 会阴浅横肌
Ischial tuberosity 坐骨结节
Membranous layer of perineal subcutaneous tissue (Colles' fascia) (cut edge turned down)
会阴皮下组织膜性层(Colles筋膜)(切缘下翻)
Fat body of ischioanal fossa
坐骨肛门窝脂肪
Subcutaneous tissue of perineum
会阴皮下组织
Round ligament of uterus (with coverings)
子宫圆韧带及其被膜
Parietal peritoneum 壁腹膜
Median umbilical ligament
脐正中韧带
Transversalis fascia
腹横筋膜
Rectus abdominis m.
腹直肌
Vesical fascia
膀胱筋膜
Uterovaginal fascia
子宫阴道筋膜
Rectal fascia
直肠筋膜
Uterus 子宫
Bladder 膀胱
Vagina 阴道
Rectum 直肠
Subcutaneous tissue of abdomen
腹部皮下组织
Fatty layer
脂肪层
Membranous layer 膜层
Anterior layer of rectus sheath
腹直肌鞘前层
耻骨联合 Pubic symphysis
尿道外括约肌 External urethral sphincter
耻骨下韧带 Inferior pubic ligament
会阴横韧带 Transverse perineal ligament
阴蒂悬韧带 Suspensory ligament of clitoris
尿道阴道括约肌 Sphincter urethrovaginalis
会阴膜 Perineal membrane
会阴浅隙 Superficial perineal space
Membranous layer of perineal subcutaneous tissue (Colles' fascia)
会阴皮下组织膜性层(Colles筋膜)
会阴体 Perineal body
Superior fascia of pelvic diaphragm
盆膈上筋膜
Inferior fascia of pelvic diaphragm
盆膈下筋膜
External anal sphincter
肛门外括约肌
Levator ani
肛提肌
Anococcygeal ligament
肛尾韧带
F. Netter M.D.
C.Machado M.D.

参见附图 86

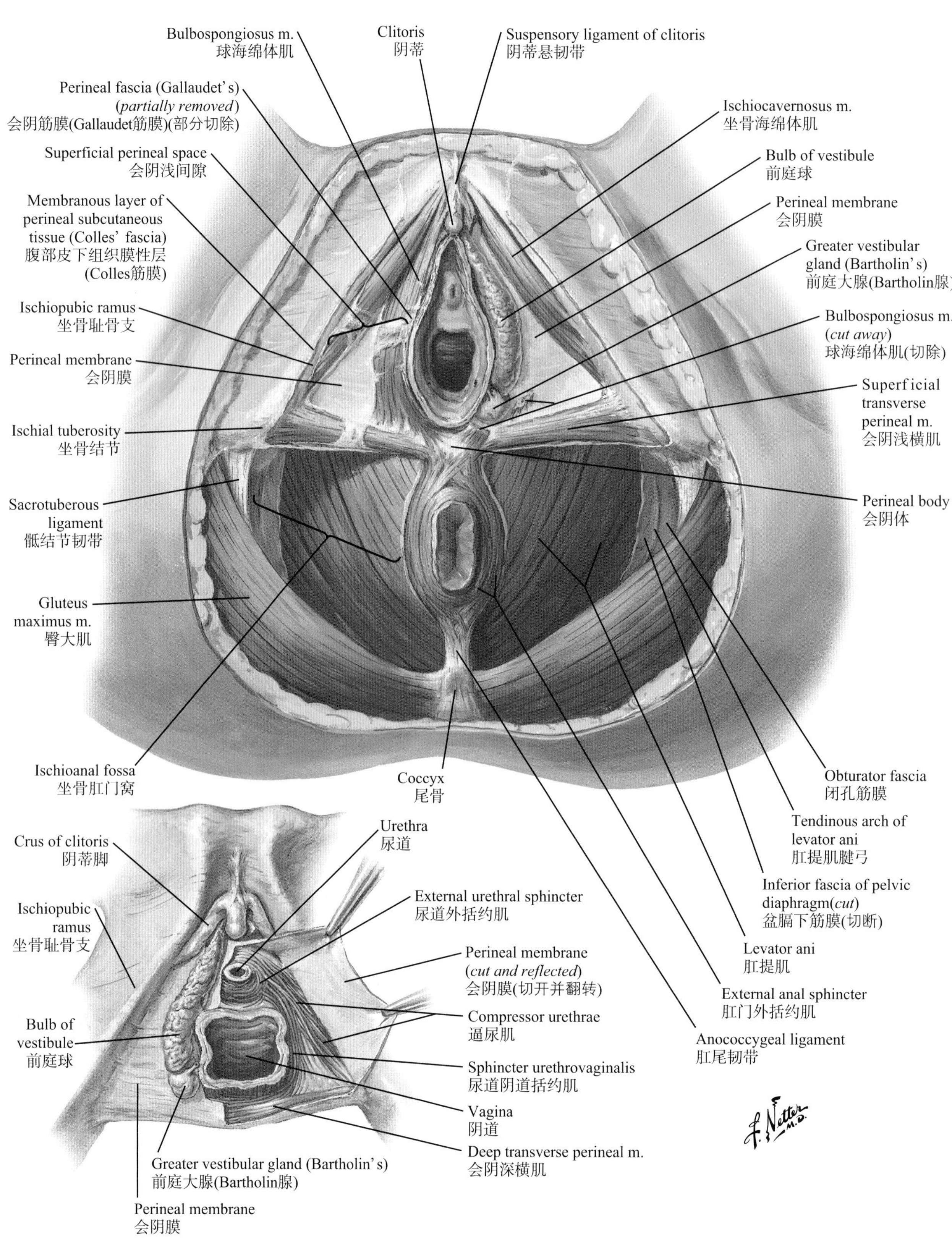
Bulbospongiosus m.
球海绵体肌
Clitoris
阴蒂
Suspensory ligament of clitoris
阴蒂悬韧带
Perineal fascia (Gallaudet's)
(*partially removed*)
会阴筋膜(Gallaudet筋膜)(部分切除)
Superficial perineal space
会阴浅间隙
Membranous layer of
perineal subcutaneous
tissue (Colles' fascia)
腹部皮下组织膜性层
(Colles筋膜)
Ischiopubic ramus
坐骨耻骨支
Perineal membrane
会阴膜
Ischial tuberosity
坐骨结节
Sacrotuberous
ligament
骶结节韧带
Gluteus
maximus m.
臀大肌
Ischioanal fossa
坐骨肛门窝
Coccyx
尾骨
Ischiocavernosus m.
坐骨海绵体肌
Bulb of vestibule
前庭球
Perineal membrane
会阴膜
Greater vestibular
gland (Bartholin's)
前庭大腺(Bartholin腺)
Bulbospongiosus m.
(*cut away*)
球海绵体肌(切除)
Superficial
transverse
perineal m.
会阴浅横肌
Perineal body
会阴体
Obturator fascia
闭孔筋膜
Tendinous arch of
levator ani
肛提肌腱弓
Inferior fascia of pelvic
diaphragm(*cut*)
盆膈下筋膜(切断)
Levator ani
肛提肌
External anal sphincter
肛门外括约肌
Anococcygeal ligament
肛尾韧带
Crus of clitoris
阴蒂脚
Ischiopubic
ramus
坐骨耻骨支
Bulb of
vestibule
前庭球
Urethra
尿道
External urethral sphincter
尿道外括约肌
Perineal membrane
(*cut and reflected*)
会阴膜(切开并翻转)
Compressor urethrae
逼尿肌
Sphincter urethrovaginalis
尿道阴道括约肌
Vagina
阴道
Deep transverse perineal m.
会阴深横肌
Greater vestibular gland (Bartholin's)
前庭大腺(Bartholin腺)
Perineal membrane
会阴膜

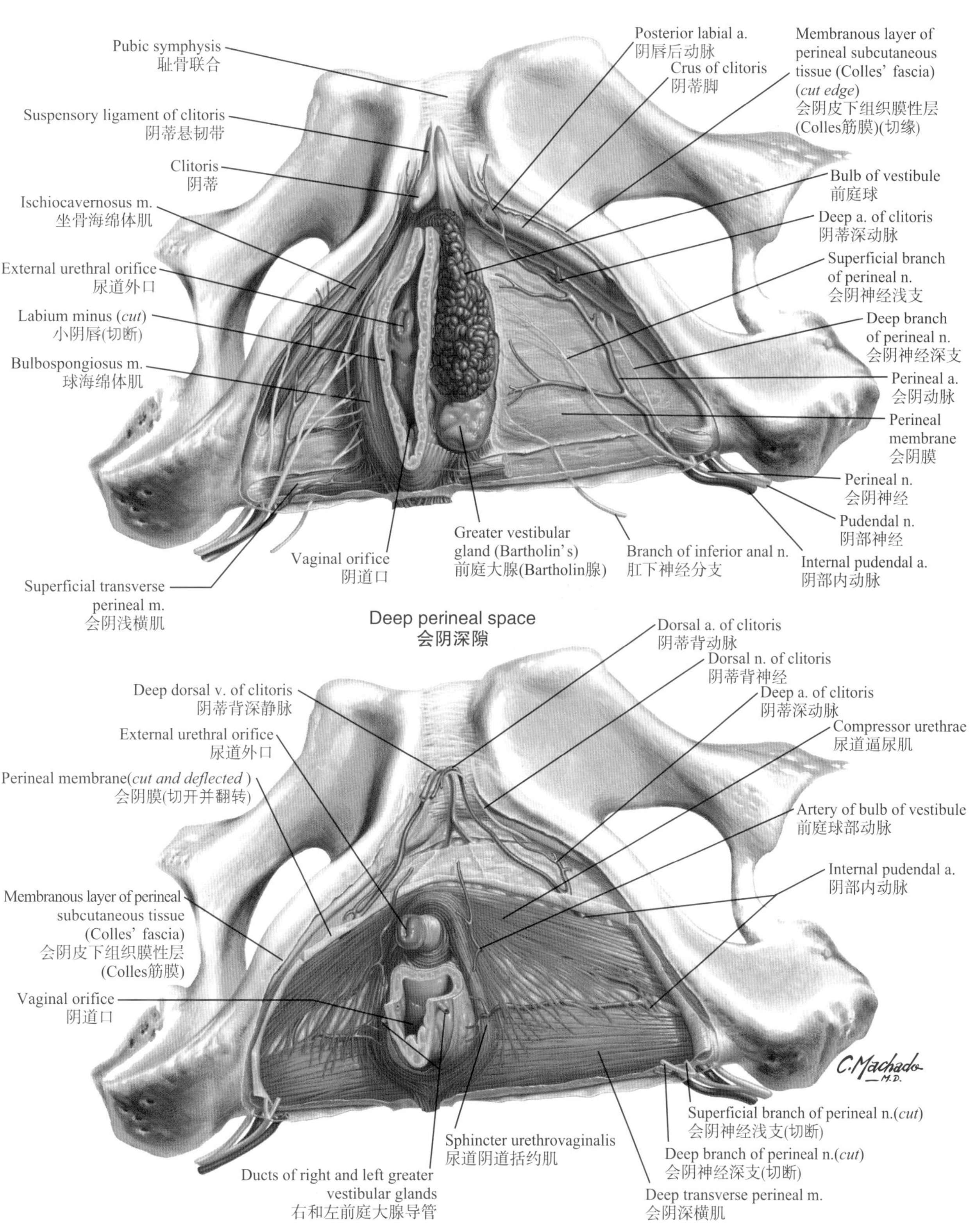
Superficial perineal space
会阴浅隙
Pubic symphysis
耻骨联合
Suspensory ligament of clitoris
阴蒂悬韧带
Clitoris
阴蒂
Ischiocavernosus m.
坐骨海绵体肌
External urethral orifice
尿道外口
Labium minus (cut)
小阴唇(切断)
Bulbospongiosus m.
球海绵体肌
Superficial transverse perineal m.
会阴浅横肌
Vaginal orifice
阴道口
Greater vestibular gland (Bartholin's)
前庭大腺(Bartholin腺)
Branch of inferior anal n.
肛下神经分支
Posterior labial a.
阴唇后动脉
Crus of clitoris
阴蒂脚
Membranous layer of perineal subcutaneous tissue (Colles' fascia) (cut edge)
会阴皮下组织膜性层(Colles筋膜)(切缘)
Bulb of vestibule
前庭球
Deep a. of clitoris
阴蒂深动脉
Superficial branch of perineal n.
会阴神经浅支
Deep branch of perineal n.
会阴神经深支
Perineal a.
会阴动脉
Perineal membrane
会阴膜
Perineal n.
会阴神经
Pudendal n.
阴部神经
Internal pudendal a.
阴部内动脉
Deep perineal space
会阴深隙
Deep dorsal v. of clitoris
阴蒂背深静脉
External urethral orifice
尿道外口
Perineal membrane(cut and deflected)
会阴膜(切开并翻转)
Membranous layer of perineal subcutaneous tissue (Colles' fascia)
会阴皮下组织膜性层(Colles筋膜)
Vaginal orifice
阴道口
Ducts of right and left greater vestibular glands
右和左前庭大腺导管
Sphincter urethrovaginalis
尿道阴道括约肌
Dorsal a. of clitoris
阴蒂背动脉
Dorsal n. of clitoris
阴蒂背神经
Deep a. of clitoris
阴蒂深动脉
Compressor urethrae
尿道逼尿肌
Artery of bulb of vestibule
前庭球部动脉
Internal pudendal a.
阴部内动脉
Superficial branch of perineal n.(cut)
会阴神经浅支(切断)
Deep branch of perineal n.(cut)
会阴神经深支(切断)
Deep transverse perineal m.
会阴深横肌
C.Machado M.D.

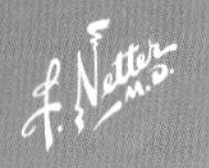

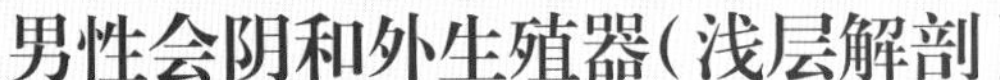

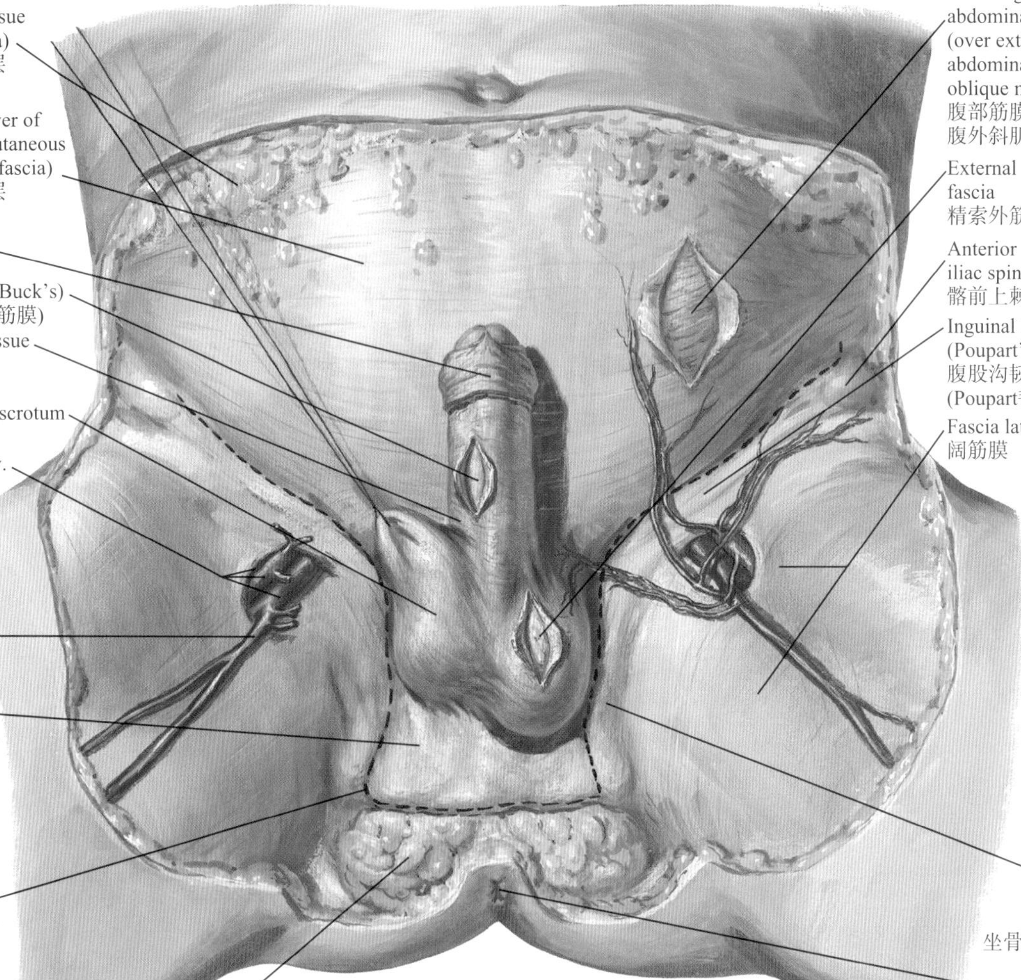

# 男性会阴和外生殖器(浅层解剖)

Fatty layer of abdominal subcutaneous tissue (Camper's fascia)
腹部皮下脂肪层(Camper筋膜)

Membranous layer of abdominal subcutaneous tissue (Scarpa's fascia)
腹部皮下筋膜层(Scarpa筋膜)

Skin of penis
阴茎皮肤

Fascia of penis (Buck's)
阴茎筋膜(Buck筋膜)

Subcutaneous tissue of penis
阴茎皮下组织

Dartos fascia of scrotum
阴囊肉膜

Femoral a. and v. (viewed through saphenous hiatus)
股动脉和股静脉(通过隐静脉裂孔观察)

Great saphenous v.
大隐静脉

Membranous layer of perineal subcutaneous tissue (Colles' fascia)
会阴皮下组织膜性层(Colles筋膜)

Dashed line indicates line of attachment of Colles' and Scarpa's fasciae
虚线表示Colles和Scarpa筋膜附着处

Fat body in ischioanal fossa
坐骨肛门窝内的脂体

Investing abdominal fascia (over external abdominal oblique m.)
腹部筋膜(覆盖于腹外斜肌之上)

External spermatic fascia
精索外筋膜

Anterior superior iliac spine
髂前上棘

Inguinal ligament (Poupart's)
腹股沟韧带(Poupart韧带)

Fascia lata
阔筋膜

Ischio-pubic ramus
坐骨耻骨支

Anus
肛门

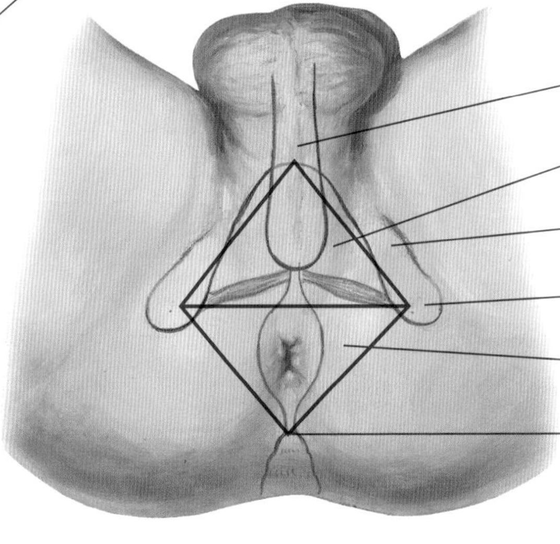

Pubic symphysis
耻骨联合

Urogenital triangle
尿生殖三角

Ischiopubic ramus
坐骨耻骨支

Ischial tuberosity
坐骨结节

Anal triangle
肛门三角

Apex of coccyx
尾骨尖

Regions of perineum: surface topography
会阴区：表面解剖

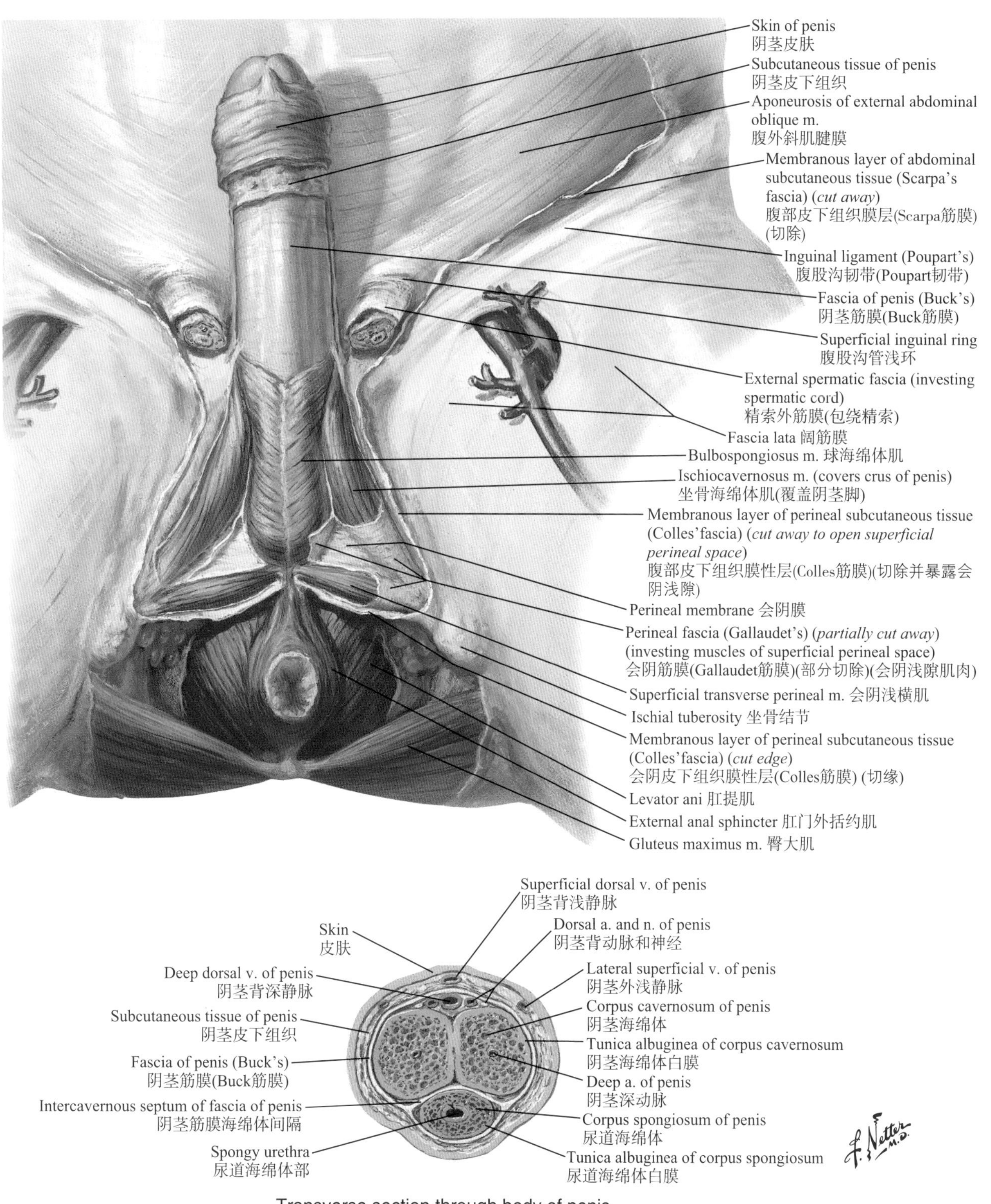


Transverse section through body of penis
经阴茎体的横截面

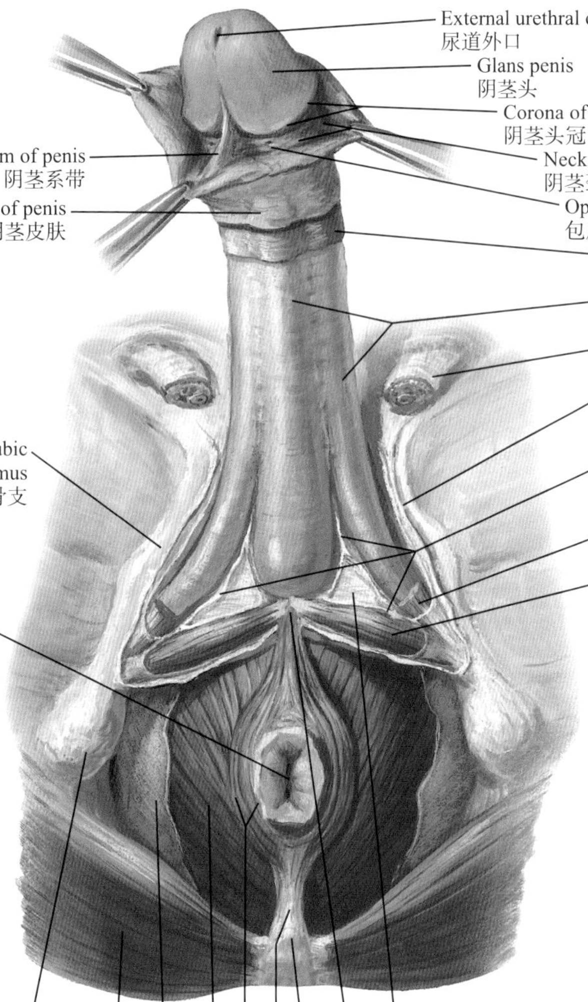

External urethral orifice
尿道外口
Glans penis
阴茎头
Corona of glans penis
阴茎头冠
Neck of glans penis
阴茎颈
Opening of preputial gland
包皮腺开口
Subcutaneous tissue of penis
阴茎皮下组织
Fascia of penis (Buck's)
阴茎筋膜(Buck筋膜)
External spermatic fascia (investing spermatic cord) (cut)
精索外筋膜(包绕精索)(切断)
Membranous layer of perineal subcutaneous tissue (Colles' fascia) (cut away to open superficial perineal space)
会阴皮下组织膜层(Colles筋膜)(切除并暴露会阴浅隙)
Perineal fascia (Gallaudet's) (cut away) (investing muscles of superficial perineal space)
会阴筋膜(Gallaudet筋膜) (切除)(覆盖会阴浅隙的肌肉)
Ischiocavernosus m. (cut away)
坐骨海绵体肌(切除)
Superficial transverse perineal m.
会阴浅横肌
Frenulum of penis
阴茎系带
Skin of penis
阴茎皮肤
Ischiopubic ramus
坐骨耻骨支
Anus
肛门
Ischial tuberosity
坐骨结节
Gluteus maximus m.
臀大肌
Inferior fascia of pelvic diaphragm
盆膈下筋膜
Levator ani
肛提肌
External anal sphincter
肛门外括约肌
Anococcygeal ligament
肛尾韧带
Apex of coccyx
尾骨尖
Perineal body
会阴体
Perineal membrane
会阴膜
Glans penis 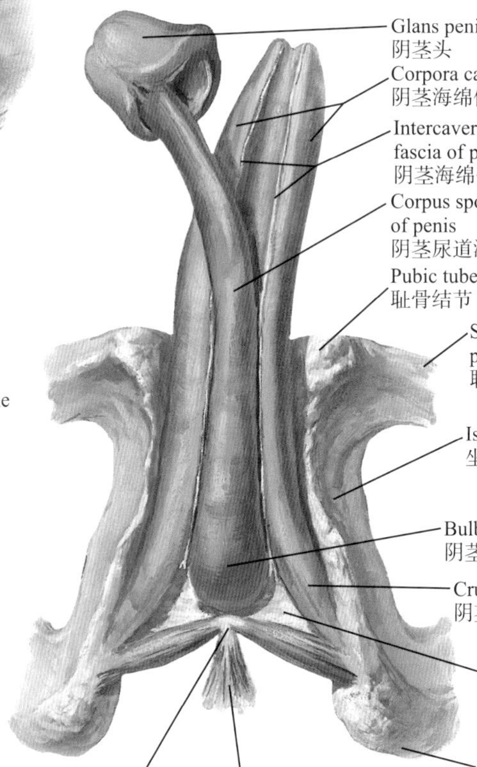
阴茎头
Corpora cavernosa of penis
阴茎海绵体
Intercavernous septum of fascia of penis
阴茎海绵体间隔筋膜
Corpus spongiosum of penis
阴茎尿道海绵体
Pubic tubercle
耻骨结节
Superior pubic ramus
耻骨上支
Ischiopubic ramus
坐骨耻骨支
Bulb of penis
阴茎球
Crus of penis
阴茎脚
Perineal membrane
会阴筋膜
Ischial tuberosity
坐骨结节
Perineal body
会阴体
External anal sphincter
肛门外括约肌

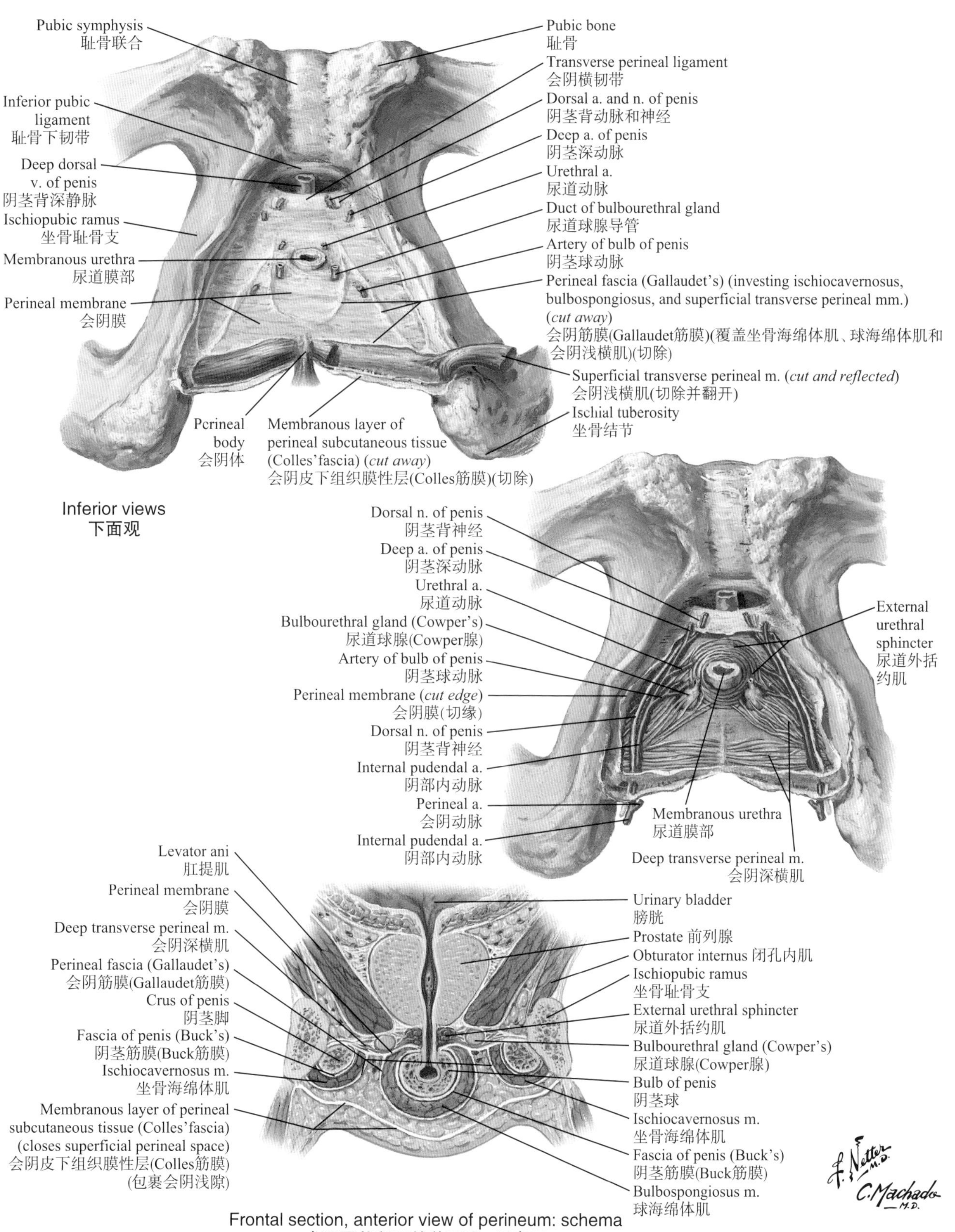


Frontal section, anterior view of perineum: schema
会阴冠状断面的前面观：示意图

参见图 368，371，405，附图 93

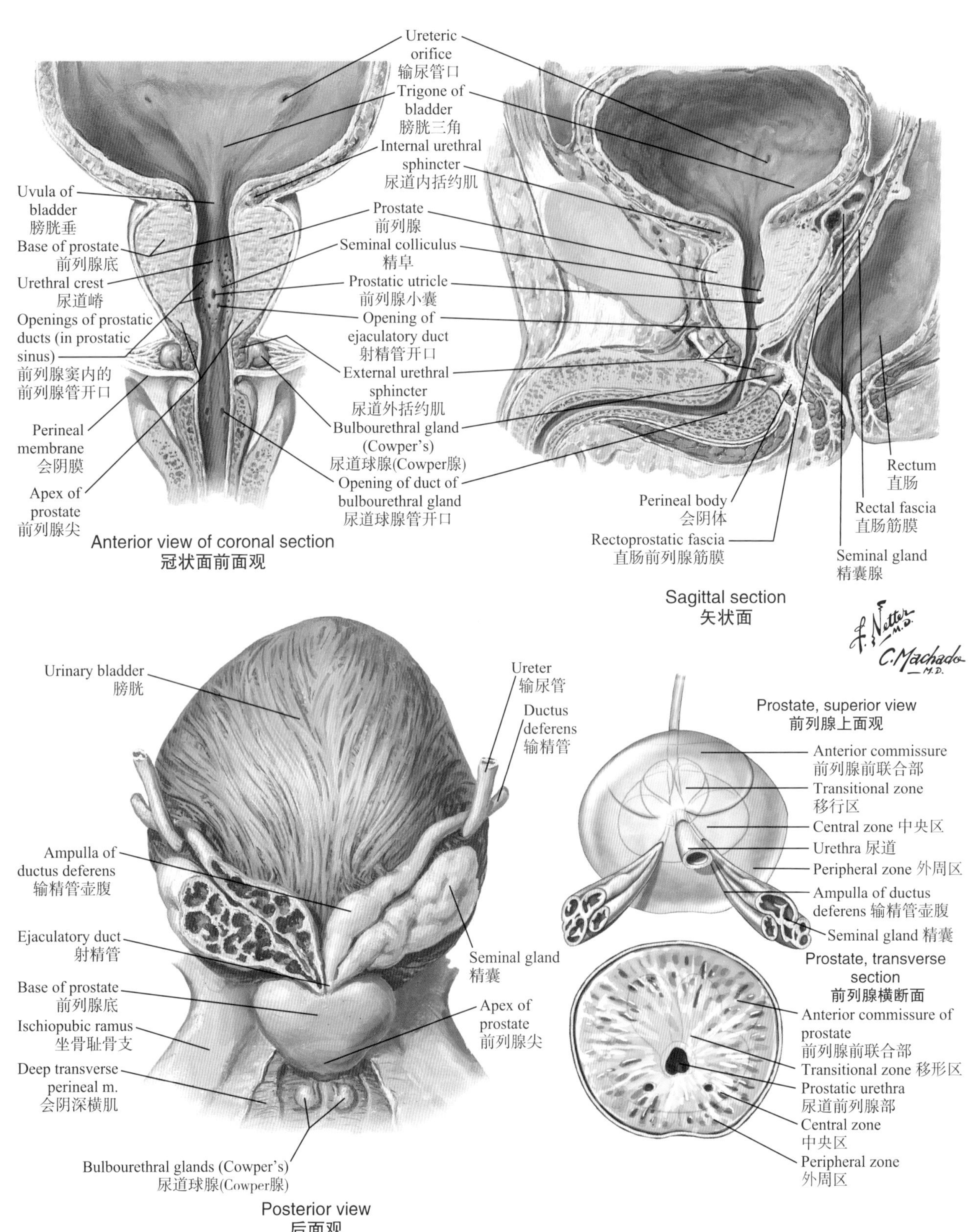

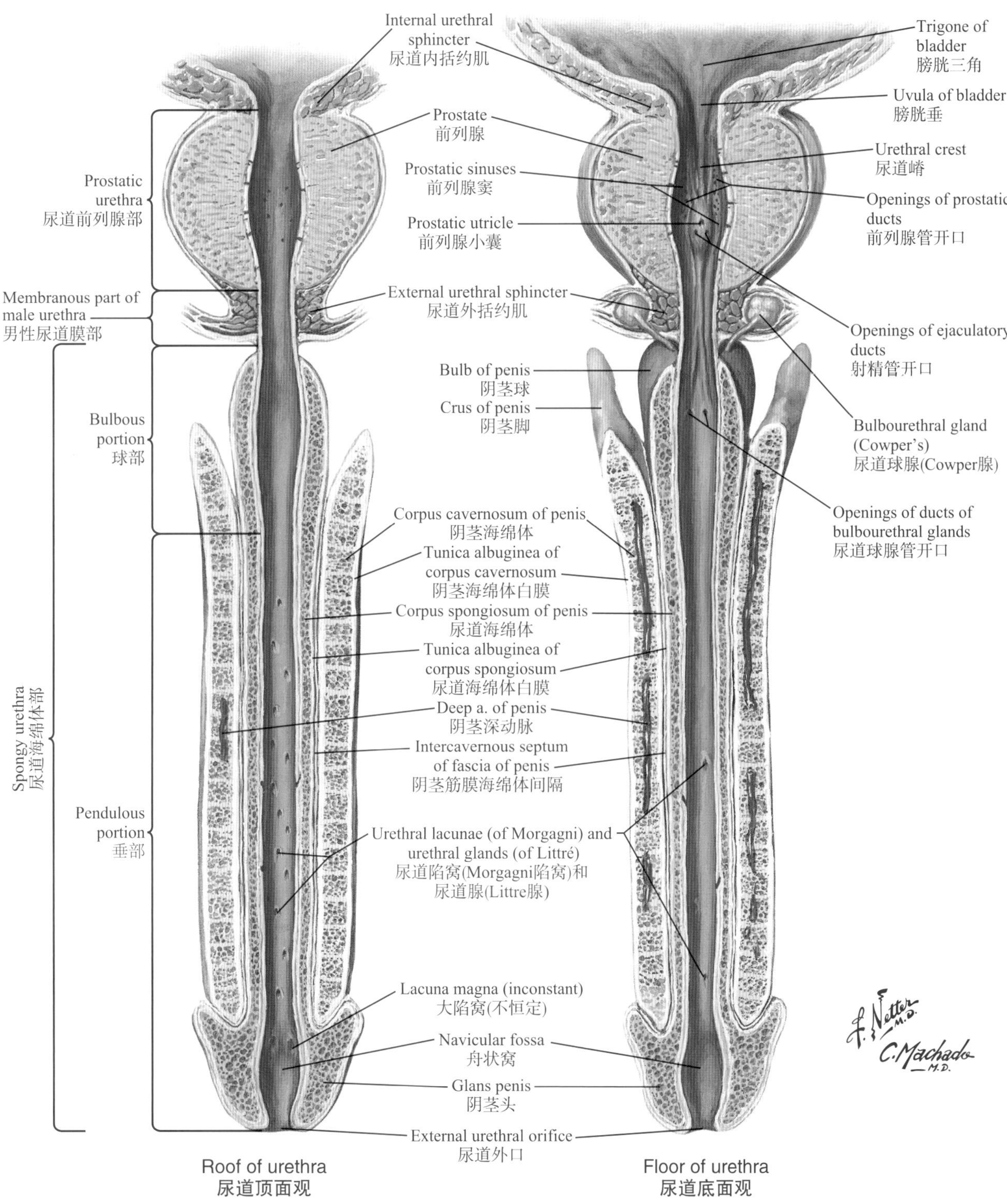
Internal urethral sphincter
尿道内括约肌
Prostate
前列腺
Prostatic sinuses
前列腺窦
Prostatic utricle
前列腺小囊
External urethral sphincter
尿道外括约肌
Bulb of penis
阴茎球
Crus of penis
阴茎脚
Corpus cavernosum of penis
阴茎海绵体
Tunica albuginea of corpus cavernosum
阴茎海绵体白膜
Corpus spongiosum of penis
尿道海绵体
Tunica albuginea of corpus spongiosum
尿道海绵体白膜
Deep a. of penis
阴茎深动脉
Intercavernous septum of fascia of penis
阴茎筋膜海绵体间隔
Urethral lacunae (of Morgagni) and urethral glands (of Littré)
尿道陷窝(Morgagni陷窝)和尿道腺(Littre腺)
Lacuna magna (inconstant)
大陷窝(不恒定)
Navicular fossa
舟状窝
Glans penis
阴茎头
External urethral orifice
尿道外口
Prostatic urethra
尿道前列腺部
Membranous part of male urethra
男性尿道膜部
Bulbous portion
球部
Spongy urethra
尿道海绵体部
Pendulous portion
垂部
Trigone of bladder
膀胱三角
Uvula of bladder
膀胱垂
Urethral crest
尿道嵴
Openings of prostatic ducts
前列腺管开口
Openings of ejaculatory ducts
射精管开口
Bulbourethral gland (Cowper's)
尿道球腺(Cowper腺)
Openings of ducts of bulbourethral glands
尿道球腺管开口
F. Netter M.D.
C. Machado M.D.
Roof of urethra
尿道顶面观
Floor of urethra
尿道底面观

# 睾丸下降

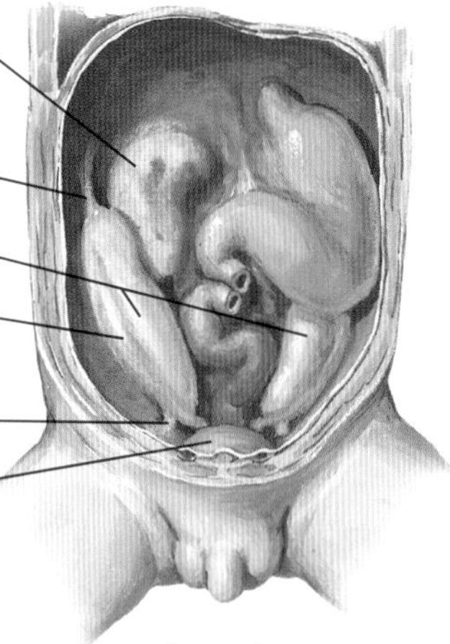


8 weeks
(22.5-mm crown-rump)
8周
顶-臀径22.5mm

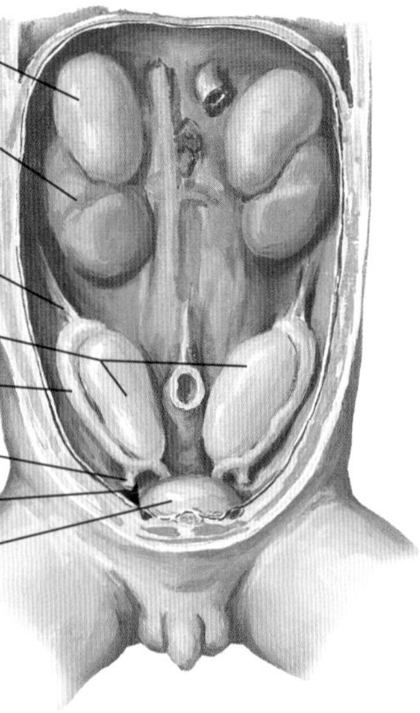


11 weeks
(43-mm crown-rump)
11周
顶-臀径43mm

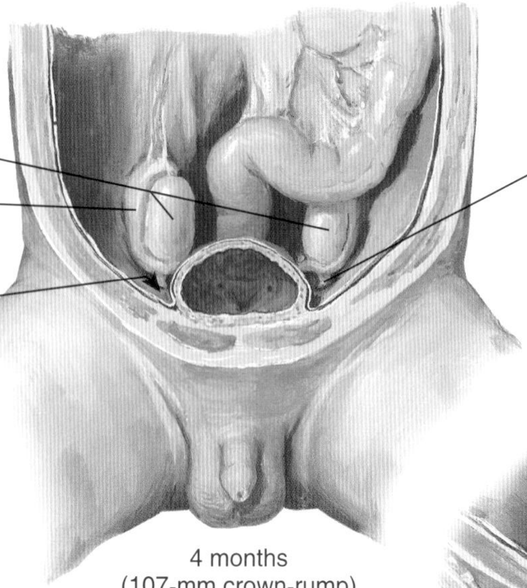


4 months
(107-mm crown-rump)
4个月
顶-臀径107mm

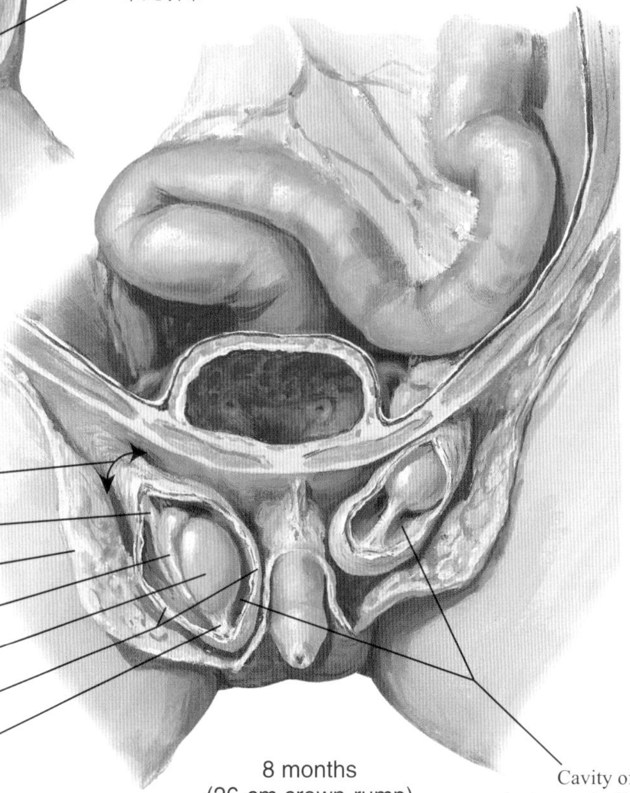


8 months
(26-cm crown-rump)
8个月
顶-臀径26cm

参见图 343，368

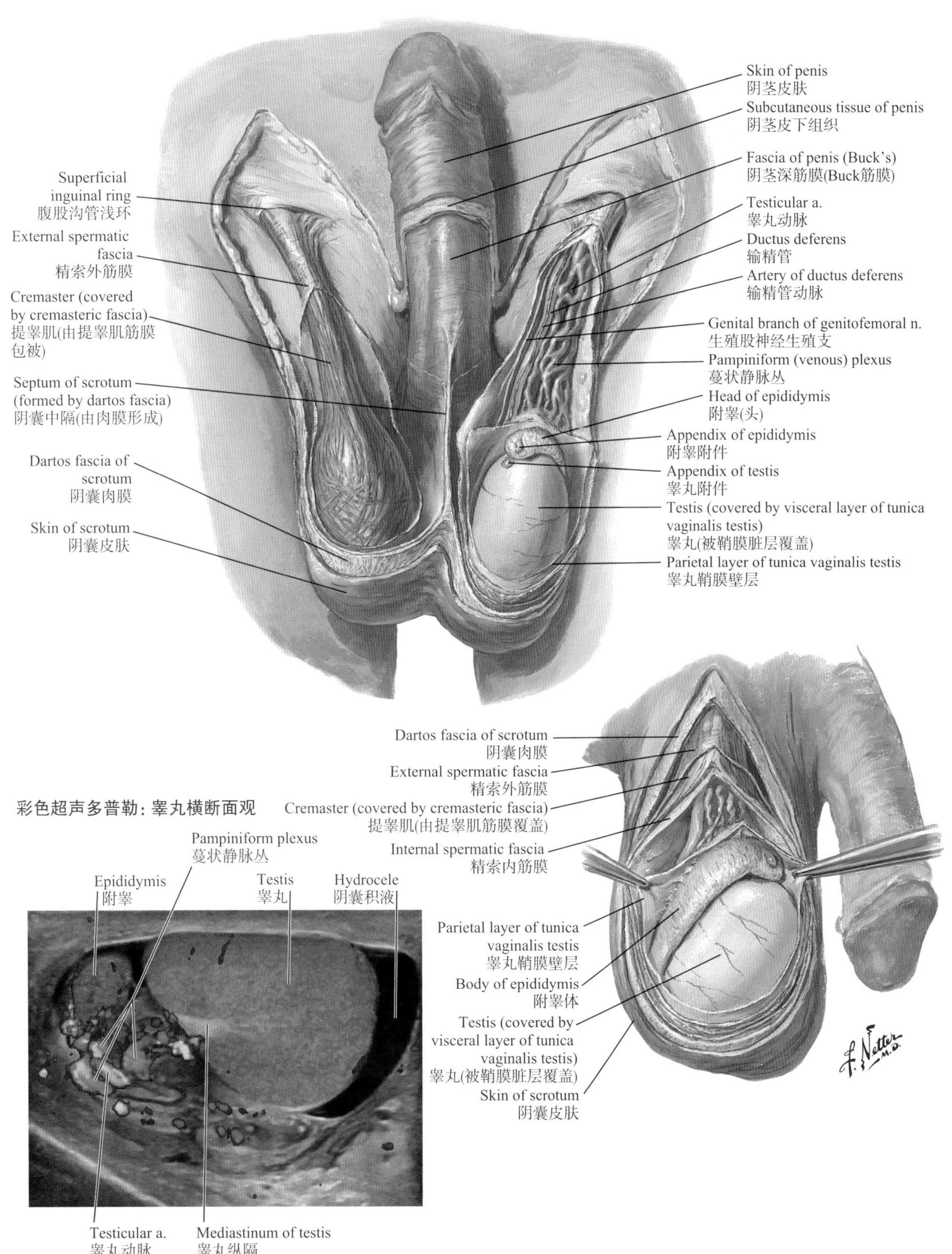
Skin of penis
阴茎皮肤
Subcutaneous tissue of penis
阴茎皮下组织
Fascia of penis (Buck's)
阴茎深筋膜(Buck筋膜)
Testicular a.
睾丸动脉
Ductus deferens
输精管
Artery of ductus deferens
输精管动脉
Genital branch of genitofemoral n.
生殖股神经生殖支
Pampiniform (venous) plexus
蔓状静脉丛
Head of epididymis
附睾(头)
Appendix of epididymis
附睾附件
Appendix of testis
睾丸附件
Testis (covered by visceral layer of tunica vaginalis testis)
睾丸(被鞘膜脏层覆盖)
Parietal layer of tunica vaginalis testis
睾丸鞘膜壁层
Superficial inguinal ring
腹股沟管浅环
External spermatic fascia
精索外筋膜
Cremaster (covered by cremasteric fascia)
提睾肌(由提睾肌筋膜包被)
Septum of scrotum (formed by dartos fascia)
阴囊中隔(由肉膜形成)
Dartos fascia of scrotum
阴囊肉膜
Skin of scrotum
阴囊皮肤
Dartos fascia of scrotum
阴囊肉膜
External spermatic fascia
精索外筋膜
Cremaster (covered by cremasteric fascia)
提睾肌(由提睾肌筋膜覆盖)
Internal spermatic fascia
精索内筋膜
Parietal layer of tunica vaginalis testis
睾丸鞘膜壁层
Body of epididymis
附睾体
Testis (covered by visceral layer of tunica vaginalis testis)
睾丸(被鞘膜脏层覆盖)
Skin of scrotum
阴囊皮肤
彩色超声多普勒：睾丸横断面观
Pampiniform plexus
蔓状静脉丛
Epididymis
附睾
Testis
睾丸
Hydrocele
阴囊积液
Testicular a.
睾丸动脉
Mediastinum of testis
睾丸纵隔
F. Netter M.D.

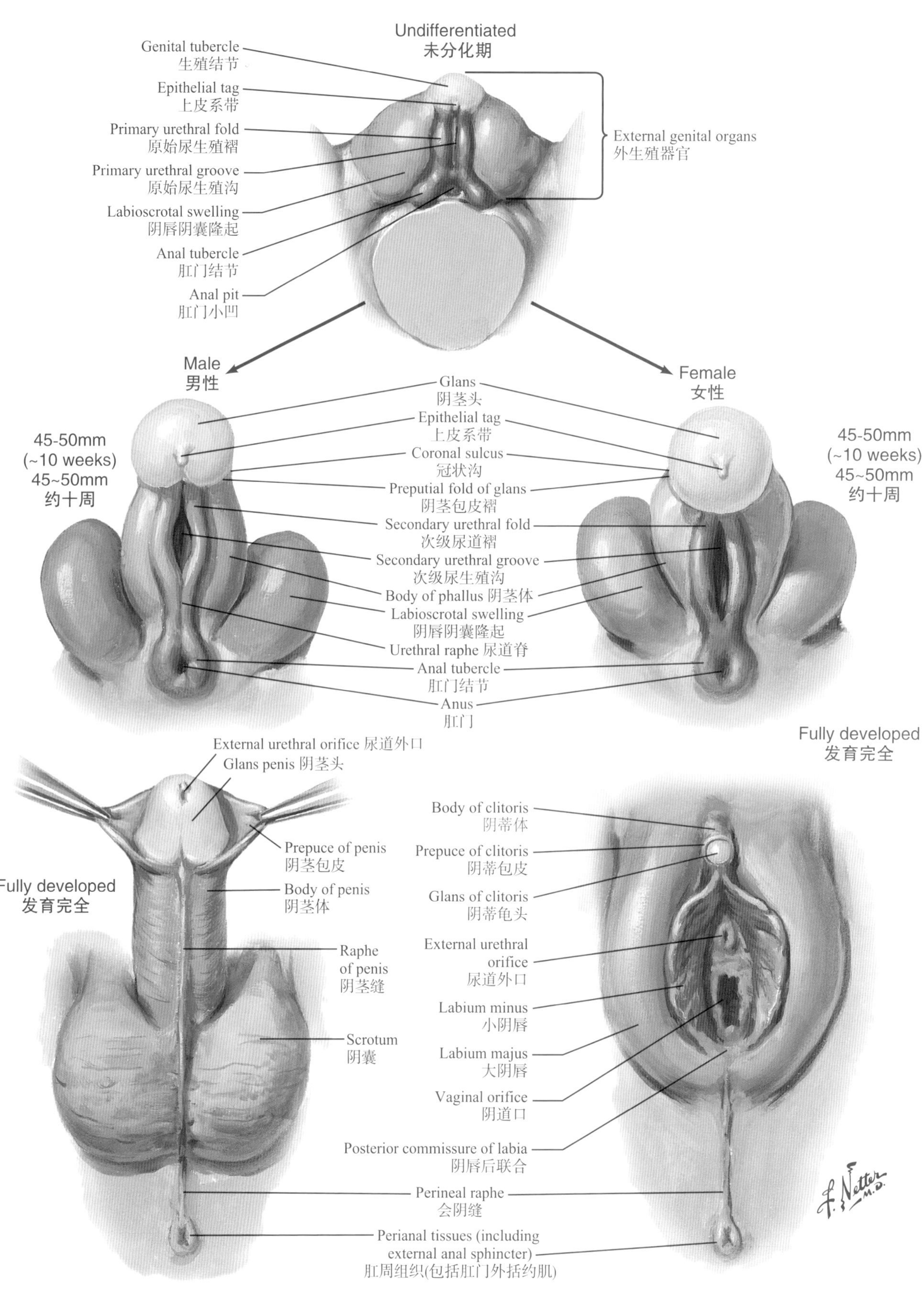
Undifferentiated
未分化期
Genital tubercle
生殖结节
Epithelial tag
上皮系带
Primary urethral fold
原始尿生殖褶
Primary urethral groove
原始尿生殖沟
Labioscrotal swelling
阴唇阴囊隆起
Anal tubercle
肛门结节
Anal pit
肛门小凹
External genital organs
外生殖器官
Male
男性
Female
女性
45-50mm
(~10 weeks)
45~50mm
约十周
Glans
阴茎头
Epithelial tag
上皮系带
Coronal sulcus
冠状沟
Preputial fold of glans
阴茎包皮褶
Secondary urethral fold
次级尿道褶
Secondary urethral groove
次级尿生殖沟
Body of phallus 阴茎体
Labioscrotal swelling
阴唇阴囊隆起
Urethral raphe 尿道脊
Anal tubercle
肛门结节
Anus
肛门
45-50mm
(~10 weeks)
45~50mm
约十周
Fully developed
发育完全
External urethral orifice 尿道外口
Glans penis 阴茎头
Prepuce of penis
阴茎包皮
Body of penis
阴茎体
Raphe
of penis
阴茎缝
Scrotum
阴囊
Fully developed
发育完全
Body of clitoris
阴蒂体
Prepuce of clitoris
阴蒂包皮
Glans of clitoris
阴蒂龟头
External urethral
orifice
尿道外口
Labium minus
小阴唇
Labium majus
大阴唇
Vaginal orifice
阴道口
Posterior commissure of labia
阴唇后联合
Perineal raphe
会阴缝
Perianal tissues (including
external anal sphincter)
肛周组织(包括肛门外括约肌)

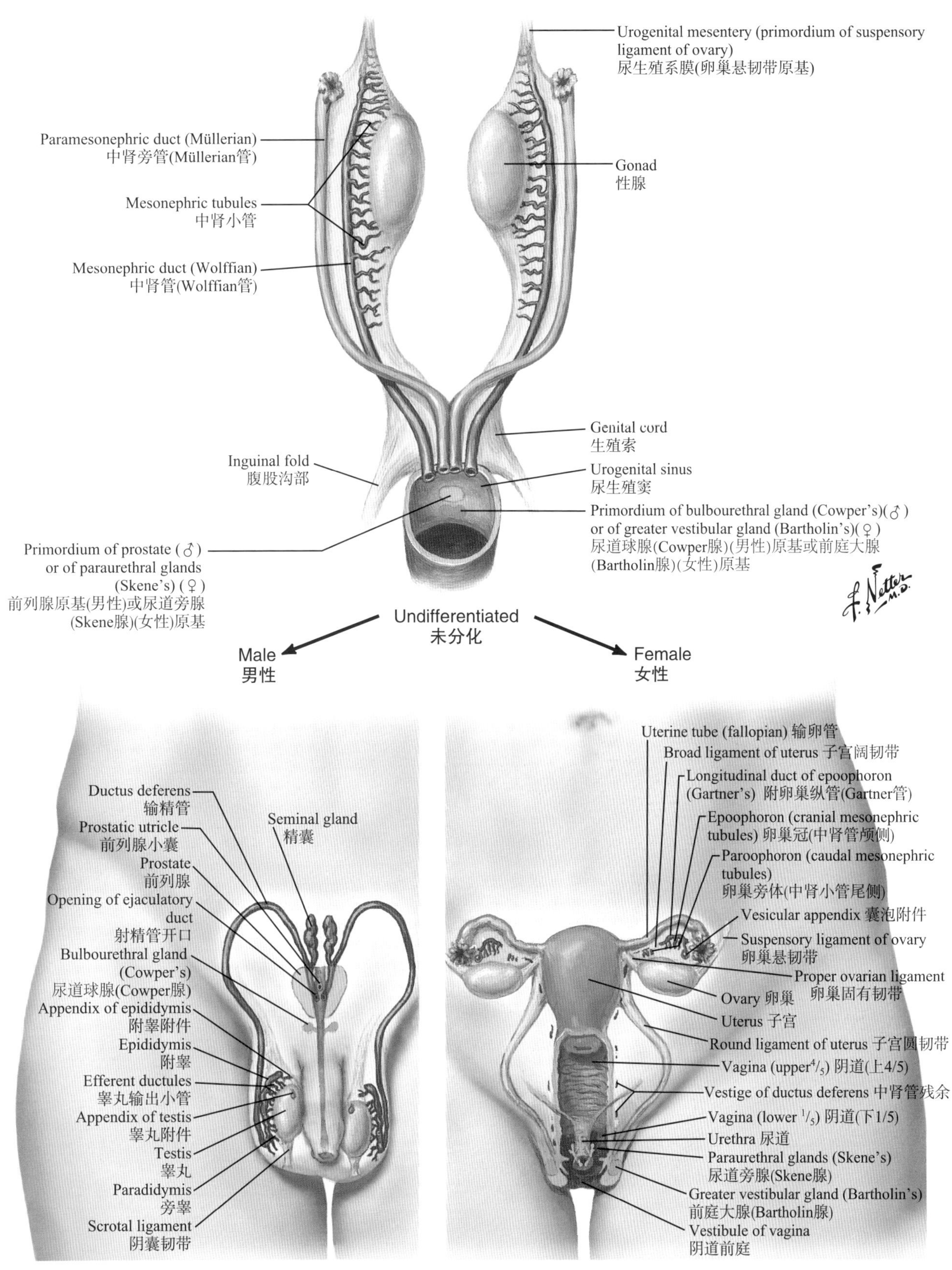


图 390 男性与女性生殖器的同源性

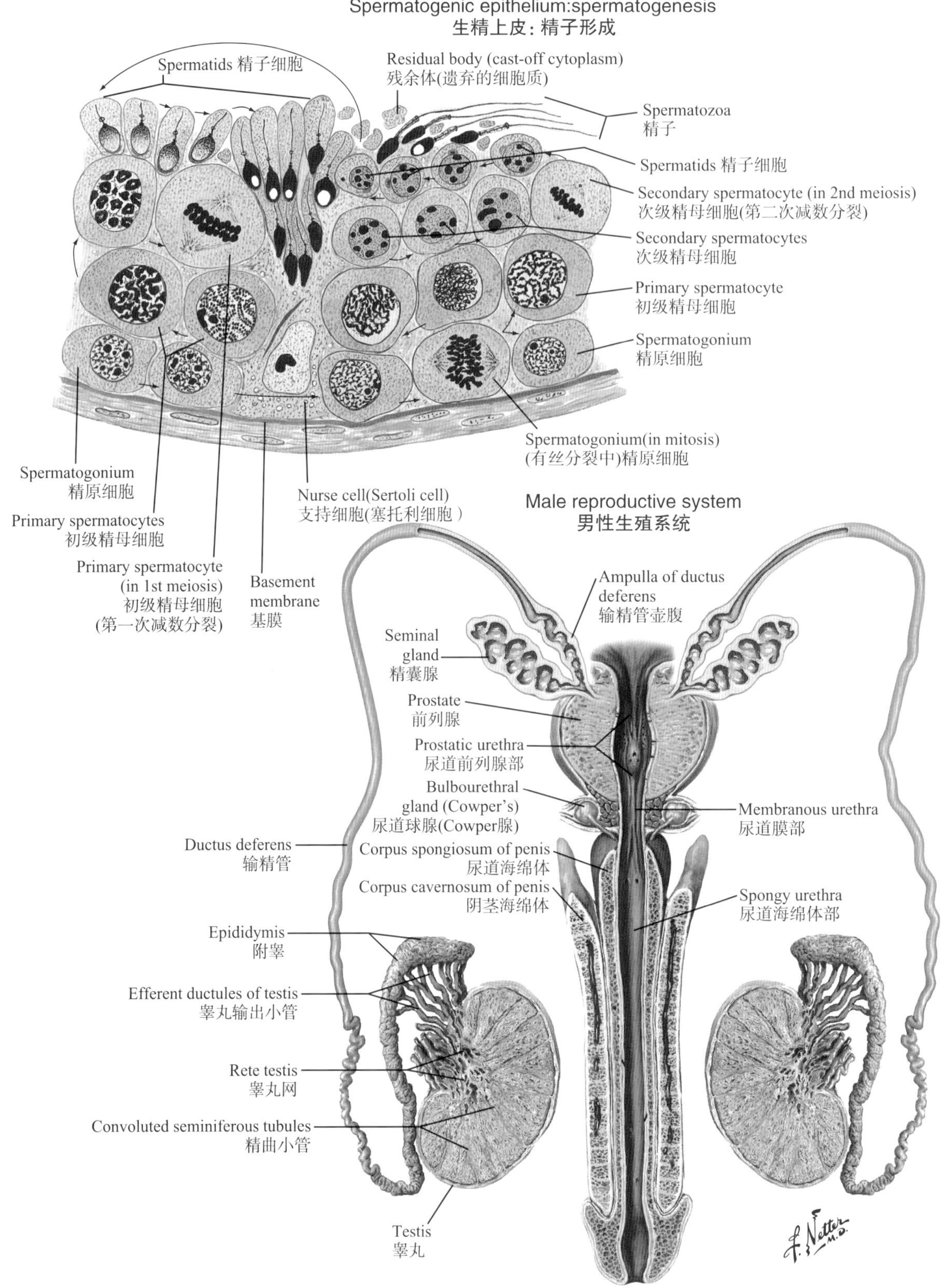
Spermatogenic epithelium:spermatogenesis
生精上皮：精子形成
Spermatids 精子细胞
Residual body (cast-off cytoplasm)
残余体(遗弃的细胞质)
Spermatozoa
精子
Spermatids 精子细胞
Secondary spermatocyte (in 2nd meiosis)
次级精母细胞(第二次减数分裂)
Secondary spermatocytes
次级精母细胞
Primary spermatocyte
初级精母细胞
Spermatogonium
精原细胞
Spermatogonium(in mitosis)
(有丝分裂中)精原细胞
Spermatogonium
精原细胞
Primary spermatocytes
初级精母细胞
Primary spermatocyte
(in 1st meiosis)
初级精母细胞
(第一次减数分裂)
Basement
membrane
基膜
Nurse cell(Sertoli cell)
支持细胞(塞托利细胞)
Male reproductive system
男性生殖系统
Ampulla of ductus
deferens
输精管壶腹
Seminal
gland
精囊腺
Prostate
前列腺
Prostatic urethra
尿道前列腺部
Bulbourethral
gland (Cowper's)
尿道球腺(Cowper腺)
Membranous urethra
尿道膜部
Ductus deferens
输精管
Corpus spongiosum of penis
尿道海绵体
Corpus cavernosum of penis
阴茎海绵体
Spongy urethra
尿道海绵体部
Epididymis
附睾
Efferent ductules of testis
睾丸输出小管
Rete testis
睾丸网
Convoluted seminiferous tubules
精曲小管
Testis
睾丸

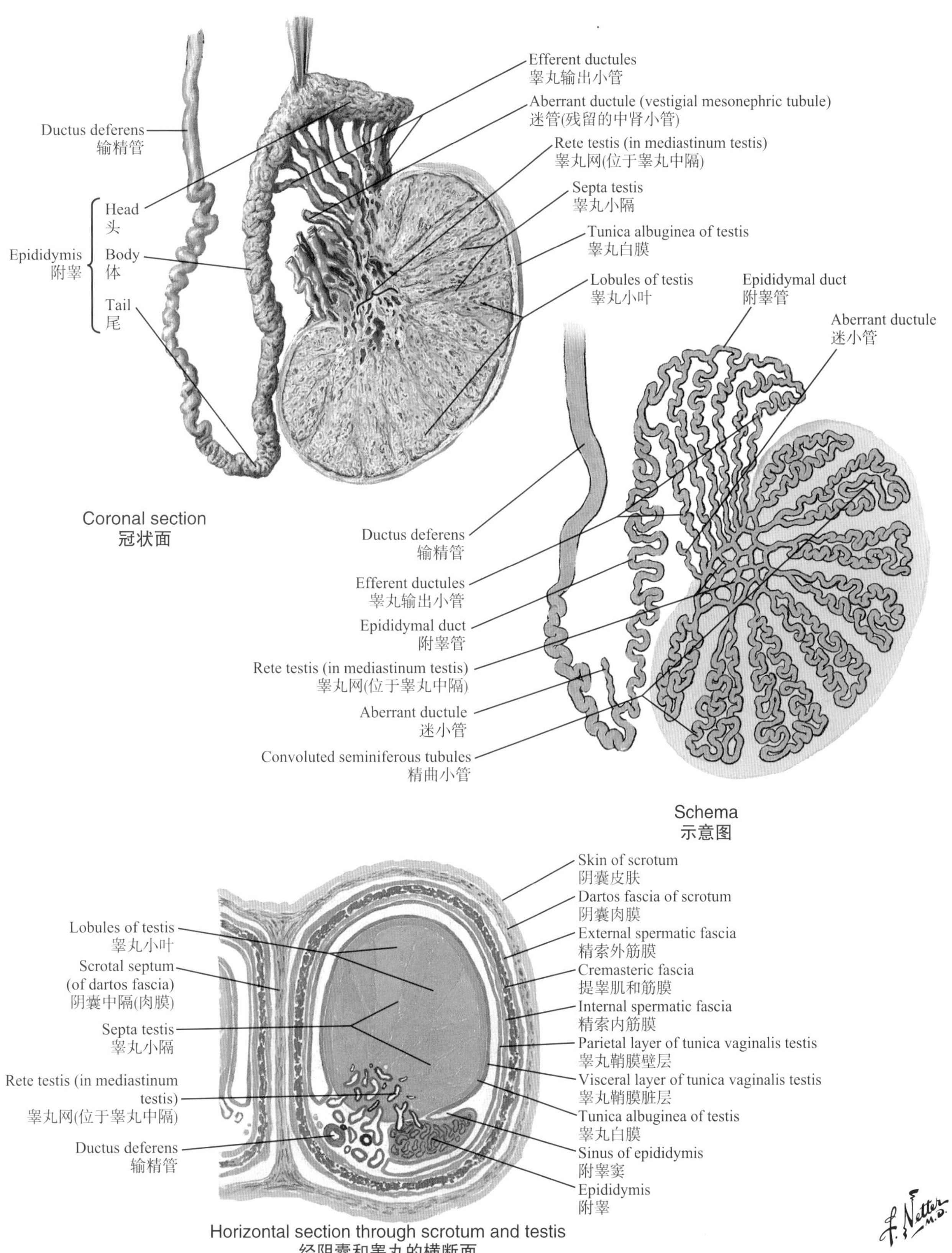

Horizontal section through scrotum and testis
经阴囊和睾丸的横断面

图 392

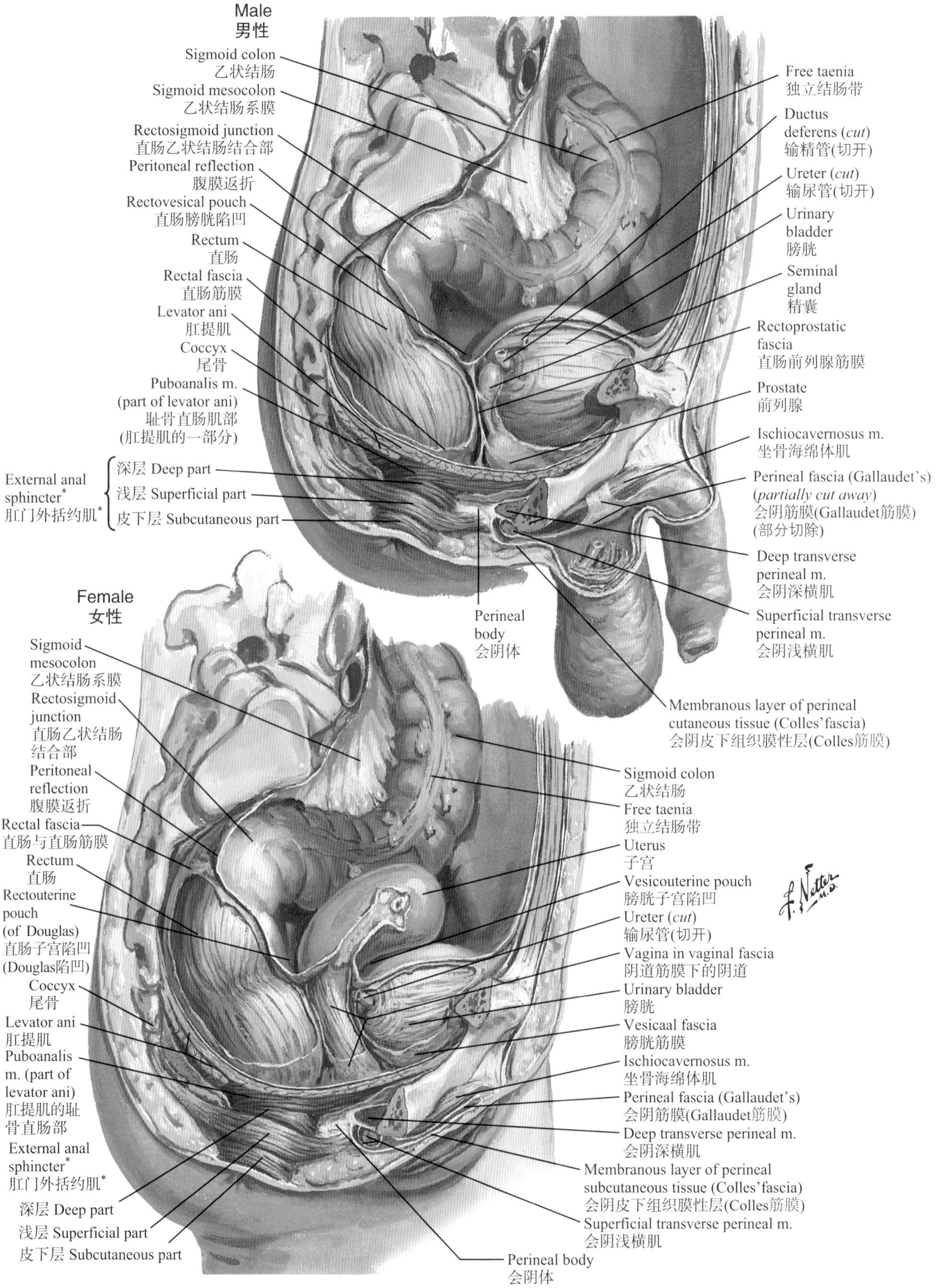

Male
男性
Sigmoid colon
乙状结肠
Sigmoid mesocolon
乙状结肠系膜
Rectosigmoid junction
直肠乙状结肠结合部
Peritoneal reflection
腹膜返折
Rectovesical pouch
直肠膀胱陷凹
Rectum
直肠
Rectal fascia
直肠筋膜
Levator ani
肛提肌
Coccyx
尾骨
Puboanalis m.
(part of levator ani)
耻骨直肠肌部
(肛提肌的一部分)
External anal sphincter*
肛门外括约肌*
深层 Deep part
浅层 Superficial part
皮下层 Subcutaneous part
Free taenia
独立结肠带
Ductus deferens (*cut*)
输精管(切开)
Ureter (*cut*)
输尿管(切开)
Urinary bladder
膀胱
Seminal gland
精囊
Rectoprostatic fascia
直肠前列腺筋膜
Prostate
前列腺
Ischiocavernosus m.
坐骨海绵体肌
Perineal fascia (Gallaudet's)
(*partially cut away*)
会阴筋膜(Gallaudet筋膜)
(部分切除)
Deep transverse perineal m.
会阴深横肌
Superficial transverse perineal m.
会阴浅横肌
Perineal body
会阴体
Membranous layer of perineal cutaneous tissue (Colles' fascia)
会阴皮下组织膜性层(Colles筋膜)
Female
女性
Sigmoid mesocolon
乙状结肠系膜
Rectosigmoid junction
直肠乙状结肠结合部
Peritoneal reflection
腹膜返折
Rectal fascia
直肠与直肠筋膜
Rectum
直肠
Rectouterine pouch (of Douglas)
直肠子宫陷凹
(Douglas陷凹)
Coccyx
尾骨
Levator ani
肛提肌
Puboanalis m. (part of levator ani)
肛提肌的耻骨直肠部
External anal sphincter*
肛门外括约肌*
深层 Deep part
浅层 Superficial part
皮下层 Subcutaneous part
Sigmoid colon
乙状结肠
Free taenia
独立结肠带
Uterus
子宫
Vesicouterine pouch
膀胱子宫陷凹
Ureter (*cut*)
输尿管(切开)
Vagina in vaginal fascia
阴道筋膜下的阴道
Urinary bladder
膀胱
Vesicaal fascia
膀胱筋膜
Ischiocavernosus m.
坐骨海绵体肌
Perineal fascia (Gallaudet's)
会阴筋膜(Gallaudet筋膜)
Deep transverse perineal m.
会阴深横肌
Membranous layer of perineal subcutaneous tissue (Colles' fascia)
会阴皮下组织膜性层(Colles筋膜)
Superficial transverse perineal m.
会阴浅横肌
Perineal body
会阴体
F. Netter M.D.

*部分可有变异

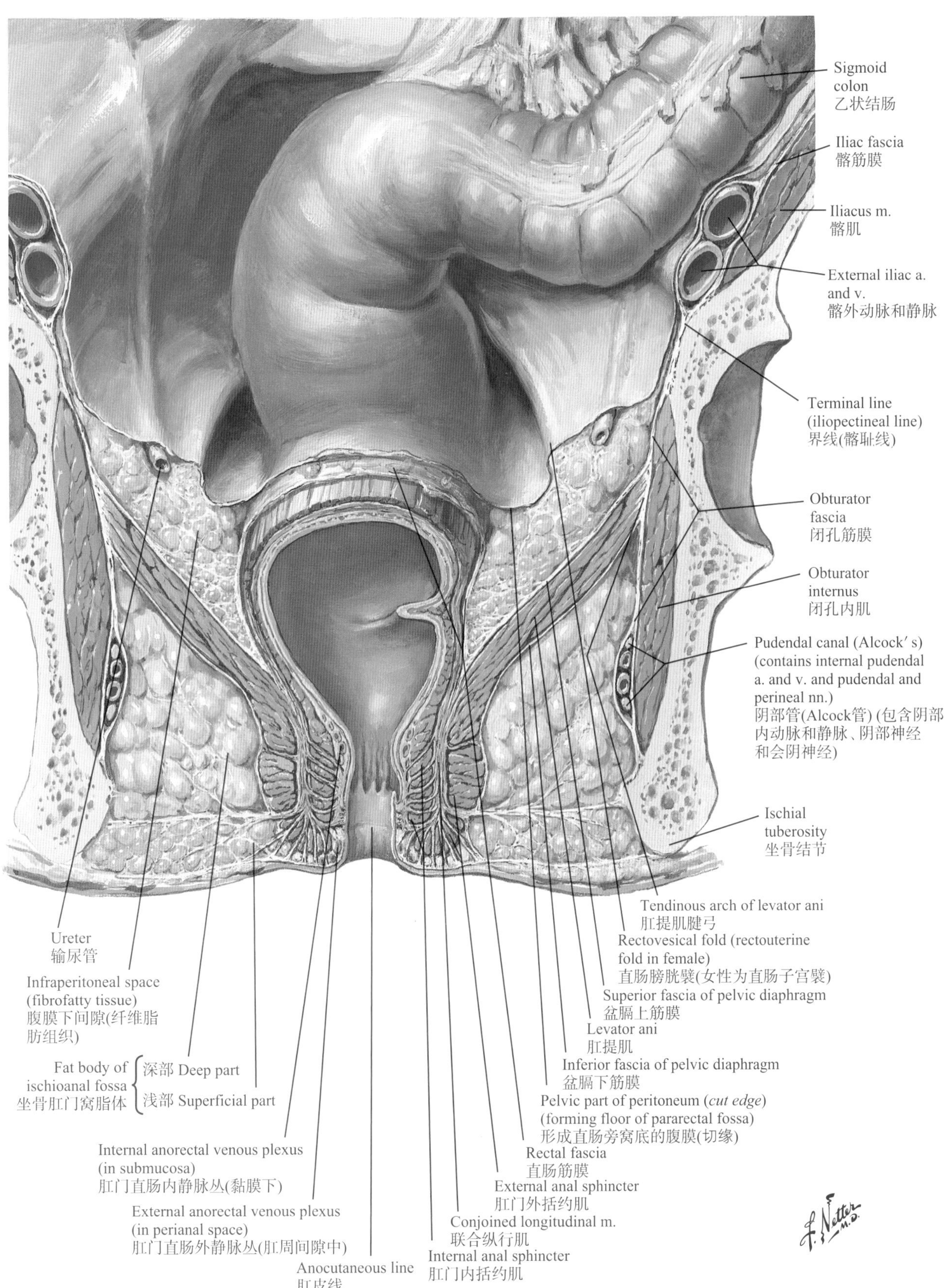
Sigmoid colon
乙状结肠
Iliac fascia
髂筋膜
Iliacus m.
髂肌
External iliac a. and v.
髂外动脉和静脉
Terminal line (iliopectineal line)
界线(髂耻线)
Obturator fascia
闭孔筋膜
Obturator internus
闭孔内肌
Pudendal canal (Alcock' s) (contains internal pudendal a. and v. and pudendal and perineal nn.)
阴部管(Alcock管) (包含阴部内动脉和静脉、阴部神经和会阴神经)
Ischial tuberosity
坐骨结节
Tendinous arch of levator ani
肛提肌腱弓
Rectovesical fold (rectouterine fold in female)
直肠膀胱襞(女性为直肠子宫襞)
Superior fascia of pelvic diaphragm
盆膈上筋膜
Levator ani
肛提肌
Inferior fascia of pelvic diaphragm
盆膈下筋膜
Pelvic part of peritoneum (cut edge) (forming floor of pararectal fossa)
形成直肠旁窝底的腹膜(切缘)
Rectal fascia
直肠筋膜
External anal sphincter
肛门外括约肌
Conjoined longitudinal m.
联合纵行肌
Internal anal sphincter
肛门内括约肌
Anocutaneous line
肛皮线
External anorectal venous plexus (in perianal space)
肛门直肠外静脉丛(肛周间隙中)
Internal anorectal venous plexus (in submucosa)
肛门直肠内静脉丛(黏膜下)
Fat body of ischioanal fossa
坐骨肛门窝脂体
深部 Deep part
浅部 Superficial part
Infraperitoneal space (fibrofatty tissue)
腹膜下间隙(纤维脂肪组织)
Ureter
输尿管
F. Netter M.D.

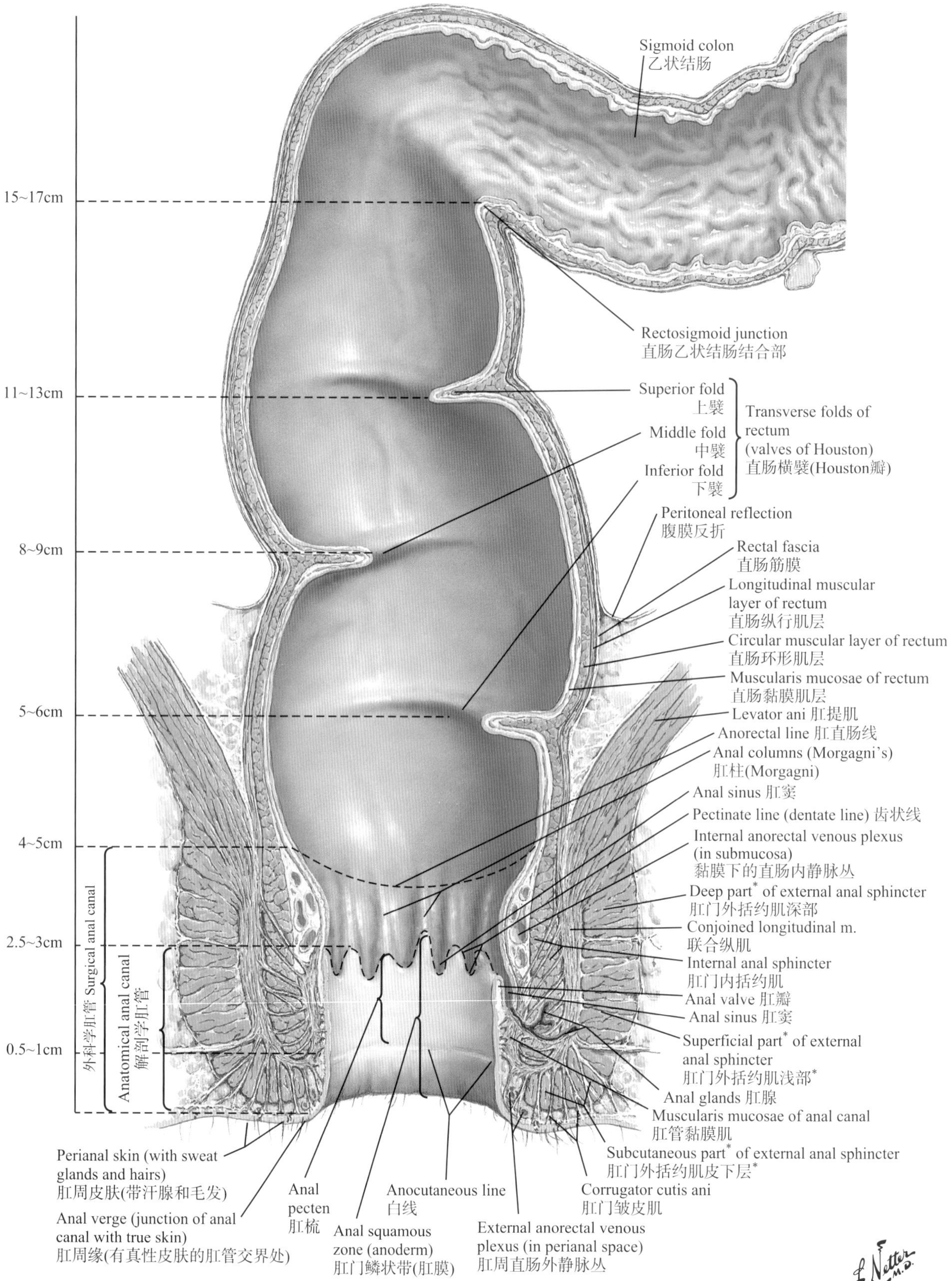

15~17cm
11~13cm
8~9cm
5~6cm
4~5cm
2.5~3cm
0.5~1cm
外科学肛管 Surgical anal canal
Anatomical anal canal 解剖学肛管
Sigmoid colon 乙状结肠
Rectosigmoid junction 直肠乙状结肠结合部
Superior fold 上襞
Middle fold 中襞
Inferior fold 下襞
Transverse folds of rectum (valves of Houston) 直肠横襞(Houston瓣)
Peritoneal reflection 腹膜反折
Rectal fascia 直肠筋膜
Longitudinal muscular layer of rectum 直肠纵行肌层
Circular muscular layer of rectum 直肠环形肌层
Muscularis mucosae of rectum 直肠黏膜肌层
Levator ani 肛提肌
Anorectal line 肛直肠线
Anal columns (Morgagni's) 肛柱(Morgagni)
Anal sinus 肛窦
Pectinate line (dentate line) 齿状线
Internal anorectal venous plexus (in submucosa) 黏膜下的直肠内静脉丛
Deep part* of external anal sphincter 肛门外括约肌深部
Conjoined longitudinal m. 联合纵肌
Internal anal sphincter 肛门内括约肌
Anal valve 肛瓣
Anal sinus 肛窦
Superficial part* of external anal sphincter 肛门外括约肌浅部*
Anal glands 肛腺
Muscularis mucosae of anal canal 肛管黏膜肌
Subcutaneous part* of external anal sphincter 肛门外括约肌皮下层*
Corrugator cutis ani 肛门皱皮肌
External anorectal venous plexus (in perianal space) 肛周直肠外静脉丛
Anocutaneous line 白线
Anal squamous zone (anoderm) 肛门鳞状带(肛膜)
Anal pecten 肛梳
Anal verge (junction of anal canal with true skin) 肛周缘(有真性皮肤的肛管交界处)
Perianal skin (with sweat glands and hairs) 肛周皮肤(带汗腺和毛发)

*部分可有变异

参见图 400，401

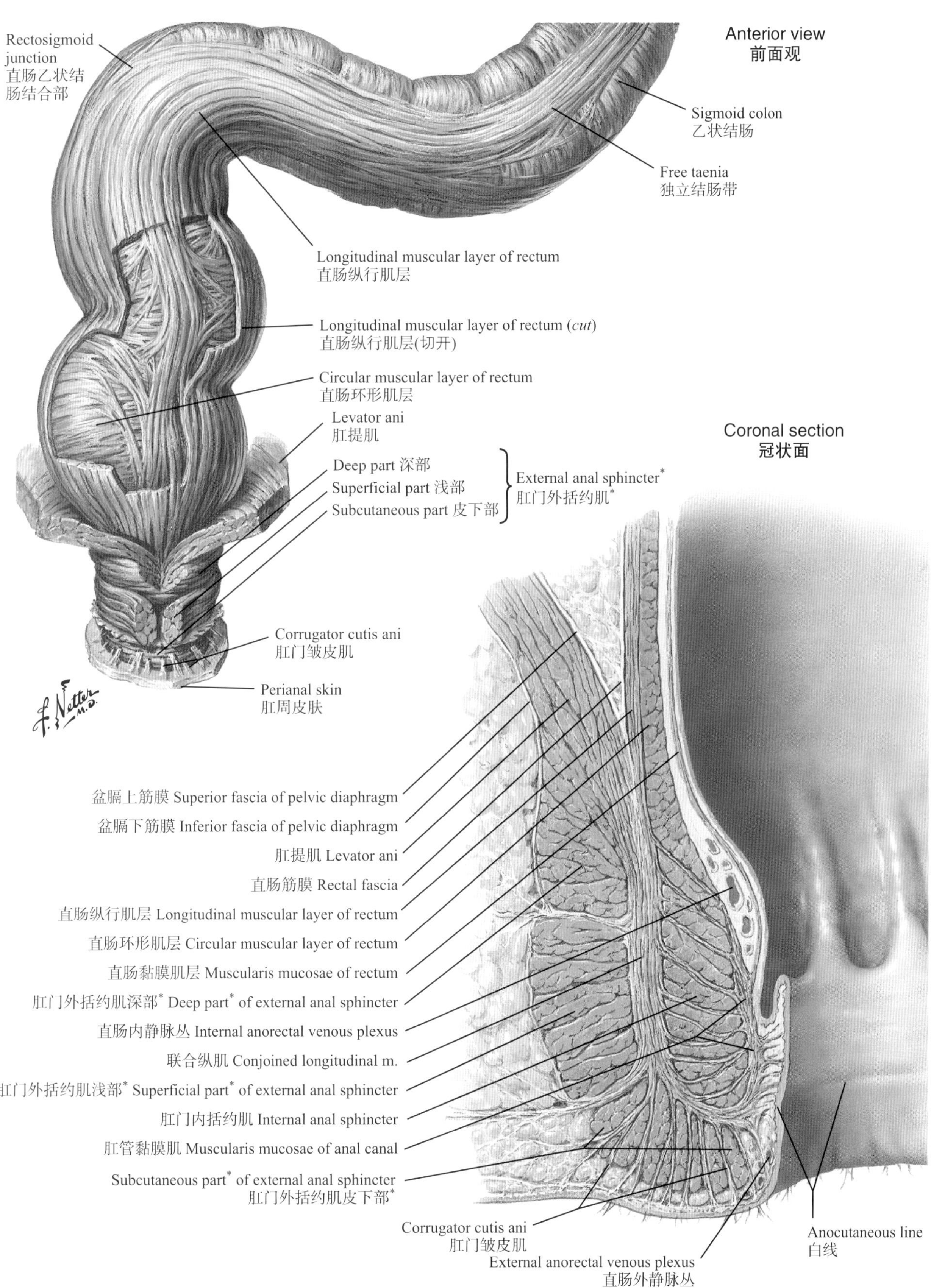


*部分可有变异

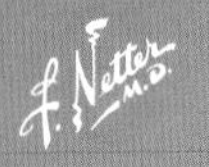

# 肛门外括约肌：会阴面观

参见图 379，384

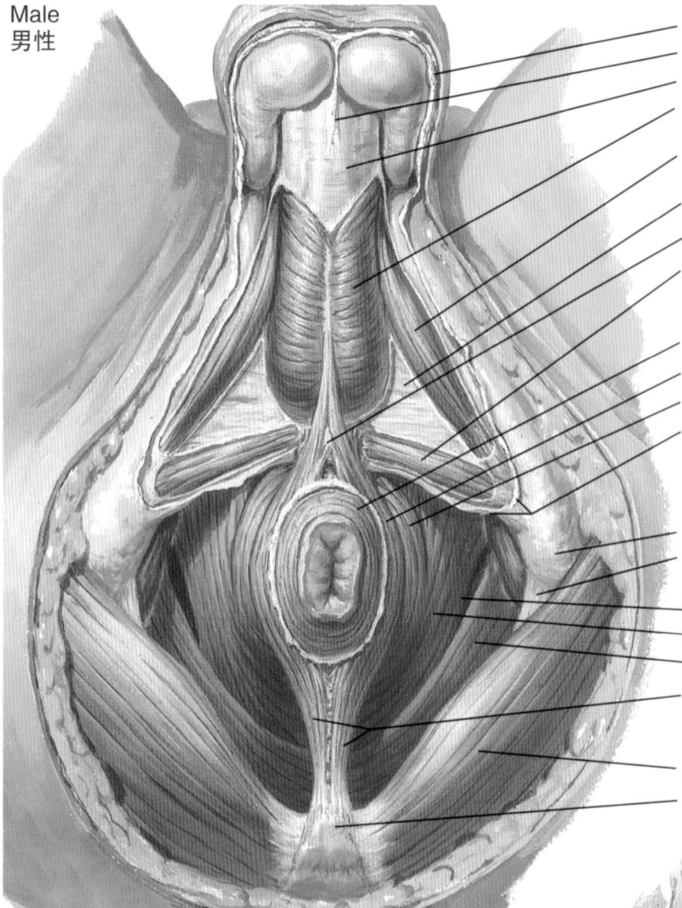

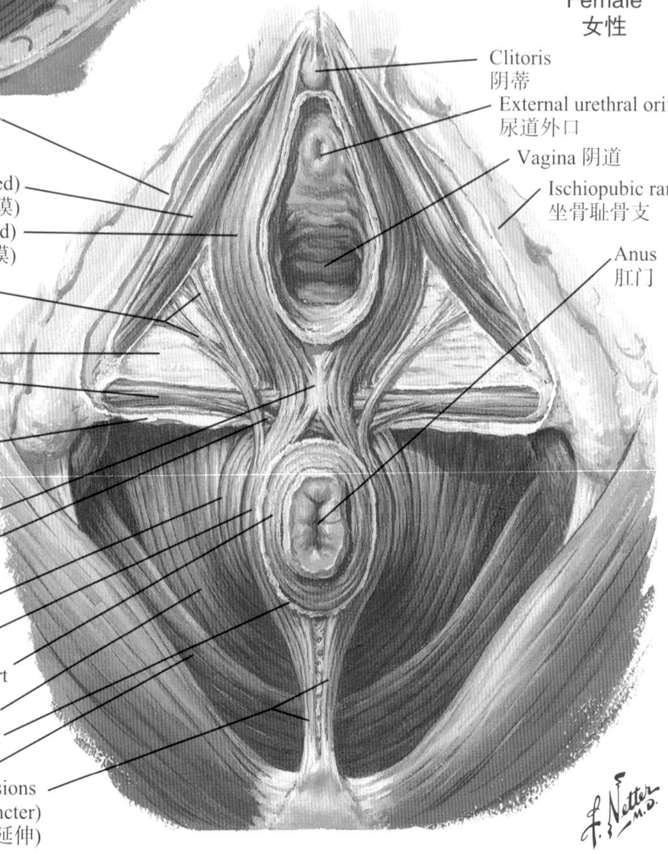

* 部分可有变异

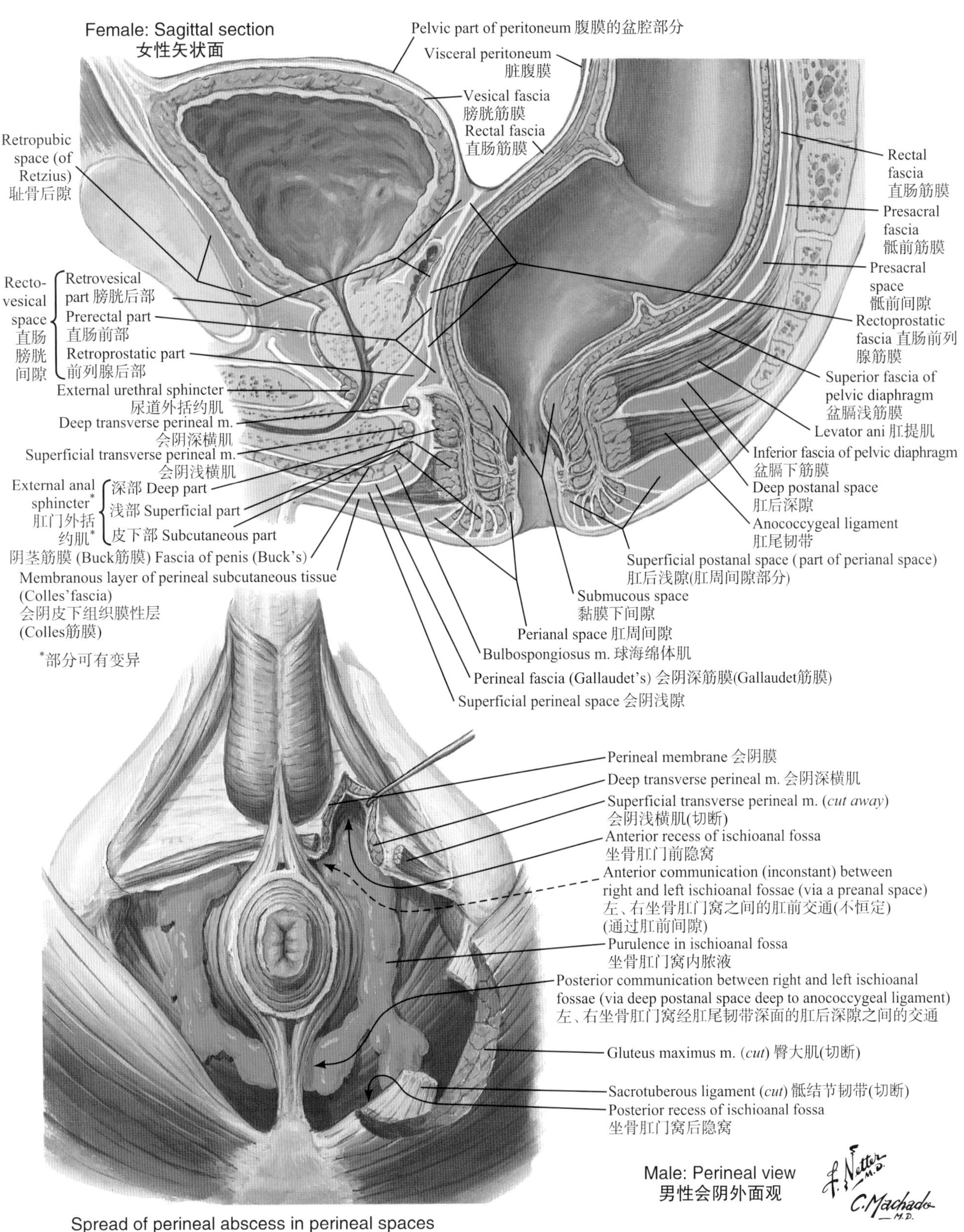
Female: Sagittal section
女性矢状面
Pelvic part of peritoneum 腹膜的盆腔部分
Visceral peritoneum
脏腹膜
Vesical fascia
膀胱筋膜
Rectal fascia
直肠筋膜
Retropubic space (of Retzius)
耻骨后隙
Rectal fascia
直肠筋膜
Presacral fascia
骶前筋膜
Presacral space
骶前间隙
Rectoprostatic fascia 直肠前列腺筋膜
Recto-vesical space
直肠膀胱间隙
Retrovesical part 膀胱后部
Prerectal part
直肠前部
Retroprostatic part
前列腺后部
External urethral sphincter
尿道外括约肌
Deep transverse perineal m.
会阴深横肌
Superficial transverse perineal m.
会阴浅横肌
Superior fascia of pelvic diaphragm
盆膈浅筋膜
Levator ani 肛提肌
Inferior fascia of pelvic diaphragm
盆膈下筋膜
External anal sphincter*
肛门外括约肌*
深部 Deep part
浅部 Superficial part
皮下部 Subcutaneous part
Deep postanal space
肛后深隙
Anococcygeal ligament
肛尾韧带
阴茎筋膜 (Buck筋膜) Fascia of penis (Buck's)
Membranous layer of perineal subcutaneous tissue (Colles'fascia)
会阴皮下组织膜性层 (Colles筋膜)
*部分可有变异
Superficial postanal space (part of perianal space)
肛后浅隙(肛周间隙部分)
Submucous space
黏膜下间隙
Perianal space 肛周间隙
Bulbospongiosus m. 球海绵体肌
Perineal fascia (Gallaudet's) 会阴深筋膜(Gallaudet筋膜)
Superficial perineal space 会阴浅隙
Perineal membrane 会阴膜
Deep transverse perineal m. 会阴深横肌
Superficial transverse perineal m. (cut away)
会阴浅横肌(切断)
Anterior recess of ischioanal fossa
坐骨肛门前隐窝
Anterior communication (inconstant) between right and left ischioanal fossae (via a preanal space)
左、右坐骨肛门窝之间的肛前交通(不恒定)(通过肛前间隙)
Purulence in ischioanal fossa
坐骨肛门窝内脓液
Posterior communication between right and left ischioanal fossae (via deep postanal space deep to anococcygeal ligament)
左、右坐骨肛门窝经肛尾韧带深面的肛后深隙之间的交通
Gluteus maximus m. (cut) 臀大肌(切断)
Sacrotuberous ligament (cut) 骶结节韧带(切断)
Posterior recess of ischioanal fossa
坐骨肛门窝后隐窝
Male: Perineal view
男性会阴外面观
Spread of perineal abscess in perineal spaces
会阴间隙内会阴脓肿的扩散

女性盆腔MRI(不含静脉造影剂)

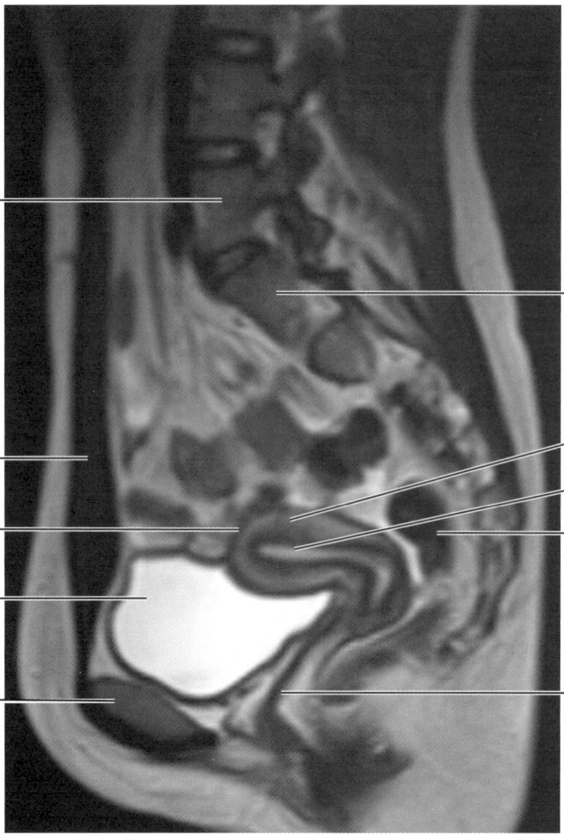

L5 vertebral body
L5锥体

Sacrum (1st segment)
骶骨(第1骶椎)

Rectus abdominis m.
腹直肌

Myometrium
子宫肌层

Endometrium
子宫内膜

Fundus of uterus
子宫底

Rectum
直肠

Urinary bladder
膀胱

Pubis
耻骨

Vagina
阴道

男性盆腔MRI(不含静脉造影剂)

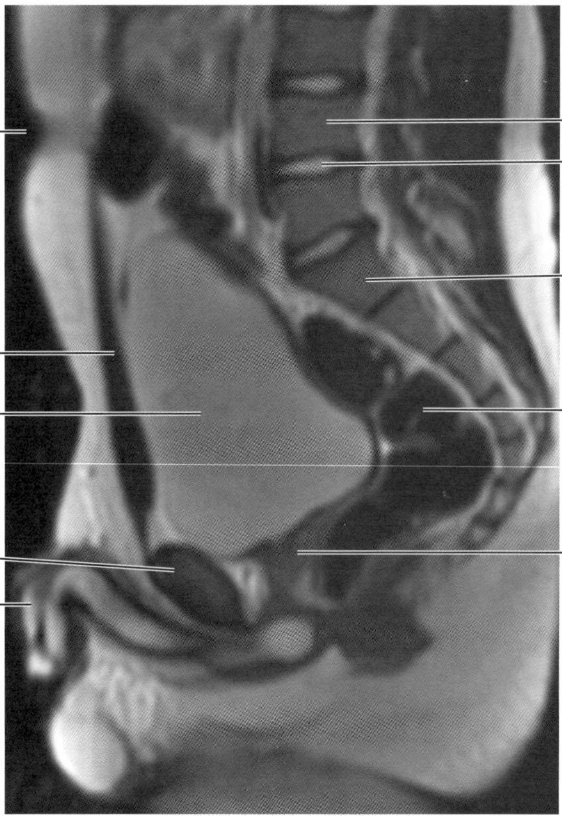

Umbilicus
脐

L4 vertebra
L4椎体

L4/L5 intervertebral disc
L4/L5椎间盘

Sacrum (1st segment)
骶骨(第1骶椎)

Rectus abdominis m.
腹直肌

Urinary bladder
膀胱

Rectum
直肠

Pubis
耻骨

Prostate
前列腺

Penis
阴茎

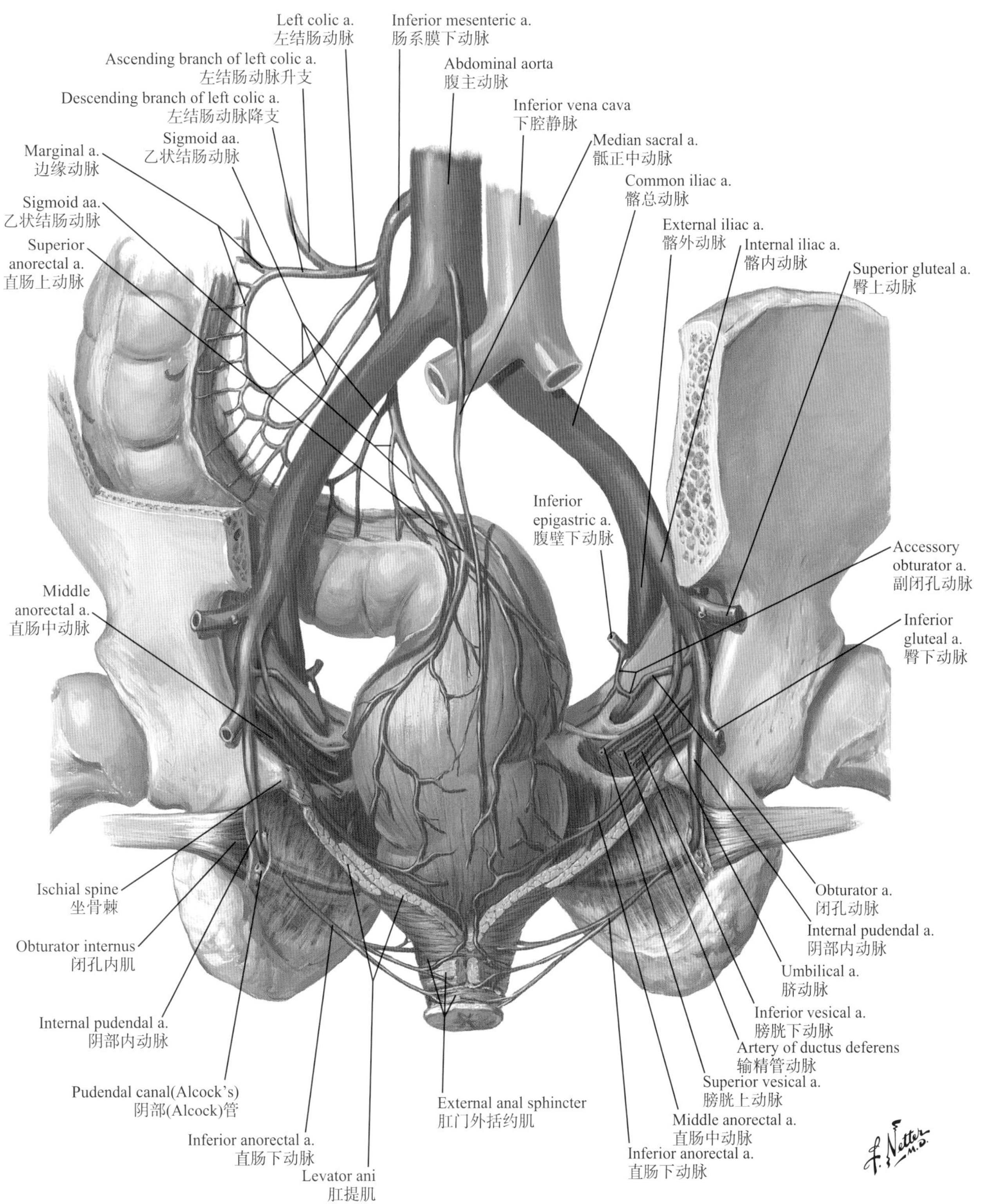
Left colic a.
左结肠动脉
Inferior mesenteric a.
肠系膜下动脉
Ascending branch of left colic a.
左结肠动脉升支
Abdominal aorta
腹主动脉
Descending branch of left colic a.
左结肠动脉降支
Inferior vena cava
下腔静脉
Sigmoid aa.
乙状结肠动脉
Median sacral a.
骶正中动脉
Marginal a.
边缘动脉
Common iliac a.
髂总动脉
Sigmoid aa.
乙状结肠动脉
External iliac a.
髂外动脉
Superior anorectal a.
直肠上动脉
Internal iliac a.
髂内动脉
Superior gluteal a.
臀上动脉
Inferior epigastric a.
腹壁下动脉
Accessory obturator a.
副闭孔动脉
Middle anorectal a.
直肠中动脉
Inferior gluteal a.
臀下动脉
Ischial spine
坐骨棘
Obturator a.
闭孔动脉
Obturator internus
闭孔内肌
Internal pudendal a.
阴部内动脉
Umbilical a.
脐动脉
Internal pudendal a.
阴部内动脉
Inferior vesical a.
膀胱下动脉
Artery of ductus deferens
输精管动脉
Superior vesical a.
膀胱上动脉
Pudendal canal(Alcock's)
阴部(Alcock)管
External anal sphincter
肛门外括约肌
Middle anorectal a.
直肠中动脉
Inferior anorectal a.
直肠下动脉
Inferior anorectal a.
直肠下动脉
Levator ani
肛提肌
F. Netter M.D.

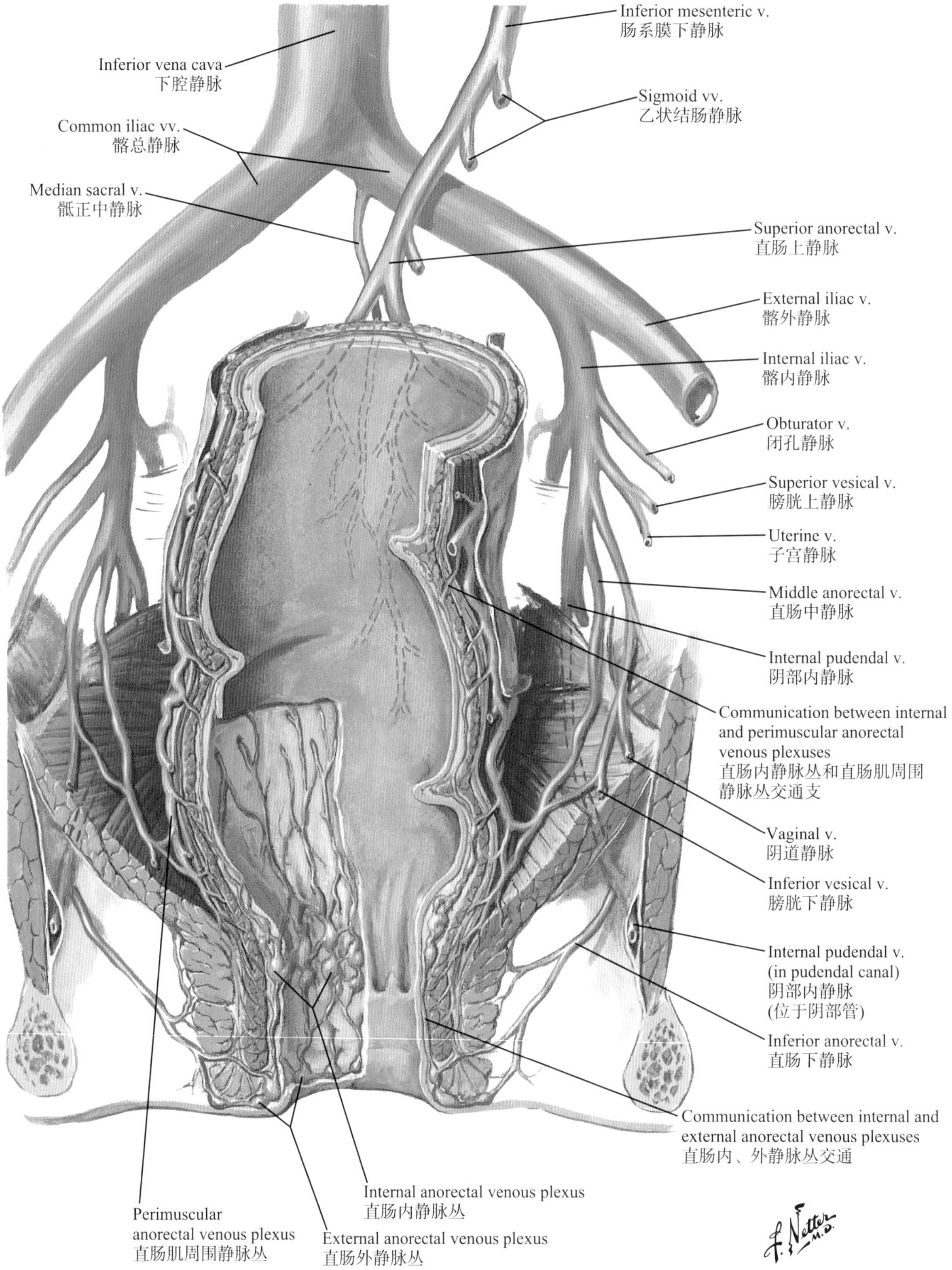
Inferior mesenteric v.
肠系膜下静脉
Inferior vena cava
下腔静脉
Sigmoid vv.
乙状结肠静脉
Common iliac vv.
髂总静脉
Median sacral v.
骶正中静脉
Superior anorectal v.
直肠上静脉
External iliac v.
髂外静脉
Internal iliac v.
髂内静脉
Obturator v.
闭孔静脉
Superior vesical v.
膀胱上静脉
Uterine v.
子宫静脉
Middle anorectal v.
直肠中静脉
Internal pudendal v.
阴部内静脉
Communication between internal and perimuscular anorectal venous plexuses
直肠内静脉丛和直肠肌周围静脉丛交通支
Vaginal v.
阴道静脉
Inferior vesical v.
膀胱下静脉
Internal pudendal v. (in pudendal canal)
阴部内静脉(位于阴部管)
Inferior anorectal v.
直肠下静脉
Communication between internal and external anorectal venous plexuses
直肠内、外静脉丛交通
Internal anorectal venous plexus
直肠内静脉丛
Perimuscular anorectal venous plexus
直肠肌周围静脉丛
External anorectal venous plexus
直肠外静脉丛

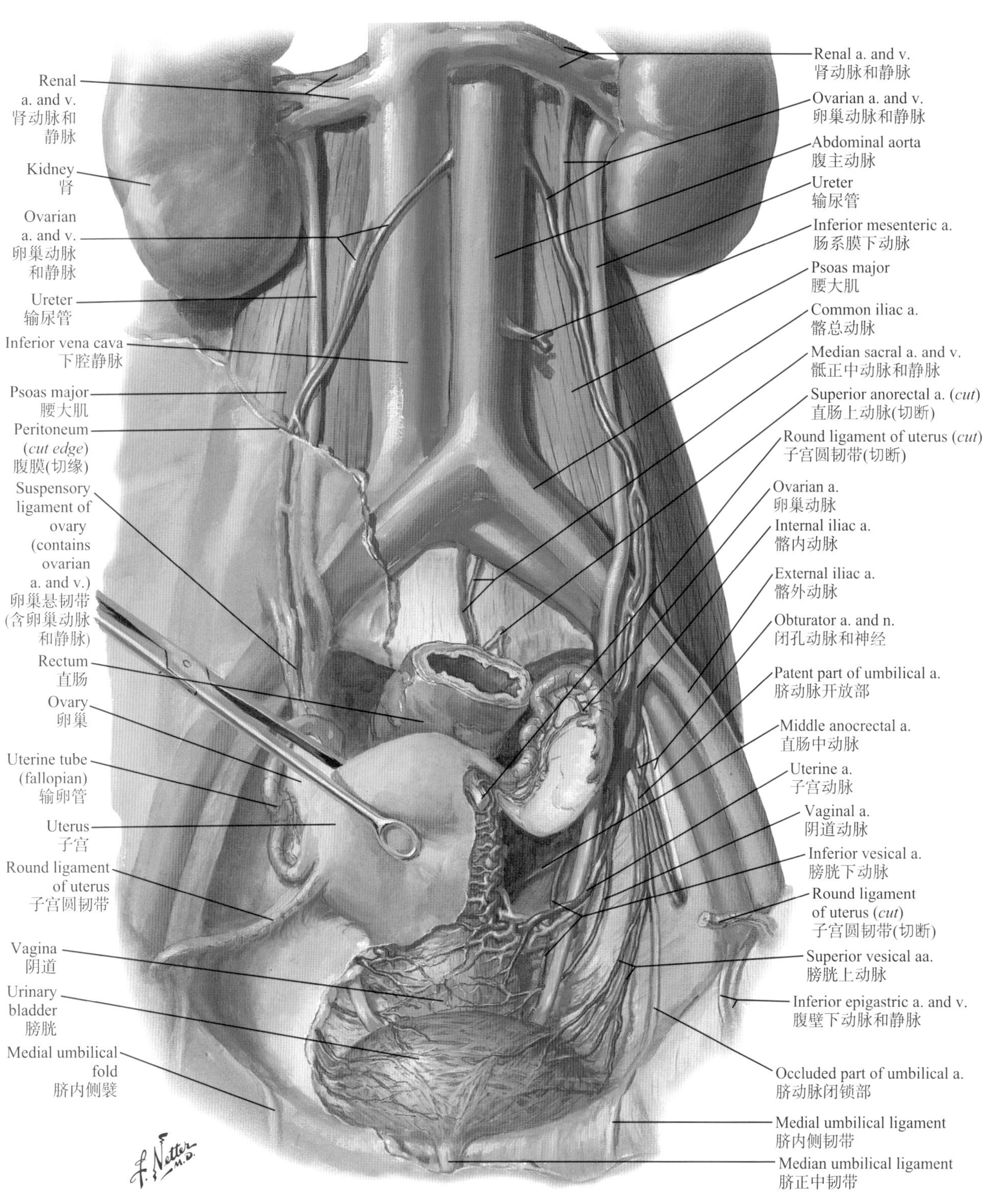
Renal a. and v.
肾动脉和静脉
Kidney
肾
Ovarian a. and v.
卵巢动脉和静脉
Ureter
输尿管
Inferior vena cava
下腔静脉
Psoas major
腰大肌
Peritoneum (*cut edge*)
腹膜(切缘)
Suspensory ligament of ovary (contains ovarian a. and v.)
卵巢悬韧带(含卵巢动脉和静脉)
Rectum
直肠
Ovary
卵巢
Uterine tube (fallopian)
输卵管
Uterus
子宫
Round ligament of uterus
子宫圆韧带
Vagina
阴道
Urinary bladder
膀胱
Medial umbilical fold
脐内侧襞
Renal a. and v.
肾动脉和静脉
Ovarian a. and v.
卵巢动脉和静脉
Abdominal aorta
腹主动脉
Ureter
输尿管
Inferior mesenteric a.
肠系膜下动脉
Psoas major
腰大肌
Common iliac a.
髂总动脉
Median sacral a. and v.
骶正中动脉和静脉
Superior anorectal a. (*cut*)
直肠上动脉(切断)
Round ligament of uterus (*cut*)
子宫圆韧带(切断)
Ovarian a.
卵巢动脉
Internal iliac a.
髂内动脉
External iliac a.
髂外动脉
Obturator a. and n.
闭孔动脉和神经
Patent part of umbilical a.
脐动脉开放部
Middle anocrectal a.
直肠中动脉
Uterine a.
子宫动脉
Vaginal a.
阴道动脉
Inferior vesical a.
膀胱下动脉
Round ligament of uterus (*cut*)
子宫圆韧带(切断)
Superior vesical aa.
膀胱上动脉
Inferior epigastric a. and v.
腹壁下动脉和静脉
Occluded part of umbilical a.
脐动脉闭锁部
Medial umbilical ligament
脐内侧韧带
Median umbilical ligament
脐正中韧带
F. Netter M.D.

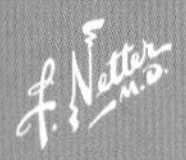

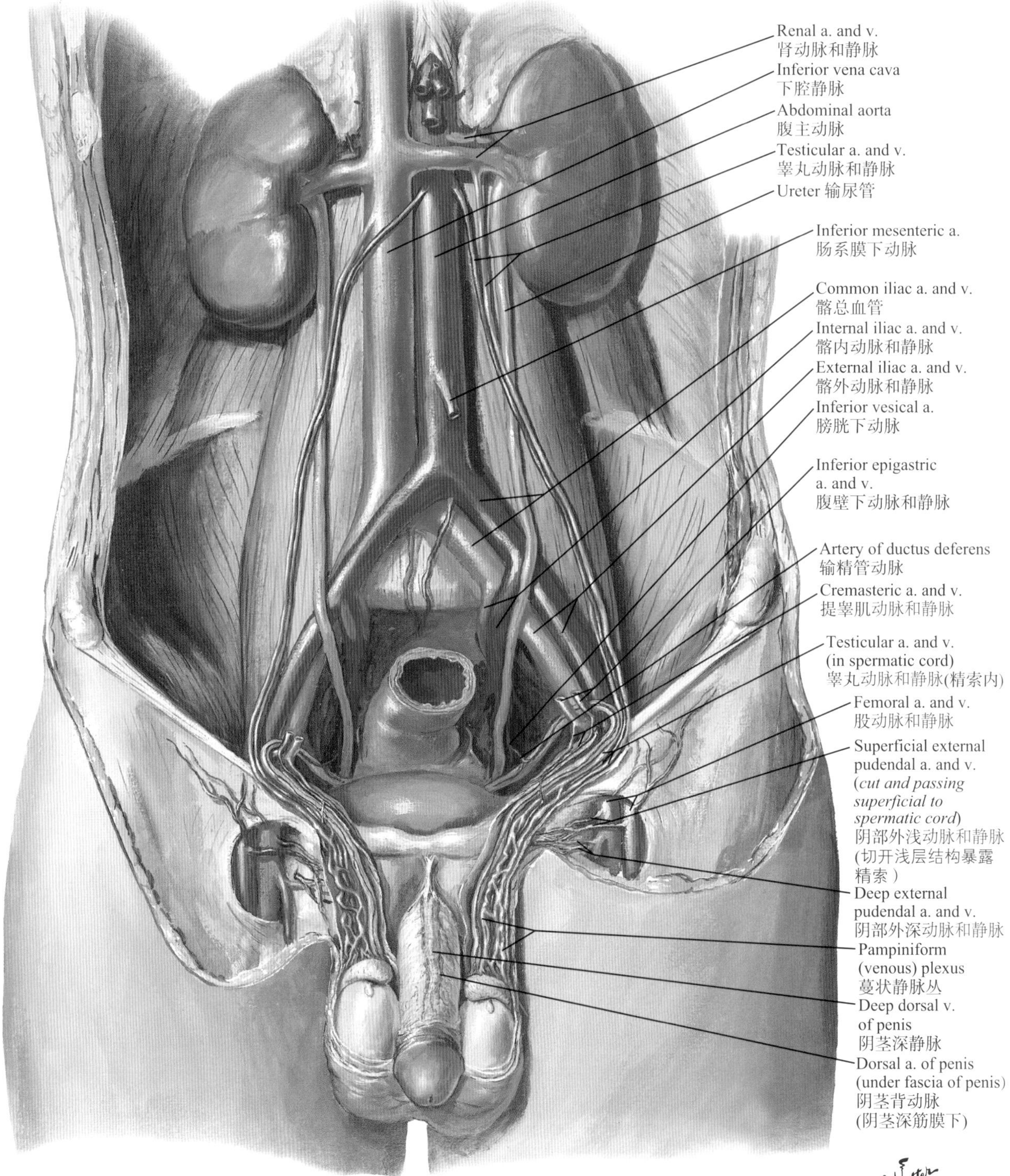

# 睾丸的动脉和静脉：前面观

Renal a. and v.
肾动脉和静脉
Inferior vena cava
下腔静脉
Abdominal aorta
腹主动脉
Testicular a. and v.
睾丸动脉和静脉
Ureter 输尿管
Inferior mesenteric a.
肠系膜下动脉
Common iliac a. and v.
髂总血管
Internal iliac a. and v.
髂内动脉和静脉
External iliac a. and v.
髂外动脉和静脉
Inferior vesical a.
膀胱下动脉
Inferior epigastric
a. and v.
腹壁下动脉和静脉
Artery of ductus deferens
输精管动脉
Cremasteric a. and v.
提睾肌动脉和静脉
Testicular a. and v.
(in spermatic cord)
睾丸动脉和静脉(精索内)
Femoral a. and v.
股动脉和静脉
Superficial external
pudendal a. and v.
(*cut and passing*
*superficial to*
*spermatic cord*)
阴部外浅动脉和静脉
(切开浅层结构暴露
精索)
Deep external
pudendal a. and v.
阴部外深动脉和静脉
Pampiniform
(venous) plexus
蔓状静脉丛
Deep dorsal v.
of penis
阴茎深静脉
Dorsal a. of penis
(under fascia of penis)
阴茎背动脉
(阴茎深筋膜下)

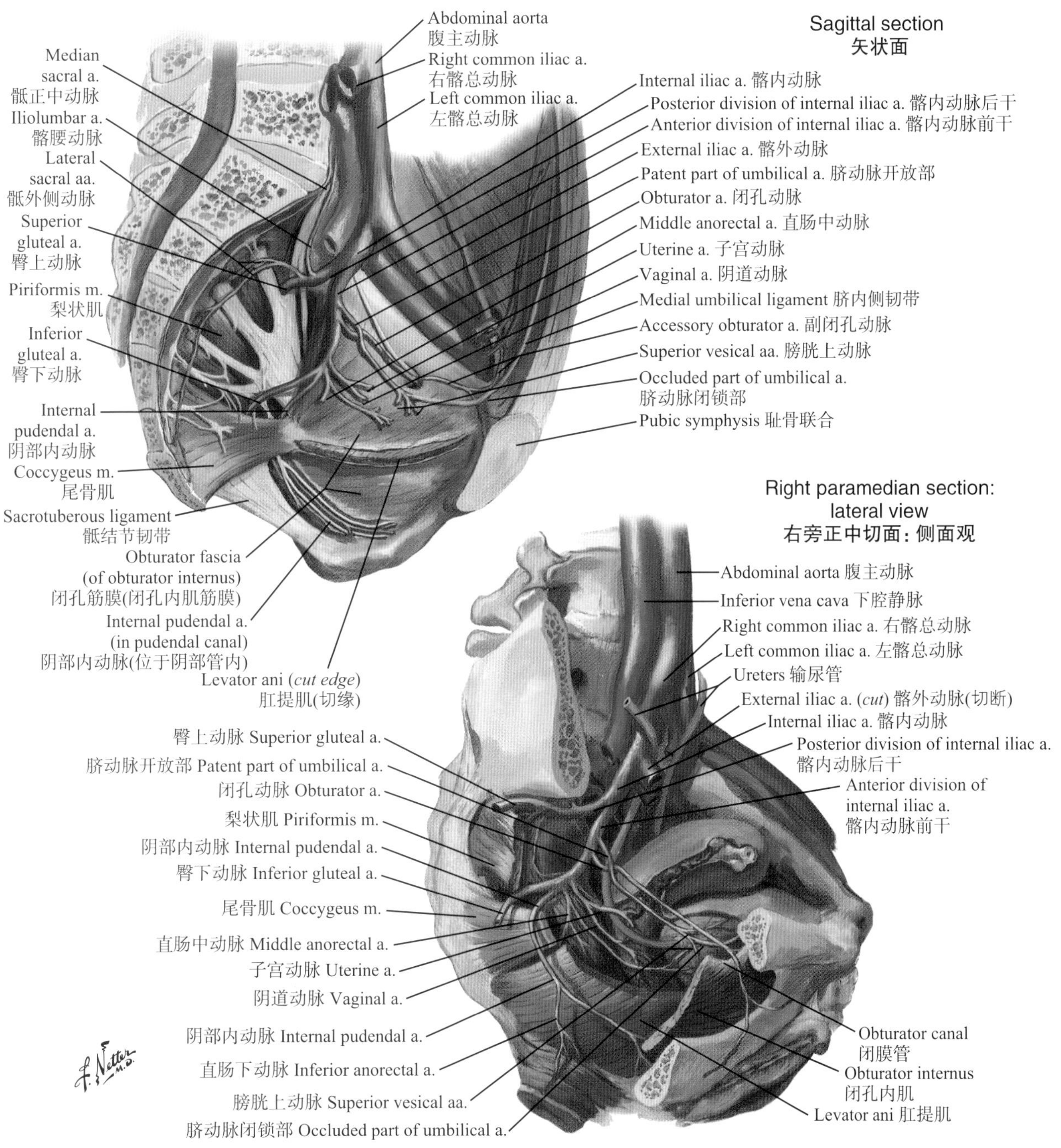
Sagittal section
矢状面
Abdominal aorta
腹主动脉
Right common iliac a.
右髂总动脉
Left common iliac a.
左髂总动脉
Median
sacral a.
骶正中动脉
Iliolumbar a.
髂腰动脉
Lateral
sacral aa.
骶外侧动脉
Superior
gluteal a.
臀上动脉
Piriformis m.
梨状肌
Inferior
gluteal a.
臀下动脉
Internal
pudendal a.
阴部内动脉
Coccygeus m.
尾骨肌
Sacrotuberous ligament
骶结节韧带
Obturator fascia
(of obturator internus)
闭孔筋膜(闭孔内肌筋膜)
Internal pudendal a.
(in pudendal canal)
阴部内动脉(位于阴部管内)
Levator ani (cut edge)
肛提肌(切缘)
Internal iliac a. 髂内动脉
Posterior division of internal iliac a. 髂内动脉后干
Anterior division of internal iliac a. 髂内动脉前干
External iliac a. 髂外动脉
Patent part of umbilical a. 脐动脉开放部
Obturator a. 闭孔动脉
Middle anorectal a. 直肠中动脉
Uterine a. 子宫动脉
Vaginal a. 阴道动脉
Medial umbilical ligament 脐内侧韧带
Accessory obturator a. 副闭孔动脉
Superior vesical aa. 膀胱上动脉
Occluded part of umbilical a.
脐动脉闭锁部
Pubic symphysis 耻骨联合
Right paramedian section:
lateral view
右旁正中切面：侧面观
Abdominal aorta 腹主动脉
Inferior vena cava 下腔静脉
Right common iliac a. 右髂总动脉
Left common iliac a. 左髂总动脉
Ureters 输尿管
External iliac a. (cut) 髂外动脉(切断)
Internal iliac a. 髂内动脉
Posterior division of internal iliac a.
髂内动脉后干
Anterior division of
internal iliac a.
髂内动脉前干
臀上动脉 Superior gluteal a.
脐动脉开放部 Patent part of umbilical a.
闭孔动脉 Obturator a.
梨状肌 Piriformis m.
阴部内动脉 Internal pudendal a.
臀下动脉 Inferior gluteal a.
尾骨肌 Coccygeus m.
直肠中动脉 Middle anorectal a.
子宫动脉 Uterine a.
阴道动脉 Vaginal a.
阴部内动脉 Internal pudendal a.
直肠下动脉 Inferior anorectal a.
膀胱上动脉 Superior vesical aa.
脐动脉闭锁部 Occluded part of umbilical a.
Obturator canal
闭膜管
Obturator internus
闭孔内肌
Levator ani 肛提肌
F. Netter M.D.

参见图 93，附图 93

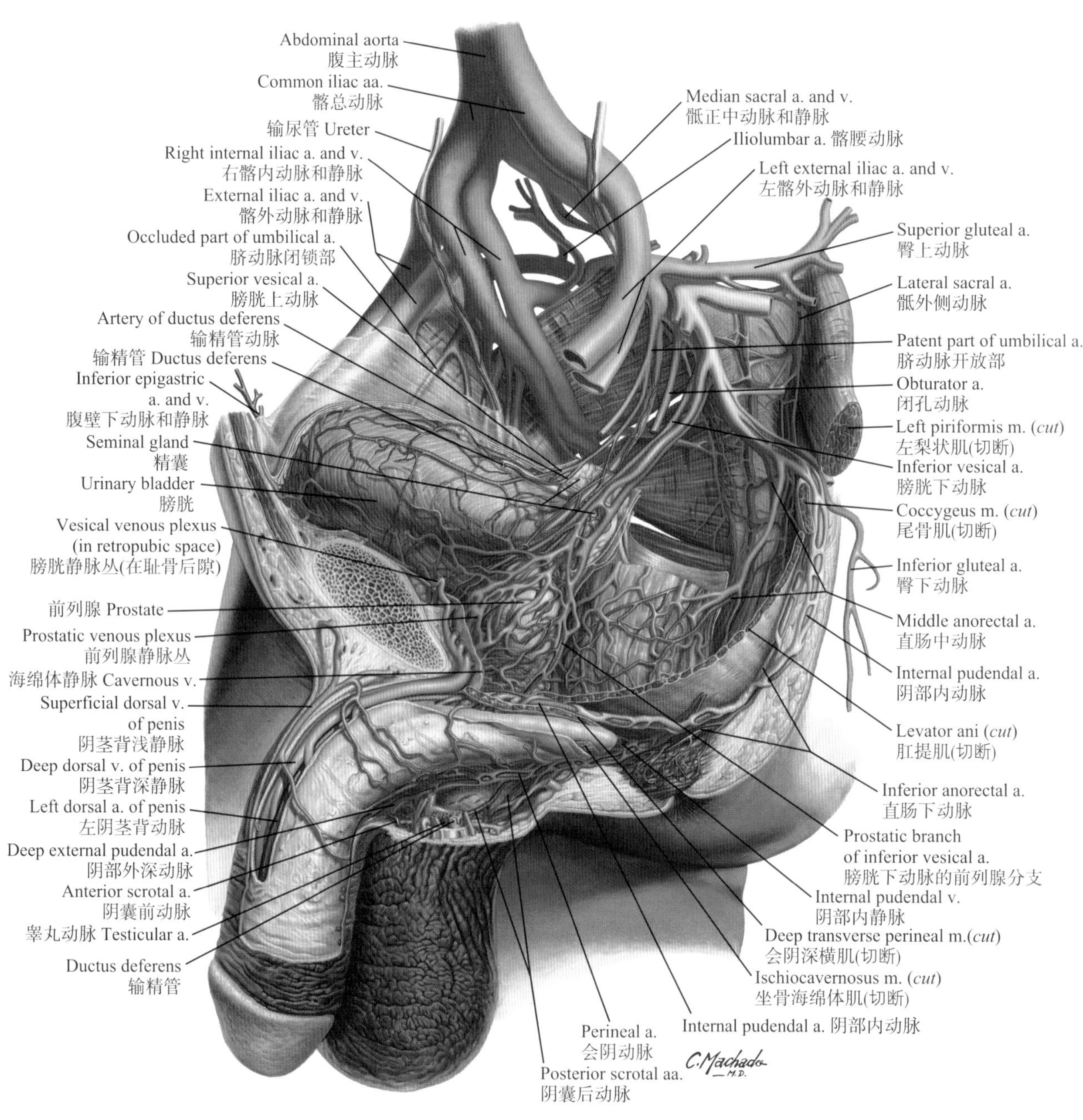
Abdominal aorta
腹主动脉
Common iliac aa.
髂总动脉
输尿管 Ureter
Right internal iliac a. and v.
右髂内动脉和静脉
External iliac a. and v.
髂外动脉和静脉
Occluded part of umbilical a.
脐动脉闭锁部
Superior vesical a.
膀胱上动脉
Artery of ductus deferens
输精管动脉
输精管 Ductus deferens
Inferior epigastric a. and v.
腹壁下动脉和静脉
Seminal gland
精囊
Urinary bladder
膀胱
Vesical venous plexus (in retropubic space)
膀胱静脉丛(在耻骨后隙)
前列腺 Prostate
Prostatic venous plexus
前列腺静脉丛
海绵体静脉 Cavernous v.
Superficial dorsal v. of penis
阴茎背浅静脉
Deep dorsal v. of penis
阴茎背深静脉
Left dorsal a. of penis
左阴茎背动脉
Deep external pudendal a.
阴部外深动脉
Anterior scrotal a.
阴囊前动脉
睾丸动脉 Testicular a.
Ductus deferens
输精管
Median sacral a. and v.
骶正中动脉和静脉
Iliolumbar a. 髂腰动脉
Left external iliac a. and v.
左髂外动脉和静脉
Superior gluteal a.
臀上动脉
Lateral sacral a.
骶外侧动脉
Patent part of umbilical a.
脐动脉开放部
Obturator a.
闭孔动脉
Left piriformis m. (cut)
左梨状肌(切断)
Inferior vesical a.
膀胱下动脉
Coccygeus m. (cut)
尾骨肌(切断)
Inferior gluteal a.
臀下动脉
Middle anorectal a.
直肠中动脉
Internal pudendal a.
阴部内动脉
Levator ani (cut)
肛提肌(切断)
Inferior anorectal a.
直肠下动脉
Prostatic branch of inferior vesical a.
膀胱下动脉的前列腺分支
Internal pudendal v.
阴部内静脉
Deep transverse perineal m.(cut)
会阴深横肌(切断)
Ischiocavernosus m. (cut)
坐骨海绵体肌(切断)
Internal pudendal a. 阴部内动脉
Perineal a.
会阴动脉
Posterior scrotal aa.
阴囊后动脉
C.Machado M.D.

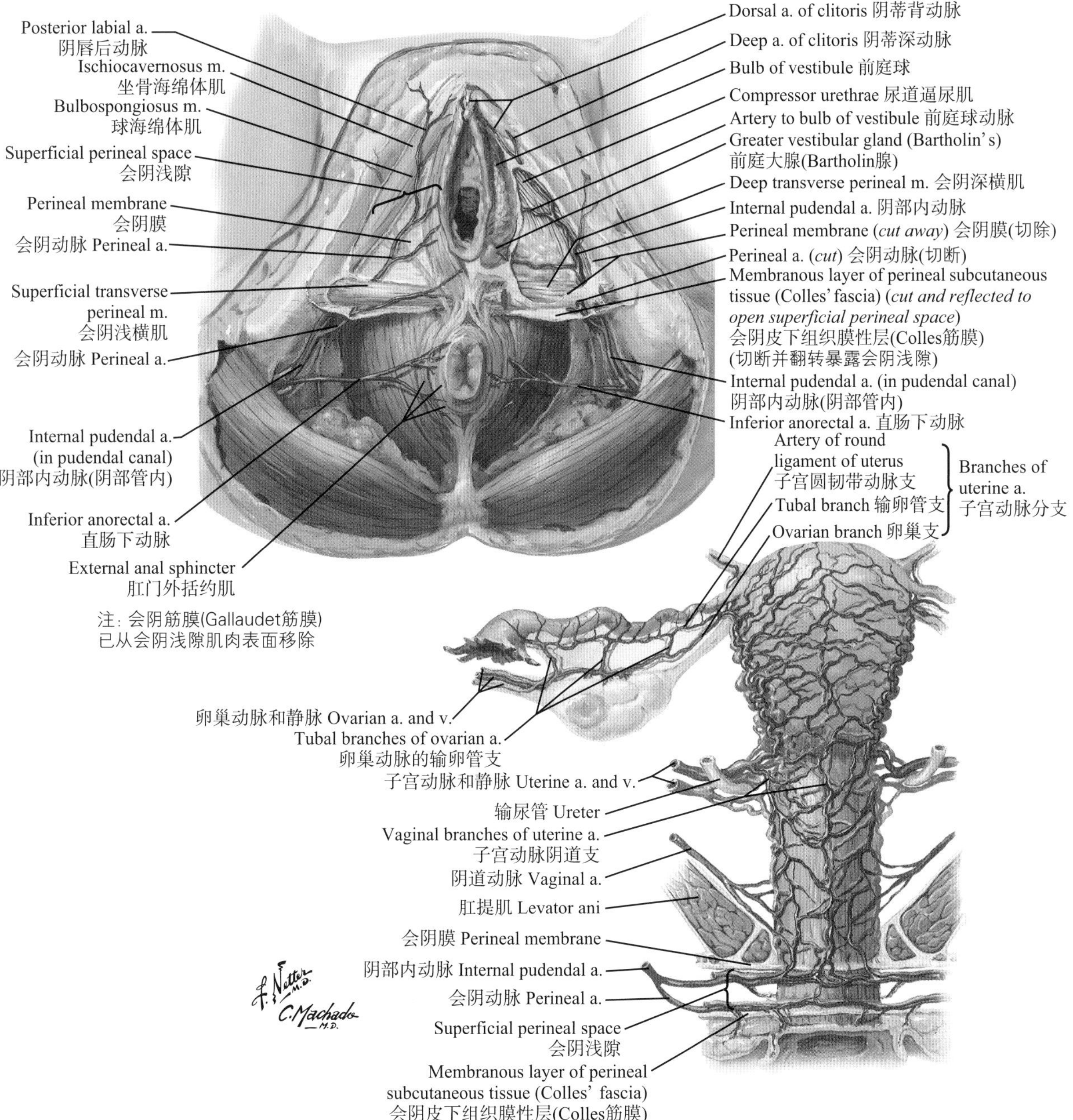
Posterior labial a.
阴唇后动脉
Ischiocavernosus m.
坐骨海绵体肌
Bulbospongiosus m.
球海绵体肌
Superficial perineal space
会阴浅隙
Perineal membrane
会阴膜
会阴动脉 Perineal a.
Superficial transverse perineal m.
会阴浅横肌
会阴动脉 Perineal a.
Internal pudendal a. (in pudendal canal)
阴部内动脉(阴部管内)
Inferior anorectal a.
直肠下动脉
External anal sphincter
肛门外括约肌
Dorsal a. of clitoris 阴蒂背动脉
Deep a. of clitoris 阴蒂深动脉
Bulb of vestibule 前庭球
Compressor urethrae 尿道逼尿肌
Artery to bulb of vestibule 前庭球动脉
Greater vestibular gland (Bartholin's)
前庭大腺(Bartholin腺)
Deep transverse perineal m. 会阴深横肌
Internal pudendal a. 阴部内动脉
Perineal membrane (*cut away*) 会阴膜(切除)
Perineal a. (*cut*) 会阴动脉(切断)
Membranous layer of perineal subcutaneous tissue (Colles' fascia) (*cut and reflected to open superficial perineal space*)
会阴皮下组织膜性层(Colles筋膜)
(切断并翻转暴露会阴浅隙)
Internal pudendal a. (in pudendal canal)
阴部内动脉(阴部管内)
Inferior anorectal a. 直肠下动脉
Artery of round ligament of uterus
子宫圆韧带动脉支
Tubal branch 输卵管支
Ovarian branch 卵巢支
Branches of uterine a.
子宫动脉分支
注：会阴筋膜(Gallaudet筋膜)
已从会阴浅隙肌肉表面移除
卵巢动脉和静脉 Ovarian a. and v.
Tubal branches of ovarian a.
卵巢动脉的输卵管支
子宫动脉和静脉 Uterine a. and v.
输尿管 Ureter
Vaginal branches of uterine a.
子宫动脉阴道支
阴道动脉 Vaginal a.
肛提肌 Levator ani
会阴膜 Perineal membrane
阴部内动脉 Internal pudendal a.
会阴动脉 Perineal a.
Superficial perineal space
会阴浅隙
Membranous layer of perineal subcutaneous tissue (Colles' fascia)
会阴皮下组织膜性层(Colles筋膜)
F. Netter M.D.
C.Machado M.D.

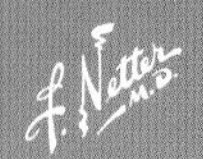

# 会阴的动脉和静脉：男性

External spermatic fascia (over testis) 精索外筋膜(覆盖了睾丸)
External spermatic fascia (over spermatic cord) 精索外筋膜(覆盖了精索)
Bulbospongiosus m. 球海绵体肌
Ischiocavernosus m. 坐骨海绵体肌
Perineal membrane 会阴膜
Perineal body 会阴体(会阴中心腱)
Superficial transverse perineal m. 会阴浅横肌
Transverse perineal a. 会阴横动脉
Membranous layer of perineal subcutaneous tissue (Colles' fascia)(*cut edge*) 会阴皮下组织膜性层(Colles筋膜)(切缘)
Pudendal canal (Alcock's) 阴部管(Alcock管)

Dartos fascia of scrotum 阴囊肉膜
Septum of scrotum 阴囊中隔
Posterior scrotal aa. 阴囊后动脉
Fascia of penis (Buck's) 阴茎深筋膜(Buck筋膜)
Membranous layer of perineal subcutaneous tissue (Colles' fascia) (*cut edge*) 会阴皮下组织膜性层(Colles筋膜) (切缘)
Superficial perineal space (*opened*) 会阴浅间隙(打开)
Perineal a. and v. 会阴动脉和静脉
Internal pudendal a. (passes superior to perineal membrane) 阴部内动脉(经会阴膜上方)
Superficial transverse perineal m. (*cut and reflected*) 会阴浅横肌(切开并翻开)
Transverse perineal a. 会阴横动脉
Internal pudendal a. and v. (*pudendal canal opened up*) 阴部内动脉和静脉(阴部管打开)
Pudendal n. (*cut*) 阴部神经(切断)
Inferior anorectal a. 直肠下动脉
Inferior fascia of pelvic diaphragm 盆膈下筋膜

注：会阴筋膜(Gallaudet筋膜)已从会阴浅隙的肌肉表面去除

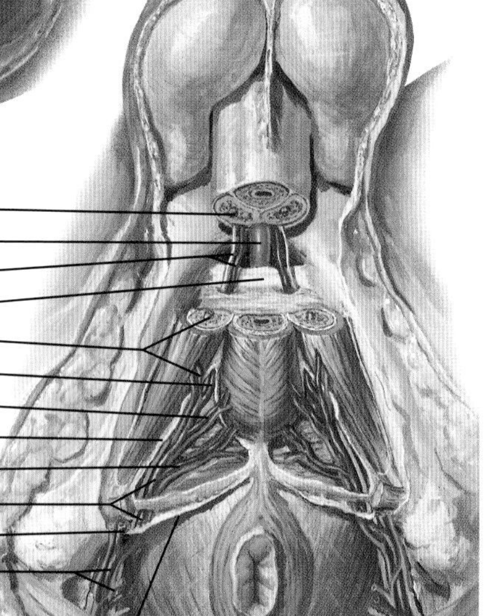

阴茎深动脉 Deep a. of penis
阴茎背深静脉 Deep dorsal v. of penis
阴茎背动脉和神经 Dorsal a. and n. of penis
会阴横韧带 Transverse perineal ligament
阴茎深动脉 Deep a. of penis
阴茎背动脉 Dorsal a. of penis
尿道动脉 Urethral a.
会阴膜(切缘) Perineal membrane (*cut edge*)
尿道球动脉 Artery of bulb of penis
阴部内动脉 Internal pudendal a.
会阴动脉(切断) Perineal a. (*cut*)
Internal pudendal a. and v. (in pudendal canal) 阴部内动脉和静脉(阴部管内)
Membranous layer of perineal subcutaneous tissue (Colles' fascia) (*cut edge*) 会阴皮下组织膜性层(Colles筋膜)(切缘)

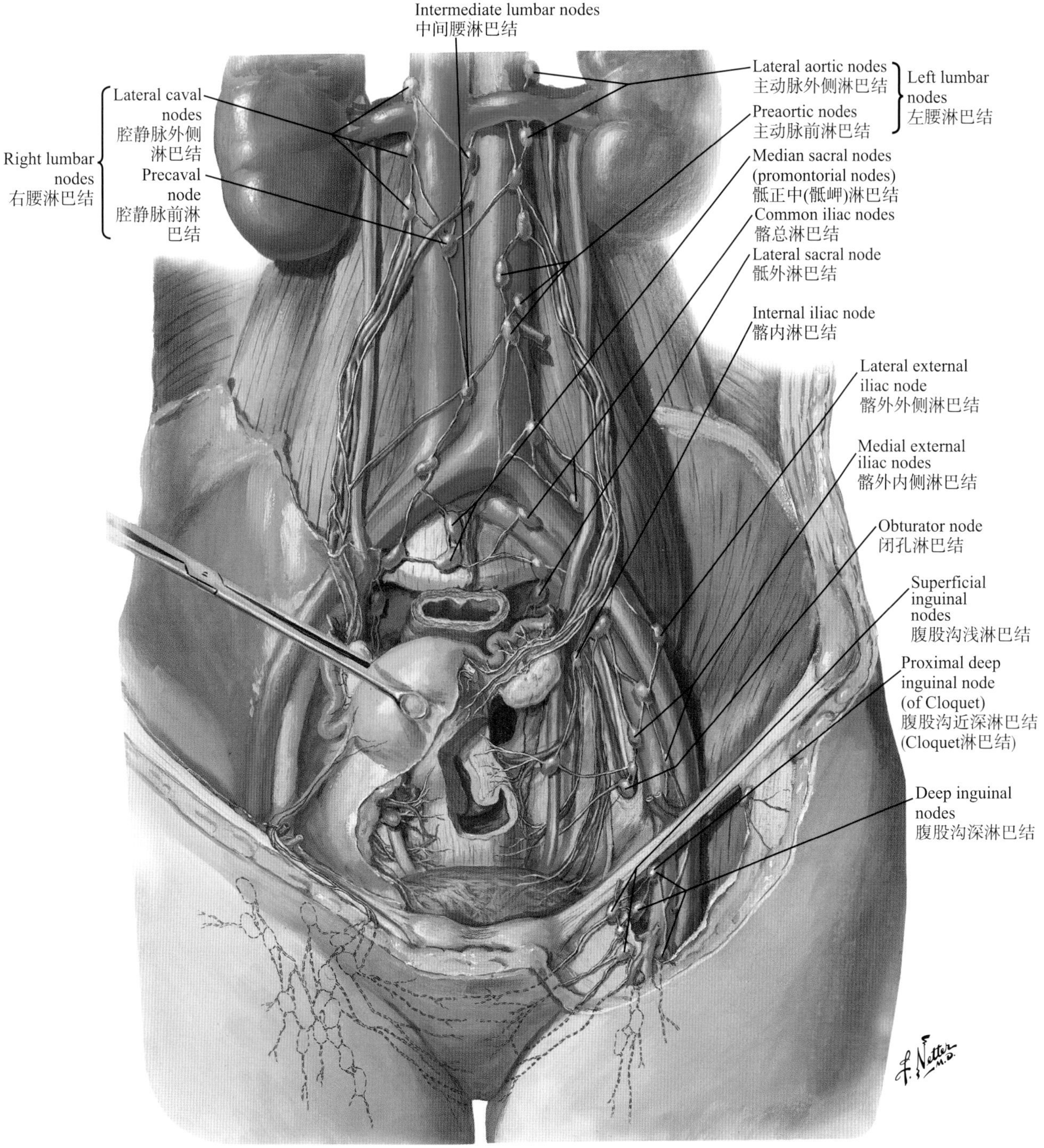
Intermediate lumbar nodes
中间腰淋巴结
Lateral aortic nodes
主动脉外侧淋巴结
Preaortic nodes
主动脉前淋巴结
Left lumbar nodes
左腰淋巴结
Lateral caval nodes
腔静脉外侧淋巴结
Right lumbar nodes
右腰淋巴结
Precaval node
腔静脉前淋巴结
Median sacral nodes (promontorial nodes)
骶正中(骶岬)淋巴结
Common iliac nodes
髂总淋巴结
Lateral sacral node
骶外淋巴结
Internal iliac node
髂内淋巴结
Lateral external iliac node
髂外外侧淋巴结
Medial external iliac nodes
髂外内侧淋巴结
Obturator node
闭孔淋巴结
Superficial inguinal nodes
腹股沟浅淋巴结
Proximal deep inguinal node (of Cloquet)
腹股沟近深淋巴结(Cloquet淋巴结)
Deep inguinal nodes
腹股沟深淋巴结
F. Netter M.D.

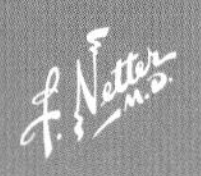

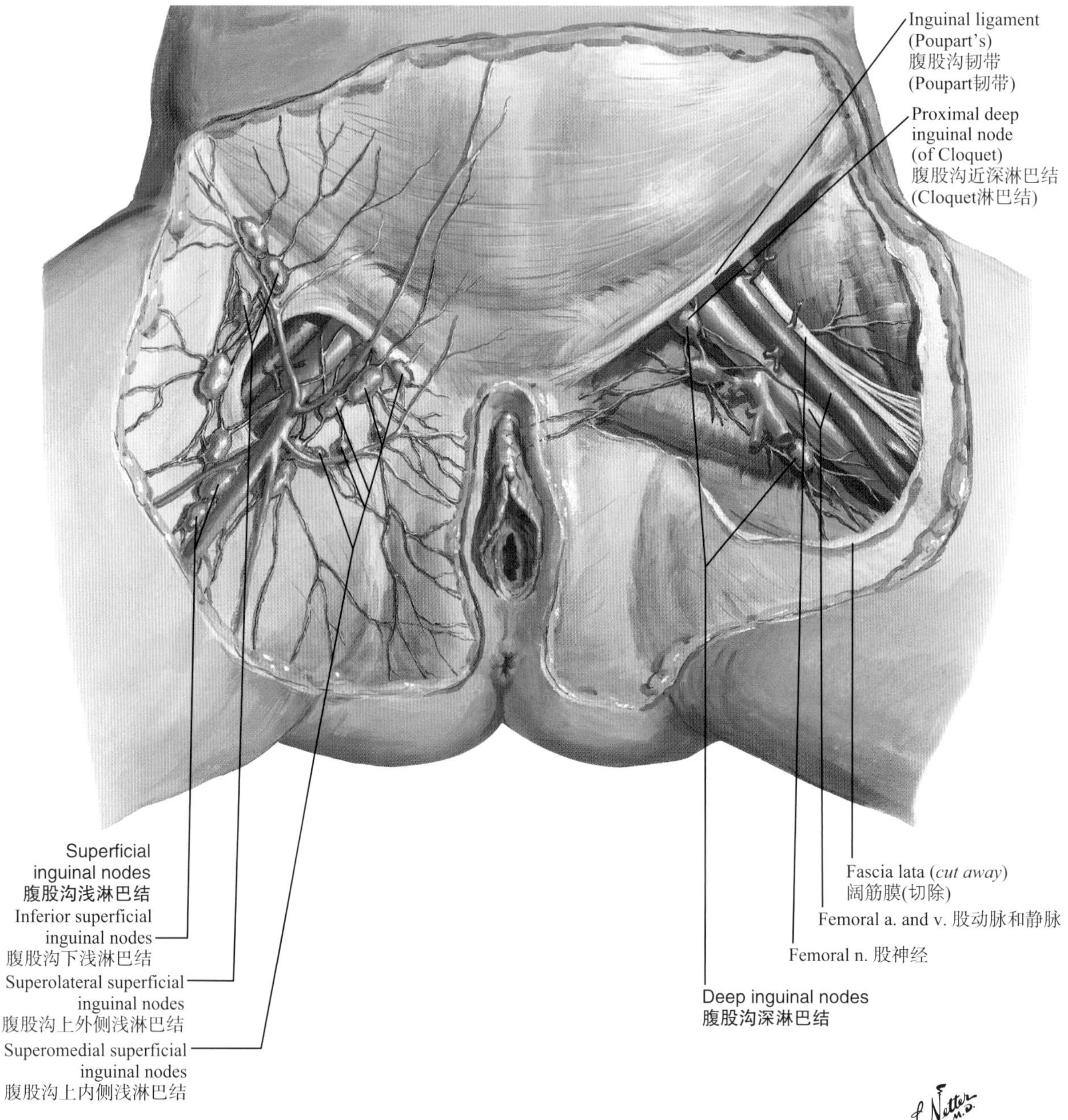
Inguinal ligament
(Poupart's)
腹股沟韧带
(Poupart韧带)
Proximal deep
inguinal node
(of Cloquet)
腹股沟近深淋巴结
(Cloquet淋巴结)
Superficial
inguinal nodes
腹股沟浅淋巴结
Inferior superficial
inguinal nodes
腹股沟下浅淋巴结
Superolateral superficial
inguinal nodes
腹股沟上外侧浅淋巴结
Superomedial superficial
inguinal nodes
腹股沟上内侧浅淋巴结
Fascia lata (cut away)
阔筋膜(切除)
Femoral a. and v. 股动脉和静脉
Femoral n. 股神经
Deep inguinal nodes
腹股沟深淋巴结

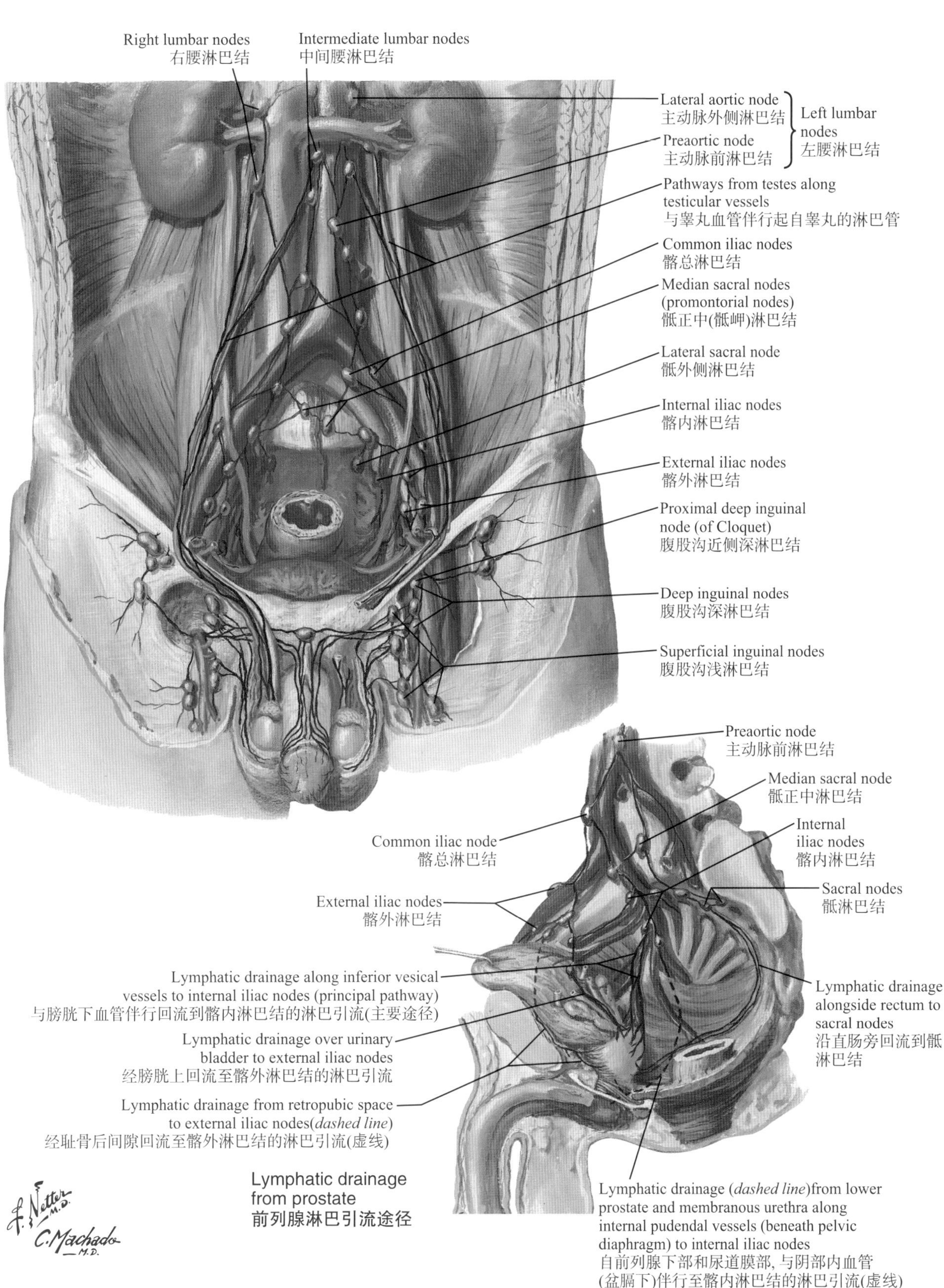
Right lumbar nodes
右腰淋巴结
Intermediate lumbar nodes
中间腰淋巴结
Lateral aortic node
主动脉外侧淋巴结
Preaortic node
主动脉前淋巴结
Left lumbar nodes
左腰淋巴结
Pathways from testes along testicular vessels
与睾丸血管伴行起自睾丸的淋巴管
Common iliac nodes
髂总淋巴结
Median sacral nodes (promontorial nodes)
骶正中(骶岬)淋巴结
Lateral sacral node
骶外侧淋巴结
Internal iliac nodes
髂内淋巴结
External iliac nodes
髂外淋巴结
Proximal deep inguinal node (of Cloquet)
腹股沟近侧深淋巴结
Deep inguinal nodes
腹股沟深淋巴结
Superficial inguinal nodes
腹股沟浅淋巴结
Preaortic node
主动脉前淋巴结
Median sacral node
骶正中淋巴结
Common iliac node
髂总淋巴结
Internal iliac nodes
髂内淋巴结
Sacral nodes
骶淋巴结
External iliac nodes
髂外淋巴结
Lymphatic drainage along inferior vesical vessels to internal iliac nodes (principal pathway)
与膀胱下血管伴行回流到髂内淋巴结的淋巴引流(主要途径)
Lymphatic drainage alongside rectum to sacral nodes
沿直肠旁回流到骶淋巴结
Lymphatic drainage over urinary bladder to external iliac nodes
经膀胱上回流至髂外淋巴结的淋巴引流
Lymphatic drainage from retropubic space to external iliac nodes(*dashed line*)
经耻骨后间隙回流至髂外淋巴结的淋巴引流(虚线)
Lymphatic drainage from prostate
前列腺淋巴引流途径
Lymphatic drainage (*dashed line*)from lower prostate and membranous urethra along internal pudendal vessels (beneath pelvic diaphragm) to internal iliac nodes
自前列腺下部和尿道膜部，与阴部内血管(盆膈下)伴行至髂内淋巴结的淋巴引流(虚线)
F. Netter M.D.
C.Machado M.D.

内脏大神经 Greater thoracic splanchnic n.
内脏小神经 Lesser thoracic splanchnic n.
内脏最小神经 Least thoracic splanchnic n.
交感干 Sympathetic trunk
肋下神经 Subcostal n.
Iliohypogastric n.
髂腹下神经
Ilioinguinal n.
髂腹股沟神经
Lumbar ganglia of sympathetic trunk
腰交感干神经节
Genitofemoral n.
生殖股神经
Lateral femoral cutaneous n.
股外侧皮神经
Femoral branch of genitofemoral n.
生殖股神经的股支
Genital branch of genitofemoral n.
生殖股神经的生殖支
Femoral n.
股神经
Lateral femoral cutaneous n.
股外侧皮神经
Femoral branches of genitofemoral n.
生殖股神经股支
Anterior cutaneous branches of femoral n.
股神经前皮支
Anterior cutaneous branch of iliohypogastric n.
髂腹下神经前皮支
Genital branch of genitofemoral n.
生殖股神经生殖支
Anterior scrotal nn. (from ilioinguinal n.)
阴囊前支(来自髂腹股沟神经)
Celiac ganglia
腹腔神经节
Superior mesenteric ganglion
肠系膜上神经节
Aorticorenal ganglia
主动脉肾神经节
Lumbar splanchnic nn.
腰内脏神经
Inferior mesenteric ganglion
肠系膜下神经节
Testicular plexus
睾丸丛
Superior hypogastric plexus
上腹下丛
Hypogastric nn.
腹下神经
Inferior hypogastric plexus
下腹下丛
Ductus deferens
输精管
Deferential plexus
输精管丛
Femoral n.
股神经
Testicular plexus
睾丸丛
Dorsal nn. of penis
阴茎背神经
F. Netter M.D.

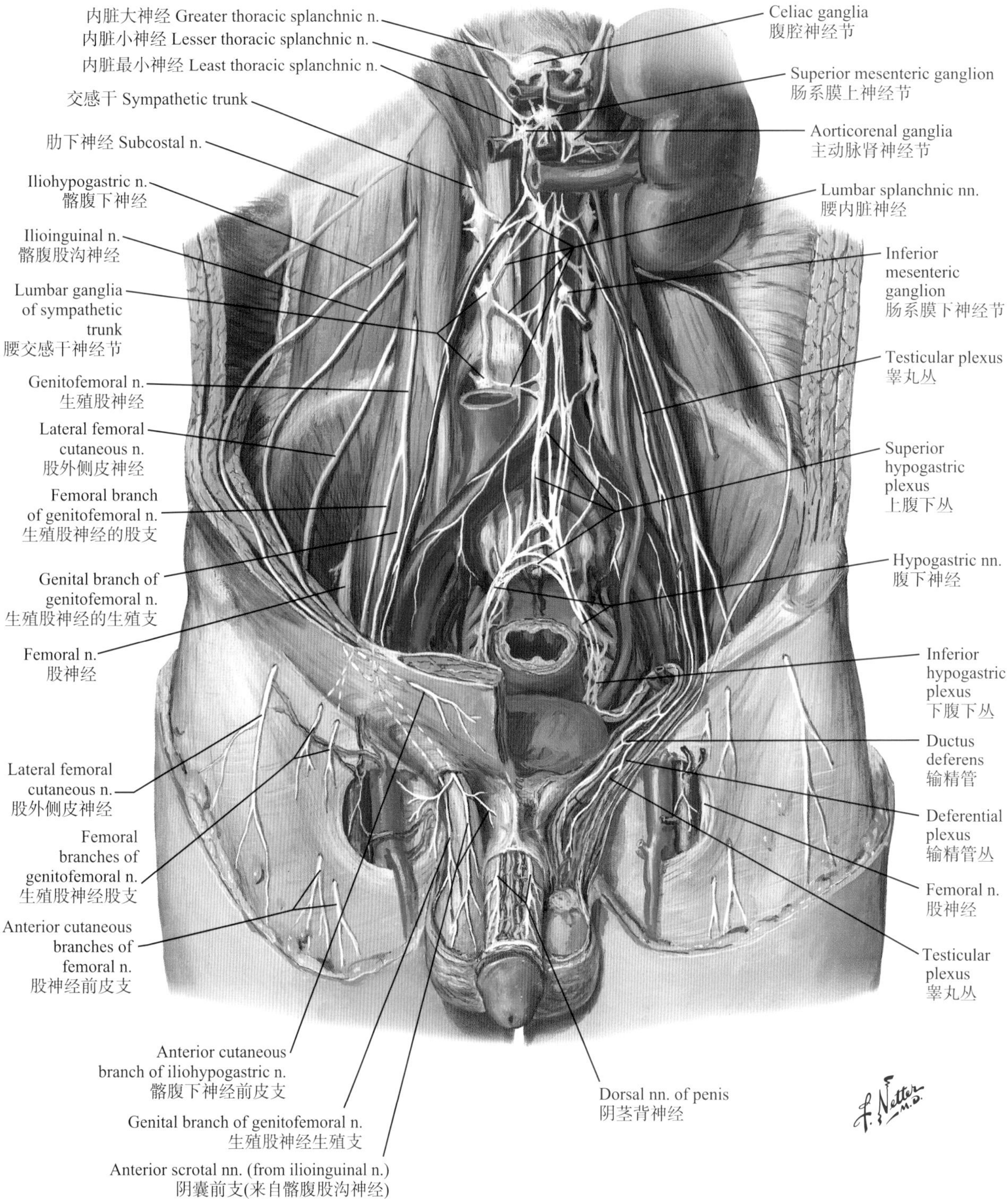

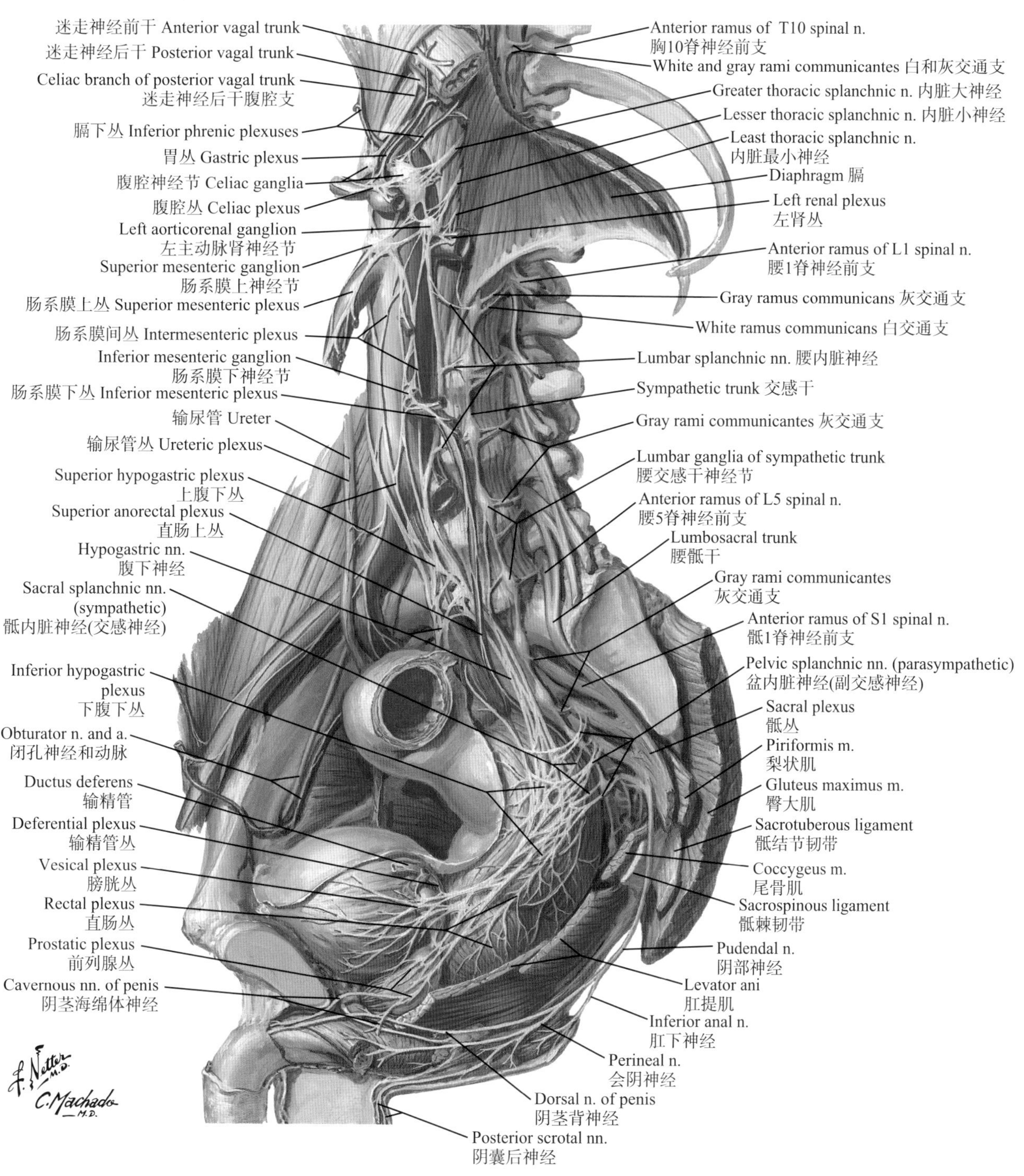
迷走神经前干 Anterior vagal trunk
迷走神经后干 Posterior vagal trunk
Celiac branch of posterior vagal trunk
迷走神经后干腹腔支
膈下丛 Inferior phrenic plexuses
胃丛 Gastric plexus
腹腔神经节 Celiac ganglia
腹腔丛 Celiac plexus
Left aorticorenal ganglion
左主动脉肾神经节
Superior mesenteric ganglion
肠系膜上神经节
肠系膜上丛 Superior mesenteric plexus
肠系膜间丛 Intermesenteric plexus
Inferior mesenteric ganglion
肠系膜下神经节
肠系膜下丛 Inferior mesenteric plexus
输尿管 Ureter
输尿管丛 Ureteric plexus
Superior hypogastric plexus
上腹下丛
Superior anorectal plexus
直肠上丛
Hypogastric nn.
腹下神经
Sacral splanchnic nn.
(sympathetic)
骶内脏神经(交感神经)
Inferior hypogastric
plexus
下腹下丛
Obturator n. and a.
闭孔神经和动脉
Ductus deferens
输精管
Deferential plexus
输精管丛
Vesical plexus
膀胱丛
Rectal plexus
直肠丛
Prostatic plexus
前列腺丛
Cavernous nn. of penis
阴茎海绵体神经
Anterior ramus of T10 spinal n.
胸10脊神经前支
White and gray rami communicantes 白和灰交通支
Greater thoracic splanchnic n. 内脏大神经
Lesser thoracic splanchnic n. 内脏小神经
Least thoracic splanchnic n.
内脏最小神经
Diaphragm 膈
Left renal plexus
左肾丛
Anterior ramus of L1 spinal n.
腰1脊神经前支
Gray ramus communicans 灰交通支
White ramus communicans 白交通支
Lumbar splanchnic nn. 腰内脏神经
Sympathetic trunk 交感干
Gray rami communicantes 灰交通支
Lumbar ganglia of sympathetic trunk
腰交感干神经节
Anterior ramus of L5 spinal n.
腰5脊神经前支
Lumbosacral trunk
腰骶干
Gray rami communicantes
灰交通支
Anterior ramus of S1 spinal n.
骶1脊神经前支
Pelvic splanchnic nn. (parasympathetic)
盆内脏神经(副交感神经)
Sacral plexus
骶丛
Piriformis m.
梨状肌
Gluteus maximus m.
臀大肌
Sacrotuberous ligament
骶结节韧带
Coccygeus m.
尾骨肌
Sacrospinous ligament
骶棘韧带
Pudendal n.
阴部神经
Levator ani
肛提肌
Inferior anal n.
肛下神经
Perineal n.
会阴神经
Dorsal n. of penis
阴茎背神经
Posterior scrotal nn.
阴囊后神经
F. Netter M.D.
C. Machado M.D.

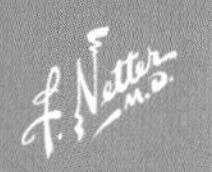

# 会阴的神经：男性

参见图 418

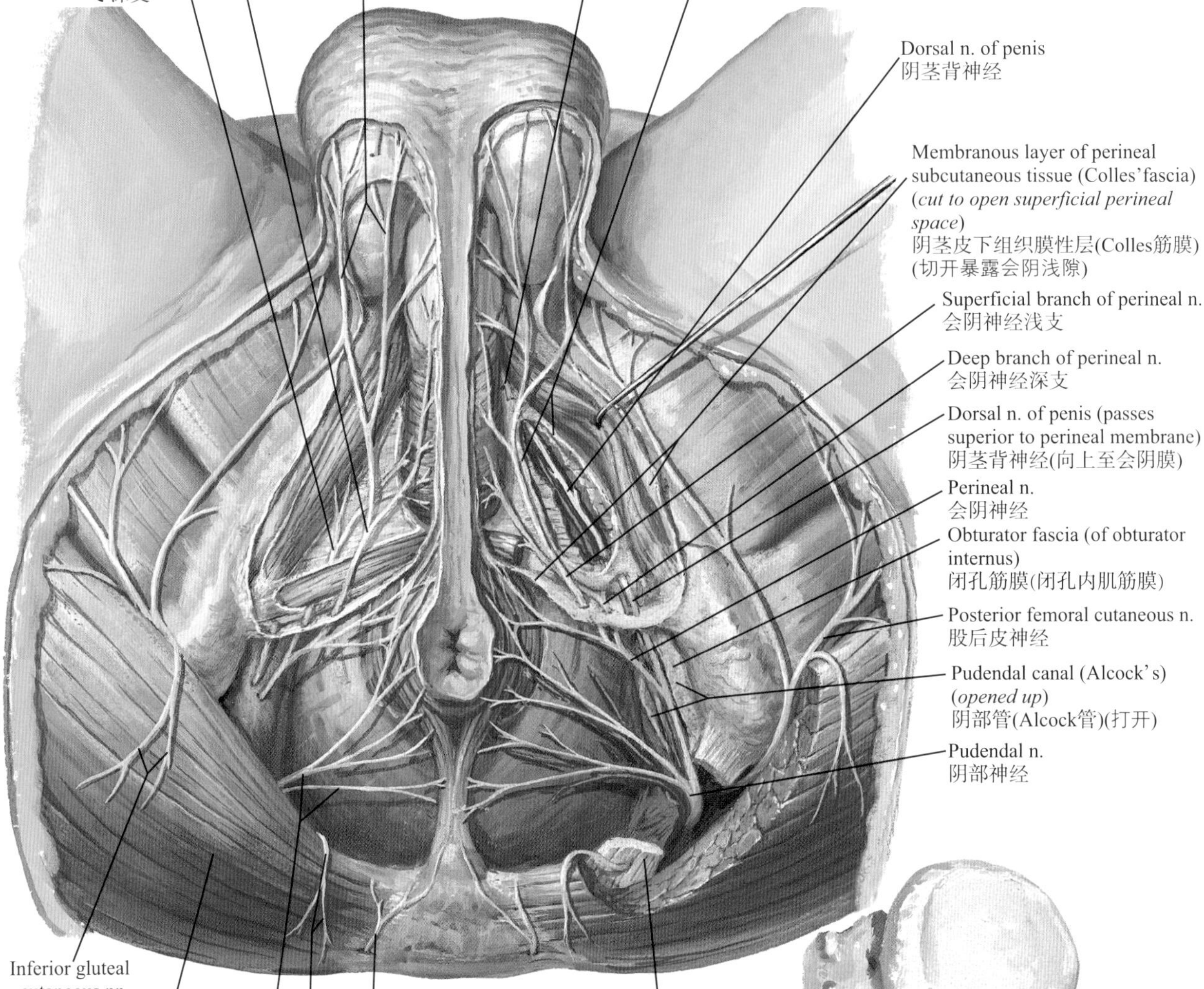

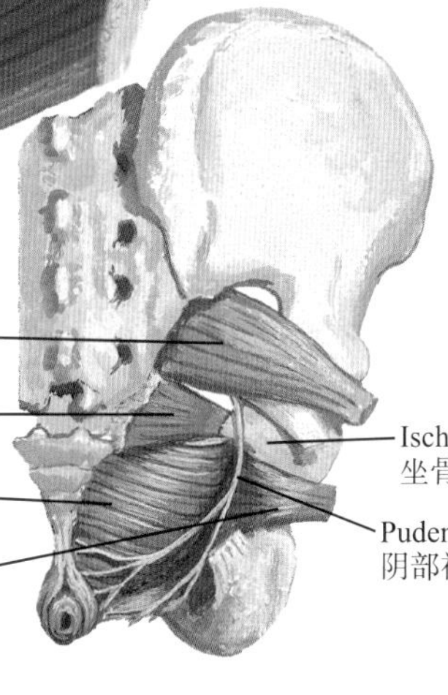

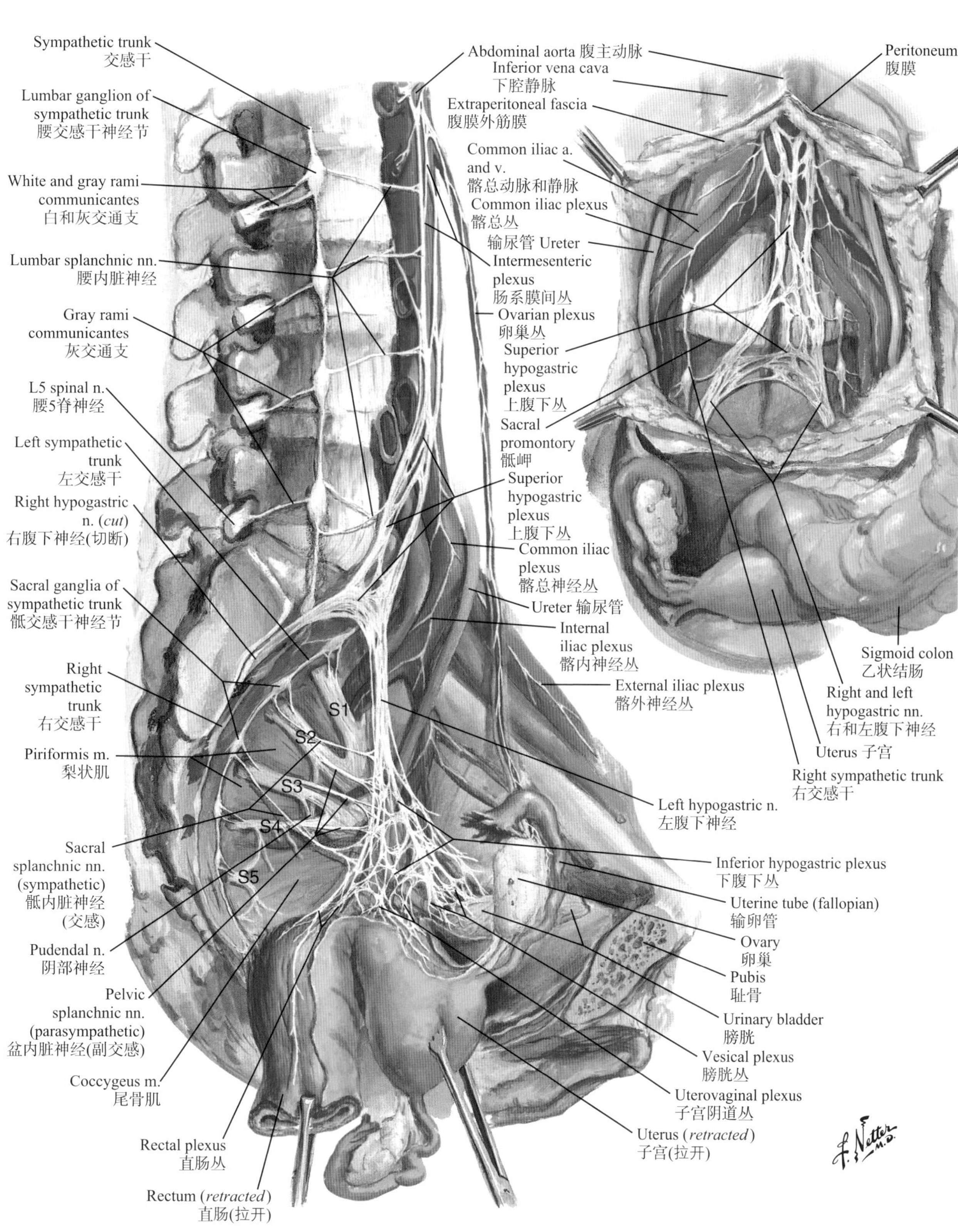
Sympathetic trunk
交感干
Lumbar ganglion of sympathetic trunk
腰交感干神经节
White and gray rami communicantes
白和灰交通支
Lumbar splanchnic nn.
腰内脏神经
Gray rami communicantes
灰交通支
L5 spinal n.
腰5脊神经
Left sympathetic trunk
左交感干
Right hypogastric n. (cut)
右腹下神经(切断)
Sacral ganglia of sympathetic trunk
骶交感干神经节
Right sympathetic trunk
右交感干
Piriformis m.
梨状肌
Sacral splanchnic nn. (sympathetic)
骶内脏神经(交感)
Pudendal n.
阴部神经
Pelvic splanchnic nn. (parasympathetic)
盆内脏神经(副交感)
Coccygeus m.
尾骨肌
Rectal plexus
直肠丛
Rectum (retracted)
直肠(拉开)
S1
S2
S3
S4
S5
Abdominal aorta 腹主动脉
Inferior vena cava
下腔静脉
Extraperitoneal fascia
腹膜外筋膜
Common iliac a. and v.
髂总动脉和静脉
Common iliac plexus
髂总丛
输尿管 Ureter
Intermesenteric plexus
肠系膜间丛
Ovarian plexus
卵巢丛
Superior hypogastric plexus
上腹下丛
Sacral promontory
骶岬
Superior hypogastric plexus
上腹下丛
Common iliac plexus
髂总神经丛
Ureter 输尿管
Internal iliac plexus
髂内神经丛
External iliac plexus
髂外神经丛
Left hypogastric n.
左腹下神经
Inferior hypogastric plexus
下腹下丛
Uterine tube (fallopian)
输卵管
Ovary
卵巢
Pubis
耻骨
Urinary bladder
膀胱
Vesical plexus
膀胱丛
Uterovaginal plexus
子宫阴道丛
Uterus (retracted)
子宫(拉开)
Peritoneum
腹膜
Sigmoid colon
乙状结肠
Right and left hypogastric nn.
右和左腹下神经
Uterus 子宫
Right sympathetic trunk
右交感干

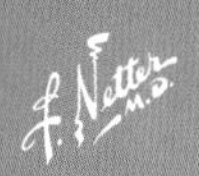

# 会阴和外生殖器的神经：女性

参见图 417

Anterior labial nn. (from ilioinguinal n.)
阴唇前神经(来自髂腹股沟神经)
Dorsal n. of clitoris 阴蒂背神经
Posterior labial nn. 阴唇后神经
Superficial branch
浅支
Deep branch
深支
Perineal n.
会阴神经
Perineal branch of posterior femoral cutaneous n.
股后皮神经会阴支
Dorsal n. of clitoris (passing superior to perineal membrane)
阴蒂背神经(向上至会阴膜)
Perineal n.
会阴神经
Pudendal n. (in pudendal canal) (dissected)
(阴部管内的)阴部神经(分离)
Inferior anal nn.
肛下神经
Perforating cutaneous n.
穿出的皮神经
Inferior gluteal cutaneous nn.
臀下皮神经
Gluteus maximus m. (cut away)
臀大肌(切除)
Sacrotuberous ligament
骶结节韧带
Anococcygeal nn.
肛尾神经

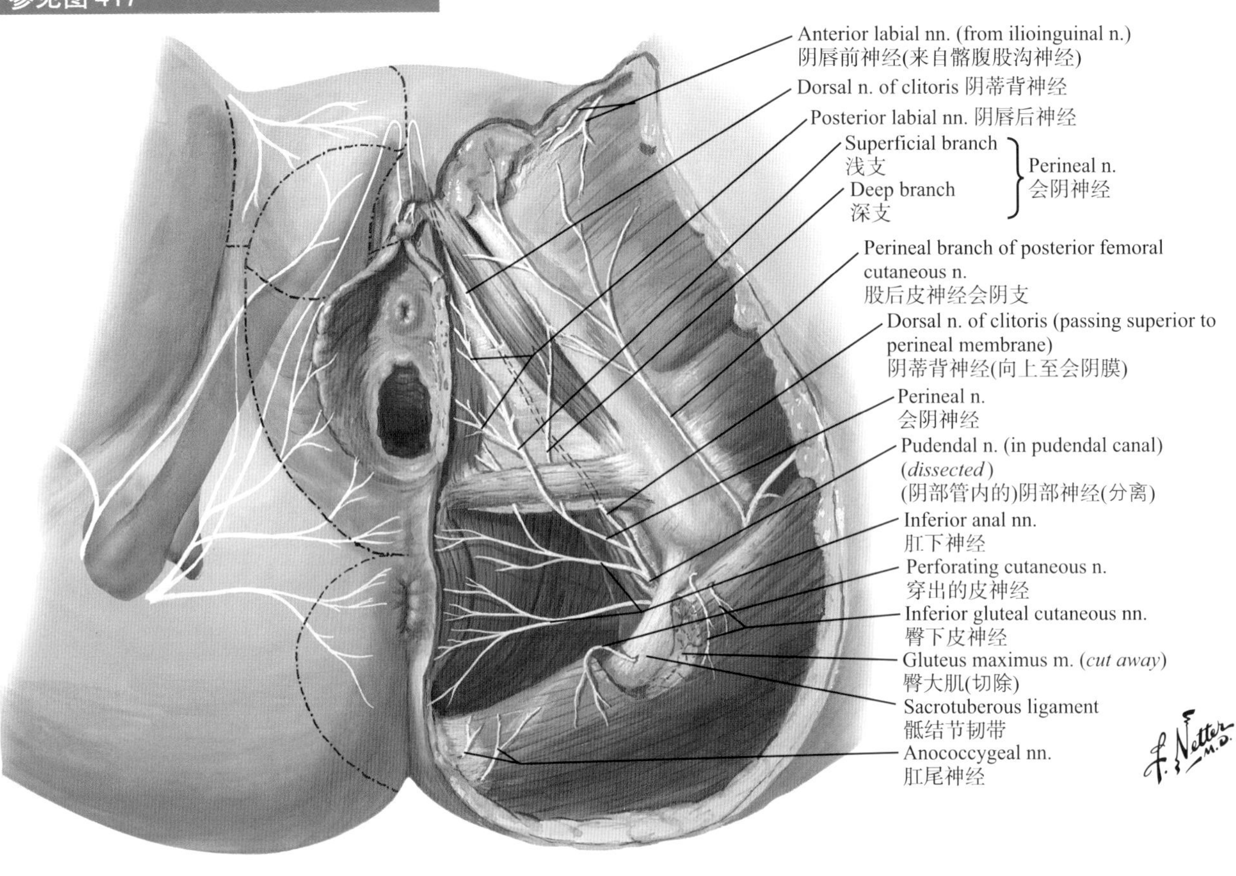

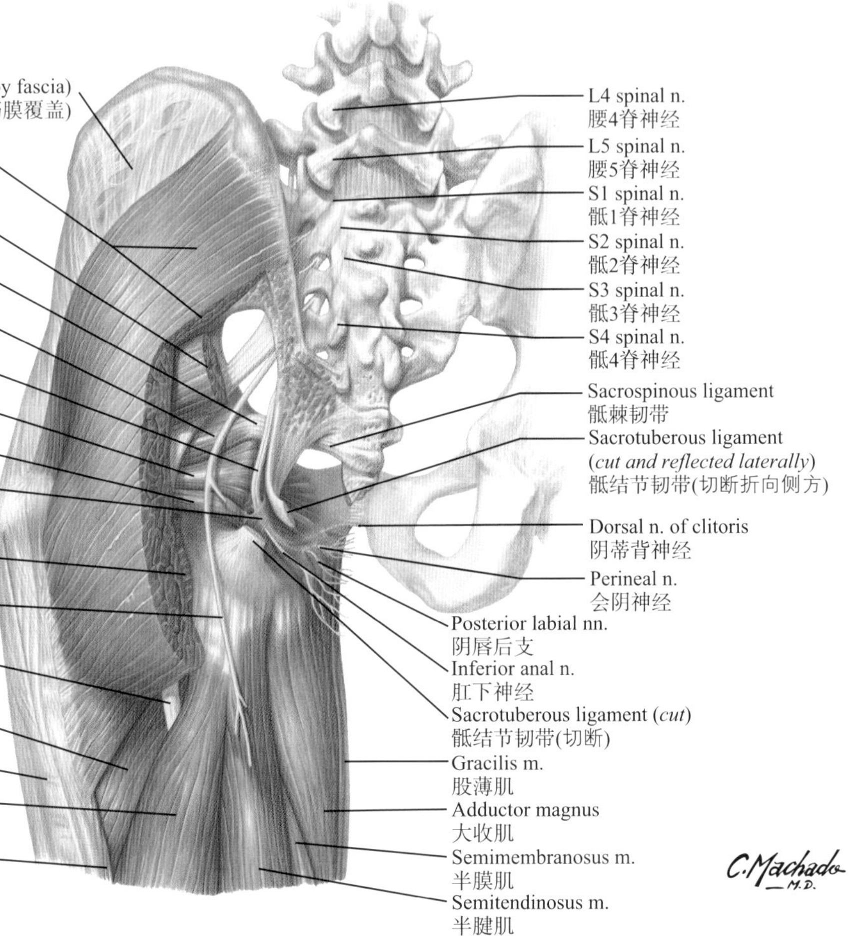

Gluteus medius m. (covered by fascia)
臀中肌(筋膜覆盖)
Gluteus maximus m. (cut)
臀大肌(切断)
Piriformis m. (cut)
梨状肌(切断)
Ischial spine
坐骨棘
Superior gemellus m.
上孖肌
Pudendal n.
阴部神经
Obturator internus
闭孔内肌
Inferior gemellus m.
下孖肌
Pudendal n. (inside pudendal canal)
(阴部管内的)阴部神经
Quadratus femoris m.
股方肌
Posterior femoral cutaneous n.
股后皮神经
Sciatic n.
坐骨神经
Adductor minimus
小收肌
Iliotibial tract
髂胫束
Long head of biceps femoris m.
股二头肌长头
Short head of biceps femoris m.
股二头肌短头
L4 spinal n.
腰4脊神经
L5 spinal n.
腰5脊神经
S1 spinal n.
骶1脊神经
S2 spinal n.
骶2脊神经
S3 spinal n.
骶3脊神经
S4 spinal n.
骶4脊神经
Sacrospinous ligament
骶棘韧带
Sacrotuberous ligament (cut and reflected laterally)
骶结节韧带(切断折向侧方)
Dorsal n. of clitoris
阴蒂背神经
Perineal n.
会阴神经
Posterior labial nn.
阴唇后支
Inferior anal n.
肛下神经
Sacrotuberous ligament (cut)
骶结节韧带(切断)
Gracilis m.
股薄肌
Adductor magnus
大收肌
Semimembranosus m.
半膜肌
Semitendinosus m.
半腱肌

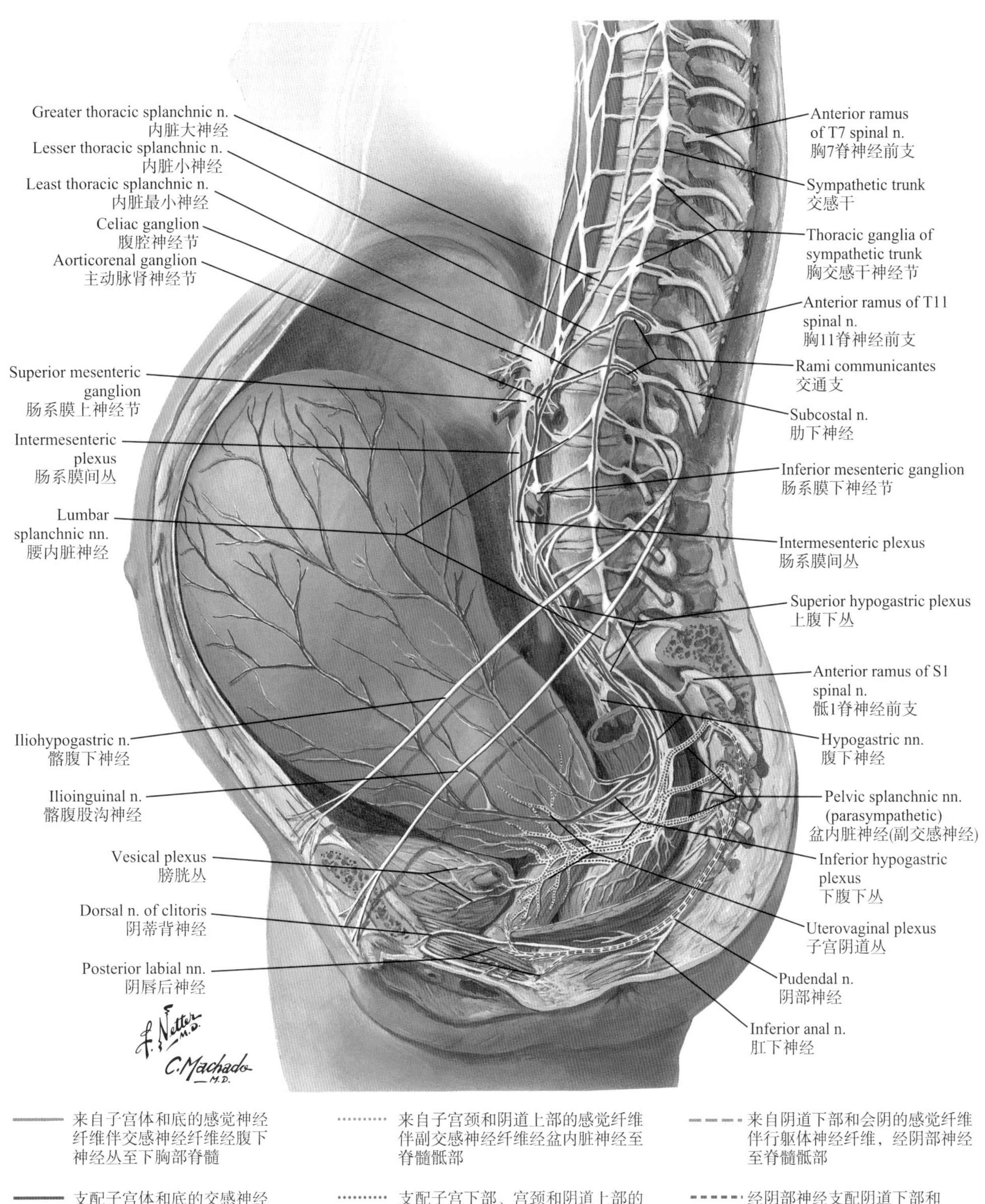


来自子宫体和底的感觉神经纤维伴交感神经纤维经腹下神经丛至下胸部脊髓

来自子宫颈和阴道上部的感觉纤维伴副交感神经纤维经盆内脏神经至脊髓骶部

来自阴道下部和会阴的感觉纤维伴行躯体神经纤维，经阴部神经至脊髓骶部

支配子宫体和底的交感神经纤维

支配子宫下部、宫颈和阴道上部的副交感神经

经阴部神经支配阴道下部和会阴的躯体运动纤维

# 女性生殖器官的神经：示意图

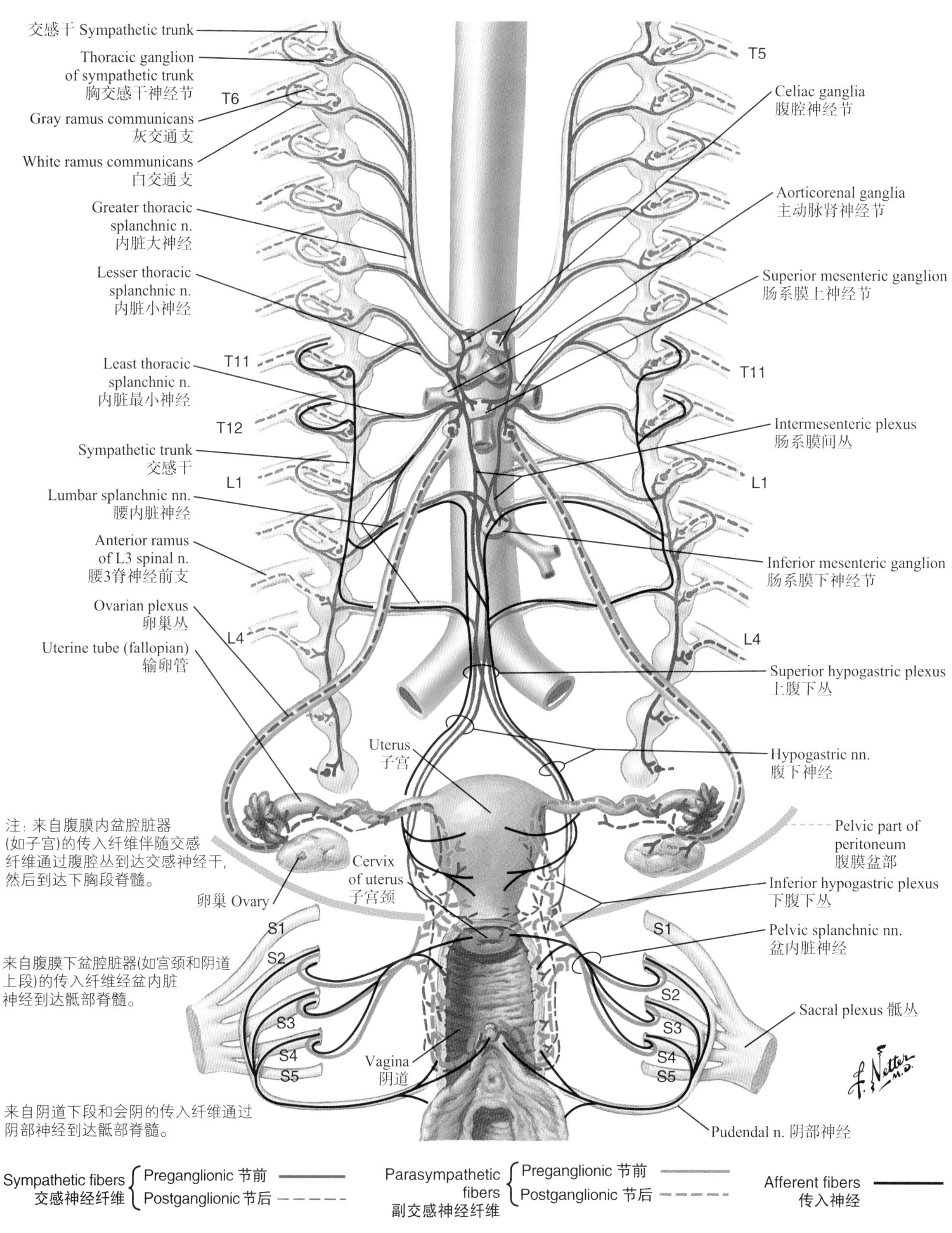

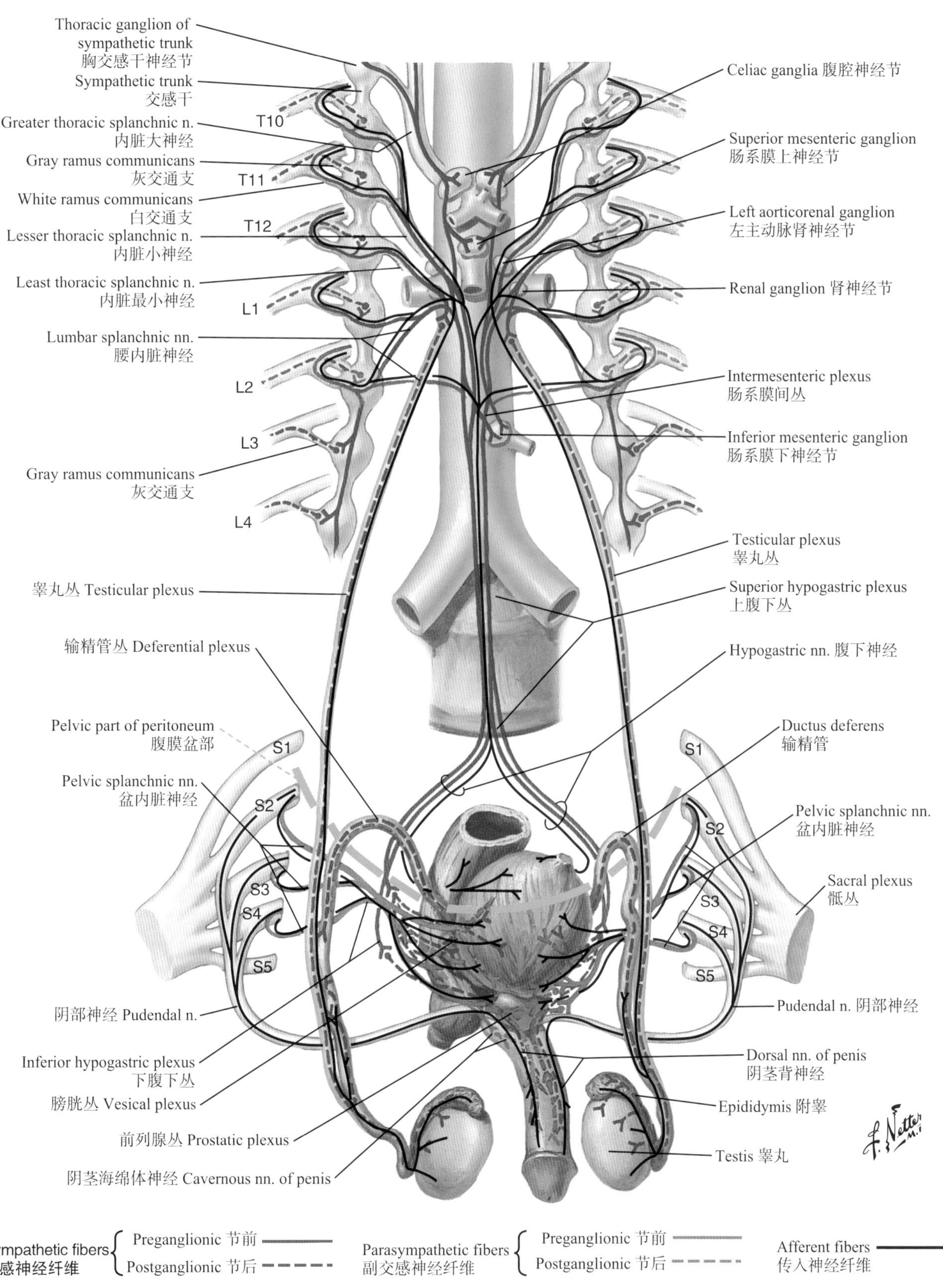
Thoracic ganglion of sympathetic trunk
胸交感干神经节
Sympathetic trunk
交感干
Greater thoracic splanchnic n.
内脏大神经
Gray ramus communicans
灰交通支
White ramus communicans
白交通支
Lesser thoracic splanchnic n.
内脏小神经
Least thoracic splanchnic n.
内脏最小神经
Lumbar splanchnic nn.
腰内脏神经
Gray ramus communicans
灰交通支
T10
T11
T12
L1
L2
L3
L4
睾丸丛 Testicular plexus
输精管丛 Deferential plexus
Pelvic part of peritoneum
腹膜盆部
Pelvic splanchnic nn.
盆内脏神经
S1
S2
S3
S4
S5
阴部神经 Pudendal n.
Inferior hypogastric plexus
下腹下丛
膀胱丛 Vesical plexus
前列腺丛 Prostatic plexus
阴茎海绵体神经 Cavernous nn. of penis
Celiac ganglia 腹腔神经节
Superior mesenteric ganglion
肠系膜上神经节
Left aorticorenal ganglion
左主动脉肾神经节
Renal ganglion 肾神经节
Intermesenteric plexus
肠系膜间丛
Inferior mesenteric ganglion
肠系膜下神经节
Testicular plexus
睾丸丛
Superior hypogastric plexus
上腹下丛
Hypogastric nn. 腹下神经
Ductus deferens
输精管
Pelvic splanchnic nn.
盆内脏神经
Sacral plexus
骶丛
Pudendal n. 阴部神经
Dorsal nn. of penis
阴茎背神经
Epididymis 附睾
Testis 睾丸
F. Netter M.D.
Sympathetic fibers
交感神经纤维
Preganglionic 节前
Postganglionic 节后
Parasympathetic fibers
副交感神经纤维
Preganglionic 节前
Postganglionic 节后
Afferent fibers
传入神经纤维

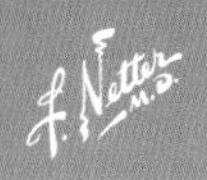

# 膀胱和输尿管下段的神经：示意图

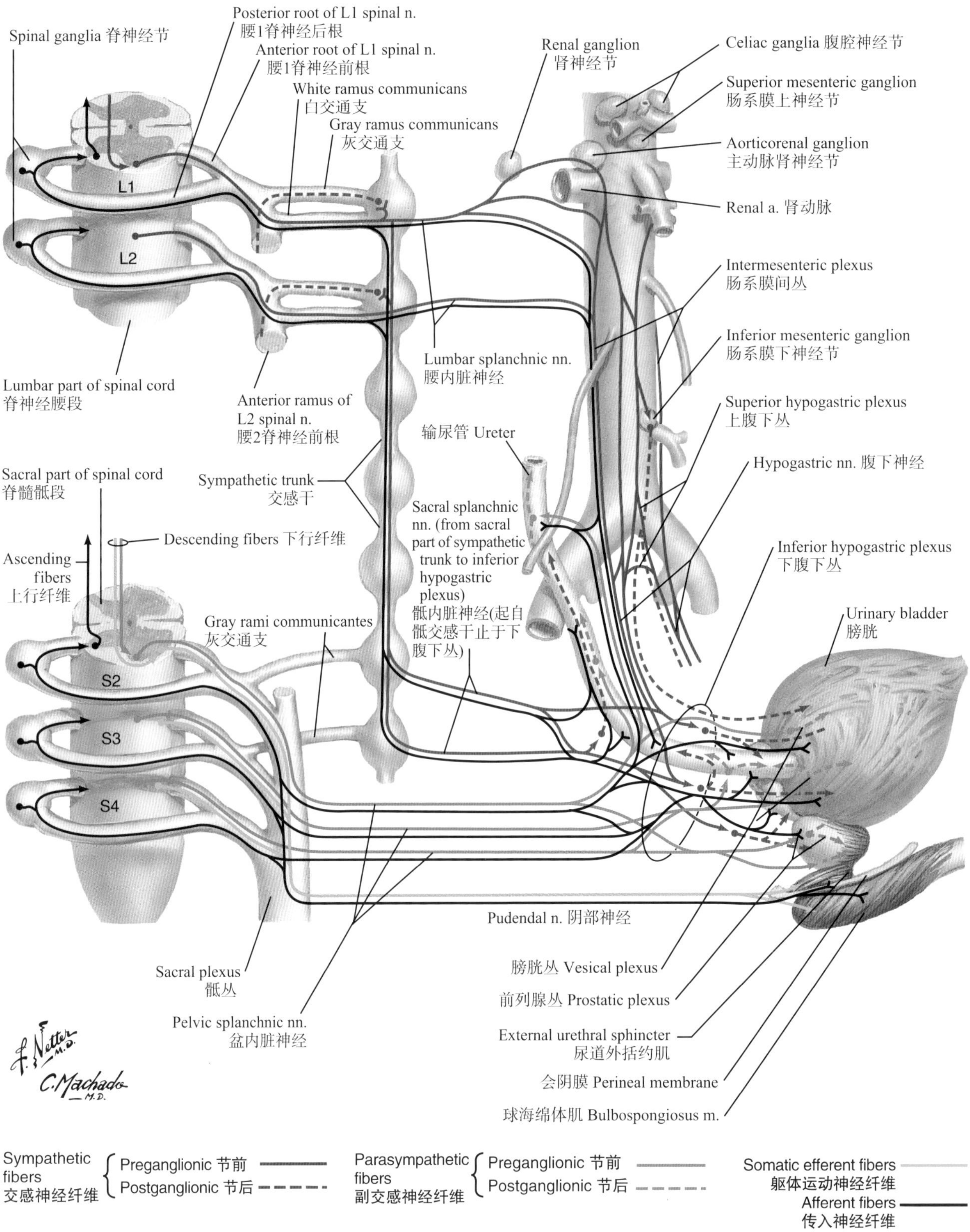

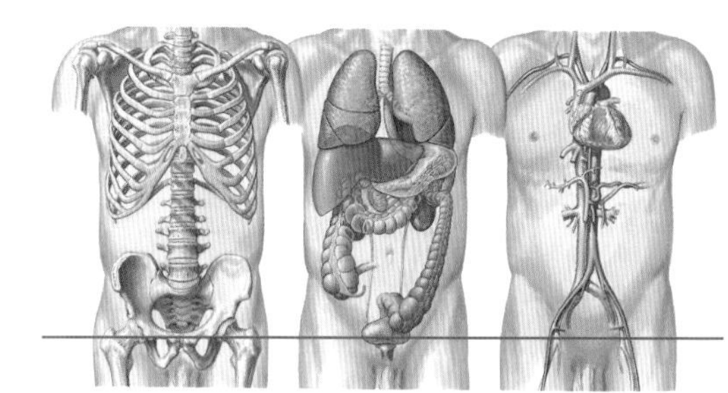

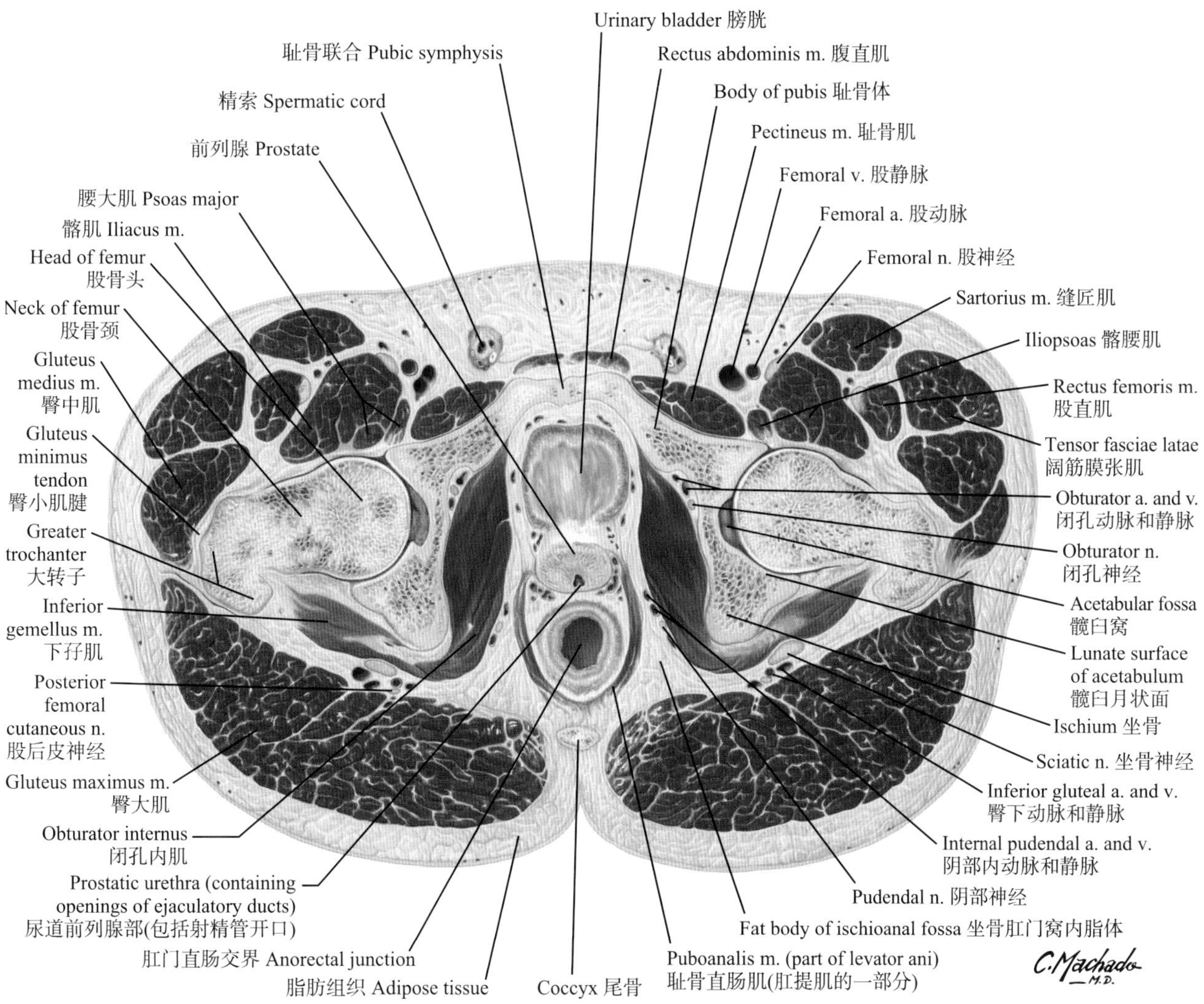

Urinary bladder 膀胱
耻骨联合 Pubic symphysis
Rectus abdominis m. 腹直肌
精索 Spermatic cord
Body of pubis 耻骨体
前列腺 Prostate
Pectineus m. 耻骨肌
Femoral v. 股静脉
腰大肌 Psoas major
Femoral a. 股动脉
髂肌 Iliacus m.
Head of femur 股骨头
Femoral n. 股神经
Neck of femur 股骨颈
Sartorius m. 缝匠肌
Iliopsoas 髂腰肌
Gluteus medius m. 臀中肌
Rectus femoris m. 股直肌
Gluteus minimus tendon 臀小肌腱
Tensor fasciae latae 阔筋膜张肌
Obturator a. and v. 闭孔动脉和静脉
Greater trochanter 大转子
Obturator n. 闭孔神经
Acetabular fossa 髋臼窝
Inferior gemellus m. 下孖肌
Lunate surface of acetabulum 髋臼月状面
Posterior femoral cutaneous n. 股后皮神经
Ischium 坐骨
Sciatic n. 坐骨神经
Gluteus maximus m. 臀大肌
Inferior gluteal a. and v. 臀下动脉和静脉
Obturator internus 闭孔内肌
Internal pudendal a. and v. 阴部内动脉和静脉
Prostatic urethra (containing openings of ejaculatory ducts) 尿道前列腺部(包括射精管开口)
Pudendal n. 阴部神经
Fat body of ischioanal fossa 坐骨肛门窝内脂体
肛门直肠交界 Anorectal junction
Puboanalis m. (part of levator ani) 耻骨直肠肌(肛提肌的一部分)
脂肪组织 Adipose tissue
Coccyx 尾骨
C. Machado M.D.

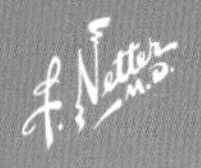

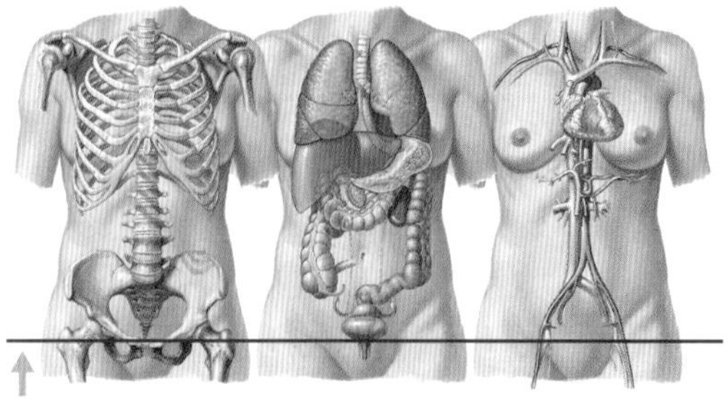

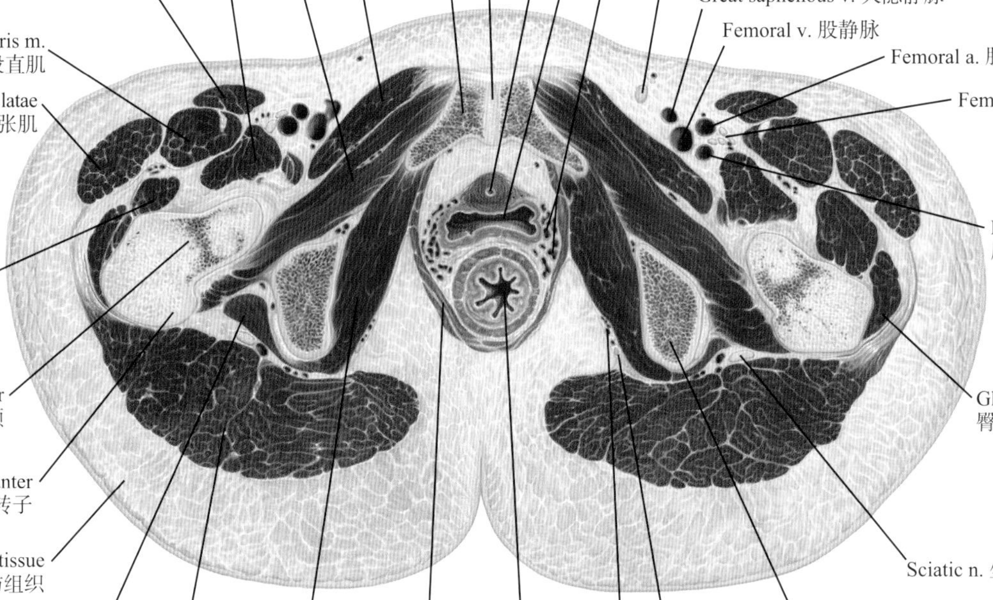

# 女性盆腔：阴道 - 尿道横断面

耻骨联合 Pubic symphysis
耻骨 Pubis
耻骨肌 Pectineus m.
闭孔外肌 Obturator externus
髂腰肌 Iliopsoas
缝匠肌 Sartorius m.
Rectus femoris m. 股直肌
Tensor fasciae latae 阔筋膜张肌
Vastus lateralis m. 股外侧肌
Neck of femur 股骨颈
Greater trochanter 大转子
Adipose tissue 脂肪组织
下孖肌 Inferior gemellus m.
臀大肌 Gluteus maximus m.
闭孔内肌 Obturator internus
Puboanalis m. (part of levator ani) 耻骨直肠肌 (肛提肌的一部分)
Rectum 直肠
Urethra 尿道
Vagina 阴道
Vaginal venous plexus 阴道静脉丛
Inguinal lymph node 腹股沟淋巴结
Great saphenous v. 大隐静脉
Femoral v. 股静脉
Femoral a. 股动脉
Femoral n. 股神经
Deep femoral a. 股深动脉
Gluteus medius m. 臀中肌
Sciatic n. 坐骨神经
Ischium 坐骨
Pudendal n. 阴部神经
Internal pudendal a. and v. 阴部内动脉和静脉

C.Machado M.D.

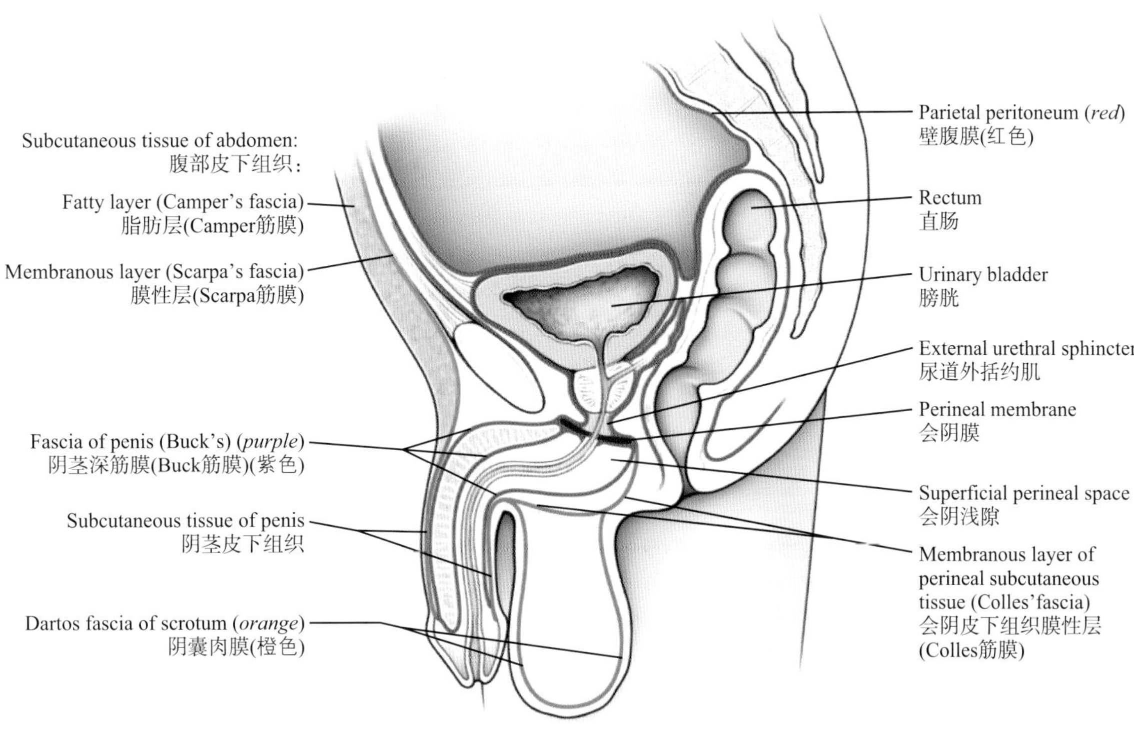


Median section of male
男性盆部正中矢状断面

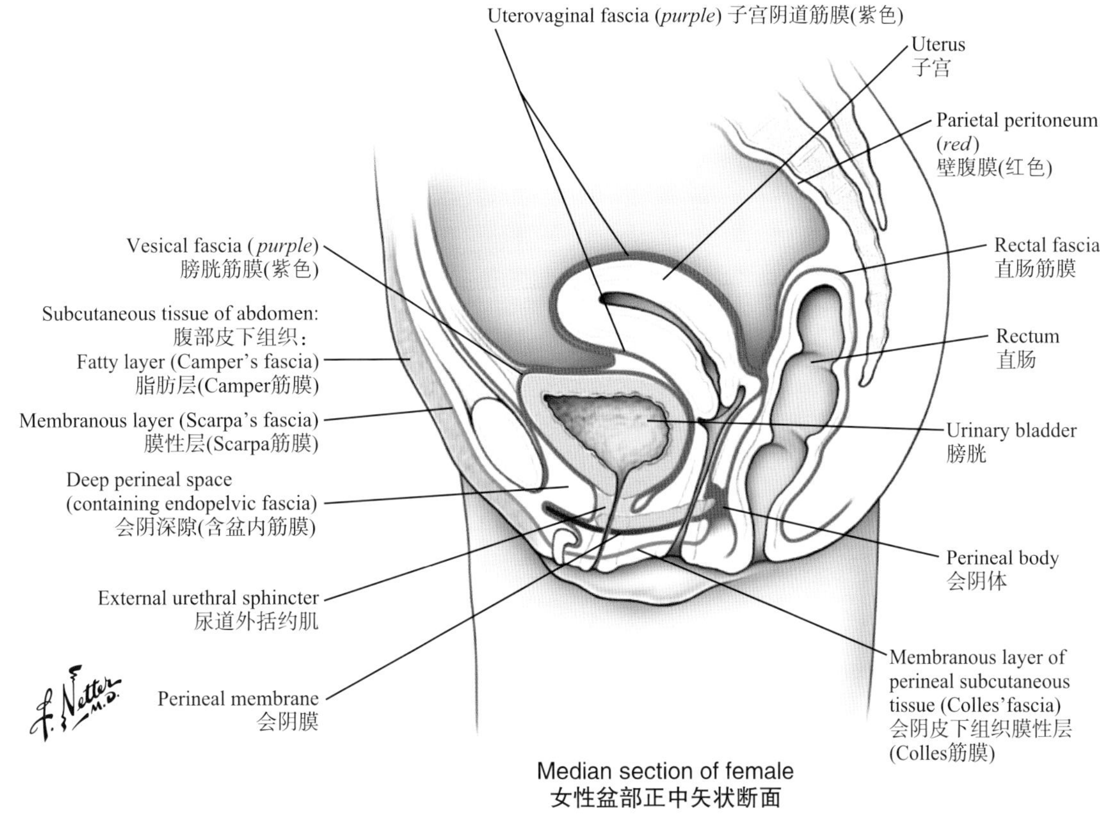


Median section of female
女性盆部正中矢状断面

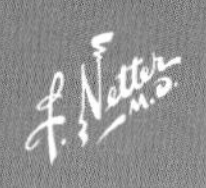



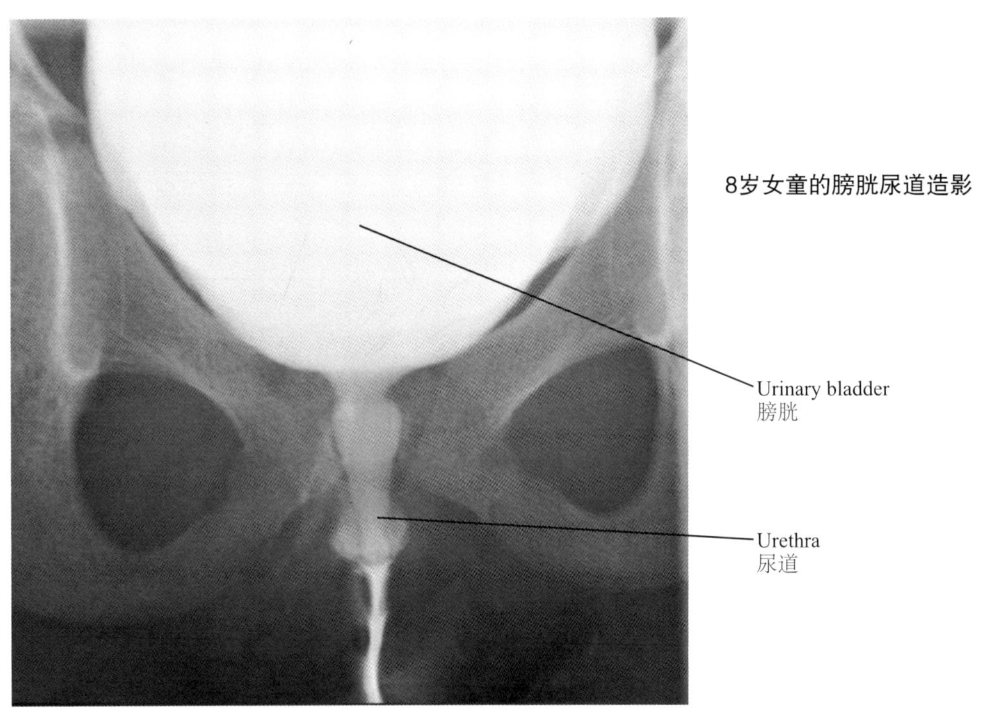


8岁女童的膀胱尿道造影

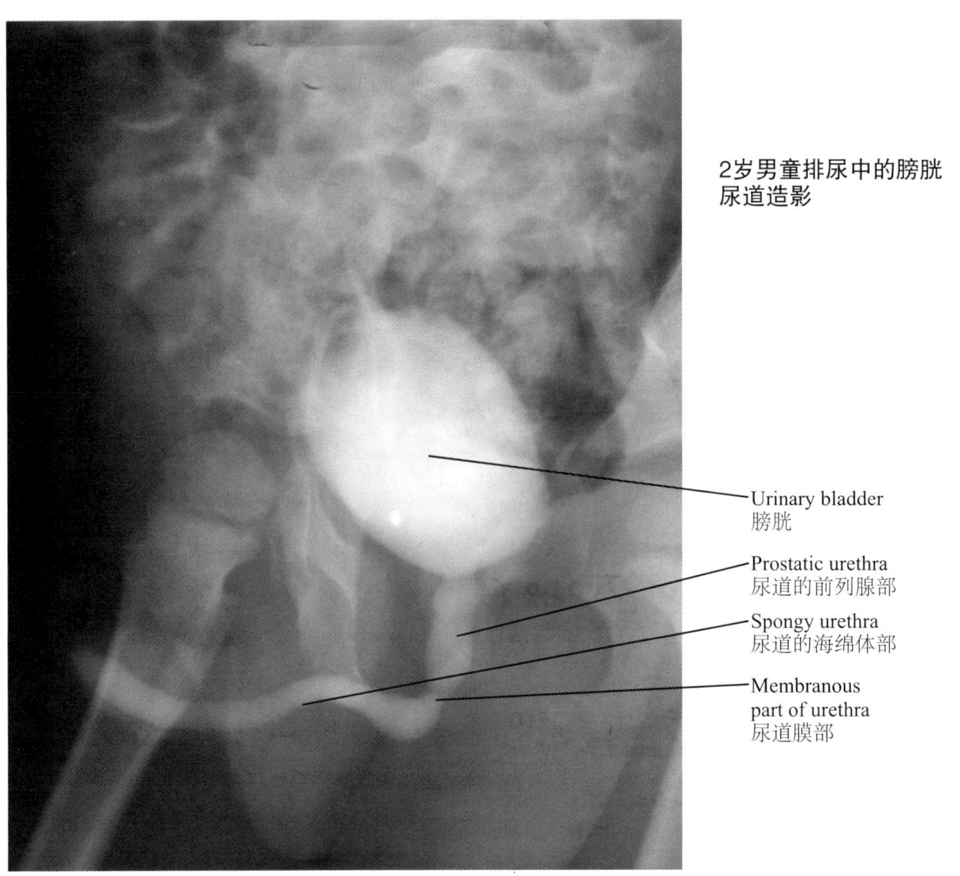


2岁男童排尿中的膀胱尿道造影

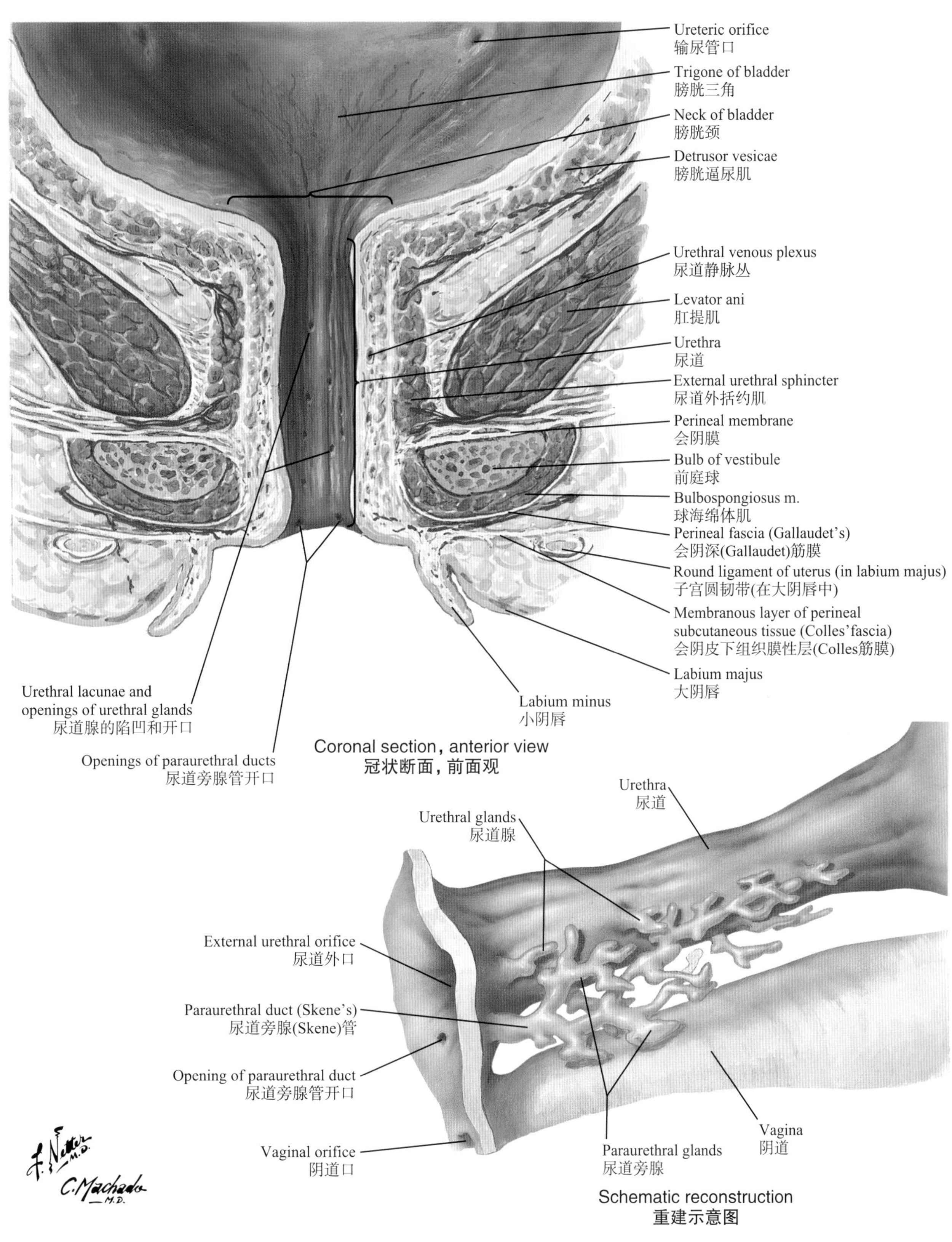


Coronal section, anterior view
冠状断面，前面观

Schematic reconstruction
重建示意图

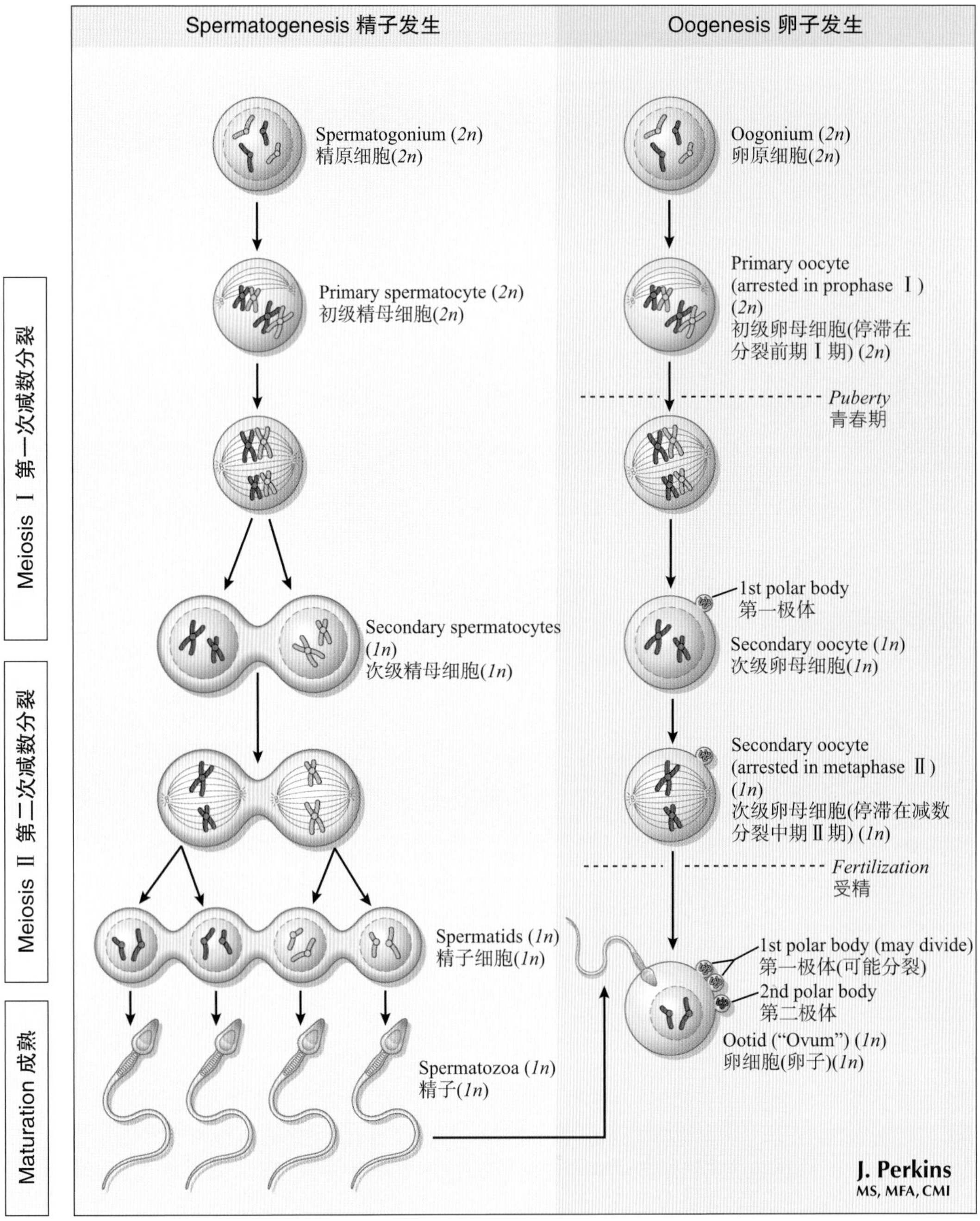

Spermatogenesis 精子发生
Oogenesis 卵子发生
Meiosis Ⅰ 第一次减数分裂
Meiosis Ⅱ 第二次减数分裂
Maturation 成熟
Spermatogonium (2n)
精原细胞(2n)
Oogonium (2n)
卵原细胞(2n)
Primary spermatocyte (2n)
初级精母细胞(2n)
Primary oocyte (arrested in prophase Ⅰ) (2n)
初级卵母细胞(停滞在分裂前期Ⅰ期) (2n)
Puberty
青春期
1st polar body
第一极体
Secondary spermatocytes (1n)
次级精母细胞(1n)
Secondary oocyte (1n)
次级卵母细胞(1n)
Secondary oocyte (arrested in metaphase Ⅱ) (1n)
次级卵母细胞(停滞在减数分裂中期Ⅱ期) (1n)
Fertilization
受精
Spermatids (1n)
精子细胞(1n)
1st polar body (may divide)
第一极体(可能分裂)
2nd polar body
第二极体
Ootid ("Ovum") (1n)
卵细胞(卵子)(1n)
Spermatozoa (1n)
精子(1n)
J. Perkins
MS, MFA, CMI

Crossing over 连锁互换
Pair of homologous chromosomes (tetrad)
同源染色体配对(四分体)
Chiasma
交叉
Recombinant chromatids
重组的染色体

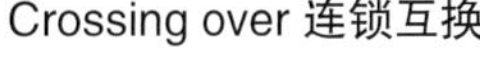

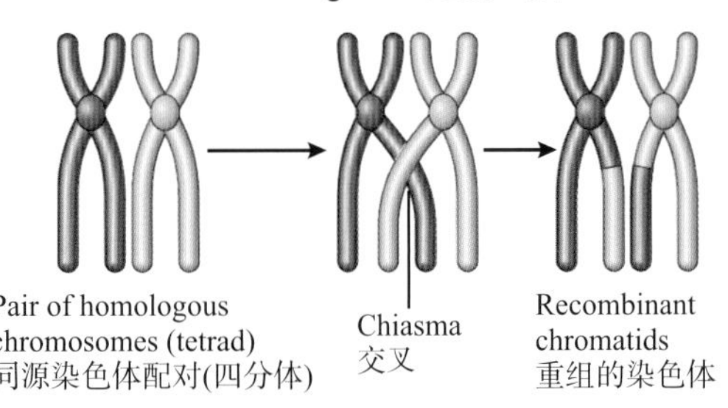

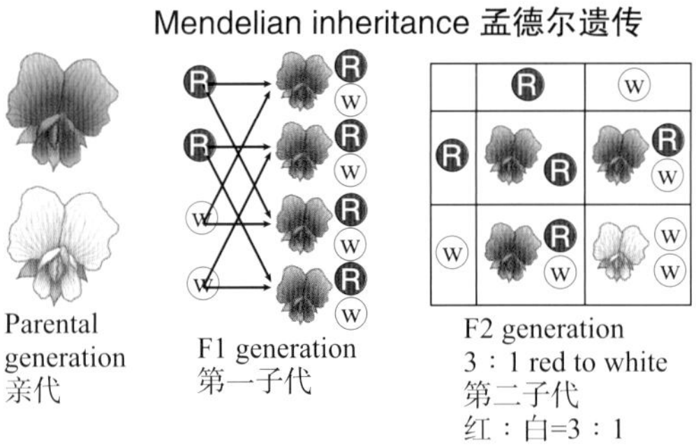

Mendelian inheritance 孟德尔遗传
Parental generation
亲代
F1 generation
第一子代
F2 generation
3 : 1 red to white
第二子代
红：白=3：1

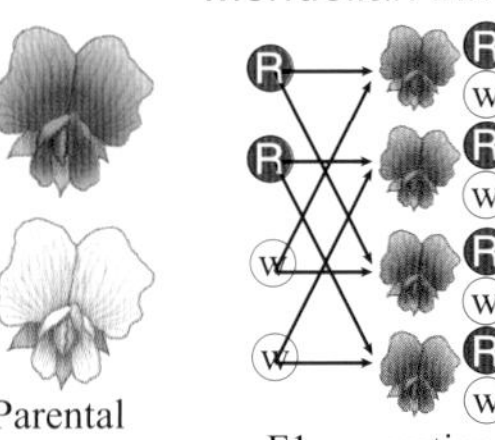

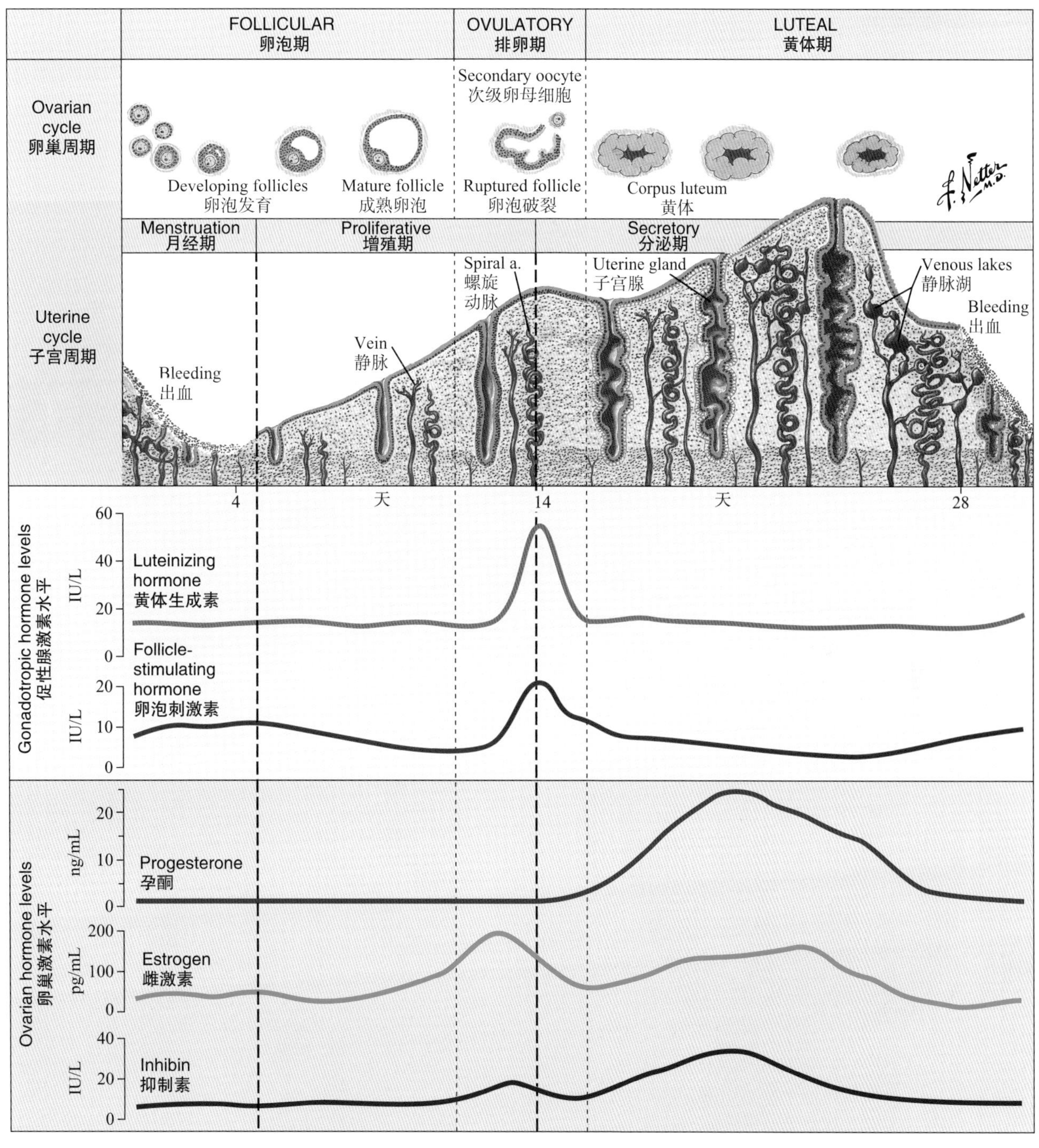
FOLLICULAR
卵泡期
OVULATORY
排卵期
LUTEAL
黄体期
Ovarian cycle
卵巢周期
Secondary oocyte
次级卵母细胞
Developing follicles
卵泡发育
Mature follicle
成熟卵泡
Ruptured follicle
卵泡破裂
Corpus luteum
黄体
Menstruation
月经期
Proliferative
增殖期
Secretory
分泌期
Uterine cycle
子宫周期
Spiral a.
螺旋动脉
Uterine gland
子宫腺
Venous lakes
静脉湖
Bleeding
出血
Vein
静脉
Bleeding
出血
4
天
14
天
28
Gonadotropic hormone levels
促性腺激素水平
Luteinizing hormone
黄体生成素
Follicle-stimulating hormone
卵泡刺激素
IU/L
60
40
20
0
20
10
0
Ovarian hormone levels
卵巢激素水平
Progesterone
孕酮
ng/mL
20
10
0
Estrogen
雌激素
pg/mL
200
100
0
Inhibin
抑制素
IU/L
40
20
0

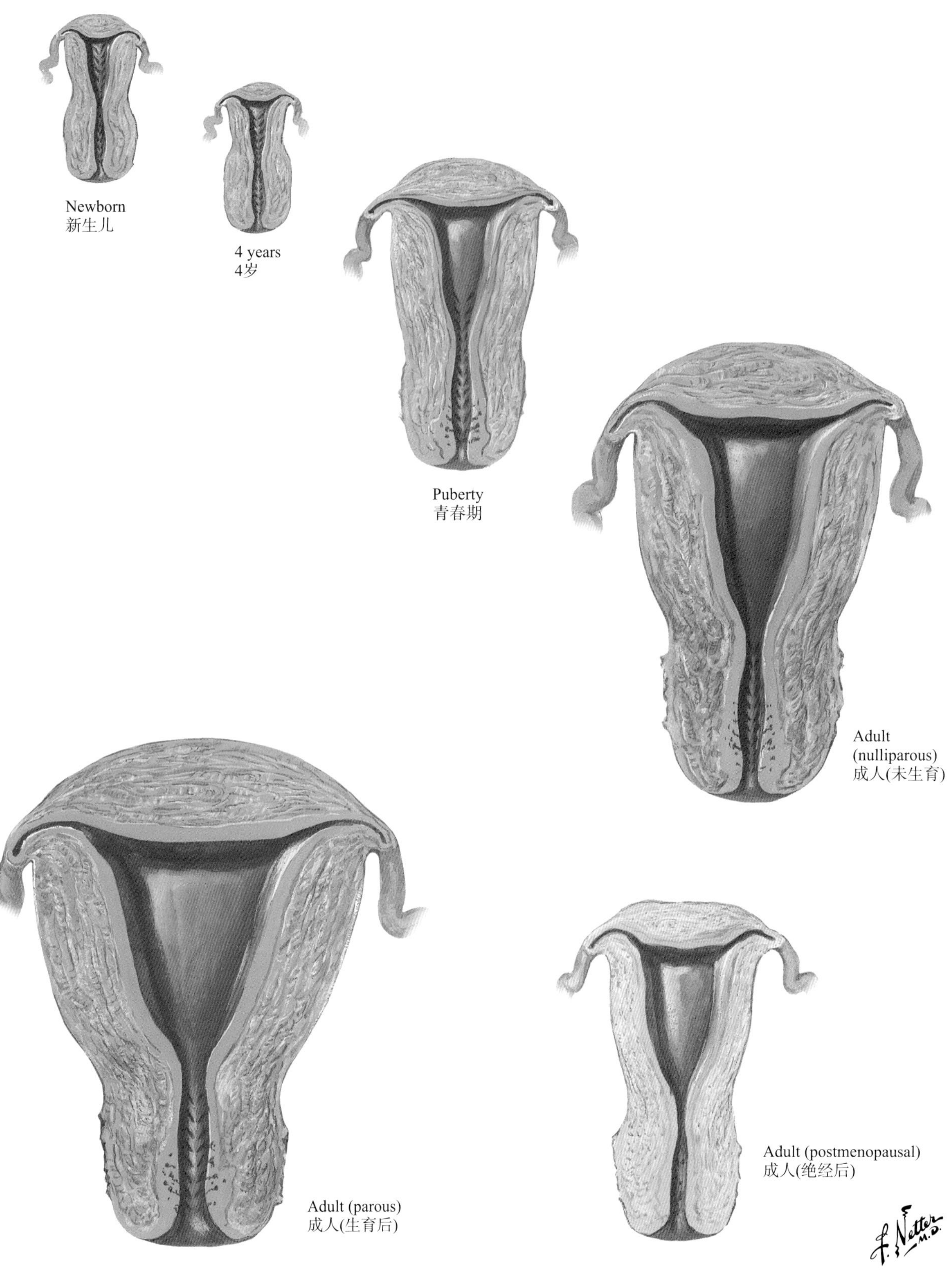
Newborn
新生儿
4 years
4岁
Puberty
青春期
Adult
(nulliparous)
成人(未生育)
Adult (parous)
成人(生育后)
Adult (postmenopausal)
成人(绝经后)

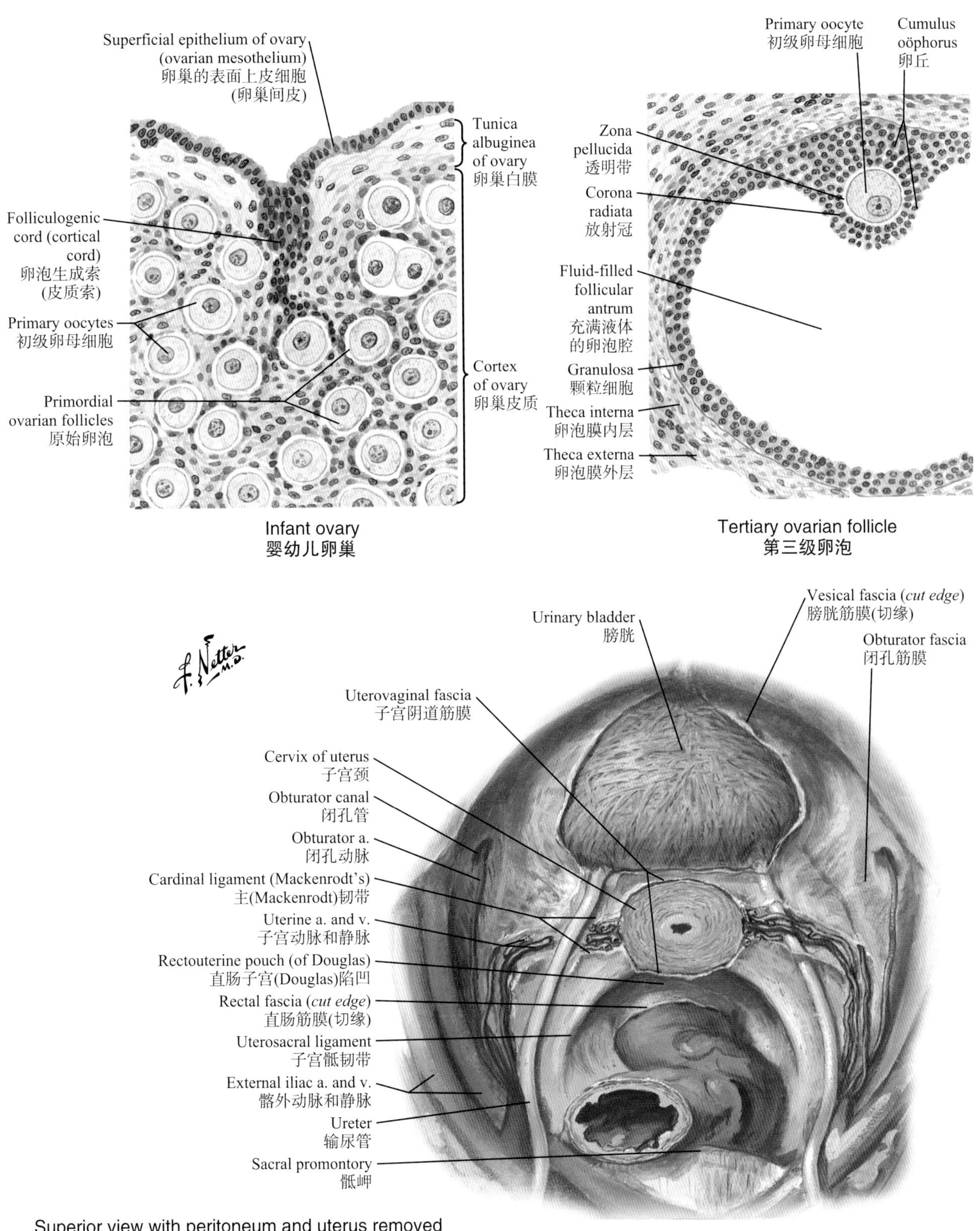


Infant ovary
婴幼儿卵巢

Tertiary ovarian follicle
第三级卵泡



Superior view with peritoneum and uterus removed
上面观(带腹膜并去除子宫)

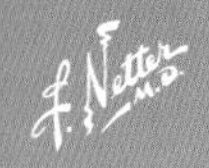

# 处女膜的变异

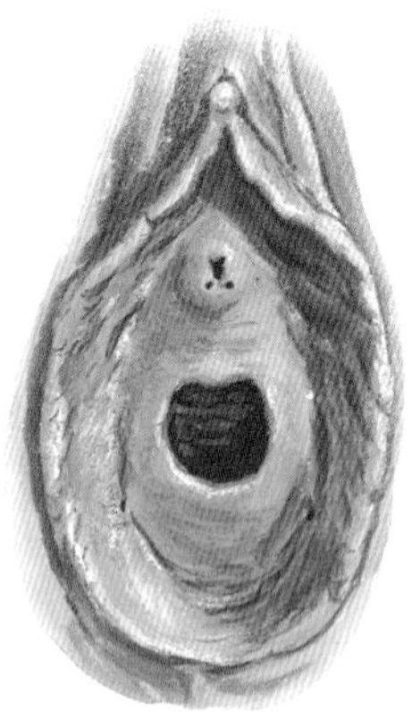

Annular hymen
环状处女膜

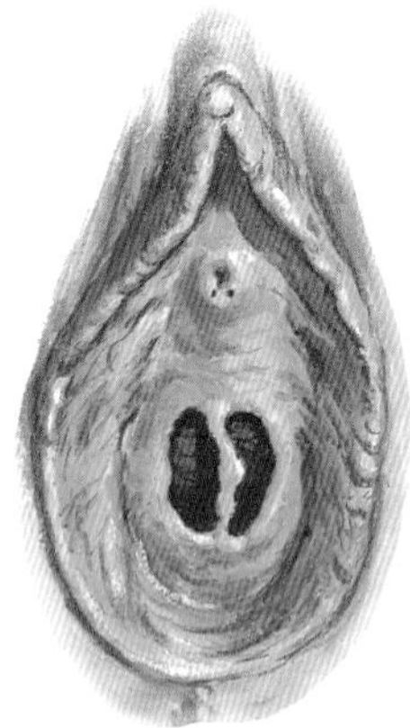

Septate hymen
有隔处女膜

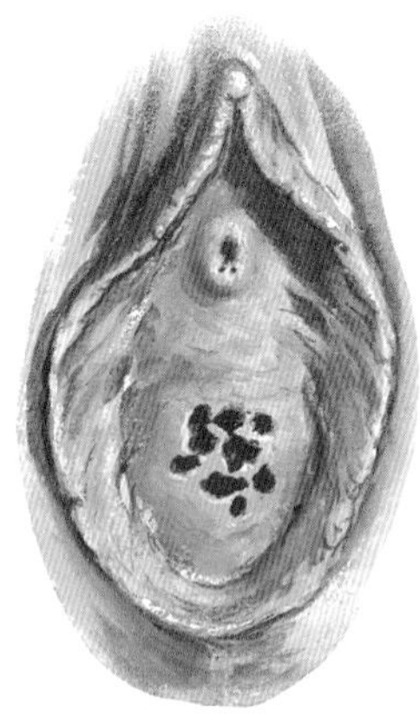

Cribriform hymen
筛状处女膜

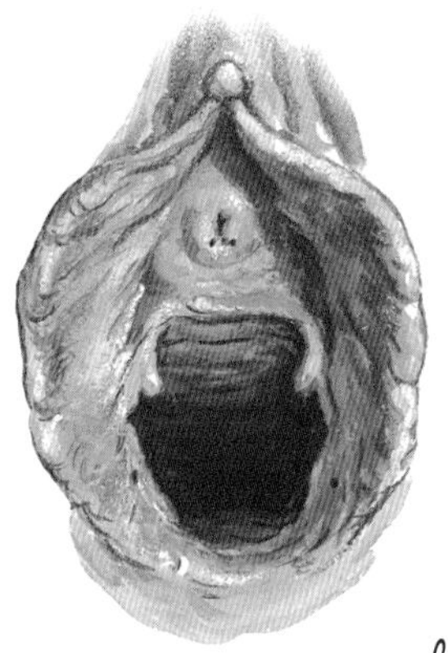

Parous introitus
经产后的阴道口

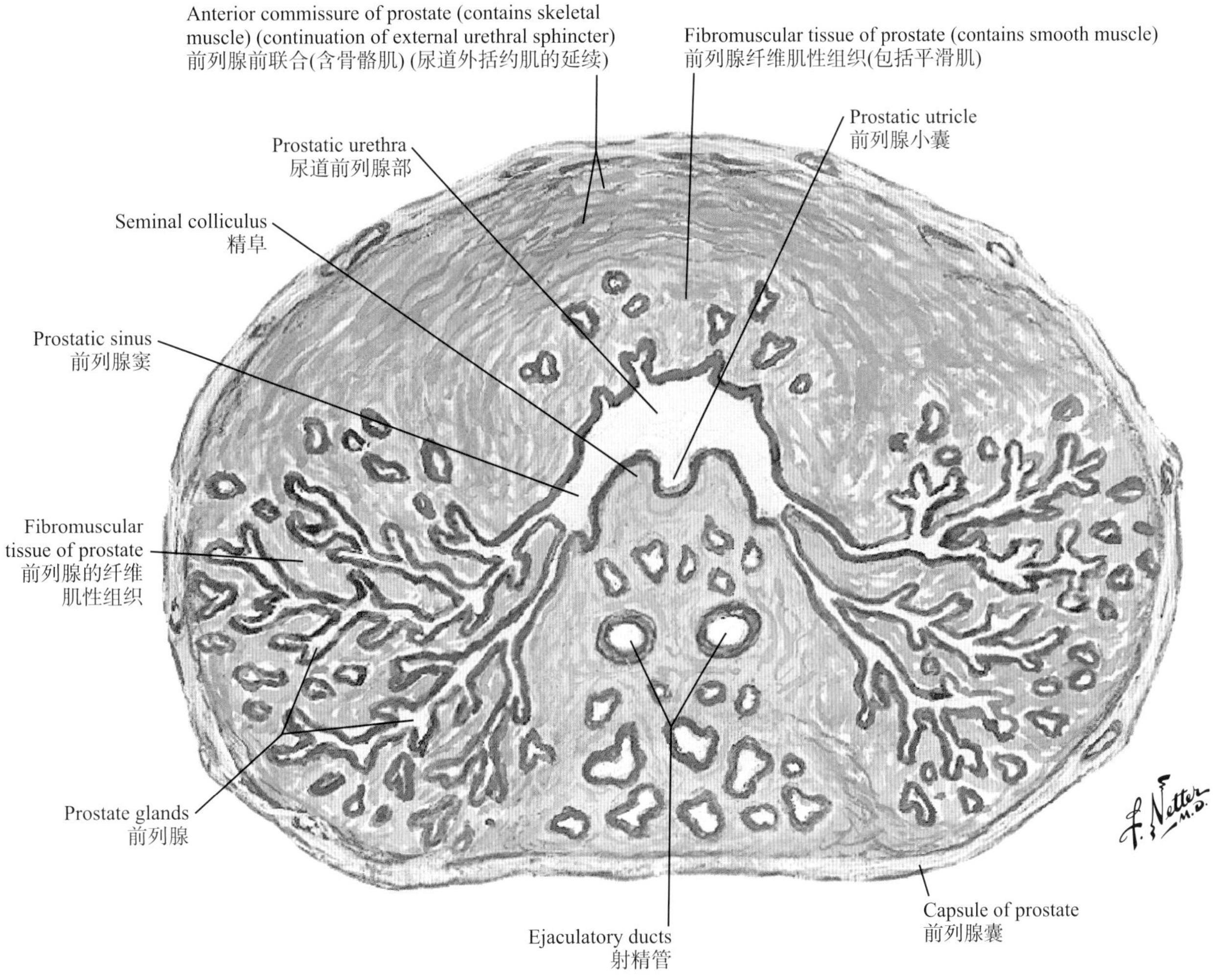
Anterior commissure of prostate (contains skeletal muscle) (continuation of external urethral sphincter)
前列腺前联合(含骨骼肌) (尿道外括约肌的延续)
Fibromuscular tissue of prostate (contains smooth muscle)
前列腺纤维肌性组织(包括平滑肌)
Prostatic utricle
前列腺小囊
Prostatic urethra
尿道前列腺部
Seminal colliculus
精阜
Prostatic sinus
前列腺窦
Fibromuscular tissue of prostate
前列腺的纤维肌性组织
Prostate glands
前列腺
Ejaculatory ducts
射精管
Capsule of prostate
前列腺囊

Left paramedian section: lateral view
左旁正中矢状断面：侧面观

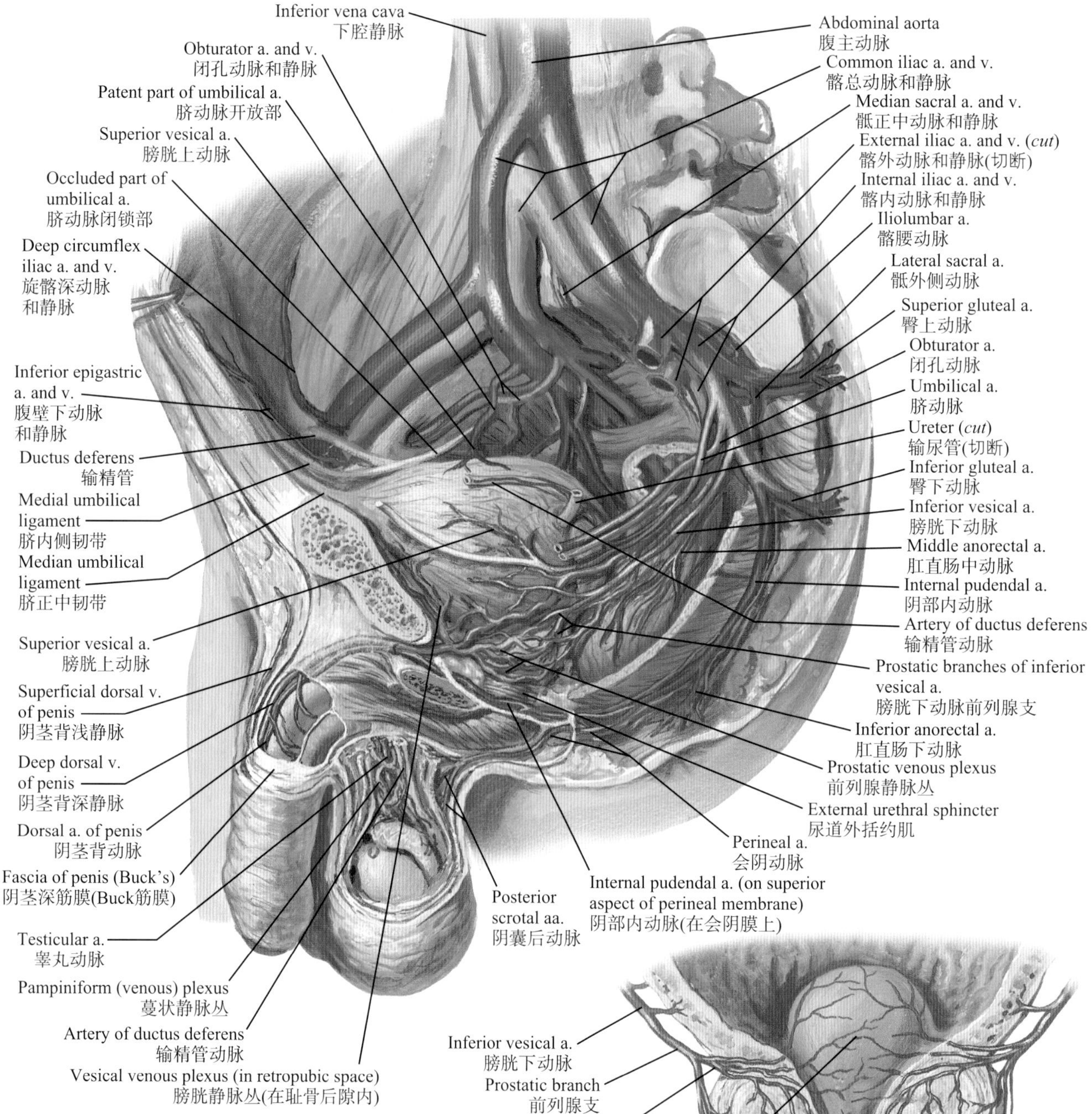

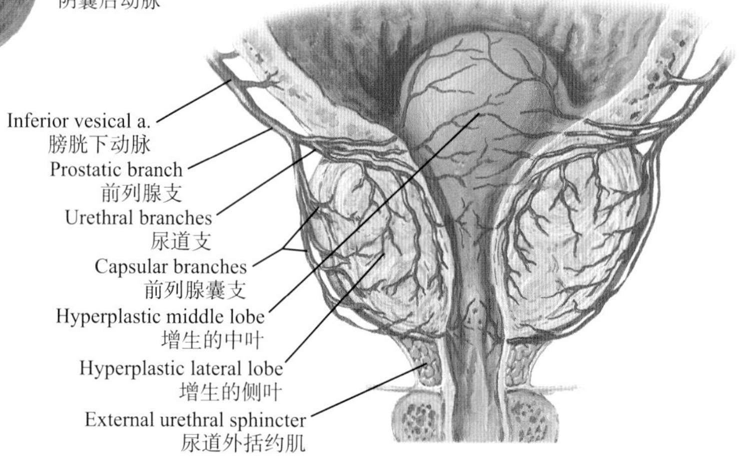

Arterial supply of prostate (coronal section, anterior view of specimen with benign hyperplasia)
前列腺的血供(冠状断面，良性增生的前列腺的前面观)

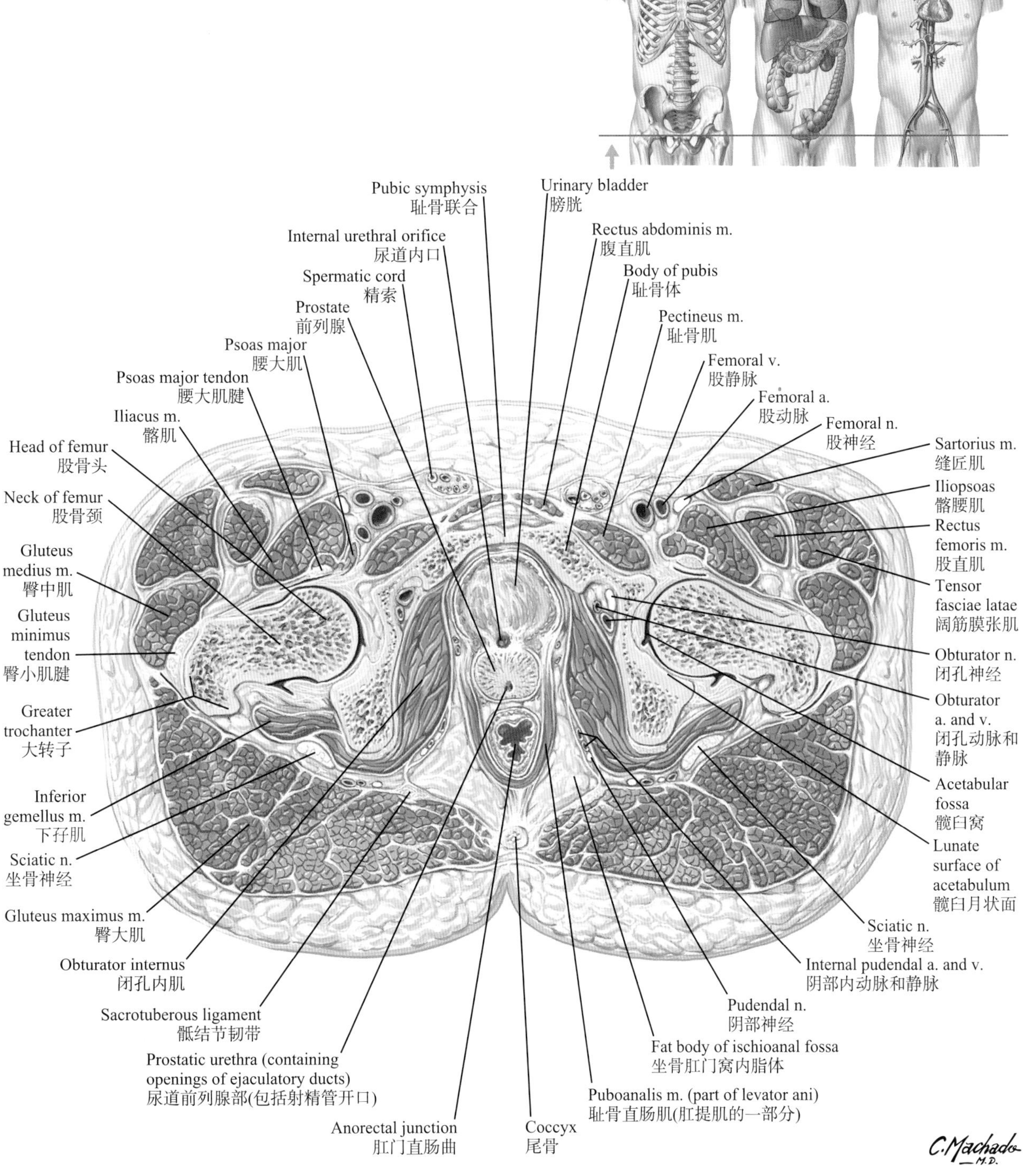
Pubic symphysis
耻骨联合
Urinary bladder
膀胱
Internal urethral orifice
尿道内口
Rectus abdominis m.
腹直肌
Body of pubis
耻骨体
Spermatic cord
精索
Prostate
前列腺
Pectineus m.
耻骨肌
Psoas major
腰大肌
Femoral v.
股静脉
Psoas major tendon
腰大肌腱
Femoral a.
股动脉
Iliacus m.
髂肌
Femoral n.
股神经
Head of femur
股骨头
Sartorius m.
缝匠肌
Neck of femur
股骨颈
Iliopsoas
髂腰肌
Rectus femoris m.
股直肌
Gluteus medius m.
臀中肌
Tensor fasciae latae
阔筋膜张肌
Gluteus minimus tendon
臀小肌腱
Obturator n.
闭孔神经
Obturator a. and v.
闭孔动脉和静脉
Greater trochanter
大转子
Acetabular fossa
髋臼窝
Inferior gemellus m.
下孖肌
Sciatic n.
坐骨神经
Lunate surface of acetabulum
髋臼月状面
Gluteus maximus m.
臀大肌
Sciatic n.
坐骨神经
Obturator internus
闭孔内肌
Internal pudendal a. and v.
阴部内动脉和静脉
Sacrotuberous ligament
骶结节韧带
Pudendal n.
阴部神经
Fat body of ischioanal fossa
坐骨肛门窝内脂体
Prostatic urethra (containing openings of ejaculatory ducts)
尿道前列腺部(包括射精管开口)
Puboanalis m. (part of levator ani)
耻骨直肠肌(肛提肌的一部分)
Anorectal junction
肛门直肠曲
Coccyx
尾骨
C. Machado M.D.

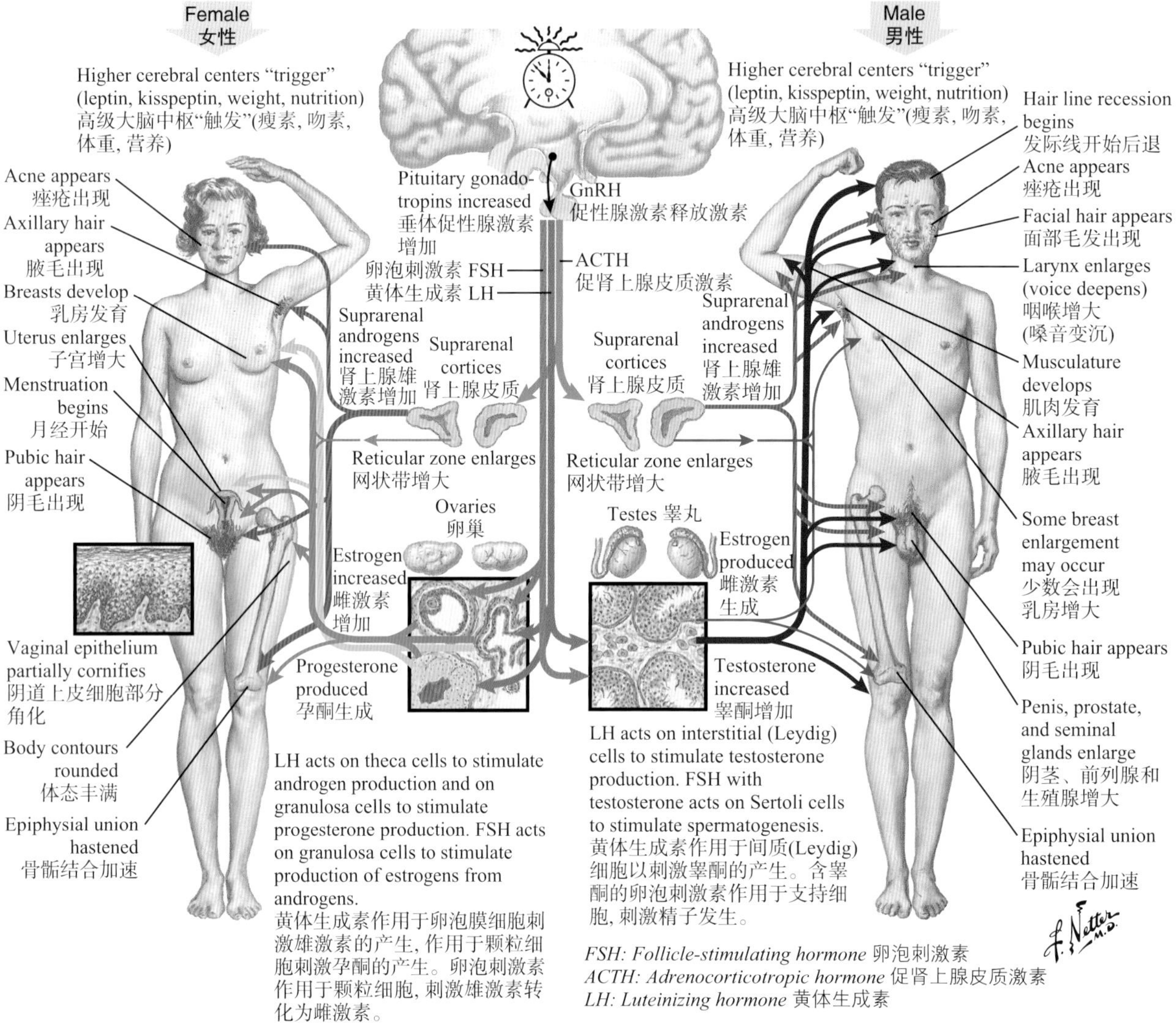
Female
女性
Male
男性
Higher cerebral centers "trigger" (leptin, kisspeptin, weight, nutrition)
高级大脑中枢"触发"(瘦素, 吻素, 体重, 营养)
Higher cerebral centers "trigger" (leptin, kisspeptin, weight, nutrition)
高级大脑中枢"触发"(瘦素, 吻素, 体重, 营养)
Pituitary gonadotropins increased
垂体促性腺激素增加
GnRH
促性腺激素释放激素
卵泡刺激素 FSH
黄体生成素 LH
ACTH
促肾上腺皮质激素
Acne appears
痤疮出现
Axillary hair appears
腋毛出现
Breasts develop
乳房发育
Uterus enlarges
子宫增大
Menstruation begins
月经开始
Pubic hair appears
阴毛出现
Vaginal epithelium partially cornifies
阴道上皮细胞部分角化
Body contours rounded
体态丰满
Epiphysial union hastened
骨骺结合加速
Suprarenal androgens increased
肾上腺雄激素增加
Suprarenal cortices
肾上腺皮质
Suprarenal cortices
肾上腺皮质
Suprarenal androgens increased
肾上腺雄激素增加
Reticular zone enlarges
网状带增大
Reticular zone enlarges
网状带增大
Ovaries
卵巢
Testes 睾丸
Estrogen increased
雌激素增加
Progesterone produced
孕酮生成
Estrogen produced
雌激素生成
Testosterone increased
睾酮增加
LH acts on theca cells to stimulate androgen production and on granulosa cells to stimulate progesterone production. FSH acts on granulosa cells to stimulate production of estrogens from androgens.
黄体生成素作用于卵泡膜细胞刺激雄激素的产生, 作用于颗粒细胞刺激孕酮的产生。卵泡刺激素作用于颗粒细胞, 刺激雄激素转化为雌激素。
LH acts on interstitial (Leydig) cells to stimulate testosterone production. FSH with testosterone acts on Sertoli cells to stimulate spermatogenesis.
黄体生成素作用于间质(Leydig)细胞以刺激睾酮的产生。含睾酮的卵泡刺激素作用于支持细胞, 刺激精子发生。
Hair line recession begins
发际线开始后退
Acne appears
痤疮出现
Facial hair appears
面部毛发出现
Larynx enlarges (voice deepens)
咽喉增大
(嗓音变沉)
Musculature develops
肌肉发育
Axillary hair appears
腋毛出现
Some breast enlargement may occur
少数会出现乳房增大
Pubic hair appears
阴毛出现
Penis, prostate, and seminal glands enlarge
阴茎、前列腺和生殖腺增大
Epiphysial union hastened
骨骺结合加速
FSH: Follicle-stimulating hormone 卵泡刺激素
ACTH: Adrenocorticotropic hormone 促肾上腺皮质激素
LH: Luteinizing hormone 黄体生成素

| 解剖结构 | 临床意义 | 图号 |
|---|---|---|
| 神经系统和感觉器官 | | |
| 阴部神经 | 阴部神经阻滞可以在分娩或行会阴部小手术时进行会阴麻醉 | 415 |
| 直肠下神经 | 坐骨肛门窝神经麻醉行外痔切除手术 | 413 |
| 前列腺丛和海绵体丛 | 手术(如前列腺手术)中这些神经损伤可引起勃起功能障碍 | 412 |
| 骨骼系统 | | |
| 耻骨联合 | 骨盆测量的标志点(如对角径),用于评估骨盆是否适合分娩,在产前检查中用于评估胎儿生长(宫高测量);损伤可导致其在X线片上增宽 | 355 |
| 坐骨棘 | 评估坐骨棘间径是否适合分娩,并用于阴部神经阻滞时定位阴部神经 | 355 |
| 坐骨结节 | 评估分娩时骨盆出口宽度的标志;腘绳肌近端附着部位 | 355 |
| 耻骨上支 | 有骨质疏松的老年人常因挤压伤或跌倒造成骨盆前后平面的侧方压缩损伤,而导致此处骨折 | 353 |
| 骶髂关节 | 强直性脊柱炎时发生硬化、融合;难以做出诊断,且已知疼痛涉及邻近关节 | 355 |
| 肌肉系统 | | |
| 盆膈(肛提肌和尾骨肌) | 为尿道膀胱角提供支撑,帮助控制排尿;分娩过程中损伤或薄弱可引起女性压力性尿失禁 | 359,370 |
| 盆腔内筋膜 | 骨盆内筋膜韧带(如耻骨膀胱韧带或主韧带)的无力或撕裂可能导致盆腔器官脱垂 | 366,373 |
| 会阴体 | 分娩时可发生会阴体撕裂;在会阴体或其侧部预防性切口,称为会阴切开术,可在某些情况下进行以促进阴道分娩 | 379 |
| 心血管系统 | | |
| 蔓状静脉丛 | 舒张可导致精索静脉曲张,影响睾丸温度调节并有潜在不孕风险;因为左右侧性腺静脉回流不同,曲张多发生在左侧 | 403 |
| 子宫动脉 | 子宫切除术中需切断和电凝;可通过栓塞子宫动脉分支治疗子宫肌瘤 | 402,406 |
| 阴茎(深、背)动脉、海绵体组织 | 血管平滑肌功能损伤或丧失可导致勃起功能障碍,用血管扩张剂治疗 | 407 |
| 骶内静脉 | 连接前列腺血管丛和脊柱静脉,是前列腺癌转移的途径 | 405 |
| 直肠静脉 | 如果直肠上静脉(门静脉引流)与直肠中和/或下静脉(体循环引流)之间发生门体吻合,则门静脉高压可能导致直肠静脉曲张 | 318,401 |
| 直肠内、外静脉丛 | 肿大可能导致痔 | 395,401 |

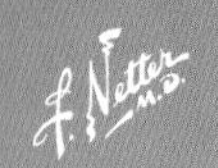

# 具有重要临床意义的解剖结构*

| 解剖结构 | 临床意义 | 图号 |
|---|---|---|
| **淋巴血管和器官** | | |
| 盆腔和腰淋巴结 | 卵巢恶性肿瘤细胞通过血管引流至下腔静脉和肺，也可通过淋巴转移 | 408 |
| 腰部和气管支气管淋巴结 | 前列腺癌细胞可通过淋巴系统转移至腹膜后隙和纵隔 | 260，410 |
| 腰（如主动脉外侧、前腔静脉外侧）淋巴结 | 引流女性卵巢、输卵管和子宫底淋巴和男性睾丸的淋巴；这些器官的恶性肿瘤可转移至腹膜后隙 | 408，410 |
| 盆腔淋巴结 | 淋巴结活检或切除来评估妇科恶性肿瘤的转移 | 408 |
| **消化系统** | | |
| 直肠和肛门 | 直肠指诊可以检查内痔、粪便嵌塞和直肠癌 | 301，393，395 |
| 腹膜 | 卵巢癌常见的转移部位，通过腹腔内腹水转移 | 363，364 |
| **泌尿系统** | | |
| 膀胱 | 利用超声可以很容易地评估充盈程度；对于尿量少的患者，这可以确定膀胱出口梗阻的诊断 | 368，369 |
| 输尿管口 | 儿童可能发生尿液从膀胱异常反流至输尿管（膀胱输尿管反流），导致反复尿路感染和进行性肾纤维化 | 371 |
| 输尿管 | 增大提示输尿管或膀胱梗阻；肾结石嵌顿于输尿管可引起剧烈疼痛，在某些情况下可引起血尿；输尿管与子宫动脉关系密切，在子宫切除术中可能会损伤输尿管 | 335，336，402 |
| **生殖系统** | | |
| 直肠子宫陷凹（Douglas 陷凹） | 超声检查发现腹盆腔积液的区域；异位妊娠的常见部位；可经阴道后穹窿进入；通常含有少量生理量的腹腔积液 | 364，365 |
| 子宫 | 妊娠部位；产前检查时触诊以评估胎儿生长情况；也可能包含巨大的，有时令人疼痛的生长物，称为平滑肌瘤（肌瘤） | 364，374 |
| 输卵管 | 常见的异位妊娠部位；盆腔炎（PID）是性传播感染的结果，可发生炎症（输卵管炎），可能导致纤维化和不孕；当妇女希望永久避孕时，可进行手术封堵（输卵管结扎术） | 363，364，375 |
| 子宫颈 | 子宫颈转化区上皮容易发生不典型增生和恶性肿瘤；在巴氏涂片检查时，应从该区域取样，检测是否感染人乳头瘤病毒，这是子宫颈恶性肿瘤的主要危险因素 | 372，374 |
| 阴道 | 阴道后穹窿穿刺可进入直肠子宫陷凹 | 364 |
| 卵巢 | 用超声检查以识别囊肿或收集卵母细胞；卵巢扭转是卵巢在卵巢悬韧带轴上扭转，阻塞卵巢血管，引起卵巢充血和缺血的疼痛性疾病 | 363，374，375 |
| 睾丸 | 睾丸扭转是睾丸在睾丸血管轴上扭转，引起充血和缺血的疼痛性疾病 | 388 |

| 解剖结构 | 临床意义 | 图号 |
| --- | --- | --- |
| **前列腺** | 随着年龄的增长容易发生良性肥大,从而导致尿液流出道梗阻;前列腺癌是男性第二大常见癌症 | 368,385 |
| **输精管** | 当男性希望永久避孕时进行结扎术(输精管切除术) | 368,388 |

* 各解剖结构的选择主要基于临床数据以及大体解剖课程中经常涉及的临床诊治内容。

| 肌肉 | 肌群 | 起始附着点 | 止点 | 神经支配 | 血供 | 主要功能 |
|---|---|---|---|---|---|---|
| 球海绵体肌 | 会阴 | **男性:** 会阴体 | **男性:** 会阴膜, 阴茎海绵体, 阴茎球 | 阴部神经 | 会阴动脉 | **男性:** 挤压阴茎球, 在勃起过程中迫使血液进入阴茎体, 推动尿液和精液通过尿道 |
| | | **女性:** 会阴体 | **女性:** 阴蒂背部, 会阴膜, 前庭球, 耻骨弓 | | | **女性:** 收缩阴道口, 协助运送前庭大腺的分泌物, 迫使血液进入阴蒂体 |
| 尾骨肌 | 盆膈 | 坐骨棘 | 骶骨下部、尾骨 | 到尾骨肌的神经 | 臀下动脉 | 支撑盆腔脏器 |
| 尿道逼尿肌(仅见于女性) | 会阴 | 坐骨耻骨支 | 与尿道前部的两侧伴行融合 | 阴部神经 | 会阴动脉 | 尿道括约肌 |
| 提睾肌 | 精索 | 腹内斜肌下缘和腹股沟韧带中部 | 耻骨结节, 耻骨嵴 | 生殖股神经生殖支 | 提睾肌动脉 | 提拉睾丸 |
| 会阴深横肌 | 会阴 | 坐骨支内表面, 坐骨结节 | 会阴体 | 会阴神经 | 会阴动脉 | 稳定会阴体, 支撑前列腺 / 阴道 |
| 肛门外括约肌 | 会阴 | 肛尾韧带 | 会阴体 | 会阴神经和直肠神经 | 直肠下动脉和会阴动脉 | 闭合肛门外口 |
| 尿道外括约肌 | 会阴 | 坐骨耻骨支 | **男性:** 尿道前和后的正中嵴 | 会阴神经 | 会阴动脉 | 在排尿末程挤压尿道; 在女性同时挤压远端阴道 |
| | | | **女性:** 临近尿道, 附着在阴道壁上 | | | |
| 坐骨海绵体肌 | 会阴 | 会阴耻骨支内侧下面, 坐骨结节 | **男性:** 阴茎前末端 | 会阴神经 | 会阴动脉 | 在勃起时, 推动血液进入阴茎体和阴蒂 |
| | | | **女性:** 阴蒂前末端 | | | |
| 肛提肌(髂尾肌, 耻尾肌和耻骨直肠肌) | 盆膈 | 阴茎体, 肛提肌腱弓(在闭孔筋膜上), 坐骨棘 | 会阴体, 尾骨, 肛尾缝, 前列腺或阴道壁, 肛门直肠曲 | 肛提肌神经, 会阴神经 | 臀下动脉, 阴部内动脉及其分支(直肠下和会阴动脉) | 支撑盆腔脏器, 提升盆底 |
| 尿道阴道括约肌(仅见于女性) | 会阴 | 会阴体 | 向前并环绕阴道前部并与其侧位伴行融合 | 会阴神经 | 会阴动脉 | 括约尿道和阴道 |
| 会阴浅横肌 | 会阴 | 坐骨支和坐骨结节 | 会阴体 | 会阴神经 | 会阴动脉 | 稳定会阴体 |

注: 骨骼肌的神经支配、血供、起止点和主要功能的变异在解剖学中十分常见, 因此教科书之间出现描述不同和解剖变异是正常的。

# 上肢 7

| | | | |
|---|---|---|---|
| 表面解剖 | 图 422~426 | 局部扫描成像 | 图 490 |
| 肩和腋窝 | 图 427~439 | 附图 | 附图 96~102 |
| 臂部 | 图 440~445 | 具有重要临床意义的解剖 | |
| 肘和前臂 | 图 446~461 | 结构 | 表 7.1~7.2 |
| 腕和手 | 图 462~481 | 臂丛神经 | 表 7.3~7.4 |
| 神经和脉管系统 | 图 482~489 | 骨骼肌总表 | 表 7.5~7.8 |

## 附图

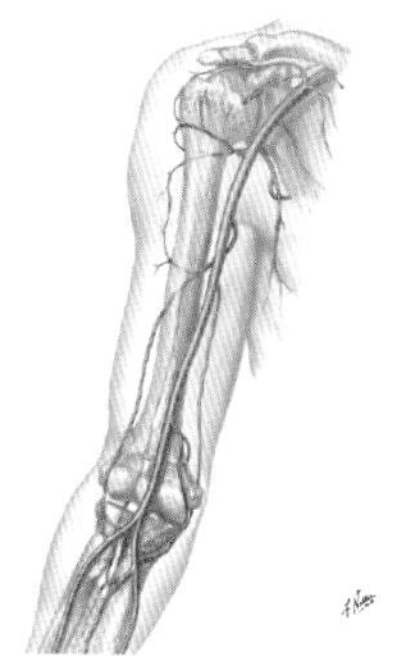

附图 96　臂和前臂近端的动脉

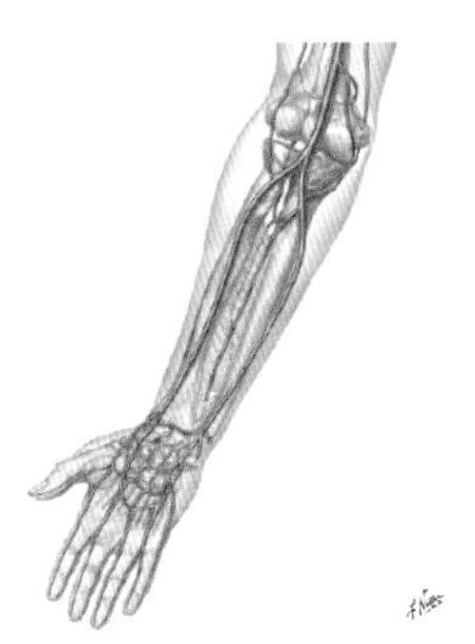

附图 97　前臂和手的动脉

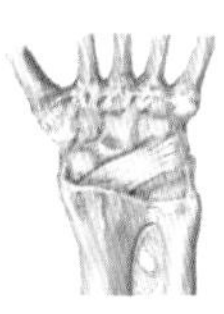
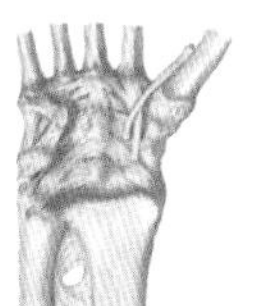

附图 98　腕部的韧带：后视图和前视图

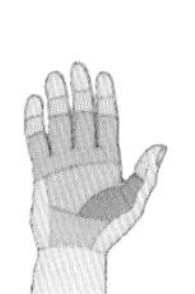

附图 99　手的屈伸范围

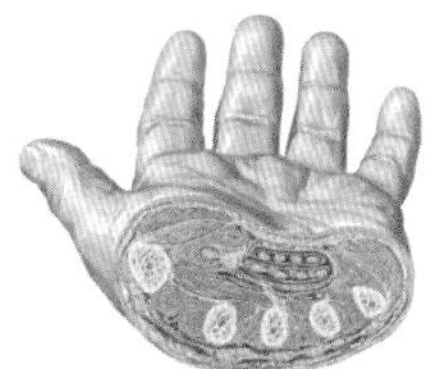
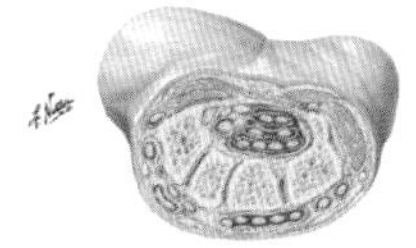

附图 100　横断面：经掌骨和远端腕骨

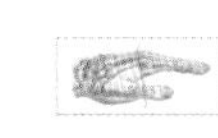
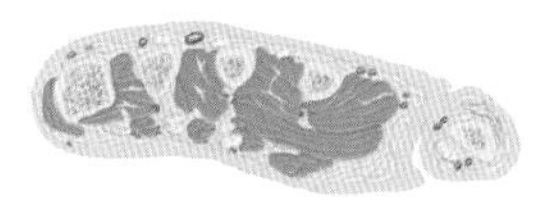

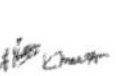

附图 101　手的横断面：轴位观

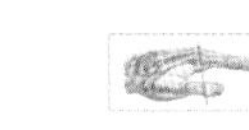

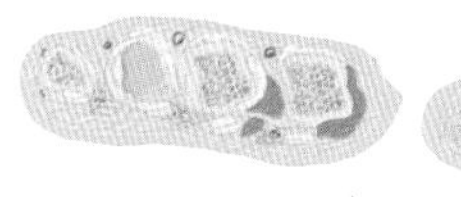

附图 102　手的横断面：轴位观（续）

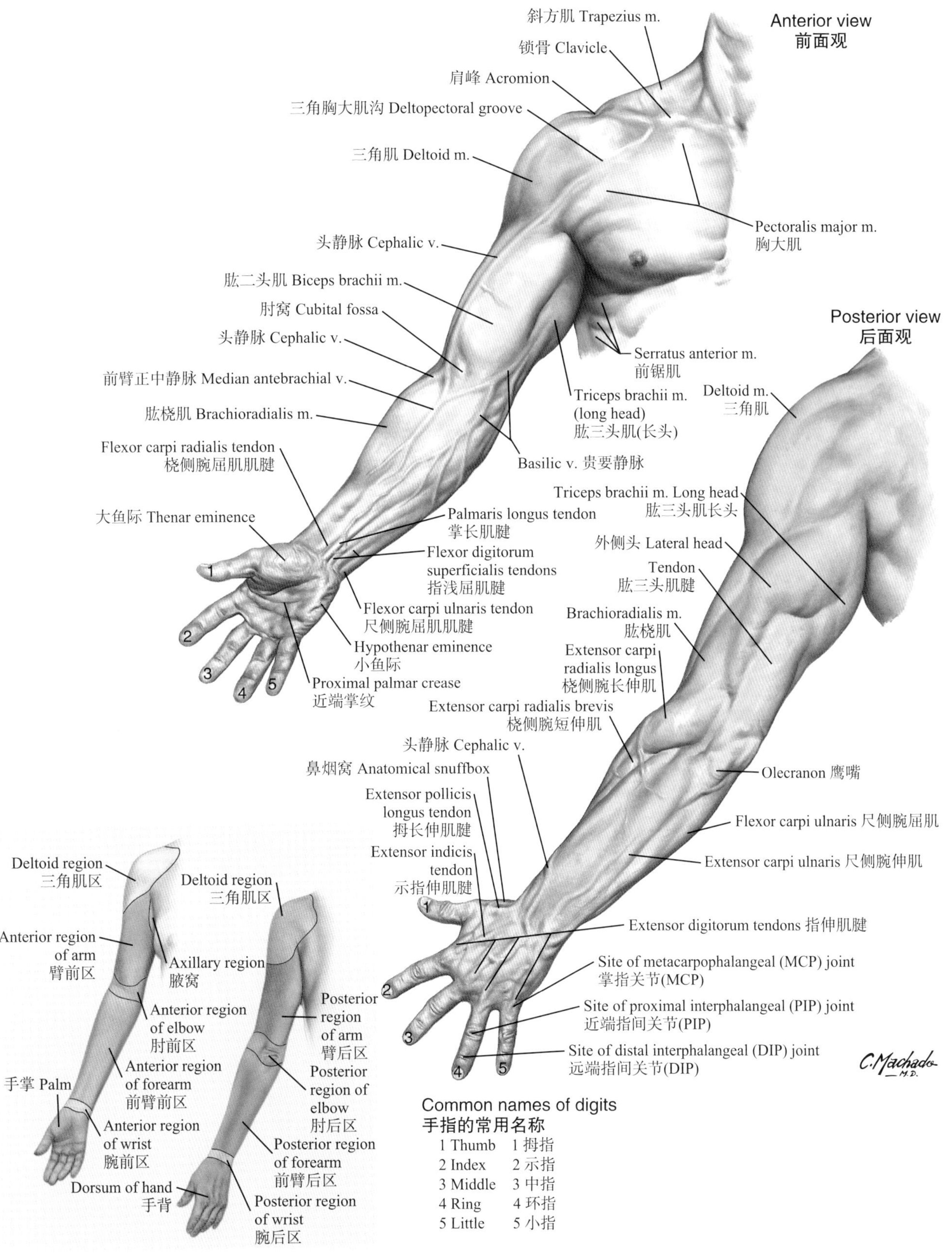
Anterior view
前面观
斜方肌 Trapezius m.
锁骨 Clavicle
肩峰 Acromion
三角胸大肌沟 Deltopectoral groove
三角肌 Deltoid m.
Pectoralis major m.
胸大肌
头静脉 Cephalic v.
肱二头肌 Biceps brachii m.
肘窝 Cubital fossa
头静脉 Cephalic v.
前臂正中静脉 Median antebrachial v.
肱桡肌 Brachioradialis m.
Serratus anterior m.
前锯肌
Triceps brachii m.
(long head)
肱三头肌(长头)
Basilic v. 贵要静脉
Flexor carpi radialis tendon
桡侧腕屈肌肌腱
大鱼际 Thenar eminence
Palmaris longus tendon
掌长肌腱
Flexor digitorum
superficialis tendons
指浅屈肌腱
Flexor carpi ulnaris tendon
尺侧腕屈肌肌腱
Hypothenar eminence
小鱼际
Proximal palmar crease
近端掌纹
1
2
3
4
5
Posterior view
后面观
Deltoid m.
三角肌
Triceps brachii m. Long head
肱三头肌长头
外侧头 Lateral head
Tendon
肱三头肌腱
Brachioradialis m.
肱桡肌
Extensor carpi
radialis longus
桡侧腕长伸肌
Extensor carpi radialis brevis
桡侧腕短伸肌
头静脉 Cephalic v.
鼻烟窝 Anatomical snuffbox
Olecranon 鹰嘴
Extensor pollicis
longus tendon
拇长伸肌腱
Flexor carpi ulnaris 尺侧腕屈肌
Extensor indicis
tendon
示指伸肌腱
Extensor carpi ulnaris 尺侧腕伸肌
Extensor digitorum tendons 指伸肌腱
Site of metacarpophalangeal (MCP) joint
掌指关节(MCP)
Site of proximal interphalangeal (PIP) joint
近端指间关节(PIP)
Site of distal interphalangeal (DIP) joint
远端指间关节(DIP)
C.Machado M.D.
Deltoid region
三角肌区
Anterior region
of arm
臂前区
Axillary region
腋窝
Anterior region
of elbow
肘前区
Anterior region
of forearm
前臂前区
手掌 Palm
Anterior region
of wrist
腕前区
Dorsum of hand
手背
Deltoid region
三角肌区
Posterior
region
of arm
臂后区
Posterior
region of
elbow
肘后区
Posterior region
of forearm
前臂后区
Posterior region
of wrist
腕后区
Common names of digits
手指的常用名称
1 Thumb 1 拇指
2 Index 2 示指
3 Middle 3 中指
4 Ring 4 环指
5 Little 5 小指

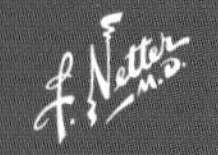

# 上肢皮肤的神经支配

参见图 6，482，484

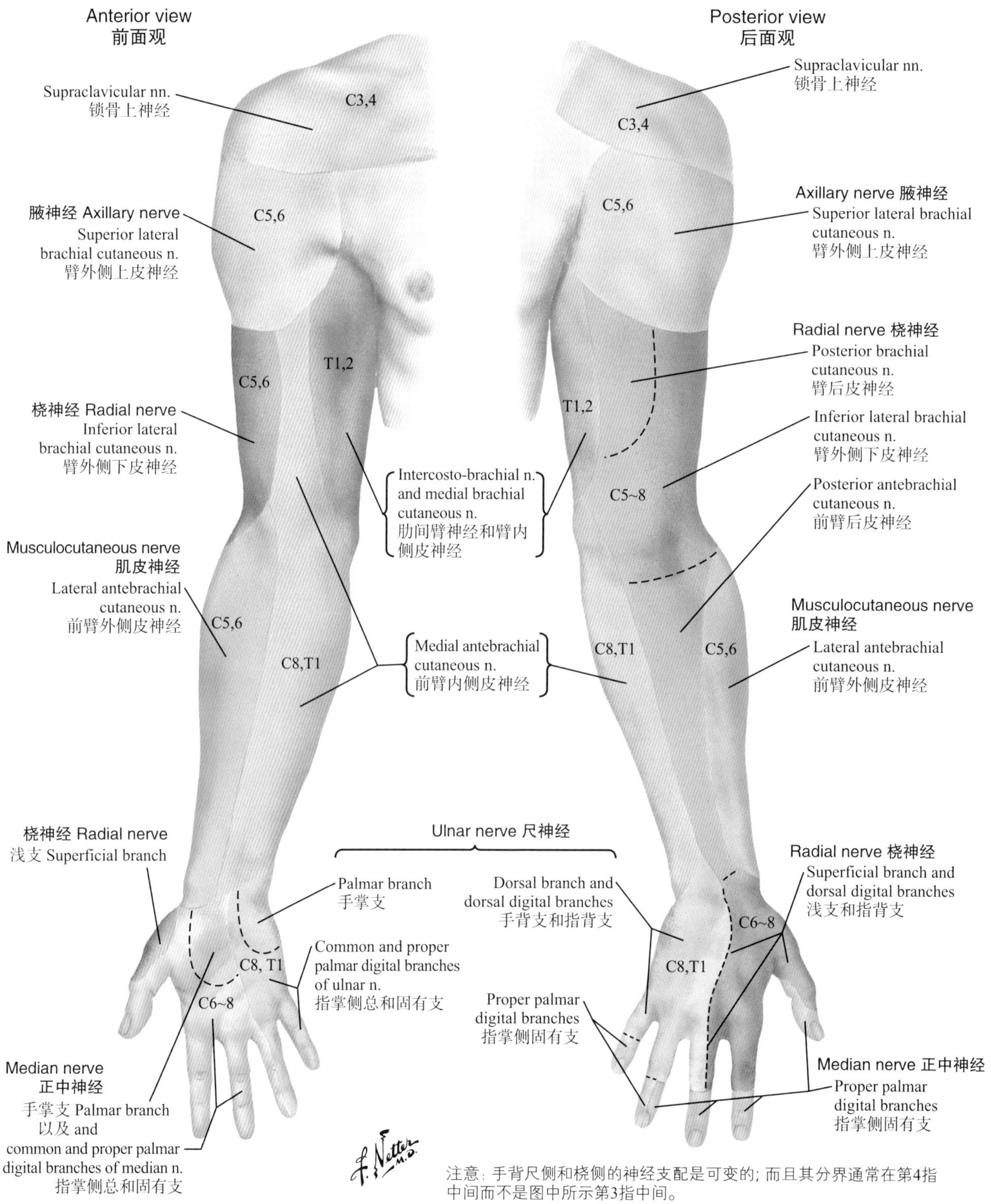

注意：手背尺侧和桡侧的神经支配是可变的；而且其分界通常在第4指中间而不是图中所示第3指中间。

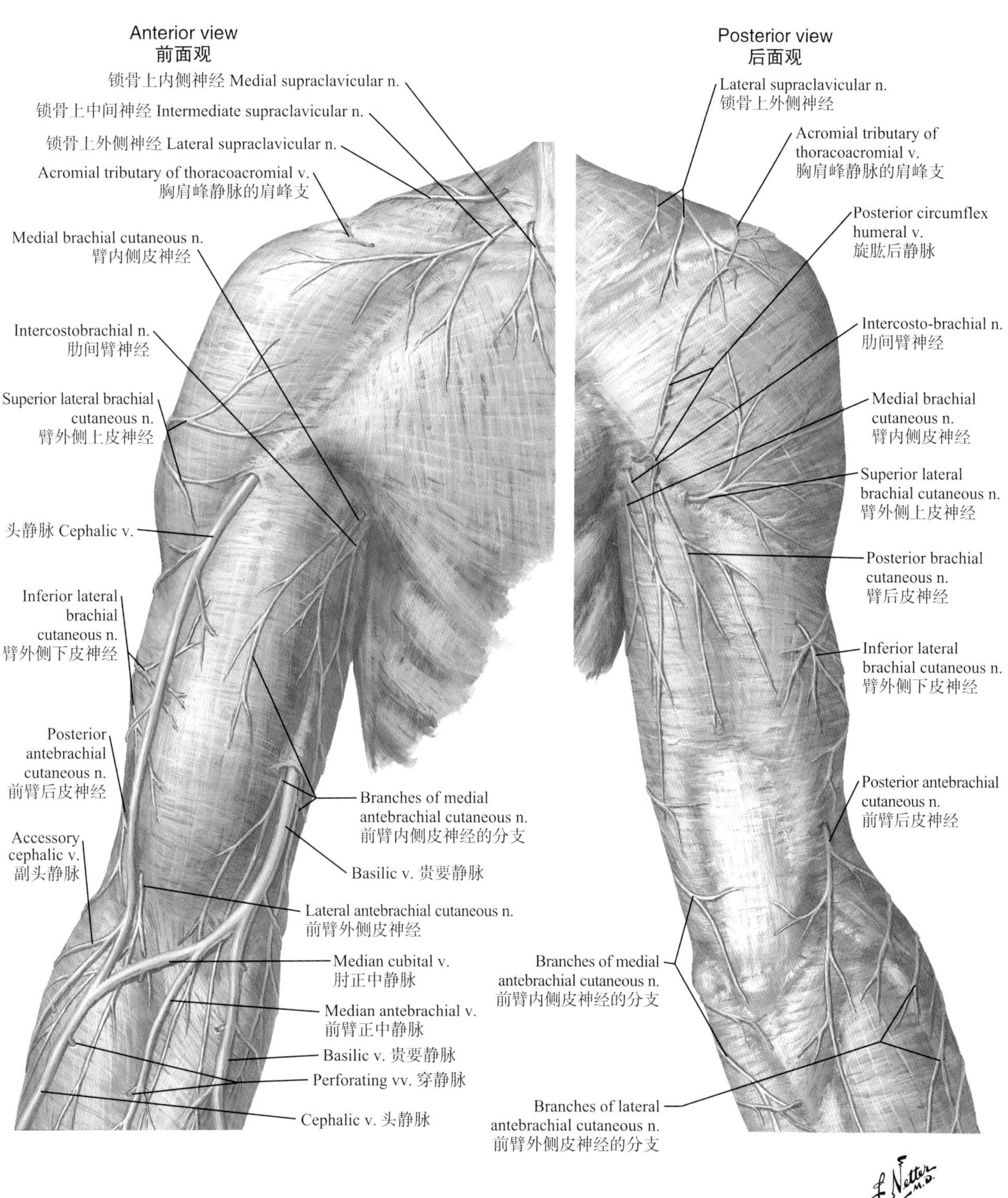
Anterior view
前面观
锁骨上内侧神经 Medial supraclavicular n.
锁骨上中间神经 Intermediate supraclavicular n.
锁骨上外侧神经 Lateral supraclavicular n.
Acromial tributary of thoracoacromial v.
胸肩峰静脉的肩峰支
Medial brachial cutaneous n.
臂内侧皮神经
Intercostobrachial n.
肋间臂神经
Superior lateral brachial cutaneous n.
臂外侧上皮神经
头静脉 Cephalic v.
Inferior lateral brachial cutaneous n.
臂外侧下皮神经
Posterior antebrachial cutaneous n.
前臂后皮神经
Accessory cephalic v.
副头静脉
Branches of medial antebrachial cutaneous n.
前臂内侧皮神经的分支
Basilic v. 贵要静脉
Lateral antebrachial cutaneous n.
前臂外侧皮神经
Median cubital v.
肘正中静脉
Median antebrachial v.
前臂正中静脉
Basilic v. 贵要静脉
Perforating vv. 穿静脉
Cephalic v. 头静脉
Posterior view
后面观
Lateral supraclavicular n.
锁骨上外侧神经
Acromial tributary of thoracoacromial v.
胸肩峰静脉的肩峰支
Posterior circumflex humeral v.
旋肱后静脉
Intercosto-brachial n.
肋间臂神经
Medial brachial cutaneous n.
臂内侧皮神经
Superior lateral brachial cutaneous n.
臂外侧上皮神经
Posterior brachial cutaneous n.
臂后皮神经
Inferior lateral brachial cutaneous n.
臂外侧下皮神经
Posterior antebrachial cutaneous n.
前臂后皮神经
Branches of medial antebrachial cutaneous n.
前臂内侧皮神经的分支
Branches of lateral antebrachial cutaneous n.
前臂外侧皮神经的分支
F. Netter M.D.

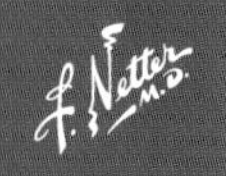

# 前臂和手的浅静脉

参见图 423，444，478

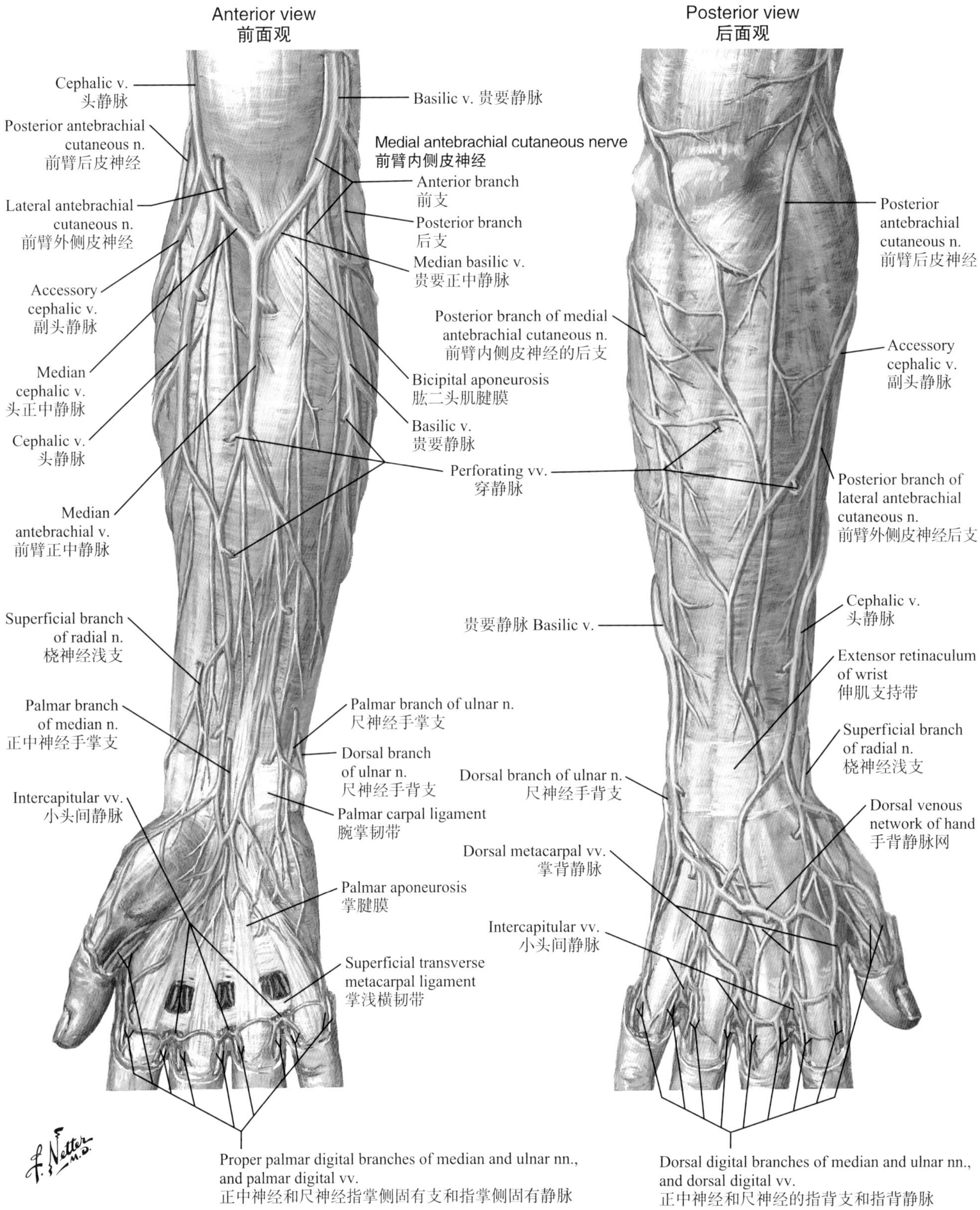

*Note: In 70% of cases, a median cubital vein (a tributary to the basilic vein) replaces the median cephalic and median basilic veins (see Plate 424).*
注意：在70%的人中，肘正中静脉(头静脉向贵要静脉的分流)替代了头正中静脉和贵要正中静脉(见图424)

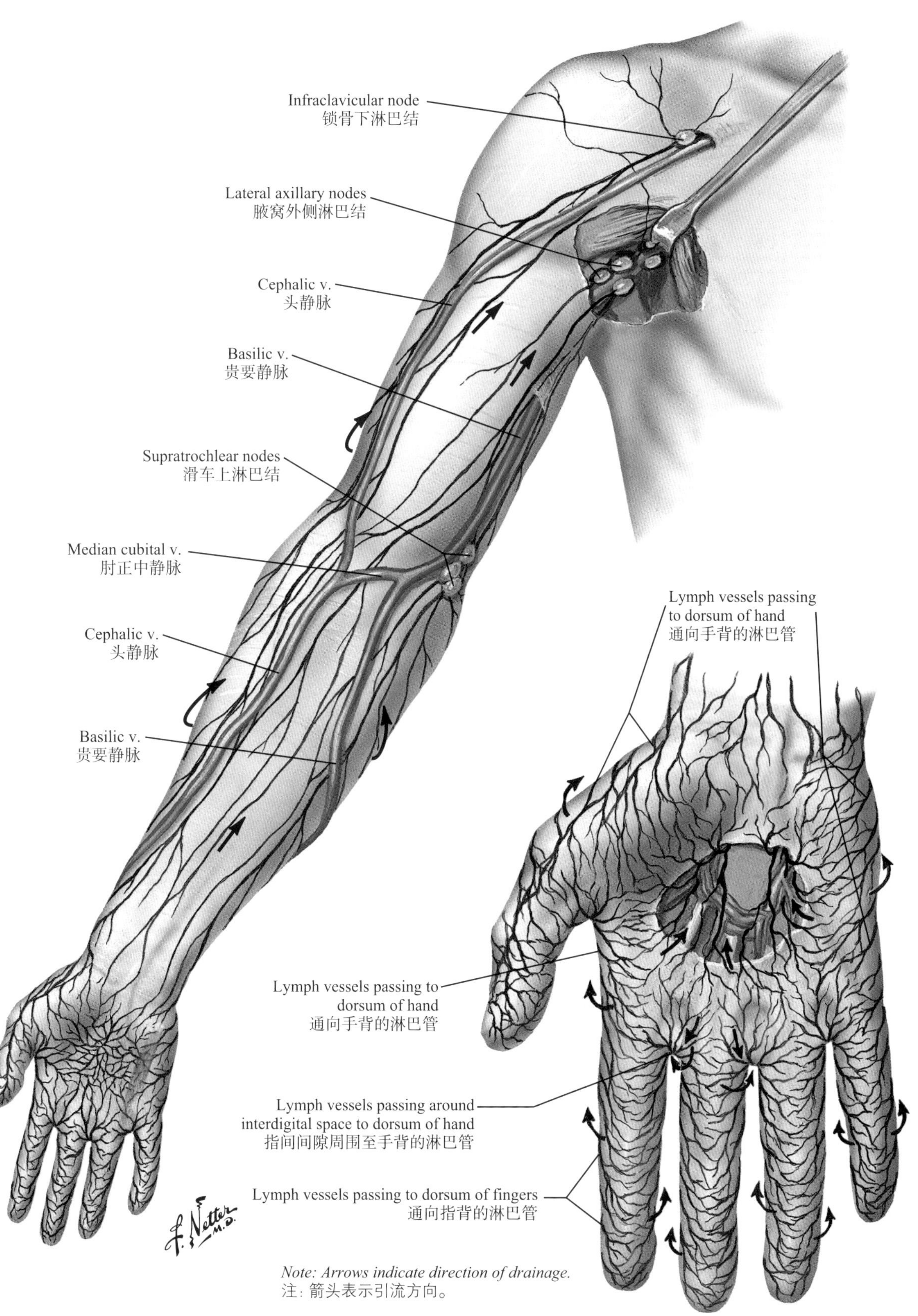


*Note: Arrows indicate direction of drainage.*
注：箭头表示引流方向。

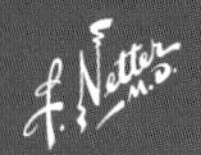

# 肱骨和肩胛骨

参见图 203，427，428，430

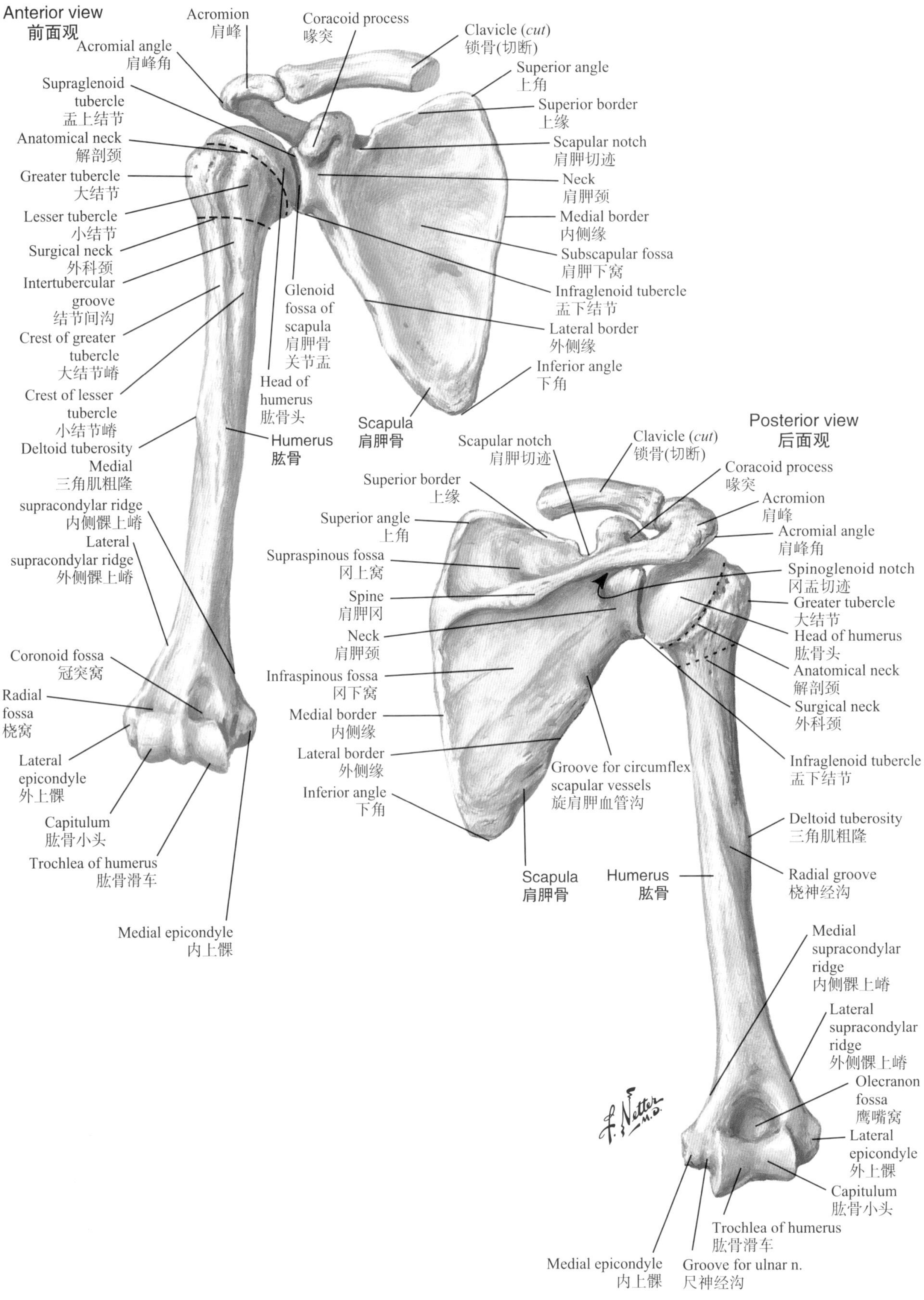

Anterior view
前面观

Acromion
肩峰

Coracoid process
喙突

Clavicle (*cut*)
锁骨(切断)

Acromial angle
肩峰角

Supraglenoid tubercle
盂上结节

Superior angle
上角

Superior border
上缘

Anatomical neck
解剖颈

Scapular notch
肩胛切迹

Greater tubercle
大结节

Neck
肩胛颈

Lesser tubercle
小结节

Medial border
内侧缘

Surgical neck
外科颈

Subscapular fossa
肩胛下窝

Intertubercular groove
结节间沟

Infraglenoid tubercle
盂下结节

Glenoid fossa of scapula
肩胛骨关节盂

Crest of greater tubercle
大结节嵴

Lateral border
外侧缘

Inferior angle
下角

Crest of lesser tubercle
小结节嵴

Head of humerus
肱骨头

Scapula
肩胛骨

Humerus
肱骨

Deltoid tuberosity
三角肌粗隆

Medial supracondylar ridge
内侧髁上嵴

Lateral supracondylar ridge
外侧髁上嵴

Coronoid fossa
冠突窝

Radial fossa
桡窝

Lateral epicondyle
外上髁

Capitulum
肱骨小头

Trochlea of humerus
肱骨滑车

Medial epicondyle
内上髁

Posterior view
后面观

Scapular notch
肩胛切迹

Clavicle (*cut*)
锁骨(切断)

Coracoid process
喙突

Superior border
上缘

Acromion
肩峰

Superior angle
上角

Acromial angle
肩峰角

Supraspinous fossa
冈上窝

Spinoglenoid notch
冈盂切迹

Spine
肩胛冈

Greater tubercle
大结节

Neck
肩胛颈

Head of humerus
肱骨头

Anatomical neck
解剖颈

Infraspinous fossa
冈下窝

Surgical neck
外科颈

Medial border
内侧缘

Lateral border
外侧缘

Groove for circumflex scapular vessels
旋肩胛血管沟

Infraglenoid tubercle
盂下结节

Inferior angle
下角

Deltoid tuberosity
三角肌粗隆

Scapula
肩胛骨

Humerus
肱骨

Radial groove
桡神经沟

Medial supracondylar ridge
内侧髁上嵴

Lateral supracondylar ridge
外侧髁上嵴

Olecranon fossa
鹰嘴窝

Lateral epicondyle
外上髁

Capitulum
肱骨小头

Trochlea of humerus
肱骨滑车

Medial epicondyle
内上髁

Groove for ulnar n.
尺神经沟

参见图 203，427，429

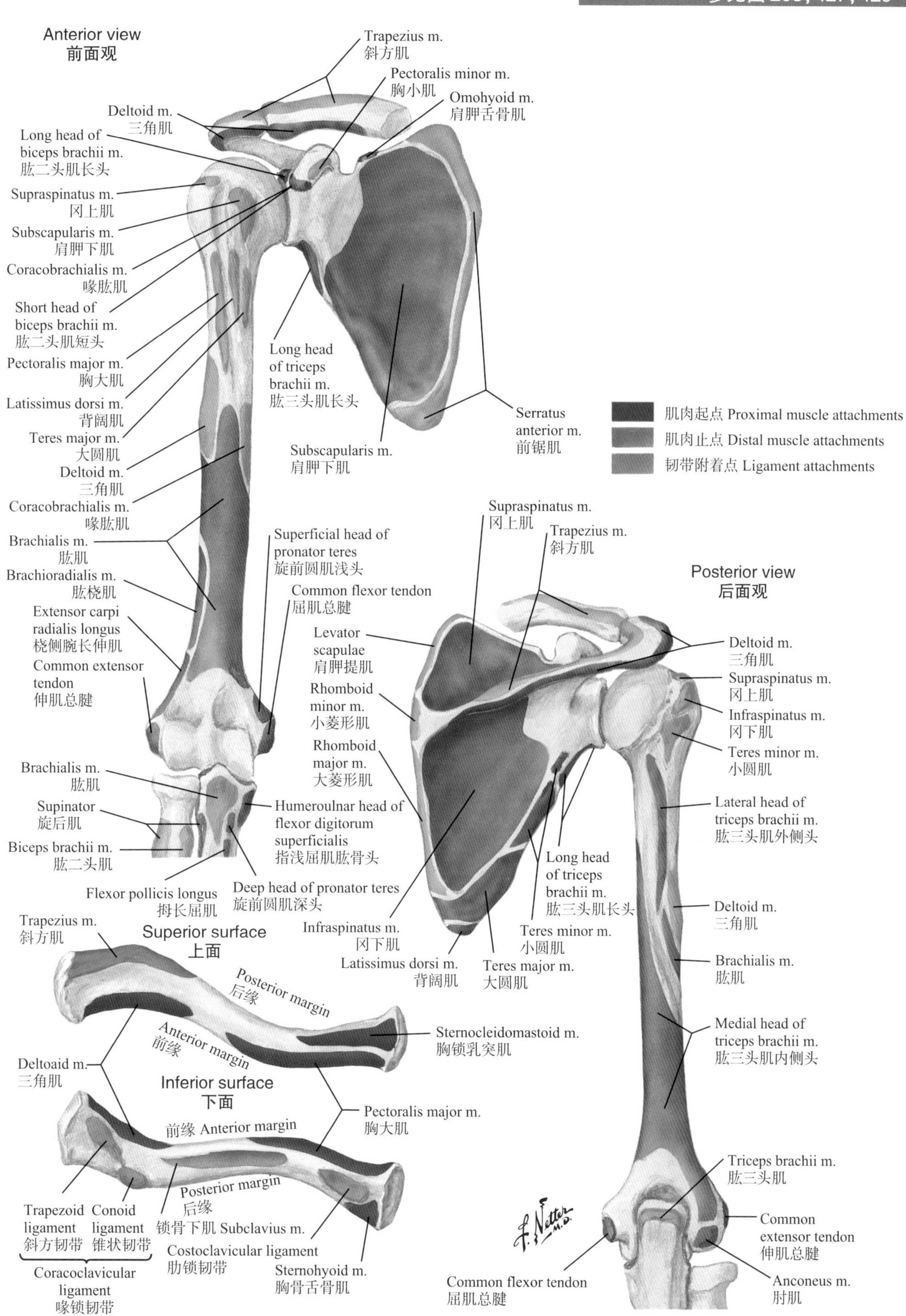

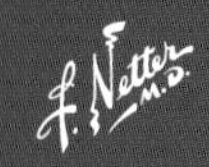

# 锁骨和胸锁关节

参见图 203，210，427，428

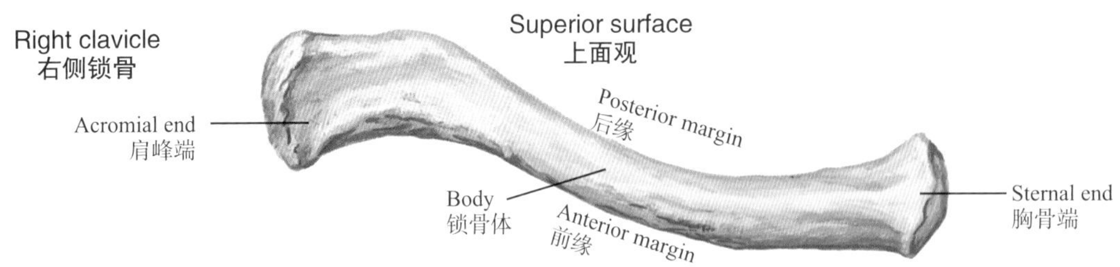


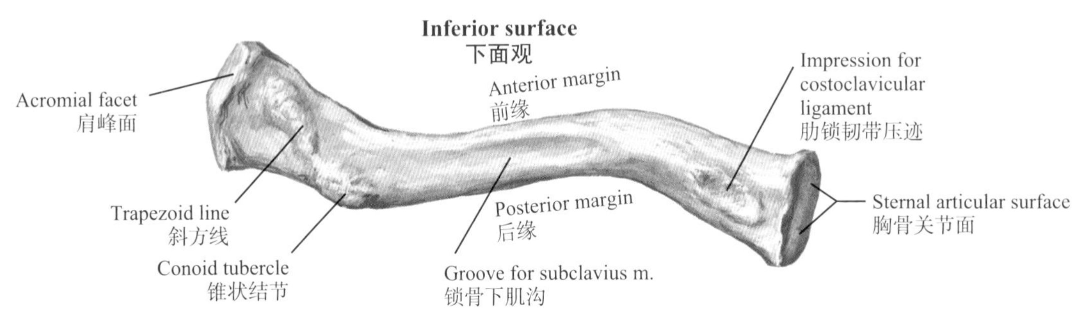


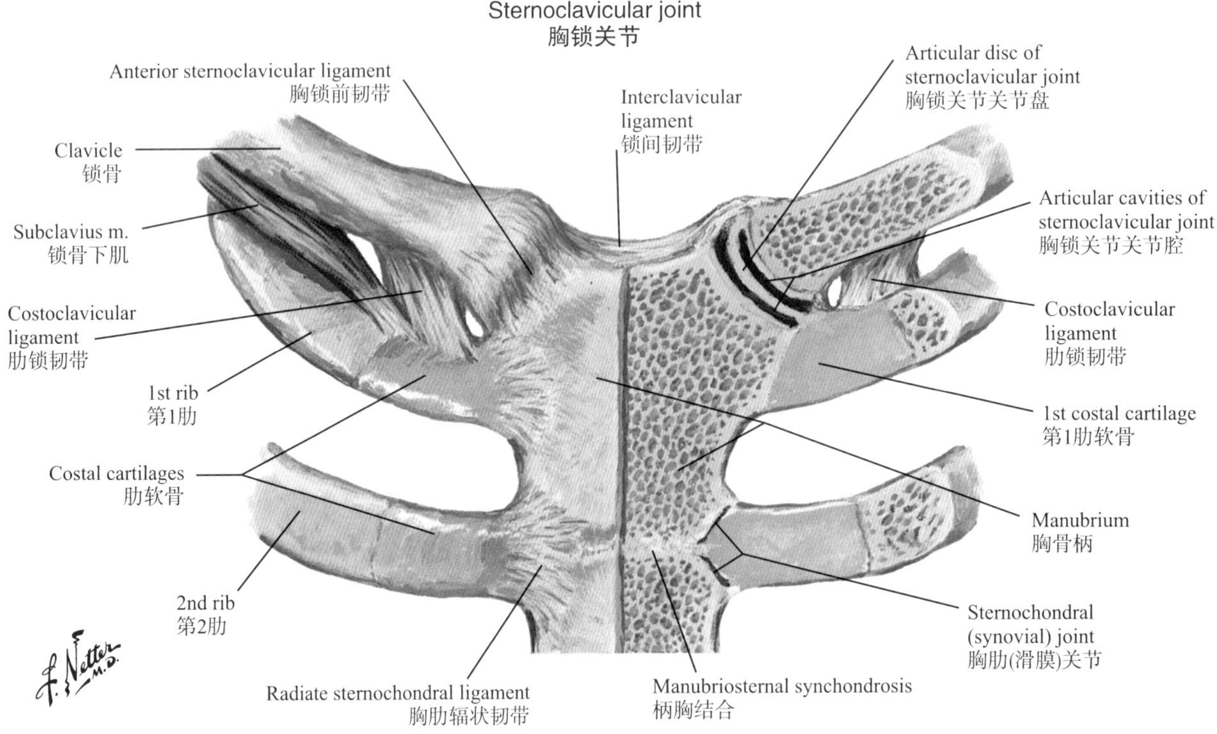

右肩正位X线片

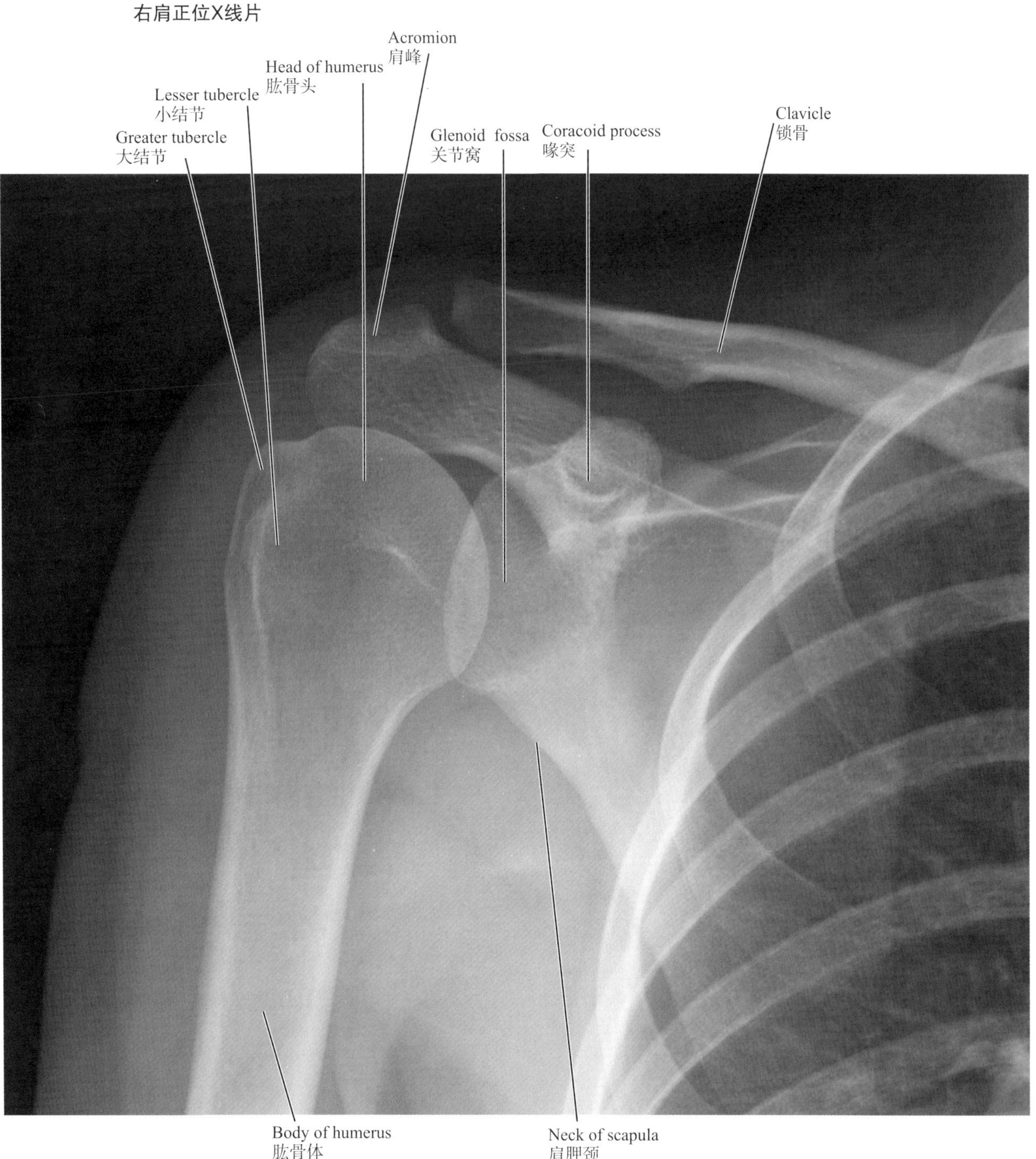
Acromion
肩峰
Head of humerus
肱骨头
Lesser tubercle
小结节
Greater tubercle
大结节
Glenoid fossa
关节窝
Coracoid process
喙突
Clavicle
锁骨
Body of humerus
肱骨体
Neck of scapula
肩胛颈

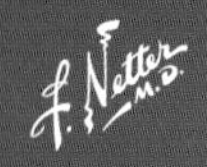

# 肩部的关节

参见图 434，440，441

Anterior view
前面观

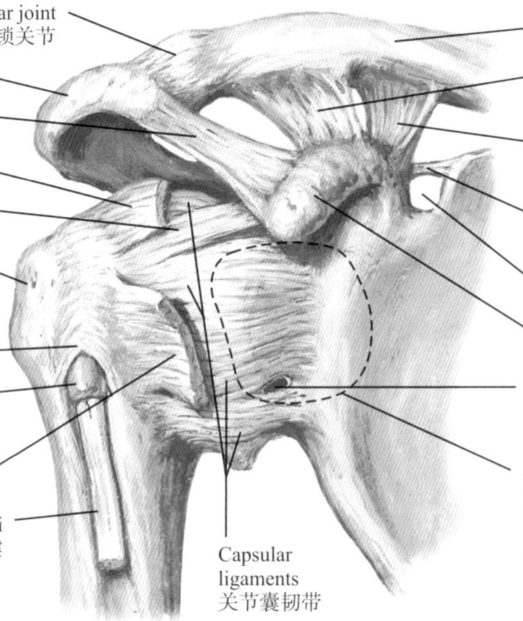

Acromioclavicular joint
肩锁关节
Acromion
肩峰
Coracoacromial ligament
喙肩韧带
Supraspinatus tendon (*cut*)
冈上肌腱(切断)
Coracohumeral ligament
喙肱韧带
Greater tubercle
大结节
Transverse humeral ligament
肱横韧带
Intertubercular tendon sheath
结节间腱鞘
Subscapularis tendon (*cut*)
肩胛下肌腱(切断)
Tendon of long head of biceps brachii
肱二头肌长头腱
Capsular ligaments
关节囊韧带

Clavicle
锁骨
Trapezoid ligament
斜方韧带
Conoid ligament
锥状韧带
Coraco-clavicular ligament
喙锁韧带
Superior transverse scapular ligament
肩胛上横韧带
Scapular notch
肩胛切迹
Coracoid process
喙突
Opening of subtendinous bursa of subscapularis m.
肩胛下肌腱下囊开口
*Dashed circle* indicates position of subtendinous bursa of subscapularis m.
虚线圆表示肩胛下肌腱下囊位置

Anterior view
前面观

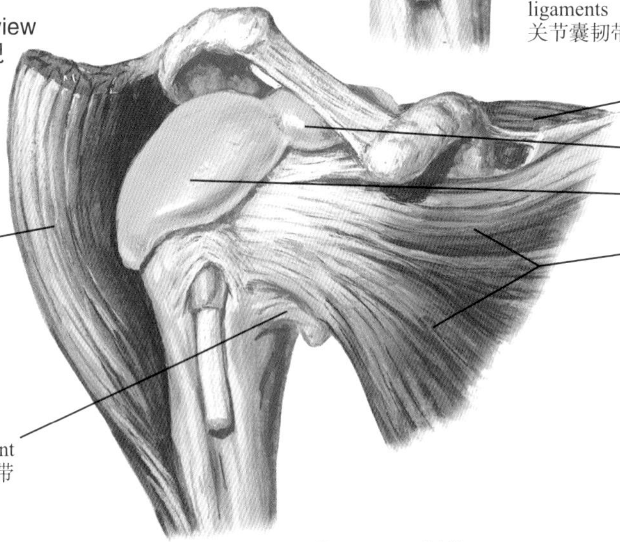

Supraspinatus m.
冈上肌
Subacromial bursa
肩峰下囊
Subdeltoid bursa
三角肌下囊
Subscapularis m.
肩胛下肌
Deltoid m. (*reflected*)
三角肌(翻开)
Capsular ligament
关节囊韧带

Acromion
肩峰
Supraspinatus tendon (fused to capsule)
冈上肌腱(与囊融合)
Subdeltoid bursa
三角肌下囊
Infraspinatus tendon (fused to capsule)
冈下肌腱(与囊融合)
Glenoid fossa
关节窝
Teres minor tendon (fused to capsule)
小圆肌腱(与囊融合)
Synovial membrane (*cut edge*)
滑膜(切缘)
Opening of subtendinous bursa of subscapularis m.
肩胛下肌腱下囊开口
Coracoacromial ligament
喙肩韧带
Coracoid process
喙突
Coracohumeral ligament
喙肱韧带
Tendon of long head of biceps brachii
肱二头肌长头腱
Superior glenohumeral ligament
盂肱上韧带
Subscapularis tendon (fused to capsule)
肩胛下肌腱(与囊融合)
Middle glenohumeral ligament
盂肱中韧带
Inferior glenohumeral ligament
盂肱下韧带

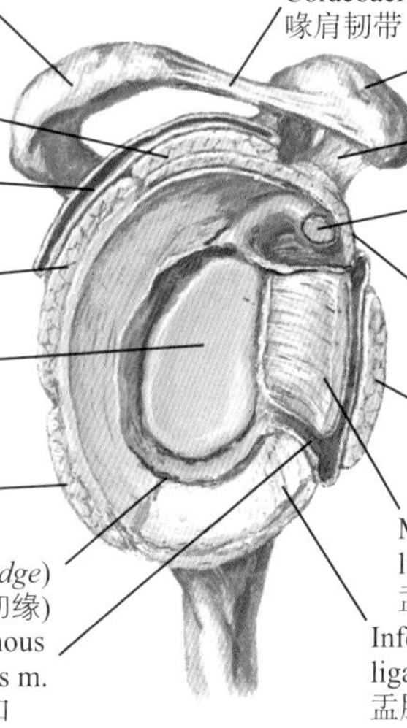

Joint opened: lateral view
切开的关节：外侧面观

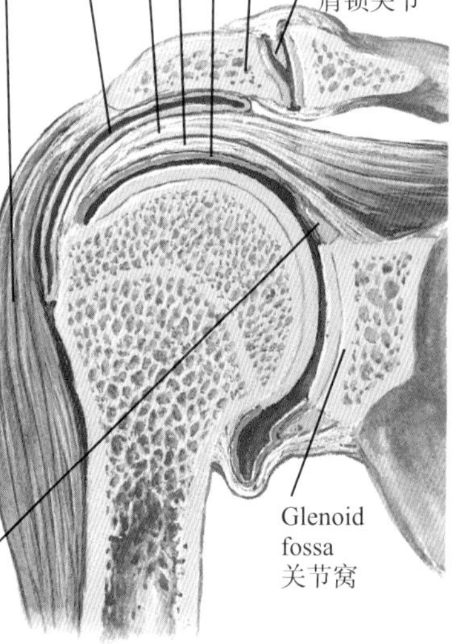

Subdeltoid bursa
三角肌下囊
Supraspinatus tendon
冈上肌腱
Capsular ligament
关节囊韧带
Synovial membrane
滑膜
Acromion
肩峰
Acromioclavicular joint
肩锁关节
Deltoid m.
三角肌
Glenoid labrum
关节盂唇
Glenoid fossa
关节窝

Coronal section through shoulder girdle
通过肩胛带的冠状切面

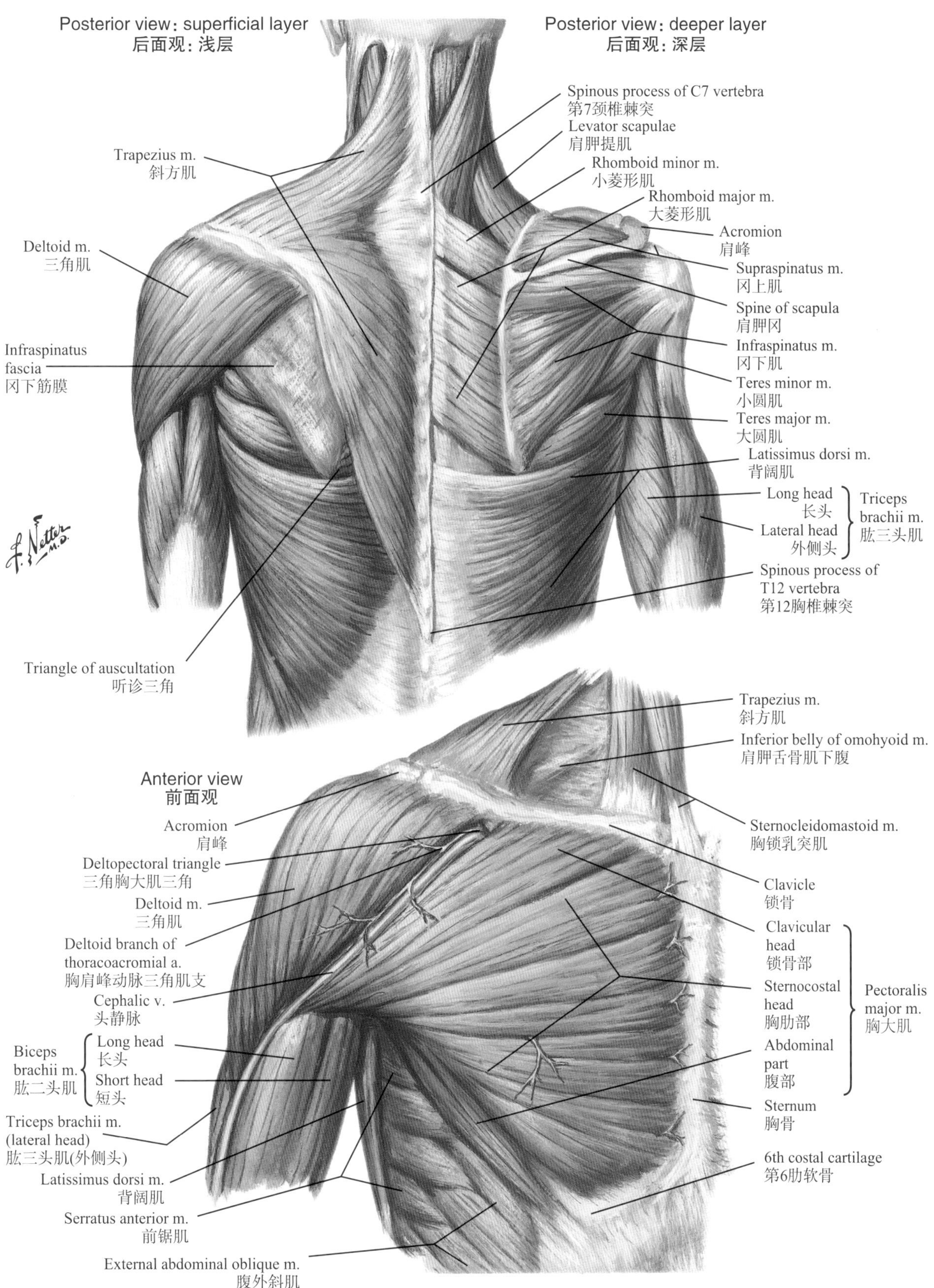
Posterior view: superficial layer
后面观：浅层
Posterior view: deeper layer
后面观：深层
Spinous process of C7 vertebra
第7颈椎棘突
Levator scapulae
肩胛提肌
Trapezius m.
斜方肌
Rhomboid minor m.
小菱形肌
Rhomboid major m.
大菱形肌
Deltoid m.
三角肌
Acromion
肩峰
Supraspinatus m.
冈上肌
Spine of scapula
肩胛冈
Infraspinatus fascia
冈下筋膜
Infraspinatus m.
冈下肌
Teres minor m.
小圆肌
Teres major m.
大圆肌
Latissimus dorsi m.
背阔肌
Long head
长头
Lateral head
外侧头
Triceps brachii m.
肱三头肌
Spinous process of T12 vertebra
第12胸椎棘突
Triangle of auscultation
听诊三角
Trapezius m.
斜方肌
Inferior belly of omohyoid m.
肩胛舌骨肌下腹
Anterior view
前面观
Acromion
肩峰
Sternocleidomastoid m.
胸锁乳突肌
Deltopectoral triangle
三角胸大肌三角
Clavicle
锁骨
Deltoid m.
三角肌
Clavicular head
锁骨部
Deltoid branch of thoracoacromial a.
胸肩峰动脉三角肌支
Sternocostal head
胸肋部
Pectoralis major m.
胸大肌
Cephalic v.
头静脉
Abdominal part
腹部
Biceps brachii m.
肱二头肌
Long head
长头
Short head
短头
Sternum
胸骨
Triceps brachii m. (lateral head)
肱三头肌(外侧头)
6th costal cartilage
第6肋软骨
Latissimus dorsi m.
背阔肌
Serratus anterior m.
前锯肌
External abdominal oblique m.
腹外斜肌

# 腋窝：后壁

参见图 438，439

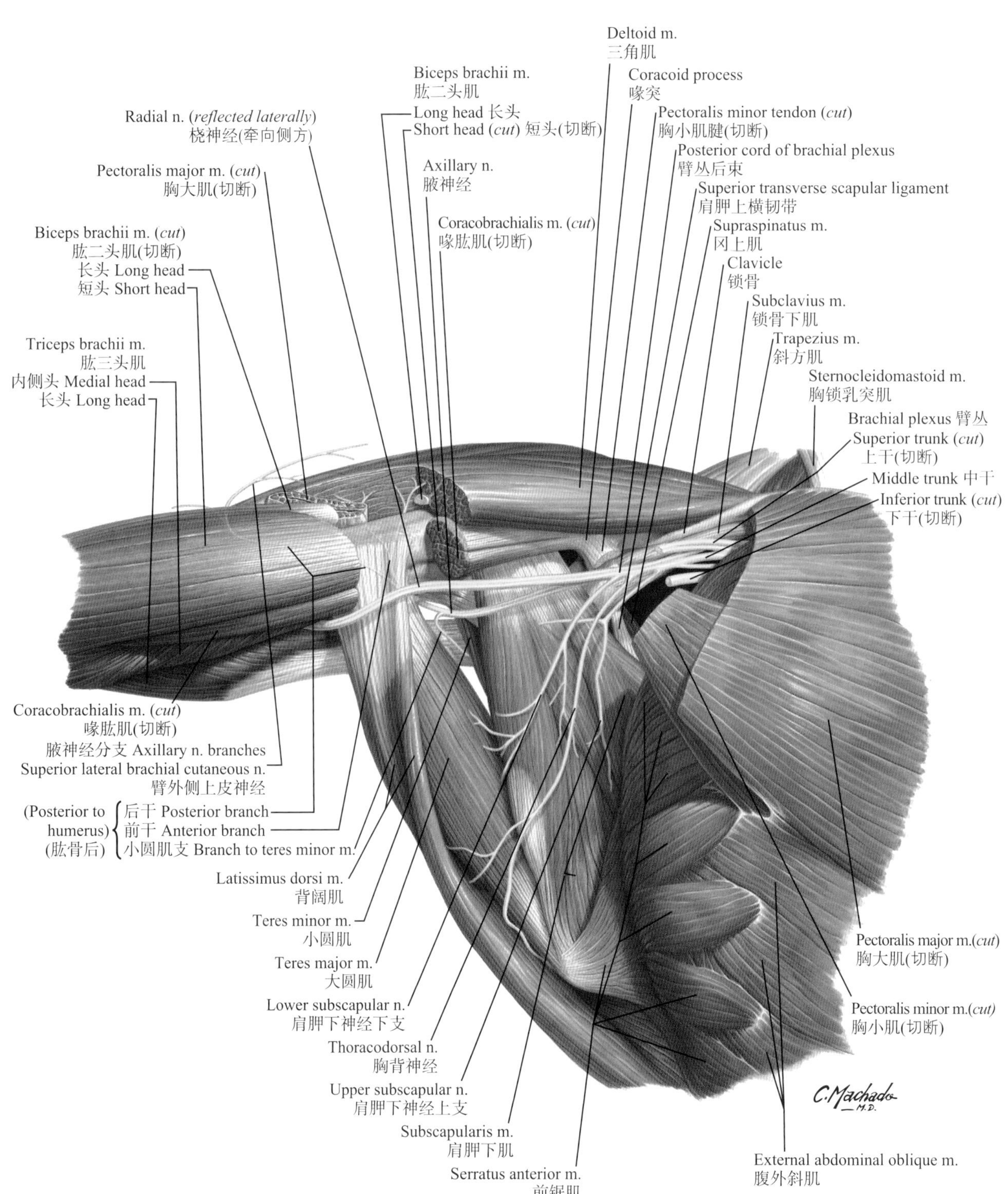

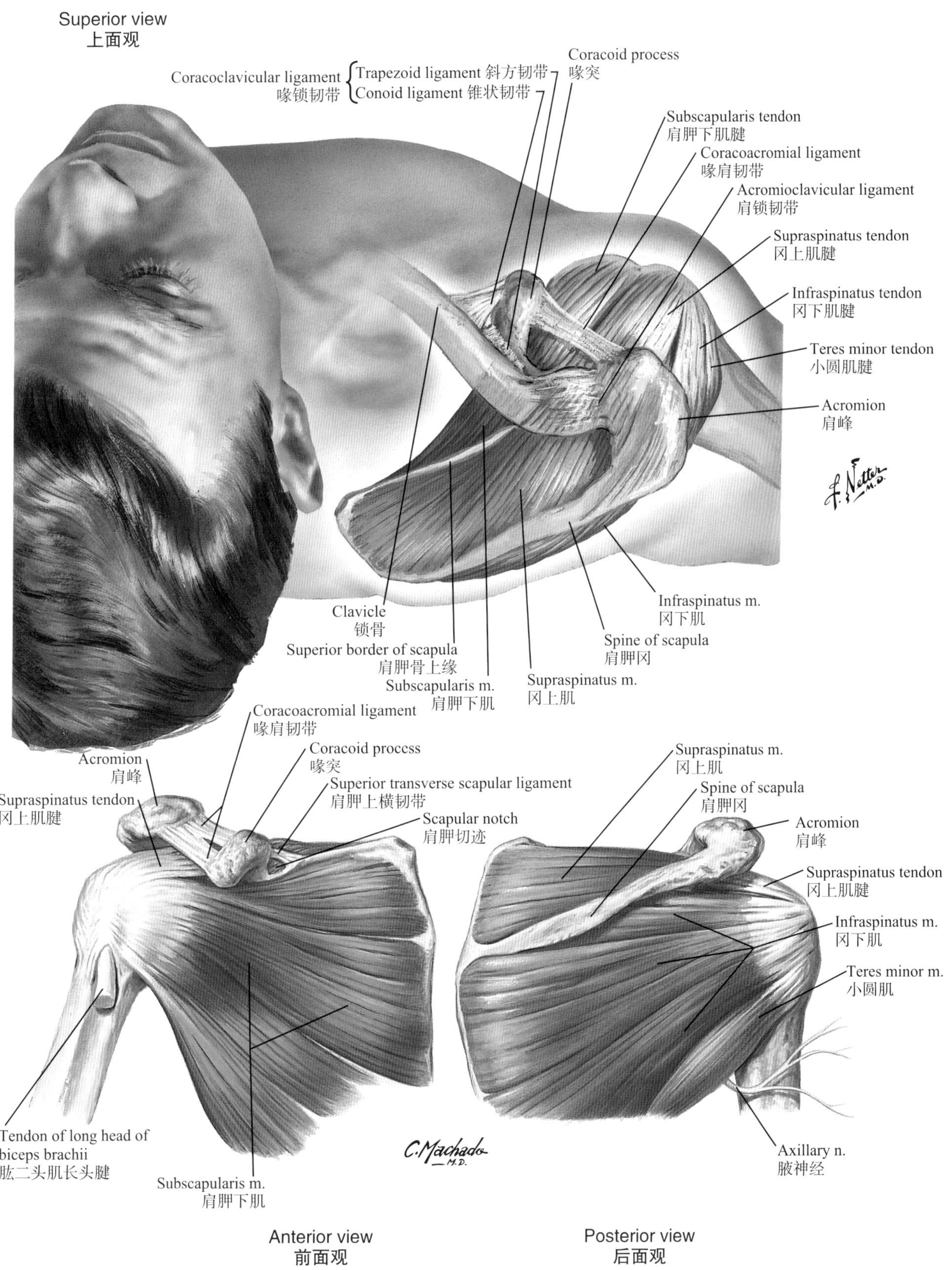
Superior view
上面观
Coracoclavicular ligament
喙锁韧带
Trapezoid ligament 斜方韧带
Conoid ligament 锥状韧带
Coracoid process
喙突
Subscapularis tendon
肩胛下肌腱
Coracoacromial ligament
喙肩韧带
Acromioclavicular ligament
肩锁韧带
Supraspinatus tendon
冈上肌腱
Infraspinatus tendon
冈下肌腱
Teres minor tendon
小圆肌腱
Acromion
肩峰
Clavicle
锁骨
Superior border of scapula
肩胛骨上缘
Subscapularis m.
肩胛下肌
Supraspinatus m.
冈上肌
Spine of scapula
肩胛冈
Infraspinatus m.
冈下肌
Coracoacromial ligament
喙肩韧带
Acromion
肩峰
Coracoid process
喙突
Supraspinatus tendon
冈上肌腱
Superior transverse scapular ligament
肩胛上横韧带
Scapular notch
肩胛切迹
Tendon of long head of biceps brachii
肱二头肌长头腱
Subscapularis m.
肩胛下肌
Supraspinatus m.
冈上肌
Spine of scapula
肩胛冈
Acromion
肩峰
Supraspinatus tendon
冈上肌腱
Infraspinatus m.
冈下肌
Teres minor m.
小圆肌
Axillary n.
腋神经
Anterior view
前面观
Posterior view
后面观

# 胸肌筋膜、锁胸筋膜和腋筋膜

参见图 207，209

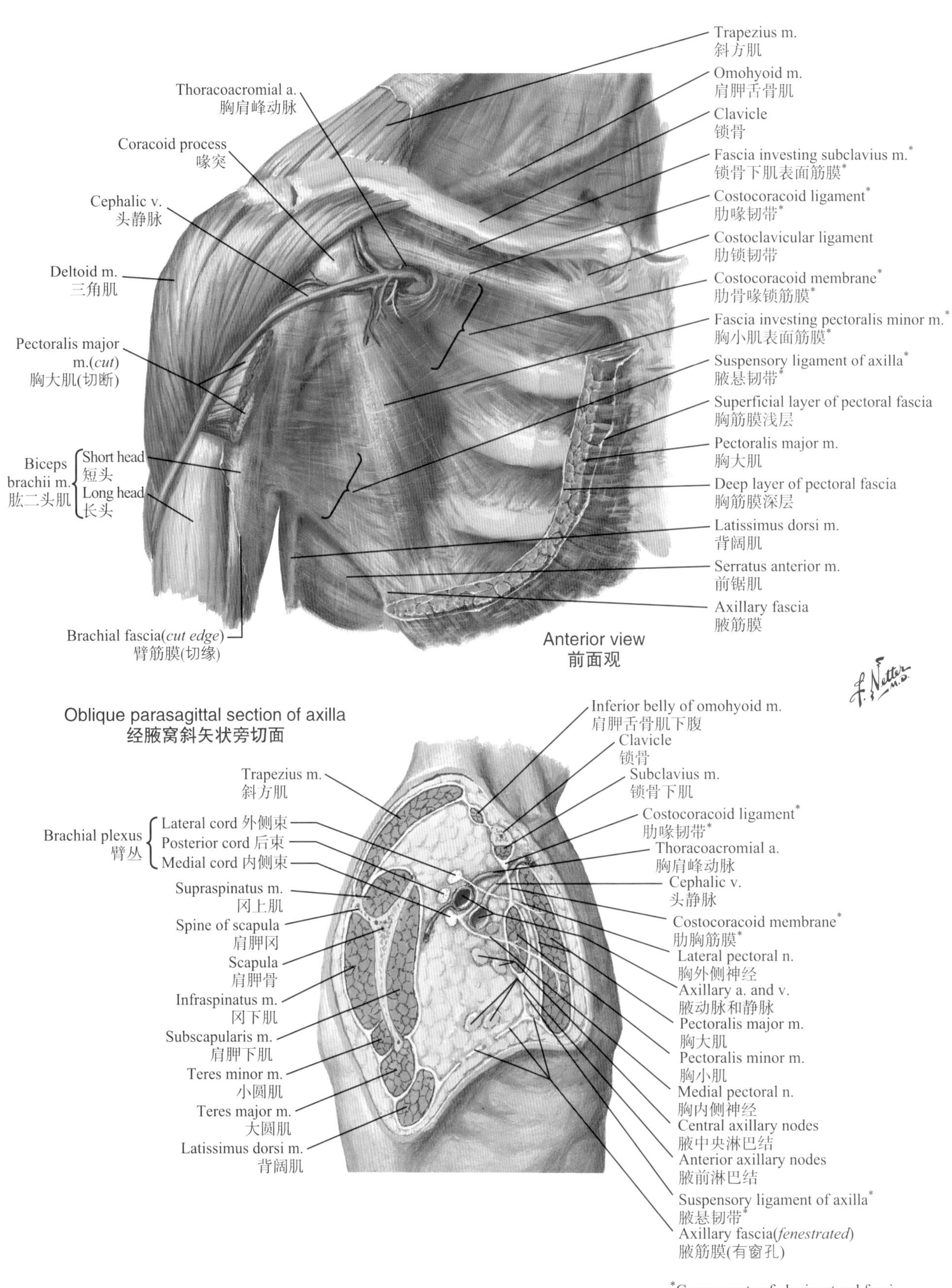


*Components of clavipectoral fascia
*锁胸筋膜的组成部分

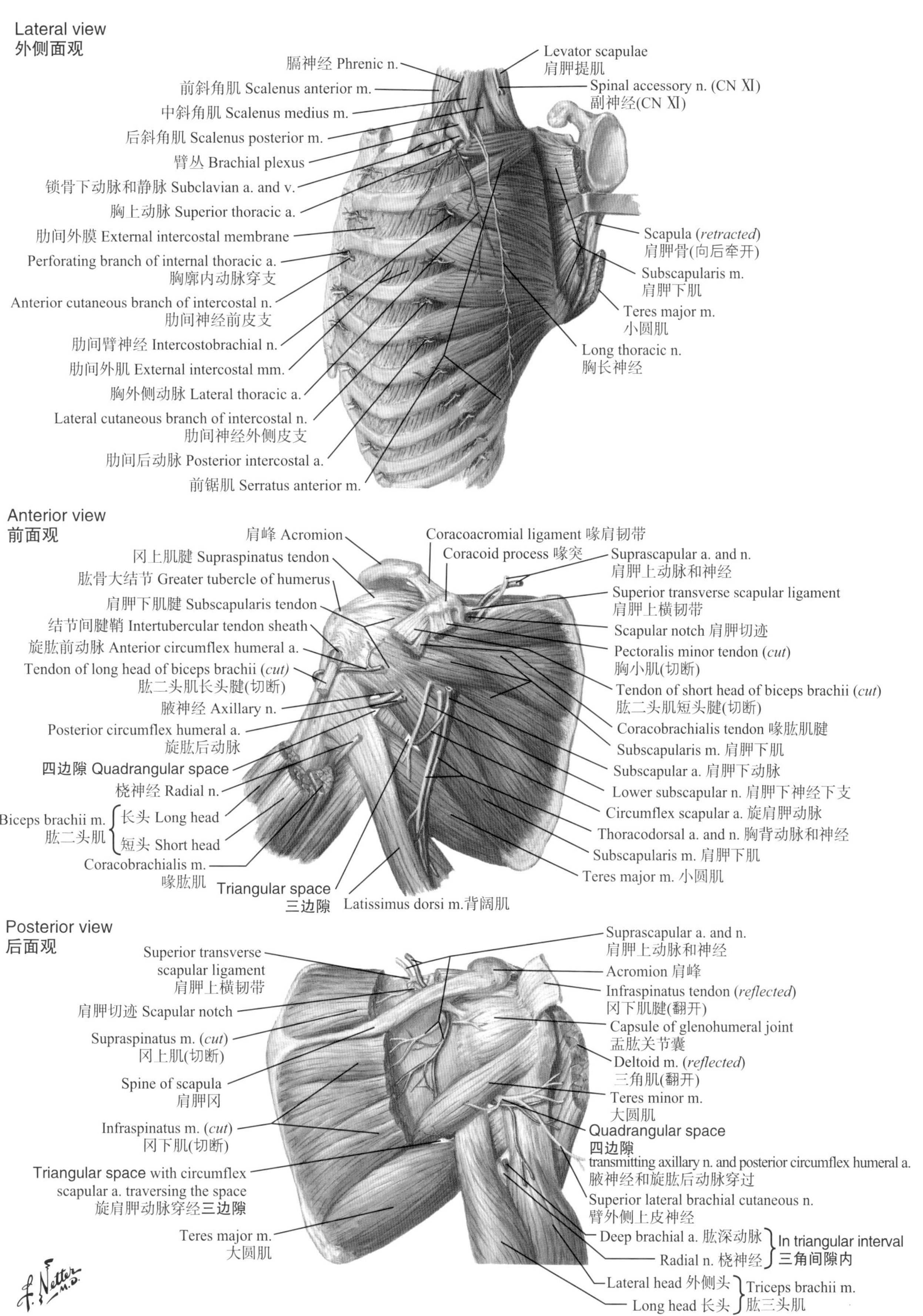
Lateral view
外侧面观
膈神经 Phrenic n.
前斜角肌 Scalenus anterior m.
中斜角肌 Scalenus medius m.
后斜角肌 Scalenus posterior m.
臂丛 Brachial plexus
锁骨下动脉和静脉 Subclavian a. and v.
胸上动脉 Superior thoracic a.
肋间外膜 External intercostal membrane
Perforating branch of internal thoracic a.
胸廓内动脉穿支
Anterior cutaneous branch of intercostal n.
肋间神经前皮支
肋间臂神经 Intercostobrachial n.
肋间外肌 External intercostal mm.
胸外侧动脉 Lateral thoracic a.
Lateral cutaneous branch of intercostal n.
肋间神经外侧皮支
肋间后动脉 Posterior intercostal a.
前锯肌 Serratus anterior m.
Levator scapulae
肩胛提肌
Spinal accessory n. (CN XI)
副神经(CN XI)
Scapula (retracted)
肩胛骨(向后牵开)
Subscapularis m.
肩胛下肌
Teres major m.
小圆肌
Long thoracic n.
胸长神经
Anterior view
前面观
肩峰 Acromion
冈上肌腱 Supraspinatus tendon
肱骨大结节 Greater tubercle of humerus
肩胛下肌腱 Subscapularis tendon
结节间腱鞘 Intertubercular tendon sheath
旋肱前动脉 Anterior circumflex humeral a.
Tendon of long head of biceps brachii (cut)
肱二头肌长头腱(切断)
腋神经 Axillary n.
Posterior circumflex humeral a.
旋肱后动脉
四边隙 Quadrangular space
桡神经 Radial n.
Biceps brachii m.
肱二头肌
长头 Long head
短头 Short head
Coracobrachialis m.
喙肱肌
Triangular space
三边隙
Latissimus dorsi m.背阔肌
Coracoacromial ligament 喙肩韧带
Coracoid process 喙突
Suprascapular a. and n.
肩胛上动脉和神经
Superior transverse scapular ligament
肩胛上横韧带
Scapular notch 肩胛切迹
Pectoralis minor tendon (cut)
胸小肌(切断)
Tendon of short head of biceps brachii (cut)
肱二头肌短头腱(切断)
Coracobrachialis tendon 喙肱肌腱
Subscapularis m. 肩胛下肌
Subscapular a. 肩胛下动脉
Lower subscapular n. 肩胛下神经下支
Circumflex scapular a. 旋肩胛动脉
Thoracodorsal a. and n. 胸背动脉和神经
Subscapularis m. 肩胛下肌
Teres major m. 小圆肌
Posterior view
后面观
Superior transverse scapular ligament
肩胛上横韧带
肩胛切迹 Scapular notch
Supraspinatus m. (cut)
冈上肌(切断)
Spine of scapula
肩胛冈
Infraspinatus m. (cut)
冈下肌(切断)
Triangular space with circumflex scapular a. traversing the space
旋肩胛动脉穿经三边隙
Teres major m.
大圆肌
Suprascapular a. and n.
肩胛上动脉和神经
Acromion 肩峰
Infraspinatus tendon (reflected)
冈下肌腱(翻开)
Capsule of glenohumeral joint
盂肱关节囊
Deltoid m. (reflected)
三角肌(翻开)
Teres minor m.
大圆肌
Quadrangular space
四边隙
transmitting axillary n. and posterior circumflex humeral a.
腋神经和旋肱后动脉穿过
Superior lateral brachial cutaneous n.
臂外侧上皮神经
Deep brachial a. 肱深动脉
Radial n. 桡神经
In triangular interval
三角间隙内
Lateral head 外侧头
Long head 长头
Triceps brachii m.
肱三头肌
F. Netter M.D.

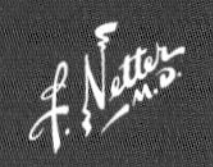

# 腋动脉及肩胛骨周围动脉吻合

参见图 57，443，附图 24

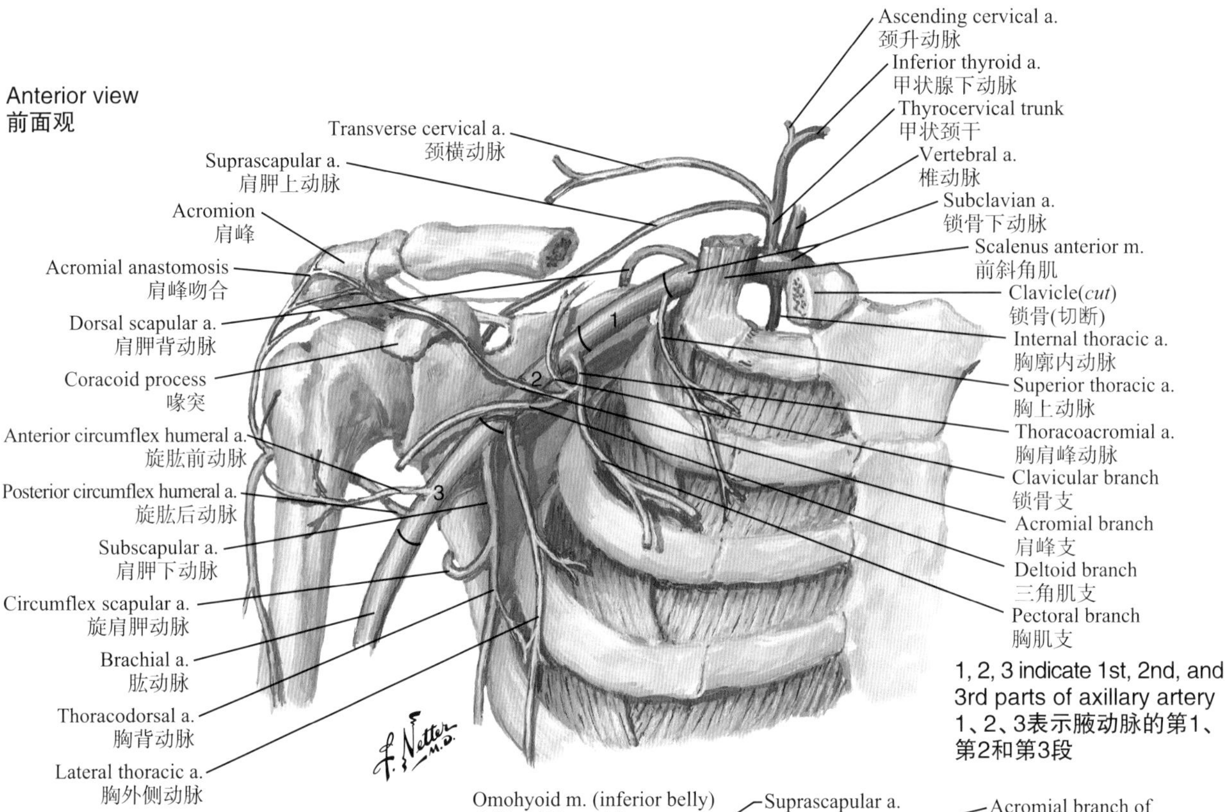

Anterior view
前面观

Ascending cervical a.
颈升动脉
Inferior thyroid a.
甲状腺下动脉
Thyrocervical trunk
甲状颈干
Vertebral a.
椎动脉
Subclavian a.
锁骨下动脉
Scalenus anterior m.
前斜角肌
Clavicle(*cut*)
锁骨(切断)
Internal thoracic a.
胸廓内动脉
Superior thoracic a.
胸上动脉
Thoracoacromial a.
胸肩峰动脉
Clavicular branch
锁骨支
Acromial branch
肩峰支
Deltoid branch
三角肌支
Pectoral branch
胸肌支

Transverse cervical a.
颈横动脉
Suprascapular a.
肩胛上动脉
Acromion
肩峰
Acromial anastomosis
肩峰吻合
Dorsal scapular a.
肩胛背动脉
Coracoid process
喙突
Anterior circumflex humeral a.
旋肱前动脉
Posterior circumflex humeral a.
旋肱后动脉
Subscapular a.
肩胛下动脉
Circumflex scapular a.
旋肩胛动脉
Brachial a.
肱动脉
Thoracodorsal a.
胸背动脉
Lateral thoracic a.
胸外侧动脉

1, 2, 3 indicate 1st, 2nd, and 3rd parts of axillary artery
1、2、3表示腋动脉的第1、第2和第3段

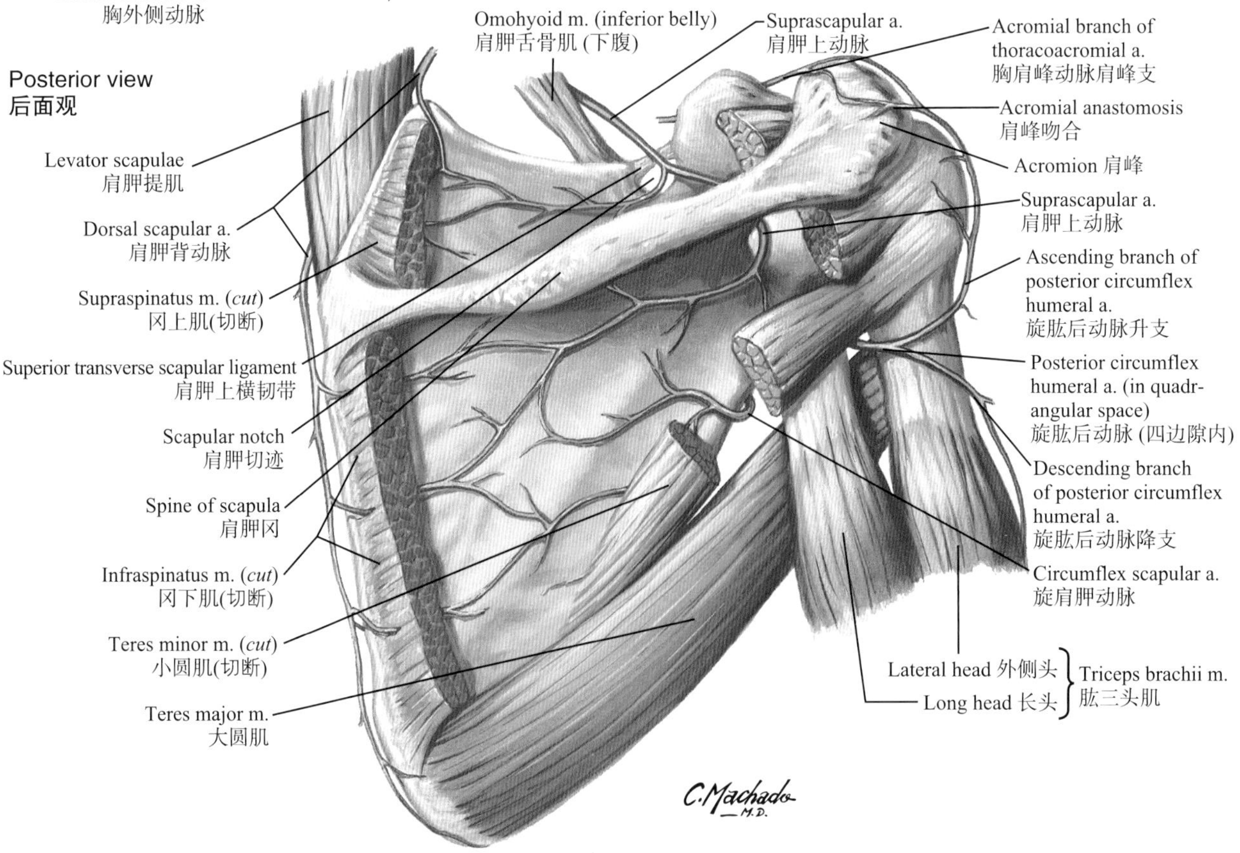

Posterior view
后面观

Omohyoid m. (inferior belly)
肩胛舌骨肌 (下腹)
Suprascapular a.
肩胛上动脉
Acromial branch of thoracoacromial a.
胸肩峰动脉肩峰支
Acromial anastomosis
肩峰吻合
Acromion 肩峰
Suprascapular a.
肩胛上动脉
Ascending branch of posterior circumflex humeral a.
旋肱后动脉升支
Posterior circumflex humeral a. (in quadrangular space)
旋肱后动脉 (四边隙内)
Descending branch of posterior circumflex humeral a.
旋肱后动脉降支
Circumflex scapular a.
旋肩胛动脉

Levator scapulae
肩胛提肌
Dorsal scapular a.
肩胛背动脉
Supraspinatus m. (*cut*)
冈上肌(切断)
Superior transverse scapular ligament
肩胛上横韧带
Scapular notch
肩胛切迹
Spine of scapula
肩胛冈
Infraspinatus m. (*cut*)
冈下肌(切断)
Teres minor m. (*cut*)
小圆肌(切断)
Teres major m.
大圆肌

Lateral head 外侧头
Long head 长头
Triceps brachii m.
肱三头肌

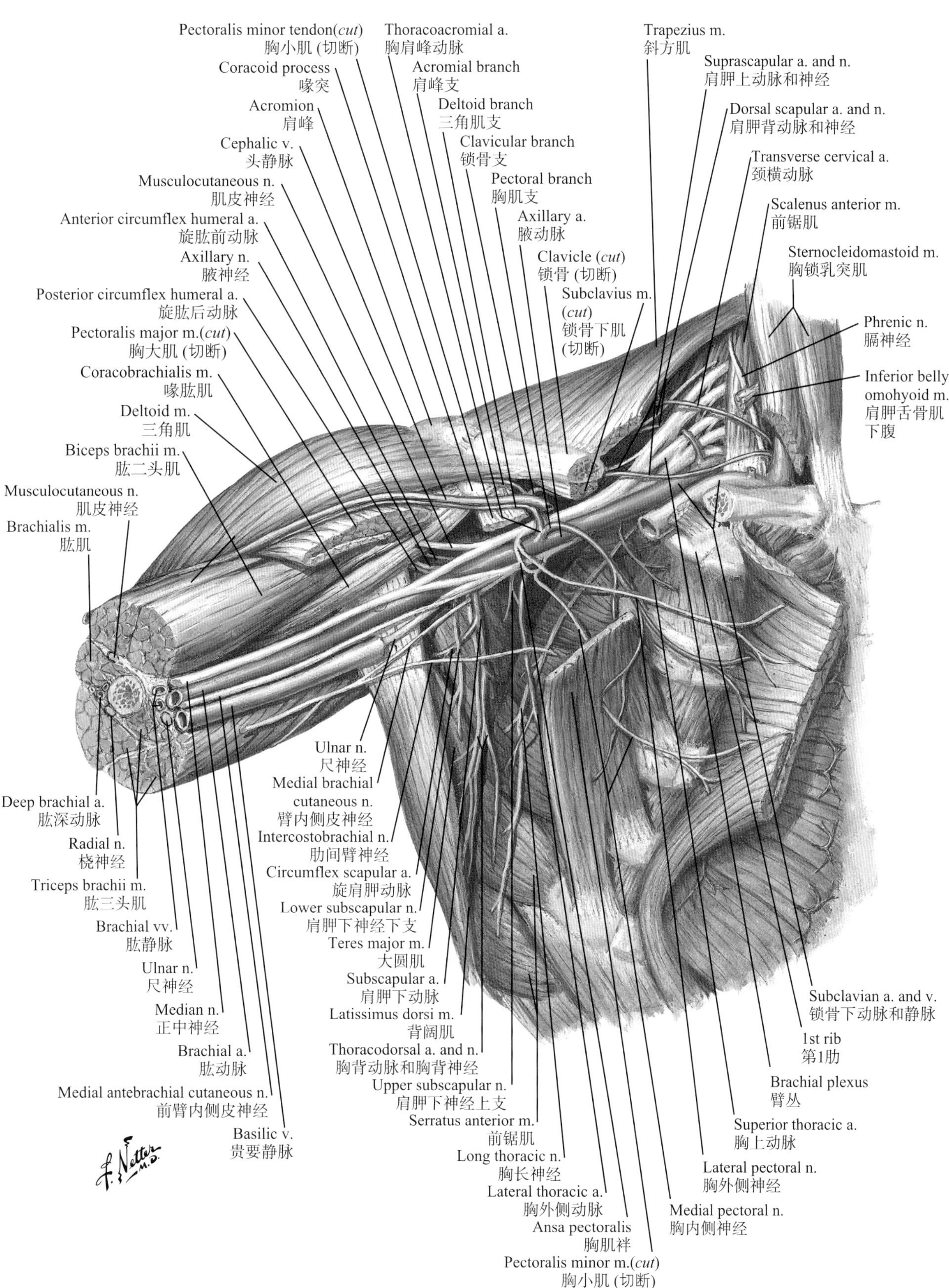
Pectoralis minor tendon(cut)
胸小肌 (切断)
Thoracoacromial a.
胸肩峰动脉
Coracoid process
喙突
Acromial branch
肩峰支
Acromion
肩峰
Deltoid branch
三角肌支
Cephalic v.
头静脉
Clavicular branch
锁骨支
Musculocutaneous n.
肌皮神经
Pectoral branch
胸肌支
Anterior circumflex humeral a.
旋肱前动脉
Axillary a.
腋动脉
Axillary n.
腋神经
Clavicle (cut)
锁骨 (切断)
Posterior circumflex humeral a.
旋肱后动脉
Subclavius m.
(cut)
锁骨下肌
(切断)
Pectoralis major m.(cut)
胸大肌 (切断)
Coracobrachialis m.
喙肱肌
Deltoid m.
三角肌
Biceps brachii m.
肱二头肌
Musculocutaneous n.
肌皮神经
Brachialis m.
肱肌
Trapezius m.
斜方肌
Suprascapular a. and n.
肩胛上动脉和神经
Dorsal scapular a. and n.
肩胛背动脉和神经
Transverse cervical a.
颈横动脉
Scalenus anterior m.
前锯肌
Sternocleidomastoid m.
胸锁乳突肌
Phrenic n.
膈神经
Inferior belly
omohyoid m.
肩胛舌骨肌
下腹
Ulnar n.
尺神经
Medial brachial
cutaneous n.
臂内侧皮神经
Intercostobrachial n.
肋间臂神经
Circumflex scapular a.
旋肩胛动脉
Lower subscapular n.
肩胛下神经下支
Teres major m.
大圆肌
Subscapular a.
肩胛下动脉
Latissimus dorsi m.
背阔肌
Thoracodorsal a. and n.
胸背动脉和胸背神经
Upper subscapular n.
肩胛下神经上支
Serratus anterior m.
前锯肌
Long thoracic n.
胸长神经
Lateral thoracic a.
胸外侧动脉
Ansa pectoralis
胸肌袢
Pectoralis minor m.(cut)
胸小肌 (切断)
Deep brachial a.
肱深动脉
Radial n.
桡神经
Triceps brachii m.
肱三头肌
Brachial vv.
肱静脉
Ulnar n.
尺神经
Median n.
正中神经
Brachial a.
肱动脉
Medial antebrachial cutaneous n.
前臂内侧皮神经
Basilic v.
贵要静脉
Subclavian a. and v.
锁骨下动脉和静脉
1st rib
第1肋
Brachial plexus
臂丛
Superior thoracic a.
胸上动脉
Lateral pectoral n.
胸外侧神经
Medial pectoral n.
胸内侧神经
F. Netter M.D.

参见图 483，484

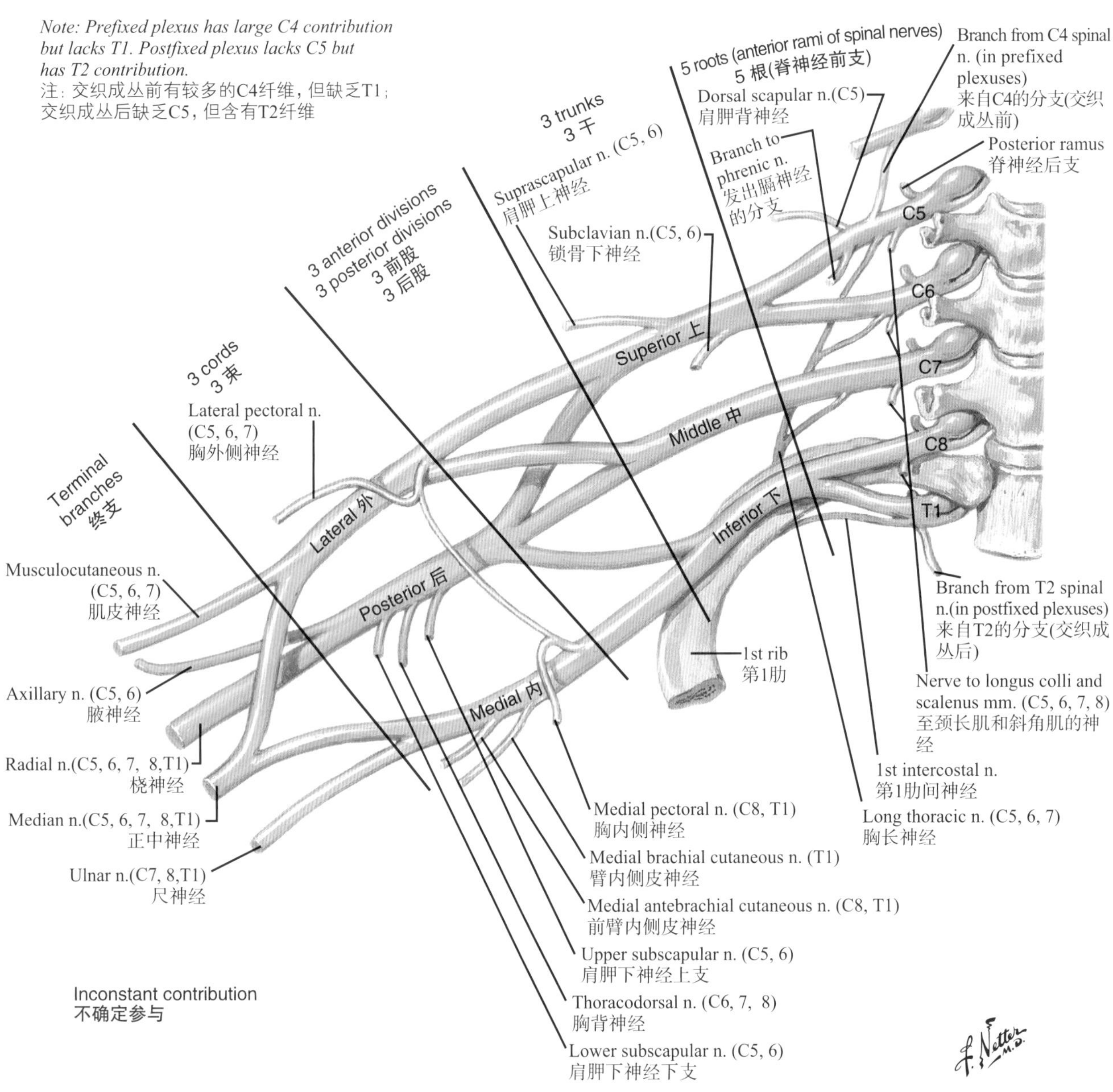
Note: Prefixed plexus has large C4 contribution but lacks T1. Postfixed plexus lacks C5 but has T2 contribution.
注：交织成丛前有较多的C4纤维，但缺乏T1；交织成丛后缺乏C5，但含有T2纤维
5 roots (anterior rami of spinal nerves)
5 根(脊神经前支)
Branch from C4 spinal n. (in prefixed plexuses)
来自C4的分支(交织成丛前)
Dorsal scapular n.(C5)
肩胛背神经
3 trunks
3 干
Suprascapular n. (C5, 6)
肩胛上神经
Branch to phrenic n.
发出膈神经的分支
Posterior ramus
脊神经后支
3 anterior divisions
3 posterior divisions
3 前股
3 后股
Subclavian n.(C5, 6)
锁骨下神经
C5
C6
C7
C8
T1
Superior 上
Middle 中
Inferior 下
3 cords
3 束
Lateral pectoral n. (C5, 6, 7)
胸外侧神经
Terminal branches
终支
Lateral 外
Posterior 后
Medial 内
Musculocutaneous n. (C5, 6, 7)
肌皮神经
Axillary n. (C5, 6)
腋神经
Radial n.(C5, 6, 7, 8,T1)
桡神经
Median n.(C5, 6, 7, 8,T1)
正中神经
Ulnar n.(C7, 8,T1)
尺神经
1st rib
第1肋
Branch from T2 spinal n.(in postfixed plexuses)
来自T2的分支(交织成丛后)
Nerve to longus colli and scalenus mm. (C5, 6, 7, 8)
至颈长肌和斜角肌的神经
1st intercostal n.
第1肋间神经
Long thoracic n. (C5, 6, 7)
胸长神经
Medial pectoral n. (C8, T1)
胸内侧神经
Medial brachial cutaneous n. (T1)
臂内侧皮神经
Medial antebrachial cutaneous n. (C8, T1)
前臂内侧皮神经
Upper subscapular n. (C5, 6)
肩胛下神经上支
Thoracodorsal n. (C6, 7, 8)
胸背神经
Lower subscapular n. (C5, 6)
肩胛下神经下支
Inconstant contribution
不确定参与

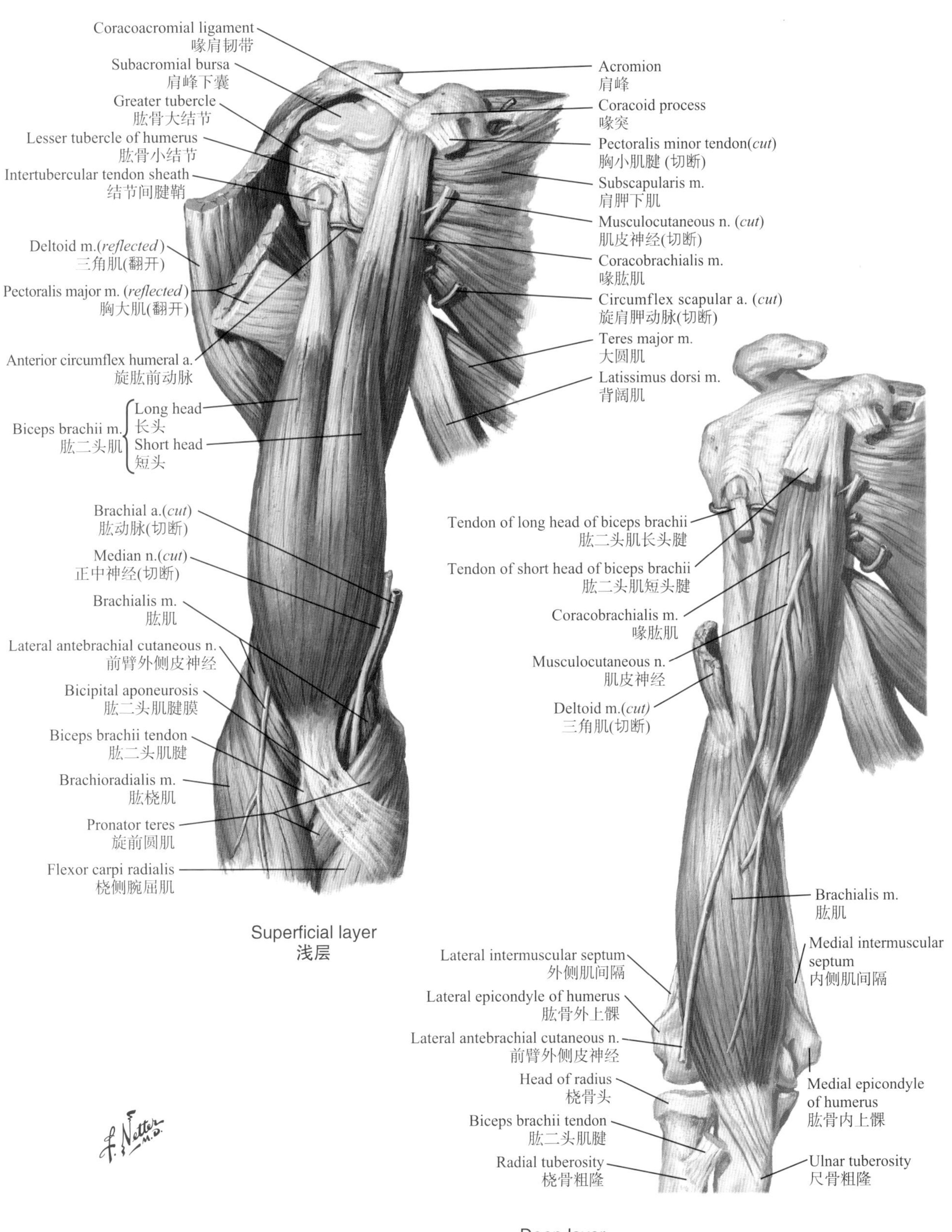


Superficial layer
浅层

Deep layer
深层

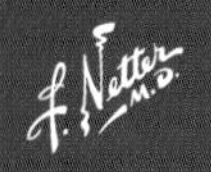

# 臂肌：后群

参见图 434，488

Superficial layer
浅层

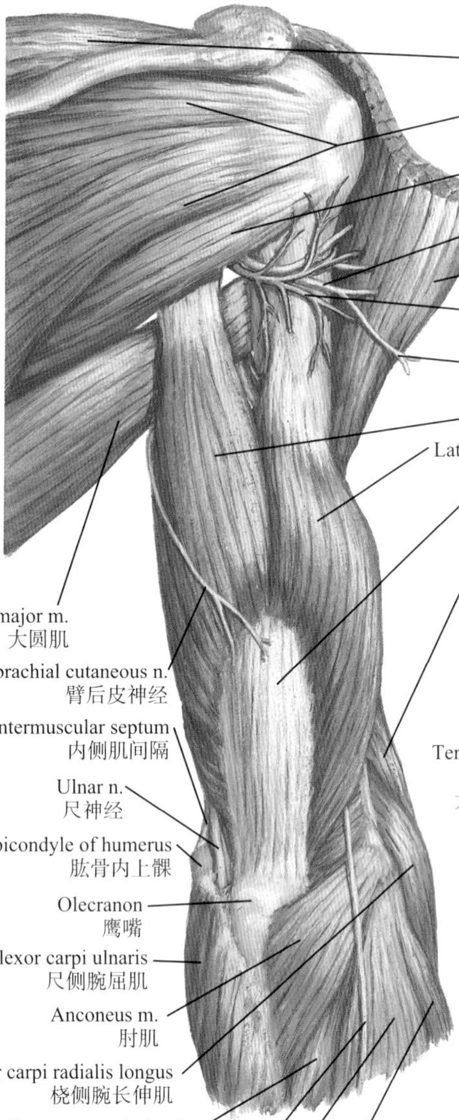

Supraspinatus m.
冈上肌
Infraspinatus m.
冈下肌
Teres minor m.
小圆肌
Axillary n.
腋神经
Deltoid m.(*cut and reflected*)
三角肌(切断并翻开)
Posterior circumflex humeral a.
旋肱后动脉
Superior lateral brachial cutaneous n.
臂外侧上皮神经
Long head 长头
Lateral head 外侧头
Tendon 肌腱
Triceps brachii m.
肱三头肌
Brachioradialis m.
肱桡肌
Teres major m.
大圆肌
Posterior brachial cutaneous n.
臂后皮神经
Medial intermuscular septum
内侧肌间隔
Ulnar n.
尺神经
Medial epicondyle of humerus
肱骨内上髁
Olecranon
鹰嘴
Flexor carpi ulnaris
尺侧腕屈肌
Anconeus m.
肘肌
Extensor carpi radialis longus
桡侧腕长伸肌
Extensor carpi ulnaris
尺侧腕伸肌
Posterior antebrachial cutaneous n.
前臂后皮神经
Extensor digitorum
指伸肌
Extensor carpi radialis brevis
桡侧腕短伸肌

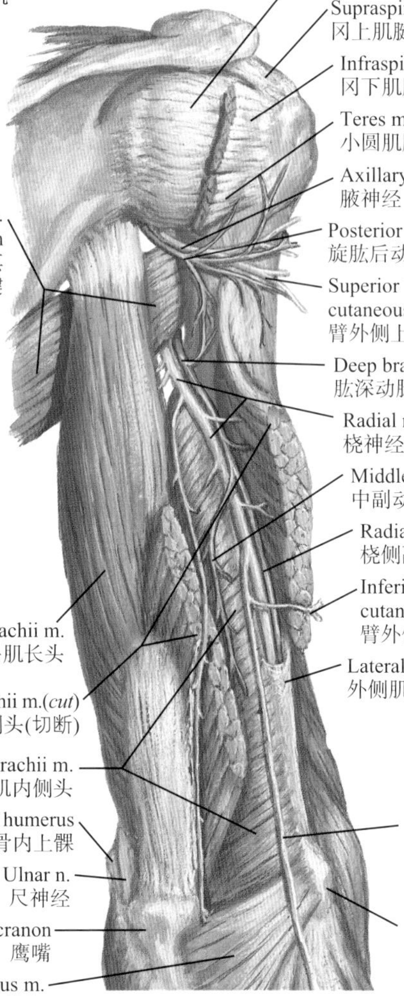

Capsule of glenohumeral joint
盂肱关节囊
Supraspinatus tendon
冈上肌腱
Infraspinatus tendon(*cut*)
冈下肌腱(切断)
Teres minor tendon(*cut*)
小圆肌腱(切断)
Axillary n.
腋神经
Posterior circumflex humeral a.
旋肱后动脉
Superior lateral brachial cutaneous n.
臂外侧上皮神经
Teres major m. and tendon
大圆肌及其肌腱
Deep brachial a.
肱深动脉
Radial n.
桡神经
Middle collateral a.
中副动脉
Radial collateral a.
桡侧副动脉
Inferior lateral brachial cutaneous n.
臂外侧下皮神经
Long head of triceps brachii m.
肱三头肌长头
Lateral intermuscular septum
外侧肌间隔
Lateral head of triceps brachii m.(*cut*)
肱三头肌外侧头(切断)
Medial head of triceps brachii m.
肱三头肌内侧头
Medial epicondyle of humerus
肱骨内上髁
Posterior antebrachial cutaneous n.
前臂后皮神经
Ulnar n.
尺神经
Olecranon
鹰嘴
Lateral epicondyle of humerus
肱骨外上髁
Anconeus m.
肘肌

Deep layer
深层

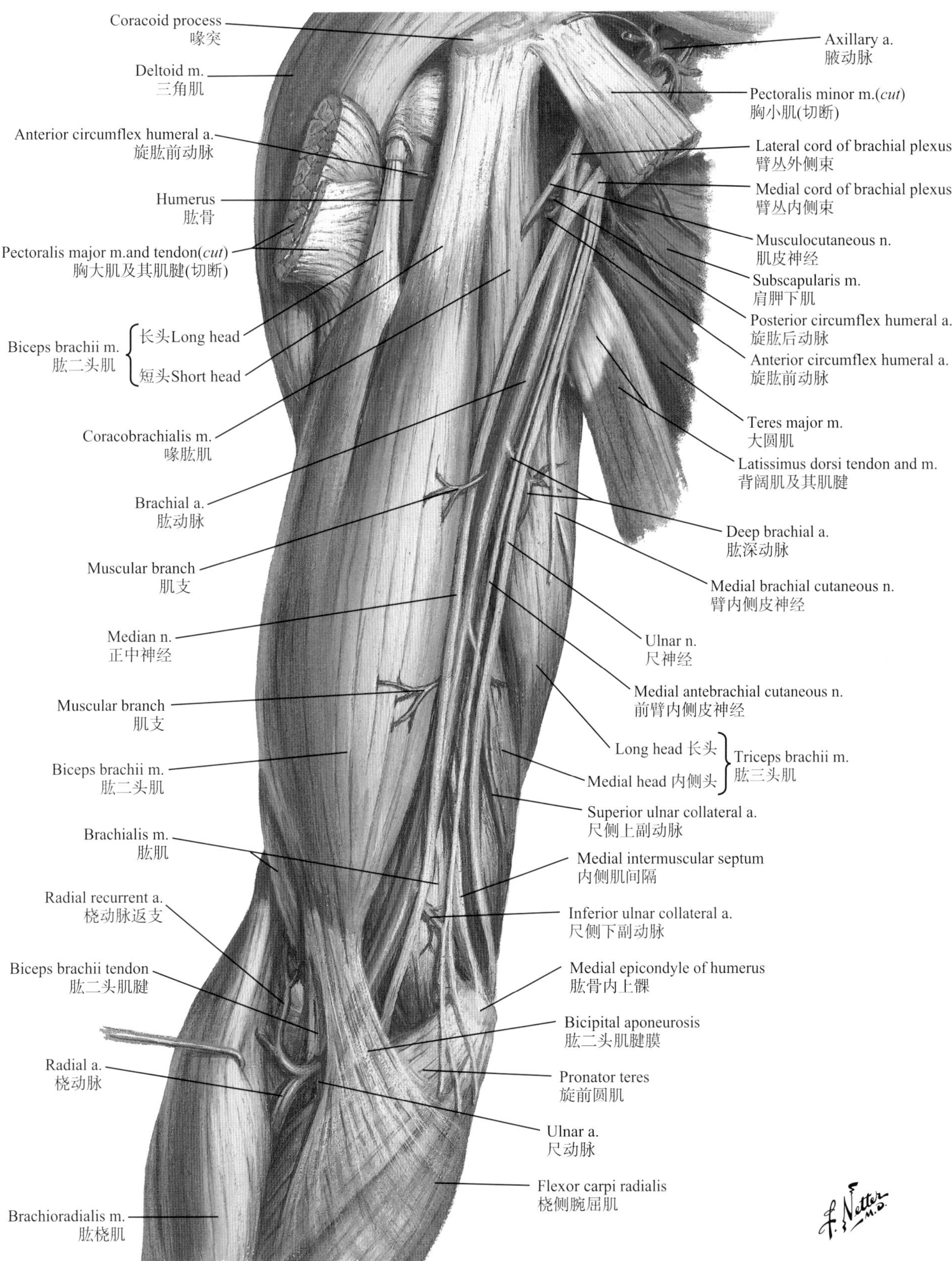
Coracoid process
喙突
Deltoid m.
三角肌
Anterior circumflex humeral a.
旋肱前动脉
Humerus
肱骨
Pectoralis major m.and tendon(*cut*)
胸大肌及其肌腱(切断)
Biceps brachii m.
肱二头肌
长头Long head
短头Short head
Coracobrachialis m.
喙肱肌
Brachial a.
肱动脉
Muscular branch
肌支
Median n.
正中神经
Muscular branch
肌支
Biceps brachii m.
肱二头肌
Brachialis m.
肱肌
Radial recurrent a.
桡动脉返支
Biceps brachii tendon
肱二头肌腱
Radial a.
桡动脉
Brachioradialis m.
肱桡肌
Axillary a.
腋动脉
Pectoralis minor m.(*cut*)
胸小肌(切断)
Lateral cord of brachial plexus
臂丛外侧束
Medial cord of brachial plexus
臂丛内侧束
Musculocutaneous n.
肌皮神经
Subscapularis m.
肩胛下肌
Posterior circumflex humeral a.
旋肱后动脉
Anterior circumflex humeral a.
旋肱前动脉
Teres major m.
大圆肌
Latissimus dorsi tendon and m.
背阔肌及其肌腱
Deep brachial a.
肱深动脉
Medial brachial cutaneous n.
臂内侧皮神经
Ulnar n.
尺神经
Medial antebrachial cutaneous n.
前臂内侧皮神经
Long head 长头
Medial head 内侧头
Triceps brachii m.
肱三头肌
Superior ulnar collateral a.
尺侧上副动脉
Medial intermuscular septum
内侧肌间隔
Inferior ulnar collateral a.
尺侧下副动脉
Medial epicondyle of humerus
肱骨内上髁
Bicipital aponeurosis
肱二头肌腱膜
Pronator teres
旋前圆肌
Ulnar a.
尺动脉
Flexor carpi radialis
桡侧腕屈肌
F. Netter M.D.

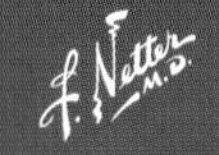

# 上肢动脉

参见图 457，476，附图 96，97

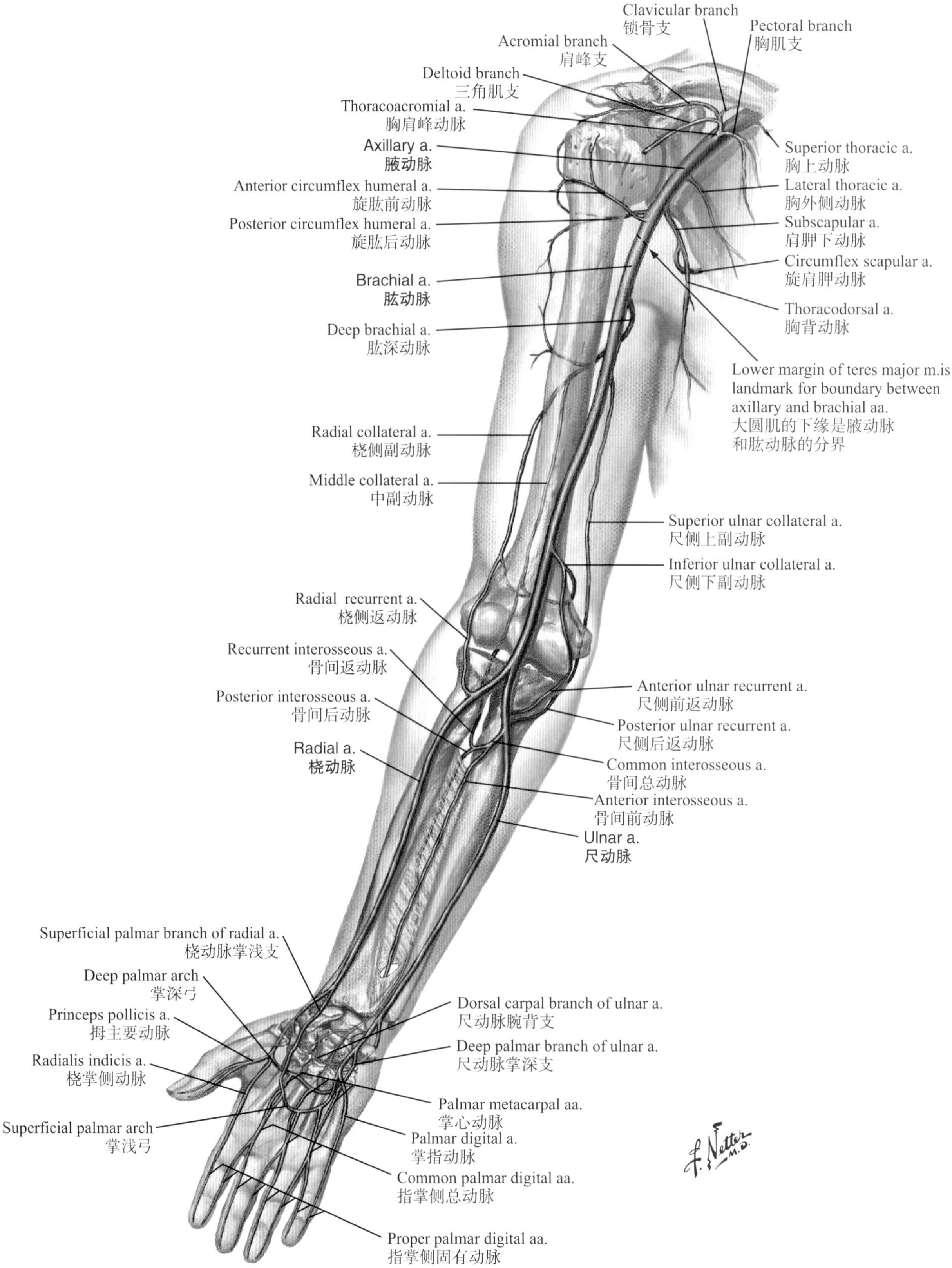

参见图 426

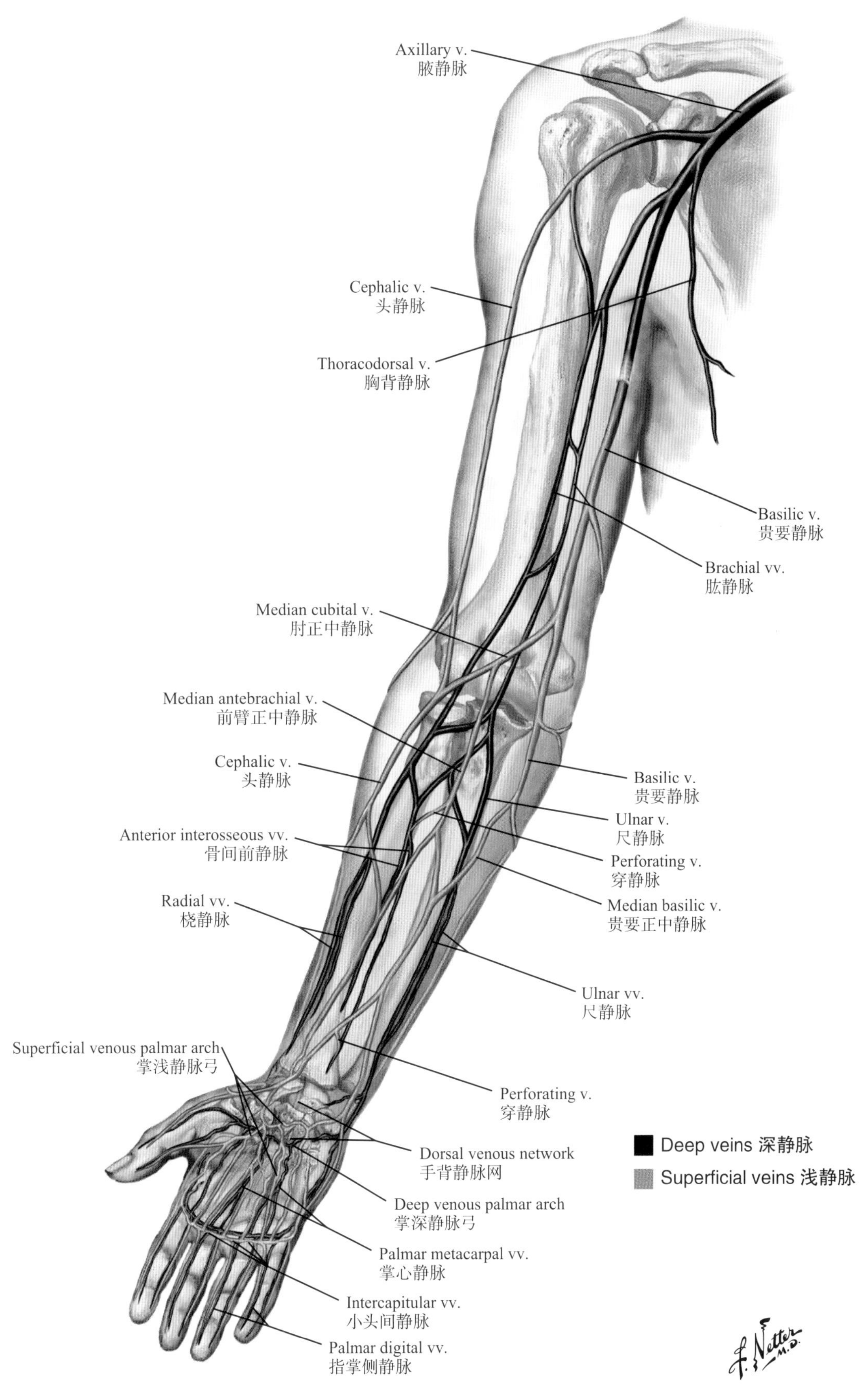
Axillary v.
腋静脉
Cephalic v.
头静脉
Thoracodorsal v.
胸背静脉
Basilic v.
贵要静脉
Brachial vv.
肱静脉
Median cubital v.
肘正中静脉
Median antebrachial v.
前臂正中静脉
Cephalic v.
头静脉
Basilic v.
贵要静脉
Ulnar v.
尺静脉
Anterior interosseous vv.
骨间前静脉
Perforating v.
穿静脉
Median basilic v.
贵要正中静脉
Radial vv.
桡静脉
Ulnar vv.
尺静脉
Superficial venous palmar arch
掌浅静脉弓
Perforating v.
穿静脉
Dorsal venous network
手背静脉网
Deep venous palmar arch
掌深静脉弓
Palmar metacarpal vv.
掌心静脉
Intercapitular vv.
小头间静脉
Palmar digital vv.
指掌侧静脉
Deep veins 深静脉
Superficial veins 浅静脉
F. Netter M.D.

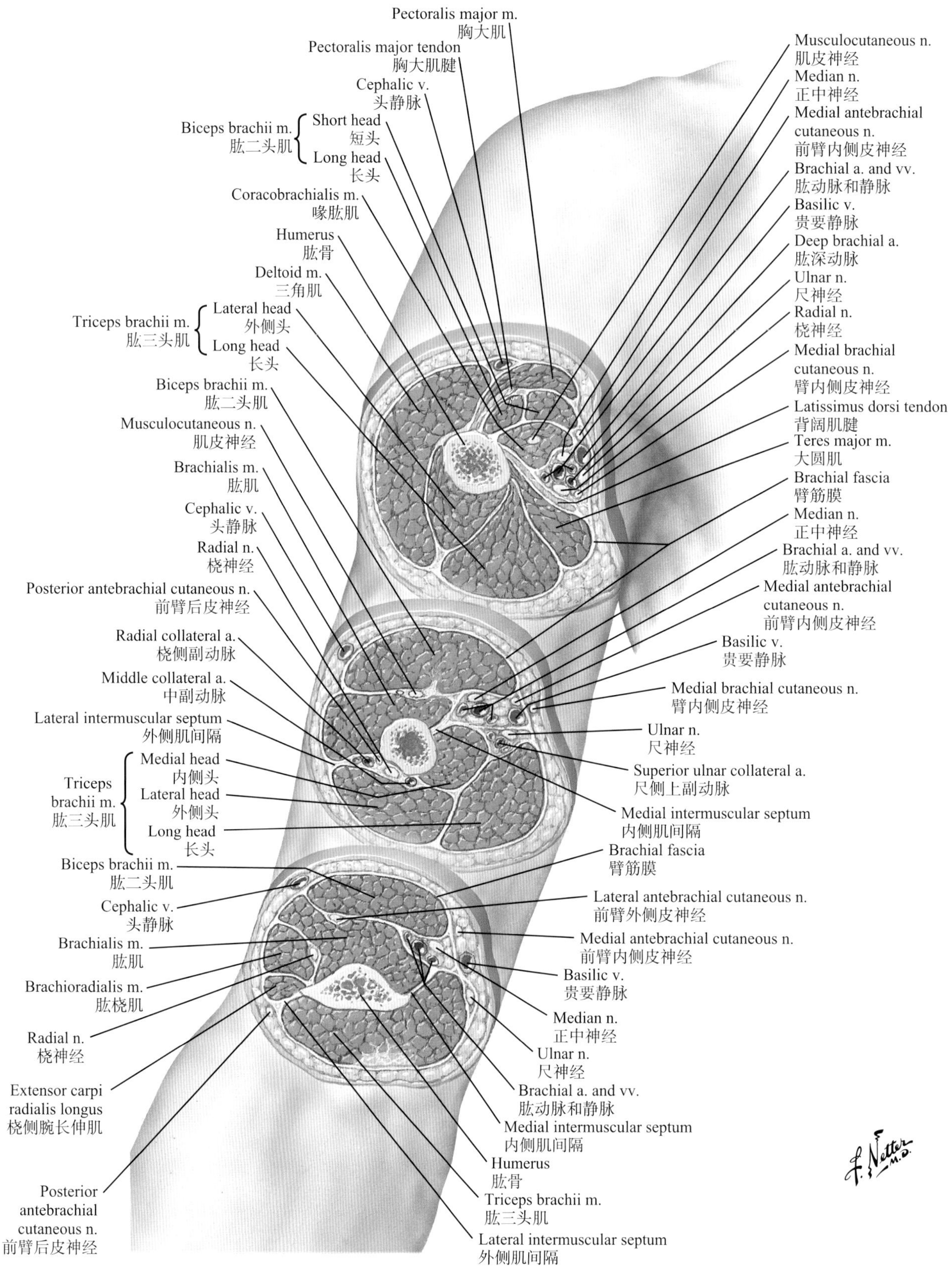

Pectoralis major m.
胸大肌
Pectoralis major tendon
胸大肌腱
Cephalic v.
头静脉
Biceps brachii m.
肱二头肌
Short head
短头
Long head
长头
Coracobrachialis m.
喙肱肌
Humerus
肱骨
Deltoid m.
三角肌
Triceps brachii m.
肱三头肌
Lateral head
外侧头
Long head
长头
Biceps brachii m.
肱二头肌
Musculocutaneous n.
肌皮神经
Brachialis m.
肱肌
Cephalic v.
头静脉
Radial n.
桡神经
Posterior antebrachial cutaneous n.
前臂后皮神经
Radial collateral a.
桡侧副动脉
Middle collateral a.
中副动脉
Lateral intermuscular septum
外侧肌间隔
Triceps brachii m.
肱三头肌
Medial head
内侧头
Lateral head
外侧头
Long head
长头
Biceps brachii m.
肱二头肌
Cephalic v.
头静脉
Brachialis m.
肱肌
Brachioradialis m.
肱桡肌
Radial n.
桡神经
Extensor carpi radialis longus
桡侧腕长伸肌
Posterior antebrachial cutaneous n.
前臂后皮神经
Musculocutaneous n.
肌皮神经
Median n.
正中神经
Medial antebrachial cutaneous n.
前臂内侧皮神经
Brachial a. and vv.
肱动脉和静脉
Basilic v.
贵要静脉
Deep brachial a.
肱深动脉
Ulnar n.
尺神经
Radial n.
桡神经
Medial brachial cutaneous n.
臂内侧皮神经
Latissimus dorsi tendon
背阔肌腱
Teres major m.
大圆肌
Brachial fascia
臂筋膜
Median n.
正中神经
Brachial a. and vv.
肱动脉和静脉
Medial antebrachial cutaneous n.
前臂内侧皮神经
Basilic v.
贵要静脉
Medial brachial cutaneous n.
臂内侧皮神经
Ulnar n.
尺神经
Superior ulnar collateral a.
尺侧上副动脉
Medial intermuscular septum
内侧肌间隔
Brachial fascia
臂筋膜
Lateral antebrachial cutaneous n.
前臂外侧皮神经
Medial antebrachial cutaneous n.
前臂内侧皮神经
Basilic v.
贵要静脉
Median n.
正中神经
Ulnar n.
尺神经
Brachial a. and vv.
肱动脉和静脉
Medial intermuscular septum
内侧肌间隔
Humerus
肱骨
Triceps brachii m.
肱三头肌
Lateral intermuscular septum
外侧肌间隔

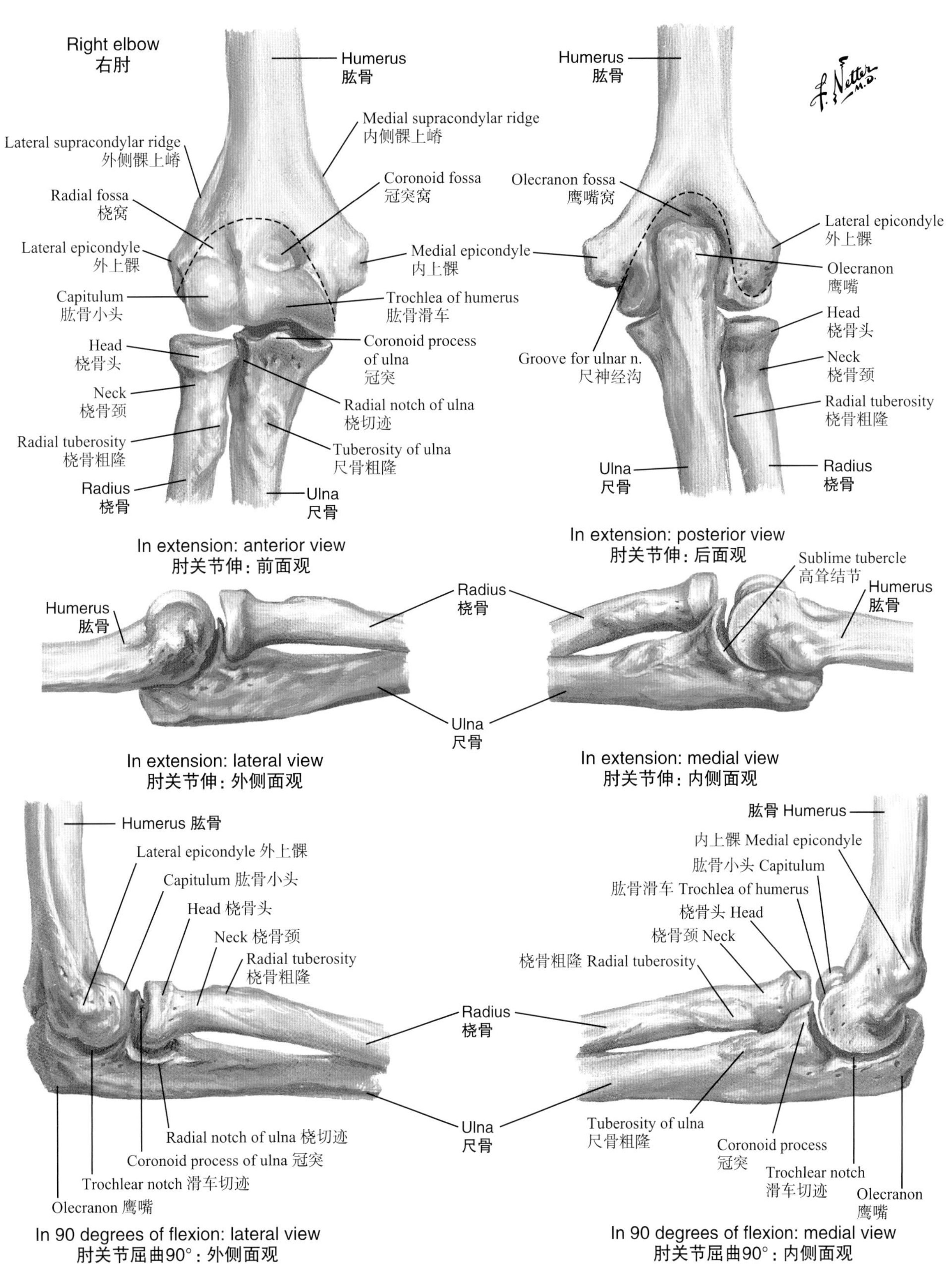
Right elbow
右肘
Humerus
肱骨
Medial supracondylar ridge
内侧髁上嵴
Lateral supracondylar ridge
外侧髁上嵴
Coronoid fossa
冠突窝
Radial fossa
桡窝
Lateral epicondyle
外上髁
Medial epicondyle
内上髁
Capitulum
肱骨小头
Trochlea of humerus
肱骨滑车
Head
桡骨头
Coronoid process of ulna
冠突
Neck
桡骨颈
Radial notch of ulna
桡切迹
Radial tuberosity
桡骨粗隆
Tuberosity of ulna
尺骨粗隆
Radius
桡骨
Ulna
尺骨
In extension: anterior view
肘关节伸：前面观
Humerus
肱骨
Olecranon fossa
鹰嘴窝
Lateral epicondyle
外上髁
Olecranon
鹰嘴
Head
桡骨头
Neck
桡骨颈
Groove for ulnar n.
尺神经沟
Radial tuberosity
桡骨粗隆
Ulna
尺骨
Radius
桡骨
In extension: posterior view
肘关节伸：后面观
Sublime tubercle
高耸结节
Humerus
肱骨
Radius
桡骨
Humerus
肱骨
Ulna
尺骨
In extension: lateral view
肘关节伸：外侧面观
In extension: medial view
肘关节伸：内侧面观
Humerus 肱骨
Lateral epicondyle 外上髁
Capitulum 肱骨小头
Head 桡骨头
Neck 桡骨颈
Radial tuberosity
桡骨粗隆
Radius
桡骨
Ulna
尺骨
Radial notch of ulna 桡切迹
Coronoid process of ulna 冠突
Trochlear notch 滑车切迹
Olecranon 鹰嘴
In 90 degrees of flexion: lateral view
肘关节屈曲90°：外侧面观
肱骨 Humerus
内上髁 Medial epicondyle
肱骨小头 Capitulum
肱骨滑车 Trochlea of humerus
桡骨头 Head
桡骨颈 Neck
桡骨粗隆 Radial tuberosity
Tuberosity of ulna
尺骨粗隆
Coronoid process
冠突
Trochlear notch
滑车切迹
Olecranon
鹰嘴
In 90 degrees of flexion: medial view
肘关节屈曲90°：内侧面观

前后位

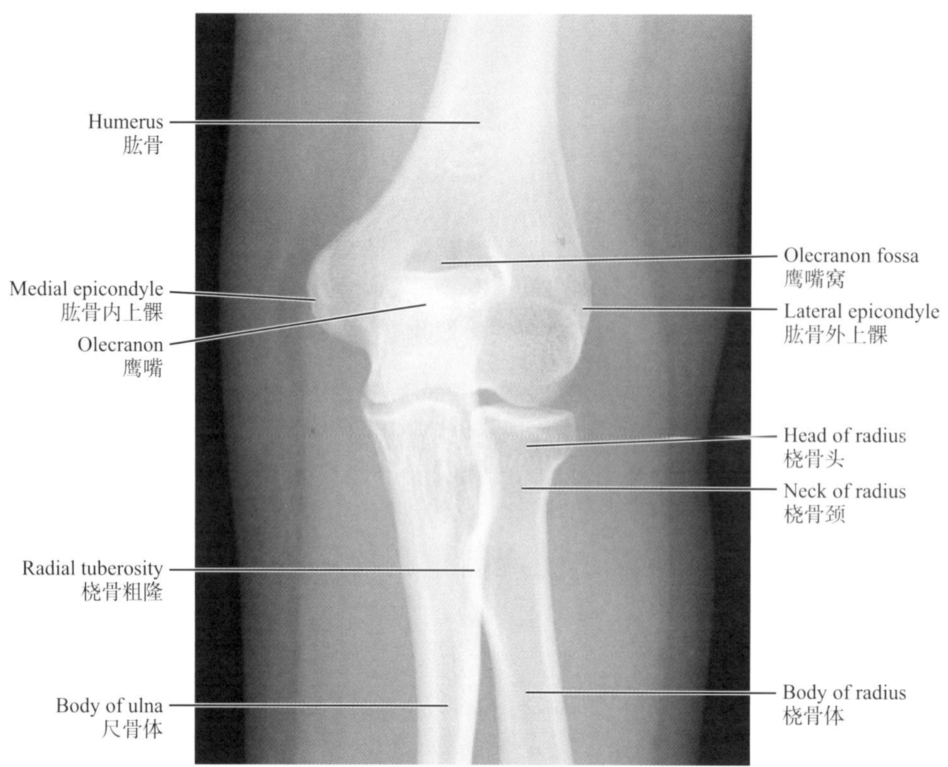
Humerus
肱骨
Medial epicondyle
肱骨内上髁
Olecranon
鹰嘴
Radial tuberosity
桡骨粗隆
Body of ulna
尺骨体
Olecranon fossa
鹰嘴窝
Lateral epicondyle
肱骨外上髁
Head of radius
桡骨头
Neck of radius
桡骨颈
Body of radius
桡骨体

外侧面观

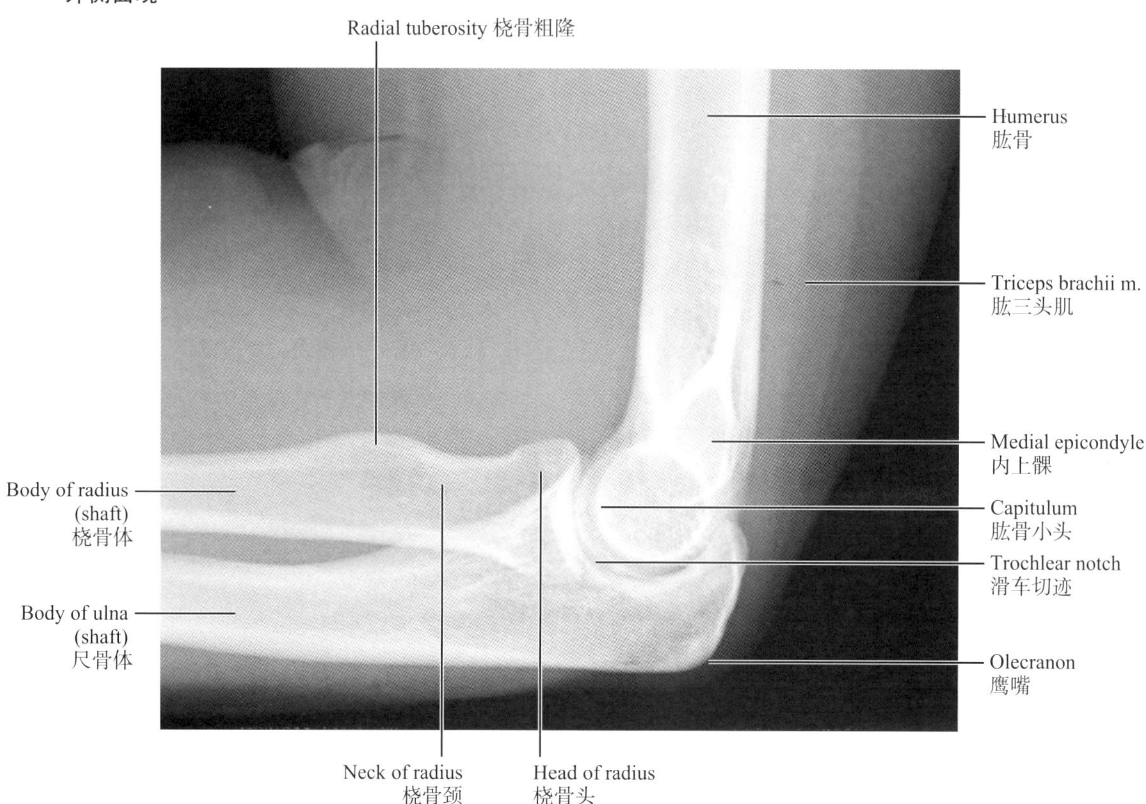
Radial tuberosity 桡骨粗隆
Body of radius
(shaft)
桡骨体
Body of ulna
(shaft)
尺骨体
Neck of radius
桡骨颈
Head of radius
桡骨头
Humerus
肱骨
Triceps brachii m.
肱三头肌
Medial epicondyle
内上髁
Capitulum
肱骨小头
Trochlear notch
滑车切迹
Olecranon
鹰嘴

Right elbow:anterior view
右肘部：前面观

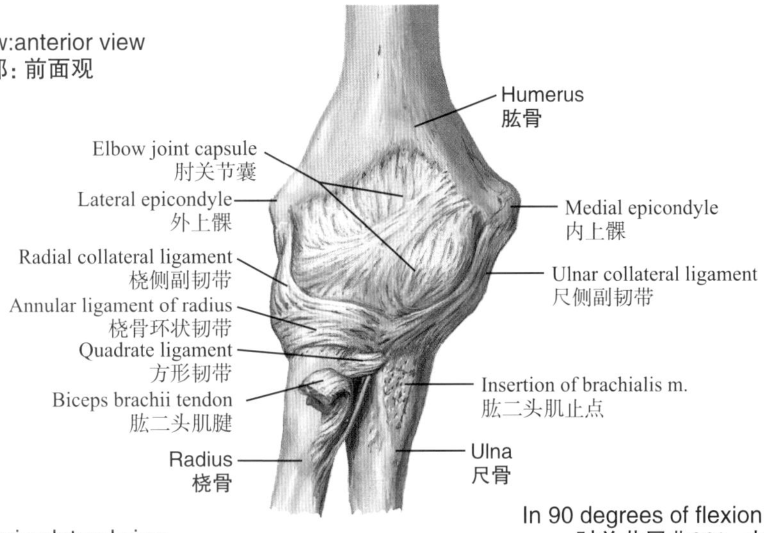

Humerus
肱骨
Elbow joint capsule
肘关节囊
Lateral epicondyle
外上髁
Radial collateral ligament
桡侧副韧带
Annular ligament of radius
桡骨环状韧带
Quadrate ligament
方形韧带
Biceps brachii tendon
肱二头肌腱
Radius
桡骨
Medial epicondyle
内上髁
Ulnar collateral ligament
尺侧副韧带
Insertion of brachialis m.
肱二头肌止点
Ulna
尺骨

In 90 degrees of flexion:lateral view
肘关节屈曲90°：外侧面观

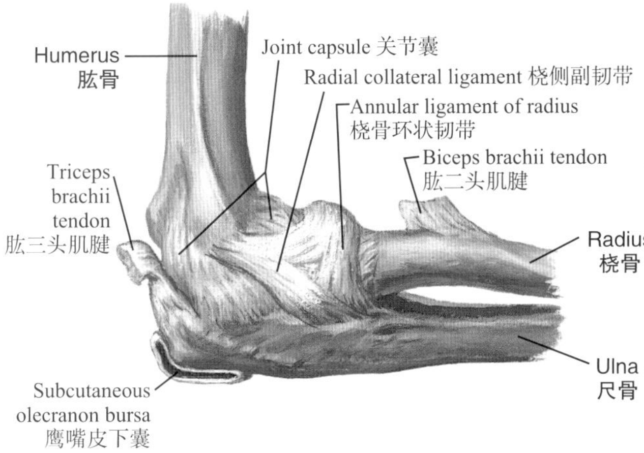

Humerus
肱骨
Joint capsule 关节囊
Radial collateral ligament 桡侧副韧带
Annular ligament of radius
桡骨环状韧带
Biceps brachii tendon
肱二头肌腱
Triceps brachii tendon
肱三头肌腱
Radius
桡骨
Ulna
尺骨
Subcutaneous olecranon bursa
鹰嘴皮下囊

In 90 degrees of flexion:medial view
肘关节屈曲90°：内侧面观

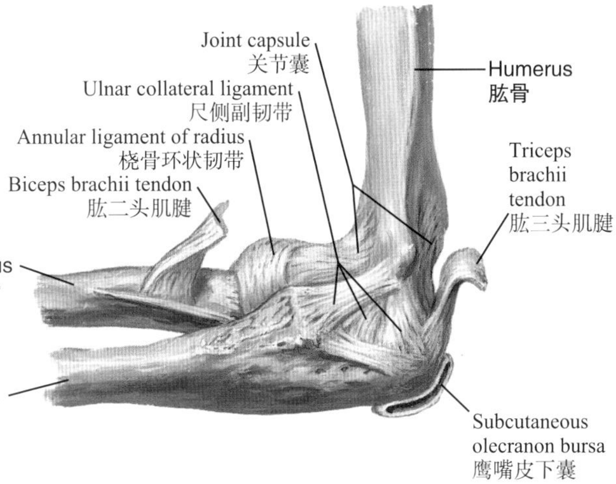

Joint capsule
关节囊
Ulnar collateral ligament
尺侧副韧带
Annular ligament of radius
桡骨环状韧带
Biceps brachii tendon
肱二头肌腱
Humerus
肱骨
Triceps brachii tendon
肱三头肌腱
Subcutaneous olecranon bursa
鹰嘴皮下囊

Opened joint:anterior view
肘关节(打开)：前面观

Opened joint:posterior view
肘关节(打开)：后面观

Humerus
肱骨
Fibrous layer of joint capsule(cut edge)
关节囊纤维层(切缘)
Fat pads
脂肪垫
Synovial membrane
滑膜
Articular cartilage
关节软骨
Radius
桡骨
Ulna
尺骨
Humerus
肱骨
Ulna
尺骨
Radius
桡骨

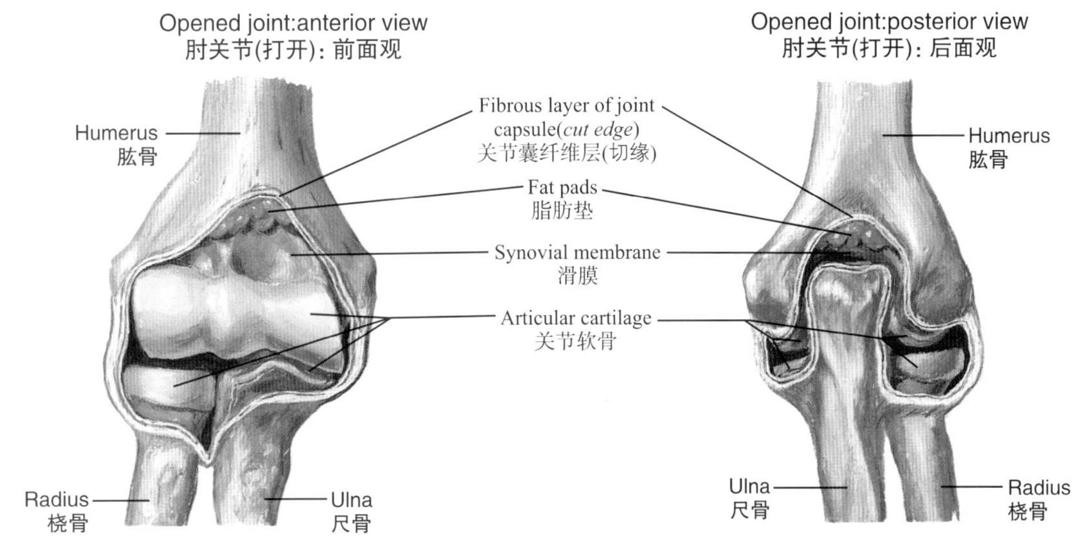

# 前臂的骨

参见图 460

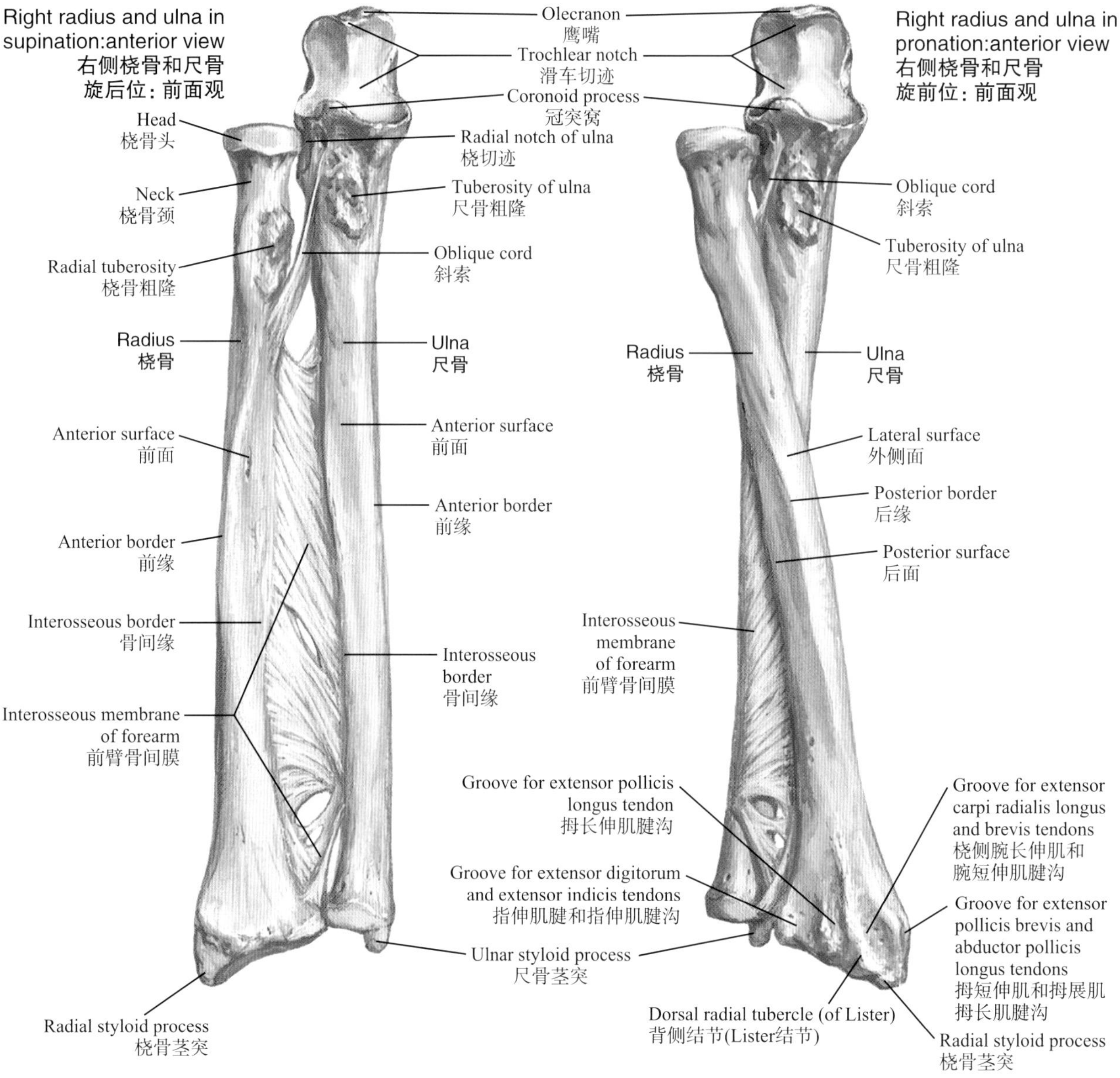

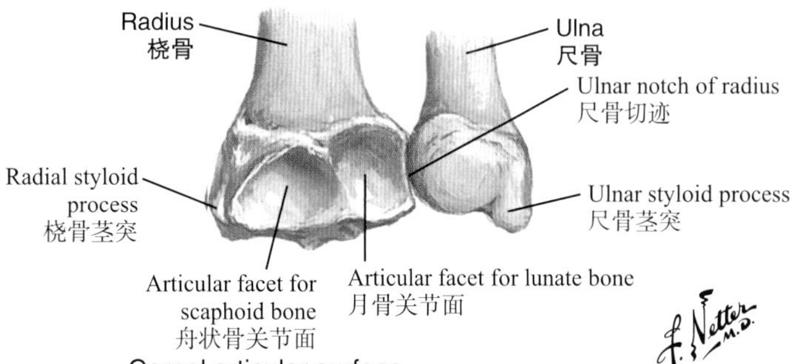

Right radius and ulna in supination:anterior view
右侧桡骨和尺骨
旋后位：前面观
Head
桡骨头
Neck
桡骨颈
Radial tuberosity
桡骨粗隆
Radius
桡骨
Anterior surface
前面
Anterior border
前缘
Interosseous border
骨间缘
Interosseous membrane of forearm
前臂骨间膜
Radial styloid process
桡骨茎突
Olecranon
鹰嘴
Trochlear notch
滑车切迹
Coronoid process
冠突窝
Radial notch of ulna
桡切迹
Tuberosity of ulna
尺骨粗隆
Oblique cord
斜索
Ulna
尺骨
Anterior surface
前面
Anterior border
前缘
Interosseous border
骨间缘
Groove for extensor pollicis longus tendon
拇长伸肌腱沟
Groove for extensor digitorum and extensor indicis tendons
指伸肌腱和指伸肌腱沟
Ulnar styloid process
尺骨茎突
Dorsal radial tubercle (of Lister)
背侧结节(Lister结节)
Right radius and ulna in pronation:anterior view
右侧桡骨和尺骨
旋前位：前面观
Oblique cord
斜索
Tuberosity of ulna
尺骨粗隆
Radius
桡骨
Ulna
尺骨
Lateral surface
外侧面
Posterior border
后缘
Posterior surface
后面
Interosseous membrane of forearm
前臂骨间膜
Groove for extensor carpi radialis longus and brevis tendons
桡侧腕长伸肌和腕短伸肌腱沟
Groove for extensor pollicis brevis and abductor pollicis longus tendons
拇短伸肌和拇展肌拇长肌腱沟
Radial styloid process
桡骨茎突
Radius
桡骨
Ulna
尺骨
Ulnar notch of radius
尺骨切迹
Radial styloid process
桡骨茎突
Ulnar styloid process
尺骨茎突
Articular facet for scaphoid bone
舟状骨关节面
Articular facet for lunate bone
月骨关节面
Carpal articular surface
腕关节面
Radius (coronal section): the cortical bone of body of radius is thicker than that of the distal end of the radius 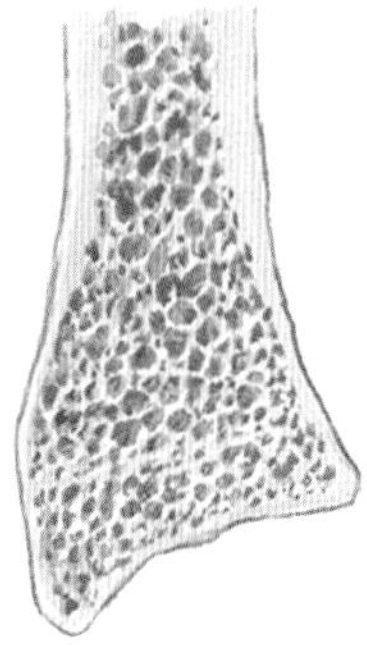
桡骨(冠状切面)：桡骨体的骨皮质比桡骨远端的骨皮质厚

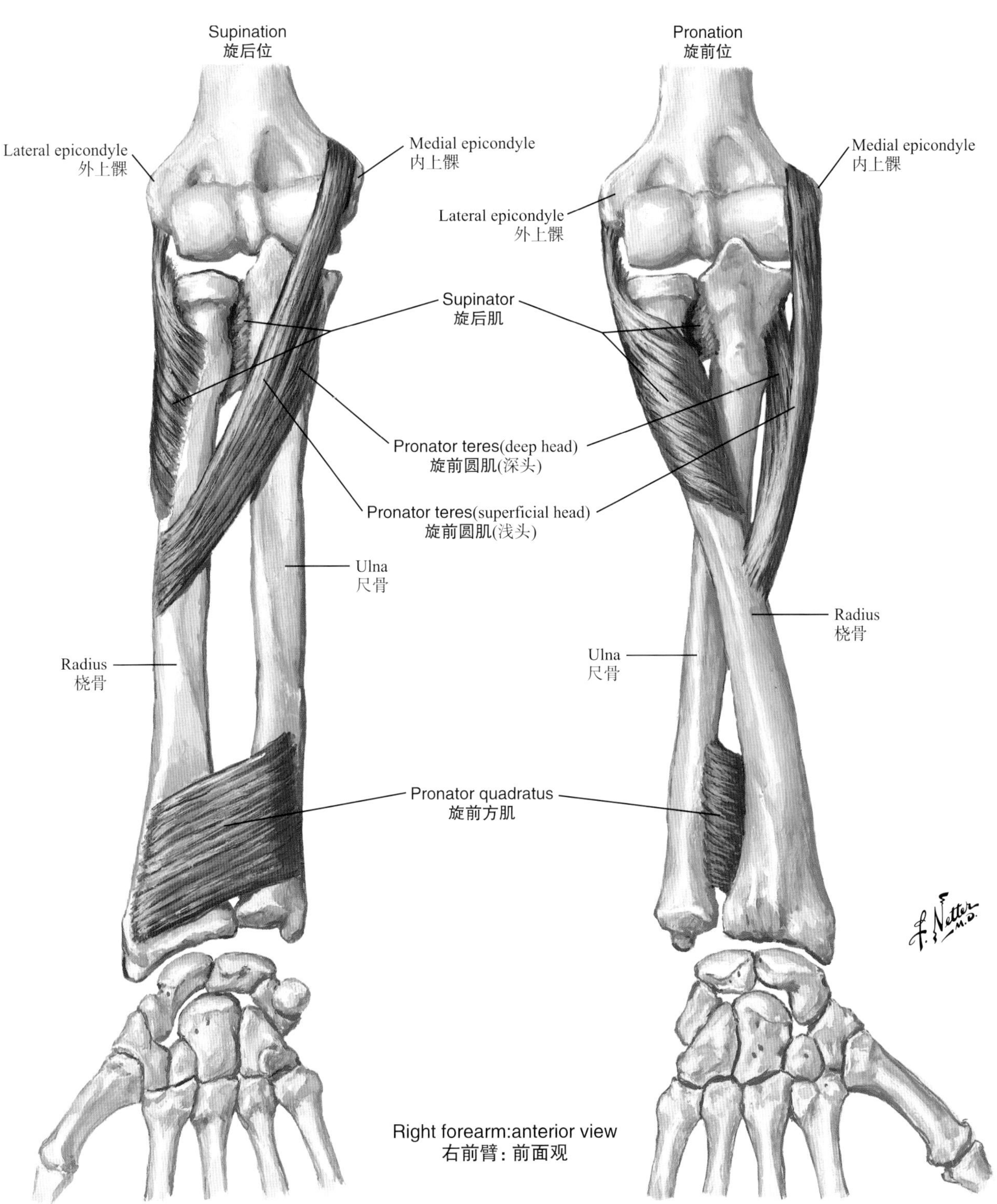
Supination
旋后位
Pronation
旋前位
Lateral epicondyle
外上髁
Medial epicondyle
内上髁
Medial epicondyle
内上髁
Lateral epicondyle
外上髁
Supinator
旋后肌
Pronator teres(deep head)
旋前圆肌(深头)
Pronator teres(superficial head)
旋前圆肌(浅头)
Ulna
尺骨
Radius
桡骨
Radius
桡骨
Ulna
尺骨
Pronator quadratus
旋前方肌
Right forearm:anterior view
右前臂：前面观

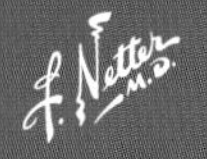

# 前臂肌：伸腕肌和伸指肌

参见图 461

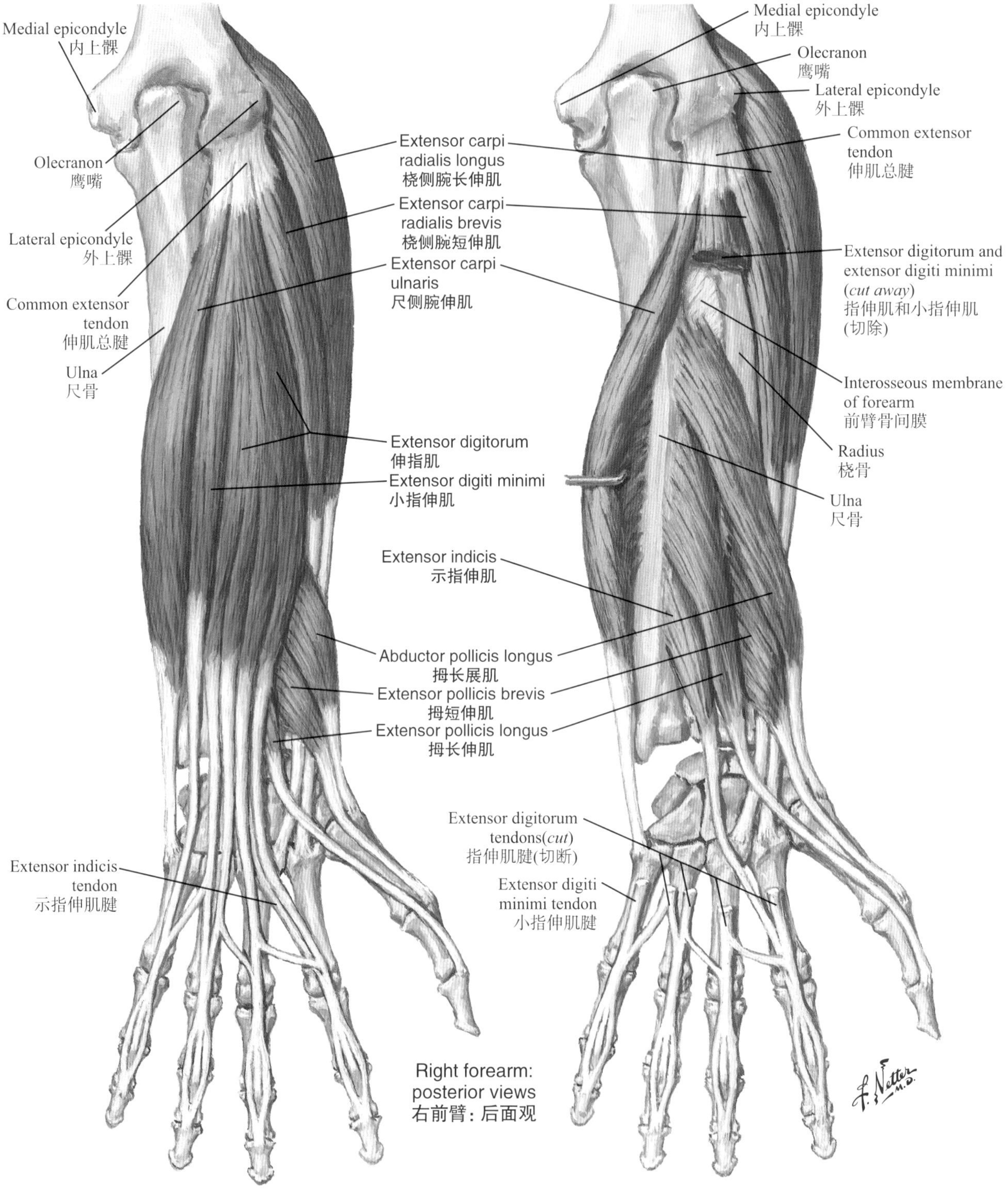

Medial epicondyle
内上髁

Olecranon
鹰嘴

Lateral epicondyle
外上髁

Common extensor tendon
伸肌总腱

Ulna
尺骨

Extensor carpi radialis longus
桡侧腕长伸肌

Extensor carpi radialis brevis
桡侧腕短伸肌

Extensor carpi ulnaris
尺侧腕伸肌

Extensor digitorum
伸指肌

Extensor digiti minimi
小指伸肌

Extensor indicis
示指伸肌

Abductor pollicis longus
拇长展肌

Extensor pollicis brevis
拇短伸肌

Extensor pollicis longus
拇长伸肌

Extensor indicis tendon
示指伸肌腱

Medial epicondyle
内上髁

Olecranon
鹰嘴

Lateral epicondyle
外上髁

Common extensor tendon
伸肌总腱

Extensor digitorum and extensor digiti minimi (*cut away*)
指伸肌和小指伸肌(切除)

Interosseous membrane of forearm
前臂骨间膜

Radius
桡骨

Ulna
尺骨

Extensor digitorum tendons(*cut*)
指伸肌腱(切断)

Extensor digiti minimi tendon
小指伸肌腱

Right forearm: posterior views
右前臂：后面观

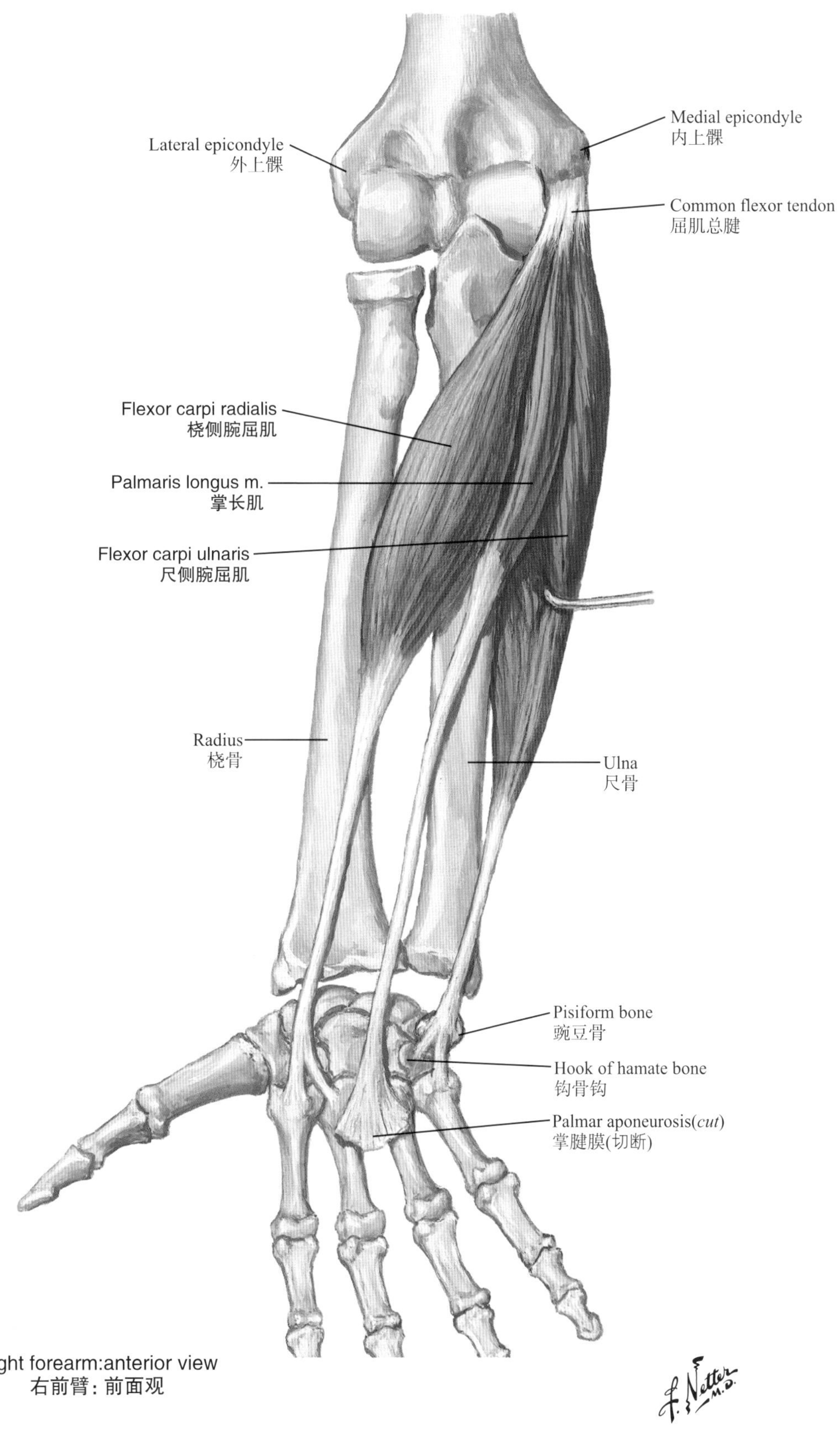


Right forearm:anterior view
右前臂：前面观

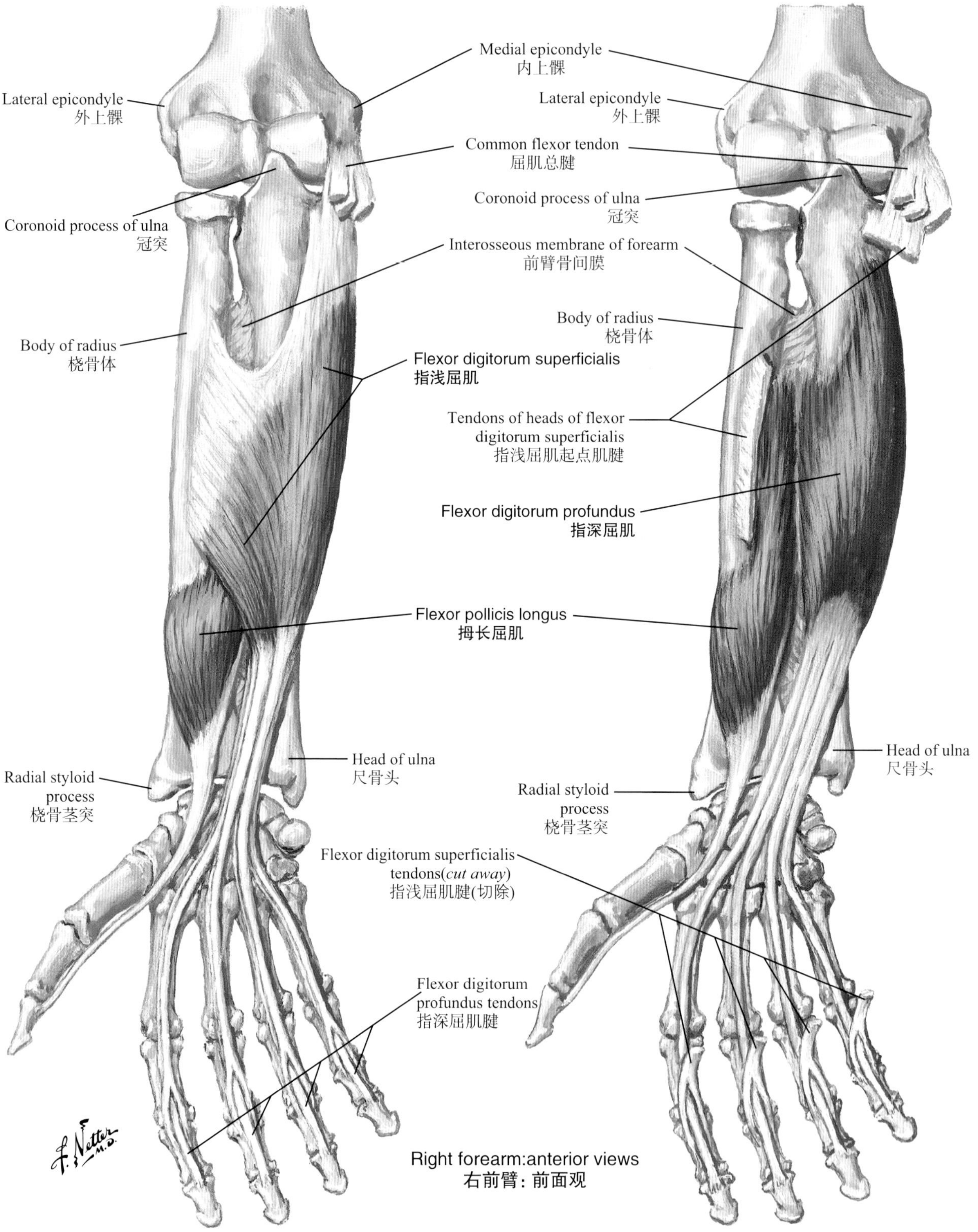
Medial epicondyle
内上髁
Lateral epicondyle
外上髁
Lateral epicondyle
外上髁
Common flexor tendon
屈肌总腱
Coronoid process of ulna
冠突
Coronoid process of ulna
冠突
Interosseous membrane of forearm
前臂骨间膜
Body of radius
桡骨体
Body of radius
桡骨体
Flexor digitorum superficialis
指浅屈肌
Tendons of heads of flexor digitorum superficialis
指浅屈肌起点肌腱
Flexor digitorum profundus
指深屈肌
Flexor pollicis longus
拇长屈肌
Head of ulna
尺骨头
Head of ulna
尺骨头
Radial styloid process
桡骨茎突
Radial styloid process
桡骨茎突
Flexor digitorum superficialis tendons(cut away)
指浅屈肌腱(切除)
Flexor digitorum profundus tendons
指深屈肌腱

Right forearm:anterior views
右前臂：前面观

参见图 480，489

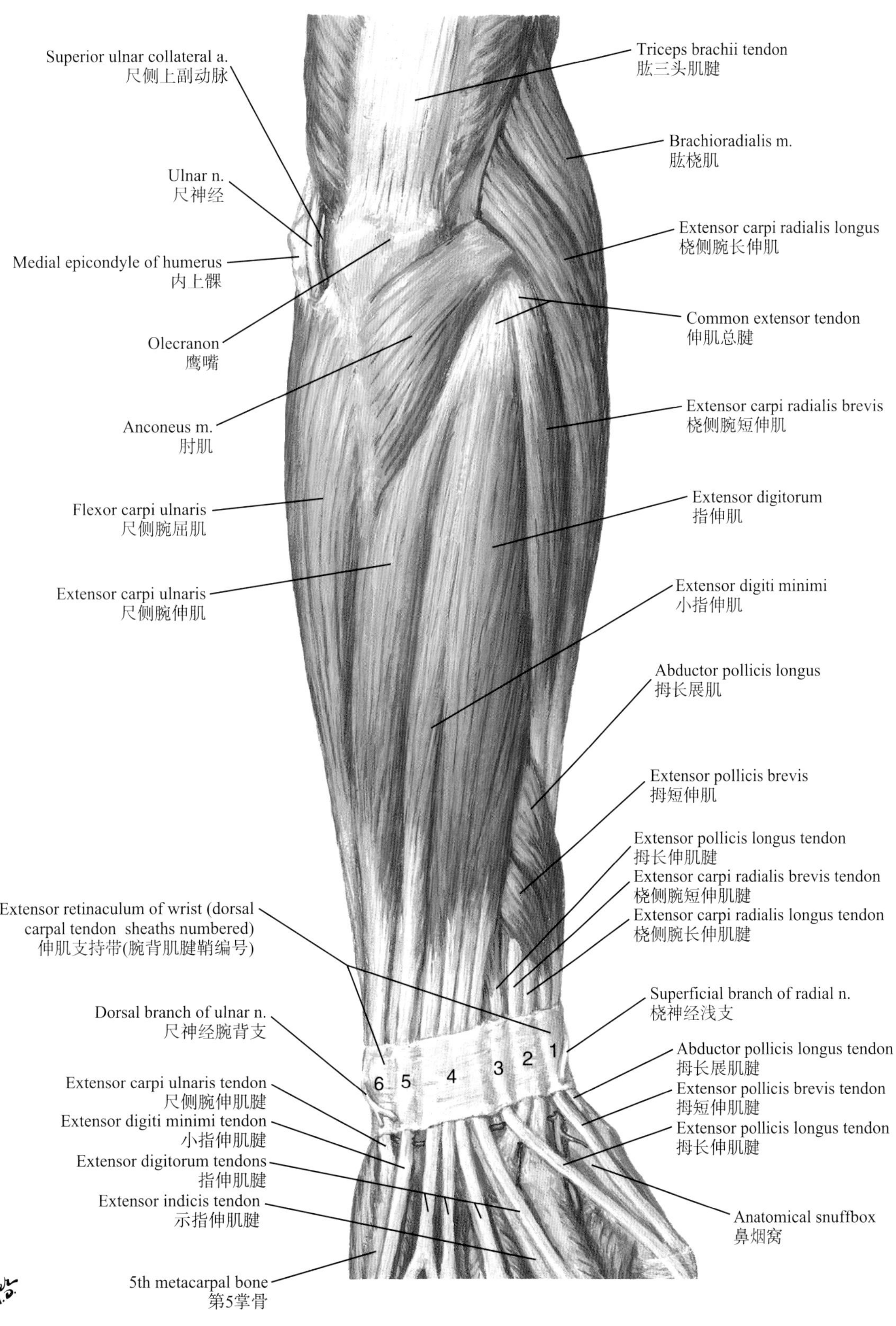
Superior ulnar collateral a.
尺侧上副动脉
Ulnar n.
尺神经
Medial epicondyle of humerus
内上髁
Olecranon
鹰嘴
Anconeus m.
肘肌
Flexor carpi ulnaris
尺侧腕屈肌
Extensor carpi ulnaris
尺侧腕伸肌
Extensor retinaculum of wrist (dorsal carpal tendon sheaths numbered)
伸肌支持带(腕背肌腱鞘编号)
Dorsal branch of ulnar n.
尺神经腕背支
Extensor carpi ulnaris tendon
尺侧腕伸肌腱
Extensor digiti minimi tendon
小指伸肌腱
Extensor digitorum tendons
指伸肌腱
Extensor indicis tendon
示指伸肌腱
5th metacarpal bone
第5掌骨
Triceps brachii tendon
肱三头肌腱
Brachioradialis m.
肱桡肌
Extensor carpi radialis longus
桡侧腕长伸肌
Common extensor tendon
伸肌总腱
Extensor carpi radialis brevis
桡侧腕短伸肌
Extensor digitorum
指伸肌
Extensor digiti minimi
小指伸肌
Abductor pollicis longus
拇长展肌
Extensor pollicis brevis
拇短伸肌
Extensor pollicis longus tendon
拇长伸肌腱
Extensor carpi radialis brevis tendon
桡侧腕短伸肌腱
Extensor carpi radialis longus tendon
桡侧腕长伸肌腱
Superficial branch of radial n.
桡神经浅支
Abductor pollicis longus tendon
拇长展肌腱
Extensor pollicis brevis tendon
拇短伸肌腱
Extensor pollicis longus tendon
拇长伸肌腱
Anatomical snuffbox
鼻烟窝
6 5 4 3 2 1

# 前臂肌：后群深层

参见图 480

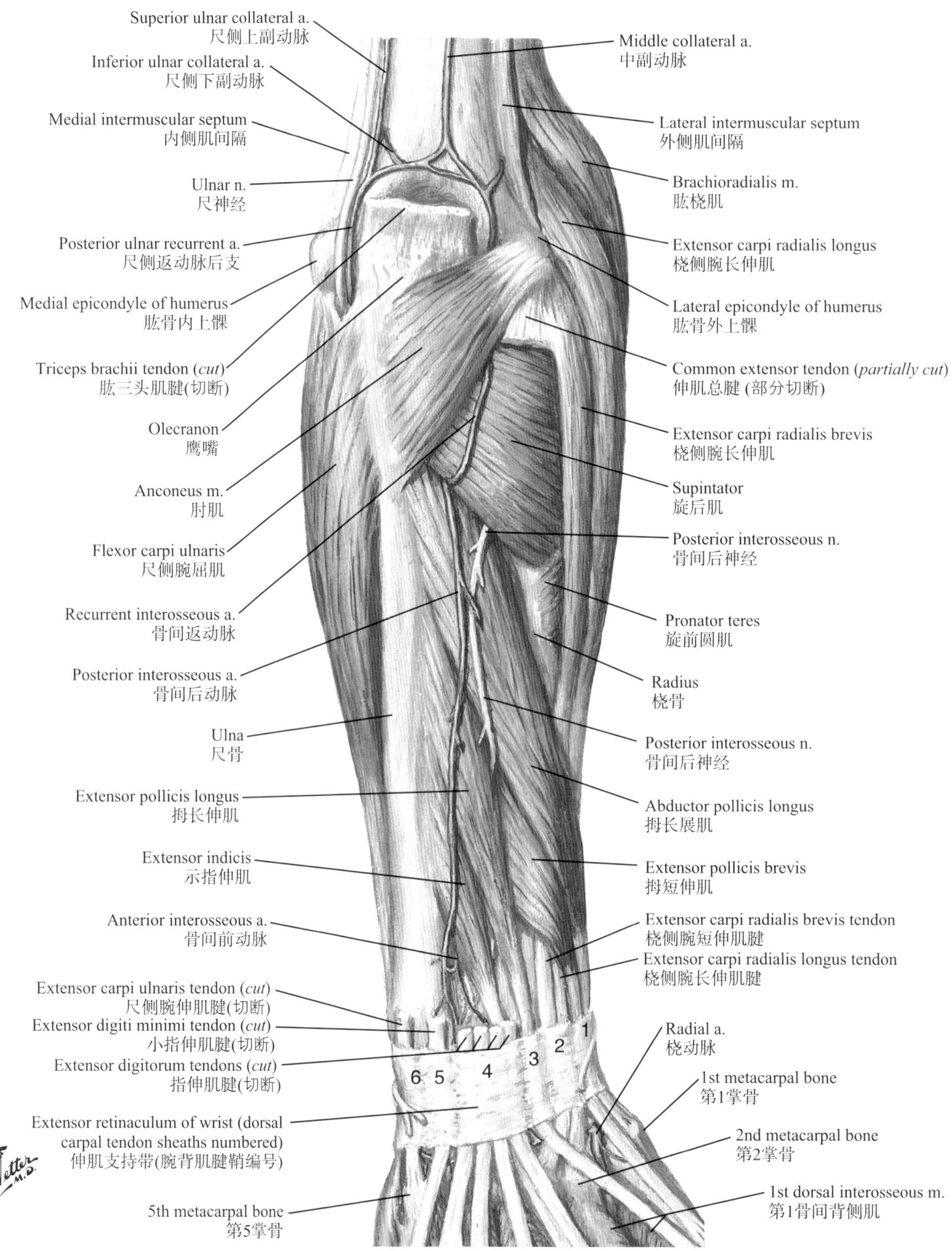

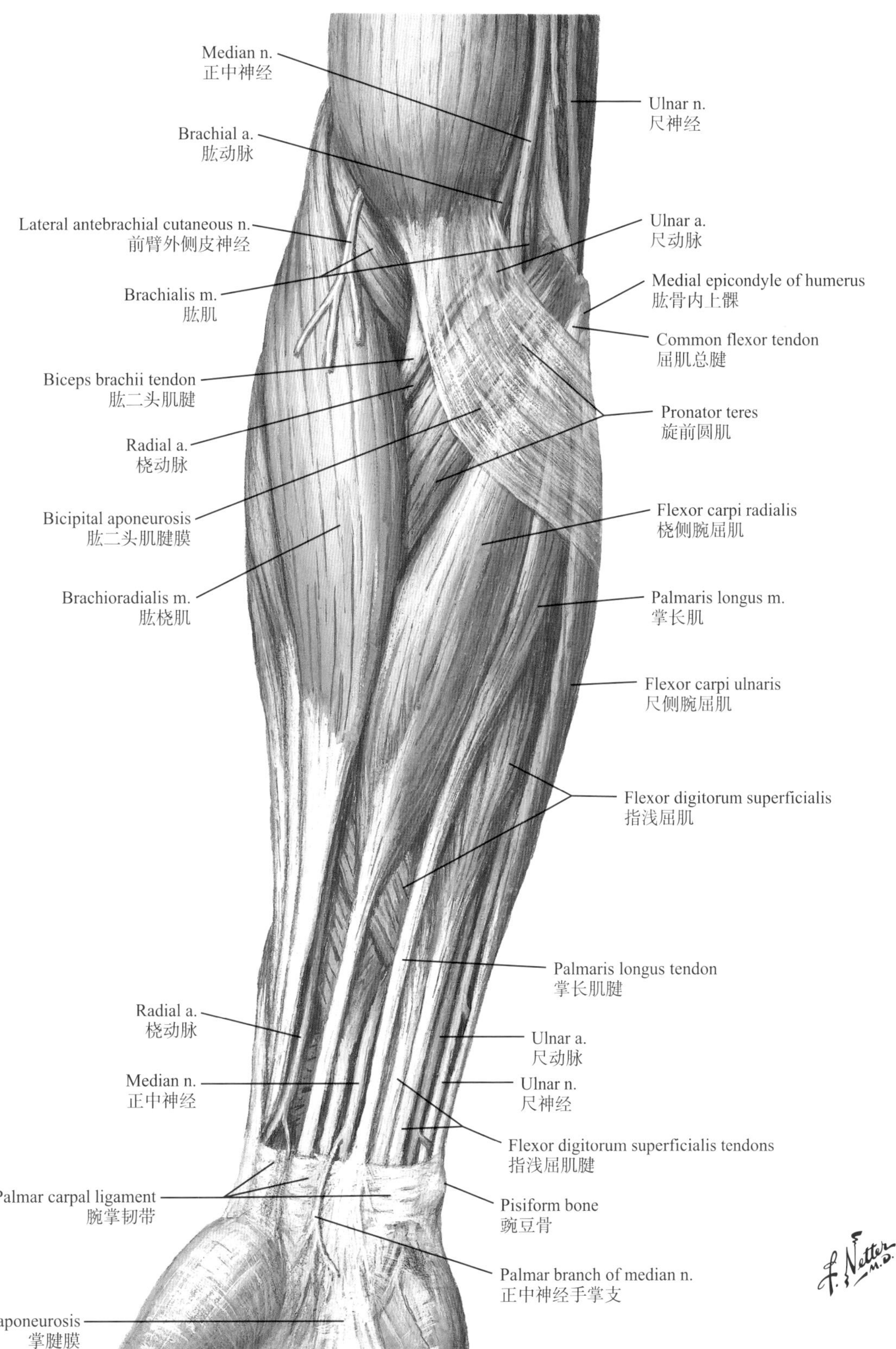
Median n.
正中神经
Brachial a.
肱动脉
Lateral antebrachial cutaneous n.
前臂外侧皮神经
Brachialis m.
肱肌
Biceps brachii tendon
肱二头肌腱
Radial a.
桡动脉
Bicipital aponeurosis
肱二头肌腱膜
Brachioradialis m.
肱桡肌
Ulnar n.
尺神经
Ulnar a.
尺动脉
Medial epicondyle of humerus
肱骨内上髁
Common flexor tendon
屈肌总腱
Pronator teres
旋前圆肌
Flexor carpi radialis
桡侧腕屈肌
Palmaris longus m.
掌长肌
Flexor carpi ulnaris
尺侧腕屈肌
Flexor digitorum superficialis
指浅屈肌
Palmaris longus tendon
掌长肌腱
Radial a.
桡动脉
Median n.
正中神经
Ulnar a.
尺动脉
Ulnar n.
尺神经
Flexor digitorum superficialis tendons
指浅屈肌腱
Palmar carpal ligament
腕掌韧带
Pisiform bone
豌豆骨
Palmar branch of median n.
正中神经手掌支
Palmar aponeurosis
掌腱膜
F. Netter M.D.

参见图 443，486

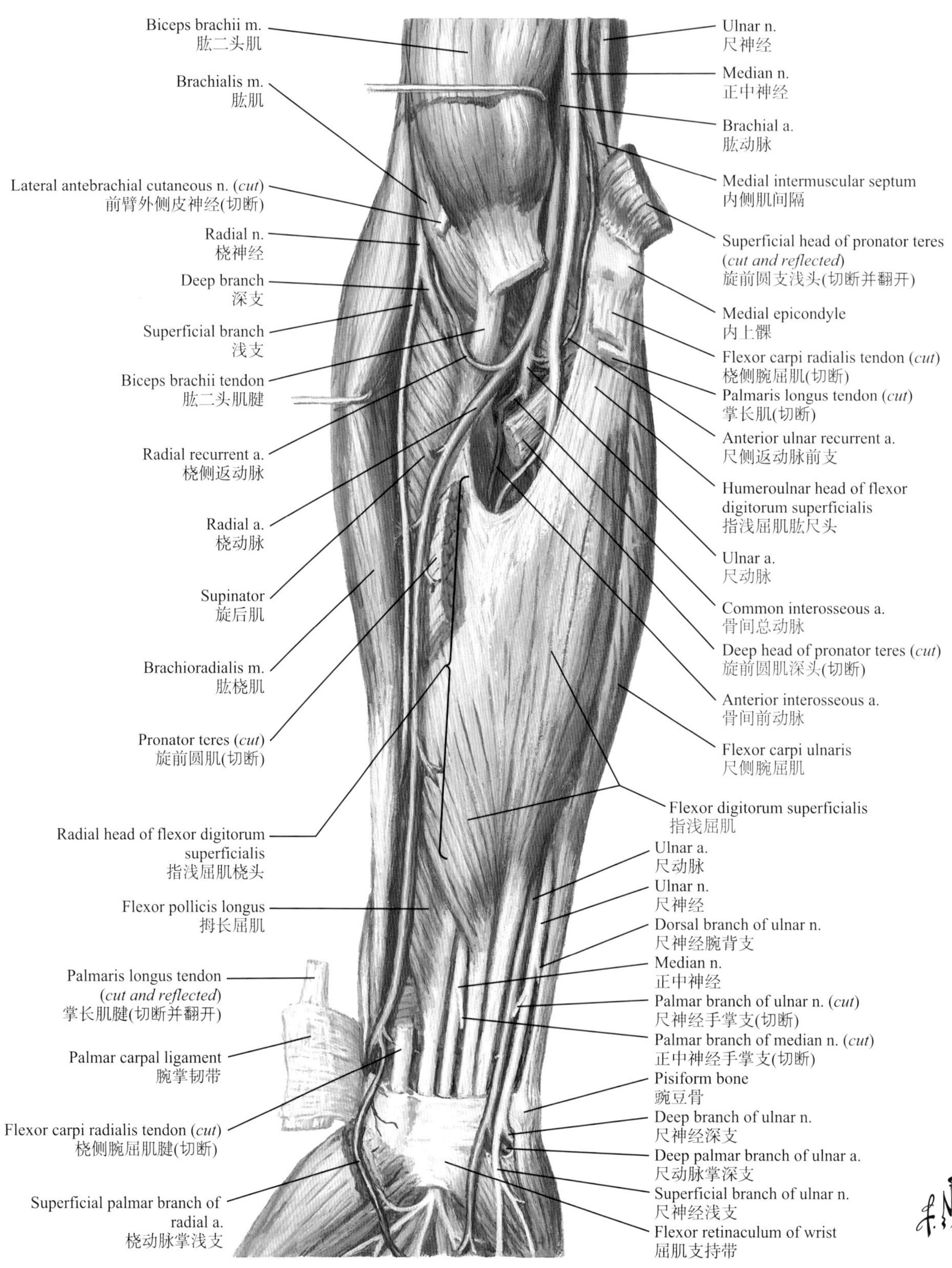

Biceps brachii m.
肱二头肌
Brachialis m.
肱肌
Lateral antebrachial cutaneous n. (*cut*)
前臂外侧皮神经(切断)
Radial n.
桡神经
Deep branch
深支
Superficial branch
浅支
Biceps brachii tendon
肱二头肌腱
Radial recurrent a.
桡侧返动脉
Radial a.
桡动脉
Supinator
旋后肌
Brachioradialis m.
肱桡肌
Pronator teres (*cut*)
旋前圆肌(切断)
Radial head of flexor digitorum superficialis
指浅屈肌桡头
Flexor pollicis longus
拇长屈肌
Palmaris longus tendon (*cut and reflected*)
掌长肌腱(切断并翻开)
Palmar carpal ligament
腕掌韧带
Flexor carpi radialis tendon (*cut*)
桡侧腕屈肌腱(切断)
Superficial palmar branch of radial a.
桡动脉掌浅支
Ulnar n.
尺神经
Median n.
正中神经
Brachial a.
肱动脉
Medial intermuscular septum
内侧肌间隔
Superficial head of pronator teres (*cut and reflected*)
旋前圆支浅头(切断并翻开)
Medial epicondyle
内上髁
Flexor carpi radialis tendon (*cut*)
桡侧腕屈肌(切断)
Palmaris longus tendon (*cut*)
掌长肌(切断)
Anterior ulnar recurrent a.
尺侧返动脉前支
Humeroulnar head of flexor digitorum superficialis
指浅屈肌肱尺头
Ulnar a.
尺动脉
Common interosseous a.
骨间总动脉
Deep head of pronator teres (*cut*)
旋前圆肌深头(切断)
Anterior interosseous a.
骨间前动脉
Flexor carpi ulnaris
尺侧腕屈肌
Flexor digitorum superficialis
指浅屈肌
Ulnar a.
尺动脉
Ulnar n.
尺神经
Dorsal branch of ulnar n.
尺神经腕背支
Median n.
正中神经
Palmar branch of ulnar n. (*cut*)
尺神经手掌支(切断)
Palmar branch of median n. (*cut*)
正中神经手掌支(切断)
Pisiform bone
豌豆骨
Deep branch of ulnar n.
尺神经深支
Deep palmar branch of ulnar a.
尺动脉掌深支
Superficial branch of ulnar n.
尺神经浅支
Flexor retinaculum of wrist
屈肌支持带

参见图 440，487

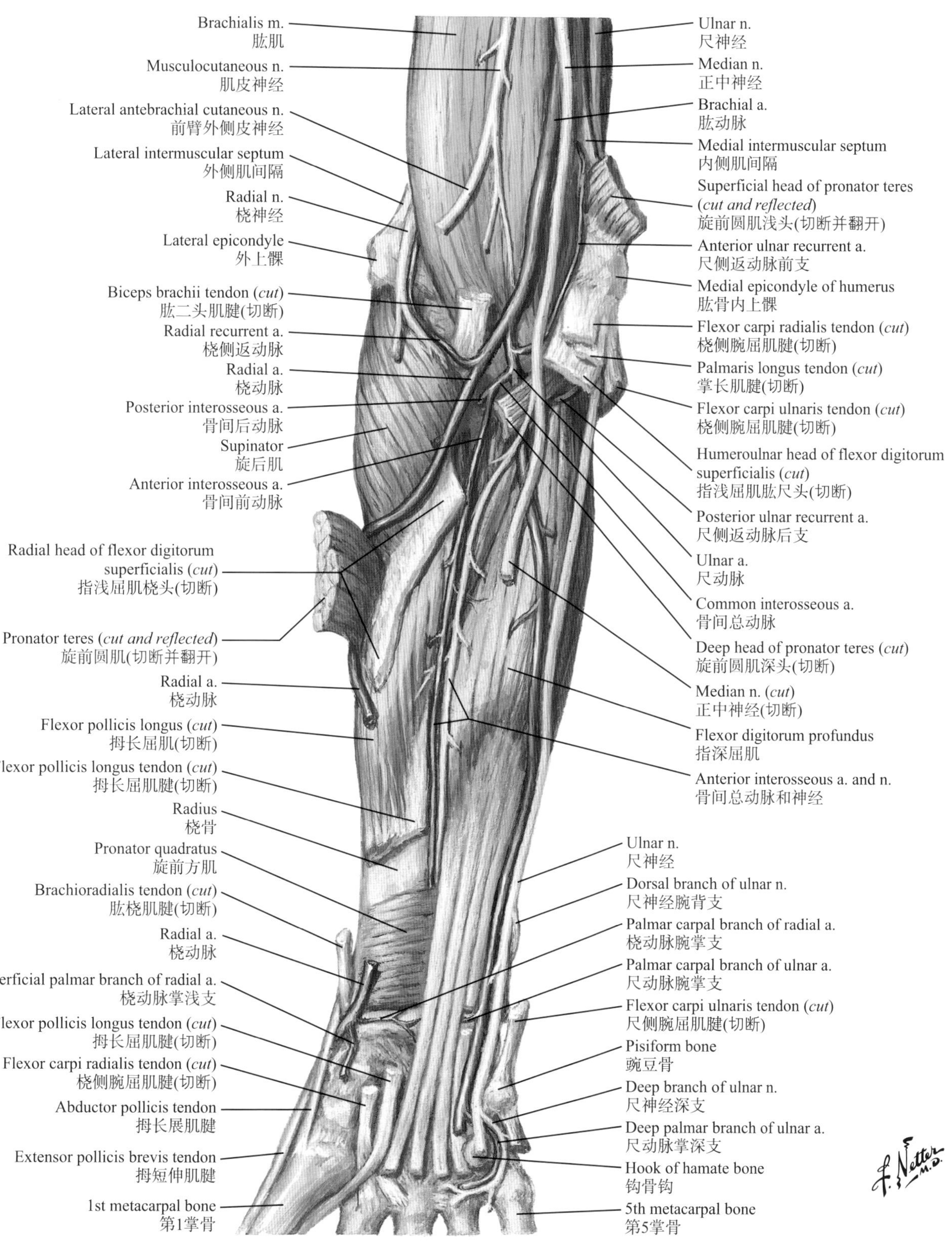
Brachialis m.
肱肌
Musculocutaneous n.
肌皮神经
Lateral antebrachial cutaneous n.
前臂外侧皮神经
Lateral intermuscular septum
外侧肌间隔
Radial n.
桡神经
Lateral epicondyle
外上髁
Biceps brachii tendon (cut)
肱二头肌腱(切断)
Radial recurrent a.
桡侧返动脉
Radial a.
桡动脉
Posterior interosseous a.
骨间后动脉
Supinator
旋后肌
Anterior interosseous a.
骨间前动脉
Radial head of flexor digitorum superficialis (cut)
指浅屈肌桡头(切断)
Pronator teres (cut and reflected)
旋前圆肌(切断并翻开)
Radial a.
桡动脉
Flexor pollicis longus (cut)
拇长屈肌(切断)
Flexor pollicis longus tendon (cut)
拇长屈肌腱(切断)
Radius
桡骨
Pronator quadratus
旋前方肌
Brachioradialis tendon (cut)
肱桡肌腱(切断)
Radial a.
桡动脉
Superficial palmar branch of radial a.
桡动脉掌浅支
Flexor pollicis longus tendon (cut)
拇长屈肌腱(切断)
Flexor carpi radialis tendon (cut)
桡侧腕屈肌腱(切断)
Abductor pollicis tendon
拇长展肌腱
Extensor pollicis brevis tendon
拇短伸肌腱
1st metacarpal bone
第1掌骨
Ulnar n.
尺神经
Median n.
正中神经
Brachial a.
肱动脉
Medial intermuscular septum
内侧肌间隔
Superficial head of pronator teres (cut and reflected)
旋前圆肌浅头(切断并翻开)
Anterior ulnar recurrent a.
尺侧返动脉前支
Medial epicondyle of humerus
肱骨内上髁
Flexor carpi radialis tendon (cut)
桡侧腕屈肌腱(切断)
Palmaris longus tendon (cut)
掌长肌腱(切断)
Flexor carpi ulnaris tendon (cut)
桡侧腕屈肌腱(切断)
Humeroulnar head of flexor digitorum superficialis (cut)
指浅屈肌肱尺头(切断)
Posterior ulnar recurrent a.
尺侧返动脉后支
Ulnar a.
尺动脉
Common interosseous a.
骨间总动脉
Deep head of pronator teres (cut)
旋前圆肌深头(切断)
Median n. (cut)
正中神经(切断)
Flexor digitorum profundus
指深屈肌
Anterior interosseous a. and n.
骨间总动脉和神经
Ulnar n.
尺神经
Dorsal branch of ulnar n.
尺神经腕背支
Palmar carpal branch of radial a.
桡动脉腕掌支
Palmar carpal branch of ulnar a.
尺动脉腕掌支
Flexor carpi ulnaris tendon (cut)
尺侧腕屈肌腱(切断)
Pisiform bone
豌豆骨
Deep branch of ulnar n.
尺神经深支
Deep palmar branch of ulnar a.
尺动脉掌深支
Hook of hamate bone
钩骨钩
5th metacarpal bone
第5掌骨
F. Netter M.D.

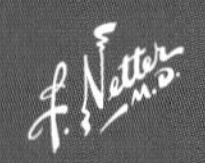

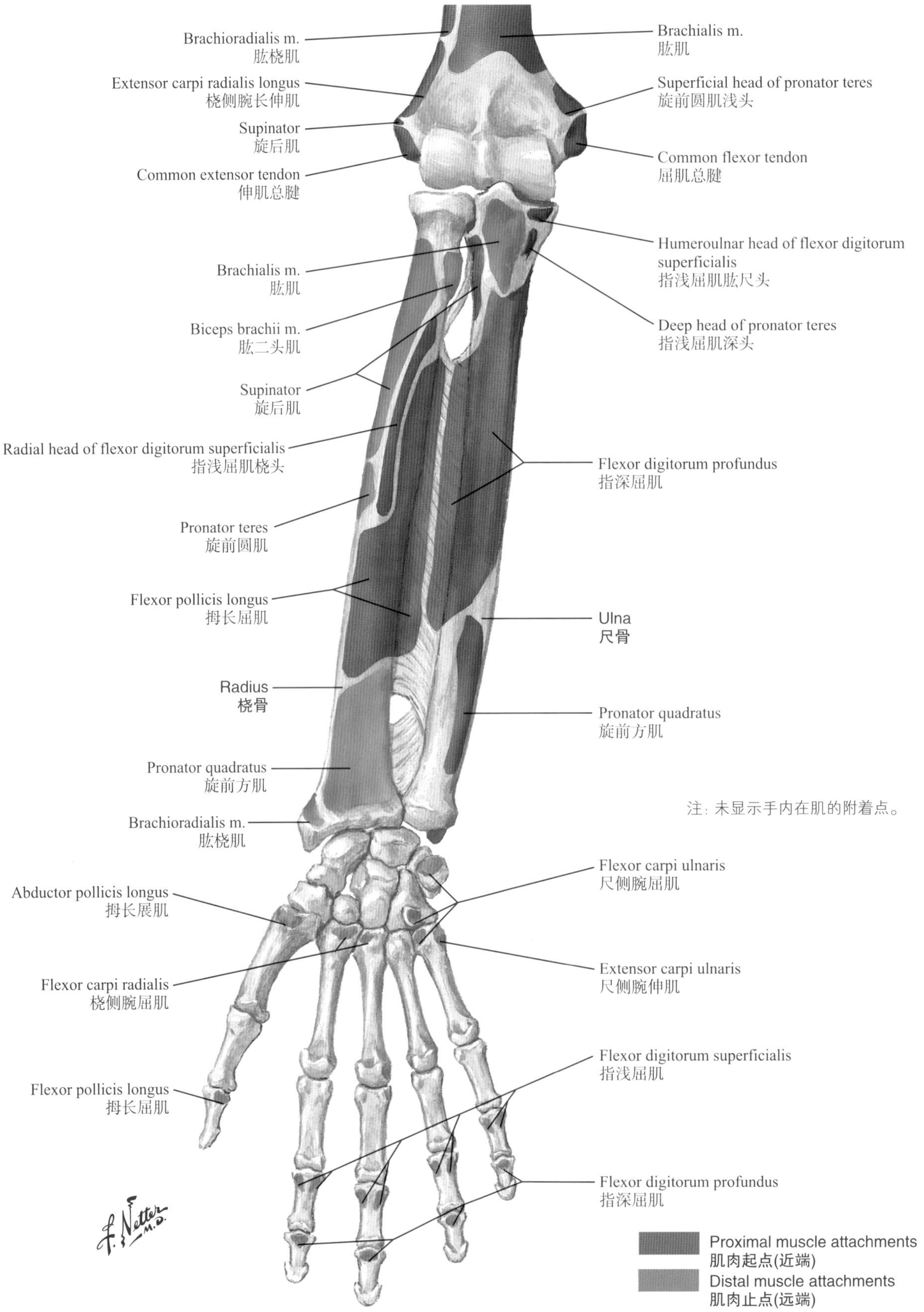

# 前臂肌附着点：前面观

Brachioradialis m.
肱桡肌

Extensor carpi radialis longus
桡侧腕长伸肌

Supinator
旋后肌

Common extensor tendon
伸肌总腱

Brachialis m.
肱肌

Biceps brachii m.
肱二头肌

Supinator
旋后肌

Radial head of flexor digitorum superficialis
指浅屈肌桡头

Pronator teres
旋前圆肌

Flexor pollicis longus
拇长屈肌

Radius
桡骨

Pronator quadratus
旋前方肌

Brachioradialis m.
肱桡肌

Abductor pollicis longus
拇长展肌

Flexor carpi radialis
桡侧腕屈肌

Flexor pollicis longus
拇长屈肌

Brachialis m.
肱肌

Superficial head of pronator teres
旋前圆肌浅头

Common flexor tendon
屈肌总腱

Humeroulnar head of flexor digitorum superficialis
指浅屈肌肱尺头

Deep head of pronator teres
指浅屈肌深头

Flexor digitorum profundus
指深屈肌

Ulna
尺骨

Pronator quadratus
旋前方肌

注：未显示手内在肌的附着点。

Flexor carpi ulnaris
尺侧腕屈肌

Extensor carpi ulnaris
尺侧腕伸肌

Flexor digitorum superficialis
指浅屈肌

Flexor digitorum profundus
指深屈肌

Proximal muscle attachments
肌肉起点(近端)

Distal muscle attachments
肌肉止点(远端)

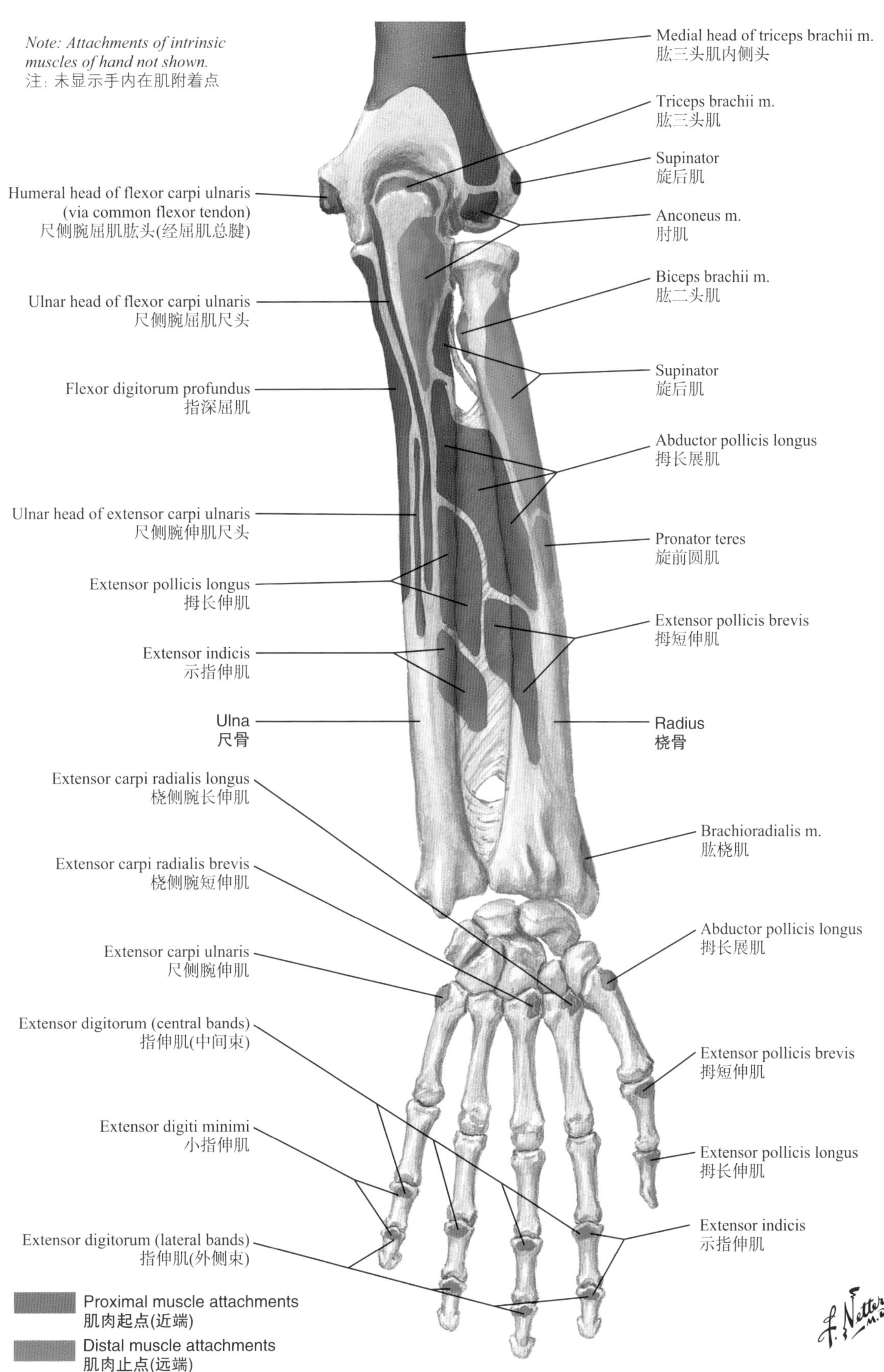
Note: Attachments of intrinsic muscles of hand not shown.
注：未显示手内在肌附着点
Medial head of triceps brachii m.
肱三头肌内侧头
Triceps brachii m.
肱三头肌
Supinator
旋后肌
Humeral head of flexor carpi ulnaris (via common flexor tendon)
尺侧腕屈肌肱头(经屈肌总腱)
Anconeus m.
肘肌
Biceps brachii m.
肱二头肌
Ulnar head of flexor carpi ulnaris
尺侧腕屈肌尺头
Supinator
旋后肌
Flexor digitorum profundus
指深屈肌
Abductor pollicis longus
拇长展肌
Ulnar head of extensor carpi ulnaris
尺侧腕伸肌尺头
Pronator teres
旋前圆肌
Extensor pollicis longus
拇长伸肌
Extensor pollicis brevis
拇短伸肌
Extensor indicis
示指伸肌
Ulna
尺骨
Radius
桡骨
Extensor carpi radialis longus
桡侧腕长伸肌
Brachioradialis m.
肱桡肌
Extensor carpi radialis brevis
桡侧腕短伸肌
Abductor pollicis longus
拇长展肌
Extensor carpi ulnaris
尺侧腕伸肌
Extensor digitorum (central bands)
指伸肌(中间束)
Extensor pollicis brevis
拇短伸肌
Extensor digiti minimi
小指伸肌
Extensor pollicis longus
拇长伸肌
Extensor indicis
示指伸肌
Extensor digitorum (lateral bands)
指伸肌(外侧束)
Proximal muscle attachments
肌肉起点(近端)
Distal muscle attachments
肌肉止点(远端)

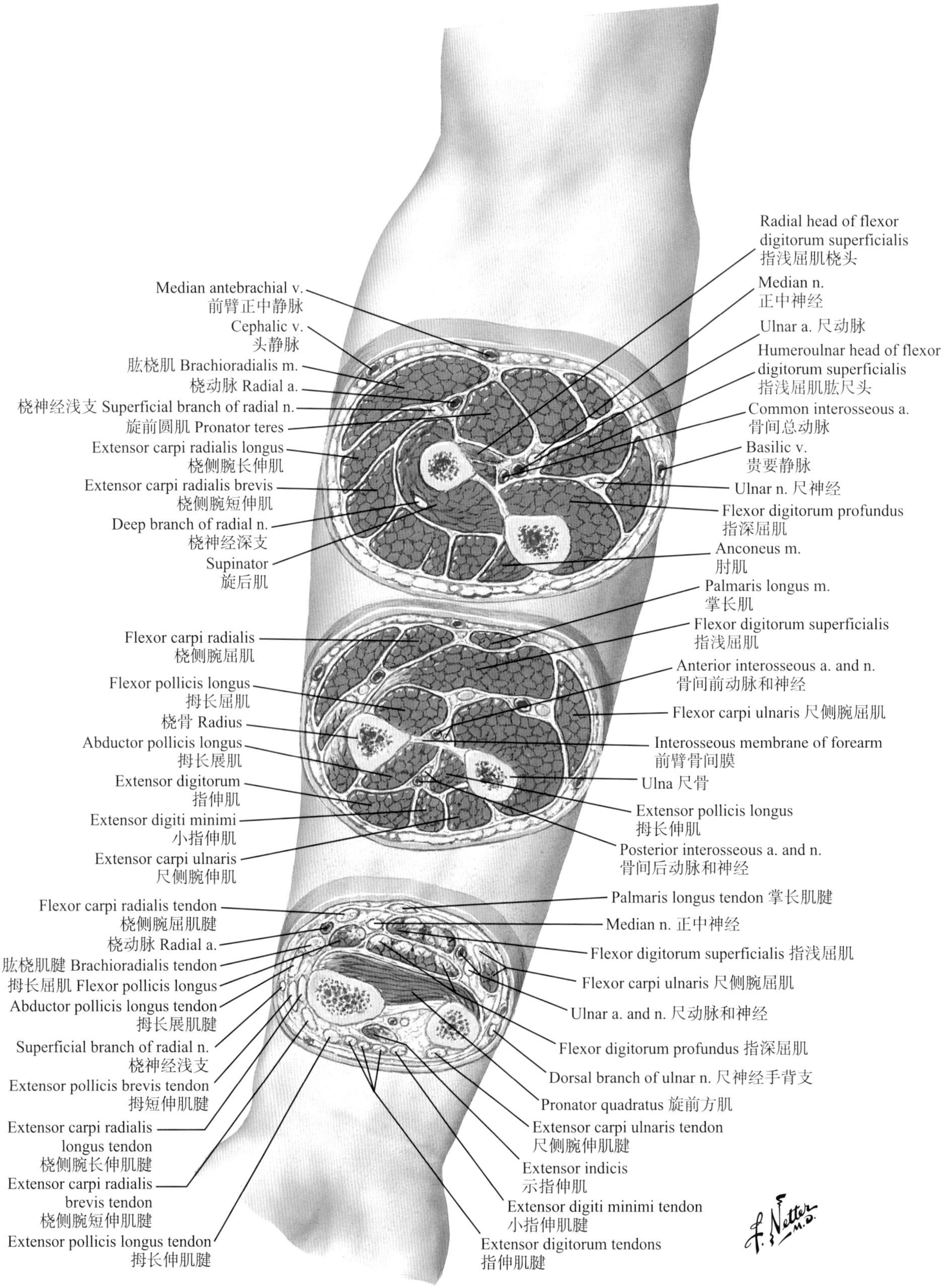

Radial head of flexor digitorum superficialis
指浅屈肌桡头
Median antebrachial v.
前臂正中静脉
Median n.
正中神经
Cephalic v.
头静脉
Ulnar a. 尺动脉
肱桡肌 Brachioradialis m.
Humeroulnar head of flexor digitorum superficialis
桡动脉 Radial a.
指浅屈肌肱尺头
桡神经浅支 Superficial branch of radial n.
Common interosseous a.
旋前圆肌 Pronator teres
骨间总动脉
Extensor carpi radialis longus
Basilic v.
桡侧腕长伸肌
贵要静脉
Extensor carpi radialis brevis
Ulnar n. 尺神经
桡侧腕短伸肌
Flexor digitorum profundus
Deep branch of radial n.
指深屈肌
桡神经深支
Anconeus m.
Supinator
肘肌
旋后肌
Palmaris longus m.
掌长肌
Flexor carpi radialis
Flexor digitorum superficialis
桡侧腕屈肌
指浅屈肌
Flexor pollicis longus
Anterior interosseous a. and n.
拇长屈肌
骨间前动脉和神经
桡骨 Radius
Flexor carpi ulnaris 尺侧腕屈肌
Abductor pollicis longus
Interosseous membrane of forearm
拇长展肌
前臂骨间膜
Extensor digitorum
Ulna 尺骨
指伸肌
Extensor pollicis longus
Extensor digiti minimi
拇长伸肌
小指伸肌
Extensor carpi ulnaris
Posterior interosseous a. and n.
尺侧腕伸肌
骨间后动脉和神经
Flexor carpi radialis tendon
Palmaris longus tendon 掌长肌腱
桡侧腕屈肌腱
Median n. 正中神经
桡动脉 Radial a.
肱桡肌腱 Brachioradialis tendon
Flexor digitorum superficialis 指浅屈肌
拇长屈肌 Flexor pollicis longus
Flexor carpi ulnaris 尺侧腕屈肌
Abductor pollicis longus tendon
Ulnar a. and n. 尺动脉和神经
拇长展肌腱
Superficial branch of radial n.
Flexor digitorum profundus 指深屈肌
桡神经浅支
Dorsal branch of ulnar n. 尺神经手背支
Extensor pollicis brevis tendon
拇短伸肌腱
Pronator quadratus 旋前方肌
Extensor carpi radialis longus tendon
Extensor carpi ulnaris tendon
桡侧腕长伸肌腱
尺侧腕伸肌腱
Extensor carpi radialis brevis tendon
Extensor indicis
桡侧腕短伸肌腱
示指伸肌
Extensor digiti minimi tendon
小指伸肌腱
Extensor pollicis longus tendon
Extensor digitorum tendons
拇长伸肌腱
指伸肌腱

参见图 467

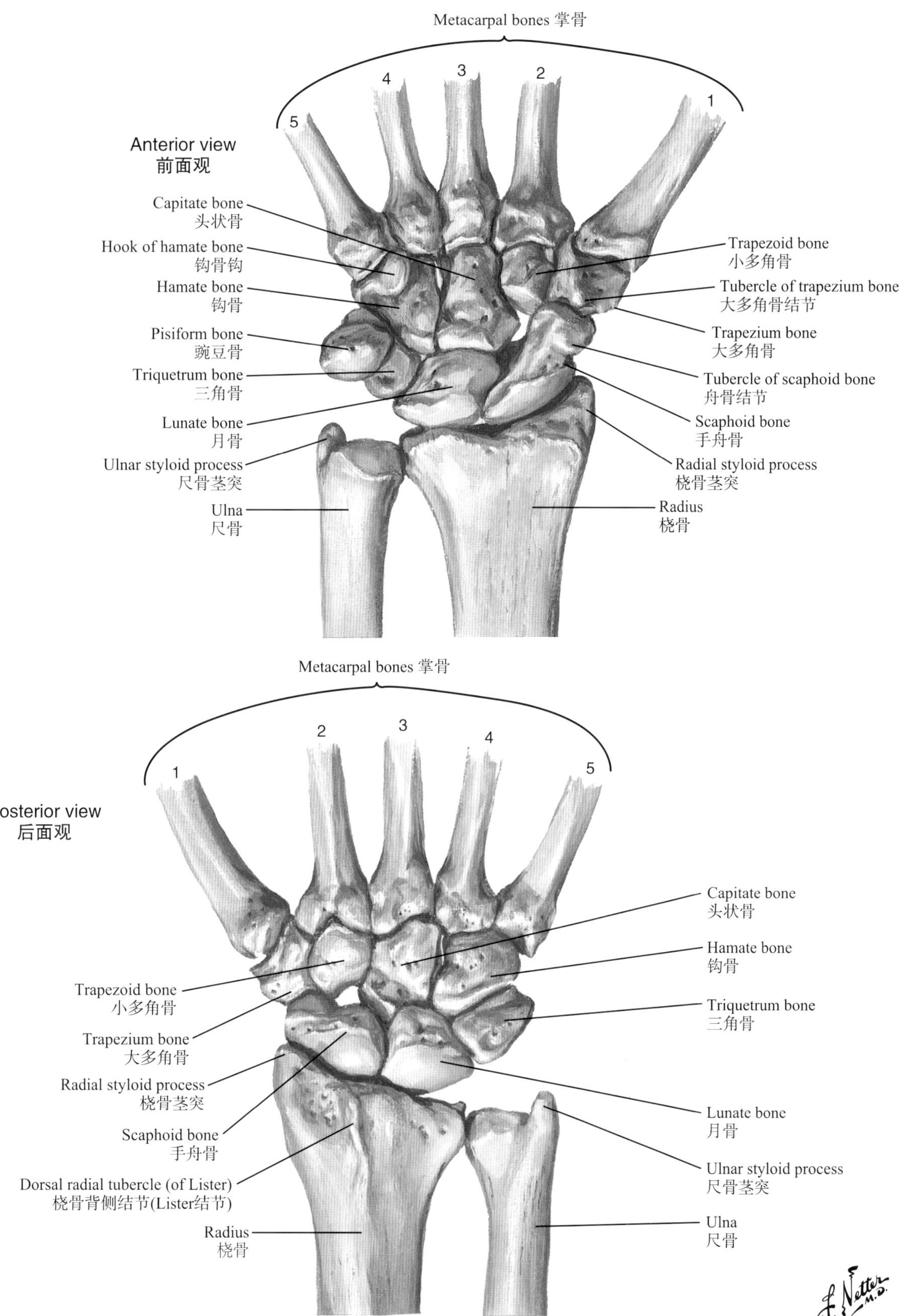
Metacarpal bones 掌骨
5
4
3
2
1
Anterior view
前面观
Capitate bone
头状骨
Hook of hamate bone
钩骨钩
Hamate bone
钩骨
Pisiform bone
豌豆骨
Triquetrum bone
三角骨
Lunate bone
月骨
Ulnar styloid process
尺骨茎突
Ulna
尺骨
Trapezoid bone
小多角骨
Tubercle of trapezium bone
大多角骨结节
Trapezium bone
大多角骨
Tubercle of scaphoid bone
舟骨结节
Scaphoid bone
手舟骨
Radial styloid process
桡骨茎突
Radius
桡骨
Metacarpal bones 掌骨
1
2
3
4
5
Posterior view
后面观
Trapezoid bone
小多角骨
Trapezium bone
大多角骨
Radial styloid process
桡骨茎突
Scaphoid bone
手舟骨
Dorsal radial tubercle (of Lister)
桡骨背侧结节(Lister结节)
Radius
桡骨
Capitate bone
头状骨
Hamate bone
钩骨
Triquetrum bone
三角骨
Lunate bone
月骨
Ulnar styloid process
尺骨茎突
Ulna
尺骨

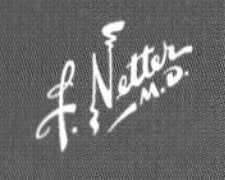

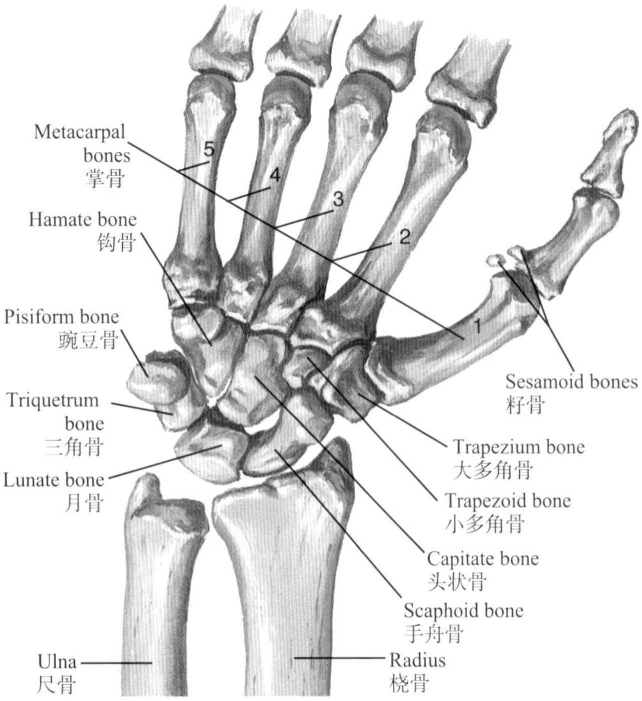

# 腕关节的运动

参见图 466，467



Position of carpal bones with hand abducted anterior view
手外展时腕骨的位置：前面观

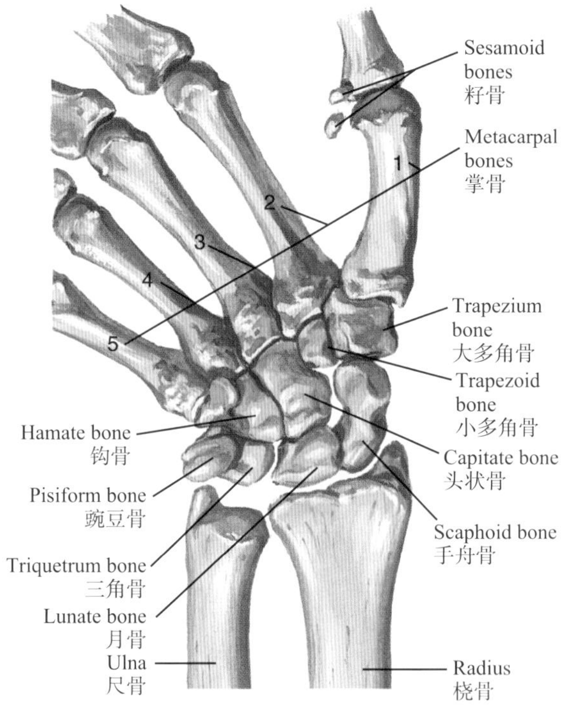

Position of carpal bones with hand adducted anterior view
手内收时腕骨的位置：前面观

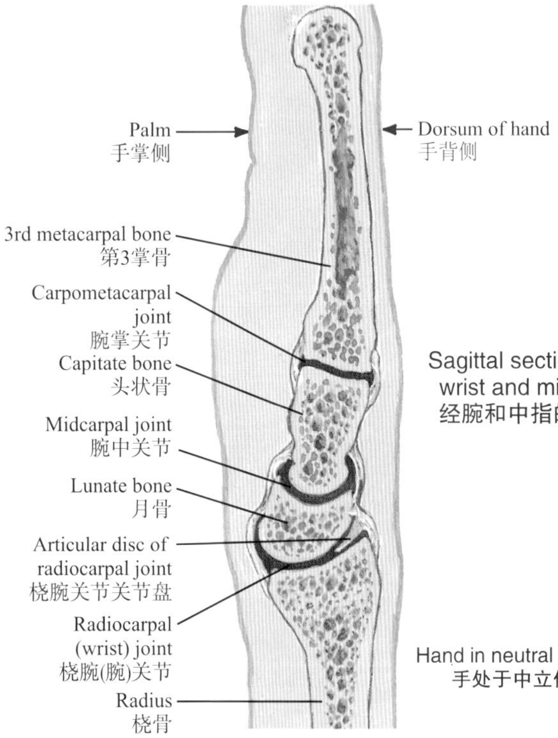

Hand in neutral position
手处于中立位置

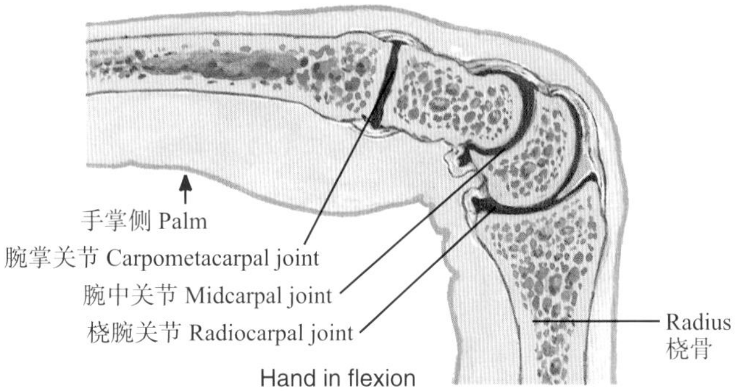

Sagittal sections through wrist and middle finger
经腕和中指的矢状断面



Hand in flexion
手处于屈位

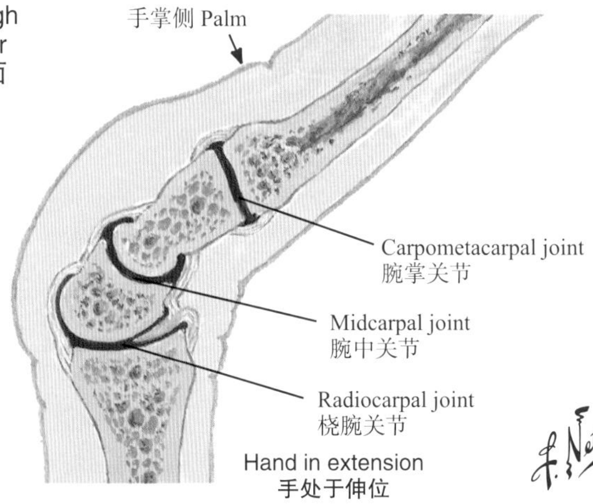

Hand in extension
手处于伸位

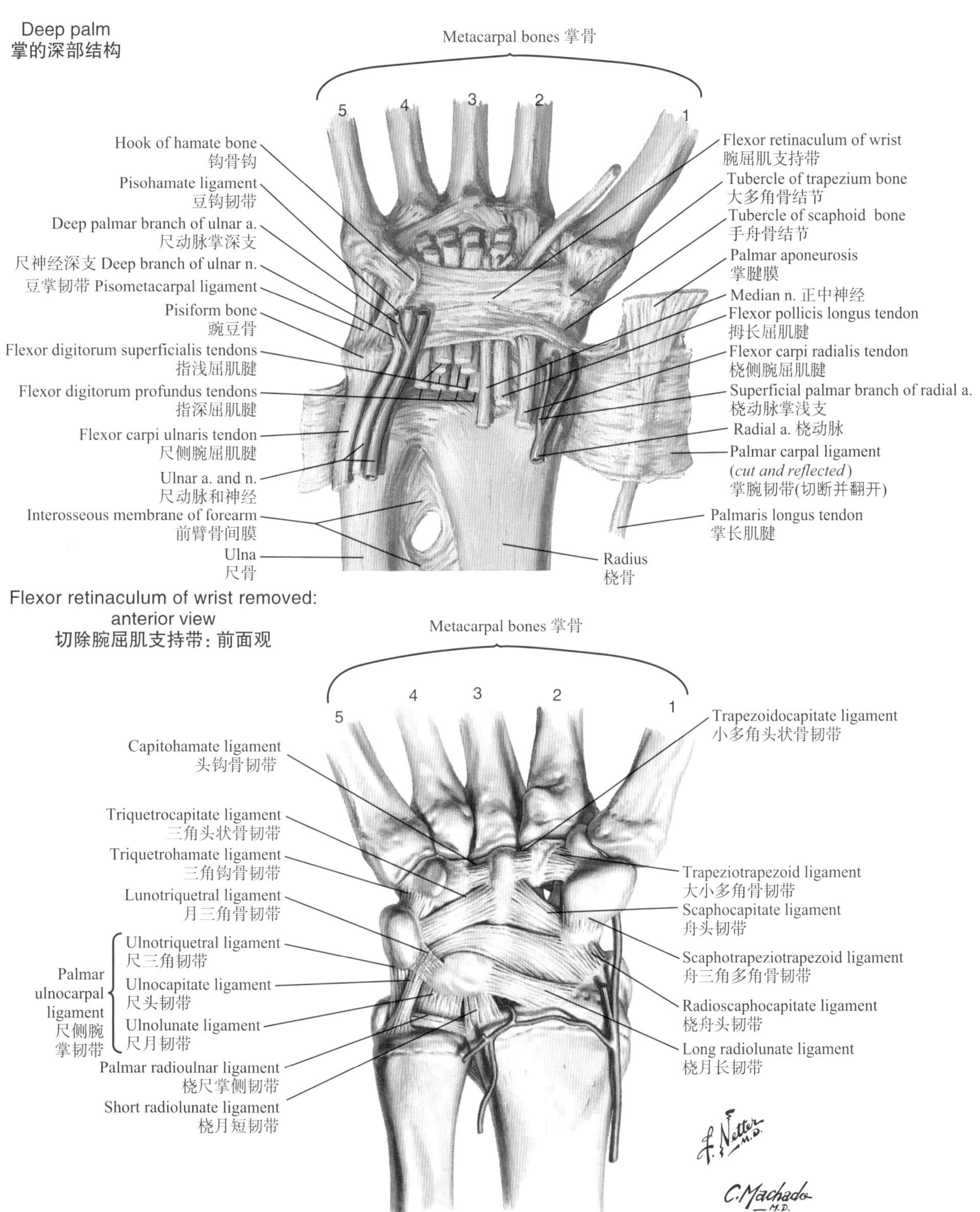
Deep palm
掌的深部结构
Metacarpal bones 掌骨
5
4
3
2
1
Hook of hamate bone
钩骨钩
Pisohamate ligament
豆钩韧带
Deep palmar branch of ulnar a.
尺动脉掌深支
尺神经深支 Deep branch of ulnar n.
豆掌韧带 Pisometacarpal ligament
Pisiform bone
豌豆骨
Flexor digitorum superficialis tendons
指浅屈肌腱
Flexor digitorum profundus tendons
指深屈肌腱
Flexor carpi ulnaris tendon
尺侧腕屈肌腱
Ulnar a. and n.
尺动脉和神经
Interosseous membrane of forearm
前臂骨间膜
Ulna
尺骨
Flexor retinaculum of wrist
腕屈肌支持带
Tubercle of trapezium bone
大多角骨结节
Tubercle of scaphoid bone
手舟骨结节
Palmar aponeurosis
掌腱膜
Median n. 正中神经
Flexor pollicis longus tendon
拇长屈肌腱
Flexor carpi radialis tendon
桡侧腕屈肌腱
Superficial palmar branch of radial a.
桡动脉掌浅支
Radial a. 桡动脉
Palmar carpal ligament
(cut and reflected)
掌腕韧带(切断并翻开)
Palmaris longus tendon
掌长肌腱
Radius
桡骨
Flexor retinaculum of wrist removed:
anterior view
切除腕屈肌支持带：前面观
Metacarpal bones 掌骨
5
4
3
2
1
Capitohamate ligament
头钩骨韧带
Triquetrocapitate ligament
三角头状骨韧带
Triquetrohamate ligament
三角钩骨韧带
Lunotriquetral ligament
月三角骨韧带
Palmar ulnocarpal ligament
尺侧腕掌韧带
Ulnotriquetral ligament
尺三角韧带
Ulnocapitate ligament
尺头韧带
Ulnolunate ligament
尺月韧带
Palmar radioulnar ligament
桡尺掌侧韧带
Short radiolunate ligament
桡月短韧带
Trapezoidocapitate ligament
小多角头状骨韧带
Trapeziotrapezoid ligament
大小多角骨韧带
Scaphocapitate ligament
舟头韧带
Scaphotrapeziotrapezoid ligament
舟三角多角骨韧带
Radioscaphocapitate ligament
桡舟头韧带
Long radiolunate ligament
桡月长韧带
F. Netter M.D.
C. Machado M.D.

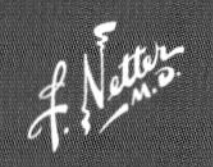

# 腕关节的韧带：后面观

参见图 467，附图 98

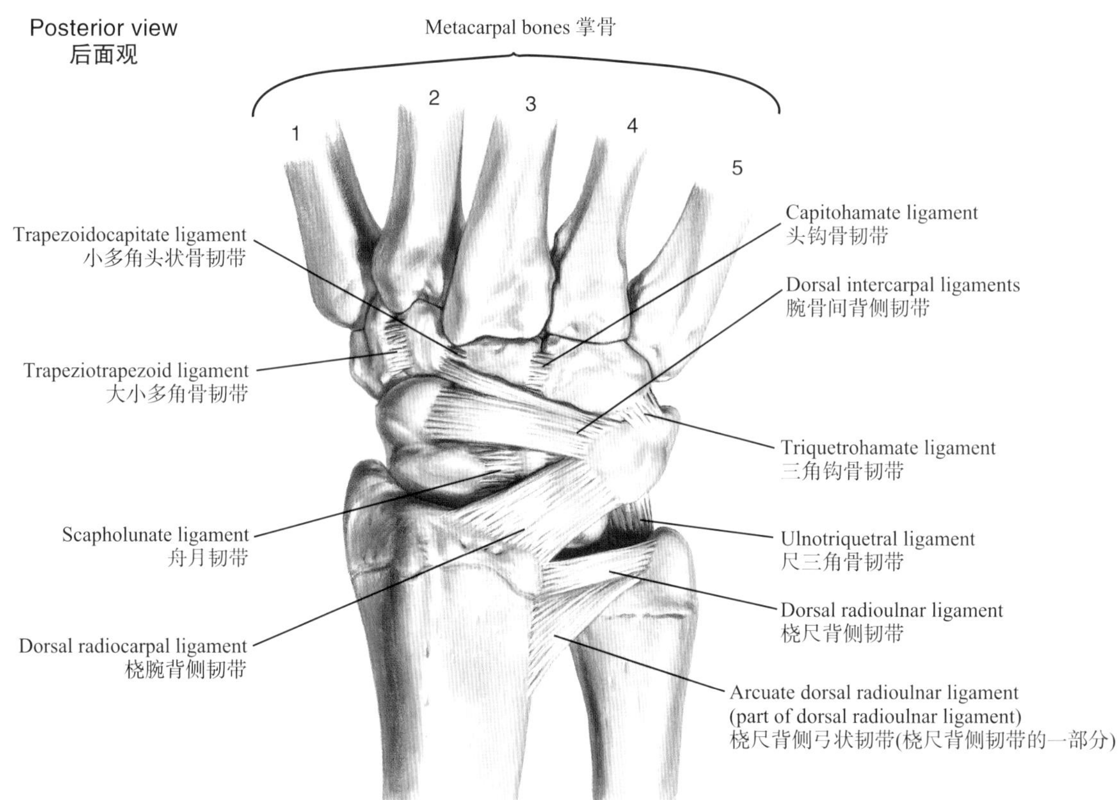


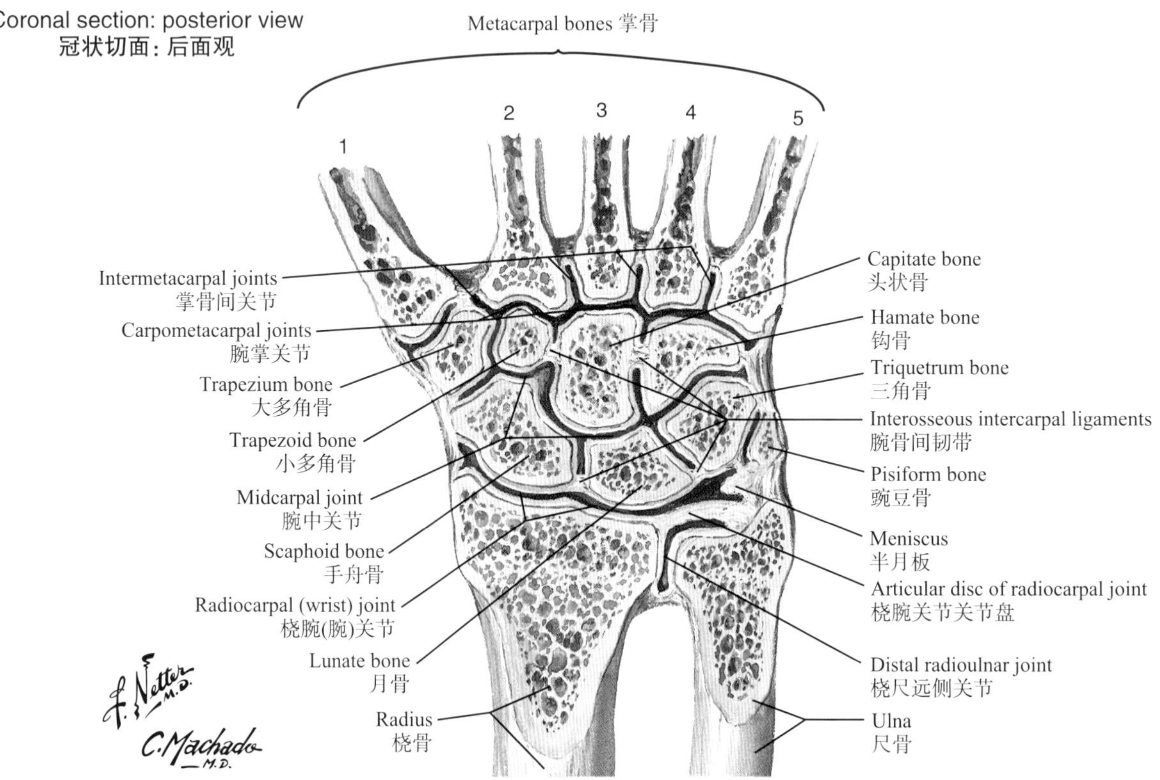

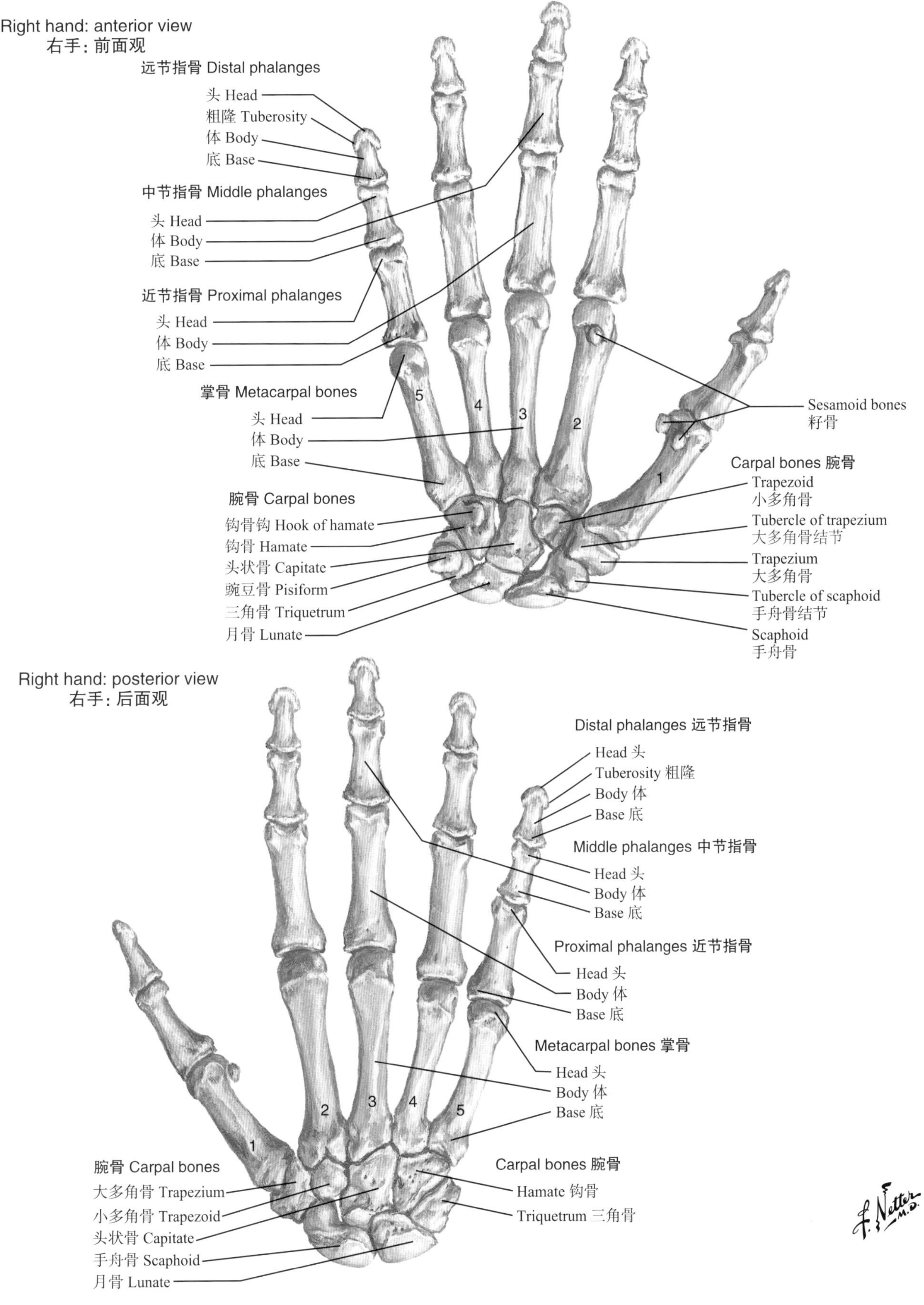
Right hand: anterior view
右手：前面观
远节指骨 Distal phalanges
头 Head
粗隆 Tuberosity
体 Body
底 Base
中节指骨 Middle phalanges
头 Head
体 Body
底 Base
近节指骨 Proximal phalanges
头 Head
体 Body
底 Base
掌骨 Metacarpal bones
头 Head
体 Body
底 Base
腕骨 Carpal bones
钩骨钩 Hook of hamate
钩骨 Hamate
头状骨 Capitate
豌豆骨 Pisiform
三角骨 Triquetrum
月骨 Lunate
5
4
3
2
1
Sesamoid bones
籽骨
Carpal bones 腕骨
Trapezoid
小多角骨
Tubercle of trapezium
大多角骨结节
Trapezium
大多角骨
Tubercle of scaphoid
手舟骨结节
Scaphoid
手舟骨
Right hand: posterior view
右手：后面观
Distal phalanges 远节指骨
Head 头
Tuberosity 粗隆
Body 体
Base 底
Middle phalanges 中节指骨
Head 头
Body 体
Base 底
Proximal phalanges 近节指骨
Head 头
Body 体
Base 底
Metacarpal bones 掌骨
Head 头
Body 体
Base 底
2
3
4
5
1
腕骨 Carpal bones
大多角骨 Trapezium
小多角骨 Trapezoid
头状骨 Capitate
手舟骨 Scaphoid
月骨 Lunate
Carpal bones 腕骨
Hamate 钩骨
Triquetrum 三角骨
F. Netter M.D.

图 466 腕和手

# 腕和手：X线成像

参见图 466

前后位

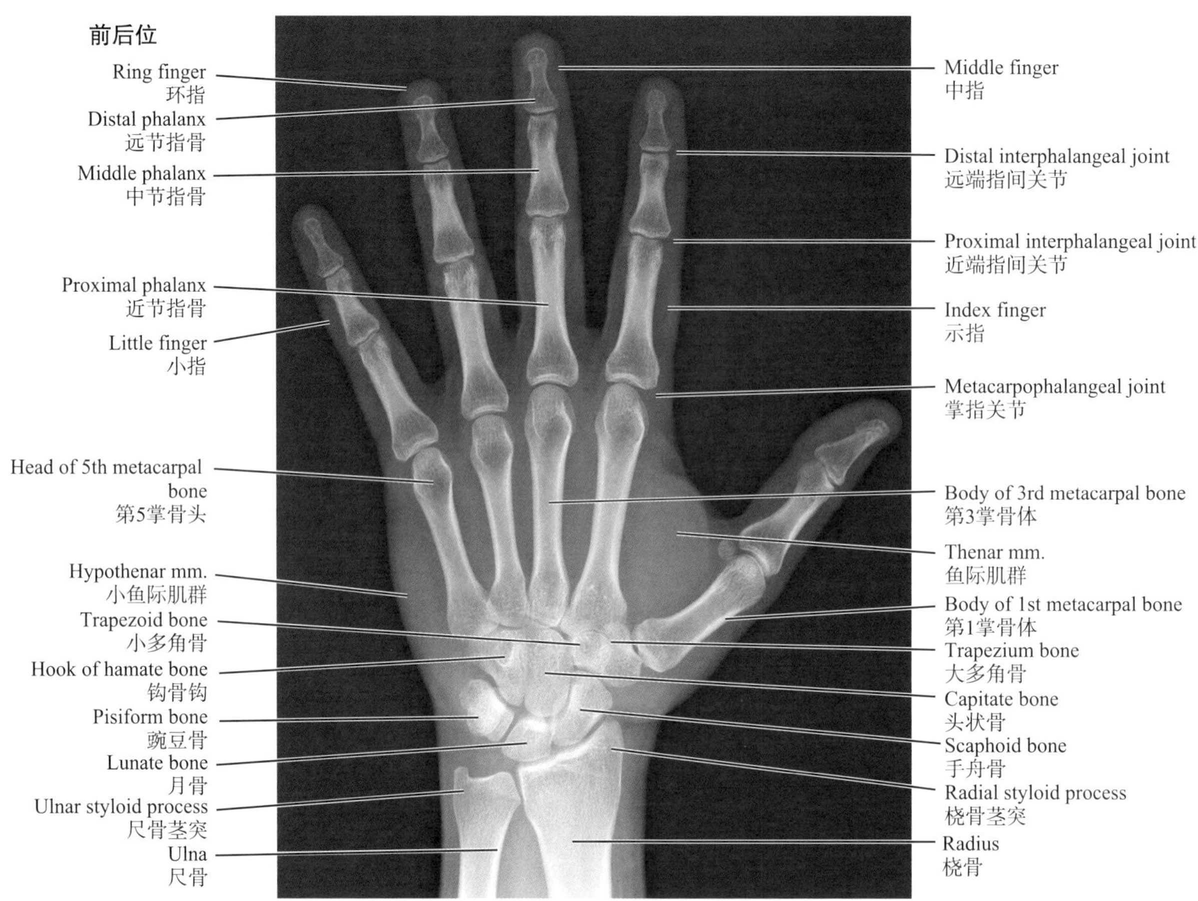

侧位

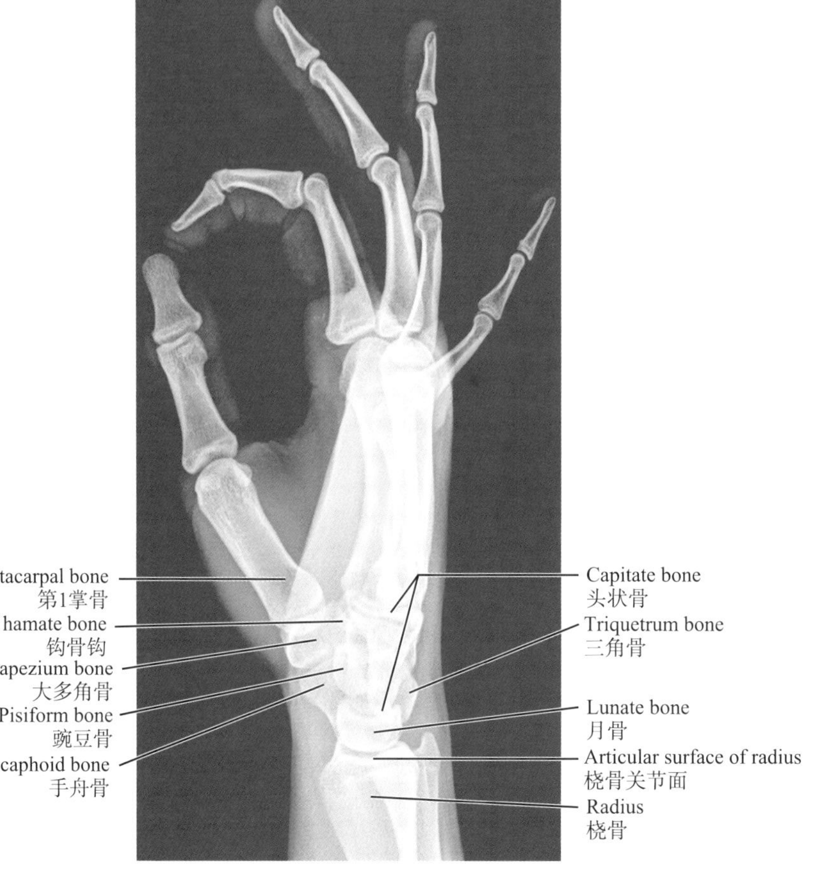

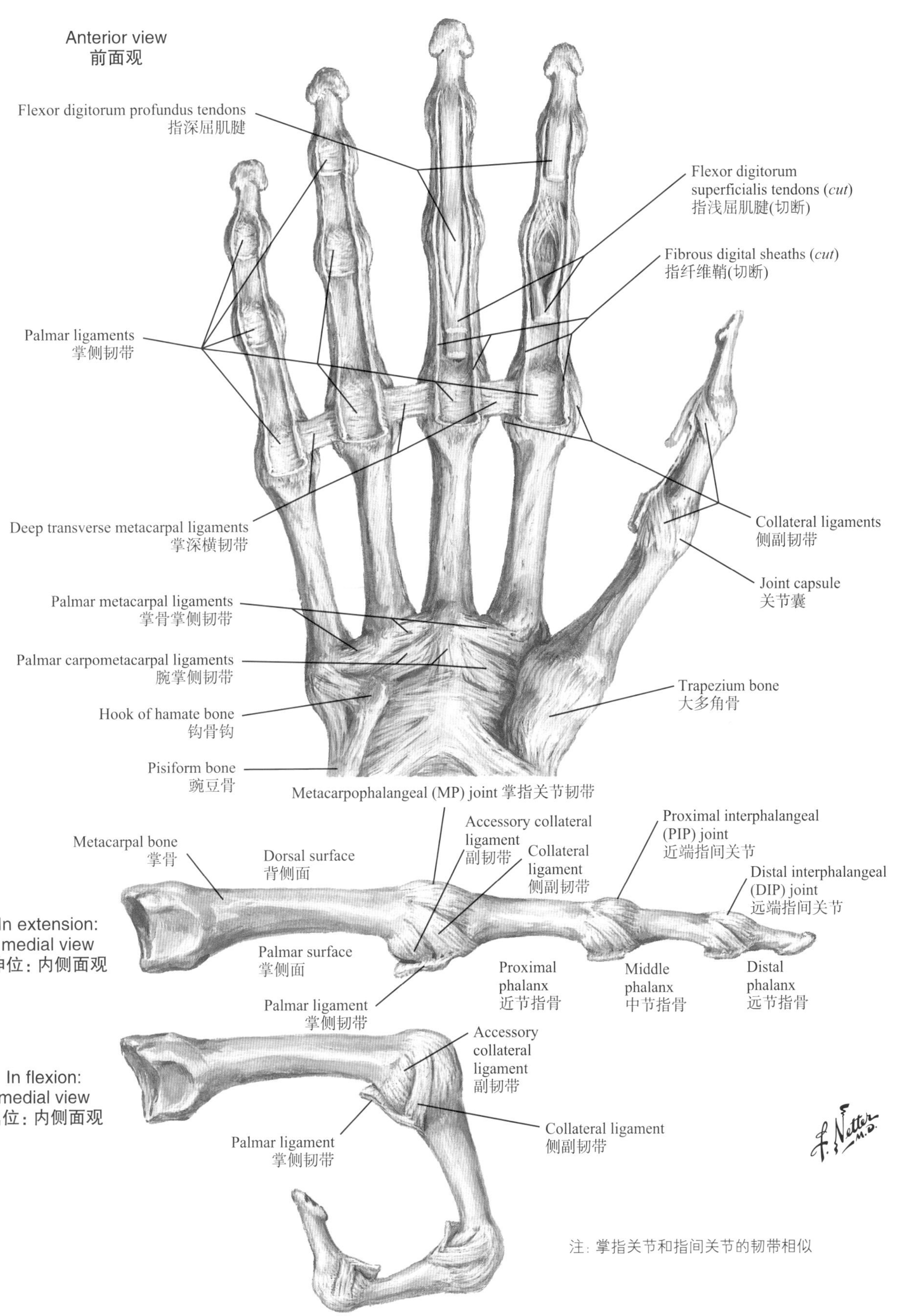


注：掌指关节和指间关节的韧带相似

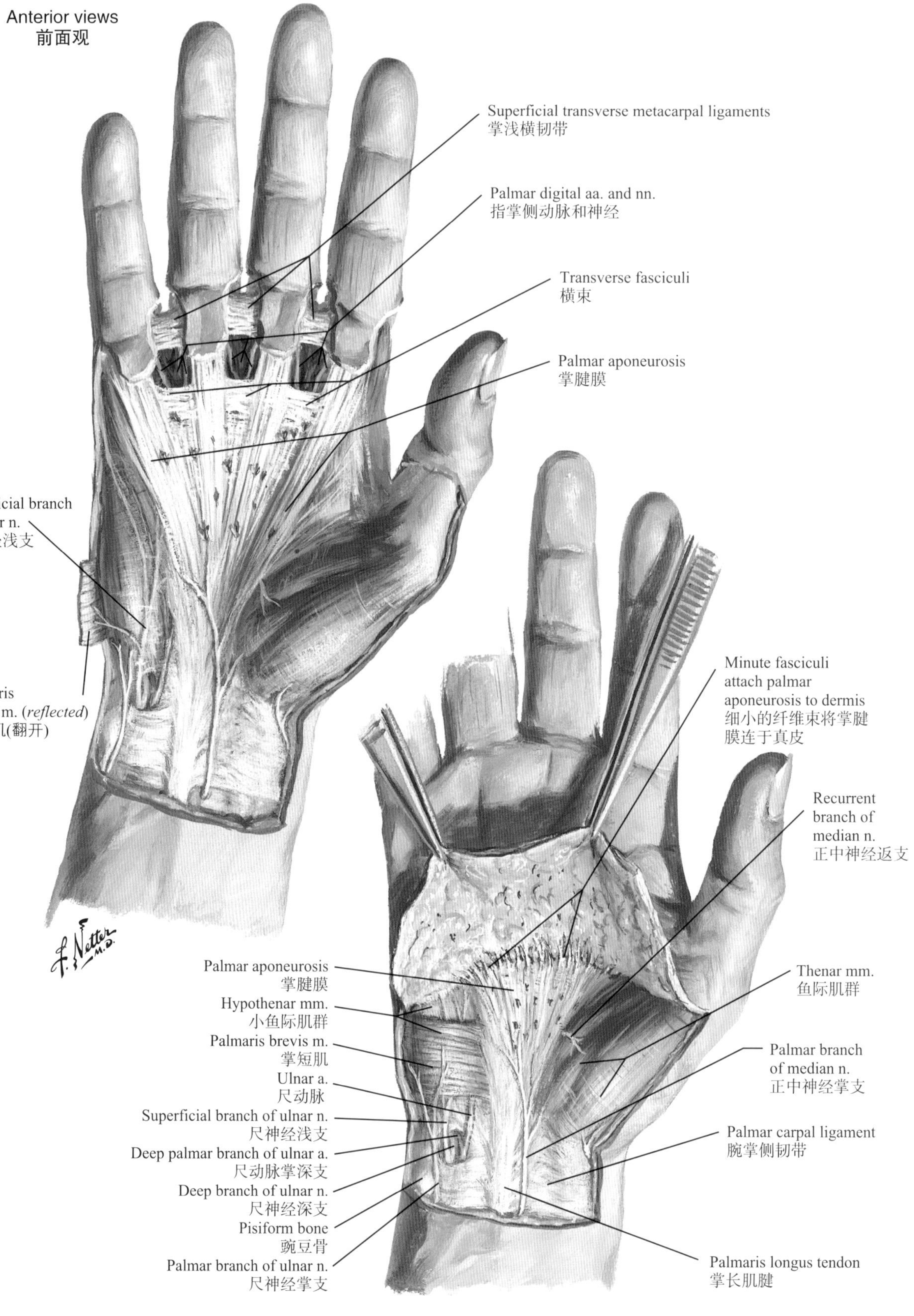

Anterior views
前面观
Superficial transverse metacarpal ligaments
掌浅横韧带
Palmar digital aa. and nn.
指掌侧动脉和神经
Transverse fasciculi
横束
Palmar aponeurosis
掌腱膜
Superficial branch of ulnar n.
尺神经浅支
Palmaris brevis m. (reflected)
掌短肌(翻开)
Minute fasciculi attach palmar aponeurosis to dermis
细小的纤维束将掌腱膜连于真皮
Recurrent branch of median n.
正中神经返支
Palmar aponeurosis
掌腱膜
Hypothenar mm.
小鱼际肌群
Palmaris brevis m.
掌短肌
Ulnar a.
尺动脉
Superficial branch of ulnar n.
尺神经浅支
Deep palmar branch of ulnar a.
尺动脉掌深支
Deep branch of ulnar n.
尺神经深支
Pisiform bone
豌豆骨
Palmar branch of ulnar n.
尺神经掌支
Thenar mm.
鱼际肌群
Palmar branch of median n.
正中神经掌支
Palmar carpal ligament
腕掌侧韧带
Palmaris longus tendon
掌长肌腱

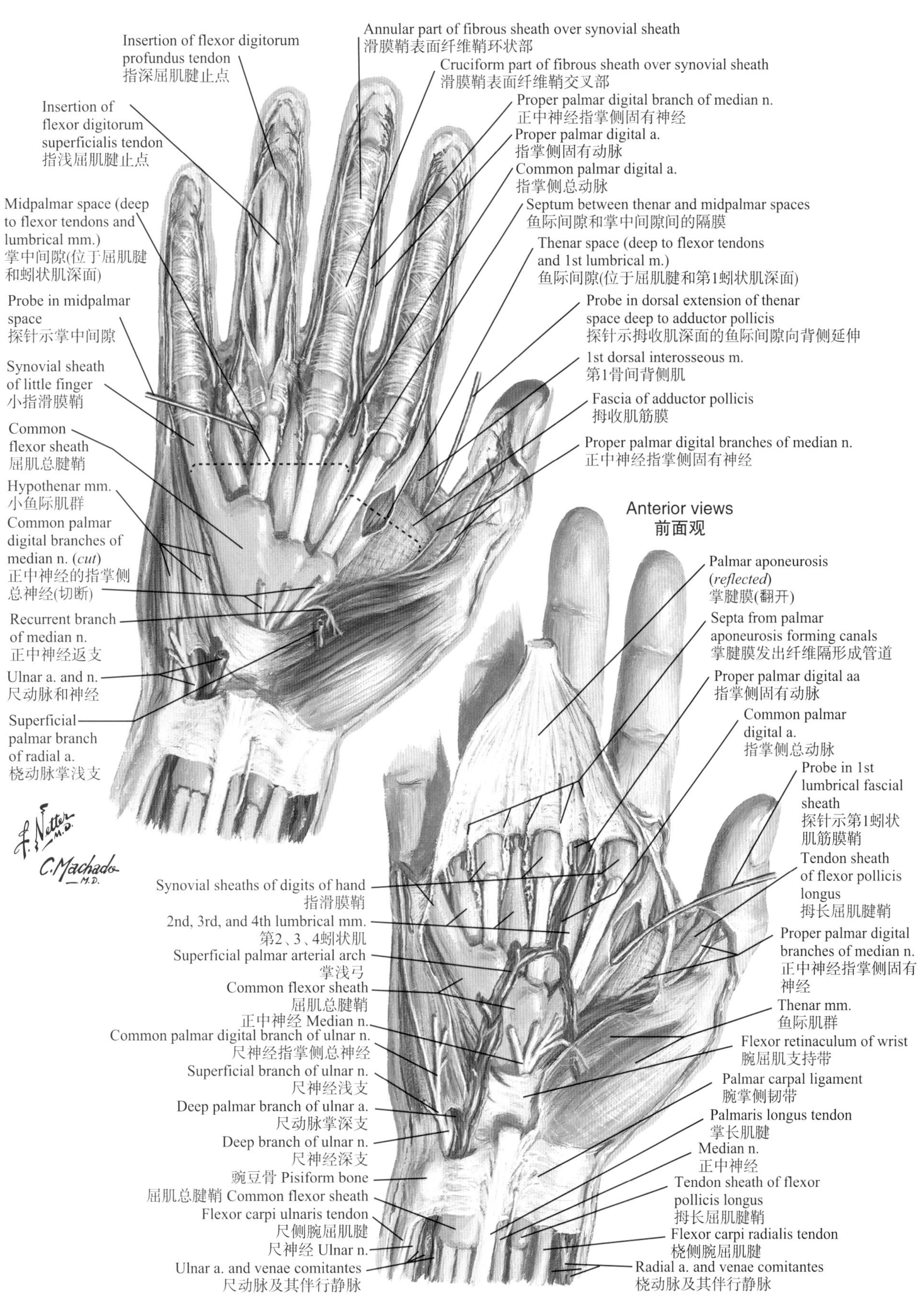
Insertion of flexor digitorum profundus tendon
指深屈肌腱止点
Annular part of fibrous sheath over synovial sheath
滑膜鞘表面纤维鞘环状部
Cruciform part of fibrous sheath over synovial sheath
滑膜鞘表面纤维鞘交叉部
Insertion of flexor digitorum superficialis tendon
指浅屈肌腱止点
Proper palmar digital branch of median n.
正中神经指掌侧固有神经
Proper palmar digital a.
指掌侧固有动脉
Common palmar digital a.
指掌侧总动脉
Midpalmar space (deep to flexor tendons and lumbrical mm.)
掌中间隙(位于屈肌腱和蚓状肌深面)
Septum between thenar and midpalmar spaces
鱼际间隙和掌中间隙间的隔膜
Thenar space (deep to flexor tendons and 1st lumbrical m.)
鱼际间隙(位于屈肌腱和第1蚓状肌深面)
Probe in midpalmar space
探针示掌中间隙
Probe in dorsal extension of thenar space deep to adductor pollicis
探针示拇收肌深面的鱼际间隙向背侧延伸
Synovial sheath of little finger
小指滑膜鞘
1st dorsal interosseous m.
第1骨间背侧肌
Fascia of adductor pollicis
拇收肌筋膜
Common flexor sheath
屈肌总腱鞘
Proper palmar digital branches of median n.
正中神经指掌侧固有神经
Hypothenar mm.
小鱼际肌群
Common palmar digital branches of median n. (cut)
正中神经的指掌侧总神经(切断)
Recurrent branch of median n.
正中神经返支
Ulnar a. and n.
尺动脉和神经
Superficial palmar branch of radial a.
桡动脉掌浅支
Anterior views
前面观
Palmar aponeurosis (reflected)
掌腱膜(翻开)
Septa from palmar aponeurosis forming canals
掌腱膜发出纤维隔形成管道
Proper palmar digital aa
指掌侧固有动脉
Common palmar digital a.
指掌侧总动脉
Probe in 1st lumbrical fascial sheath
探针示第1蚓状肌筋膜鞘
Tendon sheath of flexor pollicis longus
拇长屈肌腱鞘
Synovial sheaths of digits of hand
指滑膜鞘
2nd, 3rd, and 4th lumbrical mm.
第2、3、4蚓状肌
Proper palmar digital branches of median n.
正中神经指掌侧固有神经
Superficial palmar arterial arch
掌浅弓
Common flexor sheath
屈肌总腱鞘
Thenar mm.
鱼际肌群
正中神经 Median n.
Common palmar digital branch of ulnar n.
尺神经指掌侧总神经
Flexor retinaculum of wrist
腕屈肌支持带
Superficial branch of ulnar n.
尺神经浅支
Palmar carpal ligament
腕掌侧韧带
Deep palmar branch of ulnar a.
尺动脉掌深支
Palmaris longus tendon
掌长肌腱
Deep branch of ulnar n.
尺神经深支
Median n.
正中神经
豌豆骨 Pisiform bone
屈肌总腱鞘 Common flexor sheath
Tendon sheath of flexor pollicis longus
拇长屈肌腱鞘
Flexor carpi ulnaris tendon
尺侧腕屈肌腱
Flexor carpi radialis tendon
桡侧腕屈肌腱
尺神经 Ulnar n.
Ulnar a. and venae comitantes
尺动脉及其伴行静脉
Radial a. and venae comitantes
桡动脉及其伴行静脉
F. Netter M.D.
C. Machado M.D.

图 470

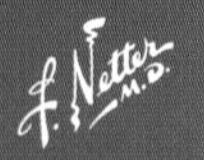

# 蚓状肌、掌中间隙和鱼际间隙及腱鞘

参见图 468

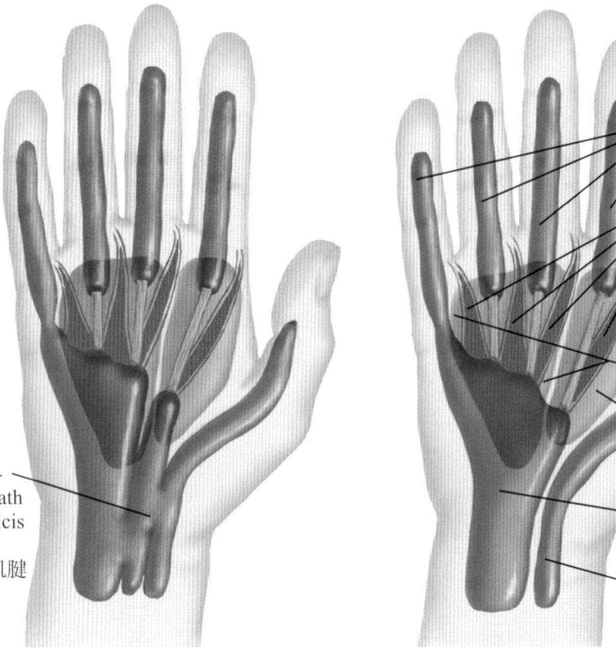


Lumbrical muscles: schema
蚓状肌：示意图

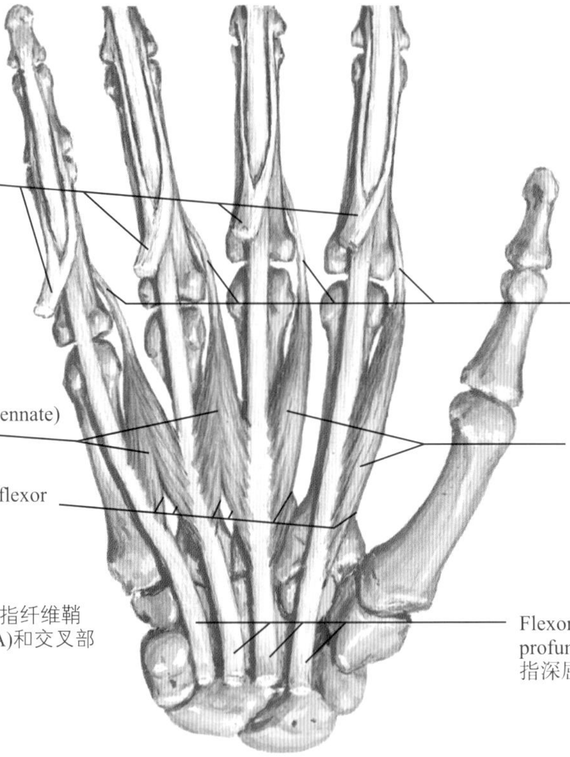


注：被滑膜鞘包裹的指浅、深肌腱由指纤维鞘固定于指骨上，指纤维鞘由环状部(A)和交叉部(C)组成

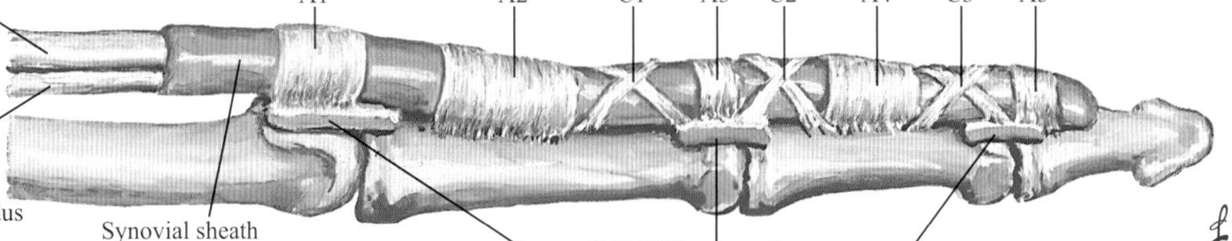

参见图 482，483，附图 100

Anterior view
前面观

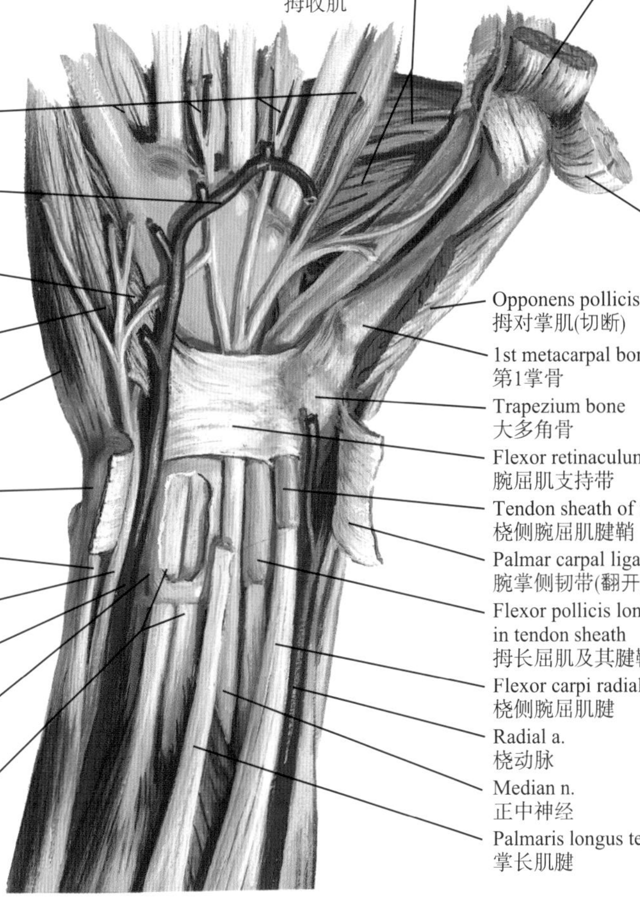

Lumbrical mm.
蚓状肌

Superficial palmar arch
掌浅弓

Opponens digiti minimi m.
小指对掌肌

Flexor digiti minimi
小指屈肌

Abductor digiti minimi
小指展肌

Pisiform bone
豌豆骨

Flexor carpi ulnaris tendon
尺侧腕屈肌腱

Ulnar n.
尺神经

Ulnar a.
尺动脉

Common flexor sheath
屈肌总腱鞘

Flexor digitorum superficialis tendons
指浅屈肌腱

Adductor pollicis
拇收肌

Flexor pollicis brevis (*reflected*)
拇短屈肌(翻开)

Abductor pollicis brevis (*reflected*)
拇短展肌(翻开)

Opponens pollicis m. (*cut*)
拇对掌肌(切断)

1st metacarpal bone
第1掌骨

Trapezium bone
大多角骨

Flexor retinaculum of wrist
腕屈肌支持带

Tendon sheath of flexor carpi radialis
桡侧腕屈肌腱鞘

Palmar carpal ligament (*reflected*)
腕掌侧韧带(翻开)

Flexor pollicis longus tendon in tendon sheath
拇长屈肌及其腱鞘

Flexor carpi radialis tendon
桡侧腕屈肌腱

Radial a.
桡动脉

Median n.
正中神经

Palmaris longus tendon
掌长肌腱

F. Netter M.D.

Cross section of wrist demonstrating carpal tunnel
腕部横断面示腕管

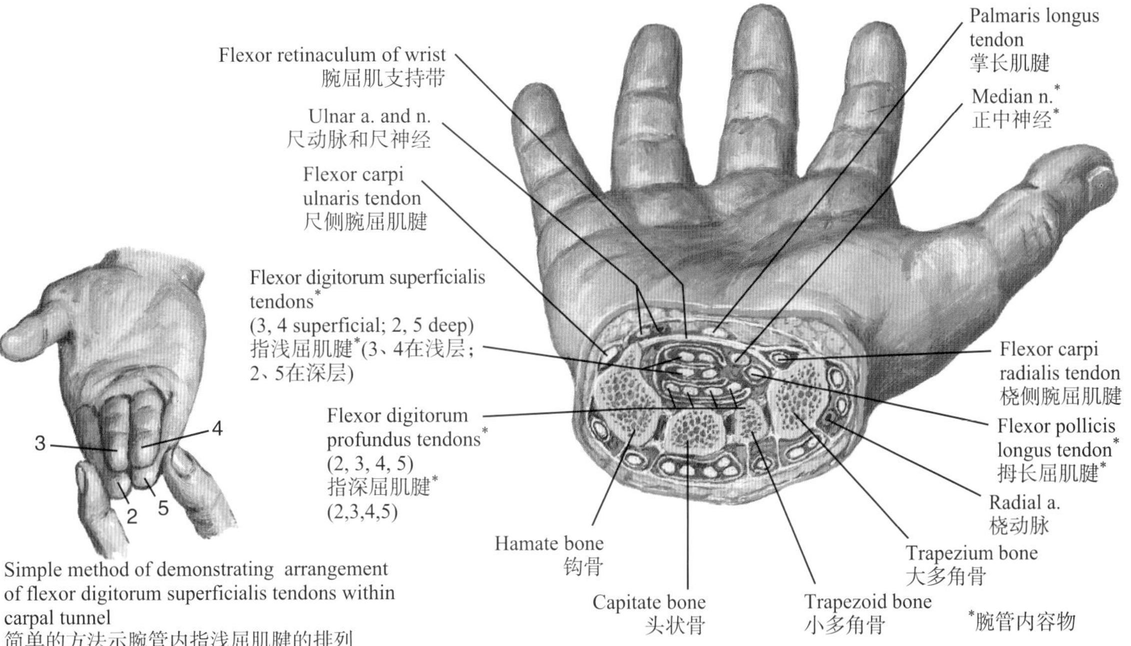


Simple method of demonstrating arrangement of flexor digitorum superficialis tendons within carpal tunnel
简单的方法示腕管内指浅屈肌腱的排列

*腕管内容物

Flexor digitorum profundus tendon 指深屈肌腱
Flexor digitorum superficialis tendon 指浅屈肌腱
Fibrous sheath of finger (*opened*) 指纤维鞘(打开)
Synovial sheath of finger (*opened*) 指滑膜鞘(打开)
Midpalmar space (deep to flexor tendons and lumbrical mm.) 掌中间隙(位于屈肌腱和蚓状肌深面)
Lumbrical mm. 蚓状肌
Common flexor sheath (*opened*) 屈肌总腱鞘(打开)
Flexor digitorum superficialis tendons (proximally 3, 4 superficial and 2, 5 deep; distally 2, 3, 4, 5 same plane) 指浅屈肌腱（近侧端, 3、4在浅层, 2、5在深层; 远侧端, 2、3、4、5在同一平面)
Common flexor sheath 屈肌总腱鞘
Annular part of fibrous sheath 纤维鞘环状部
Cruciform part of fibrous sheath 纤维鞘交叉部
Lumbrical mm. (*cut and reflected*) 蚓状肌(切断并翻开)
Synovial sheath of finger 手指滑膜鞘
Thenar space 鱼际间隙 (deep to flexor tendon and 1st lumbrical m.) (位于屈肌腱和第1蚓状肌深面)
Adductor pollicis 拇收肌
Tendon sheath of flexor pollicis longus 拇长屈肌腱鞘
Flexor digitorum profundus tendons (2, 3, 4, 5) 指深屈肌腱(2,3,4,5)
Flexor retinaculum of wrist (*reflected*) 腕屈肌支持带(翻开)
Tendon sheath of flexor pollicis longus 拇长屈肌腱鞘
Flexor carpi radialis tendon 桡侧腕屈肌腱
Pronator quadratus 旋前方肌
F. Netter M.D.
C. Machado M.D.
掌中间隙 Midpalmar space
掌腱膜 Palmar aponeurosis
Common palmar digital a. and n. 指掌侧总动脉和神经
蚓状肌 Lumbrical m.
Flexor digitorum superficialis and profundus tendons (to 5th digit in synovial sheath) 指浅、深屈肌腱鞘(到滑膜鞘中的第5指)
Hypothenar mm. 小鱼际肌群
Dorsal fascia of hand 手背筋膜
Septa forming canals 纤维间隔形成的肌腱管
Flexor digitorum profundus tendon (to 3rd digit) 指深屈肌腱(到第3指)
Flexor digitorum superficialis tendon (to 3rd digit) 指浅屈肌腱(到第3指)
Septum between midpalmar and thenar spaces 掌中间隙和鱼际间隙之间的纤维隔
Thenar space 鱼际间隙
Flexor pollicis longus tendon 拇长屈肌腱
Extensor pollicis longus tendon 拇长伸肌腱
Adductor pollicis 拇收肌
Palmar interosseous mm. 骨间掌侧肌
Dorsal interosseous mm. 骨间背侧肌
Extensor tendons 指伸肌腱

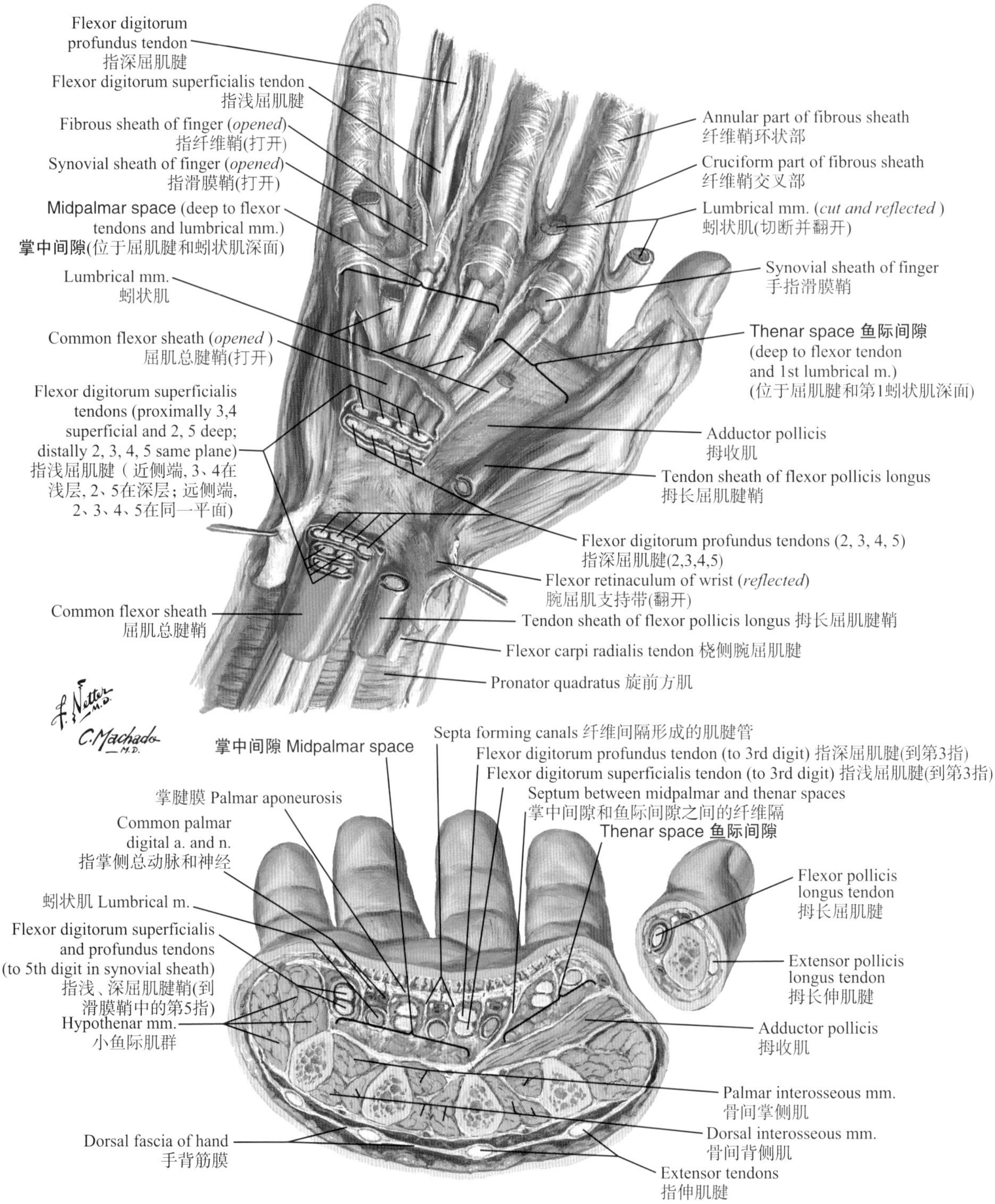

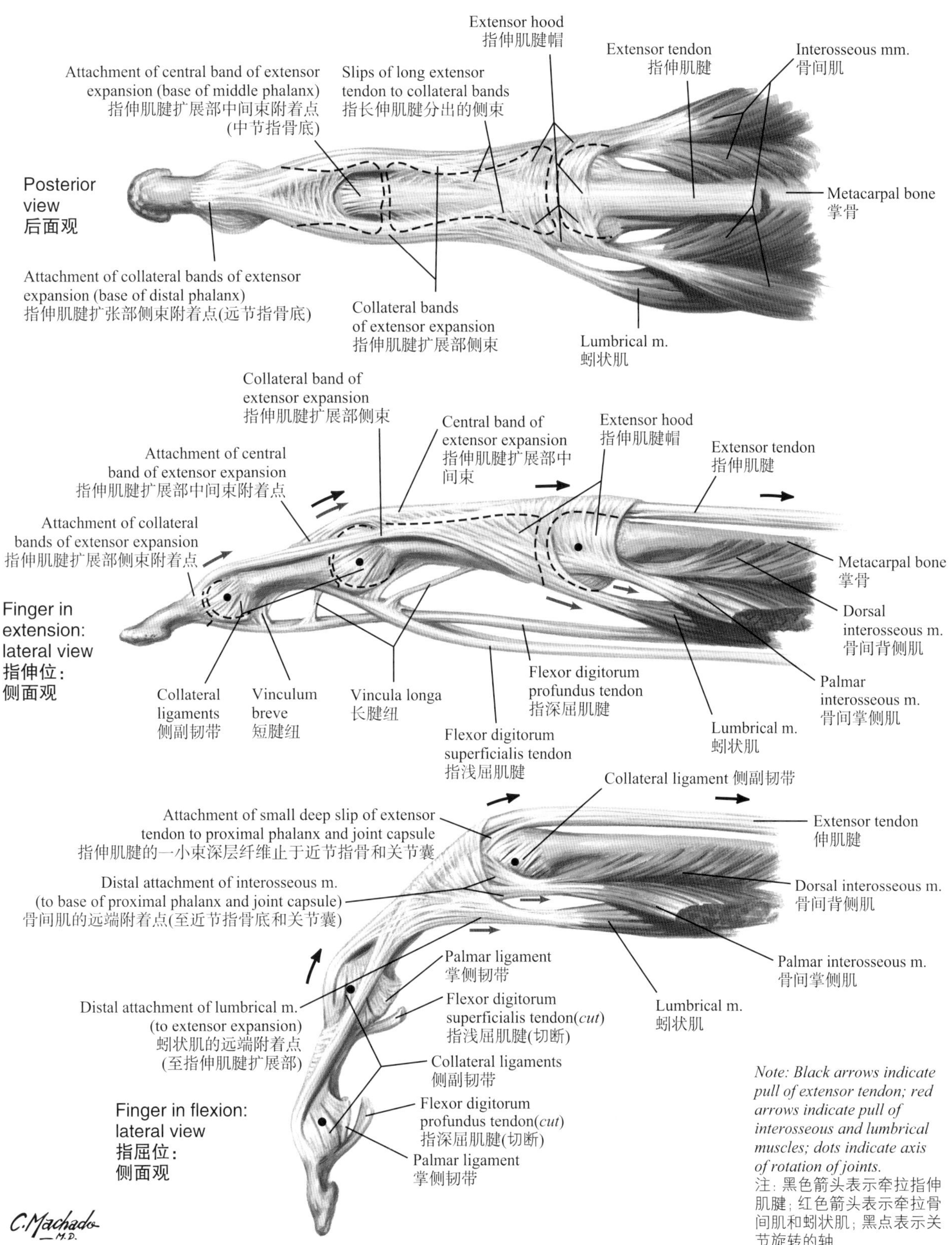


*Note: Black arrows indicate pull of extensor tendon; red arrows indicate pull of interosseous and lumbrical muscles; dots indicate axis of rotation of joints.*
注：黑色箭头表示牵拉指伸肌腱；红色箭头表示牵拉骨间肌和蚓状肌；黑点表示关节旋转的轴

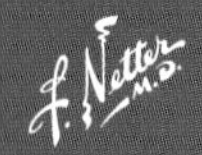

# 手的肌肉

参见附图 101

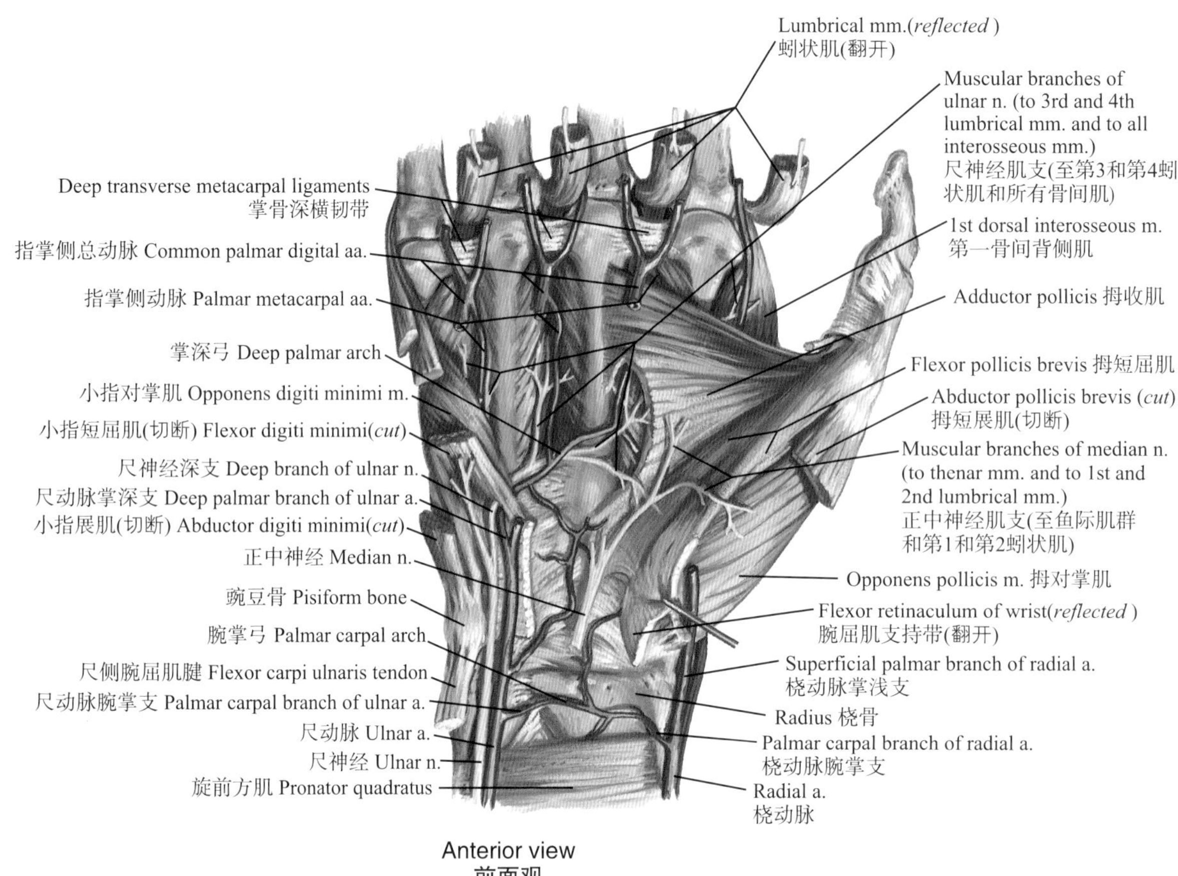


Anterior view
前面观

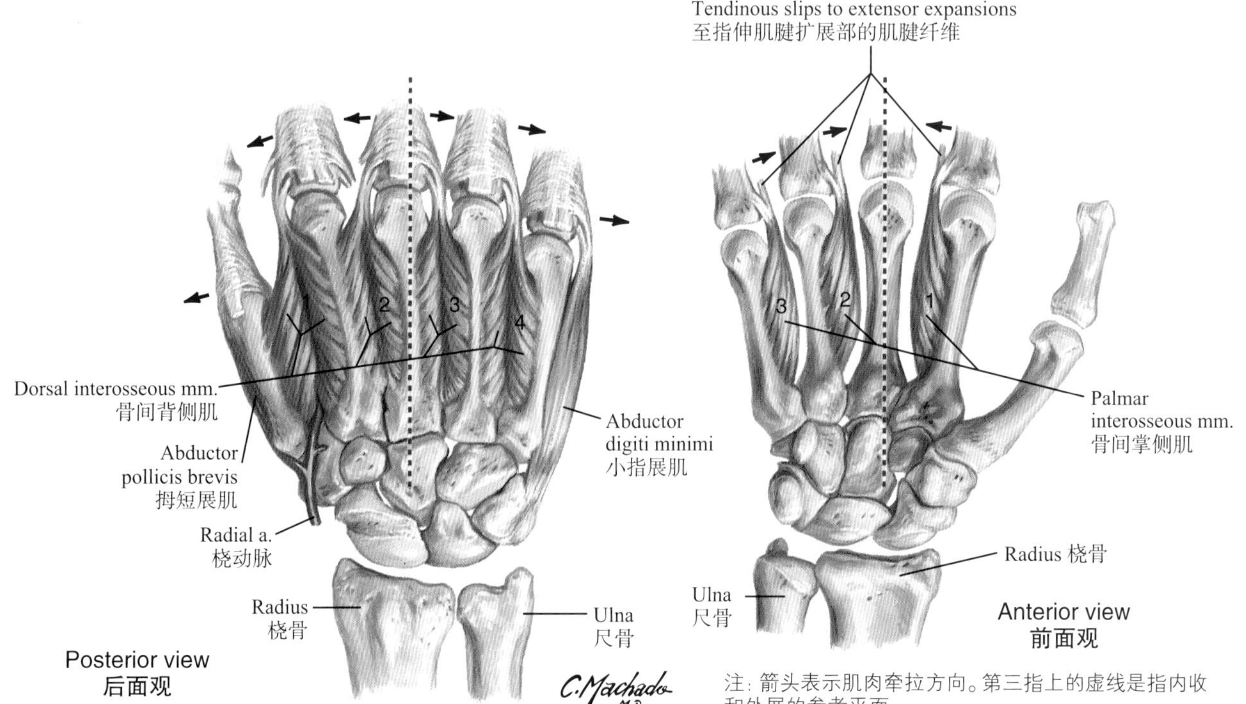


Posterior view
后面观

Anterior view
前面观

注：箭头表示肌肉牵拉方向。第三指上的虚线是指内收和外展的参考平面。

参见图 443

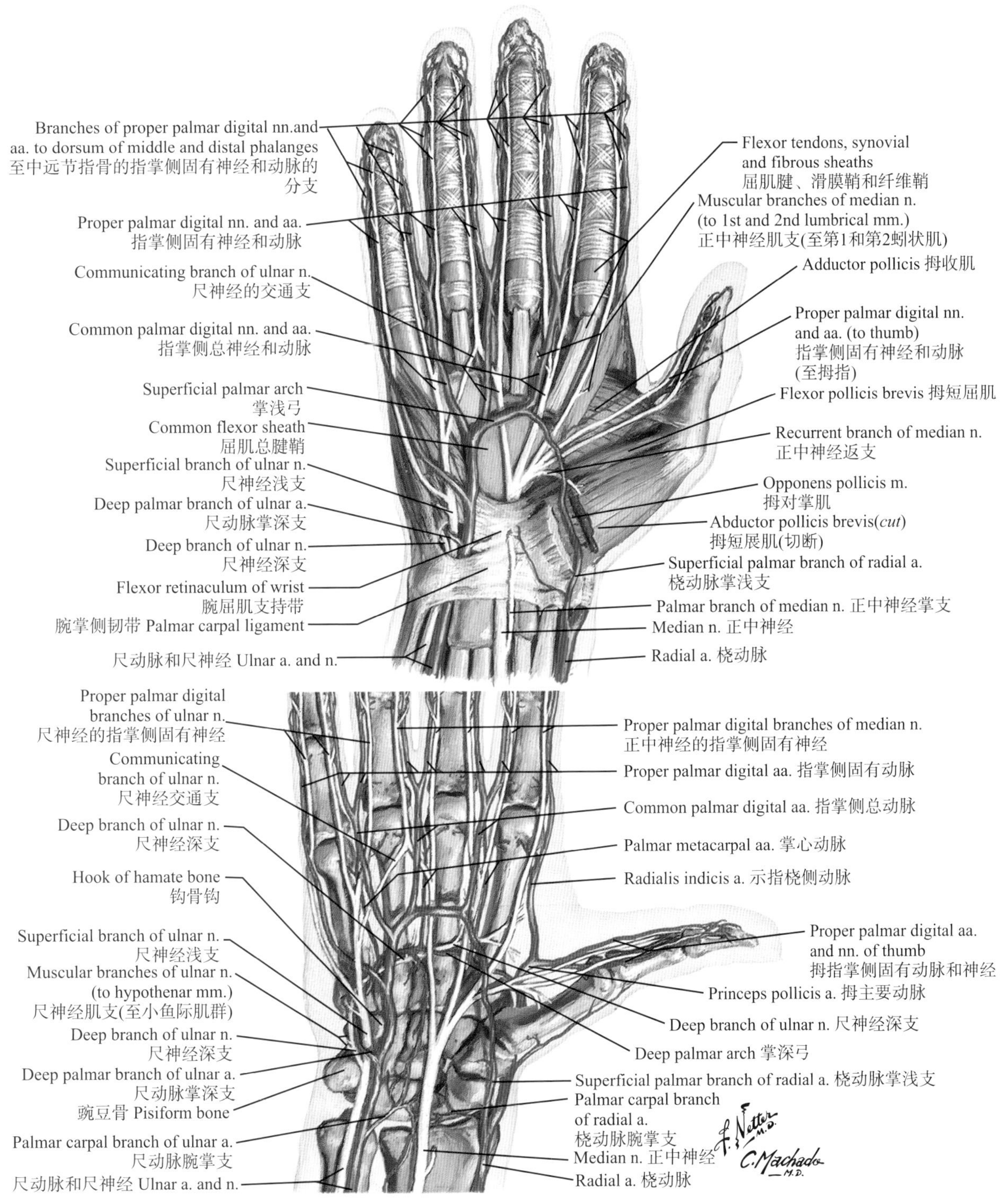
Branches of proper palmar digital nn.and aa. to dorsum of middle and distal phalanges
至中远节指骨的指掌侧固有神经和动脉的分支
Proper palmar digital nn. and aa.
指掌侧固有神经和动脉
Communicating branch of ulnar n.
尺神经的交通支
Common palmar digital nn. and aa.
指掌侧总神经和动脉
Superficial palmar arch
掌浅弓
Common flexor sheath
屈肌总腱鞘
Superficial branch of ulnar n.
尺神经浅支
Deep palmar branch of ulnar a.
尺动脉掌深支
Deep branch of ulnar n.
尺神经深支
Flexor retinaculum of wrist
腕屈肌支持带
腕掌侧韧带 Palmar carpal ligament
尺动脉和尺神经 Ulnar a. and n.
Flexor tendons, synovial and fibrous sheaths
屈肌腱、滑膜鞘和纤维鞘
Muscular branches of median n. (to 1st and 2nd lumbrical mm.)
正中神经肌支(至第1和第2蚓状肌)
Adductor pollicis 拇收肌
Proper palmar digital nn. and aa. (to thumb)
指掌侧固有神经和动脉(至拇指)
Flexor pollicis brevis 拇短屈肌
Recurrent branch of median n.
正中神经返支
Opponens pollicis m.
拇对掌肌
Abductor pollicis brevis(cut)
拇短展肌(切断)
Superficial palmar branch of radial a.
桡动脉掌浅支
Palmar branch of median n. 正中神经掌支
Median n. 正中神经
Radial a. 桡动脉
Proper palmar digital branches of ulnar n.
尺神经的指掌侧固有神经
Communicating branch of ulnar n.
尺神经交通支
Deep branch of ulnar n.
尺神经深支
Hook of hamate bone
钩骨钩
Superficial branch of ulnar n.
尺神经浅支
Muscular branches of ulnar n. (to hypothenar mm.)
尺神经肌支(至小鱼际肌群)
Deep branch of ulnar n.
尺神经深支
Deep palmar branch of ulnar a.
尺动脉掌深支
豌豆骨 Pisiform bone
Palmar carpal branch of ulnar a.
尺动脉腕掌支
尺动脉和尺神经 Ulnar a. and n.
Proper palmar digital branches of median n.
正中神经的指掌侧固有神经
Proper palmar digital aa. 指掌侧固有动脉
Common palmar digital aa. 指掌侧总动脉
Palmar metacarpal aa. 掌心动脉
Radialis indicis a. 示指桡侧动脉
Proper palmar digital aa. and nn. of thumb
拇指掌侧固有动脉和神经
Princeps pollicis a. 拇主要动脉
Deep branch of ulnar n. 尺神经深支
Deep palmar arch 掌深弓
Superficial palmar branch of radial a. 桡动脉掌浅支
Palmar carpal branch of radial a.
桡动脉腕掌支
Median n. 正中神经
Radial a. 桡动脉
F. Netter M.D.
C. Machado M.D.

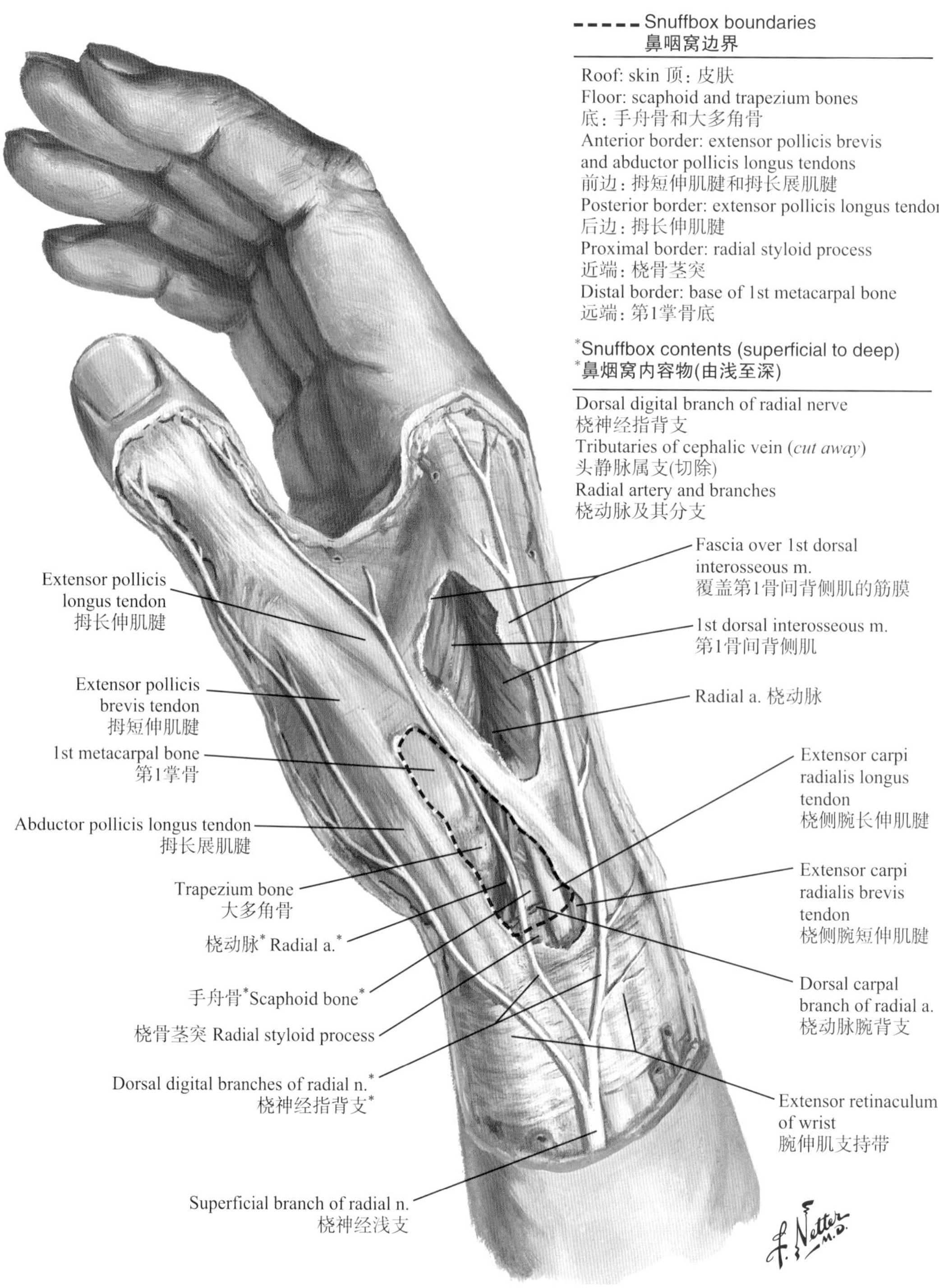
----- Snuffbox boundaries
鼻咽窝边界
Roof: skin 顶：皮肤
Floor: scaphoid and trapezium bones
底：手舟骨和大多角骨
Anterior border: extensor pollicis brevis and abductor pollicis longus tendons
前边：拇短伸肌腱和拇长展肌腱
Posterior border: extensor pollicis longus tendon
后边：拇长伸肌腱
Proximal border: radial styloid process
近端：桡骨茎突
Distal border: base of 1st metacarpal bone
远端：第1掌骨底
*Snuffbox contents (superficial to deep)
*鼻烟窝内容物(由浅至深)
Dorsal digital branch of radial nerve
桡神经指背支
Tributaries of cephalic vein (cut away)
头静脉属支(切除)
Radial artery and branches
桡动脉及其分支
Fascia over 1st dorsal interosseous m.
覆盖第1骨间背侧肌的筋膜
1st dorsal interosseous m.
第1骨间背侧肌
Radial a. 桡动脉
Extensor carpi radialis longus tendon
桡侧腕长伸肌腱
Extensor carpi radialis brevis tendon
桡侧腕短伸肌腱
Dorsal carpal branch of radial a.
桡动脉腕背支
Extensor retinaculum of wrist
腕伸肌支持带
Extensor pollicis longus tendon
拇长伸肌腱
Extensor pollicis brevis tendon
拇短伸肌腱
1st metacarpal bone
第1掌骨
Abductor pollicis longus tendon
拇长展肌腱
Trapezium bone
大多角骨
桡动脉* Radial a.*
手舟骨*Scaphoid bone*
桡骨茎突 Radial styloid process
Dorsal digital branches of radial n.*
桡神经指背支*
Superficial branch of radial n.
桡神经浅支

参见图 425

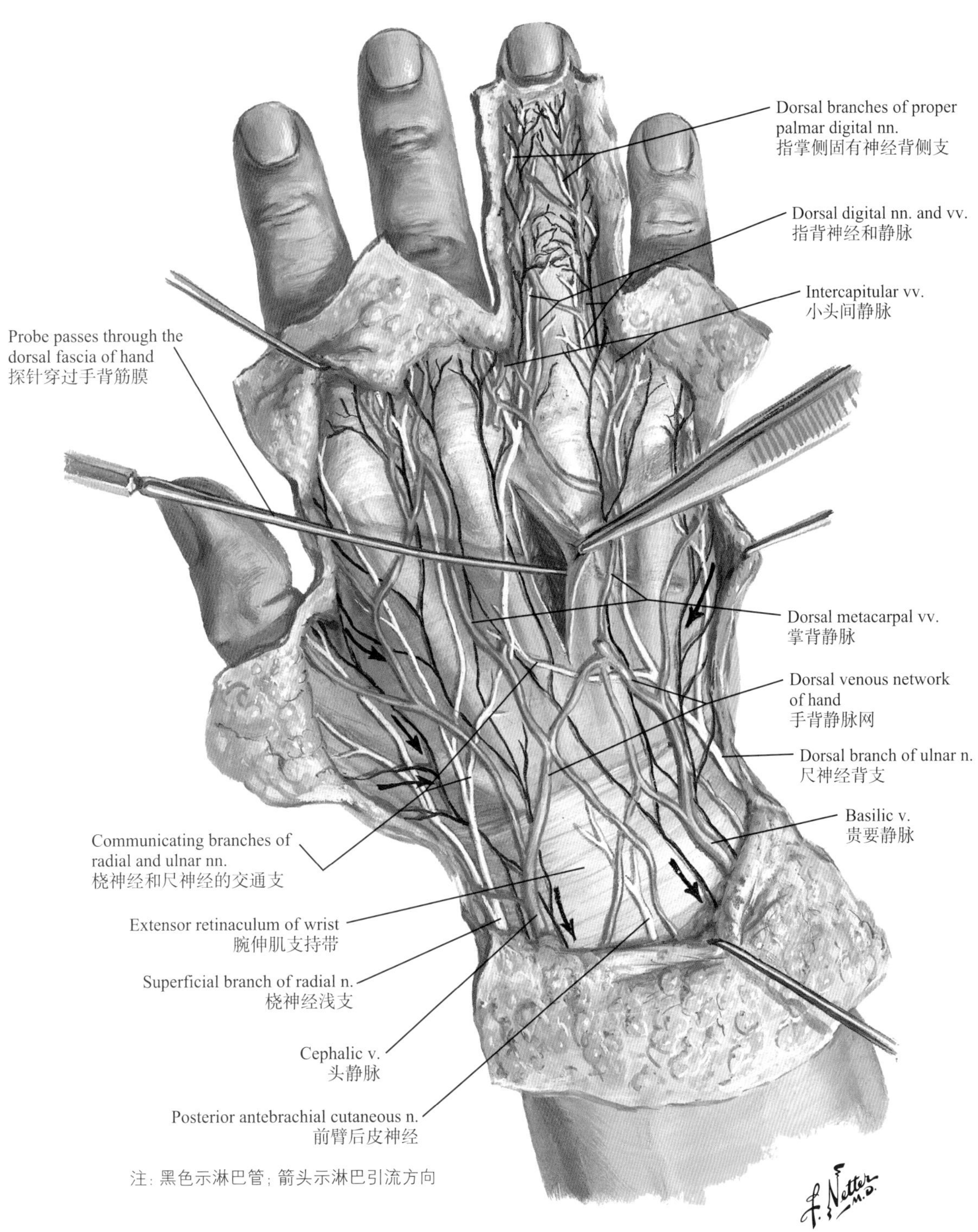


注：黑色示淋巴管；箭头示淋巴引流方向

# 腕和手：背侧神经和动脉

参见图 480

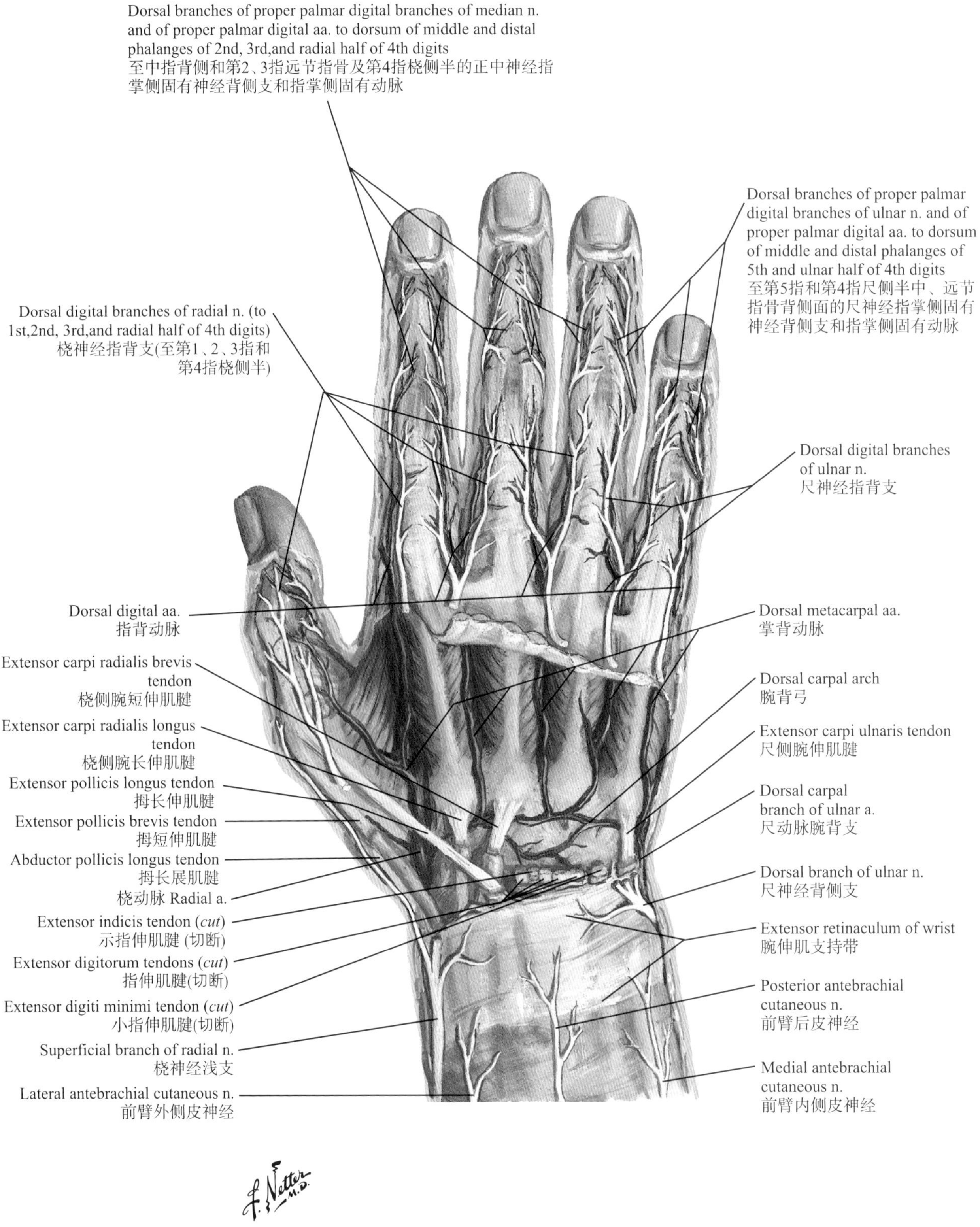

Dorsal branches of proper palmar digital branches of median n. and of proper palmar digital aa. to dorsum of middle and distal phalanges of 2nd, 3rd,and radial half of 4th digits
至中指背侧和第2、3指远节指骨及第4指桡侧半的正中神经指掌侧固有神经背侧支和指掌侧固有动脉

Dorsal branches of proper palmar digital branches of ulnar n. and of proper palmar digital aa. to dorsum of middle and distal phalanges of 5th and ulnar half of 4th digits
至第5指和第4指尺侧半中、远节指骨背侧面的尺神经指掌侧固有神经背侧支和指掌侧固有动脉

Dorsal digital branches of radial n. (to 1st,2nd, 3rd,and radial half of 4th digits)
桡神经指背支(至第1、2、3指和第4指桡侧半)

Dorsal digital branches of ulnar n.
尺神经指背支

Dorsal digital aa.
指背动脉

Dorsal metacarpal aa.
掌背动脉

Extensor carpi radialis brevis tendon
桡侧腕短伸肌腱

Dorsal carpal arch
腕背弓

Extensor carpi radialis longus tendon
桡侧腕长伸肌腱

Extensor carpi ulnaris tendon
尺侧腕伸肌腱

Extensor pollicis longus tendon
拇长伸肌腱

Dorsal carpal branch of ulnar a.
尺动脉腕背支

Extensor pollicis brevis tendon
拇短伸肌腱

Abductor pollicis longus tendon
拇长展肌腱

桡动脉 Radial a.

Dorsal branch of ulnar n.
尺神经背侧支

Extensor indicis tendon (*cut*)
示指伸肌腱 (切断)

Extensor retinaculum of wrist
腕伸肌支持带

Extensor digitorum tendons (*cut*)
指伸肌腱(切断)

Posterior antebrachial cutaneous n.
前臂后皮神经

Extensor digiti minimi tendon (*cut*)
小指伸肌腱(切断)

Superficial branch of radial n.
桡神经浅支

Medial antebrachial cutaneous n.
前臂内侧皮神经

Lateral antebrachial cutaneous n.
前臂外侧皮神经

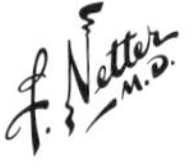

参见图 454，455

Posterior view (dorsal carpal tendon sheaths are numbered)
后面观(腕背肌腱鞘已编号)

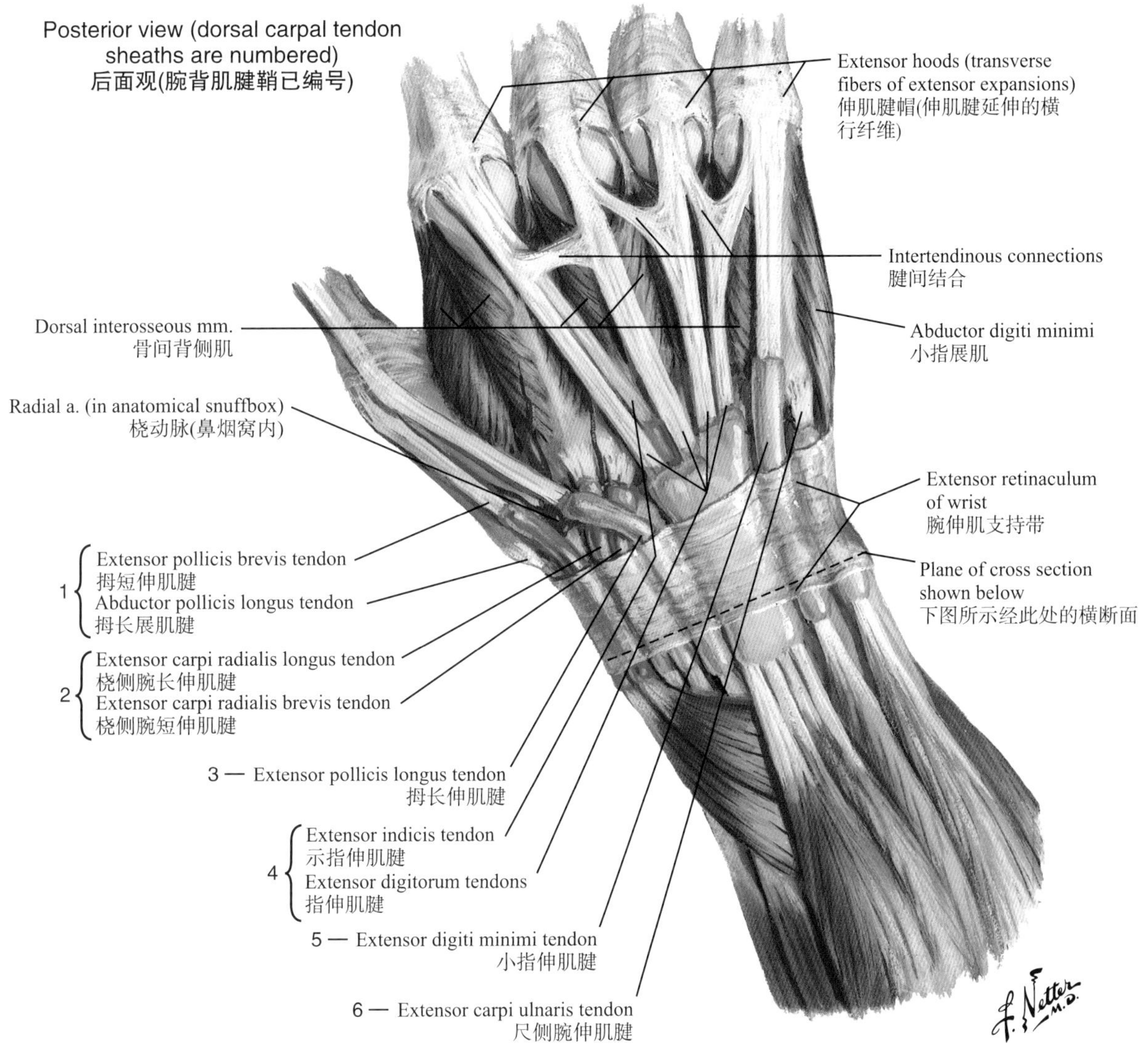

Extensor hoods (transverse fibers of extensor expansions)
伸肌腱帽(伸肌腱延伸的横行纤维)

Intertendinous connections
腱间结合

Dorsal interosseous mm.
骨间背侧肌

Abductor digiti minimi
小指展肌

Radial a. (in anatomical snuffbox)
桡动脉(鼻烟窝内)

Extensor retinaculum of wrist
腕伸肌支持带

Plane of cross section shown below
下图所示经此处的横断面

1 Extensor pollicis brevis tendon
拇短伸肌腱
Abductor pollicis longus tendon
拇长展肌腱

2 Extensor carpi radialis longus tendon
桡侧腕长伸肌腱
Extensor carpi radialis brevis tendon
桡侧腕短伸肌腱

3 — Extensor pollicis longus tendon
拇长伸肌腱

4 Extensor indicis tendon
示指伸肌腱
Extensor digitorum tendons
指伸肌腱

5 — Extensor digiti minimi tendon
小指伸肌腱

6 — Extensor carpi ulnaris tendon
尺侧腕伸肌腱

F. Netter M.D.

Cross section of distal forearm
前臂远端横断面

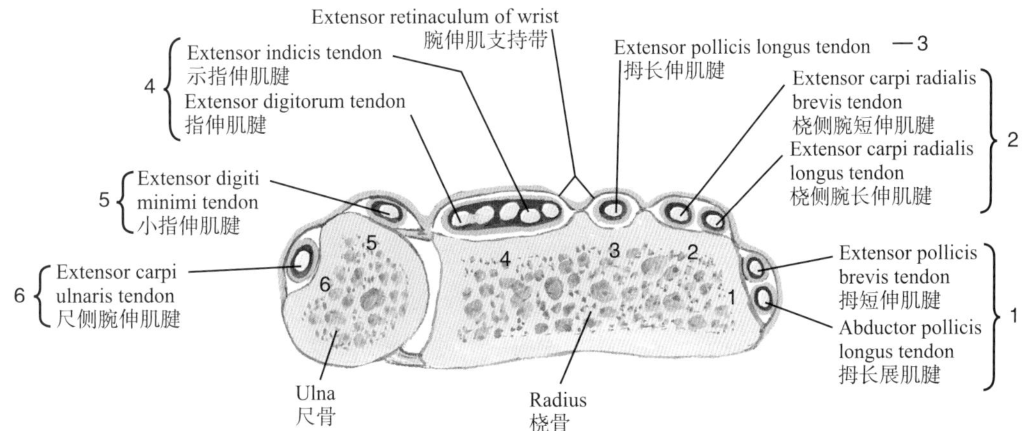

Sagittal section
矢状面 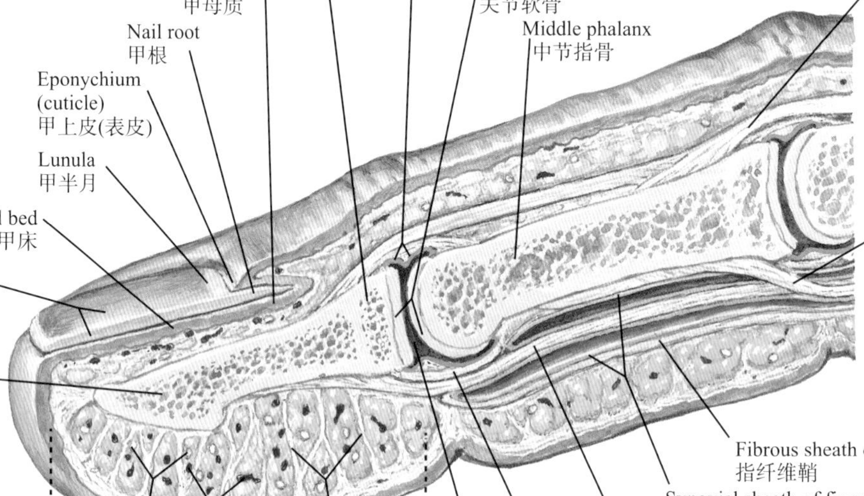
Epiphysis
骨骺
Synovial membrane
滑膜
Nail matrix
甲母质
Articular cartilage
关节软骨
Central band of extensor expansion of hand
指伸肌腱中央束
Nail root
甲根
Middle phalanx
中节指骨
Eponychium (cuticle)
甲上皮(表皮)
Lunula
甲半月
Nail bed
甲床
Nail plate
甲板
Flexor digitorum superficialis tendon
指浅屈肌腱
Distal phalanx
远节指骨
Fibrous sheath of finger
指纤维鞘
Synovial sheath of finger
指滑膜鞘
Flexor digitorum profundus tendon
指深屈肌腱
Nerve branches
神经分支
Arterioles
动脉
Septa
纤维隔
Palmar ligament
掌侧韧带
Pulp of finger (distal anterior closed space)
指髓(远端闭合的前间隙)
Articular cavity
关节腔
Cross section through distal finger
经远节指横断面 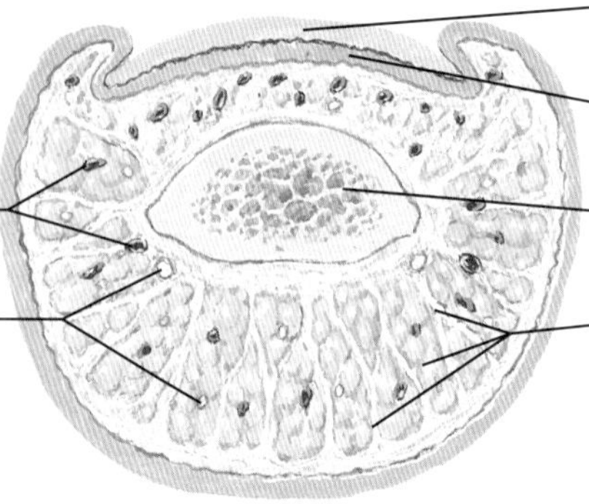
Nail plate
甲板
Nail bed
甲床
Arterioles
微动脉
Distal phalanx
远节指骨
Nerve branches
神经分支
Pulp of distal finger (fibrous septa and loose connective tissue in anterior closed space)
远节指髓(闭合前间隙内的纤维隔和疏松结缔组织)
Dorsal branches of proper palmar digital a. and n. to dorsum of middle and distal phalanges
至中、远节指骨背面的指掌侧固有动脉和神经的背侧支
Dorsal digital a. and n.
指背动脉和神经
Arteries and nerves
动脉和神经
Nutrient arterial branches (to diaphysis)
动脉营养支(至骨干)
Nutrient arterial branch (to epiphysis)
动脉营养支(至骨骺)
Proper palmar digital a. and n.
指掌侧固有动脉和神经
Proper palmar digital a. (to neighboring digit)
指掌侧固有动脉(至相邻手指)

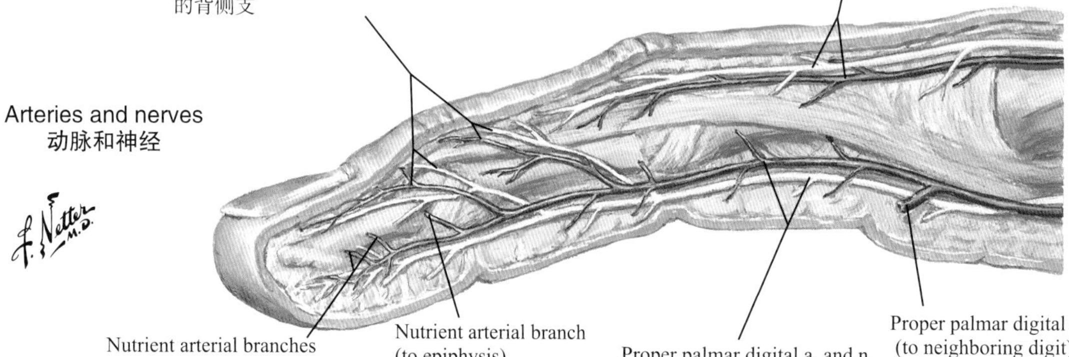

参见图 423，472

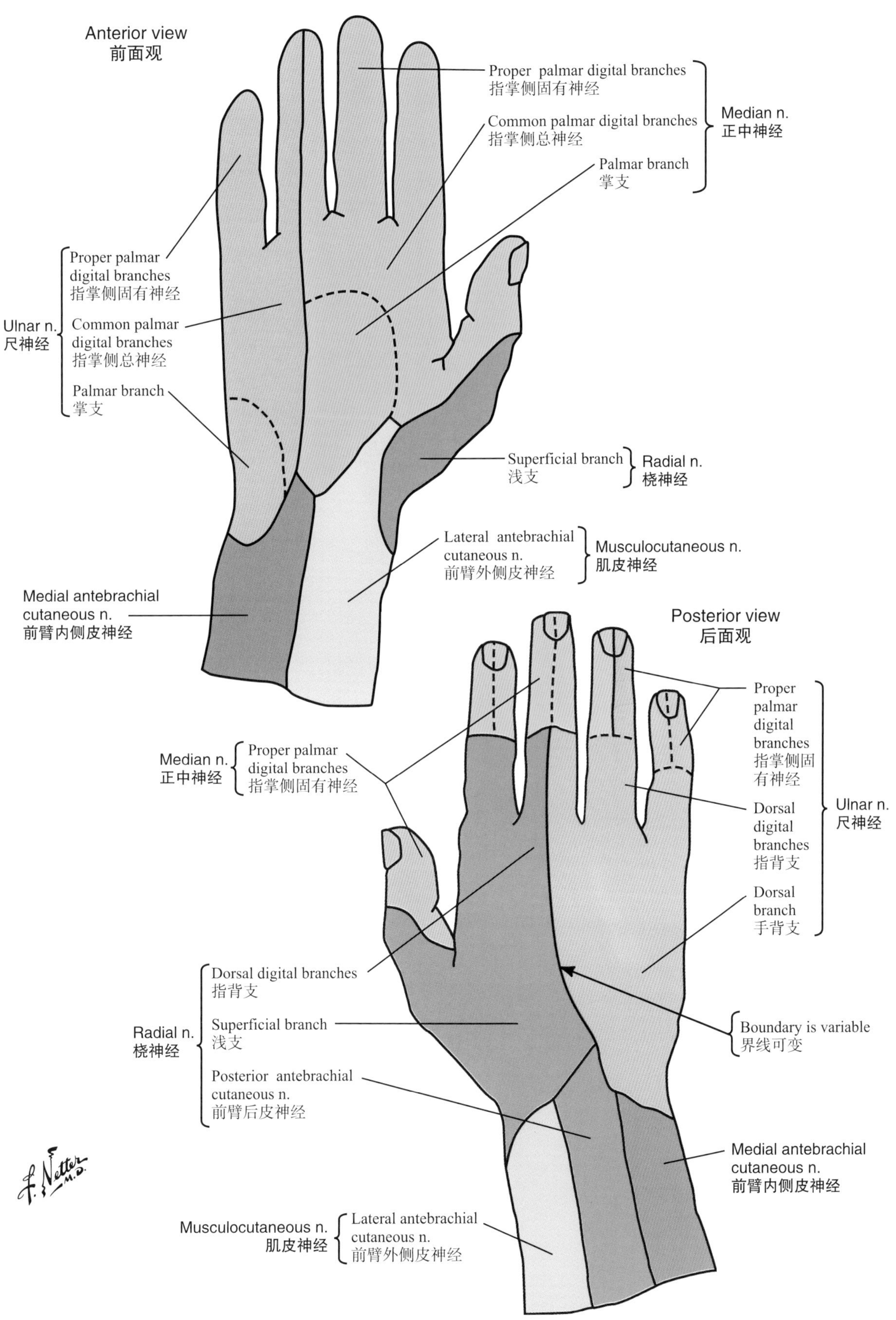
Anterior view
前面观
Proper palmar digital branches
指掌侧固有神经
Common palmar digital branches
指掌侧总神经
Palmar branch
掌支
Median n.
正中神经
Proper palmar digital branches
指掌侧固有神经
Common palmar digital branches
指掌侧总神经
Palmar branch
掌支
Ulnar n.
尺神经
Superficial branch
浅支
Radial n.
桡神经
Lateral antebrachial cutaneous n.
前臂外侧皮神经
Musculocutaneous n.
肌皮神经
Medial antebrachial cutaneous n.
前臂内侧皮神经
Posterior view
后面观
Median n.
正中神经
Proper palmar digital branches
指掌侧固有神经
Proper palmar digital branches
指掌侧固有神经
Dorsal digital branches
指背支
Dorsal branch
手背支
Ulnar n.
尺神经
Dorsal digital branches
指背支
Superficial branch
浅支
Posterior antebrachial cutaneous n.
前臂后皮神经
Radial n.
桡神经
Boundary is variable
界线可变
Medial antebrachial cutaneous n.
前臂内侧皮神经
Musculocutaneous n.
肌皮神经
Lateral antebrachial cutaneous n.
前臂外侧皮神经

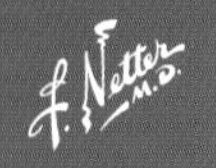

# 上肢的动脉和神经：前面观

参见图 442，458

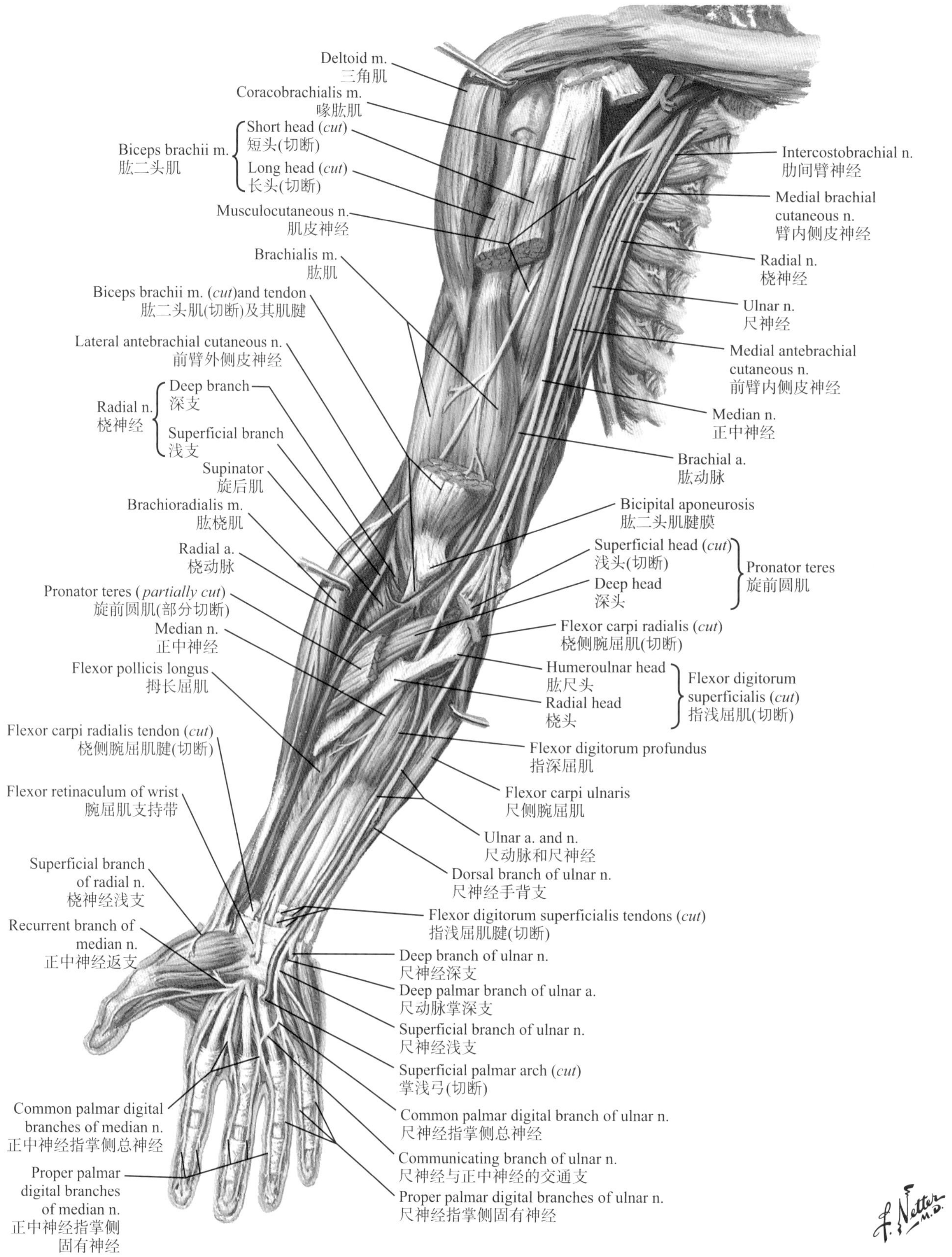

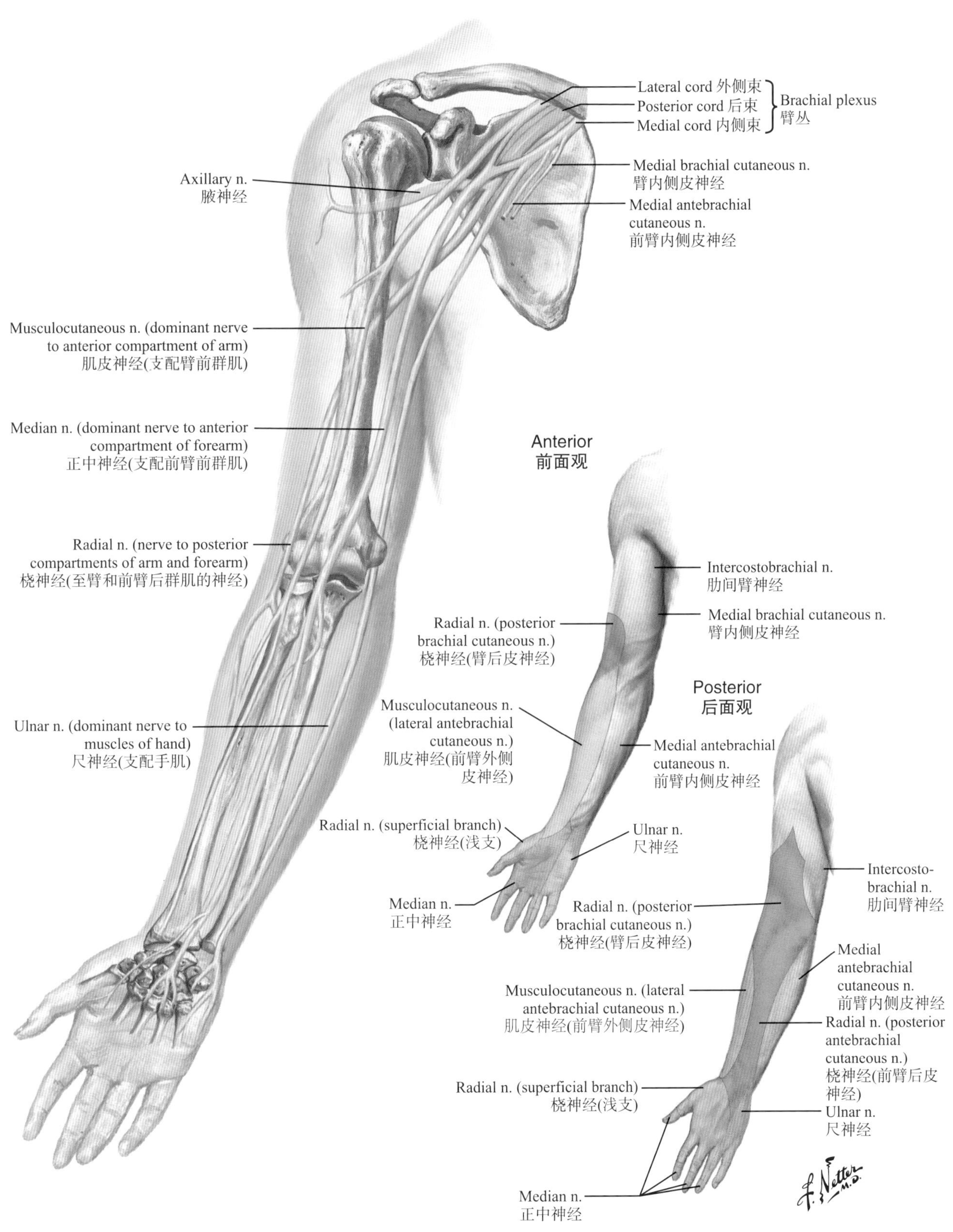
Lateral cord 外侧束
Posterior cord 后束
Medial cord 内侧束
Brachial plexus 臂丛
Axillary n. 腋神经
Medial brachial cutaneous n. 臂内侧皮神经
Medial antebrachial cutaneous n. 前臂内侧皮神经
Musculocutaneous n. (dominant nerve to anterior compartment of arm) 肌皮神经(支配臂前群肌)
Median n. (dominant nerve to anterior compartment of forearm) 正中神经(支配前臂前群肌)
Radial n. (nerve to posterior compartments of arm and forearm) 桡神经(至臂和前臂后群肌的神经)
Ulnar n. (dominant nerve to muscles of hand) 尺神经(支配手肌)
Anterior 前面观
Intercostobrachial n. 肋间臂神经
Medial brachial cutaneous n. 臂内侧皮神经
Radial n. (posterior brachial cutaneous n.) 桡神经(臂后皮神经)
Musculocutaneous n. (lateral antebrachial cutaneous n.) 肌皮神经(前臂外侧皮神经)
Medial antebrachial cutaneous n. 前臂内侧皮神经
Radial n. (superficial branch) 桡神经(浅支)
Ulnar n. 尺神经
Median n. 正中神经
Posterior 后面观
Intercosto-brachial n. 肋间臂神经
Radial n. (posterior brachial cutaneous n.) 桡神经(臂后皮神经)
Medial antebrachial cutaneous n. 前臂内侧皮神经
Musculocutaneous n. (lateral antebrachial cutaneous n.) 肌皮神经(前臂外侧皮神经)
Radial n. (posterior antebrachial cutaneous n.) 桡神经(前臂后皮神经)
Radial n. (superficial branch) 桡神经(浅支)
Ulnar n. 尺神经
Median n. 正中神经
F. Netter M.D.

# 肌皮神经

参见图 440

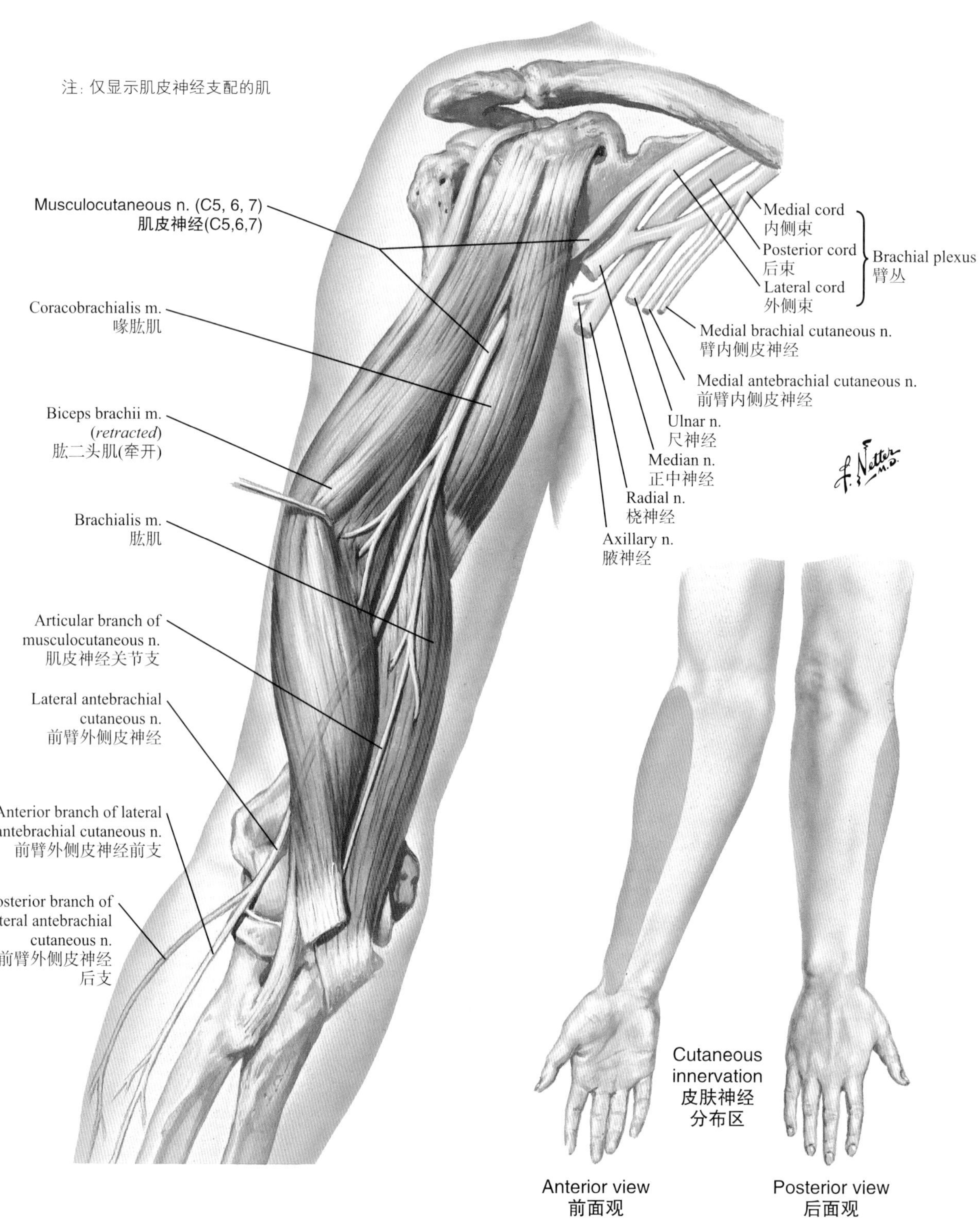

注：仅显示肌皮神经支配的肌
Musculocutaneous n. (C5, 6, 7)
肌皮神经(C5,6,7)
Coracobrachialis m.
喙肱肌
Biceps brachii m.
(retracted)
肱二头肌(牵开)
Brachialis m.
肱肌
Articular branch of musculocutaneous n.
肌皮神经关节支
Lateral antebrachial cutaneous n.
前臂外侧皮神经
Anterior branch of lateral antebrachial cutaneous n.
前臂外侧皮神经前支
Posterior branch of lateral antebrachial cutaneous n.
前臂外侧皮神经后支
Medial cord
内侧束
Posterior cord
后束
Lateral cord
外侧束
Brachial plexus
臂丛
Medial brachial cutaneous n.
臂内侧皮神经
Medial antebrachial cutaneous n.
前臂内侧皮神经
Ulnar n.
尺神经
Median n.
正中神经
Radial n.
桡神经
Axillary n.
腋神经
Cutaneous innervation
皮肤神经分布区
Anterior view
前面观
Posterior view
后面观

注：仅显示正中神经支配的肌

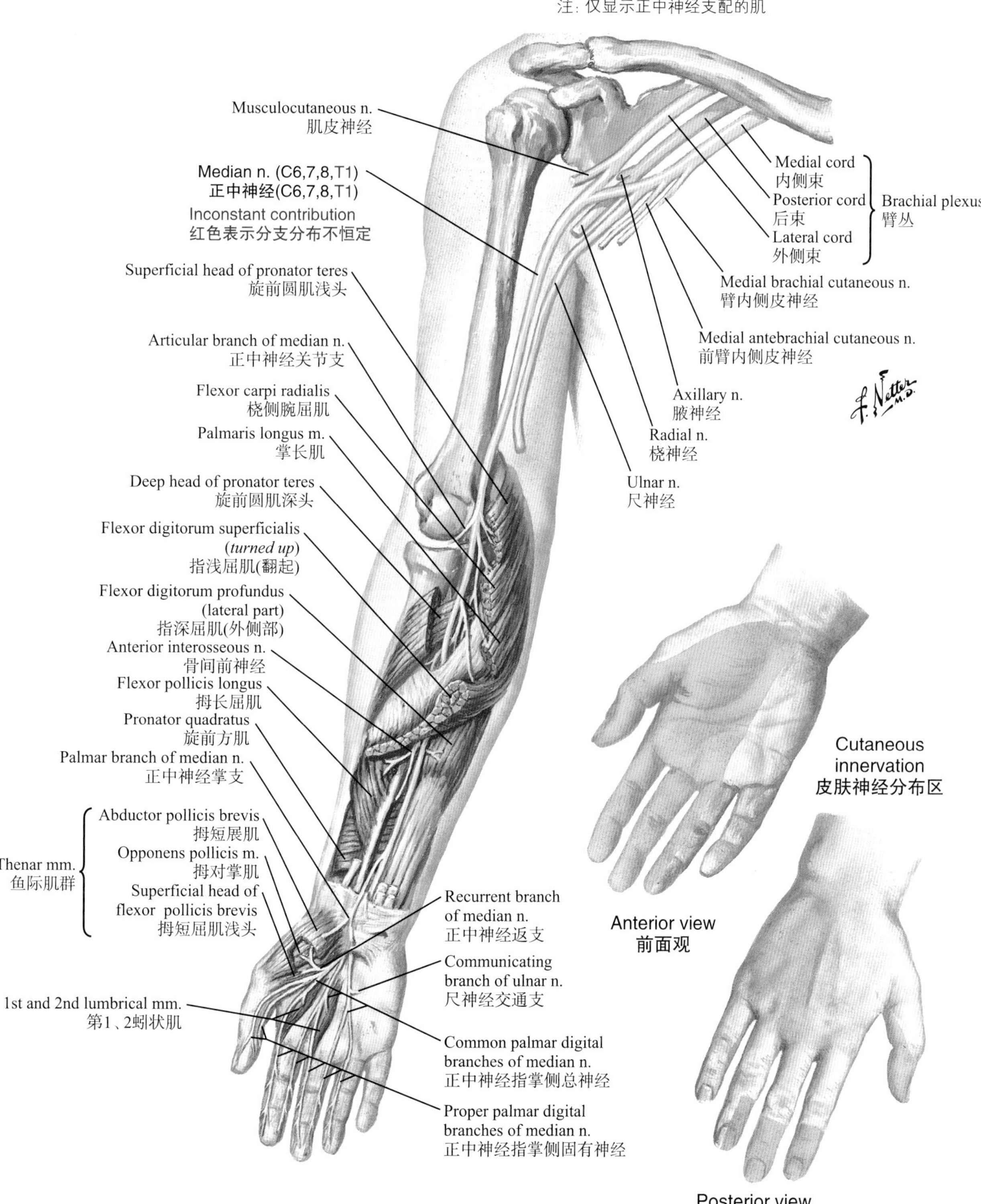

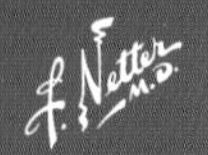

# 尺神经

参见图 456，457

注：仅显示尺神经支配的肌

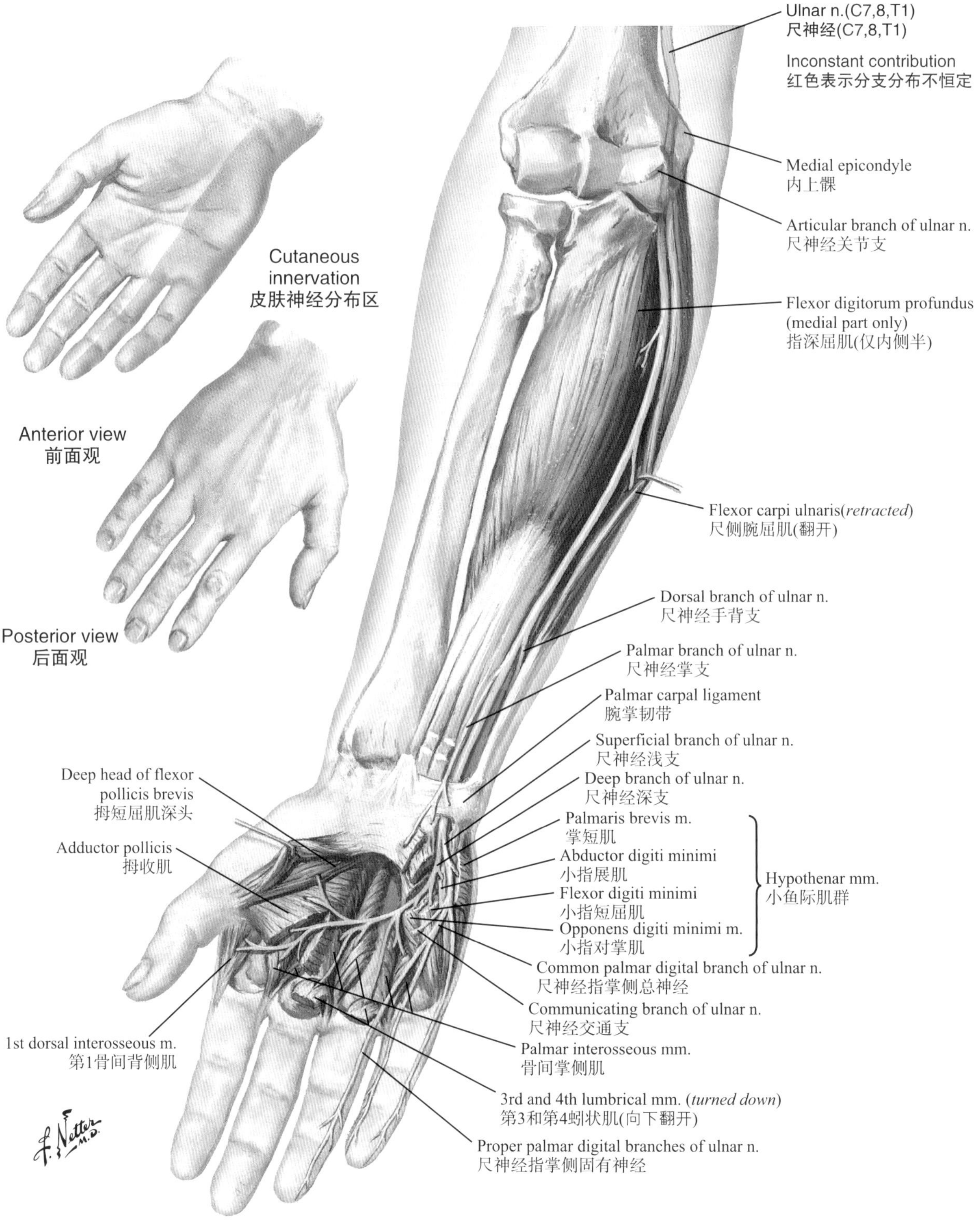

# 桡神经臂段和肩部背侧面的神经后面观

参见图 436，441

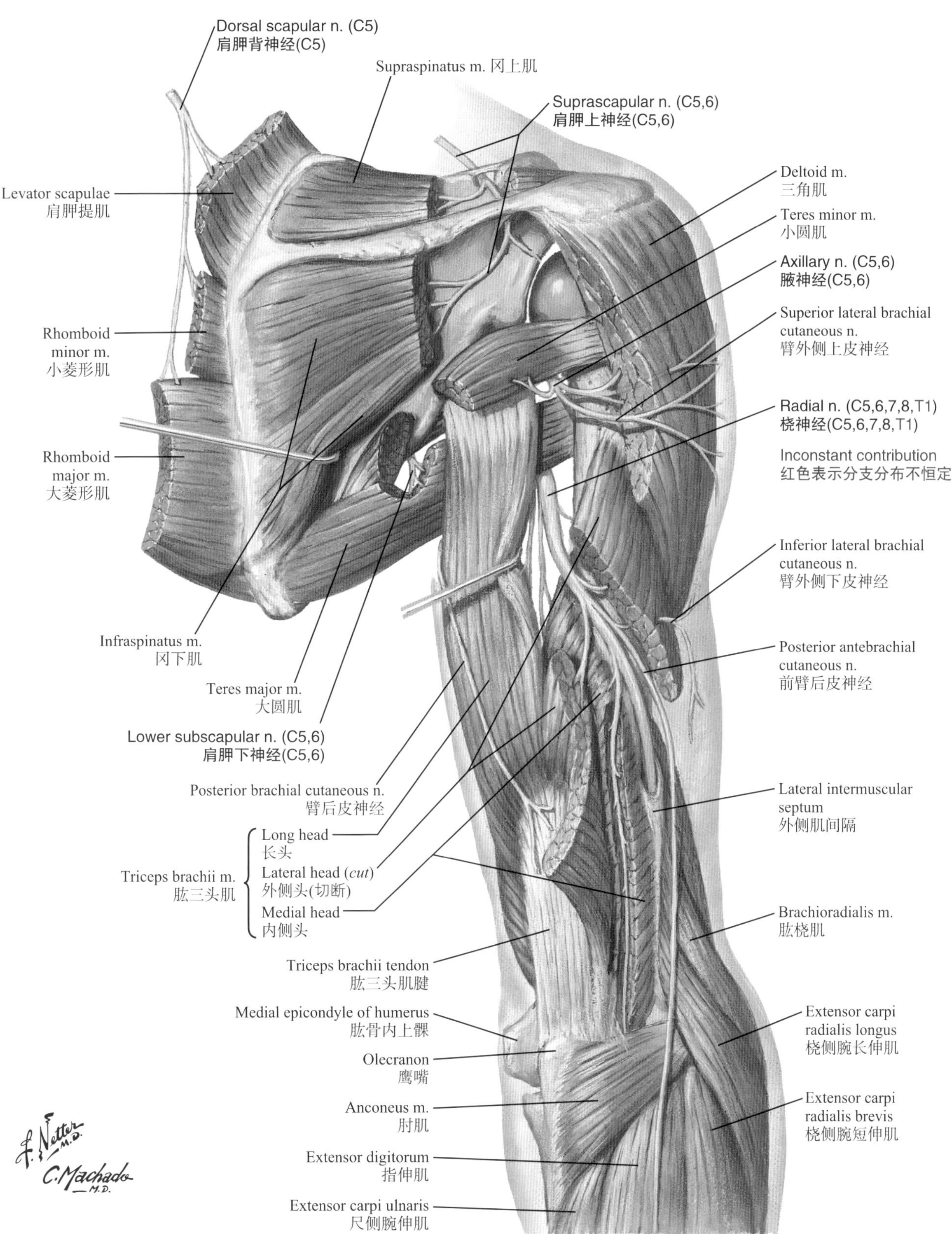

# 前臂和手部的桡神经

参见图 454，477

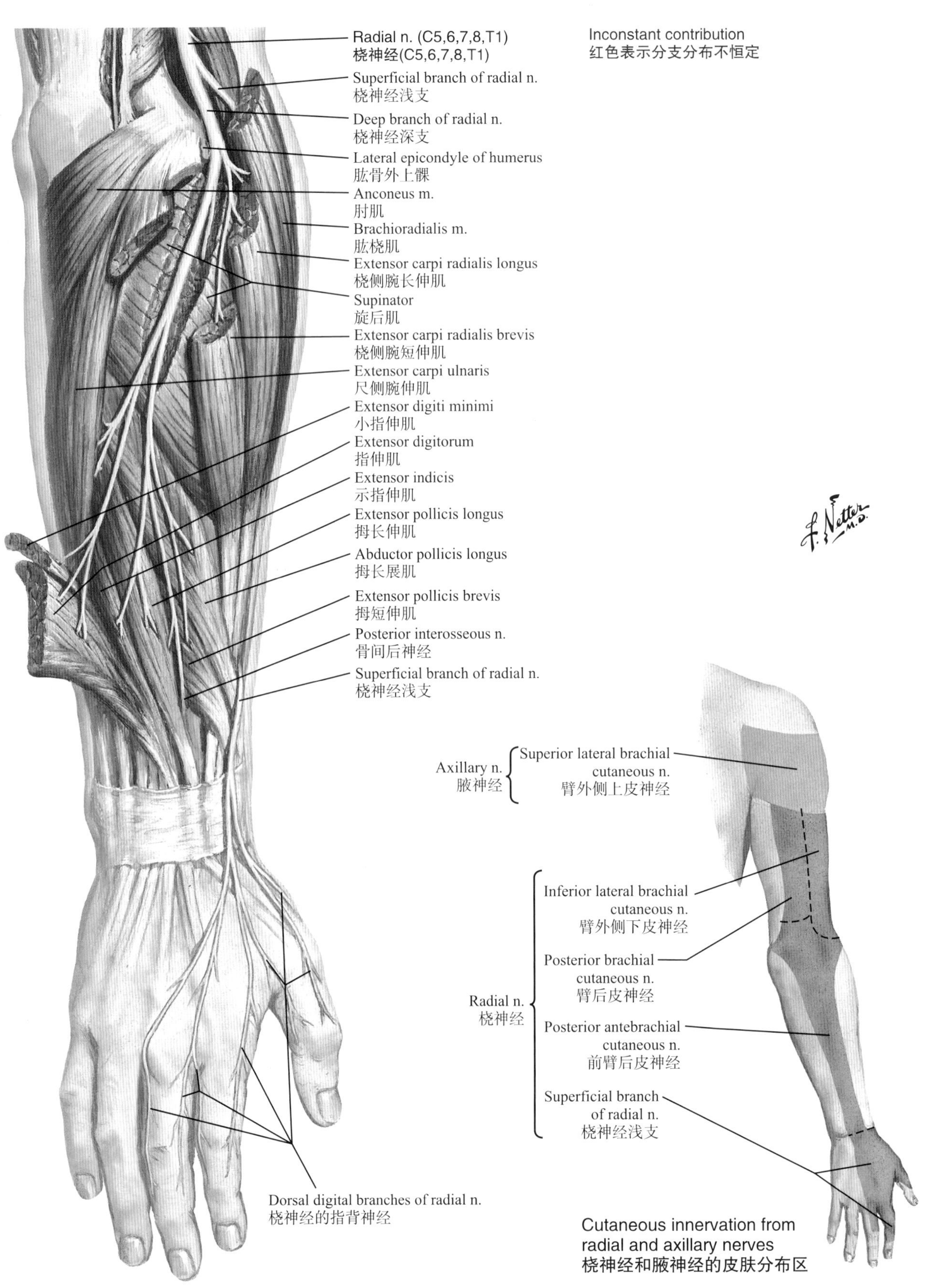


Cutaneous innervation from radial and axillary nerves
桡神经和腋神经的皮肤分布区

参见图 263，431

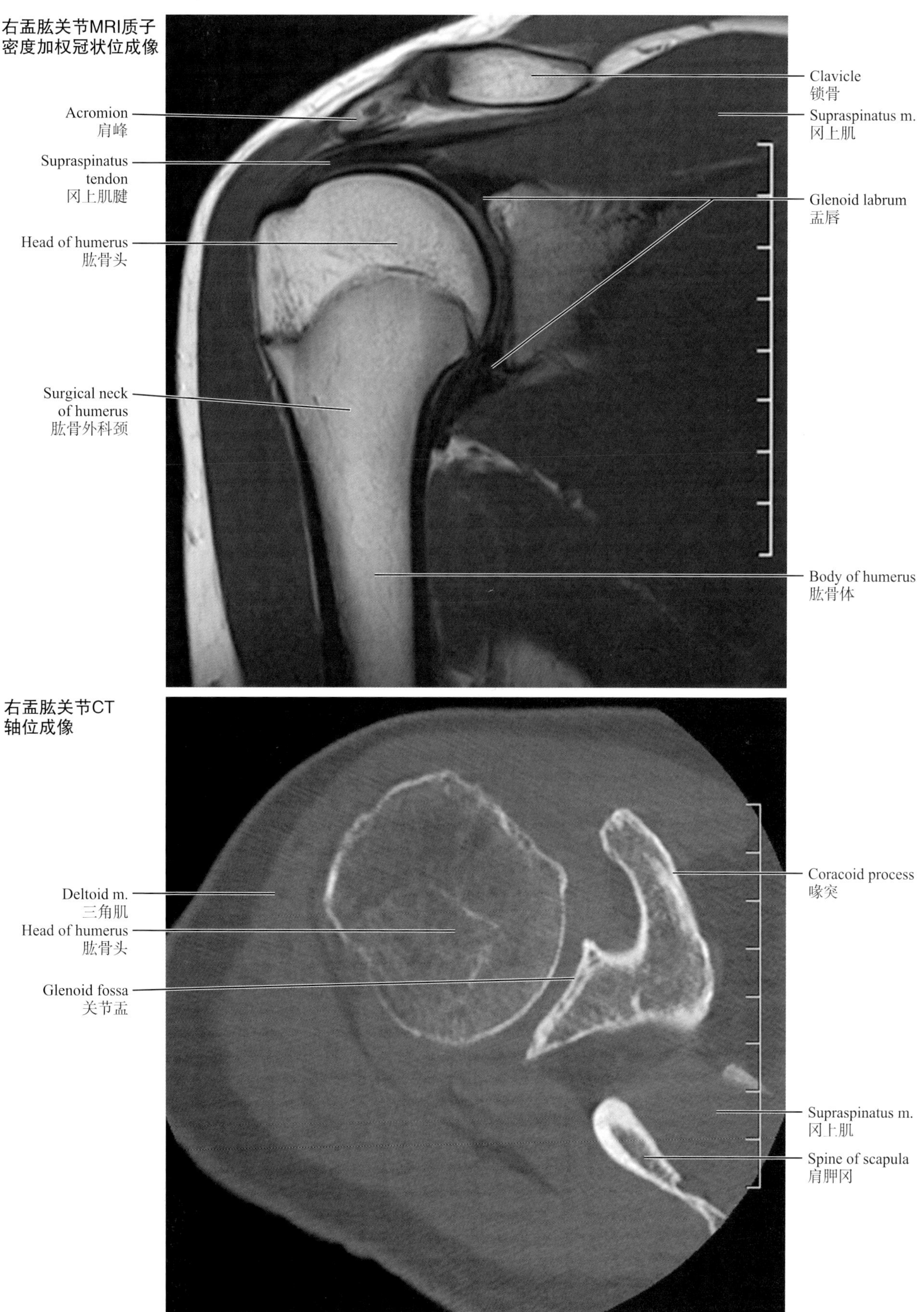


图 490

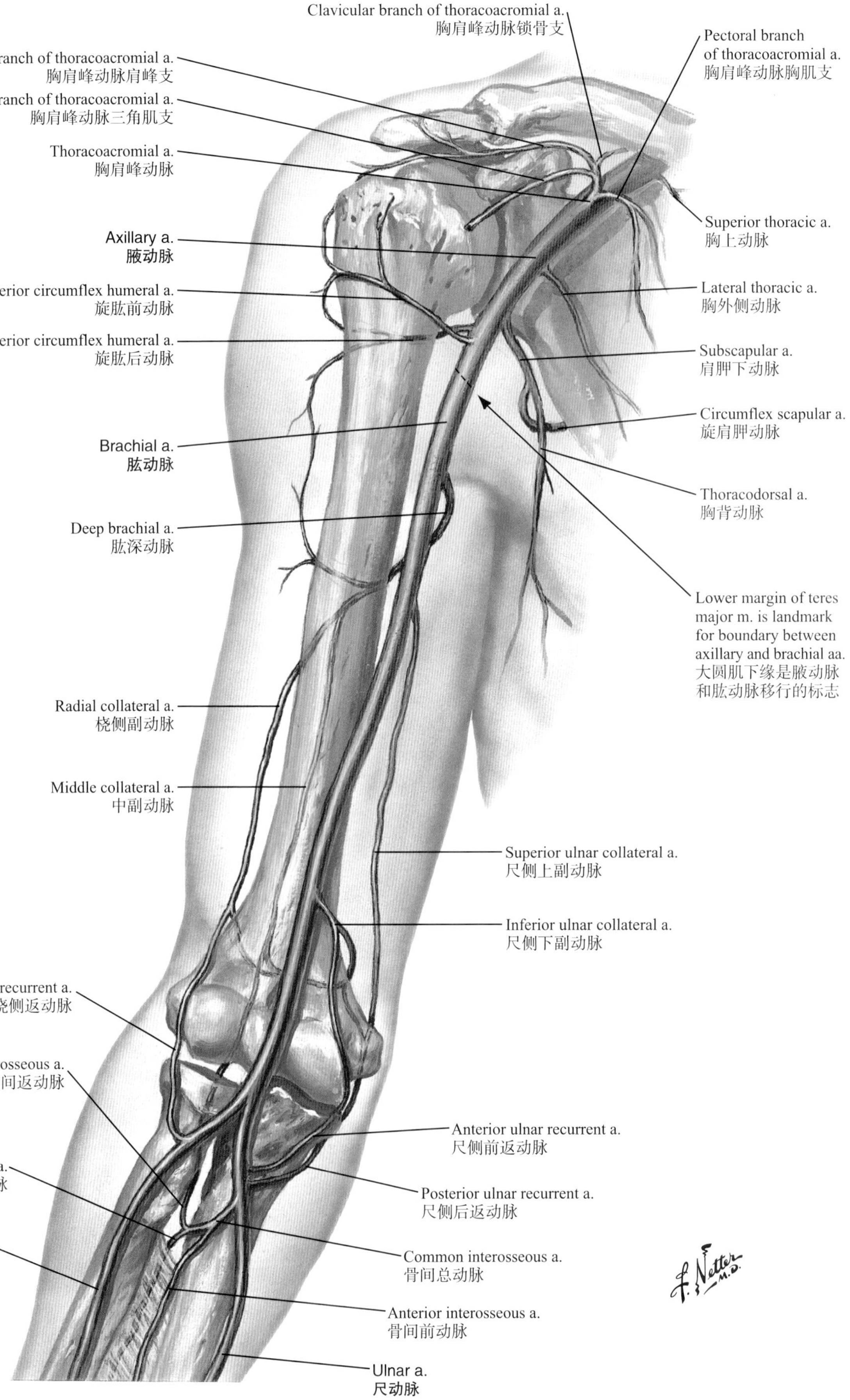

Clavicular branch of thoracoacromial a.
胸肩峰动脉锁骨支
Pectoral branch of thoracoacromial a.
胸肩峰动脉胸肌支
Acromial branch of thoracoacromial a.
胸肩峰动脉肩峰支
Deltoid branch of thoracoacromial a.
胸肩峰动脉三角肌支
Thoracoacromial a.
胸肩峰动脉
Superior thoracic a.
胸上动脉
Axillary a.
腋动脉
Anterior circumflex humeral a.
旋肱前动脉
Lateral thoracic a.
胸外侧动脉
Posterior circumflex humeral a.
旋肱后动脉
Subscapular a.
肩胛下动脉
Circumflex scapular a.
旋肩胛动脉
Brachial a.
肱动脉
Thoracodorsal a.
胸背动脉
Deep brachial a.
肱深动脉
Lower margin of teres major m. is landmark for boundary between axillary and brachial aa.
大圆肌下缘是腋动脉和肱动脉移行的标志
Radial collateral a.
桡侧副动脉
Middle collateral a.
中副动脉
Superior ulnar collateral a.
尺侧上副动脉
Inferior ulnar collateral a.
尺侧下副动脉
Radial recurrent a.
桡侧返动脉
Recurrent interosseous a.
骨间返动脉
Anterior ulnar recurrent a.
尺侧前返动脉
Posterior interosseous a.
骨间后动脉
Posterior ulnar recurrent a.
尺侧后返动脉
Radial a.
桡动脉
Common interosseous a.
骨间总动脉
Anterior interosseous a.
骨间前动脉
Ulnar a.
尺动脉
F. Netter M.D.

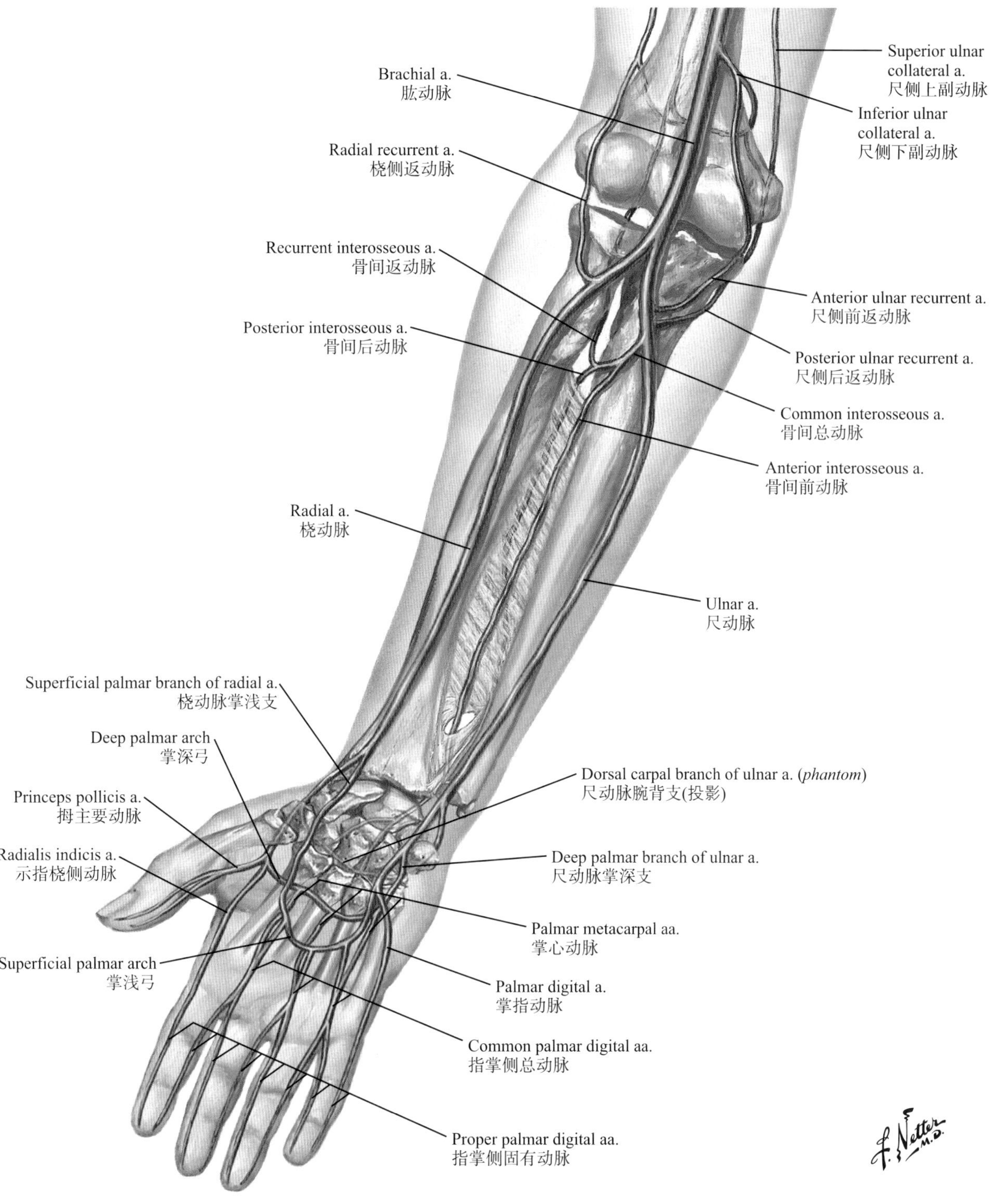
Superior ulnar collateral a.
尺侧上副动脉
Brachial a.
肱动脉
Inferior ulnar collateral a.
尺侧下副动脉
Radial recurrent a.
桡侧返动脉
Recurrent interosseous a.
骨间返动脉
Anterior ulnar recurrent a.
尺侧前返动脉
Posterior interosseous a.
骨间后动脉
Posterior ulnar recurrent a.
尺侧后返动脉
Common interosseous a.
骨间总动脉
Anterior interosseous a.
骨间前动脉
Radial a.
桡动脉
Ulnar a.
尺动脉
Superficial palmar branch of radial a.
桡动脉掌浅支
Deep palmar arch
掌深弓
Dorsal carpal branch of ulnar a. (*phantom*)
尺动脉腕背支(投影)
Princeps pollicis a.
拇主要动脉
Radialis indicis a.
示指桡侧动脉
Deep palmar branch of ulnar a.
尺动脉掌深支
Palmar metacarpal aa.
掌心动脉
Superficial palmar arch
掌浅弓
Palmar digital a.
掌指动脉
Common palmar digital aa.
指掌侧总动脉
Proper palmar digital aa.
指掌侧固有动脉
F. Netter M.D.

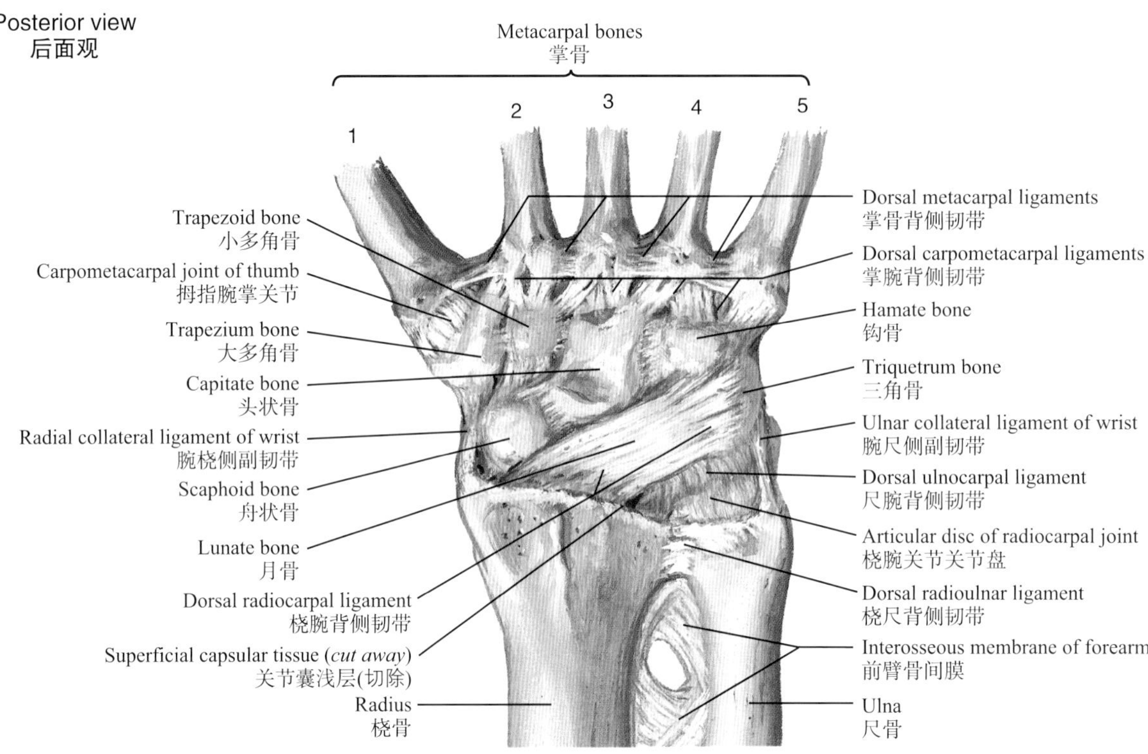
Posterior view
后面观
Metacarpal bones
掌骨
1
2
3
4
5
Trapezoid bone
小多角骨
Carpometacarpal joint of thumb
拇指腕掌关节
Trapezium bone
大多角骨
Capitate bone
头状骨
Radial collateral ligament of wrist
腕桡侧副韧带
Scaphoid bone
舟状骨
Lunate bone
月骨
Dorsal radiocarpal ligament
桡腕背侧韧带
Superficial capsular tissue (cut away)
关节囊浅层(切除)
Radius
桡骨
Dorsal metacarpal ligaments
掌骨背侧韧带
Dorsal carpometacarpal ligaments
掌腕背侧韧带
Hamate bone
钩骨
Triquetrum bone
三角骨
Ulnar collateral ligament of wrist
腕尺侧副韧带
Dorsal ulnocarpal ligament
尺腕背侧韧带
Articular disc of radiocarpal joint
桡腕关节关节盘
Dorsal radioulnar ligament
桡尺背侧韧带
Interosseous membrane of forearm
前臂骨间膜
Ulna
尺骨

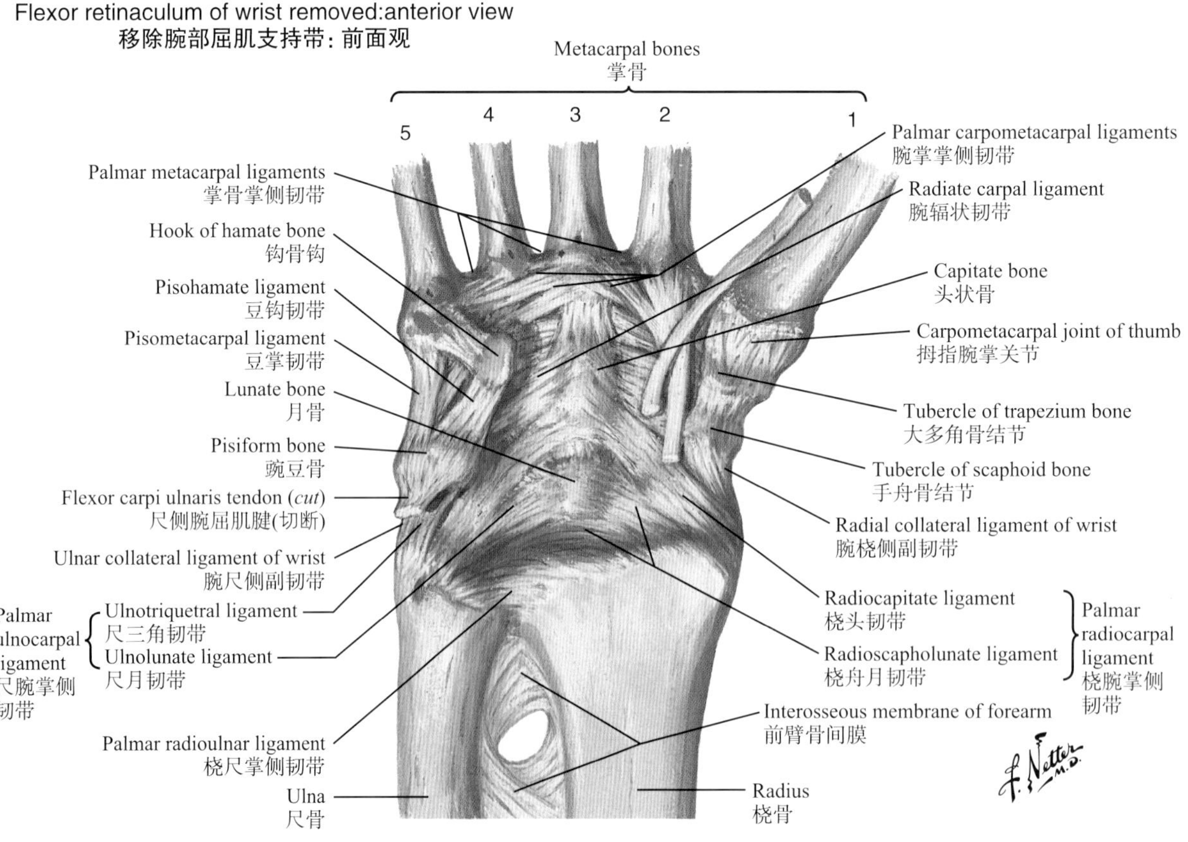
Flexor retinaculum of wrist removed:anterior view
移除腕部屈肌支持带：前面观
Metacarpal bones
掌骨
5
4
3
2
1
Palmar metacarpal ligaments
掌骨掌侧韧带
Hook of hamate bone
钩骨钩
Pisohamate ligament
豆钩韧带
Pisometacarpal ligament
豆掌韧带
Lunate bone
月骨
Pisiform bone
豌豆骨
Flexor carpi ulnaris tendon (cut)
尺侧腕屈肌腱(切断)
Ulnar collateral ligament of wrist
腕尺侧副韧带
Palmar ulnocarpal ligament
尺腕掌侧韧带
Ulnotriquetral ligament
尺三角韧带
Ulnolunate ligament
尺月韧带
Palmar radioulnar ligament
桡尺掌侧韧带
Ulna
尺骨
Palmar carpometacarpal ligaments
腕掌掌侧韧带
Radiate carpal ligament
腕辐状韧带
Capitate bone
头状骨
Carpometacarpal joint of thumb
拇指腕掌关节
Tubercle of trapezium bone
大多角骨结节
Tubercle of scaphoid bone
手舟骨结节
Radial collateral ligament of wrist
腕桡侧副韧带
Radiocapitate ligament
桡头韧带
Radioscapholunate ligament
桡舟月韧带
Palmar radiocarpal ligament
桡腕掌侧韧带
Interosseous membrane of forearm
前臂骨间膜
Radius
桡骨

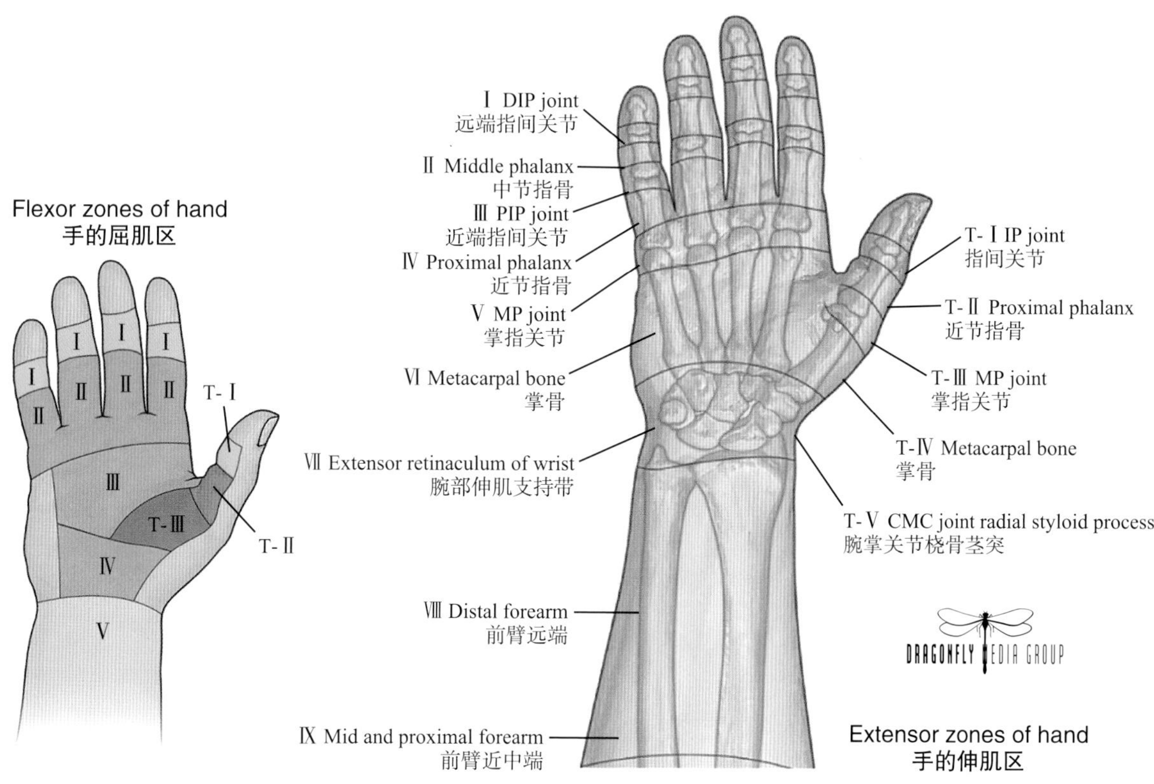


Ⅰ FDS insertion 指浅屈肌止点
Ⅱ Flexor sheath 屈肌腱鞘
Ⅲ Lumbrical origin 蚓状肌起点
Ⅳ Carpal tunnel 腕管
Ⅴ Distal forearm 前臂远端
T-Ⅰ Distal to IP joint 指间关节远端
T-Ⅱ Thumb MP joint to IP joint 拇指掌指关节到指间关节
T-Ⅲ Thenar eminence 鱼际

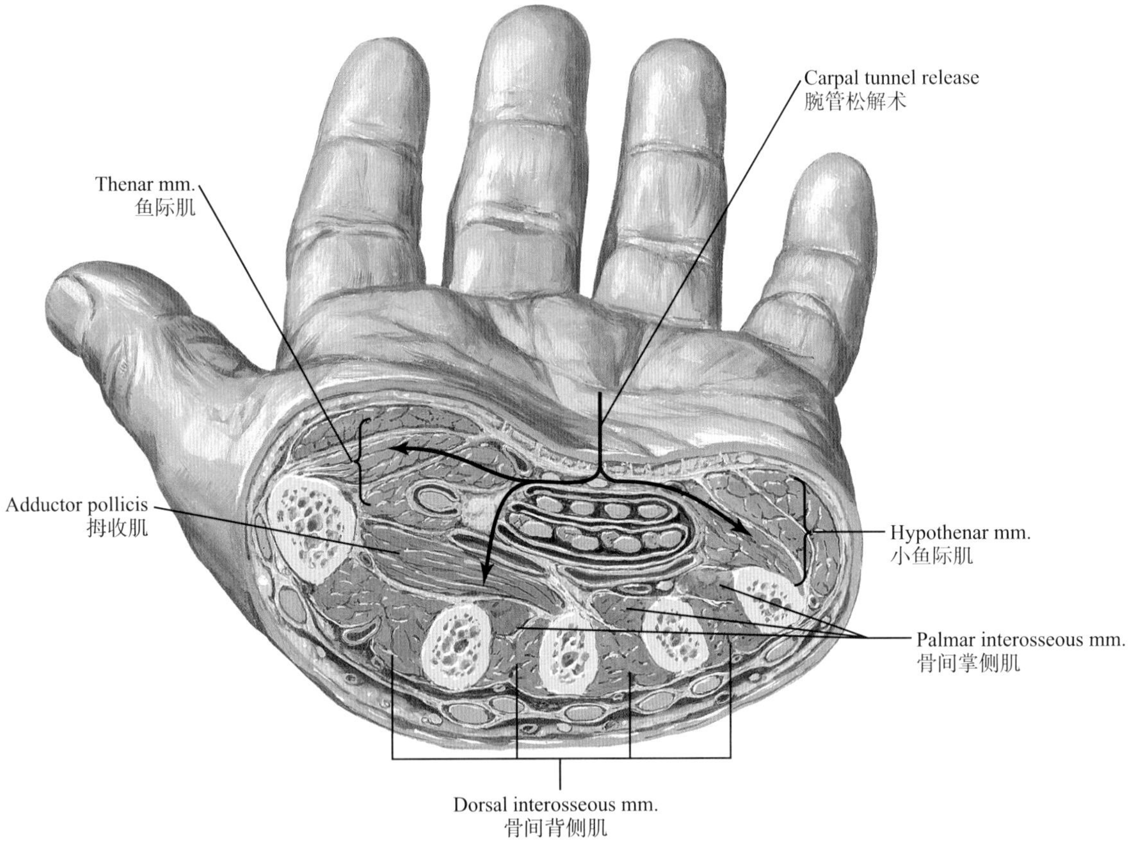

Carpal tunnel release
腕管松解术
Thenar mm.
鱼际肌
Adductor pollicis
拇收肌
Hypothenar mm.
小鱼际肌
Palmar interosseous mm.
骨间掌侧肌
Dorsal interosseous mm.
骨间背侧肌
Flexor retinaculum of wrist 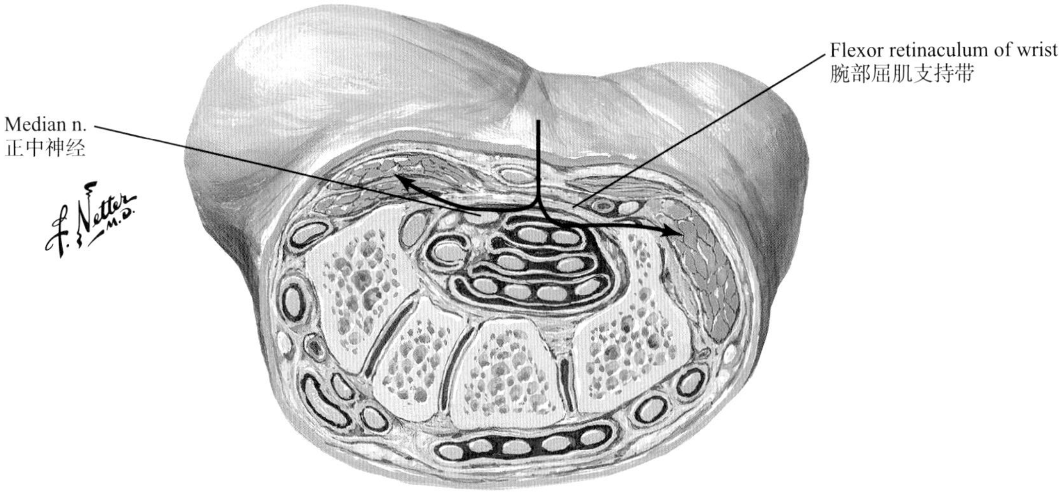
腕部屈肌支持带
Median n.
正中神经

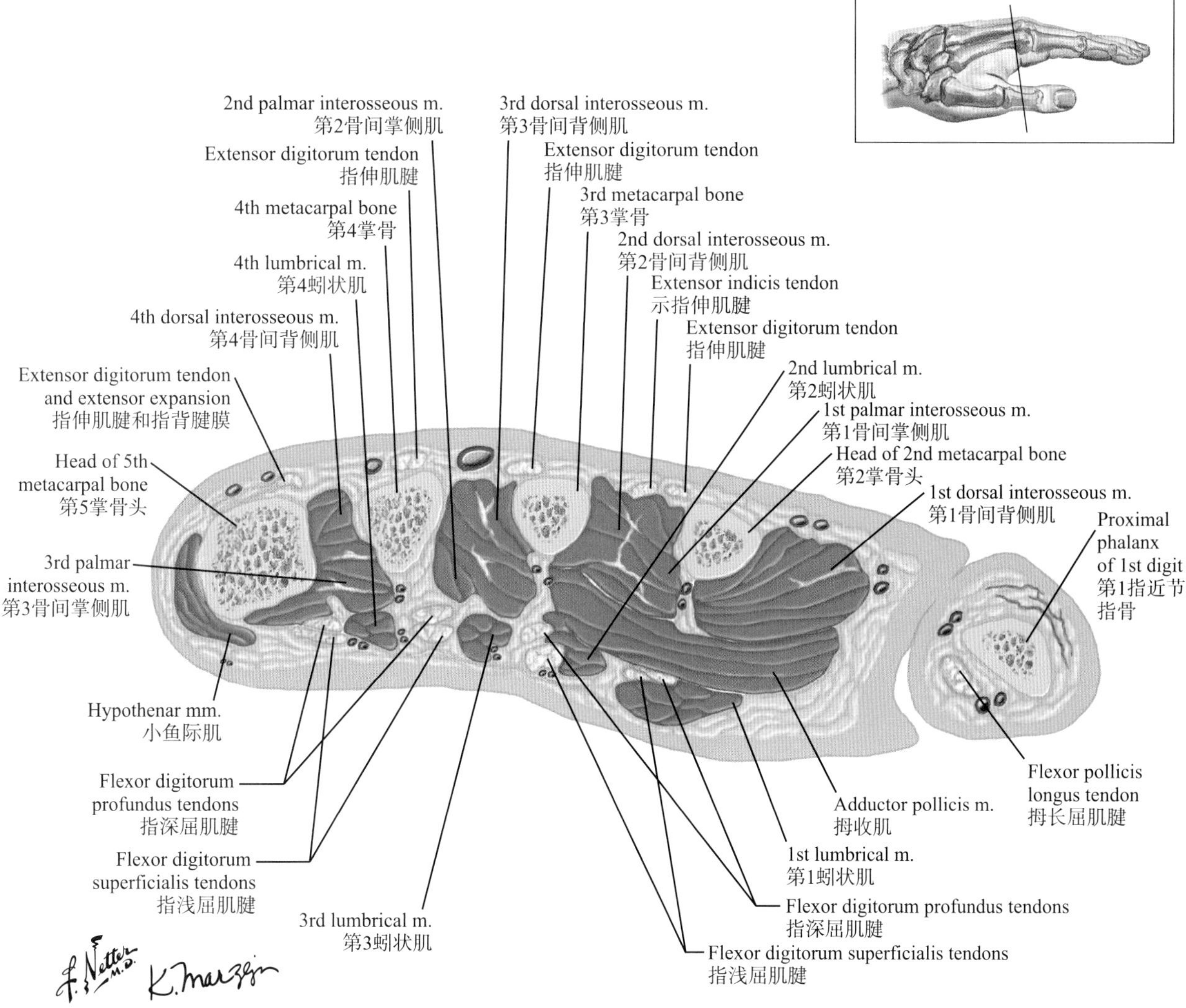
2nd palmar interosseous m.
第2骨间掌侧肌
Extensor digitorum tendon
指伸肌腱
4th metacarpal bone
第4掌骨
4th lumbrical m.
第4蚓状肌
4th dorsal interosseous m.
第4骨间背侧肌
Extensor digitorum tendon and extensor expansion
指伸肌腱和指背腱膜
Head of 5th metacarpal bone
第5掌骨头
3rd palmar interosseous m.
第3骨间掌侧肌
Hypothenar mm.
小鱼际肌
Flexor digitorum profundus tendons
指深屈肌腱
Flexor digitorum superficialis tendons
指浅屈肌腱
3rd lumbrical m.
第3蚓状肌
3rd dorsal interosseous m.
第3骨间背侧肌
Extensor digitorum tendon
指伸肌腱
3rd metacarpal bone
第3掌骨
2nd dorsal interosseous m.
第2骨间背侧肌
Extensor indicis tendon
示指伸肌腱
Extensor digitorum tendon
指伸肌腱
2nd lumbrical m.
第2蚓状肌
1st palmar interosseous m.
第1骨间掌侧肌
Head of 2nd metacarpal bone
第2掌骨头
1st dorsal interosseous m.
第1骨间背侧肌
Proximal phalanx of 1st digit
第1指近节指骨
Flexor pollicis longus tendon
拇长屈肌腱
Adductor pollicis m.
拇收肌
1st lumbrical m.
第1蚓状肌
Flexor digitorum profundus tendons
指深屈肌腱
Flexor digitorum superficialis tendons
指浅屈肌腱

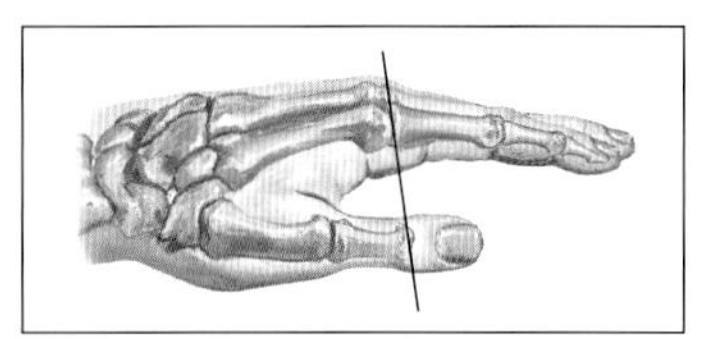

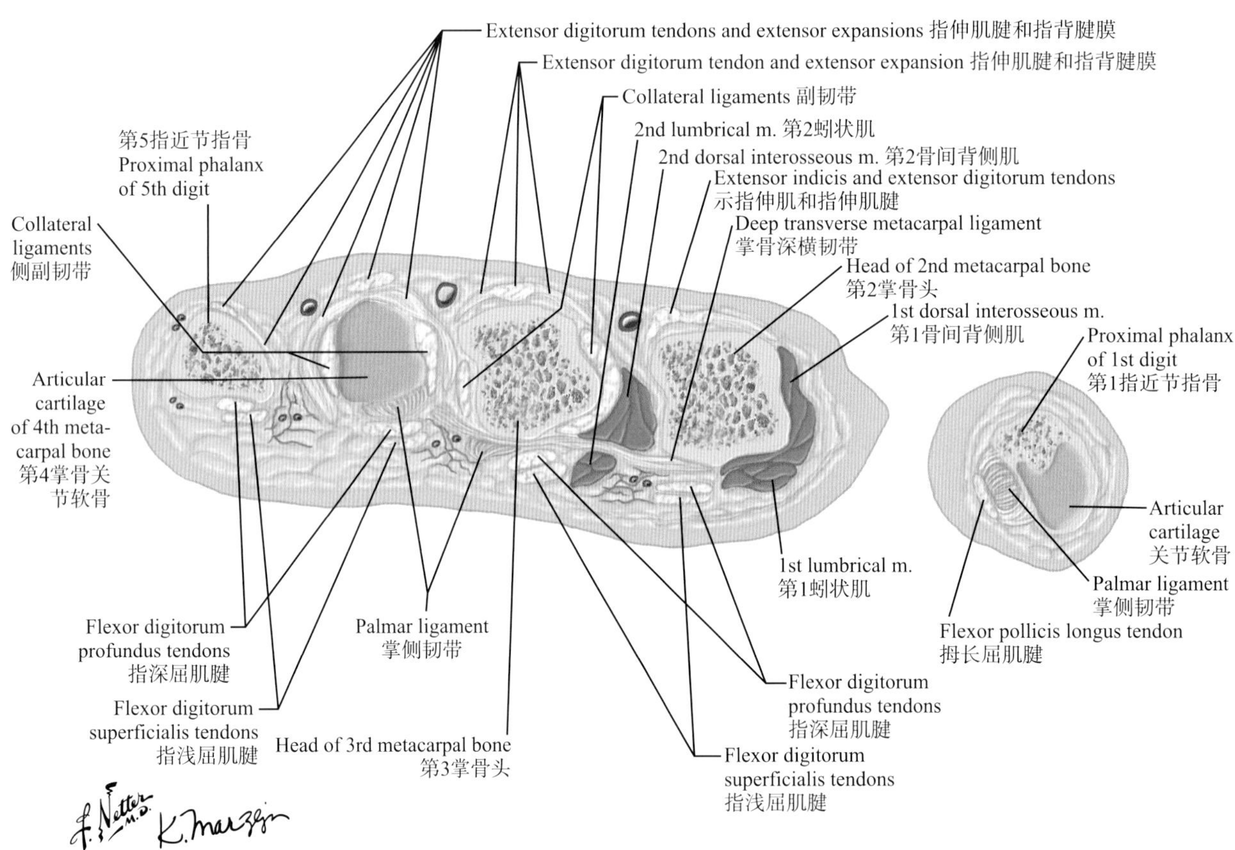

Extensor digitorum tendons and extensor expansions 指伸肌腱和指背腱膜
Extensor digitorum tendon and extensor expansion 指伸肌腱和指背腱膜
Collateral ligaments 副韧带
2nd lumbrical m. 第2蚓状肌
2nd dorsal interosseous m. 第2骨间背侧肌
Extensor indicis and extensor digitorum tendons 示指伸肌和指伸肌腱
Deep transverse metacarpal ligament 掌骨深横韧带
Head of 2nd metacarpal bone 第2掌骨头
1st dorsal interosseous m. 第1骨间背侧肌
第5指近节指骨 Proximal phalanx of 5th digit
Collateral ligaments 侧副韧带
Articular cartilage of 4th metacarpal bone 第4掌骨关节软骨
Proximal phalanx of 1st digit 第1指近节指骨
Articular cartilage 关节软骨
Palmar ligament 掌侧韧带
Flexor pollicis longus tendon 拇长屈肌腱
1st lumbrical m. 第1蚓状肌
Flexor digitorum profundus tendons 指深屈肌腱
Flexor digitorum superficialis tendons 指浅屈肌腱
Palmar ligament 掌侧韧带
Head of 3rd metacarpal bone 第3掌骨头
Flexor digitorum profundus tendons 指深屈肌腱
Flexor digitorum superficialis tendons 指浅屈肌腱

| 解剖结构 | 临床意义 | 图号 |
|---|---|---|
| 神经系统和感觉器官 | | |
| **胸长神经** | 损伤可能因前锯肌失去神经支配导致“翼状肩”。重复性头顶部运动或活动会导致损伤。 | 436，438 |
| **腋神经** | 腋神经位置靠近肱骨外科颈，使其易由于肱骨骨折或脱位而损伤。不合适的拐杖也会压迫腋神经。 | 441 |
| **正中神经** | 腕管综合征压迫，导致外侧的三根半手指疼痛及麻木。主要的危险因素包括肥胖、妊娠、糖尿病和甲状腺功能减退。 | 470，486 |
| **正中神经返支** | 掌鱼际隆起处发生浅表撕裂伤时可能损伤。 | 469 |
| **尺神经** | 经过肱骨内上髁后方及腕尺管（Guyon 管）处易受压迫或损伤。 | 483，487 |
| **桡神经** | 行走于桡神经沟时容易被损伤及压迫（例如肱骨骨折时），常见的症状是由于伸腕无力导致的“垂腕”。不合适的拐杖也会压迫桡神经。 | 488，489 |
| 骨骼系统 | | |
| **锁骨** | 大多数锁骨骨折是由于跌落时臂外展或直接暴力传导至肩的侧方导致的。锁骨的中1/3最易骨折。锁骨上神经阻滞可缓解骨折引起的急性疼痛。 | 427，429 |
| **肱骨** | 肱骨近端，特别是外科颈骨折，在老年人中常因摔倒的低能量暴力所致，青年中常因高能量创伤所致。腋神经和旋肱动脉可能会被损伤。由于脱位导致的旋肱前/后动脉损伤引发的血肿可能会使复位复杂化。中段骨折也相对常见，可能累及桡神经和/或肱深动脉；肱骨远端骨折可能内侧累及尺神经，外侧累及桡神经。 | 427，428，430 |
| **尺骨** | 尺骨鹰嘴的皮下位置使其容易因为直接暴力而骨折，特别是当肘部弯曲时。尺骨茎突也可能随桡骨远端同时骨折。 | 446，449 |
| **桡骨** | 桡骨远端骨折是上肢骨折中最常见的（Colles 骨折），常因手外展时摔倒导致（fall on outstretched hand，FOOSH）。 | 449 |
| **手舟骨** | 手舟骨是最容易骨折的腕骨，常因手向外伸展时摔倒导致。 | 459，460，462 |
| 肌肉系统 | | |
| **掌腱膜** | 进行性纤维化可能导致结节，并最终形成限制手指伸展的可触性条索[掌腱膜（Dupuytren）挛缩]。 | 469 |
| **肩袖肌群** | 肩袖肌群的损伤常因其急性损伤或慢性过度使用导致，是常见的导致肩部疼痛及活动受限的原因。 | 431，434，441 |
| **冈上肌肌腱** | 肩袖肌群肌腱复合体中最常撕裂的肌腱。 | 434-436，441 |
| **肱二头肌肌腱** | 会由于肌肉收缩时的突然负荷而断裂；通过屈肌反射评估脊神经 C5 及 C6 的功能。 | 440，442 |
| **肱二头肌长头** | 肱二头肌长头肌腱会发生关节内腱病，引发肩关节疼痛；肱二头肌长头肌腱常于老年人臂外展摔倒时撕裂。肱二头肌长头撕裂时，它通常会从盂上结节撕脱并缩回，肌肉挛缩至肱骨中部发生肿胀隆起（Popeye 畸形）。在淀粉样变性、浸润性疾病中可能发生肱二头肌长头的自发断裂，这些疾病同时也可能导致心肌炎。 | 440 |

| 解剖结构 | 临床意义 | 图号 |
|---|---|---|
| 肌肉系统(续) | | |
| **前臂后肌群** | 反复使用起自总伸肌附着端的肌肉,会损伤肌腱并导致外上髁的疼痛(上髁炎)。如挥动网球拍和不恰当地使用锤子的运动会导致"网球肘"。最可能累及的肌肉是桡侧腕短伸肌。 | 451 |
| **前臂前群肌** | 反复使用起自总屈肌附着端的肌肉,会损伤肌腱并导致内上髁的疼痛("高尔夫球肘")。 | 452,453 |
| 心血管系统 | | |
| **肘正中静脉** | 在肘窝行静脉穿刺。 | 424 |
| **肩胛上动脉,肩胛背动脉,旋肩胛动脉** | 提供肩胛骨周围的侧支循环,在腋动脉堵塞或受压时为远端上肢提供血供。 | 437 |
| **肱动脉** | 在测量上肢血压,血压计放气的时候,听诊肱动脉柯氏音来测量收缩压和舒张压;位于肱二头肌腱内侧和肘窝肱二头肌腱膜深部。 | 442,443 |
| **桡动脉** | 触诊腕部外侧评估桡动脉搏动。经皮心脏手术(如血管成形术)和动脉血液取样时常用的血管通路部位。 | 14,443 |
| **尺动脉** | 在桡动脉置管过程中,通过掌弓为手部提供重要的侧支循环,术前使用 Allen 试验评估桡动脉和尺动脉的通畅程度,桡动脉和尺动脉均被压缩,然后释放尺动脉上的压力,几秒钟内手腕颜色恢复表明尺动脉未闭。 | 443,476 |

* 各解剖结构的选择主要基于临床数据以及大体解剖课程中经常涉及的临床诊治内容。

臂丛神经根是典型的 C5~T1 脊神经的前支。由于臂丛中的干股束前后编排可能不同，组成臂丛的脊神经以及从臂丛发出的神经变异是常见的。

| 神经 | 起源 | 走行 | 分支 | 支配 | 皮肤分布区 |
|---|---|---|---|---|---|
| **肩胛背神经** | 脊神经 C5 前支 | 穿中斜角肌，沿肩胛骨脊柱缘在肩胛提肌后方和下方走行 | | 大菱形肌，小菱形肌，肩胛提肌 | |
| **胸长神经** | 脊神经 C5~C7 前支 | C5~C6 在中斜角肌内汇合，随后在第 1 肋骨处与 C7 连接。随后神经走行于臂丛和腋窝血管的下方和后方，接着沿前锯肌表面的腋中线走行 | | 前锯肌 | |
| **肩胛上神经** | 上干（C5~C6） | 穿过颈后三角，经肩胛舌骨肌下腹后及斜方肌边缘，穿过肩胛切迹至肩胛横上韧带下方进入冈上窝；继续向外侧，然后通过冈盂切迹至冈下窝 | | 冈上肌和冈下肌 | |
| **锁骨下神经** | 上干（C5~C6） | 在前支远侧向下延伸 | | 锁骨下肌 | |
| **胸外侧神经** | 外侧束（C5~C7） | 走行于腋动、静脉外侧和浅面，仅经过胸小肌内侧 | | 胸大肌和胸小肌 | |
| **肌皮神经** | 外侧束（C5~C7） | 发于胸小肌下缘，穿喙肱肌至肱肌和肱二头肌之间；经肘关节近端，穿深筋膜继续为前臂外侧皮神经 | 肌支，前臂外侧皮神经 | 臂前群肌肉 | 参见前臂外侧皮神经 |
| **前臂外侧皮神经** | 肌皮神经 | 走行于头静脉后方，在肘关节处分为前支和后支，沿前臂外侧表面走行 | 前支和后支 | | 前臂外侧 |
| **肩胛下神经** | 后束（C5~C6） | 上、下肩胛下神经穿过肩胛下肌前面；肩胛下神经终止于大圆肌 | | 大圆肌和肩胛下肌 | |
| **胸背神经** | 后束（C6~C8） | 起于上、下肩胛下神经之间，沿腋后壁伴胸背动脉走行，至背阔肌深方 | | 背阔肌 | |
| **桡神经** | 后束（C5~T1） | 走行于背阔肌前至大圆肌下缘，沿肱骨桡神经沟伴肱深动脉至肱三头肌内侧和外侧头之间 | 臂后皮神经，臂外侧下皮神经，前臂后皮神经，肌支，深支，浅支和骨间后神经 | 肱三头肌，肘肌，肱桡肌，桡侧腕长、腕短伸肌，旋后肌（参见骨间后神经） | 手背外侧（参见皮支） |
| **臂后皮神经** | 桡神经 | 起于桡神经腋窝内侧段 | | | 臂内侧后部 |

| 神经 | 起源 | 走行 | 分支 | 支配 | 皮肤分布区 |
|---|---|---|---|---|---|
| **臂外侧下皮神经** | 桡神经 | 在三角肌粗隆下穿肱三头肌外侧头，伴头静脉向前走行 | | | 臂外侧远端 |
| **前臂后皮神经** | 桡神经 | 位于肱三头肌外侧头和内侧头之间 | | | 前臂外侧后部 |
| **骨间后神经** | 桡神经深支 | 是桡神经深支的延续，走行于旋后肌深方，远端沿前臂骨间膜后面继续走行 | | 前臂后部肌肉（部分例外） | |
| **腋神经** | 后束（C5~C6） | 经肩胛下肌前面，伴旋肱后动脉通过四边孔穿出腋窝 | 肌支，臂外侧上皮神经 | 三角肌和小圆肌 | 参见臂外侧上皮神经 |
| **臂外侧上皮神经** | 腋神经 | 穿三角肌后下缘的深筋膜变成皮支 | | | 臂外侧近端 |
| **胸内侧神经** | 内侧束（C8~T1） | 走行于腋动脉和腋静脉之间，穿胸小肌到达胸大肌 | | 胸小肌和胸大肌 | |
| **臂内侧皮神经** | 内侧束（T1） | 在背阔肌前方出现并横行于腋窝，于腋静脉后内侧走行，穿深筋膜伴贵要静脉下行 | 前、后支 | | 臂内侧前部 |
| **前臂内侧皮神经** | 内侧束（C8~T1） | 位于腋动脉内侧，横穿腋窝，穿深筋膜分布至前臂，并伴贵要静脉于前臂尺侧走行 | 前、后支 | | 臂前侧，前臂内侧 |
| **尺神经** | 内侧束（C7~T1） | 位于腋动脉内侧，沿肱三头肌内侧头在尺神经尺骨鹰嘴与内上髁之间走行至肱动脉内侧；在尺侧腕屈肌头之间进入前臂；在尺侧腕屈肌和指深屈肌之间向远端走行，在入手之前发出背侧支 | 肌支，背支，掌支，浅支和深支 | 尺侧腕屈肌，指深屈肌（尺侧半），拇收肌，小鱼际肌，骨间背侧和掌侧肌，蚓状肌（内侧两） | 手掌和手背内侧，第5指和部分第4指 |
| **正中神经** | 内侧和外侧束（C6~T1） | 在旋前圆肌头间与肱动脉伴行并向远端走行，进入前臂；经指浅屈肌深面，走行至腕屈肌支持带处变浅；穿腕管至腕屈肌支持带深方 | 骨间前神经，肌支，掌支，返支，指掌侧总神经 | 前臂前部（部分例外），蚓状肌（外侧两），鱼际肌（参见骨间前神经） | 掌外侧部，拇指，第2、第3指，第4指部分 |
| **骨间前神经** | 正中神经 | 在肘部沿前臂骨间膜前面伴骨间前动脉远端走行 | | 拇长屈肌，旋前方肌，指深屈肌（桡侧半） | |

| 肌 | 肌群 | 近端附着点 | 远端附着点 | 神经支配 | 血供 | 主要功能 |
|---|---|---|---|---|---|---|
| **小指展肌** | 手 | 豌豆骨，尺侧腕屈肌腱 | 小指（第5指）近节指骨内侧和底部 | 尺神经（深支） | 尺动脉掌深支 | 外展小指 |
| **拇短展肌** | 手 | 腕屈肌支持带，手舟骨结节和大多角骨结节 | 拇指近节指骨底部 | 正中神经（返支） | 桡动脉掌浅支 | 外展拇指 |
| **拇长展肌** | 前臂后群 | 尺骨，桡骨，前臂骨间膜的后面 | 第1掌骨底 | 骨间后神经 | 骨间后动脉 | 外展和伸拇指 |
| **拇收肌** | 手 | **斜头：**第2和第3掌骨底，头状骨和其邻近的腕骨<br>**横头：**第3掌骨前面 | 拇指近节指骨底内侧 | 尺神经（深支） | 掌深弓 | 内收拇指 |
| **肘肌** | 前臂后群 | 肱骨外上髁后面 | 鹰嘴外侧，尺骨近端后面 | 桡神经 | 肱深动脉 | 辅助肱三头肌伸肘 |
| **肱二头肌** | 臂前群 | **长头：**肩胛骨盂上结节<br>**短头：**肩岬骨喙突 | 桡骨粗隆，前臂筋膜（经肱二头肌腱膜） | 肌皮神经 | 肱动脉 | 前臂屈曲和旋后 |
| **肱肌** | 臂前群 | 肱骨下半前面 | 尺骨冠突和尺骨粗隆 | 肌皮神经和桡神经 | 桡侧返动脉和肱动脉 | 屈前臂 |
| **肱桡肌** | 前臂后群 | 肱骨外上髁嵴近端2/3 | 桡骨远端底部外侧 | 桡神经 | 桡侧返动脉 | 前臂处于旋前正中时弱屈曲前臂 |
| **喙肱肌** | 臂前群 | 肩岬骨喙突 | 肱骨中段三分之一内面 | 肌皮神经 | 肱动脉 | 屈曲和内收臂 |
| **三角肌** | 肩 | **锁骨部：**锁骨外三分之一<br>**肩峰部：**肩峰<br>**肩胛部：**肩胛冈 | 肱骨三角肌粗隆 | 腋神经 | 旋肱后动脉，胸肩峰动脉三角肌支 | **锁骨部：**前屈、内旋臂<br>**肩峰部：**外展前臂超过15°时，15°以内由冈上肌完成<br>**肩胛部：**外展外旋臂 |
| **骨间背侧肌** | 手 | 相邻掌骨相对面 | 第2~4指近节指骨底，伸指肌腱扩展部 | 尺神经（深支） | 掌深弓 | 外展指；屈掌指关节，伸指间关节 |
| **桡侧腕短伸肌** | 前臂后群 | 肱骨外上髁 | 第3掌骨底和第2掌骨 | 桡神经（深支） | 桡动脉和桡侧返动脉 | 伸腕和外展腕 |
| **桡侧腕长伸肌** | 前臂后群 | 肱骨外上髁嵴远端1/3 | 第2掌骨底 | 桡神经 | 桡动脉和桡侧返动脉 | 伸腕和外展腕 |

待续

| 肌 | 肌群 | 近端附着点 | 远端附着点 | 神经支配 | 血供 | 主要功能 |
|---|---|---|---|---|---|---|
| **尺侧腕伸肌** | 前臂后群 | 肱骨外上髁，尺骨后缘 | 第5掌骨底 | 骨间后神经 | 骨间后动脉 | 伸和内收腕 |
| **小指伸肌** | 前臂后群 | 肱骨外上髁 | 小指伸指肌腱扩展部 | 骨间后神经 | 骨间后动脉 | 伸小指 |
| **指伸肌** | 前臂后群 | 肱骨外上髁 | 第2~5指伸指肌腱扩展部 | 骨间后神经 | 骨间后动脉 | 伸内侧四个掌指关节，协助伸腕 |
| **示指伸肌** | 前臂后群 | 尺骨后面和前臂骨间膜 | 示指伸指肌腱扩展部 | 骨间后神经 | 骨间后动脉 | 伸示指和协助伸腕 |
| **拇短伸肌** | 前臂后群 | 桡骨后面和前臂骨间膜 | 拇指近节指骨底背侧 | 骨间后神经 | 骨间后动脉 | 伸拇指近节指骨 |
| **拇长伸肌** | 前臂后群 | 尺骨中段1/3后面，前臂骨间膜 | 拇指远节指骨底背侧 | 骨间后神经 | 骨间后动脉 | 伸拇指远节指骨 |
| **桡侧腕屈肌** | 前臂前群 | 肱骨内上髁 | 第2掌骨底 | 正中神经 | 桡动脉 | 屈腕，腕外展 |
| **尺侧腕屈肌** | 前臂前群 | **浅头：**肱骨内上髁<br>**深头：**鹰嘴和尺骨后缘 | 豌豆骨，钩骨钩，第5掌骨底 | 尺神经 | 尺侧返动脉后支 | 屈腕，腕内收 |
| **小指屈肌** | 手 | 腕屈肌支持带，钩骨钩 | 小指近节指骨底内侧 | 尺神经（深支） | 尺动脉掌深支 | 屈小指近节指骨 |
| **指深屈肌** | 前臂前群 | 尺骨上3/4内面和前面，前臂骨间膜 | 第2~5指远节指骨底 | **内侧：**尺神经<br>**外侧：**正中神经 | 骨间前动脉和尺动脉 | 屈第2~5指远节指骨，协助屈腕 |
| **指浅屈肌** | 前臂前群 | **肱尺头：**肱骨内上髁和尺骨冠突，尺侧副韧带<br>**桡骨头：**桡骨近端前面 | 第2~5指中节指骨体 | 正中神经 | 尺动脉和桡动脉 | 屈第2~5指近节指骨和中节指骨，屈腕 |
| **拇短屈肌** | 手 | **浅头：**屈肌支持带，大多角骨结节<br>**深头：**小多角骨，头状骨 | 拇指近节指骨底的外侧 | **浅头：**正中神经（返支）<br>**深头：**尺神经（深支） | 桡动脉掌浅支 | 屈拇指近节指骨 |
| **拇长屈肌** | 前臂前群 | 桡骨前面和骨间膜 | 拇指远节指骨掌侧底 | 骨间前神经 | 骨间前动脉 | 屈拇指 |

| 肌 | 肌群 | 近端附着点 | 远端附着点 | 神经支配 | 血供 | 主要功能 |
|---|---|---|---|---|---|---|
| 冈下肌 | 肩 | 肩胛骨冈下窝，冈下深筋膜 | 肱骨大结节 | 肩胛上神经 | 肩胛上动脉 | 臂旋外 |
| 蚓状肌 | 手 | 指深屈肌腱 | 第2~5指伸指肌腱扩展部外侧 | **外侧两：**正中神经（手指支）<br>**内侧两：**尺神经（深支） | 掌浅弓和掌深弓 | 伸指间关节，屈掌指关节 |
| 小指对掌肌 | 手 | 腕屈肌支持带，钩骨钩 | 第5掌骨掌面 | 尺神经（深支） | 尺动脉掌深支 | 牵拉第5掌骨向前并旋转，使其与拇指对掌 |
| 拇对掌肌 | 手 | 腕屈肌支持带，大多角骨结节 | 第1掌骨外侧面 | 正中神经（返支） | 桡动脉掌浅支 | 向前牵拉第1掌骨并向内侧旋转 |
| 骨间掌侧肌 | 手 | 第2、4、5掌骨掌侧面 | 第2、4、5指近节指骨底和伸指肌腱扩展部 | 尺神经（深支） | 掌深弓 | 内收及屈曲手指；伸指间关节 |
| 掌短肌 | 手 | 掌腱膜和屈肌支持带 | 掌内侧缘的皮肤 | 尺神经（浅支） | 掌浅弓 | 加深掌心，协助抓握 |
| 掌长肌 | 前臂前群 | 肱骨内上髁 | 腕屈肌支持带远端，掌腱膜 | 正中神经 | 尺侧返动脉后支 | 屈腕，紧张掌腱膜 |
| 旋前方肌 | 前臂前群 | 尺骨远端前面1/4 | 桡骨远端前面1/4 | 骨间前神经 | 骨间前动脉 | 前臂旋前 |
| 旋前圆肌 | 前臂前群 | **肱骨头：**肱骨内上髁<br>**尺骨头：**尺骨冠突 | 桡骨中段外侧面 | 正中神经 | 尺侧返动脉前支 | 前臂旋前，协助屈肘 |
| 肩胛下肌 | 肩 | 肩胛下窝 | 肱骨小结节 | 肩胛下神经上支和下支 | 肩胛下动脉，胸外侧动脉 | 使肩关节内收，内旋；协助固定肱骨头于关节窝内 |
| 旋后肌 | 前臂后群 | 肱骨外上髁，桡侧副韧带及环状韧带，旋后肌窝和尺骨嵴 | 桡骨近端1/3的外侧，后侧和前侧 | 桡神经 | 桡动脉返支和骨间后动脉 | 旋后前臂 |
| 冈上肌 | 肩 | 肩胛骨冈上窝及深筋膜 | 肱骨大结节 | 肩胛上神经 | 肩胛上动脉 | 启动臂外展 |
| 大圆肌 | 肩 | 肩胛下角背面 | 肱骨结节间沟内侧嵴 | 肩胛下神经下支 | 旋肩胛动脉 | 肩关节内旋、内收 |
| 小圆肌 | 肩 | 肩胛骨外侧缘上2/3背面 | 肱骨大结节 | 腋神经 | 旋肩胛动脉 | 臂旋外 |

待续

| 肌 | 肌群 | 近端附着点 | 远端附着点 | 神经支配 | 血供 | 主要功能 |
|---|---|---|---|---|---|---|
| 肱三头肌 | 臂后群 | **长头：**肩胛骨盂下结节 | 尺骨鹰嘴后面 | 桡神经 | 肱深动脉 | 伸前臂，长头稳定外展时的肱骨头，使肩关节后伸及内收 |
| | | **外侧头：**肱骨上方后面 | | | | |
| | | **内侧头：**肱骨下2/3段内面和后面 | | | | |

注：骨骼肌的神经支配、血供、起止点和主要功能的变异在解剖学中十分常见，因此教科书之间出现描述不同和解剖变异是正常的。

# 下肢 8

| | | | |
|---|---|---|---|
| 表面解剖 | 图 491~494 | 局部扫描成像 | 图 555~556 |
| 髋、臀和股 | 图 495~515 | 附图 | 附图 103~112 |
| 膝 | 图 516~523 | 具有重要临床意义的解剖 | |
| 小腿 | 图 524~534 | 结构 | 表 8.1~8.2 |
| 踝和足 | 图 535~549 | 腰骶丛神经 | 表 8.3~8.4 |
| 神经 | 图 550~554 | 骨骼肌总表 | 表 8.5~8.8 |

## 附图

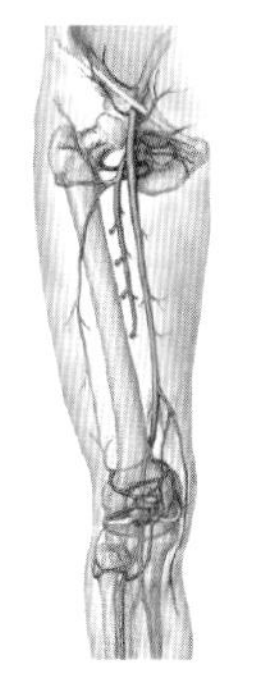

附图 103　股和膝的动脉

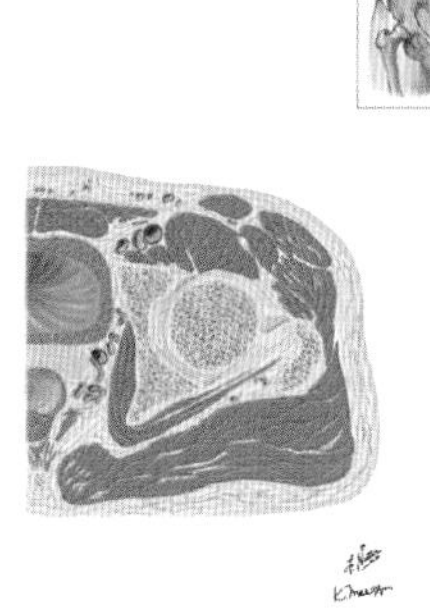

附图 104　髋的横断面：轴位观

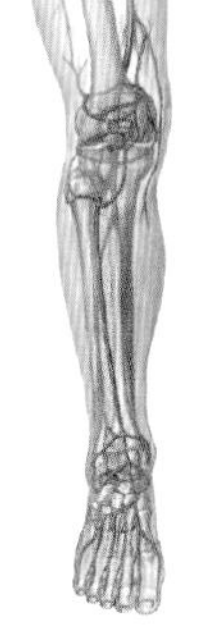

附图 105　膝和足的动脉

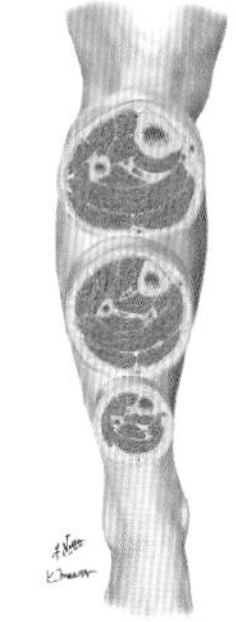

附图 106　小腿：连续横断面

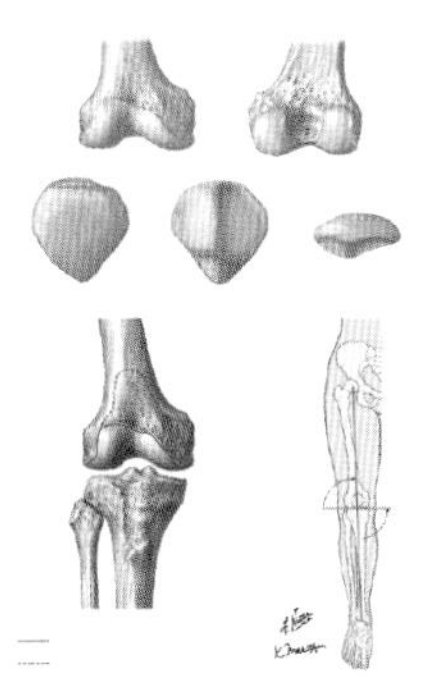

附图 107　膝的骨

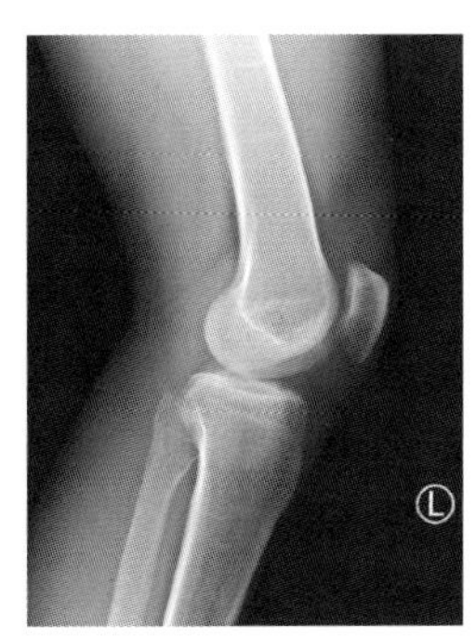

附图 108　膝的X线成像：外侧面观

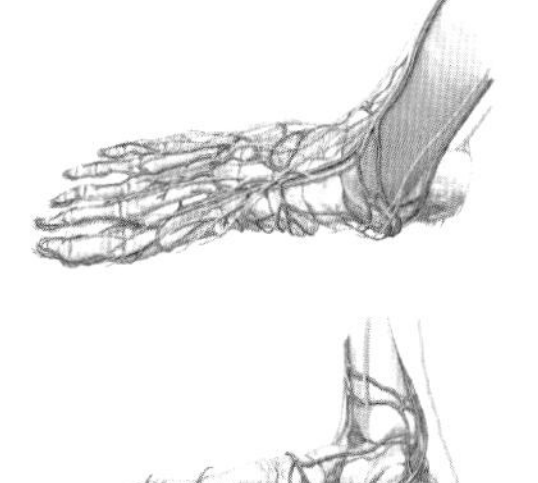

附图 109　足的神经和动脉

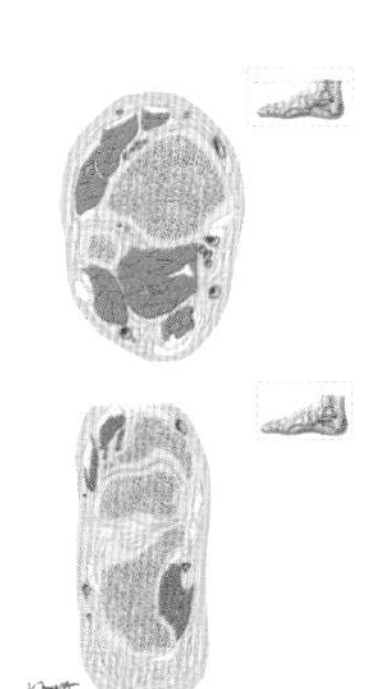

附图 110　踝和足的横断面

# 附图(续)

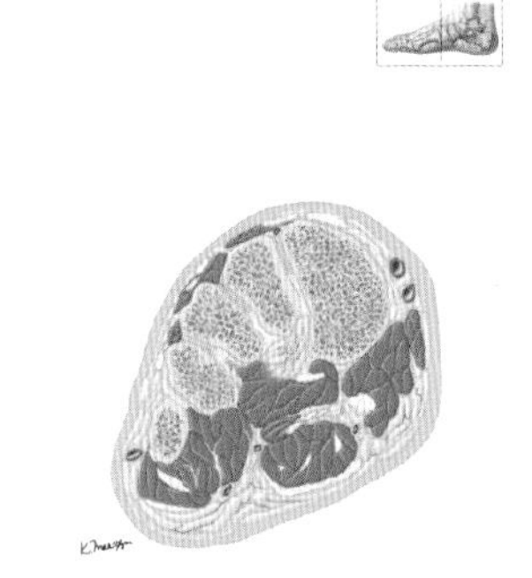

附图111 踝和足的横断面(续)

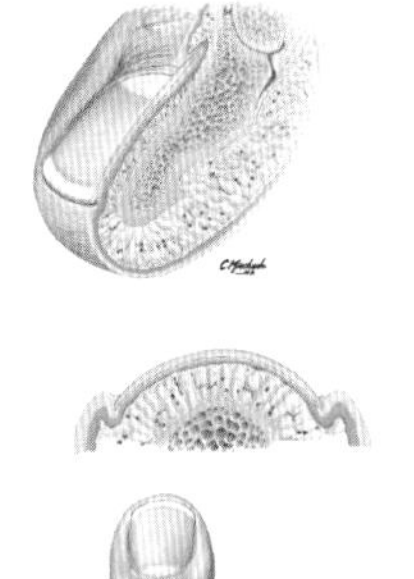

附图112 趾甲的解剖

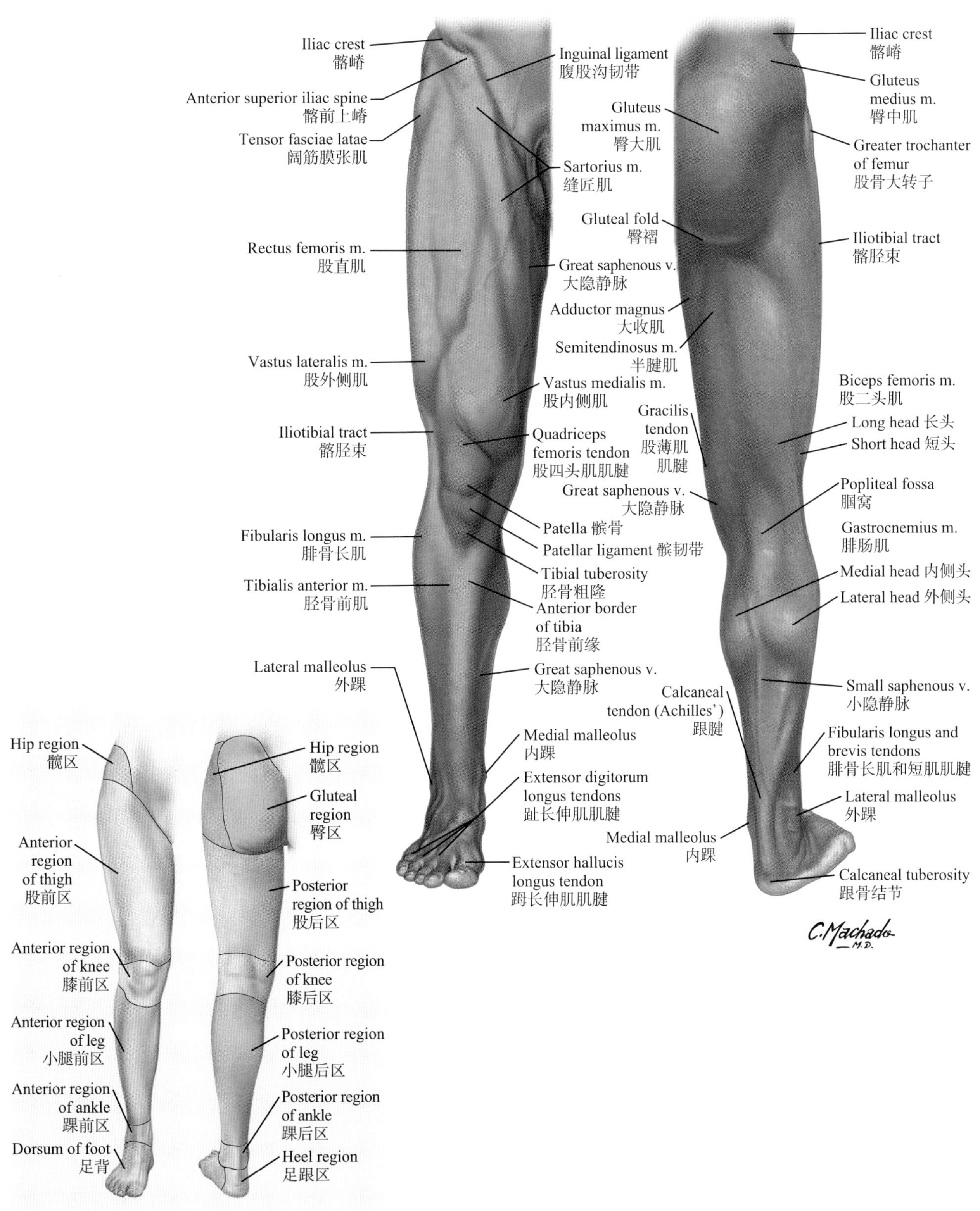
Iliac crest
髂嵴
Anterior superior iliac spine
髂前上嵴
Tensor fasciae latae
阔筋膜张肌
Rectus femoris m.
股直肌
Vastus lateralis m.
股外侧肌
Iliotibial tract
髂胫束
Fibularis longus m.
腓骨长肌
Tibialis anterior m.
胫骨前肌
Lateral malleolus
外踝
Inguinal ligament
腹股沟韧带
Sartorius m.
缝匠肌
Great saphenous v.
大隐静脉
Vastus medialis m.
股内侧肌
Quadriceps femoris tendon
股四头肌肌腱
Patella 髌骨
Patellar ligament 髌韧带
Tibial tuberosity
胫骨粗隆
Anterior border of tibia
胫骨前缘
Great saphenous v.
大隐静脉
Medial malleolus
内踝
Extensor digitorum longus tendons
趾长伸肌肌腱
Extensor hallucis longus tendon
踇长伸肌肌腱
Gluteus maximus m.
臀大肌
Gluteal fold
臀褶
Great saphenous v.
大隐静脉
Adductor magnus
大收肌
Semitendinosus m.
半腱肌
Gracilis tendon
股薄肌肌腱
Great saphenous v.
大隐静脉
Calcaneal tendon (Achilles')
跟腱
Medial malleolus
内踝
Iliac crest
髂嵴
Gluteus medius m.
臀中肌
Greater trochanter of femur
股骨大转子
Iliotibial tract
髂胫束
Biceps femoris m.
股二头肌
Long head 长头
Short head 短头
Popliteal fossa
腘窝
Gastrocnemius m.
腓肠肌
Medial head 内侧头
Lateral head 外侧头
Small saphenous v.
小隐静脉
Fibularis longus and brevis tendons
腓骨长肌和短肌肌腱
Lateral malleolus
外踝
Calcaneal tuberosity
跟骨结节
C. Machado M.D.
Hip region
髋区
Anterior region of thigh
股前区
Anterior region of knee
膝前区
Anterior region of leg
小腿前区
Anterior region of ankle
踝前区
Dorsum of foot
足背
Hip region
髋区
Gluteal region
臀区
Posterior region of thigh
股后区
Posterior region of knee
膝后区
Posterior region of leg
小腿后区
Posterior region of ankle
踝后区
Heel region
足跟区

参见图 523，550，551，554

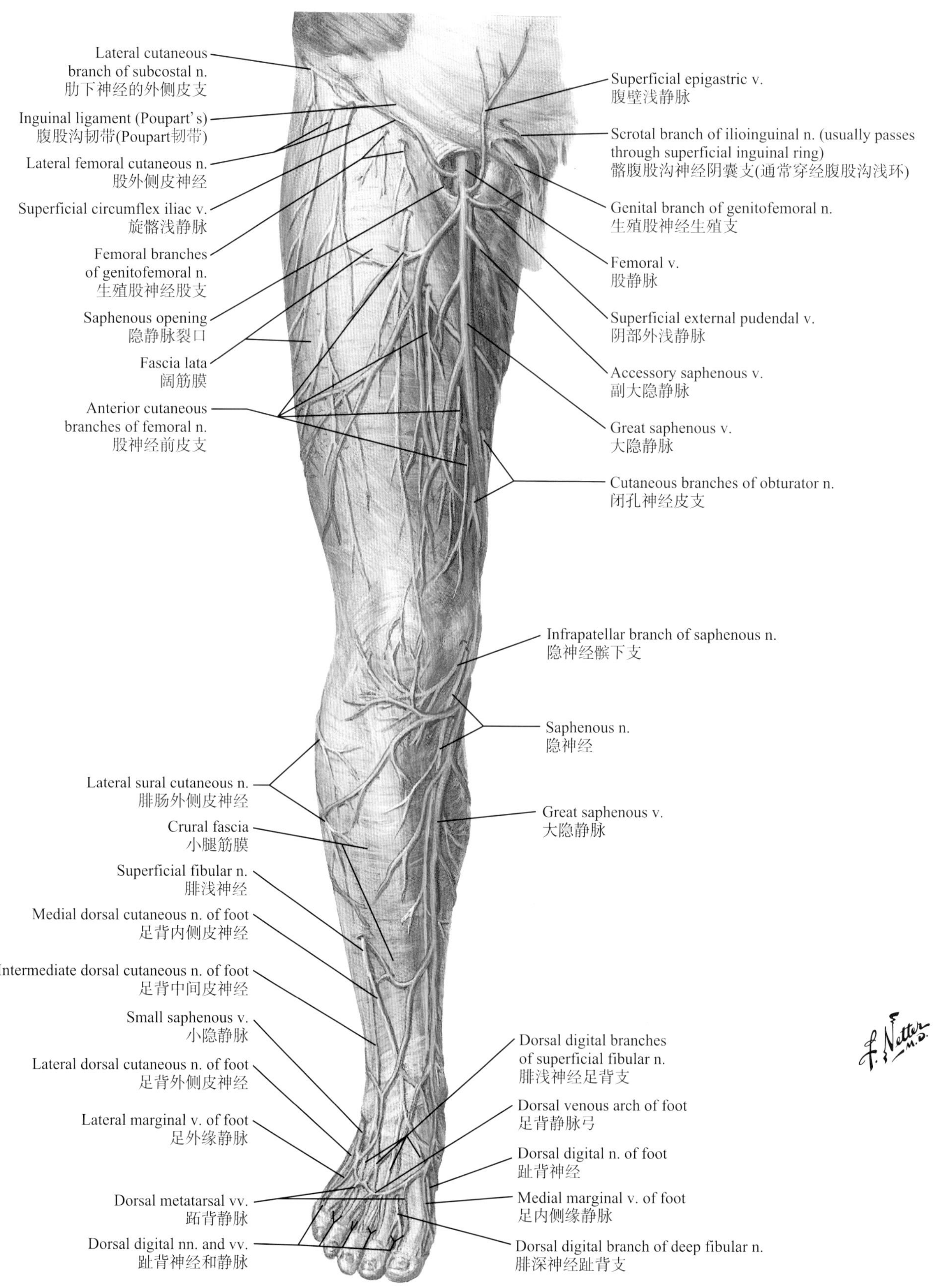

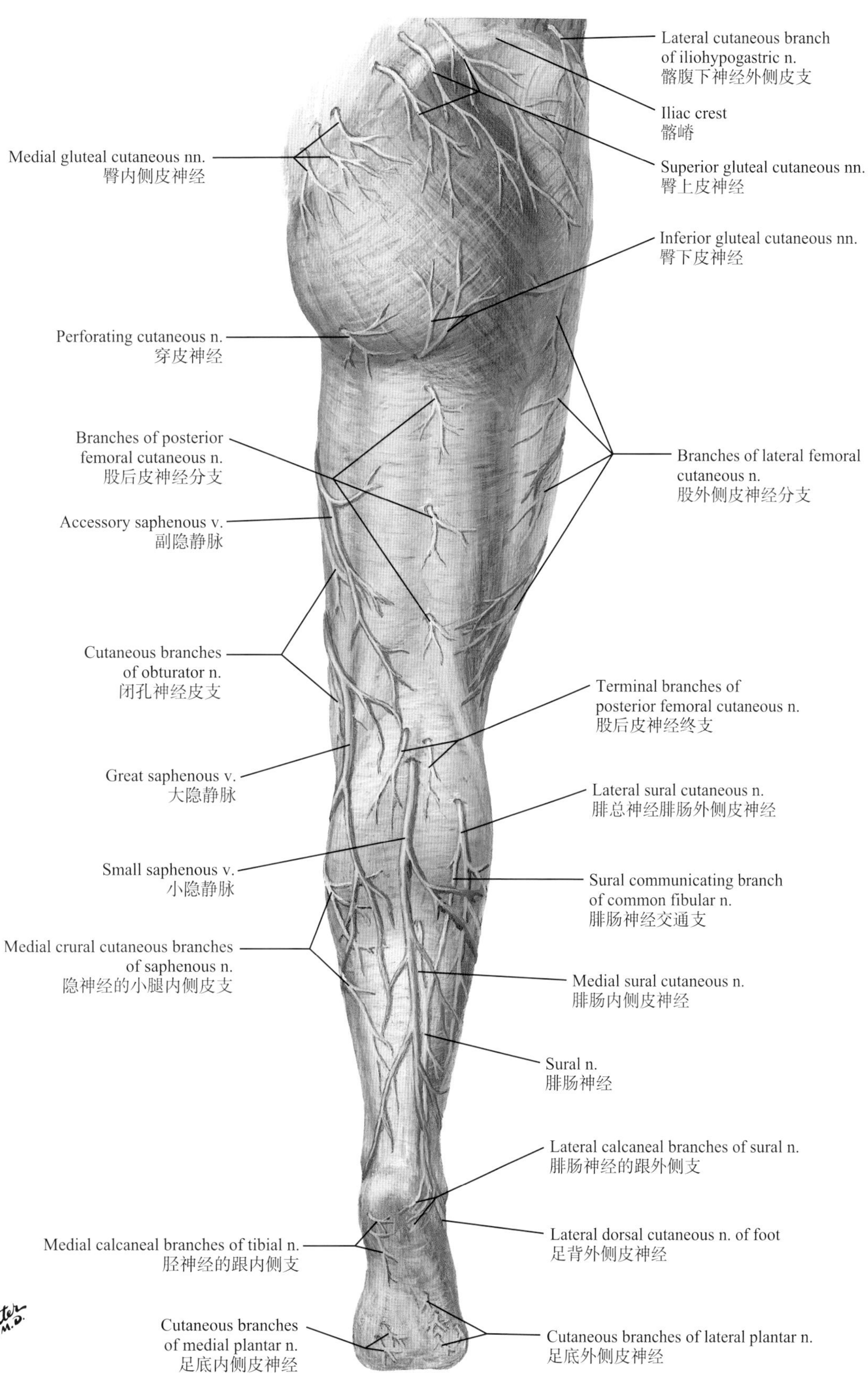
Lateral cutaneous branch of iliohypogastric n.
髂腹下神经外侧皮支
Iliac crest
髂嵴
Medial gluteal cutaneous nn.
臀内侧皮神经
Superior gluteal cutaneous nn.
臀上皮神经
Inferior gluteal cutaneous nn.
臀下皮神经
Perforating cutaneous n.
穿皮神经
Branches of posterior femoral cutaneous n.
股后皮神经分支
Branches of lateral femoral cutaneous n.
股外侧皮神经分支
Accessory saphenous v.
副隐静脉
Cutaneous branches of obturator n.
闭孔神经皮支
Terminal branches of posterior femoral cutaneous n.
股后皮神经终支
Great saphenous v.
大隐静脉
Lateral sural cutaneous n.
腓总神经腓肠外侧皮神经
Small saphenous v.
小隐静脉
Sural communicating branch of common fibular n.
腓肠神经交通支
Medial crural cutaneous branches of saphenous n.
隐神经的小腿内侧皮支
Medial sural cutaneous n.
腓肠内侧皮神经
Sural n.
腓肠神经
Lateral calcaneal branches of sural n.
腓肠神经的跟外侧支
Medial calcaneal branches of tibial n.
胫神经的跟内侧支
Lateral dorsal cutaneous n. of foot
足背外侧皮神经
Cutaneous branches of medial plantar n.
足底内侧皮神经
Cutaneous branches of lateral plantar n.
足底外侧皮神经
F. Netter M.D.

参见图 409，410

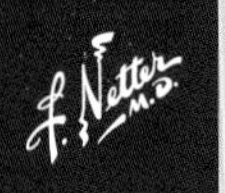

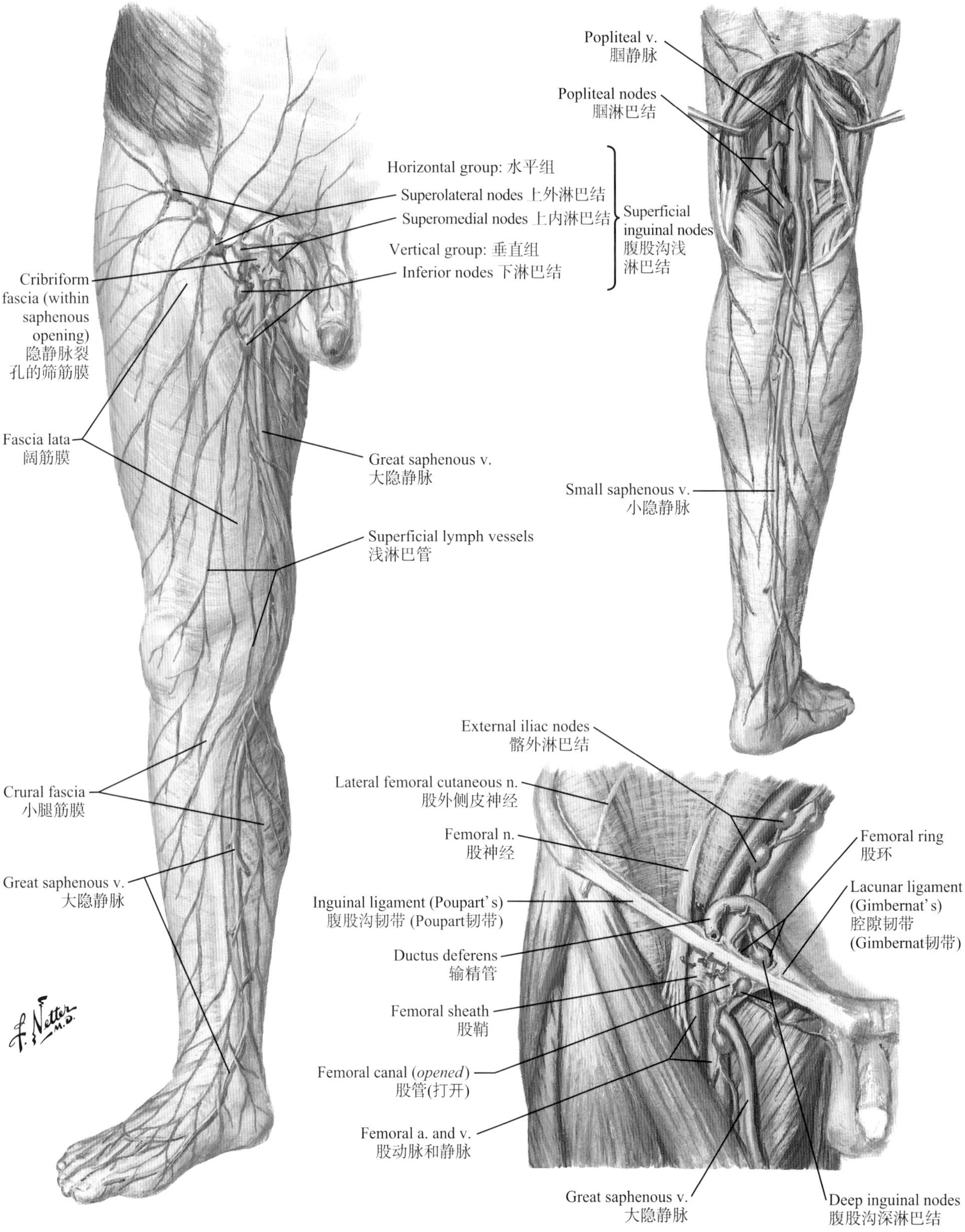
Popliteal v.
腘静脉
Popliteal nodes
腘淋巴结
Horizontal group: 水平组
Superolateral nodes 上外淋巴结
Superomedial nodes 上内淋巴结
Vertical group: 垂直组
Inferior nodes 下淋巴结
Superficial inguinal nodes
腹股沟浅淋巴结
Cribriform fascia (within saphenous opening)
隐静脉裂孔的筛筋膜
Fascia lata
阔筋膜
Great saphenous v.
大隐静脉
Small saphenous v.
小隐静脉
Superficial lymph vessels
浅淋巴管
Crural fascia
小腿筋膜
Great saphenous v.
大隐静脉
External iliac nodes
髂外淋巴结
Lateral femoral cutaneous n.
股外侧皮神经
Femoral n.
股神经
Femoral ring
股环
Lacunar ligament (Gimbernat's)
腔隙韧带 (Gimbernat韧带)
Inguinal ligament (Poupart's)
腹股沟韧带 (Poupart韧带)
Ductus deferens
输精管
Femoral sheath
股鞘
Femoral canal (opened)
股管(打开)
Femoral a. and v.
股动脉和静脉
Great saphenous v.
大隐静脉
Deep inguinal nodes
腹股沟深淋巴结

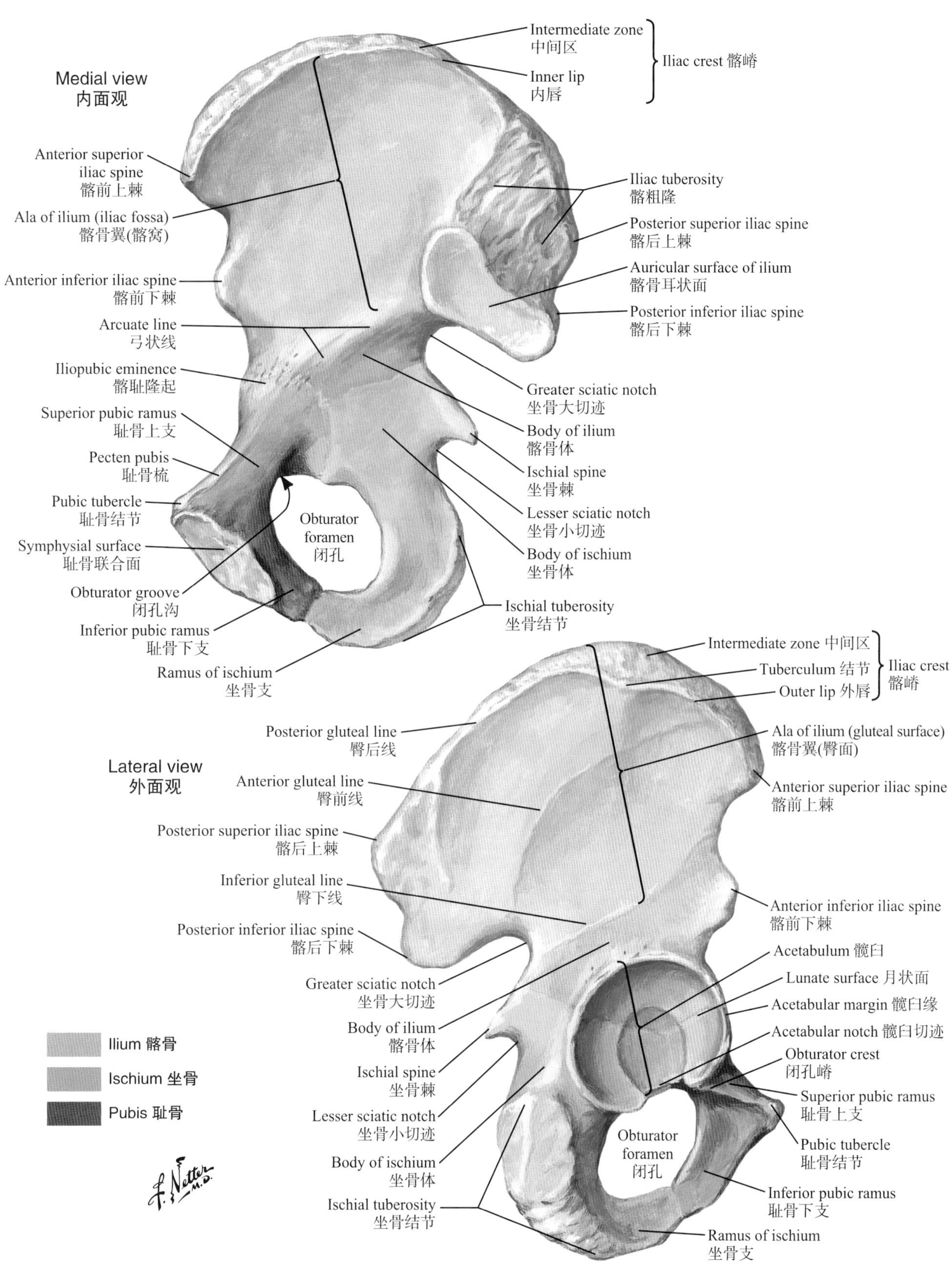
Medial view
内面观
Intermediate zone
中间区
Inner lip
内唇
Iliac crest 髂嵴
Anterior superior iliac spine
髂前上棘
Ala of ilium (iliac fossa)
髂骨翼(髂窝)
Anterior inferior iliac spine
髂前下棘
Arcuate line
弓状线
Iliopubic eminence
髂耻隆起
Superior pubic ramus
耻骨上支
Pecten pubis
耻骨梳
Pubic tubercle
耻骨结节
Symphysial surface
耻骨联合面
Obturator groove
闭孔沟
Inferior pubic ramus
耻骨下支
Ramus of ischium
坐骨支
Obturator foramen
闭孔
Iliac tuberosity
髂粗隆
Posterior superior iliac spine
髂后上棘
Auricular surface of ilium
髂骨耳状面
Posterior inferior iliac spine
髂后下棘
Greater sciatic notch
坐骨大切迹
Body of ilium
髂骨体
Ischial spine
坐骨棘
Lesser sciatic notch
坐骨小切迹
Body of ischium
坐骨体
Ischial tuberosity
坐骨结节
Lateral view
外面观
Intermediate zone 中间区
Tuberculum 结节
Outer lip 外唇
Iliac crest
髂嵴
Posterior gluteal line
臀后线
Anterior gluteal line
臀前线
Posterior superior iliac spine
髂后上棘
Inferior gluteal line
臀下线
Posterior inferior iliac spine
髂后下棘
Greater sciatic notch
坐骨大切迹
Body of ilium
髂骨体
Ischial spine
坐骨棘
Lesser sciatic notch
坐骨小切迹
Body of ischium
坐骨体
Ischial tuberosity
坐骨结节
Ala of ilium (gluteal surface)
髂骨翼(臀面)
Anterior superior iliac spine
髂前上棘
Anterior inferior iliac spine
髂前下棘
Acetabulum 髋臼
Lunate surface 月状面
Acetabular margin 髋臼缘
Acetabular notch 髋臼切迹
Obturator crest
闭孔嵴
Superior pubic ramus
耻骨上支
Pubic tubercle
耻骨结节
Inferior pubic ramus
耻骨下支
Ramus of ischium
坐骨支
Obturator foramen
闭孔
Ilium 髂骨
Ischium 坐骨
Pubis 耻骨
F. Netter M.D.

参见图 353, 357, 附图 11

Anterior view
前面观

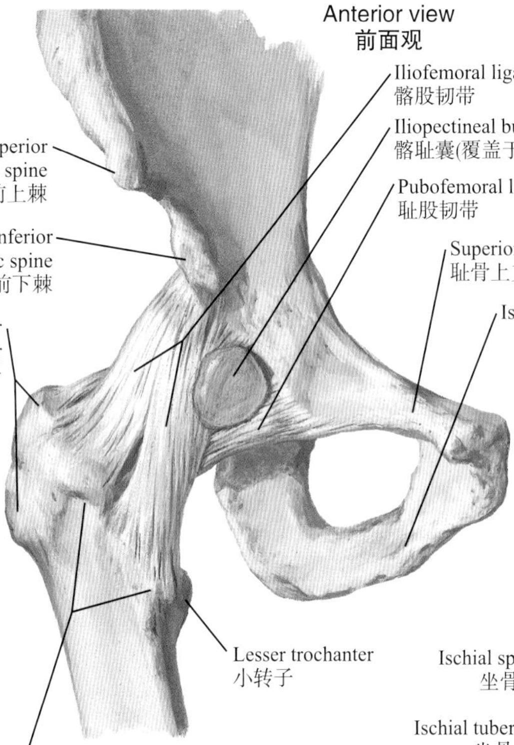


Posterior view
后面观

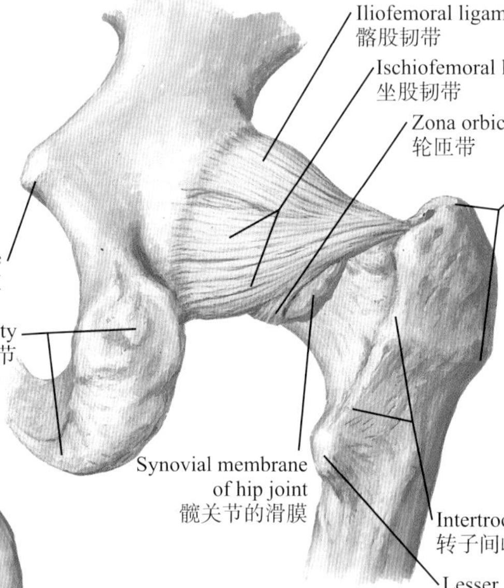


Joint opened: lateral view
关节打开：侧面观

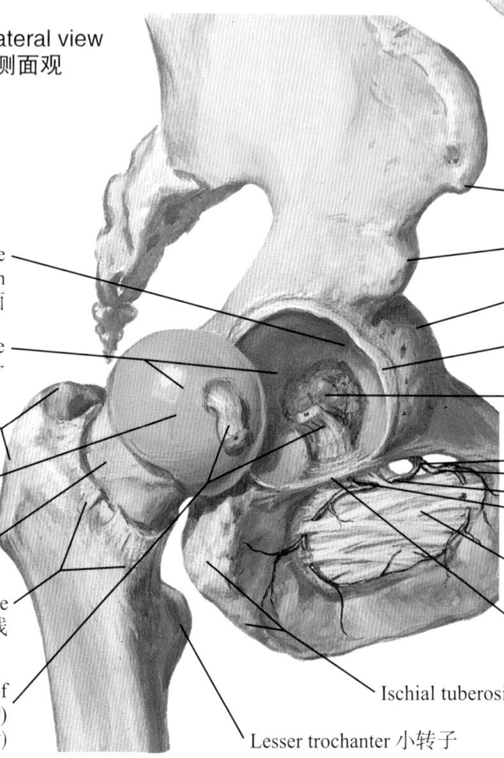

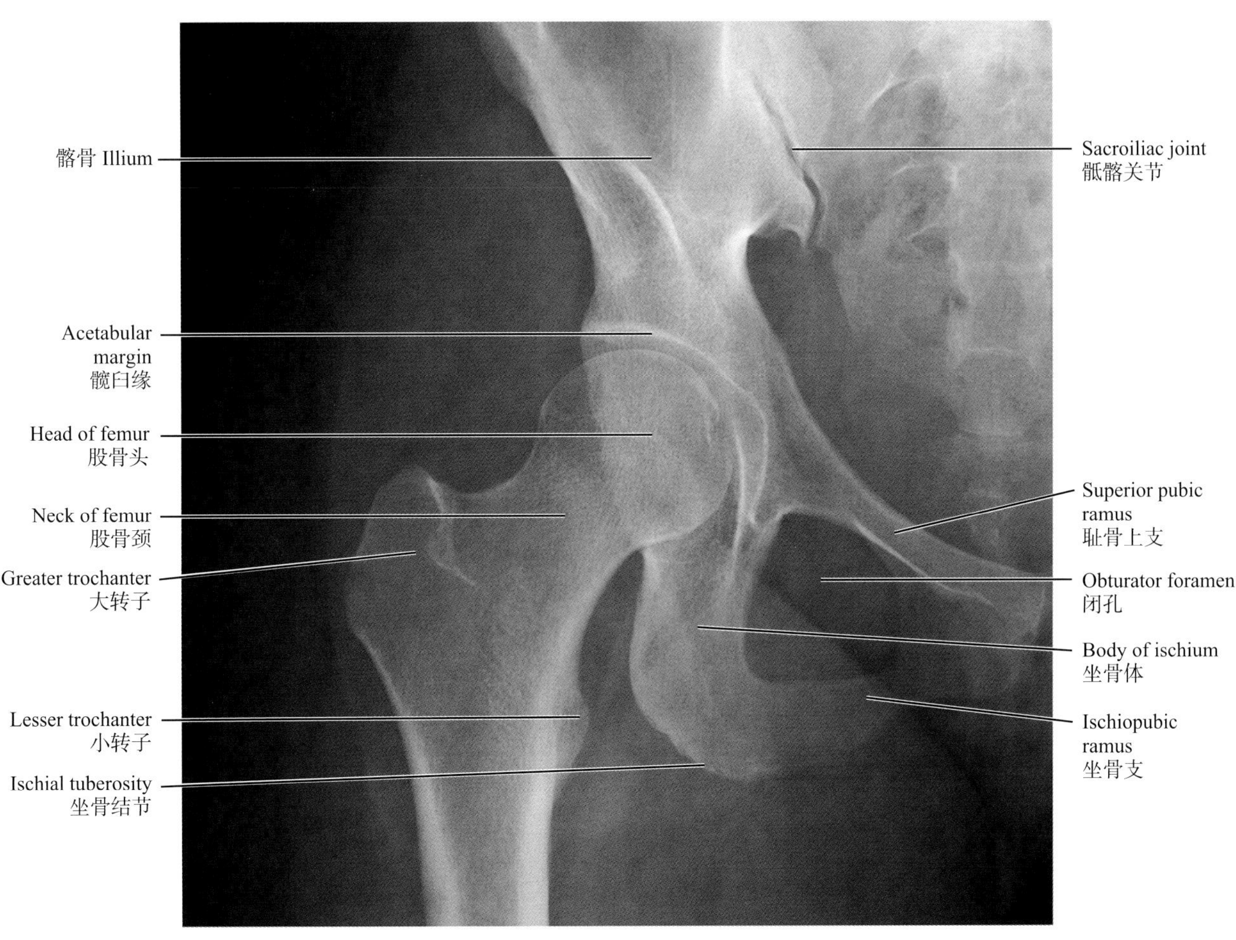
髂骨 Illium
Acetabular margin
髋臼缘
Head of femur
股骨头
Neck of femur
股骨颈
Greater trochanter
大转子
Lesser trochanter
小转子
Ischial tuberosity
坐骨结节
Sacroiliac joint
骶髂关节
Superior pubic ramus
耻骨上支
Obturator foramen
闭孔
Body of ischium
坐骨体
Ischiopubic ramus
坐骨支

参见图 497，555

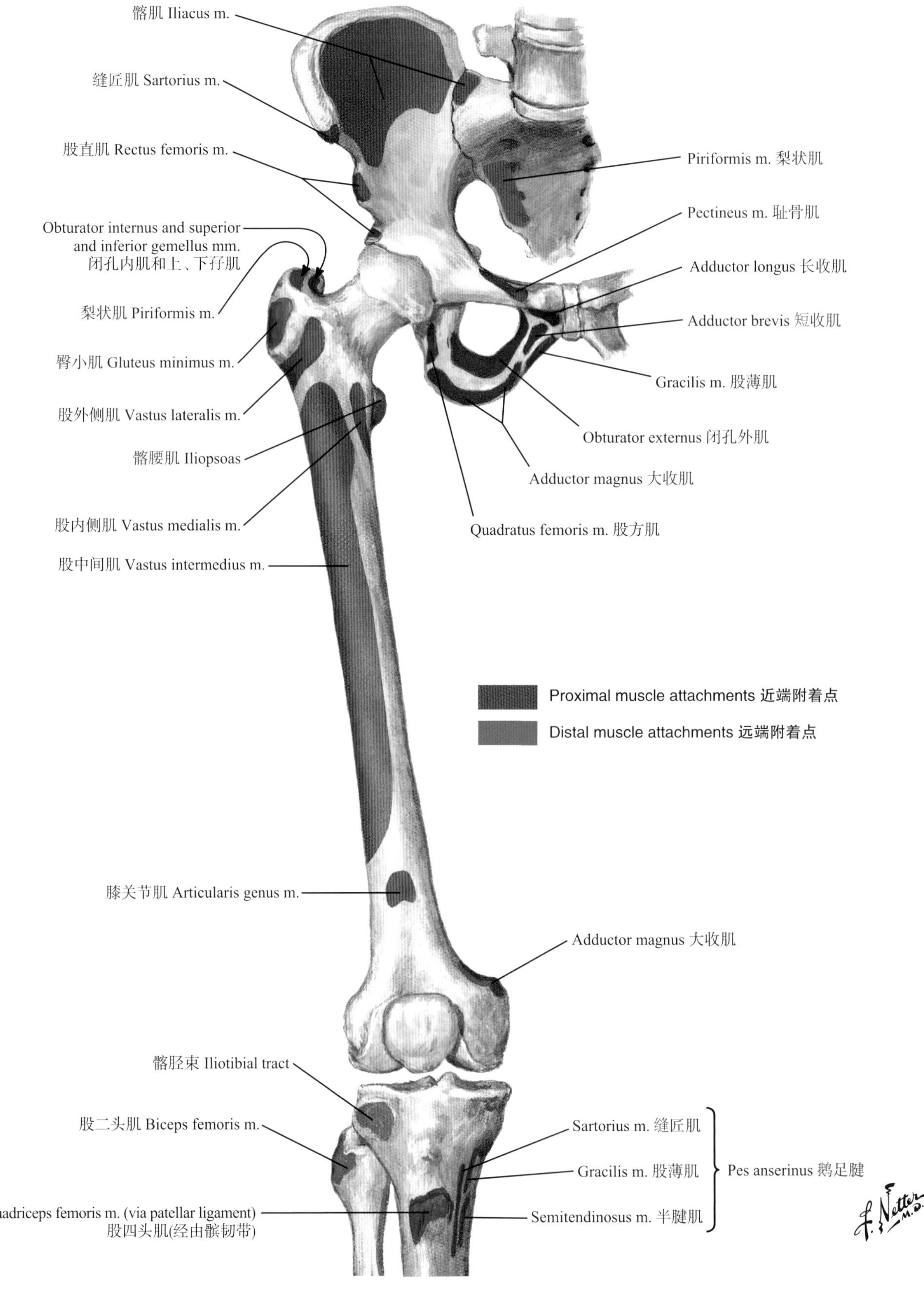
髂肌 Iliacus m.
缝匠肌 Sartorius m.
股直肌 Rectus femoris m.
Obturator internus and superior and inferior gemellus mm. 闭孔内肌和上、下孖肌
梨状肌 Piriformis m.
臀小肌 Gluteus minimus m.
股外侧肌 Vastus lateralis m.
髂腰肌 Iliopsoas
股内侧肌 Vastus medialis m.
股中间肌 Vastus intermedius m.
Piriformis m. 梨状肌
Pectineus m. 耻骨肌
Adductor longus 长收肌
Adductor brevis 短收肌
Gracilis m. 股薄肌
Obturator externus 闭孔外肌
Adductor magnus 大收肌
Quadratus femoris m. 股方肌
Proximal muscle attachments 近端附着点
Distal muscle attachments 远端附着点
膝关节肌 Articularis genus m.
Adductor magnus 大收肌
髂胫束 Iliotibial tract
股二头肌 Biceps femoris m.
Quadriceps femoris m. (via patellar ligament) 股四头肌(经由髌韧带)
Sartorius m. 缝匠肌
Gracilis m. 股薄肌
Semitendinosus m. 半腱肌
Pes anserinus 鹅足腱

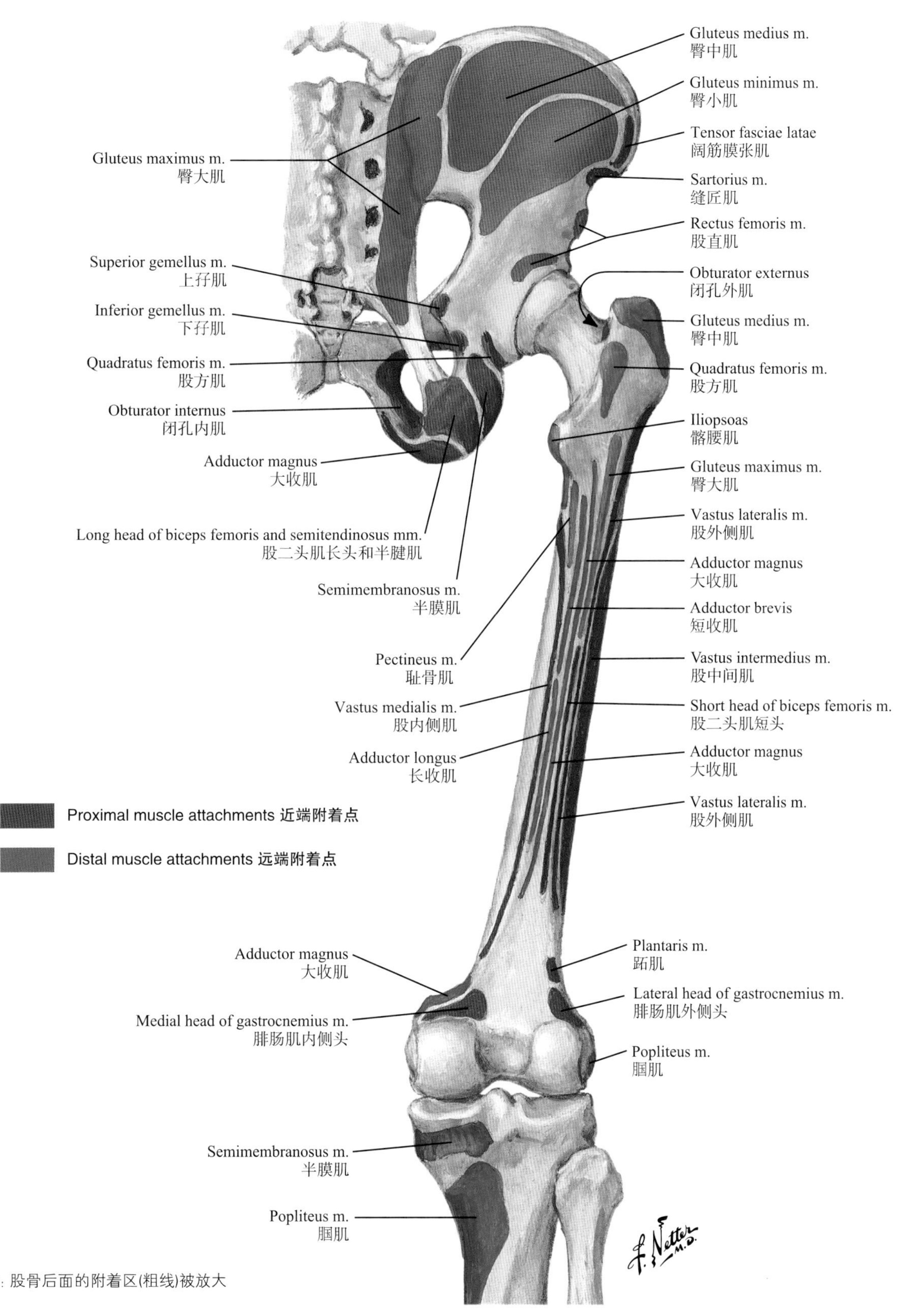


注：股骨后面的附着区(粗线)被放大

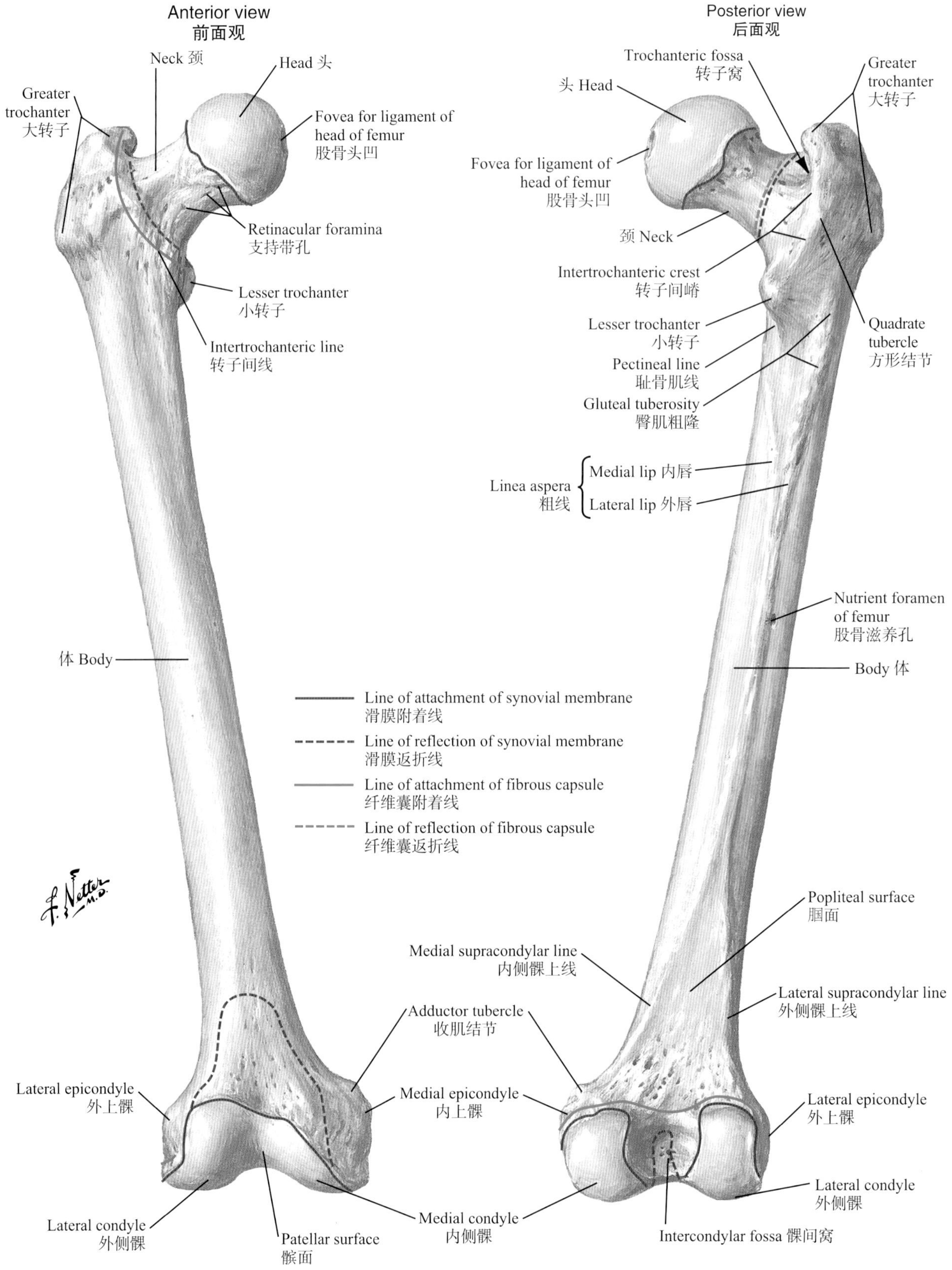

Anterior view
前面观
Neck 颈
Head 头
Greater trochanter
大转子
Fovea for ligament of head of femur
股骨头凹
Retinacular foramina
支持带孔
Lesser trochanter
小转子
Intertrochanteric line
转子间线
体 Body
Lateral epicondyle
外上髁
Adductor tubercle
收肌结节
Medial epicondyle
内上髁
Lateral condyle
外侧髁
Patellar surface
髌面
Medial condyle
内侧髁
Posterior view
后面观
Trochanteric fossa
转子窝
头 Head
Greater trochanter
大转子
Fovea for ligament of head of femur
股骨头凹
颈 Neck
Intertrochanteric crest
转子间嵴
Lesser trochanter
小转子
Pectineal line
耻骨肌线
Gluteal tuberosity
臀肌粗隆
Quadrate tubercle
方形结节
Linea aspera
粗线
Medial lip 内唇
Lateral lip 外唇
Nutrient foramen of femur
股骨滋养孔
Body 体
Line of attachment of synovial membrane
滑膜附着线
Line of reflection of synovial membrane
滑膜返折线
Line of attachment of fibrous capsule
纤维囊附着线
Line of reflection of fibrous capsule
纤维囊返折线
Popliteal surface
腘面
Medial supracondylar line
内侧髁上线
Lateral supracondylar line
外侧髁上线
Lateral epicondyle
外上髁
Lateral condyle
外侧髁
Intercondylar fossa 髁间窝

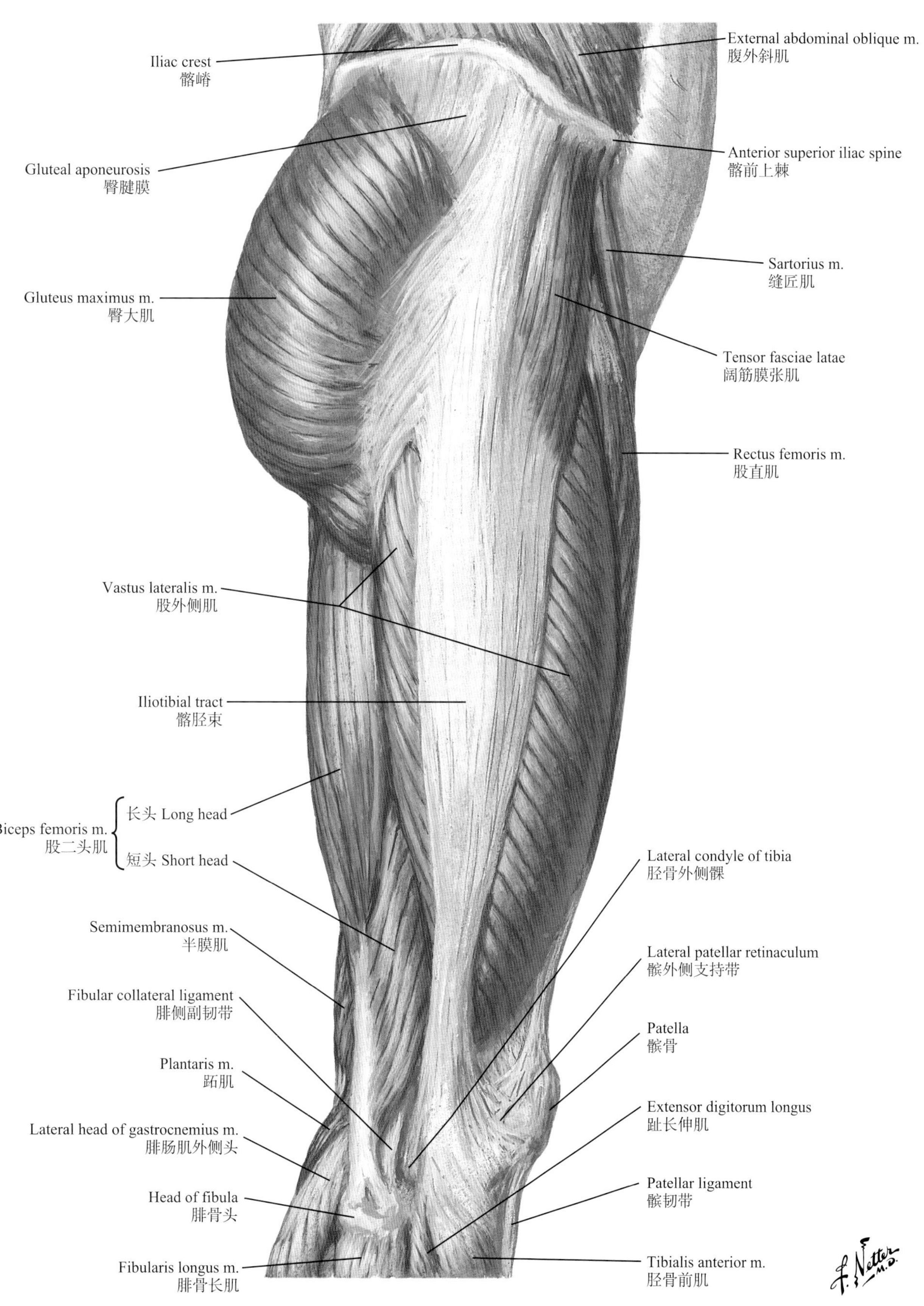
Iliac crest
髂嵴
Gluteal aponeurosis
臀腱膜
Gluteus maximus m.
臀大肌
Vastus lateralis m.
股外侧肌
Iliotibial tract
髂胫束
Biceps femoris m.
股二头肌
长头 Long head
短头 Short head
Semimembranosus m.
半膜肌
Fibular collateral ligament
腓侧副韧带
Plantaris m.
跖肌
Lateral head of gastrocnemius m.
腓肠肌外侧头
Head of fibula
腓骨头
Fibularis longus m.
腓骨长肌
External abdominal oblique m.
腹外斜肌
Anterior superior iliac spine
髂前上棘
Sartorius m.
缝匠肌
Tensor fasciae latae
阔筋膜张肌
Rectus femoris m.
股直肌
Lateral condyle of tibia
胫骨外侧髁
Lateral patellar retinaculum
髌外侧支持带
Patella
髌骨
Extensor digitorum longus
趾长伸肌
Patellar ligament
髌韧带
Tibialis anterior m.
胫骨前肌
F. Netter M.D.

# 大腿肌：前面观

参见图 283

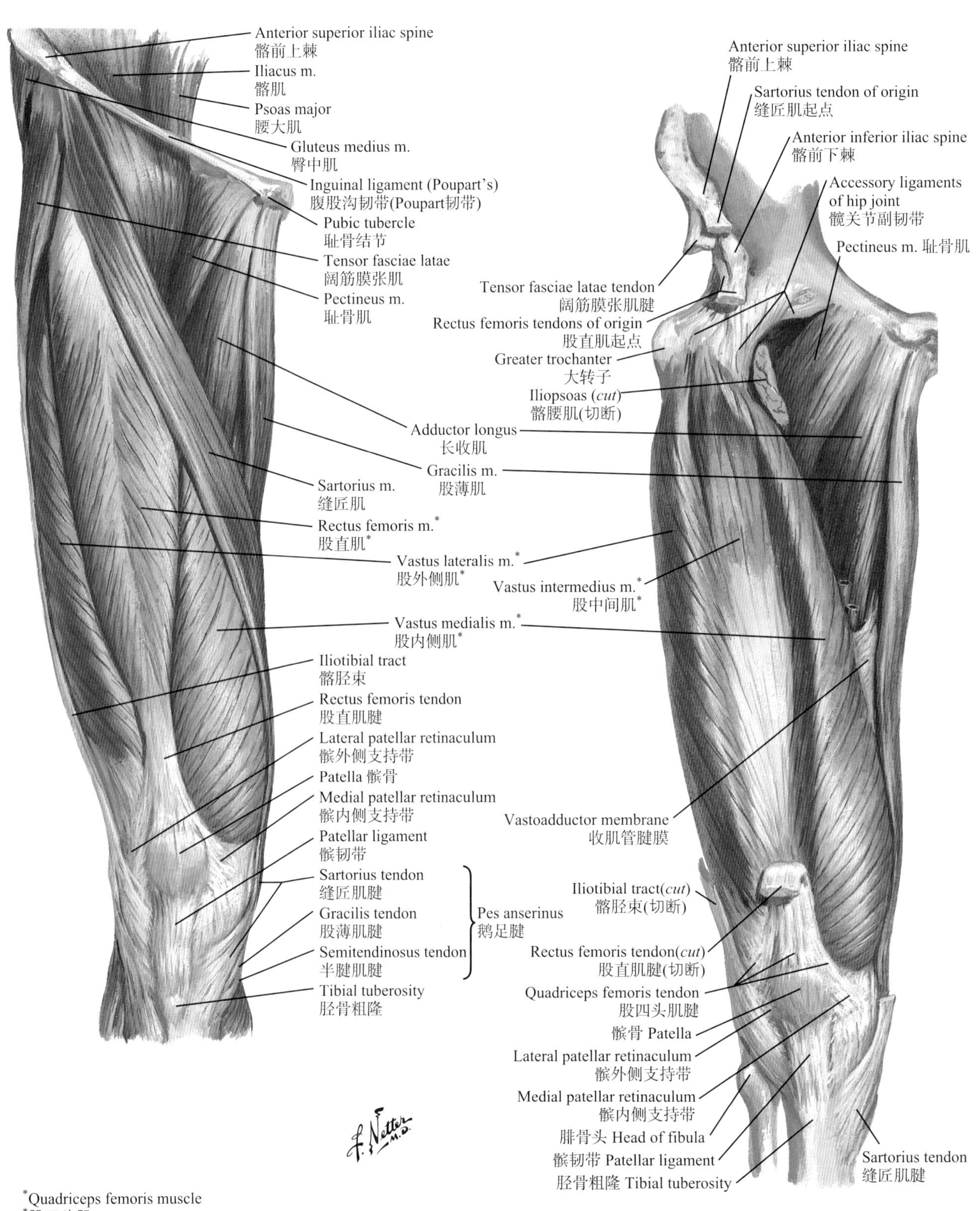


*Quadriceps femoris muscle
*股四头肌

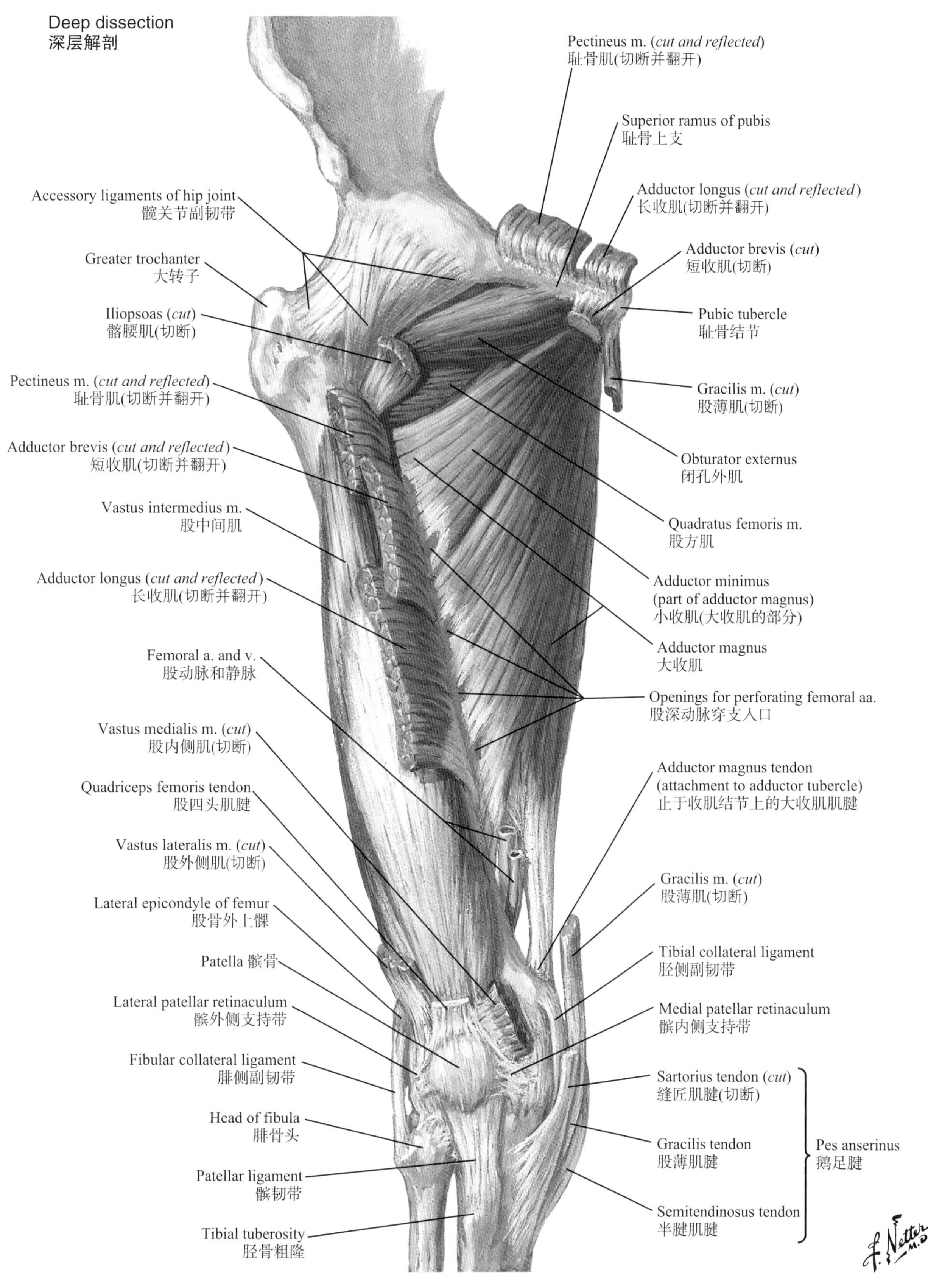
Deep dissection
深层解剖
Pectineus m. (cut and reflected)
耻骨肌(切断并翻开)
Superior ramus of pubis
耻骨上支
Adductor longus (cut and reflected)
长收肌(切断并翻开)
Adductor brevis (cut)
短收肌(切断)
Pubic tubercle
耻骨结节
Gracilis m. (cut)
股薄肌(切断)
Obturator externus
闭孔外肌
Quadratus femoris m.
股方肌
Adductor minimus
(part of adductor magnus)
小收肌(大收肌的部分)
Adductor magnus
大收肌
Openings for perforating femoral aa.
股深动脉穿支入口
Adductor magnus tendon
(attachment to adductor tubercle)
止于收肌结节上的大收肌肌腱
Gracilis m. (cut)
股薄肌(切断)
Tibial collateral ligament
胫侧副韧带
Medial patellar retinaculum
髌内侧支持带
Sartorius tendon (cut)
缝匠肌腱(切断)
Gracilis tendon
股薄肌腱
Semitendinosus tendon
半腱肌腱
Pes anserinus
鹅足腱
Accessory ligaments of hip joint
髋关节副韧带
Greater trochanter
大转子
Iliopsoas (cut)
髂腰肌(切断)
Pectineus m. (cut and reflected)
耻骨肌(切断并翻开)
Adductor brevis (cut and reflected)
短收肌(切断并翻开)
Vastus intermedius m.
股中间肌
Adductor longus (cut and reflected)
长收肌(切断并翻开)
Femoral a. and v.
股动脉和静脉
Vastus medialis m. (cut)
股内侧肌(切断)
Quadriceps femoris tendon
股四头肌腱
Vastus lateralis m. (cut)
股外侧肌(切断)
Lateral epicondyle of femur
股骨外上髁
Patella 髌骨
Lateral patellar retinaculum
髌外侧支持带
Fibular collateral ligament
腓侧副韧带
Head of fibula
腓骨头
Patellar ligament
髌韧带
Tibial tuberosity
胫骨粗隆
F. Netter M.D.

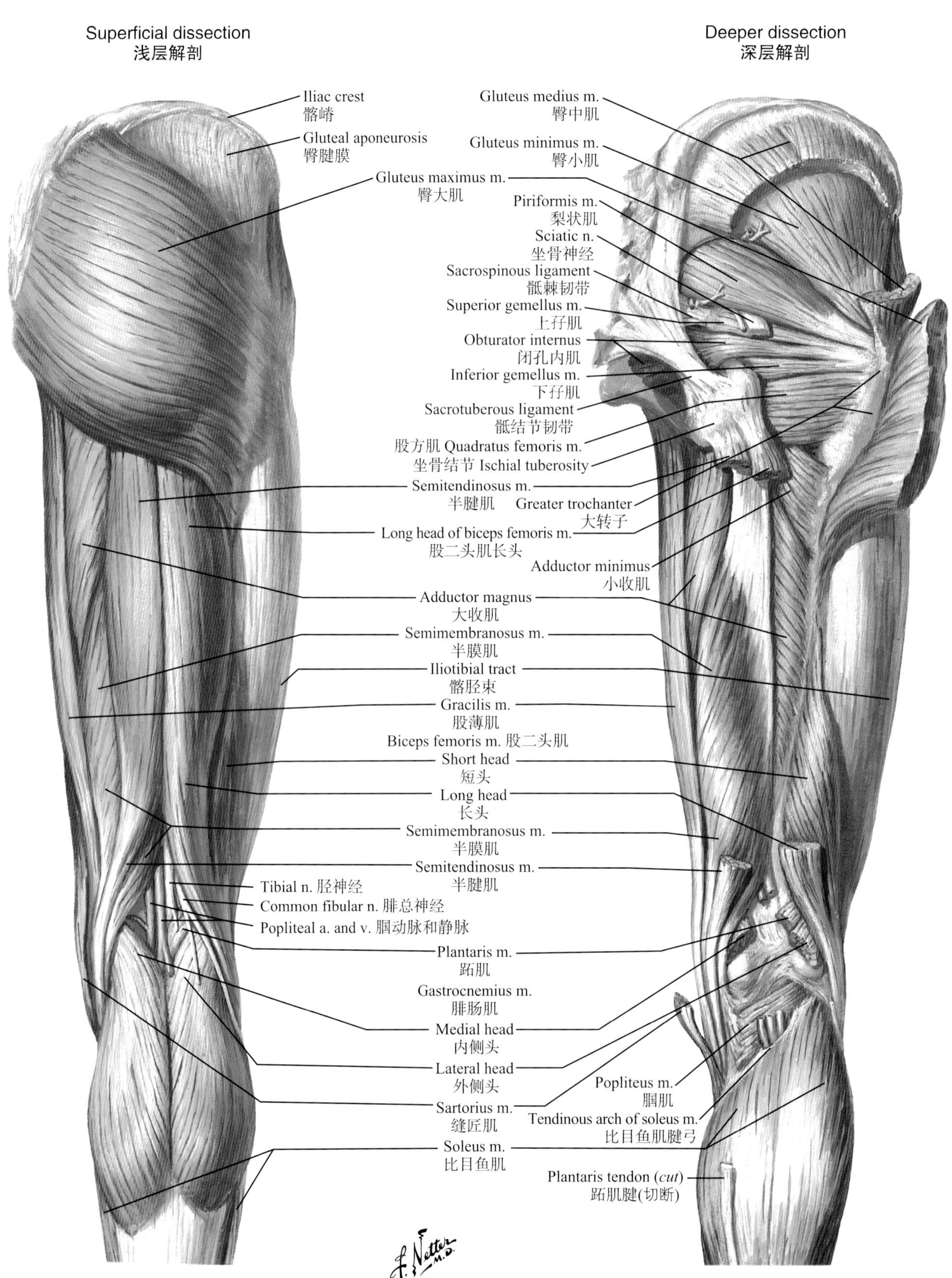
Superficial dissection
浅层解剖
Deeper dissection
深层解剖
Iliac crest
髂嵴
Gluteal aponeurosis
臀腱膜
Gluteus maximus m.
臀大肌
Gluteus medius m.
臀中肌
Gluteus minimus m.
臀小肌
Piriformis m.
梨状肌
Sciatic n.
坐骨神经
Sacrospinous ligament
骶棘韧带
Superior gemellus m.
上孖肌
Obturator internus
闭孔内肌
Inferior gemellus m.
下孖肌
Sacrotuberous ligament
骶结节韧带
股方肌 Quadratus femoris m.
坐骨结节 Ischial tuberosity
Semitendinosus m.
半腱肌
Greater trochanter
大转子
Long head of biceps femoris m.
股二头肌长头
Adductor minimus
小收肌
Adductor magnus
大收肌
Semimembranosus m.
半膜肌
Iliotibial tract
髂胫束
Gracilis m.
股薄肌
Biceps femoris m. 股二头肌
Short head
短头
Long head
长头
Semimembranosus m.
半膜肌
Semitendinosus m.
半腱肌
Tibial n. 胫神经
Common fibular n. 腓总神经
Popliteal a. and v. 腘动脉和静脉
Plantaris m.
跖肌
Gastrocnemius m.
腓肠肌
Medial head
内侧头
Lateral head
外侧头
Sartorius m.
缝匠肌
Popliteus m.
腘肌
Tendinous arch of soleus m.
比目鱼肌腱弓
Soleus m.
比目鱼肌
Plantaris tendon (cut)
跖肌腱(切断)

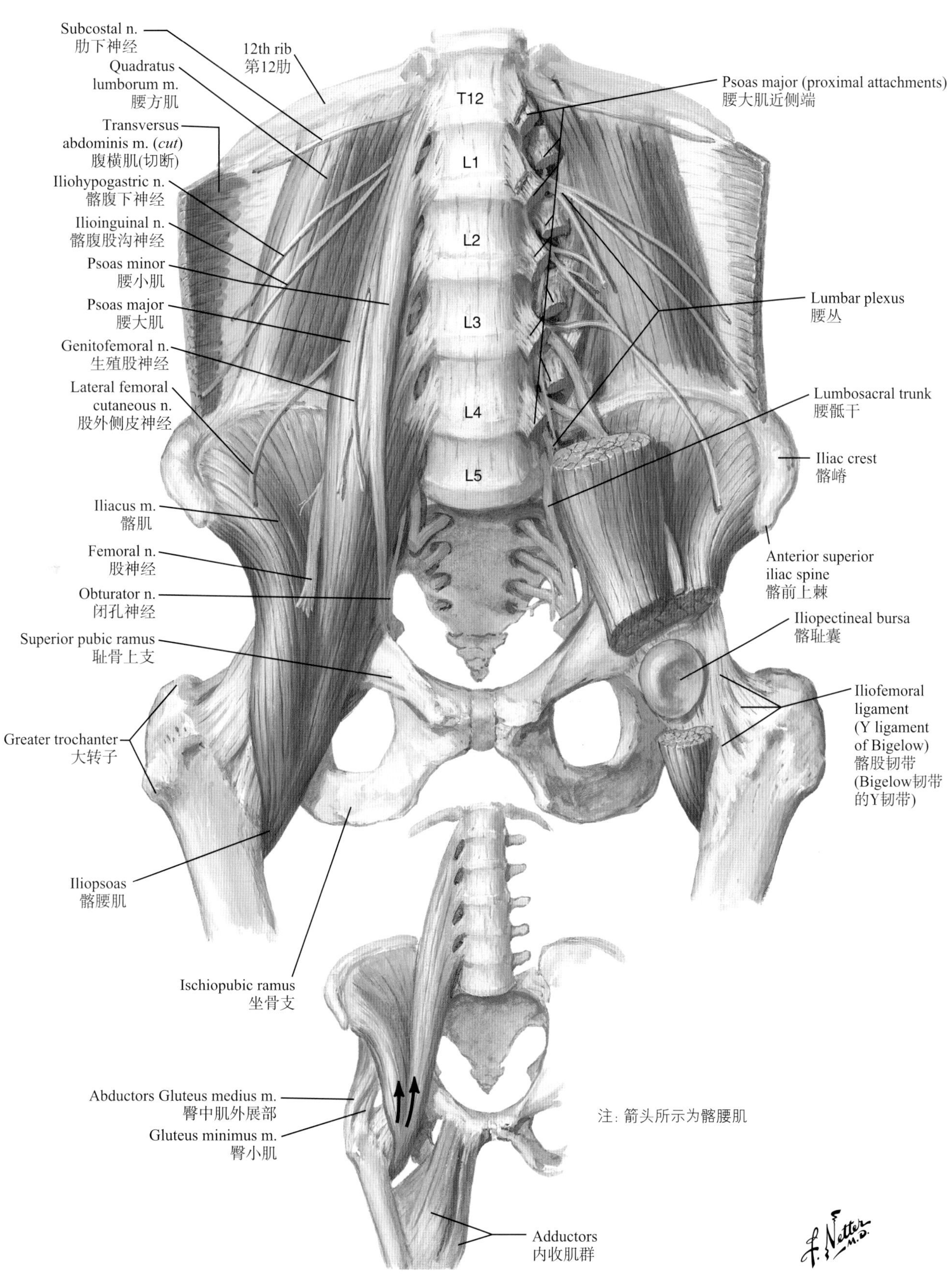
Subcostal n.
肋下神经
12th rib
第12肋
Quadratus lumborum m.
腰方肌
Transversus abdominis m. (cut)
腹横肌(切断)
Iliohypogastric n.
髂腹下神经
Ilioinguinal n.
髂腹股沟神经
Psoas minor
腰小肌
Psoas major
腰大肌
Genitofemoral n.
生殖股神经
Lateral femoral cutaneous n.
股外侧皮神经
Iliacus m.
髂肌
Femoral n.
股神经
Obturator n.
闭孔神经
Superior pubic ramus
耻骨上支
Greater trochanter
大转子
Iliopsoas
髂腰肌
Ischiopubic ramus
坐骨支
T12
L1
L2
L3
L4
L5
Psoas major (proximal attachments)
腰大肌近侧端
Lumbar plexus
腰丛
Lumbosacral trunk
腰骶干
Iliac crest
髂嵴
Anterior superior iliac spine
髂前上棘
Iliopectineal bursa
髂耻囊
Iliofemoral ligament (Y ligament of Bigelow)
髂股韧带(Bigelow韧带的Y韧带)
Abductors Gluteus medius m.
臀中肌外展部
Gluteus minimus m.
臀小肌
Adductors
内收肌群
注：箭头所示为髂腰肌

参见图 287

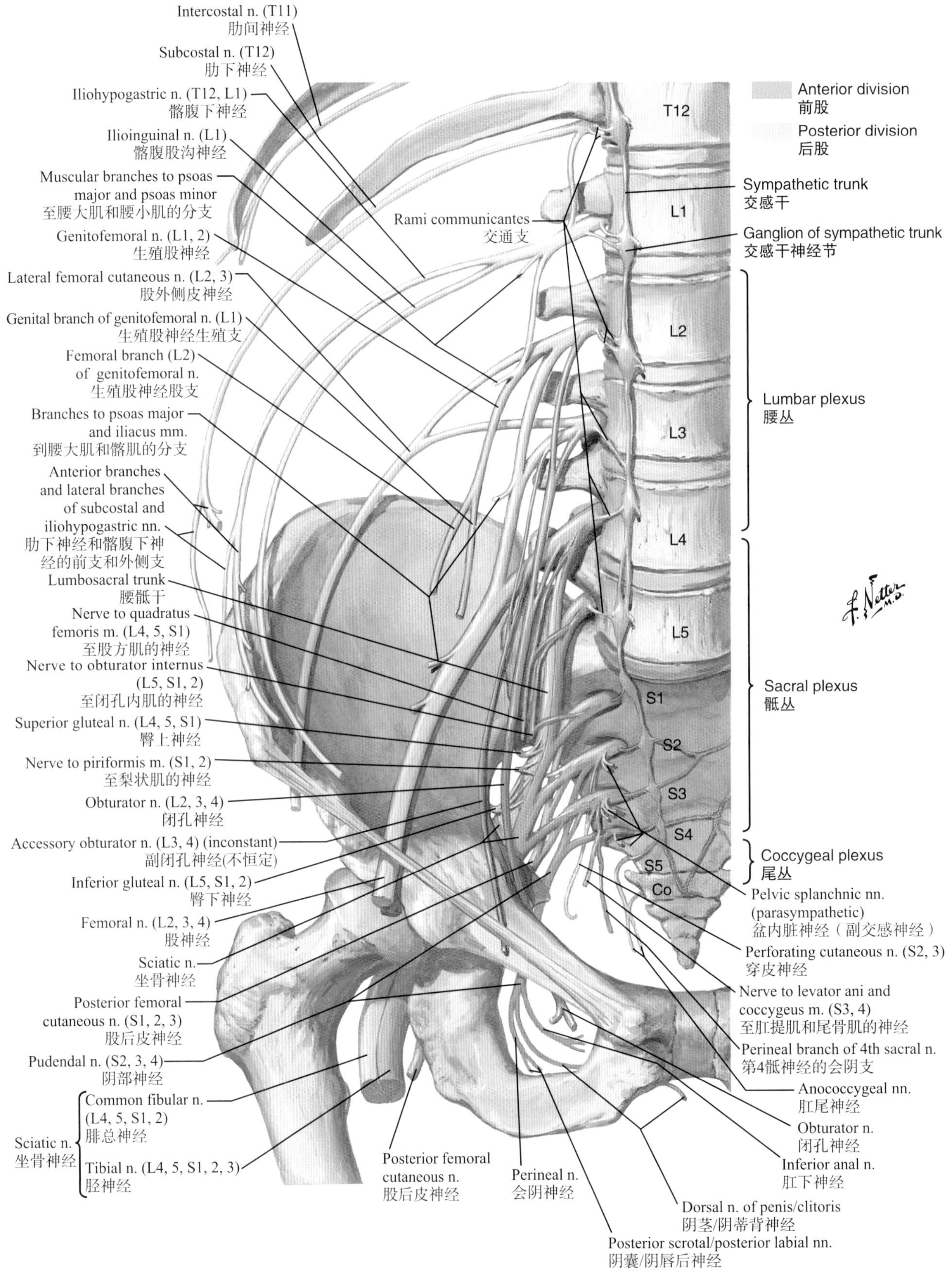

Intercostal n. (T11)
肋间神经
Subcostal n. (T12)
肋下神经
Iliohypogastric n. (T12, L1)
髂腹下神经
Ilioinguinal n. (L1)
髂腹股沟神经
Muscular branches to psoas major and psoas minor
至腰大肌和腰小肌的分支
Genitofemoral n. (L1, 2)
生殖股神经
Lateral femoral cutaneous n. (L2, 3)
股外侧皮神经
Genital branch of genitofemoral n. (L1)
生殖股神经生殖支
Femoral branch (L2) of genitofemoral n.
生殖股神经股支
Branches to psoas major and iliacus mm.
到腰大肌和髂肌的分支
Anterior branches and lateral branches of subcostal and iliohypogastric nn.
肋下神经和髂腹下神经的前支和外侧支
Lumbosacral trunk
腰骶干
Nerve to quadratus femoris m. (L4, 5, S1)
至股方肌的神经
Nerve to obturator internus (L5, S1, 2)
至闭孔内肌的神经
Superior gluteal n. (L4, 5, S1)
臀上神经
Nerve to piriformis m. (S1, 2)
至梨状肌的神经
Obturator n. (L2, 3, 4)
闭孔神经
Accessory obturator n. (L3, 4) (inconstant)
副闭孔神经(不恒定)
Inferior gluteal n. (L5, S1, 2)
臀下神经
Femoral n. (L2, 3, 4)
股神经
Sciatic n.
坐骨神经
Posterior femoral cutaneous n. (S1, 2, 3)
股后皮神经
Pudendal n. (S2, 3, 4)
阴部神经
Sciatic n.
坐骨神经
Common fibular n. (L4, 5, S1, 2)
腓总神经
Tibial n. (L4, 5, S1, 2, 3)
胫神经
Posterior femoral cutaneous n.
股后皮神经
Perineal n.
会阴神经
Rami communicantes
交通支
T12
L1
L2
L3
L4
L5
S1
S2
S3
S4
S5
Co
Anterior division
前股
Posterior division
后股
Sympathetic trunk
交感干
Ganglion of sympathetic trunk
交感干神经节
Lumbar plexus
腰丛
Sacral plexus
骶丛
Coccygeal plexus
尾丛
Pelvic splanchnic nn. (parasympathetic)
盆内脏神经（副交感神经）
Perforating cutaneous n. (S2, 3)
穿皮神经
Nerve to levator ani and coccygeus m. (S3, 4)
至肛提肌和尾骨肌的神经
Perineal branch of 4th sacral n.
第4骶神经的会阴支
Anococcygeal nn.
肛尾神经
Obturator n.
闭孔神经
Inferior anal n.
肛下神经
Dorsal n. of penis/clitoris
阴茎/阴蒂背神经
Posterior scrotal/posterior labial nn.
阴囊/阴唇后神经

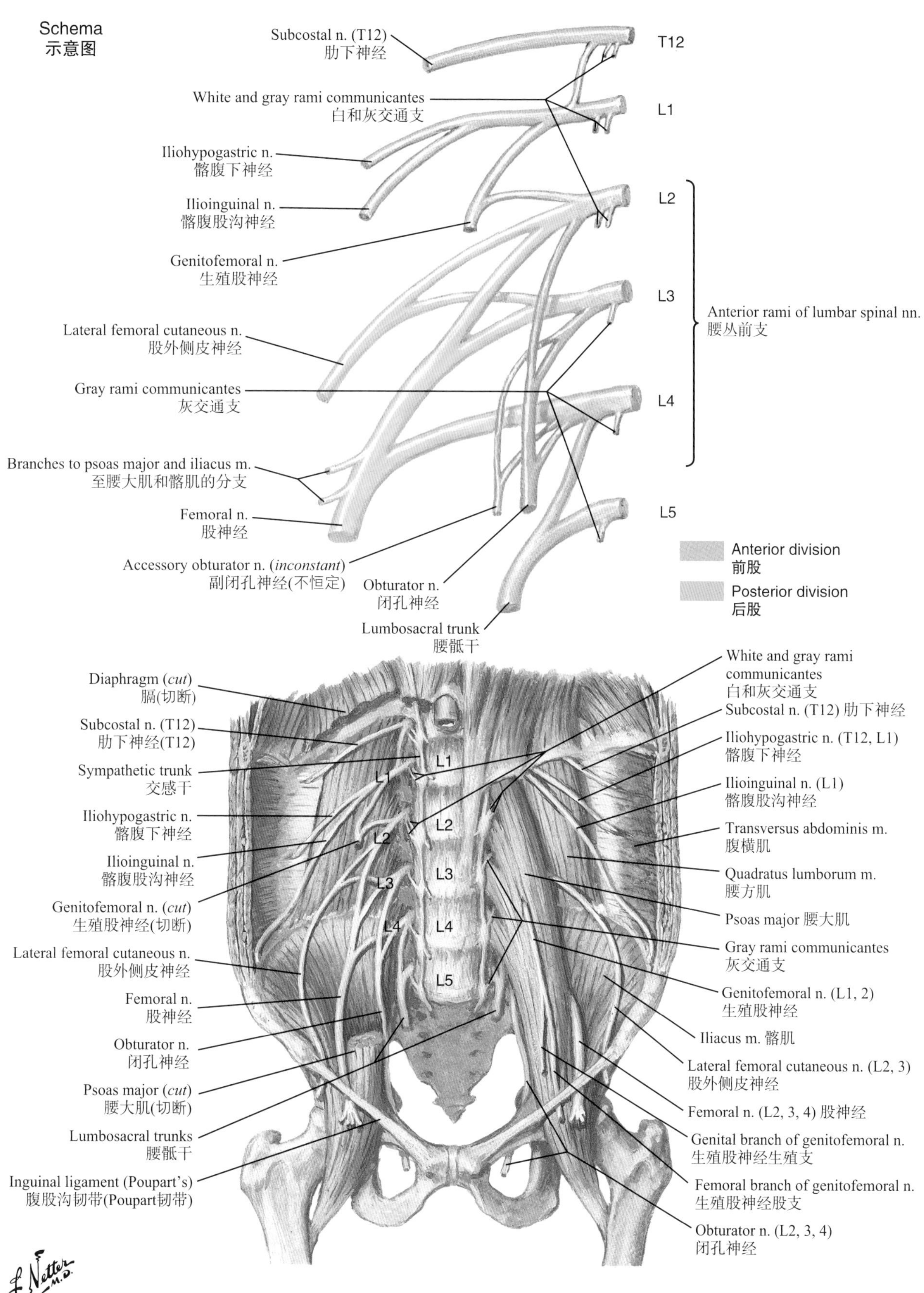
Schema
示意图
Subcostal n. (T12)
肋下神经
T12
White and gray rami communicantes
白和灰交通支
L1
Iliohypogastric n.
髂腹下神经
Ilioinguinal n.
髂腹股沟神经
L2
Genitofemoral n.
生殖股神经
L3
Anterior rami of lumbar spinal nn.
腰丛前支
Lateral femoral cutaneous n.
股外侧皮神经
Gray rami communicantes
灰交通支
L4
Branches to psoas major and iliacus m.
至腰大肌和髂肌的分支
Femoral n.
股神经
L5
Accessory obturator n. (inconstant)
副闭孔神经(不恒定)
Obturator n.
闭孔神经
Anterior division
前股
Posterior division
后股
Lumbosacral trunk
腰骶干
Diaphragm (cut)
膈(切断)
Subcostal n. (T12)
肋下神经(T12)
Sympathetic trunk
交感干
Iliohypogastric n.
髂腹下神经
Ilioinguinal n.
髂腹股沟神经
Genitofemoral n. (cut)
生殖股神经(切断)
Lateral femoral cutaneous n.
股外侧皮神经
Femoral n.
股神经
Obturator n.
闭孔神经
Psoas major (cut)
腰大肌(切断)
Lumbosacral trunks
腰骶干
Inguinal ligament (Poupart's)
腹股沟韧带(Poupart韧带)
L1
L2
L3
L4
L5
White and gray rami communicantes
白和灰交通支
Subcostal n. (T12) 肋下神经
Iliohypogastric n. (T12, L1)
髂腹下神经
Ilioinguinal n. (L1)
髂腹股沟神经
Transversus abdominis m.
腹横肌
Quadratus lumborum m.
腰方肌
Psoas major 腰大肌
Gray rami communicantes
灰交通支
Genitofemoral n. (L1, 2)
生殖股神经
Iliacus m. 髂肌
Lateral femoral cutaneous n. (L2, 3)
股外侧皮神经
Femoral n. (L2, 3, 4) 股神经
Genital branch of genitofemoral n.
生殖股神经生殖支
Femoral branch of genitofemoral n.
生殖股神经股支
Obturator n. (L2, 3, 4)
闭孔神经
F. Netter M.D.

参见图 287

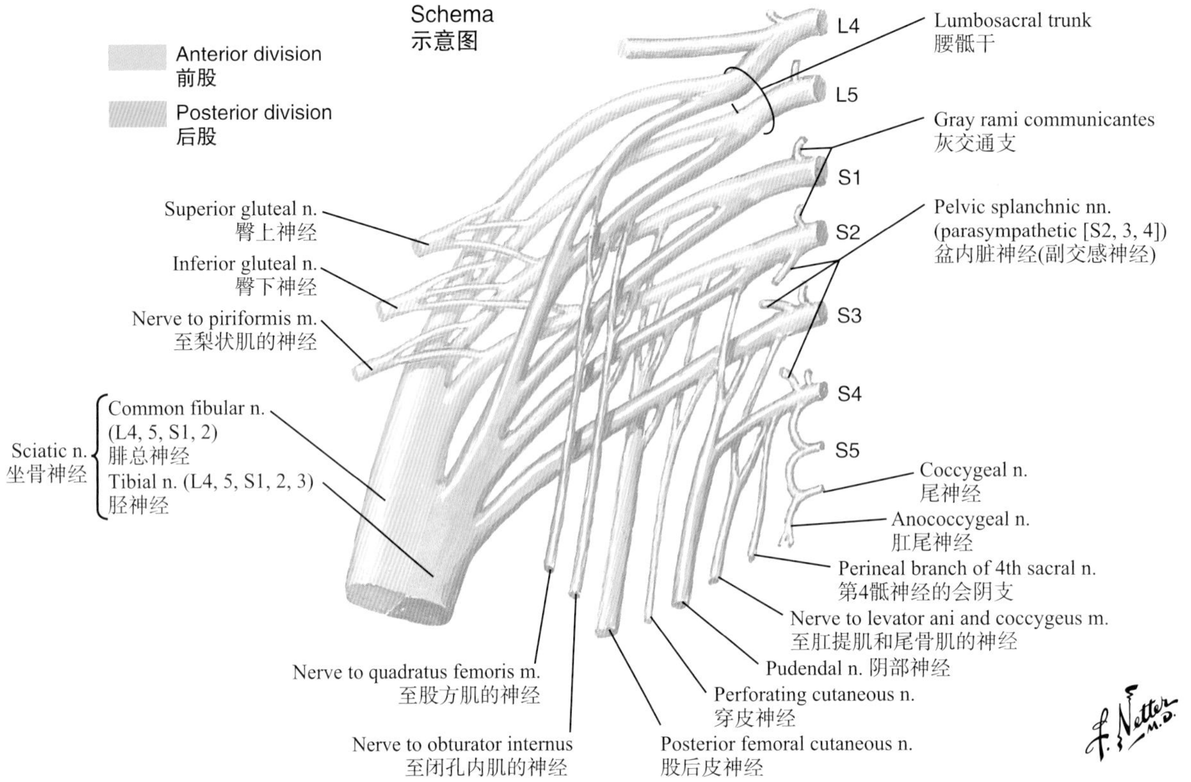

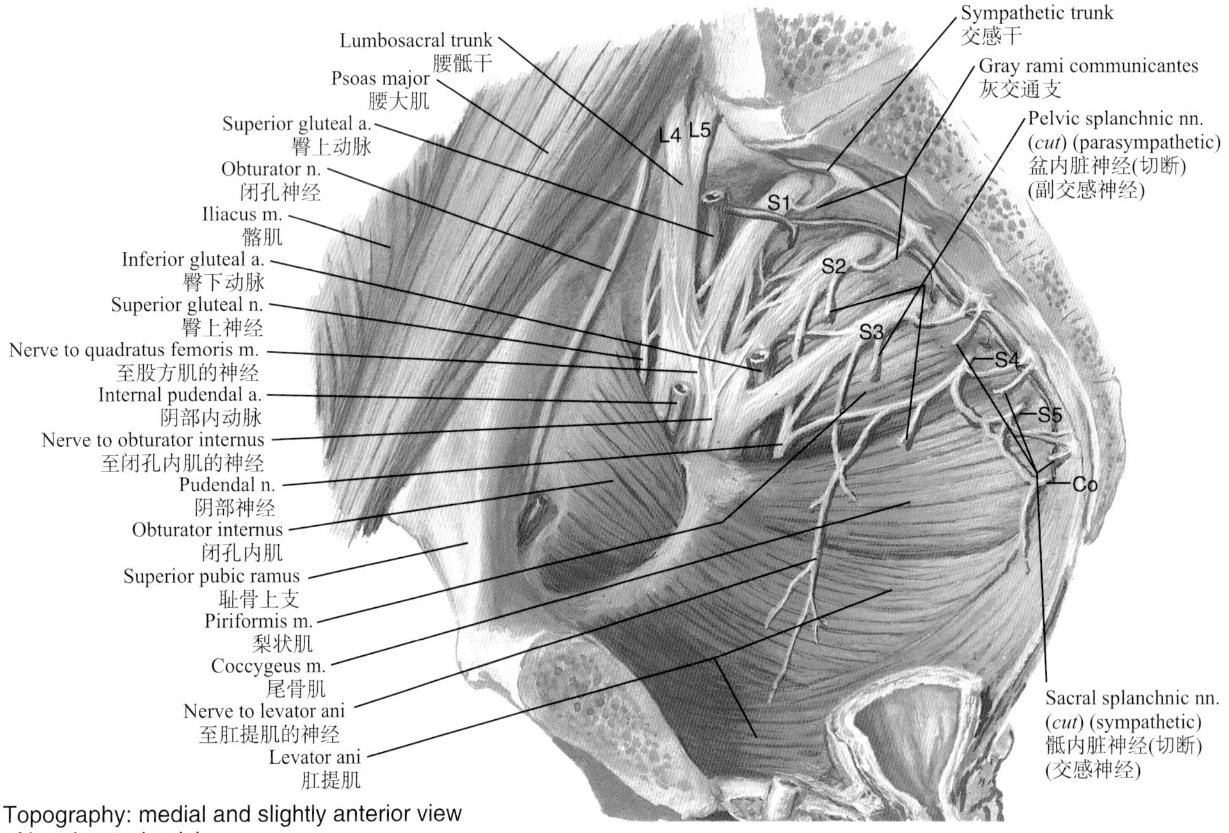

Topography: medial and slightly anterior view of hemisected pelvis
局部: 右侧半骨盆的内侧及前面观

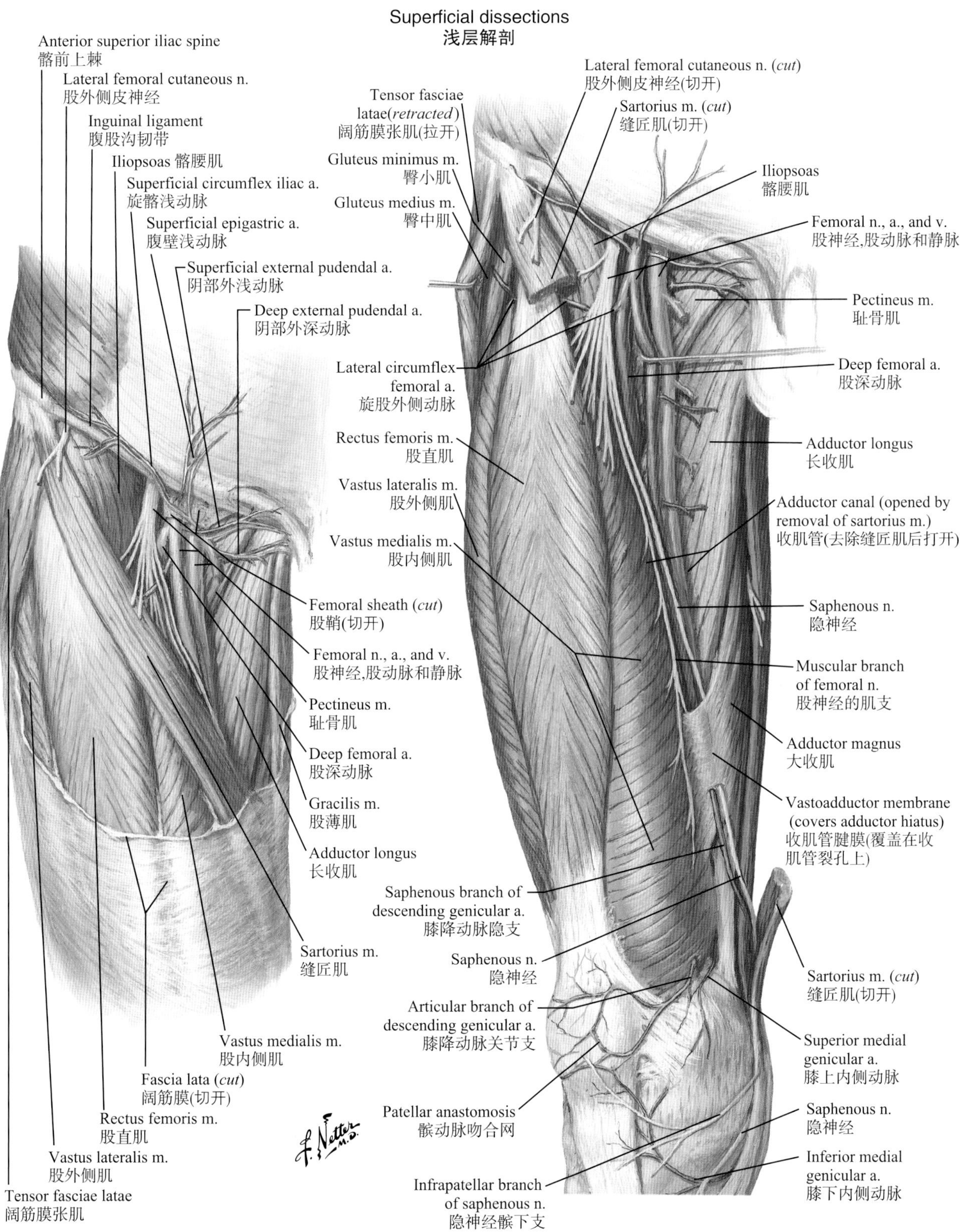
Superficial dissections
浅层解剖
Anterior superior iliac spine
髂前上棘
Lateral femoral cutaneous n.
股外侧皮神经
Inguinal ligament
腹股沟韧带
Iliopsoas 髂腰肌
Superficial circumflex iliac a.
旋髂浅动脉
Superficial epigastric a.
腹壁浅动脉
Superficial external pudendal a.
阴部外浅动脉
Deep external pudendal a.
阴部外深动脉
Femoral sheath (cut)
股鞘(切开)
Femoral n., a., and v.
股神经,股动脉和静脉
Pectineus m.
耻骨肌
Deep femoral a.
股深动脉
Gracilis m.
股薄肌
Adductor longus
长收肌
Sartorius m.
缝匠肌
Vastus medialis m.
股内侧肌
Fascia lata (cut)
阔筋膜(切开)
Rectus femoris m.
股直肌
Vastus lateralis m.
股外侧肌
Tensor fasciae latae
阔筋膜张肌
Tensor fasciae latae (retracted)
阔筋膜张肌(拉开)
Gluteus minimus m.
臀小肌
Gluteus medius m.
臀中肌
Lateral circumflex femoral a.
旋股外侧动脉
Rectus femoris m.
股直肌
Vastus lateralis m.
股外侧肌
Vastus medialis m.
股内侧肌
Saphenous branch of descending genicular a.
膝降动脉隐支
Saphenous n.
隐神经
Articular branch of descending genicular a.
膝降动脉关节支
Patellar anastomosis
髌动脉吻合网
Infrapatellar branch of saphenous n.
隐神经髌下支
Lateral femoral cutaneous n. (cut)
股外侧皮神经(切开)
Sartorius m. (cut)
缝匠肌(切开)
Iliopsoas
髂腰肌
Femoral n., a., and v.
股神经,股动脉和静脉
Pectineus m.
耻骨肌
Deep femoral a.
股深动脉
Adductor longus
长收肌
Adductor canal (opened by removal of sartorius m.)
收肌管(去除缝匠肌后打开)
Saphenous n.
隐神经
Muscular branch of femoral n.
股神经的肌支
Adductor magnus
大收肌
Vastoadductor membrane (covers adductor hiatus)
收肌管腱膜(覆盖在收肌管裂孔上)
Sartorius m. (cut)
缝匠肌(切开)
Superior medial genicular a.
膝上内侧动脉
Saphenous n.
隐神经
Inferior medial genicular a.
膝下内侧动脉
F. Netter M.D.

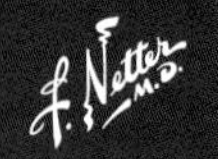

# 股的动脉：前面观（深层解剖）

参见图 550，551，附图 103

Deep dissection
深层解剖

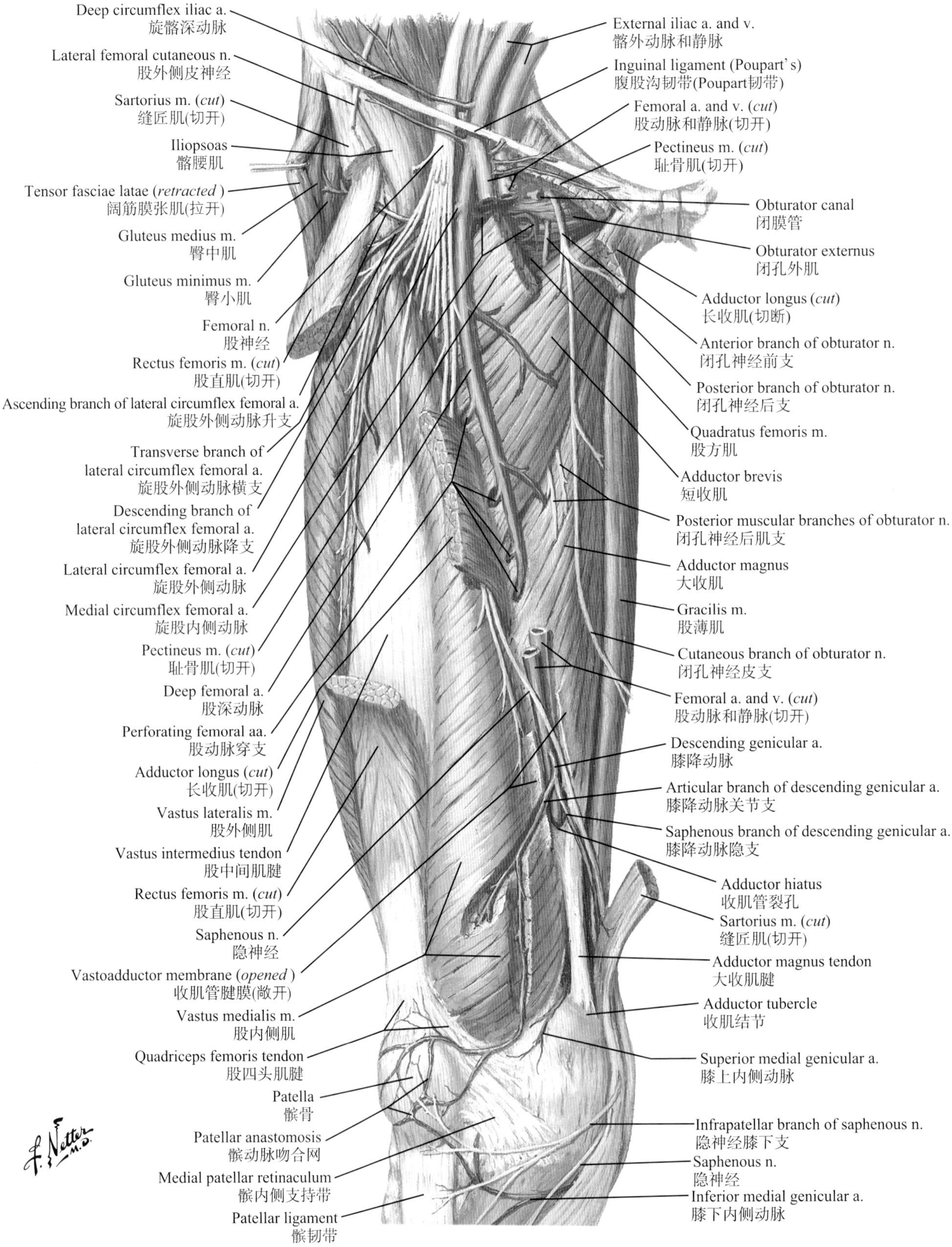

Deep circumflex iliac a.
旋髂深动脉
Lateral femoral cutaneous n.
股外侧皮神经
Sartorius m. (*cut*)
缝匠肌(切开)
Iliopsoas
髂腰肌
Tensor fasciae latae (*retracted*)
阔筋膜张肌(拉开)
Gluteus medius m.
臀中肌
Gluteus minimus m.
臀小肌
Femoral n.
股神经
Rectus femoris m. (*cut*)
股直肌(切开)
Ascending branch of lateral circumflex femoral a.
旋股外侧动脉升支
Transverse branch of lateral circumflex femoral a.
旋股外侧动脉横支
Descending branch of lateral circumflex femoral a.
旋股外侧动脉降支
Lateral circumflex femoral a.
旋股外侧动脉
Medial circumflex femoral a.
旋股内侧动脉
Pectineus m. (*cut*)
耻骨肌(切开)
Deep femoral a.
股深动脉
Perforating femoral aa.
股动脉穿支
Adductor longus (*cut*)
长收肌(切开)
Vastus lateralis m.
股外侧肌
Vastus intermedius tendon
股中间肌腱
Rectus femoris m. (*cut*)
股直肌(切开)
Saphenous n.
隐神经
Vastoadductor membrane (*opened*)
收肌管腱膜(敞开)
Vastus medialis m.
股内侧肌
Quadriceps femoris tendon
股四头肌腱
Patella
髌骨
Patellar anastomosis
髌动脉吻合网
Medial patellar retinaculum
髌内侧支持带
Patellar ligament
髌韧带

External iliac a. and v.
髂外动脉和静脉
Inguinal ligament (Poupart's)
腹股沟韧带(Poupart韧带)
Femoral a. and v. (*cut*)
股动脉和静脉(切开)
Pectineus m. (*cut*)
耻骨肌(切开)
Obturator canal
闭膜管
Obturator externus
闭孔外肌
Adductor longus (*cut*)
长收肌(切断)
Anterior branch of obturator n.
闭孔神经前支
Posterior branch of obturator n.
闭孔神经后支
Quadratus femoris m.
股方肌
Adductor brevis
短收肌
Posterior muscular branches of obturator n.
闭孔神经后肌支
Adductor magnus
大收肌
Gracilis m.
股薄肌
Cutaneous branch of obturator n.
闭孔神经皮支
Femoral a. and v. (*cut*)
股动脉和静脉(切开)
Descending genicular a.
膝降动脉
Articular branch of descending genicular a.
膝降动脉关节支
Saphenous branch of descending genicular a.
膝降动脉隐支
Adductor hiatus
收肌管裂孔
Sartorius m. (*cut*)
缝匠肌(切开)
Adductor magnus tendon
大收肌腱
Adductor tubercle
收肌结节
Superior medial genicular a.
膝上内侧动脉
Infrapatellar branch of saphenous n.
隐神经膝下支
Saphenous n.
隐神经
Inferior medial genicular a.
膝下内侧动脉

Deep dissection 深层解剖

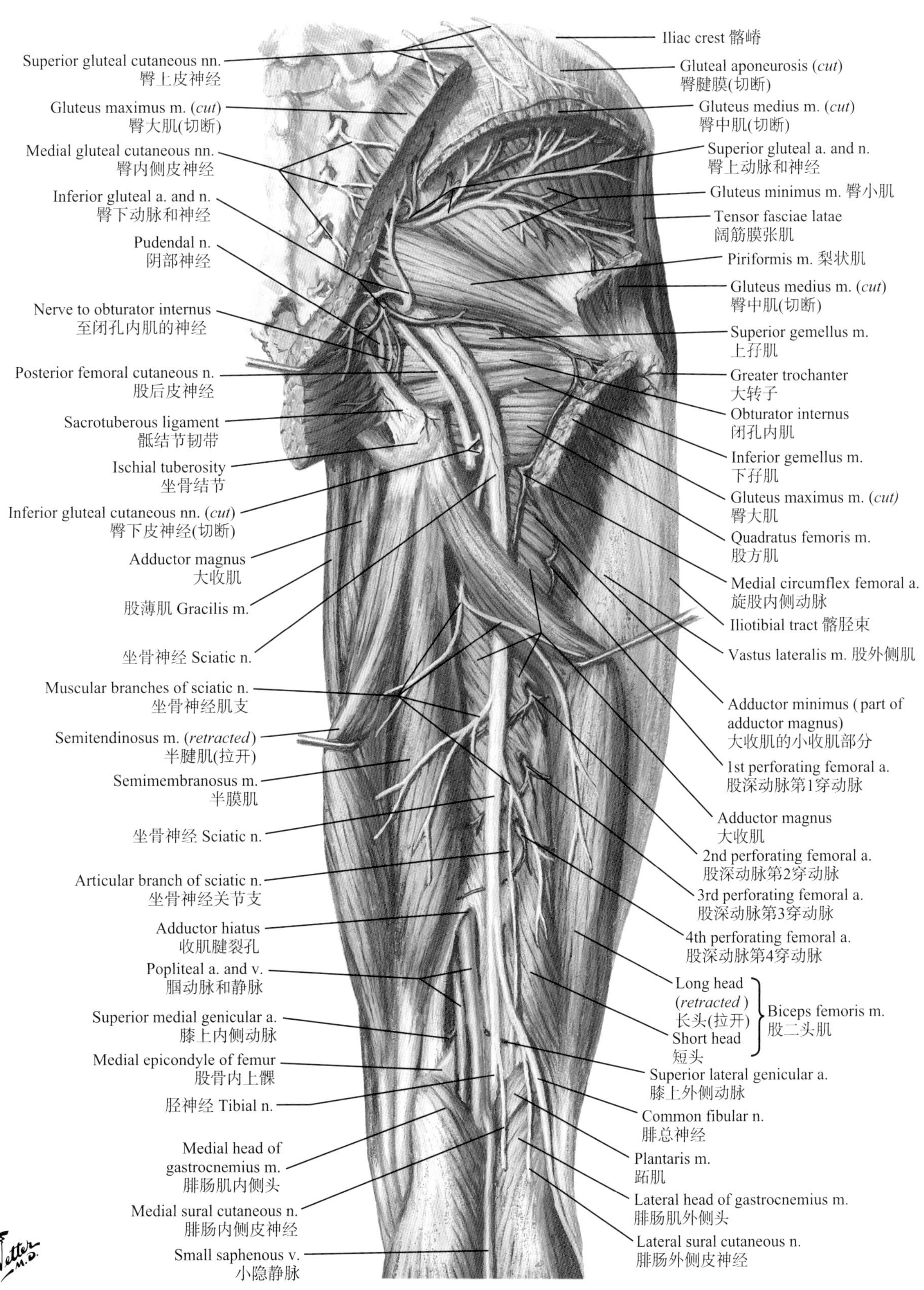

参见图 356，413

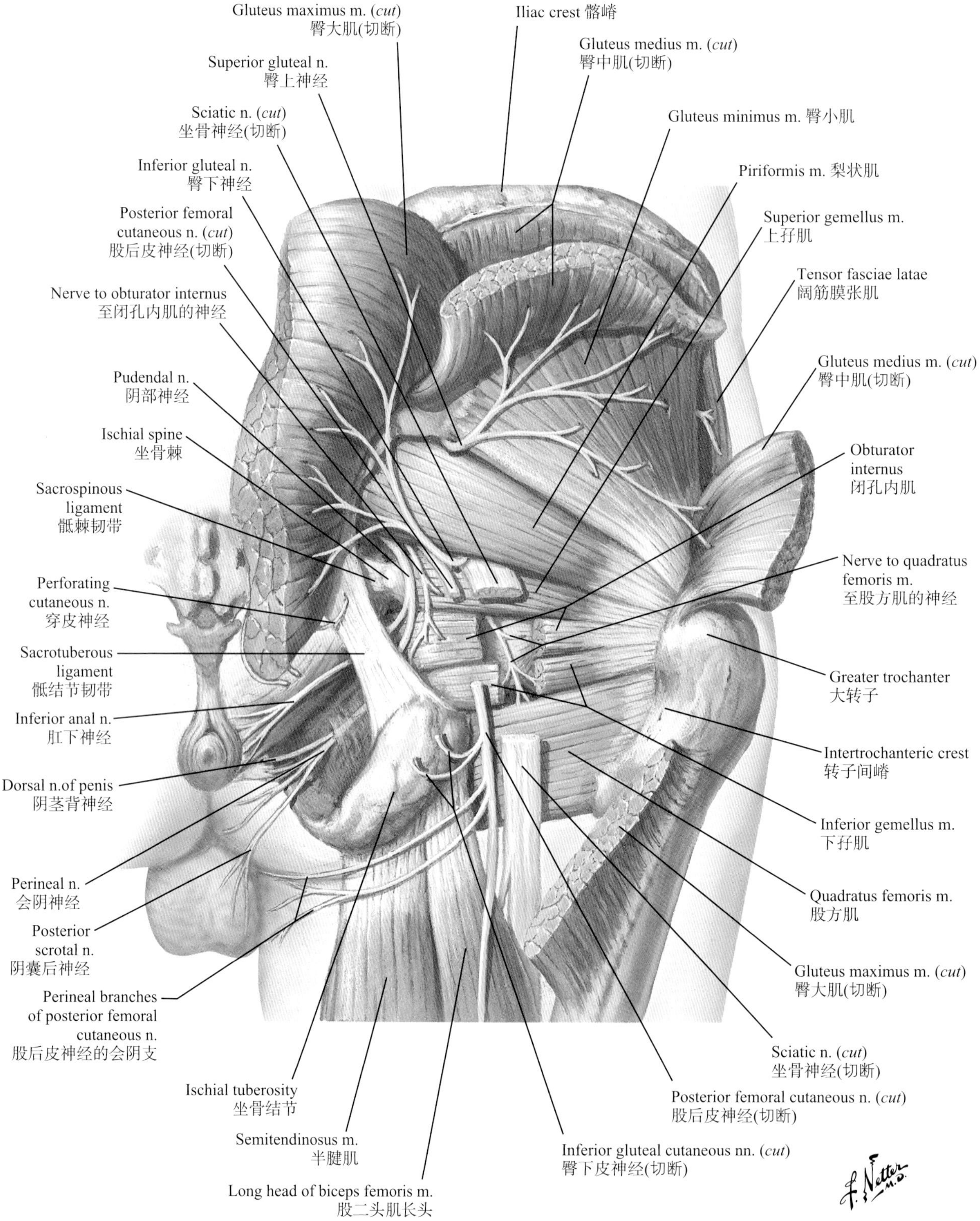
Gluteus maximus m. (*cut*) 臀大肌(切断)
Iliac crest 髂嵴
Gluteus medius m. (*cut*) 臀中肌(切断)
Superior gluteal n. 臀上神经
Sciatic n. (*cut*) 坐骨神经(切断)
Gluteus minimus m. 臀小肌
Inferior gluteal n. 臀下神经
Piriformis m. 梨状肌
Posterior femoral cutaneous n. (*cut*) 股后皮神经(切断)
Superior gemellus m. 上孖肌
Tensor fasciae latae 阔筋膜张肌
Nerve to obturator internus 至闭孔内肌的神经
Gluteus medius m. (*cut*) 臀中肌(切断)
Pudendal n. 阴部神经
Ischial spine 坐骨棘
Obturator internus 闭孔内肌
Sacrospinous ligament 骶棘韧带
Nerve to quadratus femoris m. 至股方肌的神经
Perforating cutaneous n. 穿皮神经
Sacrotuberous ligament 骶结节韧带
Greater trochanter 大转子
Inferior anal n. 肛下神经
Intertrochanteric crest 转子间嵴
Dorsal n.of penis 阴茎背神经
Inferior gemellus m. 下孖肌
Perineal n. 会阴神经
Quadratus femoris m. 股方肌
Posterior scrotal n. 阴囊后神经
Gluteus maximus m. (*cut*) 臀大肌(切断)
Perineal branches of posterior femoral cutaneous n. 股后皮神经的会阴支
Sciatic n. (*cut*) 坐骨神经(切断)
Posterior femoral cutaneous n. (*cut*) 股后皮神经(切断)
Ischial tuberosity 坐骨结节
Semitendinosus m. 半腱肌
Inferior gluteal cutaneous nn. (*cut*) 臀下皮神经(切断)
Long head of biceps femoris m. 股二头肌长头

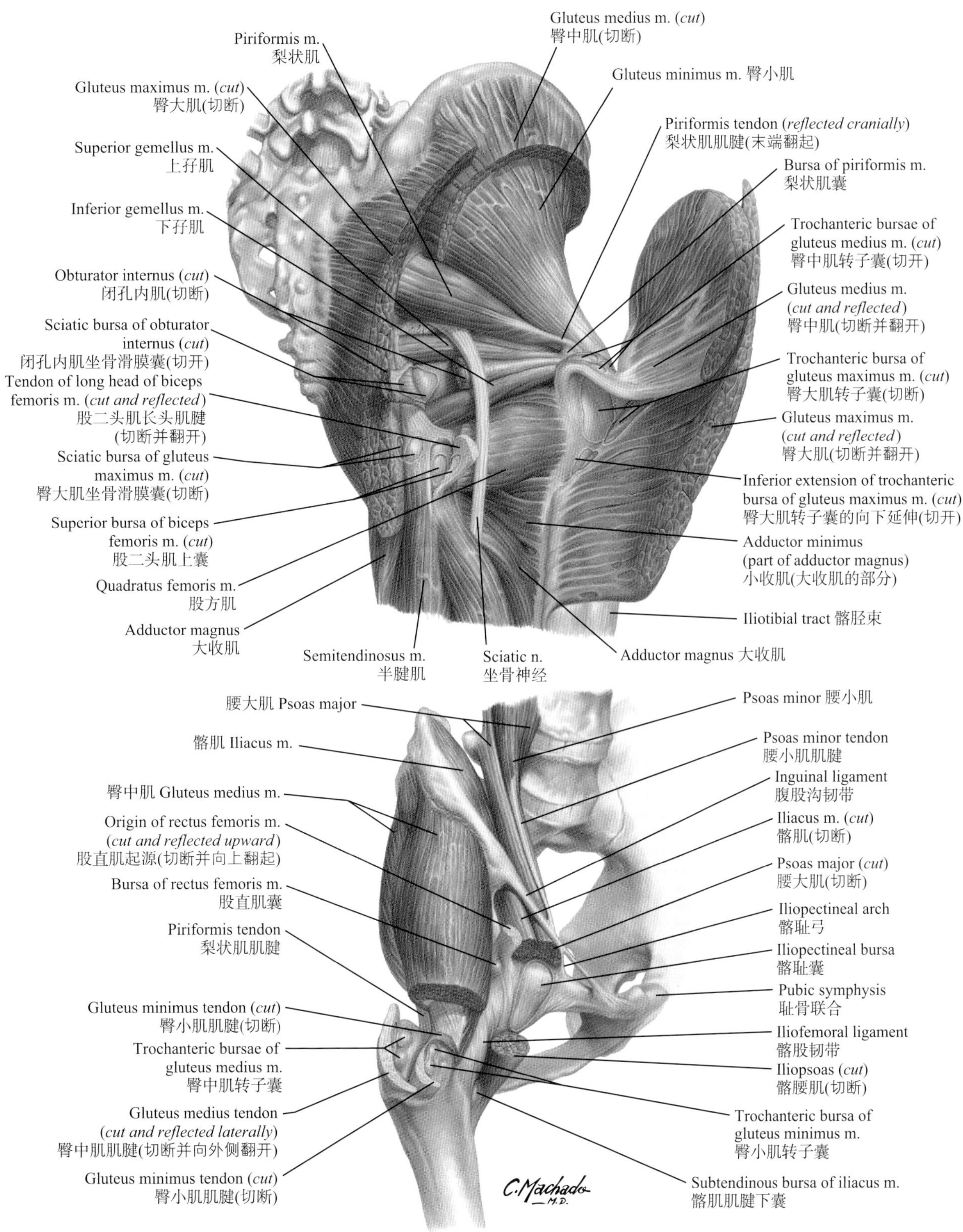
Piriformis m.
梨状肌
Gluteus medius m. (cut)
臀中肌(切断)
Gluteus minimus m. 臀小肌
Gluteus maximus m. (cut)
臀大肌(切断)
Piriformis tendon (reflected cranially)
梨状肌肌腱(末端翻起)
Superior gemellus m.
上孖肌
Bursa of piriformis m.
梨状肌囊
Inferior gemellus m.
下孖肌
Trochanteric bursae of gluteus medius m. (cut)
臀中肌转子囊(切开)
Obturator internus (cut)
闭孔内肌(切断)
Gluteus medius m. (cut and reflected)
臀中肌(切断并翻开)
Sciatic bursa of obturator internus (cut)
闭孔内肌坐骨滑膜囊(切开)
Trochanteric bursa of gluteus maximus m. (cut)
臀大肌转子囊(切断)
Tendon of long head of biceps femoris m. (cut and reflected)
股二头肌长头肌腱
(切断并翻开)
Gluteus maximus m. (cut and reflected)
臀大肌(切断并翻开)
Sciatic bursa of gluteus maximus m. (cut)
臀大肌坐骨滑膜囊(切断)
Inferior extension of trochanteric bursa of gluteus maximus m. (cut)
臀大肌转子囊的向下延伸(切开)
Superior bursa of biceps femoris m. (cut)
股二头肌上囊
Adductor minimus (part of adductor magnus)
小收肌(大收肌的部分)
Quadratus femoris m.
股方肌
Iliotibial tract 髂胫束
Adductor magnus
大收肌
Semitendinosus m.
半腱肌
Sciatic n.
坐骨神经
Adductor magnus 大收肌
腰大肌 Psoas major
Psoas minor 腰小肌
髂肌 Iliacus m.
Psoas minor tendon
腰小肌肌腱
Inguinal ligament
腹股沟韧带
臀中肌 Gluteus medius m.
Iliacus m. (cut)
髂肌(切断)
Origin of rectus femoris m. (cut and reflected upward)
股直肌起源(切断并向上翻起)
Psoas major (cut)
腰大肌(切断)
Bursa of rectus femoris m.
股直肌囊
Iliopectineal arch
髂耻弓
Piriformis tendon
梨状肌肌腱
Iliopectineal bursa
髂耻囊
Pubic symphysis
耻骨联合
Gluteus minimus tendon (cut)
臀小肌肌腱(切断)
Iliofemoral ligament
髂股韧带
Trochanteric bursae of gluteus medius m.
臀中肌转子囊
Iliopsoas (cut)
髂腰肌(切断)
Gluteus medius tendon (cut and reflected laterally)
臀中肌肌腱(切断并向外侧翻开)
Trochanteric bursa of gluteus minimus m.
臀小肌转子囊
Gluteus minimus tendon (cut)
臀小肌肌腱(切断)
Subtendinous bursa of iliacus m.
髂肌肌腱下囊
C.Machado M.D.

参见图 496，522

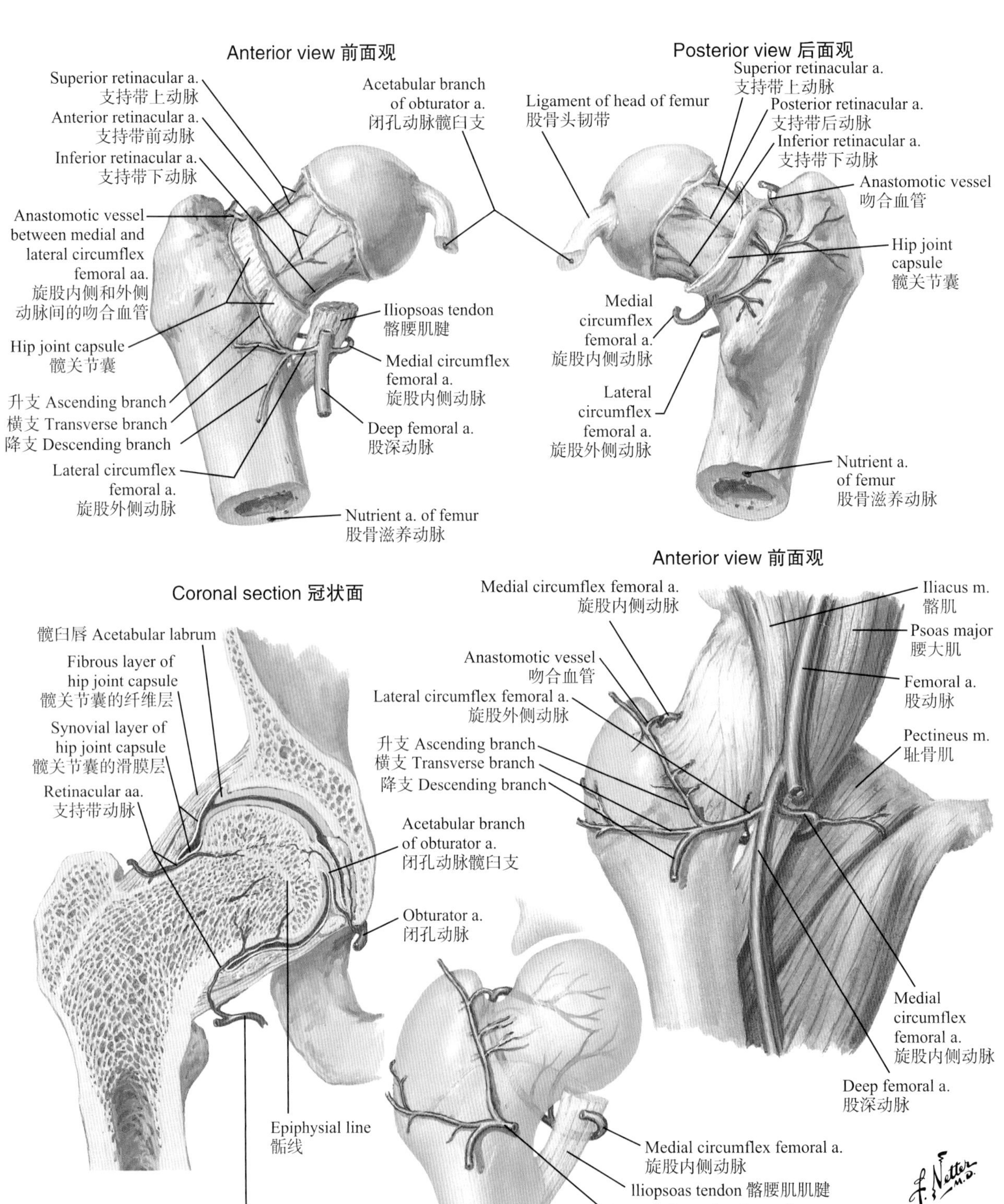


Femur of child: anterior view
儿童股骨：前面观

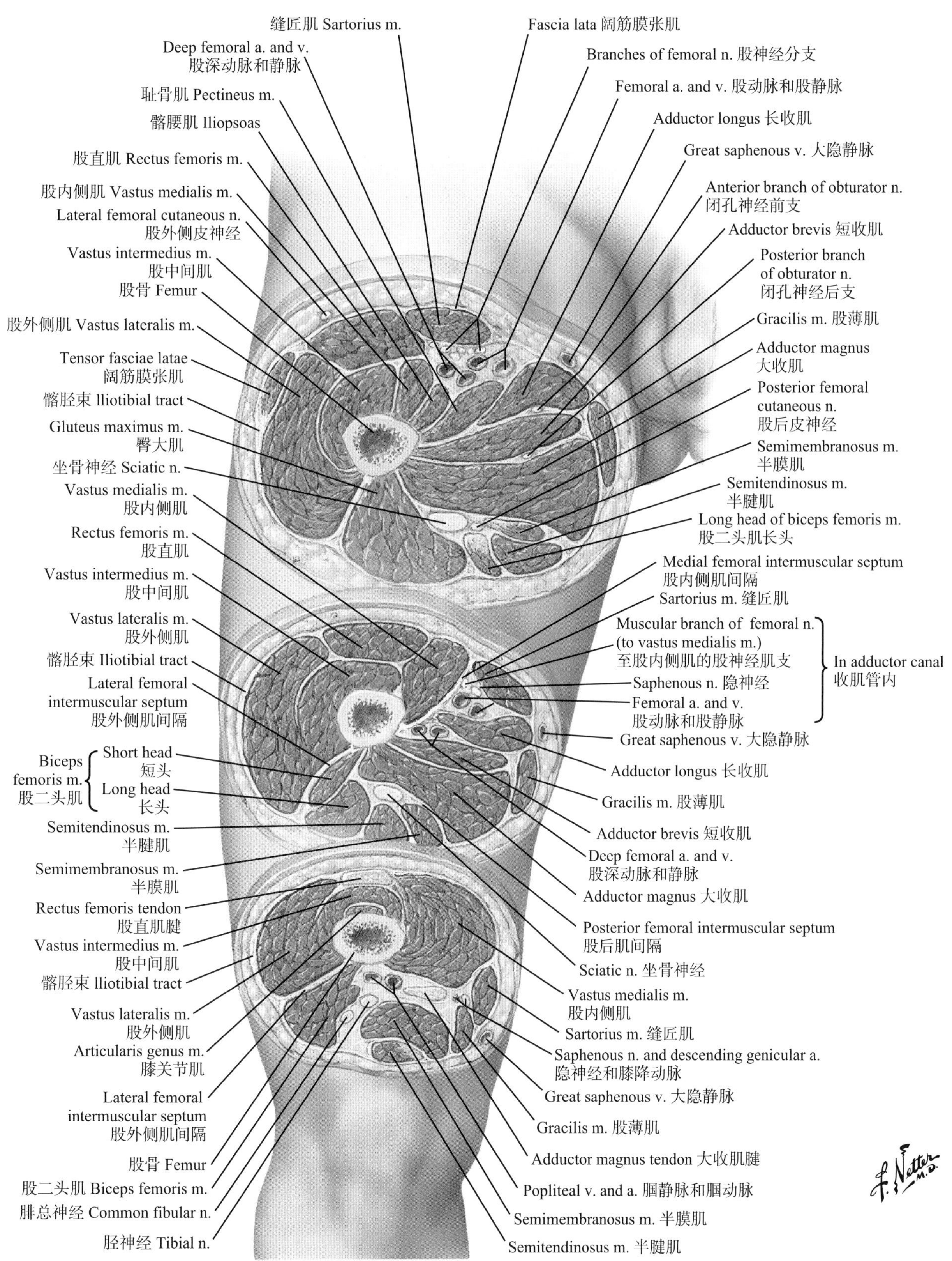
缝匠肌 Sartorius m.
Fascia lata 阔筋膜张肌
Deep femoral a. and v. 股深动脉和静脉
Branches of femoral n. 股神经分支
耻骨肌 Pectineus m.
Femoral a. and v. 股动脉和股静脉
髂腰肌 Iliopsoas
Adductor longus 长收肌
Great saphenous v. 大隐静脉
股直肌 Rectus femoris m.
Anterior branch of obturator n. 闭孔神经前支
股内侧肌 Vastus medialis m.
Adductor brevis 短收肌
Lateral femoral cutaneous n. 股外侧皮神经
Posterior branch of obturator n. 闭孔神经后支
Vastus intermedius m. 股中间肌
股骨 Femur
Gracilis m. 股薄肌
股外侧肌 Vastus lateralis m.
Adductor magnus 大收肌
Tensor fasciae latae 阔筋膜张肌
Posterior femoral cutaneous n. 股后皮神经
髂胫束 Iliotibial tract
Gluteus maximus m. 臀大肌
Semimembranosus m. 半膜肌
坐骨神经 Sciatic n.
Semitendinosus m. 半腱肌
Vastus medialis m. 股内侧肌
Long head of biceps femoris m. 股二头肌长头
Rectus femoris m. 股直肌
Medial femoral intermuscular septum 股内侧肌间隔
Vastus intermedius m. 股中间肌
Sartorius m. 缝匠肌
Vastus lateralis m. 股外侧肌
Muscular branch of femoral n. (to vastus medialis m.) 至股内侧肌的股神经肌支
In adductor canal 收肌管内
髂胫束 Iliotibial tract
Saphenous n. 隐神经
Lateral femoral intermuscular septum 股外侧肌间隔
Femoral a. and v. 股动脉和股静脉
Great saphenous v. 大隐静脉
Biceps femoris m. 股二头肌
Short head 短头
Adductor longus 长收肌
Long head 长头
Gracilis m. 股薄肌
Semitendinosus m. 半腱肌
Adductor brevis 短收肌
Deep femoral a. and v. 股深动脉和静脉
Semimembranosus m. 半膜肌
Adductor magnus 大收肌
Rectus femoris tendon 股直肌腱
Posterior femoral intermuscular septum 股后肌间隔
Vastus intermedius m. 股中间肌
Sciatic n. 坐骨神经
髂胫束 Iliotibial tract
Vastus medialis m. 股内侧肌
Vastus lateralis m. 股外侧肌
Sartorius m. 缝匠肌
Articularis genus m. 膝关节肌
Saphenous n. and descending genicular a. 隐神经和膝降动脉
Great saphenous v. 大隐静脉
Lateral femoral intermuscular septum 股外侧肌间隔
Gracilis m. 股薄肌
股骨 Femur
Adductor magnus tendon 大收肌腱
股二头肌 Biceps femoris m.
Popliteal v. and a. 腘静脉和腘动脉
腓总神经 Common fibular n.
Semimembranosus m. 半膜肌
胫神经 Tibial n.
Semitendinosus m. 半腱肌
F. Netter M.D.

# 膝：内侧面观和外侧面观

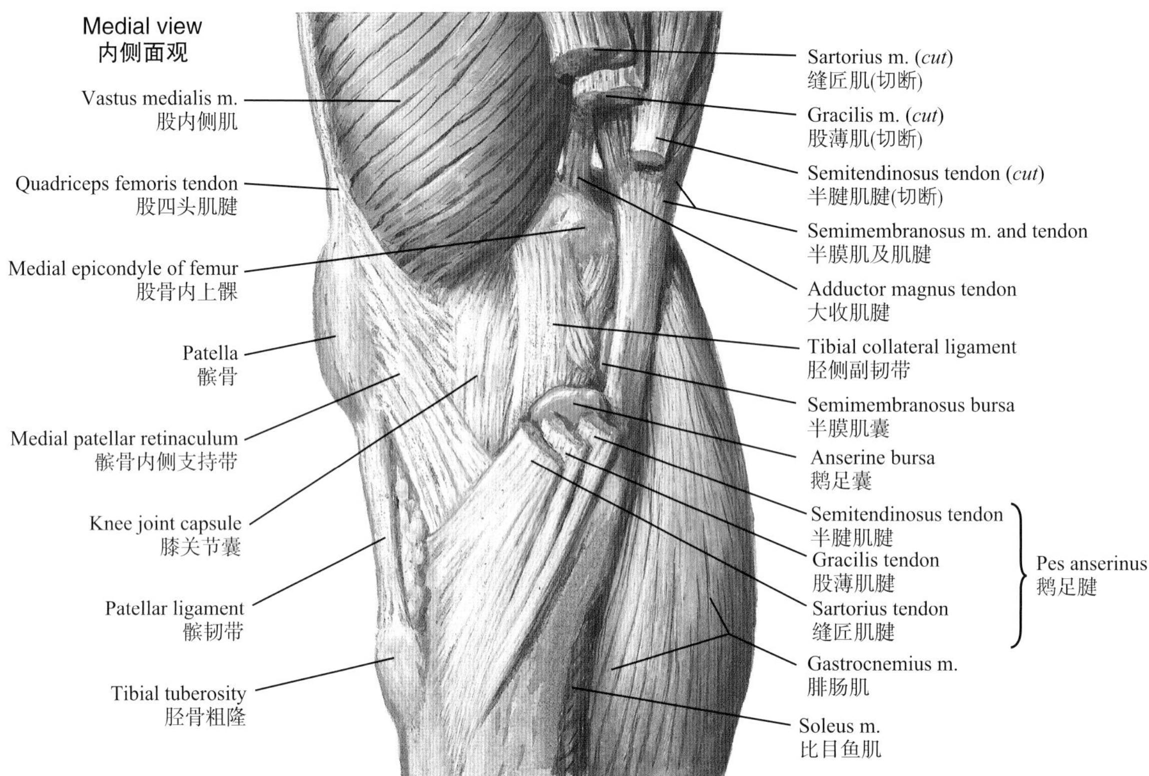

Medial view
内侧面观
Vastus medialis m.
股内侧肌
Quadriceps femoris tendon
股四头肌腱
Medial epicondyle of femur
股骨内上髁
Patella
髌骨
Medial patellar retinaculum
髌骨内侧支持带
Knee joint capsule
膝关节囊
Patellar ligament
髌韧带
Tibial tuberosity
胫骨粗隆
Sartorius m. (cut)
缝匠肌(切断)
Gracilis m. (cut)
股薄肌(切断)
Semitendinosus tendon (cut)
半腱肌腱(切断)
Semimembranosus m. and tendon
半膜肌及肌腱
Adductor magnus tendon
大收肌腱
Tibial collateral ligament
胫侧副韧带
Semimembranosus bursa
半膜肌囊
Anserine bursa
鹅足囊
Semitendinosus tendon
半腱肌腱
Gracilis tendon
股薄肌腱
Sartorius tendon
缝匠肌腱
Pes anserinus
鹅足腱
Gastrocnemius m.
腓肠肌
Soleus m.
比目鱼肌


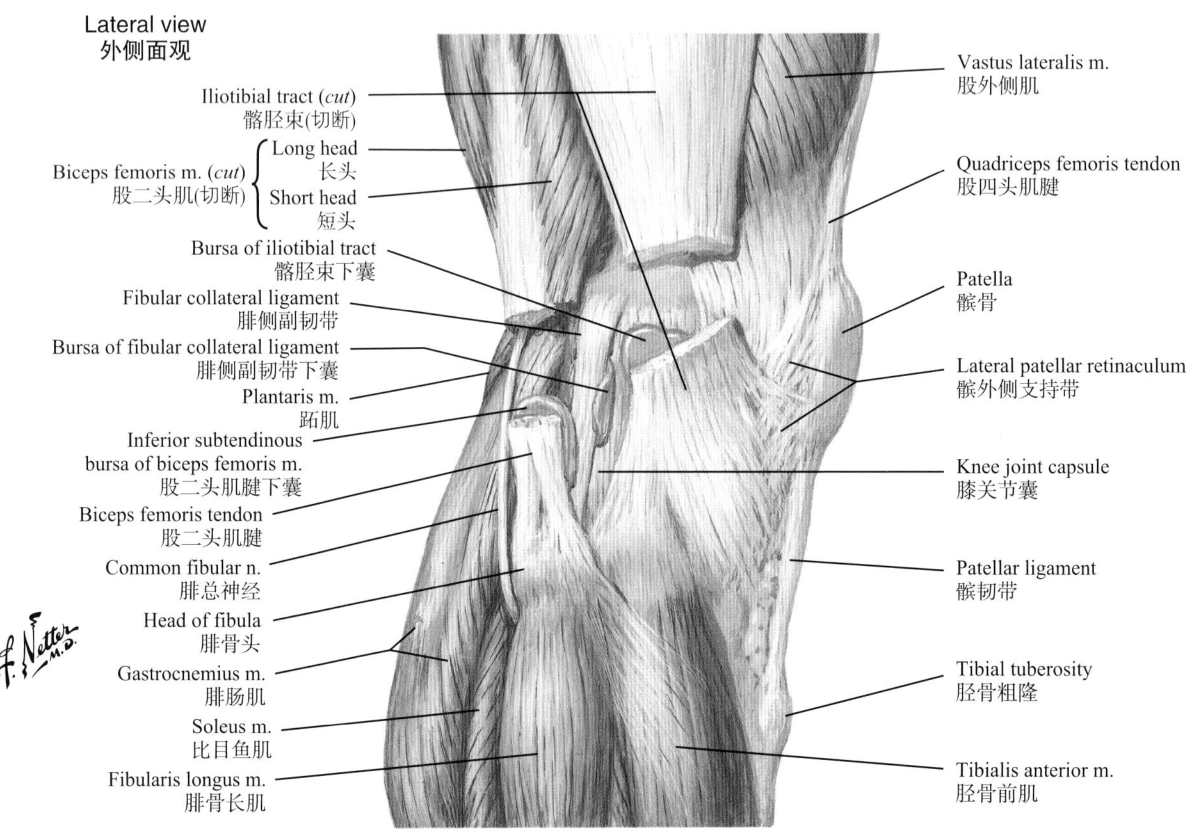

Lateral view
外侧面观
Iliotibial tract (cut)
髂胫束(切断)
Biceps femoris m. (cut)
股二头肌(切断)
Long head
长头
Short head
短头
Bursa of iliotibial tract
髂胫束下囊
Fibular collateral ligament
腓侧副韧带
Bursa of fibular collateral ligament
腓侧副韧带下囊
Plantaris m.
跖肌
Inferior subtendinous
bursa of biceps femoris m.
股二头肌腱下囊
Biceps femoris tendon
股二头肌腱
Common fibular n.
腓总神经
Head of fibula
腓骨头
Gastrocnemius m.
腓肠肌
Soleus m.
比目鱼肌
Fibularis longus m.
腓骨长肌
Vastus lateralis m.
股外侧肌
Quadriceps femoris tendon
股四头肌腱
Patella
髌骨
Lateral patellar retinaculum
髌外侧支持带
Knee joint capsule
膝关节囊
Patellar ligament
髌韧带
Tibial tuberosity
胫骨粗隆
Tibialis anterior m.
胫骨前肌

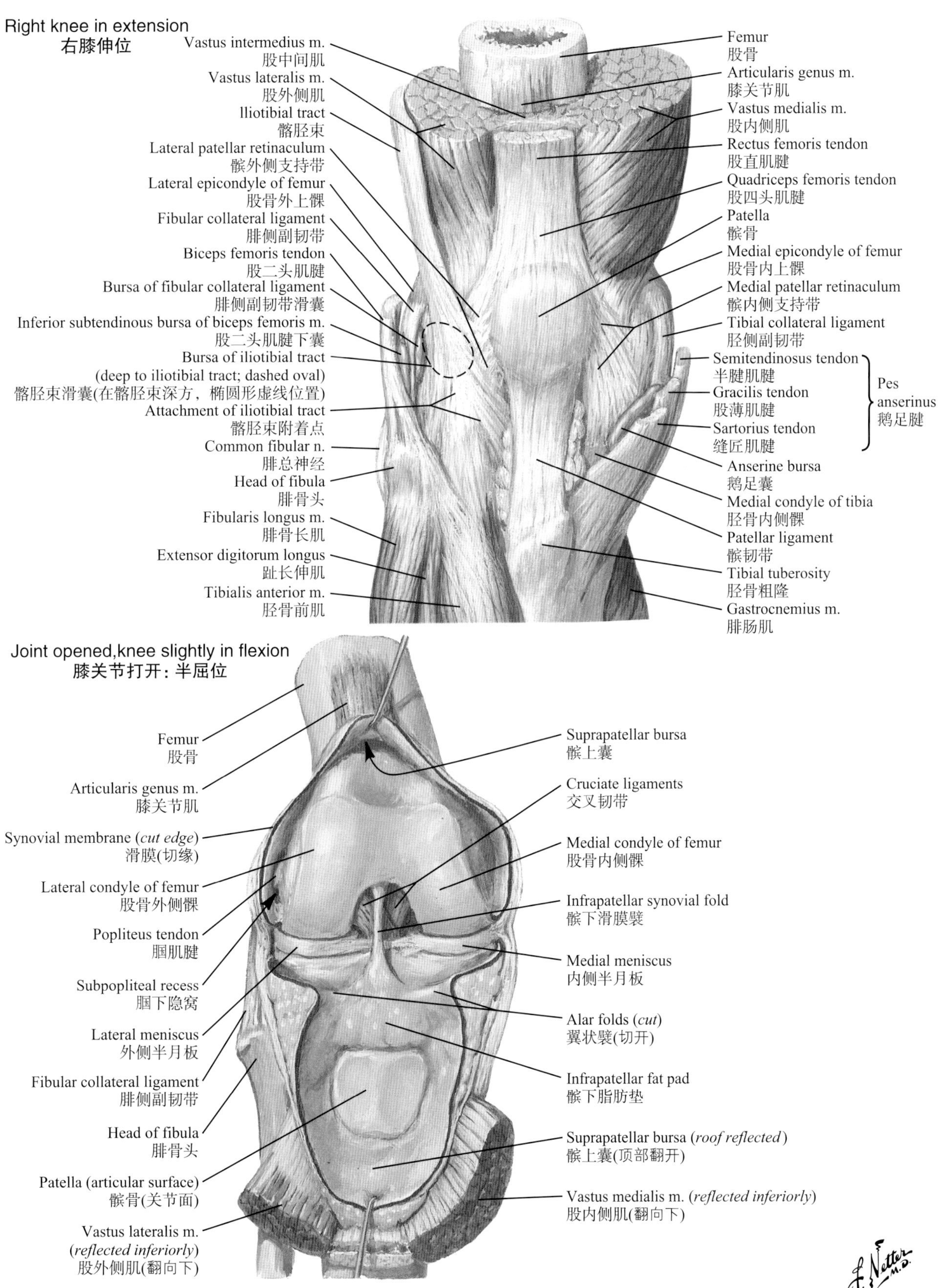
Right knee in extension
右膝伸位
Vastus intermedius m.
股中间肌
Vastus lateralis m.
股外侧肌
Iliotibial tract
髂胫束
Lateral patellar retinaculum
髌外侧支持带
Lateral epicondyle of femur
股骨外上髁
Fibular collateral ligament
腓侧副韧带
Biceps femoris tendon
股二头肌腱
Bursa of fibular collateral ligament
腓侧副韧带滑囊
Inferior subtendinous bursa of biceps femoris m.
股二头肌腱下囊
Bursa of iliotibial tract
(deep to iliotibial tract; dashed oval)
髂胫束滑囊(在髂胫束深方，椭圆形虚线位置)
Attachment of iliotibial tract
髂胫束附着点
Common fibular n.
腓总神经
Head of fibula
腓骨头
Fibularis longus m.
腓骨长肌
Extensor digitorum longus
趾长伸肌
Tibialis anterior m.
胫骨前肌
Femur
股骨
Articularis genus m.
膝关节肌
Vastus medialis m.
股内侧肌
Rectus femoris tendon
股直肌腱
Quadriceps femoris tendon
股四头肌腱
Patella
髌骨
Medial epicondyle of femur
股骨内上髁
Medial patellar retinaculum
髌内侧支持带
Tibial collateral ligament
胫侧副韧带
Semitendinosus tendon
半腱肌腱
Gracilis tendon
股薄肌腱
Sartorius tendon
缝匠肌腱
Pes anserinus
鹅足腱
Anserine bursa
鹅足囊
Medial condyle of tibia
胫骨内侧髁
Patellar ligament
髌韧带
Tibial tuberosity
胫骨粗隆
Gastrocnemius m.
腓肠肌
Joint opened, knee slightly in flexion
膝关节打开：半屈位
Femur
股骨
Articularis genus m.
膝关节肌
Synovial membrane (cut edge)
滑膜(切缘)
Lateral condyle of femur
股骨外侧髁
Popliteus tendon
腘肌腱
Subpopliteal recess
腘下隐窝
Lateral meniscus
外侧半月板
Fibular collateral ligament
腓侧副韧带
Head of fibula
腓骨头
Patella (articular surface)
髌骨(关节面)
Vastus lateralis m.
(reflected inferiorly)
股外侧肌(翻向下)
Suprapatellar bursa
髌上囊
Cruciate ligaments
交叉韧带
Medial condyle of femur
股骨内侧髁
Infrapatellar synovial fold
髌下滑膜襞
Medial meniscus
内侧半月板
Alar folds (cut)
翼状襞(切开)
Infrapatellar fat pad
髌下脂肪垫
Suprapatellar bursa (roof reflected)
髌上囊(顶部翻开)
Vastus medialis m. (reflected inferiorly)
股内侧肌(翻向下)
F. Netter M.D.

# 膝：关节内观

参见图 525

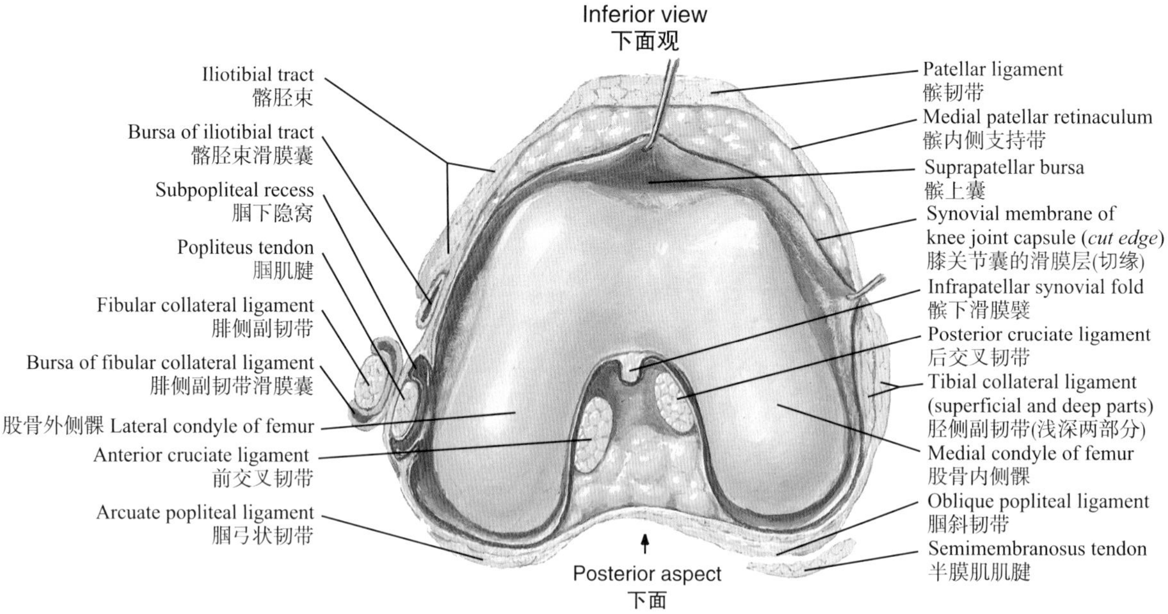


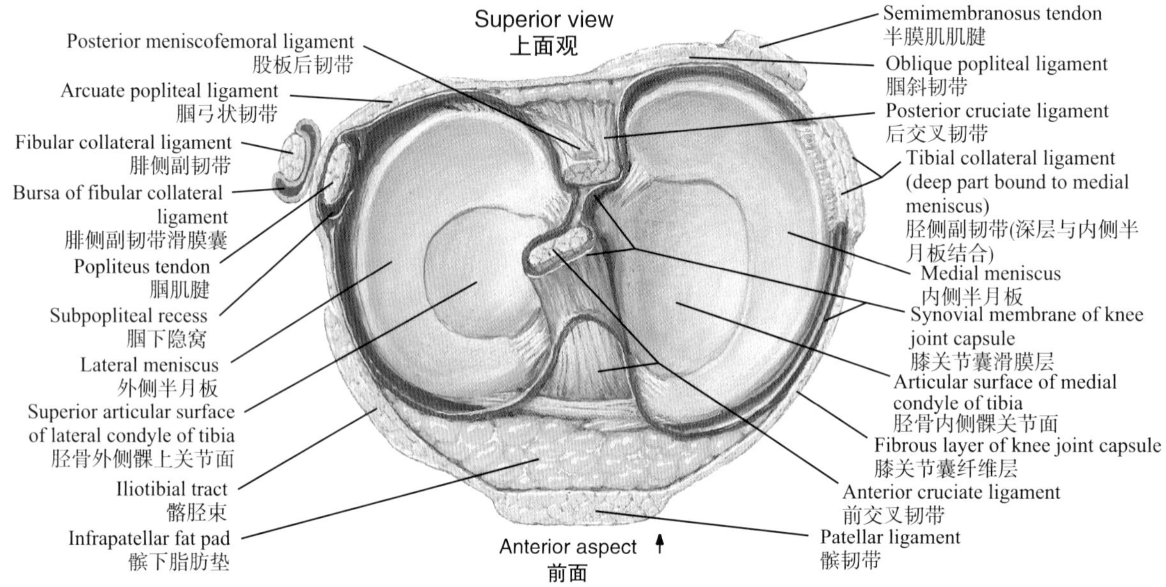


**Superior view: ligaments and cartilage removed**
**上面观：去除韧带和软骨**

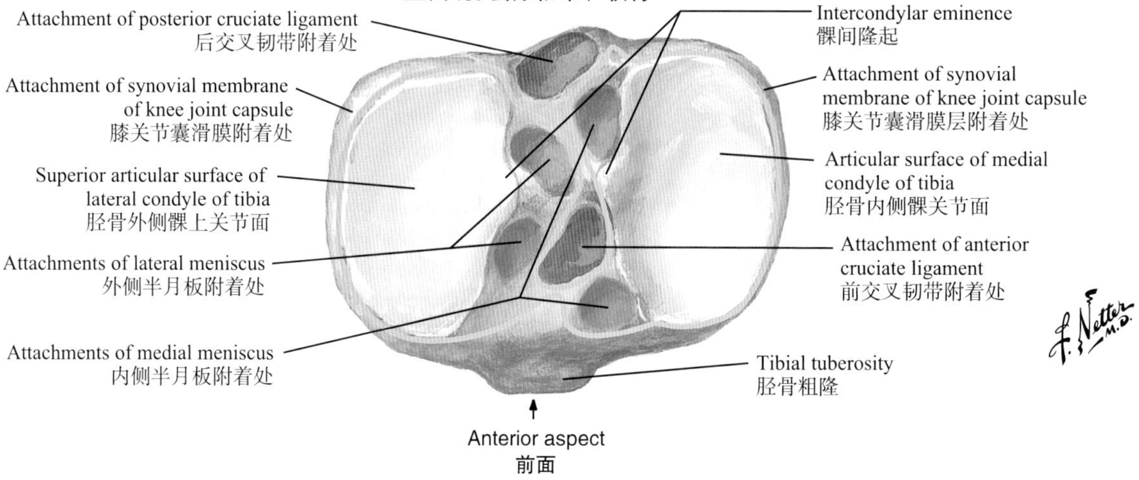

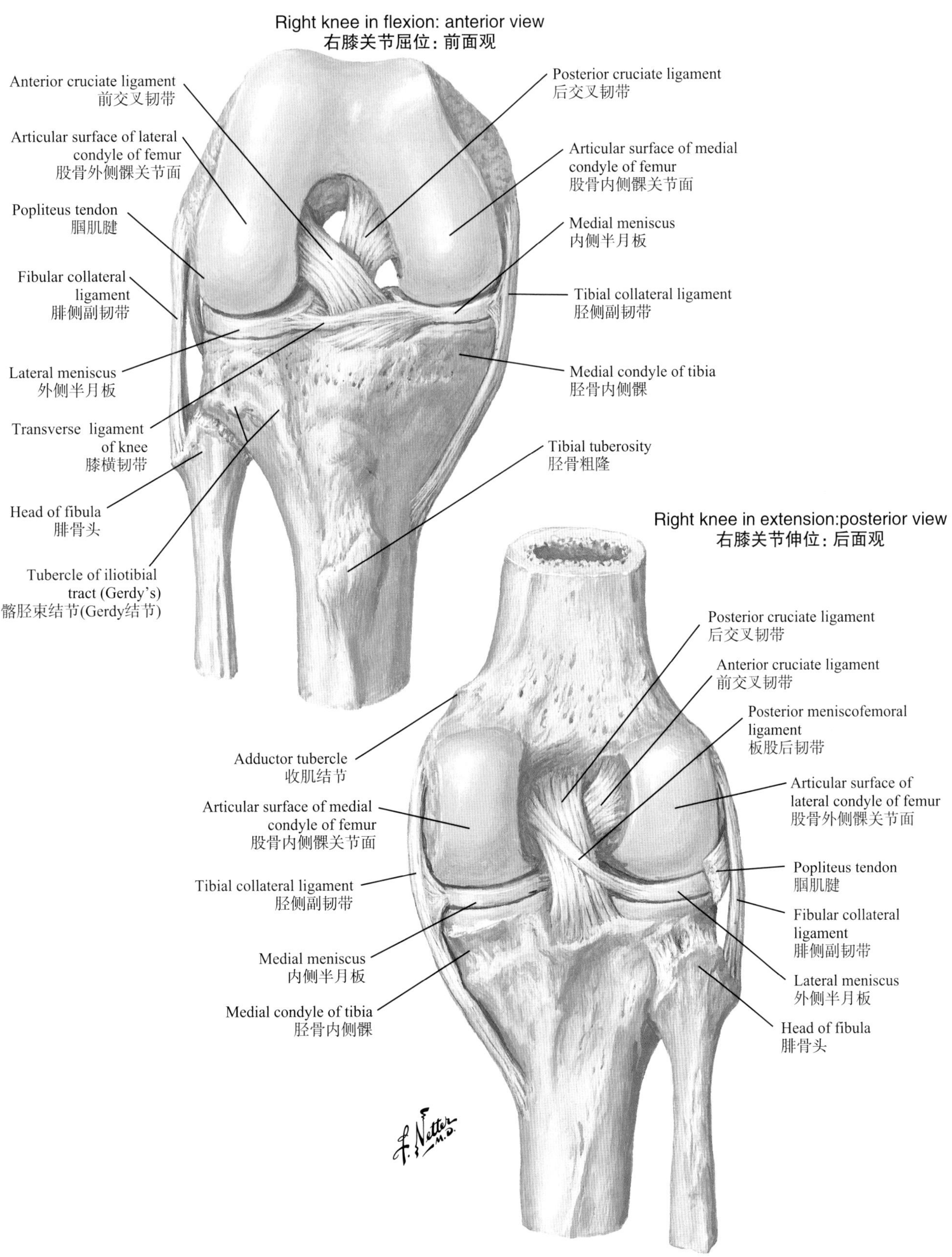
Right knee in flexion: anterior view
右膝关节屈位：前面观
Anterior cruciate ligament
前交叉韧带
Articular surface of lateral condyle of femur
股骨外侧髁关节面
Popliteus tendon
腘肌腱
Fibular collateral ligament
腓侧副韧带
Lateral meniscus
外侧半月板
Transverse ligament of knee
膝横韧带
Head of fibula
腓骨头
Tubercle of iliotibial tract (Gerdy's)
髂胫束结节(Gerdy结节)
Posterior cruciate ligament
后交叉韧带
Articular surface of medial condyle of femur
股骨内侧髁关节面
Medial meniscus
内侧半月板
Tibial collateral ligament
胫侧副韧带
Medial condyle of tibia
胫骨内侧髁
Tibial tuberosity
胫骨粗隆
Right knee in extension:posterior view
右膝关节伸位：后面观
Posterior cruciate ligament
后交叉韧带
Anterior cruciate ligament
前交叉韧带
Posterior meniscofemoral ligament
板股后韧带
Articular surface of lateral condyle of femur
股骨外侧髁关节面
Popliteus tendon
腘肌腱
Fibular collateral ligament
腓侧副韧带
Lateral meniscus
外侧半月板
Head of fibula
腓骨头
Adductor tubercle
收肌结节
Articular surface of medial condyle of femur
股骨内侧髁关节面
Tibial collateral ligament
胫侧副韧带
Medial meniscus
内侧半月板
Medial condyle of tibia
胫骨内侧髁
F. Netter M.D.

# 膝：前后位 X 线成像和后面观

参见图 517，附图 107

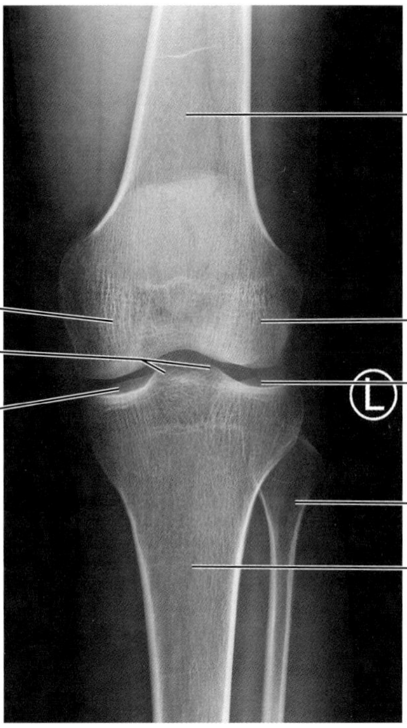

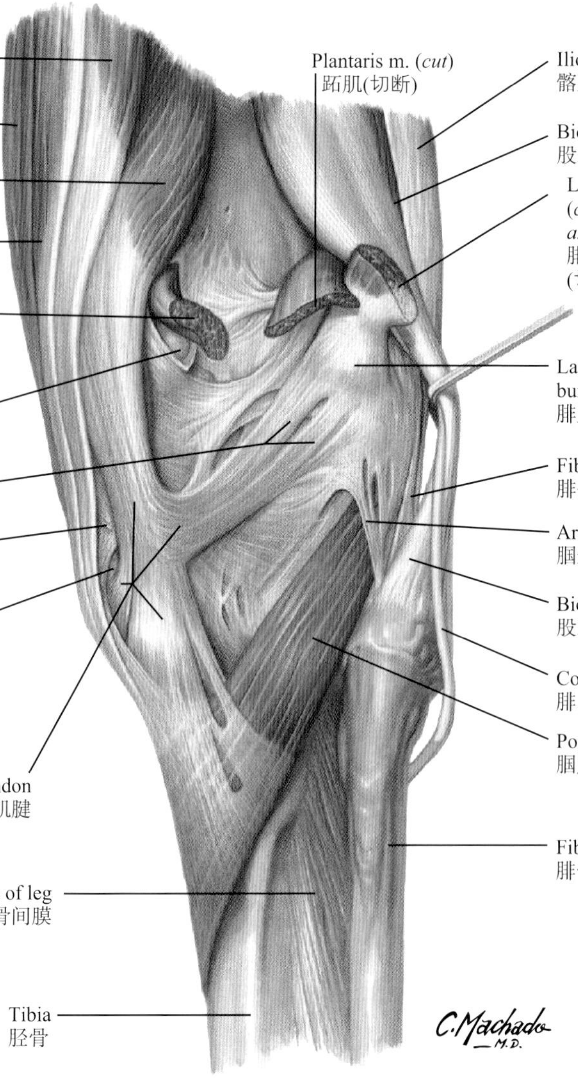

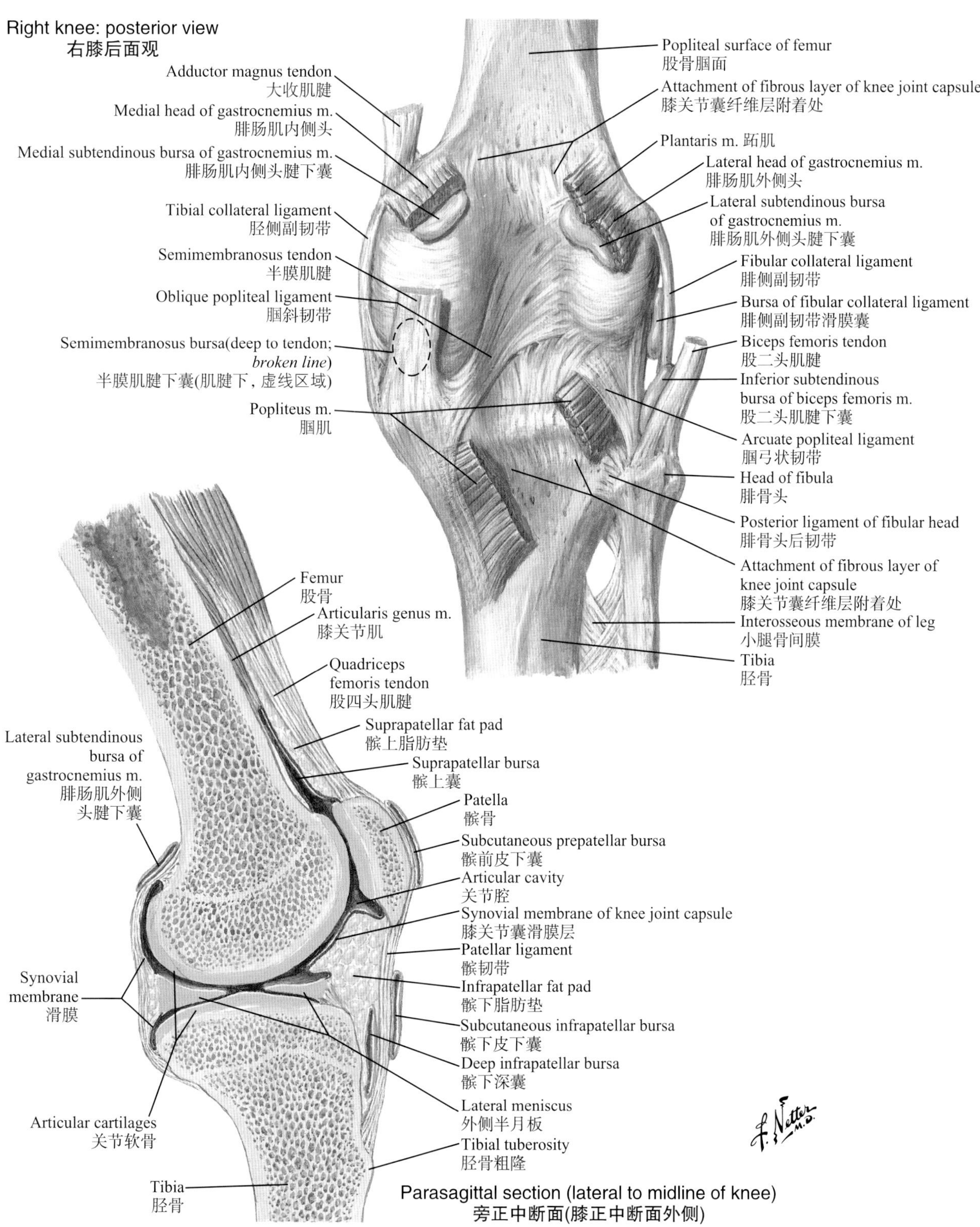


Parasagittal section (lateral to midline of knee)
旁正中断面(膝正中断面外侧)

# 下肢的动脉

参见图 514，532，附图 103

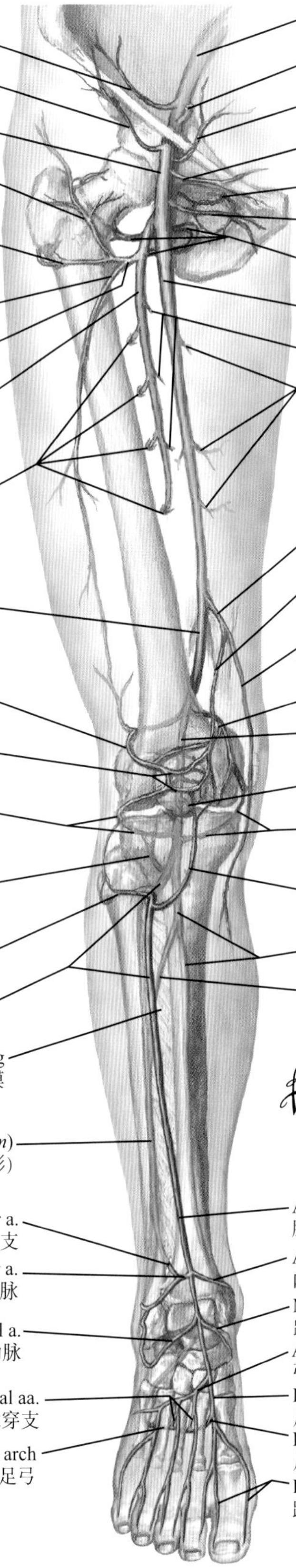

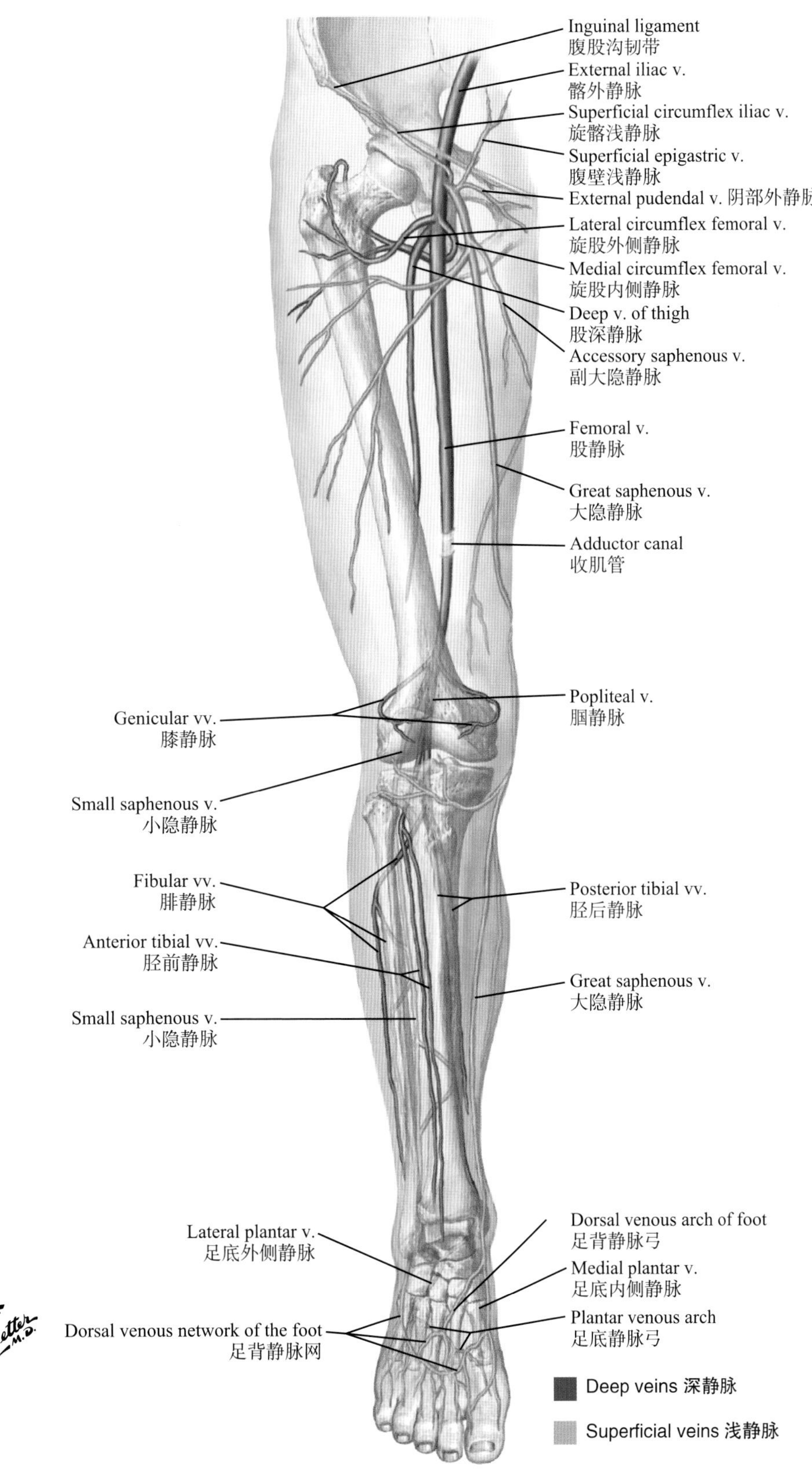
Inguinal ligament
腹股沟韧带
External iliac v.
髂外静脉
Superficial circumflex iliac v.
旋髂浅静脉
Superficial epigastric v.
腹壁浅静脉
External pudendal v. 阴部外静脉
Lateral circumflex femoral v.
旋股外侧静脉
Medial circumflex femoral v.
旋股内侧静脉
Deep v. of thigh
股深静脉
Accessory saphenous v.
副大隐静脉
Femoral v.
股静脉
Great saphenous v.
大隐静脉
Adductor canal
收肌管
Popliteal v.
腘静脉
Genicular vv.
膝静脉
Small saphenous v.
小隐静脉
Fibular vv.
腓静脉
Anterior tibial vv.
胫前静脉
Small saphenous v.
小隐静脉
Posterior tibial vv.
胫后静脉
Great saphenous v.
大隐静脉
Lateral plantar v.
足底外侧静脉
Dorsal venous network of the foot
足背静脉网
Dorsal venous arch of foot
足背静脉弓
Medial plantar v.
足底内侧静脉
Plantar venous arch
足底静脉弓
Deep veins 深静脉
Superficial veins 浅静脉

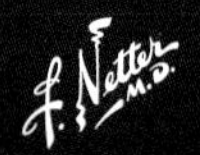

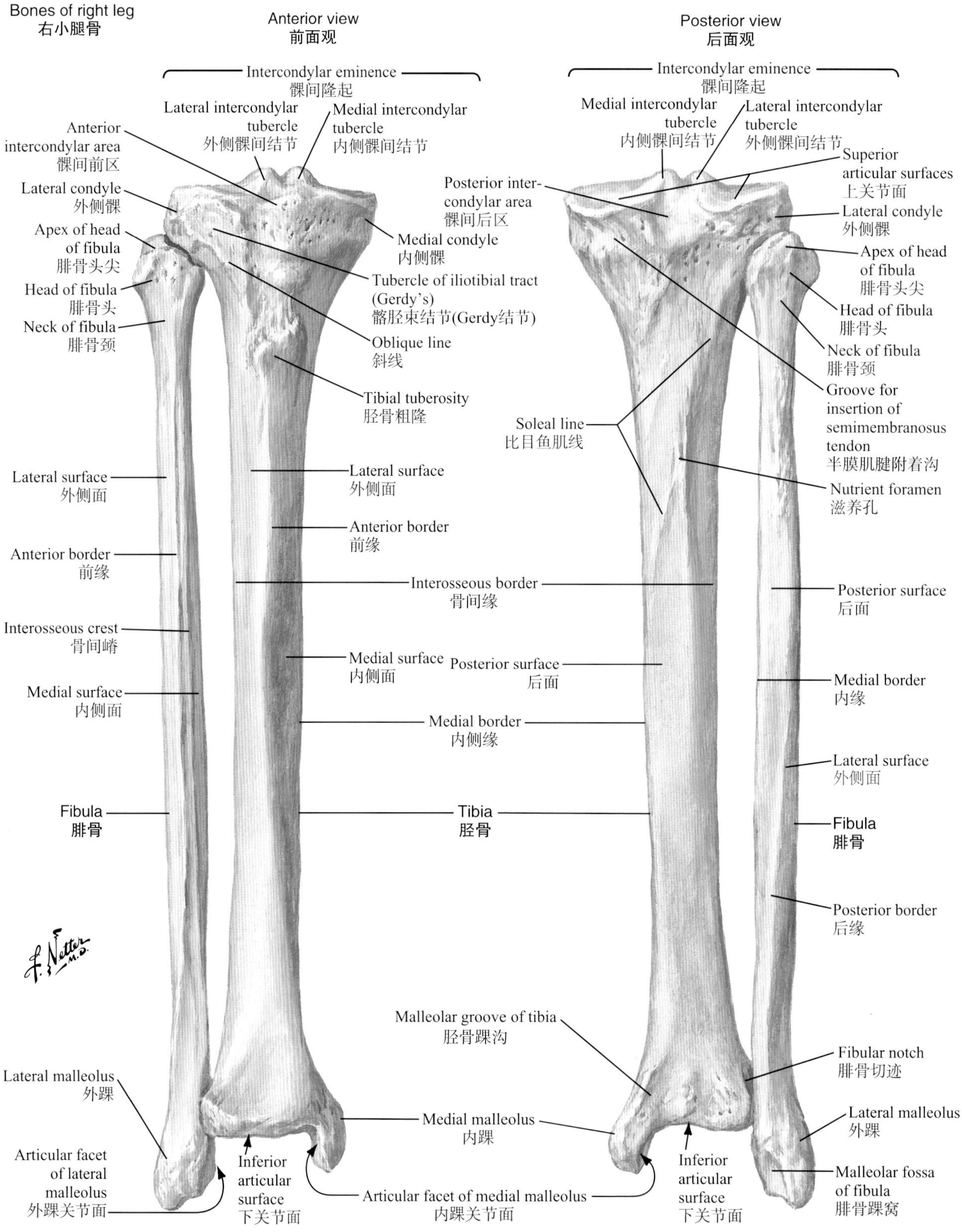

# 胫骨和腓骨：前面和后面观

Bones of right leg
右小腿骨

Anterior view
前面观

Intercondylar eminence
髁间隆起

Lateral intercondylar tubercle
外侧髁间结节

Medial intercondylar tubercle
内侧髁间结节

Anterior intercondylar area
髁间前区

Lateral condyle
外侧髁

Apex of head of fibula
腓骨头尖

Head of fibula
腓骨头

Neck of fibula
腓骨颈

Medial condyle
内侧髁

Tubercle of iliotibial tract (Gerdy's)
髂胫束结节(Gerdy结节)

Oblique line
斜线

Tibial tuberosity
胫骨粗隆

Lateral surface
外侧面

Lateral surface
外侧面

Anterior border
前缘

Anterior border
前缘

Interosseous border
骨间缘

Interosseous crest
骨间嵴

Medial surface
内侧面

Medial surface
内侧面

Medial border
内侧缘

Fibula
腓骨

Tibia
胫骨

Lateral malleolus
外踝

Articular facet of lateral malleolus
外踝关节面

Inferior articular surface
下关节面

Medial malleolus
内踝

Articular facet of medial malleolus
内踝关节面

Posterior view
后面观

Intercondylar eminence
髁间隆起

Medial intercondylar tubercle
内侧髁间结节

Lateral intercondylar tubercle
外侧髁间结节

Superior articular surfaces
上关节面

Posterior intercondylar area
髁间后区

Lateral condyle
外侧髁

Apex of head of fibula
腓骨头尖

Head of fibula
腓骨头

Neck of fibula
腓骨颈

Groove for insertion of semimembranosus tendon
半膜肌腱附着沟

Soleal line
比目鱼肌线

Nutrient foramen
滋养孔

Posterior surface
后面

Posterior surface
后面

Medial border
内缘

Lateral surface
外侧面

Fibula
腓骨

Posterior border
后缘

Malleolar groove of tibia
胫骨踝沟

Fibular notch
腓骨切迹

Lateral malleolus
外踝

Inferior articular surface
下关节面

Malleolar fossa of fibula
腓骨踝窝

参见图 518

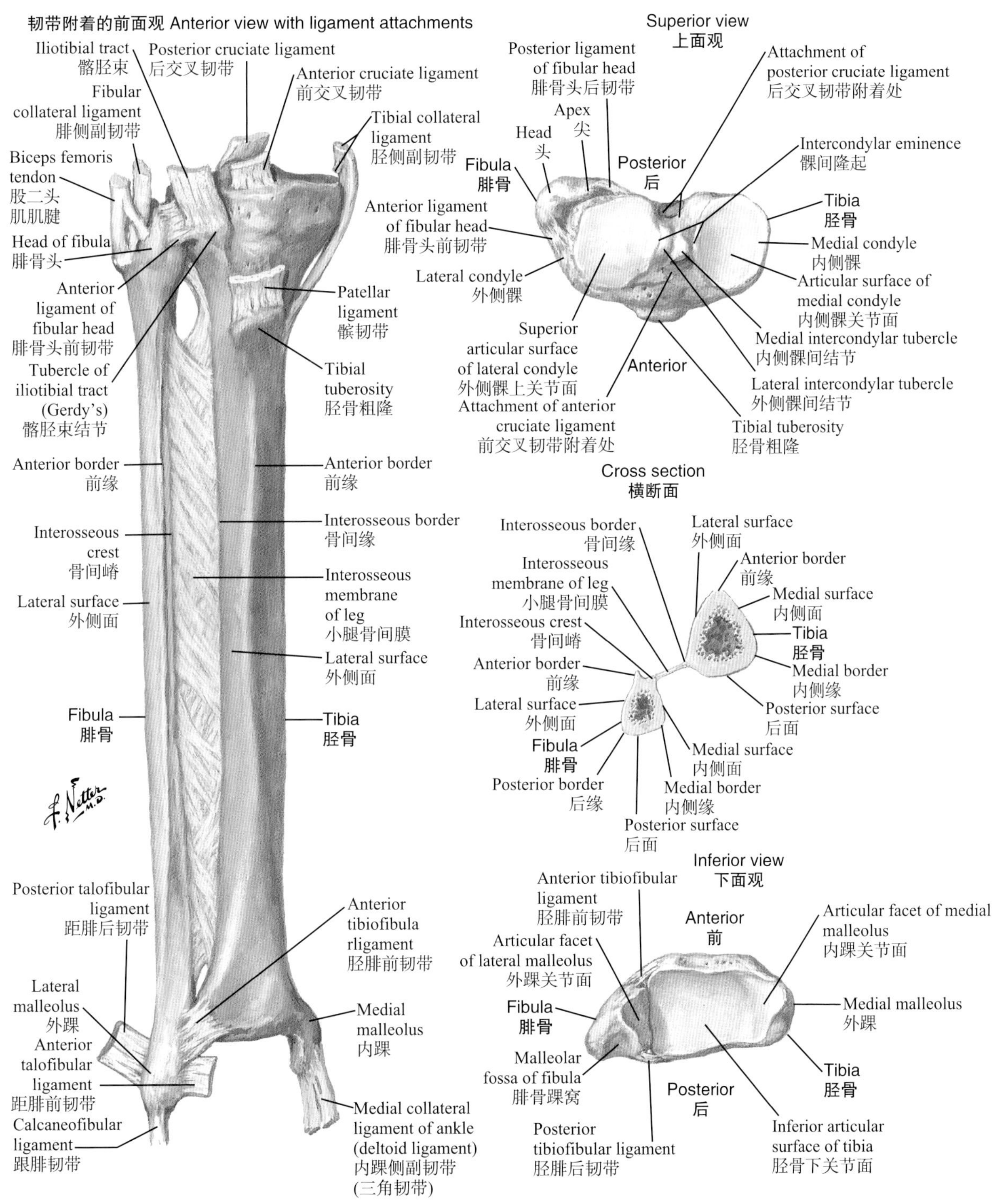
韧带附着的前面观 Anterior view with ligament attachments
Iliotibial tract
髂胫束
Posterior cruciate ligament
后交叉韧带
Anterior cruciate ligament
前交叉韧带
Fibular collateral ligament
腓侧副韧带
Tibial collateral ligament
胫侧副韧带
Biceps femoris tendon
股二头肌肌腱
Head of fibula
腓骨头
Anterior ligament of fibular head
腓骨头前韧带
Tubercle of iliotibial tract (Gerdy's)
髂胫束结节
Patellar ligament
髌韧带
Tibial tuberosity
胫骨粗隆
Anterior border
前缘
Anterior border
前缘
Interosseous border
骨间缘
Interosseous crest
骨间嵴
Interosseous membrane of leg
小腿骨间膜
Lateral surface
外侧面
Lateral surface
外侧面
Fibula
腓骨
Tibia
胫骨
Posterior talofibular ligament
距腓后韧带
Anterior tibiofibula rligament
胫腓前韧带
Lateral malleolus
外踝
Medial malleolus
内踝
Anterior talofibular ligament
距腓前韧带
Calcaneofibular ligament
跟腓韧带
Medial collateral ligament of ankle (deltoid ligament)
内踝侧副韧带
(三角韧带)
Superior view
上面观
Posterior ligament of fibular head
腓骨头后韧带
Attachment of posterior cruciate ligament
后交叉韧带附着处
Apex
尖
Head
头
Fibula
腓骨
Posterior
后
Intercondylar eminence
髁间隆起
Tibia
胫骨
Anterior ligament of fibular head
腓骨头前韧带
Medial condyle
内侧髁
Lateral condyle
外侧髁
Articular surface of medial condyle
内侧髁关节面
Superior articular surface of lateral condyle
外侧髁上关节面
Medial intercondylar tubercle
内侧髁间结节
Anterior
Lateral intercondylar tubercle
外侧髁间结节
Attachment of anterior cruciate ligament
前交叉韧带附着处
Tibial tuberosity
胫骨粗隆
Cross section
横断面
Interosseous border
骨间缘
Lateral surface
外侧面
Anterior border
前缘
Interosseous membrane of leg
小腿骨间膜
Medial surface
内侧面
Interosseous crest
骨间嵴
Tibia
胫骨
Anterior border
前缘
Medial border
内侧缘
Lateral surface
外侧面
Posterior surface
后面
Fibula
腓骨
Medial surface
内侧面
Posterior border
后缘
Medial border
内侧缘
Posterior surface
后面
Inferior view
下面观
Anterior tibiofibular ligament
胫腓前韧带
Anterior
前
Articular facet of medial malleolus
内踝关节面
Articular facet of lateral malleolus
外踝关节面
Fibula
腓骨
Medial malleolus
外踝
Malleolar fossa of fibula
腓骨踝窝
Posterior
后
Tibia
胫骨
Posterior tibiofibular ligament
胫腓后韧带
Inferior articular surface of tibia
胫骨下关节面

参见图 529，532

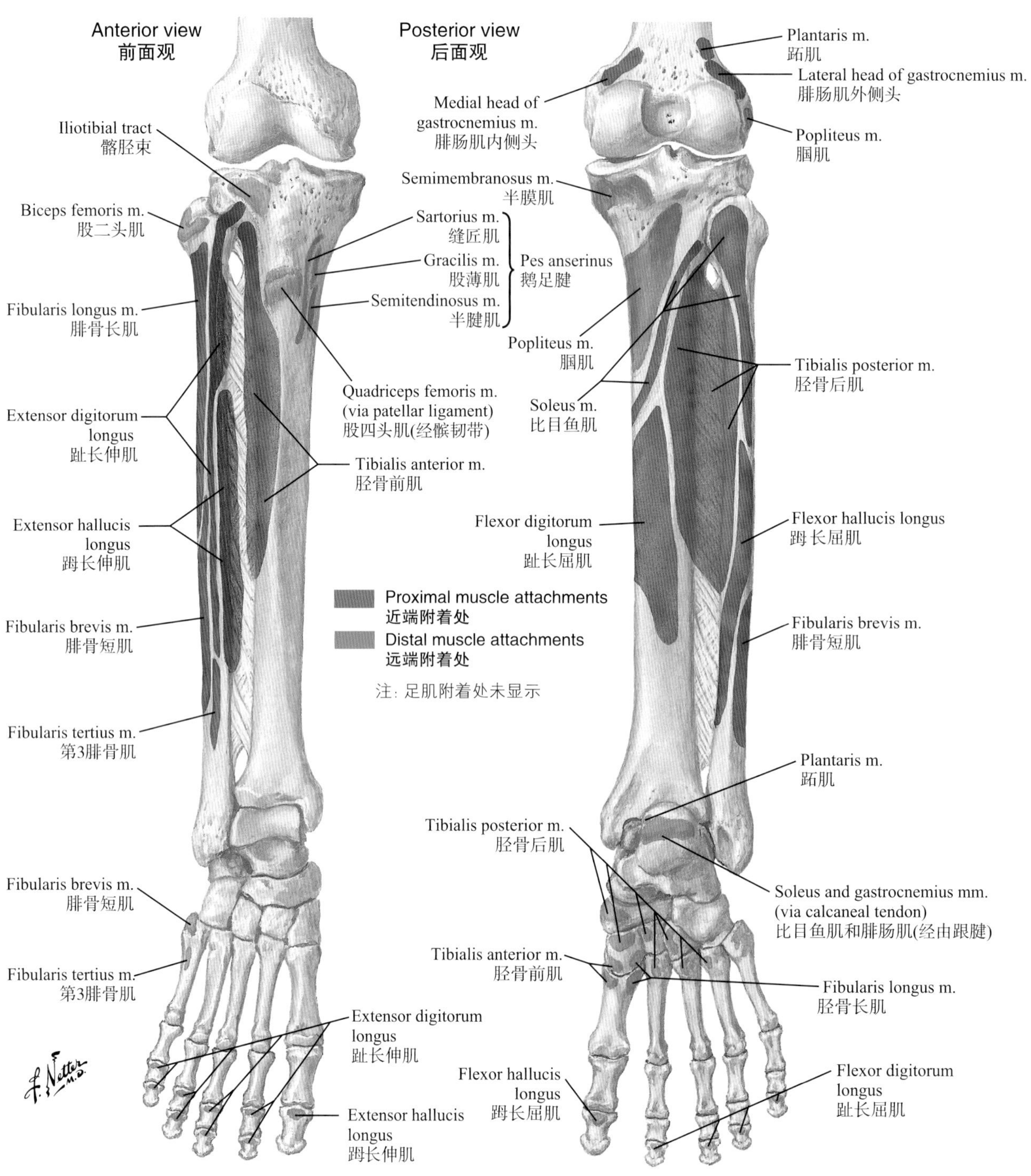

Anterior view
前面观
Posterior view
后面观
Iliotibial tract
髂胫束
Biceps femoris m.
股二头肌
Fibularis longus m.
腓骨长肌
Extensor digitorum longus
趾长伸肌
Extensor hallucis longus
踇长伸肌
Fibularis brevis m.
腓骨短肌
Fibularis tertius m.
第3腓骨肌
Fibularis brevis m.
腓骨短肌
Fibularis tertius m.
第3腓骨肌
Extensor digitorum longus
趾长伸肌
Extensor hallucis longus
踇长伸肌
Sartorius m.
缝匠肌
Gracilis m.
股薄肌
Semitendinosus m.
半腱肌
Pes anserinus
鹅足腱
Quadriceps femoris m. (via patellar ligament)
股四头肌(经髌韧带)
Tibialis anterior m.
胫骨前肌
Plantaris m.
跖肌
Lateral head of gastrocnemius m.
腓肠肌外侧头
Medial head of gastrocnemius m.
腓肠肌内侧头
Popliteus m.
腘肌
Semimembranosus m.
半膜肌
Popliteus m.
腘肌
Tibialis posterior m.
胫骨后肌
Soleus m.
比目鱼肌
Flexor digitorum longus
趾长屈肌
Flexor hallucis longus
踇长屈肌
Fibularis brevis m.
腓骨短肌
Plantaris m.
跖肌
Tibialis posterior m.
胫骨后肌
Soleus and gastrocnemius mm. (via calcaneal tendon)
比目鱼肌和腓肠肌(经由跟腱)
Tibialis anterior m.
胫骨前肌
Fibularis longus m.
胫骨长肌
Flexor hallucis longus
踇长屈肌
Flexor digitorum longus
趾长屈肌
Proximal muscle attachments
近端附着处
Distal muscle attachments
远端附着处
注：足肌附着处未显示

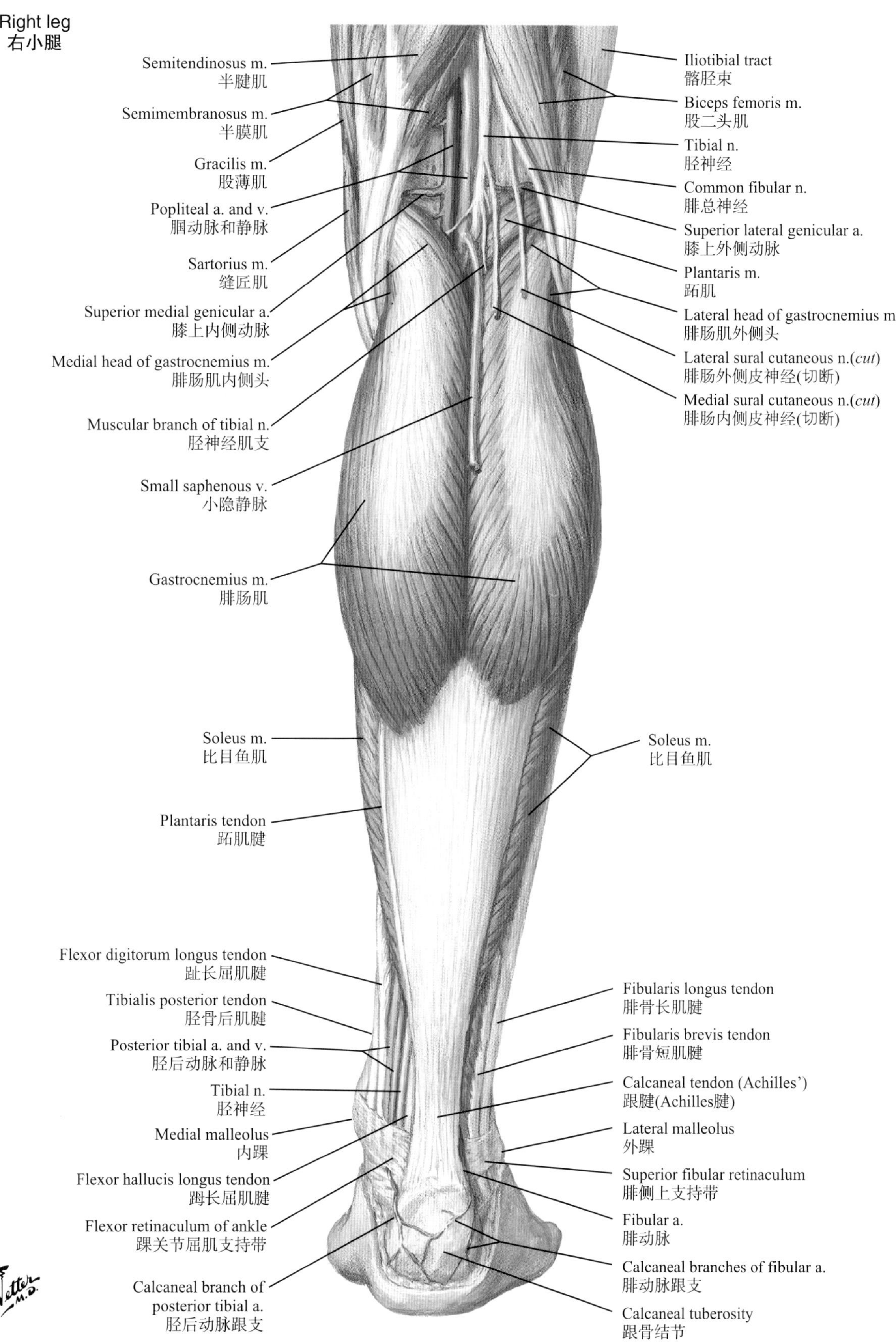
Right leg
右小腿
Semitendinosus m.
半腱肌
Semimembranosus m.
半膜肌
Gracilis m.
股薄肌
Popliteal a. and v.
腘动脉和静脉
Sartorius m.
缝匠肌
Superior medial genicular a.
膝上内侧动脉
Medial head of gastrocnemius m.
腓肠肌内侧头
Muscular branch of tibial n.
胫神经肌支
Small saphenous v.
小隐静脉
Gastrocnemius m.
腓肠肌
Soleus m.
比目鱼肌
Plantaris tendon
跖肌腱
Flexor digitorum longus tendon
趾长屈肌腱
Tibialis posterior tendon
胫骨后肌腱
Posterior tibial a. and v.
胫后动脉和静脉
Tibial n.
胫神经
Medial malleolus
内踝
Flexor hallucis longus tendon
踇长屈肌腱
Flexor retinaculum of ankle
踝关节屈肌支持带
Calcaneal branch of posterior tibial a.
胫后动脉跟支
Iliotibial tract
髂胫束
Biceps femoris m.
股二头肌
Tibial n.
胫神经
Common fibular n.
腓总神经
Superior lateral genicular a.
膝上外侧动脉
Plantaris m.
跖肌
Lateral head of gastrocnemius m.
腓肠肌外侧头
Lateral sural cutaneous n.(cut)
腓肠外侧皮神经(切断)
Medial sural cutaneous n.(cut)
腓肠内侧皮神经(切断)
Soleus m.
比目鱼肌
Fibularis longus tendon
腓骨长肌腱
Fibularis brevis tendon
腓骨短肌腱
Calcaneal tendon (Achilles')
跟腱(Achilles腱)
Lateral malleolus
外踝
Superior fibular retinaculum
腓侧上支持带
Fibular a.
腓动脉
Calcaneal branches of fibular a.
腓动脉跟支
Calcaneal tuberosity
跟骨结节
F. Netter M.D.

# 小腿肌：浅层解剖后面观(部分切断)

参见图 553，附图 105，106

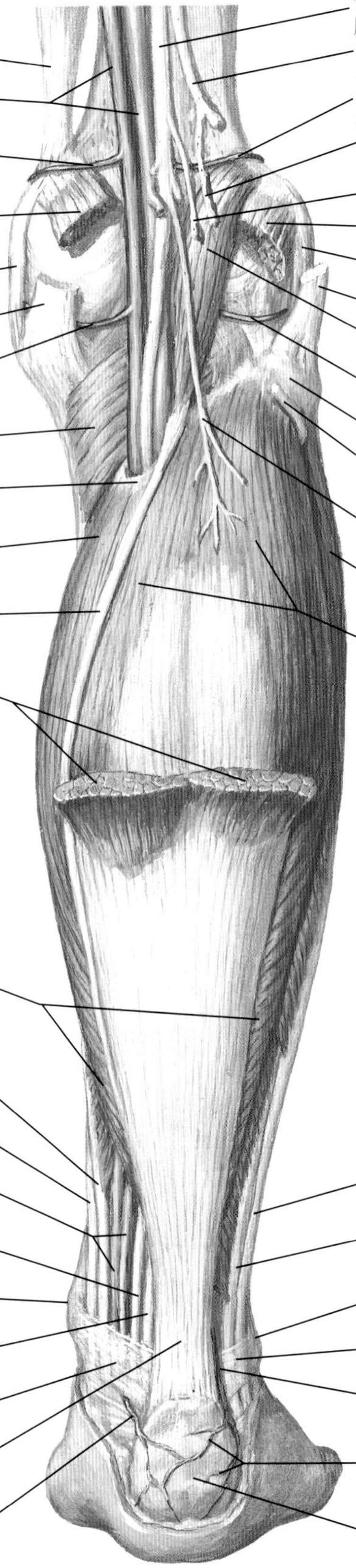

参见图 553，附图 105，106

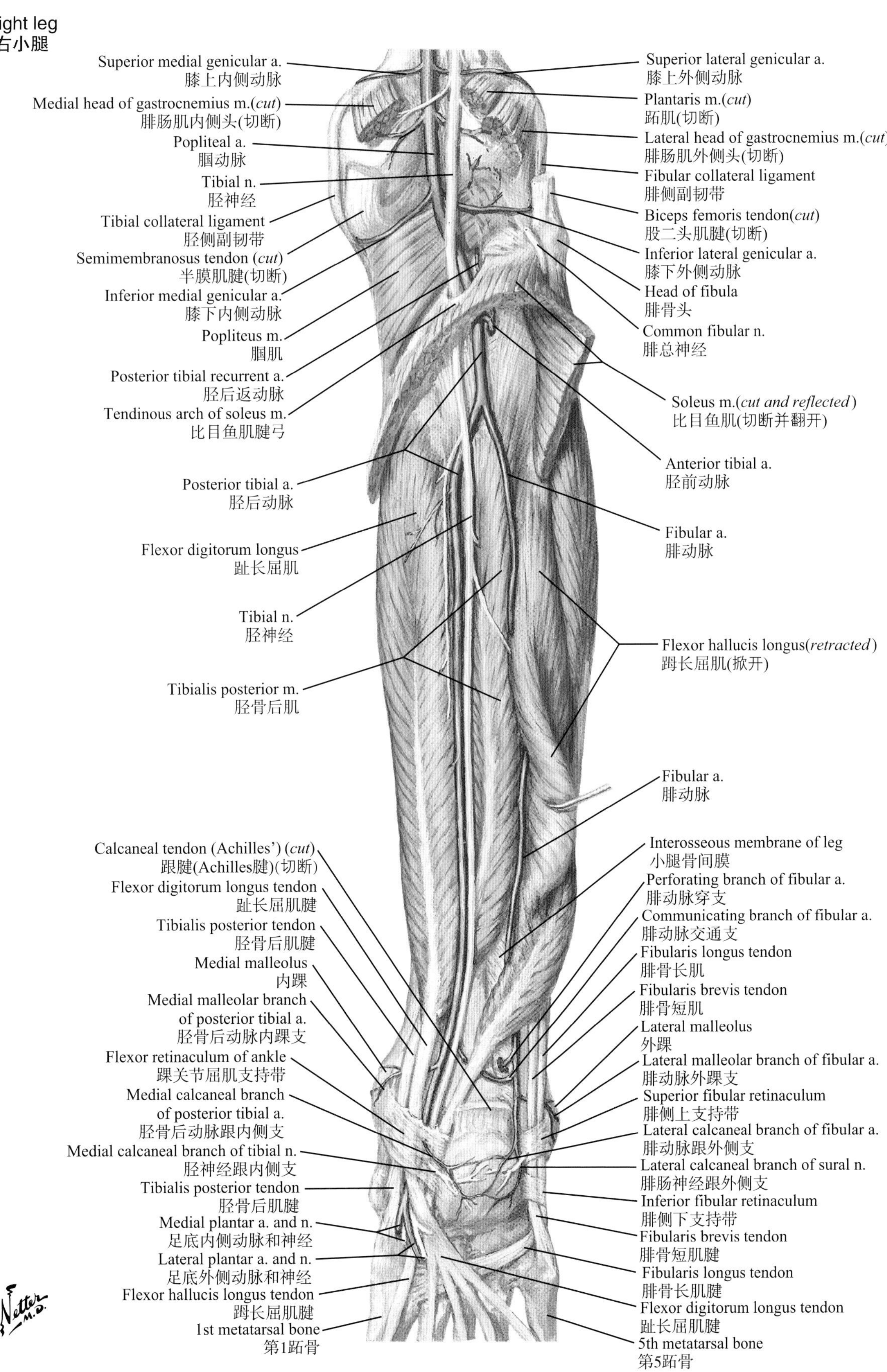

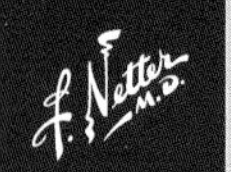

# 小腿肌：外侧面观

参见图 540，554，附图 106

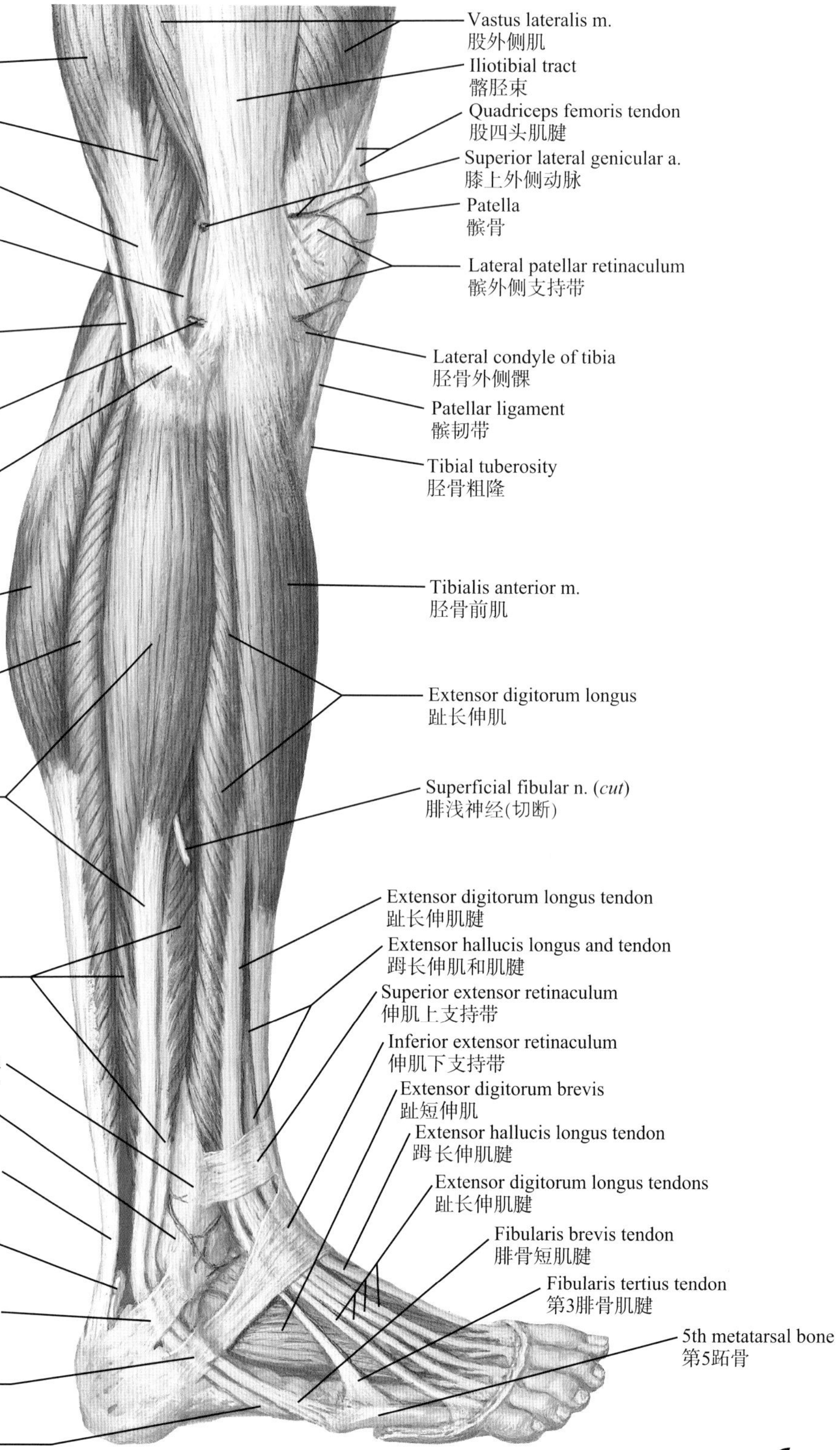

Biceps femoris m. 股二头肌
- Long head 长头
- Short head 短头
- Tendon 肌腱

Fibular collateral ligament 腓侧副韧带

Common fibular n. 腓总神经

Inferior lateral genicular a. 膝下外侧动脉

Head of fibula 腓骨头

Lateral head of gastrocnemius m. 腓肠肌外侧头

Soleus m. 比目鱼肌

Fibularis longus m. and tendon 腓骨长肌和肌腱

Fibularis brevis m.and tendon 腓骨短肌和肌腱

Fibula 腓骨

Lateral malleolus 外踝

Calcaneal tendon (Achilles') 跟腱(Achilles腱)

Subtendinous calcaneal bursa 跟腱腱下囊

Superior fibular retinaculum 腓侧上支持带

Inferior fibular retinaculum 腓侧下支持带

Fibularis longus tendon 腓骨长肌腱

Vastus lateralis m. 股外侧肌

Iliotibial tract 髂胫束

Quadriceps femoris tendon 股四头肌腱

Superior lateral genicular a. 膝上外侧动脉

Patella 髌骨

Lateral patellar retinaculum 髌外侧支持带

Lateral condyle of tibia 胫骨外侧髁

Patellar ligament 髌韧带

Tibial tuberosity 胫骨粗隆

Tibialis anterior m. 胫骨前肌

Extensor digitorum longus 趾长伸肌

Superficial fibular n. (*cut*) 腓浅神经(切断)

Extensor digitorum longus tendon 趾长伸肌腱

Extensor hallucis longus and tendon 跗长伸肌和肌腱

Superior extensor retinaculum 伸肌上支持带

Inferior extensor retinaculum 伸肌下支持带

Extensor digitorum brevis 趾短伸肌

Extensor hallucis longus tendon 跗长伸肌腱

Extensor digitorum longus tendons 趾长伸肌腱

Fibularis brevis tendon 腓骨短肌腱

Fibularis tertius tendon 第3腓骨肌腱

5th metatarsal bone 第5跖骨

参见图554，附图106

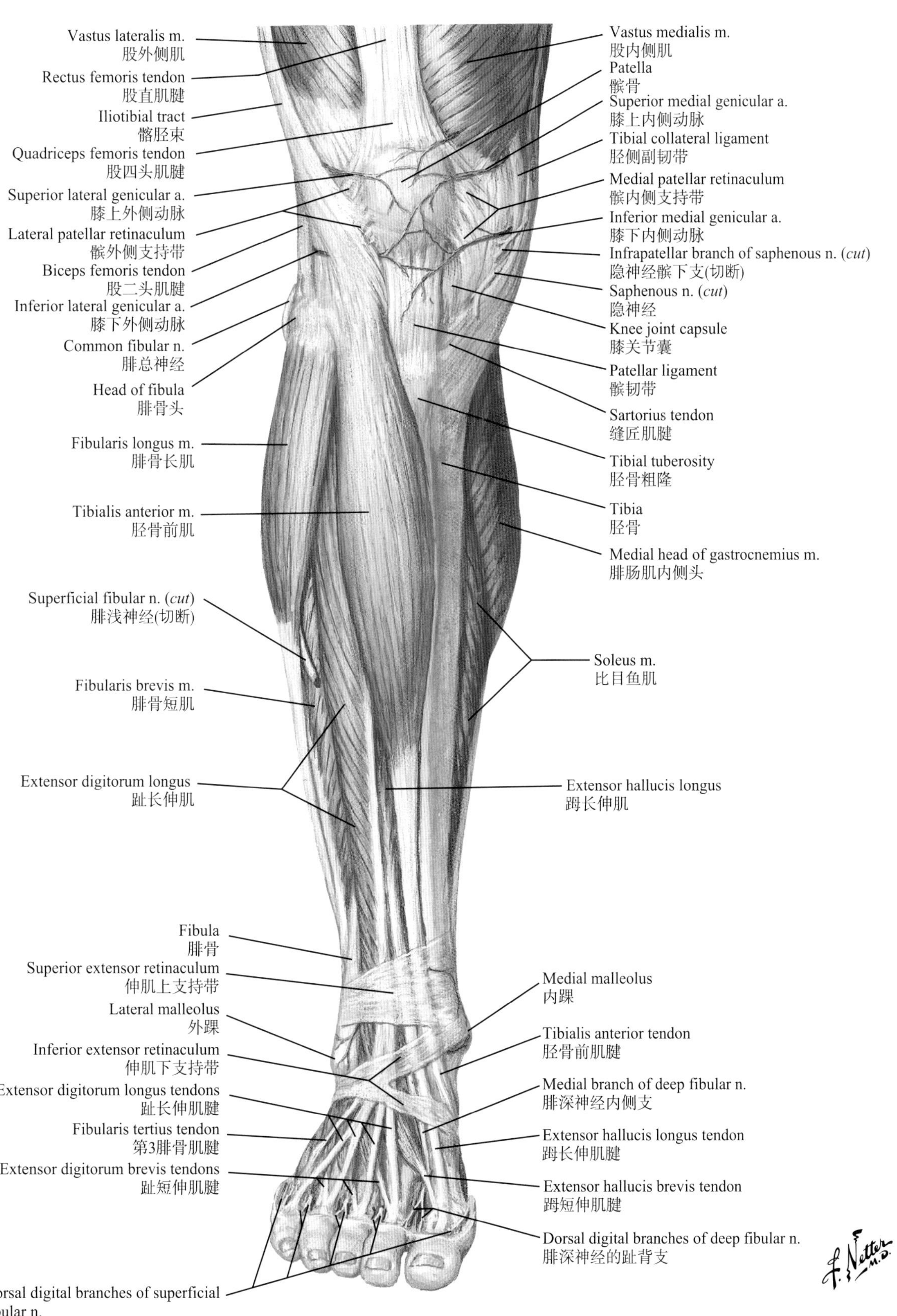

Superior lateral genicular a.
膝上外侧动脉
Fibular collateral ligament
腓侧副韧带
Lateral patellar retinaculum
髌外侧支持带
Iliotibial tract (*cut*)
髂胫束(切断)
Biceps femoris tendon (*cut*)
股二头肌腱(切断)
Inferior lateral genicular a.
膝下外侧动脉
Common fibular n.
腓总神经
Head of fibula
腓骨头
Fibularis longus m. (*cut*)
腓骨长肌(切断)
Anterior tibial a.
胫前动脉
Extensor digitorum longus (*cut*)
趾长伸肌(切断)
Superficial fibular n.
腓浅神经
Deep fibular n.
腓深神经
Fibularis longus m.
腓骨长肌
Extensor digitorum longus
趾长伸肌
Fibularis brevis m.
腓骨短肌
Fibularis longus tendon
腓骨长肌腱
Perforating branch of fibular a.
腓动脉穿支
Anterior lateral malleolar a.
外踝前动脉
Lateral malleolus
外踝
Lateral malleolar arterial network
外踝及动脉网
Extensor hallucis brevis (*cut*)
蹈短伸肌(切断)
Lateral tarsal a.
跗外侧动脉
Lateral branch of deep fibular n.
腓深神经外侧支
Extensor digitorum brevis (*cut*)
趾短伸肌(切断)
Fibularis brevis tendon
腓骨短肌腱
Posterior perforating branches of plantar metatarsal aa.
足底深弓的后穿支
Extensor digitorum longus tendons (*cut*)
趾长伸肌腱(切断)
Extensor digitorum brevis tendons (*cut*)
趾短伸肌腱(切断)
Dorsal digital aa. of foot
趾背动脉
Branches of proper plantar digital aa. and nn.
趾足底固有动脉和神经的分支
Superior medial genicular a.
膝上内侧动脉
Quadriceps femoris tendon
股四头肌腱
Tibial collateral ligament
胫侧副韧带
Medial patellar retinaculum
髌内侧支持带
Infrapatellar branch of saphenous n. (*cut*)
隐神经的髌下支(切断)
Inferior medial genicular a.
膝下内侧动脉
Saphenous n. (*cut*)
隐神经(切断)
Patellar ligament
髌韧带
Sartorius tendon
缝匠肌腱
Anterior tibial recurrent a.
胫前返动脉
Recurrent branch of deep fibular n.
腓深神经返支
Interosseous membrane of leg
小腿骨间膜
Tibialis anterior m. (*cut*)
胫骨前肌(切断)
Gastrocnemius m.
腓肠肌
Soleus m.
比目鱼肌
Tibia
胫骨
Superficial fibular n. (*cut*)
腓浅神经(切断)
Extensor hallucis longus (*cut*)
蹈长伸肌(切断)
Interosseous membrane of leg
小腿骨间膜
Anterior tibial a.
胫前动脉
Anterior medial malleolar a.
内踝前动脉
Medial malleolar arterial network
内踝动脉网
Medial malleolus
内踝
Tibialis anterior tendon
胫骨前肌腱
Medial tarsal a.
跗内侧动脉
Dorsalis pedis a.
足背动脉
Medial branch of deep fibular n.
腓深神经内侧支
Arcuate a.
弓状动脉
Deep plantar a.
足底深支动脉
Dorsal metatarsal aa.
跖背动脉
Extensor hallucis longus tendon (*cut*)
蹈长伸肌腱(切断)
Extensor hallucis brevis tendon (*cut*)
蹈短伸肌腱(切断)
Dorsal digital branches of deep fibular n.
腓深神经的趾背支

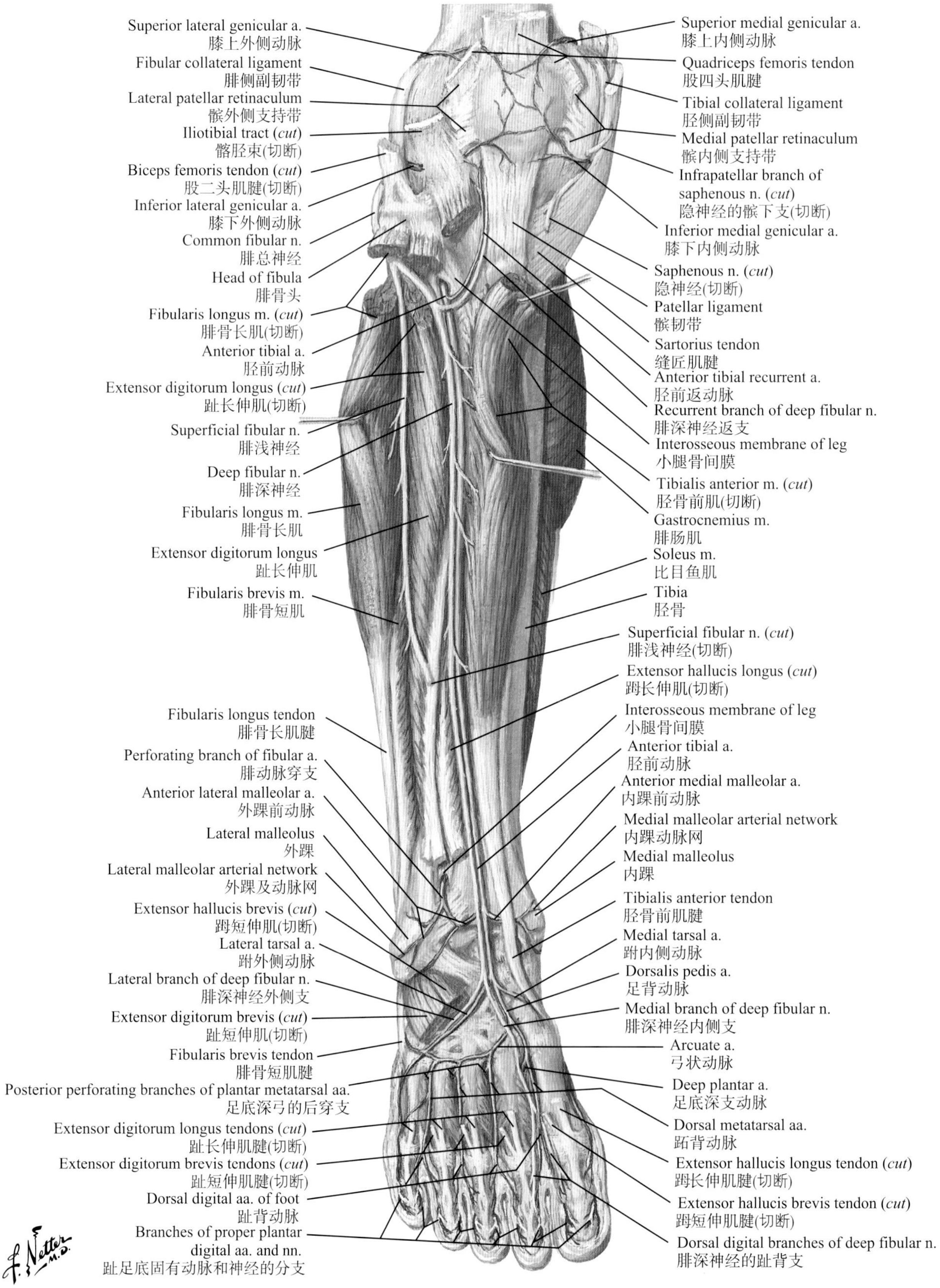

参见图 492，493，523

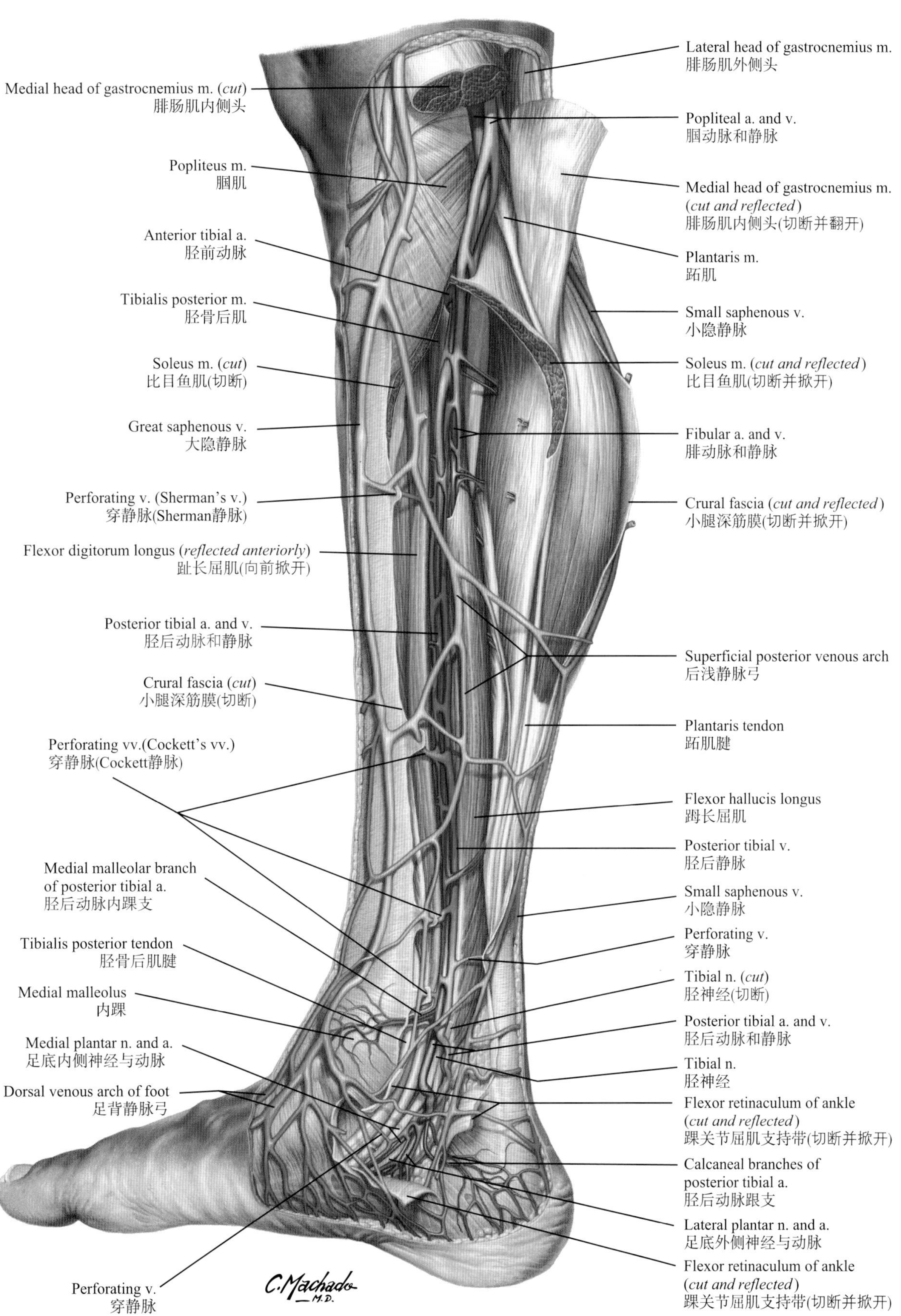


图 533

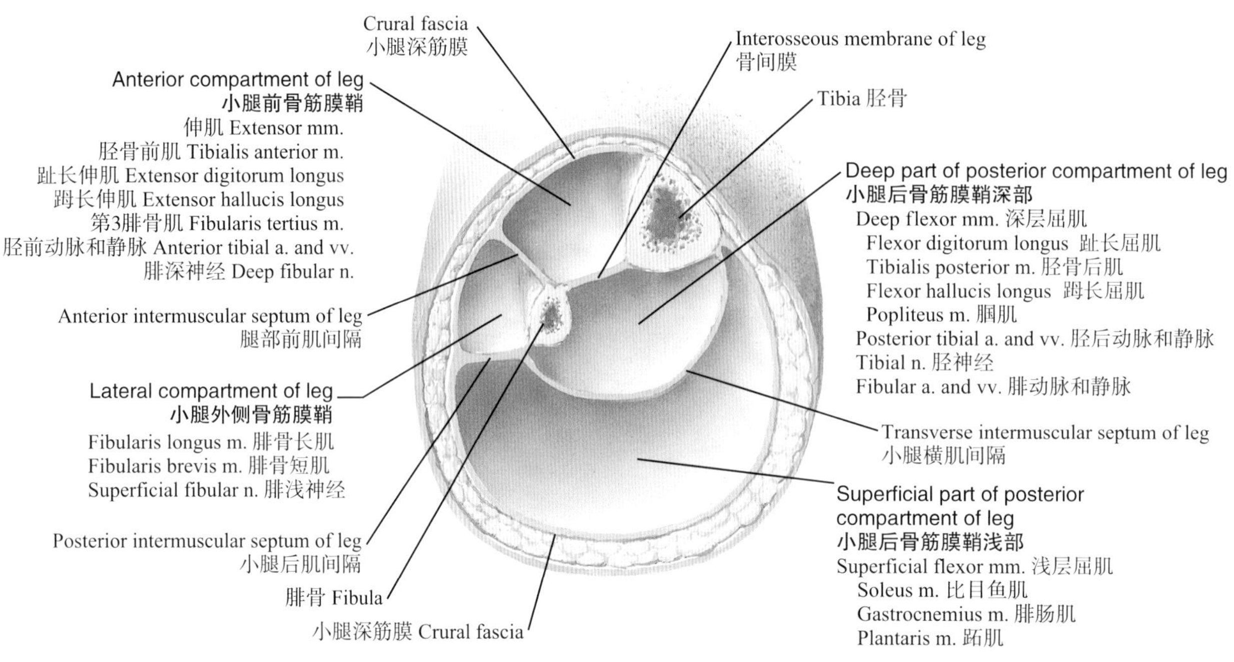


Cross section just above middle of leg 小腿中份上部横断面

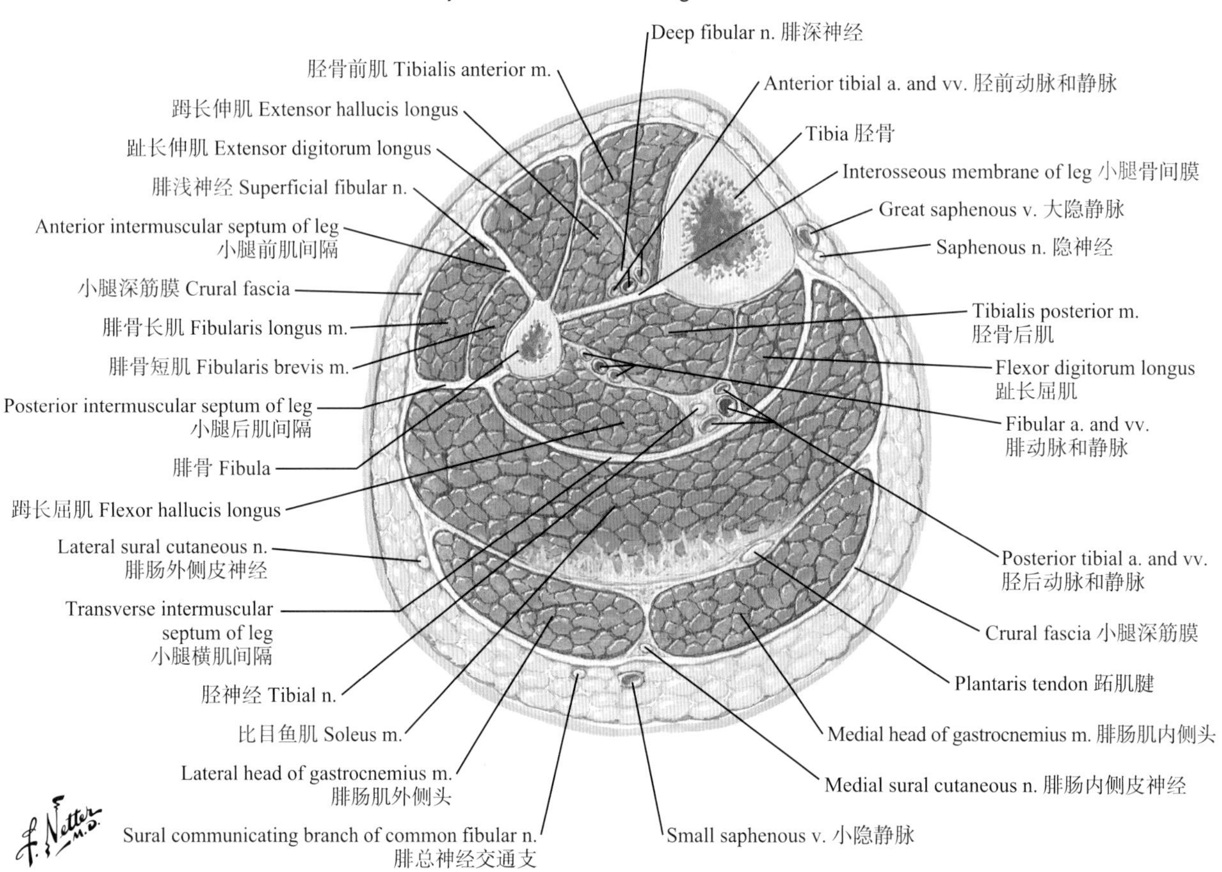

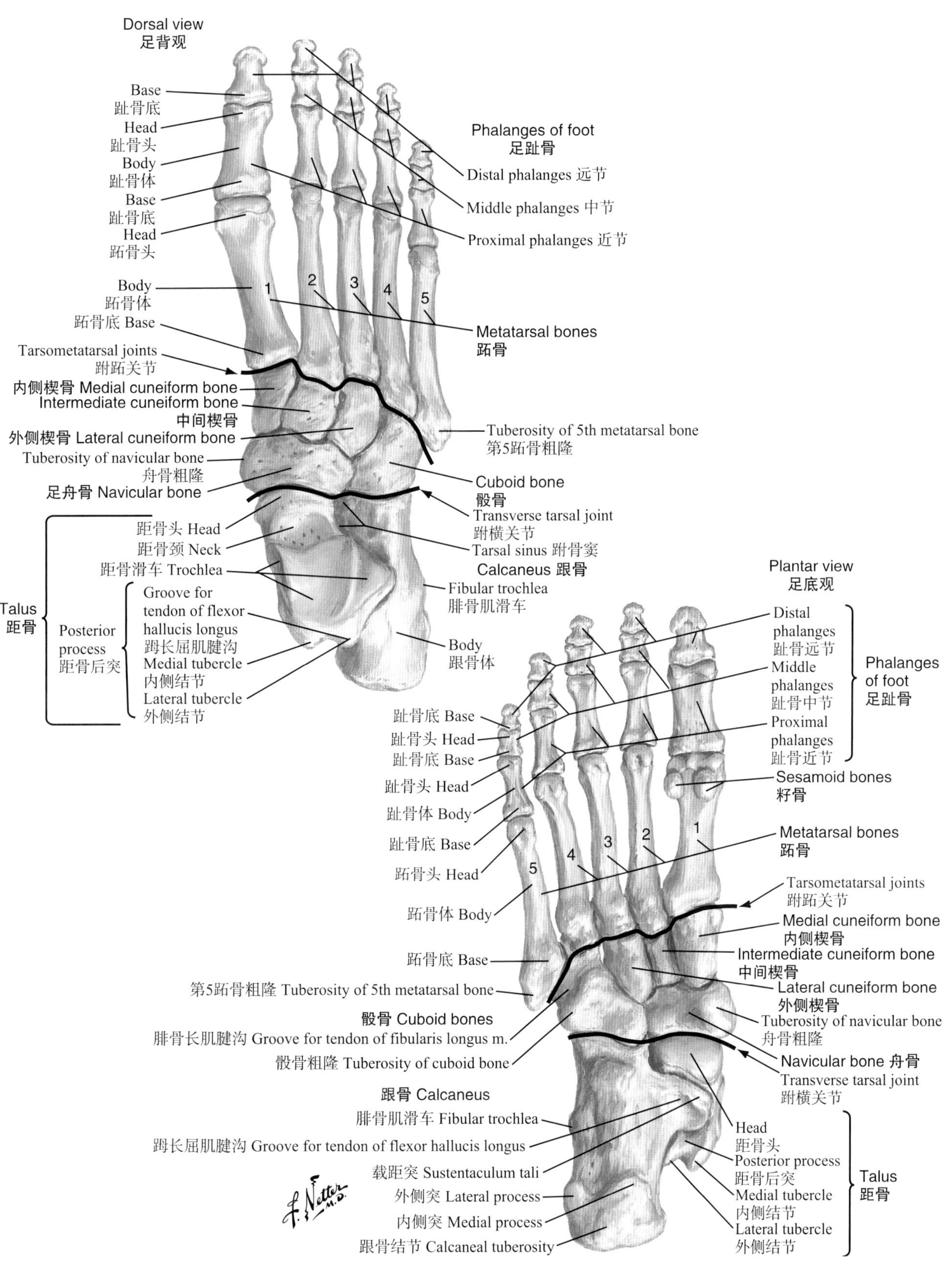
Dorsal view
足背观
Base
趾骨底
Head
趾骨头
Body
趾骨体
Base
趾骨底
Head
跖骨头
Body
跖骨体
跖骨底 Base
Tarsometatarsal joints
跗跖关节
内侧楔骨 Medial cuneiform bone
Intermediate cuneiform bone
中间楔骨
外侧楔骨 Lateral cuneiform bone
Tuberosity of navicular bone
舟骨粗隆
足舟骨 Navicular bone
距骨头 Head
距骨颈 Neck
距骨滑车 Trochlea
Talus
距骨
Posterior process
距骨后突
Groove for tendon of flexor hallucis longus
踇长屈肌腱沟
Medial tubercle
内侧结节
Lateral tubercle
外侧结节
Phalanges of foot
足趾骨
Distal phalanges 远节
Middle phalanges 中节
Proximal phalanges 近节
1
2
3
4
5
Metatarsal bones
跖骨
Tuberosity of 5th metatarsal bone
第5跖骨粗隆
Cuboid bone
骰骨
Transverse tarsal joint
跗横关节
Tarsal sinus 跗骨窦
Calcaneus 跟骨
Fibular trochlea
腓骨肌滑车
Body
跟骨体
Plantar view
足底观
Distal phalanges
趾骨远节
Middle phalanges
趾骨中节
Proximal phalanges
趾骨近节
Phalanges of foot
足趾骨
Sesamoid bones
籽骨
Metatarsal bones
跖骨
Tarsometatarsal joints
跗跖关节
Medial cuneiform bone
内侧楔骨
Intermediate cuneiform bone
中间楔骨
Lateral cuneiform bone
外侧楔骨
Tuberosity of navicular bone
舟骨粗隆
Navicular bone 舟骨
Transverse tarsal joint
跗横关节
Head
距骨头
Posterior process
距骨后突
Medial tubercle
内侧结节
Lateral tubercle
外侧结节
Talus
距骨
趾骨底 Base
趾骨头 Head
趾骨底 Base
趾骨头 Head
趾骨体 Body
趾骨底 Base
跖骨头 Head
跖骨体 Body
跖骨底 Base
第5跖骨粗隆 Tuberosity of 5th metatarsal bone
骰骨 Cuboid bones
腓骨长肌腱沟 Groove for tendon of fibularis longus m.
骰骨粗隆 Tuberosity of cuboid bone
跟骨 Calcaneus
腓骨肌滑车 Fibular trochlea
踇长屈肌腱沟 Groove for tendon of flexor hallucis longus
载距突 Sustentaculum tali
外侧突 Lateral process
内侧突 Medial process
跟骨结节 Calcaneal tuberosity
F. Netter M.D.

# 足骨：侧面观

参见图 556

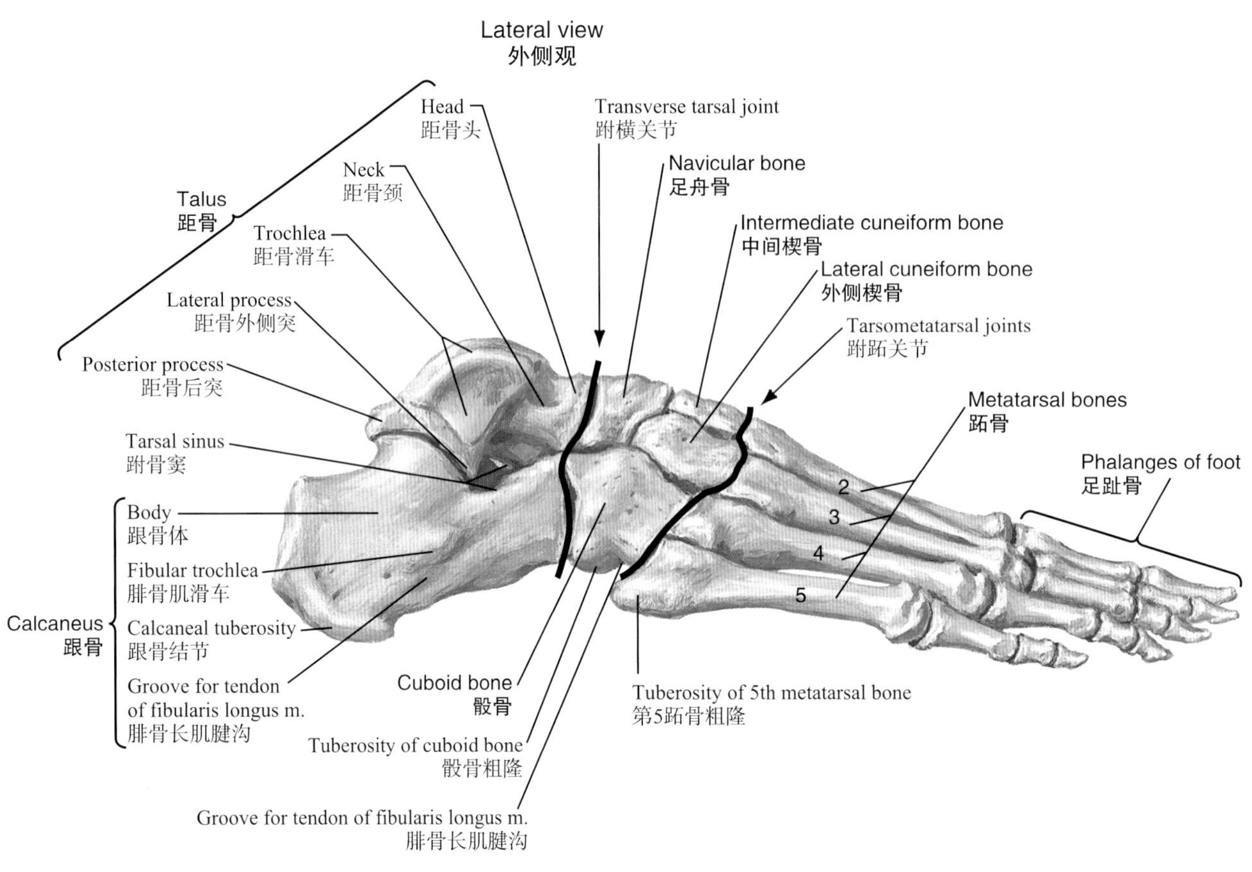


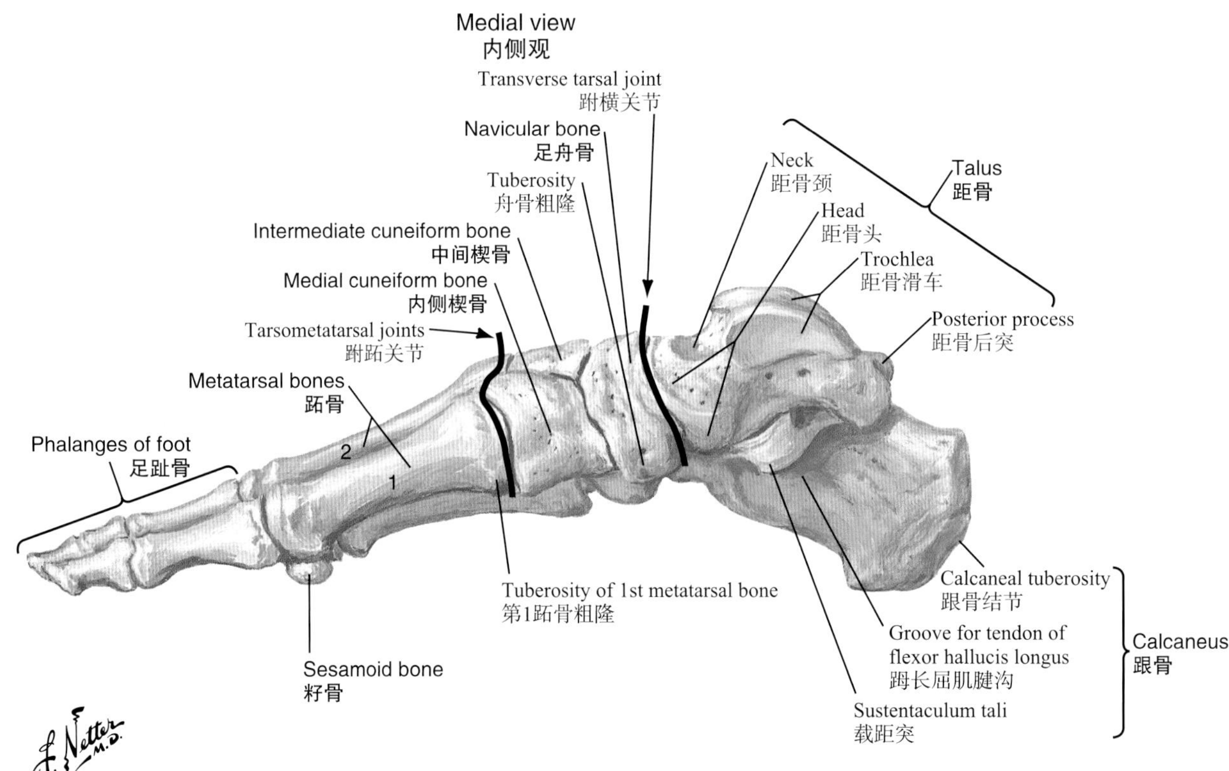

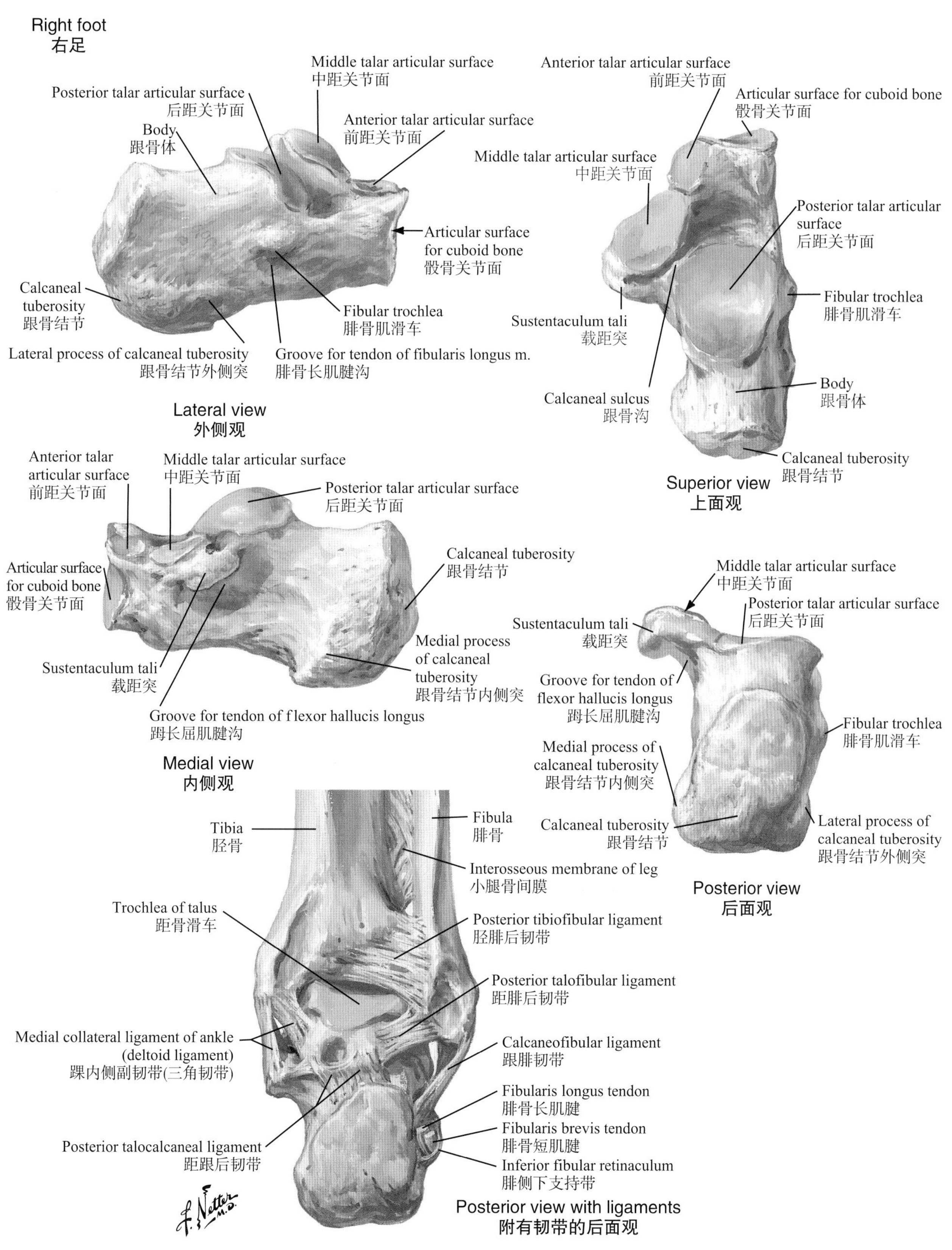
Right foot
右足
Posterior talar articular surface
后距关节面
Middle talar articular surface
中距关节面
Body
跟骨体
Anterior talar articular surface
前距关节面
Articular surface for cuboid bone
骰骨关节面
Calcaneal tuberosity
跟骨结节
Fibular trochlea
腓骨肌滑车
Lateral process of calcaneal tuberosity
跟骨结节外侧突
Groove for tendon of fibularis longus m.
腓骨长肌腱沟
Lateral view
外侧观
Anterior talar articular surface
前距关节面
Articular surface for cuboid bone
骰骨关节面
Middle talar articular surface
中距关节面
Posterior talar articular surface
后距关节面
Sustentaculum tali
载距突
Fibular trochlea
腓骨肌滑车
Body
跟骨体
Calcaneal sulcus
跟骨沟
Calcaneal tuberosity
跟骨结节
Superior view
上面观
Anterior talar articular surface
前距关节面
Middle talar articular surface
中距关节面
Posterior talar articular surface
后距关节面
Articular surface for cuboid bone
骰骨关节面
Calcaneal tuberosity
跟骨结节
Medial process of calcaneal tuberosity
跟骨结节内侧突
Sustentaculum tali
载距突
Groove for tendon of flexor hallucis longus
 踇长屈肌腱沟
Medial view
内侧观
Middle talar articular surface
中距关节面
Posterior talar articular surface
后距关节面
Sustentaculum tali
载距突
Groove for tendon of flexor hallucis longus
踇长屈肌腱沟
Fibular trochlea
腓骨肌滑车
Medial process of calcaneal tuberosity
跟骨结节内侧突
Calcaneal tuberosity
跟骨结节
Lateral process of calcaneal tuberosity
跟骨结节外侧突
Posterior view
后面观
Tibia
胫骨
Fibula
腓骨
Interosseous membrane of leg
小腿骨间膜
Trochlea of talus
距骨滑车
Posterior tibiofibular ligament
胫腓后韧带
Posterior talofibular ligament
距腓后韧带
Medial collateral ligament of ankle (deltoid ligament)
踝内侧副韧带(三角韧带)
Calcaneofibular ligament
跟腓韧带
Fibularis longus tendon
腓骨长肌腱
Fibularis brevis tendon
腓骨短肌腱
Posterior talocalcaneal ligament
距跟后韧带
Inferior fibular retinaculum
腓侧下支持带
F. Netter M.D.
Posterior view with ligaments
附有韧带的后面观

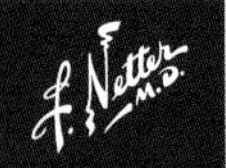

# 踝与足的韧带

参见图 556

Right foot: lateral view
右足：外侧观

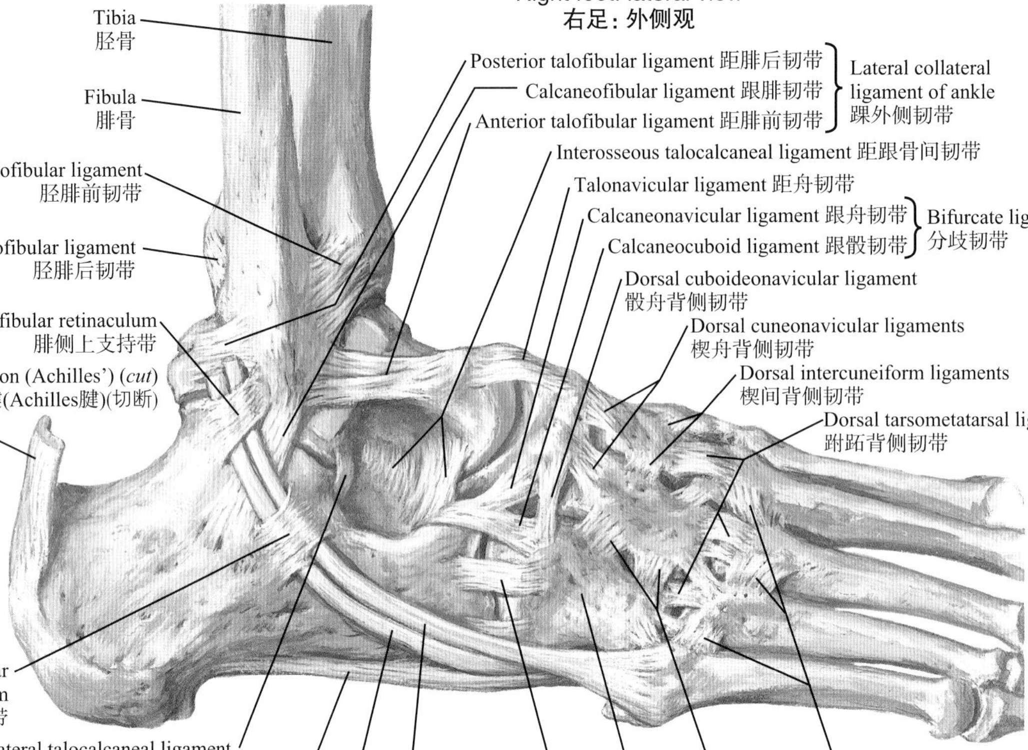

Right foot: medial view
右足：内侧观

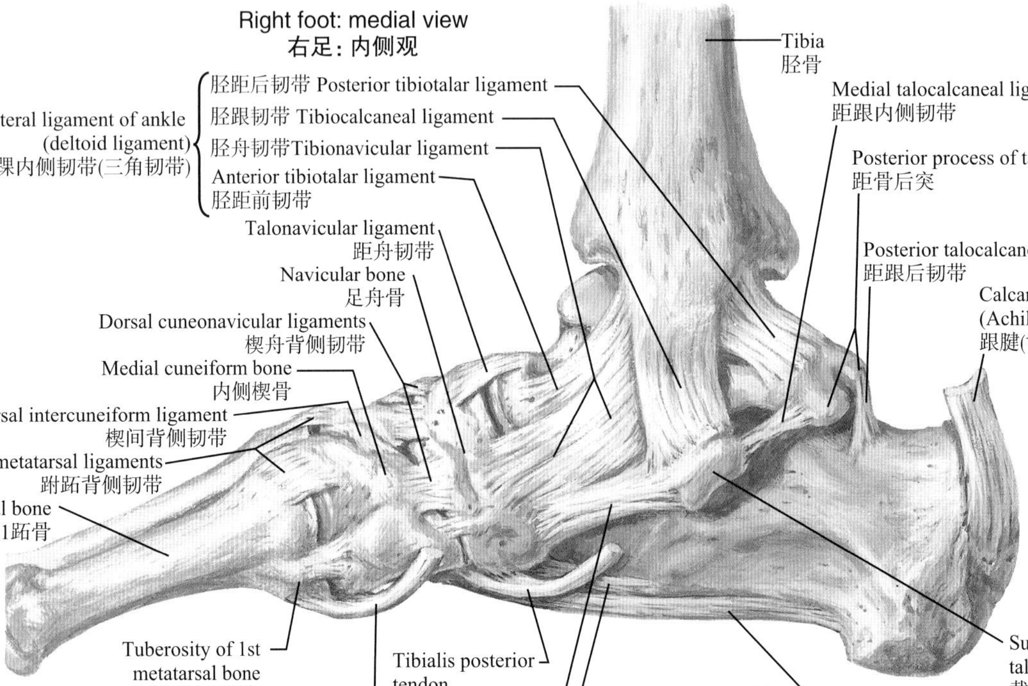

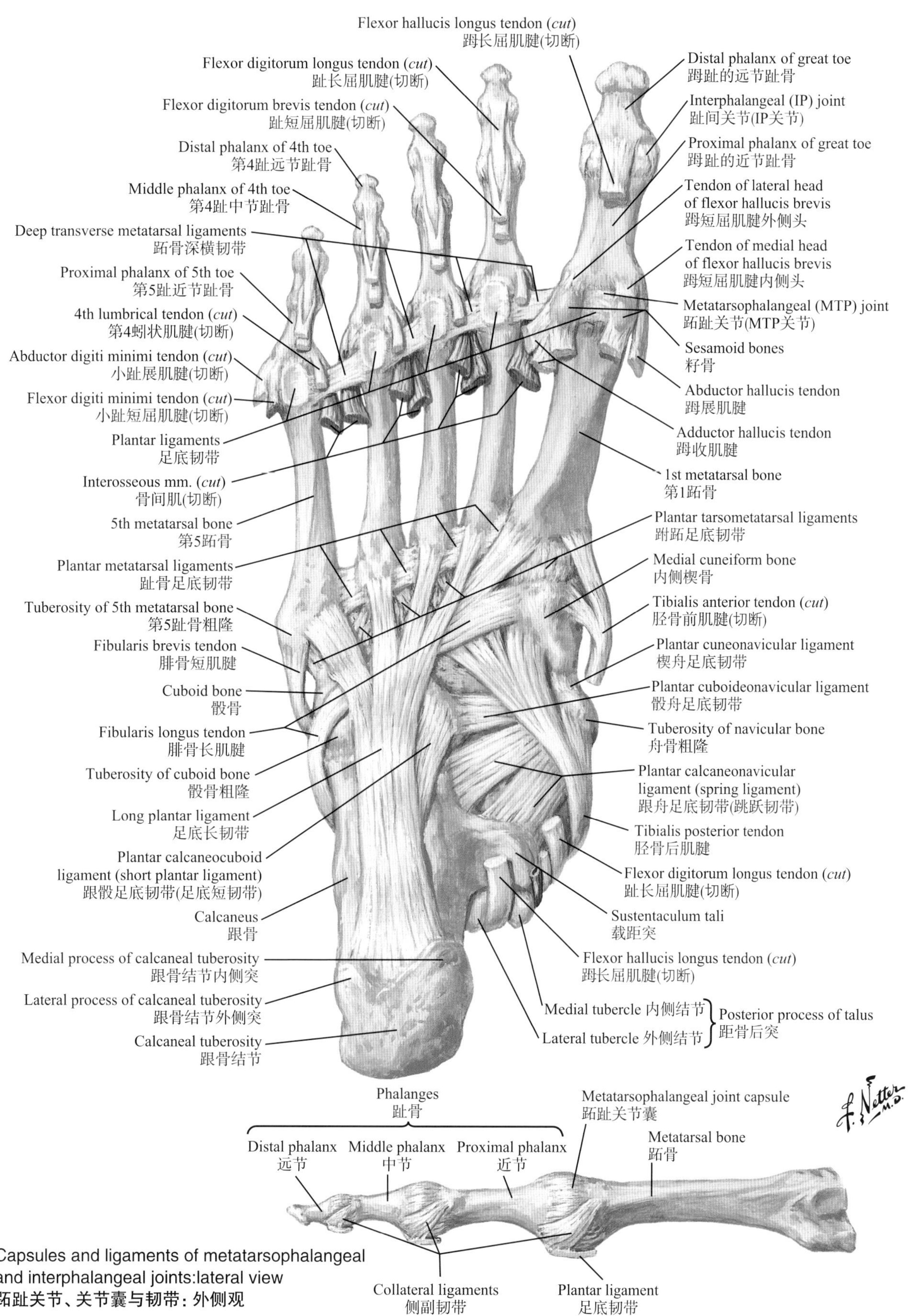


Capsules and ligaments of metatarsophalangeal and interphalangeal joints:lateral view
**跖趾关节、关节囊与韧带：外侧观**

参见图 530

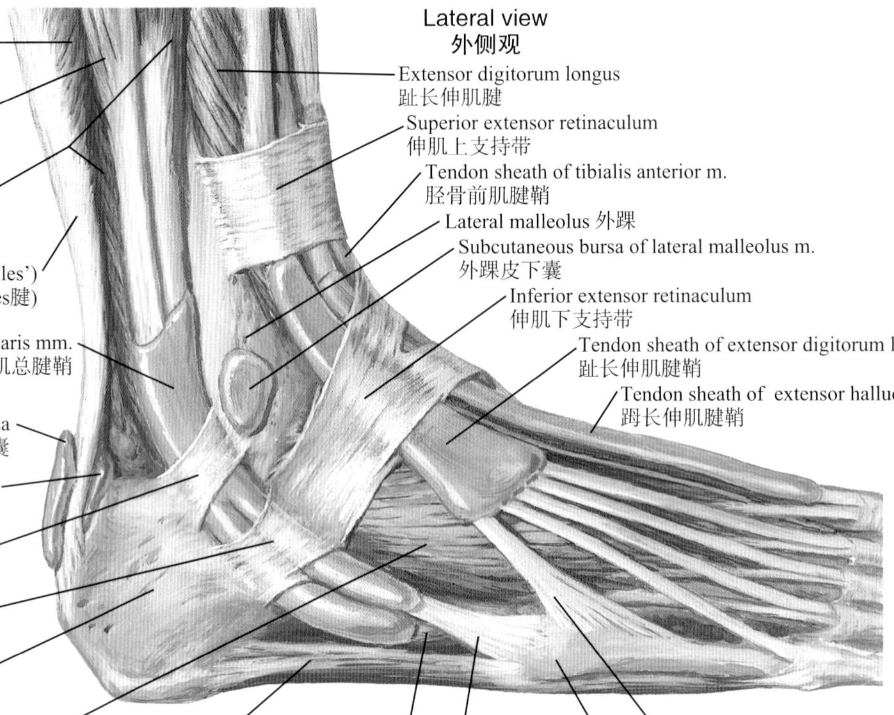

Lateral view
外侧观
Soleus m.
比目鱼肌
Fibularis longus m.
腓骨长肌
Fibularis brevis m.
腓骨短肌
Calcaneal tendon (Achilles')
跟腱(Achilles腱)
Common tendon sheath of fibularis mm.
腓骨肌总腱鞘
Subcutaneous calcaneal bursa
跟皮下囊
Subtendinous calcaneal bursa
跟腱下囊
Superior fibular retinaculum
腓侧上支持带
Inferior fibular retinaculum
腓侧下支持带
Calcaneus
跟骨
Extensor digitorum brevis
趾短伸肌
Abductor digiti minimi
小趾展肌
Fibularis longus tendon
腓骨长肌腱
Fibularis brevis tendon
腓骨短肌腱
Fibularis tertius tendon
第3腓骨肌腱
Tuberosity of 5th metatarsal bone
第5跖骨粗隆
Extensor digitorum longus
趾长伸肌腱
Superior extensor retinaculum
伸肌上支持带
Tendon sheath of tibialis anterior m.
胫骨前肌腱鞘
Lateral malleolus 外踝
Subcutaneous bursa of lateral malleolus m.
外踝皮下囊
Inferior extensor retinaculum
伸肌下支持带
Tendon sheath of extensor digitorum longus
趾长伸肌腱鞘
Tendon sheath of extensor hallucis longus
踇长伸肌腱鞘


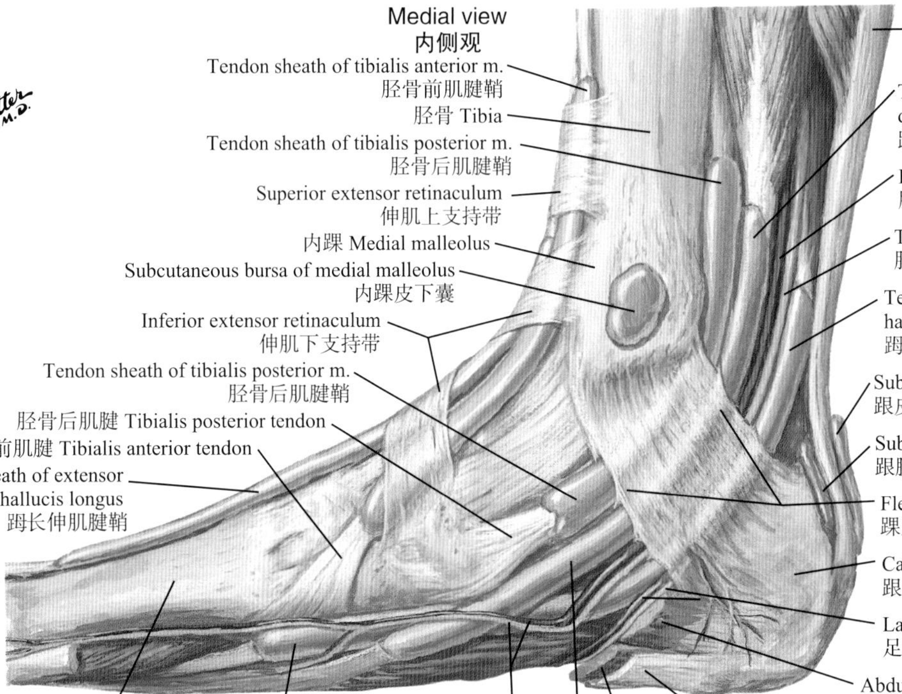

Medial view
内侧观
Tendon sheath of tibialis anterior m.
胫骨前肌腱鞘
胫骨 Tibia
Tendon sheath of tibialis posterior m.
胫骨后肌腱鞘
Superior extensor retinaculum
伸肌上支持带
内踝 Medial malleolus
Subcutaneous bursa of medial malleolus
内踝皮下囊
Inferior extensor retinaculum
伸肌下支持带
Tendon sheath of tibialis posterior m.
胫骨后肌腱鞘
胫骨后肌腱 Tibialis posterior tendon
胫骨前肌腱 Tibialis anterior tendon
Tendon sheath of extensor hallucis longus
踇长伸肌腱鞘
1st metatarsal bone
第1跖骨
Tendon sheath of flexor hallucis longus
踇长屈肌腱鞘
Medial plantar n. and a.
足底内侧神经和动脉
Tendon sheath of flexor digitorum longus
趾长屈肌腱鞘
Flexor digitorum brevis (cut)
趾短屈肌(切断)
Plantar aponeurosis (cut)
足底腱膜(切断)
Abductor hallucis (cut)
踇展肌(切断)
Lateral plantar n. and a.
足底外侧神经和动脉
Calcaneus
跟骨
Flexor retinaculum of ankle
踝屈肌支持带
Subtendinous calcaneal bursa
跟腱下囊
Subcutaneous calcaneal bursa
跟皮下囊
Tendon sheath of flexor hallucis longus
踇长屈肌腱鞘
Tibial n.
胫神经
Posterior tibial a.
胫后动脉
Tendon sheath of flexor digitorum longus
趾长屈肌腱鞘
Calcaneal tendon (Achilles')
跟腱(Achilles腱)

参见图554，附图109

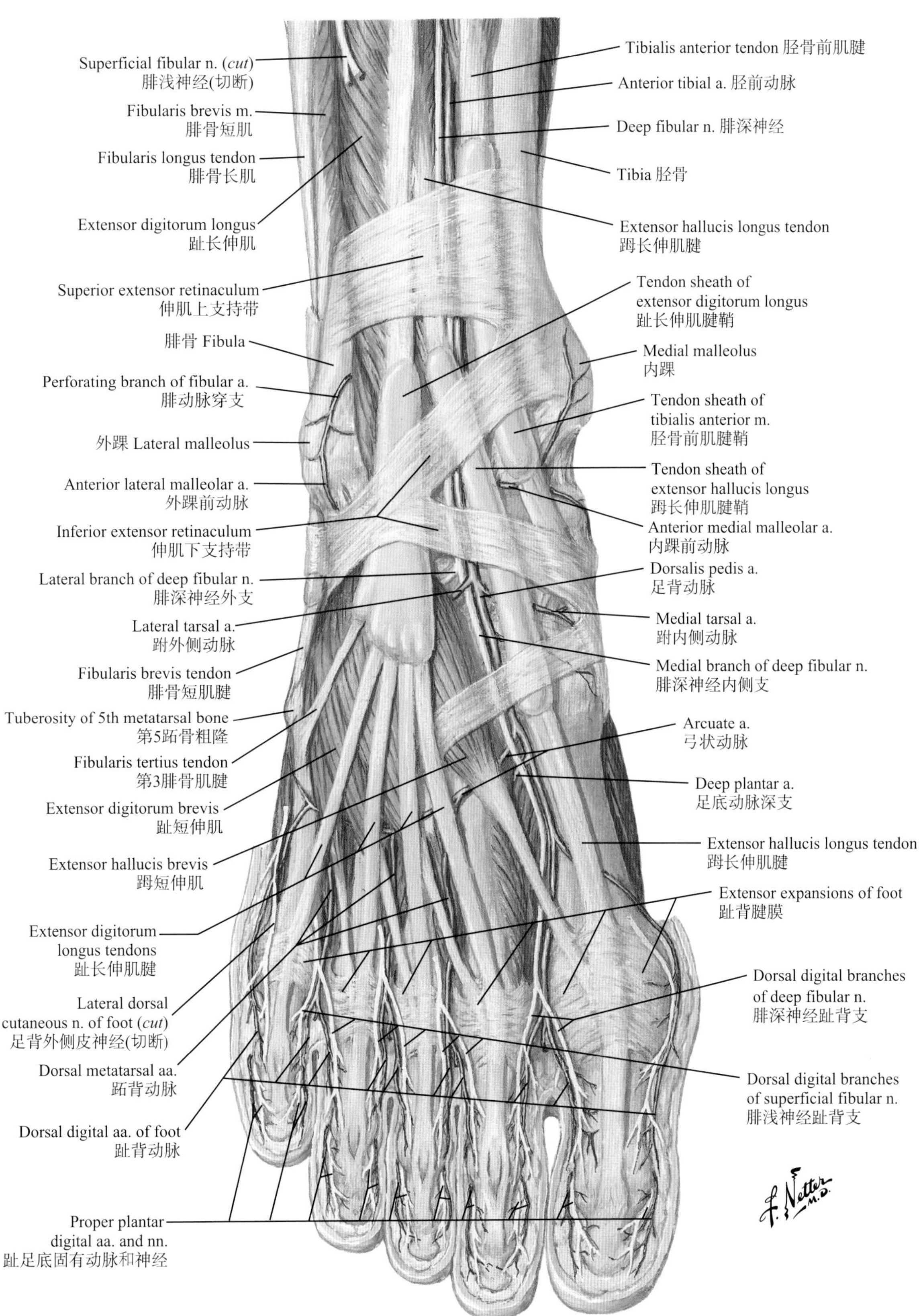

# 足背肌：深层解剖

参见图 547，附图 109

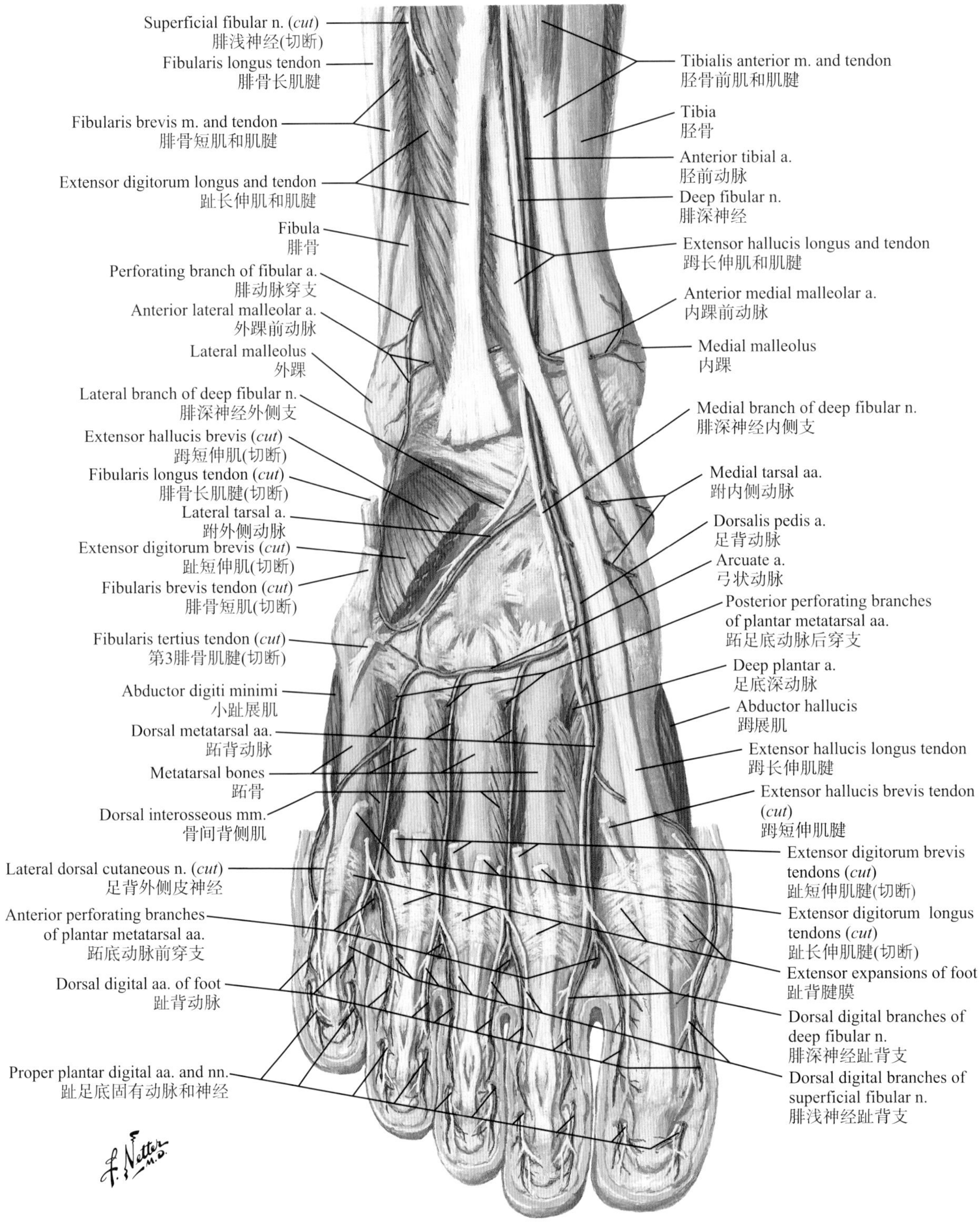

Superficial fibular n. (*cut*)
腓浅神经(切断)

Fibularis longus tendon
腓骨长肌腱

Fibularis brevis m. and tendon
腓骨短肌和肌腱

Extensor digitorum longus and tendon
趾长伸肌和肌腱

Fibula
腓骨

Perforating branch of fibular a.
腓动脉穿支

Anterior lateral malleolar a.
外踝前动脉

Lateral malleolus
外踝

Lateral branch of deep fibular n.
腓深神经外侧支

Extensor hallucis brevis (*cut*)
踇短伸肌(切断)

Fibularis longus tendon (*cut*)
腓骨长肌腱(切断)

Lateral tarsal a.
跗外侧动脉

Extensor digitorum brevis (*cut*)
趾短伸肌(切断)

Fibularis brevis tendon (*cut*)
腓骨短肌(切断)

Fibularis tertius tendon (*cut*)
第3腓骨肌腱(切断)

Abductor digiti minimi
小趾展肌

Dorsal metatarsal aa.
跖背动脉

Metatarsal bones
跖骨

Dorsal interosseous mm.
骨间背侧肌

Lateral dorsal cutaneous n. (*cut*)
足背外侧皮神经

Anterior perforating branches of plantar metatarsal aa.
跖底动脉前穿支

Dorsal digital aa. of foot
趾背动脉

Proper plantar digital aa. and nn.
趾足底固有动脉和神经

Tibialis anterior m. and tendon
胫骨前肌和肌腱

Tibia
胫骨

Anterior tibial a.
胫前动脉

Deep fibular n.
腓深神经

Extensor hallucis longus and tendon
踇长伸肌和肌腱

Anterior medial malleolar a.
内踝前动脉

Medial malleolus
内踝

Medial branch of deep fibular n.
腓深神经内侧支

Medial tarsal aa.
跗内侧动脉

Dorsalis pedis a.
足背动脉

Arcuate a.
弓状动脉

Posterior perforating branches of plantar metatarsal aa.
跖足底动脉后穿支

Deep plantar a.
足底深动脉

Abductor hallucis
踇展肌

Extensor hallucis longus tendon
踇长伸肌腱

Extensor hallucis brevis tendon (*cut*)
踇短伸肌腱

Extensor digitorum brevis tendons (*cut*)
趾短伸肌腱(切断)

Extensor digitorum longus tendons (*cut*)
趾长伸肌腱(切断)

Extensor expansions of foot
趾背腱膜

Dorsal digital branches of deep fibular n.
腓深神经趾背支

Dorsal digital branches of superficial fibular n.
腓浅神经趾背支

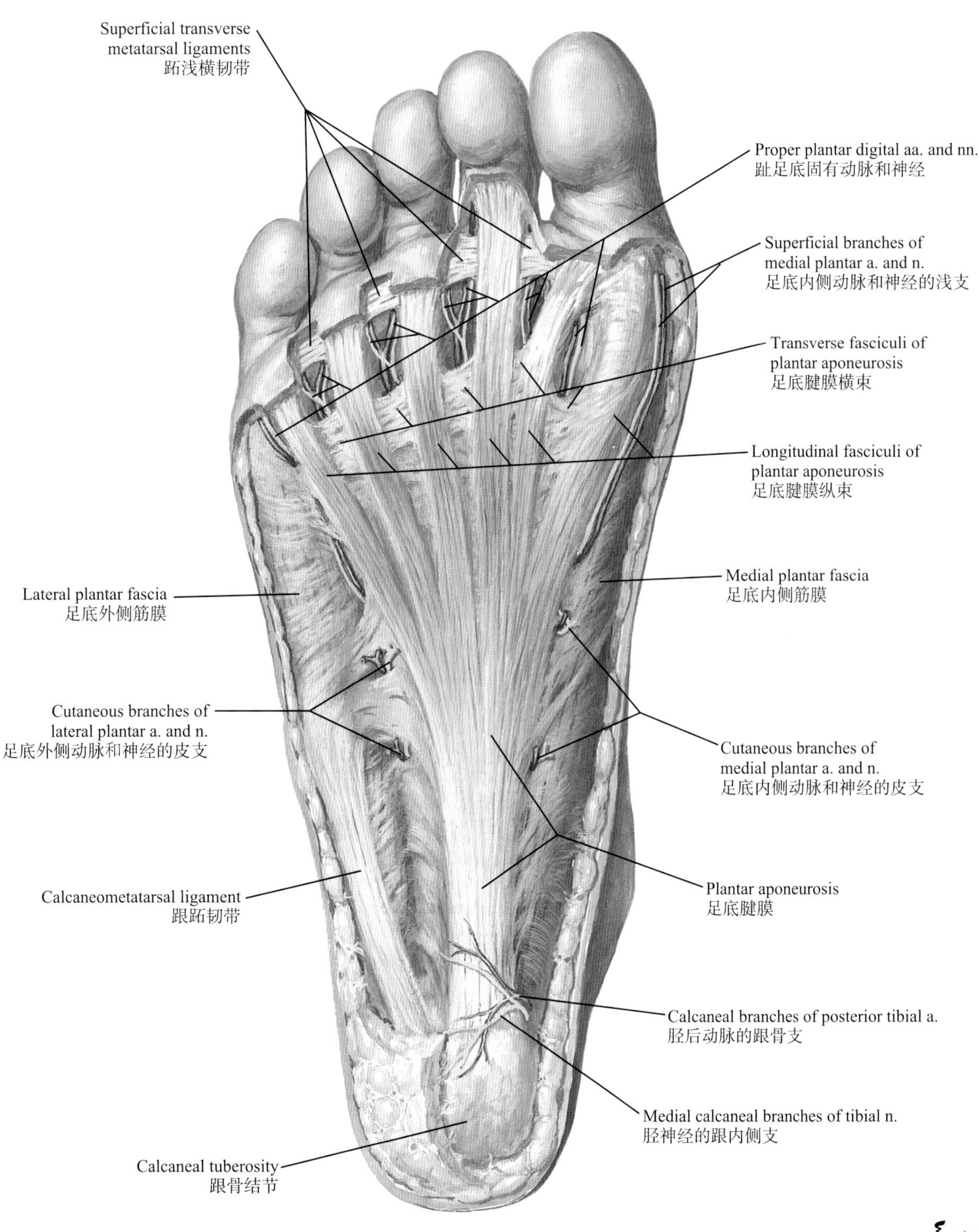
Superficial transverse metatarsal ligaments
跖浅横韧带
Proper plantar digital aa. and nn.
趾足底固有动脉和神经
Superficial branches of medial plantar a. and n.
足底内侧动脉和神经的浅支
Transverse fasciculi of plantar aponeurosis
足底腱膜横束
Longitudinal fasciculi of plantar aponeurosis
足底腱膜纵束
Medial plantar fascia
足底内侧筋膜
Lateral plantar fascia
足底外侧筋膜
Cutaneous branches of lateral plantar a. and n.
足底外侧动脉和神经的皮支
Cutaneous branches of medial plantar a. and n.
足底内侧动脉和神经的皮支
Calcaneometatarsal ligament
跟跖韧带
Plantar aponeurosis
足底腱膜
Calcaneal branches of posterior tibial a.
胫后动脉的跟骨支
Medial calcaneal branches of tibial n.
胫神经的跟内侧支
Calcaneal tuberosity
跟骨结节

图 543

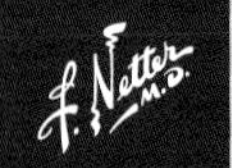

# 足底肌：第1层

参见图553，附图109

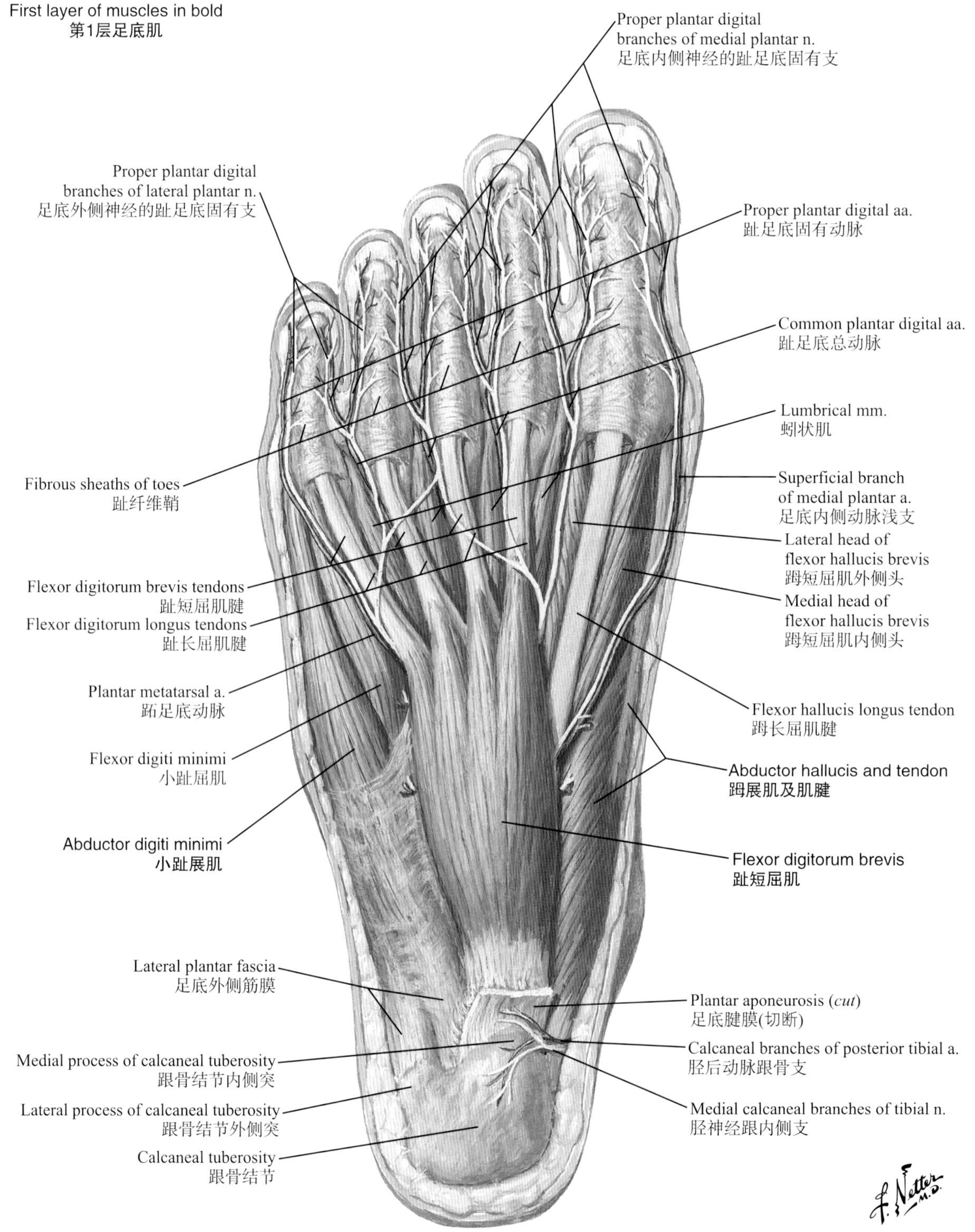

First layer of muscles in bold
第1层足底肌

Proper plantar digital branches of medial plantar n.
足底内侧神经的趾足底固有支

Proper plantar digital branches of lateral plantar n.
足底外侧神经的趾足底固有支

Proper plantar digital aa.
趾足底固有动脉

Common plantar digital aa.
趾足底总动脉

Lumbrical mm.
蚓状肌

Fibrous sheaths of toes
趾纤维鞘

Superficial branch of medial plantar a.
足底内侧动脉浅支

Lateral head of flexor hallucis brevis
踇短屈肌外侧头

Flexor digitorum brevis tendons
趾短屈肌腱

Medial head of flexor hallucis brevis
踇短屈肌内侧头

Flexor digitorum longus tendons
趾长屈肌腱

Plantar metatarsal a.
跖足底动脉

Flexor hallucis longus tendon
踇长屈肌腱

Flexor digiti minimi
小趾屈肌

**Abductor hallucis and tendon**
**踇展肌及肌腱**

**Abductor digiti minimi**
**小趾展肌**

**Flexor digitorum brevis**
**趾短屈肌**

Lateral plantar fascia
足底外侧筋膜

Plantar aponeurosis (*cut*)
足底腱膜(切断)

Calcaneal branches of posterior tibial a.
胫后动脉跟骨支

Medial process of calcaneal tuberosity
跟骨结节内侧突

Medial calcaneal branches of tibial n.
胫神经跟内侧支

Lateral process of calcaneal tuberosity
跟骨结节外侧突

Calcaneal tuberosity
跟骨结节

参见图553，附图109

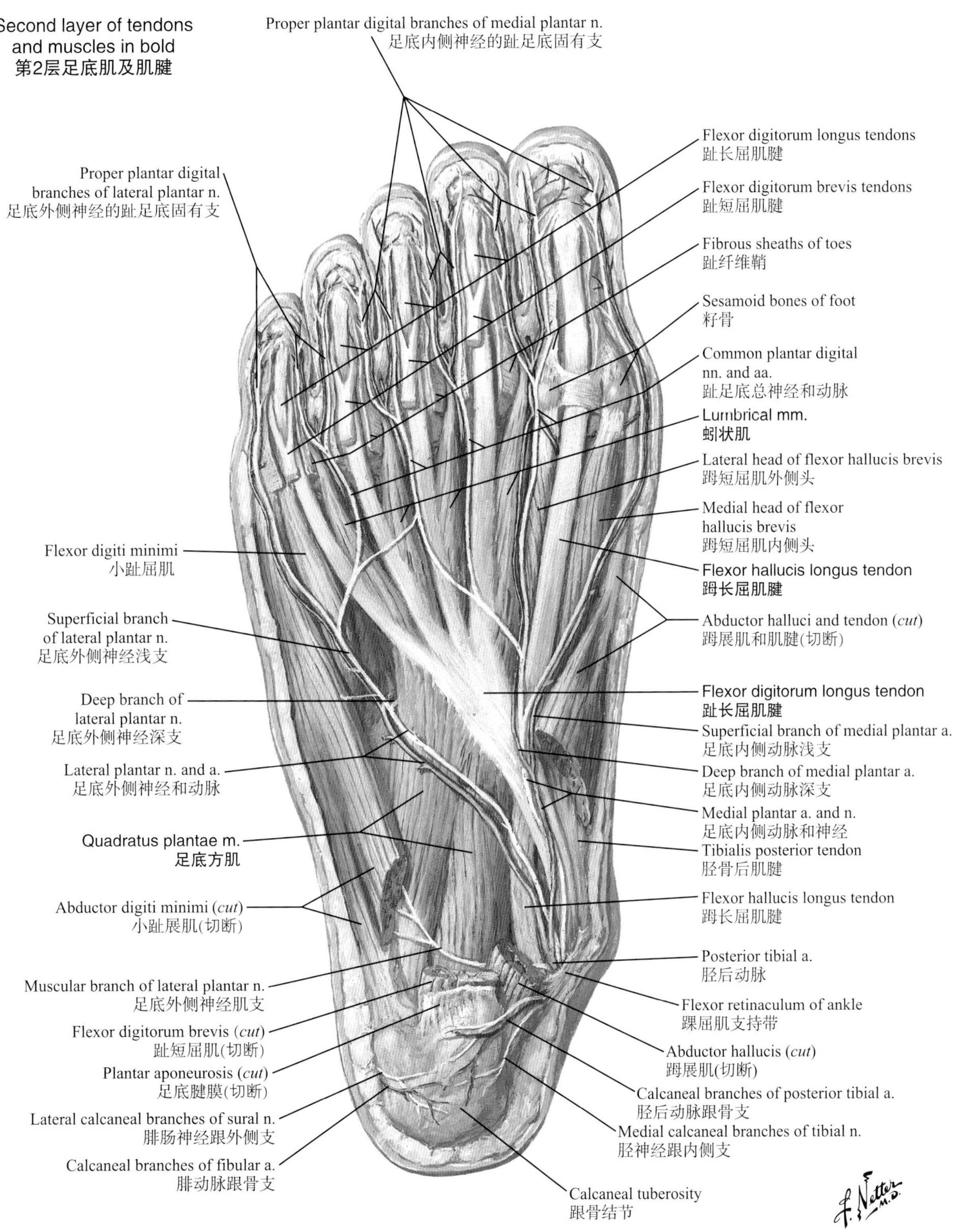

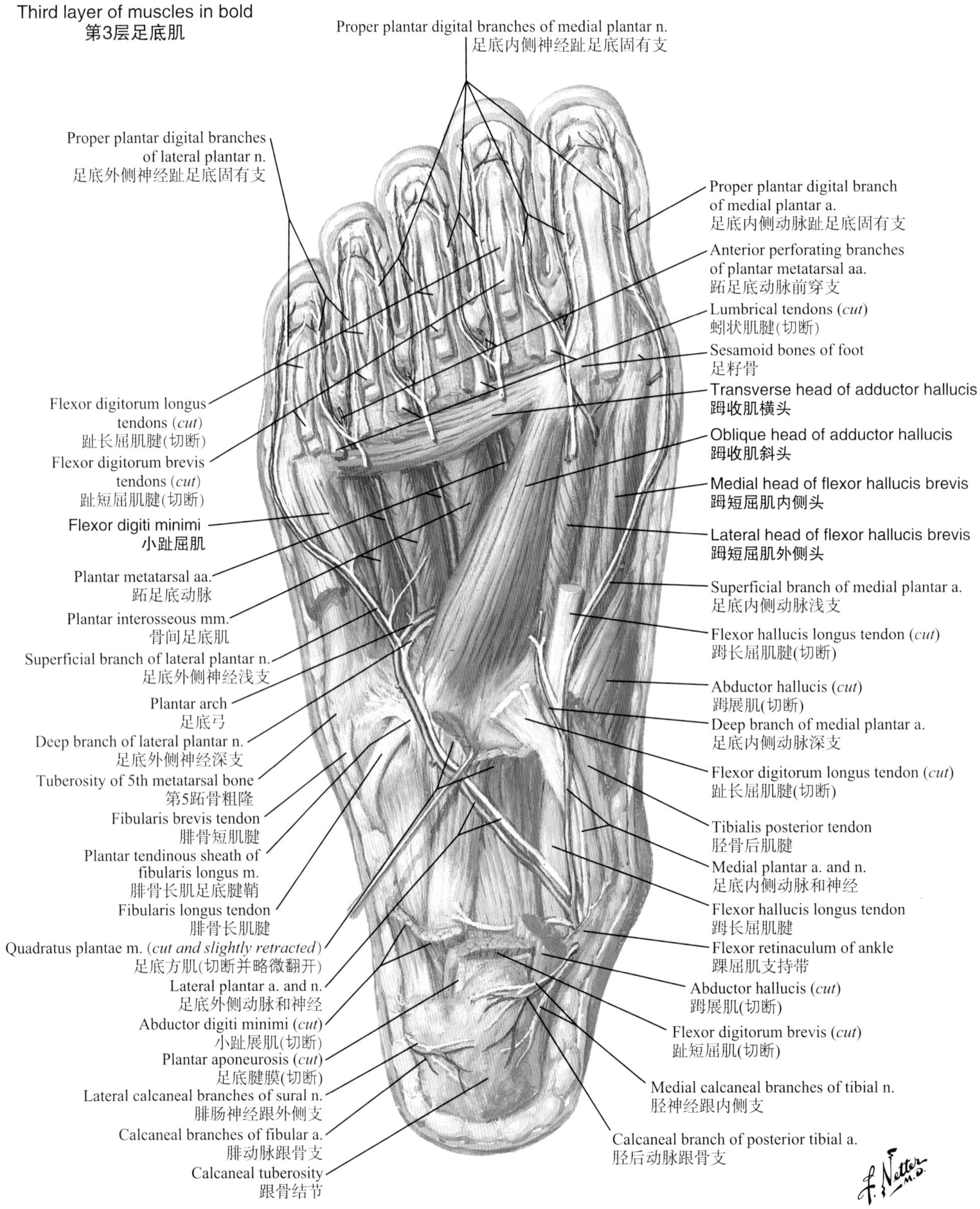

参见附图 109

Third layer of muscles in bold
第3层足底肌

Proper plantar digital branches of medial plantar n.
足底内侧神经趾足底固有支

Proper plantar digital branches of lateral plantar n.
足底外侧神经趾足底固有支

Flexor digitorum longus tendons (*cut*)
趾长屈肌腱(切断)

Flexor digitorum brevis tendons (*cut*)
趾短屈肌腱(切断)

**Flexor digiti minimi**
**小趾屈肌**

Plantar metatarsal aa.
跖足底动脉

Plantar interosseous mm.
骨间足底肌

Superficial branch of lateral plantar n.
足底外侧神经浅支

Plantar arch
足底弓

Deep branch of lateral plantar n.
足底外侧神经深支

Tuberosity of 5th metatarsal bone
第5跖骨粗隆

Fibularis brevis tendon
腓骨短肌腱

Plantar tendinous sheath of fibularis longus m.
腓骨长肌足底腱鞘

Fibularis longus tendon
腓骨长肌腱

Quadratus plantae m. (*cut and slightly retracted*)
足底方肌(切断并略微翻开)

Lateral plantar a. and n.
足底外侧动脉和神经

Abductor digiti minimi (*cut*)
小趾展肌(切断)

Plantar aponeurosis (*cut*)
足底腱膜(切断)

Lateral calcaneal branches of sural n.
腓肠神经跟外侧支

Calcaneal branches of fibular a.
腓动脉跟骨支

Calcaneal tuberosity
跟骨结节

Proper plantar digital branch of medial plantar a.
足底内侧动脉趾足底固有支

Anterior perforating branches of plantar metatarsal aa.
跖足底动脉前穿支

Lumbrical tendons (*cut*)
蚓状肌腱(切断)

Sesamoid bones of foot
足籽骨

**Transverse head of adductor hallucis**
**踇收肌横头**

**Oblique head of adductor hallucis**
**踇收肌斜头**

**Medial head of flexor hallucis brevis**
**踇短屈肌内侧头**

**Lateral head of flexor hallucis brevis**
**踇短屈肌外侧头**

Superficial branch of medial plantar a.
足底内侧动脉浅支

Flexor hallucis longus tendon (*cut*)
踇长屈肌腱(切断)

Abductor hallucis (*cut*)
踇展肌(切断)

Deep branch of medial plantar a.
足底内侧动脉深支

Flexor digitorum longus tendon (*cut*)
趾长屈肌腱(切断)

Tibialis posterior tendon
胫骨后肌腱

Medial plantar a. and n.
足底内侧动脉和神经

Flexor hallucis longus tendon
踇长屈肌腱

Flexor retinaculum of ankle
踝屈肌支持带

Abductor hallucis (*cut*)
踇展肌(切断)

Flexor digitorum brevis (*cut*)
趾短屈肌(切断)

Medial calcaneal branches of tibial n.
胫神经跟内侧支

Calcaneal branch of posterior tibial a.
胫后动脉跟骨支

参见图 532，542，546，附图 109


Dorsal view
足背观

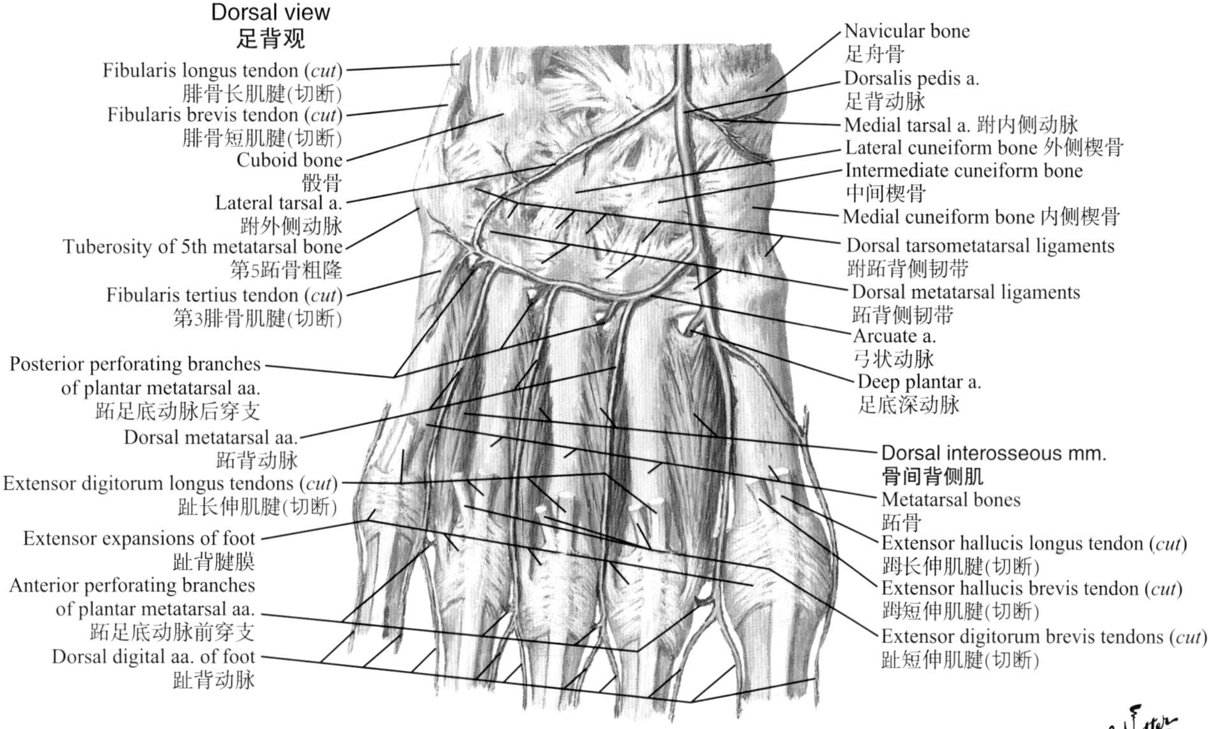


Plantar view
足底观

Proper plantar digital aa.
趾足底固有动脉
Common plantar digital aa.
趾足底总动脉
蚓状肌(切断) Lumbrical mm. (*cut*)
Deep transverse metatarsal ligaments and plantar ligaments
跖深横韧带和足底韧带
**骨间足底肌 Plantar interosseous mm.**
Dorsal interosseous mm.
骨间背侧肌
Abductor digiti minimi (*cut*)
小趾展肌(切断)
跖足底动脉 Plantar metatarsal aa.
小趾屈肌 Flexor digiti minimi
足底弓 Plantar arch
Lateral plantar a. (*cut*)
足底外侧动脉(切断)
Tuberosity of 5th metatarsal bone
第5跖骨粗隆
腓骨长肌腱 Fibularis longus tendon
Fibularis brevis tendon (*cut*)
腓骨短肌腱(切断)
骰骨粗隆 Tuberosity of cuboid bone
Long plantar ligament
足底长韧带
Plantar calcaneocuboid ligament (short plantar ligament)
跟骰足底韧带(足底短韧带)
Flexor hallucis longus tendon (*cut*)
踇长屈肌腱(切断)
Anterior perforating branches of plantar metatarsal aa.
跖足底动脉前穿支
Sesamoid bones 籽骨
Oblique head of adductor hallucis (*cut*)
踇收肌斜头
Lateral head of flexor hallucis brevis (*cut*)
踇短屈肌外侧头(切断)
Abductor hallucis tendon (*cut*)
踇展肌腱(切断)
Medial head of flexor hallucis brevis (*cut*)
踇短屈肌内侧头(切断)
Transverse head of adductor hallucis (*cut*)
踇收肌横头(切断)
Deep plantar a. 足底深动脉
Posterior perforating branches of plantar metatarsal aa.
跖足底动脉后穿支
Plantar metatarsal ligaments
跖足底韧带
Medial cuneiform bone 内侧楔骨
Tibialis anterior tendon (*cut*)
胫骨前肌腱(切断)
Proximal attachment of flexor hallucis brevis (*cut*)
踇短屈肌近端附着点
Tuberosity of navicular bone 舟骨粗隆
Tibialis posterior tendon (*cut*)
胫骨后肌腱(切断)
Plantar calcaneonavicular ligament (spring ligament)
跟舟足底韧带(跳跃韧带)

Fourth layer of muscles in bold
第4层足底肌

图 547

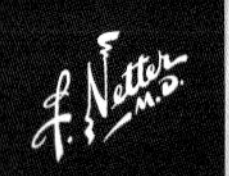

# 足骨间肌

参见图 547

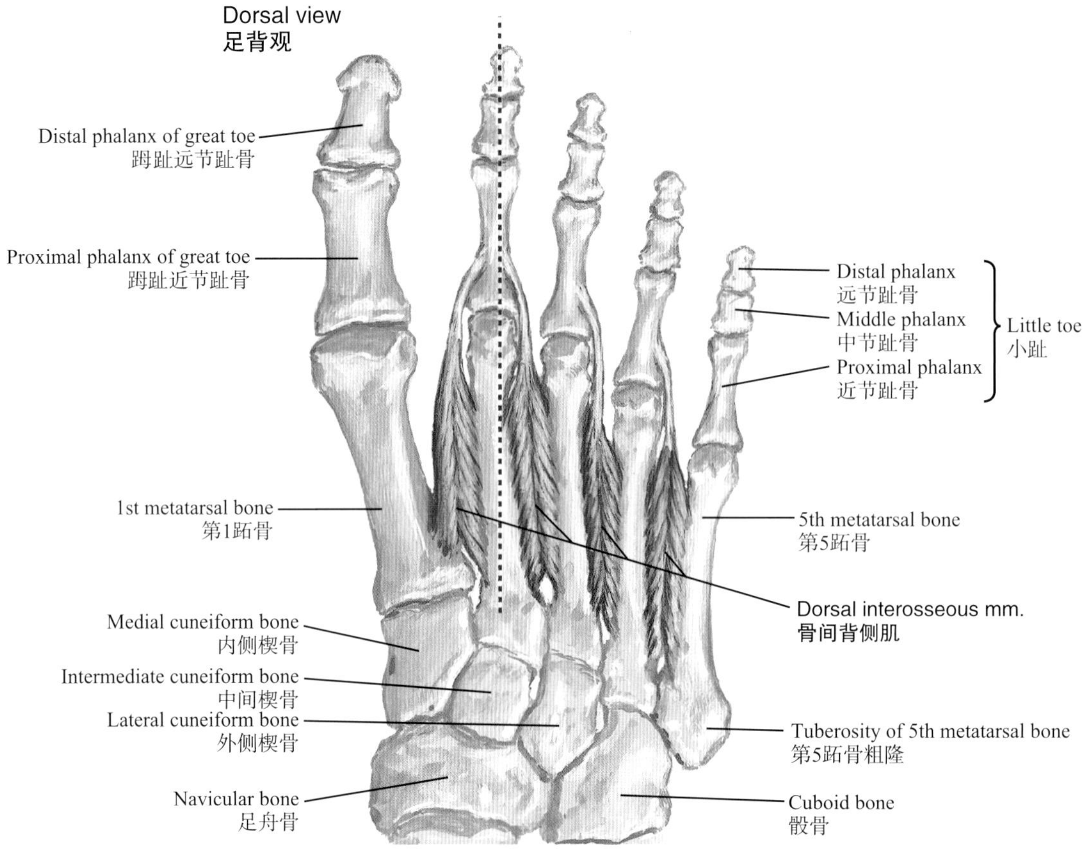

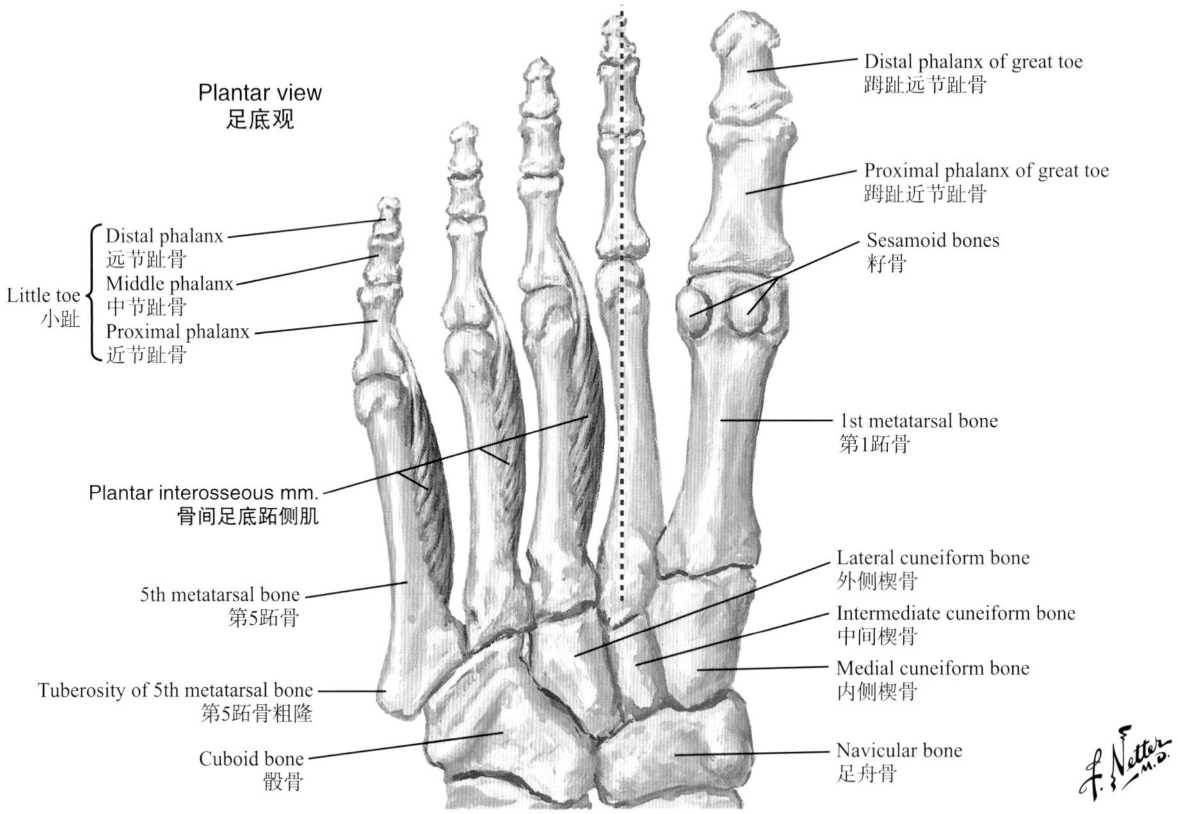

注：虚线是足趾内收与外展的参考线

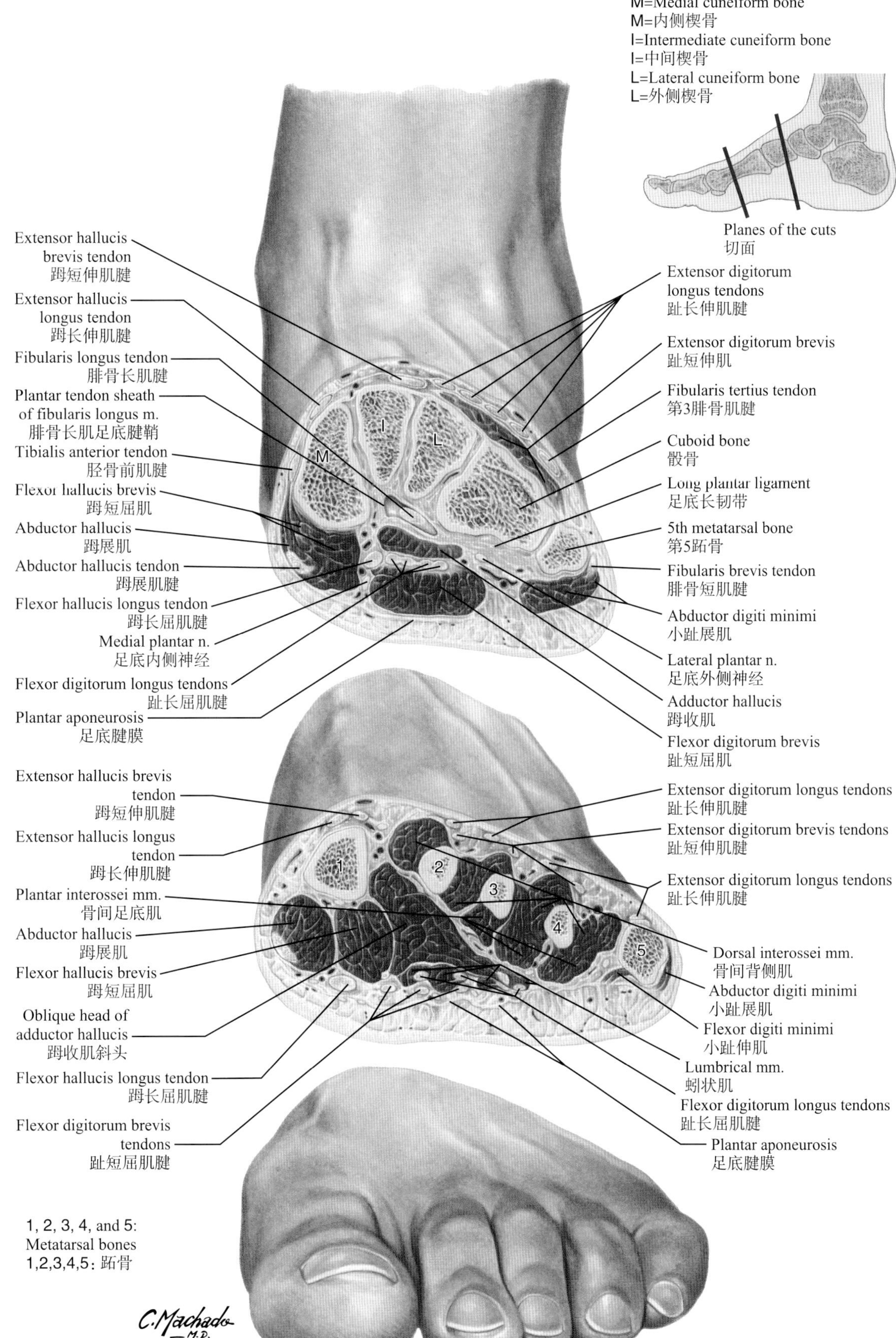
M=Medial cuneiform bone
M=内侧楔骨
I=Intermediate cuneiform bone
I=中间楔骨
L=Lateral cuneiform bone
L=外侧楔骨
Planes of the cuts
切面
Extensor hallucis brevis tendon
踇短伸肌腱
Extensor hallucis longus tendon
踇长伸肌腱
Fibularis longus tendon
腓骨长肌腱
Plantar tendon sheath of fibularis longus m.
腓骨长肌足底腱鞘
Tibialis anterior tendon
胫骨前肌腱
Flexor hallucis brevis
踇短屈肌
Abductor hallucis
踇展肌
Abductor hallucis tendon
踇展肌腱
Flexor hallucis longus tendon
踇长屈肌腱
Medial plantar n.
足底内侧神经
Flexor digitorum longus tendons
趾长屈肌腱
Plantar aponeurosis
足底腱膜
Extensor digitorum longus tendons
趾长伸肌腱
Extensor digitorum brevis
趾短伸肌
Fibularis tertius tendon
第3腓骨肌腱
Cuboid bone
骰骨
Long plantar ligament
足底长韧带
5th metatarsal bone
第5跖骨
Fibularis brevis tendon
腓骨短肌腱
Abductor digiti minimi
小趾展肌
Lateral plantar n.
足底外侧神经
Adductor hallucis
踇收肌
Flexor digitorum brevis
趾短屈肌
M
I
L
Extensor hallucis brevis tendon
踇短伸肌腱
Extensor hallucis longus tendon
踇长伸肌腱
Plantar interossei mm.
骨间足底肌
Abductor hallucis
踇展肌
Flexor hallucis brevis
踇短屈肌
Oblique head of adductor hallucis
踇收肌斜头
Flexor hallucis longus tendon
踇长屈肌腱
Flexor digitorum brevis tendons
趾短屈肌腱
Extensor digitorum longus tendons
趾长伸肌腱
Extensor digitorum brevis tendons
趾短伸肌腱
Extensor digitorum longus tendons
趾长伸肌腱
Dorsal interossei mm.
骨间背侧肌
Abductor digiti minimi
小趾展肌
Flexor digiti minimi
小趾伸肌
Lumbrical mm.
蚓状肌
Flexor digitorum longus tendons
趾长屈肌腱
Plantar aponeurosis
足底腱膜
1
2
3
4
5
1, 2, 3, 4, and 5: Metatarsal bones
1,2,3,4,5：跖骨
C.Machado M.D.

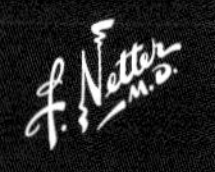



参见图 287，509，510

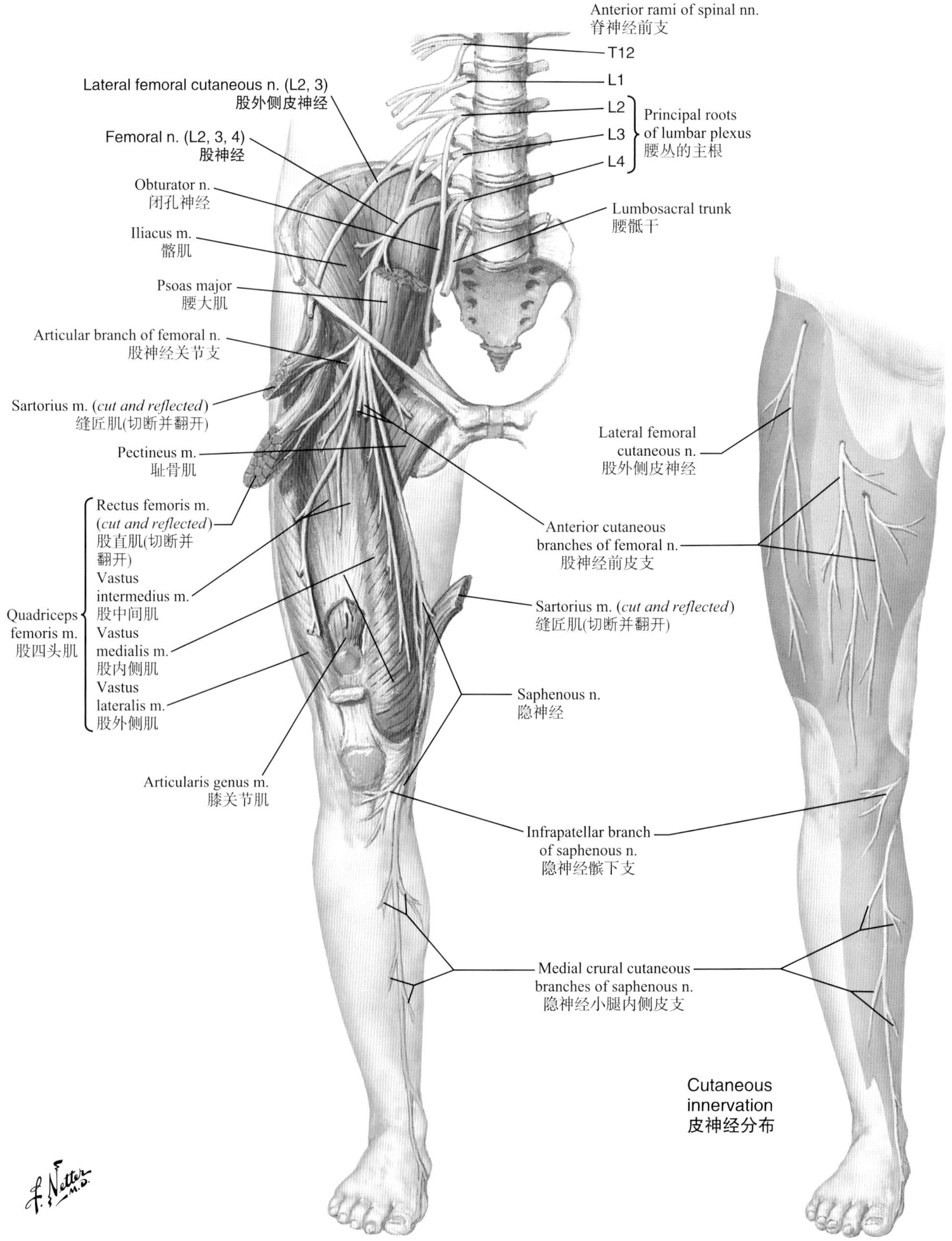

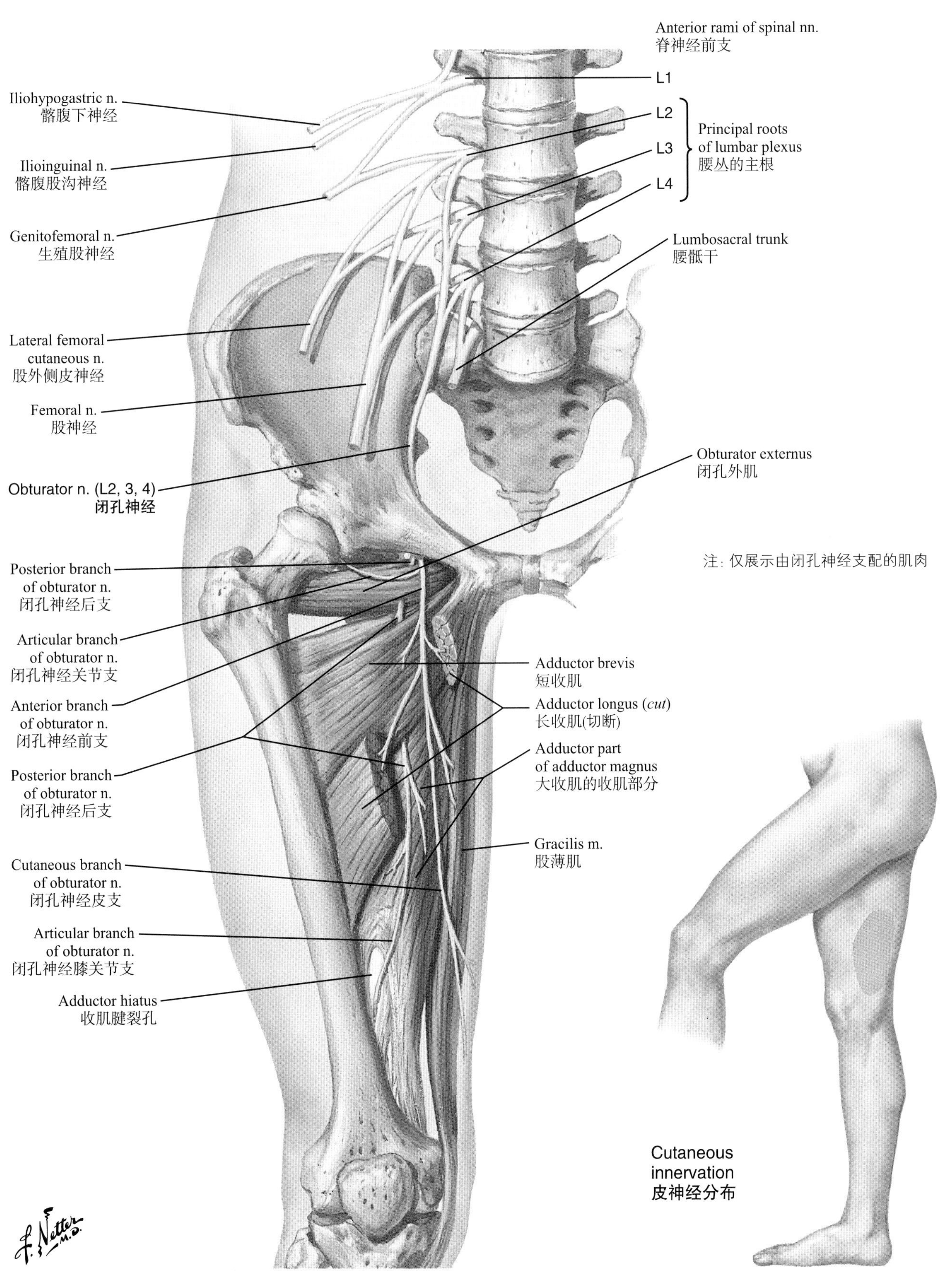
Anterior rami of spinal nn.
脊神经前支
L1
L2
L3
L4
Principal roots
of lumbar plexus
腰丛的主根
Iliohypogastric n.
髂腹下神经
Ilioinguinal n.
髂腹股沟神经
Genitofemoral n.
生殖股神经
Lumbosacral trunk
腰骶干
Lateral femoral
cutaneous n.
股外侧皮神经
Femoral n.
股神经
Obturator externus
闭孔外肌
Obturator n. (L2, 3, 4)
闭孔神经
注: 仅展示由闭孔神经支配的肌肉
Posterior branch
of obturator n.
闭孔神经后支
Articular branch
of obturator n.
闭孔神经关节支
Adductor brevis
短收肌
Anterior branch
of obturator n.
闭孔神经前支
Adductor longus (cut)
长收肌(切断)
Adductor part
of adductor magnus
大收肌的收肌部分
Posterior branch
of obturator n.
闭孔神经后支
Gracilis m.
股薄肌
Cutaneous branch
of obturator n.
闭孔神经皮支
Articular branch
of obturator n.
闭孔神经膝关节支
Adductor hiatus
收肌腱裂孔
Cutaneous
innervation
皮神经分布

参见图 511

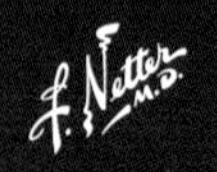

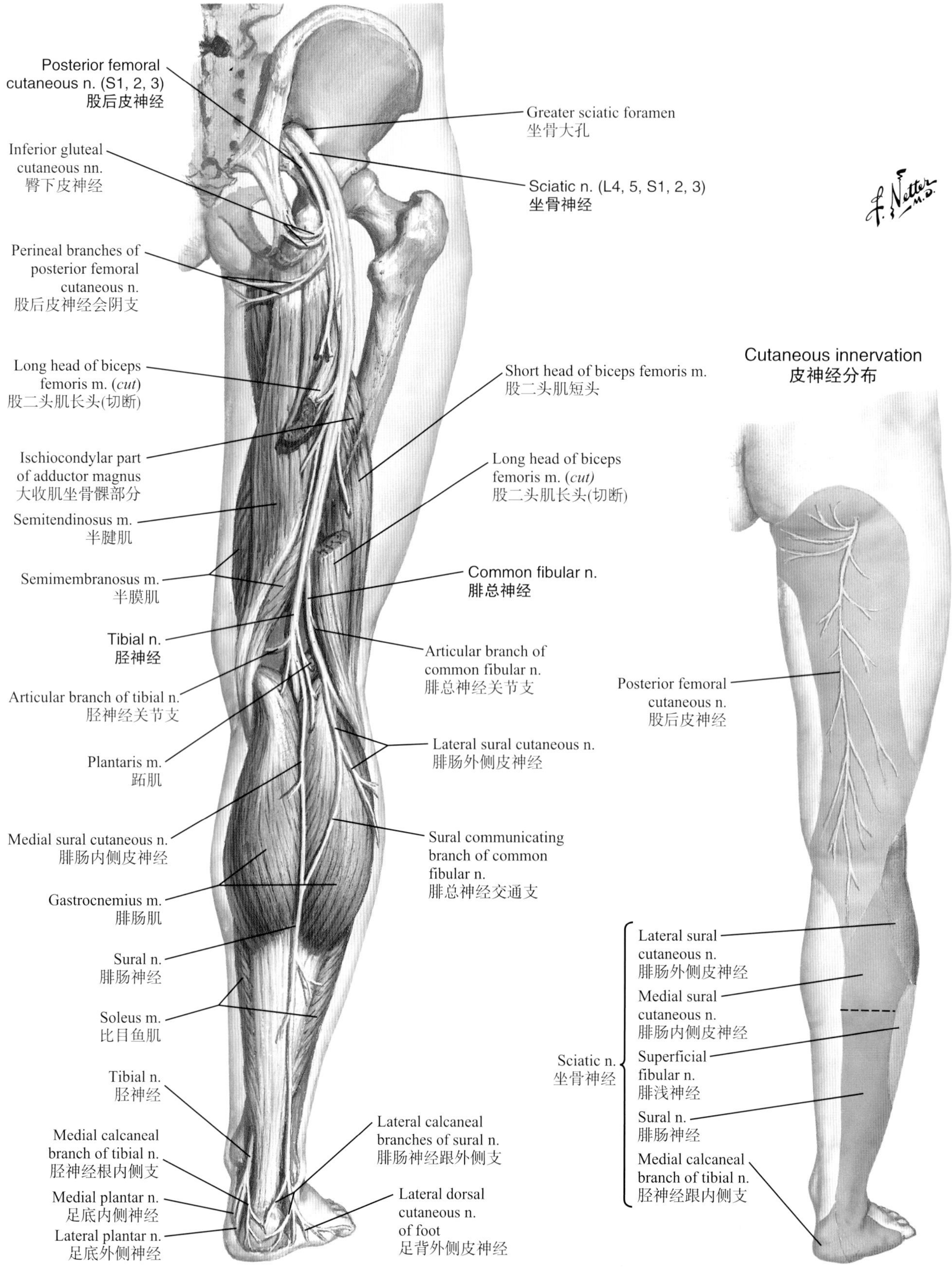
Posterior femoral cutaneous n. (S1, 2, 3)
股后皮神经
Inferior gluteal cutaneous nn.
臀下皮神经
Perineal branches of posterior femoral cutaneous n.
股后皮神经会阴支
Long head of biceps femoris m. (cut)
股二头肌长头(切断)
Ischiocondylar part of adductor magnus
大收肌坐骨髁部分
Semitendinosus m.
半腱肌
Semimembranosus m.
半膜肌
Tibial n.
胫神经
Articular branch of tibial n.
胫神经关节支
Plantaris m.
跖肌
Medial sural cutaneous n.
腓肠内侧皮神经
Gastrocnemius m.
腓肠肌
Sural n.
腓肠神经
Soleus m.
比目鱼肌
Tibial n.
胫神经
Medial calcaneal branch of tibial n.
胫神经根内侧支
Medial plantar n.
足底内侧神经
Lateral plantar n.
足底外侧神经
Greater sciatic foramen
坐骨大孔
Sciatic n. (L4, 5, S1, 2, 3)
坐骨神经
Short head of biceps femoris m.
股二头肌短头
Long head of biceps femoris m. (cut)
股二头肌长头(切断)
Common fibular n.
腓总神经
Articular branch of common fibular n.
腓总神经关节支
Lateral sural cutaneous n.
腓肠外侧皮神经
Sural communicating branch of common fibular n.
腓总神经交通支
Lateral calcaneal branches of sural n.
腓肠神经跟外侧支
Lateral dorsal cutaneous n. of foot
足背外侧皮神经
Cutaneous innervation
皮神经分布
Posterior femoral cutaneous n.
股后皮神经
Sciatic n.
坐骨神经
Lateral sural cutaneous n.
腓肠外侧皮神经
Medial sural cutaneous n.
腓肠内侧皮神经
Superficial fibular n.
腓浅神经
Sural n.
腓肠神经
Medial calcaneal branch of tibial n.
胫神经跟内侧支

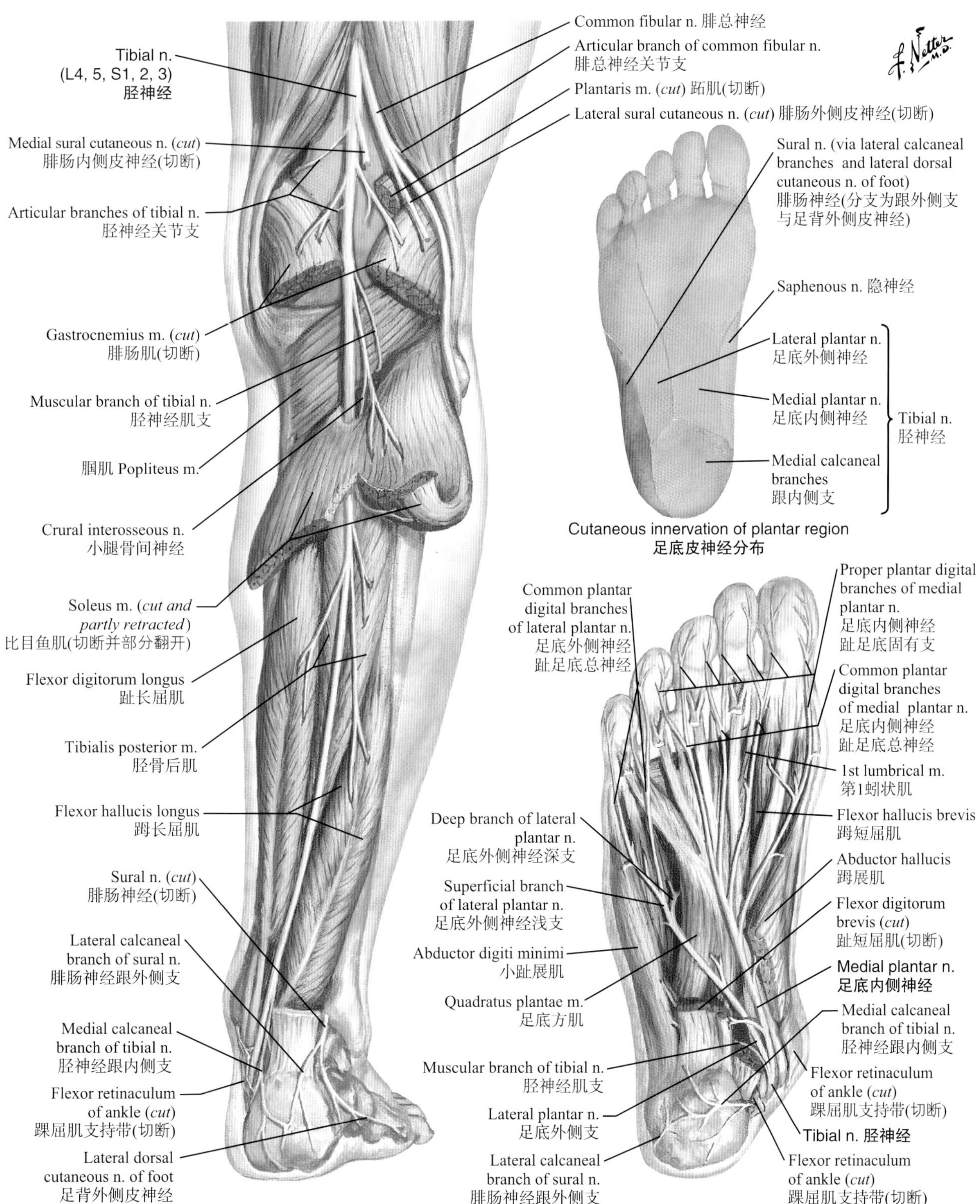
Tibial n.
(L4, 5, S1, 2, 3)
胫神经
Common fibular n. 腓总神经
Articular branch of common fibular n.
腓总神经关节支
Plantaris m. (cut) 跖肌(切断)
Lateral sural cutaneous n. (cut) 腓肠外侧皮神经(切断)
Medial sural cutaneous n. (cut)
腓肠内侧皮神经(切断)
Articular branches of tibial n.
胫神经关节支
Gastrocnemius m. (cut)
腓肠肌(切断)
Muscular branch of tibial n.
胫神经肌支
腘肌 Popliteus m.
Crural interosseous n.
小腿骨间神经
Soleus m. (cut and partly retracted)
比目鱼肌(切断并部分翻开)
Flexor digitorum longus
趾长屈肌
Tibialis posterior m.
胫骨后肌
Flexor hallucis longus
踇长屈肌
Sural n. (cut)
腓肠神经(切断)
Lateral calcaneal branch of sural n.
腓肠神经跟外侧支
Medial calcaneal branch of tibial n.
胫神经跟内侧支
Flexor retinaculum of ankle (cut)
踝屈肌支持带(切断)
Lateral dorsal cutaneous n. of foot
足背外侧皮神经
Sural n. (via lateral calcaneal branches and lateral dorsal cutaneous n. of foot)
腓肠神经(分支为跟外侧支与足背外侧皮神经)
Saphenous n. 隐神经
Lateral plantar n.
足底外侧神经
Medial plantar n.
足底内侧神经
Medial calcaneal branches
跟内侧支
Tibial n.
胫神经
Cutaneous innervation of plantar region
足底皮神经分布
Common plantar digital branches of lateral plantar n.
足底外侧神经趾足底总神经
Proper plantar digital branches of medial plantar n.
足底内侧神经趾足底固有支
Common plantar digital branches of medial plantar n.
足底内侧神经趾足底总神经
1st lumbrical m.
第1蚓状肌
Flexor hallucis brevis
踇短屈肌
Abductor hallucis
踇展肌
Flexor digitorum brevis (cut)
趾短屈肌(切断)
Medial plantar n.
足底内侧神经
Medial calcaneal branch of tibial n.
胫神经跟内侧支
Flexor retinaculum of ankle (cut)
踝屈肌支持带(切断)
Tibial n. 胫神经
Flexor retinaculum of ankle (cut)
踝屈肌支持带(切断)
Deep branch of lateral plantar n.
足底外侧神经深支
Superficial branch of lateral plantar n.
足底外侧神经浅支
Abductor digiti minimi
小趾展肌
Quadratus plantae m.
足底方肌
Muscular branch of tibial n.
胫神经肌支
Lateral plantar n.
足底外侧支
Lateral calcaneal branch of sural n.
腓肠神经跟外侧支

# 腓总神经

参见图 530，532

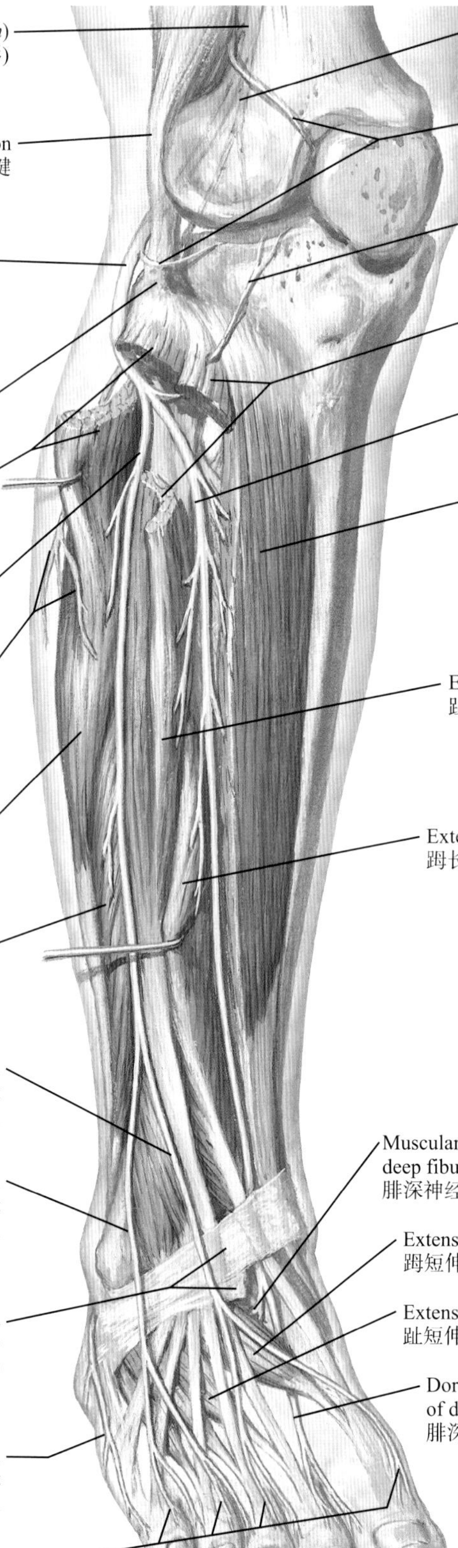

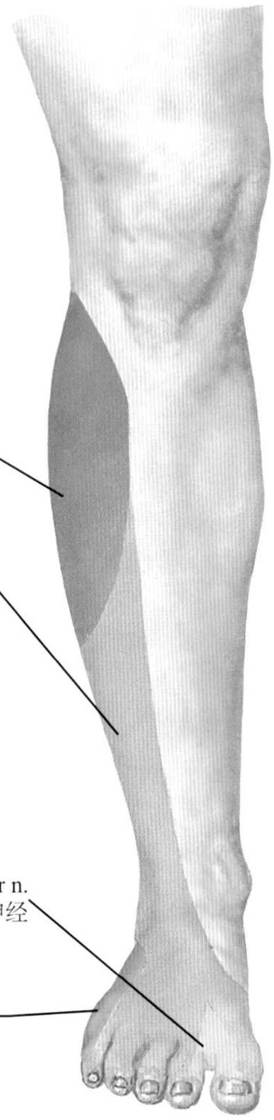

参见图 353，420，514

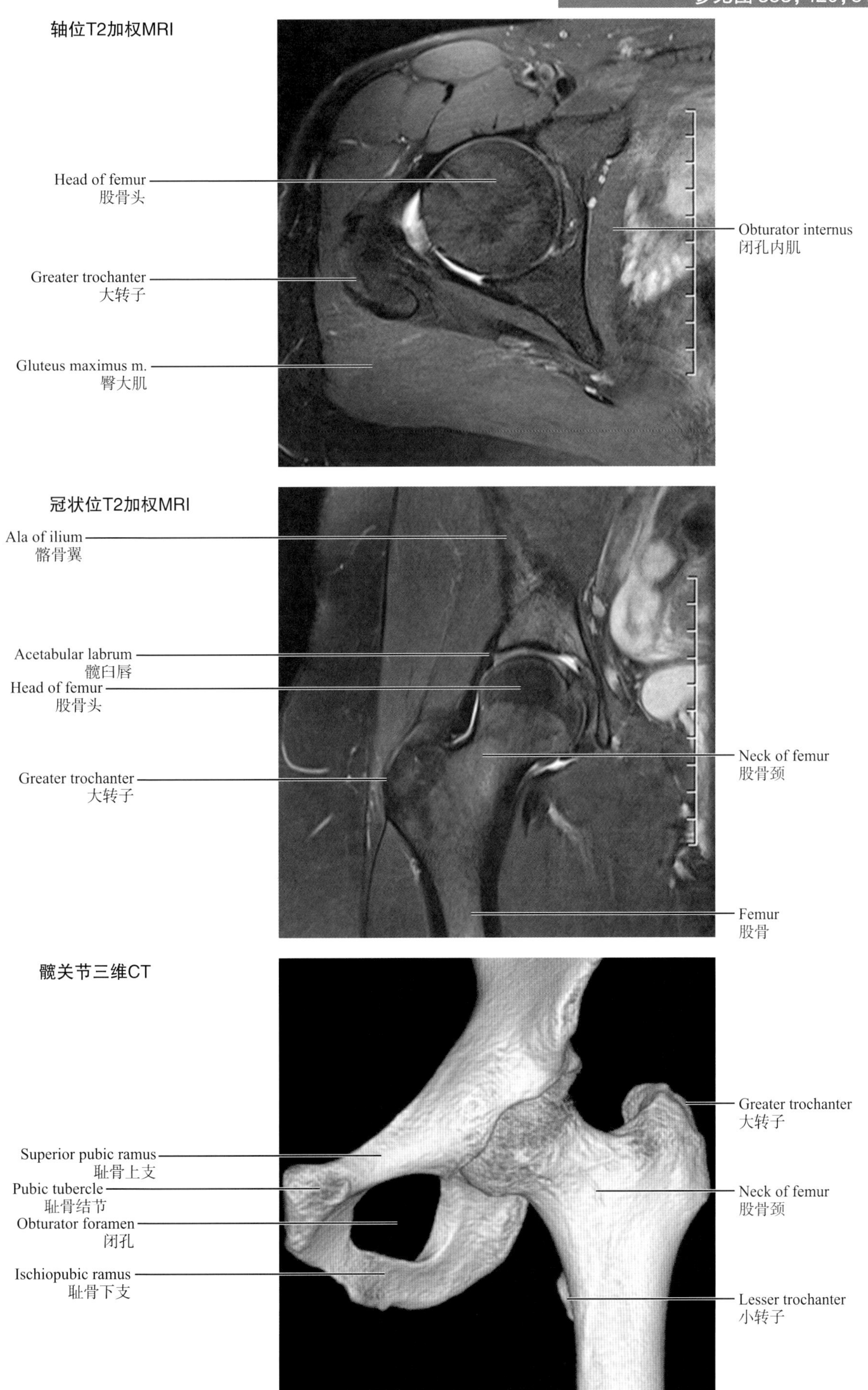


图 555

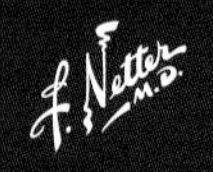

# 踝：X线成像

参见图530，537，538

外侧面观

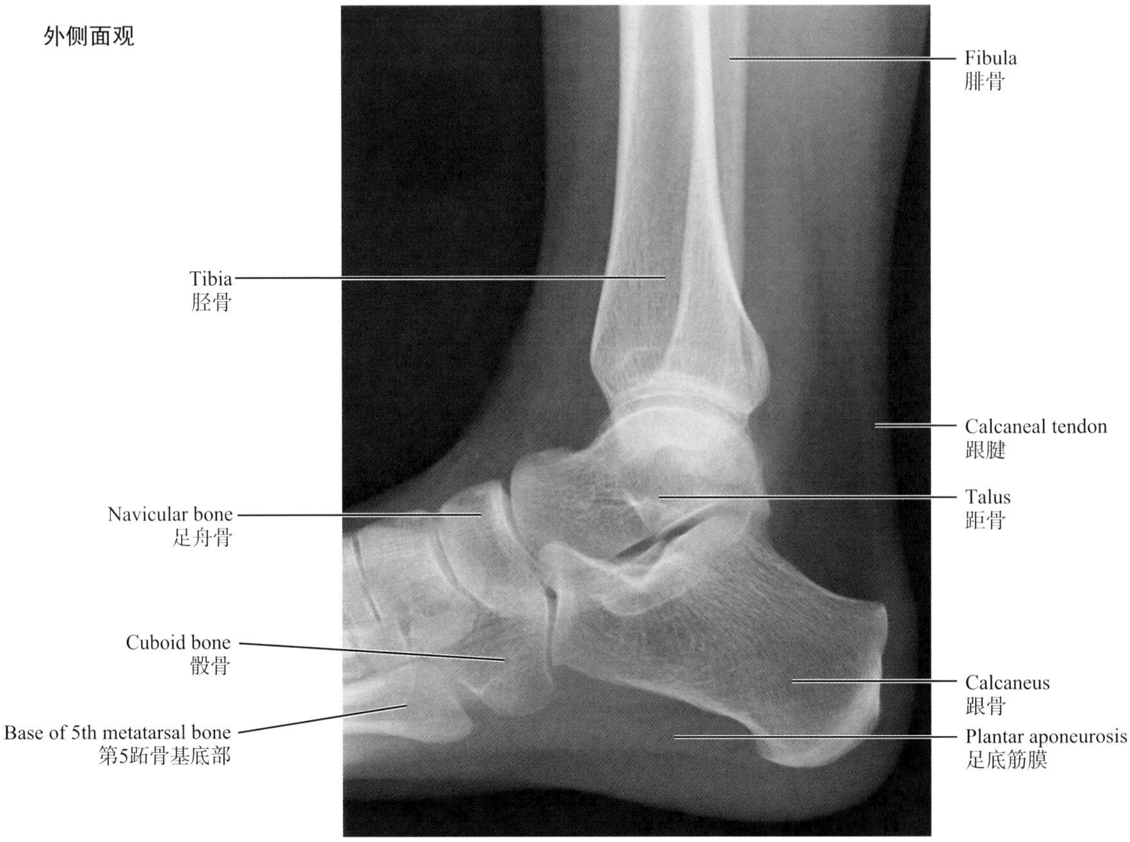

Fibula
腓骨

Tibia
胫骨

Calcaneal tendon
跟腱

Navicular bone
足舟骨

Talus
距骨

Cuboid bone
骰骨

Calcaneus
跟骨

Base of 5th metatarsal bone
第5跖骨基底部

Plantar aponeurosis
足底筋膜

前面观

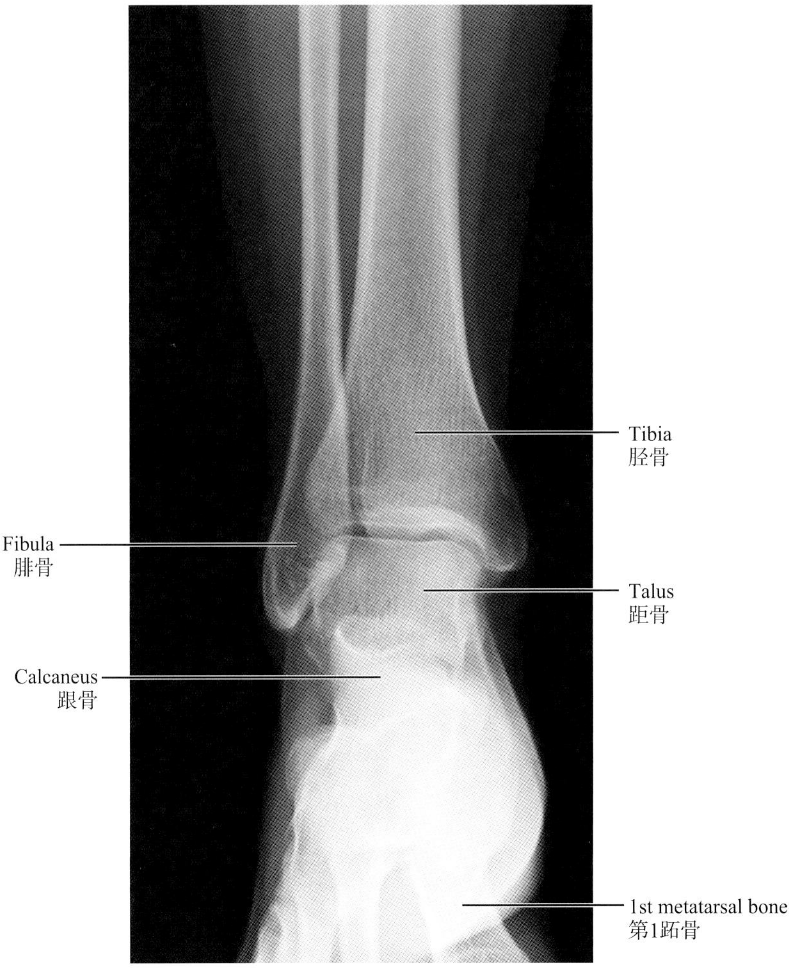

Tibia
胫骨

Fibula
腓骨

Talus
距骨

Calcaneus
跟骨

1st metatarsal bone
第1跖骨

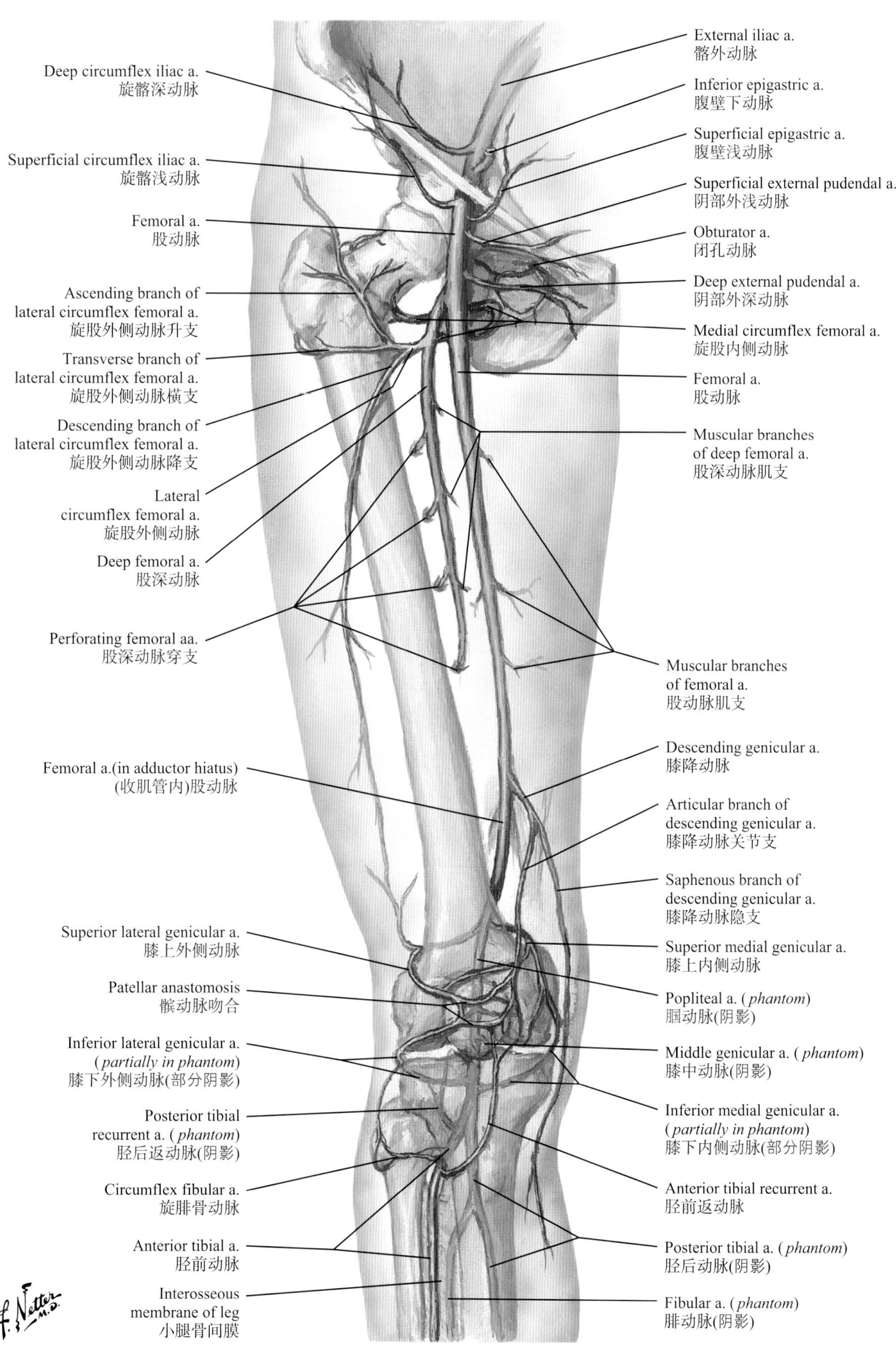
Deep circumflex iliac a.
旋髂深动脉
Superficial circumflex iliac a.
旋髂浅动脉
Femoral a.
股动脉
Ascending branch of lateral circumflex femoral a.
旋股外侧动脉升支
Transverse branch of lateral circumflex femoral a.
旋股外侧动脉横支
Descending branch of lateral circumflex femoral a.
旋股外侧动脉降支
Lateral circumflex femoral a.
旋股外侧动脉
Deep femoral a.
股深动脉
Perforating femoral aa.
股深动脉穿支
Femoral a.(in adductor hiatus)
(收肌管内)股动脉
Superior lateral genicular a.
膝上外侧动脉
Patellar anastomosis
髌动脉吻合
Inferior lateral genicular a.
(*partially in phantom*)
膝下外侧动脉(部分阴影)
Posterior tibial recurrent a. (*phantom*)
胫后返动脉(阴影)
Circumflex fibular a.
旋腓骨动脉
Anterior tibial a.
胫前动脉
Interosseous membrane of leg
小腿骨间膜
External iliac a.
髂外动脉
Inferior epigastric a.
腹壁下动脉
Superficial epigastric a.
腹壁浅动脉
Superficial external pudendal a.
阴部外浅动脉
Obturator a.
闭孔动脉
Deep external pudendal a.
阴部外深动脉
Medial circumflex femoral a.
旋股内侧动脉
Femoral a.
股动脉
Muscular branches of deep femoral a.
股深动脉肌支
Muscular branches of femoral a.
股动脉肌支
Descending genicular a.
膝降动脉
Articular branch of descending genicular a.
膝降动脉关节支
Saphenous branch of descending genicular a.
膝降动脉隐支
Superior medial genicular a.
膝上内侧动脉
Popliteal a. (*phantom*)
腘动脉(阴影)
Middle genicular a. (*phantom*)
膝中动脉(阴影)
Inferior medial genicular a.
(*partially in phantom*)
膝下内侧动脉(部分阴影)
Anterior tibial recurrent a.
胫前返动脉
Posterior tibial a. (*phantom*)
胫后动脉(阴影)
Fibular a. (*phantom*)
腓动脉(阴影)
F. Netter M.D.

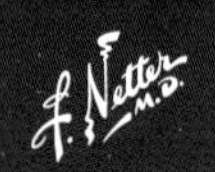

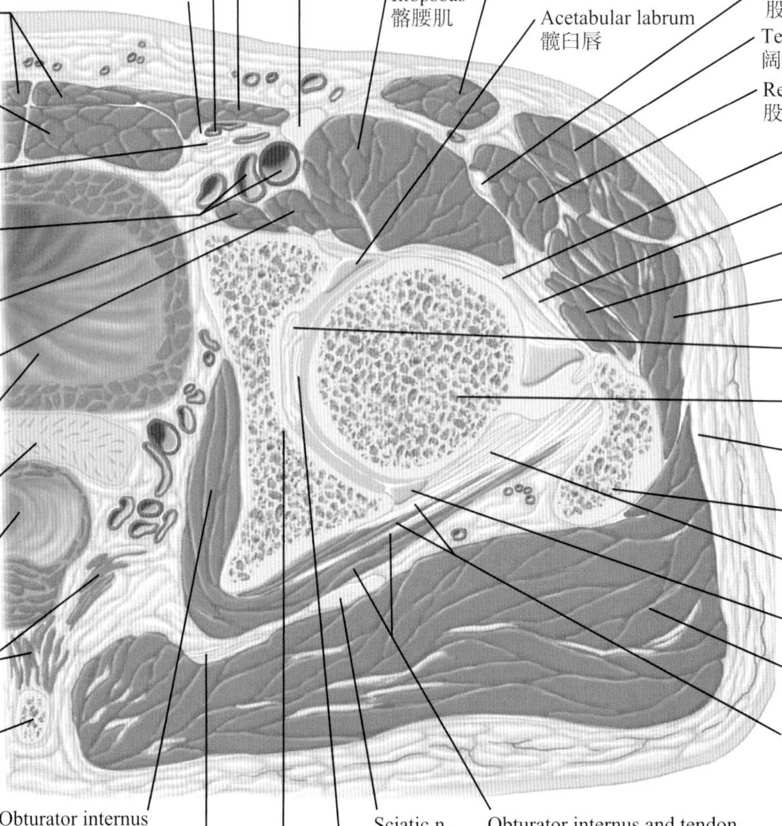

# 髋的横断面：轴位观

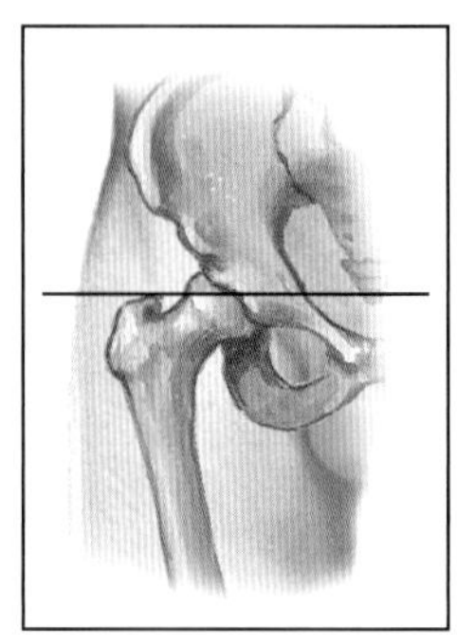

External abdominal oblique, internal abdominal oblique, and transversus abdominis mm.
腹外斜肌、腹内斜肌和腹横肌

Testicular a.
睾丸动脉

Inguinal canal
腹股沟管

Femoral n.
股神经

Iliopsoas
髂腰肌

Sartorius m.
缝匠肌

Acetabular labrum
髋臼唇

Pyramidalis m.
锥状肌

Rectus abdominis m.
腹直肌

Ductus deferens
输精管

External iliac a. and v.
髂外动脉和静脉

Adductor longus
长收肌

Pectineus m.
耻骨肌

Urinary bladder
膀胱

Prostate
前列腺

Rectum
直肠

Levator ani
肛提肌

Coccyx
尾骨

Rectus femoris tendon
股直肌腱

Tensor fasciae latae
阔筋膜张肌

Rectus femoris m.
股直肌

Pubofemoral ligament
耻股韧带

Iliofemoral ligament
髂股韧带

Gluteus minimus m.
臀小肌

Gluteus medius m.
臀中肌

Ligament of head of femur
股骨头韧带

Head of femur
股骨头

Gluteus maximus tendon
臀大肌腱

Greater trochanter
大转子

Ischiofemoral ligament
坐股韧带

Acetabular labrum
髋臼唇

Gluteus maximus m.
臀大肌

Superior gemellus m. and tendon
上孖肌和肌腱

Obturator internus
闭孔内肌

Sacrotuberous ligament
骶结节韧带

Acetabulum
髋臼唇

Transverse acetabular ligament
髋臼横韧带

Sciatic n.
坐骨神经

Obturator internus and tendon
闭孔内肌和肌腱

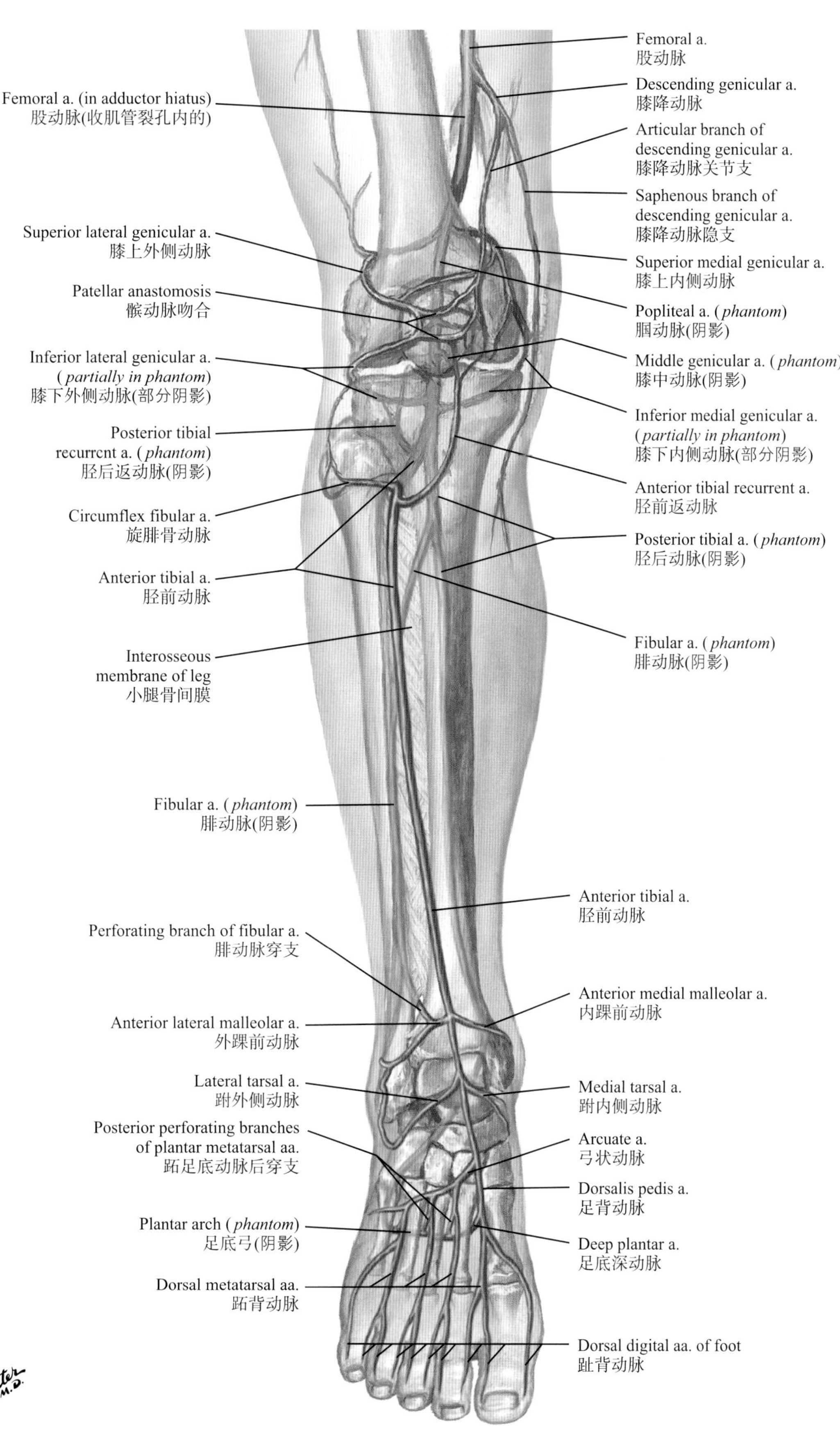
Femoral a.
股动脉
Descending genicular a.
膝降动脉
Femoral a. (in adductor hiatus)
股动脉(收肌管裂孔内的)
Articular branch of descending genicular a.
膝降动脉关节支
Saphenous branch of descending genicular a.
膝降动脉隐支
Superior lateral genicular a.
膝上外侧动脉
Superior medial genicular a.
膝上内侧动脉
Patellar anastomosis
髌动脉吻合
Popliteal a. (phantom)
腘动脉(阴影)
Inferior lateral genicular a. (partially in phantom)
膝下外侧动脉(部分阴影)
Middle genicular a. (phantom)
膝中动脉(阴影)
Inferior medial genicular a. (partially in phantom)
膝下内侧动脉(部分阴影)
Posterior tibial recurrent a. (phantom)
胫后返动脉(阴影)
Anterior tibial recurrent a.
胫前返动脉
Circumflex fibular a.
旋腓骨动脉
Posterior tibial a. (phantom)
胫后动脉(阴影)
Anterior tibial a.
胫前动脉
Fibular a. (phantom)
腓动脉(阴影)
Interosseous membrane of leg
小腿骨间膜
Fibular a. (phantom)
腓动脉(阴影)
Anterior tibial a.
胫前动脉
Perforating branch of fibular a.
腓动脉穿支
Anterior medial malleolar a.
内踝前动脉
Anterior lateral malleolar a.
外踝前动脉
Lateral tarsal a.
跗外侧动脉
Medial tarsal a.
跗内侧动脉
Posterior perforating branches of plantar metatarsal aa.
跖足底动脉后穿支
Arcuate a.
弓状动脉
Dorsalis pedis a.
足背动脉
Plantar arch (phantom)
足底弓(阴影)
Deep plantar a.
足底深动脉
Dorsal metatarsal aa.
跖背动脉
Dorsal digital aa. of foot
趾背动脉
F. Netter M.D.

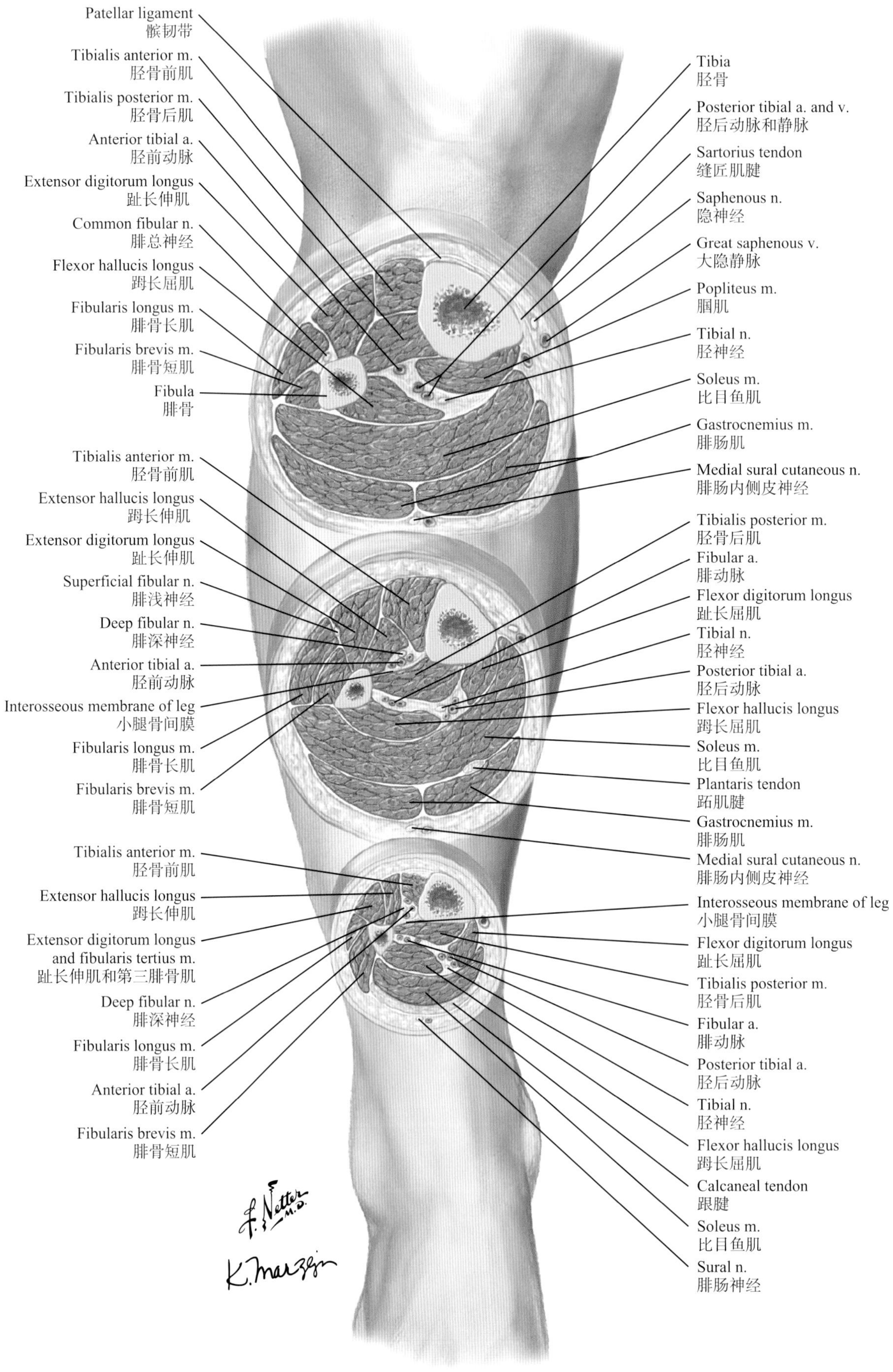

Patellar ligament
髌韧带
Tibialis anterior m.
胫骨前肌
Tibialis posterior m.
胫骨后肌
Anterior tibial a.
胫前动脉
Extensor digitorum longus
趾长伸肌
Common fibular n.
腓总神经
Flexor hallucis longus
踇长屈肌
Fibularis longus m.
腓骨长肌
Fibularis brevis m.
腓骨短肌
Fibula
腓骨
Tibia
胫骨
Posterior tibial a. and v.
胫后动脉和静脉
Sartorius tendon
缝匠肌腱
Saphenous n.
隐神经
Great saphenous v.
大隐静脉
Popliteus m.
腘肌
Tibial n.
胫神经
Soleus m.
比目鱼肌
Gastrocnemius m.
腓肠肌
Medial sural cutaneous n.
腓肠内侧皮神经
Tibialis anterior m.
胫骨前肌
Extensor hallucis longus
踇长伸肌
Extensor digitorum longus
趾长伸肌
Superficial fibular n.
腓浅神经
Deep fibular n.
腓深神经
Anterior tibial a.
胫前动脉
Interosseous membrane of leg
小腿骨间膜
Fibularis longus m.
腓骨长肌
Fibularis brevis m.
腓骨短肌
Tibialis posterior m.
胫骨后肌
Fibular a.
腓动脉
Flexor digitorum longus
趾长屈肌
Tibial n.
胫神经
Posterior tibial a.
胫后动脉
Flexor hallucis longus
踇长屈肌
Soleus m.
比目鱼肌
Plantaris tendon
跖肌腱
Gastrocnemius m.
腓肠肌
Medial sural cutaneous n.
腓肠内侧皮神经
Tibialis anterior m.
胫骨前肌
Extensor hallucis longus
踇长伸肌
Extensor digitorum longus
and fibularis tertius m.
趾长伸肌和第三腓骨肌
Deep fibular n.
腓深神经
Fibularis longus m.
腓骨长肌
Anterior tibial a.
胫前动脉
Fibularis brevis m.
腓骨短肌
Interosseous membrane of leg
小腿骨间膜
Flexor digitorum longus
趾长屈肌
Tibialis posterior m.
胫骨后肌
Fibular a.
腓动脉
Posterior tibial a.
胫后动脉
Tibial n.
胫神经
Flexor hallucis longus
踇长屈肌
Calcaneal tendon
跟腱
Soleus m.
比目鱼肌
Sural n.
腓肠神经
F. Netter M.D.
K. Marzen

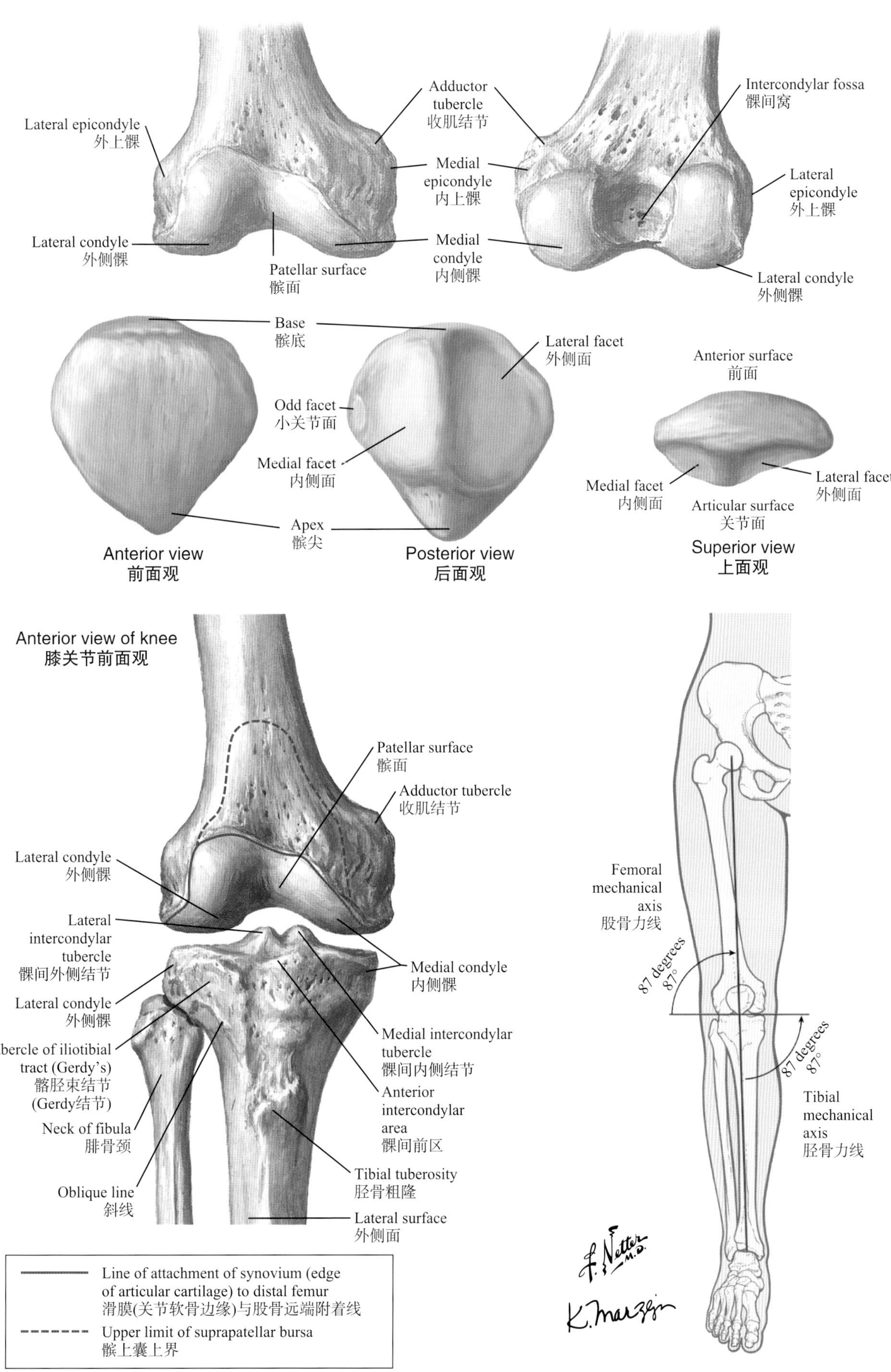
Lateral epicondyle
外上髁
Adductor tubercle
收肌结节
Medial epicondyle
内上髁
Lateral condyle
外侧髁
Patellar surface
髌面
Medial condyle
内侧髁
Intercondylar fossa
髁间窝
Lateral epicondyle
外上髁
Lateral condyle
外侧髁
Base
髌底
Lateral facet
外侧面
Odd facet
小关节面
Medial facet
内侧面
Apex
髌尖
Anterior view
前面观
Posterior view
后面观
Anterior surface
前面
Medial facet
内侧面
Lateral facet
外侧面
Articular surface
关节面
Superior view
上面观
Anterior view of knee
膝关节前面观
Patellar surface
髌面
Adductor tubercle
收肌结节
Lateral condyle
外侧髁
Lateral intercondylar tubercle
髁间外侧结节
Medial condyle
内侧髁
Lateral condyle
外侧髁
Tubercle of iliotibial tract (Gerdy's)
髂胫束结节
(Gerdy结节)
Medial intercondylar tubercle
髁间内侧结节
Anterior intercondylar area
髁间前区
Neck of fibula
腓骨颈
Oblique line
斜线
Tibial tuberosity
胫骨粗隆
Lateral surface
外侧面
Line of attachment of synovium (edge of articular cartilage) to distal femur
滑膜(关节软骨边缘)与股骨远端附着线
Upper limit of suprapatellar bursa
髌上囊上界
Femoral mechanical axis
股骨力线
87 degrees
87°
87 degrees
87°
Tibial mechanical axis
胫骨力线

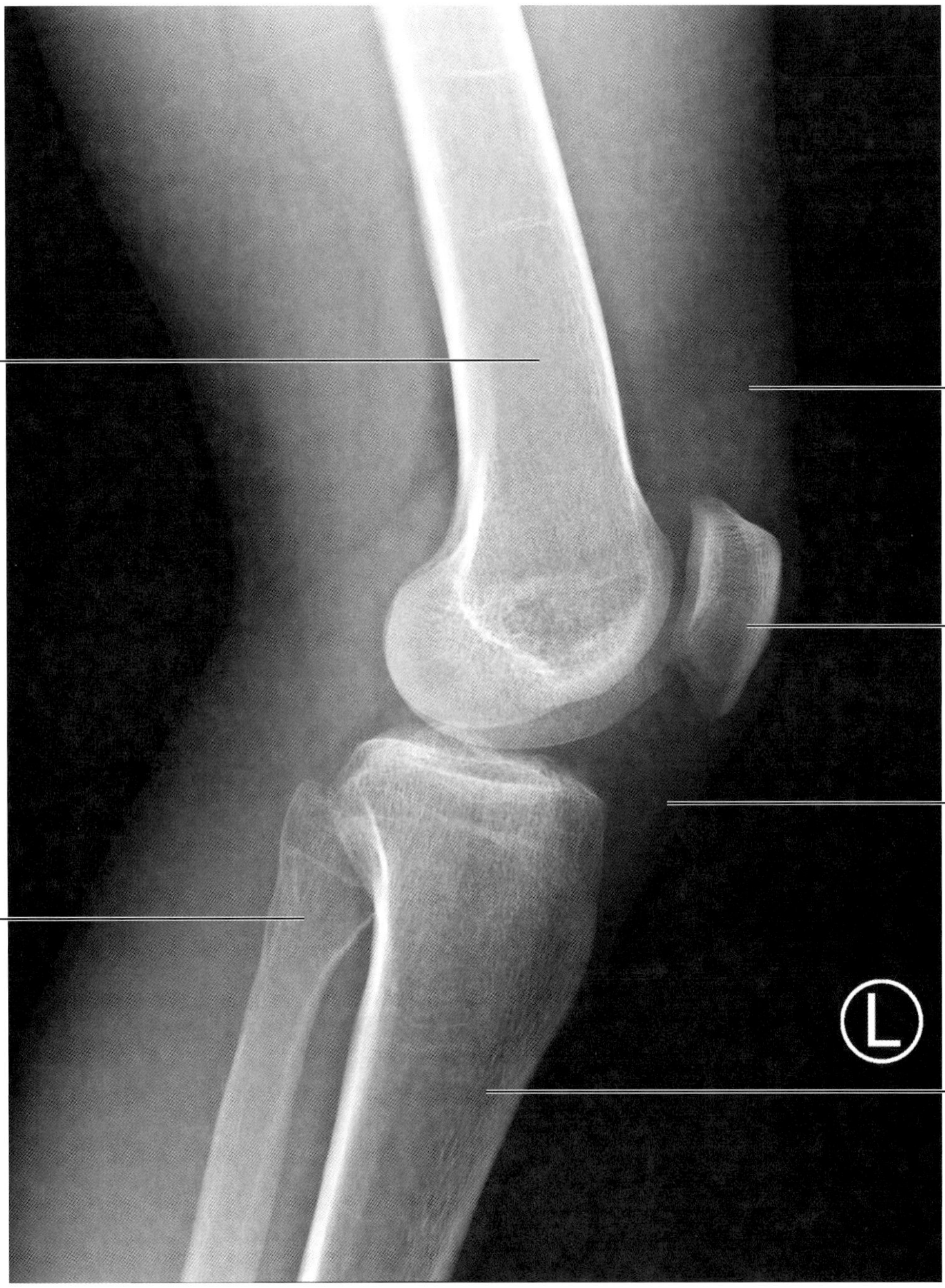

Femur
股骨

Quadriceps femoris tendon
股四头肌腱

Patella
髌骨

Patellar ligament
髌韧带

Fibula
腓骨

左

Tibia
胫骨

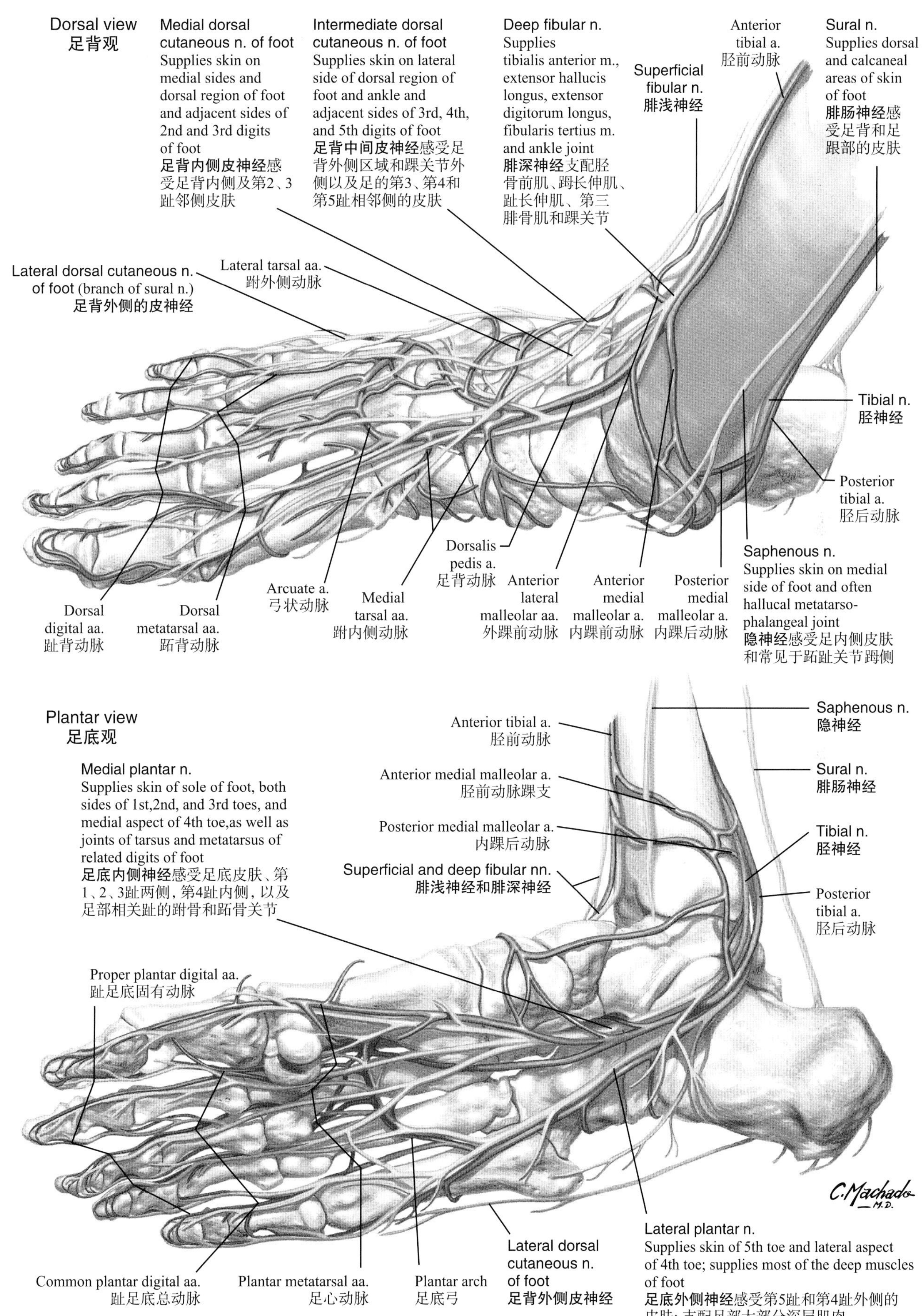
Dorsal view
足背观
Medial dorsal cutaneous n. of foot
Supplies skin on medial sides and dorsal region of foot and adjacent sides of 2nd and 3rd digits of foot
足背内侧皮神经感受足背内侧及第2、3趾邻侧皮肤
Intermediate dorsal cutaneous n. of foot
Supplies skin on lateral side of dorsal region of foot and ankle and adjacent sides of 3rd, 4th, and 5th digits of foot
足背中间皮神经感受足背外侧区域和踝关节外侧以及足的第3、第4和第5趾相邻侧的皮肤
Deep fibular n.
Supplies tibialis anterior m., extensor hallucis longus, extensor digitorum longus, fibularis tertius m. and ankle joint
腓深神经支配胫骨前肌、踇长伸肌、趾长伸肌、第三腓骨肌和踝关节
Superficial fibular n.
腓浅神经
Anterior tibial a.
胫前动脉
Sural n.
Supplies dorsal and calcaneal areas of skin of foot
腓肠神经感受足背和足跟部的皮肤
Lateral dorsal cutaneous n. of foot (branch of sural n.)
足背外侧的皮神经
Lateral tarsal aa.
跗外侧动脉
Tibial n.
胫神经
Posterior tibial a.
胫后动脉
Saphenous n.
Supplies skin on medial side of foot and often hallucal metatarso-phalangeal joint
隐神经感受足内侧皮肤和常见于跖趾关节踇侧
Dorsalis pedis a.
足背动脉
Dorsal digital aa.
趾背动脉
Dorsal metatarsal aa.
跖背动脉
Arcuate a.
弓状动脉
Medial tarsal aa.
跗内侧动脉
Anterior lateral malleolar aa.
外踝前动脉
Anterior medial malleolar a.
内踝前动脉
Posterior medial malleolar a.
内踝后动脉
Plantar view
足底观
Medial plantar n.
Supplies skin of sole of foot, both sides of 1st,2nd, and 3rd toes, and medial aspect of 4th toe,as well as joints of tarsus and metatarsus of related digits of foot
足底内侧神经感受足底皮肤、第1、2、3趾两侧，第4趾内侧，以及足部相关趾的跗骨和跖骨关节
Anterior tibial a.
胫前动脉
Anterior medial malleolar a.
胫前动脉踝支
Posterior medial malleolar a.
内踝后动脉
Superficial and deep fibular nn.
腓浅神经和腓深神经
Saphenous n.
隐神经
Sural n.
腓肠神经
Tibial n.
胫神经
Posterior tibial a.
胫后动脉
Proper plantar digital aa.
趾足底固有动脉
C.Machado M.D.
Common plantar digital aa.
趾足底总动脉
Plantar metatarsal aa.
足心动脉
Plantar arch
足底弓
Lateral dorsal cutaneous n. of foot
足背外侧皮神经
Lateral plantar n.
Supplies skin of 5th toe and lateral aspect of 4th toe; supplies most of the deep muscles of foot
足底外侧神经感受第5趾和第4趾外侧的皮肤；支配足部大部分深层肌肉

Axial view
轴向图

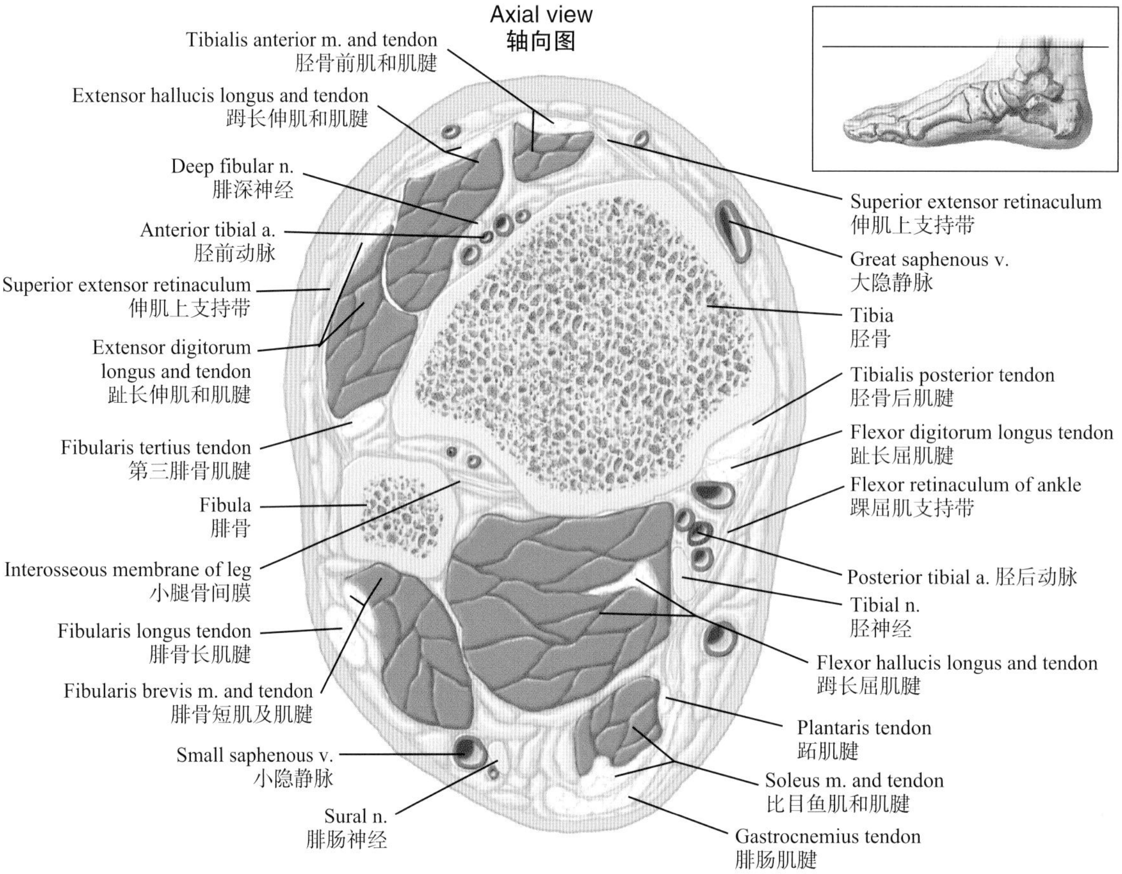

Coronal view
冠状面观

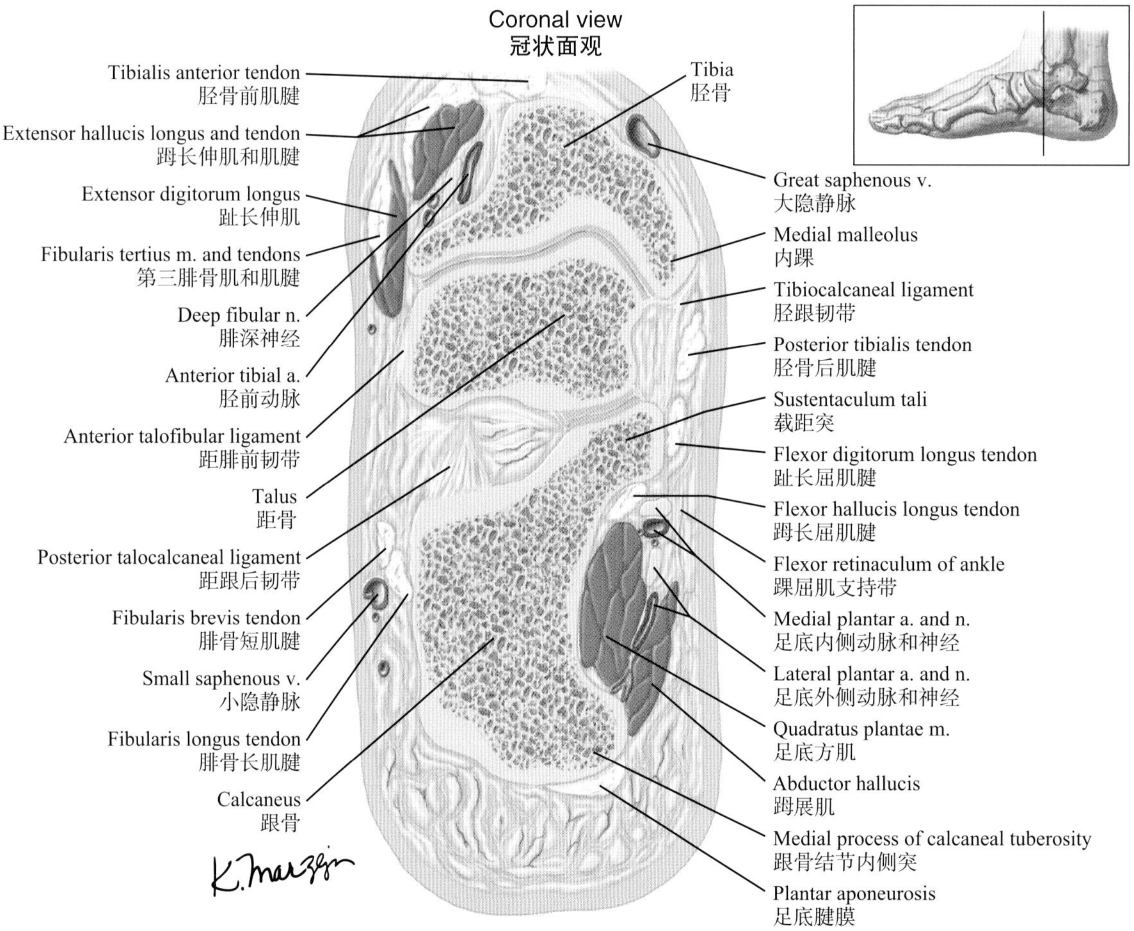

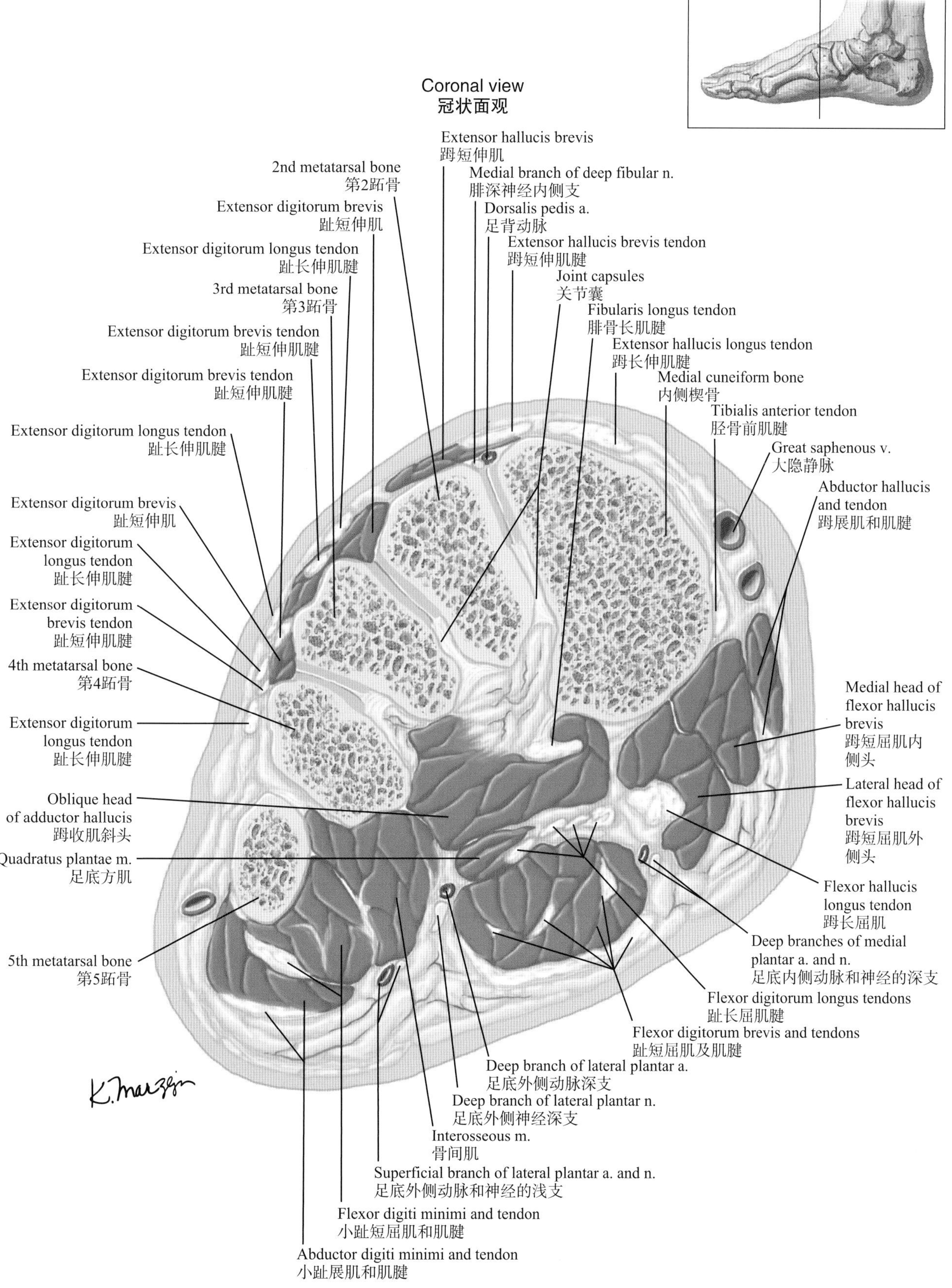
Coronal view
冠状面观
Extensor hallucis brevis
踇短伸肌
2nd metatarsal bone
第2跖骨
Medial branch of deep fibular n.
腓深神经内侧支
Extensor digitorum brevis
趾短伸肌
Dorsalis pedis a.
足背动脉
Extensor digitorum longus tendon
趾长伸肌腱
Extensor hallucis brevis tendon
踇短伸肌腱
3rd metatarsal bone
第3跖骨
Joint capsules
关节囊
Fibularis longus tendon
腓骨长肌腱
Extensor digitorum brevis tendon
趾短伸肌腱
Extensor hallucis longus tendon
踇长伸肌腱
Extensor digitorum brevis tendon
趾短伸肌腱
Medial cuneiform bone
内侧楔骨
Tibialis anterior tendon
胫骨前肌腱
Extensor digitorum longus tendon
趾长伸肌腱
Great saphenous v.
大隐静脉
Abductor hallucis and tendon
踇展肌和肌腱
Extensor digitorum brevis
趾短伸肌
Extensor digitorum longus tendon
趾长伸肌腱
Extensor digitorum brevis tendon
趾短伸肌腱
4th metatarsal bone
第4跖骨
Medial head of flexor hallucis brevis
踇短屈肌内侧头
Extensor digitorum longus tendon
趾长伸肌腱
Lateral head of flexor hallucis brevis
踇短屈肌外侧头
Oblique head of adductor hallucis
踇收肌斜头
Quadratus plantae m.
足底方肌
Flexor hallucis longus tendon
踇长屈肌
Deep branches of medial plantar a. and n.
足底内侧动脉和神经的深支
5th metatarsal bone
第5跖骨
Flexor digitorum longus tendons
趾长屈肌腱
Flexor digitorum brevis and tendons
趾短屈肌及肌腱
Deep branch of lateral plantar a.
足底外侧动脉深支
Deep branch of lateral plantar n.
足底外侧神经深支
Interosseous m.
骨间肌
Superficial branch of lateral plantar a. and n.
足底外侧动脉和神经的浅支
Flexor digiti minimi and tendon
小趾短屈肌和肌腱
Abductor digiti minimi and tendon
小趾展肌和肌腱
K. Marzen

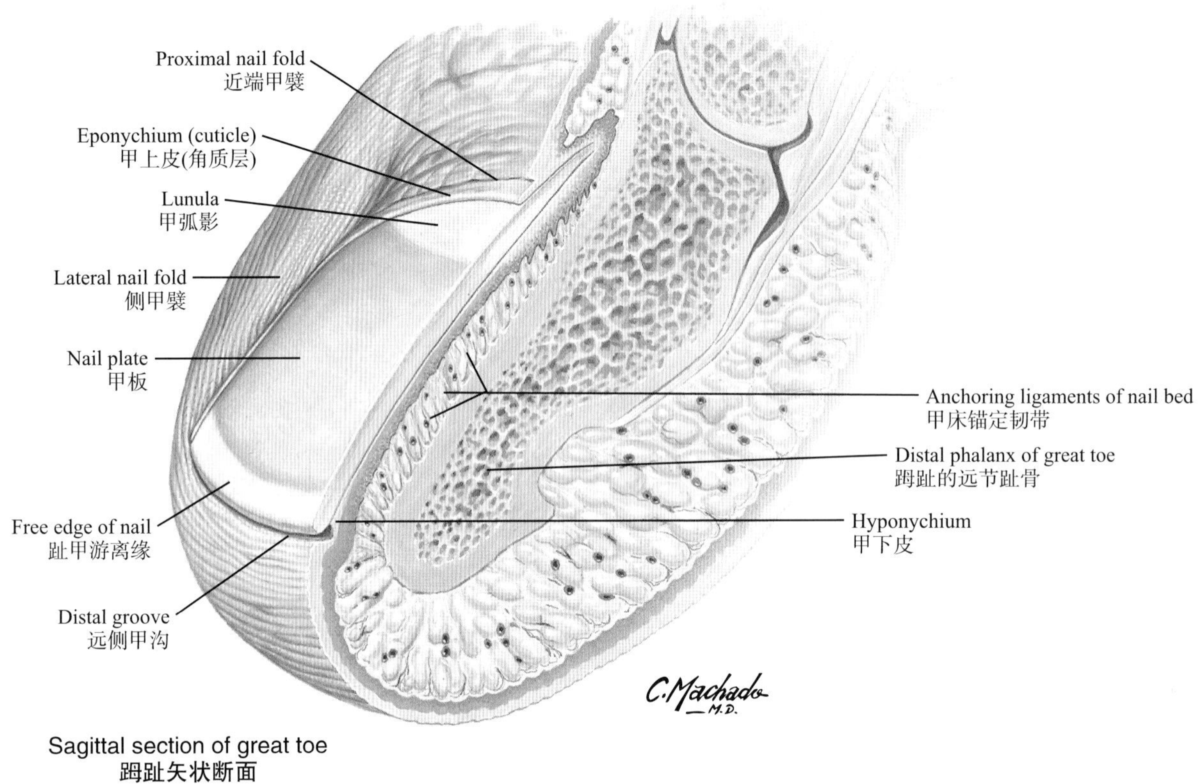


Sagittal section of great toe
踇趾矢状断面

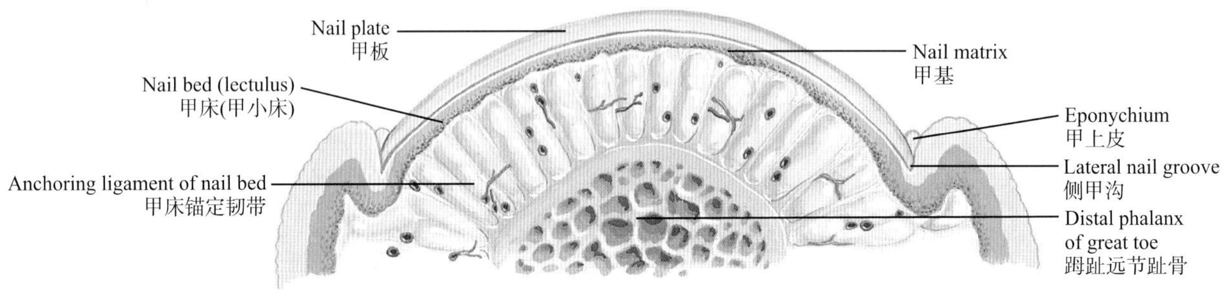


Cross section of toenail
踇趾甲横断面

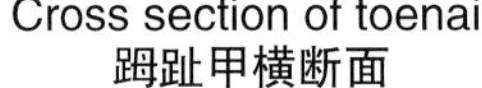

## Toenail growth
## 踇趾甲生长

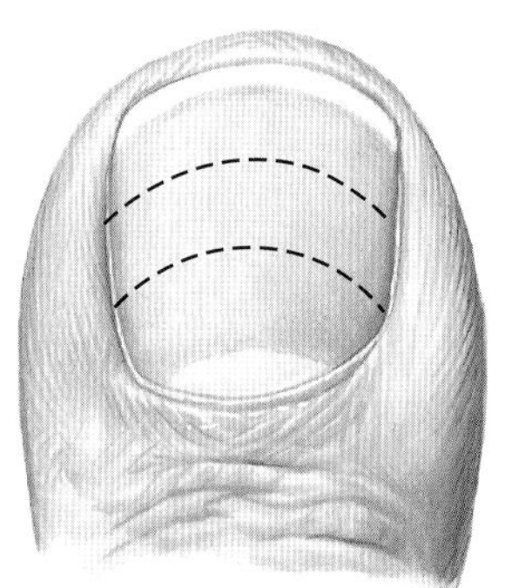

The average growth rate of toenails is about 1 mm a month.
趾甲的平均生长速度约为每月1毫米

The rounded shape of the free edge of the nails is dictated by the shape of the lunula. After avulsion of a nail, the free edge of the new one grows parallel to the lunula.
指甲游离缘的圆形是由甲弧影的形状决定的。指甲撕脱后,新指甲的游离缘与甲弧影平行生长。

| 解剖结构 | 临床意义 | 图号 |
| --- | --- | --- |
| 神经系统与感觉器官 | | |
| **腓肠神经** | 在周围神经病的诊断中，腓肠神经是常用的神经活检部位；在神经移植术中也是常用的供体移植物 | 493，552 |
| **腓总神经** | 钝性伤或者小腿石膏压迫导致腓总神经损伤会引起足背屈减弱，引起足下垂 | 550，552，554 |
| **闭孔神经** | 脑性瘫痪中，神经阻滞收肌群痉挛，在骨盆骨折、盆腔淋巴结清扫术等盆腔手术中可能会受损 | 551 |
| **股神经** | 股部血肿会引起股神经受压。股神经是下肢手术中常见的麻醉神经 | 507，509，550 |
| **隐神经** | 在膝关节置换术后，通过收肌腱裂孔麻醉隐神经以镇痛 | 492，509，550 |
| **股外侧皮神经** | 可能因肥胖、怀孕或紧身腰带等因素，导致腹股沟韧带压迫皮神经，出现大腿前外侧疼痛、麻木等症状 | 509，550 |
| 骨骼系统 | | |
| **股骨颈** | 老年人经常因跌倒发生骨折的部位，会引起股骨头缺血性坏死 | 497，500，514 |
| **股骨体** | 在高能创伤（机动车事故）中股骨干中段是常见的骨折部位 | 500 |
| **髋关节** | 髋关节脱位或骨折时可能发生股骨头缺血性坏死 | 496，514 |
| **前交叉韧带** | 最常发生膝关节韧带损伤的部位，通常是由在膝关节转动过度、胫骨向内旋转产生的外翻应力引起 | 517~519 |
| **胫侧（内侧）副韧带、前交叉韧带、内侧半月板** | 为膝关节处于伸时，从外侧遭到暴力打击所致；会损伤内侧副韧带、前交叉韧带和内侧半月板造成“三联征” | 517~519 |
| **胫骨与腓骨** | 高速向前俯冲时高冲击暴力引起骨干骨折（滑雪时发生于滑雪靴上缘的骨折——靴顶骨折） | 524 |
| **第1跖趾关节** | 关节脱位导致趾外翻（趾囊炎），常见原因是穿挤脚的鞋；或者是遗传因素 | 535 |
| **跟骨** | 最常见跗骨骨折，常见原因是从高处坠落脚跟落地撞击 | 537 |
| **踝关节** | 大部分扭伤是足部跖屈位时的反向损伤所致；着力点在踝外侧韧带；骨折多发生于腓骨外踝和胫骨下关节面 | 538 |
| 肌肉系统 | | |
| **大腿内侧筋膜** | 在需要反复冲刺、快速变向的运动中，内收肌和股薄肌常见拉伤或撕裂（如足球、曲棍球） | 502，503 |
| **髌韧带** | 使用叩诊锤敲击髌韧带引出膝跳反射来测试L3、L4脊髓层面的神经完整性（股神经支配的股四头肌的止点） | 502，517 |
| **髂胫束** | 由于髂胫束会在股骨外上髁上反复摩擦，跑步者很容易发生髂胫束损伤 | 501，516 |

| 解剖结构 | 临床意义 | 图号 |
|---|---|---|
| **肌肉系统(续)** | | |
| 半腱肌、半膜肌、股二头肌长头 | 在高速奔跑或者含高踢腿的运动中会导致绳肌拉伤或撕裂 | 504 |
| 梨状肌 | 梨状肌损伤(充血、水肿)或结构变异(例如梨状肌分瓣)会压迫坐骨神经 | 511 |
| 臀中肌和臀小肌 | 患侧肌肉的瘫痪会导致患者患侧肢体单足站立时,髋外展能力减弱,造成对侧骨盆下降(Trendelenburg 征或 Trendelenburg 步态) | 512 |
| 跟腱 | 经常在不平的表面上跑步时,跟腱上反复施加的张力会引起跟腱炎,过度的张力会引起跟腱撕裂。使用叩诊锤叩击跟腱引出踝反射,来测试 S1~S2 脊髓层面的神经完整性(胫神经支配腓肠肌的止点) | 527,528,538 |
| 小腿前间室 | 劳累性骨筋膜室综合征(胫中部疼痛,劳累性胫部痛)的常见原因是过度训练(肌间紧绷的筋膜引起的水肿、骨膜炎或疲劳骨折),症状包括疼痛(pain)、感觉异常(paresthesias)、苍白(pallor)、脉搏无力(pulselessness)和瘫痪(paralysis)(5P 征);通常需要筋膜切开术来缓解压力 | 534 |
| 足底腱膜 | 由于增加的张力、体重或者过度疲劳引起炎症,导致足跟和足部疼痛(足底腱膜炎;跟骨骨刺综合征) | 543 |
| **心血管系统** | | |
| 股静脉 | 中心静脉导管的常见手术部位,但是感染风险大于颈静脉或锁骨下静脉通路 | 509 |
| 小腿深静脉 | 小腿的深静脉血栓常由于静脉血流缓慢、血管损伤和/或凝血功能紊乱造成,会导致血栓形成及血栓栓塞,如肺栓塞 | 533 |
| 大隐静脉 | 常用作冠状动脉搭桥手术的血管移植物 | 492 |
| 表浅静脉 | 浅静脉曲张,通常与浅层/深层静脉回流有关;静脉疾病可能发展出水肿、疼痛、溃疡等症状 | 492,533 |
| 股动脉 | 经皮心脏和血管手术的常见血管通路部位。目标是下腹动脉和股深动脉起源之间的部分,一般通过透视在股骨头旁边的位置来确定;若插管位置过高(偏头侧)可能导致腹膜后出血 | 522 |
| 股动脉、腘动脉、胫动脉、腓动脉 | 动脉粥样硬化引起的周围动脉疾病经常累及下肢大血管,造成血流灌注减少,病人会发生跛行(大腿或腓肠肌绞痛),特别是用力的时候 | 522 |
| 下肢动脉 | 脉搏点:股三角区的股动脉,膝关节腘窝深部的腘动脉,踝关节处的跗长伸肌和趾长伸肌之间的胫前动脉,足背上的足背动脉,内侧小腿骨后方踝关节窝的胫后动脉。 | 14,509,527,540,541 |
| **淋巴系统** | | |
| 腹股沟浅淋巴结 | 腹股沟浅淋巴结引流下肢、臀区、下腹部、会阴区的淋巴,在淋巴结肿大时可触及 | 494 |
| 下肢淋巴管 | 发生淋巴水肿(常因炎症、纤维化、肿瘤或者异常的淋巴管管径缩窄)而阻碍淋巴流动,导致淋巴管中淋巴液流动缓慢 | 494 |

* 各解剖结构的选择主要基于临床数据以及大体解剖课程中经常涉及的临床诊治内容。

腰骶神经丛包括腰丛、骶丛和尾丛，其根部起于脊神经前支（腰丛：L2~L4，少数起于 L1；骶丛：L4~S4，尾丛：S4~Co）。脊神经发出腰骶神经丛的位置在个体上通常存在差异。

| 神经 | 起点 | 走行 | 分支 | 支配 | 皮肤区域 |
|---|---|---|---|---|---|
| 股外侧皮神经 | 腰丛后股（L2~L3） | 在腹股沟韧带后方或通过腹股沟韧带内侧至髂前上棘走行，然后在大腿外侧表面走行 | | | 大腿外侧 |
| 股神经 | 腰丛后股（L2~L4） | 经腹股沟韧带后方走行于股三角髂肌上 | 肌支、前皮支、隐神经 | 大腿前侧筋膜、髂肌、耻骨肌 | 大腿前侧（见隐神经） |
| 隐神经 | 股神经 | 股神经在内收肌束内分成，穿阔筋膜与大隐静脉浅表走行 | 髌下支、小腿皮支 | | 膝内侧、小腿、踝部和足 |
| 生殖股神经 | 腰丛前股（L1~L2） | 在腰大肌前表面走行；生殖支穿过腹股沟管；股骨支通过腹股沟韧带深部进入股三角 | 生殖支、股支 | 提睾肌 | 股三角外侧部，阴囊前和外阴 |
| 闭孔神经 | 腰丛前股（L2~L4） | 在 L5 椎骨深入髂总血管，通过闭孔进入大腿内侧 | 前支、后支 | 大腿内侧筋膜 | 大腿内侧 |
| 臀上神经 | 骶丛后股（L5~S1） | 通过梨状肌上孔出骨盆 | | 臀中肌、臀小肌、阔筋膜张肌 | |
| 臀下神经 | 骶丛后股（L5~S2） | 通过梨状肌下孔出骨盆 | | 臀大肌 | |
| 梨状肌神经 | 骶丛后股（S1~S2） | 支配梨状肌，走行于坐骨大孔附近 | | 梨状肌 | |
| 皮神经穿支 | 骶丛后股（S2~S3） | 出骨盆，穿骶结节韧带 | | | 臀下内侧 |
| 闭孔内肌神经 | 骶丛前股（L5~S2） | 通过梨状肌下孔出骨盆；经坐骨小孔重新进入骨盆，支配闭孔内肌 | | 闭孔内肌、上孖肌 | |
| 股方肌神经 | 骶丛前股（L4~S1） | 经梨状肌下孔出骨盆 | | 股四头肌和下孖肌 | |
| 肛提肌神经 | 骶丛前股（S3~S4） | 从骶丛出发，走行于肛提肌表面 | | 髂尾肌和耻尾肌 | |
| 尾骨肌神经 | 骶丛前股（S3~S4） | 从骶丛出发，走行于尾骨肌表面 | | 尾骨肌 | |
| 阴部神经 | 骶丛前股（S2~S4） | 经梨状肌下孔出骨盆；经坐骨小孔进入会阴，穿过坐骨肛门窝和阴部（Alcock）管 | 肛门下神经、会阴神经、阴蒂和阴茎背神经 | 会阴肌、肛门外括约肌、耻尾肌 | 后阴囊和外阴、阴蒂和阴茎 |
| 股后侧皮神经 | 骶丛前股、后股（S1~S3） | 穿梨状肌下孔出骨盆；向下走行至臀大肌并进而至腘窝 | 臀下皮神经、会阴支 | | 臀下区、大腿后侧、腘区 |

待续

| 神经 | 起点 | 走行 | 分支 | 支配 | 皮肤区域 |
|---|---|---|---|---|---|
| **坐骨神经** | 骶丛前股和后股（L4~S3） | 穿梨状肌下孔出骨盆，浅支至侧旋肌，深支至臀中肌，进入股骨大转子和坐骨结节 | 肌支、胫神经、腓总神经 | 大腿后肌群（见分支） | 见分支 |
| **胫神经** | 坐骨神经 | 穿腘窝和腓肠区深达比目鱼肌，走行于内踝后方的跗骨管 | 肌支、跟内侧支、小腿骨间神经、腓肠内侧和外侧皮神经 | 小腿后肌群（见分支） | 足跟（见分支） |
| **腓总神经** | 坐骨神经 | 走行于股二头肌内侧和腓肠肌外侧头和腓骨颈外侧 | 腓浅和深神经、腓肠外侧皮神经腓肠神经交通支 | 见分支 | 见分支 |
| **腓深神经** | 腓总神经 | 走行于腓骨长肌和趾长伸肌，至小腿骨间膜表面，深达伸肌支持带 | 肌支、趾背支 | 小腿前肌群 | 踇趾与第二趾相邻部分的背面 |
| **腓浅神经** | 腓总神经 | 走行于小腿外侧筋膜鞘，腓骨长肌和短肌之间，远端穿出小腿筋膜 | 肌支、足背内侧和中间皮神经 | 小腿外肌群 | 小腿前下部、足背与趾背 |
| **腓肠外侧皮神经** | 腓总神经 | 分出于腓总神经，走行于跖肌旁 | | | 小腿外侧 |
| **腓肠内侧皮神经** | 胫神经 | 分支于胫神经，走行于跖肌旁，穿腓肠肌两头之间，至小腿筋膜 | 腓肠神经 | | 小腿近端外侧（见腓肠神经） |
| **腓肠神经** | 由腓肠内侧皮神经、腓总神经、腓肠神经交通支合成 | 沿跟腱外侧，穿腓肠区，向下至跖骨外侧与跟骨外侧 | 足背外侧皮神经 | | 小腿远端后外侧、足外侧 |
| **足底外侧神经** | 胫神经 | 深入踇短展肌，在趾短屈肌和跖方肌之间穿行 | 浅支、深支 | 小趾展肌、踇收肌、小趾屈肌、足底方肌、骨间足底肌、骨间背侧肌、蚓状肌（外侧的三块） | 足底外侧、第5趾底、部分第4趾 |
| **足底内侧神经** | 胫神经 | 深入踇短展肌，沿趾短屈肌内侧走行 | 肌支、趾足底总神经 | 踇展肌、趾短屈肌、踇短屈肌、蚓状肌（内侧的一块） | 足底内侧、第1~3趾底、部分第4趾 |

| 肌 | 肌群 | 近端附着点 | 远端附着点 | 神经支配 | 血供 | 主要功能 |
|---|---|---|---|---|---|---|
| **小趾展肌** | 足肌 | 跟骨内和外侧结节、足底腱膜和肌间隔 | 小趾近节趾骨底外侧 | 足底外侧神经 | 足底内和外侧动脉、跖足底动脉和趾足底动脉至小趾的分支 | 屈和外展小趾 |
| **踇展肌** | 足肌 | 跟骨内侧结节、屈肌支持带和足底腱膜 | 踇趾近节趾骨底 | 足底内侧神经 | 足底内侧动脉和第一跖足底动脉 | 外展和屈小趾 |
| **短收肌** | 大腿内侧群 | 耻骨下支和耻骨体 | 耻骨粗线和股骨粗线近侧 | 闭孔神经 | 股深动脉、旋股内侧动脉和闭孔动脉 | 髋内收、微屈 |
| **踇收肌** | 足肌 | **斜头：**<br>第2,3,4跖骨底<br>**横头：**<br>第3,4,5趾跖关节韧带 | 踇趾近节趾骨底外侧肌腱 | 足底外侧神经深支 | 足底内和外侧动脉、足底弓动脉、跖足底动脉 | 内收踇趾、维持足底横弓 |
| **长收肌** | 大腿内侧群 | 耻骨嵴后方的耻骨体 | 股骨粗线内侧唇中1/3部 | 闭孔神经 | 股深动脉和旋股内侧动脉 | 髋内收 |
| **大收肌** | 大腿内侧群 | **收肌部分：**<br>耻骨下支、坐骨支<br>**腘绳肌部分：**<br>坐骨结节 | **收肌部分：**<br>臀肌粗隆、粗线内侧髁上线<br>**腘绳肌部分：**<br>股骨收肌结节 | **收肌部分：**<br>闭孔神经<br>**腘绳肌部分：**<br>坐骨神经（胫侧分支） | 股动脉、股深动脉和闭孔动脉 | **内收部分**：<br>内收、屈髋<br>**腘绳肌部分**：<br>伸髋 |
| **膝关节肌** | 大腿前群 | 股骨远侧前面 | 髌上囊 | 股神经 | 股动脉 | 伸膝并向上牵拉髌上囊 |
| **股二头肌** | 大腿后群 | **长头：**<br>坐骨结节<br>**短头：**<br>股骨粗线和股骨外侧髁上线 | 腓骨头外侧 | **长头：**<br>坐骨神经（胫侧分支）<br>**短头：**<br>坐骨神经（腓侧分支） | 股深动脉穿支、臀下动脉和旋股内侧动脉 | 屈膝、外旋小腿、伸髋 |
| **骨间背侧肌** | 足肌 | 第1到第5跖骨的相对缘 | **内侧肌：**<br>第2近节趾骨内侧<br>**外侧肌：**<br>第2~4趾骨外侧 | 足底外侧神经 | 弓状动脉、足背动脉、跖足底动脉 | 外展第2~4趾、屈跖趾关节、伸趾骨间关节 |
| **趾短伸肌** | 足肌 | 跟骨上外侧面、距跟外侧韧带、交叉韧带 | 趾长伸肌腱外侧至2~4趾 | 腓深神经 | 足背动脉、跗外侧动脉、弓状动脉、腓动脉 | 辅助趾长伸肌伸跖趾关节和趾间关节 |
| **趾长伸肌** | 小腿前群 | 胫骨外侧髁、骨间膜和腓骨前侧面上3/4 | 2~5趾中节和远节趾骨底 | 腓深神经 | 胫前动脉 | 伸2~5趾、足背屈 |
| **踇短伸肌** | 足肌 | 跟骨外侧面 | 踇趾远节趾骨背侧 | 腓深神经 | 足背动脉、跗外侧动脉、弓状动脉和腓动脉 | 展踇趾、伸跖趾关节、趾间关节 |

待续

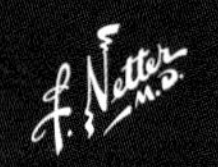



| 肌 | 肌群 | 近端附着点 | 远端附着点 | 神经支配 | 血供 | 主要功能 |
|---|---|---|---|---|---|---|
| 踇长伸肌 | 小腿前群 | 腓骨前侧面中份和骨间膜 | 踇趾远节趾骨底背侧 | 腓深神经 | 胫前动脉 | 伸踇趾、足背屈 |
| 腓骨短肌 | 小腿外侧群 | 腓骨外侧面下 2/3 | 第 5 跖骨外侧背面的跖骨粗隆 | 腓浅神经 | 胫前动脉和腓动脉 | 足微跖屈、足外翻 |
| 腓骨长肌 | 小腿外侧群 | 腓骨头和腓骨外侧面上 2/3 | 内侧楔骨，第 1 跖骨底 | 腓浅神经 | 胫前动脉和腓动脉 | 足微跖屈、足外翻 |
| 第三腓骨肌 | 小腿前群 | 腓骨前面下 1/3 部及骨间膜 | 第 5 跖骨底背面 | 腓深神经 | 胫前动脉 | 足背屈、足外翻 |
| 小趾短屈肌 | 足肌 | 第 5 跖骨底 | 小趾近节趾骨底 | 足底外侧神经 | 足底外侧动脉、趾足底动脉至小趾的分支、弓状动脉 | 屈小趾近节趾骨 |
| 趾短屈肌 | 足肌 | 跟骨内侧结节、足底腱膜和肌间隔 | 第 2~5 趾中节两侧 | 足底内侧神经 | 足底内和外侧动脉、足底动脉弓、趾足底动脉和跖底动脉 | 屈 2~5 趾 |
| 趾长屈肌 | 小腿后群 | 胫骨后面内侧，比目鱼肌线下方 | 第 2~5 趾远节趾骨底 | 胫神经 | 胫后动脉 | 屈 2~5 趾，跖屈、支持足纵弓 |
| 踇短屈肌 | 足肌 | 骰骨足底面和楔骨外侧 | 踇趾近节趾骨底两侧 | 足底内侧神经 | 足底内侧动脉、第 1 跖底动脉 | 屈踇趾近节 |
| 踇长屈肌 | 小腿后群 | 腓骨后面下 2/3 和骨间膜 | 踇趾远节趾骨底 | 胫神经 | 腓动脉 | 屈踇趾所有关节、微跖屈 |
| 腓肠肌 | 小腿后群 | **外侧头：**<br>股骨外侧髁外侧面<br>**内侧头：**<br>股骨内侧髁上面的腘面 | 合为跟腱、止于跟骨后面 | 胫神经 | 腘动脉和胫后动脉 | 足跖屈、辅助屈膝、走路时提踝 |
| 臀大肌 | 臀浅区 | 髂骨后面至臀后线、骶骨和尾骨后面和骶结节韧带 | 大部分纤维止于髂胫束，最终止于胫骨外侧髁，部分纤维止于股骨臀肌粗隆 | 臀下神经 | 臀下动脉和臀上动脉 | 伸髋、辅助大腿外展、外旋 |
| 臀中肌 | 臀浅区 | 髂骨外侧，臀前线及臀后线之间 | 股骨大转子外侧面 | 臀上神经 | 臀上动脉 | 外展、内旋髋关节 |
| 臀小肌 | 臀浅区 | 髂骨外侧，臀前线及臀后线之间 | 股骨大转子前侧面 | 臀上神经 | 臀上动脉 | 外展、内旋髋关节 |
| 股薄肌 | 大腿内侧群 | 耻骨下支和耻骨体 | 股骨上端内侧面 | 闭孔神经 | 股深动脉、旋股内侧动脉 | 内收大腿、屈膝和内旋小腿 |

| 肌 | 肌群 | 近端附着点 | 远端附着点 | 神经支配 | 血供 | 主要功能 |
|---|---|---|---|---|---|---|
| 髂肌 | 髂腰肌 | 髂窝上 2/3，髂嵴、骶翼、前骶髂韧带 | 股骨小转子及其后的股骨干，至腰大肌腱 | 股神经 | 髂腰动脉髂支 | 伸大腿 |
| 下孖肌 | 臀深区 | 坐骨结节 | 股骨大转子内侧面 | 至股方肌的神经 | 旋股内侧动脉 | 使已伸的髋关节旋外、伸大腿 |
| 蚓状肌 | 足肌 | 趾长屈肌腱 | 第 2~5 趾背腱膜内侧面 | **内侧 1 块**：足底内侧神经<br>**外侧 3 块**：足底外侧神经 | 足底外侧动脉和跖足底动脉 | 屈跖趾关节近节；伸近节和远节趾间关节 |
| 闭孔外肌 | 大腿内侧群 | 闭孔边缘、闭孔膜 | 股骨转子窝 | 闭孔神经 | 旋股内侧动脉、闭孔动脉 | 髋外翻 |
| 闭孔内肌 | 臀深区 | 闭孔膜盆侧面及周围骨面 | 股骨大转子内侧面 | 至闭孔内肌的神经 | 阴部内动脉和闭孔动脉 | 髋外旋、稳定髋臼内的股骨头 |
| 耻骨肌 | 大腿内侧群 | 耻骨上支 | 股骨肌线 | 股神经，少数为闭孔神经 | 旋股内侧动脉、闭孔动脉 | 髋内收、屈髋 |
| 梨状肌 | 臀深区 | 骶骨 2~4 节前面、骶结节韧带 | 股骨大转子上缘 | 至梨状肌的神经 | 臀上和臀下动脉、阴部内动脉 | 使已伸的髋关节旋外、使已屈的髋关节外展 |
| 骨间足底肌 | 足肌 | 第 3~5 跖骨内侧面和跖骨底 | 第 3~5 近节趾骨底内侧半 | 足底外侧神经 | 足底外侧动脉、足底弓、跖底动脉和趾底动脉 | 内收第 2~4 趾、屈跖趾关节、伸趾 |
| 跖肌 | 小腿后群 | 股骨外侧髁上线下端、腘斜韧带 | 经跟腱到跟骨后面 | 胫神经 | 腘动脉 | 辅助腓肠肌 |
| 腘肌 | 小腿后群 | 股骨外侧髁外侧面、外侧半月板 | 胫骨后比目鱼肌以上骨面 | 胫神经 | 膝上内侧和外侧动脉 | 屈膝 |
| 腰大肌 | 髂腰肌 | T12~L5 腰椎体侧面、腰椎横突、椎间盘侧面 | 股骨小转子 | 脊神经 L1~L3 前支 | 髂腰动脉腰支 | 向上运动与髂肌协同屈髋：向下运动向外侧屈曲脊柱；在坐位保持躯干平衡；向下运动与髂肌前屈躯干 |
| 腰小肌 | 髂腰肌 | T12~L1 腰椎体侧面、椎间盘侧面 | 耻骨线、髂耻隆起 | L1 脊神经前支 | 髂腰动脉腰支 | 在坐位弯曲脊柱 |
| 股方肌 | 臀深区 | 坐骨结节外缘 | 股骨转子上的方形结节 | 至股方肌的神经 | 旋股内侧动脉 | 外旋髋关节 |
| 足底方肌 | 足肌 | 跟骨足底面内外侧 | 趾长屈肌健后外侧缘 | 足底外侧神经 | 足底内和外侧动脉和足底深弓 | 纠正趾长屈肌腱的斜向牵拉作用；辅助屈趾 |

待续

| 肌 | 肌群 | 近端附着点 | 远端附着点 | 神经支配 | 血供 | 主要功能 |
|---|---|---|---|---|---|---|
| 股直肌 | 大腿前群（股四头肌） | 髂前下棘和髋臼上方的髂骨 | 经髌韧带至髌骨底和胫骨粗隆 | 股神经 | 股深动脉和旋股外侧动脉 | 伸膝关节、屈髋 |
| 缝匠肌 | 大腿前群 | 髂前上棘及其下方的切迹上部 | 胫骨上端内侧面 | 股神经 | 股动脉 | 外展、外旋、屈髋、屈膝 |
| 半膜肌 | 大腿后群 | 坐骨结节 | 胫骨内侧髁后面 | 坐骨神经（胫侧分支） | 股深动脉穿支和旋股内侧动脉 | 屈膝、伸髋 |
| 半腱肌 | 大腿后群 | 坐骨结节 | 胫骨上端内侧 | 坐骨神经（胫侧分支） | 股深动脉穿支和旋股内侧动脉 | 屈膝、伸髋 |
| 比目鱼肌 | 小腿后群 | 腓骨头后面、腓骨后表面近端 1/4、胫骨比目鱼肌线 | 经跟腱至跟骨后面 | 胫神经 | 腘动脉、胫后动脉和腓动脉 | 跖屈、将小腿稳定在足上 |
| 上孖肌 | 臀深区 | 坐骨棘外表面 | 股骨大转子内侧面 | 至闭孔内肌的神经 | 臀下动脉和阴部内动脉 | 外旋已伸的髋关节 |
| 阔筋膜张肌 | 臀浅区 | 髂前上棘和髂嵴上面 | 移行于髂胫束止于胫骨外侧髁 | 臀上神经 | 旋股外侧动脉升支 | 外展、内旋和屈髋；辅助膝关节保持伸位 |
| 胫骨前肌 | 小腿前群 | 胫骨外侧髁、胫骨外侧上半部、骨间膜 | 外侧楔骨足底内侧面和第一跖骨的足底面 | 腓深神经 | 胫前动脉 | 背屈、足内翻 |
| 胫骨后肌 | 小腿后群 | 胫骨比目鱼肌线下方后面、骨间膜、腓骨后面上半部 | 足舟骨粗隆，所有楔骨、骰骨和第 2~4 跖骨底 | 胫神经 | 腓动脉 | 跖屈、足内翻 |
| 股中间肌 | 大腿前群（股四头肌） | 股骨干前面和外侧面 | 经髌韧带至胫骨粗隆 | 股神经 | 旋股外侧动脉和股深动脉 | 伸膝 |
| 股外侧肌 | 大腿前群（股四头肌） | 股骨大转子、股骨粗线外侧唇 | 经髌韧带至胫骨粗隆 | 股神经 | 旋股外侧动脉和股深动脉 | 伸膝 |
| 股内侧肌 | 大腿前群（股四头肌） | 转子间线、股骨粗线侧唇 | 经髌韧带至胫骨粗隆 | 股神经 | 旋股外侧动脉和股深动脉 | 伸膝 |

注：骨骼肌的神经支配、血供、起止点和主要功能的变异在解剖学中十分常见，因此教科书之间出现描述不同和解剖变异是正常的。

# 索引

词汇后数字对应图谱中的图号。BP 代表附图，T 代表表格。大多数解剖结构的英文以单数形式列出。奈特图谱英文名词基于最新版《解剖术语》(*Terminologia Anatomica*)，可访问以下地址获取：https://ta2viewer.openanatomy.org。

## A

Abdomen, 腹部 2, 267-351
  autonomic nerves and ganglia 腹腔交感神经及神经节, 319
  axial CT images of 腹部轴位CT, 345, 346, BP82
  bony framework of 腹部骨性结构, 268
  cross section of 腹部横断面, BP79
  electronic bonus plates in, 附图见BP53-BP83
  fatty layer of 腹部脂肪层, 378
  inguinal and femoral regions 腹股沟区和股骨区, BP53
  lateral region of 腹外侧区, 267
  left lower quadrant of 左下腹, 269
  left upper quadrant of 左上腹, 269
  membranous layers of 腹部膜性层, 378
  muscles 腹部肌肉, T5.4
  regions and planes of 腹部分区及标志线, 269
  right lower quadrant of 右下腹, 269
  right upper quadrant of 右上腹, 269
  structures with high clinical significance 具有重要临床意义的解剖结构, T5.1-T5.4
  subcutaneous tissue of 腹部皮下组织, 270, 368, 378
  superficial dissection of 腹部浅层解剖, 270
  surface anatomy of 腹部表面解剖, 267
  transverse section of 腹部横断面, BP80, BP81
Abdominal aorta 腹主动脉, 200, 216, 234, 253, 254, 284, 289, 292-294, 296, 308, 310, 324, 330, 332, 336, 337, 343, 349-351, 363, 365, 367, 400, 402-404, 414, T5.1-T5.3, BP50, BP93
  cross section of 腹主动脉断面, BP79
Abdominal aortic plexus 腹主动脉丛, 325, 367, 412, 414, 416, 418-419
Abdominal cavity 腹腔, BP2
Abdominal muscle 腹部肌肉, BP43
Abdominal oblique muscle 腹部斜肌
  external 腹外斜肌, 363, 367, 432, 433
  internal 腹内斜肌, 363, 367
Abdominal ostium 输卵管腹腔口, 374
Abdominal subcutaneous tissue, fatty layer of 腹部皮下组织脂肪层, 270
Abdominal viscera 腹腔脏器, 288
Abdominal wall 腹壁
  anterior 腹前壁, 10, 284, 285, 336
    arteries of 腹前壁的动脉, 276
    deep dissection of 腹前壁的深层解剖, 272
    intermediate dissection of 腹前壁的中层解剖, 271
    internal view of 腹前壁内面观, 274
    nerves of 腹前壁的神经, 278
    superficial dissection of 腹前壁的浅层解剖, 270
    veins of 腹前壁的静脉, 277
  paramedian (parasagittal) section of 腹腔旁正中矢状面, 343
  posterior 腹后壁
    arteries of 腹后壁的动脉, 284
    internal view of 腹后壁内面观, 283
    lymph vessels and nodes of 腹后壁的淋巴管和淋巴结, 286
    nerves of 腹后壁的神经, 287
    peritoneum of 腹后壁的腹膜, 293
    veins of 腹后壁的静脉, 285
  posterolateral 腹后外侧壁, 275
Abdominis muscle 腹部肌肉
  rectus 腹直肌, 366, 367, 378, 399
  transverse 腹横肌, 367, BP104
  transversus 腹横肌, 196, 200
    tendon of origin of 腹横肌腱膜起点, 196, 197
Abdominopelvic cavity 腹盆腔, BP2
Abducens nerve (CN Ⅵ) 展神经, 78, 82, 112-114, 131, 140, 144, T2.1-T2.8, BP27
  distribution of 展神经的分布, 145
  imaging of 展神经成像, BP32
  schema of 展神经示意图, 148
  in superior orbital fissure 眶上裂内展神经, 34
Abducens nucleus 展神经核, 143, 144, 148
  nucleus of 展神经核, 143
Abduction 外展
  of lower limbs movements 下肢外展运动, 11
  of upper limbs movements 上肢外展运动, 11
Abductor digiti minimi muscle 小指(趾)展肌, 472, 475, 487, 540, 542, 544-547, 549, 553, T7.5-T7.8, T8.5-T8.8, BP111
Abductor digiti minimi tendon 小指展肌肌腱, 539, BP111
Abductor hallucis muscle 踇展肌, 540, 542, 544-546, 549, 553, T8.5-T8.8, BP110, BP111
Abductor hallucis tendon 踇展肌腱, 539, 544, 545, 547, 549, BP111
Abductor pollicis brevis muscle 拇短展肌, 472, 475, 476, 486, T7.5-T7.8
Abductor pollicis longus muscle 拇长展肌, 451, 454, 455, 459-461, 489, T7.5-T7.8
Abductor pollicis longus tendon 拇长展肌腱, 454, 458, 461, 477, 479
Aberrant ductule 迷小管, 392
Accessory nerve (CN Ⅺ) 副神经, 56-58, 82, 91, 101, 102, 131, 140, 143, 144, 154, 156, 198, 436, T2.1-T2.8
  cranial root of 副神经颅根, 154
  distribution of 副神经的分布, 145
  in jugular foramen 副神经颈静脉孔段, 34
  in jugular fossa 副神经颈静脉窝段, 33
  schema of 副神经示意图, 154

spinal roots of　副神经脊髓根, 34, 154
in foramen magnum　副神经脊髓根枕骨大孔段, 33
Accessory nucleus　副神经核, 143, 144
Accessory oculomotor nucleus　动眼神经副核, 143, 144, 148, 159
Accessory process　副突, 181
Acetabular fossa　髋臼窝, 420, BP94
fat in　髋臼窝内脂肪, 496
Acetabular labrum　髋臼唇, 357, 496, 514, 555, BP104
Acetabular ligament, transverse　髋臼横韧带, 357, 496
Acetabular margin　髋臼缘, 356, 357, 361
Acetabular notch　髋臼切迹, 495, 357
Acetabulum　髋臼, 9, 357, 495, BP104
lunate (articular) surface of　髋臼月状面, 420, 496, BP94
margin of　髋臼缘, 495, 497
radiograph of　髋臼的X线成像, 354
Achilles tendon　跟腱, 538
Acinus　肺泡囊, BP44
Acne　痤疮, BP95
Acoustic meatus　耳道
bony external　骨性外耳道, 27, 36
external　外耳道, 27, 31, 121, 122, 125, BP25, BP29
internal　内耳道, 29, 34, 121, 150, 151, BP29
Acoustic opening, internal　内耳门, 126
Acromial anastomosis　肩峰动脉吻合, 437
Acromial angle　肩峰角, 427
Acromial plexus　肩峰动脉丛, 437
Acromioclavicular joint　肩锁关节, 431
capsule　肩锁关节囊, 431
Acromioclavicular ligament　肩锁韧带, 431, 434
Acromion　肩峰, 9, 209, 422, 427, 430-432, 434, 436-438, 440, 490
of scapula　肩胛骨肩峰, 203
ACTH　促肾上腺皮质激素, BP95
Adamkiewicz, artery of　大根动脉, 191
Adduction　内收
of lower limbs movements　下肢内收运动, 11
of upper limbs movements　上肢内收运动, 11
Adductor brevis muscle　短收肌, 498, 499, 503, 510, 515, 551, T8.5-T8.8
Adductor canal　收肌管, 509, 523
Adductor hallucis muscle　踇收肌, 546, 547, 549, T8.5-T8.8
oblique head of　踇收肌斜头, 546, 549, BP111
transverse head of　踇收肌横头, 546
Adductor hallucis tendon　踇收肌腱, 539
Adductor hiatus　收肌腱裂孔, 510, 511, 522, 551
Adductor longus muscle　长收肌, 420, 498, 499, 502, 503, 509, 510, 515, 551, BP104, T8.5-T8.8
Adductor magnus muscle　大收肌, 415, 491, 498, 499, 503, 504, 509-511, 513, 515, 551, 552, T8.5-T8.8
adductor minimus part of　小收肌部, 503, 511, 513
Adductor magnus tendon　大收肌腱, 503, 510, 516, 521, 528
Adductor minimus muscle　小收肌, 415, 504
Adductor pollicis muscle　拇收肌, 472, 473, 475, 476, 487, BP100, T7.5-T7.8
dorsal extension of thenar space deep to　拇收肌深面的鱼际间隙背侧延伸, 470
fascia of　拇收肌筋膜, 470
Adductor tubercle　收肌结节, 500, 510, 519
Adipocytes　脂肪细胞, BP11
Adipose tissue　脂肪组织, 21, 205, 333
in retropubic space　耻骨后隙的脂肪组织, 362
Adnexa　附件, 374
Adrenergic synapses　肾上腺素能突触, BP8
schema of　肾上腺素能突触示意图, BP8
Afferent fibers　传入神经, 327
of autonomic reflex pathways　自主神经反射通路传入途径, 326
of kidneys and upper ureters　肾与上尿路传入神经, 340
of lower ureter　下尿路传入神经, 419
of reproductive organs　生殖器官的传入神经, 417
male　男性生殖器官的传入神经, 418
of tracheobronchial tree　气管支气管的传入神经, 230
of urinary bladder　膀胱的传入神经, 419
Afferent glomerular arteriole　入球小动脉, BP71, BP73
Aganglionic plexus　无神经节神经丛
external　(肌层) 外无神经节神经丛, 327
internal　(肌层) 内无神经节神经丛, 327
of serosa　浆膜下神经丛, 327
Agger nasi　鼻堤, 61, 62
Aggregate lymphoid nodules, *See* Peyer's patches (aggregate lymphoid nodules)　集合淋巴滤泡 (见Peyer斑), 16, 297
Ala　翼, 183
of ilium　髂骨翼, 268, 353, 357, 361
of nose　鼻翼, 22
of sacrum, radiograph of　骶骨翼的X线片, 354
of vomer　犁骨翼, 31
Alar cartilage　鼻翼软骨
major　鼻翼大软骨, 59, 62, 63, BP22
lateral crus of　鼻翼大软骨外侧脚, 59
medial crus of　鼻翼大软骨内侧脚, 59, 63
minor　鼻翼小软骨, 59
Alar fascia　翼状筋膜, 50-52
Alar fibrofatty tissue　鼻翼纤维脂肪组织, 59, 62
Alar folds　翼状襞, 517
Alar ligaments　翼状韧带, 47
Alveolar air space　肺泡气腔, BP45
Alveolar artery　牙槽动脉
anterior superior　上牙槽前动脉, 81
dental branches　牙槽动脉牙支, 81
inferior　下牙槽动脉, 74-76, 87, 99, 100, BP21
mental branch of　下牙槽动脉颏支, 74, 99
mylohyoid branch of　下牙槽动脉下颌舌骨肌支, 42, 99
middle superior　上牙槽中动脉, 81
mylohyoid branch of inferior　下牙槽动脉下颌舌骨肌支, 75
posterior superior　上牙槽后动脉, 75, 81, 99
superior　上牙槽动脉, 74
anterior　上牙槽前动脉, 74
middle　上牙槽中动脉, 74
posterior　上牙槽后动脉, 74, 78
Alveolar bone　牙槽骨, 41
Alveolar capillary　肺泡毛细血管, BP45

Alveolar cell 肺泡细胞
type Ⅰ Ⅰ型肺泡细胞, BP45
type Ⅱ Ⅱ型肺泡细胞, BP45
Alveolar ducts 肺泡管, BP44
opening of 肺泡管开口, BP44
Alveolar foramina 牙槽孔, 27
Alveolar macrophage 肺泡巨噬细胞, BP45
Alveolar nerve 牙槽神经
anterior, middle, and posterior superior 上牙槽神经前、中、后支, 98
dental and gingival branches of superior 上牙槽神经牙支、齿龈支, 81
inferior 下牙槽神经, 42, 73-75, 77, 78, 84, 87, 98, 149, 158, 161
posterior superior 上牙槽神经后支, 81
right 右牙槽神经, 75
superior 上牙槽神经
anterior 上牙槽神经前支, 84
infraorbital 上牙槽神经眶下支, 78
middle 上牙槽神经中支, 84
posterior 上牙槽神经后支, 75, 78
Alveolar pores (of Kohn) 肺泡孔(Kohn孔), BP44
Alveolar process, of maxillary bone 上颌骨牙槽突, 25, 27, 29, 38, 62, 69, BP23
Alveolar sac 肺泡囊, BP44
Alveolar vein 牙槽静脉
inferior 下牙槽静脉, 100
posterior superior 上牙槽后静脉, 100
Alveolar wall 肺泡壁
capillary bed within 肺泡壁毛细血管床, 227
capillary plexuses within 肺泡壁毛细血管丛, 227
Alveoli 肺泡, BP44, BP45
Amacrine cells 无长突细胞, 147
Ammon's horn Ammon角, 139
Ampulla 壶腹部, 374
of ductus deferens 输精管壶腹部, 385, 391
of ear 耳的壶腹, 125
anterior 前壶腹, 124
lateral 外壶腹, 124
posterior 后壶腹, 124
of rectum 直肠壶腹, 369
of uterine tube 输卵管壶腹, 376
Amygdaloid body 杏仁体, 137, 139, 146, 162
Anal canal 肛管, 395, T6.1-T6.3
arteries of 肛动脉, 400
muscularis mucosae of 肛管黏膜肌层, 395, 396
veins of 肛静脉, 401
Anal columns, Morgagni's 肛柱, 395
Anal glands 肛腺, 395
Anal nerves, inferior 肛门下神经, 324, 380, 412, 413, 415, 416, 506, 512
Anal pit 肛门小凹, 389
Anal sinus 肛窦, 395
Anal sphincter muscle 肛门括约肌
external 肛门外括约肌, 301, 324, 358, 364, 369, 373, 378, 379, 382, 383, 393, 394, 396, 397, 400, 406, T6.4
attachment of 肛门外括约肌的附着, 360
deep 肛门外括约肌深部, 343, 368, 393, 396-398
subcutaneous 肛门外括约肌皮下部, 343, 368, 393, 396-398
superficial 肛门外括约肌浅部, 343, 368, 393, 396-398
internal 肛门内括约肌, 394, 396
Anal triangle 肛三角, 352, 381
Anal tubercle 肛结节, 389
Anal valve 肛瓣, 395
Anal verge 肛周缘, 395
Anastomosis 吻合
between medial and lateral circumflex femoral arteries 旋股内侧和外侧动脉吻合, 514
paravertebral 椎旁动脉吻合, 192
patellar 髌动脉吻合, 522
prevertebral 椎前动脉吻合, 192
Anastomotic vein 吻合静脉, 100
inferior (of Labbé) 下吻合静脉, 129, 172
superior (of Trolard) 上吻合静脉, 129
Anastomotic vessel 吻合血管, 514
to anterior spinal artery 脊髓前动脉吻合血管, 191
to posterior spinal artery 脊髓后动脉吻合血管, 191
Anatomical snuffbox 鼻烟窝, 422, 454
Anconeus muscle 肘肌, 428, 441, 454, 455, 460, 461, 488, 489, T7.5-T7.8
Angle of mandible 下颌角, 22, 26, 36, 39, 91, 93
Angular artery 内眦动脉, 24, 59, 60, 74, 99, 115, 165
Angular gyrus 角回, 132
artery to 角回的动脉, 168, 169
Angular vein 内眦静脉, 24, 100, 115
Angulus oris, modiolus of 口角, T2.1-T2.4
Ankle 踝, 2, 3, BP15
anterior region of 踝前区, 491
cross-sectional anatomy of 踝的断层解剖, BP110
joint of 踝关节, T8.1, T8.2
ligaments of 踝的韧带, 538
posterior region of 踝后区, 491
radiographs of 踝的X线成像, 556
tendon sheaths of 踝的腱鞘, 540
Annular hymen 环状处女膜, BP91
Anococcygeal body 肛尾体, 360, 378, 379, 397, 398
Anococcygeal ligament 肛尾韧带, 360, 378, 383, 398
Anococcygeal nerves 肛尾神经, 413, 415, 506, 508
Anoderm 肛膜, 395
Anorectal artery （肛）直肠动脉
inferior （肛）直肠下动脉, 314, 317, 404
middle （肛）直肠中动脉, 284, 314, 335, 402, 404, BP93
superior （肛）直肠上动脉, 284, 293, 314, 335
Anorectal flexure 肛直肠弯曲, 420
Anorectal hiatus 肛直裂隙, 361
Anorectal junction 肛直肠连接, 362, BP94
Anorectal line 肛直肠线, 395
Anorectal musculature 肛直肠肌, 396
Anorectal plexus 肛直肠丛
middle 直肠中丛, 323
superior 直肠上丛, 323, 324
Anorectal veins （肛）直肠静脉, T6.1-T6.3
inferior （肛）直肠下静脉, 318

middle （肛）直肠中静脉, 285, 318
superior （肛）直肠上静脉, 318, T5.1-T5.3
Anorectal (rectal) venous plexuses （肛）直肠静脉丛, 285
external （肛）直肠外静脉丛, T6.1-T6.3
internal （肛）直肠内静脉丛, T6.1-T6.3
Ansa cervicalis 颈袢, 56-58, 75, 155, 156
inferior root of 颈袢下根, 56-58, 75, 98, 103, 155, 156, T2.9
infrahyoid branches of 颈袢舌骨下支, 98
superior root of 颈袢上根, 56-58, 75, 98, 103, 155, 156
Ansa pectoralis 胸肌袢, 438
Ansa subclavia 锁骨下袢, 157, 229, 249, 250, 261
Anserine bursa 鹅足囊, 516, 517
Antebrachial cutaneous nerve 前臂皮神经
lateral 前臂外侧皮神经, 423-425, 440, 445, 456, 458, 461, 479, 482-485, T7.3, T7.4
medial 前臂内侧皮神经, 423, 424, 438, 439, 442, 445, 461, 479, 482-486, T7.3, T7.4
posterior 前臂后皮神经, 423-425, 441, 445, 461, 478, 479, 482, 484, 488, 489, T7.3, T7.4
Antebrachial fascia 前臂筋膜, 461
Antebrachial vein, median 前臂正中静脉, 422, 424, 425, 444, 461
Anterior chamber 前房
endothelium of 前房内皮, 117
of eye 眼前房, 110, 116, 118, 119
of eyeball 眼球前房, 117
Anterior ethmoidal artery, external nasal branch of 筛前动脉鼻外支, 60
Anterior ethmoidal nerve, external nasal branch of 筛前神经鼻外支, 60
Anterior plane 前面, 1
Anterior ramus 前支, 190, 253
Anterior root 前根, 190, 212, 326, BP38
rootlets of 前根分支, 189
Anterior root ganglion 前根神经节, 419
Anterior tibial artery 胫前动脉, 14, 532, 533, BP110
Antidromic conduction 逆向传导, BP8
Antihelix 对耳轮, 22, 122
crura of 对耳轮脚, 122
Antitragus 对耳屏, 22, 122
Anular ligaments 环状韧带, 225
Anulus fibrosus 纤维环, 181, 185
Anus 肛门, 360, 364, 377, 381, 383, 389, 397
Aorta 主动脉, 13, 50, 165, 190, 222, 234, 240, 241, 247, 262, 283, 328, 331, 344, 346, 405, BP38, BP64, BP82
abdominal 腹主动脉, 200, 284, 289, 292-294, 296, 308, 310, 324, 330, 332, 336, 343, 349-351, 400, 402-404, 414, T5.1-T5.3, BP79
ascending 升主动脉, 165, 236, 238, 241, 244, 245, 248, 262, 265, BP51
descending 降主动脉, 14, 17, 165
esophageal branch of 主动脉食管支, 222, 258
inferior left bronchial branch of 主动脉左下支气管支, 222, 258
posterior intercostal branch of 主动脉肋间后动脉, 258
right bronchial branch of 主动脉右支气管支, 222, 258
superior left bronchial branch of 主动脉左上支气管支, 222, 258
thoracic 胸主动脉, 192
ureteric branch from 主动脉输尿管支, 336
Aortic arch 主动脉弓, 14, 17, 51, 103, 104, 165, 233, 234, 253, BP24, BP51
Aortic arch lymph node of ligamentum arteriosum 动脉韧带主动脉弓淋巴结, 228
Aortic heart valve 主动脉瓣, 233, 236, 238, 242-245, 248, T4.1-T4.3, BP51
left coronary leaflet of 左冠状动脉半月瓣, 242-245, 248
noncoronary leaflet of 无冠状动脉半月瓣, 242-245, 248
right coronary leaflet of 右冠状动脉半月瓣, 242-245, 248
Aortic hiatus 主动脉裂孔, 216, 253
Aortic nodes, lateral 主动脉外侧淋巴结, 408, 410
Aortic plexus, abdominal 腹主动脉丛, 417
Aortic sinuses (of Valsalva) 主动脉窦, 244
Aorticorenal ganglion 主动脉肾神经节, 6, 287, 321, 322, 324, 325, 339-341, 411, 416, 417, 419, BP6
left 左主动脉肾节, 319, 321, 323, 412, 418
right 右主动脉肾节, 319, 321, 323
Apical foramina 根尖孔, 41
Apical ligament, of dens 齿突尖韧带, 47, 95, 96, BP18
Aponeurosis, of external abdominal oblique muscle 腹外斜肌腱膜, 378, 382
Appendicular artery 阑尾动脉, 298, 313, 314, BP61
Appendicular nodes 阑尾淋巴结, BP77
Appendicular skeleton 附肢骨, 8
Appendicular vein 阑尾静脉, 317, 318
Appendix 阑尾, 300, BP57
Appendix of epididymis 附睾附件, 388
Appendix of testis 睾丸附件, 388
Aqueduct of midbrain (of Sylvius) 中脑导水管（Sylvius管）, 135
Arachnoid 蛛网膜, 127, 129
Arachnoid-dura interface 硬脑膜与蛛网膜交界, 129
Arachnoid granulations 蛛网膜粒, 127-129, 136
Arachnoid mater 蛛网膜,136, 189, 190
Arch of aorta 主动脉弓, 217, 220, 231, 232, 235, 236, 242, 248, 252, 254, 255, 258, 264, BP50
lung groove for 肺主动脉弓沟, 221
Arcuate artery 弓状动脉, 334, 522, 532, 541, 542, 547, BP73, BP105, BP109
Arcuate eminence 弓状隆起, 32, 121
Arcuate ligament 弓状韧带
lateral 外侧弓状韧带, 216, 283
medial 内侧弓状韧带, 216, 283
median 正中弓状韧带, 216, 283
Arcuate line 弓状线, 268, 274, 353, 357, 358, 361, 495
of ilium 髂骨弓状线, 359
of rectus sheath 腹直肌鞘弓状线, 272, 276, 280
Arcuate nucleus 弓状核, 174
Arcuate popliteal ligament 腘弓状韧带, 518
Areola 乳晕, 205
Areolar glands (of Montgomery) 乳晕腺, 205

Areolar tissue, loose 结缔组织, 129
Areolar venous plexus 乳晕静脉丛, 277
Arm 臂, 2, 3
anterior 臂前, 10
anterior region of 臂的前区, 422
arteries of 臂的动脉, BP96
muscles of 臂的肌肉
anterior views of 臂肌前面观, 440
posterior views of 臂肌后面观, 441
posterior 臂后, 10
posterior region of 臂的后区, 422
radial nerve in 臂后部桡神经, 488
serial cross sections of 臂的连续切面, 445
Arrector pili muscle 立毛肌, 12, BP1, BP8
Arteriae rectae 直动脉, 313, 314
Arterial arches, superficial palmar 掌浅动脉弓, 470
Arterial rete, marginal 边缘动脉网, 123
Arterial wall 动脉壁, BP13
avascular zone 动脉壁无血管区, BP13
vascular zone 动脉壁血管区, BP13
Arteries 动脉, 12, 13
of anal canal 肛管的动脉, 400
of brain 大脑的动脉
frontal section of 大脑动脉额切面, 168
frontal view of 大脑动脉额面观, 168
inferior view of 大脑动脉底面观, 166
lateral view of 大脑动脉外侧面观, 169
medial view of 大脑动脉内侧面观, 169
of breast 乳腺房的动脉, 206
of ductus deferens 输精管动脉, 400, 403, BP93
of duodenum 十二指肠的动脉, 310, 312
of esophagus 食管的动脉, 258, BP49
of eyelids 眼睑的动脉, 115
of large intestine 大肠的动脉, 314
of liver 肝的动脉, 308, 310
major 主动脉, 14
of malleolar stria 锤骨柄的动脉, 123
of mammary gland 乳腺的动脉, 206
of orbit 眼眶的动脉, 115
of pancreas 胰的动脉, 310, 312
of pelvic organs, female 女性盆腔脏器的动脉, 402
of pelvis 盆腔内的动脉
female 女性盆腔内的动脉, 402
male 男性盆腔内的动脉, 405, BP93
of perineum 会阴的动脉, 406
male 男性会阴的动脉, 407
of rectum 直肠的动脉, 400
of round ligament 圆韧带的动脉, 402
of small intestine 小肠的动脉, 313
of spinal cord 脊髓的动脉
intrinsic distribution 脊髓内的动脉分布, 192
schema of 脊髓动脉的示意图, 191
of spleen 脾的动脉, 308, 310
of stomach 胃的动脉, 308
of testis 睾丸的动脉, 403
Arterioles 小动脉, 13, 481
intralobular 小叶内小动脉, 304
macular 黄斑小动脉
inferior 黄斑下小动脉, 119
superior 黄斑上小动脉, 119
nasal retinal 鼻侧视网膜小动脉
inferior 鼻侧视网膜下小动脉, 119
superior 鼻侧视网膜上小动脉, 119
periportal 门静脉周小动脉, 304
portal 门小动脉, 304
temporal retinal 颞侧视网膜小动脉
inferior 颞侧视网膜下小动脉, 119
superior 颞侧视网膜上小动脉, 119
Artery of Adamkiewicz 大根动脉, 191
Articular branch 关节支, 550
Articular cartilage 关节软骨, 9, 448, 481, 496, 521, BP102
Articular cavity 关节腔, 204, 481, 521, BP18
of sternoclavicular joint 胸锁关节腔, 429
Articular disc 关节盘, 42, 78, 204, BP98, BP25
of sternoclavicular joint 胸锁关节盘, 429
Articular facet 关节面
cervical 颈椎关节面, 43
inferior 颈椎下关节面, 44
superior 颈椎上关节面, 43
of dens, posterior 齿突后关节面, 47
inferior 下关节面, 185
lumbar, inferior 腰椎下关节面, 181
thoracic, superior 胸椎上关节面, 180
vertebral body for 椎体关节面, 204
inferior 椎体下关节面, 204
superior 椎体上关节面, 204
Articular nerve, recurrent 关节返神经, 554
Articular process 关节突
cervical 颈椎关节突
inferior 颈椎下关节突, 43-45
superior 颈椎上关节突, 44, 45, BP17
lumbar 腰椎关节突
inferior 腰椎下关节突, 181, 183, 185
superior 腰椎上关节突, 181, 183, 185
sacral, superior 骶骨上关节突, 183
thoracic 胸椎关节突
inferior 胸椎下关节突, 180
superior 胸椎上关节突, 180
Articular surface, superior 上关节面, 525
Articular tubercle 关节结节, 27, 31, 42, 73
Articularis genu muscle 膝关节肌, 498, 515, 517, 521, 550, T8.5-T8.8
Aryepiglottic fold 杓会厌襞, 92, 93, 107
Arytenoid cartilage 杓状软骨, 96, 106
muscular process of 杓状软骨肌突, 106, 107
vocal process of 杓状软骨声带突, 106, 107
Arytenoid muscle 杓状肌
oblique 杓斜肌, 92, 94, 107, 108, T2.10-T2.14
action of 杓斜肌的运动, 109
aryepiglottic part of 杓斜肌会厌部, 107, 108
transverse 杓横肌, 92, 94, 95, 107, 108, T2.10-T2.14
action of 杓横肌的运动, 109

Ascending cervical artery 颈升动脉, 191
Ascending colon 升结肠, 301, 331, 351
as site of referred visceral pain 内脏牵涉痛部位, BP5
Ascending fibers 上行纤维, 340, 419
Asterion 星点, 27, T2.1-T2.4
Atlantoaxial joint 寰枢关节, BP34, BP35
lateral 寰枢外侧关节, 46
capsule of 寰枢外侧关节囊, 46, 47
median 寰枢正中关节, 47
articular cavity of 寰枢关节正中关节腔, BP18
Atlantoaxial ligament 寰枢韧带, 47
Atlantoaxial membrane, posterior 寰枢后膜, BP18
Atlantooccipital joint, capsule of 寰枕关节囊, 46, 47
Atlantooccipital junction 寰枕关节, BP18
Atlantooccipital ligament, anterior 寰枕关节前韧带, 47
Atlantooccipital membrane 寰枕关节膜
anterior 寰枕前膜, 46, 95, 96, BP18
posterior 寰枕后膜, 46, BP18
Atlas (C1) 寰椎, 9, 36, 45-47, 186, BP17
anterior arch of 寰椎前弓, BP18, BP34, BP35, BP39
anterior tubercle of 寰椎前结节, 45
anterior view of 寰椎前面观, 179
arch of 寰椎弓
anterior 寰椎前弓, 28, 43, 45, 95, BP16, BP18
imaging of 寰椎前弓的影像, 177
posterior 寰椎后弓, 43
dens of, articular facet for 寰椎齿突面, 43
groove for vertebral artery of 寰椎椎动脉沟, 43
inferior articular surface of 寰椎下关节面, BP35
inferior longitudinal band of cruciate ligament of 十字韧带下纵束, BP18
inferior view of 寰椎下面观, 43
lateral mass of 寰椎侧块, 26, 43
left lateral view of 寰椎左外侧面观, 179
posterior arch of 寰椎后弓, 199, BP16, BP18, BP34
posterior tubercle of 寰椎后结节, 197
posterior view of 寰椎后面观, 179
superior articular facet for 寰椎上关节面, 43
superior articular surface of 寰椎上关节面, BP35
superior longitudinal band of cruciate ligament of 十字韧带上纵束, BP18
superior view of 寰椎上面观, 43
transverse foramen of 寰椎横突孔, 43
transverse ligament of 寰椎横韧带, 47, BP18
tubercle for 寰椎横韧带结节, 43
transverse process of 寰椎横突, 43, 46, 55, 197
tubercle of 寰椎结节
anterior 寰椎前结节, 43, 47
posterior 寰椎后结节, 43, 196
vertebral foramen of 寰椎椎孔, 43
Atonic stomach 无张力胃, BP55
Atrioventricular (AV) bundle (of His) 房室束 (希氏束), 248
Atrioventricular (AV) node 房室结, 248, T4.1-T4.3
Atrioventricular septum 房室间隔, 241-244, 248
Atrioventricular valve 房室瓣
left 左房室瓣, 236-238, 242-245, 248, 266
anterior cusp of 左房室瓣前尖瓣, 242-245
commissural leaflets of 左房室瓣连合小叶, 243, 244
left fibrous ring of 左房室瓣纤维环, 243
posterior cusp of 左房室瓣后尖瓣, 242-245
right 右房室瓣, 236-238, 241-246, 266
inferior leaflet (posterior cusp) of 右房室瓣下尖瓣 (后尖瓣), 241, 243-245
right fibrous ring of 右房室瓣纤维环, 248
septal leaflet (cusp) of 右房室瓣隔侧瓣, 241, 243-245
superior leaflet of 右房室瓣上尖瓣, 241, 243-245
Atrium 心房, 245
left 左心房, 234-237, 241-245, 262, 266, BP50
oblique vein of (of Marshall) 左房斜静脉, 235, 236, 239, 242
right 右心房, 232-238, 241, 244-246, 251, 262, 266, BP51
Auditory canal, internal, imaging of 内耳道成像, BP32
Auditory ossicles 听小骨, 8, T2.1-T2.4
Auditory tube 咽鼓管, 121-123, 125, 153, BP28-BP30
cartilage of 咽鼓管软骨, 92, BP22
cartilaginous part of 咽鼓管软骨部, 73, 85, 90, 96, BP30
lateral lamina of 外侧软骨板, BP30
medial lamina of 内侧软骨板, BP30
groove for 咽鼓管沟, 31
opening of 咽鼓管开口, 61
pharyngeal opening of 咽鼓管咽口, 17, 90, 93, 95
Auerbach's plexus, *See* Myenteric (Auerbach's) plexus 肌间丛（Auerbach丛）, BP48
Auricle (atrial appendage) 耳廓, 28, 121, 126, BP29
concha of 外耳廓, 122
left 左耳廓, 232, 235, 236, 239, 240, 242, 245, 248, BP50, BP51
lobule of 耳垂, 122
right 右耳廓, 232, 235, 241, 245
Auricular artery 耳动脉
anterior 耳前动脉, 24
deep 耳深动脉, 74-76, 99, 123
posterior 耳后动脉, 58, 74, 78, 99, 123, 128, 163, 165, 199
Auricular cartilage 耳廓软骨, BP22
Auricular muscle, branches to 耳部肌肉的神经支配, 150
Auricular nerve 耳神经
great 耳大神经, 56, 57, 156, 198
posterior 耳后神经, 71, 75, 77, 150, BP20
occipital branch of 耳后神经枕支, 150
Auricular surface 耳状面, 183
of ilium 髂骨耳状面, 495
of sacrum 骶骨耳状面, 183
Auricular tubercle (of Darwin) 耳廓结节, 122
Auricular vein, posterior 耳后静脉, 24, 56, 100
Auricularis muscle 耳肌
anterior 耳前肌, 48, T2.10-T2.14, BP19
posterior 耳后肌, 48, T2.10-T2.14
superior 耳上肌, 48, T2.10-T2.14
Auriculotemporal nerve 耳颞神经, 23, 42, 70, 73-75, 77, 78, 98, 99, 149, 152, 161
roots of 耳颞神经根, 78
Auscultation 听诊
of heart 心脏的听诊, 233
precordial areas of 心前区的听诊, 233

Autonomic nerves 自主神经, BP13
in head 头部的自主神经, 158
in neck 颈部的自主神经, 157
in thorax 胸腔内的自主神经, 229
Autonomic nervous system 自主神经系统, 4
Autonomic neurons, postganglionic 节后自主神经元, BP3
Autonomic reflex pathways 自主神经反射通路, 326
Axial skeleton 中轴骨, 8
Axilla 腋窝, 2, 3, 263-265
anterior view 腋窝前面观, 438
posterior wall of 腋后壁, 433
Axillary artery 腋动脉, 14, 206, 210, 214, 219, 234, 238, 276, 435, 437, 438, 442, 443, BP24, BP50, BP96
Axillary fasciae 腋窝筋膜, 435
Axillary fold 腋襞
anterior 腋前襞, 202
posterior 腋后襞, 202
Axillary fossa 腋窝, 202
Axillary hair 腋毛, BP95
Axillary lymph nodes 腋淋巴结, T4.1-T4.3, BP50
anterior 腋淋巴结前群, 207, 208, 435
apical 尖淋巴结, 207, 208
central 中央淋巴结, 207, 208, 435
lateral 外侧淋巴结, 207, 208, 426
pectoral 胸肌淋巴结, 435
posterior 腋淋巴结后群, 207, 208
Axillary nerve 腋神经, 423, 433-436, 438, 439, 441, 484-486, 488, 489, T7.1-T7.4
branches of 腋神经分支, 433
superior lateral brachial cutaneous nerve from 臂外侧上皮神经, 423
Axillary nodes 腋淋巴结, 16
Axillary region 腋区, 422
Axillary tail (of Spence) 腋尾, 206
Axillary vein 腋静脉, 15, 210, 219, 234, 238, 277, 426, 435, 444, BP50
intercostal tributaries 腋静脉肋间分支, 277
Axis (C2) 枢椎, 9, 36, 45-47, 186, 199, BP17
anterior view of 枢椎前面观, 43, 179
body of 枢椎体, 43, 46, BP34, BP35
dens of 枢椎齿突, 26, 28, 43, 45, 95, BP18
inferior articular process 枢椎下关节突, 43
inferior articular surface of lateral mass for 侧块下关节面, 43
interarticular part of 枢椎关节面部分, 43
left lateral view of 枢椎左外侧面观, 179
posterior arch of 枢椎后弓, BP35
posterior tubercle of transverse process of 枢椎横突后结节, 55
posterior view of 枢椎后面观, 179
posterosuperior view of 枢椎后上面观, 43
spinous process of 枢椎棘突, 43, 195, 197, BP18, BP34
superior articular facet of 枢椎上关节面, BP35
transverse process of 枢椎横突, 43
vertebral body of, imaging of 枢椎椎体影像, 177
Axolemma 轴膜, BP3
Axon hillock 轴丘, BP3
Axons 轴突, BP3
myelinated, cell membrane of 有髓鞘的轴突膜, BP4
Axoplasm. *See* Axons 轴浆, 见轴突
Azygos vein 奇静脉, 15, 213, 215, 220, 222, 229, 237, 251, 259, 265, 266, 347, T4.1-T4.3, BP51, BP79
arch of 奇静脉弓, 254, 264, BP50
lung groove for 肺奇静脉沟, 221

## B

Back 背部, 3, 178-201
infrascapular region 肩胛下区, 178
lumbar region of 背部腰区, 178, 200
muscles of 背部肌肉
deep layers 背部深层肌肉, 197, BP38
intermediate layers 背部中层肌肉, 196
superficial layers 背部浅层肌肉, 195
nerves of 背部神经, 198
sacral region 骶骨区, 178
scapular region 肩胛区, 178
surface anatomy of 背部的表面解剖, 178
vertebral region 脊柱区, 178
Ball-and-socket joints 球窝关节, 9
Bartholin's gland 巴氏腺 (前庭大腺), 379, 380, 390, 406
Basal nuclei 基底神经节, 137
Basal vein (of Rosenthal) 基底静脉, 171-173
Basement membrane 基底膜, BP10, BP13, BP45
Basilar artery 基底动脉, 163, 165-168, 176, 191
imaging of 基底动脉的成像, 177, BP31, BP32
pontine branches of 基底动脉的脑桥支, 170
Basilar membrane 基底膜, 125
Basilic vein 贵要静脉, 15, 422, 424-426, 438, 444, 445, 461, 478
median 贵要正中静脉, 444
Basivertebral vein 椎基底静脉, 193, BP39
Basophils 嗜碱性粒细胞, BP12
Biceps brachii muscle 肱二头肌, 202, 422, 432, 433, 435, 436, 438, 440, 442, 445, 457, 459, 460, 483, 485, T7.1, T7.2, T7.5-T7.8
long head of 肱二头肌长头, 263, 428, T7.1, T7.2
tendon of 肱二头肌长头腱, 264, 265
short head of 肱二头肌短头, 428
Biceps brachii tendon 肱二头肌肌腱, 434, 436, 440, 442, 448, 456, 458, T7.1, T7.2
long head of 肱二头肌长头肌腱, 431
Biceps femoris muscle 股二头肌, 491, 498, 501, 504, 511, 512, 515, 516, 520, 521, 526, 527, 530, T8.5-T8.8
long head of 股二头肌长头, 415, 491, 499, 552, T8.1, T8.2
tendon of 股二头肌长头腱, 356, 513
short head of 股二头肌短头, 415, 491, 499, 552
superior bursa of 股二头肌肌上囊, 513
Biceps femoris tendon 股二头肌腱, 516, 517, 520, 521, 525, 528, 529, 531, 532, 554
Bicipital aponeurosis 二头肌腱膜, 425, 440, 442, 456, 483
Bifid spinous process 棘突分叉, 44
Bifurcate ligament 分歧韧带, 538
Bilaminar zone, upper layers of 双板区, 上层, BP25
Bile canaliculi 胆小管, 304

Bile ducts 胆总管, 6, 7, 153, 292, 293, 296, 297, 302-306, 308, 310, 312, 348, T5.1-T5.3, BP57, BP63, BP82
sphincter 胆管括约肌, 305
Biliary disease, areas of referred pain in 胆道疾病牵涉痛部位, 328
Bipolar cells 双极细胞, 147
Bladder 膀胱, 370, 378, BP85, BP104
fundus of 膀胱基底部, 371
lateral ligament of 膀胱外侧韧带, 366
neck of 膀胱颈部, 371, 373
trigone of 膀胱三角, 371, 375
uvula of 膀胱垂, 371, 385, 386
Bladder-prostate gland junction 膀胱与前列腺结合部, 420
Blood, composition of 血成分, BP12
Blood clot 血凝块, 365
Blood vessels, innervation of 血管的神经支配, BP52
Bloodless fold of Treves 非血管襞, 298
Body cavities 体腔, BP2
dorsal 背侧体腔, BP2
ventral 腹侧体腔, BP2
Body contours 体态, BP95
Body of fornix 穹窿体, 135
Body planes, terms and relationship of 躯体的面和方位术语, 1
Bones 骨
architecture of 骨的结构, BP9
of foot 足骨, 535, 536
of midface 面中部的骨, 8
of thorax 胸骨, 203
Bony labyrinth 骨迷路, 124, 125
Bony nasal septum 骨性鼻中隔, BP21
Bony palate 骨腭, 37
Bony semilunar hiatus 骨半月裂孔, 68
Bouton 突触扣结(突触小体), BP3
Bowman's capsule, *See* Glomerular capsule Bowman囊, 见肾小球囊
Brachial artery 肱动脉, 14, 206, 437, 438, 440, 445, 456-458, 483, T7.1, T7.2, BP96, BP97
branches of 肱动脉分支, 455
deep 肱深动脉, 442, 443, BP96
lateral cord of 肱动脉外侧束, 442
medial cord of 肱动脉内侧束, 442
middle collateral branch of 肱动脉的中副动脉分支, 455
muscular branch of 肱动脉肌支, 442
pulse point 肱动脉搏动点, 14
in situ 肱动脉原位, 442
Brachial cutaneous nerve 臂部皮神经
inferior lateral 臂外侧下皮神经, 424, 441, 488, 489
medial 臂内侧皮神经, 424, 438, 442, 445, 483-486, T7.3, T7.4
posterior 臂后皮神经, 424, 441, 484, 488, 489, T7.3, T7.4
superior lateral 臂外侧上皮神经, 198, 424, 433, 436, 441, 488, 489, T7.3, T7.4
Brachial fascia 臂部筋膜, 435, 445
Brachial plexus 臂丛, 22, 54, 56, 57, 98, 186, 206, 210, 214, 219, 220, 231, 251, 252, 254, 435, 436, 438, BP52
anterior divisions of 臂丛前股, 439
inferior trunks of 臂丛下干, 433, 439
lateral cord of 臂丛外侧束, 238, 435, 439, 442, 484-486
medial cord of 臂丛内侧束, 435, 439, 442, 484-486
middle trunks of 臂丛中干, 433, 439
nerves of 臂丛神经, T7.3, T7.4
posterior cord of 臂丛后束, 435, 439, 484-486
posterior divisions of 臂丛后股, 439
roots of 臂丛各根, 439
schema of 臂丛示意图, 439
superior trunks of 臂丛上干, 433, 439
terminal branches of 臂丛终支, 439
trunks of 臂丛干, 55, 433
Brachial veins 肱静脉, 15, 438, 444, 445
Brachialis muscle 肱肌, 428, 438, 440, 442, 445, 456, 458, 459, 483, 485, T7.5-T7.8
insertion of 肱肌止点, 448
Brachiocephalic trunk 头臂干, 57, 103-105, 163, 165, 211, 214, 220, 231-233, 235, 238, 254, 258, 263, BP24
Brachiocephalic vein 头臂静脉, 15, 103, 211, 228
left 左头臂静脉, 100, 104, 194, 213, 220, 231-233, 238, 251-254, 259, 263, BP51
lung groove for 肺的头臂静脉沟, 221
right 右头臂静脉, 104, 194, 213, 220, 231-234, 251, 253, 259, 263, BP51
Brachioradialis muscle 肱桡肌, 422, 428, 440-442, 445, 454-457, 459-461, 483, 488, 489, T7.5-T7.8
Brachioradialis tendon 肱桡肌腱, 458, 461
Brain 脑, 4, 13, 69, BP23
arteries of 脑的动脉, 163
frontal section of 脑动脉额状断面, 168
frontal view of 脑动脉额面观, 168
inferior view of 脑动脉底面观, 166
lateral view of 脑动脉外侧面观, 169
medial view of 脑动脉内侧面观, 169
schema of 脑动脉示意图, 165
axial and coronal MRIs of 脑的轴位及冠状位MRI, BP32
inferior view of 脑的底面观, 134
lateral view of 脑的外侧面观, 132
medial view of 脑的内侧面观, 133
veins of 脑的静脉
deep 脑深静脉, 172
subependymal 脑室管膜下静脉, 173
ventricles of 脑室, 135
Brain stem 脑干, 140
cranial nerve nuclei in 脑干内脑神经核, 143, 144
Breast 乳房, 2, 234, BP95
arteries of 乳房的动脉, 206
lymph nodes of 乳房的淋巴结, 207
lymph vessels of 乳房的淋巴管, 207, T4.1-T4.3
lymphatic drainage of 乳房的淋巴回流, 208
suspensory ligaments of 乳房悬韧带, 205
Bregma 前囟, 30
Bridging vein 桥静脉, 127, 129, 130, 136
imaging of 桥静脉的影像, BP31
Broad ligament 阔韧带, 335, 364, 372
anterior lamina of 阔韧带前层, 376
posterior lamina of 阔韧带后层, 376

Bronchi 支气管, 6, 7, 226, BP8
anterior 前段支气管, 226
anterior basal 下叶前基底段支气管, 226
anteromedial basal 下叶前内侧基底段支气管, 226
apical 尖段支气管, 226
apicoposterior 尖后段支气管, 226
inferior lobar 下叶支气管, 225
intermediate 中间支气管, 221
intrapulmonary 肺内支气管, 225
lateral 外侧支气管, 226
lateral basal 外侧基底段支气管, 226
lingular 舌叶支气管, 225
inferior 下舌段支气管, 226
superior 上舌段支气管, 226
main 主支气管
left 左主支气管, 17, 220-222, 225, 237, 252-256, 265, BP50, BP51
right 右主支气管, 17, 222, 225, 237, 251, 253, 254, 262, 265, BP51
major 大支气管, 225
medial 内侧支气管, 226
medial basal 内基底段支气管, 226
middle lobar 中叶支气管, 225
nomenclature of 支气管的命名, 226
posterior 后支气管, 226
posterior basal 后基底段支气管, 226
right superior lobar 右上叶支气管, 220, 221, 225
superior division 上支气管, 225
superior lobar 上叶支气管, 225
Bronchial artery 支气管动脉, 221, 222, 227, 251, 252
Bronchial veins 支气管静脉, 222
left 左支气管静脉, 222
right 右支气管静脉, 222
Bronchioles 细支气管, 226
respiratory 呼吸性细支气管, 227, BP44
terminal 终末细支气管, BP44
elastic fibers of 终末细支气管弹性纤维, BP44
smooth muscle of 终末细支气管平滑肌, BP44
Bronchoaortic constriction 支气管主动脉缩窄, 255
Bronchomediastinal lymphatic trunk 支气管纵膈干, 228
Bronchopulmonary (hilar) lymph nodes 支气管肺淋巴结, 221, 228, 251, 252
Bronchopulmonary segments 支气管肺段, 223, 224
anterior 前段, 223, 224
basal 前底段, 223, 224
anteromedial basal 前内侧底段, 223, 224
apical 尖段, 223, 224
apicoposterior 尖后段, 223, 224
inferior lingular 下舌段, 223, 224
lateral 外侧段, 223, 224
basal 外底段, 223, 224
medial 内侧段, 223, 224
basal 内底段, 223, 224
posterior 后段, 223, 224
basal 后底段, 223, 224
superior 上段, 223, 224
lingular 上舌段, 223, 224
Bronchus intermedius 中叶支气管, BP51
Brow 眉, BP15
Buccal artery 颊动脉, 74, 75, 99
Buccal nerve 颊神经, 23, 74, 75, 77, 78, 84, 98, 149
long 颊长神经, 86
Bucinator lymph nodes 颊肌淋巴结, 101
Bucinator muscle 颊肌, 48, 52, 69, 70, 72, 73, 77, 85, 86, 96, 97, 99, 150, T2.10-T2.14, BP19, BP20, BP23
Buccopharyngeal fascia 颊咽筋膜, 51, 86, 95, 96
Buck's fascia, *See* Deep (Buck's) fascia Buck Buck筋膜
Bulbar conjunctiva 球结膜, 110, 116, 117, 119, BP27
Bulbospongiosus muscle 球海绵体肌, 343, 368, 371, 372, 375, 378-380, 382, 384, 397, 398, 406, 407, 419, T6.4, BP86
Bulbourethral ducts 尿道球管, 385, 386
Bulbourethral (Cowper's) gland 尿道球腺, 274, 343, 368, 371, 384, 385, 386, 390
duct of 尿道球腺导管, 384
primordium of 尿道球腺原基, 390
Buttock 臀部, 3
nerves of 臀部的神经, 512

## C

C1, *See* Atlas 第1颈椎, 见寰锥
C2, *See* Axis 第2颈椎, 见枢椎
C3 vertebra, transverse process of 第3颈椎椎体, 横突, 55
C7 vertebra 第7颈椎椎体, 51
transverse process of, posterior tubercle of 横突, 后结节, 55
Calcaneal bursa, subcutaneous 跟骨皮下囊, 540
Calcaneal sulcus 跟骨沟, 537
Calcaneal tendon 跟腱, 491, 527-530, 538, 540, 556, T8.1, T8.2, BP106
Calcaneal tuberosity 跟骨结节, 491, 527, 528, 543, 544
lateral process of 跟骨结节外侧突, 544
medial process of 跟骨结节内侧突, 544, BP110
Calcaneocuboid ligament 跟骰韧带, 538, 547
dorsal 跟骰背侧韧带, 538
Calcaneofibular ligament 跟腓韧带, 525, 537
Calcaneometatarsal ligament 跟跖韧带, 543
Calcaneonavicular ligament 跟舟韧带, 538
Calcaneus bones 跟骨, 535-537, 539, 556, T8.1, T8.2, BP110
tuberosity of 跟骨结节, 539, 545, 546
Calcar avis 禽距, 138, 139
Calcarine artery 距状动脉, 170
Calcarine sulcus 距状沟, 132-134, 138, 147
Callosomarginal artery 胼胝体缘动脉, 168, 169
Calot's triangle 胆囊三角, 305
Calvaria 颅骨, 129
inferior view of 颅骨底面观, 30
superior view of 颅骨上面观, 30
Camper chiasm Camper交叉, 471
Camper's fascia Camper筋膜, 270, BP84
Camper's layer Camper层, 378
of superficial fascia 浅筋膜, 381
Canal of Schlemm 巩膜静脉窦, 117, 119, 120
Canine teeth 尖牙, 40, 41

Capillaries 毛细血管, 13
Capillary lumen 毛细血管腔, BP45
Capillary plexus 毛细血管丛, BP45
Capitate bone 头状骨, 462, 463, 465, 467, 472, BP98
Capitohamate ligament 头钩韧带, 464, 465
Capitotriquetral ligament 头钩三角韧带, BP98
Capitulum 小头, 427, 446, 447
Capsular branches 囊支, BP93
Capsular ligaments 囊状韧带, 431
Cardia 贲门, 295
 nodes around 贲门周围淋巴结, 207
Cardiac impression 心压迹, 221
Cardiac muscle 心肌, 4
Cardiac nerve 心神经, 6
 cervical 颈支, BP6
 thoracic 胸支, 157
Cardiac notch 心切迹(贲门切迹), 257, 294
 of left lung 左肺心切迹, 217, 221
Cardiac orifice 贲门口, 295
Cardiac plexus 心丛, 153, 229, 249, 250, 261, BP6, BP7
Cardiac veins 心静脉, 239, BP47
 anterior 心前静脉, 239
 great 心大静脉, 239
 middle 心中静脉, 235, 239
 small 心小静脉, 239
 variations of 心静脉变异, BP47
Cardinal (Mackenrodt's) ligament 主韧带, 372-374, BP90
 with uterine artery 子宫动脉和主韧带, 366
Cardiovascular system 心血管系统, 13, T3.1, T4.1-T4.3, T8.1, T8.2, T5.1-T5.3
 composition of blood and 血液和心血管系统的组成, BP12
 major systemic veins of 心血管系统体循环静脉系统, 15
Carinal lymph nodes, inferior 隆突下淋巴结, 228
Caroticotympanic artery 颈鼓动脉, 164
Caroticotympanic nerve 颈鼓神经, 150
Carotid artery 颈动脉, 58
 common 颈总动脉, 24, 50, 57, 58, 75, 82, 91, 98, 99, 103-105, 152, 155, 157, 158, 160, 161, 163, 165, 211, 219, 220, 231, 232, 234, 254, 258, 263, T2.1-T2.4
  left 左颈总动脉, 14, 194, 214, 230, 233, 235, 238
  right 右颈总动脉, 14, 194, 214, BP24
 external 颈外动脉, 24, 49, 58, 70, 74, 75, 78, 81, 82, 86, 88, 91, 98-100, 103-105, 123, 128, 152, 157, 158, 161, 163, 165, BP21
  left 左颈外动脉, 76
  right 右颈外动脉, 76, BP24
  schema of 颈外动脉示意图, 58
 internal 颈内动脉, 24, 58, 65, 73, 75, 78, 80, 82, 91, 98, 99, 103-105, 115, 123, 128, 131, 152, 155, 157-161, 163, 165-168, 170, 176, T2.1-T2.4, BP22, BP28
  caroticotympanic branch of 颈内动脉颈鼓支, 165
  in carotid canal 颈动脉鞘内颈内动脉, 33, 34
  cavernous part of 颈内动脉海绵窦段, 164
  cavernous segment of 颈内动脉海绵窦段, 131
  cerebral part of 颈内动脉颅内段, 164
  cervical part of 颈内动脉颈段, 164
  imaging of 颈内动脉成像, 177, BP31, BP32
  left 左颈内动脉, 169
  meningeal branch of 颈内动脉脑膜支, 164
  meningohypophyseal trunk of 颈内动脉脑膜垂体干, 128
  petrous part of 颈内动脉岩部, 164
  in petrous part of temporal bone 颈内动脉颞骨岩部段, 164
  right 右颈内动脉, 169, BP24
 pulse point 颈动脉搏动点, 14
 transverse 颈横动脉, 104
Carotid autonomic plexus 颈动脉自主神经丛, 33
Carotid body 颈动脉体 (小球), 58, 98, 152, 157, 163, 230
Carotid canal 颈动脉管, 33, 34
 external opening of 颈动脉管外口, 31
Carotid nerve 颈神经
 external 颈外动脉神经, 6, BP6
 internal 颈内动脉神经, 6, 80, 82, 157, 158, 160, BP6, BP8, BP52
 superior cervical 颈上神经, 157
Carotid plexus 颈丛, 123, 158
 common 颈总动脉丛, 157, 158
 external 颈外动脉丛, 6, 157, 158, 160
 internal 颈内动脉丛, 6, 34, 113, 150, 158, 159, BP6
Carotid sheath 颈动脉鞘, 49-51, 52
Carotid sinus 颈动脉窦, 152, 157, 163, 230, T2.1-T2.4
Carotid sinus nerve (of Hering) 颈动脉窦神经, 98, 152, 157, 158
Carotid tubercle (of Chassaignac) 颈动脉结节, 45
Carpal arch, dorsal 腕背侧弓, 479
Carpal artery, dorsal 腕背侧动脉, 443, BP97
Carpal articular surface 腕关节面, 449
Carpal bones 腕骨, 8, 462, 466
 distal, cross sections through 腕骨远端横截面, BP100
Carpal ligament, palmar 腕掌韧带, 425, 456, 457, 464, 469, 470, 472, 476, 487
Carpal tunnel release 腕管松解术, BP100
Carpometacarpal joint 腕掌关节, 463, 465
 1st 第一腕掌关节, BP98
Carpometacarpal ligaments 腕掌韧带
 dorsal 腕掌背侧韧带, BP98
 palmar 腕掌掌侧韧带, 468, BP98
Cartilage 软骨, 226, BP11
 articular 关节软骨, BP11
 of larynx 喉软骨, 106
 of thyroid 甲状软骨, 22
Cartilage end plate 软骨终板, 185
Cauda equina 马尾, 186, 187, 190, 200, T3.1
 radiology of 马尾影像, 182
 within subarachnoid space 蛛网膜下腔内马尾, BP38
Caudal, as term of relationship 尾部, 1
Caudate nucleus 尾状核, 137
 anterior vein of 尾状核前静脉, 172, 173
 body of 尾状核体, 133, 135, 137
 head of 尾状核头, 137-139, 170, 172
  imaging of 尾状核头成像, 177, BP32
 posterior terminal vein of 尾状核后终末静脉, 173
 posterior vein of 尾状核后静脉, 172
 tail of 尾状核尾, 135, 137, 139
 transverse veins of 尾状核横静脉, 172, 173

Caval foramen 腔静脉孔, 216, 283, BP78
Cave of Retzius 耻骨后隙, 343
Cavernous nerves 海绵体神经, BP7, T6.1-T6.3
of penis 阴茎海绵体神经, 412, 418
Cavernous plexus 海绵丛, 148
Cavernous sinus 海绵窦, 65, 115, 131, 163, 167, T2.1-T2.4
Cavernous tissue 海绵组织, T6.1-T6.3
Cavernous vein 海绵体静脉, 405
Cavernous venous plexus, of urethra 尿道海绵静脉丛, BP86
Cavum septum pellucidum 透明隔腔, 127
Cecal artery 盲肠动脉
anterior 盲肠前动脉, 298, 313, 314, BP61
posterior 盲肠后动脉, 298, 313, 314, BP61
Cecal folds 盲肠皱襞, 298, 363, 367
Cecal plexuses 盲肠丛, 323
Cecal vein 盲肠静脉
anterior 盲肠前静脉, 317, 318
posterior 盲肠后静脉, 317, 318
Cecum 盲肠, 153, 288, 290, 298-301, 363, 367, BP57, BP61, BP80, BP81
peritoneal attachment of 盲肠腹膜附着, BP61
as site of referred visceral pain 内脏牵涉痛盲肠部位, BP5
vascular fold of 盲肠血管襞, 298
Celiac branch 腹腔支, 412
Celiac ganglion 腹腔神经节, 6, 7, 261, 319-329, 339-341, 411, 412, 416-419, T5.1-T5.3, BP6, BP8, BP79
Celiac nodes 腹腔淋巴结, 260, 286, BP74-BP76, BP78
Celiac plexus 腹腔丛, 261, 320-323, 339-341, 412, 417, BP6, BP7
Celiac trunk 腹腔干, 14, 216, 247, 253, 254, 258, 284, 289, 293, 296, 306, 308-313, 324, 325, 329, 330, 332, 412, BP51, BP64, BP67, BP69, BP83
arteriogram of 腹腔干造影, 311
variations in 腹腔干变异, BP67
Celiacomesenteric trunk 腹腔肠系膜干, BP67
Cement 牙骨质, 41
Central arteries 中央动脉
anterolateral 前外侧中央动脉, 164, 166-168, 170
anteromedial 前内侧中央动脉, 167
posteromedial 后内侧中央动脉, 167
Central axillary nodes 中央腋窝淋巴结, 207
Central canal 中央管, 144
of spinal cord 脊髓中央管, 136, 141
Central incisor 中切牙, 40
Central nervous system 中枢神经系统, 4
Central sulcus (of Rolando) 中央沟 (Rolando 中央沟), 132, 133
Central superior mesenteric nodes 肠系膜上中央淋巴结, BP77
Central tendon, of diaphragm 膈肌中心腱, 215, 253
Central vein 中央静脉, 303, 304
Cephalic vein 头静脉, 15, 202, 209, 210, 238, 277, 422, 424-426, 432, 435, 438, 444, 445, 461, 478
accessory 副头静脉, 424, 425
median 头正中静脉, 425
Cerebellar artery 小脑动脉
anterior inferior 小脑下前动脉, 170, 176
inferior 小脑下动脉
anterior 小脑下前动脉, 163, 165-168, 191
posterior 小脑下后动脉, 163, 165, 166, 168, 191
posterior 小脑后动脉, 191
posterior inferior 小脑下后动脉, 170
cerebellar tonsillar branch of 小脑下后动脉扁桃体分支, 170
choroidal branch to 小脑下后动脉脉络膜分支, 170
inferior vermian branch to 小脑下后动脉下蚓部分支, 170
superior 小脑上动脉, 163, 165-168, 170, 176, 191
imaging of 小脑上动脉成像, BP32
lateral branch of 小脑上动脉外侧支, 170
superior vermian branch of 小脑上动脉上蚓部分支, 170
Cerebellar hemispheric veins, inferior 下小脑半球静脉, 171
Cerebellar notch 小脑切迹
anterior 小脑前切迹, 142
posterior 小脑后切迹, 142
Cerebellar nuclei 小脑核, 142
dentate of 齿状核, 142
emboliform of 栓状核, 142
fastigial 顶核, 142
globose of 球状核, 142
Cerebellar peduncle 小脑脚, 141
inferior 小脑下脚, 140-142, 151
middle 小脑中脚, 140-142, 171
imaging of 小脑中脚成像, 177, BP32
superior 小脑上脚, 140-142
decussation of 小脑上脚交叉, 142
Cerebellar vein 小脑静脉
precentral 小脑中央前静脉, 171
superior 小脑上静脉, 171
Cerebellomedullary cistern, posterior 小脑延髓池, 136
Cerebellum 小脑, 126, 133, 138, 141, 142, 173, BP35
anterior lobe of 小脑前叶, 142
biventer lobule of 小脑二腹叶, 142
flocculonodular lobe of 小脑绒球小结节, 142
flocculus of 小脑绒球, 140, 142
fourth ventricle of 小脑与第四脑室, 142
horizontal fissure of 小脑水平裂, 142
imaging of 小脑成像, 177, BP32
lingula of 小舌, 142
medullary velum of 小脑髓帆
inferior 小脑下髓帆, 142
superior 小脑上髓帆, 142
posterior lobe of 小脑后叶, 142
posterolateral fissure of 小脑后外侧裂, 142
primary fissure of 小脑原裂, 142
quadrangular lobule of 小脑方形小叶, 142
retrotonsillar fissure of 小脑扁桃体后裂, 142
secondary fissure of 小脑次裂, 142
semilunar lobule of 小脑半月小叶
inferior 小脑下半月叶, 142
superior 小脑上半月叶, 142
simple lobule of 小脑单小叶, 142
tonsil of 小脑扁桃体, 142
vermis of 小脑蚓部, 141
central lobule of 中央小叶, 141

culmen of　山顶, 141
declive of　山坡, 141
folium of　蚓叶, 141
lingula of　小舌, 141
nodulus of　小结, 141
pyramid of　蚓锥体, 141
tuber of　蚓结节, 141
uvula of　蚓垂, 141
Cerebral aqueduct　**大脑导水管**, 69, 133, 134, 136, 141, 144, 173, 174
imaging of　大脑导水管成像, 177
Cerebral arterial circle (of Willis)　**大脑动脉环**, 166, 167, T2.1-T2.4
Cerebral arteries　**大脑动脉**, 129
anterior　大脑前动脉, 163-168, 170, 172
cingular branches of　大脑前动脉扣带支, 169
imaging of　大脑前动脉成像, BP31, BP32
left　左大脑前动脉, 169
medial frontal branches of　大脑前动脉内侧额支, 168, 169
postcommunicating part of　大脑前动脉交通后部, 176
precommunicating part of　大脑前动脉交通前部, 176
terminal branches of　大脑前动脉终支, 169
anterolateral　大脑前外侧动脉, 170
middle　大脑中动脉, 163-168, 170, 176
branches of　大脑中动脉分支, 164
imaging of　大脑中动脉成像, BP31, BP32
left　左大脑中动脉, 169
occipitotemporal branches of　大脑中动脉枕颞支, 169
temporal branches of　大脑中动脉颞支, 168
posterior　大脑后动脉, 163-168, 170, 176
lateral posterior choroidal branch of　大脑后动脉脉络丛后外侧支, 170
medial posterior choroidal branch of　大脑后动脉脉络丛后内侧支, 170
calcarine branch of　大脑后动脉距状支, 169
imaging of　大脑后动脉成像, BP31, BP32
parietooccipital branch of　大脑后动脉顶枕支, 169
right　右大脑后动脉, 169
temporal branches of　大脑后动脉颞支, 170
terminal branches of　大脑后动脉终支, 169
Cerebral cortex, postcentral gyrus　**大脑皮层, 中央后回**, BP14
Cerebral crus　**大脑脚**, 69, 134, 140, 142, 166, 172
Cerebral fissure, longitudinal　**大脑纵裂**, 134, 170, 172
imaging of　大脑纵裂成像, 177
Cerebral hemisphere　**大脑半球**, 129
Cerebral sulcus, lateral　**大脑外侧沟**, 168
Cerebral veins　**大脑静脉**
anterior　大脑前静脉, 171-173
great (of Galen)　大脑大静脉 (Galen静脉), 176
inferior　大脑下静脉, 129, 131
internal　大脑内静脉, 127, 133, 135, 138, 171-173, 176
imaging of　大脑内静脉成像, BP31
left　左大脑内静脉, 173
right　右大脑内静脉, 173
middle　大脑中静脉
deep　大脑中深静脉, 127, 171-173
superficial　大脑中浅静脉, 127, 129, 131, 172
superficial　大脑浅静脉, 129
superior　大脑上静脉, 129, 176, T2.1-T2.4
opening of　大脑上静脉开口, 128
Cerebrospinal fluid　**脑脊液**
circulation of　脑脊液循环, 136
radiology of　脑脊液影像, 182
within subarachnoid space　蛛网膜下腔内脑脊液, BP35
Cerebrum　**端脑**
frontal lobe of　额叶, 132
frontal pole of　额极, 132, 134
inferior (inferolateral) margin of　下缘, 134
occipital lobe of　枕叶, 132
occipital pole of　枕极, 132, 134
parietal lobe of　顶叶, 132
temporal lobe of　颞叶, 132
temporal pole of　颞极, 132, 134
Cervical artery　**颈动脉**
ascending　颈升动脉, 57, 98, 99, 103-105, 165, 191, 437, BP24
deep　颈深动脉, 165, 191, BP24
transverse　颈横动脉, 56, 57, 103, 105, 437, 438, BP24
deep branch of　颈横动脉深支, BP24
superficial branch of　颈横动脉浅表支, 198, BP24
Cervical canal　**宫颈管**, 374
Cervical cardiac branch　**颈心支**, BP7
Cervical cardiac nerves　**颈心神经**, 229, 261, BP52
inferior　颈下心神经, 157, 249, 250
middle　颈中心神经, 157, 249, 250
superior　颈上心神经, 91, 157, 249, 250
Cervical fasciae　**颈部筋膜**, 52
deep　颈深筋膜
prevertebral layer of　颈深筋膜椎前层, 50
superficial layer of　颈深筋膜浅层, 48-50, 95, 432
deep investing　颈深筋膜, 51, 96
superficial investing　颈浅筋膜, 51, 52
Cervical ganglion　**颈神经节**
middle　颈中神经节, 57, 91, 98, 155, 157, BP6
superior　颈上神经节, 6, 80, 82, 91, 152, 155, 157-161, 249, 250, 261, BP6
Cervical lordosis　**颈曲**, 179
Cervical lymph nodes　**颈部淋巴结**
anterior deep　颈前深淋巴结, 101
anterior superficial　颈前浅淋巴结, 101
deep lateral　颈外侧深淋巴结, 102
inferior deep lateral　颈外侧下深淋巴结, 101
posterior lateral superficial　颈后外侧浅淋巴结, 101
superior deep lateral　颈外侧上深淋巴结, 101
superior lateral superficial　颈上外侧浅淋巴结, 101
Cervical muscle　**颈部肌肉**
anterior　颈前肌, 55
deep　颈深肌, 50
posterior　颈后深肌, 51
lateral　颈外侧肌, 55
Cervical nerve, transverse　**颈横神经**, 23, 56, 57, 156, T2.9
Cervical nodes　**颈淋巴结**
inferior deep lateral　颈外侧下深淋巴结, 102, T2.1-T2.4

superior deep lateral　颈外侧上深淋巴结, T2.1-T2.4
Cervical nucleus, lateral　**颈外侧核**, BP14
Cervical pleura　**胸膜顶**, 17, 103, 252, T4.1-T4.3
Cervical plexus　**颈丛**, 186, T2.1-T2.4
branches from　颈丛分支, 23
muscular branches of　颈丛肌支, T2.9
schema of　颈丛示意图, 57, 156
Cervical ribs, related variations and　**颈肋及其相关变异**, BP41
Cervical spinal cord　**颈髓**, BP35
Cervical spinal nerves　**颈神经**, 50
C1　颈1神经, 154, 186, 187
anterior rootlets of　颈1前根, 140
posterior rootlets of　颈1后根, 140
C2　颈2神经, 154, 187
anterior ramus of　颈2前支, 56
dermatome of　颈2神经皮节区, 188
C3　颈3神经, 154, 187
anterior ramus of　颈3前支, 56
dermatome of　颈3神经皮节区, 188
C4　颈4神经, 154, 187
dermatome of　颈4神经皮节区, 188
C5　颈5神经, 187
anterior ramus of　颈5前支, 56
dermatome of　颈5神经皮节区, 188
C6　颈6神经, 187
dermatome of　颈6神经皮节区, 188
C7　颈7神经, 187
C8　颈8神经, 186, 187
enlargement of　颈膨大, 187
groove for　颈神经沟, 44, 45
posterior rami of　颈神经后支, 23
Cervical spine, radiographs of　**颈椎X线成像**, BP34
MRI　颈椎MRI, BP35
open-mouth　张口位, BP35
Cervical sympathetic ganglion　**颈交感神经节**, BP8
superior　颈上交感神经节, 86
Cervical vein, deep　**颈深静脉**, 194
Cervical vertebrae　**颈椎**, 179, 234, T2.1-T2.4
anulus fibrosus of　颈椎纤维环, 45
arteries　颈椎的动脉, 191
body of　颈椎体, 44, 45
C3　第3颈椎, 36, 43
bifid spinous process of　颈3分叉棘突, 44
inferior articular facet for　颈3下关节面, 44
inferior articular process of　颈3下关节突, 44, 45
inferior aspect of　颈3下面, 44
lamina of　颈3椎弓板, 44
pedicle of　颈3椎弓根, 44
superior articular process of　颈3上关节突, 45
transverse foramen of　颈3横突孔, 44
transverse process of　颈3横突, 44
vertebral body of　颈3椎体, 44, BP17
vertebral foramen of　颈3椎孔, 44
C4　第4颈椎, 43, 44
anterior view of　颈4前面观, 44
articular surface of　颈4关节面, 44
body of　颈4椎体, 44
groove for spinal nerve　颈4脊神经沟, 44
inferior articular facet of　颈4下关节面, 44
inferior articular process of　颈4下关节突, 44
lamina of　颈4椎弓板, 44
left uncinate process of　颈4左钩突, 44
spinous process of　颈4棘突, 44
superior articular facet of　颈4上关节面, 44
superior articular process of　颈4上关节突, 44
superior aspect of　颈4上面, 44
transverse foramen of　颈4横突孔, 44
transverse process of　颈4横突, 44
uncinate process of　颈4钩突, 44
vertebral body of　颈4椎体, 44
C6　第6颈椎
anterior tubercle of　颈6前结节, 46
transverse process of　颈6横突, 163
C7　第7颈椎, 36, 44, 186, BP17
anterior view of　颈7前面观, 44, 179
articular surface of　颈7关节面, 44
body of　颈7椎体, 44
inferior articular process of　颈7下关节突, 44
lamina of　颈7椎弓板, 44
lateral view of　颈7侧面观, 179
pedicle of　颈7椎弓根, 44
posterior view of　颈7后面观, 179
septated transverse foramen of　颈7分隔的横突孔, 44
spinal nerve of, groove for　颈7脊神经及神经沟, 44
spinous process of　颈7棘突, 44, 46, 178, 195, 432
superior articular process and facet of　颈7上关节突及关节面, 44
superior view of　颈7上面观, 44
transverse process of　颈7横突, 44
uncinate process of　颈7钩突, 44
articular surface of　颈7关节面, 44
vertebral body of　颈7椎体, 44
vertebral foramen of　颈7椎孔, 44
degenerative changes in　颈椎退行性改变, BP17
intervertebral disc of　颈椎椎间盘, 45
nucleus pulposus of　颈椎髓核, 45
transverse foramen of　颈椎横突孔, 45
transverse process of　颈椎横突, 45
uncinate processes of　颈椎钩突, 45
uncovertebral joints of　钩椎关节, 45
upper　上颈椎, 43
Cervicofacial division　**颈面干**, 71
Cervicothoracic(stellate)ganglion　**颈胸神经节**, 157, 229, 249, 250, 261, BP52, BP6
Cervix　**颈部**, 417
of uterus　子宫颈, 364, 366, 372, 374
Cheek　**颊**, 2
Chiasma　**视交叉**, BP87
Chiasmatic cistern　**交叉池**, 136
Chiasmatic groove　**交叉沟**, 32
Chief cell　**主细胞**, BP55
Chin　**颏**, 2

Choanae 鼻后孔, 31, 38, 61, 63, 73, 85, 92, 93, BP30
Cholinergic synapses 胆碱能突触, BP8
schema of 胆碱能突触示意图, BP8
Chorda tympani 鼓索, 75, 77, 78, 87, 98, 122, 123, 149, 158, 160-162, BP28
Chorda tympani nervus intermedius 鼓索神经中间部, 151
Chordae tendineae 腱索, 241, 242, 244, 246
Choroid 脉络膜, 116, 118, 119
Choroid plexus 脉络丛, 138, 139, 141
of lateral ventricle 侧脑室脉络丛, 170
of third ventricle 第三脑室脉络丛, 133
Choroidal artery 脉络丛动脉
anterior 脉络丛前动脉, 164, 166-168, 170
posterior lateral 脉络丛后外侧动脉, 166
posterior medial 脉络丛后内侧动脉, 166
Choroidal vein 脉络丛静脉, 127
superior 脉络丛上静脉, 172, 173
Ciliary arteries 睫状动脉
anterior 睫状前动脉, 119, 120
recurrent branch of 睫状前动脉返支, 120
posterior 睫状后动脉, 115
long 睫状后长动脉, 119, 120
short 睫状后短动脉, 119, 120
short posterior 睫状短后动脉, 120
Ciliary body 睫状体, 116-119
blood vessels of 睫状体血管, 119
orbiculus ciliaris of 睫状环, 118
Ciliary ganglion 睫状神经节, 7, 79, 82, 113, 114, 148, 149, 158, 159, BP7
branch to 睫状神经节分支, 148, 149, 159
oculomotor root of 睫状神经节动眼神经根, 159
parasympathetic root of 睫状神经节副交感神经根, 113, 148, 158
schema of 睫状神经节示意图, 159
sensory root of 睫状神经节感觉根, 113, 158
sympathetic root of 睫状神经节交感神经根, 113, 148, 158, 159
Ciliary muscle 睫状肌, 116, 148, 159, T2.10-T2.14
circular fibers of 睫状肌环状纤维, 117
meridional fibers of 睫状肌经线纤维, 117
Ciliary nerves 睫状神经
long 睫状长神经, 79, 113, 114, 148, 149, 158, 159
short 睫状短神经, 79, 113, 114, 148, 149, 158, 159
Ciliary process 睫状突, 116-118
Ciliary vein, anterior 睫状前静脉, 117, 119, 120
Cingulate gyrus 扣带回, 133
isthmus of 扣带回峡部, 133, 134
Cingulate sulcus 扣带沟, 133
Circular esophageal muscle 食管环形肌, 257
Circular folds (valves of Kerckring) 环状襞, 297, 305
Circular muscle 环形肌, 395, 396, BP48
Circulation, prenatal and postnatal 出生前后血液循环, 247
Circumferential lamellae 环骨板
external 外环骨板, BP9
internal 内环骨板, BP9
Circumflex artery 回旋动脉（旋支）
atrioventricular branch of 回旋动脉房室支, BP46
of heart 心的回旋动脉, 239, 240, 243, BP46
inferior left ventricular branch of 回旋动脉左心室下支, 239, 240, BP46
left marginal branch of 回旋动脉左缘支, 239, 240, BP46
Cisterna chyli 乳糜池, 16, 286, 344, BP76
Claustrum 屏状核, 137
Clavicle 锁骨, 8, 9, 17, 22, 48, 49, 52, 54, 202-205, 209-211, 217-219, 234, 238, 251, 252, 263, 422, 427, 429-435, 437, 438, 490, T4.1-T4.3, T7.1, T7.2, BP34, BP51
acromial end of 锁骨肩峰端, 429
acromial facet of 锁骨肩峰面, 429
anterior margin of 锁骨前缘, 429
body of 锁骨体, 429
conoid tubercle 锁骨锥状结节, 429
muscle attachment sites of 锁骨肌肉附着点, 428
posterior margin of 锁骨后缘, 429
sternal articular surface of 锁骨的胸骨端关节面, 429
sternal end of 锁骨胸骨端, 429
Clavicular head, *See also* Pectoralis major muscle. 锁骨头见胸大肌
of sternocleidomastoid muscle 胸锁乳突肌锁骨头, 22
Clavipectoral fasciae 锁胸筋膜, 209, 435
Cleft of Luschka Luschka裂隙, 45
Clinoid process 床突
anterior 前床突, 28, 29, 32, 114
posterior 后床突, 32
Clitoral artery 阴蒂动脉, 380
internal 阴蒂内动脉, 406
Clitoris 阴蒂, 379, 380, 397
body of 阴蒂体, 364, 389
crus of 阴蒂脚, 364, 371, 372, 375, 379, 380
deep artery of 阴蒂深动脉, 377, 380, 406
deep nerve of 阴蒂深神经, 380
dorsal artery of 阴蒂背动脉, 406
deep 阴蒂背深动脉, 377
dorsal nerve of 阴蒂背神经, 377, 415, 416, 506
dorsal vein of 阴蒂背静脉
deep 阴蒂背深静脉, 358-360, 364, 366, 369, 377, 380
superficial 阴蒂背浅静脉, 377
fascia of 阴蒂筋膜, 377
frenulum of 阴蒂系带, 377
glans of 阴蒂头, 377, 389
prepuce of 阴蒂包皮, 375, 377, 389
suspensory ligament of 阴蒂悬韧带, 378-380
Clivus 斜坡, 32, 47, BP35
imaging of 斜坡成像, 177
Clunial nerves, inferior 臀下神经, 413, 415
CMC joint radial styloid process 腕掌关节桡骨茎突, BP99
CN Ⅵ, *See* Abducens nerve 第6对脑神经, 见展神经
CN Ⅶ, *See* Facial nerve 第7对脑神经, 见面神经
CN Ⅸ, *See* Glossopharyngeal nerve 第9对脑神经, 见舌咽神经
CN Ⅺ, *See* Accessory nerve 第11对脑神经, 见副神经
CN Ⅶ, *See* Hypoglossal nerve 第12对脑神经, 见舌下神经
Coccygeal horn 尾骨角, 183
Coccygeal nerve 尾神经, 186, 187, 508
Coccygeal plexuses 尾丛, 506, 508
Coccygeus muscle 尾骨肌, 283, 358-362, 404, 405, 412-414, T6.1-T6.4

nerve to 尾骨肌的神经, 506, 508, T8.3, T8.4
Coccyx 尾骨, 8, 183, 186, 187, 268, 353, 356-359, 379, 393, BP94, BP104
anterior view of 尾骨前面观, 179
apex of 尾骨尖, 352, 355, 360, 362
lateral view of 尾骨外面观, 179
posterior view of 尾骨后面观, 179
radiograph of 尾骨的X线片, 354
tip of 尾骨尖, 360, 362, 381, 383, 397, 420
transverse process of 尾骨横突, 183
Cochlea 耳蜗, 82, 124, 126, BP29
course of sound in 耳蜗内声音传导, 121
duct of 蜗管, BP29
helicotrema of 蜗孔, 121, 124, 125, BP29
modiolus of 蜗轴, 125
scala tympani of 鼓阶, 121, BP29
scala vestibuli of 前庭阶, 121, BP29
section through turn of 耳蜗弯曲处断面, 125
Cochlear aqueduct 蜗水管, 125
Cochlear cupula 蜗顶, 124
Cochlear duct 蜗管, 124-126
Cochlear (spiral) ganglion 蜗 (螺旋) 神经节, 151
Cochlear nerve 蜗神经, 121, 124-126, 151, T2.5-T2.8, BP29
Cochlear nucleus 蜗神经核, 151
anterior 蜗神经前核, 143, 144, 151
posterior 蜗神经后核, 143, 144, 151
Cochlear recess 蜗管隐窝, 124
Cochlear (round) window 蜗窗, 35, 121, 124, BP29
fossa of 蜗窗小窝, 122, BP28
Colic artery 结肠动脉
ascending branch 结肠动脉升支, 400
descending branch 结肠动脉降支, 400
left 左结肠动脉, 284, 314, 335, 400, BP68
middle 中结肠动脉, 306, 309, 310, 313, 314, BP68, BP69
right 右结肠动脉, 313, 314, 335, BP68, BP69
variations in 结肠动脉变异, BP68, BP69
Colic flexure 结肠曲
left, splenic 结肠左曲, 288-291, 294, 296, 300, 301, 303, 306, 342
right, hepatic 结肠右曲, 288, 290, 291, 294, 296, 301, 303, 306, 337
Colic impression 结肠压迹, 302, 307
Colic nodes, right 右结肠淋巴结, BP77
Colic vein 结肠静脉
left 左结肠静脉, 317, 318
middle 中结肠静脉, 316-318
right 右结肠静脉, 316-318, BP66
Collagen 胶原
in arterial wall 动脉壁中的胶原, BP13
fibers, in connective tissues and cartilage 结缔组织和软骨的胶原纤维, BP11
lamellae of anulus fibrosus 纤维环的胶原板层, 185
Collateral artery 副动脉
inferior ulnar 尺侧下副动脉, 443, BP96
middle 中副动脉, 441, 443, 445, 455, BP96
radial 桡侧副动脉, 441, 443, 445, BP96
superior ulnar 尺侧上副动脉, 443, BP96
Collateral eminence 侧副隆起, 138
Collateral ligament 副韧带, 468, 474, BP102
accessory 侧副韧带, 468
of ankle, medial 踝部中副韧带, 525
fibular 腓侧副韧带, 516-521, 525, 529, 530, 532
of foot 足副韧带, 539
radial 桡侧副韧带, 448, BP98
tibial 胫侧副韧带, 516-521, 525, 529, 531, T8.1, T8.2
ulnar 尺侧副韧带, 448, BP98
Collateral sulcus 侧副沟, 133, 134
Collateral trigone 侧副三角, 138
Collecting duct 集合导管, BP72
Colles' fascia Colles筋膜, 368, 371, 372, 378-384, 393, 397, 398, 406, 407, 413, BP84, BP86
Colliculus 丘
facial 面神经丘, 141
inferior 下丘, 133, 138, 140, 141
brachium of 下丘臂, 138
left 左下丘, 171
superior 上丘, 133, 134, 138, 140, 141, 143, 159, 170, T2.1-T2.4
brachium of 上丘臂, 138
left 左上丘, 171
Colon 结肠, T5.1-T5.3
area for 结肠区, 330
ascending 升结肠, 153, 288, 290, 296, 363, 367
bed 升结肠床, 293
as site of referred visceral pain 升结肠内脏牵涉痛位点, BP5
circular muscle 结肠环形肌, 299
descending 降结肠, 6, 7, 296, 301, 330, 346, 349, 350, 363, 367, 412, BP80
sigmoid 乙状结肠, 6, 7, 393-396, 412, 414
as site of referred visceral pain 乙状结肠内脏牵涉痛位点, BP5
transverse 横结肠, 288-290, 292, 296, 301, 305-307, 314, 316, 349, 350
Columns of fornix 穹隆柱, 170
Commissural fibers 连合纤维, 146
Commissure 连合, BP40
anterior 前连合, 133, 141, 146, 173, 174
posterior 后连合, 133, 138, 141
of semilunar valve cusps （主动脉瓣）半月瓣汇合处, 244
Common bony limb 总骨脚, 125
Common carotid artery 颈总动脉, 51, 55, 57
Common iliac arteries 髂总动脉, 14, BP38
Common iliac nodes 髂总淋巴结, 286, 338
Common membranous limb 总膜脚, 124, 125
Common tendinous ring (of Zinn) 总腱环, 112, 113, 148, BP27
Communicating artery 交通动脉
anterior 前交通动脉, 163-169, 176
imaging of 前交通动脉成像, BP31, BP32
posterior 后交通动脉, 131, 163-170, 176
imaging of 后交通动脉成像, BP31, BP32
Communicating vein 交通静脉, 65, 194, BP39
Compact bone 密质骨, BP9

Compressor urethrae muscle 逼尿肌, 358, 370, 372, 379, 380, 406, T6.4
Concentric lamellae, of osteon 骨单位, BP9
Concha, inferior 下鼻甲, 38
Condylar canal 髁管, 31, 34
Condylar fossa 髁窝, 31
Condylar process 髁突
head of 髁突头, BP25
of mandible 下颌骨髁突, 39
head of 下颌头, 27
Condyles 髁
of femur 股骨髁
lateral 股骨外侧髁, 500, 517-520
medial 股骨内侧髁, 500, 517-520
of fibula 腓骨髁
lateral 腓骨外侧髁, 525
medial 腓骨内侧髁, 525
of knee 膝髁
lateral 膝外侧髁, BP107
medial 膝内侧髁, BP107
mandibular 下颌骨髁突, 28
occipital 枕髁, 29, 31, 32, 38
of tibia 胫骨髁
lateral 胫骨外侧髁, 501, 520, 524
medial 胫骨内侧髁, 517, 519, 520
Condyloid joint 髁状关节, 9
Cone of light 光锥, 122
Cones 视锥细胞, 147
Confluence of sinuses 窦汇, 126, 130, 131, 171, 172
Conjoined longitudinal muscle 联合纵肌, 362, 396
Conjunctiva 结膜, 120
Conjunctival artery 结膜动脉, 119
posterior 结膜后动脉, 120
Conjunctival fornix 结膜穹隆
inferior 结膜下穹隆, 110
superior 结膜上穹隆, 110
Conjunctival vein 结膜静脉, 119
posterior 结膜后静脉, 120
Connecting tubules 连接小管, BP72
Connective tissues 结缔组织, BP11
dense 致密结缔组织, BP11
of skull 颅骨的结缔组织, 129
Conoid ligament 锥状韧带, 429, 431, 434
Conoid tubercle 锥状结节, 429
Conus arteriosus 动脉圆锥, 232, 233, 241-243, 245
Conus elasticus 弹性圆锥, 106-108
Conus medullaris 脊髓圆锥, 186, 187, 350, T3.1
radiology of 脊髓圆锥成像, 182
Cooper's ligament, *See* Pectineal ligament (Cooper's) Cooper 韧带
Coracoacromial ligament 喙肩韧带, 431, 434, 436, 440
Coracobrachialis muscle 喙肱肌, 264, 265, 428, 433, 436, 438, 440, 442, 445, 483, 485, T7.5-T7.8
Coracobrachialis tendon 喙肱肌腱, 433, 436
Coracoclavicular ligament 喙锁韧带, 431, 434
Coracohumeral ligament 喙肱韧带, 431
Coracoid process 喙突, 209, 210, 427, 430-438, 440, 442, 490
of scapula 肩胛骨喙突, 203
Cornea 角膜, 110, 116, 117, 119, 120, BP27
Corneoscleral junction 角巩膜缘, 110
Corniculate cartilage 小角软骨, 96, 106
Corniculate tubercle 小角结节, 92, 93, 107
Corona radiata 放射冠, BP90
Coronal plane 冠状面, 1
Coronal sulcus 冠状沟, 389
Coronal suture 冠状缝, 25-30, 35, BP16
Coronary arteries 冠状动脉, 239, T4.1-T4.3
imaging of 冠状动脉成像, 240
left 左冠状动脉, 239, 240, BP46
anterolateral views with arteriograms 左冠状动脉造影的前外侧观, BP46
opening of 左冠状动脉口, 244
opening of 冠状动脉口, 245
right 右冠状动脉, 232, 233, 235, 239, 240, 243, BP46
anterolateral views with arteriograms 右冠状动脉造影的前外侧观, BP46
atrial branch of 右冠状动脉心房支, 239
AV nodal branch of 右冠状动脉的房室结支, 240, 243, BP46
conal branch of 右冠状动脉的圆锥支, BP46
opening of 右冠状动脉口, 244
right inferolateral branches of 右冠状动脉的右下外侧分支, BP46
right marginal branch of 右冠状动脉右缘支, 239, 240, BP46
SA nodal branch of 右冠状动脉窦房结支, 240, 248, BP46
sinuatrial nodal branch of 右冠状动脉窦房结支, 239
variations of 冠状动脉变异, BP47
Coronary ligament, of liver 肝的冠状韧带, 293, 302, 343
Coronary sinus 冠状窦, 235-237, 239, 242, 266, BP50
opening of 冠状窦口, 238, 241, 244
valve (thebesian) of 冠状窦瓣, 241
Coronary sulcus 冠状沟, 232, 235
Coronoid fossa 冠突窝, 427, 446
Coronoid process 冠突, 78, 449, 453
of mandible 下颌骨冠突, 27, 28, 39
Corpora cavernosa, of penis 阴茎海绵体, 383
Corpus albicans 白体, 365, 374
Corpus albuginea 白膜, 377
Corpus callosum 胼胝体, 133, 135, 138, 168, 170
body of, imaging of 胼胝体成像, 177, BP32
dorsal vein of 胼胝体背静脉, 171, 173
genu of 胼胝体膝, 133, 134, 137, 139, 173
imaging of 胼胝体膝成像, 177
posterior cerebral artery, dorsal branch of 大脑后动脉胼胝体背支, 170
rostrum of 胼胝体嘴, 133, 168, 172
imaging of 胼胝体嘴成像, 177
splenium of 胼胝体压部, 133, 134, 137, 139, 141, 170-173
imaging of 胼胝体压部成像, 177
sulcus of 胼胝体沟, 133
trunk of 胼胝体干, 133, 168
Corpus cavernosum 阴茎海绵体, 377, 382, 384, 386
of penis 阴茎海绵体, 368
Corpus luteum 黄体, 374, BP88

of menstruation 月经黄体, 365
of pregnancy 妊娠黄体, 365
Corpus spongiosum 尿道海绵体, 371, 382, 383, 386
of penis 阴茎海绵体, 368
Corpus striatum 纹状体, 168
Corrugator cutis ani muscle 肛门皱皮肌, 395, 396
Corrugator supercilii muscle 皱眉肌, 48, 59, 60, 150, T2.10-T2.14, BP19
"Corset constriction" liver "紧身胸衣"样紧缩肝, BP59
Cortex of kidney 肾皮质, 333
Cortical capillary plexus 皮质毛细血管丛, BP73
Cortical lymph vessels 皮质淋巴管, 338
Cortical renal corpuscle 皮质肾小体, BP72
Corticospinal tract 皮质脊髓束
anterior 皮质脊髓前束, BP40, BP15
lateral 皮质脊髓侧束, BP40, BP15
Costal cartilages 肋软骨, 203, 204, 268, 347, 429
first 第1肋软骨, 217, 263
second 第2肋软骨, 265
fifth 第5肋软骨, 215, 237
sixth 第6肋软骨, 17, 432
seventh 第7肋软骨, 17, 219
Costal facet 肋凹, 180
inferior 下肋凹, 180, 204
superior 上肋凹, 180, 204
transverse 横突肋凹, 180, 204
Costal groove 肋沟, 204
Costal impressions 肋压迹, 302
Costal pleura 肋胸膜, 331
Costocervical trunk 肋颈干, 57, 163, 165, 194, BP24
Costochondral joints 肋软骨连接, 204, T4.1-T4.3
Costoclavicular ligament 肋锁韧带, 204, 428, 429, 435
impression for 肋锁韧带压迹, 429
Costocoracoid ligament 肋喙韧带, 435
Costocoracoid membrane 胸筋膜, 435
Costodiaphragmatic recess 肋膈隐窝, 219, 238, 337, BP50
Costomediastinal recess 肋纵隔隐窝, 219
Costotransverse joint 肋横突关节, 263
Costotransverse ligament 肋横突韧带, 204, BP33
lateral 肋横突外侧韧带, 204, BP33
superior 肋横突上韧带, 204, BP33
Cough receptors 咳嗽感受器, 230
Cowper's gland Cowper腺(尿道球腺), 371, 384-386, 391
Cranial, as term of relationship 颅, 方位术语, 1
Cranial arachnoid 脑蛛网膜, 136
Cranial base 颅底
foramina and canals of 颅底孔和管
inferior view of 颅底孔管下面观, 33
superior view of 颅底孔管上面观, 34
inferior view of 颅底下面观, 31
nerves of 颅底的神经, 82
superior view of 颅底上面观, 32
vessels of 颅底的血管, 82
Cranial cavity 颅腔, BP2
Cranial dura 硬脑膜, 136
Cranial fossa 颅窝
anterior 颅前窝, 32, 37
middle 颅中窝, 32
floor of 颅中窝底面, BP25
posterior 颅后窝, 32
veins of 颅后窝的静脉, 171
Cranial imaging 颅脑影像, 177, BP31
magnetic resonance angiography 颅脑磁共振血管造影, 176
magnetic resonance venography 颅脑磁共振静脉成像, 176
Cranial nerves 脑神经, 4
motor and sensory distribution of 脑神经运动和感觉分支, 145
nuclei of, in brainstem 脑干脑神经核, 143, 144
Cranial root 脑神经根, 153
Cranial sutures 颅缝, T2.1-T2.4
Craniocervical ligaments 颅颈韧带
external 颅颈外侧韧带, 46
internal 颅颈内侧韧带, 47
Cranium 颅骨, 8
posterior and lateral views 颅骨后外侧观, 38
Cremaster fascia 提睾肌筋膜, 388, 392, T6.4
Cremaster muscle 提睾肌, 278, 281, 388, BP54
in cremasteric fascia 提睾肌筋膜内的提睾肌, 271, 272
lateral head 提睾肌外侧头, 271, 280, BP53
medial head 提睾肌内侧头, 271, 280, BP53
Cremasteric artery 提睾肌动脉, 272, 276, 281, 282, 284, 403
Cremasteric fascia 提睾肌筋膜, 281, BP54
Cremasteric vein 提睾肌静脉, 403
Cremasteric vessels 提睾肌血管, 281
Cribriform fascia 筛筋膜, BP53
within saphenous opening 隐静脉裂孔的筛筋膜, 494
Cribriform hymen 筛状处女膜, BP91
Cribriform plate 筛板, 29, 32, 37, 64
foramina of 筛孔, 34
Cricoarytenoid muscle 环杓肌
lateral 环杓侧肌, 107, 108, T2.10-T2.14
action of 环杓侧肌运动, 109
posterior 环杓后肌, 52, 92, 94, 107, 108, T2.10-T2.14
action of 环杓后肌运动, 109
Cricoesophageal tendon 环状软骨食管腱, 92, 94
Cricoid cartilage 环状软骨, 36, 49, 53, 95-97, 103, 106-108, 217, 220, 225, 255, 256
arch of 环状软骨弓, 106
arytenoid articular surface of 环杓关节面, 106
lamina of 环状软骨板, 93, 94, 106, 107
posterolateral surface of 环状软骨后外侧面, 256
Cricopharyngeus muscle 环咽肌, 97, 104, 105, 108
Cricothyroid artery 环甲动脉, 103
Cricothyroid joint 环甲关节, 106, 109
Cricothyroid ligament 环甲韧带, 103
lateral 环甲外侧韧带, 106
median 环甲正中韧带, 96, 97, 103, 106, 225, T4.1-T4.3
Cricothyroid muscle 环甲肌, 52, 53, 97, 103, 107, 108, 153, T2.10-T2.14
action of 环甲肌的运动, 109
oblique part of 环甲肌斜部, 107
straight part of 环甲肌直部, 107
Crista galli 鸡冠, 29, 32, 37

imaging of 鸡冠成像, 177
Crista terminalis 界嵴, 241, 248
Crossing over 交叉, BP87
Cruciate ligaments 交叉韧带, 517, 519, 525
anterior 前交叉韧带, 518, 519, T8.1, T8.2
posterior 后交叉韧带, 518, 519
Cruciform ligament, longitudinal band of 十字韧带纵束
inferior 十字韧带下纵束, BP18
superior 十字韧带上纵束, BP18
Crura, of respiratory diaphragm 膈脚, 200
Crural artery 脚动脉
anterior 前脚动脉, 123
posterior 后脚动脉, 123
Crural fascia 小腿深筋膜, 492, 494, 533, 534
Crypt 隐窝, 89
Crypts of Lieberkühn Lieberkühn隐窝, BP57
Cubital fossa 肘窝, 422
Cubital nodes 肘淋巴结, 16, 426
Cubital vein, median 肘正中静脉, 424, 426, 444, T7.1, T7.2
Cuboid bones 骰骨, 535, 536, 538, 539, 547-549, 556
articular surface for 骰骨关节面, 537
tuberosity of 骰骨粗隆, 539
Cuboideonavicular ligament 骰舟韧带
dorsal 骰舟背侧韧带, 538
plantar 骰舟足底韧带, 539
Cumulus oöphorus 卵丘, BP90
Cuneate fasciculus 楔束, BP40, BP14
Cuneate nucleus 楔束核, BP14
Cuneate tubercle 楔束结节, 140, 141
Cuneiform bones 楔骨, 535, 536, 547, 548
intermediate 中间楔骨, 547
lateral 外侧楔骨, 547
medial 内侧楔骨, 538, 547, BP111
Cuneiform tubercle 楔状结节, 92, 93, 107
Cuneocuboid ligament, dorsal 楔骰背侧韧带, 538
Cuneonavicular ligaments 楔舟韧带
dorsal 楔舟背侧韧带, 538
plantar 楔舟足底韧带, 539
Cuneus 楔叶, 133
apex of 楔叶尖, 134
Cutaneous nerves 皮神经, 12
antebrachial, medial 前臂内侧皮神经, 439
brachial 臂部皮神经
medial 臂内侧皮神经, 278, 439
superior lateral 臂外侧上皮神经, 198
dorsal 背部皮神经
intermediate 背部中间皮神经, 554, BP109
lateral 背部外侧皮神经, 541, 542, 552-554, BP109
medial 背部内侧皮神经, 554, BP109
femoral 股部皮神经
anterior 股前皮神经, 550
lateral 股外侧皮神经, 282, 287, 330, 411, 492-494, 505-507, 509, 510, 515, 550, 551, T8.1-T8.4
posterior 股后皮神经, 186, 415, 493, 506, 508, 511, 512, 515, 552, T8.3, T8.4
gluteal 臀部皮神经
inferior 臀下皮神经, 493, 511, 512
medial 臀内侧皮神经, 493, 511
superior 臀上皮神经, 493, 511
of head 头部皮神经, 23
lateral brachial, inferior 臂外侧下皮神经, T7.3, T7.4
of neck 颈部皮神经, 23
perforating 皮神经穿支, 413, 415, 493, 506, 508, 512, T8.3, T8.4
sensory branches of 皮神经感觉支, 12
sural 腓肠神经
lateral 腓肠外侧皮神经, 492, 493, 511, 528, 529, 552-554, T8.3, T8.4
medial 腓肠内侧皮神经, 493, 511, 528, 529, 552, 553, T8.3, T8.4, BP106
Cuticle 角质层, 12, BP112
Cystic arteries 胆囊动脉, 305, 308, 310, T5.1-T5.3, BP83
variations in 胆囊动脉变异, BP64
Cystic duct 胆囊管, 302, 305, 306, 308, 310, BP79
variations in 胆囊管变异, BP63
Cystic vein 胆囊静脉, BP66
Cystohepatic trigone (of Calot) 胆囊三角, 305, 310, BP75
Cystourethrograms 膀胱尿道造影, BP85

## D

Dartos fascia 阴囊肉膜
of penis 阴茎部阴囊肉膜, 381-383, 388
of scrotum 阴囊部阴囊肉膜, 270-272, 381, 388, 392, 397, 407, BP84
Deciduous teeth 乳牙, 40
Deep artery 深动脉
of clitoris 阴蒂深动脉, 406
of penis 阴茎深动脉, 382, 384, 407
Deep cervical artery 颈深动脉, 191
Deep cervical lymph nodes, inferior 颈深淋巴结,下组, 228, 260
Deep cervical vein 颈深静脉, BP39
Deep (Buck`s) fascia 深筋膜 (Buck筋膜), 383
intercavernous septum of Buck筋膜海绵间隔, 386
of penis 阴茎深筋膜, 270-272, 343, 381-384, 388, 397, 398, 407, BP84, BP93
of thigh 大腿深筋膜, 381, 382
Deep venous palmar arch 掌深静脉弓, 444
Deeper membranous layer 深层筋膜层, 378
Deferential plexus 输精管丛, 411
Deltoid muscle 三角肌, 49, 54, 178, 195, 198, 202, 238, 263-265, 422, 428, 431-433, 435, 436, 438, 440-442, 445, 483, 488, 490, T7.5-T7.8
Deltoid region 三角肌区, 422
Deltoid tuberosity 三角肌粗隆, 427
Deltopectoral groove 三角胸肌间沟, 422
Deltopectoral triangle 三角肌胸大肌三角, 432
Dendrite 树突, BP3
Denonvilliers' fascia 直肠前列腺筋膜, 385, 393, 398
Dens 齿突, 47, BP39
abnormalities of 齿突异常, BP18
apical ligament of 齿突尖韧带, 47, 95, 96, BP18
of atlas 寰椎齿突, 43
of axis 枢椎齿突, 26, 28, 43, 45

posterior articular facet of 齿突后关节面, 47
Dens axis 枢椎齿突, 9, BP34, BP35
Dental plexus, inferior 下牙丛, 149
Dental pulp 牙髓, 41
Dentate gyrus 齿状回, 133, 135, 138, 139, 146
Dentate line 齿状线, 395
Dentate nucleus 齿状核, 141
Denticulate ligament 齿状韧带, 189, 190
Dentin 牙本质, 41
Depressor anguli oris muscle 降口角肌, 48, 72, 150, T2.10-T2.14, BP19, BP20
Depressor labii inferioris muscle 降下唇肌, 48, 72, 150, T2.10-T2.14, BP19, BP20
Depressor septi nasi muscle 降鼻中隔肌, 48, 60, 150, T2.10-T2.14, BP19
Dermatomes 皮神经, 188
levels of 皮神经平面, 188
of lower limb 下肢皮神经, 5
of upper limb 上肢皮神经, 5
Dermis 真皮, 12
Descemet's membrane 后界板, 117
Descending aorta, *See also* Thoracic aorta 降主动脉, 参见胸主动脉, 14, 17
Descending colon 降结肠, 6, 7, 290, 337
Descending fibers 下行纤维, 340, 419
Desmosome 桥粒, BP13
Detrusor muscle, of bladder wall 膀胱逼尿肌, BP86
Diaphragm 膈, 17, 211, 219, 220, 229, 231, 234, 238, 251-255, 257-259, 274, 276, 283, 285, 291, 292, 294, 302, 307, 328, 330, 331, 337, 344, 347, 412, 507, T4.1-T4.4, BP2, BP36, BP43, BP50, BP51, BP58
abdominal surface of 膈肌腹面, 216
area for 膈区, 331
central tendon of 膈中心腱, 216, 283
costal part of 膈肋部, 211, 216
crura of 膈脚, 200
left 左膈脚, 216, 253, 254
right 右膈脚, 216, 253, 254, BP50
crus of 膈脚, BP38
dome of 膈顶
left 左膈顶, 217, 218
right 右膈顶, 217, 218
esophageal hiatus of 膈肌食管裂孔, 287
left crus of 左膈脚, 283, 289, 337
lumbar part of 膈腰部, 216
right crus of 右膈脚, 283, 289, 337
as site of referred visceral pain 膈的内脏牵涉痛部位, BP5
sternal part of 膈胸骨部, 211, 216
thoracic surface of 膈肌胸腔面, 215
Diaphragmatic constriction 膈肌收缩, 255
Diaphragmatic fascia 膈筋膜, 257, 337
Diaphragmatic grooves 膈沟, BP59
Diaphragmatic nodes 膈淋巴结
inferior 膈下淋巴结, 286
lymph vessels to 膈下淋巴结的淋巴管, 207
superior 膈上淋巴结, 207
Diaphragmatic recess, right 右膈隐窝, 234
Digastric fossa 二腹肌窝, 39
Digastric muscle 二腹肌, T2.10-T2.14
anterior belly of 二腹肌前腹, 53, 54, 58, 69, 70, 77, 87, 97, BP23
intermediate tendon of 二腹肌中间腱, 88
phantom 二腹肌投影, 58
posterior belly of 二腹肌后腹, 49, 53, 54, 58, 70, 74, 77, 86, 88, 92, 97, 102, 150
trochlea for intermediate tendon of 二腹肌中间腱滑车, 53, 87
Digastric tendon, intermediate 二腹肌中间腱, 86
fibrous loop for 二腹肌中间腱纤维环, 49, 88
Digestive system 消化系统, 18, T5.1-T5.3
Digestive tract 消化道, 21
Digital arteries 指(趾)动脉
dorsal 指(趾)背动脉, 479, 481, 522, 532, 541, 542, 547, BP105, BP109
palmar 指掌侧动脉, 469, BP97
common 指掌侧总动脉, 470, 473, 476, BP97
proper 指掌侧固有动脉, 470, 476, 479, 481, BP97
plantar, branches of, proper 趾足底固有动脉, 532, 541, 542
Digital fibrous sheaths 指纤维鞘, 468
Digital nerve 指(趾)神经
dorsal 指(趾)背神经, 425, 478, 492
of foot 足趾背神经, 554
palmar 指掌侧神经, 425, 469, 470
common 指掌侧总神经, 476, 486, 487
proper 指掌侧固有神经, 470, 476, 478, 479, 481, 486, 487
proper plantar, branches of 趾足底固有神经, 532, 541, 542
Digital vein 指静脉
dorsal 指背静脉, 425, 492
palmar 指掌侧静脉, 15, 425
dorsal 指掌侧背静脉, 478
Digits 指
extensors of 指伸肌, 451
flexors of 指屈肌, 453
Dilator pupillae muscle 瞳孔开大肌, 117, 148, 159, T2.1-T2.4, T2.10-T2.14
Diploë 板障, 30
Diploic vein 板障静脉, 127, 129
anterior temporal 颞前板障静脉, 127
frontal 额板障静脉, 127
occipital 枕板障静脉, 127
posterior temporal 颞后板障静脉, 127
Direct vein, lateral 外侧直静脉, 172, 173
Distal, as term of relationship 远侧, 方位术语, 1
Distal convoluted tubule 远曲小管, BP71, BP72
Distal interphalangeal (DIP) joint 远端指间关节, 422, 467, 468, BP98, BP99
Dorsal arteries 背动脉
of clitoris 阴蒂背动脉, 406
of penis 阴茎背动脉, 382, 384, 403
deep 阴茎背深动脉, BP93
Dorsal nasal artery 鼻背动脉, 60
Dorsal nerves 背神经
of clitoris 阴蒂背神经, 415
of penis 阴茎背神经, 382, 384, 407, 411-413, 418

Dorsal veins 背静脉
deep 背深静脉
of clitoris 阴蒂背深静脉, 358-360, 364, 366, 369, 380
of penis 阴茎背深静脉, 361, 362, 384, 403, 405, 407, BP93
superficial, of penis 阴茎背浅静脉, 382, 405, BP93
Dorsal venous arch 背静脉弓, 15
Dorsal venous network 背静脉网, 425, 444
Dorsalis pedis artery 足背动脉, 14, 532, 541, 542, 547, BP105, BP111
pulse point 足背动脉搏动点, 14
Dorsiflexion, of lower limbs movements 背屈, 下肢运动, 11
Dorsum 背, 463
of foot 足背, 541, 542
Duct of gland 腺体导管, 89
Duct systems, of liver 肝管道系统, 303
Ductus arteriosus 动脉导管, 247
Ductus (vas) deferens 输精管, 20, 274, 280, 282, 284, 335, 371, 385, 387, 388, 390, 392, 393, 405, 411, 412, 418, 494, T6.1-T6.3, BP54, BP93, BP104
ampulla of 输精管壶腹, 385
arteries of 输精管动脉, 388, 400, 403, 405, BP93
covered by peritoneum 输精管被腹膜覆盖, 281
in peritoneal fold 腹膜皱襞内输精管, 367
vestige of 输精管（中肾管）残余, 390
Ductus reuniens 连合管, 125
Ductus venosus 静脉导管, 247
Duodenal bulb 十二指肠球部, 295, 297
Duodenal flexure 十二指肠曲
inferior 十二指肠下曲, 297
superior 十二指肠上曲, 297
Duodenal fossa 十二指肠隐窝
inferior 十二指肠下隐窝, 289
superior 十二指肠上隐窝, 289
Duodenal impression 十二指肠压迹, 302
Duodenal papilla 十二指肠乳头
major 十二指肠大乳头, 297, 305, T5.1-T5.3, BP62
minor 十二指肠小乳头, 297, 305, BP62
Duodenal wall, layers of 十二指肠壁层次, BP56
Duodenojejunal flexure 十二指肠空肠曲, 289, 296, 297, 306, 337, 342
Duodenojejunal fold 十二指肠空肠襞, 289
Duodenojejunal junction 十二指肠空肠交界处, 200
Duodenomesocolic fold 十二指肠结肠系膜襞, 289, 296
Duodenum 十二指肠, 153, 289, 292-294, 296, 302, 303, 306, 330, 335, 337, 342, 345, 346, T5.1-T5.3, BP57
arteries of 十二指肠动脉, 310
ascending part of 十二指肠升部, 289, 296, 297
autonomic innervation of 十二指肠自主神经支配, 320, 321, 325
circular muscular layer of 十二指肠环形肌层, 295, 305
descending part of 十二指肠降部, 200, 289, 291, 296, 297, 305
horizontal part of 十二指肠水平部, 289, 296, 297
inferior part of 十二指肠下部, 296
longitudinal muscle of 十二指肠纵行肌, 305, BP56
longitudinal muscular layer of 十二指肠纵行肌层, 295
as site of referred visceral pain 十二指肠的内脏牵涉痛部位, BP5
in situ 在体十二指肠, 296
superior part of 十二指肠上部, 295, 296, 305, 348
suspensory muscle of 十二指肠悬肌, 289
veins of 十二指肠静脉, 315
Dura mater 硬膜, 63, 122, 125, 127, 128, 136, 146, 190, 192, 194, BP35, BP39
meningeal layer of 硬脑膜脑膜层, 127, 129
periosteal layer of 硬脑膜骨膜层, 127, 129
radiology of 硬膜的成像, 182
spinal 硬脊膜, 200
Dura-skull interface 颅骨-硬脑膜界面, 127, 129
Dural sac, termination of 硬膜囊末端, 182, 186, 187
Dural venous sinuses 硬脑膜静脉窦, T2.1-T2.4
sagittal section of 硬脑膜静脉窦矢状面, 130
superior view of 硬脑膜静脉窦上面观, 131

## E

Ear 耳, 3
ampulla of 壶腹, 124, 125
bony and membranous labyrinths of 骨迷路与膜迷路, 124, 125
course of sound in cochlea and 耳蜗和外耳道的声音传导, 121
external 外耳, 122
pediatric, anatomy of 小儿耳解剖, BP29
vestibule of 耳前庭, 124, 125
Effectors 效应器, 4
Efferent ductules 输出小管, 392
Efferent glomerular arteriole 出球小动脉, BP71, BP73
Ejaculatory ducts 射精管, 385, 386, BP92
opening of 射精管开口, 390
in prostatic urethra 尿道前列腺部射精管, 420
Elastic fibers 弹性纤维, 12, BP11
Elastic laminae 弹性层, BP13
Elastic membrane, of arterial wall 动脉壁弹性膜
external 动脉壁外弹性膜, BP13
internal 动脉壁内弹性膜, BP13
Elbow 肘, 2, 3, BP15
anterior region of 肘前区, 422
bones of 肘部骨, 446
ligaments of 肘部韧带, 448
posterior region of 肘后区, 422
radiographs of 肘部成像, 447
Elliptical recess 椭圆囊隐窝, 124
Emissary vein 导静脉, 34, 127, 129, T2.1-T2.4
condylar 髁导静脉, 194
mastoid 乳突导静脉, 24, 127, 194
in mastoid foramen 乳突孔内导静脉, 33
occipital 枕导静脉, 127
parietal 顶导静脉, 24, 127
Enamel 牙釉质, 41
Endocrine glands 内分泌腺, BP95
Endocrine system 内分泌系统, 21, T5.1-T5.3
Endolymphatic duct 内淋巴管, 34, 124
Endolymphatic sac 内淋巴囊, 125
Endometrium 内膜, 374
of uterus 子宫内膜, 399
Endoneurium 神经内膜, BP4

Endopelvic fascia 盆内筋膜, 366
deep perineal space with 会阴深隙, BP84
paravesical 膀胱旁筋膜, 371
Endosteum 骨内膜, BP9
Endothelial cell 内皮细胞, BP11, BP45
Endothelial cell junctions 内皮细胞连接, BP45
Endothelium 内皮, BP71
of arterial wall 动脉壁内皮, BP13
Enteric plexuses 肠神经丛, 326
Eosinophils 嗜酸性粒细胞, BP11, BP12
Epicondyles 上髁
of femur 股骨上髁
lateral 股骨外上髁, 500, 503, 517
medial 股骨内上髁, 500, 511, 516, 517
of knee, medial 膝内上髁, BP107
lateral 外上髁, 427
medial 内上髁, 427
Epicranial aponeurosis 帽状腱膜, 24, 48, 129, 199, BP19
Epicranius muscle, frontal belly (frontalis) of 颅顶肌额腹, BP19, BP20
Epidermis 表皮, 12, BP1
Epididymal duct 附睾管, 392
Epididymis 附睾, 20, 387, 388, 391, 392, 418
appendix of 附睾附件, 388, 390
body 附睾体, 392
head 附睾头, 392
sinus of 附睾窦, 388
tail 附睾尾, 392
Epidural fat 硬膜外脂肪, BP39
radiology of 硬膜外脂肪成像, 182
Epidural space, fat in 硬膜外隙中的脂肪, 190
Epigastric artery 腹壁动脉
inferior 腹壁下动脉, 272, 276, 281, 284, 336, 363, 366, 367, 373, 375, 400, 402, 522, BP54, BP103
cremasteric branches of 腹壁下动脉提睾肌支, 274
pubic branches of 腹壁下动脉耻骨支, 272, 274, 280, 284, 367
pubic tributary of 腹壁下动脉耻骨支, 280
superficial 腹壁浅动脉, 270, 272, 276, 284, 522, BP103
superior 腹壁上动脉, 209-212, 231, 272, 276, BP83
Epigastric node, inferior 腹壁下淋巴结, 286
Epigastric region 腹上区, 267, 269
Epigastric veins 腹壁静脉
inferior 腹壁下静脉, 277, 281, 285, 363, 367, 373, 375, 402, 403, 405, BP93
superficial 腹壁浅静脉, 277, 285, 492, 523
superior 腹壁上静脉, 210, 211, 213, 277
Epigastric vessels 腹壁血管
inferior 腹壁下血管, 272, 274, 280, 282
superficial 腹壁浅血管, 270, 272
superior 腹壁上血管, 272
Epiglottic cartilage 会厌软骨, 36, 106
Epiglottis 会厌, 17, 36, 89, 90, 92-95, 105-108, 162, 255, T2.1-T2.4
Epimysium 肌外膜, BP10
Epineurium 神经外膜
inner 神经外膜内层, BP4
outer 神经外膜外层, BP4
Epiphysial line 骺线, 514
Epiphysial union 骨骺联合, BP95
Epiphysis 骨骺, 481
nutrient branch to 骨骺营养支, 481
Episcleral artery 巩膜外动脉, 119
Episcleral space 巩膜外隙, 116, BP27
Episcleral vein 巩膜外静脉, 119, 120
segment of 巩膜外静脉节段, 120
Epithelial tag 上皮系带, 389
Epitympanic recess 鼓室上隐窝, 121, 122, BP28, BP29
Eponychium 甲上皮, 481, BP112
Epoophoron 卵巢冠
cranial mesonephric tubules 颅侧中肾小管, 390
Gartner's duct, longitudinal 卵巢冠纵管, 390
Erector spinae muscle 竖脊肌, 178, 195, 197, 200-201, 212, 263, 279, 331, 351, T3.2-T3.4, BP80
Esophageal hiatus 食管裂孔, 216, 253, T5.1-T5.3
Esophageal impression 食管压迹, 302
Esophageal mucosa 食管黏膜, 94, 257
Esophageal muscle 食管肌, 95
circular 食管环形肌, 96, 257
longitudinal 食管纵行肌, 96, 104, 257
Esophageal plexus 食管丛, 153, 220, 229, 237, 251, 252, 254, 261, 325, BP6, BP7
Esophageal submucosa 食管黏膜下层, 94
Esophageal veins 食管静脉, 259, 318, T5.1-T5.3, BP66
Esophagogastric Junction, *see* Gastroesophageal junction 食管胃交界部, 见胃食管结合部, 257, 347
cross-sectional anatomy 食管胃交界部横切面, 347
Esophagus 食管, 17, 18, 51, 52, 91, 93, 95, 97, 105, 107, 153, 215, 220, 222, 236-238, 251-253, 255, 259, 261-266, 283, 285, 286, 289, 293, 323, 330, 332, 343, BP36, BP50
abdominal part of 食管腹部, 254, 255, 258, 294
arteries of 食管的动脉, 258
variations in 食管动脉变异, BP49
autonomic innervation of 食管自主神经支配, 325
cervical part of 食管的颈部, 254, 255, 258
circular muscular layer of 食管环形肌层, 92, 94, 104
constrictions and relations of 食管的狭窄和位置关系, 255
impression of 食管压迹, 221, 236
longitudinal muscle of 食管纵行肌, 295
longitudinal muscular layer of 食管纵行肌层, 92, 94, 225
lung groove for 肺的食管沟
left 左肺食管沟, 221
right 右肺食管沟, 221
lymph vessels and nodes of 食管的淋巴管和淋巴结, 260
musculature of 食管肌, 256
nerves of 食管的神经, 261
variations in, intrinsic and 食管的神经变异, 食管的壁内神经, BP48
recurrent branch of 食管返支, 216
in situ 食管 (原位), 254
thoracic part of 食管的胸部, 254, 255, 258
veins of 食管的静脉, 259
ventral surface of, bare area on 食管腹侧面, 食管裸区, 256

Estrogen 雌激素, BP88
Ethmoid artery 筛动脉
anterior 筛前动脉, T2.1-T2.4
anterior lateral nasal branch of 筛动脉鼻前外侧支, BP21
anterior septal branch of 筛动脉鼻中隔前支, BP21
external nasal branch of 筛动脉鼻外支, BP21
Ethmoid bone 筛骨, 25, 27, 29, 32, 37, 62, 63
anterior ethmoidal foramen of 筛前孔, 35
cribriform plate of 筛板, 29, 32, 61-63, 146
crista galli of 鸡冠, 29, 32, 63
nasal concha of 筛骨鼻甲
highest 最上鼻甲, 62
middle 中鼻甲, 25, 29, 62
superior 上鼻甲, 29, 62
of newborn 新生儿筛骨, 35
orbital plate of 筛骨框板, 25, 27, 35
perpendicular plate of 筛骨垂直板, 25, 29, 63
uncinate process of 筛骨钩突, 62, 67, 68
Ethmoid sinus, imaging of 筛窦成像, 177
Ethmoidal air cells 筛窦, 69, BP23, BP27
anterior 筛窦前群, 114
middle, opening of 中筛窦开口, 61, 62
posterior, openings of 后筛窦开口, 62
Ethmoidal artery 筛动脉
anterior 筛前动脉, 34, 65, 115
lateral nasal branch of 筛前动脉鼻外侧支, 65, 128
posterior 筛后动脉, 34, 65, 115, 128
Ethmoidal bulla 筛泡, 61, 62
Ethmoidal cells 筛小房, 26, 37, 67
Ethmoidal foramen 筛孔
anterior 筛前孔, 34
posterior 筛后孔, 34
Ethmoidal nerve 筛神经
anterior 筛前神经, 34, 66, 79, 113, 114, 148, 149
medial internal nasal branch of 鼻内支的内侧支, 64, 114
posterior 筛后神经, 34, 79, 113, 114, 148, 149
Ethmoidal vein 筛静脉
anterior 筛前静脉, 34, 65
posterior 筛后静脉, 34, 65
Eversion, of lower limbs movements 足外翻, 下肢运动, 11
Extension 伸
of lower limbs movements 下肢运动, 11
of upper limbs movements 上肢运动, 11
Extensor carpi radialis brevis muscle 桡侧腕短伸肌, 422, 441, 451, 454, 455, 459-461, 488, 489, T7.5-T7.8
Extensor carpi radialis brevis tendon 桡侧腕短伸肌腱, 454, 455, 461, 477, 479, 480
Extensor carpi radialis longus muscle 桡侧腕长伸肌, 422, 428, 441, 445, 451, 454, 455, 459-461, 488, 489, T7.5-T7.8
Extensor carpi radialis longus tendon 桡侧腕长伸肌腱, 454,455, 461, 477, 479, 480
Extensor carpi ulnaris muscle 尺侧腕伸肌, 422, 441, 451, 454, 459-461, 488, 489, T7.5-T7.8
Extensor carpi ulnaris tendon 尺侧腕伸肌腱, 454, 455, 461,479, 480
Extensor digiti minimi muscle 小指伸肌, 451, 454, 459-461, 489, T7.5-T7.8
Extensor digiti minimi tendon 小指伸肌腱, 451, 454, 455, 461, 479, 480
Extensor digitorum brevis muscle 趾短伸肌, 530, 532, 540-542, 549, 554, T8.5-T8.8, BP111
Extensor digitorum brevis tendon 趾短伸肌腱, 531, 532, 542, 547, 549, BP111
Extensor digitorum longus muscle 趾长伸肌, 501, 517, 526, 531, 532, 534, 540-542, 554, T8.5-T8.8, BP106, BP110
Extensor digitorum longus tendon 趾长伸肌腱, 491, 530-532, 541, 542, 547, 549, BP110, BP111
Extensor digitorum muscle 指伸肌, 441, 451, 454, 459-461, 488, 489, T7.5-T7.8
Extensor digitorum tendon 指伸肌腱, 422, 451, 454, 455, 461, 479, 480, BP101, BP102
Extensor expansion 指背腱膜, 474, 480, BP101, BP102
Extensor hallucis brevis muscle 踇短伸肌, 531, 532, 541, 542, 554, T8.5-T8.8, BP111
Extensor hallucis brevis tendon 踇短伸肌腱, 532, 542, 547, 549, BP111
Extensor hallucis longus muscle 踇长伸肌, 526, 530-532, 534, 542, 554, T8.5-T8.8, BP106, BP110
Extensor hallucis longus tendon 踇长伸肌腱, 491, 530-532, 541, 542, 547, 549, BP110, BP111
tendinous sheath of 踇长伸肌腱鞘, 540, 541
Extensor indicis muscle 示指伸肌, 451, 455, 460, 461, 489, T7.5-T7.8
Extensor indicis tendon 示指伸肌腱, 422, 451, 454, 461, 479, 480, BP101, BP102
Extensor pollicis brevis muscle 拇短伸肌, 451, 454, 455, 460, 489, T7.5-T7.8
Extensor pollicis brevis tendon 拇短伸肌腱, 454, 458, 461, 477, 479, 480
Extensor pollicis longus muscle 拇长伸肌, 451, 455, 460, 461, 489, T7.5-T7.8
Extensor pollicis longus tendon 拇长伸肌腱, 422, 454, 461, 473, 477, 479, 480
Extensor retinaculum 伸肌支持带, 425, 454, 455, 479, 480
inferior 伸肌下支持带, 531, 540, 541, 554
superior 伸肌上支持带, 531, 540, 541, BP110
of wrist 腕伸肌支持带, 477, 478, BP99
Extensor tendon 伸肌腱, 473, 474
common 伸肌总腱, 428, 451, 454, 455, 459
long 长伸肌腱, 474
External abdominal oblique muscle 腹外斜肌, 501
External acoustic meatus 外耳道, T2.1-T2.4
External capsule 外囊, 137
imaging of 外囊成像, 177
External carotid artery 颈外动脉, 53
External carotid nerve 颈外动脉神经, 6
External carotid plexus 颈外动脉神经丛, 6
External genitalia 外生殖器, 6, 7, 377, 381, 382
nerves of 外生殖器神经
male 男性外生殖器, 411
External nasal vein 鼻外静脉, 65

External occipital protuberance 枕外隆凸, 27-29, 31, 38, 178
External os 外口, 374
of uterus 子宫外口, 376
External urethral orifice 尿道外口, 267, 352
External vertebral venous plexus, anterior 椎外静脉丛, 前部, BP39
Extrahepatic bile ducts 肝外胆管, 305
Extraocular muscles 眼外肌, T2.1-T2.4
Extraperitoneal adipose tissue 腹膜外脂肪组织, 200
Extraperitoneal fascia 腹膜外筋膜, 272, 273, 281, 282, 414, T6.1-T6.3, BP54
Extraperitoneal space 腹膜外隙, 394
Extreme capsule 最外囊, 137
Extrinsic muscle, of eye 眼外肌, 112
innervation of 眼外肌的神经支配, 112
Eye 眼, 2, 6, 7
anterior chamber of 眼前房, 110, 116, 118, 119
extrinsic muscles of 眼外肌, 112, 119
innervation of 眼外肌的神经支配, 112
intrinsic arteries and veins of 眼内的动脉和静脉, 119
posterior chamber of 眼后房, 110, 116, 118, 119
vascular supply of 眼的血供, 120
Eyeball 眼球, 69, BP23
anterior segment of 眼球前段, T2.1-T2.4
fasciae of 眼球的筋膜, BP27
imaging of 眼球成像, 177
posterior chamber of 眼球后房, 117
transverse section of 眼球横切面, 116
Eyelashes 睫毛, 110
Eyelids 眼睑, 110, BP15
arteries and veins of 眼睑的动脉和静脉, 115
tarsus of 睑板, BP27

## F

Face 面部, 2
arterial supply sources of 面部的动脉血供, 24
arteries of 面部动脉, 60
muscle of 面肌, 60
musculature of 面部肌肉, BP20
nerves of 面部神经, 60
superficial arteries and veins of 面部浅表动脉和静脉, 24
Facial artery 面动脉, 24, 58, 70, 74, 76, 86, 87, 91, 99, 100, 104, 115, 158, 160, 163, 165, T2.1-T2.4, BP22
alar branches of lateral nasal branch of 鼻外侧支的鼻翼支, 65
lateral nasal branch of 鼻外侧支, 60, BP21
pulse point 搏动点, 14
right 右面动脉, 75
tonsillar branch of 面动脉扁桃体支, 90, 99
transverse 面横动脉, 24, 58, 70, 76, 99, 115
Facial canal 面神经管, 151
prominence of 面神经管凸, 122, BP28
Facial colliculus 面神经丘, 141
Facial expression 面部表情, 10
muscles of 面部表情肌, 48, T2.1-T2.4
anterior view of 面部表情肌前面观, BP19
Facial hair 面部毛发, BP95
Facial muscles 面肌, 150
Facial nerve (CN Ⅶ) 面神经, 7, 34, 58, 74, 75, 77, 78, 80, 82, 84, 86, 91, 98, 121, 123, 126, 131, 140, 144, 149, 150, 158, 161, 162, T2.1-T2.8, BP7, BP22, BP26, BP28, BP29,
branches of 面神经分支, 70, 71
buccal 颊支, 71, BP20
cervical 颈支, 71, BP20
digastric 二腹肌支, 71
marginal mandibular 下颌缘支, 71, BP20
stylohyoid 茎突支, 71
temporal 颞支, 71, BP20
zygomatic 颧支, 71, BP20
communication to 面神经交通, 152
distribution of 面神经分布, 145
geniculate ganglion of 膝状神经节, 143, 158, BP28
imaging of 面神经成像, BP32
internal genu of 面神经内膝, 144
motor nucleus of 面神经运动核, 150
motor root of 面神经运动根, 151
nucleus of 面神经核, 143
proper 面神经本干, 71
schema of 面神经示意图, 150
stylomastoid foramen and 面神经与茎乳孔, 33
Facial nervus intermedius 面神经中间神经, 160
chorda tympani of 面神经鼓索支, 33
Facial nodes 面淋巴结, 101
Facial nucleus 面神经核, 143, 144
Facial vein 面静脉, 24, 56, 65, 70, 86, 88, 100, 115, BP22
common 面总静脉, 24, 56, 88, 100
deep 面深静脉, 24, 100, 115
transverse 面横静脉, 24
Falciform ligament 镰状韧带, 273, 274, 288, 293, 294, 302, 318, 346
Fallopian tube 输卵管, 364, 372, 374, 402, 414, 417
False ribs 假肋, 203
Falx cerebri 大脑镰, 17, 63, 69, 129-131, 171, BP23
Fascia 筋膜
Buck's, of penis 阴茎深筋膜, 368
of hand 手筋膜, 473
of orbit and eyeball 眼眶和眼球的筋膜, BP27
Fascia lata 阔筋膜, 270, 271, 409, 492, 494, 509, 515
Scarpa's layer of Scarpa 层, 270
of thigh 大腿阔筋膜, 372, 378, 381, 382
Fascial sheath, lumbrical 蚓状肌筋膜鞘, 470
Fascicle 神经束, BP4
Fasciculi proprii 固有束, BP40
Fasciculus 纤维束
cuneate 楔束, 141
gracile 薄束, 141
interfascicular 束间束, BP40
lateral 外侧束, 141
longitudinal 纵束
dorsal 背侧纵束, 174
medial 内侧纵束, BP40, 141, 142
mammillothalamic 乳头丘脑束, 133
septomarginal 隔缘束, BP40

Fat body, suprapatellar　髌上脂肪垫, 521
Fat pads　脂肪垫, 448
Fatty (Camper's) fascia　脂肪层筋膜 (Camper筋膜), 84, 368
Fauces　咽门, 90
Female, anterior view of　女性前面观, 2
Femoral artery　股动脉, 14, 276, 281, 282, 284, 381, 403, 420, 421, 494, 503, 509, 510, 514, 515, 522, T8.1, T8.2, BP94, BP103, BP105
　deep　股深动脉, 14, 421, 509, 510, 514, 515, 522, BP103
　lateral circumflex　旋股外侧动脉, 509, 510, 514, 522, BP103
　medial circumflex　旋股内侧动脉, 510, 511, 514, 522, BP103
　muscular branches of　股动脉肌支, 522, BP103
　perforating　股动脉穿支, 510, BP103
　　first　第1支, 511
　　second　第2支, 511
　　third　第3支, 511
　　fourth　第4支, 511
　perforating branches　股动脉穿支, 522
　pulse point　搏动点, 14
Femoral canal　股管, 494
　lymph nodes (Cloquet's)　股管内淋巴结, 282
Femoral cutaneous nerve　股皮神经
　lateral　股外侧皮神经, 278, 411
　posterior　股后皮神经, 186
　　perineal branch of　股后皮神经会阴支, 415
　　posterior　股后皮神经后支, 413
Femoral intermuscular septum　股骨肌间隔
　lateral　股外侧肌间隔, 515
　medial　股内侧肌间隔, 515
　posterior　股后肌间隔, 515
Femoral nerve　股神经, 186, 274, 280, 282, 287, 409, 411, 420, 421, 494, 505-507, 509, 510, 550, 551, T8.1-T8.4, BP81, BP94, BP104
　anterior cutaneous branches of　股神经前皮支, 492
　anterior femoral cutaneous branches of　股神经股前皮支, 411
　branches of　股神经分支, 515
　muscular branch of　股神经肌支, 509, 515
Femoral region　股区, BP53
Femoral ring　股环, 280, 282, 363, 366, 367, 494, T5.1-T5.3
Femoral sheath　股鞘, 272, 274, 282, 494, 509
　femoral vein in　股鞘内股静脉, 271, 282
Femoral vein　股静脉, 15, 277, 281, 282, 285, 381, 403, 404, 420, 492, 494, 503, 509, 510, 515, 523, T8.1, T8.2, BP53, BP94
　deep　股深静脉, 15, 515
　in femoral sheath　股鞘内股深静脉, 271, 282
　greater　股部大静脉, 421
　lateral circumflex　旋股外侧静脉, 523
　medial circumflex　旋股内侧静脉, 523
Femur　股骨, 8, 9, 500, 515, 517, 520, 521, 555, BP108
　adductor tubercle of　收肌结节, 500
　body of, 500　股骨体, T8.1, T8.2
　　radiology of　股骨体成像, 354
　condyle of　股骨髁
　　lateral　股骨外侧髁, 500, 517-520
　　medial　股骨内侧髁, 500, 518-520
　epicondyles of　股骨上髁
　　lateral　股骨外上髁, 500, 503, 517
　　medial　股骨内上髁, 500, 511, 516, 517
　gluteal tuberosity of　臀肌粗隆, 500
　head of　股骨头, 9, 420, 496, 497, 500, 555, BP94, BP104
　　arteries of　股骨头动脉, 514
　　fovea for ligament of　韧带附着处的股骨头凹, 500
　　ligament of　股骨头韧带, 496, 514, BP104
　　radiograph of　股骨头X线成像, 354
　intercondylar fossa of　股骨髁间窝, 500
　intertrochanteric crest of　股骨转子间嵴, 500
　intertrochanteric line of　股骨转子间线, 500
　lateral supracondylar line of　股骨外上髁线, 500
　linea aspera of　股骨粗线, 500
　medial condyle of　股骨内侧髁, 500
　medial epicondyle of　股骨内上髁, 500
　medial supracondylar line of　股骨内侧髁上线, 500
　neck of　股骨颈, 420, 421, 496, 497, 500, 555, T8.1, T8.2, BP94
　　arteries of　股骨颈动脉, 514
　nutrient artery of　股骨滋养动脉, 514
　nutrient foramen of　股骨滋养孔, 500
　pectineal line of　耻骨肌线, 500
　popliteal surface of　股骨腘面, 500, 521
　quadrate tubercle of　股骨方形结节, 500
　radiograph of　股骨X线成像, 354
　retinacular foramina of　股骨支持带孔, 500
　trochanter of　股骨转子
　　greater　股骨大转子, 178, 353, 421, 491, 496, 497, 500, 503-505, 511, 512, 555, BP104
　　lesser　股骨小转子, 353, 496, 497, 500, 555
　　radiograph of　股骨转子X线成像, 354
　trochanteric fossa of　转子间窝, 500
Fibrin　纤维蛋白, 365
Fibroblast　成纤维细胞, BP11
　in arterial wall　动脉壁成纤维细胞, BP13
　nuclei　成纤维细胞核, BP11
Fibrocartilage　纤维软骨, 9
Fibroelastic membranes, of esophagus　食管弹性纤维膜, 256
Fibrofatty tissue　纤维脂肪组织, 394
Fibromuscular extension　纤维肌性伸展, BP86
Fibromuscular stroma　纤维肌性间质, 385
Fibromuscular tissue, of prostate　前列腺纤维肌性组织, BP92
Fibrous appendix, of liver　肝纤维附件, 302
Fibrous capsule　纤维囊, 307
Fibrous pericardium　纤维心包, 236
Fibrous ring　纤维环
　left　左纤维环, 243
　right　右纤维环, 243
Fibrous septum　纤维隔, 396
　transverse　纤维横隔, 395
　　of ischioanal fossa　坐骨肛门窝纤维横隔, 394, 396, 397
Fibrous sheath　纤维鞘, 12, 545
　cruciform part of　纤维鞘交叉部, 470
Fibrous trabecula　纤维小梁, 174
Fibrous trigone　纤维三角
　left　左纤维三角, 243

right 右纤维三角, 243
Fibula 腓骨, 8, 520, 524, 525, 530, 531, 534, 537, 538, 541, 542, 556, T8.1, T8.2, BP108, BP110
anterior border of 腓骨前缘, 524, 525
apex of 腓骨头尖, 524
condyle of 腓骨髁
lateral 腓骨外侧髁, 525
medial 腓骨内侧髁, 525
fibular notch of 腓切迹, 524
head of 腓骨头, 501-503, 517, 519, 521, 524, 525, 529-532, 554
ligament of 腓骨头韧带, 525
posterior ligament of 腓骨头后韧带, 521
inferior articular of 腓骨下关节, 524
interosseous border of 腓骨骨间缘, 524, 525
interosseous crest of 腓骨骨间嵴, 524
lateral malleolus of 腓骨外踝, 524
medial surface of 腓骨内侧面, 524
neck of 腓骨颈, 524, BP107
nutrient foramen for 腓骨滋养孔, 524
oblique line of 腓骨斜线, 524
soleal line of 腓骨比目鱼肌线, 524
surface of, lateral 腓骨外侧面, 524, 525
Fibular artery 腓动脉, 14, 522, 527-529, 533, 534, T8.1, T8.2, BP103, BP105, BP106
calcaneal branches of 腓动脉跟骨支, 528
circumflex 旋腓骨支, 522, BP103, BP105
perforating branch of 腓动脉穿支, 522, 532, 541, 542, BP105
Fibular collateral ligament 腓侧副韧带, 501, 503
Fibular nerve 腓神经
common 腓总神经, 504, 506, 508, 511, 515-517, 520, 528-532, 552-554, BP106
sural communicating branch of 腓肠交通支, 493
deep 腓深神经, 532, 534, 541, 542, 554, T8.3, T8.4, BP106, BP109, BP110
dorsal digital branch of 趾背支, 492, 532, 542
lateral branch of 外侧支, 542, 554
medial branch of 内侧支, 532, 554, BP111
recurrent branch of 返支, 532
superficial 腓浅神经, 492, 531, 532, 541, 542, 552, 554, T8.3, T8.4, BP106, BP109
dorsal digital branches of 腓浅神经趾背支, 492, 542
Fibular retinaculum 腓侧支持带, 538
inferior 腓侧下支持带, 530, 538, 540
fibular tendon in 腓侧下支持带内腓骨肌腱, 537
superior 腓侧上支持带, 528-530, 538, 540
Fibular trochlea 腓骨滑车, 535
Fibular vein 腓静脉, 523, 533, 534
Fibularis brevis muscle 腓骨短肌, 526, 530-532, 534, 540-542, 554, T8.5-T8.8, BP106
Fibularis brevis tendon 腓骨短肌腱, 491, 527-530, 532, 540-542, 546, 547, 549
Fibularis longus muscle 腓骨长肌, 491, 501, 516, 517, 526, 530-532, 534, 540, 549, 554, T8.5-T8.8, BP106
Fibularis longus tendon 腓骨长肌腱, 491, 527-530, 532, 541, 542, 546, 547, 549, BP111
common tendinous sheath of 腓骨长肌腱总腱鞘, 540
Fibularis tertius muscle 第3腓骨肌, 526, 534, T8.5-T8.8, BP106
Fibularis tertius tendon 第3腓骨肌腱, 530, 531, 540-542, 547, 549
Filiform papillae 丝状乳头, 89
Filum terminale externum 外终丝, 186, 187
Filum terminale internum 内终丝, 186, 187, 190
Fimbriae 伞, 374
of uterine tube 输卵管伞, 376
Fimbriated fold 伞襞, 83
Finger 指, 481, BP15
arterioles of 指动脉, 481
extensor tendons in 指伸肌腱, 474
fibrous tendon sheath of 指纤维腱鞘, 473, 481
flexor tendon of 指屈肌腱, 474
flexor tendon sheath of 指屈肌腱鞘, 470
index 示指, 467
little 小指, 467
middle 中指, 467
nerve branches of 指的神经支, 481
pulp of 指髓, 481
ring 环指, 467
septa of 指隔, 481
synovial sheath of 指滑膜鞘, 473, 481
tendon sheath of 指腱鞘, 470, 471, 473
Fixed retrocecal appendix 固定后盲肠后位阑尾, 300
Flexion 屈
of lower limbs movements 下肢的运动, 11
of upper limbs movements 上肢的运动, 11
Flexor carpi radialis muscle 桡侧腕屈肌, 440, 442, 452, 456, 458, 459, 461, 483, 486, T7.5-T7.8
Flexor carpi radialis tendon 桡侧腕屈肌腱, 422, 457, 458, 461, 464, 470, 472, 473, 483
Flexor carpi ulnaris muscle 尺侧腕屈肌, 422, 441, 452, 454-457, 459-461, 483, 487, T7.5-T7.8
Flexor carpi ulnaris tendon 尺侧腕屈肌腱, 422, 458, 461, 464, 470, 472, 475, BP98
Flexor digiti minimi brevis muscle 小指短屈肌, 472, 487, 544-547, 549, T8.5-T8.8, BP111
Flexor digiti minimi brevis tendon 小指短屈肌肌腱, BP111
Flexor digiti minimi muscle 小指屈肌, 475, T7.5-T7.8
Flexor digitorum brevis muscle 趾短屈肌, 540, 544, 545, 549, 553, T8.5-T8.8, BP111
Flexor digitorum brevis tendon 趾短屈肌腱, 539, 544-546, 549, BP111
Flexor digitorum longus muscle 趾长屈肌, 526, 533, 534, 553, T8.5-T8.8
Flexor digitorum longus tendon 趾长屈肌腱, 528, 529, 539, 544-546, 549, BP110, BP111
tendinous sheath of 趾长屈肌腱鞘, 540
Flexor digitorum profundus muscle 指深屈肌, 453, 458-461, 483, 486, 487, T7.5-T7.8
Flexor digitorum profundus tendon 指深屈肌腱, 453, 461, 464, 468, 470-474, 481, BP101, BP102
Flexor digitorum superficialis muscle 指浅屈肌, 453, 456-459, 461, 483, 486, T7.5-T7.8

head of, humeroulnar 指浅屈肌肱尺头, 428
Flexor digitorum superficialis tendon 指浅屈肌腱, 422, 453, 456, 461, 464, 468, 470-474, 481, 483, BP101, BP102
Flexor hallucis brevis muscle 踇短屈肌, 544, 545, 549, 553, T8.5-T8.8
lateral head of 踇短屈肌外侧头, 545-547, BP111
medial head of 踇短屈肌内侧头, 545-547, BP111
proximal attachment of 踇短屈肌近端附着点, 547
Flexor hallucis longus muscle 踇长屈肌, 526, 533, 534, 553, T8.5-T8.8, BP106, BP110
Flexor hallucis longus tendon 踇长屈肌腱, 527-529, 539, 544-547, 549, BP110, BP111
groove for 踇长屈肌腱沟, 537
tendinous sheath of 踇长屈肌腱鞘, 540
Flexor muscles, superficial 浅层屈肌, 456, 534
Flexor pollicis brevis muscle 拇短屈肌, 472, 475, 476, 486, 487, T7.5-T7.8
Flexor pollicis longus muscle 拇长屈肌, 428, 453, 457-459, 461, 470, 473, 483, 486, T7.5-T7.8
Flexor pollicis longus tendon 拇长屈肌腱, 458, 464, 472, 473, BP102
Flexor retinaculum 屈肌支持带, 457, 464, 470, 472, 473, 476, 483, 528, 529, 533, 540, 545, 546, 553, BP100, BP110
of wrist 腕屈肌支持带, 475
Flexor sheath, common 屈肌总腱鞘, 470-473, 476
Flexor tendon 屈肌肌腱, 473, 476
common 屈肌总肌腱, 428, 452, 453, 456, 459
sheaths 屈肌腱鞘, 470
at wrist 腕屈肌肌腱, 472
Floating ribs 浮肋, 203
Fluid-filled follicular antrum 充满液体的卵泡腔, BP90
Foliate papillae 叶状乳头, 89, 162
Follicles 卵泡, BP90
developing 发育中的卵泡, BP88
maturing 成熟卵泡, 365, BP90
Follicle-stimulating hormone 卵泡刺激素, BP88
Folliculogenic cord 卵泡生成索素, 365, BP90
Fontanelle 囟
anterior 前囟, 35, BP16
posterior 后囟, 35
Foot 足, 2, 3, 10
arteries of 足的动脉, 547, BP109
bones of 足骨, 535, 536
cross section of 足的横断面, 549
cross-sectional anatomy of 足的横断面解剖, BP110-BP112
dorsal venous arch of 足背静脉弓, 492, 533
dorsum of 足背, 491, 541, 542
extensor expansions of 足背腱膜, 541, 542, 547
intermediate dorsal cutaneous nerve of 足背中间皮神经, 492
interosseous muscle of 足骨间肌, 547, 548
lateral dorsal cutaneous nerve of 足背外侧皮神经, 492, 493
lateral marginal vein of 足外侧缘静脉, 492
ligaments of 足的韧带, 539
medial dorsal cutaneous nerve of 足背内侧皮神经, 492
medial marginal vein of 足内侧缘静脉, 492
muscle of sole of 足底肌
first layer 第一层, 544
second layer 第二层, 545
third layer 第三层, 546
nerves of 足的神经, BP109
sole of 足底, 543
Foramen 孔
interventricular (of Monro) 室间孔, 133, 136, 141, 172, 173
of Luschka Luschka孔, 135, 136
of Magendie Magendie孔, 133, 136, 141, 144
transverse section through S2 经过S2的横截面, 183
Foramen cecum 盲孔, 32, 34, 89, 95
Foramen lacerum 破裂孔, 31, 33, 34, BP30
recurrent artery of 破裂孔返动脉, 164
Foramen magnum 枕骨大孔, 29, 33, 34, 38, 154, BP30
posterior margin of 枕骨大孔后缘, BP18
Foramen ovale 卵圆孔, 27, 31-34, 38, 73, 77, 78, 247, T4.1-T4.3, BP30
branch to 卵圆孔分支, 164
valve of 卵圆孔瓣, 242
Foramen rotundum 圆孔, 26, 34, 79
branch to 圆孔支, 164
Foramen spinosum 棘孔, 31, 33, 34, 38, 77, BP30
branch to 棘孔支, 164
Forearm 前臂, 2, 3
anterior 前臂前区, 10
anterior compartment of, muscle of 前臂前群肌肉, T7.1, T7.2
anterior region of 前臂前区, 422
arteries of 前臂动脉, BP97
bones of 前臂骨, 449
cutaneous nerves of 前臂皮神经, 425
distal 前臂远端, BP99
middle 前臂中段, BP99
muscles of 前臂肌
anterior 前臂前群肌肉, T7.1, T7.2
attachments of 前臂肌附着点, 459, 460
deep layer 前臂肌深层, 455, 458
extensors of wrist and digits 前臂腕和指的伸肌, 451
flexors of digits 前臂指屈肌, 453
flexors of wrist 前臂腕屈肌, 452
intermediate layer 前臂中层肌, 457
posterior 前臂后群肌, T7.1, T7.2
rotators of radius 旋桡骨的前臂肌, 450
superficial layer 前臂肌浅层, 454, 456
posterior 前臂后区, 10
posterior compartment of, muscle of 前臂后群肌肉, T7.1, T7.2
posterior region of 前臂后区, 422
proximal 前臂近端, BP99
arteries of 前臂近端动脉, BP96
radial nerve in 前臂桡神经, 489
serial cross sections of 前臂系列横断面, 461
superficial veins of 前臂浅静脉, 425
Forehead 前额, 2
Fornix 穹窿, 133, 139, 174
body of 穹窿体, 133, 139, 141
columns of 穹窿柱, 133, 137-139, 172
commissure of 穹窿联合, 139

crus of 穹窿脚, 133, 137, 139
Fossa ovalis 卵圆窝, 238, 241, 247
limbus of 卵圆窝缘, 241
Fovea 凹
centralis 中央凹, 119
Fovea centralis 中央凹, 116, T2.1-T2.4
Free nerve endings 游离神经末梢, 12
Free taenia 独立带, 290, 298, 299, 301
Frenulum 系带, 299
artery to 舌系带的动脉, 88
of clitoris 阴蒂系带, 377
of labia minora 小阴唇系带, 377
of lower lip 下唇系带, 83
of penis 阴茎系带, 383
of tongue 舌系带, 70, 83
of upper lip 上唇系带, 83
Frontal bone 额骨, 22, 25, 27-32, 59, 62, 63, 110, 111, BP16
anterior meningeal vessels of, groove for 额骨内脑膜前血管沟, 32
foramen cecum of 额骨盲孔, 32
frontal crest of 额嵴, 32
glabella of 眉间, 25, 27
nasal spine of 额骨鼻棘, 62, 63
of newborn 新生儿额骨, 35
orbital part of, superior surface of 额骨眶部上表面, 32
orbital surface of 额骨眶面, 25
sinus of 额窦, 29, 62, 63, 68
squamous part of 额骨鳞部, 35, 62, 63
superior sagittal sinus of, groove for 上矢状窦沟, 32
supraorbital notch of 眶上切迹, 25, 27, 35
Frontal crest 额嵴, 30, 32, 63
Frontal gyrus 额回
inferior 额下回
opercular part of 额下回岛盖部, 132
orbital part of 额下回眶部, 132
triangular part of 额下回三角部, 132
medial 额内侧回, 133
middle 额中回, 132
superior 额上回, 132
Frontal lobe 额叶, 175
Frontal nerve 额神经, 79, 113, 114, 148, 149, 158, BP27
Frontal pole, of cerebrum 端脑额极, 132, 134
Frontal sinus 额窦, 17, 26, 28, 61-63, 67, 69, 95, BP23
Frontal sulcus 额沟
inferior 额下沟, 132
superior 额上沟, 132
Frontal (metopic) suture 额缝, 35, BP16
Frontalis muscle 额肌, 60, T2.10-T2.14, BP19, BP20
Frontobasal artery 额叶底动脉
lateral 额叶底外侧动脉, 166, 169
medial 额叶底内侧动脉, 164, 166, 168, 169
Frontonasal canal, opening of 额鼻管开口, 62
Frontonasal duct, opening of 额鼻管开口, 67
Frontopolar artery 额极动脉, 168, 169
Frontozygomatic suture 额颧缝, 26, BP16
Fundiform ligament 袢状韧带, 270
of penis 阴茎袢状韧带, 270, 280
Fundus 底
of stomach 胃底, 255, 257, 294, 347, BP51
of urinary bladder 膀胱底, 369, 371
of uterus 子宫底, 364, 374, 399
Fungiform papillae 菌状乳头, 89, 162
Furrow (舌)沟, 89

# G

Gallaudet's fascia Gallaudet筋膜, 371, 372, 378, 379, 382-384, 393, 398, BP86
Gallbladder 胆囊, 6, 7, 18, 153, 217, 288, 291, 294, 300, 302, 303, 305, 306, 310, 328, 346, 348, T5.1-T5.3, BP57, BP58, BP82
arterial variations and collateral supply 胆囊动脉变异与侧支供应, BP83
collateral supply of 胆囊的侧支供应, BP83
as site of referred visceral pain 胆囊的内脏牵涉痛部位, BP5
Ganglion神经节
inferior 下神经节, 152, 161
superior 上神经节, 152
of trigeminal nerve 三叉神经节, 158
Ganglion cells 神经节细胞, 147
Gastric artery 胃动脉
left 胃左动脉, 258, 291, 308-311, 325, 412, BP64, BP65, BP83
esophageal branch of 胃左动脉食管支, 258, 308, 309
right 胃右动脉, 297, 305, 309, 310, 325, BP64, BP83
short 胃短动脉, 293, 307-310, 325, BP83
Gastric canal, longitudinal folds of 胃内纵向褶皱, 295
Gastric folds (rugae) 胃皱襞, 257, 295, 347
Gastric (fundic) glands 胃 (底) 腺, BP55
Gastric impression 胃压迹, 302, 307
Gastric plexus 胃丛, 412
left 胃左丛, 319-321
right 胃右丛, 320, 321
Gastric veins 胃静脉
left 胃左静脉, 259, 315-318, BP66
esophageal tributary of 胃左静脉食管支, 259
right 胃右静脉, 259, 315, 316, 318, BP66
short 胃短静脉, 259, 307, 315, 318, BP66
Gastrocnemius muscle 腓肠肌, 491, 504, 516, 517, 526-530, 532-534, 552, 553, T8.5-T8.8, BP106
lateral head of 腓肠肌外侧头, 491, 499, 501, 511, 520, 521
lateral subtendinous bursa of 腓肠肌外侧头腱下囊, 520, 521
medial head of 腓肠肌内侧头, 491, 499, 511, 520, 521, 531
medial subtendinous bursa of 腓肠肌内侧头腱下囊, 520, 521
Gastrocnemius tendon 腓肠肌腱, BP110
Gastrocolic ligament 胃结肠韧带, 291
anterior layers of 胃结肠韧带前层, 291
posterior layers of 胃结肠韧带后层, 291
Gastroduodenal artery 胃十二指肠动脉, 297, 305, 308-313, 325, BP64, BP65, BP83
Gastroduodenal plexus 胃十二指肠丛, 321, 322, 328
Gastroesophageal junction 胃食管交界处, 253, 257, 295, 347, T5.1-T5.3
Gastrointestinal tract 胃肠道, BP8

Gastroomental (gastroepiploic) artery 胃网膜动脉, 308, 310
left 胃网膜左动脉, 310, 325, BP83
plexus on 胃网膜动脉丛, 320, 321
right 胃网膜右动脉, 291, 309, 312, 313, 325, BP69, BP83
Gastroomental vein 胃网膜静脉
left 胃网膜左静脉, 259, 318
right 胃网膜右静脉, 259, 318
Gastroomental (gastroepiploic) vessels 胃网膜血管, 307
left 胃网膜左血管, 315
right 胃网膜右血管, 315, 317, BP66
Gastrophrenic ligament 胃膈韧带, 291, 293, 330
Gastrophrenic trunk 胃膈干, BP67
Gastrosplenic (gastrolienal) ligament 胃脾韧带, 291, 292, 307
Gelatinous substance 胶状质, BP40
Gemellus muscle 孖肌
inferior 下孖肌, 415, 420, 421, 498, 499, 504, 511-513, T8.5-T8.8, BP94
superior 上孖肌, 415, 498, 499, 504, 511-513, T8.5-T8.8, BP104
Gemellus tendon, superior 上孖肌腱, BP104
Genicular artery 膝动脉
descending 膝降动脉, 510, 515, 522, BP103, BP105
articular branch of 膝降动脉关节支, 509, BP105
saphenous branch of 膝降动脉隐支, 509, BP105
lateral 膝外侧动脉
inferior 膝下外侧动脉, 522, 529-532, BP103, BP105
superior 膝上外侧动脉, 511, 522, 528-532, BP103, BP105
medial 膝内侧动脉
inferior 膝下内侧动脉, 509, 510, 522, 528, 529, 531, 532, BP103, BP105
superior 膝上内侧动脉, 509-511, 522, 527-529, 531, 532, BP103, BP105
middle 膝中动脉, 522, BP103, BP105
Genicular vein 膝静脉, 523
Geniculate body 膝状体
lateral 外侧膝状体, 134, 137, 138, 140-143, 147, 159, 166, 170-172
medial 内侧膝状体, 134, 137, 138, 140, 141, 166, 170-172
Geniculate ganglion 膝状神经节, 77, 78, 80, 123, 126, 150-152, 162
Genioglossus muscle 颏舌肌, 63, 69, 86-88, 95, 155, T2.1-T2.4, T2.10-T2.14, BP23
Geniohyoid fascia 颏舌骨肌筋膜, 50
Geniohyoid muscle 颏舌骨肌, 50, 51, 69, 87, 88, 95, 96, 155, 156, T2.10-T2.14, BP23
Genital cord 生殖索, 390
Genital organs 生殖器
external 外生殖器, 389
female, internal 女性内生殖器, 365
Genital tubercle 生殖结节, 389
Genitalia 生殖器
external 外生殖器, 6, 7, 377, 381, 382
female 女性外生殖器, 415
homologues of 外生殖器同源物, 389
male 男性外生殖器, 411
nerves of 外生殖器的神经, 411
internal, homologues of 内生殖器同源物, 390
lymph nodes of 生殖器的淋巴结
female 女性生殖器的淋巴结, 408
male 男性生殖器的淋巴结, 410
lymph vessels of 生殖器淋巴管
female 女性生殖器淋巴管, 408
male 男性生殖器淋巴管, 410
Genitofemoral nerve 生殖股神经, 282, 287, 330, 335, 351, 411, 505-507, 551, T5.1-T5.3, T8.3, T8.4
femoral branches of 生殖股神经股支, 278, 282, 287, 411, 492, 506
genital branch of 生殖股神经生殖支, 278, 280-282, 287, 388, 411, 492, 506
Gerdy's tubercle Gerdy结节, 519, 524, 525, BP107
iliotibial tract to 髂胫束止于Gerdy结节, 519
Gerota's fascia. *See* Renal (Gerota's) fascia Gerota筋膜, 见肾筋膜
Gimbernat's ligament. *See* Lacunar ligament(Gimbernat's) Gimbernat韧带, 见腔隙韧带
Gingiva, lamina propria of 牙龈固有层, 41
Gingival epithelium 牙龈上皮, 41
Gingival papilla 龈乳头, 41
Gingival sulcus, epithelium of 牙龈沟上皮, 41
Glabella 眉间, 22, 25, 27
Gland lobules 腺体小叶, 205
Glands 腺体, 4
Glans 阴茎头, 389
preputial fold of 龟头包皮褶皱, 389
Glans penis 阴茎头, 267, 352, 368, 383, 386, 389
corona 阴茎头冠, 383
neck 阴茎颈, 383
Glassy membrane 玻璃膜, 12
Glenohumeral joint 盂肱关节, 490
capsule of 盂肱关节囊, 436, 441
Glenohumeral ligament 盂肱韧带
inferior 盂肱下韧带, 431
middle 盂肱中韧带, 431
superior 盂肱上韧带, 431
Glenoid cavity, of scapula 肩胛骨关节盂, 490
Glenoid fossa, of scapula 肩胛骨关节窝, 203, 430, 431
Glenoid labrum 盂唇, 431
inferior 下盂唇, 490
superior 上盂唇, 490
Glial process 胶质, BP3
Globus pallidus 苍白球, 135
Glomerular capsule 肾小囊, BP71
Glomerulus (嗅)小球, 146
Glossoepiglottic fold 舌会厌襞
lateral 舌会厌外侧襞, 89
median 舌会厌正中襞, 89
Glossoepiglottic ligament, median 舌会厌正中韧带, 107

Glossopharyngeal nerve (CN Ⅸ) 舌咽神经, 7, 58, 82, 84, 90, 91, 98, 99, 131, 140, 143, 144, 150, 153, 157, 158, 160-162, 230, T2.5-T2.8, BP7, BP8, BP22, BP26
carotid sinus nerve of 舌咽神经颈动脉窦支, 58
distribution of 舌咽神经分布, 145
inferior (petrosal) ganglion of 舌咽神经下神经节, 82, 162
in jugular foramen 颈静脉孔内舌咽神经, 34
in jugular fossa 颈静脉窝内舌咽神经, 33
lingual branch of 舌咽神经舌支, 162
schema of 舌咽神经示意图, 152
tympanic branch of 舌咽神经鼓室支, 33
Gluteal aponeurosis 臀肌腱膜, 501, 504, 511
over gluteus medius muscle 覆盖臀中肌, 275, 331
Gluteal artery 臀动脉
inferior 臀下动脉, 284, 336, 400, 404, 405, 508, 511, BP93
superior 臀上动脉, 284, 336, 373, 400, 404, 405, 508, 511, BP93
Gluteal cutaneous nerve 臀皮神经
inferior 臀下皮神经, 198
middle 臀中皮神经, 198
superior 臀上皮神经, 198
Gluteal fold 臀褶, 178, 491
Gluteal lines 臀线
anterior 臀前线, 357, 495
inferior 臀下线, 357, 495
posterior 臀后线, 357, 495
Gluteal muscle, superficial 臀肌浅层, 10
Gluteal nerves 臀神经
inferior 臀下神经, 186, 506, 508, 511, 512, T8.3, T8.4
superior 臀上神经, 186, 506, 508, 511, 512, T8.3, T8.4
Gluteal vein 臀静脉
inferior 臀下静脉, 285
superior 臀上静脉, 285, 317
Gluteus maximus muscle 臀大肌, 178, 195, 198, 275, 331, 362, 379, 382, 383, 397, 398, 412, 413, 415, 420, 421, 491, 499, 501, 504, 511-513, 515, 555, T8.5-T8.8, BP81, BP94, BP104
sciatic bursa of 臀大肌坐骨囊, 513
trochanteric bursa of 臀大肌转子囊, 513
inferior extension of 臀大肌转子囊向下延伸, 513
Gluteus maximus tendon 臀大肌腱, BP104
Gluteus medius muscle 臀中肌, 178, 415, 420, 421, 491, 499, 502, 504, 505, 509-513, T8.1, T8.2, T8.5-T8.8, BP81, BP104
trochanteric bursae of 臀中肌转子滑膜囊, 513
Gluteus medius tendon 臀中肌腱, 513
Gluteus minimus muscle 臀小肌, 498, 499, 504, 505, 509-513, T8.1, T8.2, T8.5-T8.8, BP81, BP104
trochanteric bursa of 臀小肌转子滑膜囊, 513
Gluteus minimus tendon 臀小肌腱, 420, 513, BP94
GnRH 促性腺激素释放激素, BP95
Gonadotropic hormone 促性腺激素, BP88
Gonads 性腺, 387, 390
Gracile fasciculus 薄束, 140, 141, BP14, BP40
Gracile nucleus 薄束核, BP14
Gracile tubercle 薄束结节, 140, 141
Gracilis muscle 股薄肌, 415, 498, 502-504, 509-511, 515, 516, 520, 527, 551, T8.5-T8.8
Gracilis tendon 股薄肌腱, 491, 502, 503, 516, 517
Granular foveolae 颗粒小凹, 30, 127, 129
Granule cell 颗粒细胞, 146
Granulosa 颗粒细胞, BP90
Gray matter 灰质, BP40
anterior horn of 灰质前角, 189
imaging of 灰质成像, 177, BP32
lateral horn of 灰质侧角, 189
posterior horn of 灰质后角, 189
of spinal cord 脊髓灰质, 189
of spinal nerves 脊神经相关灰质, 189
Gray rami communicantes 灰交通支, 6, 157, 159-161, 189, 190, 201, 212, 229, 250-252, 261, 279, 287, 319, 324-326, 339, 340, 412, 414, 417-419, 507, 508, BP6, BP8, BP52
Great auricular nerve 耳大神经, 57, 199, T2.9
Great cardiac vein 心大静脉, 239
Great cerebral vein (of Galen) 大脑大静脉, 130, 131, 133, 136, 141, 171-173
imaging of 大脑大静脉成像, BP31
Great saphenous vein 大隐静脉, 15
Great vessels, of mediastinum 纵隔内大血管, 220
Greater occipital nerve 枕大神经, 199
Greater omentum 大网膜, 288, 290, 292, 294, 301, 303
Greater palatine artery 腭大动脉, 65
Greater palatine foramen 腭大孔, 40
Greater palatine nerve 腭大神经, 66
Greater thoracic splanchnic nerve 胸内脏大神经, 6, 215, 216, 229, 237, 251, 252, 261, BP6
Greater trochanter 大转子, BP94
Greater tubercle 大结节, 427
crest of 大结节嵴, 427
Ground substance 基质, BP11
Gubernaculum 引带, 387

## H

Habenula 系带, 137
Habenular commissure 缰联合, 133, 138, 141
Habenular trigone 缰三角, 138, 141
Hair bulb 毛球, BP1
Hair cells 毛细胞
inner 内毛细胞, 125
outer 外毛细胞, 125
Hair cortex 毛发皮质, BP1
Hair cuticle 毛小皮, 12, BP1
Hair follicle 毛囊, 12
dermal papilla of 毛乳头, 12, BP1
lower germinal matrix of 毛囊下生发基质, 12
Hair line 发际线, BP95
Hair medulla 毛髓质, BP1
Hair shaft 毛干, 12, BP1
Hamate bone 钩骨, 462, 463, 465, 466, 472, BP98
Hand 手, 2, 3, 10
arteries of 手的动脉, 476, 479
bones of 手骨, 466
bursae of 手滑膜囊, 473
central band of extensor expansion of 指伸肌腱中央束, 481

cross section of 手横断面, BP101
cutaneous innervation of 手部皮肤神经支配, 482
cutaneous nerves of 手皮神经, 425
dorsal fascia of 手背筋膜, 473
dorsum, lymph vessels to 手背淋巴管, 426
extensor zones of 手的伸肌区, BP99
flexor zones of 手的屈肌区, BP99
muscles of 手部肌肉, 475
nerves of 手部神经, 476, 479
radial nerve in 手部桡神经, 489
radiographs of 手的X线成像, 467
spaces of 手部间隙, 473
superficial dorsal dissection of 手背侧浅层解剖, 478
superficial palmar dissections of 手掌侧浅层解剖, 469
superficial veins of 手浅静脉, 425
tendon sheaths of 手腱鞘, 473
Hard palate 硬腭, 90, 95, 175, BP23
imaging of 硬腭成像, 177
posterior nasal spine of 硬腭鼻后棘, BP18
Haustra 结肠袋, 298, 301
Head 头, 2, 3, 22-177
arteries of 头部动脉, 99
autonomic nerves in 头部自主神经, 158
bony framework of 头的骨性支架, 36
cutaneous nerves of 头部皮神经, 23
lymph and nodes of 头部淋巴管和淋巴结, 101
radiate ligament of 肋头辐状韧带, BP33
superior articular facet on 上关节面, BP33
surface anatomy of 头部表面解剖, 22
Heart 心, 6, 7, 13, 21, 153, 255, BP8
anterior exposure of 心前裸区, 232
apex of 心尖, 232, 233, 235, 266
auscultation of 心脏听诊, 233
base and diaphragmatic surface of 心底和膈面, 235
conducting system of 心传导系统, 248
CT angiograms 心CT血管造影, 234
in diastole 心舒张期, 13
inferior border of 心下缘, 232
innervation of 心的神经支配, 250
left auricle of 左心耳, 233
left border of 心左缘, 217, 232
radiographs of 心X线成像, 234
right auricle of 右心耳, 233
right border of 心右缘, 217
in situ 心脏 (原位), 231
valvular complex of 心瓣膜复合体, 243, 244
Heart valves 心瓣膜, 246, T4.1-T4.3
aortic 主动脉瓣, 233, 238, 242-245, 248, T4.1-T4.3, BP51
mitral 二尖瓣, 233, 237, 238, 242-245, 248
pulmonic 肺动脉瓣, 233
tricuspid 三尖瓣, 233, 237, 238, 241, 243-245
Helicotrema, of cochlea 耳蜗蜗孔, 121, 124, 125, BP29
Helix 耳轮, 22, 122
crux of 耳轮脚, 122
Hemiazygos vein 半奇静脉, 213, 215, 237, 259
accessory 副半奇静脉, 213, 222, 252, 259, 265
Henle layer henle层, BP1
Hepatic arteries 肝动脉, 305
branch of 肝动脉分支, 304
common 肝总动脉, 291, 297, 305, 306, 308-313, 325, 328, BP64, BP79, BP83
intermediate 肝中间动脉, 310
left 肝左动脉, 308, 310, BP65, BP83
middle 肝中动脉, BP83
nerve branches of 分布在肝动脉的神经分支, BP57
proper 肝固有动脉, 292, 293, 296, 297, 302, 303, 306, 308-312, 325, 343, 348, BP64
right 肝右动脉, 308, 310, BP64, BP65, BP83
variations in 肝动脉变异, BP65
Hepatic duct 肝管, 305
common 肝总管, 302, 303, 305, 310, BP57
left 肝左管, 306
right 肝右管, 306
variations in 肝管的变异, BP63
Hepatic nodes 肝淋巴结, BP74, BP75, BP78
lymph vessels to 肝淋巴管, 207
Hepatic plexus 肝丛, 153, 319-322, 328
Hepatic portal vein 肝门静脉, 13, 238, 247, 259, 292, 294, 296, 297, 302, 303, 305, 306, 308, 310, 315-318, 343, 345, T5.1-T5.3, BP51, BP75
tributaries of 肝门静脉属支, 318
variations and anomalies of 肝门静脉的变异及异常, BP66
Hepatic veins 肝静脉, 13, 247, 253, 254, 259, 285, 293, 302, 303, 315
Hepatoduodenal ligament 肝十二指肠韧带, 291, 292, 294, 296, 297, 303, 348
Hepatogastric ligament 肝胃韧带, 292, 294, 303
Hepatogastric trunk 肝胃干 (腹腔干), BP67
Hepatopancreatic ampulla (of Vater) 肝胰 (Vater) 壶腹, 305
sphincter of 肝胰壶腹括约肌, 305, 328
Hepatorenal ligament 肝肾韧带, 302
Hepatorenal recess (Morison's pouch) 肝肾隐窝, 296, BP79
Hepatosplenomesenteric trunk 肝脾肠系膜干, BP67
Hering-Breuer reflex Hering-Breuer 反射(赫白反射), 230
Hernia sac 疝囊, BP54
neck of 疝囊颈, BP54
Hesselbach's triangle *See* Inguinal (Hesselbach's) triangle Hesselbach三角, 见腹股沟三角
Hilar lymph nodes 肺门淋巴结, 221
Hilum 门, 221, 307, 333
Hinge joint 滑车 (屈戌) 关节, 9
Hip 髋, 2, 3, BP15
bone, ligaments of 髋骨韧带, 357
cross-sectional anatomy of 髋关节横断面解剖, BP104
MRI of 髋的磁共振, 555
muscle of 髋肌, 501, 504
bony attachments of 髋部肌肉附着点, 498, 499
3D CT of 髋的三维CT, 555
Hip bone 髋骨, 8, 495
Hip bursa 髋滑膜囊, 513

Hip joint 髋关节, 496, T8.1, T8.2
accessory ligaments of 髋关节副韧带, 502
anteroposterior radiograph of 髋关节前后位X线成像, 497
iliofemoral ligament of 髂股韧带, 505
ligaments of 髋关节韧带, 503
Hip joint capsule 髋关节囊, 514
Hippocampal commissure 海马连合, 139
Hippocampal sulcus 海马沟, 139
Hippocampus 海马, 135, 138, 139
alveus of 海马槽 (室床), 139
fimbria of 海马伞, 133, 135, 137-139, 146
pes of 海马足 (海马头部), 138, 139
Homologous chromosomes 同源染色体, BP87
Hook of hamate 钩骨钩, 452, 458, 462, 464, 466-468, BP98
Horizontal cells 水平细胞, 147
Horizontal fissure, of lungs, right 右肺水平裂, 221
Horizontal plate, of palatine bone 腭骨水平板, 31, 38, 61-63, 85, BP30
Hormones 激素, BP95
Horn 角
anterior 前角, BP40
lateral 外侧角, BP40
posterior 后角, 189, BP40
Humeral artery 肱动脉
anterior circumflex 旋肱前动脉, 436-438, 440, 442, 443, BP96
posterior circumflex 旋肱后动脉, 436-438, 441-443, BP96
Humeral ligament, transverse 肱横韧带, 431
Humeral vein, posterior circumflex 旋肱后静脉, 424
Humeroulnar head 肱尺头, 483
Humerus 肱骨, 8, 9, 427, 430, 442, 445-448, T7.1, T7.2
body of 肱骨体, 263-265, 430, 490
epicondyles of 肱骨上髁
lateral 肱骨外上髁, 440, 441, 446-448, 450-453, 455, 458, 489
medial 肱骨内上髁, 440-442, 446-448, 450-458, 487, 488
greater tubercle of 肱骨大结节, 430, 431, 436, 440
head of 肱骨头,234, 427, 430, 490
lesser tubercle of 肱骨小结节, 440
muscle attachment sites of 肱骨肌肉附着点, 428
surgical neck of 肱骨外科颈,263, 427, 490
trochlea of 肱骨滑车, 427
Huxley layer Huxley (赫胥黎) 层, BP1
Hyaloid canal 透明管, 116
Hydatid of Morgagni 卵巢冠囊状附件, 374
Hydrocele 鞘膜积液, 388
Hymen, variations of 处女膜变异, BP91
Hymenal caruncle 处女膜痕, 372, 377
Hyoepiglottic ligament 舌骨会厌韧带, 95, 106
Hyoglossus muscle 舌骨舌肌, 52-54, 58, 86-88, 90, 96, 97, 155, T2.10-T2.14
Hyoid bone 舌骨, 8, 36, 49, 53, 54, 58, 70, 86-88, 95-97, 103, 105, 106, 108, T2.1-T2.4, BP34
body of 舌骨体, 36, 87
greater horn of 舌骨大角, 36, 87, 92, 93, 97
tip of 舌骨大角尖, 104
lesser horn of 舌骨小角, 36, 87
Hyperplastic lateral lobe (前列腺)增生的侧叶, BP93
Hyperplastic middle lobe (前列腺) 增生的中叶, BP93
Hypertonic stomach 高张力胃, BP55
Hypochondriac region 季肋区, 267
left 左季肋区, 269
right 右季肋区, 269
Hypogastric nerve 腹下神经, 319, 323, 324, 339, 340, 411, 412, 416-419, BP6
left 左腹下神经, 414
right 右腹下神经, 414
Hypogastric plexus 腹下丛, 412
inferior 下腹下丛, 6, 323, 339, 340, 411, 412, 414, 416-419, BP6, BP7
right inferior 右下腹下丛, 323
superior 上腹下丛, 6, 319, 323, 324, 339, 340, 363, 412, 414, 416-419, BP6
uterovaginal 子宫阴道丛, 417
Hypogastric region 腹下区, 267, 269
Hypogastric (neurovascular) sheath 腹下 (神经血管) 鞘, 366
Hypoglossal canal 舌下神经管, 29, 31, 33, 34, BP18
Hypoglossal nerve (CN Ⅻ) 舌下神经, 56-58, 75, 77, 82, 86, 91, 98-100, 102, 131, 140, 144, 155, 156, T2.5-T2.8, BP22
communicating branch of 舌下神经交通支, T2.9
distribution of 舌下神经分布, 145
in hypoglossal canal 舌下神经管内舌下神经, 33, 34
meningeal branch of 舌下神经脑膜支, 155
nucleus of 舌下神经核, 143, 144, 155
schema of 舌下神经示意图, 155
thyrohyoid branch of 舌下神经甲状舌骨肌支, 98
vena comitans of 舌下神经并行静脉, 88, 100
Hypoglossal trigone 舌下神经三角, 141
Hyponychium 甲床, BP112
Hypophyseal artery 垂体动脉
inferior 垂体下动脉, 164, 167
superior 垂体上动脉, 164, 167, 175
Hypophyseal veins, efferent 垂体静脉, 167
Hypophysial fossa 垂体窝, 68, 95
Hypophysial portal system 垂体门脉系统
primary plexus of 垂体门脉一级丛, 175
secondary plexus of 垂体门脉二级丛, 175
Hypophysial vein 垂体静脉, 175
Hypophysis 垂体, 131, 133, 134, 174
pars distalis of 垂体远侧部, 175
portal veins of 垂体门静脉, 175
in sella turcica 蝶鞍内的垂体, 61
vasculature of 垂体脉管系统, 175
Hypoplastic dens 发育不全的齿突, BP18
Hypothalamic area, lateral 下丘脑外侧区, 162
Hypothalamic artery 下丘脑动脉, 167
Hypothalamic nucleus 下丘脑核
paraventricular 室旁核, 174
supraoptic 视上核, 174
Hypothalamic sulcus 下丘脑沟, 133, 141, 174
Hypothalamohypophyseal tract 下丘脑垂体束, 174
Hypothalamus 下丘脑, 21, 135, 174, 175, 324
principal nuclei of 下丘脑主要神经核, 174
arcuate (infundibular) 下丘脑弓状 (漏斗) 核, 174

dorsomedial　下丘脑背内侧核, 174
mammillary body　乳头体, 174
paraventricular　室旁核, 174
posterior　下丘脑后核, 174
supraoptic　视上核, 174
ventromedial　腹内侧核, 174
vasculature of　下丘脑血管系统, 175
Hypothenar eminence　小鱼际, 422
Hypothenar muscles　鱼际肌, 467, 469, 470, 473, 487, BP100, BP101
Hypotonic stomach　低张力胃, BP55

## I

Ileal arterial arcades　回肠动脉弓, 297, 313
Ileal arteries　回肠动脉, 313, 314
Ileal orifice　回肠口, 299, 301
Ileal papilla　回肠乳头, 299
Ileal veins　回肠静脉, 316-318
internal　回肠内静脉, 317
Ileal venous arcades　回肠静脉弓, 316
Ileocecal fold (bloodless fold of Treves)　回盲襞, 298
Ileocecal junction　回肠盲肠结合处, 298, BP80
Ileocecal lips　回盲瓣, 299
Ileocecal recess　回盲隐窝
inferior　回盲下隐窝, 298
superior　回盲上隐窝, 298
Ileocolic artery　回盲动脉, 298, 313, 314, 335, BP61, BP68, BP69
colic branch of　回盲动脉结肠支, 298, 314
ileal branch of　回盲动脉回肠支, 298, 314
Ileocolic nodes　回盲淋巴结, BP77
Ileocolic plexus　回盲丛, 322, 323
Ileocolic vein　回盲静脉, 316-318
Ileum　回肠, 288, 297, 301, 316, 350, 351, BP80, BP81
circular muscle layer of　回肠环形肌层, 297
terminal part of　回肠末端, 290, 298, 299, 363
Iliac artery　髂动脉
common　髂总动脉, 14, 284, 293, 330, 335, 336, 400, 402, 403, 405, 414, BP80
left　左髂总动脉, 404
right　右髂总动脉, 404
deep circumflex　旋髂深动脉, 282, 510, 522, BP103
ascending branch of　旋髂深动脉升支, 276, 284
external　髂外动脉, 14, 284, 293, 317, 330, 335, 363, 365, 367, 368, 372, 373, 375, 376, 400, 402-404, 414, 510, 522, BP81, BP90, BP103, BP104
internal　髂内动脉, 14, 284, 314, 330, 335, 336, 373, 400, 402-404, 414, T6.1-T6.3, BP81
anterior division of　髂内动脉向前的分支, 404
posterior division of　髂内动脉向后的分支, 404
superficial circumflex　旋髂浅动脉, 270, 272, 276, 284, 509, 522, BP103
Iliac crest　髂嵴, 178, 195-198, 267, 268, 275, 330, 331, 337, 352, 353, 356, 357, 491, 493, 495, 501, 504, 505, 511, 512, BP80
iliac tubercle of　髂结节, 357
inner lip of　髂嵴内唇, 268, 353, 357, 495
intermediate zone of　髂嵴中间带, 268, 353, 357, 495
outer lip of　髂嵴外唇, 268, 353, 357, 495
tuberculum of　髂结节, 268, 353, 495
Iliac fascia　髂筋膜, 282, 366
Iliac fossa　*See also* Ilium, ala of　髂窝, 356, 357, 363
Iliac lymph nodes　髂淋巴结, 16
common　髂总淋巴结, 286, 408, 410, BP77
external　髂外淋巴结, 286, 338, 410, 494, BP77
inferior　髂外下淋巴结, 408
medial　髂外中淋巴结, 408
superior　髂外上淋巴结, 408
internal　髂内淋巴结, 286, 338, 408, 410
Iliac plexus　髂神经丛
common　髂总神经丛, 319, 414
external　髂外神经丛, 319, 414
internal　髂内神经丛, 319, 414
Iliac spine　髂棘
anterior　髂前棘
inferior　髂前下棘, 268, 283, 353, 356, 357, 361, 495-496, 502
superior　髂前上棘, 267, 268, 270, 271, 280, 281, 283, 300, 352, 353, 356, 357, 378, 381, 491, 495, 496, 501, 502, 505, 509, T5.1-T5.3, BP53
posterior　髂后棘
inferior　髂后下棘, 357, 495
superior　髂后上棘, 178, 356, 357, 495
Iliac tubercle　髂结节, 356
Iliac tuberosity　髂粗隆, 268, 353, 495
Iliac vein　髂静脉
common　髂总静脉, 15, 285, 401, 403, BP81
deep circumflex　旋髂深静脉, 285
tributaries to　旋髂深静脉属支, 277
external　髂外静脉, 15, 285, 317, 363, 365, 367, 368, 372, 373, 375, 376, 401, 403, 405, 510, 523, BP90, BP104
left　左髂外静脉, 405
internal　髂内静脉, 15, 285, 373, 401, 403, T6.1-T6.3
right　右髂内静脉, 405
superficial circumflex　旋髂浅静脉, 277, 285, 492, 523
Iliac vessels　髂血管
common　髂总血管, 290, 414, BP93
deep circumflex　旋髂深血管, 274, 282, 366, BP93
external　髂外血管, 274, 280, 282, 298, 364, 366, 376, 394, BP93
covered by peritoneum　腹膜覆盖的髂外血管, 281
internal　髂内血管, 366, BP93
superficial circumflex　旋髂浅血管, 270, BP53
Iliacus fascia　髂肌筋膜, 394
Iliacus muscle　髂肌, 280, 283, 330, 366, 394, 420, 498, 502, 505, 507, 513, 514, 550, T8.5-T8.8, BP94
muscular branches to　分布至髂肌的肌支, 507
nerve to　髂肌的神经, 506
Iliococcygeus muscle　髂尾肌, 358-362, 372, 397, T6.4
Iliocostalis lumborum muscle　腰髂肋肌, 196
Iliocostalis muscle　髂肋肌, 196, T3.2-T3.4
Iliocostalis thoracis muscle　胸髂肋肌, 196
Iliofemoral ligament　髂股韧带, 496, 513, BP104

of hip joint 髋关节髂股韧带, 505
Iliohypogastric nerve 髂腹下神经, 186, 198, 287, 330, 331, 411, 416, 505-507, 551, T5.1-T5.3
anterior branch of 髂腹下神经前支, 506
anterior cutaneous branch of 髂腹下神经前皮支, 278, 287, 411
lateral cutaneous branch of 髂腹下神经外侧皮支, 275, 278, 493, 506
Ilioinguinal nerve 髂腹股沟神经, 186, 278, 281, 287, 330, 331, 411, 416, 505-507, 551, T5.1-T5.3
anterior scrotal branches of 阴囊前支, 278, 287, 411
labial branch of, anterior 前唇支, 415
scrotal branches of 腹股沟神经阴囊分支, 492
Iliolumbar artery 髂腰动脉, 284, 336, 405, BP93
Iliolumbar ligament 髂腰韧带, 331, 356
Iliolumbar vein 髂腰静脉, 285
Iliopectineal arch 髂耻弓, 513
Iliopectineal bursa 髂耻囊, 496, 505, 513
Iliopectineal line 髂耻线, 394
Iliopsoas muscle 髂腰肌, 274, 420, 421, 498, 502, 503, 505, 509, 510, 513, 515, BP94, BP104
Iliopsoas tendon 髂腰肌腱, 514
Iliopubic eminence 髂耻隆起, 268, 353, 356, 357, 361, 495, 496
Iliopubic tract 髂耻束, 280, 363, 366, 367
Iliotibial tract 髂胫束, 415, 491, 498, 501, 502, 504, 511, 513, 515-518, 520, 525-527, 530-532, T8.1, T8.2
bursa deep to 髂胫束深囊, 517
bursa of 髂胫束囊, 516
to Gerdy's tubercle 终止于髂胫束结节（Gerdy结节）, 519
Ilium 髂骨, 497
ala of 髂骨翼, 268, 353, 357, 361, 495, 555
arcuate line of 髂骨弓状线, 359
auricular surface of 髂骨耳状面, 495
body of 髂骨体, 357, 495
radiology of 髂骨X线成像, 182, 354
Incisive canal 切牙管, 29, 61, 63, 64, 66, 81, 95, BP21
anastomosis in 切牙管吻合, 74
Incisive fossa 切牙窝, 31, 33, 38, 40, 85
Incisive papilla 切牙乳头, 85
Incisor teeth 切牙, 255
Incisors 切牙, 41
Incus 砧骨, 78, 121, 122, 125, 151, BP29
lenticular process of 砧骨豆状突, 122, BP28
long limb of 砧骨长脚, 122, BP28
posterior ligament of 砧骨后韧带, BP28
short limb of 砧骨短脚, 122, BP28
superior ligament of 砧骨上韧带, BP28
Indirect inguinal hernia 腹股沟斜疝, BP54
Inferior, as term of relationship 方位术语, 1
Inferior anterior segmental artery 下前段动脉, 334
Inferior articular facet, of L4 L4椎体下关节面, BP36
Inferior articular process 下关节突, 180, 181
of L1 L1下关节突, BP37
of L2 L2下关节突, 182
of L3 L3下关节突, BP37
Inferior colliculus 下丘, 138
brachium of 下丘臂, 138
Inferior fascia, of pelvic diaphragm 盆膈下筋膜, 378
Inferior hypogastric plexus 下腹下丛, 6, BP6, BP7
Inferior labial artery 下唇动脉, 60
Inferior mediastinum 下纵膈, BP2
Inferior mesenteric artery 肠系膜下动脉, 14, 284
Inferior mesenteric ganglion 肠系膜下神经节, 6, BP6, BP8
Inferior mesenteric plexus 肠系膜下丛, BP6
Inferior nasal concha bone 下鼻甲骨, 37
Inferior nodes 下淋巴结, 409
Inferior orbital fissure 眶下裂, 37
Inferior pancreaticoduodenal plexus 胰十二指肠下丛, 322
Inferior pharyngeal constrictor, cricopharyngeal part of 咽下缩肌环咽部, 52
Inferior pubic ligament 耻骨下韧带, 268
Inferior pubic ramus 耻骨下支, 268
Inferior segmental artery 下段动脉, 334
Inferior vena cava 下腔静脉, 13, 15, 285, 291-294, 296, 302, 306, 312, 315, 330-332, 337, 342, 345-351, 363, 366, 367, 401-404, 414, BP38, BP79, BP82, BP93
Inferior vertebral notch, of L2 vertebra L2椎体椎下切迹, BP37
Inferolateral lobe (前列腺)下外侧叶, BP92
Inferoposterior lobe (前列腺)下后侧叶, BP92
Infraclavicular node 锁骨下淋巴结, 426
Infraglenoid tubercle 盂下结节, 427
Infraglottic cavity 声门下腔, 108
Infrahyoid artery 舌骨下动脉, 103
Infrahyoid fascia 舌骨下筋膜, 50
Infrahyoid muscle 舌骨下肌, 219
fascia of 舌骨下肌筋膜, 49, 50
Infrahyoid muscles 舌骨下肌, 53
fascia of 舌骨下肌筋膜, 51, 52
Infraorbital artery 眶下动脉, 24, 60, 74, 75, 81, 99, 110, 115
Infraorbital foramen 眶下孔, 25-27, 59, BP16
of newborn 新生儿眶下孔, 35
Infraorbital groove 眶下沟陷, 25
Infraorbital margin 眶下缘, 22
Infraorbital nerve 眶下神经, 23, 59, 60, 79-82, 84, 98, 110, 114, 148, 149, BP27
superior alveolar branches of 眶下神经上牙槽支, 149
Infraorbital vein 眶下静脉, 24, 100
Infrapatellar bursa 髌下囊
deep 髌下深囊, 521
subcutaneous 髌下皮下囊, 521
Infrapatellar fat pads 髌下脂肪垫, 517, 518, 521
Infrapatellar synovial fold 髌下滑膜襞, 517, 518
Infraspinatus fascia 冈下筋膜, 195, 198, 275, 432
Infraspinatus muscle 冈下肌, 178, 201, 212, 263-265, 432, 434-437, 441, 488, T7.5-T7.8
Infraspinatus tendon 冈下肌腱, 431, 434, 436, 441
Infraspinous fossa 冈下窝, 427
of scapula 肩胛骨冈下窝, 203
Infratemporal crest 颞下嵴, 27
Infratemporal fossa 颞下窝, 27, 38, 75, 78
Infratrochlear nerve 滑车下神经, 60, 79, 113, 149

left 左滑车下神经, 114
right 右滑车下神经, 114
Infundibular process 漏斗突, 174
Infundibular recess 漏斗隐窝, 133, 135
Infundibular stem 漏斗茎, 174
Infundibulum 漏斗, 140, 174, 374
of uterine tube 输卵管漏斗, 376
Inguinal canal 腹股沟管, 281, 282, BP104
Inguinal falx 腹股沟镰, 271, 272, 274, 280, 281, BP53
Inguinal fold 腹股沟皱褶, 390
Inguinal ligament (Poupart's) 腹股沟韧带, 267, 270-272, 280-283, 352, 359, 373, 375, 378, 381, 382, 409, 491, 492, 494, 502, 507, 509, 510, 513, 523, T5.1-T5.3, BP53
reflected 反转韧带, 271, 272, 280
Inguinal lymph nodes 腹股沟淋巴结
deep 腹股沟深淋巴结, 494
superficial 腹股沟浅淋巴结, 494, T8.1, T8.2
inferior 腹股沟浅淋巴结下组, 494
superolateral 腹股沟浅淋巴结上外侧组, 494
superomedial 腹股沟浅淋巴结上内侧组, 494
Inguinal nodes 腹股沟淋巴结, 16, BP77
of Cloquet, proximal deep Cloquet淋巴结, 近深淋巴结, 408-410
deep 腹股沟深淋巴结, 286, 408-410
superficial 腹股沟浅淋巴结, 286, 408-410
Inguinal region 腹股沟区, 267, BP53
dissections of 腹股沟区解剖, 280
left 左腹股沟区, 269
right 右腹股沟区, 269
Inguinal ring 腹股沟环
deep 腹股沟管深环, 272, 274, 280, 281, 363, 365-367, 387, T5.1-T5.3, BP53
lateral crus 腹股沟环外侧脚, 280
medial crus 腹股沟环内侧脚, 280
superficial 腹股沟管浅环, 270, 280, 281, 378, 382, 387, 388, T5.1-T5.3, BP53
Inguinal (Hesselbach's) triangle 腹股沟三角, 274, 280, T5.1-T5.3
Inhibin 抑制素, BP88
Inion 枕外隆凸, 27
Initial segment 起始段, BP3
Insula (island of Reil) 岛叶, 132, 137, 168
central sulcus of 脑岛中央沟, 132
circular sulcus of 脑岛环状沟, 132
limen of 岛阈, 132
long gyrus of 脑岛长回, 132
short gyrus of 脑岛短回, 132
Interalveolar septa 牙槽间隔, 39
Interalveolar septum 肺泡间隔, BP45
Interarytenoid notch 杓间切迹, 93
Interatrial septum 房间隔, 241, 266
Intercapitular veins 腕骨间静脉, 425, 444, 478
Intercarpal ligament, dorsal 腕骨间背侧韧带, 465
Intercavernous septum, of deep fascia 阴茎深筋膜海绵体间隔, 382, 383, 386
Intercavernous sinus 海绵间窦
anterior 前海绵间窦, 130, 131
posterior 后海绵间窦, 130, 131
Interchondral joints 软骨间关节, 204
Interclavicular ligament 锁间韧带, 204, 429
Intercondylar area, anterior 髁间区, 髁间前区, 524
Intercondylar eminence 髁间隆起, 518, 520, 524, 525
Intercondylar fossa 髁间窝, 500
Intercondylar tubercles 髁间结节, 525
Intercostal artery 肋间动脉, 205, 212, BP83
anterior 肋间前动脉, 211, 212, 276
collateral branches of 肋间动脉旁支, 211
lower, anastomoses 肋下动脉吻合, 276
posterior 肋间后动脉, 191, 209, 210, 212, 251, 252, 436
dorsal branch of 肋间后动脉背支, 192, 212
lateral cutaneous branches of 肋间后动脉外侧皮支, 212
lateral mammary branches of 肋间后动脉外侧乳腺支, 206
right 右肋间后动脉, 222
spinal branch of 肋间后动脉脊髓支, 212
supreme 肋间最上动脉, 163, 165, BP24
Intercostal membrane 肋间膜
external 肋间外膜, 201, 212, 279, 436
internal 肋间内膜, 201, 212, 279
Intercostal muscles 肋间肌, 205, 219, 238, 263-265, 276, BP45, BP50
external 肋间外肌, 197, 201, 209, 210, 212, 271, 276, 279, 436, T4.4, BP43
internal intercostal membrane deep to 肋间内肌膜, 212
innermost 肋间最内肌, 201, 211, 212, 251-253, 276, 279, T4.4
internal 肋间内肌, 209-212, 276, 279, T4.4, BP43
Intercostal nerves 肋间神经, 186, 205, 210-212, 214, 251, 252, 279, 506, T4.1-T4.3, T5.1-T5.3, BP52
first 第一肋间神经, 250, 439
third 第三肋间神经, 261
sixth 第六肋间神经, 229
eight 第八肋间神经, 229
anterior cutaneous branches of 肋间神经前皮支, 209, 211, 212, 436
anterior ramus of 肋间神经前支, 201
collateral branch of 肋间神经外侧支, 211, 279
communicating branch of 肋间神经交通支, 279
cutaneous branches 肋间神经皮支
anterior 肋间神经前皮支, 278, 279
lateral 肋间神经外侧皮支, 278, 279
lateral cutaneous branches of 肋间神经外侧皮支, 209, 210, 212, 436
Intercostal nodes 肋间淋巴结, 260
Intercostal spaces 肋间隙, 233, T4.1-T4.3
Intercostal veins 肋间静脉, 15, 205
anterior 肋间前静脉, 211, 213, 277
collateral branches of 肋间静脉侧支, 211
posterior 肋间后静脉, 213, 251, 252
right 右肋间后静脉, 259
superior 肋间上静脉
left 左肋间上静脉, 252, 259
right 右肋间上静脉, 213, 251, 259

Intercostobrachial nerve 肋间臂神经, 210, 278, 423, 424, 436, 438, 483
Intercrural fibers 脚间纤维, 270, 280, 281, BP53
Intercuneiform ligaments, dorsal 背侧楔骨间韧带, 538
Interdigitating fibers, of perineum 会阴指状纤维, 360
Interfascicular fasciculus 束间束, BP40
Interfoveolar ligament 凹间韧带, 274
Interglobular spaces 球间隙, 41
Intergluteal cleft 臀沟, 178
Interlobar artery 叶间动脉, 334
Interlobular arteries 叶间动脉, 304, 334, BP73
Interlobular bile ducts 小叶间胆管, 304
Interlobular lymph vessels 叶间淋巴管, 228
Interlobular septum 小叶间隔, 227
Interlobular veins 叶间静脉, 304
Intermaxillary suture 上颌间缝, 31, 59
Intermediate bronchus 中叶支气管, BP50
Intermediate nerve (of Wrisberg) 中间神经, 123, 150, 158, 162
motor root of 中间神经运动根, 151
Intermediate sulcus, posterior 中央后沟, BP40
Intermediolateral nucleus 灰质中间外侧核, 326, 341
Intermesenteric (abdominal aortic) plexus 肠系膜间丛, 287, 319, 322-324, 339, 340, 412, 414, 416-419
Intermetacarpal joints 掌骨间关节, 465
Intermuscular septum 肌间隔
anterior 前肌间隔, 534
lateral 外侧肌间隔, 440, 441, 445, 455, 458, 488
medial 内侧肌间隔, 440-442, 445, 455, 457, 458
posterior 后肌间隔, 534
transverse 横肌间隔, 534
Intermuscular stroma 肌间基质, 327
Internal abdominal oblique muscles 腹内斜肌, 200
Internal capsule 内囊, 135, 137, 168, BP15
anterior limb of 内囊前肢, 137
imaging of 内囊前肢成像, 177
cleft for 内囊裂, 137
genu of 内囊膝, 137
imaging of 内囊膝成像, 177
posterior limb of 内囊后肢, 137, BP14
imaging of 内囊后肢成像, 177
retrolenticular part of 内囊豆状核后部, 137
Internal carotid artery 颈内动脉, 65
Internal carotid nerve 颈内动脉神经, 6, BP8
Internal carotid plexus 颈内动脉神经丛, 6
Internal intercostal membranes 肋间内膜, 279
Internal jugular vein 颈内静脉, 51, 53, 55, 57
Internal occipital protuberance 枕内隆凸, 32
Internal os 子宫内口, 374
Internal vertebral venous plexus, anterior 椎内前静脉丛, BP39
Internus muscle, obturator 闭孔内肌, 373
Interosseous artery 骨间动脉
anterior 骨间前动脉, 443, 455, 457, 458, 461, BP96, BP97
common 骨间总动脉, 443, 457, 458, 461, BP96, BP97
posterior 骨间后动脉, 443, 455, 458, 461, BP96, BP97
recurrent 骨间返动脉, 443, 455, BP96, BP97
Interosseous fascia 骨间筋膜
dorsal 背侧, 473
palmar 掌侧, 473
Interosseous intercarpal ligaments 腕骨间韧带, 465
Interosseous membrane 骨间膜, 449, 451, 453, 461, 464, 520-522, 532, 534, 537, BP98, BP103, BP105, BP106, BP110
Interosseous muscle 骨间肌, 474, 539, 547, BP111
dorsal 骨间背侧肌, 473-475, 480, 542, 547-549, T7.5-T7.8, T8.5-T8.8, BP100, BP102
first 第一骨间背侧肌, 455, 470, 475, 477, 487, BP101
second 第二骨间背侧肌, BP101
third 第三骨间背侧肌, BP101
fourth 第四骨间背侧肌, BP101
palmar 骨间掌侧肌, 473, 487, T7.5-T7.8, BP100
first 第一骨间掌侧肌, BP101
second 第二骨间掌侧肌, BP101
third 第三骨间掌侧肌, BP101
plantar 骨间足底肌, 549, T8.5-T8.8
Interosseous nerve 骨间神经
anterior 骨间前神经, 458, 461, 486, T7.3, T7.4
crural 小腿部骨间神经, 553
posterior 骨间后神经, 455, 461, 489, T7.3, T7.4
Interosseous veins, anterior 骨间前静脉, 444
Interpectoral (Rotter's) lymph nodes 胸肌间淋巴结, 207, 208
Interpeduncular cistern 脚间池, 136
imaging of 脚间池成像, BP32
Interpeduncular fossa 脚间窝, 69
Interphalangeal (IP) joint 趾间关节, 539
Interphalangeal ligaments 指间韧带, 468
Interproximal spaces 邻面间隙, 41
Intersigmoid recess 乙状结肠间隐窝, 290, 335
Intersphincteric groove 括约肌间沟, 394-396
Interspinales muscle 棘间肌, T3.2-T3.4
Interspinalis colli muscle 颈棘间肌, 197
Interspinalis lumborum muscle 腰棘间肌, 197
Interspinous ligament 棘间韧带, 184, 185
Interspinous plane 棘间平面, 269
Intertendinous connections 腱间结合, 480
Interthalamic adhesion 丘脑间黏合, 133, 137, 138, 141, 173, 174
Intertragic notch 耳屏间切迹, 122
Intertransversarii muscle 横突间肌, T3.2-T3.4
Intertransverse ligament 横突间韧带, 204
Intertrochanteric crest 转子间嵴, 496, 512
Intertrochanteric line 转子间线, 496
Intertubercular groove 结节间沟, 427
Intertubercular plane 结节间平面, 269
Intertubercular tendon sheath 结节间腱鞘, 431, 436, 440
Interureteric crest 输尿管间嵴, 371
Interventricular artery 室间动脉
anterior 前室间支, 232, 233, 239, 240, BP46, BP47
anterior ventricular branches of 前室间支分支, 239
diagonal branch of 前室间支对角支, 239, BP46
septal branches of 前室间支室间隔支, 239, 240, BP46
inferior 下室间支, 235, 239, 240, 243, BP46, BP47
septal branches of 下室间支室间隔支, 239

Interventricular foramen (of Monro) 室间孔, 133, 135, 136, 141, 172, 173
imaging of 室间孔成像, 177
left 左室间孔, 133
Interventricular septum 室间隔, 245, 248, 266, T4.1-T4.3
membranous part of 室间隔膜部, 241-245, 248
muscular part of 室间隔肌部, 241, 242, 244, 245, 248
Interventricular sulcus 室间沟
anterior 前室间沟, 232, 266
inferior 下室间沟, 235, 236
Intervertebral disc space 椎间盘间隙, BP37
C6-C7 C6~C7间隙, BP34
L4-L5 L4~L5间隙, BP36
Intervertebral discs 椎间盘, 181, 185, T3.1, BP33
C6-C7 C6~C7椎间盘, BP35
cervical 颈椎间盘, 45, 46
L1-2, cross section at L1~L2椎间盘横断面, 350
L2-L3 L2~L3椎间盘, 182
lumbar 腰椎间盘, 185
lumbosacral 腰骶椎间盘, 357
T3-T4 T3~T4椎间盘, 264
T4-T5 T4~T5椎间盘, 265
T12-L1, cross section at T12~L1椎间盘横断面, 349
Intervertebral foramen 椎间孔, 45, 181, 183, 185, 201, T3.1, BP34, BP36, BP37
narrowing of 椎间孔狭窄, BP17
Intervertebral vein 椎间静脉, 193, BP39
Intestinal arteries 肠动脉, T5.1-T5.3
Intestinal trunk 肠干, 286, BP76
Intestines 肠, 6, 7, 247
autonomic innervation of 肠的自主神经, 324
enteric plexus of 肠神经丛, 327
Intraarticular ligament 关节内韧带, BP33
of head of rib 肋头关节内韧带, 204
Intraarticular sternocostal ligament 胸肋关节内韧带, 204
Intraculminate vein 顶内静脉, 171
Intralaminar nuclei 板内核, 138
Intralobular arteriole 小叶内动脉, 304
Intralobular bile ductules 小叶内胆管, 304
Intraparietal sulcus 顶内沟, 132
Intrapulmonary airways 肺内气道, 226
schema of 肺内气道示意图, BP44
Intrapulmonary blood circulation, schema of 肺内血液循环示意图, 227
Intrapulmonary nodes 肺内淋巴结, 228
Intrarenal arteries 肾内动脉, 334
Intrinsic back muscles 背部固有肌群, T3.1
Intrinsic muscle 内肌
of larynx 喉内肌, 107
action of 喉内肌的作用, 109
of tongue 舌内肌, 89
Inversion, of lower limbs movements 足内翻, 下肢运动, 11
Investing fascia 封套筋膜, 372, 378, 379, 382-384, 393, 397, BP86
deep 封套筋膜深层, 371
Iridocorneal angle 虹膜角膜角, 116, 117, 119
Iris 虹膜, 110, 116, 118, 119
arteries and veins of 虹膜的动脉和静脉, 120
folds of 虹膜皱襞, 117
major arterial circle of 虹膜动脉大环, 117, 119, 120
minor arterial circle of 虹膜动脉小环, 117, 119, 120
Irritant receptors 刺激感受器, 230
Ischial spine 坐骨棘, 183, 268, 353, 355-361, 400, 413, 415, 495, 496, 512, 513, T6.1-T6.3
radiograph of 坐骨棘成像, 354
Ischial tuberosity 坐骨结节, 183, 268, 352, 353, 355-357, 360, 362, 378, 379, 381-384, 394, 397, 495, 496, 504, 512, T6.1-T6.3
radiograph of 坐骨结节成像, 354
Ischioanal fossa 坐骨肛门窝, 379, 394
anterior recess of 坐骨肛门窝前隐窝, 274, 371, 372, 398
fat body of 坐骨肛门窝内脂肪体, 378, 381, 394, 420, BP94
fibrous septum of, transverse 坐骨肛门窝横纤维隔, 396, 397
left 左坐骨肛门窝
anterior communication 左坐骨肛门窝肛前交通, 398
posterior communication 左坐骨肛门窝肛后交通, 398
levator ani muscle roofing 覆盖左坐骨肛门窝的肛提肌, 382
posterior recess of 左坐骨肛门窝后隐窝, 398
purulence in 坐骨肛门窝中的脓, 398
right 右坐骨肛门窝
anterior communication 右坐骨肛门窝前交通, 398
posterior communication 右坐骨肛门窝后交通, 398
transverse fibrous septum of 坐骨肛门窝横纤维隔, 394
Ischiocavernosus muscle 坐骨海绵体肌, 364, 371, 372, 378-380, 382-384, 393, 397, 406, 407, T6.4
Ischiofemoral ligament 坐股关节囊, 496, BP104
Ischiopubic ramus 坐骨耻骨支, 352, 356, 357, 362, 368, 372, 378, 379, 381, 383-385, 397, 496, 497, 505, 555
radiograph of 坐骨耻骨支成像, 354
Ischium 坐骨, 421
body of 坐骨体, 495, 497
radiograph of 坐骨成像, 354
ramus of 坐骨支, 495
Isthmus 峡, 374
of uterus 子宫峡, 374

J

Jejunal arterial arcade 空肠动脉弓, 297, 313
Jejunal arteries 空肠动脉, 313, 314
Jejunal veins 空肠静脉, 316-318, BP66
Jejunal venous arcades 空肠静脉弓, 316
Jejunum 空肠, 288-290, 296, 297, 306, 316, 346, 349-351
circular muscle layer of 空肠环形肌层, 297
longitudinal muscle layer of 空肠纵行肌层, 297
submucosa of 空肠黏膜下层, 297
Joint capsule 关节囊, 448, 468, 518, BP11, BP111
attachment of 关节囊附着, 521
fibrous layer of 关节囊纤维层, 9
of foot 足部关节囊, 539
synovial membrane of 关节囊滑膜, 9
Joints, connective tissues and cartilage of 关节、结缔组织和软骨, BP11
Jugular foramen 颈静脉孔, 29, 34, 131, 152-154

Jugular fossa 颈静脉窝, 31, 33, BP28
Jugular nerve 颈神经, 157
Jugular notch 颈静脉切迹, 22, 49, 202, 217
of sternum 胸骨颈静脉切迹, 203
Jugular process of occipital bone 枕骨颈静脉突, 55
Jugular trunk 颈干, 101
Jugular vein 颈静脉
anterior 颈前静脉, 100, 103
external 颈外静脉, 15, 22, 24, 56, 70, 100, 103, 219, 220, 231, 238, 259, T2.1-T2.4
internal 颈内静脉, 15, 24, 49, 50, 57, 58, 70, 75, 82, 88, 91, 100, 102-105, 121, 123, 126, 155, 176, 219, 220, 228, 231, 238, 254, 259, T2.1-T2.4, BP22
imaging of 颈内静脉成像, BP31
inferior bulb of 颈内静脉下球, 104, 194
in jugular fossa 颈静脉窝内颈静脉, 33
left 左颈静脉, 232
superior bulb of 颈内静脉上球, 194
right 右颈静脉, T2.1-T2.4
Jugulodigastric node 颈内静脉二腹肌淋巴结, 101, 102
Juguloomohyoid node 颈内静脉肩胛舌骨肌淋巴结, 101, 102
Juxtaesophageal nodes 食管旁淋巴结, 260
Juxtaglomerular cells 球旁细胞, BP71
Juxtaintestinal mesenteric nodes 肠管旁淋巴结, BP76
Juxtamedullary glomerulus 髓旁肾小球, BP73
Juxtamedullary renal corpuscle 近髓肾小体, BP72

## K

Kidneys 肾, 6, 7, 13, 19, 21, 200, 218, 247, 291, 303, 387, 402, T5.1-T5.3, BP38, BP51
autonomic nerves of 肾自主神经, 339
capsular branch of 肾囊动脉, 334
fibrous capsule of 肾的纤维囊, 337, BP72, BP73
gross structure of 肾大体结构, 333
inferior pole of 肾下极, 333
innervation of, autonomic 肾脏自主神经, 340
lateral border of 肾的外侧缘, 333
left 左肾, 292, 296, 306, 307, 330, 335, 337, 342, BP79, BP82
lymph vessels and nodes of 肾淋巴管和淋巴结, 338
major calyces of 肾大盏, 333
medial border of 肾的内侧缘, 333
medulla (pyramids) of 肾髓质, 333
minor calyces of 肾小盏, 333
parenchyma of, blood vessels in 肾间质内血管, BP73
perirenal branch of 肾周支, 334
pole of 肾极, 296
renal capsule of 肾囊, 333
renal column (of Bertin) of 肾柱, 333
renal sinus of 肾窦, 333
right 右肾, 292-294, 296, 302, 306, 330, 331, 335, 337, 342, 345, 346
as site of referred visceral pain 肾脏牵涉痛部位, BP5
in situ 原位肾
anterior view of 肾前面观, 330
posterior view of 肾后面观, 331
superior pole of 肾上面观, 333
Kiesselbach's plexus 克氏丛, 65
Knee 膝, 2, 3, 516-519, 521, BP15
anterior region of 膝前区, 491
arteries of 膝的动脉, BP103, BP105
condyle of 膝关节髁
lateral 外侧髁, BP107
medial 内侧髁, BP107
epicondyle of, medial 内上髁, BP107
joint capsule of 膝关节囊, 516, 531
osteology of 膝关节的骨骼, BP107
posterior region of 膝后区, 491
radiograph of 膝关节X线成像, BP108, 520
transverse ligament of 膝横韧带, 519

## L

L5/S1 intervertebral disc L5/S1椎间盘, T3.1
Labia, posterior commissure of 大阴唇后连合, 389
Labia majora 大阴唇
commissure of, anterior 大阴唇前连合, 377
posterior commissure of 大阴唇后连合, 377
Labia minora 小阴唇, 375
frenulum of 小阴唇系带, 377
Labia minus 小阴唇, 364
Labial artery 唇动脉
inferior 下唇动脉, 60, 99
posterior 后唇动脉, 380, 406
superior 上唇动脉, 60, 99
nasal septal branch of 上唇动脉鼻中隔支, BP21
Labial nerves, posterior 后唇神经, 415, 416
Labial vein, inferior 下唇静脉, 100
Labioscrotal swelling 阴唇阴囊隆起, 389
Labium majus 大阴唇, 352, 364, 369, 372, 377, 389, BP86
Labium minus 小阴唇, 364, 369, 372, 377, 380, 389, BP86
Labyrinthine artery 迷路动脉, 34, 123, 166-168, 170
left 左迷路动脉, 163
Lacrimal apparatus 泪器, 111
Lacrimal artery 泪腺动脉, 115, 165
recurrent meningeal branch of 脑膜返支, 128
Lacrimal bone 泪骨, 25, 27, 62, 68, 69
of newborn 新生儿泪骨, 35
Lacrimal canaliculi 泪小管, 111
Lacrimal caruncle 泪阜, 110, 111
Lacrimal gland 泪腺, 6, 7, 69, 113-115, 160, BP7, BP27
excretory ducts of 泪腺排泄管, 111
orbital part of 泪腺的眶部, 111
palpebral part of 泪腺的眼睑部, 111
Lacrimal nerve 泪腺神经, 79, 81, 113, 114, 148, 149, 158, BP27
palpebral branch of 泪腺神经眼睑支, 79
Lacrimal papilla 泪乳头
inferior 下泪乳头, 110, 111
superior 上泪乳头, 110, 111
Lacrimal punctum 泪小点
inferior 下泪小点, 110, 111
superior 上泪小点, 110, 111
Lacrimal sac 泪囊, 110, 111

fossa for 泪囊窝, 25, 27
Lactiferous ducts 输乳管, 205
Lactiferous sinus 输乳管窦, 205
Lacuna (of Trolard), lateral (venous) 外侧 (静脉) 陷窝, 127, 128
Lacuna magna （尿道）大陷窝, 386
Lacuna vasorum 血管腔隙, 283
Lacunar ligament (Gimbernat's) 腔隙韧带, 271-274, 280, 282, 283, 494
Lacus lacrimalis 泪湖, 110
Lambda 人字点, 30
Lambdoid suture 人字缝, 26, 28-30, 35, BP16
Lamellar bodies 板层小体, BP45
Lamellar corpuscle (Pacini's) 环层小体 (Pacini小体), 12
Lamina 椎弓板, 181, 183, 185, T3.1, BP38
anterior, of broad ligament 阔韧带前层, 376
of C6 C6层面, BP34
of L1 L1层面, 182
of L4 vertebra L4椎体层面, BP37
lumbar 腰椎, 184
of mesosalpinx 输卵管系膜, 376
of mesovarium 卵巢系膜, 376
posterior, of broad ligament 阔韧带后层, 376
thoracic 胸椎椎弓板, 180
Lamina affixa 附着板, 138
Lamina terminalis 终板, 133, 134, 141, 174
Large arteries 大动脉, 13
Large intestine 大肠, 18, 301
arteries of 大肠的动脉, 314
autonomic innervation of 大肠的自主神经, 323
lymph vessels and nodes of 大肠的淋巴管和淋巴结, BP77
veins of 大肠的静脉, 317
Laryngeal artery 喉的动脉
inferior 喉下动脉, 108
superior 喉上动脉, 58, 94, 99, 103-105, 108, 163
Laryngeal cartilages 喉软骨, T2.1-T2.4
Laryngeal inlet 喉口, 93, 94
Laryngeal nerve 喉的神经
fold of superior 喉上神经皱襞, 93
recurrent 喉返神经, 50, 57, 91, 94, 98, 108, 157, 254, 261, T2.1-T2.8, T4.1-T4.3
left 左喉返神经, 103-105, 153, 214, 220, 229, 230, 232, 233, 249, 252, 254, 261, 263, 264
right 右喉返神经, 103-105, 108, 153, 232, 249, 261
superior 喉上神经, 91, 94, 153, 157, 158, 162, 231, 261, T2.5-T2.8
external branch of 喉上神经外支, 98, 103-105, 108, 153
internal branch of 喉上神经内支, 94, 96, 98, 103-105, 108, 153, 162
Laryngeal prominence 喉结, 106
Laryngeal vein, superior 喉上静脉, 100
Laryngopharyngeal nerve 喉咽神经, 157
Laryngopharynx 喉咽, 17, 93, 95
Larynx 喉, 6, 7, 17, 162, 230, BP8, BP15, BP34, BP95
cartilages of 喉的软骨, 106
coronal section of 喉的冠状面, 108
intrinsic muscles of 喉内肌, 107
action of 喉内肌的作用, 109
nerves of 喉的神经, 108
quadrangular membrane 喉方形膜, 106
Lateral, as term of relationship 外侧 (方位术语), 1
Lateral aperture 外侧孔, 136
left 左外侧孔, 133
Lateral corticospinal tract 皮质脊髓侧束, BP40
Lateral direct vein 外直静脉, 173
Lateral epicondyle 外上髁, 427
Lateral incisors 侧切牙, 40
Lateral intertransversarii lumborum muscle 腰横突间外侧肌, 197
Lateral ligament, of ankle 踝关节外侧韧带, 538
Lateral node 外侧淋巴结, 410
Lateral recess 外侧隐窝, 141
left 左外侧隐窝, 133
Lateral rectus (semilunar) plane 腹直肌外侧缘 (半月线), BP58
Lateral rotation, of lower limbs movements 下肢的旋外运动, 11
Lateral sulcus 外侧沟
anterior 前外侧沟, BP40
posterior 后外侧沟, BP40
Lateral umbilical fold 脐外侧襞, 363
Latissimus dorsi muscle 背阔肌, 178, 195, 198, 200, 201, 209, 266, 270, 271, 275, 278, 279, 331, 347, 351, 428, 432, 433, 435, 436, 438, 440, 442, T3.2-T3.4, BP79
costal attachments of 背阔肌肋骨附着点, 275
tendon of 背阔肌肌腱, 264
Latissimus dorsi tendon 背阔肌腱, 265, 442, 445
Least thoracic splanchnic nerve 胸内脏最小神经, 229
Left bundle 左束支
Purkinje fibers of 浦肯野纤维, 248
subendocardial branches of 心内膜下支, 248
Left colic plexus 左结肠丛, 319, 323
Left lateral region 左外侧区, 269
Leg 小腿, 2, 3
anterior region of 小腿的前区, 10, 491
cross sections and compartments of 小腿的横截面和肌间隔, 534, T8.1, T8.2
lateral 小腿外侧, 10
muscle of 小腿肌, 527-532
attachments of 小腿肌的附着处, 526
posterior region of 小腿的后区, 10, 491
serial cross sections of 小腿系列断面解剖, BP106
veins of 小腿的静脉, 533
Lemniscus 丘系
medial 内侧丘系, BP14
spinal 脊髓丘系, BP14
Lens 晶状体, 110, 116-119, T2.1-T2.4, BP27
axis of 晶状体轴, 118
capsule of 晶状体囊, 116-118
cortex of 晶状体皮质, 118
equator of 晶状体赤道, 118
nucleus of 晶状体核, 117, 118
supporting structures of 晶状体支持结构, 118

Lentiform nucleus 豆状核, 135, 137
globus pallidus of 豆状核苍白球, 137
putamen of 豆状核壳, 137
imaging of 豆状核壳的成像, 177
Lesser curvature 胃小弯
anterior nerve of 胃小弯前神经, 261
posterior nerve of 胃小弯后神经, 261
Lesser occipital nerve 枕小神经, 23, 57
Lesser omentum 小网膜, 292, 294
attachment of 小网膜附着, 293
Lesser palatine foramen 腭小孔, 40
Lesser thoracic splanchnic nerve 胸内脏小神经, 6, 216, 229, BP6
Lesser tubercle 小结节, 427, 430, 440
crest of 小结节嵴, 427
Levator anguli oris muscle 提口角肌, 72, 150, T2.10-T2.14, BP19
Levator ani fascia, superior 肛提肌上筋膜, 366
Levator ani muscle 肛提肌, 274, 283, 301, 318, 324, 343, 359, 360, 364, 370-373, 378, 379, 384, 395, 396, 400, 404-406, 412, 413, 508, T6.4, BP86, BP104
fibromuscular extensions of 肛提肌肌纤维延伸, 362
iliococcygeus 髂尾肌, 360-362, 397
left 左肛提肌, 358
levator plate of 肛提肌腱板, 359
medial border of 肛提肌内侧缘, 362
median raphe of 肛提肌中缝, 360
muscle fibers from 肛提肌纤维, 361, 362
nerve to 肛提肌神经, 506, 508, T8.3, T8.4
of pelvic diaphragm 盆膈, 364, 383, 393, 394, 398
prerectal muscle fibers from 肛提肌直肠前肌纤维, 362
puboanalis (puborectalis) 耻骨直肠肌, 360, 397, 420, 421
pubococcygeus 耻尾肌, 360-362, 397
roofing ischioanal fossa 坐骨肛门窝顶, 382
tendinous arch of 肛提肌腱弓, 283, 358-362, 366, 369, 371-373, 379, 394
Levator capitis muscle 提肋肌, T2.10-T2.14
Levator labii superioris alaeque nasi muscle 提上唇鼻翼肌, 48, 72, 150, T2.10-T2.14, BP20
Levator labii superioris muscle 提上唇肌, 48, 72, 150, T2.10-T2.14, BP19, BP20
Levator nasolabialis muscle 提鼻唇肌, T2.10-T2.14, BP19, BP20
Levator palpebrae superioris muscle 上睑提肌, 110, 112-114, 148, T2.1-T2.4, T2.10-T2.14, BP27
insertion of 上睑提肌止点, 110
Levator scapulae muscle 肩胛提肌, 50, 51, 54, 56, 195, 198, 428, 432, 436, 437, 488, T3.2-T3.4
Levator veli palatini muscle 腭帆提肌, 73, 85, 90, 92, 96, 97, 153, T2.1-T2.4, T2.10-T2.14, BP22, BP28
interdigitating fibers of 腭帆提肌间交错纤维, 85
Levatores costarum muscles 提肋肌, 197, T4.4
brevis 肋短提肌, 197
longus 肋长提肌, 197
Ligament of Treitz Treitz韧带, 289
Ligamenta flava 黄韧带, 46
Ligaments 韧带
of ankle 踝韧带, 538
of elbow 肘韧带, 448
of foot 足部韧带, 539
of pelvis 骨盆的韧带, 376
of uterus, round 子宫圆韧带, 364, 371, 372, 378, 402, BP86
of wrist 腕部韧带, 464, 465, BP98
Ligamentum arteriosum 动脉韧带, 220, 232, 233, 242, 247, 252, T4.1-T4.3
aortic arch lymph node of 主动脉弓淋巴结, 228
Ligamentum flavum 黄韧带, 184, 185, BP18
radiology of 黄韧带成像, 182
Ligamentum teres, of liver 肝圆韧带
fissure for 肝圆韧带裂, 302
notch for 肝圆韧带切迹, 288
Ligamentum teres hepatis 肝圆韧带, 274, 288
Ligamentum venosum 静脉韧带, 247
fissure for 静脉韧带裂, 302
Limb, lower 下肢, 491-556
Limbs 肢
posterior 后肢, BP15
somatosensory system of 躯体感觉系统, BP14
Limen nasi 鼻阈, 61
Linea alba 白线, 17, 202, 209, 267, 270-273, 279, 280, 351, 363, 367, T5.1-T5.3, BP53, BP79, BP81
Linea semilunaris 半月线, 267
left 左半月线, 269
right 右半月线, 269
Linea terminalis 界线, 183, 367, 372
of pelvis 骨盆界线, 366
Linea translucens 半透线, 117
Lingual artery 舌动脉, 24, 58, 74-76, 86, 88, 99, 104, 160, 163, 165
deep 舌深动脉, 83, 87, 88
dorsal 舌背动脉, 87, 88
tonsillar branch of 舌背动脉扁桃体支, 90
suprahyoid branch of 舌动脉舌骨上支, 99
Lingual glands 舌腺, 89
Lingual gyrus 舌回, 133
Lingual muscle, longitudinal 舌纵行肌
inferior 上纵行肌, 88, T2.10-T2.14
superior 下纵行肌, T2.10-T2.14
Lingual nerve 舌神经, 42, 70, 73-75, 77, 83, 84, 86, 88, 98, 149, 150, 158, 160-162
right 右侧舌神经, 75
Lingual tonsil 舌扁桃体, 89, 90, 92-95
Lingual vein 舌静脉, 24, 88, 100
deep 舌深静脉, 83, 88
dorsal 舌背静脉, 88, 100
Lingula 小舌, 39, 142, 221
Lips 唇, BP15
lower, frenulum of 下唇系带, 83
philtrum 人中, 22
upper 上唇
frenulum of 上唇小系带, 83
tubercle of 上唇舌结, 83
Lister's tubercle Lister结节, 449

Little finger, synovial sheath of　小指滑膜鞘, 470
Liver　肝, 6, 7, 13, 18, 153, 217, 218, 234, 238, 247, 259, 291, 296, 305, 337, 343, 345-348, T5.1-T5.3, BP38, BP50, BP51, BP58
area for　肝区, 330
arterial variations and collateral supply　肝的动脉变异与侧支供应, BP83
arteries of　肝的动脉, 308, 310
autonomic innervation of　肝的自主神经, 328
bare area of　肝裸区, 302, 330, 337
bed of　肝床, 302
caudate lobe of　肝尾状叶, 291, 294, 302
caudate process　肝尾状突, 302
collateral supply of　肝的侧支供应, BP83
complete atrophy of left lobe　肝左叶萎缩, BP59
coronary ligament of　肝冠状韧带, 293
falciform ligament of　肝镰状韧带, 276
fibrous appendix of　肝纤维附件, 302
inferior border of　肝下缘, 288, 294
left lobe of　肝左叶, 288, 294, 302, 303
lymph vessels and nodes of　肝的淋巴管和淋巴结, BP78
quadrate lobe of　肝方叶, 294, 302
right lobe of　肝右叶, 288, 294, 303, BP82
round ligament of　肝圆韧带, 247, 274, 288, 294, 302, 318, BP83
as site of referred visceral pain　肝的内脏牵涉痛位点, BP5
structure of　肝的结构, 304
surfaces and bed of　肝的表面与肝床, 302
topography of　肝的断层成像, BP58
variations in form of　肝的变异, BP59
vascular systems of　肝的血管系统, 303
Lobules　小叶, 392
Locus coeruleus　蓝斑, 141
Longissimus capitis muscle　头最长肌, 196, 199
Longissimus colli muscle　颈最长肌, 196
Longissimus muscle　最长肌, 196, T3.2-T3.4
Longissimus thoracis muscle　胸最长肌, 196
Longitudinal esophageal muscle　食管纵肌, 257
Longitudinal fasciculi　纵束
dorsal　背侧纵束, 174
medial　内侧纵束, 141, 142, BP40
Longitudinal fold　纵襞, 305
Longitudinal ligament　纵韧带
anterior　前纵韧带, 46, 95, 96, 184, 185, 200, 204, 356, 363, 367, BP18, BP35
posterior　后纵韧带, 47, 184, 185, BP18, BP33, BP35
Longitudinal muscle　纵行肌, 256, 395, BP48
conjoined　联合纵肌, 394-396
Longitudinal pharyngeal muscles　咽纵行肌, 94
Longitudinal vessels　纵向血管, BP4
Longus capitis muscle　头长肌, 54, 55, 86, 253, T2.10-T2.14, BP22
Longus colli muscle　颈长肌, 50, 51, 55, 253, 254, T2.10-T2.14
innervation of　颈长肌的神经支配, 439
Loop of Heiss　Heiss袢, 370
Lower limb　下肢, 2, 3, 491-556
arteries of　下肢动脉, 522, T8.1, T8.2
deep veins of　下肢深静脉, T8.1, T8.2
dermatomes of　下肢皮节, 5
free part of　自由下肢, 2, 3, 8
gluteal region of　下肢臀区, 491
heel region of　下肢足跟区, 491
hip region of　下肢髋区, 491
lymph vessels and lymph nodes of　下肢淋巴管和淋巴结, 494, T8.1, T8.2
superficial veins of　下肢浅静脉, T8.1, T8.2
anterior view　下肢浅静脉前面观, 492
posterior view　下肢浅静脉后面观, 493
surface anatomy of　下肢表面解剖, 491
veins of　下肢静脉, 523
Lower limb movements, segmental innervation of　节段性神经支配的下肢运动, 11
Lumbar arteries　腰动脉, 191, 284
Lumbar ganglion, 1st　第一腰神经节, 6
Lumbar lordosis　腰曲, 179
Lumbar lymph nodes　腰淋巴结, T6.1-T6.3
lateral　外侧腰淋巴结, 408
lateral aortic　主动脉外侧腰淋巴结, T6.1-T6.3
lateral caval　腔静脉外侧腰淋巴结, T6.1-T6.3
left　左侧腰淋巴结, 286, 410
preaortic　主动脉前腰淋巴结, 408, 410, T6.1-T6.3
right　右侧腰淋巴结, 286
Lumbar lymph trunks　腰淋巴干, 338
Lumbar nodes　腰淋巴结, 16
Lumbar plexus　腰丛, 186, 505, 507, 550, 551
muscular branches from　腰丛肌支, 287
Lumbar spinal nerves　腰神经, 200
anterior rami of　腰神经前支, 507
enlargement　腰膨大, 187
L1　第1腰神经, 1, 181, 186
anterior ramus of　前支, 412
anterior view of　前面观, 179
dermatome of　皮节, 188
left lateral view of　左外侧面观, 179
posterior view of　后面观, 179
vertebrae relation to　椎骨, 187
L2　第2腰神经, 181
anterior ramus of　前支, 184, 419
dermatome of　皮结, 188
ganglion　神经节, 414
superior view of　上面观, 181
vertebrae relation to　椎骨, 187
L3　第3腰神经, 181
anterior ramus of　前支, 417
dermatome of　皮节, 188
posterior view of　后面观, 181
vertebrae relation to　椎骨, 187
L4　第4腰神经, 181, 184
dermatome of　皮节, 188
posterior view of　后面观, 181
vertebrae relation to　椎骨, 187
L5　第5腰神经, 181, 186, 414

anterior ramus of　前支, 412
anterior view of　前面观, 179
dermatome of　皮节, 188
left lateral view of　左外侧面观, 179
posterior ramus of　后支, 184
posterior view of　后面观, 179
vertebra, body of　椎体, 184
vertebrae relation to　椎骨, 187
Lumbar spine　腰椎
MRIs　腰椎磁共振成像, BP38
radiographs of, MRI　腰椎磁共振成像, BP38
T2-weighted sagittal MRI of　腰椎磁共振矢状面T2加权像, 182
Lumbar splanchnic nerves　腰内脏神经, 6, 319, BP6
Lumbar triangle (of Petit)　腰三角, 178, 195, 275
Lumbar trunk　腰干
left　左腰干, 286
right　右腰干, 286
Lumbar veins　腰静脉, 285, 332
ascending　腰升静脉, 285
left　左腰静脉, 285
right　右腰静脉, 285
Lumbar vertebrae　腰椎, 179, 181, 191, BP37
body of　腰椎体, 181
L1　L1腰椎
body of　腰椎体, 184
spinal nerve relation to　相应的脊神经, 187
transverse process of　腰椎横突, 216, 253
L2, spinal nerve relation to　L2相应的脊神经, 187
L3, spinal nerve relation to　L3相应的脊神经, 187
L4　L4腰椎, 399
body of　腰椎体, 357
intervertebral disc　椎间盘, 399
radiograph of　线成像, 354
spinal nerve relation to　相应的脊神经, 187
L5　L5腰椎, T3.1, BP37
body of　腰椎体, 357, 399
intervertebral disc　椎间盘, 399
radiograph of　腰椎X线成像, 354
spinal nerve relation to　相应的脊神经, 187
radiographs of　腰椎X线成像, BP37
transverse process of　腰椎横突, 268, 353
Lumbar vertebral body　腰椎体, 185
Lumbocostal ligament　腰肋韧带, 331
Lumbocostal triangle　腰肋三角, 216
Lumbocostal trigone　腰肋三角, 283
Lumbosacral plexus　腰骶丛, 506
nerves of　腰骶丛神经, T8.3, T8.4
Lumbosacral region, vertebral ligaments　腰骶部, 椎骨的韧带, 184
Lumbosacral trunk　腰骶干, 287, 339, 412, 505-508, 550, 551
Lumbrical muscles　蚓状肌, 470-475, 486, 487, 544, 545, 547, 549, T7.5-T7.8, T8.5-T8.8, BP101, BP102
second　第2蚓状肌, BP101
third　第3蚓状肌, BP101
Lumbrical tendons　蚓状肌腱, 471, 539, 546
distal　蚓状肌远端肌腱, 471
Lumen　肠腔, 327
Lunate bone　月骨, 462, 463, 465-467, BP98
articulation with　月骨关节, 449
Lunate sulcus　月状沟, 132
Lunate (articular) surface　月状 (关节) 面, 357, 495
Lungs　肺, 6, 7, 13, 190, 205, BP8
apex of　肺尖, 217, 234, T4.1-T4.3
horizontal fissure of　水平裂, 219
left　左肺, 221, 231, 236-238, 262-265
anterior border of　左肺前缘, 221
apex of　左肺尖, 218, 221
bronchopulmonary segments of　左支气管肺段, 223, 224
cardiac impression of　左肺心压迹, 221
cardiac notch of　左肺心切迹, 217, 219
diaphragmatic surface of　左肺膈面, 221
esophagus area of　左肺食管区, 221
hilum of　左肺门, 232
inferior border of　左肺下缘, 217, 218
inferior lobe of　左肺下叶, 219, 221, BP50, BP51
lingula of　左肺舌叶, 219
lymph vessels and nodes of　肺淋巴管和淋巴结, 228
oblique fissure of　左肺斜裂, 217, 218, 221, 264, BP50, BP51
root of　左肺根, 214
superior lobe of　左肺上叶, 219, 221, BP50, BP51
trachea area of　左肺气管区, 221
lymph nodes of　肺淋巴结, 228
lymph vessels of　肺血管, 228
lymphatic drainage routes of　肺淋巴引流途径, 228
medial views of　肺内观面, 221
right　右肺, 17, 221, 231, 237, 238, 263-265
anterior border of　右肺前缘, 221
apex of　右肺尖, 221
bronchopulmonary segments of　右支气管肺段, 223, 224
cardiac impression of　右肺心压迹, 221
diaphragmatic surface of　右肺膈面, 221
esophagus area of　右肺食管区, 221
hilum of　右肺门, 17, 232
horizontal fissure of　右肺水平裂, 217, 218, 221, BP50
inferior border of　右肺下缘, 217, 218
inferior lobe of　右肺下叶, 219, 221
lymph vessels and nodes of　右肺淋巴管和淋巴结, 228
middle lobe of　右肺中叶, 219, 221, BP50
oblique fissure of　右肺斜裂, 217, 218, 221, BP50
root of　右肺根, 214
superior lobe of　右肺上叶, 219, 221
trachea area of　右肺气管区, 221
in situ, anterior view of　肺前面观, 原位, 219
in thorax　胸腔的肺
anterior view of　肺前面观, 217
posterior view of　肺后面观, 218
Lunotriquetral ligament　月三角韧带, 464
Lunula　甲弧影, 244, 481, BP112
Luschka
cleft of　Luschka裂, 45
foramen of　Luschka孔, 133, 136

Luteal cells 黄体细胞, 365
Luteinizing hormone 黄体生成素, BP88
Lymph follicles 淋巴滤泡, 89
Lymph nodes 淋巴结, 421
of breast 乳房淋巴结, 207
of esophagus 食管淋巴结, 260
of genitalia 生殖区淋巴结
female 女性生殖区淋巴结, 408
male 男性生殖区淋巴结, 410
of head 头部淋巴结, 101
of lungs 肺淋巴结, 228
of mammary gland 乳房淋巴结, 207
of neck 颈部淋巴结, 16, 101
of pelvis 盆腔淋巴结
female 女性盆腔淋巴结, 408, 409
male 男性盆腔淋巴结, 410
of pharynx 咽淋巴结, 102
popliteal 腘窝淋巴结, 494
preaortic 主动脉前淋巴结, 408
submandibular 下颌下淋巴结, 86
tongue 舌淋巴结, 102
Lymph vessels 淋巴管, 16, 304, T4.1-T4.3, T8.1, T8.2
along arcuate arteries 弓状动脉旁淋巴管, 338
along interlobar arteries 叶间动脉旁淋巴管, 338
of breast 乳房淋巴管, 16, 207, T4.1-T4.3
of esophagus 食管淋巴管, 260
of genitalia 生殖区淋巴管
female 女性生殖区淋巴管, 408
male 男性生殖区淋巴管, 410
of lower limb 下肢淋巴管, 16
of lungs 肺淋巴管, 228
of mammary gland 乳房淋巴管, 207
medullary 髓质淋巴管, 338
of pelvis 盆腔淋巴管
female 女性盆腔淋巴管, 408, 409
male 男性盆腔淋巴管, 410
superficial 表浅淋巴管, 494
of upper limb 上肢淋巴管, 16
Lymphatic drainage 淋巴引流
of breast 乳房淋巴引流, 208
of lungs 肺淋巴引流, 228
of pharynx 咽淋巴引流, 102
of prostate gland 前列腺淋巴引流, 410
of tongue 舌淋巴引流, 102
Lymphatic duct, right 右淋巴导管, 16, 208, 228
Lymphatic trunk 淋巴干
bronchomediastinal 支气管纵隔干, 228
jugular 颈干, 228
Lymphatics, abdominal and pelvic 腹盆部淋巴管, 344
Lymphocytes 淋巴细胞, BP11, BP12
Lymphoid nodule, solitary 孤立淋巴小结, 297
Lymphoid organs 淋巴器官, 16, T4.1-T4.3, T8.1, T8.2

## M

Mackenrodt's ligament, *See also* Cardinal (Mackenrodt's) ligament. Mackenrodt 韧带, 又见子宫主韧带, 372
with uterine artery 子宫动脉, 366
Macrophage 巨噬细胞, BP11
Macula 黄斑, 119
Macula densa 致密斑, BP71
Macular arteriole 黄斑小动脉
inferior 黄斑下小动脉, 119
superior 黄斑上小动脉, 119
Macular venule 黄斑小静脉
inferior 黄斑下小静脉, 119
superior 黄斑上小静脉, 119
Male, posterior view of 男性后面观, 3
Male reproductive system 男性生殖系统, 391
Mallear fold 锤骨襞
anterior 锤骨前襞, 122, BP28
posterior 锤骨后襞, 122, BP28
Malleolar arteries, anterior 踝前动脉
lateral 外踝前动脉, 522, 532, 541, 542, BP105, BP109
medial 内踝前动脉, 522, 532, 541, 542, BP105
Malleolar stria, arteries of 锤纹动脉, 123
Malleolus 踝
lateral 外踝, 491, 525, 527-532, 540-542
medial 内踝, 491, 525, 527-529, 531-533, 540-542, BP110
Malleus 锤骨, 122, 125
anterior ligament of 锤骨前韧带, 122
anterior process of 锤骨前突, BP28
handle of 锤骨柄, 122, 123, BP28
head of 锤骨头, 78, 121, 122, 151, BP28, BP29
lateral process of 锤骨外侧突, 122
superior ligament of 锤骨上韧带, 122, BP28
Mammary gland 乳房, 20, 205, T4.1-T4.3
anterolateral dissection of 乳房前外侧解剖, 205
arteries of 乳房动脉, 206
lymph nodes of 乳房淋巴结, 207
lymph vessels of 乳房淋巴管, 207
sagittal section of 乳房矢状切面, 205
Mammillary bodies 乳头体, 69, 133-135, 139, 140, 174, 175
imaging of 乳头体成像, 177, BP32
Mammillary process 乳突, 181
Mammillothalamic fasciculus 乳头丘脑束, 133
Mammillothalamic tract (of Vicq d'Azyr) 乳头丘脑束, 174
Mandible 下颌骨, 8, 25-27, 36, 39, 50-52, 95
of aged person 老年人下颌骨, 39
alveolar part of 下颌骨牙槽部, 39
angle of 下颌角, 22, 26, 36, 39, 87, 91
base of 下颌底, 39
body of 下颌骨体, 25-27, 36, 39, 54, 69, 75, BP23
condylar process of 下颌骨髁突, 36, 39, 75
head of 下颌骨头, 27
condyle of 下颌骨髁突, 26, 28, BP16
coronoid process of 下颌骨冠突, 27, 28, 36, 39, BP16, BP22
head of 下颌骨头突, 39
mandibular foramen of 下颌孔, 39
mandibular notch of 下颌切迹, 27
mental foramen of 下颌骨颏孔, 25, 27, 39
mental protuberance of 颏隆凸, 22, 25, 39
mental spines of 颏棘, 39

mental tubercle of 颏结节, 25, 39
mylohyoid groove of 下颌舌骨沟, 39
mylohyoid line of 下颌舌骨肌线, 39
neck of 下颌颈, 39, BP22
oblique line of 下颌骨斜线, 27, 39, 97
opening of 下颌管开口, BP25
pterygoid fovea of 下颌骨翼肌窝, 39
ramus of 下颌支, 25-27, 36, 39, 54, 86, BP25
retromolar fossa of 磨牙后凹, 39
sublingual fossa of 舌下腺凹, 39
submandibular fossa of 下颌下腺凹, 39
Mandibular foramen 下颌孔, 39
Mandibular fossa 下颌窝, 27, 31, 35, 42, BP30
Mandibular nerve 下颌神经, 23, 33, 34, 42, 75, 77, 84, 87, 98, 113, 114, 131, 148, 149, 152, 158, 160-162, T2.5-T2.8, BP26
anterior division of 下颌神经前支, 77
auricular branches of 下颌神经关节支, 149
meningeal branch of 下颌神经脑膜支, 33, 34, 77, 78, 113, 149
motor root of 下颌神经运动根, 77
parotid branches of 下颌神经腮腺支, 149
posterior division of 下颌神经后支, 77
sensory root of 下颌神经感觉根, 77
superficial temporal branches of 下颌神经颞浅支, 149
Mandibular nodes 下颌淋巴结, 101
Mandibular notch 下颌切迹, 27, 36, 39, BP25
Manubriosternal joint 胸骨柄关节, 204
Manubriosternal synchondrosis 胸骨柄软骨结合, 429
Manubrium 柄, 263, 264, 429
of sternum 胸骨柄, 49, 50, 52, 54, 95, 203, 204, 211, 219
Marginal artery 边缘动脉, 314, 400, BP68, BP69
anastomosis 边缘动脉弓, T5.1-T5.3
Marginal colic plexus 结肠边缘神经丛, 323
Marginal sulcus 缘沟, 133
Masseter muscle 咬肌, 49, 52, 54, 70, 72, 78, 86, T2.9-T2.14, BP22
deep part of 咬肌深部, 72
insertion of 咬肌起点, 72
superficial part of 咬肌浅部, 72
Masseteric artery 咬肌动脉, 72-74, 76, 78, 99
Masseteric fascia 咬肌筋膜, 48
Masseteric nerve 咬肌神经, 72-75, 77, 78, 98
nerve to 至咬肌的神经, 149
Mast cell 肥大细胞, BP11
Mastication, muscles involved in 咀嚼肌, 包括的肌肉, 72, 73, T2.1-T2.4
Mastoid air cells 乳突气房, 26, 28, BP34
Mastoid angle 乳突角, 32
Mastoid antrum 乳突窦, 123, BP28
Mastoid canaliculus 乳突小管, 31, 33
Mastoid cells 乳突小房, 26, 82, 123, BP22, BP28
Mastoid emissary vein 乳突导静脉, 24, 127
in mastoid foramen 乳突孔内的乳突导静脉, 33
Mastoid fontanelle 乳突囟, 35
Mastoid foramen 乳突孔, 31, 33, 34, 38
Mastoid nodes 乳突淋巴结, 101
Mastoid notch 乳突切迹, 31
Mastoid process 乳突, 27, 31, 36, 38, 49, 54, 55, 87, 88, 197, BP25, BP30
Maturation 成熟, BP87
Mature follicle 成熟卵泡, BP88
Maxilla 上颌骨, 68, BP16, BP22
sinus of 上颌窦, 68
Maxillary artery 上颌动脉, 42, 58, 65, 72-78, 81, 87, 98, 99, 123, 128, 158, 160, 161, 163, 165, BP21
posterior lateral nasal branch of 上颌动脉后外侧鼻支, 74
proximal 上颌动脉近段, 76
Maxillary bone 上颌骨, 25, 27, 29, 31, 37, 62, 63
alveolar process of 牙槽突, 25, 27, 29, 38, 62, 69, BP23
anterior nasal spine of 鼻前棘, 25, 27, 29, 59, 62, 63
frontal process of 额突, 25, 27, 59, 62, 110
incisive canal of 切牙管, 29, 62, 63
incisive fossa of 切牙窝, 31
infraorbital foramen of 眶下孔, 25, 27
infratemporal surface of 颞骨下面, 27
intermaxillary suture of 上颌间缝, 31
nasal crest of 鼻嵴, 63
nasal surface of 上颌鼻面, 29
of newborn 新生儿上颌骨, 35
orbital surface of 上颌骨眶面, 25
palatine process of 上颌腭突, 29, 31, 38, 40, 61-63, 69, 85,BP30
tuberosity of 上颌骨粗隆, 27, 38
zygomatic process of 上颌骨颧突, 25, 31
Maxillary nerve 上颌神经, 23, 34, 64, 75, 77-79, 81, 82, 84, 98, 113, 114, 131, 148, 149, 158, 160-162, T2.5-T2.8, BP26
anterior superior alveolar branch of 上牙槽前支, 66
lateral superior posterior nasal branch of 后上外侧鼻支, 66, 81
meningeal branch of 脑膜支, 113, 149
zygomaticofacial branch of 颧面支, 149
zygomaticotemporal branch of 颧颞支, 149
Maxillary ostium 上颌孔, 82
Maxillary sinus 上颌窦, 26, 28, 69, 80, 82, 112, BP22, BP23
alveolar recess of 上颌窦牙槽隐窝, BP23
imaging of 上颌窦成像, BP32
infraorbital recess of 上颌窦眶下隐窝, BP23
opening of 上颌窦开口, 61, 62, 67, 69, BP23
postsynaptic fibers to 至上颌窦的交感节后纤维, 80
recesses of 上颌隐窝, 69
transverse section of 上颌窦横截面, BP22
zygomatic recess of 上颌窦颧隐窝, BP23
Maxillary tuberosity 上颌结节, 27
Maxillary vein 上颌静脉, 100, 115
McBurney's point 麦氏点, 300
McGregor's line McGregor线, BP18
Medial, as term of relationship 内侧 (方位术语), 1
Medial eminence 内侧隆起, 141
Medial ligament, of ankle 踝内侧韧带, 538
Medial pterygoid muscle 翼内肌, 52
Medial rotation, of lower limbs movements 下肢旋内运动, 11
Median aperture 正中孔, 133, 136, 141, 144

Median cricothyroid ligament 环甲正中韧带, 53
Median fissure, anterior 前正中裂, BP40
Median lobe 中叶, BP92
Median nerve 正中神经, 423, 438-440, 442, 445, 456-458, 461, 464, 470, 472, 475, 482-486, T7.1-T7.4, BP100
articular branch of 关节支, 486
branches of 分支, 476
common palmar digital branch of 指掌侧总支, 483
communicating branch of 交通支, 476
muscular branches of 正中神经肌支, 475
palmar branch of 掌支, 423, 425, 456, 457, 469, 476, 482, 486
palmar digital branches of 指掌侧支, 423
common 指掌侧总支, 482
proper 指掌侧固有支, 482, 483
proper palmar digital branches of 正中神经指掌侧固有支, 470
recurrent branch of 返支, 469, 470, 476, 483, T7.1, T7.2
Median nuclei 正中核, 138
Median raphe, of levator ani muscle 肛提肌中缝, 360
Median sulcus, posterior 后正中沟, 141, BP40
Mediastinal lymph nodes 纵隔淋巴结, 16, 263
anterior, pathway to 纵隔淋巴结前路, 207
Mediastinal pleura 纵隔胸膜, 215, 232
Mediastinum 纵隔
anterior 前纵隔, 215
lung area for 前纵隔肺区, 221
cross section of 纵隔横断面, 237
great vessels of 纵隔大血管, 220
lateral view 纵隔侧面观
left 纵隔左侧面, 252
right 纵隔右侧面, 251
lymph vessels of 纵隔淋巴管, 228
of testis 睾丸纵隔膜, 388, 392
Medulla oblongata 延髓, 7, 17, 34, 80, 133, 141, 151, 161, 162, 250, 324, 340, BP8, BP22, BP35
in foramen magnum 枕骨大孔处, 33
imaging of 延髓成像, 177
lower part of 延髓下部, BP14
reticular formation of 延髓网状结构, 230
Medullary artery, segmental 脊髓节段动脉, 191
Medullary capillary plexus 脊髓毛细血管丛, BP73
Medullary cavity 髓腔, BP9
Medullary lamina 髓板
external 外髓板, 138
internal 内髓板, 138
Medullary vein, anteromedian 脊髓前正中静脉, 171
Medullary velumc 髓帆
inferior 下髓帆, 133, 141
superior 上髓帆, 133, 140, 141
Meiosis 减数分裂, BP87
Meissner's corpuscle 触觉小体, 12
Meissner's plexus, *See also* Submucosal (Meissner's) plexus. 黏膜下丛, BP48
Melanocyte 黑色素细胞, 12
Membranous labyrinth 膜迷路, 124, 125
Membranous layer (Scarpa's fascia) Scarpa筋膜, 368, BP84
Membranous septum 室间隔膜部
atrioventricular part of 房室间部, 237
interventricular part of 室间部, 237
Membranous urethra 尿道膜部, 386, BP85
Mendelian inheritance 孟德尔遗传, BP87
Meningeal artery 脑膜动脉, 128
accessory 脑膜副动脉, 33, 34, 74, 78, 128
anterior 脑膜前动脉, 115
deep 脑膜深动脉, 75
dorsal 脑膜背动脉, 164
middle 脑膜中动脉, 34, 42, 73-78, 98, 99, 123, 127-129, 131, 158, 163-165, T2.1-T2.4
accessory branch of 脑膜中动脉副支, 123
branches of 脑膜中动脉分支, 129
frontal (anterior) and parietal (posterior) branches of 脑膜中动脉额（前）支和顶（后）支, 128
left 脑膜中动脉左支, 163
posterior 脑膜后动脉, 34
in mastoid foramen 乳突孔处, 33
Meningeal vein, middle 脑膜中静脉, 34, 127, 129
Meningeal vessels 脑膜血管
anterior, groove for 脑膜前动脉沟, 32
middle 脑膜中动脉, 33
groove for 脑膜中动脉沟, 32
grooves for branches of 脑膜中动脉沟分支, 29, 30
posterior, groove for 脑膜后动脉沟, 32
Meninges 脑膜, 34, 127, 129
arteries to 脑膜的动脉, 163
Meningohypophyseal trunk 脑膜垂体干, 164
tentorial branch of 小脑幕支, 164
Meniscofemoral ligament, posterior 后交叉韧带, 518, 519
Meniscus 半月板, 465
lateral 外侧半月板, 517-519, 521
medial 内侧半月板, 517-519, T8.1, T8.2
Menstrual cycle 月经周期, BP88
Menstruation 月经, BP95
Mental foramen 颏孔, 25, 27, 39
Mental nerve 颏神经, 23, 77, 84, 98, 149
Mental protuberance 颏隆凸, 22, 25, 39
Mental tubercle 颏结节, 39
Mental vein 颏静脉, 100
Mentalis muscle 颏肌, 48, 72, 150, T2.9-T2.14, BP19
Meridional fibers 经线纤维, 117
Mesangial cell 系膜细胞, BP71
Mesencephalic nucleus, of trigeminal nerve 三叉神经中脑核, 149, 162
Mesencephalic vein 中脑静脉
lateral 中脑外侧静脉, 171
posterior 中脑后静脉, 171, 173
Mesenteric artery 肠系膜动脉
inferior 肠系膜下动脉, 14, 284, 289, 296, 314, 315, 330, 332, 335, 336, 400, 402, 403, 412, BP68
superior 肠系膜上动脉, 14, 200, 247, 253, 284, 289, 293, 296-298, 306, 309, 310-316, 325, 329, 330, 332, 335, 336, 343, 346, 350, 412, T5.1-T5.3, BP51, BP64, BP68, BP75, BP83
Mesenteric ganglion 肠系膜神经节
celiac 髂神经节, 287

inferior 肠系膜下神经节, 6, 319, 323, 324, 339, 411, 412, 416-419, BP6, BP8
superior 肠系膜上神经节, 6, 287, 319, 321-326, 329, 339-341, 411, 412, 416, 418, 419, BP6, BP8
Mesenteric nodes 肠系膜淋巴结
inferior 肠系膜下淋巴结, 286
superior 肠系膜上淋巴结, 286, BP77
Mesenteric peritoneum 肠系膜腹膜, 322
Mesenteric plexus 肠系膜丛
inferior 肠系膜下丛, 319, 323, 412
superior 肠系膜上丛, 319-322, 329
Mesenteric vein 肠系膜静脉
inferior 肠系膜下静脉, 259, 289, 306, 317, 318, 401, BP66, BP75
superior 肠系膜上静脉, 259, 296, 297, 313, 315-318, 337, BP66, BP75
Mesentery 肠系膜, 200, 289, 290, 297, 327
root of 肠系膜根, 293, 306, 335, 363, 367
Mesoappendix 阑尾系膜, 298, 322, BP57
Mesocolic taenia 结肠系膜带, 298, 299, 301
Mesocolon 结肠系膜
sigmoid 乙状结肠系膜, 393
transverse 横结肠系膜, 288, 289, 291, 292, 296, 301, 316
attachment of 横结肠系膜的附着, 293
Mesometrium 子宫系膜, 374
Mesonephric (Wolffian) duct 中肾管 (Wolffian管), 387, 390
Mesonephric tubules 中肾小管, 390
vestigial 中肾小管残余, 392
Mesosalpinx (of broad ligament) (子宫阔韧带的) 输卵管系膜, 365, 374
laminae of 输卵管系膜层, 376
Mesovarium 卵巢系膜, 372, 374
laminae of 卵巢系膜层, 376
Metacarpal arteries 掌动脉
dorsal 掌背动脉, 479
palmar 掌心动脉, BP97
Metacarpal bones 掌骨, 8, 462-466, 468, 474, BP98-BP100
cross sections through 掌骨横截面, BP100
fifth 第5掌骨, 454, 455, 458, 467, BP101
first 第1掌骨, 9, 455, 458, 467, 472, 477
fourth 第4掌骨, BP101, BP102
second 第2掌骨, 455, BP101, BP102
third 第3掌骨, 463, 467, BP101, BP102
Metacarpal ligaments 掌骨间韧带
deep transverse 掌骨深横韧带, 468, 475, BP102
dorsal 掌背韧带, BP98
palmar 掌心韧带, 468, BP98
superficial transverse 掌骨浅横韧带, 425, 469
Metacarpal veins, dorsal 掌背静脉, 425, 478
Metacarpophalangeal (MCP) joint 掌指关节, 422, 467, 468, BP98, BP99
Metacarpophalangeal (MCP) ligaments 掌指韧带, 468
Metaphysial bone tissue 骨骺组织, 9
Metatarsal arteries 跖动脉
dorsal 跖背动脉, 532, 541, 542, 547, BP105, BP109
plantar 跖足底动脉, 542, BP105
anterior perforating branches to 前穿支, 546
Metatarsal bones 跖骨, 8, 535, 536, 539, 542, 547, 549
fifth 第5跖骨, 530, 541, 548, 549
tuberosity of 第1跖骨粗隆, 546-548
first 第1跖骨, 538, 548
fourth 第4跖骨, BP111
second 第2跖骨, BP111
third 第3跖骨, BP111
tuberosity of 跖骨粗隆, 540
Metatarsal ligaments 跖骨韧带
deep transverse 跖骨深横韧带, 539, 547
dorsal 跖骨背侧韧带, 538, 547
plantar 跖骨掌侧韧带, 547
transverse, superficial 跖骨浅横韧带, 543
Metatarsal veins, dorsal 跖背静脉, 492
Metatarsophalangeal (MTP) joint 跖趾关节, 539
first 第1跖趾关节, T8.1, T8.2
Midbrain 中脑, BP14, BP15
aqueduct 中脑导水管, T2.1-T2.4
imaging of 中脑成像, 177
Midcarpal joint 腕中关节, 463, 465
Midclavicular line 锁骨中线, 233
left 左侧锁骨中线, 269
right 右侧锁骨中线, 269
Midcortical glomerulus 皮质中部肾小球, BP73
Middle colic nodes 中结肠淋巴结, BP77
Middle colic plexus 中结肠丛, 322, 323
Middle sacral node. *See* Promontorial nodes 骶正中淋巴结, 参见骶岬淋巴结
Midface, nerves and arteries of 面中部神经和动脉, 81
Midline groove 舌正中沟, 89
Midpalmar space 掌中间隙, 470, 471, 473
Minute fasciculi 小纤维束, 469
Mitochondria 线粒体, BP3-BP4
Mitral cell 僧帽细胞, 146
Mitral heart valve. *See* Atrioventricular valve; 二尖瓣, 见房室瓣
left 左房室瓣
Modiolus 蜗轴, 125
Molar teeth 磨牙, 41, 68
Molar tooth 磨牙
1st 第1磨牙, 37, 40
2nd 第2磨牙, 40
3rd 第3磨牙, 40
Monocytes 单核细胞, BP11, BP12
Mons pubis 阴阜, 377
Morison's pouch. *See* Hepatorenal recess Morison陷凹, 见肝肾隐窝
Motor nucleus 运动核, 149
of trigeminal nerve 三叉神经运动核, 162
Motor systems 运动系统, 4
Mouth 口, 2
Mucosa 黏膜
of ileum 回肠黏膜, 297
of intestine 小肠黏膜, 327
of jejunum 空肠黏膜, 297

Mucous glands 黏膜腺, 89
of nose 鼻黏膜腺, 7
Mucous neck cell 颈黏液细胞, BP55
Mullerian duct. *See* Paramesonephric duct (müllerian) 米勒管, 见中肾旁管(müllerian管)
Multifidus lumborum muscle 腰多裂肌, 197
Multifidus muscle 多裂肌, 200, T3.4
Multifidus thoracis muscle 胸多裂肌, 197
Muscle fascicle 肌束, BP10
Muscles 肌肉, 13, T7.5-T7.8, T8.5-T8.8
of arm 臂肌
anterior views of 前面观, 440
posterior views of 后面观, 441
of back 背肌
deep layer 深层, 197
intermediate layers 中层, 196
superficial layers 浅层, 195
of face, facial expression 面肌, 面部表情肌, 48, 86
anterior view of 前面观, BP19
of facial expression 面部表情肌, 48, 86
of forearm 前臂肌
anterior 前臂前部肌肉, T7.1, T7.2
attachments of 前臂肌肉附着, 459, 460
deep layer 前臂深层肌, 455, 458
extensors of wrist and digits 腕伸和指伸肌, 451
flexors of digits 指屈肌, 453
flexors of wrist 腕屈肌, 452
intermediate layer 前臂中层肌, 457
posterior 前臂后部肌肉, T7.1, T7.2
rotators of radius 桡骨回旋肌, 450
superficial layer 前臂浅层肌, 454, 456
of hip 髋肌, 501, 504
hypothenar 小鱼际肌, 467, 469, 470, 473, 487
intercostal 肋间肌, 205, 219, 238, 263-265, 276, BP50
lumbrical 蚓状肌, 470-474, 486, 487, 544, 545, 547, T8.5-T8.8, BP102
of mastication 咀嚼肌, 72, 73
of neck 颈肌
anterior view of 颈肌前面观, 49
lateral view of 颈肌侧面观, 54
of pharynx 咽肌
lateral view of 咽肌外侧观, 97
medial view of 咽肌内侧观, 96
of sole of foot 足跟部肌肉
first layer 第1层足跟部肌肉, 544
second layer 第2层足跟部肌肉, 545
third layer 第3层足跟部肌肉, 546
structure 结构, BP10
Muscular artery 肌动脉, 115, 119, 120
Muscular vein 肌静脉, 119
Muscularis mucosae 黏膜肌层, 327, 395
of anal canal 肛管黏膜肌层, 395, 396
of rectum 直肠黏膜肌层, 396
Musculature development 肌肉发育, BP95
Musculocutaneous nerve 肌皮神经, 438-440, 442, 445, 458, 482-486, T7.3, T7.4
anterior branch of 肌皮神经前支, 485
articular branch of 肌皮神经关节支, 485
posterior branch of 肌皮神经后支, 485
terminal part of 肌皮神经终支, 423
Musculophrenic arteries 肌膈动脉, 210, 211, 219, 231, 276
Musculophrenic vein 肌膈静脉, 210, 211, 277
Musculus uvulae 腭垂肌, 85, 90, 92, T2.1-T2.4, T2.9-T2.14
Myelin sheath 髓鞘, BP3
Myelinated fibers 有髓纤维, BP14
Myenteric (Auerbach's) plexus 肌间神经丛, 327
Mylohyoid artery 下颌舌骨肌动脉, 74
Mylohyoid groove 下颌舌骨肌沟, 39
Mylohyoid line 下颌舌骨肌线, 39
Mylohyoid muscle 下颌舌骨肌, 49, 52-54, 58, 69, 70, 77, 86-88, 95-97, T2.9-T2.14, BP23
nerve to 至下颌舌骨肌的神经, 73, 75, 77, 86, 98, 149
Mylohyoid nerve 下颌舌骨肌神经, 42, 74
Mylohyoid raphe 舌骨中缝, 87
Myofibril 肌原纤维, BP10
Myofilaments 肌丝, BP10
Myometrium 子宫肌层, 374
of uterus 子宫肌层, 399
Myosatellite cell 肌卫星细胞, BP10

## N

Nail bed 甲床, 481, BP112
Nail fold 甲襞
lateral 外侧甲襞, BP112
proximal 近端甲襞, BP112
Nail groove, lateral 外侧甲沟, BP112
Nail matrix 甲母质, 481
Nail plate 甲板, 481, BP112
Nail root 甲根, 481
Nares 鼻孔, BP15
anterior 鼻前孔, 22
Nasal artery 鼻动脉
dorsal 鼻背动脉, 99, 115
external 鼻外动脉, 60, 74, 115, 165
lateral 鼻外侧动脉, 60
Nasal bone 鼻骨, 22, 25-27, 29, 59, 62, 63, 68, 69, BP16
of newborn 新生儿的鼻骨, 35
Nasal cartilage, accessory 鼻软骨, 鼻副软骨, 59
Nasal cavity 鼻腔, 17, 37, 68, 111, BP23, BP27
arteries of 鼻腔的动脉, BP21
autonomic innervation of 鼻腔的自主神经, 80
bones of 鼻腔的骨, 68
floor of 鼻腔的顶, 61
lateral wall of 鼻腔外侧壁, 61-65
medial wall of 鼻腔内侧壁, 63
nerves of 鼻腔的神经, 64, 66
postsynaptic fibers to 至鼻腔的节后纤维, 80
vasculature of 鼻腔的血管系统, 65
Nasal concha 鼻甲
bony highest 骨性最上鼻甲, 68
bony middle 骨性中鼻甲, 37, 68
bony superior 骨性上鼻甲, 37, 68

inferior 下鼻甲, 17, 25, 26, 29, 61, 62, 67, 68, 93, 111, BP22, BP23
ethmoidal process of 下鼻甲筛突, 62
middle 中鼻甲, 17, 25, 29, 61, 62, 67, 111, BP23
superior 上鼻甲, 17, 61, 62
supreme 最上鼻甲, 17
Nasal concha turbinate 鼻甲
inferior 下鼻甲, 69
middle 中鼻甲, 69
Nasal meatus 鼻道
inferior 下鼻道, 61, 69, 111, BP23
middle 中鼻道, 69, BP23
atrium of 中鼻道前房, 61
superior 上鼻道, 61
Nasal nerve 鼻神经
external 鼻外神经, 60
posterior 鼻后神经, 160
Nasal retinal arteriole 视网膜鼻侧小动脉
inferior 视网膜鼻侧下小动脉, 119
superior 视网膜鼻侧上小动脉, 119
Nasal retinal venule 视网膜鼻侧小静脉
inferior 视网膜鼻侧下小静脉, 119
superior 视网膜鼻侧上小静脉, 119
Nasal septal cartilage 鼻中隔软骨, 59, 63, BP22
lateral process of 鼻中隔软骨外侧突, 59, 62, 63
Nasal septum 鼻中隔, 26, 38, 64, 66, 69, 93, 95, 175, T2.1-T2.4, BP23
bony part of 鼻中隔骨性部分, 37, 68, BP21
Nasal skeleton 鼻骨架, 37
Nasal slit 鼻裂, 34
Nasal spine 鼻棘
anterior 鼻前棘, 25, 27, 29, 59, 63, BP16
posterior 鼻后棘, 31, BP18
Nasal vein, external 鼻外静脉, 100
Nasal vestibule 鼻前庭, 17, 61, 63, BP22
Nasalis muscle 鼻肌, 48, 150, T2.9-T2.14, BP20
alar part of 鼻肌翼部, 48, 60, BP19
transverse part of 鼻肌横部, 48, 60, BP19
Nasion 鼻根, 25, BP16
Nasociliary nerve 鼻睫神经, 79, 113, 114, 148, 149, 158, 159, BP27
Nasofrontal vein 鼻额静脉, 24, 65, 100, 115
Nasolabial lymph nodes 鼻唇淋巴结, 101
Nasolacrimal canal, opening of 鼻泪管开口, 62
Nasolacrimal duct 鼻泪管, 111
opening of 鼻泪管开口, 61, 111
Nasopalatine nerve 鼻腭神经, 64, 66, 80, 81, 84
communication between 鼻腭神经间的交通, 81
groove for 鼻腭神经沟, 63
in incisive fossa 切牙窝处, 33
Nasopalatine nerves 鼻腭神经, 66
Nasopalatine vessels, groove for 鼻腭血管沟, 63
Nasopharyngeal adenoids, imaging of 鼻咽腺样体, 鼻咽腺样体成像, 177
Nasopharynx 鼻咽, 17, 93, 95, 121, 131, BP29
airway to 至鼻咽的气道, 61
Navicular bones 足舟骨, 535, 536, 538, 547, 556
tuberosity of 足舟骨粗隆, 539, 547
Navicular fossa 舟状窝, 368, 386
Neck 颈, 2, 3, 10, 48-58, 427, BP15
surface anatomy 表面解剖, 22
arteries of 颈动脉, 99
autonomic nerves in 颈部自主神经, 157
bony framework of 颈部骨性支架, 36
cutaneous nerves of 颈部皮神经, 23
fascial layers of 颈部筋膜层, 50, 51
lymph nodes of 颈部淋巴结, 101
muscles of 颈肌
anterior view of 颈肌前面观, 49
lateral view of 颈肌侧面观, 54
nerves of 颈部神经, 56, 57
posterior triangle of 颈后三角, 209
of scapula 肩胛颈, 203
superficial veins of 颈部浅静脉, 50
surface anatomy of 颈部表面解剖, 22
triangle of, posterior 颈部三角, 颈后三角, 195
vessels of 颈部的血管, 56, 57
Nephron 肾单位, BP72
Nephron loop (Henle's) 髓袢, BP72
Nerve fiber bundles 神经纤维束, BP4
Nerve fibers 神经纤维, 125
Nerves 神经
of abdominal wall 腹壁的神经
anterior 腹前壁的神经, 278
posterior 腹后壁的神经, 287
of back 背部的神经, 198
of neck 颈部神经, 199
of buttocks 臀部的神经, 512
of cranial base 颅底的神经, 82
of esophagus 食管的神经, 261
of external genitalia 外生殖器的神经
female 女性外生殖器的神经, 415
male 男性外生殖器的神经, 411
of larynx 喉部的神经, 108
of nasal cavity 鼻腔的神经, 64
of neck 颈部的神经, 56, 57
regions 分区, 56, 57
of orbit 眶部的神经, 113
of perineum 会阴的神经
female 女性会阴部的神经, 415
male 男性会阴部的神经, 413
Nervous system 神经系统, T3.1-T3.3, T4.1-T4.3, T8.1, T8.2
autonomic division of 自主神经系统, 4
overview of 神经系统概述, 4
sense organs and 感觉器官和神经系统, T5.1-T5.3
Neural foramen. *See* Intervertebral foramen 神经孔, 参见椎间孔
Neurocranium 脑颅, 8
Neuroendocrine G cell 神经内分泌细胞G, BP55
Neurofilaments 神经丝, BP3
Neurons 神经元, BP3
Neurotubules 神经管, BP3

Neurovascular compartment 血管神经间隔, 445
Neurovascular sheath. *See* Hypogastric (neurovascular) sheath 血管神经鞘, 参见下腹部的血管神经鞘
Neutrophils 中性粒细胞, BP12
Newborn, skull of 新生儿的颅骨, 35
Nipple 乳头, 202, 205
Node of Cloquet/Rosenmüller 腹股沟近深淋巴结, 286
Node of Ranvier 郎飞结, BP3, BP4
Nose 鼻, 2, 59
ala of 鼻翼, 22
transverse section of 鼻的横断面, BP22
Nostril 鼻孔, 22
Nuchal ligament 项韧带, 46, 178, BP18
Nuchal line 项线
inferior 下项线, 31, 38
superior 上项线, 31, 38, 195
Nuclei 核, BP10
Nuclei of pulvinar 枕核, 138
Nucleus ambiguus 疑核, 143, 144, 152-154
Nucleus pulposus 髓核, 45, 181, 185
Nurse cell (Sertoli cell) 支持细胞 (Sertoli细胞), 391
Nutrient artery, of femur 股骨滋养动脉, 514
Nutrient foramen, of femur 股骨滋养孔, 500

## O

Obex 闩, 141
Oblique cord 斜索, 449
Oblique fissure, of lungs 肺斜裂, 219
left 左肺斜裂, 221
right 右肺斜裂, 221
Oblique line 斜线, 39, 106
Oblique muscle 斜肌
external 外斜肌, 267, 270-276, 278-281, 283, 331, 349, 351, T5.4, BP53, BP80, BP81
abdominal 腹外斜肌, 17, 195, 196, 198, 200, 202, 205, 209, 212, 378, 381, 382, BP43
aponeurosis of 腹外斜肌腱膜, 272, 273, 278, 280, 282, 331, 351, BP53
aponeurotic part 腹外斜肌腱膜部, 270
costal attachments of 腹外斜肌肋附着, 275
muscular part of 腹外斜肌部, 270
inferior 下斜肌, 112, 114, 148, T2.9-T2.14
tendon of 下斜肌肌腱, 114
internal 内斜肌, 271-276, 278, 280, 281, 283, 331, 351, T5.4, BP81
abdominal 腹内斜肌, 17
aponeurosis of 腹内斜肌腱膜, 272, 273, 278, 351
internal abdominal 腹内斜肌, 195, 196, 200, 209, BP43
in lumbar triangle (of Petit) 腰三角处的腹内斜肌, 195
tendon of origin of 腹内斜肌腱的起始处, 200
superior 上斜肌, 112-114, T2.9-T2.14, BP27
Oblique popliteal ligament 腘斜韧带, 518, 520
Obliquus inferior capitis muscle 头下斜肌, 196, 197, 199, T3.4
Obliquus superior capitis muscle 头上斜肌, 196, 197, 199, T3.4
Obturator artery 闭孔动脉, 274, 284, 335, 336, 366, 373, 400, 402, 404, 405, 412, 420, 496, 514, 522, BP90, BP93, BP94, BP103
accessory 副闭孔动脉, 400, 404
acetabular branch of 闭孔动脉髋臼支, 496, 514
anterior branch 闭孔动脉前支, 496
posterior branch 闭孔动脉后支, 496
Obturator canal 闭孔管, 357-359, 361, 366, 369, 404, 510, BP90
Obturator crest 闭孔嵴, 357, 495
Obturator externus muscle 闭孔外肌, 421, 498, 503, 510, 551, T8.5-T8.8
Obturator fascia 闭孔筋膜, 358, 359, 361, 372, 373, 379, 404, 413, BP90
over obturator internus muscle 闭孔内肌上的闭孔筋, 369
Obturator foramen 闭孔, 268, 353, 495, 497, 555
radiograph of 闭孔的X线成像, 354
Obturator groove 闭孔沟, 495
Obturator internus fascia 闭孔内肌筋膜, 366, 394, 404, BP94
Obturator internus muscle 闭孔内肌, 274, 283, 358-362, 369, 371, 372, 384, 394, 400, 413, 415, 420, 421, 498, 504, 508, 511-513, 555, T8.5-T8.8, BP104
nerve to 闭孔内肌的神经, 506, 508, 511, 512, T8.3, T8.4
sciatic bursa of 闭孔内肌坐骨囊, 513
Obturator internus tendon 闭孔内肌肌腱, 360, 362
Obturator membrane 闭孔膜, 357, 372, 496
Obturator nerve 闭孔神经, 274, 287, 402, 412, 420, 505-508, 515, 550, 551, T8.1-T8.4, BP94
accessory 副闭孔神经, 287, 506, 507
adductor hiatus 收肌腱裂孔, 551
anterior branch of 闭孔神经前支, 510, 551
articular branch of 闭孔神经关节支, 551
cutaneous branch of 闭孔神经皮支, 492, 493, 510, 551
posterior branch of 闭孔神经后支, 510, 551
Obturator node 闭孔淋巴结, 408
Obturator vein 闭孔静脉, 285, 317, 373, 401-420, BP94
Obturator vessels 闭孔血管, 274, 280
accessory 副闭孔血管, 280, 282
right 右闭孔血管, BP93
Occipital artery 枕动脉, 24, 58, 75, 91, 99, 100, 128, 163, 165, 199
descending branch of 枕动脉降支, 58, 199
groove for 枕动脉沟, 31
mastoid branch of 枕动脉乳突支, 128, 163
medial 枕动脉中间支, 169
meningeal branch of 枕动脉脑膜支, 24
sternocleidomastoid branch of 枕动脉胸锁乳突支, 58, 99
Occipital bone 枕骨, 27-32, 46, 186, 187, BP16
basilar part of 枕骨基底部, 29, 31, 32, 46, 61-63, 85, 91, 92, 93
clivus of 斜坡, 32
condylar canal and fossa of 枕骨髁管和髁窝, 31
condyle of 枕骨髁, 32
foramen magnum of 枕骨大孔, 29, 31
groove 枕骨沟
for inferior petrosal sinus 岩下窦沟, 29, 32
for occipital sinus 枕窦沟, 32

hypoglossal canal of 舌下神经管, 29, 31
jugular foramen of 颈静脉孔, 29
lowest level of 枕骨最低水平, BP18
of newborn 新生儿的枕骨, 35
nuchal line of 项线
inferior 下项线, 31
superior 上项线, 31
occipital crest of 枕嵴
external 枕外嵴, 31
internal 枕内嵴, 32
occipital protuberance of 枕隆凸
external 枕外隆凸, 29, 31
internal 枕内隆凸, 32
pharyngeal tubercle of 咽结节, 31, 95
posterior meningeal vessels of, groove for 脑膜后动脉沟, 32
superior sagittal sinus of, groove for 上矢状窦沟, 32
transverse sinus of, groove for 枕骨横窦沟, 29, 32
Occipital condyle 枕髁, 29, 31, 38, 55, 155, BP30
lateral mass for, superior articular surface of 侧块, 与枕髁对应的上关节面, 42
superior articular surface for 与枕髁对应的上关节面, 42
Occipital crest 枕嵴
external 枕外嵴, 31, 38
internal 枕内嵴, 32
Occipital (posterior) horn 枕 (后) 角, 136
Occipital muscle 枕肌, T2.9-T2.14
Occipital nerve 枕神经
greater 枕大神经, 23, 156, 198, 199
lesser 枕小神经, 23, 56, 57, 156, 198, 199, T2.9
third 第三枕神经, 23, 198, 199
Occipital nodes 枕淋巴结, 101
Occipital pole, of cerebrum 大脑枕极, 132, 134
Occipital protuberance 枕隆凸
external 枕外隆凸, 27-29, 31, 38, 178
internal 枕内隆凸, 32
Occipital sinus 枕窦, 130
groove for 枕窦沟, 32
Occipital sulcus, transverse 枕横沟, 132
Occipital vein 枕静脉, 24, 100
internal 枕内静脉, 173
Occipitofrontalis muscle 枕额肌
frontal belly of 枕额肌额腹, 48, 59, 114, 150
occipital belly of 枕额肌枕腹, 48, 150
occipital muscle of 枕额肌枕肌, 199
Occipitomastoid suture 枕乳缝, 38
Occipitotemporal gyrus 枕颞回
lateral 枕颞外侧回, 133, 134
medial 枕颞内侧回, 133, 134
Occipitotemporal sulcus 枕颞沟, 133, 134
Occiput 枕, 3
Oculomotor nerve (CN Ⅲ) 动眼神经, 7, 78, 112-114, 131, 140, 143, 144, 158, 171, T2.1-T2.8, BP7
accessory nucleus of 动眼神经副核, 143, 159
distribution of 动眼神经的分布, 145
inferior branch of 动眼神经的下支, 113, 148, BP27
schema of 动眼神经示意图, 148
superior branch of 动眼神经上支, 113, 148, BP27
in superior orbital fissure 眶上裂中的动眼神经, 34
Oculomotor nucleus 动眼神经核, 143, 144, 148
Odontoblast layer 成牙本质细胞层, 41
Olecranon 鹰嘴, 441, 451, 454
Olecranon fossa 鹰嘴窝, 427, 446, 447
Olfactory bulb 嗅球, 64, 69, 134, 146, BP23
contralateral 对侧嗅球, 146
Olfactory bulb cells 嗅球细胞, 146
Olfactory cells 嗅细胞, 146
Olfactory mucosa 嗅黏膜, 146
distribution of 嗅黏膜的分布, 64
Olfactory nerve (CN Ⅰ) 嗅神经, 34, 64, 66, T2.1-T2.8
distribution of 嗅神经的分布, 145
schema of 嗅神经示意图, 146
Olfactory nerve fibers 嗅神经的纤维, 146
Olfactory nucleus, anterior 嗅神经前核, 146
Olfactory stria 嗅纹
lateral 外侧嗅纹, 146
medial 内侧嗅纹, 146
Olfactory sulcus 嗅沟, 134
Olfactory tract 嗅束, 64, 133, 134, 140, 146
Olfactory tract nucleus, lateral 外侧嗅束核, 146
Olfactory trigone 嗅三角, 146
Olfactory tubercle 嗅结节, 146
Oligodendrocyte, cell body of 少突胶质细胞的细胞体, BP4
Olivary complex, inferior 下橄榄核复合体, 144
Olive 橄榄, 140
Omental (epiploic) appendices （网膜的）肠脂垂, 290, 301
Omental arterial arc 网膜动脉弓, BP83
Omental artery 网膜动脉, BP83
Omental bursa 网膜囊, 292, 302, 343
cross section of 网膜囊横断面, 292
stomach reflected 胃翻起, 291
superior recess of 网膜囊上隐窝, 293, 302, 343
Omental foramen 网膜孔, 291, 292, 294, 303, 343
Omental taenia 网膜带, 298, 301
Omentum 网膜
greater 大网膜, 288, 290, 292, 294, 301, 303, 350, 351
lesser 小网膜, 292, 294, 303, 343
anterior layer of 小网膜前层, 305, 320
free margin of 网膜游离缘, 306
posterior layer of 小网膜后层, 320
right free margin of 小网膜右侧游离缘, 296
Omohyoid muscle 肩胛舌骨肌, 50, 51, 87, 209, 428, 432, 435, 438, T2.9-T2.14
inferior belly of 肩胛舌骨肌下腹, 22, 54, 56, 155, 156
nerve to 至肩胛舌骨肌下腹的神经, 57
phantom 肩胛舌骨肌投影, 58
superior belly of 肩胛舌骨肌上腹, 49, 53, 54, 155, 156
nerve to 至肩胛舌骨肌上腹的神经, 57
Oocytes 卵母细胞, BP90
discharged 排出的卵母细胞, 365
primary 初级卵母细胞, BP90
Oogenesis 卵子发生, BP87
Oogonium 卵原细胞, BP87

Operculum 岛盖
frontal 额叶岛盖, 132
parietal 顶叶岛盖, 132
temporal 颞叶岛盖, 132
Ophthalmic artery 眼动脉, 34, 65, 74, 82, 115, 159, 163-165, 167, 170, T2.1-T2.4
continuation of 眼动脉延续, 115
in optic canal 在视神经管中的眼动脉, BP27
Ophthalmic nerve (CN $V_1$) 眼神经, 23, 77-79, 82, 84, 113, 114, 131, 148, 158, 159, 160-162, T2.5-T2.8
frontal branch of 额支, 34
lacrimal branch of 泪腺支, 34
nasociliary branch of 鼻睫支, 34
tentorial (recurrent meningeal) branch of 幕支 (脑膜反支), 113, 149
Ophthalmic vein 眼静脉
inferior 眼下静脉, 65, 115, 120
superior 眼上静脉, 34, 65, 100, 115, 120, 131, BP27
Opisthion 颅后点, BP18
Opponens digiti minimi muscle 小指对掌肌, 472, 475, 487, T7.5-T7.8
Opponens pollicis muscle 拇对掌肌, 472, 475, 476, 486, T7.5-T7.8
Opposition, of upper limbs movements 上肢运动的拮抗, 11
Optic canal 视神经管, 25, 29, 34
Optic chiasm 视交叉, 69, 131, 133, 134, 140, 147, 164, 167, 168, 172-175, BP23
imaging of 视交叉成像, 177
Optic disc 视盘, 119, BP27
Optic nerve (CN Ⅱ) 视神经, 34, 69, 82, 112-114, 116, 119, 131, 133, 134, 159, 170, 171, T2.1-T2.8, BP23
distribution of 视神经分支分布, 145
inner sheath of 视神经内鞘, 116
internal sheath of, vessels of 视神经内鞘, 血管, 120
left 左视神经, 164
meningeal sheath of 视神经脑膜鞘, 113, 116, 120
in optic canal 在视神经管中的视神经, BP27
outer sheath of 视神经外鞘, 116
right 右视神经, 164
schema of 示意图, 147
subarachnoid space of 蛛网膜下腔中的视神经, 116
vessels of internal sheath of 视神经内鞘血管, 120
Optic nerve tract, imaging of 视神经束成像, BP32
Optic radiation 视辐射, 147
Optic tract 视束, 69, 134, 135, 139, 140, 147, 166, 171
Ora serrata 锯齿缘, 116, 118, 119
Oral cavity 口腔, 17, 18, 63, 69, 95, BP23
afferent innervation of 口腔的传入神经, 84, BP26
inspection of 口腔视诊, 83
roof of 口腔顶, 85
Oral region, nerves of 口部神经, 98
Orbicularis oculi muscle 眼轮匝肌, 48, 150, T2.9-T2.14, BP20
orbital part of 眶部, 48, BP19, BP20
palpebral part of 眼睑部, 48, 110, BP19, BP20
Orbicularis oris muscle 口轮匝肌, 48, 60, 72, 86, 150, T2.9-T2.14, BP19, BP20
Orbiculus ciliaris 睫状环, 118
Orbit 眶, 37, T2.1-T2.4
anterior view of 眶前面观, 114
arteries of 眶的动脉, 115
fasciae of 眶筋膜, BP27
medial wall of 眶的内侧壁, 69, BP23
nerves of 眶的神经, 113
superior view of 眶上面观, 114
surface of 眶的表面, 25
veins of 眶的静脉, 115
Orbital cavity 眶腔, 67, 68
Orbital fat 眶内脂肪, BP23
Orbital fat body 眶脂体, BP27
Orbital fissure 眶裂
branch to superior 眶上裂分支, 164
inferior 眶下裂, 25, 27, 38, BP16-BP27
superior 眶上裂, 25, 26, 34, BP16, BP27
Orbital gyri 眶回, 134
Orbital muscles 眶部肌肉, BP23
Orbital plate, of newborn 新生儿眶板, 35
Orbital process, of palatine bone 腭骨眶突, 25
Orbital septum 眶隔, 110, T2.1-T2.4
Orbital sulcus 眶沟, 134
Oropharynx 口咽, 17, 50, 51, 90, 93, 95, 255
Orthotonic stomach 中张力胃 (钩型胃), BP55
Osseous cochlea 骨蜗管, 125
Osseous spiral lamina 骨螺旋板, 124, 125
Osteoblasts 活跃的成骨细胞, BP9
Osteoclasts 破骨细胞, BP9
Osteocytes 骨细胞, BP9
Osteoid 类骨质, BP9
Osteonic canals (Haversian) 哈弗斯管, BP9
Otic capsule 耳软骨囊, 125
Otic ganglion 耳神经节, 7, 42, 73, 77, 78, 123, 149, 150, 152, 158, 160-162
schema of 示意图, 161
Oval (vestibular) window 卵圆 (前庭) 窗, 35, 124
Ovarian artery *See also* Testicular artery. 卵巢动脉, 参见睾丸动脉, 336, 363, 365, 373, 402, 414, 417
uterine 至子宫的分支, 406
Ovarian cycle 卵巢周期, BP88
Ovarian follicles 卵泡
primary 初级卵泡, 365
primordial 原始卵泡, 365, BP90
ruptured 破裂卵泡, 365
secondary 次级卵泡, 365
tertiary 三级卵泡, 365
Ovarian hormone 卵巢激素, BP88
Ovarian ligament 卵巢韧带, 375
proper 卵巢固有韧带, 363, 365, 373, 375, 390
Ovarian plexus 卵巢丛, 414, 417
Ovarian vein, *See also* Testicular vein 卵巢静脉, 又见睾丸静脉, 285, 363, 365, 373, 402
Ovarian vessels 卵巢血管, 366, 406
tubal branches of 输卵管分支, 406
Ovaries 卵巢, 20, 21, 335, 363-365, 372-374, 390, 402, 414, 417, BP90, BP95
corpus albicans of 白体, 374

corpus luteum of 黄体, 374
cortex of 卵巢皮质, BP90
follicle (graafian) 卵泡 (赫拉夫卵泡), 374
vesicular 卵泡, 374
left 左侧卵巢, 375
ligaments of 卵巢的韧带
proper 卵巢固有韧带, 364, 372, 374
suspensory 卵巢悬韧带, 364, 366, 374, 376, 402
right 右侧卵巢, 375
superficial epithelium of 卵巢表面上皮, 365, BP90
suspensory ligament of 卵巢悬韧带, 363, 365, 375, 390
Ovum 卵子, BP87, BP88

## P

Pacini's corpuscle, *See* Lamellar corpuscle (Pacini's) 环层小体
Pain, referred visceral, sites of 内脏牵涉痛的部位, BP5
Palate 腭, 7
postsynaptic fibers to 节后纤维, 80
uvula of 腭垂, 83, 90, 93
Palatine aponeurosis 腭腱膜, 85, 96
Palatine artery 腭部动脉
ascending 腭升动脉, 74, 90, 99
tonsillar branch of 腭升动脉扁桃体支, 90
descending 腭降动脉, 65, 81, 82, 99
greater 腭大动脉, 65, 74, 81, 82, 85, BP21
lesser 腭小动脉, 65, 74, 82, 85, 90
tonsillar branch of 腭小动脉扁桃体支, 90
Palatine bone 腭骨, 29, 31, 62, 68
horizontal plate of 腭骨水平板, 31, 38, 40, 61-63, 85, BP30
nasal crest of 鼻嵴, 63
nasal spine of, posterior 鼻后嵴, 31, 62, 63
of newborn 新生儿腭骨, 35
orbital process of 腭骨眶突, 25, 62
palatine foramen of 腭孔
greater 腭大孔, 31, 63
lesser 腭小孔, 31, 63
perpendicular plate of 腭骨垂直板, 62, 63
pyramidal process of 腭骨锥突, 31, 35, 38
sphenoidal process of 腭骨蝶突, 62
Palatine fold, transverse 腭横襞, 85
Palatine foramen 腭孔
greater 腭大孔, 33, 62, 85, BP21
lesser 腭小孔, 33, 62, 85, BP21
Palatine gland 腭腺, 85, 90, 95
Palatine nerve 腭神经, 64, 160
communication between 腭神经间的交通, 81
descending 腭降神经, 160
greater 腭大神经, 64, 66, 80, 82, 85, 149, 158, 160
in greater palatine foramen 在腭大孔内, 33
posterior inferior lateral nasal branch of 后下外侧鼻支, 64, 158
inferior posterior nasal branches of greater 腭大神经鼻后下支, 81
lesser 腭小神经, 64, 66, 80-82, 85, 149, 158, 160
in lesser palatine foramen 在腭小孔内, 33
Palatine nerves 腭神经, 98
greater 腭大神经, 98
Palatine process 腭突, 29, 38
Palatine raphe 腭缝, 85
Palatine tonsil 腭扁桃体, 83, 85, 86, 89, 90, 93, 95, T2.1-T2.4
Palatine vein 腭静脉
descending 腭降静脉, 65
external 腭外静脉, 100
Palatine vessels 腭部血管
greater 腭大血管, 33
lesser 腭小血管, 33
Palatoglossal arch 腭舌弓, 83, 89, 90
Palatoglossus muscle 腭舌肌, 85, 88-90, 153, T2.9-T2.14
Palatomaxillary suture 腭上颌缝, 31
Palatopharyngeal arch 腭咽弓, 83, 89, 90, 93
Palatopharyngeal ridge (Passavant's) 腭咽嵴, 96
Palatopharyngeus muscle 腭咽肌, 85-90, 92, 94, 96, 153, T2.9-T2.14
Palm 掌, 422, 463
Palmaraponeurosis 掌腱膜,425,452,456,464,469,470,473,T7.1, T7.2
forming canals 掌腱膜形成管, 470
Palmar arch 掌弓
carpal 腕掌弓, 475
deep 掌深弓, 14, 443, 475, BP97
superficial 掌浅弓, 14, 443, 472, 476, 483, BP97
superficial venous 掌浅静脉, 15
Palmar digital artery 指掌侧动脉, 443
common 指掌侧总动脉, 443, 475
proper 指掌侧固有动脉, 443
Palmar digital veins 指掌侧静脉, 15, 444
Palmar ligament 掌侧韧带, 468, 471, 474, 481, BP102
Palmar longus muscle 掌长肌, 458
Palmar metacarpal arteries 掌心动脉, 443, 475
Palmar metacarpal veins 掌心静脉, 444
Palmar radioulnar ligament 桡尺掌侧韧带, 464
Palmaris brevis muscle 掌短肌, 469, 487, T7.5-T7.8
Palmaris longus muscle 掌长肌, 452, 456, 459, 461, 486, T7.5-T7.8
Palmaris longus tendon 掌长肌腱, 422, 456, 457, 461, 464, 469, 470, 472
Palpebral arterial arches 睑动脉弓
inferior 睑下动脉弓, 115
superior 睑上动脉弓, 115
Palpebral artery 睑动脉
lateral 睑外侧动脉, 115
inferior 睑外侧下动脉, 115
superior 睑外侧上动脉, 115
medial 睑内侧动脉, 115
inferior 睑内侧下动脉, 115
superior 睑内侧上动脉, 115
Palpebral conjunctiva 睑结膜, 110, BP27
inferior 下睑结膜, 110
superior 上睑结膜, 110
Palpebral ligament 睑韧带
lateral 外侧, BP27
medial 内侧, 110, BP27

Pampiniform (venous) plexus 蔓状静脉丛, 277, 388, 403, BP93, T6.1-T6.3
Pancreas 胰, 6, 7, 18, 153, 200, 292-294, 342, 343, 348, BP38, BP50, T5.1-T5.3
autonomic innervation of 胰的自主神经, 329
body of 胰体, 291, 294, 306
head of 胰头, 291, 294, 296, 297, 305, 346
arteries of 胰头动脉, 312
as site of referred visceral pain 胰头内脏牵涉痛位点, BP5
lymph vessels and nodes of 淋巴管和淋巴结, BP74
in situ 胰原位解剖, 306
uncinate process of 胰腺钩突, 306
Pancreatic arteries 胰动脉, 310
dorsal 胰背动脉, 308-310, 312, 313, BP69, BP83
great 胰大动脉, 309, 310, 312
inferior 胰下动脉, 309, 310, 312, 313, BP83
Pancreatic duct 胰管, 305, 306, BP62
accessory (of Santorini) 副胰管, 297, 306, BP62
sphincter of 胰管括约肌, 305
variations in 胰管的变异, BP63
of Wirsung 主胰管, 297
Pancreatic islets (Langerhans) 胰岛, 21
Pancreatic notch 胰切迹, 306
Pancreatic pain, areas of referred pain in 胰的牵涉痛位点, 329
Pancreatic tail 胰尾, 291, 307, 309, 310, 330, BP82
Pancreatic veins 胰静脉, 315, 317
Pancreaticoduodenal arteries 胰十二指肠动脉
anterior 胰十二指肠前动脉
inferior 胰十二指肠下前动脉, 309, 310, 312, 320, 321, 325
superior 胰十二指肠上前动脉, 291, 308-310, 312, 313, 320, 321, 325, BP83
inferior 胰十二指肠前动脉, 309, 310, 312-314, BP83
posterior 胰十二指肠后动脉
inferior 胰十二指肠下后动脉, 309, 310, 312, 314, 321, 325
superior 胰十二指肠上后动脉, 308-310, 312, 321, 325, BP83
Pancreaticoduodenal nodes 胰十二指肠淋巴结, BP75
Pancreaticoduodenal vein 胰十二指肠静脉
anterior 胰十二指肠前静脉
inferior 胰十二指肠下前静脉, 315, 317
superior 胰十二指肠上前静脉, 315, 318
posterior 胰十二指肠后静脉
inferior 胰十二指肠下后静脉, 315, 317
superior 胰十二指肠上后静脉, 315, 318
Papilla, keratinized tip of 角质尖乳头, 89
Papillary duct 乳头管, BP72
Papillary muscle 乳头肌, 237, 266
anterior 前下乳头肌, 241, 244, 248
right 右心室的下乳头肌, 245, 246
inferior 下乳头肌, 241, 242, 244, 248
left 左心室的下乳头肌, 245
right 右心室的下乳头肌, 245, 246
septal 隔侧乳头肌, 241, 244-246
superior 上乳头肌, 242, 244, 248
left 左心室的上乳头肌, 245
Parabrachial nucleus 臂旁核, 162
Paracentral artery 中央旁动脉, 168, 169
Paracentral lobule 中央旁小叶, 133
Paracentral sulcus 中央旁沟, 133
Paracolic gutter 结肠旁沟
left 左结肠旁沟, 290, 363, 367
right 右结肠旁沟, 290, 298, 363, 367
Paracolic nodes 结肠旁淋巴结, BP77
Paradidymis 附睾, 390
Paraduodenal fossa 十二指肠旁隐窝, 289
Parahippocampal gyrus 海马旁回, 133-135, 146
Paramammary nodes 乳房旁淋巴结, 208
Paramesonephric duct (müllerian) 中肾旁管(müllerian), 390
Paranasal sinuses 鼻旁窦, 37, T2.1-T2.4, BP23
changes with age 鼻旁窦的年龄变化, 68
coronal section of 鼻旁窦的冠状切面, 69
paramedian views 鼻旁窦旁中间视图, 67
transverse section of 鼻旁窦的横断面, 69
Pararectal fossa 直肠旁窝, 363, 367, 394
Pararenal fat 肾旁脂肪, 200
Pararenal fat body 肾旁脂体, 337
Parasternal lymph nodes 胸骨旁淋巴结, 207, 208
Parasympathetic fibers 副交感神经纤维, 328
of autonomic reflex pathways 自主反射通路, 326
of kidneys and upper ureters 肾和输尿管上部, 340
of lower ureter 输尿管下部, 419
postsynaptic 突触后纤维, BP8
presynaptic 突触前纤维, BP8
in reproductive organs 生殖器官, 417
male 男性生殖器官, 418
of tracheobronchial tree 气管支气管树, 230
of urinary bladder 膀胱, 419
Parasympathetic nervous system 副交感神经系统, 7, BP7
general topography 大体解剖, BP7
Paraterminal gyrus 终板旁回, 146
Parathyroid gland 甲状旁腺, 21, 91, 105
inferior 下甲状旁腺, 104, 105
superior 上甲状旁腺, 104, 105
Paratracheal lymph nodes 气管旁淋巴结, 228, 260
Paraumbilical veins 附脐静脉, 274, 318, T5.1-T5.3
in round ligament of liver 肝圆韧带, 277
tributaries of 附脐静脉属支, 277
Paraurethral (Skene's) glands 尿道旁腺, 390, BP86
primordium of 尿道旁腺原基, 390
Paravertebral anastomoses 椎旁吻合, 192
Paravesical endopelvic fascia 膀胱旁盆内筋膜, 371
Paravesical fossa 膀胱旁窝, 365
Parental generation 亲代, BP87
Parietal artery 顶动脉
anterior 顶前动脉, 168, 169
posterior 顶后动脉, 168, 169
Parietal bone 顶骨, 25, 27, 28, 30-32, BP16
mastoid angle of 乳突角, 32
middle meningeal vessels of, groove for 脑膜中动脉沟, 32
of newborn 新生儿顶骨, 35
tuber (eminence) of 顶结节, 35
Parietal cell 壁细胞, BP55

Parietal emissary vein 顶骨导静脉, 24, 127
Parietal foramen 顶骨孔, 30
Parietal lobule, superior 顶上小叶, 132
Parietal nodes 胸壁淋巴结, 260
Parietal peritoneum 壁腹膜, 273, 274, 281, 282, 290, 292, 293, 328, 330, 337, 342, 343, 351, 367, 374, BP79
cut edge of 壁胸膜切缘, 373
Parietal pleura 壁胸膜, 190
cervical 颈部, 217, 218, 251
costal part of 肋部, 214, 215, 218-220, 231, 251-254
diaphragmatic part of 膈部, 214, 215, 219, 220, 231, 254
mediastinal part of 纵隔部, 214, 215, 219, 220, 231, 232, 236, 237, 251-254
Parietooccipital artery 顶枕动脉, 170
Parietooccipital sulcus 顶枕沟, 132, 133
Paroophoron (caudal mesonephric tubules) 卵巢旁管 (中肾小管尾侧), 390
Parotid duct (of Stensen) 腮腺管, 70-73, 99
Parotid fascia 腮腺筋膜, 48
Parotid gland 腮腺, 6, 7, 49, 52, 54, 70, 71, 78, 86, 93, 121, 152, 161, T2.1-T2.4, BP7, BP8, BP22
accessory 副腮腺, 70
Parotid lymph node, superficial 腮腺表浅淋巴结, 101
Parotid space 腮腺间隙, 58
Parous introitus 经产的阴道口, BP91
Pars distalis (垂体)远侧部, 174
Pars flaccida (鼓膜)松弛部, 122
Pars interarticularis 关节间部, 181
Pars intermedia 内侧部, 174
Pars tensa 紧张部, 122, BP28
Pars tuberalis 结节区, 174
Parturition, neuropathways in 分娩神经通路, 416
Passavant's ridge 腭咽嵴, 96
Patella 髌骨, 8, 491, 501-503, 510, 516, 517, 521, 530, 531, BP108
Patellar anastomosis 髌骨动脉吻合, 509, 510, BP103, BP105
Patellar ligament 髌韧带, 491, 501-503, 510, 516-518, 521, 525, 530-532, T8.1, T8.2, BP106, BP108
Patellar retinaculum 髌支持带
lateral 外侧, 501-503, 516, 517, 531, 532
medial 内侧, 502, 503, 510, 516-518, 531, 532
Pecten 梳状线, 395
Pecten pubis 耻骨梳, 268, 353, 357, 495
Pectinate ligament 梳状韧带, 117
Pectinate (dentate) line 梳状线(齿状线), 395
Pectinate muscles 梳状肌, 241
Pectineal fascia 耻骨筋膜, 272
Pectineal ligament (Cooper's) 耻骨梳韧带(Cooper韧带), 271, 272, 274, 280, 282, 283
Pectineus muscle 耻骨肌, 420, 421, 498, 502, 503, 509, 510, 514, 515, 550, T8.5-T8.8, BP94, BP104
Pectoral fasciae 胸筋膜, 205, 435
Pectoral girdle 肩胛带, 8
Pectoral muscle 胸肌, 10
Pectoral nerve 胸神经
lateral 胸外侧神经, 209, 435, 438, 439, T7.3, T7.4
medial 胸内侧神经, 209, 435, 438, 439, T7.3, T7.4
Pectoralis major muscle 胸大肌, 49, 54, 202, 205, 208-210, 212, 219, 237, 238, 262-267, 270, 271, 422, 428, 429, 433, 435, 438, 440, 442, 445, T4.4
abdominal part of 腹部, 432
clavicular head of 锁骨头, 202, 432
pectoral fasciae and 胸肌筋膜, 205
sternal head 胸骨头, 202
sternocostal head of 胸肋骨头, 432
Pectoralis major tendon 胸大肌腱, 442, 445
Pectoralis minor muscle 胸小肌, 208-210, 219, 238, 263, 264, 265, 428, 433, 435, 438, 442, T4.4
Pectoralis minor tendon 胸小肌腱, 433, 436, 438, 440
Pedicle 椎弓根, 180, 184, 185, BP33
of C5 C5椎弓根, BP34
of L1 L1椎弓根, BP36
of L3 L3椎弓根, BP37
of L4 L4椎弓根, 182
lumbar 腰椎, 181
thoracic 胸椎, 180
Pedis artery, dorsalis 足背动脉, 522, BP109
Pelvic brim 骨盆界线, 372
Pelvic cavity 盆腔, BP2
contrast within in 盆腔中的造影剂, 376
female 女性盆腔, 363
male 男性盆腔, 367
Pelvic diaphragm 盆膈, 368
fascia of 盆膈筋膜, 398
female 女性盆膈, 358-360
inferior fascia of 盆膈下筋膜, 378, 379, 383, 394, 396, 407
levator ani muscle of 肛提肌, 364, 383, 393, 394, 398, T6.1-T6.3
male 男性盆膈, 361, 362
raphe of 盆膈中缝, 360
superior fascia of 盆膈上筋膜, 366, 369, 373, 378, 394, 396
Pelvic extraperitoneal spaces 盆腔腹膜外隙, 398
Pelvic fascia 盆部筋膜, 373
tendinous arch of 腱弓, 366, 371, 373
Pelvic foramina, anterior 骶前孔, 361
Pelvic girdle 下肢带骨, 8
Pelvic inlet, female 女性骨盆上口, 355
Pelvic ligaments 骨盆的韧带, 373
Pelvic node 盆腔淋巴结, T6.1-T6.3
Pelvic plexus 盆丛
inferior 下丛, 411, 412, 414, 416-419
superior 上丛, 411
uterovaginal 子宫阴道丛, 417
Pelvic splanchnic nerves 盆内脏神经, 7, 506, BP8
S2-4 S2~4, BP7
Pelvic surface 盆面, 183
Pelvic viscera 盆内脏器官
female 女性盆内脏器官, 364, 375
nerves of 女性盆内脏器官神经, 414
male, nerves of 男性盆内脏器官, 男性盆内脏器官神经, 412
Pelvis 骨盆, 352-421
bones and ligaments of 骨盆的骨骼和韧带, 356, 357
bony framework of 盆部骨性结构, 353

female 女性, 355
male 男性, 355
sex differences of, measurement 骨盆尺寸的性别差异, 355
diameter of 直径
diagonal conjugate 对角径, 355
oblique diameter 斜径, 355
transverse diameter 横径, 355
electronic bonus plates in 附图见BP84-BP95
fasciae of 盆筋膜, BP84
female 女性
arteries of 动脉, 402-404
diaphragm 盆膈, 358-360
fasciae of 盆筋膜, BP84
lymph nodes of 淋巴结, 408
lymph vessels of 淋巴管, 408
radiograph of X线, 354
urethra 尿道, 421
vagina 阴道, 421
veins of 静脉, 402
viscera 内脏, 364
greater 大骨盆, 357
lesser 小骨盆, 357
ligaments of 韧带, 376
linea terminalis of 界线, 366
lower, cross section of 骨盆下部横截面, BP94
male 男性
arteries of 动脉, 405, BP93
bladder-prostate gland junction 膀胱前列腺结合, 420
diaphragm 盆膈, 361, 362
fasciae of 筋膜, BP84
lymph nodes of 淋巴结, 410
lymph vessels of 淋巴管, 410
radiograph of X线, 354
veins of 静脉, 405, BP93
muscles 骨盆肌肉, T6.4
sagittal T2-weighted MRIs in 矢状位T2加权磁共振成像, 399
Penile fascia, superficial 阴茎浅筋膜, BP84
Penis 阴茎, 20, 383, 399, BP95
body of 阴茎体, 267, 352, 389
bulb of 阴茎球部, 383, 384, 386
artery of 动脉, 384, 407
cavernous nerves of 海绵体神经, 412, 418
corpus cavernosum of 海绵体, 368, 383, 384, 391
corpus spongiosum of 海绵体, 368, 391
crus of 阴茎脚, 371, 382-384, 386
Dartos fascia of 阴茎肉膜, 381-383, 388
deep arteries of 阴茎深动脉, 382, 384, 386, 407, T6.1-T6.3
deep dorsal vein of 阴茎背深静脉, 368
deep (Buck's) fascia of 阴茎深筋膜（Buck筋膜）, 270-272, 343, 381-384, 388, 397, 398, 407, BP84, BP93
dorsal arteries of 阴茎背动脉, 382, 384, 403, 407, T6.1-T6.3
deep 背深动脉, 407, BP93
left 背左动脉, 405
dorsal nerves of 阴茎背神经, 382, 384, 407, 411-413, 415, 418, 506, 512
dorsal veins of 阴茎背静脉
deep 背深静脉, 270, 361, 362, 382, 384, 403, 405, BP93
superficial 背浅静脉, 270, 277, 382, 405, BP93
fascia of (Buck's) Buck筋膜, 368
fundiform ligament of 襻状韧带, 280
glans 阴茎头, 383
corona 冠, 383
neck 颈, 383
prepuce of 阴茎包皮, 389
skin of 阴茎皮肤, 381-383, 388
subcutaneous tissue of 阴茎皮下组织, 270-272, 368
superficial dorsal vein 阴茎背浅静脉, 352
suspensory ligament of 阴茎悬韧带, 271, 368, BP53
Perforated substance 穿质
anterior 前, 134, 140, 146
posterior 后, 134
Perforating branches 穿支
anterior 前穿支, 547
posterior 后穿支, 547
Perforating cutaneous nerves 穿出的皮神经, 413, 415
Perforating radiate artery 穿辐射动脉, 334
Perforating veins 穿静脉, 424-425, 444, 533
anterior 前穿静脉, 213
Perianal skin 肛周皮肤, 396
sweat glands in 汗腺, 395
Perianal space 肛周间隙, 394, 395, 398
Perianal tissues 肛周组织, 389
Peribiliary lymph vessel 胆道周围淋巴管, BP78
Pericallosal artery 胼胝体周动脉, 168, 169
Pericardiacophrenic artery 心包膈动脉, 211, 214, 215, 220, 231, 232, 236, 237, 251, 252, 276
Pericardiacophrenic vein 心包膈静脉, 211, 215, 220, 231, 232, 237, 251, 252
Pericardiacophrenic vessels 心包膈血管, 236
Pericardial cavity 心包腔, 236, 237, BP2
Pericardial sac 心包, 214, 215, 219, 231, 232, 235, 236, 241, 242, 251, 252
Pericardial sinus 心包窦
oblique 斜窦, 236, 237, 266
transverse 横窦, 232, 233, 236, 241, 242
Pericardium 心包, 51, 220, 253, 254, T4.1-T4.3
bare area of 裸区, 217
central tendon covered by 中心腱覆盖部, 215
diaphragmatic part of 膈部, 236
Perichoroidal space 脉络膜周隙, 116, 117
Pericranium 颅骨膜, 129
Pericyte 周细胞, BP11
Periglomerular cell 球周细胞, 146
Perimysium 肌束膜, BP10
Perineal artery 会阴动脉, 372, 380, 384, 405-407, BP93
transverse 横动脉, 407
Perineal body 会阴体, 362, 368, 369, 370, 378, 379, 383-385, 393, 397, 407, T6.1-T6.3, BP84
Perineal compartment, superficial 会阴部, 表浅, 398
Perineal fascia 会阴筋膜, 368, BP84
deep 深筋膜, 371, 372, 378, 379, 382-384, 393, 397, 398, BP86
transverse 深横筋膜, 385

superficial 浅筋膜, 371, 372, 378-384, 393, 397, 398, 406, 407, 413, BP86
Perineal ligament, transverse 会阴横韧带, 359, 361, 366, 368, 369, 378, 384, 407
Perineal membrane 会阴膜, 274, 283, 343, 358, 362, 364, 368, 369, 371, 372, 378-380, 382-385, 393, 397, 398, 406, 407, 413, 415, 419, BP84, BP86, BP93
anterior thickening of 前增厚, 369, 384
Perineal muscles 会阴肌, 10
deep 深部, 393
fascia of 深筋膜, 359
transverse 横部
deep 深横肌, 358, 364, 368, 379, 380, 384, 385, 398, 405, 406, T6.4
superficial 浅横肌, 358, 378-380, 382-384, 393, 397, 398, 406, 407, T6.4
superior 上横肌, 407
Perineal nerves 会阴神经, 380, 394, 412, 413, 415, 506, 512
deep 深支, 413
branches of 分支, 380, 413, 415
superficial 浅支, 413
branches of 分支, 380, 413, 415
Perineal pouch 会阴囊
deep, with endopelvic fascia 会阴深囊, 盆内筋膜, BP84
superficial 会阴浅囊, BP84
Perineal raphe 会阴缝, 377, 389
Perineal spaces 会阴间隙, 398
deep 深隙, 380
male 男性, 384
perineal 会阴, 406
superficial 浅隙, 368, 372, 378-380, 382, 383, 406, 407
Perineal subcutaneous tissue, membranous layer of 会阴皮下组织, 膜性层, 368
Perineal vein 会阴静脉, 407
Perineum 会阴, 2
arteries of 动脉, 406
deep 深部, 379
female 女性, 364, 377, 379
fasciae of 筋膜, BP84
lymph nodes of 淋巴结, 409
lymph vessels of 淋巴管, 409
nerves of 神经, 415
superficial dissection 浅层解剖, 378
interdigitating fibers of 会阴部交叉纤维, 360
male 男性, 381, 382
arteries of 动脉, 407
fasciae of 筋膜, BP84
nerves of 神经, 413
veins of 静脉, 407
veins of 静脉, 406
Perineurium 神经束膜, BP4
Periodontium 牙周组织, 41
Periorbita 眶骨膜, BP27
Periosteal vessels 骨膜血管, BP9
Periosteum 骨膜, BP9
Peripheral arteries 周围动脉, BP8
Peripheral nerve, features of 周围神经的特点, BP4
Peripheral nervous system 周围神经系统, 4
Periportal arteriole 门管周小动脉, 304
Periportal bile ductule 门管周小胆管, 304
Periportal space 门管周围间隙, 304
Perirenal fat 肾周脂肪, 200
Perirenal fat capsule 肾周脂肪囊, 337
Perisinusoidal spaces 窦周间隙, 304
Peritoneal cavity 腹膜腔, 288-293
Peritoneal reflection 腹膜返折, 393, 395
Peritoneum 腹膜, 200, 301, 330, 364, 378, 394, 402, 414, T6.1-T6.3, BP54, BP84
inferior extent of 腹膜下延, 417, 418
paravesical pouch 直肠旁窝, 372
parietal 壁腹膜, 273,274, 281, 282, 290, 292, 293, 328, 343, 351, 363, 368, 369, 371, BP79, BP84
pelvic part of 腹膜盆部, 368, 371
visceral 脏腹膜, 292
Perivascular fibrous (Glisson's) capsule 血管周围纤维囊(Glisson囊), 303, 304
Permanent teeth 恒牙
lower 下恒牙, 40, 41
upper 上恒牙, 40, 41
Perpendicular plate 垂直板, 25, 29
Pes anserinus 鹅足, 498, 502, 503, 516, 517
Pes hippocampi 海马脚, 138, 139
Petit, lumbar triangle of 腰三角, 178, 195
internal oblique muscle in 内斜肌, 195
Petropharyngeus muscle 岩咽肌, 92
Petrosal artery, superficial, descending branch of 岩动脉(脑膜中动脉岩支), 表支, 降支, 123
Petrosal nerve 岩神经
deep 岩深神经, 64, 80, 150, 152, 158, 160
greater 岩大神经, 33, 34, 78, 80, 82, 113, 150, 152, 158, 160, BP28
in foramen lacerum 破裂孔内, 33
groove for 沟, 32, 126
hiatus for 裂, 34
lesser 岩小神经, 33, 34, 77, 78, 113, 122, 150, 152, 161
groove for 沟, 32
hiatus for 裂, 34
Petrosal sinus 岩窦
inferior 岩下窦, 34, 130-131
groove for 沟, 29, 32
superior 岩上窦, 126, 130, 131
groove for 沟, 29, 32
Petrosal vein 岩静脉, 131, 171
Petrosquamous fissure 岩鳞裂, 35
Petrotympanic fissure 岩鼓裂, 31, 33
Peyer's patches (aggregate lymphoid nodules) Peyer斑滤泡(集合淋巴滤泡), 16, 297
Phalangeal bones 趾(指)骨, 535, 536
foot 足, 8, 535, 536
distal 远端, 535, 539
middle 中端, 535, 539
proximal 近端, 535, 539

hand 手指骨, 8
distal 远节指骨, 466-468, 486
middle 中节指骨, 466-468, 481, BP98
proximal 近节指骨, 466-468, BP98, BP102
middle 中节指骨, BP99
proximal 近节指骨, BP99
1st 第1近节指骨, BP101
Phallus, body of 阴茎体, 389
Pharyngeal aponeurosis 咽腱膜, 94
Pharyngeal artery 咽动脉, 74
ascending 咽升动脉, 58, 74, 82, 91, 99, 123, 163, 165
meningeal branch of 咽升动脉脑膜支, 34, 128, 163
pharyngeal branch of 咽升动脉咽支, 90
tonsillar branch of 咽升动脉扁桃体支, 90
Pharyngeal constrictor muscle 咽缩肌, 95, 108
inferior 咽下缩肌, 92, 96, 97, 104, 105, 108, 153, 256, T2.9-T2.14
cricopharyngeal part of 咽下缩肌环咽肌部分, 92, 104, 255, 256
thyropharyngeal part of 咽下缩肌甲咽部, 255
middle 咽中缩肌, 54, 88, 90, 92, 94, 96, 97, 104, 108, 153, T2.9-T2.14
superior 咽上缩肌, 73, 74, 85, 86, 88, 90, 92, 94, 96, 97, 104, 153, T2.9-T2.14
glossopharyngeal part of 咽上缩肌舌咽部, 88, 96
thyropharyngeal part of inferior 咽下缩肌甲咽部, 94
Pharyngeal nerve 咽神经, 149, 160
Pharyngeal nervous plexus 咽神经丛, 91
Pharyngeal plexus 咽丛, 98, 152, 153, 157, 158
Pharyngeal raphe 咽缝, 61, 92, 96, 104, 256
Pharyngeal recess 咽隐窝, 61, 90, 93, BP22
Pharyngeal regions 咽区神经, nerves of, 98
Pharyngeal tonsil 咽扁桃体, 61, 63, 90, 92, 93, 95, T2.1-T2.4, BP34, BP35
Pharyngeal tubercle 咽结节, 31, 46, 63, 90, 92, 96
Pharyngobasilar fascia 咽颅底筋膜, 85, 88, 92, 96, 97, 102
Pharyngoepiglottic fold 咽会厌襞, 92, 94
Pharyngoesophageal constriction 咽食管狭窄, 255
Pharyngoesophageal junction 咽食管结合部, 94
Pharynx 咽, 18, 93
afferent innervation of 咽的传入神经, 84, BP26
lymph nodes of 咽淋巴结, 102
lymphatic drainage of 咽的淋巴引流, 102
medial view of 内侧观, 95
muscles of 咽肌, 92
lateral view of 咽肌外侧观, 97
medial view of 咽肌内侧观, 96
posterior view of 咽部后面观, 91, 104
posterior wall of 咽后壁, 83
zone of sparse muscle fibers 咽肌薄弱区的肌纤维, 104
Philtrum 人中, 22, 83
Phrenic arteries, inferior 216, 254, 258, 284, 291, 308-310, 332, 342, 412, BP83
left 膈下动脉, 293
Phrenic ganglion 膈神经节, 216, 321
Phrenic nerve 膈神经, 50, 51, 55-57, 98, 99, 103, 157, 210, 211, 214-216, 219, 220, 231, 232, 236, 249, 251-254, 263, 264, 276, 319, 341, 436, 438, 439, T2.9, T4.1-T4.3
left 左膈神经, 253
pericardial branch of 心包支, 214
phrenicoabdominal branches of 膈腹支, 214
relationship to pericardium and 与心包和膈神经的关系, 214
right 右膈神经, 253
sternal branch of 膈神经胸骨支, 216
Phrenic plexus 膈丛, 319, 320, 341
left 左膈丛, 321
right 右膈丛, 321
Phrenic veins, inferior 膈下静脉, 285, 332
left 左膈下静脉, 259
Phrenicocolic ligament 膈结肠韧带, 291, 293
Phrenicoesophageal ligament 膈食管韧带, 257
Phrenicopleural fascia 膈胸膜筋膜, 257
Pia mater 软膜, 127, 129, 189, 190
Pial plexus 软膜丛, 191
arterial 软膜动脉丛, 192
peripheral branches from 软脑膜丛周围支, 192
Pigment cells 色素细胞, 147
Pillar (rod) cells 柱细胞(视杆细胞), 125
Pilosebaceous apparatus 皮脂腺, BP1
Pineal body 松果体, 137
Pineal gland 松果体, 21, 133, 138, 140, 141
Pineal recess 松果体隐窝, 133, 135
Piriform cortex 梨状皮质, 146
Piriform fossa 梨状隐窝, 255
Piriform recess 梨状隐窝, 93, 107
Piriformis muscle 梨状肌, 283, 358, 359, 360, 361, 404, 412-415, 498, 504, 508, 511-513, T8.1, T8.2, T8.5-T8.8
bursa of 囊, 513
left 左梨状肌, 405
nerve to 梨状肌的神经, 506, 508, T8.3, T8.4
tendon of 肌腱, 513
Pisiform bone 豌豆骨, 452, 456-458, 462-470, 472, 475, 476, BP98
Pisohamate ligament 豆钩韧带, 464, BP98
Pisometacarpal ligament 豆掌韧带, 464, BP98
Pituitary gland 垂体, 17, 21, 131, 133, 134, 174, 175
anterior lobe (adenohypophysis) of 垂体前叶 (腺垂体), 167, 174
cleft 垂体裂, 174
imaging of 垂体成像, 177
posterior lobe (neurohypophysis) of 垂体后叶 (神经垂体), 167, 174
Pituitary gonadotropins 垂体促性腺激素, BP95
Pituitary stalk, imaging of 垂体柄成像, 177
Pivot joint 车轴关节, 9
Plane joint 平面关节, 9
Plantar aponeurosis 足底腱膜, 540, 543-545, 549, 556, T8.1, T8.2, BP110
Plantar arch 足弓, 14, 522, 546, 547, BP105, BP109
Plantar artery 足底动脉
deep 足底深动脉, 522, 532, 541, 542, 547, BP105
lateral 足底外侧动脉, 533, 540, 545, 546, 547, BP110

cutaneous branches of　足底外侧动脉皮支, 543
deep branch of　深支, BP111
superficial branch of　浅支, BP111
medial　足底内侧动脉, 533, 540, 545, 546, BP110
cutaneous branches of　足底内侧动脉皮支, 543
deep branch of　深支, 545, 546, BP111
superficial branch of　浅支, 543-546
Plantar calcaneocuboid ligament　跟骰足底韧带, 539
Plantar calcaneonavicular ligament　跟周足底韧带, 539, 547
Plantar digital arteries　趾足底动脉, 543, 547
common　趾足底总动脉, 544, 545, 547, BP109
proper　趾足底固有动脉, 544
Plantar digital nerves　趾足底神经
common　趾足底总神经, 545, 553
proper　趾足底固有神经, 553
Plantar fascia　足底筋膜
lateral　足底外侧筋膜, 543, 544
medial　足底内侧筋膜, 543
Plantar flexion, of lower limbs movements　跖屈, 下肢运动, 11
Plantar interosseous muscle　骨间足底肌, 546
Plantar ligaments　足底韧带, 539, 547
of foot　足底韧带, 539
long　足底长韧带, 538, 547, 549
short　足底短韧带, 538
Plantar metatarsal arteries　跖足底动脉, 544, 546, 547, BP109
Plantar metatarsal ligaments　跖足底韧带, 539
Plantar nerve　足底神经
lateral　足底外侧神经, 533, 540, 545, 546, 549, 552, 553, T8.3, T8.4, BP109-BP111
cutaneous branches of　足底外侧神经皮支, 543
deep branch of　深支, 545, 546
plantar cutaneous branches of　足底皮支, 493
plantar digital branches of　趾足底支, 544
proper plantar digital branches of　趾足底固有支, 545, 546
superficial branch of　浅支, 545, 546
medial　足底内侧神经, 533, 540, 545, 546, 549, 552, 553, T8.3, T8.4, BP110
cutaneous branches of　足底内侧神经皮支, 543
deep branches of　深支, 546, BP111
plantar cutaneous branches of　足底皮支, 493
plantar digital branches of　趾足底支, 544
proper plantar digital branches of　趾足底固有支, 545, 546
superficial branches of　浅支, 543, 546
Plantar vein　足底静脉
lateral　足底外侧静脉, 523
medial　足底内侧静脉, 523
Plantaris muscle　跖肌, 498, 501, 504, 511, 516, 520, 521, 526, 528, 529, 533, 552, 553, T8.5-T8.8
Plantaris tendon　跖肌腱, 504, 527, 528, 533, 534, BP106, BP110
Plasma, composition of　血浆成分, BP12
Plasma cell　浆细胞, BP11
Plasma proteins　血浆蛋白, BP12
Platelets　血小板, BP12
Platysma　颈阔肌, 51, T2.9-T2.14
Platysma muscle　颈阔肌, 48-50, 150, BP19, BP20
Pleura　胸膜, 221, T4.1-T4.3
costal part of　肋胸膜, 17
diaphragmatic part of　膈胸膜, 17
mediastinal part of　纵隔胸膜, 17
visceral　脏胸膜, 227
Pleural cavity　胸膜腔, 237, BP2
costodiaphragmatic recess of　肋膈隐窝, 215, 217, 218, 251, 252
costomediastinal recess of　肋纵隔隐窝, 215
left　左, 217
right　右, 217
Pleural reflection　胸膜返折, 217-219
Plica semilunaris　半月襞, 110, 111
Polar body　极体, BP87
Pons　脑桥, 17, 133, 140, 141, 161, 162, 175, BP15, BP35
imaging of　脑桥成像, 177, BP32
Pontine arteries　脑桥动脉, 166, 167
basilar and　基底动脉, 168
Pontine vein　脑桥静脉
lateral　脑桥外侧静脉, 171
transverse　脑桥横静脉, 171
Pontomesencephalic vein, anterior　脑桥中脑前静脉, 171
Popliteal artery　腘动脉, 14, 504, 511, 515, 522, 527-529, 533, T8.1, T8.2, BP103, BP105
pulse point　腘动脉搏动点, 14
Popliteal fossa　腘窝, 491
Popliteal ligament　腘韧带
arcuate　腘弓状韧带, 518, 520, 521
oblique　腘斜韧带, 521
Popliteal nodes　腘淋巴结, 16
Popliteal vein　腘静脉, 15, 494, 511, 515, 523, 527, 528, 533
Popliteal vessels　腘血管, 504
Popliteus muscle　腘肌, 498, 504, 520, 521, 526, 529, 533, 534, 553, T8.5-T8.8, BP106
Popliteus tendon　腘肌腱, 517-519
Porta hepatis　肝门, 302
Portacaval anastomoses　门腔静脉吻合, 318
Portal arteriole　门管小动脉, 304
Portal space, limiting plate of　门管区界板, 304
Portal tract　肝门束, 303
Portal triad　肝门三联体, 292, 296, 303, 306, 348
Postanal space　肛后间隙
deep　肛后深隙, 398
superficial　肛后浅隙, 398
Postcentral gyrus　中央后回, 132
Postcentral sulcus　中央后沟, 132
Posterior chamber　后房
of eye　眼后房, 110, 116, 118, 119
of eyeball　眼球后房, 117
Posterior cord, of brachial plexus　臂丛后索, 433
Posterior cutaneous branches　后皮支, 198
Posterior inferior cerebellar artery (PICA)　小脑下后动脉, 191
Posterior plane　后面, 1
Posterior ramus　脊神经后支, 190
lateral branch of　后外侧支, 190
medial branch of　后内侧支, 190
meningeal branch of　脊膜支, 190

Posterior root 后根, 160, 326
rootlets of 后根分支, 189
Posterior root ganglion, *See also* Spinal sensory (posterior root ) ganglion 后根神经节, 见脊髓感觉神经节, 419
Posterior sacral foramen 骶后孔, BP81
Posterior segmental artery 后段动脉, 334
Postganglionic fibers 节后纤维, 6, 7
of lower ureter 输尿管下段节后纤维, 419
in reproductive organs 生殖器官节后纤维, 417
male 男性生殖器官节后纤维, 418
of urinary bladder 膀胱节后纤维, 419
Postnatal circulation 婴儿期血液循环, 247
Postsynaptic cell 突触后细胞, BP3
Postsynaptic membrane 突触后膜, BP3
Poupart's ligament, *See also* Inguinal ligament (Poupart's) Poupart韧带, 又见腹股沟韧带, 270-272, 280-283, 359
Preaortic nodes 主动脉前淋巴结, 410, BP77
Prececal nodes 盲肠前淋巴结, BP77
Precentral cerebellar vein 小脑中央前静脉, 171
Precentral gyrus 中央前回, 132
Precentral sulcus 中央前沟, 132
Precuneal artery 楔前动脉, 169
Precuneus 楔前叶, 133
Prefrontal artery 额前动脉, 166, 168
Preganglionic fibers 节前纤维, 6, 7
of lower ureter 输尿管下段节前纤维, 419
in reproductive organs 生殖器官节前纤维, 417
male 男性生殖器官节前纤维, 418
of urinary bladder 膀胱节前纤维, 419
Premolar teeth, 2nd 第2前磨牙, 41
Premolar tooth, 1st 第1前磨牙, 40
Prenatal circulation 胎儿血液循环, 247
Preoccipital notch 枕前切迹, 132
Prepancreatic artery 胰前动脉, 310, 312
Prepatellar bursa, subcutaneous 髌前皮下囊, 521
Prepontine cistern 脑桥前池, 136
Prepuce 包皮, 368
Preputial gland 包皮腺, 383
Prepyloric vein 幽门前静脉, 315, 317
Presacral fascia 骶前筋膜, 366, 398
Presacral space 骶前间隙, 366, 398
Presynaptic membrane 突触前膜, BP3
Pretracheal fascia 气管前筋膜, 51, 52, 95, 225
Pretracheal (visceral) fascia 气管前筋膜, 50
Pretracheal lymph nodes 气管前淋巴结, 102
Prevertebral anastomoses 椎前吻合, 192
Prevertebral fascia 椎前筋膜, 86, 95
Prevertebral nodes 椎前淋巴结, 260
Prevertebral soft tissue 椎前软组织, BP34
Prevesical fascia, umbilical 脐膀胱前筋膜, 369
Prevesical plexus 膀胱前神经丛, 411
Prevesical space, *See also* Retropubic (prevesical) space 膀胱前隙, 见耻骨后隙, 369
fat in 膀胱前隙的脂肪, 362
of Retzius Retzius间隙, 398
Primary oocyte 初级卵母细胞, BP87
Primary spermatocytes 初级精母细胞, BP87
Princeps pollicis artery 拇主要动脉, 443, BP97
Procerus muscle 降眉间肌, 48, 60, 150, T2.9-T2.14, BP19, BP20
Processus vaginalis 睾丸鞘突, 387
Profunda brachii artery 肱深动脉, 438, 441, 442, 445
Profundus flexor tendons 深屈肌腱, 473
Progesterone 孕酮, BP88
Promontorial nodes 骶岬淋巴结, 338, 408, 410
Promontory 鼓室岬, 121, BP29
Pronation, of upper limbs movements 上肢旋前运动, 11
Pronator quadratus muscle 旋前方肌, 450, 458, 459, 461, 473, 475, 486, T7.5-T7.8
Pronator teres muscle 旋前圆肌, 440, 442, 450, 455, 456, 458-461, 483, 486, T7.5-T7.8
head of 旋前圆肌头
deep 旋前圆肌深头, 428, 458
superficial 旋前圆肌浅头, 428
Prostate gland 前列腺, 6, 7, 20, 274, 368, 371, 384-386, 390, 391, 393, 399, 405, 420, T6.1-T6.3, BP8, BP94, BP95, BP104
anterior commissure of 前列腺前连合, 385, BP92
apex of 前列腺尖, 385
base of 前列腺底, 385
branch to 前列腺支, BP93
capsule of 前列腺囊, 371, BP92
central zone of 前列腺中央区, 385
cross section of pelvis 前列腺骨盆横截面, BP92
lymphatic drainage from 前列腺淋巴引流, 410
peripheral zone of 前列腺外周区, 385
primordium of 前列腺原基, 390
transitional zone of 前列腺移行区, 385
Prostatic ducts 前列腺导管, 385, 386
Prostatic plexus 前列腺丛, 339, 412, 418, 419, T6.1-T6.3
Prostatic sinuses 前列腺窦, 385, 386, BP92
Prostatic urethra 尿道前列腺部, 371, 386, 391, 420, BP85, BP92
Prostatic utricle 前列腺小囊, 385, 386, 390, BP92
Prostatic venous plexus 前列腺静脉丛, 368, 405
Proximal, as term of relationship 近侧端, 1
Proximal convoluted tubule 近曲小管, BP71, BP72
Proximal interphalangeal (PIP) joint 近端指间关节, 422, 467, 468, BP99
Proximal palmar crease 近端掌纹, 422
Psoas fascia 腰筋膜, 337
Psoas muscle 腰肌, 420, 505
major 腰大肌, 200, 216, 280, 283-285, 287, 296, 330, 331, 337, 351, 366, 367, 502, 505, 507, 508, 513, 514, 550, T8.5-T8.8, BP38, BP94, BP80, BP81
nerves to 腰大肌神经, 506
tendon 腰大肌腱, BP94
minor 腰小肌, 283, 351, 363, 367, 505, 513, T8.5-T8.8
nerves to 腰小肌神经, 506
tendon 腰小肌腱, 283
muscular branches to 至腰肌的肌支, 507

Psoas tendon 腰肌腱, 420
Pterion 翼点, 27, T2.1-T2.4
Pterygoid artery 翼动脉, 74
canal 翼管, 81
lateral 翼外侧动脉, 74
medial 翼内侧动脉, 74
Pterygoid canal 翼管, 81
artery of 翼管动脉, 74, 82, 123, 164
nerve (vidian) of 翼管神经, 64, 66, 79, 80, 82, 123, 149, 150, 152, 158, 160, 162
Pterygoid fossa 翼窝, 38
Pterygoid fovea 翼肌凹, 39
Pterygoid hamulus 翼钩, 27, 29, 38, 73, 77, 85, 90, 96, 97, BP30
Pterygoid muscle 翼肌
lateral 翼外肌, 72-74, 76, 77, T2.9-T2.14, BP22, BP25
inferior head of 翼外肌下头, 52, 75, 78, BP25
nerve to 翼外肌神经, 98, 149
superior head of 翼外肌上头, 52, 75, 78, BP25
medial 翼内肌, 73-75, 77, 78, 85, 86, 92, 98, T2.9-T2.14, BP22
nerves to 翼内肌神经, 98, 149
window cut through right 右翼内肌开窗, 75
Pterygoid nerve, medial 翼内肌神经, 73
Pterygoid plate 翼突板
lateral 翼突外侧板, 36, 38, 73, 97, BP30
medial 翼突内侧板, 38, 68, 73, 85, 90, 96, BP30
hamulus of 翼突内侧板钩, 36
right 右翼突内侧板, 82
Pterygoid plexus 翼丛, 78, 115
Pterygoid process 翼突, 31, 38
hamulus of 翼钩, 27, 31, 38
lateral plate of 翼突外侧板, 27, 29, 31, 38
medial plate of 翼突内侧板, 29, 31, 38
pterygoid fossa of 翼窝, 31
scaphoid fossa of 舟状窝, 31
Pterygoid venous plexus 翼静脉丛, 65, T2.1-T2.4
Pterygomandibular raphe 翼突下颌缝, 36, 73, 74, 85, 86, 90, 97, T2.1-T2.4
Pterygomaxillary fissure 翼上颌裂, 27
Pterygopalatine fossa 翼腭窝, 27, 38, 67
Pterygopalatine ganglion 翼腭神经节, 7, 64, 66, 79-82, 98, 148-150, 152, 158, 160, 162, BP7
branches to 翼腭神经节的分支, 79
pharyngeal branch of 翼腭神经节咽支, 64
schema of 示意图, 160
Puberty 青春期, BP95
Pubic arch 耻骨弓, 353, 355
Pubic bone 耻骨, 343, 358, 359, 370, 384, 399, 421
Pubic branch 耻骨支, 366
Pubic crest 耻骨嵴, 280
Pubic hair 阴毛, BP95
Pubic ligament, inferior (arcuate) 耻骨下韧带 (弓状韧带), 353, 359-362, 366, 368, 369, 378, 384
Pubic ramus 耻骨支
inferior 耻骨下支, 268, 353, 360, 364, 371, 495
superior 耻骨上支, 268, 353, 356, 357, 364, 368, 383, 495-497, 505, 508, 555, T6.1-T6.3
radiograph of 耻骨上支影像, 354
Pubic symphysis 耻骨联合, 267, 268, 280, 281, 283, 352, 353, 355, 356, 359, 360, 362, 364, 366, 368, 369, 375, 378, 380, 381, 384, 404, 421, 513, T5.1-T5.3, T6.1-T6.3, BP94
radiograph of 耻骨联合的成像, 354
superior portion of 耻骨联合的上部, 420
Pubic tubercle 耻骨结节, 267, 268, 271, 272, 281, 283, 352, 353, 356, 357, 362, 378, 383, 495, 502, 503, 555, BP53
Pubic vein 耻骨静脉, 285
Pubis 耻骨, 399
body of 耻骨体, 420, BP94
radiograph of 耻骨影像, 354
superior ramus of 耻骨上肢, 361, 503
symphyseal surface of 耻骨联合关节面, 414
Puboanalis (puborectalis) muscle 耻骨直肠肌 (耻骨肛门肌), 343, 360-362, 393, 397, T6.4, BP94
left 左耻骨直肠肌, 358
Pubocervical ligament 耻骨宫颈韧带, 373
Pubococcygeus muscle 耻尾肌, 358-360, 362, 372, 397, T6.4
Pubofemoral ligament 耻股韧带, 496, BP104
Puboprostatic ligament, medial 耻骨前列腺内侧韧带, 366, 369
Puborectalis muscle, *See also* Puboanalis (puborectalis) muscle 耻骨直肠肌, 360-362, 393
left 左耻骨直肠肌, 358
Pubovesical ligament 耻骨膀胱韧带, 373
lateral 耻骨膀胱外侧韧带, 366
median 耻骨膀胱内侧韧带, 369
Pudendal artery 阴部动脉, 403
deep external 阴部外深动脉, 276, 284
external 阴部外动脉
deep 阴部外深动脉, 509, 522, BP103
superficial 阴部外浅动脉, 270, 272, 276, 284, 509, 522, BP103
internal 阴部内动脉, 284, 373, 380, 384, 400, 404-407, 420, 508, BP93, BP94
in pudendal canal (Alcock's) 阴部管(Alcock管)中的阴部内动脉, 406
Pudendal canal (Alcock's) 阴部管 (Alcock管), 394, 400, 401, 407, 413
pudendal nerve of 阴部神经, 415
internal 阴部内神经, 407
pudendal vessels, internal 阴部内血管, 407
Pudendal cleft 外阴裂, 377
Pudendal nerve 阴部神经, 186, 287, 380, 394, 412-420, 506, 508, 511, 512, T6.1-T6.3, T8.3, T8.4, BP94
internal 阴部内神经, 421
nerve to 阴部神经, 508
in pudendal canal 阴部管中的阴部神经, 415
Pudendal vein 阴部静脉, 403
external 阴部外静脉, 277, 523
deep 阴部外深静脉, 403
superficial 阴部外浅静脉, 492, 403
internal 阴部内静脉, 317, 401, 405, 420, BP94
Pudendal vessels 阴部血管

external 阴部外血管, 285, 405
superficial 阴部外浅血管, 270
internal 阴部内血管, 285, 394, 421
Pudendum 外阴, 377
Pulmonary acinus 肺腺泡, 226
Pulmonary arteries 肺动脉, 13, 227, T4.1-T4.3, BP45
left 左肺动脉, 17, 220, 221, 232-235, 242, 247, 252, 262, 265, BP50, BP51
right 右肺动脉, 17, 220, 221, 232, 234, 235, 241, 242, 247, 251, 262, 265, BP50, BP51
Pulmonary heart valve 肺动脉瓣, 241, 246, 248
anterior semilunar cusp of 肺动脉瓣前半月瓣, 241, 243
left semilunar cusp of 肺动脉瓣左半月瓣, 241, 243
right semilunar cusp of 肺动脉瓣右半月瓣, 241, 243
Pulmonary ligament 肺韧带, 221, 228, 251, 252
Pulmonary (intrapulmonary) lymph nodes 肺(内)淋巴结, 228
Pulmonary plexus 肺丛, 153, 230, 261, BP6, BP7
anterior 肺前丛, 229
posterior 肺后丛, 229
Pulmonary trunk 肺动脉干, 220, 232-234, 238, 241, 245-248, 262, 265, BP51
Pulmonary veins 肺静脉, 13, 227, 234, T4.1-T4.3, BP45
inferior 下肺静脉
left 左下肺静脉, 221, 235, 237, BP50
right 右下肺静脉, 221, 235, 237, 241, 266
left 左肺静脉, 221, 235, 236, 242, 245, 247, 252
right 右肺静脉, 221, 236, 242, 247, 248, 251, 262
superior 上肺静脉
left 左上肺静脉, 221, 232, 235, 242
right 右上肺静脉, 221, 232, 235, 241, 245
Pulse points 搏动点, 14
Pulvinar 枕, 134, 137, 138, 140, 141, 170
left 左枕, 171
right 右枕, 171
of thalamus 丘脑枕, 166, 172
Pupil 瞳孔, 110
Purkinje fibers 浦肯野纤维
of left bundle 左束支, 248
of right bundle 右束支, 248
Putamen 壳, 135
Pyloric canal 幽门管, 348
Pyloric glands 幽门腺, BP55
Pyloric nodes 幽门淋巴结, BP75, BP78
Pyloric orifice 幽门口, 297
Pyloric sphincter 幽门括约肌, 295
Pylorus 幽门, 294-296, 348, T5.1-T5.3
Pyramidal eminence 锥隆起, 122, 123, BP28
Pyramidal process 锥突, 31, 35, 38
Pyramidal system 锥体系统, BP15
Pyramidalis muscle 锥状肌, 271, 281, T5.4
Pyramids 锥体, 140
decussation of 锥体交叉, 140, 141, BP15

## Q

Quadrangular space 四边隙, 436
Quadrate ligament 方形韧带, 448
Quadrate tubercle 方形结节, 500
Quadratus femoris muscle 股方肌, 415, 498, 503, 504, 510-513, T8.5-T8.8
nerve to 股方肌的神经, 506, 508, 512
Quadratus lumborum fascia 腰方肌筋膜, 200
Quadratus lumborum muscle 腰方肌, 197, 200, 216, 283-285, 287, 330, 331, 337, 351, 363, 367, 505, 507, T5.4
Quadratus plantae muscle 足底方肌, 545, 546, 553, T8.5-T8.8, BP110, BP111
Quadriceps femoris muscle 股四头肌, 498, 550
Quadriceps femoris tendon 股四头肌腱, 491, 502, 503, 510, 516, 517, 521, 530-532, BP108
Quadriceps muscle, *See* Rectus femoris muscle 股四头肌, 见股直肌
Quadrigeminal cistern 四叠体池, 136
imaging of 四叠体池成像, BP32

## R

Radial artery 桡动脉, 14, 442-443, 455-458, 461, 464, 470, 472, 476, 477, 479, 480, T7.1, T7.2, BP96, BP97
dorsal carpal branch of 腕背支, 477
palmar carpal branch of 腕掌支, 458, 475, 476
pulse point 搏动点, 14
superficial palmar branch of 掌浅支, 443, 457, 458, 464, 470, 475, 476, BP97
Radial collateral ligament 桡侧副韧带, 448, BP98
Radial fossa 桡窝, 427, 446
Radial groove 桡神经沟, 427
Radial head 桡头, 483
Radial metaphyseal arcuate ligament, dorsal 桡骨干骺端背侧弓状韧带, 465
Radial nerve 桡神经, 423, 433, 436, 438, 439, 441, 445, 457, 458, 482-486, 488, 489, T7.1-T7.4
communicating branches of 交通支, 478
deep branch of 深支, 457, 461, 483, 489
dorsal digital branches of 指背支, 477, 482, 489
dorsal digital nerves from 指背神经, 423
inferior lateral brachial cutaneous nerve from 臂下外侧皮神经, 423
posterior brachial cutaneous nerve from 臂后皮神经, 423
superficial branch of 浅支, 423, 425, 454, 457, 461, 478, 479, 482-484, 489
Radial recurrent artery 桡侧返动脉, 442, 457, 458, BP97
Radial styloid process 桡骨茎突, 453, 462
Radial tubercle, dorsal 背侧桡结节, 462
Radial tuberosity 桡骨粗隆, 440, 447
Radial veins 桡静脉, 15, 444
Radialis indicis artery 示指桡侧动脉, 443, BP97
Radiate ligament, of head of rib 肋头辐状韧带, 204
Radiate sternochondral ligaments 胸软骨辐状韧带, 204
Radiate sternocostal ligament 胸肋辐状韧带, 429
Radicular artery 根动脉
anterior 前根动脉, 192
great 大根动脉, 191
posterior 后根动脉, 192

Radicular vein 根静脉, 193
Radiocarpal joint 桡腕关节, 463, 465
articular disc of 关节盘, 463, 465
Radiocarpal ligament 桡腕韧带
dorsal 桡腕背侧韧带, 465, BP98
palmar 桡腕掌侧韧带, BP98
Radiolunate ligament 桡月韧带
long 桡月长韧带, 464
palmar 桡月掌侧韧带, 464
short 桡月短韧带, 464
Radioscaphocapitate ligament 桡舟头韧带, 464
Radioulnar joint, distal 桡尺远侧关节, 465
Radioulnar ligament 桡尺韧带
dorsal 桡尺背侧韧带, 465, BP98
palmar 桡尺掌侧韧带, BP98
Radius 桡骨, 8, 446-453, 455, 458-465, 467, 475, 480, T7.1, T7.2, BP98
anterior border of 桡骨前缘, 449
anterior surface of 桡骨前面, 449
anular ligament of 桡骨环状韧带, 448
articular surface of 桡骨关节面, 467
body of 桡骨体, 447, 453
head of 桡骨头, 440, 446, 447, 449
interosseous border of 桡骨骨间缘, 449
lateral surface of 桡骨外侧面, 449
neck of 桡骨颈, 446, 447, 449
posterior border of 桡骨后缘, 449
posterior surface of 桡骨后面, 449
rotators of 桡骨回旋肌, 450
styloid process of 桡骨茎突, 449, 467
tuberosity of 桡骨粗隆, 446
Rami communicantes 交通支, 416, 506
Ramus of mandible 下颌支, 52
Receptors 受体, 4
Recombinant chromatids 染色体重组, BP87
Rectal artery 直肠动脉
inferior 直肠下动脉, 400, 405-407, BP93
middle 直肠中动脉, 366, 400, 402, 405, BP93
superior 直肠上动脉, 366, 400, 402, 412
Rectal canal 直肠管, 395
Rectal fascia 直肠筋膜, 366, 378, 385, 393-396, 398, BP84, BP90
Rectal nerves inferior 直肠下神经, 380, 412, 413, 415, 416, T6.1-T6.3
Rectal plexus 直肠丛, 323, 324, 339, 412, 414
external 直肠外丛, 401
internal 直肠内丛, 401
left 左直肠丛, 412
perimuscular 直肠丛肌肉周围, 401
Rectal veins 直肠静脉
inferior 直肠下静脉, 401
middle 直肠中静脉, 401
superior 直肠上静脉, 401
Rectal venous plexus 直肠静脉丛
external 直肠外静脉丛, 317, 396
in perianal space 肛周间隙, 395
internal 直肠内静脉丛, 395, 396
perimuscular 肌周, 401, 317
Rectalis muscle 直肠肌, 397
Rectococcygeus muscle 直肠尾骨肌, 283
Rectoperinealis muscle 直肠会阴肌, 362
Rectoprostatic fascia 直肠前列腺筋膜, 368
Rectoprostatic (Denonvilliers') fascia 直肠前列腺筋膜(Denonvilliers筋膜), 343, 362, 385, 393
Rectosigmoid arteries 直肠乙状动脉, 400
Rectosigmoid junction 直肠乙状结肠结合部, 301, 393, 395, 396
Rectourethralis superior muscle 直肠尿道上肌, 362
Rectouterine fold 直肠子宫襞, 335, 363, 365
Rectouterine pouch, of Douglas 直肠子宫陷凹, 364, 365, 374, 375, 393, T6.1-T6.3, BP90
Rectovaginal spaces 直肠阴道隙, 366
Rectovesical fascia 直肠膀胱筋膜, 385, 398
Rectovesical fold 直肠膀胱襞, 293, 367
Rectovesical pouch 直肠膀胱陷凹, 343, 367, 368, 393
Rectovesical space 直肠膀胱间隙, 398
Rectum 直肠, 6-7, 283, 290, 293, 301, 330, 343, 358-360, 363, 364, 366-369, 373, 375, 378, 385, 393, 399, 402, 414, 421, T6.1-T6.3, BP84, BP104
ampulla of 直肠壶腹, 369
arteries of 直肠动脉, 400
circular muscle of 直肠环形肌, 396
longitudinal muscle of 直肠纵行肌, 396
muscularis mucosae of 直肠黏膜肌层, 396
radiology of 直肠成像, 182
in situ 原位直肠
female 女性, 393
male 男性, 393
transverse folds of 直肠横襞, 395
veins of 直肠静脉, 401
Rectus abdominis muscle 腹直肌, 17, 202, 209, 210, 212, 267, 271-274, 276, 278-281, 343, 363, 366, 368, 378, 399, T5.1-T5.4, BP43, BP94, BP104
Rectus anterior capitis muscle 头前直肌, 55, T2.9-T2.14, BP22
Rectus capitis muscle 头直肌
anterior 头前直肌, 102
posterior 头后直肌
major 头后大直肌, 196, 197, 199, T3.4
minor 头后小直肌, 196, 197, 199, T3.4
Rectus femoris muscle *See also* Quadriceps femoris muscle 股直肌, 参见股四头肌, 420, 421, 491, 498, 501, 502, 509, 510, 515, 550, T8.5-T8.8, BP94, BP104
bursa of 囊, 513
origin of 起点, 513
Rectus femoris tendon 股直肌腱, 502, 515, 517, 531
Rectus lateralis capitis muscle 头外侧直肌, 55, T2.9-T2.14
nerves to 神经, 57
Rectus muscle 直肌
inferior 下直肌, 112, 114, 148, T2.9-T2.14, BP27
branches to 分支, 113
lateral 外直肌, 69, 112-114, T2.9-T2.14, BP27
check ligament of check韧带, BP27

tendon of 肌腱, 116
medial 内直肌, 69, 112-114, 148, T2.9-T2.14, BP27
branches to 分支, 113
check ligament of check韧带, BP27
tendon of 肌腱, 116
superior 上直肌, 112-114, T2.9-T2.14, BP27
tendon of 肌腱, 120
Rectus sheath 腹直肌鞘, 270, 271, 351, 378
anterior layer of 前层, 209, 210, 271-273, 278, 280, 368, BP53
cross section of 横断面, 273
posterior layer of 后层, 272, 273, 276, 278, 280
Recurrent artery 返动脉
anterior 前支, 443
anterior ulnar 尺侧前返动脉, BP96
of Heubner Heubner 返动脉, 166-169
posterior 后支, 443
posterior ulnar 尺侧后返动脉, BP96
radial 桡侧返动脉, 443, BP96
tibial 胫返动脉
anterior 胫前返动脉, 522, 532, BP103, BP105
posterior 胫后返动脉, 522, BP103, BP105
Recurrent laryngeal nerve 喉返神经, 51, 52
Recurrent process 回返突起, 146
Red blood cells 红细胞, BP11, BP12, BP45
Red bone marrow 红骨髓, 16
Red nucleus 红核, 134, 143, 144
Referred pain, visceral, sites of 内脏牵涉痛, BP5
Reflexes 反射, 4
Renal artery 肾动脉, 14, 284, 333, 334, 336, 402, 403, 419, T5.1-T5.3
left 左肾动脉, 311, 330, 332, 337, 342, 412
pelvic branch of 肾动脉肾盂支, 334
right 右肾动脉, 311, 325, 330, 332
ureteric branch of 输尿管支, 332, 334
variations in 变异, BP70
Renal column (of Bertin) 肾柱(Bertin), 333, BP73
Renal corpuscle, histology of 肾小囊的组织结构, BP71
Renal cortex 肾皮质, 296, 349, BP72
Renal (Gerota's) fascia 肾筋膜(Gerota筋膜), 200, 337, 342
anterior layer of 肾筋膜前层, 337
posterior layer of 肾筋膜后层, 337
Renal ganglion 肾神经节, 339-341, 418, 419
Renal impression 肾压迹, 302, 307
Renal medulla 肾髓质, BP72
Renal papilla 肾乳头, 333
Renal pelvis 肾盂, 333, T5.1-T5.3
Renal plexus 肾丛, 339-341, 419
left 左肾丛, 323, 412
right 右肾丛, 319
Renal pyramid 肾锥体, 333
Renal segments 肾段, 334
Renal vein 肾静脉, 15, 333, 336, 343, 402, 403
left 左肾静脉, 259, 285, 332, 337, 342
right 右肾静脉, 259, 285, 332
variations in 变异, BP70
Reposition, of upper limbs movements 上肢复位, 11
Reproduction, genetics of 生殖遗传, BP87
Reproductive organs, innervation of 生殖器官的神经支配
female 女性, 417
male 男性, 418
Reproductive system 生殖系统, 20, T4.1-T4.3
Residual body 残余体, 391
Respiration 呼吸
anatomy of 解剖, BP45
muscles of 肌肉, BP43
Respiratory bronchioles 呼吸性细支气管, 227, BP44
Respiratory system 呼吸系统, 17, T4.1-T4.3
Rete testis 睾丸网, 391
Reticular fibers 网状纤维, BP11
in arterial wall 动脉壁内的网状纤维, BP13
Reticular formation 网状结构, BP14
Reticular nuclei 网状核, 138
Retina 视网膜
ciliary part of 睫状体部, 116, 117, 120
iridial part of 虹膜部, 117
optic part of 视部, 116, 118, 120
structure of 结构, 147
Retinacula cutis. *See* Skin ligaments 皮肤支持带
Retinacular arteries 支持带动脉, 514
inferior 下支持带动脉, 514
posterior 后支持带动脉, 514
superior 上支持带动脉, 514
Retinal artery 视网膜动脉, 119
central 视网膜中央动脉, 115, 116, 119, 120
Retinal vein 视网膜静脉, 119
central 视网膜中央静脉, 116, 119, 120
Retrobulbar fat 眼球后脂肪, 69, BP27
Retrocecal recess 盲肠后隐窝, 290, 298
Retrodiscal tissue (bilaminar zone) 椎间盘后组织（椎板区）, BP25
inferior layer of 下层, BP25
upper layer of 上层, BP25
Retromandibular vein 下颌后静脉, 24, 56, 65, 70, 86, 88, 100, 115, BP22
anterior branch 前支, 56
anterior division 前支, 100
posterior branch 后支, 56
posterior division of 后支, 100
Retromolar fossa 磨牙后窝, 39, T2.1-T2.4
Retropharyngeal nodes 咽后淋巴结, 102
Retropharyngeal space 咽后间隙, 50-52, 95, 96
Retroprostatic fascia 前列腺后筋膜, 398
Retropubic (prevesical) space 耻骨后 (膀胱前) 隙, 343, 366, 369
adipose tissue in 脂肪组织, 272
fat in 脂肪, 362
Retropyloric node 幽门后淋巴结, BP74
Retrotonsillar vein, superior 扁桃体后上静脉, 171
Retzius, retropubic space of 耻骨后隙, Retzius隙, 272
Rhinal sulcus 嗅脑沟, 133, 134
Rhomboid major muscle 大菱形肌, 195, 198, 201, 212, 263-265, 275, 428, 432, 488, T3.4

Rhomboid minor muscle 小菱形肌, 195, 198, 428, 432, 488, T3.4
Ribs 肋骨, 8, 233, 264, 265, 292, T4.1-T4.3
1st 第1肋, 17, 36, 45, 55, 103, 186, 203, 213, 217, 218, 231, 251, 252, 254, 429, 438, 439, BP34, BP41
lung groove for 肺沟, 204
2nd 第2肋, 52, 203, 205, 429
3rd 第3肋, 203
4th 第4肋, 203
5th 第5肋, 203, 233
6th 第6肋, 203, 205
posterior view of 后面观, 204
7th 第7肋, 180, 203, 266
8th 第8肋, 203, 237
9th 第9肋, 203, 307, BP36
10th 第10肋, 203
11th 第11肋, 203, 331
12th 第12肋, 186, 195, 203, 216, 268, 331, 337, 505
radiology of 成像, 182
angle of 肋角, 203, 204, BP42
associated joints and 肋的连结, 204
body 肋体, 203
costal groove of 肋沟, 204
false 假肋, 203
floating 浮肋, 203
head of 肋头, 203, 204, BP42
intraarticular ligament of 关节内韧带, 204
radiate ligament of 肋头辐状韧带, BP33
muscle attachment of 附着肌肉, BP42
neck of 肋颈, 203, 204, BP42
radiate ligament of 辐状韧带, 204
superior articular facet on 上关节面, BP33
true 真肋, 203
tubercle of 肋结节, 203, 204, BP42
Right bundle 右束支
Purkinje fibers of 浦肯野纤维, 248
subendocardial branches of 心内膜下支, 248
Right colic plexus 右结肠丛, 322, 323
Right costal arch 右肋弓, 288
Right jugular trunk 右颈干, BP76
Right lateral region 右外侧区, 269
Right lung 右肺, 337
Right lymphatic duct 右淋巴管, BP76
Right subclavian trunk 右锁骨下干, BP76
Risorius muscle 笑肌, 48, T2.9-T2.14, BP19, BP20
Rods 视杆细胞, 147
Root canals 根管, 41
Root ganglion, posterior 后根神经节, 155, 159
Root sheath 根鞘
external 外根鞘, 12, BP1
internal 内根鞘, 12, BP1
Rotator cuff muscles 肩袖肌群, 434, T7.1, T7.2
Rotatores breves colli muscle (颈)回旋短肌, 197
Rotatores longi colli muscle (颈)回旋长肌, 197
Rotatores muscle 回旋肌, T3.4
Rotatores thoracis muscle 胸回旋肌
brevis 胸回旋短肌, 197
longus 胸回旋长肌, 197
Rotter's lymph nodes *See also* Interpectoral (Rotter's) lymph nodes Rotter淋巴结, 见胸肌间淋巴结, 207, 208
Round ligament 圆韧带, 376
of liver 肝圆韧带, 274, 288, 294, 302, 303, 318, 335, 351, BP83
of uterus 子宫圆韧带, 364, 371, 372, 375, 378, 402, BP86
Rubrospinal tract 红核脊髓束, BP40
Rugae, *See also* Gastric folds (rugae) 皱襞, 又见胃皱襞, 295
Ruptured follicle 卵泡破裂, BP88

## S

Saccule 球囊, 124, 125, 151, T2.1-T2.4
Sacral arteries 骶动脉
lateral 骶外侧动脉, 191, 284, 336, 404, 405, BP93
spinal branches of 脊髓支, 191
median 骶正中动脉, 284, 314, 336, 365, 366, 400, 404, 405
Sacral canal 骶管, 183, 361
Sacral crest 骶嵴
intermediate 骶正中嵴, 183
lateral 骶外侧嵴, 183
median 骶内侧嵴, 183, 357, 358
Sacral foramina 骶孔, BP37
anterior 骶前孔, 183, 356, 361
radiograph of 骶前孔成像, 354
posterior 骶后孔, 183, 356
Sacral ganglion 1st, 第1骶神经节, 6
Sacral hiatus 骶管裂孔, 183, T3.1-T3.3
Sacral horn 骶角, 183
Sacral kyphosis 骶骨后凸, 179
Sacral nerve, perineal branch of 骶神经, 会阴分支, 506, 508
Sacral nodes 骶淋巴结
internal 骶内侧淋巴结, 408
lateral 骶外侧淋巴结, 286, 408, 410
median 骶正中淋巴结, 410
middle 骶中间淋巴结, 286, 408, 410
Sacral plexus 骶丛, 186, 287, 323, 339, 412, 417-419, 506, 508
Sacral promontory 骶岬, 183, 268, 353, 355-357, 359, 364, 365, 367, 414, BP81, BP90
Sacral spinal cord 骶髓, 324
Sacral spinal nerves 骶神经
S1 S1, 186
anterior ramus 前支, 412, 416
dermatome of 皮节, 188
vertebral body of 椎体, 399
S2, dermatome of S2皮节, 188
S3, dermatome of S3皮节, 188
S4, dermatome of S4皮节, 188
S5 S5皮节, 186
dermatome of 皮节, 188
Sacral splanchnic nerves 骶内脏神经, 6, BP6
Sacral tuberosity 骶结节, 183
Sacral veins 骶静脉
lateral 骶外侧静脉, 285

median 骶正中静脉, 285, 317, 365, 401, 405
Sacral vessels, median 骶正中血管, 402, BP93
Sacrococcygeal ligaments 骶尾韧带
anterior 骶尾前韧带, 356, 359, 361, 366
lateral 骶尾外侧韧带, 184, 356, 357
posterior 骶尾后韧带, 184, 356, 357
deep 骶尾后深韧带, 356
superficial 骶尾后浅韧带, 356
Sacrogenital fold 骶骨生殖襞, 394
Sacroiliac joint 骶髂关节, 355, 361, 497, T6.1-T6.3, BP81
radiograph of 骶髂关节成像, 182, 354
Sacroiliac ligaments 骶髂韧带
anterior 骶髂前韧带, 356
posterior 骶髂后韧带, 184, 356, 357
Sacrospinous ligament 骶棘韧带, 184, 356-358, 360, 362, 412, 415, 504, 512
left 左骶棘韧带, 373
Sacrotuberous ligament 骶结节韧带, 184, 356-358, 360, 362, 379, 397, 398, 404, 412, 413, 415, 420, 504, 511, 512, BP104, BP94
Sacrum, 8 骶骨, 178, 179, 183, 184, 186, 187, 268, 353, 360, 361, 399
ala of, radiograph of 骶翼X线成像, 354
apex of 骶骨尖, 183
arteries of 骶动脉, 191
auricular surface for 骶骨耳状面, 184
base of 骶骨底, 183
radiology of 骶骨成像, 182
Saddle joint 鞍状关节, 9
Sagittal plane 矢状面, 1
Sagittal sinus 矢状窦
inferior 下矢状窦, 127, 130, 131, 171-173
superior 上矢状窦, 127-131, 133, 136, 171, 172
emissary vein to 导静脉汇入上矢状窦, 34
groove for 矢状窦沟, 30, 32
imaging of 矢状窦成像, BP31, BP32
Sagittal suture 矢状缝, 26, 30, 35
Salivary gland 唾液腺, 70, 86
lingual minor 舌小唾液腺, 83
molar minor 磨牙小唾液腺, 85
sublingual 舌下腺, 86
submandibular 下颌下腺
deep lobe 下颌下腺深叶, 86
superficial lobe 下颌下腺浅叶, 86
Salivary glands 唾液腺, 18
Salivatory nucleus 泌涎核
inferior 下泌涎核, 143, 144, 152, 161
superior 上泌涎核, 80, 143, 144, 150, 160
Salpingopharyngeal fold 咽鼓管咽襞, 90, 93
Salpingopharyngeus muscle 咽鼓管咽肌, 90, 92, 96, 153, T2.9-T2.14
Saphenous hiatus 隐静脉裂孔, 271, 277, BP53
cribriform fascia and 筛筋膜, 277, BP53
falciform margin of 隐静脉裂孔镰状缘, 282
Saphenous nerve 隐神经, 492, 493, 509, 510, 515, 531, 532, 534, 550, 553, T8.1-T8.4, BP106, BP109
infrapatellar branch of 髌下支, 492, 509, 510, 531, 532, 550
medial crural cutaneous of 隐神经内侧皮支, 550
Saphenous opening 隐静脉裂口, 378, 492
cribriform fascia 隐静脉裂口的筛筋膜, 494
Saphenous veins 隐静脉
accessory 副隐静脉, 492, 493, 523
great 大隐静脉, 15, 270, 271, 277, 285, 381, 421, 491-494, 515, 523, 533, 534, T8.1, T8.2, BP53, BP106, BP110, BP111
small 小隐静脉, 491-493, 494, 511, 523, 527, 533, 534
Sarcolemma 肌膜, BP10
Sarcomere 肌节, BP10
Sarcoplasm 肌浆, BP10
Sartorius muscle 缝匠肌, 420, 421, 491, 498, 501, 502, 504, 509, 510, 515, 516, 520, 527, 550, T8.5-T8.8, BP94, BP104
Sartorius tendon 缝匠肌腱, 502, 503, 516, 517, 531, 532, BP106
Satellite cells 卫星细胞, BP3
Scala tympani 鼓阶, 124, 125
Scala vestibuli 前庭阶, 125
Scalenus muscle 斜角肌, 49, 54, BP43
anterior 前斜角肌, 50, 51, 54-57, 98-100, 103, 210, 211, 214, 219, 220, 231, 238, 251-254, 436-438, T2.9-T2.14, BP41-BP43, BP50
innervation of 斜角肌神经, 439
medius 中斜角肌, 51, 53, 55, 98-100, T2.9-T2.14
middle 中斜角肌, 50, 54, 56, 210, 253, BP41-BP43, BP50
posterior 后斜角肌, 50, 51, 54, 55, 210, 253, 254, 436, T2.9-T2.14, BP42, BP43, BP50
Scalp 头皮, 24, 48
arteries of 动脉, T2.1-T2.4
skin of 皮肤, 48
superficial arteries and veins of 浅动脉和静脉, 24
superficial fascia of 浅筋膜, 48
Scaphocapitate ligament 舟头韧带, 464
Scaphoid bone 手舟骨, 462, 463, 465-467, 477, T7.1, T7.2, BP98
articulation with 手舟骨关节, 449
Scaphoid fossa 舟状窝, 122, BP30
Scapholunate ligament 舟月韧带, 465
Scaphotrapeziotrapezoid ligament 舟三角多角骨韧带, 464
Scapula 肩胛骨, 8, 201, 212, 263-265, 435, 436
acromion of 肩峰, 203
anastomoses around 肩胛骨周围动脉吻合, 437
coracoid process of 喙突, 203, 430
glenoid cavity of 肩胛骨关节盂, 431
glenoid fossa of 肩胛骨关节窝, 203, 427, 430
inferior angle of 肩胛骨下角, 178, 266, 427
infraspinous fossa of 肩胛骨冈下窝, 203
lateral border of 肩胛骨外侧缘, 427, 430
medial border of 肩胛骨内侧缘, 178, 427
muscle attachment sites of 肩胛骨肌肉附着点, 428
neck of 肩胛颈, 203
scapular notch of 肩胛切迹, 203
spine of 肩胛冈, 178, 195, 198, 203, 218, 432, 434-437, 490
subscapular fossa of 肩胛下窝, 203
superior border of 肩胛骨上缘, 434

supraspinous fossa of　冈上窝, 203
Scapular artery　肩胛动脉
circumflex　旋肩胛动脉, 436-438, 440, 443, T7.1, T7.2, BP24, BP96
dorsal　肩胛背动脉, 56, 57, 194, 437, 438, T7.1, T7.2, BP24
Scapular ligament, transverse　肩胛横韧带, 431
inferior　肩胛下横韧带, BP24
superior　肩胛上横韧带, 433, 434, 436, 437, BP24
Scapular nerve　肩胛神经, 438
dorsal　肩胛背神经, 439, 488, T7.3, T7.4
lower　肩胛下神经, 438
Scapular notch　肩胛切迹, 427, 431, 436, 437
superior　肩胛上切迹, 436
Scarpa's fascia　Scarpa筋膜, 270, 343, 381, BP84
Scarpa's layer　Scarpa筋膜, 378
of superficial fascia　浅筋膜, 381, 382
Schwalbe's line　Schwalbe线, 117
Sciatic bursa　坐骨滑液囊
of gluteus maximus muscle　臀大肌坐骨滑液囊, 513
of obturator internus muscle　闭孔内肌坐骨滑液囊, 513
Sciatic foramen　坐骨孔
greater　坐骨大孔, 184, 356-358, 552
lesser　坐骨小孔, 184, 356, 357
Sciatic nerve　坐骨神经, 186, 415, 421, 504, 506, 508, 511-513, 515, 552, T8.3, T8.4, BP94, BP104
articular branch of　坐骨神经关节支, 511
left　左坐骨神经, 420
muscular branches of　坐骨神经肌支, 511
right　右坐骨神经, 420
Sciatic notch　坐骨切迹
greater　坐骨大切迹, 268, 353, 495
lesser　坐骨小切迹, 268, 353, 495
Sclera　巩膜, 110, 116-120, BP27
lamina cribrosa of　巩膜筛板, 116
Scleral sinus (canal of Schlemm)　巩膜窦 (巩膜静脉窦) (Schlemm管), 116, 119, 120
veins draining　静脉回流, 120
Scleral spur　巩膜距 (突), 116, 117
Scleral venous sinus　巩膜静脉窦, 116-120
Scrotal arteries, posterior　阴囊后动脉, 405, 407, BP93
Scrotal branches, posterior　阴囊后支, 415
Scrotal ligament　阴囊韧带, 390
Scrotal nerves, posterior　阴囊后神经, 412, 413, 512
Scrotal veins, anterior　阴囊前静脉, 277, 405
Scrotum　阴囊, 267, 352, 387-389
Dartos fascia of　阴囊肉膜, 270-272, 368, 381, 388, 392, 397, 407, BP84
septum of　阴囊中隔, 368, 388, 392, 397, 407
skin of　阴囊皮肤, 388, 392
Sebaceous glands　皮脂腺, 12, 110, BP1
duct of　皮脂腺导管, BP1
Secondary oocyte　次级卵母细胞, BP87
Secondary spermatocytes　次级精母细胞, BP87
Segmental medullary arteries　脊髓段动脉, 191, 192
Segmental medullary vein　脊髓段静脉
anterior　脊髓前段静脉, 193
posterior　脊髓后段静脉, 193
Segmental motor nerve function　节段性运动神经功能, 11
Sella turcica　蝶鞍, 28, 29, 32, 63, 175, BP34
dorsum sellae of　鞍背, 32
hypophyseal fossa of　垂体窝, 32
hypophysis in　垂体, 61
posterior clinoid process of　后床突, 32
tuberculum sellae of　鞍结节, 32
Semicircular canal　半规管
anterior　前半规管, 82, 124-126
plane of　平面, 126
lateral　外半规管, 124-126
prominence of　半规管凸, 121, BP28
posterior　后半规管, 124, 125
plane of　平面, 126
Semicircular duct　半规管
anterior　前半规管, 124-126
lateral　外半规管, 124-126
ampulla of　壶腹, 151
posterior　后半规管, 124-126
ampulla of　壶腹, 151
superior, ampulla of　上壶腹, 151
Semilunar folds　半月襞, 90, 301
Semilunar hiatus　半月裂孔, 67
Semimembranosus bursa　半膜肌囊, 516, 521
Semimembranosus muscle　半膜肌, 415, 498, 501, 504, 511, 515, 516, 520, 526, 527, 552, T8.1, T8.2, T8.5-T8.8
bursa of　半膜肌滑膜囊, 520
Semimembranosus tendon　半膜肌腱, 516, 518, 520, 521, 528, 529
groove for　半膜肌腱沟, 524
Seminal colliculus　精阜, 371, 385, BP92
Seminal gland　精腺, 20, 274, 367, 368, 385, 390, 391, BP95
Seminal vesicles. *See also* Seminal gland　精囊 又见精腺, 393, 385, 405
Seminiferous epithelium　生精上皮, 391
Seminiferous tubules, convoluted　精曲小管, 391, 392
Semispinalis capitis muscle　头半棘肌, 195-197, 199
Semispinalis colli muscle　颈半棘肌, 197, 199
Semispinalis muscle　半棘肌, T3.4
Semispinalis thoracis muscle　胸半棘肌, 197
Semitendinosus muscle　半腱肌, 415, 491, 498, 504, 511-513, 515, 520, 527, 552, T8.1, T8.2, T8.5-T8.8
Semitendinosus tendon　半腱肌腱, 502, 503, 517
Sensory cortex　感觉皮层, 162
Sensory systems　感觉系统, 4
Septal papillary muscle　隔侧乳头肌, 241
Septate hymen　有隔处女膜, BP91
Septomarginal fasciculus　隔缘束, BP40
Septomarginal trabecula　隔缘肉柱, 241, 245, 246, 248
Septum　隔膜, 392
bulging　隔膜膨隆, 61
nasal　鼻中隔膨隆, 26, 63
of scrotum　阴囊中隔, 407
Septum pellucidum　透明隔, 133, 135, 137-139, 168, 170, 172, 174
posterior veins of　透明隔后静脉, 173
vein of　透明隔静脉, 172, 173

Serosa (visceral peritoneum) 浆膜 (脏腹膜), 297, 307, BP57
Serous glands of von Ebner von Ebner浆液腺, 89
Serous pericardium 浆膜心包, 236
parietal layer of 浆膜心包壁层, 236
visceral layer of 浆膜心包脏层, 236
Serratus anterior muscle 前锯肌, 428, 435
Serratus muscle 锯肌
anterior 前锯肌, 195, 201, 202, 205, 209, 210, 212, 238, 263-267, 270, 271, 275, 278, 279, 422, 432, 433, 436, 438, T4.4, BP42
posterior 后锯肌
inferior 下后锯肌, 195, 196, 200, 275, 331, T3.4
superior 上后锯肌, 195, 196, T3.4
Sesamoid bones 籽骨, 8, 463, 466, 535, 536, 545-548
foot 足籽骨, 539
Sherman's vein, *See* Perforating veins Sherman静脉, 见穿静脉
Shoulder 肩, 2-3, 10, BP15
anteroposterior radiograph of 前后位X线成像, 430
arthrogram of 肩关节造影成像, 490
computed tomography of 肩关节CT成像, 490
glenohumeral joint of 盂肱关节, 431
magnetic resonance imaging of 肩关节MRI成像, 490
muscles of 肌肉, 432
nerves of 神经, 488
region of 肩区, 436
Sibson's fascia, *See* Suprapleural membrane (Sibson's fascia) Sibson筋膜, 见胸膜上膜
Sigmoid arteries 乙状结肠动脉, 284, 314, 335, 400
Sigmoid colon 乙状结肠, 6, 7, 288, 290, 301, 363, 365-367, 375, 393-396, 412, 414, BP60
as site of referred visceral pain 乙状结肠的内脏牵涉痛位点, BP5
Sigmoid mesocolon 乙状结肠系膜, 290, 301, 314, 330, 335, 393
attachment of 附着, 293
Sigmoid nodes 乙状结肠淋巴结, BP77
Sigmoid plexuses 乙状结肠丛, 323
Sigmoid sinus 乙状窦, 82, 91, 126, 130, 131, 176
groove for 乙状窦沟, 29, 32
imaging of 成像, BP31
in jugular foramen 颈静脉孔, 34
Sigmoid veins 乙状结肠静脉, 317, 318, 401
Sinuatrial (SA) node 窦房结, 239, 248, T4.1-T4.3
Sinus nerve, carotid 颈动脉窦神经, 157
Sinuses 窦
confluence of 窦汇, 126, 130, 131, 171, 172, 176
prostatic 前列腺窦, BP92
Sinusoids 肝(血)窦, 303, 304, BP78
Skeletal muscle 骨骼肌, 4
Skeletal system 骨骼系统, 8, T3.1-T3.3, T4.1-T4.3, T5.1-T5.3, T8.1, T8.2
Skene's ducts *See also* Paraurethral (Skene's) glands Skene管, 见尿道旁腺, BP86
Skin 皮肤, 6, 50, 51, 129, 273
cross section of 横截面, 12
papillary layer of 乳头层, 12
radiology of 成像, 182
reticular layer of 网状层, 12
of scalp 头皮, 24, 48
Skin ligaments 皮肤韧带, 12
Skull 颅骨
anterior view of 前面观, 25
associated bones and 相关骨骼, 8
lateral view of 侧面观, 27
midsagittal view of 正中矢状面, 29
of newborn 新生儿, 35
nuchal line of, superior 上项线, 196
orientation of labyrinths in 骨迷路定位, 126
radiographs of 成像
lateral view of 侧面观, 28
posterior view of 后面观, 26
Waters' view of Water位鼻颏位观, 26
reconstruction of 重建, BP16
superior nuchal line of 上项线, 197
Small arteries 小动脉, 13
Small arterioles 小动脉, 13
Small intestine 小肠, 18, 153, 288, 300, 343
area for 小肠区, 330
autonomic innervation of 小肠的自主神经, 322
lymph vessels and nodes of 小肠的淋巴管和淋巴结, BP76
mucosa and musculature of 小肠的黏膜和肌肉组织, 297
as site of referred visceral pain 内脏牵涉痛位点, BP5
veins of 小肠静脉, 316
Smooth muscle 平滑肌, BP71
Smooth muscle cell 平滑肌细胞, 4, BP13
Soft palate 软腭, 61, 63, 83, 90, 93, 95
imaging of 软腭成像, 177
muscles of 软腭肌, 96
Sole, muscle of 足底肌
first layer 第1层, 544
second layer 第2层, 545
third layer 第3层, 546
Soleus muscle 比目鱼肌, 504, 516, 526-534, 540, 552, 553, T8.5-T8.8, BP106, BP110
arch of 比目鱼肌弓, 504
Soleus tendon 比目鱼肌腱, BP110
Solitary lymphoid nodule 孤立淋巴滤泡, 297
Solitary tract, nuclei of 孤束核, 143, 144, 150, 152, 153, 162, 250, 340
Somatic fibers 躯体纤维, BP8
Somatic nervous system 躯体神经系统, 4
Somatic sensory receptors 躯体感觉感受器, 4
Somatosensory system, trunk and limbs 躯干和四肢的躯体感觉系统, BP14
Space of Poirier Poirier间隙, BP98
Space of Retzius Retzius间隙(耻骨后隙), 369
Special sense organs 特殊感受器, 4
Spermatic cord 精索, 274, 281, 382, 383, 420, BP94
arteries of 精索动脉, 276
external spermatic fascia on 精索外筋膜, 270, 280, 407
testicular vein in 精索内睾丸静脉, 403
Spermatic fascia 精索筋膜

external 精索外筋膜, 271, 272, 278, 280, 281, 368, 381-383, 388, 392, BP54
spermatic cord and 精索和精索外筋膜, 407
testis and 睾丸和精索外筋膜, 407
internal 精索内筋膜, 272, 281, 388, 392, BP54
spermatic cord and 精索和精索内筋膜, 282
Spermatids 精子细胞, 391, BP87
Spermatocytes 精母细胞
primary 初级精母细胞, 391
secondary 次级精母细胞, 391
Spermatogenesis 精子发生, 391, BP87
Spermatogonium 精原细胞, 391, BP87
Spermatozoa 精子, 391, BP87
Sphenoethmoidal recess 蝶筛隐窝, 61, 62
Sphenoid bone 蝶骨, 25, 27, 29, 31, 32, 36, 62, 63, BP22
anterior clinoid process of 蝶骨前床突, 29, 32
body of 蝶骨体, 29, 32, 63, 68
jugum of 蝶骨翼, 32
prechiasmatic groove of 蝶骨交叉前沟, 32
sella turcica of 蝶鞍, 32
carotid groove of 颈动脉沟, 32
clivus of 斜坡, 32
crest of 蝶嵴, 63
foramen ovale of 卵圆孔, 31
foramen spinosum of 棘孔, 31
greater wing of 蝶骨大翼, 25, 27-29, 31, 32, 35, BP16
groove for middle meningeal vessels 脑膜中血管沟, 32
infratemporal crest of 蝶骨颞下嵴, 27
lesser wing of 蝶骨小翼, 25, 26, 29, 32
of newborn 新生儿蝶骨, 35
optic canal of 视神经管, 29
orbital surface of 蝶骨眶面, 25
pterygoid process of 蝶骨翼突, 31, 38, 62
hamulus of 蝶骨翼钩, 27, 29, 31, 38, 62
lateral plate of 蝶骨翼突外侧板, 27, 29, 31, 35, 38, 62, 63
medial plate of 蝶骨翼突内侧板, 29, 31, 35, 38, 62, 63
pterygoid fossa of 蝶骨翼窝, 31
scaphoid fossa of 蝶骨翼突舟状窝, 31
sella turcica of 蝶鞍, 29, 32
dorsum sellae of 鞍背, 32
hypophyseal fossa of 垂体窝, 32
posterior clinoid process of 后床突, 32
tuberculum sellae of 鞍结节, 32
sphenoidal sinus of 蝶窦, 29, 62, 63
spine of 蝶棘, 31, 38
Sphenoid sinus 蝶窦, BP34
Sphenoidal emissary foramen (of Vesalius) 蝶导血管孔, 34
Sphenoidal fontanelle, of newborn 新生儿蝶囟, 35
Sphenoidal sinus 蝶窦, 17, 28, 29, 61, 63, 69, 82, 90, 95, 114, 131, 164, 175, BP23, BP27
imaging of 蝶窦成像, 177
opening of 蝶窦开口, 61, 62, 67
Sphenoidal vein (of Vesalius) 蝶静脉 (Vesalius静脉), 100
Sphenomandibular ligament 蝶下颌韧带, 42, 73, 74, 76, 78
Sphenooccipital synchondrosis 蝶枕软骨结合, 95
Sphenopalatine artery 蝶腭动脉, 65, 74, 81, 99, T2.1-T2.4, BP21
pharyngeal branch of 蝶腭动脉咽支, 81
posterior lateral nasal branches of 蝶腭动脉鼻后外侧支, 65
posterior septal branches of 蝶腭动脉鼻中隔后支, 65, 74
Sphenopalatine foramen 蝶腭孔, 27, 29, 38, 62, 66, 74, BP21
Sphenopalatine vessels, in incisive fossa 切牙孔内蝶腭血管, 33
Sphenoparietal sinus 蝶顶窦, 130, 131
Spherical recess 球囊隐窝, 124
Sphincter muscle 括约肌
external 外括约肌
deep part of 深部, 395
subcutaneous part of 皮下部, 395
superficial part of 浅部, 395
internal 内括约肌, 395
Sphincter pupillae muscle 瞳孔括约肌, 117, 148, 159, T2.1-T2.4, T2.9-T2.14
Sphincter urethrae 尿道括约肌, 364, 369, 378, 398, BP92
muscle 尿道括约肌, 358, 362, 370, 371, 379, BP86
Sphincter urethrovaginalis muscles 尿道阴道括约肌, 369, 372, 378-380, T6.4
Sphincters, female 女性尿道括约肌, 370
Spinal accessory nerve (CN Ⅺ) 副神经(CN Ⅺ), 57, 75, 98, 101, T2.1-T2.4, BP22
Spinal accessory nodes 副神经淋巴结, 101
Spinal artery 脊髓动脉
anterior 脊髓前动脉, 165, 166, 168, 170, 191, 192
anastomotic vessels to 吻合血管, 191
posterior 脊髓后动脉, 166, 168, 170, 191, 192
anastomotic vessels to 吻合血管, 191
left 左脊髓后动脉, 192
right 右脊髓后动脉, 192
segmental medullary branches of 节段髓支, 165
Spinal branch 脊髓支, 192
Spinal canal 椎管, 345
Spinal cord 脊髓, 4, 80, 186, 250, 263, 264, 328, 329, BP15, BP38
arteries of 脊髓动脉, T3.1-T3.3
schema of 脊髓的动脉示意图, 191
central canal of 脊髓中央管, 136, 141, 144
cervical part of 脊髓颈段, BP14
cross sections 脊髓横截面, BP40
fiber tracts 脊髓纤维束横截面, BP40
descending tracts in 脊髓下行纤维束, 230
gray matter of 脊髓灰质, 189
imaging of 脊髓成像, 177
lateral horn of 脊髓侧角, 189
lumbar part of 脊髓腰段, 419, BP14
upper 上腰部脊髓, BP8
principal fiber tracts of 主要纤维束, BP40
sacral part of 脊髓骶段, 419, BP8
sections through 横断面, BP40
thoracic part of 胸段, 159-161, 230, 326, BP8
veins of 静脉, 193
white matter of 白质, 189
Spinal dura mater 硬脊膜, 200

Spinal ganglion 脊神经节, 155, 190, 212, 419, T4.1-T4.3, BP14
posterior root of 后根, 189, 201
Spinal meninges 软脊膜, T3.1-T3.3
nerve roots and 神经根, 189
Spinal nerve 脊神经, 4, 51, 186, 189, 190, 201, 326, BP52
anterior ramus of 前支, 189
C1 C1, 98
C2 C2, 98
C3 C3, 214
C4 C4, 98, 214
C5 C5, 214
anterior root of 前根, 189, 279, 325
C8 C8, 186
L4 L4, 415
L5 L5, 415
L5, posterior ramus of L5后支, 184
lateral posterior branch of 后外侧支, 279
medial posterior branch of 后内侧支, 279
meningeal branch of 脑膜支, 279
posterior ramus of 后支, 189, 279
posterior root of 后根, 189, 279
roots 根, 187
S1 S1, 415
S2 S2, 415
S3 S3, 415
S4 S4, 415
T1 T1, 186
Spinal nerve roots 脊神经根
anterior root of 前根, 189
posterior root of 后根, 189
S1 S1, 187
S2 S2, 187
S3 S3, 187
S4 S4, 187
S5 S5, 187
vertebrae relation to 脊神经根对应的椎骨, 187
Spinal nerve trunk 脊神经干, 279
Spinal nucleus 脊髓核团, 149
Spinal sensory (posterior root) ganglion 脊感觉 (后根) 神经节, 279, 324-326, 328, 329, 340
Spinal tract 脊束, 149, 153
Spinal vein 脊髓静脉
anterior 脊髓前静脉, 171, 193
posterior 脊髓后静脉, 171
Spinalis colli muscle 颈棘肌, 196
Spinalis muscle 棘肌, 196, T3.4
Spinalis thoracis muscle 胸棘肌, 196
Spine 脊髓, 427
Spinocerebellar tract 脊髓小脑束
anterior 脊髓小脑前束, BP40
posterior 脊髓小脑后束, BP40
Spinocervical tract 脊颈束, BP14
Spinoglenoid notch 冈盂切迹, 427
Spinohypothalamic fibers 脊髓丘脑纤维, BP40
Spinomesencephalic fibers 脊髓中脑纤维, BP40
Spinoolivary tract 脊髓橄榄束, BP40
Spinoreticular fibers 脊髓网状纤维, BP40
Spinothalamic fibers 脊髓丘脑纤维, BP40
Spinothalamic tract 脊髓丘脑束
anterior 脊髓丘脑前束, BP14
lateral 脊髓丘脑外侧束, BP14
Spinous process 棘突, 180, 181, 184, 185, T3.1-T3.3, BP17, BP38
of C2 C2棘突, BP34
of C7 C7棘突, 196, 197, T3.1-T3.3, BP34, BP35
cervical 颈椎棘突, 43, 46
of L1 L1棘突, 182, 200
of L2 L2棘突, 182
of L3 L3棘突, 181, BP37
of L4 L4棘突, BP37
of T 胸椎棘突, 178, 195, 196, 198
thoracic 胸椎棘突, 180
Spiral ganglion of Corti 螺旋神经节, 125
Spiral lamina 螺旋板
hamulus of 螺旋板钩, 124
osseous 骨螺旋板, 124, 125
Spiral ligament 螺旋韧带, 125
Splanchnic nerves 内脏神经, 416
greater 内脏大神经, 411, 416
thoracic 胸内脏大神经, 6, 319-326, 328, 329, 339, 341, BP6
least 内脏最小神经, 411, 416
lesser 内脏小神经, 411, 416
thoracic 胸内脏小神经, 6, 319-325, 339-341, BP6
lumbar 腰内脏神经, 6, 323, 324, 339-341, 411, 412, 414, 416-419, T5.1-T5.3, BP6
fifth 第5腰内脏神经, 412
upper 腰内脏上神经, 418
pelvic 盆内脏神经, 7, 323, 324, 339, 340, 412, 414, 416-419, 508
sacral 骶内脏神经, 6, 324, 339, 412, 414, 419, 508, BP6
thoracic 胸内脏神经, 412, T5.1-T5.3
greater 胸内脏大神经, 417, 418
least 胸内脏最小神经, 418
lesser 胸内脏小神经, 417, 418
Spleen 脾, 16, 218, 234, 291, 292, 294, 303, 306, 307, 342, 345, 346, 349, T5.1-T5.3, BP38, BP50-BP51, BP79, BP82
anterior extremity of 脾前端, 307
area for 脾区, 330
inferior border of 脾下缘, 307
posterior extremity of 脾后端, 307
as site of referred visceral pain 内脏牵涉痛位点, BP5
in situ 原位, 307
superior borders of 脾上缘, 307
Splenic artery 脾动脉, 234, 293, 296, 306-313, 325, 328, 329, 348, BP64, BP65, BP69, BP83
splenic branches of 脾支, 308
Splenic nodes 脾淋巴结, BP75
Splenic notch 脾切迹, 307
Splenic plexus 脾丛, 319-321
Splenic red pulp 脾红髓, 307
Splenic trabeculae 脾小梁, 307
Splenic vein 脾静脉, 259, 292, 293, 307, 315-318, 342, 343, 345, BP66
Splenic white pulp 脾白髓, 307

Splenius capitis muscle 头夹肌, 195, 196, 199, T3.4
Splenius colli muscle 颈夹肌, 195, 196, 199, T3.4
Splenomesenteric trunk 脾肠干, BP67
Splenorenal ligament 脾肾韧带, 291, 293, 307, 330
Spongy bone 松质骨, BP9
Spongy urethra 尿道海绵体, 391, BP85
bulbous portion of 球部, 371, 386
pendulous portion of 垂部, 386
Squamous suture 鳞缝, 35, BP16
Stapedius muscle 镫骨肌, 123, T2.1-T2.4, T2.9-T2.14
nerve to 镫骨肌神经, 150
tendon of 镫骨肌腱, 122, BP28
Stapes 镫骨, 122, 123
footplate of 镫骨底板, 122
limbs of 镫骨肢, 121, BP28, BP29
Stellate ganglion *See also* Cervicothoracic (stellate) ganglion 星状神经节, 229, 249, 250, 261
Stellate vein 星状静脉, 333
Sternal angle (of Louis) 胸骨角, T4.1-T4.3
Sternal head, of sternocleidomastoid muscle 胸锁乳突肌, 胸骨头, 22
Sternalis muscle 胸骨肌, 209
Sternochondral (synovial) joint 胸骨软骨 (滑膜) 关节, 429, T4.1-T4.3
Sternoclavicular joint 胸锁关节, 217, 263, 429
Sternoclavicular ligament, anterior 胸锁韧带, 前, 429
Sternocleidomastoid muscle 胸锁乳突肌, 49-52, 54, 56, 58, 70, 86, 154, 156, 195, 199, 202, 209, 219, 432, 433, 438, T2.1-T2.4, T2.9-T2.14, BP43
clavicular head of 锁骨头, 22, 49, 54, 202
medial margin of 内侧缘, 103
sternal head of 胸骨头, 22, 49, 54, 202
Sternocostal triangle 胸肋三角, 211
Sternohyoid muscle 胸骨舌骨肌, 49-54, 87, 155, 209, 211, 428, T2.9-T2.14
nerve to 胸骨舌骨肌神经, 57
Sternothyroid muscle 胸骨甲状肌, 49-54, 108, 155, 156, 209, 211, T2.9-T2.14
nerve to 胸骨甲状肌神经, 57
Sternum 胸骨, 8, 17, 201, 212, 215, 234, 237, 255, 262, 432
angle 胸骨角, 203
body of 胸骨体, 202, 203, 209, 211, 213, 265-268,
jugular notch of 颈静脉切迹, 203
manubrium of 胸骨柄, 48-51, 54, 95, 211, 219, BP34, BP35
xiphoid process of 剑突, 202, 203, 209
Stomach 胃, 6, 7, 13, 18, 217, 238, 254, 258, 288, 291, 292, 300, 302, 303, 305-307, 343, 345, T5.1-T5.3, BP50, BP79, BP82
air within 胃内空气, 234
area of 胃区, 330
arteries of 胃的动脉, 308
autonomic innervation of 胃的自主神经, 320, 321, 325
body of 胃体, 294, 295
cardiac part of 胃的贲门部, 255, 257, 294
circular muscular layer of 胃的环形肌层, 295
fundus of 胃底, 255, 257, 294, 295, 347, BP51
greater curvature of 胃大弯, 294
longitudinal muscular layer of 纵行肌, 295
lymph vessels and nodes of 胃的淋巴管和淋巴结, BP74
mucosa of 胃的黏膜, 295
oblique muscle fibers of 斜行肌, 257, 295
pyloric part of 幽门部, 294
as site of referred visceral pain 内脏牵涉痛位点, BP5
in situ 原位, 294
variations in position and contour of 位置和外形的变异, BP55
veins of 静脉, 315
Straight arteries 直动脉, 297, 313, 314, 327
Straight conjugate 前后径, 355
Straight gyrus 直回, 134
Straight sinus 直窦, 126, 130, 131, 133, 136, 171-173, 176
imaging of 成像, BP31
Straight veins 直静脉, 316
Stratum basale 基底层, 12
Stratum corneum 角质层, 12
Stratum granulosum 颗粒层, 12
Stratum lucidum 透明层, 12
Stratum spinosum 棘层, 12
Stretch receptors (Hering-Breuer reflex) 牵张感受器, 230
Stria medullaris 髓纹, 141
of thalamus 丘脑髓纹, 133, 138
Stria terminalis 终纹, 133, 135, 138, 139
Striate artery, long medial 纹状体长内侧动脉, 164, 166, 167-169
Striated muscle 横纹肌, BP8
Stroma 基质, BP92
Styloglossus muscle 茎突舌肌, 74, 86, 88, 96, 97, 155, T2.1-T2.4, T2.9-T2.14, BP22
Stylohyoid ligament 茎突舌骨韧带, 36, 88, 90, 96, 97
Stylohyoid muscle 茎突舌骨肌, 49, 53, 54, 58, 70, 74, 77, 86-88, 92, 97, 150, T2.9-T2.14, BP22
Styloid process 茎突, 27, 31, 35, 36, 38, 42, 54, 58, 88, 97, 123, BP25
of temporal bone 颞骨茎突, 55
Stylomandibular ligament 茎突下颌韧带, 36, 42, 78
Stylomastoid artery 茎乳动脉, 91, 123
posterior tympanic branch of 茎乳突动脉鼓室后支, 123
stapedial branch of 鼓室后动脉镫骨支, 123
Stylomastoid foramen 茎突孔, 31, 33, 150, 152, BP30
Stylopharyngeus muscle 茎突咽肌, 86, 88, 90-92, 94, 96, 97, 152, 153, T2.9-T2.14
Subacromial bursa 肩峰下囊, 431, 440
Subaponeurotic space, dorsal 腱膜下背侧间隙, 473
Subarachnoid space 蛛网膜下腔, 116, 127, 129, 136, 190
Subcallosal area 胼胝体下区, 133, 146
Subcallosal gyrus 胼胝体下回, 133
Subcapsular lymphatic plexus 被膜下淋巴丛, 338
Subchondral bone tissue 软骨下骨组织, 9, BP11
Subclavian artery 锁骨下动脉, 14, 17, 55-57, 91, 98-100, 103, 105, 157, 163, 165, 191, 206, 210, 211, 219, 220, 231, 232, 254, 258, 263, 276, 436-438, BP24
grooves for 锁骨下动脉沟, BP42
left 左锁骨下动脉, 104, 194, 235, 252, 253
lung groove for 肺锁骨下动脉沟, 221
right 右锁骨下动脉, 104, 153, 194, 251, BP24

Subclavian lymphatic trunk 锁骨下干, 228
Subclavian nerve 锁骨下神经, 439, T7.3, T7.4
Subclavian trunk, right 锁骨下干, 右, 286
Subclavian vein 锁骨下静脉, 15, 17, 55-57, 100, 103, 210, 211, 219, 220, 228, 231, 232, 254, 259, 277, 436, 438, T2.1-T2.4
grooves for 锁骨下静脉沟, BP42
left 左锁骨下静脉, 104, 194, 252, 253
right 右锁骨下静脉, 104, 194, 251
Subclavius muscle 锁骨下肌, 205, 209, 210, 238, 251, 252, 429, 433, 435, 438, T4.4, BP42
fascia investing 锁骨下肌筋膜, 435
groove for 锁骨下肌沟, 429
Subcostal artery 肋下动脉, 284
Subcostal muscles 肋下肌, 279, T4.4
Subcostal nerve 肋下神经, 186, 253, 287, 330, 331, 411, 416, 505-507, T5.1-T5.3
anterior branch of 肋下神经前支, 506
cutaneous branch of 肋下神经皮支
anterior 肋下神经前皮支, 278
lateral 肋下神经外侧皮支, 275, 278, 287, 492
lateral branch of 肋下神经外侧支, 506
Subcostal plane 肋下平面, 269
Subcostal vein 肋下静脉, 285
Subcutaneous artery 皮下动脉, 12
Subcutaneous bursa, medial malleolus of 内踝皮下囊, 540
Subcutaneous fat, radiology of 皮下脂肪成像, 182
Subcutaneous olecranon bursa 鹰嘴皮下囊, 448
Subcutaneous space, dorsal 皮下间隙, 背侧, 473
Subcutaneous tissue 皮下组织, 12, 51
deeper membranous layer of 深膜性层, 381
fatty layer of 脂肪层, 273
membranous layer of 膜性层, 273
of penis 阴茎, 368, 388
superficial fatty (Camper's) layer of 浅筋膜脂肪层, 381
Subcutaneous vein 皮下静脉, 12
Subdeltoid bursa 三角肌下囊, 431
Subhiatal fat ring 食管裂孔下脂肪环, 257
Subiculum 海马下托, 139
Sublime tubercle 高耸结节, 446
Sublingual artery 舌下动脉, 70, 87, 88
Sublingual caruncles 舌下阜, 87
Sublingual fossa 舌下腺凹, 39
Sublingual gland 舌下腺, 6, 7, 69, 70, 77, 83, 87, 150, 160, BP7, BP23
Sublingual nerve 舌下神经, 77
Sublingual veins 舌下静脉, 70, 88
Sublobular veins 小叶下静脉, 303, 304
Submandibular duct (of Wharton) 下颌下腺管, 70, 83, 86, 88
Submandibular fossa 下颌下腺凹, 39
Submandibular ganglion 下颌下神经节, 7, 70, 75, 77, 87, 88, 98, 149, 150, 158, 160, BP7
right 右下颌下神经节, 75
schema of 下颌下神经节示意图, 160
Submandibular glands 下颌下腺, 6, 7, 22, 49, 52, 54, 70, 77, 87, 93, 99, 100, 150, 160, BP7
Submandibular node 下颌下淋巴结, 101, 102
Submental artery 颏下动脉, 74, 99
Submental node 颏下淋巴结, 101, 102
Submental vein 颏下静脉, 100
Submucosa 黏膜下层, BP48
esophageal 食管黏膜下层, 257
of ileum 回肠黏膜下层, 297
of intestine 肠黏膜下层, 327
of jejunum 空肠黏膜下层, 297
Submucosal glands 黏膜下腺, 327
Submucosal (Meissner's) plexus 黏膜下丛, 327
Submucous space 黏膜下隙, 394, 395, 398
Suboccipital nerve 枕下神经, 46, 199
Subpleural capillaries 胸膜下毛细血管, 227
Subpleural lymphatic plexus 胸膜下淋巴管丛, 228
Subpopliteal recess 腘下隐窝, 517, 518
Subpubic angle, radiograph of 耻骨下角, 354
Subpyloric nodes 幽门下淋巴结, BP74
Subscapular artery 肩胛下动脉, 436-438, 443, BP24, BP96
Subscapular fossa 肩胛下窝, 427
of scapula 肩胛骨, 203
Subscapular nerve 肩胛下神经, T7.3, T7.4
lower 下肩胛下神经, 433, 436, 439, 488
upper 上肩胛下神经, 433, 438, 439
Subscapularis muscle 肩胛下肌, 201, 212, 263-265, 428, 431, 433, 434-436, 440, 442, T7.5-T7.8, BP50
Subscapularis tendon 肩胛下肌腱, 431, 434, 436
Subserous fascia 浆膜下筋膜, 414
Substantia nigra 黑质, 134, 144
Subtendinous bursa 腱下囊, 521, 540
of iliacus 髂肌腱下囊, 513
of subscapularis muscle 肩胛下肌腱下囊, 431
Sulcus 沟
calcarine 距状沟, 132-134, 138, 147
central 中央沟
of insula 岛叶中央沟, 132
of Rolando 中央沟（Rolando沟）, 132, 133
cingulate 扣带沟, 133
collateral 侧副沟, 133, 134
of corpus callosum 胼胝体沟, 133
frontal 额沟
inferior 额下沟, 132
superior 额上沟, 132
hippocampal 海马沟, 139
hypothalamic 下丘脑沟, 133, 141, 174
lateral (of Sylvius) 外侧沟 (Sylvius沟), 132, 134
anterior ramus of 前支, 132
ascending ramus of 升支, 132
posterior ramus of 后支, 132
lunate 月状沟, 132
marginal 边缘沟, 133
median 内侧沟, 89, 141
nasolabial 鼻唇沟, 22
occipital, transverse 枕横沟, 132
occipitotemporal 枕颞沟, 133, 134
olfactory 嗅沟, 134

orbital 眶沟, 134
paracentral 旁中央沟, 133
parietooccipital 顶枕沟, 132, 133
postcentral 中央后沟, 132
rhinal 鼻沟, 133, 134
temporal 颞沟
inferior 颞下沟, 132-134
superior 颞上沟, 132
terminal 终沟, 89
Sulcus limitans 界沟, 141
Sulcus terminalis 界沟, 235
Superciliary arch 眉弓, 22
Superficial back 背部浅层, 10
Superficial capsular tissue 关节囊浅层组织, BP98
Superficial circumflex iliac vein 旋髂浅静脉, 267
Superficial dorsal vein, of penis 阴茎背浅静脉, 267
Superficial epigastric veins 腹壁浅静脉, 267
Superficial fascia 浅筋膜, 50, 378, BP84
deep membranous layer of 膜性层深层, 382
fatty layer of 脂肪层, 343
membranous layer of 膜性层, 343
penile 阴茎浅筋膜, BP84
of scalp Scalp筋膜, 24
superficial fatty (Camper's) layer of 浅脂肪层 (Camper 筋膜), 378
Superficial fibular nerve 腓浅神经, 534
Superficial glomerulus 浅表肾小球, BP73
Superficial investing cervical fascia 颈浅封套筋膜, 51, 52
Superficial temporal artery 颞浅动脉, 60, 74
Superficial vein 浅静脉
of forearm 前臂浅静脉, 425
lateral, of penis 阴茎外侧浅静脉, 382
Superficialis flexor tendons 浅屈肌腱, 473
Superior, as term of relationship 上 (方位术语), 1
Superior angle 上角, 427
Superior anorectal plexus 肛直肠上丛, 319
Superior anterior segmental artery 上前段动脉, 334
Superior articular facet, of L5 L5上关节面, BP36
Superior articular process 上关节突, 181, 184
facets of 上关节面, 183
of L1 L1上关节突, BP37
of L2 L2上关节突, 182
of L4 L4上关节突, BP37
Superior border 上缘, 427
Superior bulb, in jugular fossa 颈静脉窝上球, 33
Superior cervical ganglion 颈上神经节, 6, 230, BP6
Superior cervical sympathetic cardiac nerve 颈上心神经, 158
Superior cluneal nerves 臀上神经, 275
Superior colliculus 上丘, 138, T2.1-T2.4
brachium of 上丘臂, 138
Superior costal facet 肋上关节面, 180
Superior costotransverse ligament 肋横突上韧带, BP33
Superior fascia, of pelvic diaphragm 盆膈上筋膜, 369, 378
Superior gluteal cutaneous nerves 臀上皮神经, 275
Superior hypogastric plexus 上腹下丛, 6, BP6
Superior labial artery 唇上动脉, 60
Superior mediastinum 上纵隔, BP2
Superior mesenteric artery 肠系膜上动脉, 14, 284, 294
Superior mesenteric ganglion 肠系膜上神经节, 6, 7, BP6, BP8
Superior mesenteric plexus 肠系膜上丛, BP6, BP7
Superior oblique muscle 上斜肌, 148
Superior orbital fissure 眶上裂, 37
Superior petrosal sinus 岩上窦, 82
Superior pharyngeal constrictor 咽上缩肌, 52, 99
Superior pubic ramus 耻骨上支, 268
Superior rectus muscle 上直肌, 148
Superior rectus tendon 上直肌腱, 120
Superior segmental artery 上段动脉, 334
Superior suprarenal artery 肾上腺上动脉, 216
Superior vena cava 上腔静脉, 13, 15
Superior vertebral notch 椎上切迹, 180
of L3 vertebra 第3腰椎椎上切迹, BP37
Superolateral nodes 上外侧淋巴结, 409
Superomedial nodes 上内侧淋巴结, 409
Supination, of upper limbs movements 上肢旋后运动, 11
Supinator muscle 旋后肌, 428, 450, 455, 457-461, 483, 489, T7.5-T7.8
Supraclavicular nerves 锁骨上神经, 23, 56, 57, 156, 423, 424, T2.9
intermediate 中间支, 156, 424
lateral 外侧支, 156, 424
medial 内侧支, 156, 424
Supraclavicular nodes 锁骨上淋巴结, 101
Supracondylar ridge 髁
lateral 外侧髁, 427, 446
medial 内侧髁, 427, 446
Supraduodenal artery 十二指肠上动脉, 308-310, 312, 313
Supraglenoid tubercle 盂上结节, 427
Suprahyoid artery 舌骨上动脉, 88
Suprahyoid muscles 舌骨上肌, 53, 87
Supralevator space 盆腔直肠间隙, 394
Supramarginal gyrus 缘上回, 132
Supramastoid crest 乳突上嵴, 27
Supraoptic recess 视上隐窝, 133, 135
Supraopticohypophyseal tract 视上垂体束, 174
Supraorbital artery 眶上动脉, 24, 60, 74, 99, 110, 115, 165
Supraorbital margin 眶上缘, 22, 26, BP16
Supraorbital nerve 眶上神经, 23, 60, 79, 110, 149
lateral branch of 眶上神经外侧支, 113, 114
left 左眶上神经, 114
medial branch of 眶上神经内侧支, 113, 114
Supraorbital notch 眶上切迹, 25, 27
of newborn 新生儿眶上切迹, 35
Supraorbital vein 眶上静脉, 24, 100, 115
Suprapatellar bursa 髌上囊, 517, 521
Suprapatellar synovial bursa 髌上滑膜囊, 518
Suprapineal recess 松果体上隐窝, 133, 135
Suprapleural membrane (Sibson's fascia) 胸膜上膜 (Sibson筋膜), 251, 252
Suprapyloric nodes 幽门上淋巴结, BP74
Suprarenal androgens 肾上腺雄激素, BP95

Suprarenal arteries 肾上腺动脉
inferior 肾上腺下动脉, 284, 332, 334, 342
middle 肾上腺中动脉, 284, 332, 342
superior 肾上腺上动脉, 284, 332, 342
Suprarenal cortices 肾上腺皮质, BP95
Suprarenal glands 肾上腺, 6, 7, 19, 21, 218, 296, 302, 306, 307, 330, 332, 337, 341, 342, 387, T5.1-T5.3, BP8, BP38, BP50, BP51
arteries of 肾上腺动脉, 342
autonomic nerves of 肾上腺自主神经, 341
cross section 肾上腺横截面, 342
left 左肾上腺, 291, 330, 332, 341, 349
right 右肾上腺, 293, 330, 332, 341, BP82
veins of 肾上腺静脉, 342
Suprarenal impression 肾上腺压迹, 302
Suprarenal plexus 肾上腺丛, 319
left 左肾上腺丛, 323
Suprarenal vein 肾上腺静脉, 342
left 左肾上腺静脉, 259, 285, 332
right inferior 右下肾上腺静脉, 285
Suprascapular artery 肩胛上动脉, 56, 57, 103-105, 165, 436-438, T7.1, T7.2, BP24
infraspinous branch of 肩胛上动脉冈下支, 437
Suprascapular foramen 肩胛上孔, 437
Suprascapular nerve 肩胛上神经, 436, 438, 439, 488, T7.3, T7.4
Supraspinatus muscle 冈上肌, 195, 198, 428, 431-437, 441, 488, 490, T7.5-T7.8, BP50
Supraspinatus tendon 冈上肌腱, 431, 434, 436, 441, 490, T7.1, T7.2
Supraspinous fossa 冈上窝, 427
of scapula 肩胛骨冈上窝, 203
Supraspinous ligament 棘上韧带, 46, 184, 185, 200, 356, 357
radiology of 棘上韧带成像, 182
Suprasternal space (of Burns) 胸骨上间隙, 49-52, 95
Supratonsillar fossa 扁桃体上隐窝, 90
Supratrochlear artery 滑车上动脉, 24, 59, 60, 74, 99, 110, 115, 165
Supratrochlear nerve 滑车上神经, 23, 59, 60, 79, 110, 113, 114, 149
Supratrochlear nodes 滑车上淋巴结, 426
Supratrochlear vein 滑车上静脉, 24, 100
Supraventricular crest 室上嵴, 241, 245
Supravesical fossa 膀胱上窝, 274
Sural nerve 腓肠神经, 493, 552, 553, T8.1-T8.4, BP106, BP109, BP110
calcaneal branches of, lateral 跟骨支, 外侧, 493
Suspensory ligament 悬韧带, 387
of axilla 腋悬韧带, 435
of breast 乳房悬韧带, 205
of clitoris 阴蒂悬韧带, 378-380
of ovary 卵巢悬韧带, 364, 374, 376, 402
of penis 阴茎悬韧带, 271, 368
Sustentaculum tali 载距突, 535-537, BP110
Sutural (wormian) bone 缝间骨, 27, 30
Sweat gland duct 汗腺管, 12
Sweat glands 汗腺, 12, BP8
excretory pore of 排泄孔, 12
in perianal skin 分布于肛周皮肤, 395
Sympathetic fibers 交感神经纤维, 328
of autonomic reflex pathways 自主神经反射通路, 326
of kidneys and upper ureters 肾脏和上段输尿管交感神经纤维, 340
of lower ureter 下段输尿管交感神经纤维, 419
postsynaptic 突触后交感神经纤维, BP8
presynaptic 突触前交感神经纤维, BP8
in reproductive organs 生殖器官的交感神经纤维, 417
male 男性生殖器官的交感神经纤维, 418
of tracheobronchial tree 气管支气管树的交感神经纤维, 230
of urinary bladder 膀胱, 419
Sympathetic ganglion 交感神经节, 190, 212, 411, 412, 416-418
sacral 骶交感神经节
left 左骶交感神经节, 414
right 右骶交感神经节, 414
Sympathetic nerves 交感神经, 230
Sympathetic nervous system 交感神经系统, 6, BP6
general topography 大致分布, BP6
Sympathetic plexus 交感神经丛, 82
Sympathetic trunks 交感干, 6, 50, 51, 91, 98, 100, 152, 157, 158, 160, 161, 212, 215, 216, 229, 230, 237, 249-252, 261, 279, 287, 319, 323-326, 328, 329, 339, 341, 351, 367, 411, 412, 414, 416-419, 506-508, BP6, BP22, BP52, BP79
ganglia of 交感神经节, 339
lumbar ganglia of 腰神经节, 319
right 右交感干, 414
sacral 骶交感干, 419
left 左骶交感干, 414
right 右骶交感干, 414
sacral ganglia of 骶神经节, 319
Symphyseal surface 联合面, 357, 495
Synapses 突触, BP3
Synaptic cleft 突触间隙, BP3
Synaptic vesicles 突触囊泡, BP3
Synovial cavities 滑膜腔, 47, BP33
Synovial joints, types of 滑膜关节, 类型, 9
Synovial membrane 滑膜, 431, 448, 481, 496, 517, 518, 521, BP11
attachment of 滑膜附着, 518
Synovial sheath, fibrous sheath over, annular part of 滑膜鞘, 纤维鞘覆盖, 环形部分, 470

## T

Tactile corpuscle (Meissner's), *See* Meissner's corpuscle 触觉小体, 参见Meissner小体
Taenia 结肠带
fibers of 结肠带纤维, 396
free 独立结肠带, 393, 396
Talar articular surface 距骨关节面, 537
Talocalcaneal ligament 距跟韧带, 537
lateral 距跟外侧韧带, 538
medial 距跟内侧韧带, 538
posterior 距跟后韧带, 537, 538, BP110
Talofibular ligament 距腓韧带

anterior 距腓前韧带, 525, 538, BP110
posterior 距腓后韧带, 525, 537, 538
Talonavicular ligament, dorsal 距舟背侧韧带, 538
Talus bone 距骨, 535-537, 556, BP110
posterior process of 距骨后突, 538
Tarsal artery 跗动脉
lateral 跗外侧动脉, 522, 532, 541, 542, 547, BP105
medial 跗内侧动脉, 522, 532, 541, 542, 547, BP105, BP109
Tarsal bones 跗骨, 8
Tarsal glands 睑板腺, 110
openings of 睑板腺开口, 110
Tarsal muscle, superior 上睑肌, 110, T2.1-T2.4
Tarsometatarsal joint 跗跖关节, 535
Tarsometatarsal ligaments 跗跖韧带
dorsal 跗跖背侧韧带, 538, 547
plantar 跗跖足底韧带, 539
Tarsus 睑
inferior 上睑, 110
superior 下睑, 110, 112
Taste buds 味蕾, 89
Taste pathways, schema of 味觉通路, 示意图, 162
Tectal plate 顶盖, 133, 141
Tectorial membrane 盖膜, 47, 125, BP18
deeper (accessory) part of 深部, 47
Tectospinal tract 顶盖脊髓束, 159, BP40
Tectum, imaging of 顶盖成像, 177
Teeth 牙, 18, 40, 41
central incisor 切牙, 40
crown of 牙冠, 41
lateral incisor 侧切牙, 40
neck of 牙颈, 41
root of 牙根, 41, 67
Tegmen tympani 鼓室盖, 121, 122, BP29
Temple 颞, 3
Temporal artery 颞动脉
anterior 颞前动脉, 169
deep 颞深动脉, 76, 99, 127
anterior 颞深前动脉, 74, 78
posterior 颞深后动脉, 27, 74, 78
middle 颞中动脉, 24, 127, 169
polar 颞极, 169
posterior 颞后动脉, 169
posterior deep 颞深后动脉, 75
superficial 颞浅动脉, 58, 60, 70, 74-76, 78, 81, 91, 98-100, 123, 127, 128, 161, 163, 165, BP22
frontal and parietal branches of 额叶和顶叶, 127
frontal branch of 额支, 24, 115
parietal branch of 顶支, 24
Temporal bone 颞骨, 25, 27, 29, 31, 32, 36, BP16
acoustic meatus of 耳道
external 外耳道, 27, 31, BP16
internal 内耳道, 29
articular tubercle of 关节结节, 27, 31
asterion of 星点, 27
carotid canal of 颈动脉管, 31
cochlear window of 蜗窗, 35
external occipital protuberance of 枕外隆凸, 27
inferior tympanic canaliculus of 鼓室小管下口, 31
jugular fossa of 颈静脉窝, 31
lambdoid suture of 人字缝, 27
mandibular fossa of 下颌窝, 27, 31, 35
mastoid canaliculus of 乳突小管, 31
mastoid foramen of 乳突孔, 31
mastoid notch of 乳突切迹, 31
mastoid process of 乳突, 27, 31
of newborn 新生儿颞骨, 35
occipital artery of, groove for 枕动脉沟, 31
oval window of 卵圆窗, 35
petrosquamous fissure of 岩鳞裂, 35
petrotympanic fissure of 岩鼓裂, 31
petrous part of 岩部, 26, 29, 31, 32, 35, 126, BP30
arcuate eminence of 弓状隆起, 32
greater petrosal nerve of, groove for 岩大神经沟, 32
internal carotid artery in 颈内动脉, 164
lesser petrosal nerve of, groove for 岩小神经沟, 32
sigmoid sinus of, groove for 乙状窦沟, 32
superior petrosal sinus of, groove for 岩上窦沟, 32
trigeminal impression of 三叉神经压迹, 32
posterior deep temporal artery of, groove for 颞深后动脉沟, 27
sigmoid sinus of, groove for 乙状窦沟, 29
squamous part of 颞骨鳞部, 27, 29, 32, 35
styloid process of 茎突, 27, 31, 35, 87, 92, 93, BP22
stylomastoid foramen of 茎乳孔, 31
superior petrosal sinus of, groove for 岩上窦沟, 29
supramastoid crest of 乳突上嵴, 27
tympanic part of 鼓部, 35
vestibular aqueduct of, opening of 前庭水管开口, 29
zygomatic process of 颧突, 27, 31, 35, 76
Temporal fascia 颞筋膜, 48, 72, 77
deep layer of 颞筋膜深层, 72
superficial layer of 颞筋膜浅层, 72
Temporal fossa 颞窝, 27, 36, 75
Temporal gyrus 颞回
inferior 颞下回, 132, 134
middle 颞中回, 132
superior 颞上回, 132
Temporal line 颞线
inferior 颞下线, 27
superior 颞上线, 27
Temporal lobe 颞叶, 69, 140, 168
imaging of 颞叶成像, 177
medial 内侧颞叶成像, BP32
Temporal nerve 颞神经
anterior deep 颞深前神经, 75
deep 颞深神经, 98, 149
anterior 颞深前神经, 74, 77, 78
posterior 颞深后神经, 74, 75, 77, 78
Temporal pole, of cerebrum 大脑颞极, 132, 134
Temporal retinal arteriole 视网膜颞侧小动脉
inferior 视网膜颞侧下小动脉, 119
superior 视网膜颞侧上小动脉, 119
Temporal retinal venule 视网膜颞侧小静脉

inferior 视网膜颞侧下小静脉, 119
superior 视网膜颞测上小静脉 119
Temporal sulcus 颞沟
inferior 颞下沟, 132, 134
superior 颞上沟, 132
Temporal vein 颞静脉
deep 颞深静脉, 127
middle 颞中静脉, 24, 127
superficial 颞浅静脉, 70, 78, 100, 127
frontal and parietal tributaries of 颞浅静脉额支和顶支, 127
frontal branch of 颞浅静脉额支, 24
parietal branch of 颞浅静脉顶支, 24
tributary of 颞浅静脉属支, 129
Temporalis muscle 颞肌, 52, 69, 72, 75, 77, 78, 127, 129, T2.9-T2.14
Temporalis tendon 颞肌腱, 52, 70
Temporofacial division 颞面分界, 71
Temporomandibular joint 颞下颌关节, 42, 73, T2.1-T2.4
articular disc of 颞下颌关节盘, 72, 73, BP25
capsule of 颞下颌关节囊, 76, 78
joint capsule of 颞下颌关节囊, 42, BP25
Temporomandibular ligament, lateral 颞下颌韧带, 外侧, 42
Tendinous arch 腱弓
of levator ani muscle 肛提肌腱弓, 358, 361, 362, 366, 369, 371, 372, 379, 394
of pelvic fascia 盆筋膜腱弓, 366, 371
Tendinous intersection 腱划, 202, 267, 271
Tendon 肌腱, BP10
Tendon sheath 腱鞘, 472
of ankle 踝的腱鞘, 540
of finger 指的腱鞘, 470, 471, 473
of hand 手的腱鞘, 473
Tenon's capsule Tenon囊, 116, BP27
Tensor fasciae latae muscle 阔筋膜张肌, 420, 421, 491, 498, 501, 502, 509-512, 515, BP94, BP104, T8.5-T8.8
Tensor fasciae latae tendon 阔筋膜张肌腱, 502
Tensor tympani muscle 鼓膜张肌, 77, 122, 123, T2.9-T2.14, BP28
nerve to 神经, 149
Tensor tympani tendon 鼓膜张肌腱, 123
Tensor veli palatini muscle 腭帆张肌, 73, 77, 85, 90, 96, 97, 122, T2.9-T2.14
nerves to 腭帆张肌的神经, 78, 98, 149
tendon of 腭帆张肌肌腱, 85, 96
Tensor veli palatini tendon 腭帆张肌腱, 85, 90
Tentorial artery 小脑幕动脉, 131
Tentorium cerebelli 小脑幕, 113, 130, 131, 171, 172
Teres major muscle 大圆肌, 178, 195, 198, 201, 264, 265, 428, 432, 433, 435-438, 440-442, 445, 488
lower margin of 大圆肌下缘, BP96
Teres major tendon 大圆肌腱, 441
Teres minor muscle 小圆肌, 195, 198, 212, 263, 264, 432-437, 441, 488, T7.5-T7.8
Teres minor tendon 小圆肌腱, 431, 434, 441
Terminal bronchiole 终末细支气管, 227
Terminal ileum 回肠末端, 363, 367
Testes 睾丸, 391, T6.1-T6.3, BP95
Testicle 睾丸, 388
Testicular artery 睾丸动脉, 281, 282, 284, 293, 330, 332, 351, 367, 388, 403, 405, 411, 418, BP93, BP104
covered by peritoneum 被腹膜覆盖的睾丸动脉, 281
Testicular plexus 睾丸丛, 319, 411, 418
Testicular vein 睾丸静脉, 274, 280-282, 293, 317, 332, 335, 367,403
covered by peritoneum 被腹膜覆盖的睾丸静脉, 281
in spermatic cord 精索内睾丸静脉, 403
Testicular vessels 睾丸血管, 410
Testis 睾丸, 20, 21, 343, 387, 388, 390, 392, 410, 418
arteries of 睾丸动脉, 403
descent of 睾丸下降, 387
efferent ductules of 睾丸输出小管, 391
external spermatic fascia over 覆盖睾丸的精索外筋膜, 407
gubernaculum of 睾丸引带, 387
lobules of 睾丸小叶, 392
mediastinum of 睾丸隔膜, 388, 392
rete 睾丸膜层, 392
tunica albuginea of 睾丸白膜, 388
tunica vaginalis 睾丸鞘膜, 388
parietal layer of 壁层, 392
visceral layer of 脏层, 392
veins of 睾丸的静脉, 403
Thalamic tubercle, anterior 丘脑前结节, 138
Thalamic veins, superior 丘脑上静脉, 173
Thalamogeniculate arteries 丘脑膝状体动脉, 170
Thalamoperforating arteries 丘脑穿通动脉, 167
Thalamostriate vein 丘脑纹状体静脉
inferior 丘脑纹状体下静脉, 171, 173
superior 丘脑纹状体上静脉, 127, 133, 135, 138, 172, 173
Thalamotuberal artery 丘脑结节动脉, 167
Thalamus 丘脑, 137-141, 172, 174, 324
imaging of 丘脑成像, 177
left 左侧丘脑, 171
pulvinar of 丘脑枕, 166, 172
stria medullaris of 丘脑髓纹, 133, 138
ventral posteromedial nucleus of 丘脑腹后内侧核, 162
Theca externa 外膜, BP90
Theca interna 内膜, BP90
Thenar eminence 鱼际, 422
Thenar muscles 鱼际肌, 467, 469, 470, 486, BP100
Thenar space 鱼际间隙, 470, 471, 473
Thigh 大腿, 2, 3
anterior 前, 10
anterior region of 前区, 491
arteries of 动脉, 509-511, BP105
deep veins of 深静脉, 523
fascia lata of 阔筋膜, 372, 378, 381, 382
medial 内侧, 10
muscle of 肌肉, 501-504
bony attachments of 骨性附着, 498, 499
medial compartment of 内侧间室, T8.1, T8.2
posterior 后, 10
posterior region of 后区, 491
serial cross sections 连续断面, 515

Thoracic aorta 胸主动脉, 192, 212, 215, 237, 252, 254, 258, T4.1-T4.3
descending 降主动脉, 262, 265, 266, BP51
lung groove for 肺沟, 221
Thoracic aortic plexus 胸主动脉丛, 229
Thoracic aperture, superior 胸廓上口, 213, T4.1-T4.3
Thoracic artery 胸主动脉
inferior 下, 258
esophageal branch of 食管支, 258
internal 内, 104, 165, 206, 210-212, 214, 215, 219, 220, 231, 232, 237, 254, 264-266, 276, 437, T4.1-T4.3, BP24
anterior intercostal branches of 肋间前支, 210
left 左, 252
medial mammary branches of 乳腺内侧支, 206
perforating branches of 穿支, 206, 209, 211, 212, 436
right 右, 251
lateral 外侧, 206, 209, 210, 276, 436, 437, 438, 443, BP96
lateral mammary branches of 乳腺外侧支, 206
superior 上, 210, 437, 438, 443, BP96
Thoracic cardiac nerves 胸心神经, 229, 249, 250, 261,T4.1-T4.3, BP52
Thoracic cavity 胸腔, BP2
Thoracic duct 胸导管, 16, 101, 210, 215, 219, 220, 228, 229, 231, 237, 252, 254, 259, 260, 263-266, 283, 286, 319, 344, 347, BP50, BP76, BP79, T2.1-T2.4
arch of 胸导管弓, 220
Thoracic ganglion 胸神经节, 249, 250, 261
first 第一胸神经节, 6
of sympathetic trunk 交感干胸神经节, 229
Thoracic intervertebral discs 胸椎椎间盘, 215
Thoracic kyphosis 胸椎后凸, 179
Thoracic nerve 胸神经, 436
lateral 胸外侧神经, 438
long 胸长神经, 206, 209, 210, 278, 436, 439, T4.1-T4.3, T7.1-T7.4
posterior ramus of 胸神经后支, 212
Thoracic skeleton 胸椎, 8
Thoracic spinal cord 胸髓, 230
Thoracic spinal nerves 胸神经
lateral cutaneous branches of anterior rami of 前支的外侧皮支, 198
T1, 159-161, 186
dermatome of 皮节, 188
vertebrae relation to 相应椎骨, 187
T2, 160, 161
dermatome of 皮节, 188
vertebrae relation to 相应椎骨, 187
T3
dermatome of 皮节, 188
vertebrae relation to 相应椎骨, 187
T4
dermatome of 皮节, 188
vertebrae relation to 相应椎骨, 187
T5
dermatome of 皮节, 188
vertebrae relation to 相应椎骨, 187
T6
dermatome of 皮节, 188
vertebrae relation to 相应椎骨, 187
T7
anterior ramus 前支, 416
dermatome of 皮节, 188
lateral posterior cutaneous branch of 后外侧皮支, 275
medial posterior cutaneous branch of 后内侧皮支, 275
posterior rootlets of 后根, 186
vertebrae relation to 相应椎骨, 187
T8
dermatome of 皮节, 188
posterior rootlets of 后根, 186
vertebrae relation to 相应椎骨, 187
T9
dermatome of 皮节, 188
vertebrae relation to 相应椎骨, 187
T10
anterior ramus 前支, 412
dermatome of 皮节, 188
vertebrae relation to 相应椎骨, 187
T11
anterior ramus 前支, 416
dermatome of 皮节, 188
T12, 186
dermatome of 皮节, 188
vertebrae relation to 相应椎骨, 187
typical 典型的胸神经, 201
Thoracic splanchnic nerve 胸内脏神经, BP52
greater 内脏大神经, 6, 279, 287, BP6
lesser 内脏小神经, 6, 279, 287, BP6
Thoracic sympathetic trunk ganglion, first 胸交感干神经节, 第1神经节, 159
Thoracic vein 胸静脉
internal 胸内侧静脉, 104, 210, 211, 213, 215, 219, 232, 237, 264-266, 277
perforating tributaries to 胸静脉穿支, 277
lateral 胸外侧静脉, 277
thoracoepigastric vein 胸腹壁静脉, 277
Thoracic vertebrae 胸椎, 179, 180
L1, body of 椎体, 184, 292
T1, 36, 46
anterior view of 前面观, 179
inferior articular facet for 下关节面, 36
lateral view of 侧面观, 179
posterior view of 后面观, 179
spinal nerve relation to 相应脊神经, 187
spinous process of 棘突, 218
T2, spinal nerve relation to 相应脊神经, 187
T3, 263
T3, spinal nerve relation to 相应脊神经, 187
T4, spinal nerve relation to 相应脊神经, 187
T5, spinal nerve relation to 相应脊神经, 187
T6
lateral view of 侧面观, 180
spinal nerve relation to 相应脊神经, 187
superior view of 上面观, 180
T7
posterior view of 后面观, 180

spinal nerve relation to　相应脊神经, 187
T7, body of　椎体, 266
T8, 237
posterior view of　后面观, 180
spinal nerve relation to　相应脊神经, 187
T9, 182
posterior view of　后面观, 180
spinal nerve relation to　相应脊神经, 187
T10, spinal nerve relation to　相应脊神经, 187
T11, spinal nerve relation to　相应脊神经, 187
T12, 234
anterior view of　前面观, 179
lateral view of　侧面观, 179, 180
posterior view of　后面观, 179
spinal nerve relation to　相应脊神经, 187
spinous process of　棘突, 432
Thoracic visceral nerves　胸内脏神经, BP6
Thoracic wall　胸壁
anterior　胸前壁, 209, 210
internal view of　内面观, 211
internal, veins of　胸内侧静脉, 213
Thoracoacromial artery　胸肩峰动脉, 209, 210, 435, 437, 438, BP96
acromial branch of　肩峰支, 437, 438, 443, BP96
clavicular branch of　锁骨支, 437, 438, 443, BP96
deltoid branch of　三角肌支, 432, 437, 438, 443, BP96
pectoral branch of　胸肌支, 437, 438, 443, BP96
Thoracoacromial vein, acromial branch of　胸肩峰静脉, 肩峰支, 424
Thoracodorsal artery　胸背动脉, 436-438, 443, BP24
Thoracodorsal nerve　胸背神经, 433, 436, 438, 439, T7.3, T7.4
Thoracodorsal vein　胸背静脉, 444
Thoracoepigastric vein　胸腹壁静脉, 270
Thoracolumbar fascia　胸腰筋膜, 195, 197, 198, 200, 275, 331, 351
anterior layer　胸腰筋膜前层, 200
middle layer　胸腰筋膜中间层, 200
posterior layer　胸腰筋膜后层, 196, 197, 200
Thoracolumbar spinal cord　脊髓胸腰段, 324
Thoracolumbar spine　脊柱胸腰段
anteroposterior radiograph of　正位X片, 182
L3
inferior end plate of　下终板, BP36
superior end plate of　上终板, BP36
lateral radiograph of　侧位平片, BP36
radiographs of　成像, BP36
Thorax　胸, 2, 202-266
autonomic nerves in　自主神经, 229
axial CT images　轴位CT成像, 262
bony framework of　骨架, 203
coronal CTs in　冠状位CT, BP51
coronal section of　冠状切面, BP50
heart and ascending aorta　心和升主动脉, 238
cross section of　横截面
at T3 level　T3水平, 263
at T3/4 disc level　T3/4椎间盘水平, 264
at T4/5 disc level　T4/5椎间盘水平, 265
at T7 level　T7水平, 266
lateral region of　外侧区, 202
lymph vessels of　淋巴管, 228
nerves of　神经, 249
pectoral region of　胸肌区, 202
presternal region of　胸骨柄区, 202
surface anatomy of　表面解剖, 202
Thumb　拇指, 467, BP15
Thymus　胸腺, 16, 21, 219, 231, 251, 252, 262, 264
Thyroarytenoid muscle　甲杓肌, T2.9-T2.14, 107, 108
action of　动作, 109
thyroepiglottic part of　甲状会厌部, 107, 108
Thyrocervical trunk　甲状颈干, 56-58, 91, 98, 99, 103-105, 163, 165, 194, 254, 258, 437, BP24
Thyroepiglottic ligament　甲状会厌韧带, 106
Thyrohyoid membrane　甲状舌骨膜, 53, 92, 94-97, 103, 105, 106, 108
Thyrohyoid muscle　甲状舌骨肌, 49, 52-54, 87, 108, 155, 156, T2.9-T2.14
branch to　甲状舌骨肌分支, 58
nerve to　甲状舌骨肌的神经, 156
Thyroid artery　甲状腺动脉
inferior　甲状腺下动脉, 57, 58, 91, 103-105, 163-165, 249, 437, T2.1-T2.4, BP24
superior　甲状腺上动脉, 58, 91, 103-105, 163, 165
cricothyroid branch of　甲状腺上动脉环甲支, 99, 103
laryngeal branch of　甲状腺上动脉喉支, 58
Thyroid articular surface　甲状关节面, 107, 108
Thyroid cartilage　甲状软骨, 22, 36, 49, 53, 94-97, 103, 108, 217, 220, 225, 255, 256
inferior horn of　甲状软骨下角, 106
lamina of　甲状软骨板, 92, 106, 107
oblique line of　甲状软骨斜线, 53
superior horn of　甲状软骨上角, 92-94, 97, 106
Thyroid gland　甲状腺, 21, 50-53, 57, 91, 95, 100, 105, 108, 217, 219, 220, 238, T2.1-T2.4
anterior view of　甲状腺前面观, 103
fibrous capsule of　纤维囊, 105
isthmus of　甲状腺峡部, 103
left lobe of　甲状腺左叶, 103, 105
posterior view　甲状腺后面观, 104
pyramidal lobe of　甲状腺锥状叶, 103
right lobe of　甲状腺右叶, 103-105
Thyroid ligament, posterior　甲状腺后韧带, 105
Thyroid notch, superior　甲状软骨上切迹, 106
Thyroid vein　甲状腺静脉
inferior　甲状腺下静脉, 100, 103-105, 219, 231, 259
middle　甲状腺中静脉, 100, 103, 105
superior　甲状腺上静脉, 100, 103, 105, 108
Tibia　胫骨, 8, 9, 520, 521, 524, 525, 531, 532, 534, 538, 540-542, 556, T8.1, T8.2, BP106, BP108, BP110
anterior border of　胫骨前缘, 491
condyle of　髁
lateral　外侧髁, 501, 520
medial　内侧髁, 517, 519, 520

superior articular surface of　上关节面, 518
Tibial artery　胫动脉, 534, T8.1, T8.2
anterior　胫前动脉, 14, 522, 529, 532, 534, 541, 542, BP103, BP105, BP106, BP109, BP110
posterior　胫后动脉, 14, 522, 528, 533, 534, 540, 544, 545, BP103, BP105, BP106, BP109, BP110
medial calcaneal branches of　跟骨内侧支, 543
medial malleolar branches of　踝内侧支, 533
pulse point　搏动点, 14
Tibial collateral ligament　胫侧副韧带, 503, 520, 532
Tibial nerve　胫神经, 504, 506, 508, 511, 515, 528, 529, 533, 534, 540, 552, 553, T8.3, T8.4, BP106, BP109, BP110
articular branch of　关节支, 552, 553
lateral calcaneal branch of　跟骨外侧支, 553
medial calcaneal branch of　跟骨内侧支, 493, 543, 544, 552, 553
Tibial tuberosity　胫骨粗隆, 491, 502, 503, 516-519, 521, 525, 531
Tibial vein　胫静脉, 528, 534
anterior　胫前静脉, 15, 523, 524
posterior　胫后静脉, 15, 523, 528, 533, 534, BP106
Tibialis anterior muscle　胫骨前肌, 491, 501, 516, 517, 526, 530-532, 534, 542, 554, T8.5-T8.8, BP106, BP110
tendon sheath of　腱鞘, 541
Tibialis anterior tendon　胫骨前肌腱, 531, 532, 541, 542, 547, 549, BP110, BP111
Tibialis posterior muscle　胫骨后肌, 526, 533, 534, 553, T8.5-T8.8, BP106
Tibialis posterior tendon　胫骨后肌腱, 527-529, 533, 538, 546, 547, BP110
Tibiofibular ligament　胫腓韧带
anterior　胫腓前韧带, 525, 538
posterior　胫腓后韧带, 537, 538
Tight cell junctions　紧密连接, BP45
Toe　趾, BP15
fibrous sheaths of　纤维鞘, 544
great, phalanx of　踇趾, 539, 548
Toenail, anatomy of　趾甲的解剖, BP112
Tongue　舌, 17, 18, 63, 70, 86, 88-90, BP15, BP35
afferent innervation of　舌的传入神经, 84
apex of　舌尖, 89
body of　舌体, 69, 89, 95, BP23
dorsum of　舌背, 89
frenulum of　舌系带, 70, 83, 87
imaging of　舌的成像, 177
intrinsic muscles of　舌内肌, 89, 155
inferior longitudinal　舌内下纵肌, 155
superior longitudinal　舌内上纵肌, 155
transverse and vertical　舌横肌和舌垂直肌, 155
longitudinal lingual muscle of　舌纵肌
inferior　下纵肌, 86
superior　上纵肌, 86
lymph nodes of　舌的淋巴结, 102
lymphatic drainage of　舌的淋巴回流, 102
root of　舌根, 89, 95, 107
transversus linguae muscle of　舌横肌, 86
verticalis linguae muscle of　舌垂直肌, 86
“Tonguelike” process (Riedel's lobe) of right lobe, liver　肝右叶“舌样”突起(Riedel叶), BP59
Tonsillar artery　扁桃体动脉, 74
Tonsillar branches　扁桃体支, 74
Tonsils　扁桃体, 16, 141
Torus levatorius　提肌圆枕, 93
Torus tubarius　咽鼓管圆枕, 61, 63, 90, 93
Trabeculae carneae　肉柱, 241
Trabecular meshwork and spaces of iridocorneal angle (of Fontana)　小梁网和虹膜角间隙, 117
Trachea　气管, 6, 7, 17, 50-52, 93, 95-97, 103-107, 153, 217, 219, 220, 222, 225, 231, 234, 238, 251, 253-256, 258, 263, 264, BP8, BP34, BP36, BP50, BP51
cross section through　气管横截面, 225
elastic fibers of　气管弹性纤维, 225
epithelium of　气管上皮, 225
gland of　气管的腺体, 225
lung area for　气管肺区
left　左, 221
right　右, 221
lymph vessels of　气管淋巴管, 225
nerve of　气管的神经, 225
small artery of　气管的小动脉, 225
Tracheal bifurcation　气管分叉, T4.1-T4.3, BP36
Tracheal cartilages　气管软骨, 36, 225
Tracheal wall　气管壁
anterior　气管前壁, 225
posterior　气管后壁, 225
mucosa of　气管后壁黏膜, 225
Trachealis muscle　气管平滑肌, 225
Tracheobronchial lymph nodes　气管支气管淋巴结, 286
inferior　气管支气管下淋巴结, 228, 260, 265
superior　气管支气管上淋巴结, 228, 260, 264
Tracheobronchial node　气管支气管淋巴结, T6.1-T6.3
Tracheobronchial tree, innervation of, schema of　气管支气管树神经支配示意图, 230
Tracheoesophageal groove　气管食管沟, 97
Tragus　耳屏, 22, 122
Transpyloric plane　经幽门平面, 269, BP58
Transversalis fascia　横筋膜, 200, 272-274, 280-282, 284, 337, 343, 351, 363, 366-369, 378, BP54
Transverse acetabular ligament　髋臼横韧带, BP104
Transverse colon　横结肠, 292, 296, 301, 305-307, 314, 316, 349, 350
Transverse costal facet　横突肋凹, 180
Transverse facial artery　面横动脉, 60
Transverse fasciculi　横束, 469, 543
Transverse fibers　横行纤维, BP11
Transverse foramen　横突孔, 42
Transverse ligament, of atlas　寰椎横韧带, 47
Transverse mesocolon　横结肠系膜, 288, 290-292, 296, 301, 306, 307, 316, 330
attachment of　附着, 293
Transverse plane　横断面, 1
Transverse process　横突, 180, 181, 184, 185, 200, 204
of C6　C6横突, BP34

cervical 颈椎横突, 42, 46
of coccyx 尾椎横突, 183
lumbar 腰椎横突, 184, 353
L1 L1横突, 182
L3 L3横突, BP37
thoracic 胸椎横突, 180
Transverse ridges 横嵴, 183
Transverse sinus 横窦, 126, 130, 131, 172, 176
groove for 横窦沟, 29, 32
imaging of 横窦成像, BP31
left 左横窦, 171
Transverse vesical fold 膀胱横襞, 274, 363
Transversospinal muscle 横突棘肌, 263
Transversus abdominis muscle 腹横肌, 196, 210, 211, 272-274, 276, 278-281, 283, 287, 330, 331, 363, 505, 507, T5.4, BP43, BP80
aponeurosis of 腱膜, 273, 275, 276
tendon of origin 肌腱起点, 196, 200
Transversus abdominis tendon 腹横肌腱, 196, 351
Transversus linguae muscle 舌横肌, T2.9-T2.14
Transversus thoracis muscle 胸横肌, 201, 210-212, 237, T4.4
Trapeziocapitate ligament 小多角头韧带, 464, 465
Trapeziotrapezoid ligament 大小多角骨韧带, 464, 465
Trapezium bone 大多角骨, 9, 462-468, 472, 477, BP98
tubercle of 大多角骨结节, 462
Trapezius muscle 斜方肌, 22, 49-54, 154, 156, 209, 210, 212, 263-266, 275, 422, 428, 432, 433, 435, 438, T3.1-T3.3, T2.1-T2.4, BP50
spine of 脊柱, T3.4, 178, 195, 198, 199, 201
Trapezoid bone 小多角骨, 462, 463, 465-467, 472, BP98
Trapezoid ligament 斜方韧带, 431, 434
Trapezoid line 斜方线, 429
Triangle 三角
anal 肛门三角, 381
of auscultation 听诊三角, 178, 275, 432
cystohepatic (Calot's) 胆囊三角, 305
deltopectoral 三角胸大肌三角, 432
inguina 腹股沟三角, 274, 280
transversalis fascia within 腹横筋膜, 280
lumbar (of Petit) 腰三角, 178, 195, 275
lumbocostal 腰肋三角, 216
sternocostal 胸肋三角, 211
urogenital 尿生殖三角, 381
Triangular aponeurosis 三角腱膜, 474
Triangular fold 三角襞, 90
Triangular fossa 三角窝, 122
Triangular ligament 三角韧带
left 左三角韧带, 293, 302
right 右三角韧带, 293, 302
Triangular space 三边隙, 436
Triceps brachii muscle 肱三头肌, 178, 202, 422, 432, 433, 437, 438, 441, 442, 445, 447, 460, 488, T7.5-T7.8
lateral head of 肱三头肌外侧头, 178, 264, 265, 422, 432
long head of 肱三头肌长头, 178, 263-265, 422, 428, 432
medial head of 肱三头肌内侧头, 460
tendon of 肱三头肌腱, 178, 422
Triceps brachii tendon 肱三头肌腱, 445, 448, 454, 455, 488
Tricuspid valve. *See* Atrioventricular valve; left 三尖瓣, 参见左房室瓣
Trigeminal cave, imaging of 三叉神经腔成像, 177
Trigeminal ganglion 三叉神经节, 77, 79, 84, 113, 114, 131, 144, 159-162
Trigeminal impression 三叉神经压迹, 32
Trigeminal nerve (CN Ⅴ) 三叉神经, 78, 79, 82, 84, 126, 140, 144, 158, 160-162, 171, T2.1-T2.8
distribution of 三叉神经分布, 145
ganglion of 三叉神经节, 149, 158
imaging of 三叉神经成像, 177
mandibular division of 三叉神经下颌神经, 23
maxillary division of 三叉神经上颌神经, 23
mesencephalic nucleus of 三叉神经中脑核, 143, 144, 162
motor nucleus of 三叉神经运动核, 143, 144, 162
motor root of 三叉神经运动根, 158
ophthalmic division of 三叉神经眼神经, 23
principal sensory nucleus of 三叉神经感觉核, 143, 144, 149
schema of 三叉神经示意图, 149
sensory root of 三叉神经感觉根, 158
spinal nucleus of 三叉神经脊束核, 143, 153
Trigeminal tubercle 三叉结节, 141
Trigonal ring 三角环, 370
Triquetrocapitate ligament 三角头韧带, 464
Triquetrohamate ligament 三角钩韧带, 464, 465
Triquetrum bone 三角骨, 462, 463, 465-467, BP98
Triticeal cartilage 麦粒软骨, 106
Trochanter of femur 股骨转子
greater 大转子, 178, 268, 353, 420, 421, 496, 497, 503-505, 511, 512, 555, BP104
radiograph of 大转子成像, 354
lesser 小转子, 268, 283, 353, 496, 497, 555
radiograph of 小转子成像, 354
Trochanteric bursae 转子囊
of gluteus maximus muscle 臀大肌转子囊, 513
inferior extension of 臀大肌转子囊下部延伸, 513
of gluteus medius muscle 臀小肌转子囊, 513
Trochanteric fossa 转子窝, 500
Trochlea 滑车, 112, 446
Trochlear nerve (CN Ⅳ) 滑车神经, 78, 82, 112-114, 131, 140, 141, 143, 144, 171, T2.1-T2.4, T2.5-T2.8, BP27
distribution of 分布, 145
schema of 滑车神经示意图, 148
in superior orbital fissure 眶上裂内的滑车神经, 34
Trochlear notch 滑车切迹, 446, 447, 449
Trochlear nucleus 滑车神经核, 143, 144, 148
True ribs 真肋, 203
Trunk 躯干, BP15
somatosensory system of 躯体感觉系统, BP14
Tubal artery 咽鼓管动脉, 123
Tubal branches 输卵管支
of ovarian vessels 卵巢血管输卵管支, 406
of uterine artery 子宫动脉输卵管支, 406
Tuber cinereum 灰结节, 133, 134, 140
median eminence of 正中隆起, 174

Tubercle, anterior 前结节, 138
Tuberohypophysial tract 结节垂体束, 174
Tuberosity 粗隆, 537
tibial 胫骨粗隆, 524
Tuberothalamic arteries 结节丘脑动脉, 167
Tufted cell 刷状细胞, 146
Tunica adventitia 血管外膜, BP13
Tunica albuginea 白膜, 382, 386, 392
of ovary 卵巢白膜, BP90
of testis 睾丸白膜, 388
Tunica intima 内膜, BP13
Tunica media 中膜, BP13
Tunica vaginalis 鞘膜
cavity of 鞘膜腔, 387
testis 睾丸鞘膜, 343, 388, 392
parietal layer of 壁层, 388
visceral layer of 脏层, 388
Tympanic artery 鼓室动脉
anterior 鼓室前动脉, 74-76, 78, 99, 123, 165
inferior 鼓室下动脉, 82, 123
superior 鼓室上动脉, 78
Tympanic canaliculus, inferior 鼓室下管, 31, 33
Tympanic cavity 鼓室, 80, 121, 123, 125, 151, 152, BP28, BP29
labyrinthine wall of 鼓室迷路壁, BP28
lateral wall of 鼓室外侧壁, BP28
Tympanic cells 鼓室小房, BP28
Tympanic membrane 鼓膜, T2.1-T2.4, 77, 121-123, 125, BP28, BP29
Tympanic nerve 鼓室神经, 82, 122, 150, 152, 161
inferior 鼓室下神经, 123
Tympanic plexus 鼓室丛, 123, 150, 152, 159, 161
tubal branch of 咽鼓管支, 152

U

Ulna 尺骨, 8-9, 446-453, 455, 459-465, 467, 475, 480, T7.1, T7.2, BP98
anterior border of 尺骨前缘, 449
anterior surface of 尺骨前面, 449
body of 尺骨体, 447
coronoid process of 尺骨冠突, 446
head of 尺骨头, 453
interosseous border of 尺骨骨间缘, 449
olecranon of 尺骨鹰嘴, 422, 441, 446, 447, 449, 451, 454, 455, 488
radial notch of 尺骨桡切迹, 446, 449
styloid process of 尺骨茎突, 449, 467
tuberosity of 尺骨粗隆, 446
Ulnar artery 尺动脉, 14, 442, 443, 456-458, 461, 464, 469, 470, 472, 475, 476, 483, T7.1, T7.2, BP96, BP97
deep branch of 深支, 464
deep palmar branch of 掌深支, 457, 464, 469, 470, 476, 483, BP97
dorsal carpal branch of 腕背支, 479
palmar branch of 掌支, 475
deep 掌深支, 443
palmar carpal branch of 腕掌支, 458
pulse point 搏动点, 14
Ulnar collateral artery 尺侧副动脉
inferior 尺侧下副动脉, 442, 455, BP97
superior 尺侧上副动脉, 442, 445, 454, 455, BP97
Ulnar collateral ligament 尺侧副韧带, 448, BP98
Ulnar nerve 尺神经, 423, 438, 439, 441, 442, 445, 454-458, 461, 464, 470, 472, 475, 476, 479, 482-487, T7.1-T7.4
articular branch of 关节支, 487
common palmar digital branch of 掌指总支, 483
communicating branch of 交通支, 476, 478
deep branch of 深支, 457, 458, 469, 470, 475, 476, 483, 487
dorsal branch of 背支, 423, 425, 454, 457, 458, 461, 478, 479, 483, 487
dorsal digital branch 指背支, 482
groove for 尺神经沟, 427, 446
muscular branches of 肌支, 475
palmar branch of 掌支, 423, 425, 457, 469, 482, 487
common 掌总支, 482
deep 掌深支, 475
digital 掌指支, 423, 482, 483
superficial branch of 浅支, 457, 469, 470, 476, 483, 487
Ulnar recurrent artery 尺侧返动脉
anterior 尺侧前返动脉, 457, 458, BP97
posterior 尺侧后返动脉, 454, 455, 458, BP97
Ulnar styloid process 尺骨茎突, 462
Ulnar tuberosity 尺骨粗隆, 440, 449
Ulnar vein 尺静脉, 15, 444
Ulnocapitate ligament 尺头韧带, 464
Ulnocarpal ligament 尺腕韧带
dorsal 尺腕背侧韧带, BP98
palmar 尺腕掌侧韧带, 464, BP98
Ulnolunate ligament 尺月韧带, 464
Ulnotriquetral ligament 尺三角韧带, 464, 465
Umbilical artery 脐动脉, 247, 274, 335, 336, 373, 400, 402, 405, BP93
fibrous part of 脐动脉纤维部, 366
occluded part of 脐动脉闭锁部, 404
patent part 脉管部, 284, 404
right 右脐动脉, BP93
Umbilical fascia 脐筋膜, 274, 281, 368
Umbilical fold 脐襞
lateral 脐外侧襞, 293, 367
right 右侧脐外侧襞, 274
medial 脐内侧襞, 273, 363, 375, 402
right 右侧脐内侧襞, 274
median 脐正中襞, 273, 293, 363
Umbilical ligament 脐韧带
medial 脐内侧韧带, 247, 272-274, 280-282, 284, 335, 336, 363, 366, 367, 375, 376, 402, 404, BP93
left 左侧脐内侧韧带, 274
median 脐正中韧带, 273, 274, 281, 282, 343, 363, 366-369, 375, 378, 402, BP93
Umbilical prevesical fascia 脐膀胱筋膜, 366
Umbilical region 脐区, 267, 269
Umbilical vein 脐静脉, 247
Umbilicus 脐, 267, 274, 318, 399, T5.1-T5.3, BP83
Umbo 鼓膜脐, 122, 125
Uncal vein 钩回静脉, 172

Uncinate process 钩突, 61, 62
cervical 颈椎钩突, 43
left, area for articulation of 左, 关节区, 43
right, articular surface of 右, 关节面, 43
Uncovertebral joints 钩椎关节, 45, BP34
Uncus 钩, 133, 134, 146
Upper limb 上肢, 2, 3, 422-490
arteries of 上肢的动脉, 443, 483
cutaneous innervation of 上肢的皮神经, 423
dermatomes of 上肢皮节, 5
free part of 自由上肢骨, 2, 3, 8
lymph vessels and nodes of 上肢的淋巴管和淋巴结, 426
muscles 上肢的肌肉, T7.5-T7.8
nerves of 上肢的神经, 483, 484
cutaneous 上肢皮神经, 424
superficial veins of 上肢的浅静脉, 424
surface anatomy of 上肢的表面解剖, 422
veins of 上肢的静脉, 444
Upper limb movements, segmental innervation of 上肢运动, 11
Urachus 脐尿管, 378, 402
median 正中脐尿管, BP93
Ureter 输尿管, 274, 282, 285, 290, 293, 330, 333, 335, 363-369, 372-376, 385, 393, 394, 402-406, 412, 414, 419, T6.1-T6.3, BP80, BP90, BP93
in abdomen and pelvis 腹部和盆部的输尿管, 335
arteries of 输尿管动脉, 336
autonomic nerves of 输尿管的自主神经, 339
left 左侧输尿管, 335
lower, innervation of 输尿管下段的神经, 419
in peritoneal fold 腹膜皱襞内的输尿管, 367
right 右侧输尿管, 335
Ureteric orifice 输尿管口, 373, 375, 385, T6.1-T6.3, BP86
left 左, 371
right 右, 371
Ureteric plexus 输尿管丛, 319, 412
Ureters 输尿管, 19
as site of referred visceral pain 内脏牵涉痛位点, BP5
Urethra 尿道, 19, 283, 358-360, 362, 364, 369, 370, 371, 373, 375, 379, 382, 385, 386, 390, 421, BP8, BP85, BP86
beginning of 尿道起点, 420
cavernous venous plexus of 尿道海绵静脉丛, BP86
female 女性尿道, BP86
pelvis 女性尿道盆部, 421
floor of 尿道底, 386
hiatus of 尿道裂孔, 361
membranous 尿道膜部, 384, 386, 391, BP85
musculofascial extensions to 延伸到尿道的肌肉筋膜, 360
prostatic 尿道前列腺部, 386, 420, BP85, BP92, BP94
roof of 尿道顶, 386
spongy 尿道海绵体, BP85
bulbous portion of 球部, 371, 386
pendulous portion of 垂部, 386
Urethral artery 尿道动脉, 384, 407
Urethral branches 尿道分支, BP93
Urethral crest 尿道嵴, 385, 386
Urethral fold 尿道褶
Urethral glands 尿道腺, BP86
of Littré 腺, 386
Urethral groove 尿道沟
Urethral lacunae, of Morgagni 尿道陷窝, 386
Urethral orifice 尿道口
external 尿道外口, 364, 368, 377, 380, 383, 386, 389, 397, BP86
internal 尿道内口, BP94
Urethral raphe 尿道脊, 389
Urethral sphincter muscle 尿道括约肌, 379
external 尿道外括约肌, 274, 362, 368, 370, 378, 379, 384-386, 419, T6.4, BP84, BP93
female 女性尿道括约肌, 370
internal 尿道内括约肌, 370, 371, 386
loop of Heiss Heiss环, 370
posterior loop 后环, 370
trigonal ring 三角环, 370
Urethrovaginalis sphincter muscle 尿道阴道括约肌, 358, 370, 372
Urinary bladder 膀胱, 6, 7, 19, 182, 274, 281, 282, 288, 293, 300, 323, 330, 335, 336, 343, 363-367, 369, 375, 384, 385, 387, 393, 399, 402, 405, 414, 419, T6.1-T6.3, BP8, BP84, BP85, BP90, BP94
apex of 膀胱尖, 368, 369
autonomic nerves of 膀胱的自主神经, 339
body of 膀胱体, 368, 369
female 女性膀胱, 371
fundus of 膀胱底, 368, 369
innervation of 膀胱的神经, 419
interior of 膀胱内部, 420
lymphatic drainage over 膀胱的淋巴回流, 410
male 男性膀胱, 371
neck of 膀胱颈, 368, 369, BP86
orientation and supports of 膀胱定位和支持, 369
trigone of 膀胱三角, 368, 369, 385, 386, BP86
ureteric orifice of 膀胱的输尿管口, 369
Urinary system 泌尿系统, 19, T5.1-T5.3
Urogenital diaphragm 尿生殖膈, 405
Urogenital hiatus 尿生殖道裂孔, 370
Urogenital mesentery 尿生殖系膜, 387, 390
Urogenital sinus 尿生殖窦, 390
Urogenital triangle 尿生殖三角, 352, 381
Uterine artery 子宫动脉, 335, 336, 375, 376, 402, 404, T6.1-T6.3, BP90
branches of 子宫动脉的分支, 406
cardinal (Mackenrodt's) ligament with 主韧带和子宫动脉, 366
ovarian branch of 子宫动脉卵巢支, 376
vaginal branches of 子宫动脉阴道支, 406
Uterine cavity, contrast medium in 子宫腔, 376
Uterine cycle 子宫周期, BP88
Uterine development 子宫发育, BP89
Uterine fascia 子宫筋膜, 366, 373
Uterine ostium 子宫口, 374
Uterine tube 输卵管, 20

Uterine (fallopian) tube 输卵管, 363-365, 372-375, 390, 402, 414, 417, T6.1-T6.3
ampulla 输卵管壶腹, 376
contrast within 造影, 376
fimbriae of 输卵管伞, 376
folds of 皱襞, 374
infundibulum of 漏斗部, 376
Uterine veins 子宫静脉, 285, 401, BP90
Uterine vessels 子宫血管, 372, 406
Uterosacral fold, right 子宫骶襞, 右, 375
Uterosacral ligament 子宫骶韧带, 364, 366, 373, 374, BP90
Uterovaginal fascia 子宫阴道筋膜, 372, 378, BP84, BP90
Uterovaginal plexus 子宫阴道丛, 414, 416
Uterovaginal venous plexus 子宫阴道静脉丛, 285
Uterus 子宫, 20, 372, 374, 375, 378, 390, 393, 414, 417, T6.1-T6.3, BP84, BP95
arteries of 子宫动脉, 406
body of 子宫体, 364, 365, 374
broad ligament of 子宫阔韧带, 363, 365, 373, 390
cervix of 子宫颈, 364-366, 372-375, T6.1-T6.3, BP90
endometrium of 子宫内膜, 399
external os of 子宫外口, 376
fascial ligaments 子宫筋膜韧带, 373
fundus of 子宫底, 363-365, 369, 374, 399
isthmus of 子宫峡, 374
ligaments of, round 子宫圆韧带, 364, 371, 372, 378, 402, BP86
myometrium of 子宫肌层, 399
round ligament of 子宫圆韧带, 285, 363, 373, 390
supporting structures 子宫支持结构, 372
veins of 子宫静脉, 406
Utricle 椭圆囊, 124, 125, 151, T2.1-T2.4
Uvula 垂
of bladder 膀胱垂, 385, 386
of palate 腭垂, 83, 90
of vermis (小脑) 蚓垂, 141

## V

Vagal fibers 迷走神经纤维, 153
Vagal trigone 迷走神经三角, 141
Vagal trunk 迷走神经干
anterior 前干, 153, 229, 254, 261, 283, 319-323, 325, 328, 329, 339, 341, 412, BP7
gastric branches of 胃支, 153
hepatic branch of 肝支, 153
posterior 后干, 261, 283, 319-323, 325, 328, 329, 339, 341, 412, BP7
Vagina 阴道, 20, 358-360, 364, 369-375, 378, 379, 390, 393, 397, 399, 402, 417, 421, T6.1-T6.3, BP86
musculofascial extensions to 延伸到阴道的肌肉筋膜, 360
supporting structures 阴道支持结构, 372
vestibule of 阴道前庭, 372, 377, 390
Vaginal arteries 阴道动脉, 335, 336, 372, 375, 376, 402, 404, 406
Vaginal epithelium 阴道上皮, BP95
Vaginal fascia 阴道筋膜, 373, 393
Vaginal fornix 阴道穹窿, 364, 374
anterior 阴道穹窿前部, 364, 373-375
posterior 阴道穹窿后部, 375
Vaginal orifice 阴道口, 364, 377, 380, 389, BP86
Vaginal vein 阴道静脉, 401
Vaginal wall 阴道壁, 372
Vaginorectal fascial fibers 阴道直肠筋膜纤维, 366
Vagus nerve (CN Ⅹ) 迷走神经, 50, 51, 56-58, 75, 82, 84, 91, 98-100, 103-105, 131, 140, 143, 144, 152, 154, 157, 158, 162, 214, 220, 229-232, 249-252, 254, 261, 263, 264, 324, 326, 340, T2.5-T2.8, BP7, BP8, BP22, BP26
auricular branch of 耳支, 23, 33, 153
communication to 交通支, 152
bronchial branch of 支气管支, 229
cervical cardiac branch of 颈心支, 229, 261
inferior 颈下心支, 153, 249, 250
superior 颈上心支, 153, 157, 158, 249, 250
distribution of 迷走神经分布, 145
dorsal nucleus of 迷走神经背核, 143, 153
ganglion of 迷走神经节
inferior 迷走下神经节, 82, 91, 153-155, 162
superior 迷走上神经节, 91, 153, 154
inferior ganglion of 迷走下神经节, 230, 250, 261
in jugular foramen 颈静脉孔内的迷走神经, 34
in jugular fossa 颈静脉窝内的迷走神经, 33
laryngopharyngeal branch of 迷走神经咽喉支, 157
left 左迷走神经, 104, 233
meningeal branch of 迷走神经脑膜支, 153
pharyngeal branch of 迷走神经咽支, 91, 152, 153, 157, 158, 261, T2.5-T2.8
posterior nucleus of 迷走神经背核, 143, 144, 250, 324, 340
right 右迷走神经, 104, 261
schema of 迷走神经示意图, 153
superior cervical cardiac branch of 迷走神经颈上心支, 98, 99, 157
superior ganglion of 迷走上神经节, 261
thoracic cardiac branches of 迷走神经胸心支, 153, 157, 214, 229, 249, 250, 261
Vallate papilla 轮廓乳头, 89, 162
Vallecula 沟, 89, 90
Valves of Houston Houston瓣膜, 395
Valves of Kerckring *See also* Circular folds (valves of Kerckring). Kerckring瓣，又见环状襞, 297, 305
Vas deferens 输精管, 371, 385, 393, 405, 411, 412, 418
ampulla of 输精管壶腹, 385
arteries to 输精管动脉, 400, 403, 405
Vasa recta spuria 假性直小血管, BP73
Vasa vasis 滋养血管, BP13
Vastoadductor membrane (股内)收肌管腱膜, 502, 509, 510
Vastus intermedius muscle 股中间肌, 498, 502, 503, 515, 517, 550
Vastus intermedius tendon 股中间肌腱, 510
Vastus lateralis muscle 股外侧肌, 421, 491, 498, 501-503, 509-511, 515-517, 531, 550, T8.5-T8.8
Vastus medialis muscle 股内侧肌, 491, 498, 502, 503, 509, 510, 515-517, 531, 550, T8.5-T8.8
Veins 静脉, 12, 13

of abdominal wall, anterior 腹前壁静脉, 278
of anal canal 肛管静脉, 401
of duodenum 十二指肠静脉, 315
of esophagus 食管静脉, 259
of eyelids 睑静脉, 115
of forearm 前臂静脉, 425
of iris 虹膜静脉, 120
of large intestine 大肠静脉, 317
of pancreas 胰静脉, 315
of pelvis 盆腔的静脉
female 女性, 402
male 男性, 405, BP93
of perineum, male 男性会阴静脉, 407
of posterior cranial fossa 颅后窝静脉, 171
of rectum 直肠静脉, 401
of small intestine 小肠静脉, 316
of spinal cord 脊髓静脉, 193
of spleen 脾静脉静脉, 315
of stomach 胃静脉, 315
of testis 阴茎静脉, 403
of thoracic wall 胸壁静脉, 213
of uterus 子宫静脉, 406
of vertebral column 椎静脉, 193
Vena cava 腔静脉
groove for 腔静脉沟, 302
inferior 下腔静脉, 13, 15, 200, 215, 220, 229, 234-236, 238, 241, 242, 251, 253, 254, 259, 262, 285, 291-294, 296, 302, 306, 312, 315, 330-332, 342, 345-351, BP38, BP79, BP82
lung groove for 肺沟, 221
opening of 开口, 244
valve of 瓣膜, 241
superior 上腔静脉, 13, 103, 104, 213, 214, 220, 231-233, 241, 245-248, 251, 253, 259, 262, 264-266, 344
lung groove for 肺沟, 221
Venae comitantes 伴行静脉, 470
Venae rectae 直肠静脉, 316
Venous arch 静脉弓
dorsal 背侧, 492, 523
plantar 足底, 523
posterior, superficial 后浅, 533
superficial palmar 掌浅, 470
Venous communications, body of C3 静脉交通, C3椎体, BP39
Venous palmar arch, superficial 掌浅静脉弓, 444
Venous plexus 静脉丛, 82, 369, 376, 388, BP93
around vertebral artery 椎动脉周围静脉丛, 194
basilar 颅底静脉丛, 130, 131
cavernous, of urethra 尿道海绵体, BP86
external (直肠)外静脉丛, 394, 401
in foramen magnum 枕骨大孔内静脉丛, 33
internal (直肠)内静脉丛, 394
pampiniform 蔓状静脉丛, 403
pharyngeal 咽静脉丛, 91
prostatic 前列腺静脉丛, 405, BP93
rectal 直肠静脉丛
external 直肠外静脉丛, 395, 396
internal 直肠内静脉丛, 395, 396
perimuscular 肌周静脉丛, 401
vaginal 阴道静脉丛, 421
vertebral (of Batson) 椎静脉丛, 130
internal 椎内静脉丛, 190
vertebral artery with 椎动脉及其伴行静脉, BP39
vesical (retropubic) 膀胱静脉丛, 371, 405, BP93
Ventilation, anatomy of 肺通气, 解剖, BP45
Ventral posterolateral nucleus, of thalamus 丘脑腹后外侧核, BP14
Ventricles (cardiac) 心室, 245
left 左心室, 232-239, 242, 245, 262, 266, BP51
inferior vein of 心室下静脉, 239
right 右心室, 232-238, 241, 245, 246, 262, 266, BP51
Ventricles (of brain) 脑室, 141
fourth 第四脑室, 133, 135, 141, 173
choroid plexus of 第四脑室脉络丛, 136, 141
imaging of 第四脑室成像, 177
lateral and median apertures of 第四脑室外侧孔和正中孔, 173
lateral aperture of (foramen of Luschka) 第四脑室外侧孔, 135
lateral recess of 第四脑室外侧隐窝, 135
median aperture of (foramen of Magendie) 第四脑室正中孔, 135
outline of 第四脑室的外形, 170
rhomboid fossa of 菱形窝, 140
taenia of 脑室带, 141
vein of lateral recess of 外侧隐窝静脉, 171
lateral 侧脑室, 133, 135, 137, 139, 166, 173
body of 体部, 135
central part of 中央部, 133
choroid plexus of 脉络丛, 133, 135-138, 166, 172
frontal (anterior) horn of 额角, 133, 135, 177
imaging of 侧脑室成像, BP32
lateral vein of 侧脑室外侧静脉, 173
medial vein of 侧脑室内侧静脉, 173
occipital (posterior) horn of 枕角, 133, 135, 137-139, 170, 173, 177
right 右侧脑室, 135
temporal (inferior) horn of 颞角, 133, 135, 138, 139, 173
occipital horn of 枕角, 170
third 第三脑室, 133, 135, 137, 138, 141, 173
choroid plexus of 第三脑室脉络膜丛, 133, 135, 136
imaging of 第三脑室成像, 177, BP32
infundibular recess of 漏斗隐窝, 69
interthalamic adhesion 丘脑间黏合, 135
tela choroidea of 第三脑室脉络组织, 135, 138, 172
Ventricular folds 室襞, 107
Ventricular veins 室静脉
hippocampal 海马, 173
inferior 侧脑室下静脉, 173
Venulae rectae 直小静脉, BP73
Venule 小静脉, 13
Vermian vein 小脑蚓静脉
inferior 小脑下蚓静脉, 171
superior 小脑上蚓静脉, 171, 173
Vermiform appendix 阑尾, 153, 290, 298-301, T5.1-T5.3, BP81

orifice of 阑尾口, 299
Vermis 小脑蚓, 69, 142
imaging of 成像, BP32
inferior 小脑下蚓
nodule of 小结, 142
pyramid of 蚓锥体, 142
tuber of 结节, 142
uvula of 蚓垂, 142
superior 小脑上蚓
central lobule of 中央小叶, 142
culmen of 山顶, 142
declive of 山坡, 142
folium of 蚓叶, 142
Vertebrae 椎骨, 8, 187
L3, body of 椎体, 363, 367
L4, spinous process of, radiograph of 棘突成像, 354
L5, transverse process of, radiograph of 横突成像, 354
lamina of 椎弓板, 262
pedicle of 椎弓根, 262
radiology of 成像, 182
Vertebral artery 椎动脉, 34, 46, 91, 98, 104, 105, 157, 165-168, 170, 191, 194, 199, 249, 258, 437, BP18, BP24, BP50
anterior and posterior meningeal branches of 脑膜前支和脑膜后支, 128
cervical part of 椎动脉颈段, 163
in foramen magnum 走行在枕骨大孔内的椎动脉, 33
imaging of 成像, BP31, BP32
left 左侧椎动脉, 163
meningeal branches of 脑膜支, 34
anterior 脑膜前支, 163, 170
posterior 脑膜后支, 163, 170
right 右侧椎动脉, 163, BP39
venous plexus and 静脉丛和椎动脉, BP39
Vertebral body 椎体, 190, BP38
articular facet for 椎体关节面, 204
inferior 椎体下关节面, 204
superior 椎体上关节面, 204
branch to 分支, 192
cervical 颈椎椎体, 43, 45, BP17
of L2 L2椎体, 200
of L3 L3椎体, BP37
lumbar 腰椎椎体, 181
posterior intercostal artery branch to 肋间后动脉分支, 192
posterior surface of 后表面, BP33
of S 骶椎椎体, 182
of T12 T12椎体, 182
thoracic 胸椎椎体, 191
fourth 第4胸椎, 251
Vertebral canal 椎管, 180, 181, BP2
Vertebral column 脊柱, 8, 179
veins of 脊柱的静脉, 193, 194
Vertebral foramen 椎孔, T3.1-T3.3
cervical 颈椎椎孔, 43
lumbar 腰椎椎孔, 181
thoracic 胸椎椎孔, 180
Vertebral ganglion 椎神经节, 157, 249, 250, 261
Vertebral ligaments 椎韧带, BP39
lumbar region 腰区椎韧带, 185
lumbosacral region 腰骶区椎韧带, 184
Vertebral notch 椎切迹
inferior 椎下切迹, 180, 181, BP36
superior 椎上切迹, 181
Vertebral plexus 椎神经丛, 34, 157
Vertebral veins 椎静脉, 194, 259, BP39
accessory 副椎静脉, 194
anterior 椎前静脉, 194
Vertebral venous plexus 椎静脉丛, T3.1-T3.3
anterior 椎静脉丛前侧, BP39
external 椎外静脉丛, 193
anterior 前丛, 194
internal 椎内静脉丛, 193
anterior 前丛, 194
Verticalis linguae muscle 舌垂直肌, T2.9-T2.14
Vesical arteries 膀胱动脉
inferior 膀胱下动脉, 284, 335, 369, 400, 402, 403, 405
posterior branches of 膀胱下动脉后支, 405
internal 膀胱内动脉, 366
superior 膀胱上动脉, 274, 335, 336, 366, 400, 402, 404, 405, BP93
Vesical fascia 膀胱筋膜, 366, 368, 371, 378, 393, 398, BP84, BP90
urinary bladder in 膀胱筋膜内膀胱, 368
Vesical fold, transverse 膀胱横襞, 367, 375, 376
Vesical nodes 膀胱淋巴结
lateral 膀胱外侧淋巴结, 338
prevesical 膀胱前淋巴结, 338
Vesical plexus 膀胱丛, 323, 339, 412, 414, 416, 418, 419
Vesical veins 膀胱静脉
inferior 膀胱下静脉, 401
posterior branches of 膀胱下静脉前支, 405
superior 膀胱上静脉, 285, 401
Vesical venous plexus 膀胱静脉丛, 285, 368, 405, BP93
Vesical vessels, inferior 膀胱下血管, 410
Vesicocervical fascial fibers 膀胱宫颈筋膜纤维, 366
Vesicocervical space 膀胱宫颈间隙, 366
Vesicouterine pouch 膀胱子宫陷凹, 364, 365, 369, 375, 376, 393
Vesicovaginal space 膀胱阴道间隙, 366
Vesicular appendix 囊状附件, 374, 390
Vessels 管
blood, innervation of 血管神经支配, BP52
of neck 颈部血管, 56, 57
Vestibular aqueduct 前庭水管
internal opening of 前庭水管内口, 124
opening of 前庭水管开口, 34, 126
Vestibular area 前庭区, 141
Vestibular canaliculus, opening of 前庭管开口, 29
Vestibular fold 前庭襞, 108
Vestibular fossa 阴道前庭窝, 377
Vestibular ganglion (of Scarpa) 前庭神经节, 124, 151
Vestibular gland, greater 前庭大腺, 379, 380, 406
opening of 前庭大腺开口, 377

Vestibular (Reissner's) membrane 前庭膜, 125
Vestibular nerve 前庭神经, 121, 124, 126, 151, T2.5-T2.8, BP29
inferior part of 前庭下神经, 124, 126, 151
superior part of 前庭上神经, 124, 126, 151
Vestibular nucleus 前庭核, 143, 144
inferior 前庭下核, 151
lateral 前庭外侧核, 151
medial 前庭内侧核, 151
superior 前庭上核, 151
Vestibule 前庭, 121, BP29
bulb of 前庭球, 371, 378-380, 406, BP86
artery of 前庭球动脉, 372, 380, 406
of ear 耳前庭, 124, 125
of larynx 喉前庭, 108
of vagina 阴道前庭, 372, 377
Vestibulocochlear nerve (CN Ⅷ) 前庭蜗神经, 34, 78, 91, 121, 124, 126, 140, 143, 144, 158, T2.5-T2.8, BP29
distribution of 前庭蜗神经的分布, 145
imaging of 前庭蜗神经的成像, BP32
schema of 前庭蜗神经的示意图, 151
Vestibulospinal tract 前庭脊髓束, BP40
Vidian nerve 翼管神经, 66
Visceral arteries 内脏的动脉, BP8
Visceral lymph nodes 内脏淋巴结, 286
Visceral peritoneum 脏腹膜, 257, 297, 327, 398
Visceral pleura 脏胸膜, 190, 227
Visceral sensory receptors 内脏感受器, 4
Vitreous body 玻璃体, 116
Vitreous chamber 玻璃体腔, 119
Vocal fold 声带, 17, 95, 107, 108
Vocal ligament 声韧带, 106, 107
Vocalis muscle 声带肌, 107, 108, T2.9-T2.14
action of 声带肌的运动, 109
Vomer 犁骨, 25, 29, 31, 63, BP22
Vomeronasal organ 犁鼻器, 61
Vorticose vein 涡静脉, 115, 119, 120
anterior tributaries of 涡静脉前支, 120
bulb of 涡静脉球, 120
posterior tributaries of 涡静脉后支, 120
Vulva 女阴, 377

## W

White blood cells 白细胞, BP12
White commissure, anterior 白质前连合, BP40
White matter 白质, BP40
imaging of 成像, 177, BP32
of spinal nerves 脊神经, 189
White rami communicantes 白交通支, 6, 157, 159-161, 189, 201, 212, 229, 250-252, 279, 287, 319, 324-326, 340, 412, 414, 417-419, 507, BP6, BP8, BP52
Wirsung, pancreatic duct of 主胰管, 297
Wolffian duct Wolffian管, 387
Wormian bone 缝间骨, 27, 30
Wrisberg, intermediate nerve of Wrisberg中间神经, 123, 150, 158, 162
Wrist 腕, 2, 3, BP15
arteries of 腕动脉, 472, 479
bones of 腕骨, 466
cutaneous innervation of 腕的皮神经, 482
deeper palmar dissections of 腕的掌侧深层切开, 470
extensor tendons at 伸肌腱, 480
extensors of 腕伸肌, 451
flexor tendons at 腕屈肌腱, 472
flexors of 腕屈肌, 452
ligaments of 腕韧带, 464, 465, BP98
movements of 腕的运动, 463
nerves of 腕部神经, 472, 479
posterior region of 腕后区, 422
radiographs of 腕的成像, 467
superficial dorsal dissection of 腕背浅层切开, 478
superficial palmar dissections of 腕掌侧浅层切开, 469

## X

Xiphichondral ligament 剑突软骨韧带, 204
Xiphisternal joint 剑突胸骨关节, 204
Xiphoid process 剑突, 204, 211, 217, 219, 267, 268, 270, 347, T5.1-T5.3
of sternum 胸骨剑突, 202, 209

## Y

Y ligament of Bigelow, *See* Iliofemoral ligament Y型韧带, 见髂股韧带

## Z

Zona orbicularis 轮匝带, 496
Zona pellucida 透明带, BP90
Zone of sparse muscle fibers 肌纤维稀疏区, 256
Zonular fibers 睫状小带, 116-119
equatorial 赤道睫状小带, 118
postequatorial 赤道后睫状小带, 118
preequatorial 赤道前睫状小带, 118
Zygapophysial joint 关节突关节, 46, 266, BP34
capsule of 关节突关节的关节囊, 46, 47, 185
Zygomatic arch 颧弓, 26, 27, 36, 38, 72, BP16
Zygomatic bone 颧骨, 22, 25-27, 31, 37, 69, 110, BP16
frontal process 额突, 25
of newborn 新生儿颧骨, 35
orbital surface of 眶面, 25
temporal process of 颞突, 25, 27
zygomaticofacial foramen of 颧面孔, 25, 27, 35
Zygomatic nerve 颧神经, 79, 81, 114, 148, 149
Zygomatic process 颧突, 35
of maxillary bone 上颌骨颧突, 25, 31
of temporal bone 颞骨颧突, 27, 31
Zygomaticofacial artery 颧面动脉, 24, 115
Zygomaticofacial foramen 颧面孔, 25, 27, 35

Zygomaticofacial nerve　颧面神经, 23, 79, 81, 98, 114, 149
Zygomaticofacial vein　颧面静脉, 24
Zygomaticoorbital artery　颧眶动脉, 24, 115
Zygomaticotemporal artery　颧颞动脉, 24
Zygomaticotemporal nerve　颧颞神经, 23, 79, 81, 98, 114, 149
Zygomaticotemporal vein　颧颞静脉, 24
Zygomaticus major muscle　颧大肌, 48, 72, 150, T2.9-T2.14, BP19, BP20
Zygomaticus minor muscle　颧小肌, 48, 72, 150, T2.9-T2.14, BP19, BP20